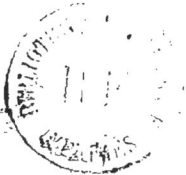

TRAITÉ ÉLÉMENTAIRE

D'HYGIÈNE PRIVÉE

ET PUBLIQUE

CORBEIL. — TYP. ET STÉR. CRÉTÉ.

TRAITÉ ÉLÉMENTAIRE

D'HYGIÈNE

PRIVÉE ET PUBLIQUE

PAR

A. BECQUEREL

PROFESSEUR AGRÉGÉ A LA FACULTÉ DE MÉDECINE
MÉDECIN DES HOPITAUX DE PARIS

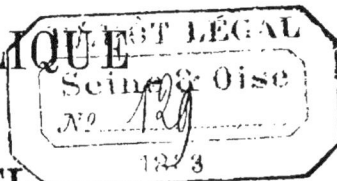

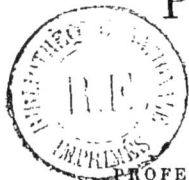

—

SEPTIÈME ÉDITION

AVEC ADDITIONS ET BIBLIOGRAPHIES

PAR M. LE DOCTEUR

F. L. HAHN

Bibliothécaire-adjoint de la Faculté de médecine de Paris
Licencié ès sciences physiques

PARIS

ASSELIN ET Cie, ÉDITEURS

LIBRAIRES DE LA FACULTÉ DE MÉDECINE

PLACE DE L'ÉCOLE-DE-MÉDECINE

—

1883

PRÉFACE

DE LA DEUXIÈME ÉDITION.

Il y a trois ans à peine, je livrais au public ce traité, qui n'était que la reproduction du cours complet d'hygiène que j'avais fait pendant deux années consécutives à l'École pratique. J'étais loin de m'attendre à ce qu'il serait accueilli avec autant de bienveillance, et que, dans ce court espace de temps, la première édition serait complètement épuisée. Il en a cependant été ainsi, et j'ai dû songer à en publier une seconde, à l'égard de laquelle je dois quelques explications aux lecteurs qui voudront bien en prendre connaissance.

Le livre publié en 1851 n'était pas une simple compilation; j'y avais donné place à quelques idées personnelles, à des recherches qui m'étaient propres, et à de nombreuses applications médicales nouvelles, qui m'avaient paru rentrer dans le cadre assez vaste que je m'étais tracé.

a

J'avais aussi emprunté aux bonnes sources, aux traités d'hygiène moderne, par exemple, et plus particulièrement aux ouvrages suivants :

Le *Traité de physique terrestre et de météorologie*, de MM. Becquerel père et Edmond Becquerel ;

Les *Annales d'hygiène publique* ;

La *Collection des Thèses du concours d'hygiène de* 1836 ;

Le *Traité d'hygiène*, de M. Michel Lévy ;

Le *Traité d'hygiène générale*, de M. Motard ; 2ᵉ édit. Paris, 1868, in-8°, 2 vol. avec fig. ;

Le *Manuscrit du Cours d'hygiène*, professé avec éclat en 1836 à la Faculté de médecine, par M. Menière, mon beau-frère, manuscrit dans lequel l'amitié de l'auteur m'avait permis de puiser largement, et dont le lecteur a reconnu les emprunts dans plus d'un passage.

Depuis cette époque, l'hygiène a fait bien des progrès. Il n'était pas possible de réimprimer simplement la première édition, et j'ai dû lui faire subir des additions importantes et des modifications profondes.

Voici, en particulier, les sources auxquelles j'ai dû puiser pour mettre ce livre au niveau de la science :

Le *Dictionnaire d'hygiène publique*, de M. Ambroise Tardieu, ouvrage excellent et qui a conquis la renommée qu'il mérite ; 2e édit., 1862, in-8°, 4 vol. ;

Le *Cours d'hygiène*, de M. Fleury, ouvrage où l'état de la science est présenté avec un grand soin ;

Les *Thèses du dernier concours d'hygiène;*

Les nombreux travaux insérés dans les *Annales d'hygiène publique.*

J'ose donc espérer que cette nouvelle édition aura le même succès que la précédente.

AVERTISSEMENT

DE LA TROISIÈME ÉDITION.

Deux éditions successives, dont la seconde parut en 1854, ont consacré le mérite du *Traité élémentaire d'hygiène publique et privée.* La seconde édition était déjà presque complètement épuisée, quand une mort cruelle et prématurée vint arracher M. Alf. Becquerel à la position éminente que lui avaient acquise tant de travaux ; mais l'œuvre ne devait pas s'éteindre avec l'auteur, et le savant illustre qui, aujourd'hui, représente celui-ci dans ses droits, M. Becquerel père, ayant bien voulu autoriser l'éditeur à me confier le soin de revoir cette troisième édition, je compris tout d'abord la gravité de la tâche qui m'était imposée. Les progrès de la science depuis dix ans ne sont pas tellement considérables que les additions dussent être bien nombreuses ni bien étendues ; désespérant donc d'ajouter de mon propre fonds à la valeur du livre, je résolus d'utiliser au profit de tous, en les complétant, autant que possible, par de nouvelles recherches, les documents que j'avais rassemblés pour mon propre usage depuis quelques années. Telle est l'origine des notices bibliographiques qui ont été placées à la suite de chaque article. On trouvera, peut-être, que le développement de quelques-unes de ces notices n'est pas en rapport avec les dimensions des chapitres auxquels elles correspondent; nous passons volontiers condamnation sur ce point, persuadé que les personnes qui auront des recherches à faire, des sources à consulter, ne sauraient s'en plaindre. Nous nous sommes inspiré, à cet égard, de certains manuels allemands, dans lesquels, malgré les proportions restreintes de l'ouvrage, on trouve de très nombreuses indications bibliographiques.

A part d'insignifiantes corrections de détail, nous avons respecté le texte si clair et si précis de M. Becquerel. Les additions que nous avons cru devoir faire seront facilement reconnues, elles sont placées entre deux crochets [ ]. Quelques chapitres commandés par les progrès de la science ou omis par l'auteur ont été intercalés ; tels sont les articles : *Saisons, Ozone, Aliments nuisibles, Ustensiles* et la classe des *Excreta*.

E. BEAUGRAND.

NOTE SUR LA SEPTIÈME ÉDITION

La faveur constante que le public médical a témoignée aux éditions successives du *Traité élémentaire d'hygiène* d'Alf. Becquerel est la meilleure preuve des mérites de ce livre et de l'utilité des additions qui y ont été apportées depuis sa première apparition. Notre regretté collègue, M. Beaugrand, qui s'était chargé des 3e, 4e et 5e éditions, a su le compléter sans le transformer, et nous-même avons procédé d'après les mêmes principes que lui dans l'édition que nous avons publiée en 1877 et dans celle que nous publions aujourd'hui. C'est l'ouvrage de Becquerel complété, rajeuni, si l'on veut, mais c'est toujours l'ouvrage de Becquerel ; plan, doctrines, texte même, tout a été respecté ; on trouvera dans cette septième édition, de plus que dans les précédentes, des additions en rapport avec les progrès considérables qu'a faits l'hygiène dans ces dernières années et l'indication bibliographique des travaux les plus importants qui ont vu le jour depuis la publication de la 6e édition ; mais ce sera tout. Nous avons espoir que le livre ainsi remis au niveau de la science pourra parcourir encore une longue carrière et rendre des services sérieux.

F. L. HAHN.

NOTICE BIOGRAPHIQUE

SUR A. BECQUEREL.

———————

ALFRED BECQUEREL naquit, à Paris, le 3 juin 1814; fils d'un physicien éminent, il apprit, pour ainsi dire en se jouant et sans s'en apercevoir, les sciences physiques et chimiques, dont la profonde empreinte se remarquera plus tard dans ses travaux. Ses études médicales furent signalées par tous les succès, tous les avantages que peut donner un travail opiniâtre. Interne, lauréat des hôpitaux, lauréat de l'École pratique, il se fit recevoir docteur en 1841 ; en 1847, à son second concours, il était nommé professeur agrégé, et, en 1851, il entrait au Bureau central. Becquerel était doué de cette ardeur fiévreuse, pour le travail, qui use la vie et qui tue avant l'âge tant d'hommes distingués. Comme l'a dit sur sa tombe M. H. Roger : « Veilles studieuses, publications multipliées, visites hospitalières prolongées et pénibles, enseignement clinique, clientèle étendue, il suffisait à tout par son infatigable activité. Mais l'esprit trop tendu devait se briser ; le flambeau de cette vive intelligence vacilla, puis s'éteignit. » Atteint d'un ramollissement cérébral, il succomba le 12 mars 1862.

Becquerel, comme le font pressentir les lignes précédentes, a énormément écrit. Il s'attacha surtout à appliquer ses connaissances en physique et en chimie à la pathologie : de là ses travaux si connus sur les urines, sur le sang, sur le lait, sur l'emploi de l'électricité dans la thérapeutique, etc. Un bégaiement dont il était affecté depuis sa jeunesse, et dont il avait triomphé à force de persévérance et d'énergie, dirigea un instant ses études du côté des moyens curatifs propres à combattre cette infirmité si pénible, surtout pour un homme qui se livre à l'enseignement. Enfin il s'était particulièrement occupé des maladies de l'enfance et des affections sexuelles de la femme.

Nous ne donnons ici que ses principales publications.

I. *Recherches cliniques sur la méningite des enfants*, Paris. 1838, in-8°. — II. *Pneumonie des enfants, de l'influence des émissions sanguines*, etc. In *Arch. gén. de méd.*, 3° série, t. IV, p. 437 : 1830. — III. *Recherches anatomo-pathologiques sur la cirrhose du foie*, ibid., 3° série, t. VII, p. 397 ; t. VIII, p. 40 ; 1840. — IV. *Sur les affections tuberculeuses du cerveau*. Th. de Paris, 1841. — V. *Séméiotique des urines, ou Traité de l'altération des urines dans les maladies, suivi*, etc. Paris, 1841, in-8°. — VI. *Traité théorique et pratique des maladies des enfants spécialement considérées depuis la fin de la première dentition*, etc. Part. I. *Pathologie générale* (seule parue). Paris, 1842. in-8°. — VII. *Traité sur le bégaiement et des moyens de le guérir*. Paris. 1843. in-8°. — VIII. *De l'empirisme en médecine*. Th. de l'agrégat. (méd.). Paris, 1844, in-4°. — IX. *Recherches sur la composition du sang dans l'état de santé et dans l'état de maladie* (avec Rodier). In *Gaz. méd. de Paris*, 1844. — X. *Des hydropisies sous le rapport pathogénique*. Th. de l'agrég. (méd.). Paris. 1847. in-4° — XI. *Note relative à quelques analyses du sang, des vomissements, des évacuations alvines, etc., des cholériques*. In *Arch. gén. de méd.*, 4° sér., t. XXI. p. 192 : 1849. — XII. *Recherches physiologiques et pathologiques sur l'albumine du sang et des divers liquides organiques; description d'un albuminimètre*. Ibid., t. XXII, p. 52, 156, 1849. — XIII. *Traitement des névralgies par les courants électriques à forte tension*. In *Union méd.*, 2° sér., p. 3, 52, 1850. — XIV. *Traité élémentaire d'hygiène privée et publique*. Paris, 1851, in-12 ; ibid., 1854, in-12 ; ibid., avec addit. et bibliogr. par E. Beaugrand. Paris, 1864, in-12 ; ibid., avec id. du même, 1868 et 1872, in-12 ; ibid. avec addit. et bibliogr. par F. L. Hahn, 1877, et 1883. in-8. — XV. *Nouvelles recherches d'hématologie*. In *Gaz. méd.*, 1852. — XVI. *Du lait chez les femmes dans l'état de santé et dans l'état de maladie* (avec Vernois). In *Ann. d'hyg.*, 1° sér., t. XLIX, p. 257 et t. L, p. 43, 1853. — XVII. *Traité de chimie pathologique appliquée à la médecine pratique* (avec Rodier). Paris, 1853, in-8°. — XVIII. *Recherches sur les conferves des eaux thermales de Néris* (avec Laurès). In *Ann. de la Soc. d'hydrol.*, t. I, p. 205, 1855. — XIX. *De l'albuminurie et de la maladie de Bright* (avec Vernois). In *Monit. des hôpit.*, 1856. — XX. *Des applications de l'électricité à la pathologie*. Paris, 1856, in-8° et ibid. augm., 1860, in-8°, fig. — XXI. *Recherches sur les causes des phlegmasies chroniques de l'utérus*. In *Gaz. des hôpit.* 1859. — XXII. *Conférences cliniques sur l'hydrothérapie*. In le *Progrès*, 1859. — XXIII. *Traité clinique des maladies de l'utérus et de ses annexes*. Paris, 1859, 2 vol. in-8°, atl. pl. 18. — XXIV. Nombreuses communications à l'Académie des sciences sur diverses questions de chimie pathologique ; notes et leçons cliniques dans divers recueils, notamment dans la *Gazette des hôpitaux*.   E. Bgd.

TABLE DES MATIÈRES

FIN DE LA TABLE DES MATIÈRES.

TRAITÉ ÉLÉMENTAIRE

D'HYGIÈNE PRIVÉE

ET PUBLIQUE

DÉFINITION — DIVISION

D'après l'étymologie généralement admise par la plupart des auteurs qui se sont occupés de ce sujet, on entend par hygiène l'art de conserver la santé.

Cette définition, très simple, mais un peu vague, n'est pas la seule qui ait été proposée.

L'énumération et la discussion de ces définitions ne présentant aucun intérêt, je crois inutile d'y insister, je propose la définition suivante de l'hygiène :

L'hygiène est la science qui traite de la santé dans le double but de sa conservation et de son perfectionnement. La santé est entendue ici dans son sens le plus général; on doit y comprendre la santé individuelle et la santé collective. La partie de cette science qui traite de la santé individuelle a reçu généralement le nom d'*hygiène privée*; celle qui traite de la santé collective s'appelle *hygiène publique*.

L'hygiène, il faut en convenir, n'est pas, à proprement parler, une science, comme la physique et la chimie; c'est une science composée et qui résulte de l'application de plusieurs sciences à un but unique; ce but, c'est l'étude des causes capables de modifier la santé et celle des moyens capables d'annihiler, ou au moins de diminuer l'action plus ou moins nuisible de ces causes. L'hygiène n'est donc qu'une application de plusieurs sciences auxquelles on fait de larges emprunts et sans lesquelles elle n'existerait pas. Quelques détails relatifs à ces applications justifieront cette idée.

La physique est indispensable à bien connaître pour le médecin qui veut étudier l'hygiène avec fruit. C'est elle qui lui donne

des notions positives sur les agents les plus importants de la
nature, qui sont en même temps les plus capables de modifier
l'organisme, tels que : la pesanteur, la chaleur, l'électricité, la
lumière. La météorologie, si utile à connaître pour l'hygiéniste,
n'est qu'une branche de la physique. C'est, enfin, à cette dernière et à la mécanique qu'on emprunte la plupart des moyens
destinés à combattre ou à annihiler l'influence de tous ces
agents.

La chimie n'a pas moins d'importance, et ses applications ne
sont pas moins nombreuses. N'est-ce pas elle qui fait connaître
la composition de beaucoup d'agents, tels que l'air, l'eau, etc. ;
qui enseigne quelles sont les parties constituantes des aliments,
des boissons, des condiments ? N'est-ce pas elle enfin qui dé-
voile les altérations qu'ils peuvent subir et qui fait connaître
les moyens capables de s'opposer à ces altérations, de les modifier ou d'empêcher leur influence nuisible sur l'organisme ?

L'histoire naturelle enseigne à l'hygiéniste l'origine des nombreux corps de la nature inorganique et organique, leur influence sur l'homme et la manière d'en faire l'usage le plus
avantageux possible pour la conservation de la santé. L'étude
des aliments, des condiments et des boissons est à peu près
impossible, si l'on n'a pas des notions précises d'histoire naturelle.

L'anatomie et la physiologie fournissent à chaque instant
des éléments précieux, en rappelant l'organisation et le jeu
fonctionnel des appareils de l'homme, qui est le sujet de
l'hygiène.

La pathologie, enfin, n'est pas moins indispensable à l'hygiéniste, en lui enseignant la nature des désordres qui résultent
de l'influence nuisible de tel ou tel agent, les conséquences
auxquelles ils peuvent conduire, ainsi que les moyens qu'il faut
employer pour les éviter, les modifier ou les faire disparaître.

[En résumé, nous voyons donc que l'hygiène est l'étude des
rapports sanitaires de l'homme avec le monde extérieur et des
moyens de faire contribuer ces rapports à la viabilité de l'individu et de l'espèce (Arnould).]

Historique et bibliographie générale. — On sait que les anciens législateurs (Moïse, Lycurgue, etc.) ont mêlé de sages préceptes d'hygiène aux lois
qu'ils ont édictées. Les premiers philosophes, ou *scrutateurs de la nature*, s'en oc-
cupèrent également ; et, d'ailleurs, on comprend le rôle que l'hygiène devait jouer
chez les peuples de l'antiquité, où la beauté plastique des formes et la vigueur corporelle étaient en si grand honneur. Elle faisait partie du culte, et une divinité particulière, Hygie, fille d'Esculape, présidait aux soins de la santé. Cette préoccupation
se traduit par une étude attentive, de la part des médecins anciens, du régime à
suivre en santé comme en maladie, par la recherche minutieuse de l'action des diverses substances alimentaires, par l'institution d'une gymnastique déjà très-savante

et très-compliquée, par l'usage raisonné des bains froids, tièdes ou d'étuves, etc., etc. C'est là ce que nous démontrent surabondamment les ouvrages de ces temps reculés qui sont arrivés jusqu'à nous. Plusieurs livres de la collection. hippocratique sont relatifs à l'hygiène : nous les citerons à l'occasion des sujets dont ils traitent. La plupart des écrivains anciens, et surtout les compilateurs, débutent, dans leurs ouvrages, par des considérations hygiéniques. Dioclès, de Caryste, dont nous possédons la *Lettre à Antigone*, laquelle n'est guère qu'un abrégé de médecine domestique, et Asclépiade, de Bythinie, avaient écrit sur *l'art de conserver la santé* des ouvrages qui, malheureusement ont disparu. Le traité de Galien, en six livres, qui porte le même titre, est donc le plus ancien qui nous soit parvenu ; il a, pendant bien longtemps, servi de modèle aux successeurs du médecin de Pergame. Dans l'ouvrage dont nous parlons, Galien établit d'abord que l'art qui s'occupe du corps de l'homme est *un*, mais qu'il comprend deux parties : l'une qui a pour objet de conserver la santé ; l'autre, de chasser la maladie. Qu'est-ce donc que la santé ? C'est l'harmonie des parties similaires et des parties instrumentales. Celui qui les maintiendra en bon état sera dit un bon gardien de la santé. Pour cela il faut connaître les choses qui peuvent la troubler. Elles sont de deux sortes : 1° les unes, auxquelles on ne peut se soustraire, qui sont engendrées avec nous et sont les effets mêmes des principes qui président à la génération ; 2° les autres, au nombre de six, que l'on peut éviter, et qui ne sont point en nous, mais viennent du dehors. (C'est ce qu'on a appelé, d'après lui, les *six choses non naturelles*.) Galien, dans cet ouvrage, examine l'hygiène selon les âges, et insiste particulièrement, comme l'avaient fait ses devanciers, sur les exercices et sur le régime. Telles furent, jusqu'au siècle dernier, les données sur lesquelles on fit reposer l'hygiène, et, sous l'autorité de Galien, l'étude des six choses non naturelles défraye à peu près tous les traités *De sanitate tuenda*, comme ils sont intitulés pour la plupart. A mesure que l'on se rapproche de notre époque, l'examen direct des questions, l'observation rigoureuse des faits, la statistique appliquée aux questions de l'hygiène, se montrent de plus en plus appréciés. C'est d'abord à P. Frank, puis à Hallé, et enfin à Parent-Duchatelet, son disciple, que l'on doit d'avoir posé les véritables bases de l'hygiène publique. Nous n'avons pas l'intention de passer ici en revue tous les auteurs qui ont écrit sur cette science depuis le moyen âge. Mais nous ne pouvons faire autrement que d'indiquer les principaux, ceux qui, à divers points de vue, ont été classiques dans leur temps ou dans leur pays.

Histoire de l'hygiène : Mackensie (James), *History of Health and Art of preserving it, or an Account of all*, etc. Edinburg, 1759, in-8° ; trad. fr., Lahaye, 1759, in-8°. — Hallé, art. *Hygiène* in *Encyclopédie méth.* (part. méd.), t. VII, 1798, et in *Dict. des sc. méd.*, t. XXII, 1818. — Salle (E. de , *Coup d'œil sur les révolutions de l'hygiène*. Paris, 1825, in-8°. — Farr (W.), *Lecture introductory on the History of Hygiene*, in *The Lancet*, t. XXIX, p. 773, 1835-36, et *Hygiène chez les peuples barbares* in *Gaz. méd. de Paris*, 1838, p. 353. — Cooth (Carol. Jos. van), *Diatribe* in *diæteticam veterum, maxime in A. Corn. Celsi præcepta, Hippocratis et Galeni placitis illustrata*. Trajecti ad Rhen., 1835, in-8°. — Rameaux (J.-F.), *Appréciation des progrès de l'hygiène publique depuis le commencement du xixe siècle*. Th. de conc. (Ch. d'hyg.) Strasb., 1839, in-4°. — Devay, *Des instituts hygiéniques de Pythagore et de leur influence sur les sociétés antiques*. Lyon, 1842, in-8°. — Michel-Lévy, *Hygiène mosaïque* in *Gaz. méd.* 1843, p. 719. — Michea, *l'Hygiène publique et privée des Romains, d'après les ruines de Rome et de Pompeia* in *Union méd.* 1856, pp. 177,189, 201. — Ullersberger (J.-B.), *Die öffentliche Hygienik. Eine historische Skizze*, in *Deutsche Ztschr. f. d. Staatsarzn.*, t. XXI, hft. 2, 1863. — Burchard (Marc), *Hygiène publique chez les Juifs, son importance*, etc. in *l'Univers israélite*, 1865. — Reich (Ed.), *Ueber einige Maasregeln der Gesundheitspflege und Bevölkerungspolitik, bei den Griechen, Römern, Indern*, etc., in *Virchow's Archiv*, t. XLV, 1869 et Berlin, 1869, in-8°.

Hygiène privée : Isaac (le juif) (Izhak-ben-Soleiman), *De diætis universalibus et particularibus*, lib. II; trad. p. J. Posthius. Basileæ, 1570, in-8°. — Elluchasem-Elimithar, *Tacuinus sanitatis, de sex rebus non naturalibus, earum naturis, opera-*

tionibus et rectificatione, etc. Argentorati, 1531, in-fol. — *Schola Salernitana* (attribuée à Jean de Milan), nombreuses édit. et traductions. commentaires, mais surtout ceux d'Arnauld de Villeneuve. — Ficin (Mars.), *De vita*, lib. III. Basileæ, 1549, in-8°. — Cornaro (L.), *Ocero Discorsi delle vita sobria*. Padoue, 1556, et nombr. édit. et trad. — Valverde (J.) de Hamusco, *De animi et corporis sanitate tuenda libellus*. Lutetiæ, 1552, in-8°. — Pictonius (G.), *Tuendæ valetudinis ratio dialogis septem conscripta*. Basileæ, 1554, in-8°, plus. édit. ; trad. fr. sous ce titre : *Les sept dialogues traictans la manière de ontregarder la santé par le moyen des six choses que les médecins appellent non naturelles*, etc., *fait français, por* A. Pasquet. Paris, 1557, in-8°. — Géraud (François), *Les trois premiers livres de la santé* (poëme). Paris, 1583, in-16. — Framboisière (N. A. de la), *le Gouvernement nécessaire à chacun pour vicre longuement en santé*. Paris, 1600, in 8°. — Roderic (Ferd.), *Tractatus de sex rebus non naturalibus*. Olyssipone, 1602, in-4°. — Rantzovius (H.), *De conservanda valetudine liber*. Francofurti, 1604, in-16. — Querceta-xus (J.) (Duchesne), *Diæteticon polyhistoricon*. Parisiis, 1606, in-8° ; en français *Le portrait de la santé*. Saint-Omer, 1618, in-5°. — Goclenius (Rod.), *De vita proroganda, hoc est animi corporisque vigore conservando*, etc. Moguntiæ, 1608, in-8° — Pansa (Mart.), *Aurei libelli de proroganda vita hominis*, pars III, Theoret. spec Lipsiæ, 1616, in-8°. — Mattheus (J.), *Speculum sanitatis : Rerum non naturalium, quas vocant, administrationem pro bona valetudine conservanda continens*. Herb. Nassov., 1620, in-8°. — Lessius (L.), *Hygiasticon, seu vera ratio valetudinis bonæ et vitæ una cum sensuum, judicii et memoriæ integritate*, etc. Antuerpiæ, 1622, in-8° ; trad. fr. par Hardy. Paris, 1646, in-8°. — Follin (J.), *Synopsis tuendæ et conservandæ bonæ valetudinis*. Col. Agripp., 1648, in-12. — Hoffmann (Fréd.), *Dissert. physico-medicæ curiosæ selectiores ad sanitatem tuendam maxime pertinentes*. Leydæ, 1708, in-8°. 2 vol. — Du même, *Gründlicher Unterricht, wie ein Mensch nach den Gesundheits Regeln der heiligen Schrift.... sein Leben und Gesundheit lange conserviren könne*. Ulmæ, 1722, in-8°. — Cheyne (G.), *An Essay of Health and long Life*. London, 1724, in-8° (plus. édit.). — Du même, *Tractatus de infirmorum sanitate tuenda, vitaque producenda*. London, 1726, in-8°. — Geoffroy (Et. H.), *Hygieine, sive ars sanitatem conservandi*. Parisiis, 1771, in-8° ; traduction française par Delaunay. Ibid., 1774, in-8°. — Richter (G. Gottl.), *Præcepta diætetica*. Heidel bergæ et Lips., 1780, in-12. — Carminati (Bass.), *Hygiene, Therapeutice et materia medica*. Papiæ, 1791-95. in-8°. 4 vol. — Hufeland (Chr. W.), *Makrobiotik, oder die Kunst das menschliche Leben zu verlängern*. Berlin, 1796, in-8° (nombr. édit.); traduct. fr. par A. Duvau. Lausanne, 1799, in-8°, et par Jourdan, 2° édit Paris, 1838, in-8°. — Macquart (L. C. R.), *Dictionn. de la conservation de l'homme ou d'hygiène et d'éducation physique et morale*. Paris, an VII, in-8°. 2 vol. — Willich (A. F. M.), *Lectures on Diet and Regimen, being a systematic Inquiry into the most rational Means of preserving Health*, etc. London, 3° édit., 1800, in-8° ; trad. fr. par Itard. Paris, 1802, 2° édit. ; ibid., 1805. — Burdach (K. F.), *Die Diätetik für Gesunde, wissenschaftlich bearbeitet*. Leipsig, 1805, in-8°. — Périer (Ph). *L'ami de la santé pour tous les sexes et tous les âges*. Paris, 1807, in-8°. — Sinclair (J.), *The Code of Health and Longevity, or a concise View*, etc. Edin burgh, 1807, in-8°. 4 vol. — Odier (L.), *Principes d'hygiène extraits du code de santé et de longue vie de sir J. Sinclair*. Genève, 1810, in-8°. — Barbier (J. B. G.) *Traité d'hygiène appliqué à la thérapeutique*. Paris, 1815, in-8°. 2 vol. — Tourtelle (Et.), *Éléments d'hygiène ou de l'influence des choses physiques et morales sur l'homme, et des moyens*, etc. Paris, 1815, in-8°. 2 vol. — Œsterlen (Fr.), *Handbuch der Hygieine der privaten and öffentlichen*. Tübingen, 1851, in-8°, 2° édit. Ibid., 1857, in-8°, pl. 12. — Reich (Ed.), *Lehrbuch der allgemeinen Aetiologie und Hygieine*. Erlangen, 1858, in-8°. — Pour les ouvrages français contemporains voyez la préface du présent livre.

Hygiène publique : Bryon (Fr.), *Urbium, oppidorum, locorum denique omnium salubritatis et insalubritatis leges, ac judicis e naturæ arcanis deprompta*. Parisiis 1631, in-12. — Heister (E. F.), *De principum cura circa sanitatem subditorum*. Helmstadii, 1738, in-4°. — Hemmer (A. C.), *De principum ratione subditorum conservandi sanitatem*. Marburgi, 1748 in-4°. — Sonnenkald (J. G.), *De sanitati publiæ obstaculis.* Lispsiæ, 1753, in-4°. — JUDA (J.), *De cura magistratus circa valetudinem civium.* Gottingæ, 1758, in-4°. — ARNOLD (J. G.), *De removendis sanitatis publiæ obstaculis.* Lipsieæ, 1771, in-4°. — FRANK (J. P). *System einer vollstandigen medizinischen Polizei.* Manheim. 1779-1813, 5 vol., et Wien, 1816-1819, t. VI, en 3 part., in-8°. (C'est le premier et peut-être le plus remarquable ouvrage qui ait été écrit sur l'hygiène publique et la police médicale, véritable monument qui aurait suffi seul à la gloire de J. P. Frank.) — FODÉRÉ (Fr. Emm.), *Les lois éclairées par les sciences physiques* ou *Traité de médecine légale et d'hygiène publique.* Paris, an VII, in-8°. 3 vol.; 2e édit. sous ce titre : *Traité de médecine légale et d'hygiène publique ou Police de santé adoptée,* etc. Paris, 1813, in-8°. 6 vol. — PARENT-DUCHATELET, *Hygiène publique ou Mémoires sur les questions les plus importantes,* etc. Paris, 1836, in-8°. 2 vol. — STRANGE (W.), *On the Formation of a System of national medical police and Public Hygiene,* in *Lond. Med. Gaz.,* t. XXXVII, p. 452, 1846. — CAPELLO (A.), *Memorie istoriche sull' igiene publica.* Roma, 1848, in-8°. — TARDIEU (Ambr.), *Dictionnaire d'hygiène publique et de salubrité ou Répertoire,* etc. Paris, 1852-54, in-8°. 3 vol. 2e édit. Paris, 1862, in-8°. 4 vol. — PAPPENHEIM (L.), *Handbuch der Sanitäts-Polizei nach eignen Untersuchungen bearbeitet.* Berlin, 1858, in-8°; 2 vol. 3e vol. Spplt. Berlin, 1864, in-8°; 2e édit. ibid., 1868. — MONLAU (Pedr. Fel.), *Elementos de hygiene publica ó arte conservar la salud de los pueblos.* 2a edic. Madrid, 1862, in-12. 3 vol. — FRESCHI (Fr.), *Dizionario d'igiene publica e di polizia sanitaria, ad uso dei medici,* etc. Torino, 1861, in-8°. 4 vol. — Voir les recueils suivants consacrés à l'hygiène publique et privée; nous ne signalons ici que ceux qui sont en cours de publication. — *Zeitschrift für die Staatsarzneikunde,* fondé par Henke, en 1821, et continué par Siebenhaar et par Behrend, 2 vol. in-8° par an, supplts et tables. — *Deutsche Zeitschrift für die Staatsarzneikunde,* publié par Schneider, etc. Nouvelle série, 1847, 2 vol. par an. — *Vierteljarschrift für gerichtliche und öffentliche Medizin,* fondé, en 1853, par le célèbre L. Casper, continué par W. Van Horn, 2 vol. par an. — *Zeitschrift füs Hygiene medizinische statistik und Sanitäts-Polizei,* fondé, en 1860, par OEsterlen. Tübingen, 1 vol. en quatre parties par an. — *Annales d'hygiène publique et de médecine légale,* fondées en 1029, 1re série, 50 vol.; à partir de 1854, nouvelle série, 2 vol. par an : les comptes rendus des conseils d'hygiène des départements, mais surtout du Nord, du Bas-Rhin, du Rhône, des Bouches-du-Rhône, de la Loire-Inférieure, etc.; pour l'Angleterre, le *Registrar general,* et les rapports *(Reports)* adressés au gouvernement par des commissions d'enquête sur les points les plus importants de l'hygiène publique.

Appendice. — BERTHERAND, *Hygiène musulmane,* 2e édit. Paris, 1874, in-8°. — FINKLENBURG, *Die öffentliche Gesundheitspflege Englands.* Bonn, 1874, in-8°. ROTH u. LEX. *Handbuch der Militär-Gesundheitspflege.* Berlin, 1872-76, 2 vol. in-8°. — CORNIL (V.), *Leçons élémentaires d'hygiène.* Paris, 1872, in-18. — PERRUSSEL, *Cours élémentaire d'hygiène.* Paris, 1872, in-18. — RIANT. *Leçons d'hygiène.* Paris, 1873, in-12. — WILSON, A. *handbook of Hygiene.* London, 1873, in-8°. — MAHÉ, *Manuel pratique d'hygiène navale.* Paris, 1874, in-8°. — MORACHE, *Traité d'hygiène militaire.* Paris, 1874, in-8°. — CHAMBERS, *A manual of diet in health and disease.* London, 1875, in-8°. — LACASSAGNE, *Précis d'hygiène privée et sociale.* Paris, 1875, in-18. LUMLEY (W. G. and E.), *The new sanitary Laws,* Ed. 3. London, 1873, in-12. — LEVIEUX *Études de médecine et d'hygiène publique.* Paris, 1874, in-8°. — MICHAEL, CORFIELD and WANKLYN, *A manual of public health.* London, 1874, in-8°. — *Recueil des travaux du comité consultatif d'hygiène publique de France,* à partir de 1872. — PARKES, *A manual of practical hygiene,* 4e édit. London, 1873, in-8°; 5e édit. 1878, in-8°. — CAMERON, *Manual of hygiene,* etc. London, 1874, in-8°. — CORVAL (von), *Gesundheitspfl. f. Haus u. Schule.* 2. Aufl. Carlsruhe, 1875, in-8°. — SELMI, *Elem. di igiene.* Milano, 1874, in-16°. — OESTERLEN. *Handb. der Hygieine.* 3. Aufl. Tübingen, 1876, gr. in-8°. — HIRT, *System der Gesundheitspflege.* Breslau, 1876; 2. Aufl., ibid., 1880. — SANDER, *Handb. der öffentl. Gesundheitspflege.* Leipzig. 1877, in-8°. — JOLLY (P.), *Hygiène morale,* Paris, 1877, in-18. — WIEL u. GNEHM, *Handb. der Hygieine.* Karlsbad, 1877-79, in-8°. —

Proust (A.). *Traité d'hyg. publ. et privée*. Paris, 1877, in-8°; 2e édit., 1879, in-8°. — Berruti. *Lezioni di igiene*. Torino, 1877. — Krause, *Die Hygiene*. Leipzig, 1878. — Schauenberg, *Handb. der öffentl. und privaten Gesundheitspflege*. 2. Agus. Berlin, 1879, gr. in-8°. — Buck. *Treatise on hygiene and public health*. London, 1879, 2 vol., in-8°. — Paulier, *Manuel d'hygiène publique et privée*. Paris, 1879, in-18°. — Lévy (Mich.), *Traité d'hggiène publ. et privée;* 6e édit. Paris, 1879, 2 vol. in-8°. — Flügge, *Beiträge zur Hygiene*. Leipzig, 1879, gr. in-8°, fig. et pl. — Du même. *Lehrbuch der hygienischen Untersuchungsmethoden*. Berlin, 1881, in-8, fig., pl. — Cruveilhier (L.), *Élém. d'hyg. générale*, 5e édit. Paris, 1879, in-32°. — Raimbert, *Notion d'hygiène*. Paris, 1879, in-12°, fig. — Nowak (J.), *Lehrbuch der Hygiene*. Wien, 1879-81, in-8°, fig. — Ziemssen. *Handb. der Hygiene*. Leipzig, 1881-82 — Bouchardat, *Traité d'hygiène*. Paris, 1882, gr. in-8°. — Arnould, *Nouv. éléments d'hyg*. Paris, 1881. gr. in-8°.

— Goetel, *Die öffentl. Gesundheitspflege*. Leipzig, 1878. — Virchow, *Gesammelte Abhandl. auf dem Gebiet: der öffentl. Medicin und der Seuchenlehre*. Berlin, 1879, 2 vol. gr. in-8°, pl. — Kratten (J.), *Die Organisation der öffent. Gesundheits-pflegs und die Sterblichkeit in Oesterreich*. Graz, 1880, in-8°, pl. — Uffelmann, *Die öffentl. Gesundheitspflege in Italien*. in *D. Viert. f. öff. Ges.-Pfl;* Bd. XI, p. 169, 1879. — Millot, *De l'hygiène publique et de la chirurgie en Italie*. Paris, 1879, in-8°. — Fauvel. *Les institutions de police sanitaire internationale et les maladies pestilentielles exotiques*, in *Rev. d'hyg.*, 1879, p. 8. — Martin (A.-J.), *Essai d'organisation de la médecine publique en France*, ibid., 1880, p. 569. — Du même, *Rapport sur l'organisation de la méd. publique en France*, in *Rev. d'hyg.*, 1882, p. 142. — Pacchiotti. *Questioni di igiene publica*. Torino, 1880, in-8°. — E. Dupuy, *Manuel d'hygiène publique et industrielle*. Paris, 1881, in-18°. — H. Eulenburg, *Handb. des öffentl. Gesundheitswesens*. Bd. 1, Berlin, 1881, gr. in-8°. — Armaingaud, *Sur les moyens de faire aboutir les projets d'organisation de la médecine publique*, in *Rev. d'hyg.*, 1881, p. 147. — Struck, *Mittheil. aus dem Kaiserl. Gesundheitsamcute*. Berlin, 1881, in-4.

— *Recueil des travaux du comité consultatif d'hygiène publique de France*, depuis 1871. — *Deutsche Vierteljahrschrift für öffentliche Gesundheitspflege*, fondé en 1869, par Reclam, continué par Varrentrapp et Spiess. — *Centralblatt für allg. Gesundheitspflege*, fondé en 1882 (paraît comme suite du *Correspondenzbl. d. Niederrh. Vereins f. öffentl. Gesundheitspflege).* — *Revue d'hyg. et de police sanitaire*, fondée par Vallin en 1879. — *Congrès d'hygiène et de sauvetage de Bruxelles*, 1876. — *Congrès international d'hygiène de Paris*, 1878. — *Congrès internat. d'hyg. de Turin*, 1880. — *Congrès internat. d'hyg. de Genève*. 1882.

PLAN

Il est de toute nécessité de suivre, dans l'étude de l'hygiène, un plan méthodique et rationnel, mais le choix et la composition de ce plan présentent d'assez grandes difficultés. Jusqu'à présent la plupart des classifications qui ont été proposées peuvent être divisées en deux catégories, qui, toutes deux, partent d'un point de vue très différent.

Dans la première, on peut ranger les classifications basées sur la physiologie, et dans lesquelles, après des considérations générales plus ou moins étendues, on examine successivement l'hygiène de *chaque fonction*, la digestion, la respiration, la circulation, etc. Lorsqu'on adopte cette classification, on commence par étudier la physiologie de l'appareil ou de la fonction ; puis on examine les influences diverses provenant de l'extérieur, ou celles venant de l'organisme lui-même, qui sont capables de modifier cette fonction. Enfin, on trace l'histoire des agents propres à combattre ces influences quand elles sont nuisibles.

Moreau, de la Sarthe, l'un des premiers, a suivi cette voie. Rochoux, dans son Plan d'un cours d'hygiène, et Londe, dans son ouvrage, ont adopté la même méthode.

Ce plan, malgré sa simplicité apparente, présente de grands inconvénients ; on peut lui adresser les reproches suivants :

1º Il morcelle l'étude des modificateurs qui agissent sur plusieurs organes à la fois : ainsi, pour faire l'histoire complète de l'air, il faut y revenir en traitant de la respiration, de la circulation, des fonctions de la peau, et il en résulte de nombreuses répétitions ;

2º Par l'étude exclusive de l'organe, on perd complètement de vue l'organisme ; les idées générales, les vues d'ensemble, et de nombreuses et curieuses applications à l'hygiène publique sont mises de côté. Pour ne citer qu'un exemple à l'appui de ce que nous avançons, où placer l'étude des professions ?

3º On est conduit à faire un traité de physiologie, dans lequel on introduit seulement quelques applications hygiéniques.

Dans la deuxième catégorie, on peut ranger les classifications d'une autre espèce, et qui partent d'un point de vue adopté, du reste, par beaucoup d'hygiénistes.

Dans ces classifications on distingue : le sujet, l'objet et le rapport du sujet à l'objet.

Le sujet, c'est l'être considéré dans ses variétés individuelles d'âge, de sexe, de tempérament, de constitution, d'idiosyncrasie, d'habitudes, etc., et dans ses variétés collectives de races, de professions, etc.

L'objet, ou la matière de l'hygiène, est constitué par les influences nombreuses qui agissent sur la santé.

Le rapport du sujet à l'objet, c'est la série des divers effets produits sur la santé en raison du choix, de l'ordre, de la mesure, de la durée, etc., des diverses influences qui constituent la matière de l'hygiène.

Les règles indiquent le mode d'emploi de l'objet.

Tel est le principe de la classification adoptée par Hallé, et dont il serait trop long d'exposer ici tous les détails. C'est de ce plan que se sont inspirés beaucoup d'hygiénistes, et parmi les plus récents, Foy et Lévy, dont les classifications ne diffèrent de celle de Hallé que sous des rapports secondaires.

Nous pouvons en dire autant de celle adoptée par Royer-

Collard, dans le cours qu'il a professé si brillamment pendant plusieurs années à l'École de médecine. Voici les coupes générales de ce plan, qu'il n'a, du reste, jamais développé d'une manière complète et dans toutes ses conséquences, plan que j'adopterai.

	CARACTÈRE DE LA SANTÉ.		
	SIGNES DE LA SANTÉ.		
SUJET de L'HYGIÈNE.	FORMES DE LA SANTÉ............		Ages. Sexes. Tempéraments. Constitutions. Idiosyncrasies. Hérédité. Habitudes. Races. Professions.
	DEGRÉS DE LA SANTÉ............		Imminence morbide. Convalescence. Infirmités.
MATIÈRES de L'HYGIÈNE.	FONCTIONS DE NUTRITION.	1re classe. Atmosphère. 2e classe. Aliments ou Ingesta.	Circumfusa. Applicata. Aliments, Condiments. Boissons.
	FONCTIONS DE RELATION.	3e classe. 4e classe.	Exercices ou gesta. Phénomènes moraux, sensitifs, in- tellectuels, ou percepta.
	FONCTIONS DE REPRODUCTION.	5e classe.	Genitalia comprenant : grossesse, accouchement, lactation.

En s'occupant de la deuxième partie, c'est-à-dire des matières de l'hygiène, on étudie successivement par chaque agent :

1° L'agent lui-même ;

2° L'influence de l'agent sur l'être ;

3° Les règles hygiéniques qui en découlent ;

4° Les applications à l'hygiène publique.

[Plusieurs hygiénistes qui, à l'exemple de Galien et de Hallé, ont pris les modificateurs pour point de départ unique ou partiel de leur plan, les ont partagés en deux groupes parfaitement naturels :

1° Modificateurs externes ou cosmiques, choses en dehors de nous ou non naturelles des auteurs anciens, comprenant les *circumfusa*, les *applicata* et les *ingesta* de Hallé ;

2° Modificateurs individuels, choses provenant de nous-mêmes (*gesta*, *excreta* et *percepta* de Hallé). Fleury a suivi cette méthode d'une manière exclusive dans son excellent Cours d'hygiène.

Les auteurs les plus récents se sont généralement placés à ce même point de vue et ont établi les divisions suivantes :

1° Hygiène générale ;

2° Hygiène spéciale ;

3° Législation et police sanitaires.

[Cette troisième partie qui a été beaucoup négligée par les anciens est cependant un des côtés les plus utiles et les plus intéressants de l'hygiène. Elle comprend en effet l'histoire de l'organisation passée et présente de l'hygiène publique dans les diverses régions et les divers pays, les lois en vigueur, les autorités sanitaires de surveillance et d'expertise, les pénalités édictées pour sanctionner la mise en vigueur de ces lois.]

Bibliographie. — GALIEN, *De sanitate tuenda,* livre premier. — MOREAU (de la Sarthe), *Esquisse d'un court d'hygiène,* etc. Paris, an VIII, in-8°. — LONDE, *Nouveaux Éléments d'hygiène,* 1re édit. en 1827. — GERDY, *Analyse détaillée de l'histoire de la santé.* Paris, 1827, in-8°. — ROCHOUX, *Plan d'un cours d'hygiène,* in Thèse de concours, 1838, in-8°. — PIORRY, *Plan d'un cours théorique et pratique d'hygiène.* Paris, in-8°. — ROYER-COLLARD, *Cours d'hygiène professé à la Faculté de médecine de Paris,* in Gaz. méd. de Paris, 1848. — MONNERET, *Mém. pour servir à l'étude de l'hygiène.* in Rec. méd., sept., 1839. — SORMANI, *Importanza, vastità ed utilità della igiene,* in Giorn. di medicina militare, 1878, p. 675. — ROTH, *Ueber die Behandlung der Hygiène als Lehrgegenstand,* in D. Viert. f. öff. Ges.-Pfl., Bd. XI, p. 107, 1879. — NAPIAS, *De la nécessité de renforcer l'enseignement de l'hygiène dans les écoles de médecine,* in Ann. d'hyg. publ., 3e sér., 1879, n° 5. — VALLIN, *De l'étude et de l'exercice professionnel de l'hygiène,* in Revue d'hyg., 1879, p. 1. — NAPIAS, *Note sur l'organisation de l'enseignement de la médecine publique,* ibid., 1881, p. 514.

PREMIÈRE PARTIE

SUJET DE L'HYGIÈNE

ÉTUDE DE L'HOMME A L'ÉTAT DE SANTÉ.

CHAPITRE PREMIER

Définition et caractères de la santé.

On donne habituellement de la santé la définition suivante :
La santé est l'état dans laquel il y a exercice régulier de toutes
les fonctions de l'homme.

Cette définition est manifestement insuffisante; aussi beaucoup d'autres ont-elles été proposées depuis Galien jusqu'à nos
jours. Le peu d'utilité que présenteraient leur exposition et leur
discussion dans un ouvrage élémentaire me dispense de les
rappeler ici.

La santé de même que la maladie étant inconnues dans leur
essence même, dans leur nature, c'est se livrer à un travail stérile que de chercher à donner une définition positive de ces
états de l'organisme. Il me semble préférable de substituer à
cette définition de la santé un exposé concis de ses caractères
principaux. Avant de tracer ces caractères, il n'est peut-être
pas inutile de rappeler la manière dont Royer-Collard a envisagé la santé. C'est une espèce de définition, un peu prolixe
peut-être, mais exacte. Suivant cet auteur, la santé est « une
« proportion définie dans la substance de notre corps; un cer-
« tain mode de relation entre cette substance ainsi organisée
« et les agents extérieurs qui sont nécessaires pour que la vie
« se produise et se conserve, pour que les fonctions s'exécu-
« tent de manière à l'entretenir. En dehors de cette limite, en
« deçà et au delà, leur excès ou leur défaut amèneront bientôt
« un changement dans l'acte vital, et tendront à produire la
« la dissolution et la mort. »

1° CARACTÈRES DE LA SANTÉ.

Il y en a quatre principaux, d'après Royer-Collard.
Ce sont les suivants:

1° *La santé est un état général de l'économie :* c'est un caractère qu'on ne saurait contester ;

2° *Dans l'état de santé toutes les fonctions s'exécutent librement ;*

3° *Les fonctions s'exécutent, la vie s'exerce avec un sentiment général de bien-être ;*

4° Le quatrième caractère me semble moins important ; il est ainsi exprimé : *Il ne faut pas qu'un danger prochain menace d'interrompre le cours de la santé.*

Ce danger, étant la plupart du temps inconnu, ne peut, à notre sens, être présenté comme un des caractères de la santé : nous n'admettons donc comme bons et vrais que les trois premiers.

2° SIGNES DE LA SANTÉ.

Pour admettre qu'un homme est à l'état de santé, il est nécessaire de l'examiner dans toutes ses parties ; il faut analyser les appareils divers qui entrent dans son organisation, le jeu de ces appareils, et les effets qu'ils produisent. Les signes de la santé se tirent donc :

1° De l'intégrité anatomique des divers organes, en tant qu'ils peuvent être appréciés par la vue, l'ouïe, le toucher, l'odorat et le goût de l'observateur, ainsi que par les réponses de l'individu que l'on examine ;

2° De l'intégrité des produits matériels de ces mêmes organes. Tels sont les produits des sécrétions et des excrétions, qui peuvent être appréciés par l'observateur ;

3° De la manière régulière dont s'accomplit le jeu des organes ; de l'intégrité, en un mot, des fonctions organiques ;

4° De l'intégrité des manifestations intellectuelles et morales.

En somme, ces divers signes sont sous la dépendance de la disposition anatomique et physiologique de l'individu. C'est donc l'anatomie et la physiologie qui fournissent les éléments nécessaires pour apprécier la santé.

3° FORMES DE LA SANTÉ.

Les formes de la santé embrassent l'étude des variétés, individuelles ou collectives, qui se rapportent aux neuf grandes coupes suivantes : l'âge, le sexe, le tempérament, la constitution, l'idiosyncrasie, l'hérédité, les habitudes, les races et les professions. Telle est la division que nous déroulons dans autant de chapitres.

Bibliographie. — GALIEN, *De differentiis morborum.* — *De sanitate tuenda,* livre premier. — GERDY, *Analyse détaillée,* etc., p. 17-32. — ROYER-COLLARD, *Cours d'hygiène,* etc., in *Gaz. méd.,* 1848, p. 667 et suiv.

CHAPITRE II

Des âges.

On donne, en général, le nom d'*âges* aux diverses périodes de développement, d'état stationnaire et de décroissance, qui se succèdent dans l'évolution organique de l'homme, depuis sa naissance jusqu'à sa mort. Toute division des âges est nécessairement artificielle, car l'évolution complète d'un être humain se fait sans transition brusque, d'une manière insensible, et sans qu'il y ait de temps d'arrêt déterminés. Néanmoins, on a toujours cherché à établir pour les âges une division qui rapprochât les époques entre lesquelles il y a une certaine similitude sous le rapport des conditions anatomiques et physiologiques, et séparât celles entre lesquelles existe une dissemblance très grande et très marquée. Voici les divisions qui ont été admises successivement.

Il est presque inutile de rappeler la division vulgaire et antique qui admet les quatre âges : l'enfance, l'adolescence, l'âge viril et la vieillesse (1).

Une des premières divisions véritablement scientifiques est celle de Hallé ; la voici :

1° Enfance (Infantia).................. { De 1 à 7 ans.
2° Enfance (Pueritia).................. } De 7 à 13 ou 15 ans.
3° Puberté ou adolescence (aptitude à la { Chez les hommes, de 15 à 25 ans.
     reproduction)..................... { Chez les femmes, de 13 à 21 ans.

(1) A ce système quaternaire, en rapport avec les quatre éléments, les quatre humeurs, les quatre qualités, les quatre saisons, etc., je préfère de beaucoup un autre système, à peu près aussi ancien et basé sur les propriétés mystérieuses du nombre *sept*. Il est formulé dans l'écrit hippocratique *Sur les Chairs*, et développé dans le *Traité des Semaines*, si heureusement trouvé par M. Littré. Voici ce que dit l'auteur du livre des Semaines : « Dans la nature humaine il y a sept saisons qu'on appelle âges : le petit enfant, l'enfant, l'adolescent, le jeune homme, l'homme fait, l'homme âgé, le vieillard. L'âge du petit enfant est jusqu'à sept ans, époque de la dentition ; de l'enfant jusqu'à la production de la liqueur spermatique, deux fois sept ans ; de l'adolescent jusqu'à la naissance de la barbe, trois fois sept ans ; du jeune homme jusqu'à l'accroissement de tout le corps, quatre fois sept ans ; de l'homme fait jusqu'à quarante-neuf ans, sept fois sept ans ; de l'homme âgé jusqu'à cinquante-six ans, huit fois sept ans ; à partir de là commence la vieillesse. » (*Œuv. d'Hipp.*, trad. de Littré, t. IX, p. 556.) Non seulement dans cette division les coupes sont plus nombreuses, mais elles répondent à des faits physiologiques qui marquent les différentes phases de la vie de l'homme. On voit que la classification de Hallé s'en approche beaucoup.

4° Virilité......	Pour les hommes de 25 à 60 ans...	Virilité croissante.
	Pour les femmes de 21 à 50 ans...	— confirmée.
		— décroisante.

5° Vieillesse.....	1° Vieillesse, 60 à 70 ans.
	2° Vieillesse avancée (époque des infirmités).
	3° Décrépitude (transition de la vie à la mort).

Daubenton en avait présenté une plus simple, et qui n'est, en quelque sorte, que le développement, la régularisation de la division antique.

Voici cette classification :

1° ENFANCE, de la naissance à la puberté.
2° ADOLESCENCE, se prolongeant jusqu'à 20 ou 25 ans.
3° JEUNESSE, de 25 à 30 ou 35 ans.
4° AGE VIRIL, allant jusqu'à 40 ou 45 ans.
5° AGE DE RETOUR, de 45 à 60 ou 65 ans.
6° AGE DE LA VIEILLESSE ou caducité.

La division que j'ai l'intention de suivre est plus simple encore.

1° ÉPOQUE DE LA NAISSANCE, enfant nouveau-né.
2° 1re ENFANCE, de la naissance à 2 ans.
3° 2e ENFANCE, d 2 à 12 ou 15 ans.
4° ADOLESCENCE, âge de la puberté, de 12 ou 15 ans à 18 ou 20 ans.
5° AGE ADULTE, de 20 à 60 ans.
6° VIEILLESSE, de 60 ans jusqu'à la mort.
7° ÉPOQUE DE LA MORT.

Ces divisions ne sont faites que pour faciliter l'étude, et l'on ne doit pas y attacher plus d'importance qu'elles n'en méritent.

[Les anciens, sous l'influence des idées pythagoriciennes relatives à la puissance des nombres et surtout des nombres impairs, avaient admis certaines années comme exerçant une grande influence sur la vie de l'homme. Persuadés que le renouvellement intégral de la substance du corps avait lieu dans l'intervalle de trois, sept ou neuf ans, c'est à ces nombres et surtout à leurs multiples qu'ils avaient donné le nom d'années *climatériques, scalaires, hebdomadaires, critiques,* etc., et dans lesquelles devaient s'accomplir de graves modifications et souvent la mort. Telle était, par exemple la *quarante-neuvième année* formée de 7 × 7; mais l'année climatérique par excellence, la *grande climatérique,* comme on l'appelait, c'était la soixante-troisième année, produit de 7 × 9. C'était celle qui devait offrir le plus de dangers. Il suffit d'énoncer de telles opinions pour en démontrer l'inanité.]

Bibliographie. — LALAMANTIUS (J.), *Hippocratis de hominis ætate, in extremo fine libri de Carnibus*. Genevæ, 1571, in-8°. — RANTZOVIUS (H.), *De annis climactericis*. Coloniæ, 1585, in-4°. — FLORIDUS (A.), *Tractatus de annis climactericis ac diebus criticis*. Patavii, 1612, in-4°. — CODRONCHI (B.), *Commentarius de annis climactericis, ac ratione vitandi eorum pericula*, etc. Bononiæ, 1620, in-8°. — PATIN (Rob.), *Nihilne ab annis climactericis metuendum ?* (Resp. *nihil*). Paris, 1867, in-fol. — STAHL, *De morborum ætatum fundamentis*. Halæ, 1698, in-4°. — HOFFMANN (Fr.), *De annorum climactericorum rationali et medica explicatione*. Halæ, 1704, in-4°. — DU MÊME, *Ætatum mutationes, morborum causa et remedium*. Halæ, 1728, in-8°, et in opp., t. VI. — SALZMANN (J.). Præs. et ZENTGRAVIUS (J. M.), Subm., *De ætatibus vitæ humanæ et mutationibus iis contingentibus*. Argentorati, 1715, in-4°. — VROELICH (Ign.), *Theoria ætatum physiologico-pathologica*. Erfordiæ, 1733, in-4°. — HILSCHER, *De vano ætatis humanæ et anni 63 climacterici vulgo dicti timore*. Jenæ, 1743, in-4°. — STEWART, *De morbis ab ætatis mutationibus oriundis*. Edinb., 1783. — BUFFON, *De l'homme, de l'enfance, de la puberté, de l'âge viril, de la vieillesse et de la mort*, in *Œuvres complètes*. — LINNÉ (Ch.), *Metamorphosis humana*. Upsaliæ, 1767, et in *Amœnitat. Acad.*, t. VII, p. 326, 1789. — HALLÉ, *Encyclop. méth.*, art. AGES, t. I, p. 358. — DAUBENTON, *Leçons professées aux Écoles normales*, t. VIII, p. 314. — ESPARRON, *Essai sur les âges de l'homme*, thèse inaug. Paris, 1803, in-8°, n° 257. — RANQUE (H. F.), *Essai sur la détermination des prédominances organiques dans les différents âges*, th. de Paris, an XII, n° 47, in-4°. — BARTHEZ (H.), *Considérations physico-médicales sur les quatre âges de la vie*, Thèses de Montpellier, an XII, in-4°. — MALFATTI, *Entwurf einer Pathogenie aus der Evolution und Revolution des Lebens*. Wien, 1809, in-8°. — JAMESON (Th.), *Essays on the Changes of the human Body at its different Ages ; the Diseases*, etc. London, 1811, in-8°. — LUCÆ (S. Chr.), *Grundriss der Entwickelungsgeschichte der menschlichen Körpers*. Marburg, 1809, in-8°. — MULLER (A. F.), *De ratione quæ morbos inter et ætates diversas intercedat*. Berolini, 1825, in-8°. — SYMONDS (J. A.), art. AGES, in *The Cyclop. of Anat. add. Physiol.*, t. I. London, 1836, in-8°. — GENDRIN, *De l'influence des âges sur les maladies*, thèse de concours. Paris, 1840. — LAYCOCK (T.), *On annual vital Periods*, in *The Lancet*, 1843-1844, t. I, p. 84, 283. — ESTÈVE, *Considérations générales sur les âges étudiés*, etc., thèse inaug. Paris, 1859, n° 69. — LORAIN, art. AGES, in *Nouv. Dict. de méd. prat.*, t. I, 1864. — BEAUGRAND (L. E.), art. AGES, in *Dict. encycl. des sc. méd.*, t. II, 1865 ; plus un tres-grand nombre de dissertations soutenues sur ce sujet à différentes époques, dans les différentes facultés ; nous avons seulement indiqué les principales.

SECTION I. — ÉPOQUE DE LA NAISSANCE. — ENFANT NOUVEAU-NÉ.

La période qui est comprise sous ce titre renferme la naissance, les six ou sept jours qui la suivent, et se termine à l'époque de la chute du cordon ombilical. Cette période est marquée par des caractères particuliers, qui sont la conséquence du changement de milieu que vient de subir le nouveau-né.

Sans entrer en aucune manière dans la description anatomique et physiologique de l'enfant qui vient de naître, il est nécessaire de présenter quelques détails touchant les modifications que ce changement de milieu fait subir aux principales fonctions :

1° La surface cutanée et les organes des sens, au lieu d'être plongés dans les eaux de l'amnios, sont en contact avec un nouvel agent, l'air atmosphérique, qui peut jouer à leur égard, et dans certaines circonstances, le rôle d'agent irritant;

2° A l'instant de la naissance, les poumons se déplissent, deviennent perméables à l'air, et la respiration commence à s'effectuer à la surface de la membrane muqueuse pulmonaire. Cette muqueuse est donc en contact avec un nouvel agent, l'air atmosphérique, et, par conséquent, avec les différents gaz et les substances étrangères qu'il renferme;

3° A cet instant commence également une fonction nouvelle : la calorification, laquelle est intimement liée à l'absorption de l'oxygène par la surface pulmonaire, quelle que soit d'ailleurs la théorie de la chaleur animale qu'on veuille admettre;

4° Les voies digestives commencent à recevoir des substances nouvelles dont elles n'avaient pas l'habitude : tel est surtout le lait, introduit par l'enfant dans le tube digestif.

L'action des divers agents sur ces trois surfaces, la peau, la muqueuse aérienne et la muqueuse digestive, explique les accidents et les maladies nombreuses et spéciales qui peuvent se développer chez l'enfant nouveau-né :

1° Sur la surface cutanée, l'action de l'air, et surtout de l'air froid et humide, est capable de déterminer deux affections toutes spéciales, qui sont :

a. L'*ictère*, appelé ictère des nouveau-nés, qui n'est qu'une exagération de la légère teinte jaune que présentent tous les enfants à l'instant de leur naissance et pendant les premiers jours qui la suivent: cette affection apparaît souvent en même temps que la suivante;

b. L'*œdème*, ou endurcissement du tissu cellulaire : cette maladie avait toujours été regardée comme une affection idiopathique du tissu cellulaire, et comme la conséquence de l'action d'un air froid et humide sur la peau. Charcelay, à l'aide de faits bien observés, a démontré qu'il ne fallait pas admettre cette opinion d'une manière exclusive, et que l'œdème qui se développait en pareille circonstance était souvent dû au développement de l'altération des reins, connue sous le nom de maladie de Bright, et caractérisée par la présence de l'albumine dans les urines (*Rev. de la Soc. de méd. d'Indre-et-Loire*);

2° Vers les yeux, l'action de l'air, surtout s'il est froid et humide, détermine fréquemment des *ophthalmies*, et en particulier l'ophthalmie purulente, qui présente un haut degré de gravité, et entraîne souvent la perte de la vue;

3° La muqueuse des voies aériennes, en contact avec l'air atmosphérique et encore peu habituée à ce contact, est vivement impressionnée par un air froid et humide, surtout si cet air est en même temps altéré par l'accumulation d'un grand nombre d'enfants dans un local étroit. Sous cette influence combinée, on voit des *bronchites*, des *pneumonies* se développer avec une extrême facilité, et entraîner, chaque année, la perte d'un nombre considérable d'enfants;

4° La muqueuse des voies digestives, appelée à remplir une nouvelle fonction, à digérer le lait avalé par l'enfant, reçoit souvent de cette première impression une influence fâcheuse. Il n'est pas rare alors de voir se produire des maladies de cet appareil, et, en particulier, le *muguet*, les *vomissements* et la *diarrhée.*

Le muguet est manifestement le résultat du développement d'un végétal qui recouvre la muqueuse bucco-pharyngienne, et dans quelques cas celle de l'œsophage et de l'estomac; la muqueuse est en même temps le siège d'un état inflammatoire en quelque sorte spécial, on pourrait même dire spécifique. Cette maladie est singulièrement favorisée par l'état général de débilité que présentent certains enfants, le défaut de soins hygiéniques et l'accumulation dans un même lieu d'un trop grand nombre de nouveau-nés; [mais la cause principale du muguet, c'est l'état provenant du défaut de nutrition, que M. Parrot désigne sous le nom d'*athrepsie* (*Progrès méd.*, 1874).]

5° La calorification, fonction nouvelle et encore peu énergique, ne donne pas à l'enfant une force assez grande pour résister à des abaissements de température un peu considérables. Il n'est pas rare de voir, sous cette influence, la chaleur naturelle de l'enfant diminuer et la vie s'éteindre, sans que l'autopsie révèle aucune lésion dans les organes.

Le froid est d'autant plus pernicieux chez les nouveau-nés qu'ils sont d'une constitution plus débile, plus délicate, et surtout qu'ils sont nés avant terme. On sait, en effet, quelle chaleur artificielle il faut employer chez ces enfants, pour qu'ils puissent franchir heureusement les premiers temps de leur existence, et combien les refroidissements leur sont préjudiciables.

Voilà bien des circonstances propres à exercer une action fâcheuse sur les enfants qui viennent de naître. Ces influences n'agissent pas toujours de la même manière : la facilité du développement des maladies, leur gravité plus ou moins grande, et leur terminaison fâcheuse ou heureuse, sont subordonnées aux trois circonstances principales que voici :

1° L'accumulation des enfants dans un lieu relativement trop étroit, et, par exemple, dans des salles d'hôpital où la ventilation et le renouvellement de l'air ne sont pas suffisants; l'altération de cet air par le produit de l'expiration, par les évacuations alvines et autres, par les miasmes qui s'exhalent des corps de ces petits êtres sains ou malades.

C'est, en effet, dans les hôpitaux destinés à recevoir les enfants pendant les premiers jours qui suivent leur naissance, que l'on rencontre le plus de maladies sporadiques et épidémiques. Combien n'a-t-on pas observé, à l'Hospice des enfants trouvés de Paris, d'épidémies de muguet, d'ophthalmies, et combien ne rencontre-t-on pas, chaque jour, à l'état sporadique, d'œdèmes, d'ictères, de bronchites, de pneumonies, de diarrhées, qui font mourir un grand nombre d'enfants!

2° L'abaissement de la température exerce également une influence très fâcheuse sur les enfants nouveau-nés, en raison de son action directe sur la calorification, jusqu'au point d'entraîner une mort prompte. On peut ajouter encore que le froid détermine aussi, et beaucoup plus souvent même que toute autre cause, des bronchites, des pneumonies plus ou moins graves. Les relevés statistiques démontrent que c'est dans les saisons froides et dans les climats froids que la mortalité des enfants nouveau-nés est le plus considérable.

3° Le défaut de soins hygiéniques, résultant soit de la misère, soit de l'abandon ou de l'exposition des enfants, les livre bien plus facilement à l'influence de ces agents divers. Il en résulte une augmentation dans la fréquence et la gravité des maladies, ainsi qu'une mortalité plus considérable.

Les causes nombreuses que nous venons de passer en revue déterminent une grande mortalité parmi les enfants nouveaunés. Voici les résultats précis que donne la statistique à cet égard, résultats qui comprennent la *première année* de l'existence.

D'après les tables dressées en Angleterre par les compagnies d'assurances pour la ville de Carlisle, sur 10,000 enfants, il n'en existe plus, à la fin de l'année, que 8,461. D'après Duvillard, sur 10,000 enfants, il n'en existe plus, à la fin de l'année, que 7,675.

Quetelet a donné pour la Belgique des tables très intéressantes à consulter. La mortalité, dans ces tables, se décompose ainsi sur 100,000 sujets :

Naissance	100,000		Quatre mois	84,720
Un mois	90,396		Cinq mois	83,571
Deux mois	87,936		Six mois	82,536
Trois mois	86,175		Un an	77,528

Marc d'Espine a dressé une table de mortalité pour le canton de Genève, pendant les années 1838-1845, il les a décomposées en semaines. D'après lui, il meurt 320 enfants dans la première semaine, 121 dans la deuxième, 95 dans la troisième, 49 dans la quatrième. Il a aussi décomposé la première semaine en jours. Ainsi, il meurt 141 enfants le premier jour, 47 le deuxième jour, 40 le troisième, 41 le quatrième, 22 le cinquième, 20 le sixième, 19 le septième.

D'après ce dernier auteur la mortalité est plus forte dans l'enceinte des villes qu'à la campagne. D'après les recherches de Villermé, de Benoiston de Châteauneuf, de Gosselet et Loizet, faites dans des lieux différents et dans des circonstances différentes, la mortalité est beaucoup plus considérable dans les quartiers malheureux des villes que dans les quartiers riches. Enfin, on doit à Quetelet d'avoir démontré que le mouvement le plus considérable de mortalité des enfants nouveau-nés a lieu dans la saison froide.

[Les recherches de M. Bertillon lui ont appris que, dans la première année de la vie, la mortalité pèse plus particulièrement sur le sexe masculin. Sur 100 enfants de chaque sexe, il meurt environ 20 garçons et 16 filles. Soit le cinquième des garçons et le sixième seulement des filles.

Une discussion à l'Académie de médecine, sur laquelle nous aurons occasion de revenir dans les chapitres suivants, a jeté de vives lumières sur la mortalité des enfants placés dans différentes conditions, nous n'envisagons ici la question que d'une manière générale.

En France, comme l'a démontré M. Bertillon, la mortalité des enfants de 0 à 1 an présente un accroissement progressif et régulier depuis 1840 ; les résultats publiés pour les périodes antérieures sont inexacts, vu l'insuffisance des documents statistiques avant cette époque. En divisant la période de 1840-1869 en trois groupes décennaux, 1840-1849, 1850-1859, 1860-1869, la mortalité moyenne annuelle pour les deux sexes réunis se trouve en chacun de ces groupes successifs être de : 16 — 17, 2 — 17,47 p. 100 naissances vivantes, c'est-à-dire dans le rapport progressif de 100 : 107,4 : 109,2. Ces chiffres montrent, en outre, que la mortalité s'est accrue de 7,4 de la première période au second intervalle pendant lequel on a fermé les *tours*, tandis que de la seconde à la troisième période l'accroissement n'a été que dans le rapport 100 : 101,7, c'est-à-dire de 1,7. Ce mouvement de hausse s'est donc continué jusqu'en 1870 tout en s'affaiblissant.

Comparant la mortalité des enfants âgés de moins d'un an dans les différents pays de l'Europe, M. Husson a donné le tableau suivant :

En Écosse	11,80 %	En Prusse	18,22 %
En Angleterre	15,24	En Hollande	19,73
En Belgique	15,42	En Autriche	24,78
En France	17,51	En Bavière	37,07

Les chiffres donnés par M. Bertillon diffèrent sensiblement ; nous nous contenterons d'indiquer les suivants :

Suède (1861-70)	15,73 °/₀	Belgique (1851-60)	18,91 °/₀
Angleterre (1857-66)	17,85	France (1857-66)	20,5

Suivant M. Husson la différence entre la mortalité des jeunes enfants dans les villes et dans les campagnes serait peu considérable ; elle serait à peine de 1 p. 100, nous en donnerons plus bas les raisons.

Du reste, dans un même pays on observe de notables différences suivant les localités : ainsi, prenant les limites extrêmes en moins et en plus des divers départements, nous trouvons :

Dans la Creuse	11,80 °/₀	Dans le Loiret	23,00 °/₀
— la Manche	13,20	— la Marne	23,40
— la Sarthe	19,50	— l'Yonne	25,80
— le Loir-et-Cher	22,10	— l'Eure-et-Loir	30,10

Ce sont les moyennes calculées pour la période 1857-66.

Remarquons, pour les deux derniers départements (à mortalité élevée), que les enfants légitimes succombent dans l'Yonne dans la proportion de 22 p. 100, et les enfants illégitimes dans le rapport de 85 p. 100; que dans l'Eure-et-Loir la mortalité des enfants légitimes est de 25 p. 100 et celle des illégitimes de 95 p. 100; enfin que ces deux circonscriptions reçoivent beaucoup de nourrissons (V. plus bas).

Comme on l'avait déjà dit depuis l'abbé Toaldo et Villermé, et comme l'a démontré Lombard, les saisons jouent encore un grand rôle dans la mortalité des nouveau-nés. Notre célèbre confrère de Genève, examinant à ce point de vue la Hollande, la France et l'Italie, est arrivé à ce résultat, que ce ne sont pas les froids séjours du Nord qui exercent l'action la plus dangereuse sour les nouveau-nés (de 0 à 1 mois). Ainsi tandis que la Belgique et la Hollande offrent, pour les quatre mois les plus froids de l'année, une mortalité qui oscille entre 38 et 40 p. 100 des décès annuels, on trouve en Italie une mortalité qui s'élève jusqu'à 50 et 54,3 p. 100 pendant les mêmes mois. Et d'un autre côté la chaleur exerce une action pernicieuse sur les enfants de 6 à 24 mois, qui, chose remarquable, succombent alors en nombre d'autant plus considérable pendant l'été que le pays est plus méridional.]

RÈGLES HYGIÉNIQUES. — Elles découlent évidemment de l'étude qui vient d'être faite. On peut toutefois, à cet égard, établir les trois principes suivants :

1° *Prémunir l'enfant contre le froid.* — Voici les précautions qu'il convient de prendre :

A. Un lit convenable et un emmaillottement suffisant pour s'opposer à l'action du froid, sans cependant que le lit ou les étoffes dans lesquels on place l'enfant soient trop épais et empêchent le renouvellement de l'air ;

B. Un appartement bien chauffé et d'une capacité convenable, afin que l'air y soit pur. Il est un point important sur lequel il est inutile d'insister : quand un appartement est trop étroit, il ne faut pas laisser l'enfant qui vient de naître à côté de la nouvelle accouchée, et, si cela est possible, ne pas le conserver dans la même chambre ; à plus forte raison doit-on éviter de le placer dans le même lit. Ces précautions seront comprises, si l'on réfléchit à l'état puerpéral de la mère, aux exhalaisons qu'elle fournit, à l'odeur qui résulte de l'écoulemen lochial et de la sécrétion lactée ;

C. La chaleur suffisante de l'air ambiant, son renouvellement facile, sans courant d'air, sont également des soins hygiéniques importants à observer.

2° *Éviter l'accumulation des enfants.* — L'accumulation des enfant nouveau-nés dans un même lieu présente de nombreux inconvénients. Il est donc nécessaire de les éviter ou de les faire disparaître s'ils existent.

A cet effet, on ne doit pas laisser plusieurs enfants dans une chambre étroite et peu aérée. Il est surtout très dangereux d'accumuler ces jeunes êtres dans les salles d'hôpitaux où il existe déjà tant d'autres influences nuisibles. Les nouveau-nés malades devront être au plus tôt placés à part, soit parce qu'il est possible de voir une maladie se propager chez eux d'une manière épidémique, soit parce qu'il résulte de leur état morbide même la production de miasmes abondants.

3° *Soumettre immédiatement l'enfant au genre de nourriture auquel il est destiné.* — Il ne peut y en avoir que deux : 1° allaitement direct par la mère ou par la nourrice ; 2° allaitement artificiel au biberon. On examinera dans un article spécial la valeur relative de ces deux modes d'allaitement. Je me contente d'établir, en principe, la nécessité de commencer immédiatement après la naissance, la nourriture que l'on a choisie.

Bibliographie. — BALLEXSERD, *Diss. sur cette question : Quelles sont les causes principales de la mort d'un aussi grand nombre d'enfants.* Genève, 1775, in-8°. — NEHR (J. Jos.), *Quare plerique moriuntur infantes, et eorum qui adolescunt quare plures sunt morbosi.* Pragæ, 1778, in-8°. — CASPER (J. L.), *Beiträge zur Medizin, Statistik und Staatsarzneikunde* (3e mém.). Berlin, 1825, gr. in-8°. — EDMONDS (E. R.), *On the Mortality of Infants in England,* in *The Lancet,* 1835-36, t. I, p. 690. — GOSSELET, *Statistique des maladies épidémiques dans l'arrondissement de*

Lille de 1832 *à* 1843. Lille, 1844, in-8°. — STEHLER, *Ueber medizinal Polizei im Allgemeinen, und insbesondere über das häufige Sterben der Kinder im ersten Lebensjahren,* in *Ann. der Staatsarzn.,* 8er jg. 2. hft., p. 258, 1843. — ZETTWACH (P. M.), *Ueber die fehlerhafte Ernährung der Kinder in Berlin, als eine Hauptursache der ungünstigen Gesundheits-und Sterblichkeitsverhältnisse,* etc. In Rust's *Mag.,* t. LXIV, p. 241, 1845. — REBOULLEAU, *Cause de la mortalité des enfants du premier âge,* in *Gaz. méd.,* 1850, p. 248. — WALSER, *Ueber die Ursachen der grossen Sterblichkeit der Kinder in den ersten Lebensjahren,* in *Vierteljahrschr. f. rat. Med.,* t. X, 3e Lief., 1860. — MARSHALL (W. J.), *Remarks upon the Birth-rate as affecting the Proportion of Death under five Years of Age,* in *Edinb. med. Journ.* t. V, p. 332, 421, 1860. — BERTILLON, *Études statistiques sur la première enfance.* Acad. de méd., séance du 9 févr. 1858. — ESCHERICH, *Ueber die Kindersterblichkeit in ihrem Zusammenhange mit topographischen und meteorologischen Verhältnissen,* in *Intellig.Blatt.,* n° 40, 1860. — BOUCHUT, *Des lois de la mortalité des enfants,* in *Gaz. des hôptl.,* 1861, p. 505. — *Infantile Mortality* (revue d'une série de mémoires sur ce sujet, par GAIRTNER, Ch. WILSON, ROUTH, J. FRAZER, CHADWICH, RUMSEY, etc., etc.), in *British an Foreign Rev.,* janvier 1862. — PLOSS (H.), *Die Kindersterblichkeit und ihre Beziehung zur Elevation des Bodens,* etc., in *Arch. f. Wissensch. Heilk.,* t. VI, p. 117, 1861, et DU MÊME, *Analyse de travaux sur cette question,* in *Schmidt' Jahrbs,* t. CXII, p. 343, 1861. — WASSERFUHR, *Die Sterblichkeit der Kinder im ersten Lebensjahre in Stettin,* in *Casper's Vjschr.,* t. XXII, p. 88, 1862, et *Ueber die mittel, die Sterblichkeit der Kinder im ersten Lebensjahre zu vertringern, in Beziehung auf die Stadt Stettin,* in *Deutsche Ztschr. f. d. Staatsarzn.* t. XXIII, 1865 et *Canst's Jahresb.,* 1866, t. VII, p. 30. — *Discussion sur la mortalité des enfants,* in *Bull. de l'Acad. de méd.,* 1867-70. — DELORE, *De la mortalité des nouveau-nés, de ses causes et des moyens d'y remédier.* Lyon, 1870, in-8°. — V. la bibliographie de l'article POPULATION, pour les statisticiens, BENOISTON DE CHATEAUNEUF, VILLERMÉ, QUETELET, Marc D'ESPINE, etc., et ci-après, celle de l'article ENFANCE.

Appendice. — DAVREUX, *Sur la mortalité des enfants du premier âge.* Liége, 1870, in-8°. — MONOT (C.), *De la mortalité excessive des enfants pendant la première année,* etc. Paris, 1872, in-8°. — MAYER, *De la mortalité excessive du premier âge en France.* Paris, 1873, in-8°. — WOLFF (A.), *Unters. über die Kindersterblichkeit. Medic. statist. Beitr.* Erfurt, 1877, gr. in-8°, pl. — STILLE, *Zur Kindersterblichkeit,* in *Memorabilien,* 1877-78-1880. — BERGMANN, *Ueb. Kindersterblichkeit u. Kinderernährung,* in *Bayr. ärztl. Intell.-Bl.,* 1877, n° 35. — KUBORN, *Des causes de la mortalité de la première enfance dans les principaux climats d'Europe.* Paris, 1878, in-8°. — LAGNEAU, *Rem. sur la natalité et la mortalité des enfants naturels,* in *Gaz. hebd.,* 1878, n°s 34, 38. — DUPOY, *De quelques préjugés et abus populaires concernant l'hygiène de la première enfance.* Th. de Paris, 1878. — LEFORT (J.), *De la mortalité des nouveau-nés dans les centres industriels et moyens de la diminuer,* in *Ann. d'hyg. publ.* 3e sér., n° 11, 1879. — RITTER, *Ueber Leichenschau der Neugeborenen,* in *Viert. f. ger. Med.,* Bd. XXXI, p. 370, 1879. — WINTREBERT, *De la mortalité des enfants du premier âge dans la ville de Lille,* etc. Lille, 1879. — BOUCHARDAT, *De l'excessive mortalité des enfants de la naissance à 1 an à Paris; ses causes et ses remèdes,* in *Bullet. Acad. méd.,* 1880, n° 35. — DRYSDALE, *The infantile death-rate in European cities,* in *Brit. med. Journ.* 1880, t. II, p. 474. — PIOGER, *De l'importance de l'hygiène dans la première enfance.* Th. de Paris, 1880. — LAFAGE (J.), *Mortalité de la première enfance,* etc. Th. de Paris, 1880. — GALEZOWSKI, *Des moyens de conjurer le danger de l'ophthalmie des nouveau-nés,* in *Rev. d'hyg.,* 1881, p. 224. — FIEUZAL, *Sur l'ophthalmie des nouveau-nés,* ibid., p. 318. — SORMANI (G.) *Sulla mortalità dei bambini,* in *Giorn. d. soc. ital. d'igiene,* juillet 1881, et Milano, 1881, in-8.

Des naissances sous le rapport de l'état civil.

Les enfants qui naissent sont légitimes s'ils proviennent de parents mariés suivant la loi, où illégitimes s'ils sont nés hors mariage : les uns et les autres peuvent et doivent être inscrits sur les registres de l'état civil, d'après la déclaration des parents. Il arrive souvent aussi qu'ils sont abandonnés, soit dans les hospices destinés à les recevoir, soit sur la voie publique : dans l'un ou l'autre cas, ils sont dits enfants *abandonnés* ou *trouvés*. Enfin il y a une autre condition, c'est celle des enfants *morts-nés*.

Quelques résultats statistiques obtenus en France permettent d'établir les rapports de ces diverses espèces de naissances entre elles. Ces résultats, considérés sous le point de vue le plus général possible, sont les suivants :

1° Il naît un enfant illégitime sur 13,85 des naissances totales ;

2° Il y a un enfant abandonné sur 28,95 des naissances totales ;

3° Il y a un enfant abandonné sur 2,09 des naissances illégitimes.

Ce qui prouve que le plus grand nombre d'enfants abandonnés se trouve parmi les enfants naturels.

[La statistique démontre que les décès, pendant la première année de la vie, sont beaucoup plus nombreux chez les enfants naturels que chez les enfants légitimes. Suivant M. Husson, il meurt en France, pendant la première année, 16,30 p. 100 des enfants légitimes et 35,52 p. 100 des enfants naturels, différence de plus de moitié. Cette proportion a diminué depuis, et d'après Bertillon la mortalité des enfants illégitimes n'est plus aujourd'hui que de 33 p. 100. Le docteur Hoffmann a reconnu que, pour pour les États prussiens (de 1820 à 1834), il meurt 17 enfants légitimes sur 100 pendant la première année, tandis que l'on perd 25 p. 100 des enfants naturels. A Berlin, les rapports sont pour les premiers, 19,8 p. 100, et pour les seconds 36,2 p. 100. A Stettin, M. Wasserfuhr a constaté des résultats plus déplorables encore, pour les deux catégories, pendant les cinq années 1854-1858 : on a perdu 22,3 p. 100 des enfants légitimes et 45,1 p. 100 des enfants illégitimes !... Ce que l'auteur explique par les conditions hygiéniques très mauvaises dans lesquelles se trouve la classe pauvre de Stettin, conditions encore exagérées pour les enfants naturels, abandonnés en garde à ces femmes que l'on désigne à Berlin par l'énergique expression de *faiseuses d'anges*.

Quant aux *morts-nés* qui ont été, depuis quelques années, l'objet d'études intéressantes, voyez plus bas ce que nous en disons à propos de la population.]

Inscription des enfants sur les registres de l'état civil. — La loi

exige, pour qu'un enfant soit inscrit sur les registres de l'état
civil : 1° dans les cas de naissance légitime, la déclaration du
père assisté de deux témoins ; 2° dans le cas d'illégitimité, la
déclaration de l'accoucheur également assisté de deux témoins : dans l'un et l'autre cas, il est nécessaire de transporter
à la mairie l'enfant accompagné du père ou du médecin assisté
des témoins. Dans ces derniers temps, ce transport des enfants
nouveau-nés a été vivement attaqué par le docteur Loir surtout, qui a cherché, dans plusieurs mémoires, à en démontrer
les inconvénients, et qui a proposé d'y substituer la constatation
des naissances à domicile, comme cela a lieu pour les décès.

Les inconvénient signalés dans le transport des nouveau-nés
sont les suivants :

Le transport des enfants à la municipalité exige souvent un
déplacement incommode, sinon nuisible. Dans les campagnes
surtout, c'est parfois un petit voyage de une à deux lieues : ce
voyage a lieu trop fréquemment par un temps froid, humide,
par la pluie, le vent, la neige et d'autres intempéries des saisons. La nécessité de faire la déclaration de la naissance dans
un temps déterminé par la loi ne permet pas toujours d'attendre la cessation du mauvais temps, et c'est sur l'enfant nouveau-né surtout que ces diverses influences agissent de la manière la plus fâcheuse. Il faut, en effet, transporter un petit être
frêle, débile, à calorification incomplète, et on peut craindre
qu'il ne succombe, soit au froid, soit au développement de
bronchites et de pneumonies graves. Il peut se faire encore que
l'enfant qu'il s'agit de transporter soit déjà malade, et que cette
excursion, par l'influence des causes indiquées, ne rende plus
grave et parfois mortelle une affection qui, sans cela, n'eût
peut-être été que légère.

Ces inconvénients sont réels, et personne n'en conteste la
réalité : le remède semble donc facile à appliquer, puisqu'il est
à côté du mal ; il consisterait dans la création de médecins
vérificateurs des naissances à domicile. — Sans entrer ici dans
aucune question administrative ou légale, on peut dire que
cette constatation présente un inconvénient très grave, que
la législation actuelle veut surtout éviter. En effet, elle viole le
secret des familles, elle touche à cette question de recherche
de la paternité précisément interdite par notre Code civil ; elle
fait, enfin, connaître la mère qui souvent a intérêt à ne pas être
connue.

La constatation obligatoire des naissances à domicile offre
donc des difficultés presque insurmontables. Ne pourrait-on, toutefois, adopter un moyen terme, et admettre la faculté pour les
familles de faire constater la naissance à domicile ou de faire

porter l'enfant à la mairie, suivant le désir qu'elles en exprimeraient ?

On doit dire, du reste, que le texte de la loi est souvent éludé, et que la présentation des enfants à la mairie n'a pas toujours lieu. Cela est fréquent dans les campagnes, c'est-à-dire là où précisément il y aurait le plus de danger au transport de l'enfant. Le maire se contente de la déclaration des témoins.

[Sur la demande motivée de l'Académie de médecine, il a été organisé pour Paris, à partir du 1er janvier 1869, un système de constatations à domicile. Des médecins, dits de l'état civil, sont chargés de visiter les enfants dont les parents en ont adressé la demande dans les vingt-quatre heures qui suivent la naissance.]

Des enfants trouvés. — Les enfants trouvés ou abandonnés sont les enfants légitimes ou illégitimes déposés dans les hospices spéciaux dits *Hospices des enfants trouvés,* et abandonnés par leur famille avant l'inscription sur les registres de l'état civil, ou bien abandonnés criminellement dans un lieu public et déposés dans ces mêmes établissements par l'autorité. Le nombre des enfants trouvés est considérable en France, et il a suivi une marche croissante jusqu'en 1833, où il a atteint le maximum de 127,500 (1). A partir de cette époque, il a décru, et est descendu, en 1840, à 99,775. Cette dernière diminution, qui n'a pas continué, car le nombre varie peu chaque année, est la conséquence de la suppression des tours dans un certain nombre de départements. Depuis 1833, sur 144 hospices d'enfants trouvés, il y a eu 54 tours supprimés et 90 seulement ont été conservés.

Quelle est la cause de cet accroissement du nombre d'enfant abandonnés qui s'est manifesté depuis 1815, et de ce maintien du chiffre considérable annuel de près de 100,000, malgré la suppression d'un grand nombre de tours ? Les raisons suivantes peuvent en rendre compte : la misère, devenue plus grande par suite de l'augmentation de la population ; l'extension de l'industrie et l'accroissement de la population industrielle dans des contrées où les deux sexes ont de fréquents rapports ensemble, et où les ouvriers, agglomérés et réunis, deviennent plus corrompus ; la crainte du déshonneur pour les jeunes filles séduites ;

(1) Nombre d'enfants trouvés en France :

1816	94,133
1821	112,197
1826	118,660
1831	126,410
1833 *maximum*	127,500
1840	99,775

enfin l'abus dans les expositions. Ces abus sont les suivants : les mères déposent dans les hospices à ce destinés leurs enfants, qu'elles viennent ensuite demander pour nourrissons, afin de joindre aux jouissances de la maternité le bénéfice du prix de nourriture, accordé par les départements aux nourrices des enfants trouvés.

On a constaté que dans les villes frontières il est souvent déposé des enfants nés en pays étranger.

Comment faire disparaître de tels abus, et diminuer en France le nombre considérable d'enfants trouvés qu'on y abandonne chaque année? Trois moyens ont été proposés : ce sont :

1° La suppression du secret dans les admissions et la nécessité d'une déclaration quelconque, moyen impossible dans certains cas, et qui certainement augmenterait le nombre des infanticides;

2° Le déplacement des enfants et leur envoi, pour être mis en nourrice, dans des départements autres que celui dans lequel on les présume être nés et dans lequel ils ont été déposés;

3° La suppression des tours. C'est à cette mesure que tend maintenant l'autorité en France, appuyée à cet égard par l'esprit public, et par les heureux résultats d'une tentative déjà assez longuement éprouvée. En effet, depuis 1833, un tiers environ des tours a été supprimé (1) et le nombre des enfant trouvés a diminué chaque année de près d'un cinquième jusqu'en 1840, sans que l'humanité ait eu à déplorer un plus grand nombre d'infanticides. Quelques tableaux statistiques partiels déjà obtenus sur ce sujet le prouvent suffisamment. On doit avouer, toutefois, que cette dernière question n'est pas définitivement résolue, et qu'il faut attendre encore quelques années, afin de s'appuyer sur des relevés statistiques plus nombreux et plus généraux (2).

Un autre argument a été invoqué en faveur de la suppression des tours : c'est ce qui se passe dans les pays protestants, où il n'y a pas d'enfants trouvés, et où les infanticides ne sont pas plus fréquents. Cette comparaison a peu de justesse, attendu qu'il n'y a aucune similitude entre ce qui se passe des deux parts : 1° dans les pays protestants, il n'y a pas d'hospices d'enfants trouvés, il est vrai, mais il y a des hospices d'orphelins qui ont à peu près la même destination; 2° les recher-

(1) Il ne faut pas oublier que Becquerel écrivait en 1851. En 1830, le nombre des tours fonctionnant en France était de 269; de 1833 à 1845, 138 tours furent supprimés, en 1849, il n'en resta que 44; le dernier tour, celui de Marseille, a été fermé en 1866 par décision ministérielle.

(2) D'après les recherches de M. Bertillon, la mortalité enfantine a augmenté dans une très forte proportion après la suppression des tours (voy. p. 19).

ches de la paternité et de la maternité sont permises; une fille-mère, en déclarant sous serment la vérité de ce qu'elle affirme, peut désigner le père qu'elle assigne à son enfant, et sa parole est admise. L'autorité a, en conséquence, le droit de forcer le père désigné à subvenir aux frais de la nourriture et de l'éducation de l'enfant; elle va même jusqu'à saisir ses revenus s'il refuse de le faire.

Il y a encore un autre ordre d'arguments qui peuvent éclairer cette question. Le plus grand nombre des enfants trouvés est illégitime; or, il est prouvé que la mortalité de ces derniers est au moins le double de celle des enfants légitimes. Le fait seul de leur naissance place donc déjà les enfants trouvés dans des conditions très désavantageuses. Ce n'est pas tout : l'accumulation des enfants dans l'enceinte d'un même hospice est une cause puissante de mortalité, l'encombrement étant, ainsi que nous l'avons démontré, une circonstance extrêmement désavantageuse pour les nouveau-nés. Une fois envoyés en nourrice, ces enfants sont presque toujours placés dans des familles peu aisées; ils n'y sont pas toujours bien soignés, et souvent on les nourrit par des procédés artificiels. Ces deux conditions augmentent considérablement la mortalité des enfant trouvés. Voici ce que dit M. Valdruche dans un rapport au Conseil général des hôpitaux : « D'après les états annexés à ce rapport, 112,625 enfants ont été apportés à l'hospice depuis 1816 jusqu'en 1837, c'est-à-dire pendant 22 ans. Sur ce nombre, 30,055 sont morts dans l'hospice, 55,531 sont morts à la campagne; la conservation n'a donc été que de 26,939, et la mort a frappé plus des 3/4 des enfants (76 p. 100). Les tables de mortalité, en France, font connaître que sur 100 enfants, 46 succombent avant l'âge de 12 ans. La mortalité des enfants trouvés est donc plus forte de 30 p. 100 que celle des enfants de toute la France. »

M. de Watteville, dans un rapport adressé au ministre de l'intérieur (1849), signale les causes suivantes de cette mortalité : « Les administrations d'hospices, dépositaires d'enfants, exécutent fort mal le décret de 1811 relatif à la fourniture des vêtements et layettes. Plus de la moitié de ces administrations ne donnent aucun vêtement à leurs malheureux pupilles, et il n'y a guère qu'un seizième de la deuxième moitié qui pourvoie un peu convenablement aux besoins des enfants confiés à leurs soins. La tutelle des enfants trouvés, confiée aux commissaires administrateurs des hospices dépositaires, est généralement très négligée. Elle est bien exercée dans 20 départements, à moitié exercée dans 5, et complètement abandonnée dans 61.

Il résulte de cette discussion que, bien que l'esprit public tende en France à la suppression des tours, ce n'est pas une question tout à fait jugée, attendu que les arguments pour et contre se balancent.

Reproduisons toutefois, pour terminer, les conclusions de M. Victor Lefranc, président de la Commission instituée par M. Dufaure, pour donner son avis sur la suppression des tours. « Le seul motif, la seule excuse des tours, c'est la conservation de la vie de l'enfant ; mais le tour est loin d'assurer son existence. Le tour, en effet, fait espérer un secret complet, définitif ; à ce titre, il inspire le besoin du secret dans la naissance, dans la gestation, et jusque dans le choix des confidents, choix qui va droit aux plus mauvais et aux plus dangereux. Or, dans l'accouchement, toutes ces précautions sont mortelles ; le tour mène à l'hospice ceux qui ont survécu à ces précautions, l'hospice est une étape meurtrière. La nourrice se fait attendre, l'enfant n'attend pas toujours ; puis vient un voyage, l'enfant n'arrive pas toujours là. »

[En 1856, Troplong et Portalis présentèrent au Sénat une proposition ayant pour but de continuer l'assistance au delà de la douzième année. Le comte Siméon, rapporteur, étudia d'une manière complète la question des enfants trouvés, mais il se borna à constater les avantages et les inconvénients de l'existence des tours sans se prononcer. Cependant Troplong et Portalis réclamaient la présence d'un tour au moins par département.

Enfin, en 1877, le Sénat fut saisi d'un projet de loi pour le rétablissement des tours, présenté par M. Bérenger, mais jusqu'à présent il n'y a pas été donné suite (1).]

_____

(1) Un mot au sujet des enfants abandonnés ne sera pas déplacé ici ; jusqu'à ce jour ce n'est guère que dans les *orphelinats* et les *colonies agricoles* d'une part, dans les *maisons d'éducation correctionnelle*, comme la *Petite-Roquette* de Paris d'autre part, qu'ils pouvaient trouver asile. Pour remédier à cet état de choses la Chambre des députés a pris en considération une proposition relative à la création d'un *Orphelinat national ;* de plus l'administration de l'Assistance publique a créé à Forges (Seine-et-Marne) un asile d'orphelins, près de la succursale d'Enfants-Malades ; elle a institué en outre l'*Œuvre des enfants moralement abandonnés ;* depuis sa création en 1881 jusqu'en février 1882, cette institution a déjà donné asile à 700 enfants. Enfin, comme complément de cette heureuse innovation, les Chambres législatives vont être appelées à délibérer sur un projet de loi conférant aux tribunaux le droit de proclamer la déchéance de l'autorité paternelle de parents reconnus indignes de l'exercer pour investir le directeur de l'Assistance publique à Paris et les commissions hospitalières dans les départements du droit de tutelle des enfants.

L'assistance privée, de son côté, n'est pas restée inactive ; M. Bonjean vient de fonder une *Société* dite *de protection de l'enfance abandonnée ou coupable*, destinée à étendre ses bienfaits sur toute la France. Dès maintenant les établissements fondés par cette société admettent : 1° des orphelins garçons, âgés de douze ans au moins (places absolument gratuites) ; 2° des garçons insoumis ou indisciplinés présentés par leurs familles.   L. Hn.

Bibliographie. — L'abbé Toaldo, *Tavole di vitalità*. Padova, 1787, in-4°. — Trevisan, *Sulle cagioni della mortalità dei bambini*, in *Ann. univ. di med.*, t. XXXV, p. 356 et suiv., 1825. — Villermé et Milne Edwards, *De l'influence de la température sur la mortalité des enfants nouveau-nés*, in *Ann. d'hyg.*, 1° sér., t. II, p. 293, 1829. — Caffort, *Lettre sur l'influence de la température sur la mortalité des nouveau-nés à Narbonne*, in *Ann. d'hyg.*, 1re série, t. III, p. 229, 1830. — Loir, 1° *Du service des actes de naissance en France et à l'étranger ; nécessité*, etc., in *Comptes rend. de l'Acad. des sc. mor. et politiq.*, 1845 ; — 2° *De l'exécution de l'article 55 du Code civil, relatif à la constatation des naissances*, in *Revue du droit franç. et étrang.*, 1846 ; — 3° *De la statistique appliquée à la mortalité dans le premier mois de la vie*, in *Comptes rend. de l'Acad. des sc. mor. et politiq.*, 1848 ; — 4° *Des conditions physiologiques et pathologiques des nouveau-nés*, in *Union méd.*, 1848 ; — 5° *Du baptême considéré dans ses rapports avec l'état civil et l'hygiène publique*. Paris, 1849. — 6° *De l'état civil des nouveau-nés au point de vue de l'histoire, de l'hygiène et de la loi*. Paris, 1865. — Allaire, *Études statistiques sur les morts-nés en France*, in *Recueil de mém. de méd. milit.*, etc. 3e série, t. VIII, p. 257, tabl. ; 1862. — Géry (père), et Maindrault, *Études médico-légales, statistiques et administratives sur les fœtus morts et les enfants nouveau-nés* (Mém. communiq. à l'Acad. de méd.), rapport par M. Danyau et discussion, in *Bullet. de l'Acad. de méd.*, t. XXX, p. 1109 (1864-1865). — Géry (père), *De la constatation des naissances à domicile*, in *Union méd.* 2e sér., t. IV, 1865.

Enfants trouvés : *Abrégé hist. de l'établissement de l'Hôpital des enfants trouvés*. Paris, 1753, in-4°. — Massio, *Obs. concerning the Foundling Hospital*. Lond., 1759, in-4°. — Hauwing, *Tendencies of the Foundling Hospital. A Candid Account*. Lond., 1760. — *Consultation de la Faculté de méd. de Paris en faveur des enfants trouvés de l'hôpital d'Aix en Provence*. Paris, 1775, in-4°. — *De la mortalité des enfants de l'État dans ses rapports avec la morale universelle et la santé publique*. Paris 1778. — Mayo, *The Information and Complaint made to the Court of the Hospital for the Maintenance and Education of exposed and deserted Children*. Lond., 1790, in-8°. — La Rochefoucault-Liancourt, *Rapport à l'Ass. nat. sur les hôp. civils, les enfants trouvés*, etc. Paris, 1791. — Schlegel, *Tableau historique des établissements répandus dans l'Europe, consacrés à assurer des secours aux enfants abandonnés*. Strasbourg, 1801. — Marc, art. *Enfants trouvés*, in *Dict. des sc. méd.*, t. XII, 1815. — Benoiston de Chateauneuf, *Considérations sur les enfants trouvés dans les principaux États de l'Europe*, tabl. Paris, 1824, in-8°. — Du même, *Sur les enfants trouvés*, in *Ann. d'hyg.*, 1re sér., t. XX, p. 88, 1839. — Gouroff (Dugour dit), *Essai sur l'histoire des enfants trouvés depuis les temps les plus anciens jusqu'à nos jours, servant d'introduction*, etc. Paris, 1829, in-8°. — Du même, *Recherches sur les enfants trouvés et les enfants illégitimes, en Russie, et dans le reste de l'Europe*, etc. Paris, 1839, t. I, in-8° (seul paru). — De Gérando, *Rapp. sur les enfants trouvés*. Paris, 1833. — Bondy, *Mém. sur la nécessité de réviser la législation actuelle concernant les enfants trouvés*. Auxerre, 1835, in-8°. — Carron du Villards, *Recherches historiques, politiques et administratives sur les enfants trouvés*. Paris, 1836. — L'abbé Gaillard, *Recherches administr., statist. et morales sur les enfants trouvés*, etc. Paris, 1837, in-8°. — Du même, *Résultats du défaut d'allaitement des nouveau-nés et de la suppression des tours sur la mortalité des enfants trouvés*, in *Ann. d'hyg.*, 1re sér., t. XIX, p. 39, 1838. — Villermé, *De la mortalité des enfants trouvés considérée dans ses rapports avec le mode d'allaitement*, in *Ann. d'hyg.*, 1re sér., t. XIX, p. 47, 1838. — Valdruche, *Rapp. relatif aux enfants trouvés dans le département de la Seine*. Paris, 1838. — Terme et Montfalcon, *Nouvelles Considérations sur les enfants trouvés*, etc. Lyon, 1838, in-8°. — Remacle, *Des hospices d'enfants trouvés*, etc. Paris, 1838, in-8°, et Atl. in-4° (tabl. statist.). — Piefer, *Ueber die Schädlichkeit der Findelhäuser*, etc., in *Preuss Vereinzeit.*, 1843. — *Travaux de la commission des enfants trouvés*. Paris, 1850, in-4°. 2 vol. Wollheim, *Ueber Findelhäuser und die Unterbringung der unehelichen Kinder in einzelnen Familien* in *Casper's Vierteljahrschr.*, t. I, p. 204, 1852. — Leonasio (Ang.), *Rendiconto della beneficenza della pia casa degli esposti e delle partorienti*, etc. Milano, 1855, in-4°. — Routh, *On*

the *Mortality of Infants in Foundlings Instit.*, etc., in *Britsh. Med. J.*, febr. 1858.
— HUEGEL (Fr. S.), *Die Findelhäuser und das Findelwesen Europas, ihre Geschichte, Gesetzgebung*, etc. Wien, 1863, gr. in-8°. — *Denkschrift über das Findelwesen Herausg.*, etc. Prag., 1863. — TUTSCHECK (L.), *Aerztliche Mittheilungen and Rom. (Findelanstalten), Aerzt. Intell. Bl. Bayer.* 1856 *et Canstatt's Jahrebs.* 1866, VII, 81. — *Bericht. ärztl. des K. K. Gebär-und Findelhäuses zu Wien.* Wien, 1858-64, in-8°, tabl. — *Bericht ärztl. über das K. S.-Petersburgischen Erziehung Findelhaus..* S.-Péterb., 1860, in-8°, pl. — *Denkschrift über das Findelwesen, herausgg. vom Vereine praktischer Aerzte in Prag.* Prag, 1863, in-8°. — LION, *Die Findelhäuser, in Ztschr. für Staatsarzn.* 1866, p. 282. — RITTER, V. RITTERSHAIN, *Jahresbericht der K. böhm. Landesfindel Anstalt in Prag für* 1865 in *Prager Vierteljahrsschr.*, t. XCI, p. 33, 1867. — DU MÊME, *Zweites Jahresb.*, etc., *für* 1866. Prag. 1868, in-8°. — FRIDINGER, *Zur Findelhausfrage in Bl. für Reform des Sanitätswesens.* 1868, n°ˢ 11, 18-22. Et voyez la bibliographie de l'article POPULATION.

Appendice. — GLATTER, *Statut für die niederösterr. Landes —, Gebär — und Findel-Anstalt*, in *Bl. f. med. Gesetzgeb.*, Juni, n° 22, 1870. — JACOBI (Abr.), *On foundlings and foundling-institutions*, in *New-York med. Record*, nov. 15, 1872. — BISCHOFF, *Monogr. sur les enfants abandonnés et assistés.* Lyon, 1876, in-8°. — BROCHARD, *La vérité sur les enfants trouvés.* Paris, 1876. — E. LAURENT, *L'état actuel de la question des enfants assistés.* Paris, 1876. — GUYOT (H.), *Sur l'hyg. et la protect. des enfants du premier âge.* Th. Paris, 1878. — DELORE, Art. *Nourrissons.* in *Dict. encycl. sci. méd.*, 1879. — MOTET, *La protection de l'enfance abandonnée ou coupable.* in *Rev. d'hyg.* 1880, p. 985. — BROCHIN, Art. ORPHELINAT du *Dict. encycl. sc. méd.*, 1882.

LIGIER, *Les tours et les conséquences de leur suppression.* Th. de Paris, 1877. — PENARD, *Du rétablissement des tours*, in *Ann. d'hyg. publ.*, 3e sér., n°ˢ 5-6, 1879. — BÉRENGER, *Rapp. au Sénat sur la pétition de M. Brochard tendant au rétablissement des tours.* 23 févr. 1877. — VACHER, *La quest. des tours*, in *Gaz. méd. de Paris*, 1878, n°ˢ 21 et suiv. — DELORE, *La vérité sur les tours.* Paris, 1879.

SECTION II. — ENFANCE.

La période de l'évolution organique à laquelle on donnait autrefois le nom d'enfance, peut être subdivisée en deux époques ou périodes bien distinctes.

La première, à laquelle on peut donner le nom de première enfance, s'étend de la naissance, ou plutôt du sixième jour qui suit la naissance, à dix-huit mois ou deux ans.

Le temps de la lactation, qui y est compris, et l'analogie des lois qui, pendant cette période, régissent cette évolution, justifient bien cette division.

La seconde enfance commence pour nous à dix-huit mois ou deux ans et s'étend jusqu'à douze ou quinze ans, époque moyenne de la formation de la puberté dans les deux sexes. Ces deux époques seront examinées successivement.

§ 1. — Première enfance.

De la naissance à dix-huit mois ou deux ans, les lois qui président à l'évolution organique du jeune enfant peuvent être réduites à trois principales que voici, et qui donnent de cette évolution une explication complète et satisfaisante.

1° Il y a prédominance considérable du mouvement de composition et de nutrition interstitielles sur le mouvement de décomposition, d'où résultent le développement et l'accroissement des organes ;

2° Ce développement et cet accroissement déterminent l'apparition d'organes nouveaux qui n'existaient pas auparavant, ou du moins étaient cachés, et à l'état de germe et de rudiment ; telles sont les dents, etc.

3° L'organisation, encore faible et débile, est vivement impressionnée par les agents extérieurs, et en même temps son degré de résistance est faible.

Quelques développements sont nécessaires pour bien saisir l'importance de ces trois lois.

1° *Il y a prédominance du mouvement de composition sur celui de décomposition des tissus.* — Pour accomplir ce travail, il est nécessaire que les différents organes de la vie de nutrition aient déjà une grande activité et concourent énergiquement à ce but, et cependant, ils sont encore faibles et délicats. La réunion et, pour ainsi dire, l'opposition de ces deux circonstances deviennent souvent la cause déterminante de maladies spéciales et d'accidents particuliers.

Considéré sous ce rapport, *l'appareil digestif* se présente en première ligne, car c'est lui qui fournit les éléments de l'accroissement et du développement des tissus. Il faut donc qu'il travaille énergiquement, et cependant il est encore débile ; c'est pour cette raison que la nature a préparé à l'enfant un aliment facile à digérer, essentiellement réparateur, dont la composition se rapproche de celle des éléments organiques eux-mêmes, et qui n'exige qu'une élaboration peu énergique de la part de l'appareil digestif.

Le lait résume toutes les qualités d'aliment complet et préparé à l'avance. Sa composition le prouve : il contient de l'eau, une matière animale riche en azote, soluble et facilement assimilable, la caséine, qui est une des parties essentiellement nutritives et réparatrices des aliments. De plus, le lait contient deux matières : le sucre de lait et le beurre, qui sont des éléments respiratoires, c'est-à-dire destinés à être brûlés dans les poumons. Malgré son heureuse composition et ses excellentes propriétés, le lait peut devenir une source d'accidents pour le tube digestif, soit par la quantité qui en est introduite, soit par les modifications qui peuvent survenir dans sa composition ou sa constitution. Ces altérations diverses sont fréquemment, chez les enfants, la cause déterminante de vomissements ou de diarrhées rebelles, qui ne constituent souvent que des accidents passagers ; mais parfois aussi le tube digestif, fatigué pendant un certain temps par le lait qui lui est donné en quantité trop considérable, ou qui est modifié dans sa composition trop riche ou trop pauvre, s'altère d'une manière plus fâcheuse. Un tel résultat n'est pas rare ; telle est l'origine de beaucoup de gastrites et d'entéro-côlites qui se rencontrent fréquemment chez les enfants. On observe plus souvent peut-être encore, à la suite de la même cause, le ramollissement de la muqueuse de l'estomac et des intestins, affection qui fait périr un si grand nombre de jeunes sujets.

Ces simples troubles fonctionnels, ou ces altérations plus graves de la muqueuse gastro-intestinale chez les enfants, se développent bien plus souvent chez ceux qui sont nourris exclusivement au biberon et avec du lait de vache, que chez ceux qui prennent le sein d'une bonne nourrice. Il est certain, en effet, que dans le premier cas, le lait de la vache n'est ni digéré ni assimilé aussi facilement que le lait de la femme, dont la composition est manifestement mieux appropriée aux organes du jeune individu.

L'*appareil respiratoire* jouit d'une grande activité chez l'enfant, et la respiration se fait avec énergie. Le lait a introduit dans le sang des principes hydrocarbonés, qui sont des aliments dits respiratoires destinés à être brûlés par l'oxygène dans les poumons, et à entretenir ainsi la chaleur animale. Cette action énergique des poumons, dont la structure est encore délicate, contribue à les rendre facilement impressionnables au froid ; c'est ce qui explique la fréquence des maladies de cet appareil dans le jeune âge. La laryngite, le croup, la coqueluche, la bronchite aiguë, la pneumonie sont des maladies communes à cette époque de la vie, et qui font périr un très grand nombre de jeunes sujets.

Chez l'enfant l'*absorption* étant très active explique suffisamment la facilité avec laquelle il contracte les fièvres éruptives.

La rénovation des éléments organiques ou *nutrition*, l'accroissement et le développement rapide des tissus et des organes étant des phénomènes nécessaires chez l'enfant, il s'ensuit que, toutes les fois que ce grand acte est entravé par une cause quelconque, il en résulte une émaciation prompte, un affaiblissement rapide, une rénovation des tissus incomplète ou de mauvaise qualité. On voit alors se développer des modifications plus ou moins intenses, qui, si elles ne font périr l'enfant dans un âge plus ou moins avancé, impriment presque toujours à son organisation des modifications de nature à exercer une grande influence sur sa vie entière.

Parmi les circonstances qui entravent ainsi la rénovation complète et convenable des tissus, on peut citer : une alimentation insuffisante et due à un lait trop peu abondant ou trop peu riche en principes nutritifs ; la répétition fréquente des vomissements et de la diarrhée, quelle qu'en soit, du reste, la cause ; la respiration d'un air vicié par l'accumulation d'un nombre trop considérable d'êtres vivants dans un espace circonscrit, et dans lequel l'air n'est pas suffisamment renouvelé ; les bronchites fréquemment répétées ; enfin, toute maladie longue, et qui est une cause de débilité ou d'épuisement pour les jeunes enfants.

Les affections générales que ces causes diverses peuvent déterminer consécutivement, et qui sont alors le résultat du développement d'une diathèse, c'est-à-dire d'une disposition générale de l'organisme, sont, en particulier, le rachitisme, les scrofules et les tubercules.

[M. le docteur Bouchaud a fait connaître, dans son excellente dissertation inaugurale, les résultats importants qu'il a obtenus du pesage des enfants dans les premiers temps de leur existence. Il y a ordinairement diminution de poids pendant les sept premiers jours ; la diminution normale est de 65 grammes le premier jour et de 45 le second. On doit considérer comme anormale une perte de 112 grammes le premier jour et de 59 le second. Dans les conditions favorables, l'enfant doit avoir repris son poids initial le cinquième jour et continuer à prospérer suivant une progression de moins en moins rapide, qui porte le poids du nouveau-né à 9 kilogrammes environ au bout de la première année. Si le poids diminue, l'enfant dépérit, est pris de diarrhée et ne tarde pas à succomber. Les causes qui entraînent ce dépérissement proviennent soit de la mère (indispositions diverses, lait mauvais, défaut de soins, négligence, etc.), soit de l'enfant (naissance avant terme, constitution chétive, maladies). L'auteur a constaté l'influence déplorable du biberon qu'il regarde comme une véritable cause de mort par inanition. Ce procédé du pesage devrait être plus utilisé qu'il ne l'est, afin de constater l'état d'accroissement ou de dépérissement dans lequel se trouve l'enfant pendant les premiers mois de sa naissance ; c'est là un point sur lequel ont judicieusement insisté MM. Odier et Blache. Siredey, etc.]

2° *Développement ou production d'organes qui n'existaient auparavant qu'en germe ou à l'état rudimentaire.* — Depuis l'antiquité, la dentition a été considérée comme jouant chez les enfants un rôle très-important ; mais les anciens ont beaucoup exagéré cette influence. Après avoir fait connaître le phénomène en lui-même, il sera utile de chercher à dégager la vérité des erreurs nombreuses qui l'entourent.

Les dents qui sortent les premières chez l'enfant sont dites dents de lait. Elles tombent vers sept ans environ, pour être remplacées par les dents permanentes. La dentition commence vers le sixième ou septième mois de la naissance, et elle se termine, en général, du vingt-quatrième au trentième. Le nombre de ces dents est de vingt. Voici leur ordre de sortie : les premières sont les deux incisives de la mâchoire inférieure; puis, quinze jours après, sortent les deux correspondantes de la mâchoire supérieure.

Après viennent les deux incisives latérales de la mâchoire inférieure, puis les deux de la supérieure; ensuite paraissent les deux dents canines inférieures, bientôt suivies des deux supérieures. Quelques temps après, les deux premières molaires d'en bas commencent à paraître, une de chaque côté; elles sont bientôt suivies par les deux premières molaires de la mâchoire supérieure. Enfin l'éruption se termine par les deux dernières molaires d'en bas, puis par celles d'en haut; ce qui achève la sortie des vingt dents, dites *dents de lait*.

Quatres autres molaires arrivent vers l'âge de quatre, cinq ou six ans, mais elles sont permanentes.

L'éruption des dents qui constitue la première dentition se fait souvent sans aucun trouble de la santé, sans même que les enfants s'en aperçoivent. Mais il n'en est pas toujours ainsi, et l'on observe des accidents de diverses espèces, qui consistent en dérangements légers de la santé, ou bien en phénomènes d'une certaine gravité : les uns et les autres se développent aussi bien chez les enfants d'une bonne et forte constitution que chez les sujets frêles et débiles. — Chez ces derniers, toutefois, les troubles qui accompagnent la dentition ont de plus faciles retentissements. Il semble, du reste, chez les uns et chez les autres, qu'il y ait une disposition particulière, indépendante de la constitution, et qui fait que tel enfant ressent plus que tel autre les troubles qui accompagnent la dentition.

Les troubles légers de la santé qui se produisent souvent pendant la première dentition sont les suivants : il y a un peu de salivation; les enfants introduisent dans la bouche les objets qu'ils peuvent saisir, et les mâchonnent avec une certaine énergie. Ils sont maussades, crient pour la moindre cause, et ont moins d'appétit. Presque toujours leur sommeil est plus agité, et ils toussent un peu sans qu'il existe de bronchite. Enfin, il y a souvent de la fièvre.

Des accidents plus graves peuvent se développer; ce sont d'abord des vomissements, ou bien la diarrhée. Il se développe **aussi** des convulsions, dont l'existence, en pareil cas, paraît **liée**, soit à la congestion sanguine générale qui se fait vers la tête chez les enfants en travail de dentition, soit à l'irritabilité nerveuse exagérée qui est mise en jeu à cette époque. En dehors de ces accidents on peut établir que l'état général qui existe chez un enfant dont la dentition s'effectue le rend plus impressionnable aux causes morbifiques de toute espèce, et plus apte à contracter toutes sortes de maladies.

3° *Les enfants, depuis leur naissance jusqu'à deux ans, sont en général plus facilement impressionnés par les agents extérieurs, en raison de leur résistance moins énergique.* — Cette loi n'a presque pas besoin de développement, elle explique pourquoi les enfants sont plus fréquemment malades que les adultes, et pourquoi un grand nombre de leurs affections se terminent par la mort. Développer ces deux conséquences, ce serait s'exposer à parcourir le cadre presque entier de la pathologie de l'enfance.

RÈGLES HYGIÉNIQUES. — La première règle à suivre est de soustraire l'enfant à toutes les causes perturbatrices qui ont été passées en revue. Il est cependant plusieurs circonstances à l'égard desquelles il est utile d'entrer dans quelques détails.

1° *Allaitement.* — L'allaitement naturel, c'est-à-dire celui dans lequel l'enfant puise sa nourriture au sein d'une femme, est-il préférable à l'allaitement artificiel, qui consiste à nourrir le jeune être avec du lait de vache ou de chèvre? La réponse à cette question ne saurait être douteuse. L'allaitement naturel est infiniment préférable, attendu qu'il donne à l'enfant un aliment créé en quelque sorte pour lui, et dont la composition doit s'adapter à ses organes digestifs beaucoup mieux que celle du lait provenant d'une espèce animale différente, comme celui de la vache. Sans aucun doute, cette dernière nourriture a souvent réussi, et beaucoup d'enfants d'une belle constitution ont été élevés de cette manière. Mais, à côté de ces faits, il en est d'autres, en beaucoup plus grand nombre, qui révèlent d'une manière certaine que ce genre de nourriture n'est pas convenable, et a déterminé, chez les sujets qui y étaient soumis, des diarrhées, des entéro-colites rebelles, et quelquefois, sans que ces deux maladies existent, un dépérissement progressif dont l'état organique des divers appareils ne peut rendre compte (1).

L'allaitement naturel étant beaucoup plus favorable, et devant par cela même être préféré à l'allaitement artificiel, qui

(1) Chargé, comme secrétaire de la commission d'hygiène du 10e arrondissement de Paris, de former les tableaux mensuels de la mortalité à domicile dans cette circonscription, nous avons obtenu de nos confrères, vérificateurs des décès, qu'ils voulussent bien constater le mode d'allaitement chez les enfants âgés de 0 à 1 an qui succombent à l'entérite si commune à cet âge. C'est le résultat de cette enquête, continuée pendant sept années (1860-1866) que nous allons exposer ici. Sur 1,380 enfants de l'âge précité, signalés comme ayant succombé à l'entérite, le mode d'allaitement est noté pour 1,279 cas, ainsi répartis :

faut-il choisir, de la mère ou d'une nourrice mercenaire ? Il y
a des distinctions à établir : si la mère a une belle constitution,
si les conditions antérieures de santé sont bonnes, si elle n'est
pas livrée aux plaisirs du monde, ou si elle y renonce pour
s'occuper entièrement de la nourriture de son enfant, *oui*, le
sein de la mère est de beaucoup préférable à celui d'une mercenaire ; mais *non* dans le cas contraire.

Si l'on est consulté sur le choix d'une nourrice, voici les
conditions qu'on doit essayer de trouver réunies : une nourrice
ne doit pas avoir plus de trente ans ; il est préférable de la
choisir à l'époque la plus rapprochée que possible de son
accouchement ; et, lorsque plus de six mois se sont écoulés
depuis cette époque, il est plus prudent, à moins que toutes

Élevés au sein	498
— au biberon	586)
— au sein puis au biberon	108 } 781
Sevrés prématurément	87)
	1,279

On voit déjà la supériorité de l'allaitement naturel, surtout dans une localité où
le biberon n'est pas très répandu. Mais si nous subdivisons ces 1.279 cas par périodes d'âges, de manière à nous donner les résultats pour les 15 premiers jours de
la vie, de 15 jours à 1 mois, de 1 mois à 3 mois et de 3 mois à 1 an, les enseigne-
ments deviendront beaucoup plus significatifs. Nous avons :

1° De 0 à 15 jours, 313 cas. Sein seul, 107 ; biberon seul, 205 ; sein, puis biberon, 11 ; réunissant les deux derniers, on a 216 contre 107.

2° De 15 jours à 1 mois, 277 cas. Sein seul, 96 ; biberon seul, 158 ; sein, puis
biberon, 23 ; ou 181 contre 96.

3° De 1 mois à 3 mois, 218 cas. Sein seul, 99 ; biberon seul, 92 ; sein, puis biberon, 22 ; sevrage prématuré, 5. Total, 119 cas d'alimentation artificielle contre 99.
On le voit, la proportion commence à diminuer d'une manière notable.

4° De 3 mois à 1 an, 461 cas. Sein seul, 196 cas ; biberon seul, 131 ; sein, puis
biberon, 52 ; sevrage prématuré, 82 ; ensemble des modes d'allaitement artificiel,
265 contre 196.

Ainsi, pour la première et la seconde quizaine, on voit que les cas relatifs à
l'allaitement au biberon sont en grande majorité, plus du double ; puis, à mesure
qu'on s'éloigne des premiers jours de la vie, le rapport des enfants élevés au sein
devient de plus en plus considérable. Il est évident que tous les sujets débiles
nourris au biberon succombent d'inanition pendant les premiers temps. Comme l'a
démontré M. Bouchaud, ceux qui sont soumis au régime naturel du lait de femme,
résistent davantage, ne subissent qu'accidentellement et plus tard les fâcheuses influences qui tendent à décimer les jeunes sujets pendant le cours de la première année.

Ces résultats ont été confirmés par différentes communications faites à l'Académie
de médecine, dans la mémorable discussion sur les nourrissons, dont nous allons
parler. Ainsi M. Denis-Dumont, du Calvados, a constaté directement et chiffres en
main, que 100 *enfants* élevés au sein on en perd seulement 10 p. 100 ; tandis
qu'il meurt 30 p. 100 de ceux qui sont nourris au *petit pot*. M. Bourdon, à Paris,
a reconnu que la mortalité des enfants de 0 à 5 ans allaités par leur *mère* est de 25
p. 100, et qu'elle est de 62 p. 100 pour ceux élevés au biberon.

On a bien dit que les enfants élevés au biberon avec de bon lait, entourés de
soins, etc., réussissent parfaitement. Cela est incontestable, et même avec des soins
médiocres tous ne meurent pas. *Exceptio firmat regulam.*   E. Bgd.

les autres conditions ne soient réunies, de ne pas l'accepter. Les glandes mammaires doivent être suffisamment développées, les mamelons saillants et fermes.

Le lait doit présenter les conditions suivantes : être sans odeur, d'une saveur douce et légèrement sucrée, assez consistant pour se maintenir en goutelettes sur une surface unie, inclinée. Le microscope a été conseillé et employé pour donner des notions sur les qualités du lait d'une nourrice. La valeur des renseignements qu'il fournit a été très exagérée, et il n'y a peut-être qu'une seule circonstance où il puisse être de quelque utilité, c'est lorsque le lait contient un peu de pus. Ce cas est réellement assez rare. Il existe alors d'autres altérations palpables dans le tissu glandulaire des mamelles, qui annoncent tout aussi bien la présence du pus et font prévoir qu'il en est passé une certaine quantité dans le lait. Quant aux autres conditions de ce liquide, aux modifications que peuvent subir dans leur quantité et leur qualité le caséum et le sucre, le microscope ne donne que des notions très incomplètes : bien plus, du lait évidemment mauvais pour un enfant présente au champ de cet instrument un aspect absolument identique à du lait de bonne qualité.

La connaissance de la composition chimique peut seule fournir des renseignements utiles à ce sujet.

Nous renvoyons le lecteur curieux de connaître les résultats que l'analyse chimique a fournis relativement à la composition du lait, et au choix d'une nourrice qui peut en être la conséquence, au mémoire que nous avons publié avec M. le docteur Vernois, dans les *Annales d'hygiène* (juillet 1853).

Il est encore d'autres conditions à exiger d'une nourrice : c'est ainsi qu'il faut qu'elle soit exempte de tout mal transmissible, syphilis, scrofules, etc. ; qu'elle soit bien constituée, d'une santé parfaite ; qu'elle soit intelligente, d'une humeur douce et égale ; enfin, qu'elle ait de bonnes dents, la peau brune, les yeux noirs ou de couleur foncée, les cheveux noirs ou bruns, conditions préférables à la peau blanche, aux yeux de couleur claire et aux cheveux blonds ou roux.

Dans le cas où un enfant est placé chez une nourrice, il est encore d'autres conditions à exiger. Ce sont toutes celles qui concernent l'hygiène des habitations, l'exposition des lieux, la nature du pays (qui ne doit pas être marécageux, par exemple) ; c'est encore la moralité et même l'aisance de la famille, conditions du reste bien difficiles à remplir, et qui sont cependant nécessaires pour inspirer aux parents une sécurité parfaite.

Il est rare de trouver toutes ces conditions réunies, car les femmes qui consentent à prendre des enfants en nourrice le font précisément pour gagner quelque argent et apporter par là un peu d'aisance dans leur ménage, qui, sans cela, serait atteint par la misère. Le placement d'un enfant chez une nourrice est toujours une chose à éviter, et à laquelle sont attachés de sérieux inconvénients dépendant des difficultés ci-dessus mentionnées, et du défaut de surveillance rigoureuse.

L'allaitement naturel ou artificiel étant commencé, on doit y ajouter progressivement quelques matières alimentaires, et en particulier des féculents et plus tard quelques potages.

[Dans l'allaitement artificiel, le choix de l'instrument n'est pas indifférent. L'embout du biberon doit être en matière molle (tétine de vache, ivoire ramolli) et tenu avec beaucoup de propreté. On a signalé, depuis quelque temps, en Allemagne, les dangers des embouts ou bouts de sein en caoutchouc vulcanisé qui renferment souvent du zinc ou du plomb. Des ordonnances de police ont dû être promulguées à cet égard. Le docteur Jordan, de Birmingham, a communiqué au docteur Fleming, de la même ville, l'observation d'accidents saturnins observés chez un enfant de 6 mois. En examinant le biberon, on vit que la monture supportant le mamelon artificiel en était détériorée, et comme cette monture était faite d'un alliage contenant du plomb, il devint clair que là était la cause des accidents. Le biberon ayant été changé, l'enfant ne tarda pas à se rétablir.

Tout récemment M. H. Fauvel, chimiste au Laboratoire municipal de la préfecture de police, fut chargé d'examiner les biberons en service dans une crèche, parce que le lait y contractait rapidement une odeur nauséabonde ; il trouva dans le lait des biberons et dans les tubes des multitudes de bactéries très vivaces et dans l'ampoule de la tétine des amas d'une végétation cryptogamique à longs filaments; la présence de ces bactéries détermine l'acidité et la semi-coagulation du lait.]

L'époque du sevrage a été très diversement établie par les médecins. Beaucoup la fixent à un an ; un certain nombre, et en particulier Trousseau, la limitent à deux ans, en raison de la terminaison de la dentition, qui a lieu à cette époque. Il est difficile d'établir quelque chose de positif à cet égard ; cela dépend, en effet, de l'accroissement plus ou moins rapide de l'enfant, de sa bonne santé, de la force de sa constitution, d'une part; et de l'autre, de la mère et de la manière dont elle a supporté les fatigues de l'allaitement. En tout cas, le sevrage devra s'opérer autant que possible d'une manière graduelle.

Les accidents qui peuvent survenir à l'époque de l'éruption des dents doivent engager à redoubler de soins. A cette période de la vie, les enfants sont impressionnés très vivement par toutes les causes morbifiques.

On doit épargner aux enfants les impressions trop vives de

chaleur, de froid, de lumière, d'humidité, qui peuvent, à cet
âge plus qu'à tout autre, être le point de départ de maladies
graves dont les suites persistent une partie de la vie.

2° *Bureaux de nourrices.* — Dans les grandes villes, où chacun
vit un peu isolément, la nécessité de se procurer des nourrices
a conduit l'administration ou des spéculateurs à créer des bureaux spéciaux, dits *bureaux de nourrices*, destinés à mettre en
rapport les particuliers qui cherchent des nourrices et les
nourrices qui cherchent des enfants. Voici en peu de mots leur
organisation. Il y a à Paris un bureau dépendant de l'administration de l'Assistance publique, et neuf bureaux appartenant
à des entrepreneurs. L'administration de chaque bureau fait
venir à Paris un certain nombre de nourrices, se charge de les
garder, de les nourrir, de les loger et de leur procurer un
nourrisson à l'aide d'une rétribution déterminée, ou, ce qui est
le plus commun, moyennant l'abandon du prix du premier
mois, une fois qu'elles sont placées. De plus, le même bureau
se charge, moyennant une faible rétribution mensuelle, de recevoir et de leur faire passer le salaire convenu par les parents
de l'enfant avec la nourrice à qui il est confié. Quant aux parents, ils n'ont absolument affaire qu'au bureau, qui est l'intermédiaire obligé et en quelque sorte responsable.

Ces bureaux favorisent certainement le placement des nourrices et le choix des particuliers, mais ils ont de graves inconvénients. D'abord tous n'offrent pas une garantie suffisante
aux parents et aux nourrices ; ensuite ils détruisent les liens
étroits qui devraient exister entre la famille et la femme à laquelle elle a confié son enfant ; enfin, et c'est surtout de ce côté
qu'ils pèchent, le temps que passent quelquefois les nourrices
à Paris avant d'être placées, et qui peut se prolonger souvent
jusqu'à un mois, est pour elles une époque de privations, de
mauvaise nourriture, de défaut de soins ; pendant ce temps,
elles sont généralement entassées dans des locaux étroits,
malsains et peu aérés. Les bureaux de nourrices existant à Paris
auraient besoin d'être réorganisés d'une manière complète et
uniforme, et d'être soumis à une surveillance plus active et
plus persévérante de l'administration.

Nous devons, toutefois, exempter de ce blâme le bureau de
l'administration des Hôpitaux, qui, n'ayant pas à chercher des
bénéfices, ne marchande, par conséquent, aux nourrices, ni l'espace ni la nourriture, ce qui fait que celles-ci se trouvent généralement dans des conditions hygiéniques plus satisfaisantes.

Le bureau municipal doit donc être encouragé ; il est pour
l'administration une source de dépenses, mais de dépenses utiles. L'administration, en effet, n'exige pas, comme les bureaux

particuliers, de retenues sur les premiers mois de salaire de la nourrice, ni sur les suivants. De plus, les nourrices qui ne se placent pas auprès des familles retournent chez elles avec l'enfant qu'elles sont venues chercher. Elles sont soumises à la surveillance des délégués de l'administration. Le service médical est confié à des médecins qui visitent fréquemment les enfants et leur donnent, ainsi qu'aux nourrices, les soins que leur santé réclame, sans aucune dépense pour les familles. Les ordonnances qui régissent les bureaux particuliers des nourrices sont celle du 9 août 1828, de M. de Belleyme, et celle du 26 juin 1842, de M. G. Delessert. (*Dict. d'hygiène publique* de M. Tardieu, 2. édit., t. III, p. 154.)

[En 1867, une importante discussion, prolongée jusqu'en 1870, eut lieu à l'Académie de médecine sur la question de l'allaitement et du placement des enfants en nourrice. Des faits véritablement désastreux sur la mortalité des jeunes sujets ont été signalés, et, des études faites pendant ces mémorables débats, il est résulté un ensemble de documents dont nous venons de donner une rapide analyse.

Une circonstance qui avait déjà été vaguement signalée, mais que M. le docteur Monot (de Montsauche) a mise dans tout son jour, c'est la mortalité qui pèse sur les enfants dont les mères vont se placer comme nourrices sur lieu. Dans le Morvan on observe, dit M. Monot, que près des deux tiers des femmes accouchées abandonnent leur enfant vers la sixième semaine et vont offrir leur lait dans les grandes villes et surtout à Paris. Ainsi privés des soins maternels, la plupart de ces petits délaissés succombent dans le cours de la première année ; il en est résulté une véritable dépopulation pour la circonscription susdite, et de 13,188 habitants que donnait le recensement de 1851, le chiffre de la population est tombé à 12,628 en 1861. Voilà pour un côté de la question. Vient celui des enfants placés en nourrice, beaucoup plus grave parce qu'il est plus général et porte sur un bien plus grand nombre de jeunes sujets ; c'est à M. Brochard, de Nogent-le-Rotrou, qu'on doit de l'avoir soulevé.

Husson a reconnu que, chez les enfants placés par la direction municipale, la mortalité est de 33,93 p. 100 par an, dont la plus forte part est, comme toujours, fournie par les enfants naturels, 55,88 p. 100. Mais ces chiffres, déjà si effrayants quand on les compare à la mortalité générale des enfants pour toute la France pendant la première année (17 à 18 p. 100), ne sont rien si l'on examine à quel taux s'élève le chiffre des décès des enfants placés dans certains départements. C'est ce que nous montre le tableau suivant, donné par Husson lui-même et puisé, par conséquent, aux sources les plus incontestables :

Loire-Inférieure	90,50 p. 100	Seine-et-Oise	69,23 p. 100
Seine-Inférieure	87,36	Côte-d'Or	66,46
Eure	78,12	Indre-et-Loire	62,16
Calvados	78,69	Manche	58,66
Aube	70,28		

On s'est demandé si cette effroyable mortalité, si générale dans les départements qui appartiennent à l'ancienne Normandie, ne viendrait pas de la détestable habitude de l'allaitement au *petit pot* usité dans cette région ? Il faut observer d'ailleurs que, dans ces mêmes départements, la dépopulation est manifeste (V. plus bas).

En résumé, à quoi faut-il attribuer des pertes aussi prodigieuses? Cette question a été soigneusement examinée surtout par MM. Guérin et Fauvel, et l'on a reconnu trois causes principales : 1° une faiblesse native remarquable surtout chez les enfants illégitimes; 2° le défaut de soins; 3° l'insuffisance, la mauvaise qualité, ou le défaut d'appropriation de la nourriture avec l'âge de l'enfant (lait pauvre, en petite quantité, aliments féculents donnés dans les premiers temps, sevrage prématuré, etc.). On peut encore y joindre le transport, par les mauvais temps, dans des localités souvent éloignées, et avec absence des précautions les plus indispensables.

Quel remède opposer à un état de choses aussi déplorable? La commission nommée par l'Académie a proposé un règlement assez compliqué, dans lequel domine surtout la surveillance. Mais, comme l'a justement fait observer M. Fauvel, ce qu'il faut surtout accuser, c'est la situation des nourrices, qui, vivant dans la pauvreté et la malpropreté, obligées, en outre, de travailler pour compléter la maigre rétribution qu'on leur donne, négligent et nourrissent mal les petits malheureux qui leur sont confiés. Du reste, on paraît d'accord pour reconnaître que, dans le but de combattre cette dépopulation, il faut d'abord : une surveillance active, continue, exercée par des hommes compétents qui adresseront, le plus souvent possible, des rapports sur les résultats de leurs inspections; — encourager et favoriser l'extension des sociétés protectrices de l'enfance, dont l'intervention officieuse viendra en aide à la surveillance officielle ; — des primes, des encouragements divers accordés aux nourrices qui se distingueront par les soins qu'elles donnent à leurs nourrissons; — des secours en nature et en argent à celles qui sont dans une situation nécessiteuse ; — des secours aux filles-mères et aux femmes mariées pauvres, qui nourrissent leurs enfants; — enfin des avertissements reproduits sous toutes les formes, qui fassent connaître aux populations les dangers de l'allaitement artificiel.]

3° *Crèches.* — Une institution a pris naissance en France dans ces dernières années, c'est celle des crèches (1). L'extrait suivant du règlement de l'une d'elles en fera connaître le mécanisme :
« La crèche reçoit les enfants au dessous de deux ans, dont les « mères sont pauvres, se conduisent bien, et travaillent hors « de leur domicile. La mère porte son enfant emmailloté, vient « l'allaiter aux heures des repas et le reprendre chaque soir. « Elle donne pour les berceuses 20 centimes par jour, et 30 cen- « times si elle a deux enfants à la crèche. »

Ajoutons à ces détails que, quand l'enfant est sevré, la mère garnit un petit panier pour la journée ; elle reprend son enfant chaque jour, et le conserve près d'elle toutes les nuits, tous les jours fériés et toutes les fois qu'elle s'en retourne au logis.

Le local affecté à l'usage d'une crèche se compose, outre le logement de la première berceuse chargée de recevoir, chaque jour, les enfants à leur arrivée, d'une cuisine, d'un vestiaire où sont déposés les vêtements des enfants, d'un autre vestiaire qui sert de lieu de dépôt à ceux qu'ils quittent en entrant, d'un sé-choir, d'un cabinet, d'une salle de jeux, d'une salle de berceaux, d'un balcon ou d'un jardin bien exposé.

Chaque crèche se compose : 1° d'un Conseil d'administration ; 2° d'un Comité de dames nommant et surveillant les inspectri-ces et les berceuses ; 3° d'un Comité médical, qui règle tout ce qui a rapport aux soins hygiéniques et médicaux des enfants.

La crèche est ouverte les jours ouvrables de cinq heures et demie du matin à huit heures du soir.

Cette institution semble, au premier coup d'œil, admirable et digne en tout point d'être encouragée. Cependant, il n'en est point ainsi. Les crèches sont restées le fait de la charité privée, et l'administration de la ville de Paris, entre autres, n'a pas encore consenti à reconnaître aux crèches le caractère d'établis-sements d'utilité publique.

On adresse, en effet, à ces établissements les reproches sui-vants : les crèches ne peuvent secourir qu'un très petit nombre d'enfants ; l'entretien de 500 à 600 enfants a coûté plus de 60,000 francs, et pour venir en aide, par des crèches, aux enfants de 300.000 personnes indigentes ou malaisées de la capitale, on a calculé qu'il faudrait dépenser une quinzaine de millions.

Dans les crèches, 6 à 8 enfants sont confiés aux soins d'une seule femme, tandis qu'un seul enfant n'a pas trop de sa mère. — Les inconvénients de l'encombrement se font sentir au plus haut point dans les crèches. C'est ainsi que plusieurs d'entre

(1) Le principal auteur de la création des crèches est M. Marbeau ; les premières furent établies à Paris en 1844.

elles, à Paris, ont déjà éprouvé des épidémies d'ophthalmie purulente. — L'allaitement artificiel, enfin, étant employé dans
les crèches, on y trouve les inconvénients qui y sont attachés.

Les renseignements suivants, que nous empruntons à un
rapport de Ségalas, signalent les conséquences bien graves de
l'institution des crèches.

« Sur les déclarations mêmes faites dans les crèches, 222 décès ont été notés parmi les 512 enfants qui fréquentaient 15 crèches. C'est donc une mortalité de plus des 2/5, tandis que sur
l'ensemble de la population, pour les enfants du même âge, elle
aurait été à peu près du quart, c'est-à-dire de 128 au lieu de
222... »

En présence de ces résultats, on ne peut dire autre chose, si
ce n'est que la question de l'utilité des crèches n'est pas encore
résolue dans un sens ou dans l'autre (1).

[Depuis l'époque où ces lignes ont été écrites, l'autorité vivement pressée de prendre une détermination, et d'après le
désir exprimé par le Conseil d'État, pria M. le Préfet de police
de demander l'avis du Conseil de salubrité sur l'utilité des
crèches. Une Commission de sept membres, après s'être livrée
à une enquête rigoureuse, proclama, par l'organe de M. Vernois,

(1) Un arrêté du mois de janvier 1863, émané du ministre de l'intérieur, règle
comme il suit l'admission des enfants dans les crèches :

Art. 1er. — Les enfants reçoivent à la crèche, jusqu'à ce qu'ils puissent entrer à
la salle d'asile ou qu'ils aient accompli leur troisième année, les soins hygiéniques
et moraux qu'exige le premier âge.

Ils ne peuvent y être gardés pendant la nuit.

Les enfants sevrés sont séparés, autant que possible, de ceux qui ne le sont pas.

Art. 2. — La salle ou les salles doivent contenir, au moins, 8 mètres cubes d'air
par chaque enfant.

Elles doivent être éclairées par des fenêtres qui se correspondent, à châssis mobile en tout ou en partie, ou offrir des renouvellements d'air artificiels.

Toute crèche doit être pourvue d'un promenoir à ciel découvert, ou au moins
d'une cour, d'un balcon ou d'une terrasse.

Art. 3. — Nulle crèche ne peut être ouverte avant que le préfet du département
ait fait constater qu'elle réunit les conditions de salubrité ci-dessus prescrites. L'arrêté préfectoral qui en autorise l'ouverture fixera le nombre d'enfants qui pourront
être réunis.

Art. 4. — Les crèches sont exclusivement tenues par des femmes.

Nulle ne peut tenir une crèche si elle n'a vingt et un ans accomplis, et si elle ne
justifie d'un certificat d'aptitude signé par deux dames notables de la commune et
visé par le maire et par le curé ou le pasteur. Les lettres d'obédiences délivrées par
les supérieures des communautés religieuses régulièrement reconnues tiennent lieu
de certificat d'aptitude.

Nulle ne peut être gardienne des enfants si elle ne justifie d'un certificat de
moralité et d'aptitude délivré par le maire, sur l'attestation de deux dames
notables.

Art. 5. — La crèche doit être visitée tous les jours par un médecin.

On ne doit y admettre que des enfants en état de santé et qui ont été vaccinés,
ou dont les parents consentent à ce qu'ils le soient dans le plus bref délai.

l'importance et l'utilité des crèches qui, suivant le rapport, complètent, pour les enfants de la classe pauvre, l'œuvre philanthropique commencée par la création des asiles et des écoles. En conséquence, la Commission formula le vœu que la société qui dirige les crèches, sans être reconnue établissement d'utilité publique et mise comme telle à la charge de l'administration, fût autorisée à puiser aux sources les plus fécondes de la charité privée, et pût obtenir une protection si honorablement méritée.

En même temps une polémique très-vive s'engageait dans les journaux spéciaux sur cette intéressante question. M. Siry a fait observer que la statistique de Ségalas est de nulle valeur, puisqu'elle suppose une population fixe de 512 enfants, tandis que ce chiffre ne représente que le nombre des enfants présents dans un mouvement donné ; qu'il s'agit ici d'une population flottante et que, chaque enfant ne séjournant guère que deux mois en moyenne à la crèche, il faudrait multiplier par 6 le chiffre 512 sur lequel on a observé la mortalité de 222 sujets !...

Au milieu de la discussion académique sur la mortalité des enfants en nourrice, était venu se placer un rapport de M. Delpech sur l'utilité des crèches dans lequel le rapporteur avait, comme M. Vernois, vanté les bienfaits de cette institution. Husson a combattu ces tendances optimistes ; il a fait voir que ces établissements sont peu fréquentés ; que l'installation d'un très grand nombre d'entre eux laisse beaucoup à désirer sous le rapport de l'hygiène ; que les inspections n'y sont pas faites avec la fréquence et la régularité désirables ; que l'article du règlement, d'après lequel la mère est tenue de venir deux fois par jour allaiter son enfant, n'est pas exécuté, et que, dès lors, la crèche n'est pour elle qu'un moyen de se débarrasser de son enfant pendant le jour (1).

Une institution véritablement excellente, c'est celle de la crèche à domicile et qui consiste dans le prêt d'un berceau, d'objets de literie, de linge, etc., avec un secours en argent, à la condition que la mère allaitera et soignera elle-même son enfant. C'est ce que font les sociétés de charité maternelle. Il faut donc soutenir et encourager celles-ci par tous les moyens.

A Mulhouse, l'association des fabricants a organisé un système d'après lequel les femmes des manufactures qui accouchent, reçoivent pendant six semaines l'équivalent de leur salaire

(1) Un autre reproche à faire aux crèches, c'est que les comités dits *charitables* refusent d'y recevoir les enfants naturels. En général, on peut dire que l'abandon dans lequel on laisse ces pauvres déshérités coûte chaque année la vie à 12,000 innocents nouveau-nés.
La France est-elle donc trop riche en enfants ?

habituel, c'est-à-dire environ 1 fr. 50 par jour; puis, reprenant leur travail, elles apportent leur enfant à la fabrique, où il est placé dans une salle particulière, de manière à ce qu'elles puissent l'allaiter plusieurs fois dans la journée. Cette belle institution que l'on serait bien heureux de voir se multiplier dans les pays de fabrique, a fourni sous le rapport de la mortalité les meilleurs résultats. Sur 100 nouveau-nés allaités pendant six semaines au moins au domicile, la perte a été seulement de 24 p. 100, tandis qu'elle était de 73 p. 100 pour les enfants nourris au biberon, et de 36 p. 100 pour ceux de la population ouvrière.

En résumé, la principale objection à faire aux crèches, c'est que l'enfant au-dessous d'un an, de huit mois au moins, ne doit pas être séparé de sa mère dont la présence lui est incessamment nécessaire, soit pour le calmer avec le sein dans les moments de crises si communes à cet âge, soit pour le couver en quelque sorte entre ses bras. La crèche n'est donc utile qu'à partir du sevrage.]

Bibliographie. — Allaitement : MERCURIALI (H.), *Nomothelasmus* (et non *Nomothesaurus*, comme l'écrivent quelques bibliographes), *seu ratio lactandi infantes*. Patavii, 1552. Réimprimé à Padoue en 1788, in-8°. — PECHLIN (Nic.), *Nutricularum alienarum conditio*, in *Obs. phys. med.*, l. I, obs. 46, p. 106. Hamburgi, 1691, in-4°. — STAHL (G. E.), *De requisitis bonæ nutricis*. Halæ, 1698, et ibid., 1702, in-4°. — HOFFMANN (Fr.), *De cura partus modo nati et lactantis*. Halæ, 1731, in-4°, et in *Opp.* — ALBERTI (Mich.), *De jure lactantium medico : Wie weit die Mütter verbunden sind ihre Kinder zu säugen*. Halæ, 1739, in-4°.— PLATNER (J. Z.), *De victu et regimine lactantium*. Lipsiæ, 1740, et in *Opusc.*, t. 1. —HARNISCH (J. A.), *Gedanken dass es besser sei, ein Kind durch eine Säugamme, als durch die Mütter zu stillen*. Gera, 1753, in-8°. — CADOGAN (W.), *An Essay upon Nursing and the Management of Children from their Birth to three Years of Age*. London, 1748, in-8°, plus. édit., et imprimé à la suite du *Traité des fièvres* de Huxham, trad. fr., p. 323. Paris, 1784, in-12. — LEREBOURS (Madame), *Avis aux mères qui veulent nourrir leurs enfants*. Utrecht, 1767, in-12; Paris, 1770 ; ibid., 1775, in-12. — LEVRET (André), *Du choix des nourrices et de l'allaitement des enfants*, in *Essai sur l'abus des règles générales*, etc. Paris, 1766, in-8°, p. 264. — DU MÊME, *Lettre sur l'allaitement des enfants*, in *Journ. de méd.*, t. XXXVI, p. 364, 1771. — DU MÊME, *Nouvelles observations sur l'allaitement des enfants, dans lesquelles on indique plusieurs précautions*, etc., in ibid., t. XXXVII, p. 46, 143, 253, 1772. — BÖHMER præs. NUERNBERGER resp., *Diss. de damnis ex lactatione nimium protracta*. Wittebergæ, 1773, in-4°. — ALLOUEL, *Sur la conduite d'une mère nourrice relativement à son enfant, et la manière de se gouverner*, etc., in *Journ. de méd.*, t. XLI, p. 233, 1774. — BALME, *Lettre... sur la question, si la grossesse est une exclusion de l'allaitement*, in *Journ. de méd.*, t. XLVII, p. 402, 494, 1777. — LANDAIS, *Dissert. sur l'avantage de l'allaitement des enfants par leurs mères* (Mém. cour. par la Faculté de Paris). Genève et Paris, 1781, in-8°. — ROBERDIÈRE (de la), *Sur les avantages et les désavantages de l'allaitement maternel*, in *Journ. de méd.*, t. LIX, p. 330, 406, 1783. — GAULTIER DE CLAUBRY (C. D.), *Nouvel avis aux mères qui veulent nourrir*. Paris, 1783, in-12. — BALDINI (I.), *Metodo di allattare i bambini*. Fig. Napoli, 1784, in-8°. — JEANROY (D.), *Réflexions sur l'allaitement artificiel des nouveau-nés*, in *Mém. de la Soc. roy. de médec.*, 1786, p. 114. — NUERNBERGER, *De justa fœminarum lactatione magno sanitatis præsidio* (en 3 parties). Witteb., 1786-

1788, in-4°. — Krause (C. C.), *Abhandlung von heilsamer Säugung neugeborner Kinder*, etc. Leipzig, 1788, in-8°. — Stoll (Max.), *Briefe an die Frau von*** über die Pflicht der Mütter ihre Kinder zu stillen*. Herausgeg. von J. Eyerel. Wien, 1788, in-8°.—Lara (Benj.), *Essay on the Injurious Custom of Mothers not suckling their own Children*. Lond., 1791, in-8°. — Marianini (J. B.), *Examen physicum de lactatione graviditatis tempore mulieribus concedenda*. Paviæ, 1794, in-8°. — Careno (Luidgi), *Saggio sulla maniera d'allevare i bambini a mano*. Pavia, 1794, in-4°. — Reinhold (J.), *Diss. qua evincitur matrem prolis suæ non semper congruam esse nutricem*. Rostock, 1794, in-4°. — Caldani (Fl.), *Relazioni di alcuni scritti relative all' allattamento artificiali dei bambini*, in *Gaz. litter. di Napoli*. t. XXXIX, p. 59. — Henning (F. W.), *Abhandlung über das Selbststillen der Kinder*, etc. Breslau, 1797, in-8°. — Moreau (J. L.), *Traduct. du 1er chap. des Nuits attiques d'Aulu-Gelle, suivie de quelques observations*, etc., in *Mém. de la Soc. méd. d'émulat.*, t. I, p. 389, 1798. — Du même, *Quelques réflexions philosophiques et médicales sur l'Emile*, in *Journ. gén. de méd.*. t. VIII, p. 81, an VIII. — Jauzion, *La femme peut-elle continuer à nourrir sans danger pour son nourrisson pendant la durée de sa grossesse?* in *Journ. génér. de méd.*, t. VIII, p. 422, an VIII.— Osthoff (H. C. A.), *Ueber das Selbststillen, ein organo-medicin. Versuch*. Lemgo, 1802, in-8°. — L* (S. M.), *Manuel des nourrices et des mères qui allaitent leurs enfants*. Paris, 1802. — Chevallier-Demolle (G. A.), *Considérations médicales sur les avantages de l'allaitement étranger pour la plupart des enfants des grandes villes*. Thèses de Paris, an XI, n° 247, in-8. — Verdier-Heurtin, *Discours ou Essai aphoristique sur l'allaitement et l'éducation physique des enfants, suivi*, etc. Thès. de Paris, an XII, in-4°. — Desgranges, *Sur l'allaitement*, in *Journ. gén. de méd.*, t. XXIX, p. 426, 1807. — Lagneau, *Obs. qui démontre la possibilité de rappeler la sécrétion du lait plus d'un mois et demi après l'accouchement*, etc., in *Journal de méd. de Corvisart*, t. XXXI, p. 163, 1814. — Zwierlein, *Unterhaltungen über die Ziege als beste und wohlfeilste Säugamme*. Standal, 1819 ; ibid., 1821.— Du même, *Beantwortung*, etc. Standal, 1822. — Schneider (J.), *Die heilige Pflicht der Mütter ihre Kinder selbst zu stillen, ein Gegenstück zu der Zwierlein Schriften*, etc. Frankf., 1822. — Jaeger (G., *Ueber die künstliche Ernährung der Kinder in dem ersten Lebensalter*, in *Würtemb. Corresp. Blatt.*, t. VII, n° 18, 1837. — Ashwell (Sam.), *On the Morbid Consequences of Indue Lactation*, in *Guy's Hosp. Rep.*, 1re sér., t. V, p. 59, 1840. — Désormeaux, art. *Allaitement*, in *Dict. de méd.* en 30 vol. Paris, 1833. — Guillemot, art. *Allaitement*, in *Dict. des étud. méd.*, t. I, Paris, 1838, in-8°. — Donné (Al.), *Conseils aux mères sur la manière d'élever les enfants nouveau-nés*. Paris, 1842, in-18, et 1864. — Hocken (Edw. Oct.), *Should the Child be placed to the Mother's Breast admost immediately after Delivery, or should Twentyfour Hours, or more*, etc.? in *the Dublin Journ. of Med. Sc.*, t. XXIII, p. 272, 1843. — Reis (P.), *Manuel de l'allaitement, ou Conseils aux jeunes mères pour nourrir leurs enfants*. Paris, 1843, in-8°. — Smith (W. Tyler), *Lactation and after Pains, considered in Relation to Reflex Motor Action*, in *the Lancet*, 1844, t. I, p. 127. — Paterson (J.), *On Lactation after Pains and the Treatment*, in *the Lancet*, 1844, t. I, p. 246.— Kaesemann, *Einige Worte über das Stillen der Kinder, den Missbrauch desselben und über naturgemässe Ernährung der Neugebornen*, in *Bad. Ann.*, t. XI, n° 3, 1846. — Schneider (M. R.), *Das Selbststillen der Mütter, ein nothwendig in unserer Zeit zu erörternder medicinischpolizeilicher Gegenstand*, in ibid., t. XI, n° 1, 1846. — Peddie (Alex.), *On the Mammary Secretions ; its Character, Chemical and Structural*, etc... *with Hints regarding Lactation and the Choice of Nurses*, in *Monthly Journ.*, t. IX, p. 65, 1848. — Cazenave (Alp.), *De la valeur des maladies de la peau dans l'allaitement*, in *Ann. des maladies de la peau*, t. III, p. 4, 29, 1850. — Guillot (Nat.), *De la nourrice et du nourrisson*, in *Union méd.*, 1852, p. 64, 65. — Gubler (A.), *Du retour de la sécrétion laiteuse après un sevrage prolongé*, in *Union méd.*, 1852, p. 24.—Dufay, *De l'époque où l'allaitement peut être repris après son interruption*, in *Union méd.*, 1852, p. 86.—Mathieu (J. L.), *La sécrétion du lait peut-elle se reproduire après une année de suspension sans nouvelle grossesse?* in *Gaz. méd. de Lyon*, t. IV, p. 137, 1852. — Boutequoy (Ch.), *Etudes cliniques sur la lactation et l'allaitement*. Thèses de Paris, 1854, n° 120. —

Espéron-Lacaze de Sardac (H. Ad.), *De l'allaitement vicieux dans ses rapports avec les maladies et la mortalité des enfants*. Thèses de Paris, 1856, n° 63. — Cumming (W. H.), *On Natural and Artificial Lactation*, in *the Amer. Journ. of the Med. Sc.*, 2ᵉ sér., t. XXXVI, p. 25, 1858. — Sous (V.), *De l'influence immédiate des émotions morales de la nourrice sur la santé des enfants à la mamelle*. Thèses de Paris, 1859, n° 92, in-4°. — Scharlau (W.), *Ueber die Ernährung der Säuglinge*, in *Med. centr. Ztg.*, t. XXIX, n° 22, 1860.—Trousseau (A.), *De l'allaitement, de la première dentition des enfants et du sevrage*, in *Cliniq. méd. de l'Hôtel-Dieu*, t. II, p. 455. Paris, 1862. — Pugliese (P.), *De l'allaitement par un lait vicieux considéré comme cause d'érythème chez les enfants*, in *Gaz. des hôp.*, 1863, p. 447.—Bouchaud (F. B.), *De la mort par inanition, et études expérimentales sur la nutrition chez le nouveau-né*. Thèses de Paris, 1864, n° 141. — Lorain, art. *Allaitement*, in *Dict. de méd. et de chir. prat.*, t. I. Paris, 1864, in-8°.

Éducation des jeunes enfants : Galien. *De sanit. tuenda*, lib. I. — Desessarts, *Traité de l'éducation corporelle des enfants en bas âge*. Paris, 1760, in-8°. — Levret, *Nouvelles Observ. sur l'allaitement des enfants et sur les soins qu'exigent les nouveau-nés*, in *Journ. de méd., de chir., etc.*, 1772. — Leroy (Alph.), *Médecine maternelle*, ou l'*Art d'élever et de conserver les enfants*. Paris, 1803, in-8°.— Frank (J. P.), *Abhandlung über eine gesunde Kindererziehung, nach medicinischen und physischen Grundsätzen, für*, etc. Leipzig, 1794, in-8° ; trad. fr. par Mich. Bœlnn. Paris, an VII, in-8°.— Buchan (W.), *Advice to Mothers on the subject of their own Health, and on the Means of promoting the Health and Beauty of their Offspring*. London, 1803, in-8° ; trad. fr. par Duverne de Presle. Paris, 1804, in-8°. — Delbrm (J. P. A. L.), *De l'inutilité du maillot et des avantages de l'allaitement maternel*. Th. de Montpellier, an XII, n° 18. —Ratier, *Essai sur l'éducation physique des enfants*. Paris, 1821, in-8°. — Lacoux (A. de), *Éducation sanitaire des enfants*. Paris, 1827, in-8°. —Chailly-Honoré, *De l'éducation physique des enfants depuis la naissance jusqu'au sevrage*. Paris, 1844, in-8°. — Donné, *Conseils aux mères sur la manière d'élever les enfants nouveau-nés*, nouv. édit. Paris, 1863, in-18. — Béclard (J.), *Hygiène de la première enfance*, thèse de concours. Paris, 1852, grand in-18. — Barré (G. C.), *Hygiène du premier âge. Des soins que réclame l'enfant depuis la naissance jusqu'au sevrage*. Th. de Paris, 1861, n° 126. — Richard (de Nancy), *Traité de l'éducation physique des enfants, à l'usage des mères de famille*, etc. 3ᵉ édit. Lyon, 1860, in-18. — Combe (A.), *The Management of Infancy*, 9ᵗʰ edit. by J. Clark. Lond., 1860, in-8°. — Chavasse (Pyett), *Advice to a Mother on the Management of her Offspring*, 5ᵗʰ edit. London, 1860, in-12. — Bouchut, *Hygiène de la première enfance*. Paris, 1862, in-8°. — Le Barillier, *Entérite des nouveau-nés*, in *Journ. de Bordeaux*, 2ᵉ sér., t. V, 1860 et t. VI, 1861. —Brochard, *De la mortalité des nourrissons en France, spécialement dans l'arrondissement de Nogent-le-Rotrou*. Bordeaux, 1866, in-8°. — Despaux-Adbr, *De l'influence de l'hygiène sur le développement de la première enfance*. Paris, 1866, in-8°. — Du même, *De l'allaitement maternel au point de vue de la mère et de l'enfant. Rapp. à la Soc. protectr. de l'enfance*. Paris, 1868, in-8°. — Monot, *De l'industrie des nourrices et de la mortalité des petits enfants*. Paris, 1867, in-8°. — Munier, *Quelques mots sur la mortalité des nouveau-nés au point de vue de leur alimentation*. Troyes, 1867, in-8. — Odier (L.) et Blache (R.), *Quelques considérations sur la mortalité des nouveau-nés et sur les moyens d'y remédier*. Paris, 1867, gr. in-8°. —Odier, *Recherches sur la loi d'accroissement des nouveau-nés constaté par le système des pesées régulières*, etc. Paris, 1868, in-8°, tabl. — Chonneaux-Dubisson (T.), *Des affections gastro-intestinales dans la première enfance* (ouvr. cour.). Amiens, 1868, in-8°. — Denis-Dumont, *De l'allaitement artificiel. Influence du biberon sur la mortalité des enfants dans le département du Calvados*. Caen, 1869, in-8°. — Chalvet (P.), *Des moyens pratiques d'obvier à la mortalité des enfants*, in *Gaz. des hôpit.*, 1869 et 1870. — Il a été écrit sur cette question, surtout dans ces derniers temps, une foule de notes, de dissertations et de mémoires dont la liste, même incomplète, occuperait plusieurs pages de cette bibliographie. Nous avons indiqué seulement ici quelques-uns de ces travaux ; beaucoup ne renferment d'ailleurs que des répétitions et des redites.

Quelques particularités relatives à l'enfance : Baumes, *Traité de la première dentition.* Lyon, 1806, in-8°. — Laforgue (D.), *Dissertation sur la première dentition.* Paris, 1809, in-8°. — Ashburner, *On Dentition and some coincident Disorders.* Londou, 1834, in-18. — Roger (H.), *De la température chez les enfants en bas âge,* in Arch. gén. de Méd., t. V et VI, 1844. — Depaul, *De l'influence de la saignée et du régime débilitant sur le développement de l'enfant pendant la vie intra-uterine,* in Bullet. de thérap., t. XXXVII, p. 19, 109, 1849. — Mounier (li. M.), *Du phosphate calcique dans ses rapports avec la nutrition des animaux, les maladies et la mortalité des enfants dans les villes.* Paris, 1853, in-4°.—Barker (T. H.), *The Injurious effects of Narcotics upon Children,* in Journ. of Publ. Health, janv. 1857.— Bourgeois (L. X.), *De l'influence des maladies de la femme pendant la grossesse sur la constitution et la santé de l'enfant,* in Mém. de l'Acad. de Méd., t. XXV, p. 321, 1862. — Duncan (J. Math.), *On the Weight and Length of the Newly Born Child in Relation to the Mother's Age,* in Edinb. Med. Journ., t. X, p. 497, 1864.

Du lait : Donné, *Du lait, et en particulier de celui des nourrices,* etc. 1 pl. Paris, 1837, in-8°. — Devergie (Alph.), *Sur la valeur de l'examen microscopique du lait dans le choix d'une nourrice,* in Mém. de l'Acad. de Méd., t. X, p. 206, 1843. — Royer-Collard, *Du lait et de l'allaitement,* in Gaz. méd. de Paris, 1848. — Vernois et Becquerel, *Du lait chez la femme dans l'état de santé et dans l'état de maladie,* etc., in Ann. d'hyg., 1re sér., t. XLIX, p. 257; et t. L, p. 43, 1853. — Comme complément de cette bibliographie, voyez plus bas, 2e partie, chap. XIV, celle du lait considéré comme aliment.

Des biberons : Eulenberg, *Ueber Zinkgehalt des vulkanisirten Kautschuks,* in Papp's Beiträge für exact. Forsch 2tes Heft, p. 2. Berlin, 1861. — Du même, *Die Kautschuk-Saughütchen betreffend,* et *Ueber Bleigehalt des vulkanisirten Kautschuks.* Ibid., 3tes Heft, 1862.—Patruban und Ragski, *Ueber die Schädlichkeit,* etc., in Ztschr. für Prakt Heilk. 1861. — Beaugrand (E.), *Danger des biberons et bouts de sein en caoutchouc vulcanisé contenant du zinc ou du plomb.* Ordonnances, etc., in Ann. d'hyg., 2e sér., t. XVII, p. 444. Du même, art. *Biberon* in Dict. Encyclop. des sc. méd., t. IX; 1868. — Fleming, in *A Lecture concerning Lead-poisonning and its treatment,* in British Med. Journ., 1865, t. I, p. 27.

Question des crèches : Marbeau, *Des crèches,* ou *Moyen de diminuer la misère en augmentant la population.* Paris, 1845, in-18. — Grun, *Des crèches en Angleterre.* Paris, 1850, in-12. (Extr. du Monit. univ., 23 déc.) — Carié, *Discours sur les effets sanitaires des crèches.* Paris, 1849, in-8°. — Ségalas, *Rapport de la Commission chargée de l'examen de la demande formée par la Société des crèches,* etc., in Un. méd., t. VII, p. 313, 317, 1853.— Siry, *De la crèche et de ses effets sous le rapport sanitaire.* Paris, 1853. — Du même, *Réponse au Rapport de M. Ségalas,* in Un. méd., t. VII, p. 557, 1853. — *Bulletin des crèches de 1846 à 1859,* 14 vol.—Vernois, *Rapport sur l'utilité des crèches et sur une série de questions destinées à éclairer l'autorité.* in Trébuchet, *Rapport gén. sur les trav. du Cons. d'hyg.* Paris, 1861, in-4°, p. 47 et suiv. — Delpech, *Rapport à l'Acad. de Méd. sur l'hygiène des crèches,* in Bullet. de l'Acad., t. XXXIV, p. 873, 1869, et discussion (discours de M. Husson), t. XXXV, 1870.

— Pironon, *De l'allaitement maternel et de ses avantages.* Thèse de Paris, 1868. — Lacour, *Des divers modes d'allaitement.* Lyon, 1869, in-8°. — Éloy, *Considérations cliniques sur l'allaitement.* Thèse de Paris, 1873. — Ricco, *Sull' allattamento umano, animale e misto dei bambini,* in Il. Morgagni, vol. IV-V, 1873. — Verriet-Litardière, *Étude sur les avantages matériels de l'allaitement maternel.* Thèse de Paris, 1873.

Dally, *De l'importance sociale de l'hygiène de la première enfance.* Paris, 1869, in-8°. — Perrin, *Étude anthropologique sur l'alimentation des nouveau-nés.* Paris, 1869, in-8°. — Regnault, *De l'hygiène physique des enfants à la mamelle et du sevrage.* Paris, 1869, in-8°. — Saint-Clair-Monribot, *Alimentation des nouveau-nés.* Paris, 1869, in-8°. — Vacuer, *Traité de la surveillance des enfants en nourrice.* Lyon, 1869, in-8°. — Thaon, *Du poids dans les maladies chez les enfants,* in Arch. de phys. norm. et path., n° 6, 1872. — Dujardin-Beaumetz et Hardy (E.), *De la farine d'avoine dans l'alimentation du jeune âge.* in Un. méd., n° 52, 1873. —

Foisy, *De quelques applications de la balance à l'étude physiologique et clinique des nouveau-nés.* Thèse de Paris, 1873. — Kezmarszky, *Ueber die Gewichtsverändrungen reifer Neugeborner,* in *Arch. f. Gynäk.* Bd. V, H. 3, 1873. — Siry, *Le premier âge.* — *De l'éducation physique, morale et intellectuelle de l'enfant.* Paris, 1873, in-8°. — Kehrer. *Die erste Kindernahrung,* in *Volkmann's Samml. klin. Vorträge,* 1874. — Lauro de Franco, *Sur le poids et la loi de l'accroissement du nouveau-né.* Thèse de Paris, 1874. — Segond (C.), *Du poids des nouveaux-nés, son accroissement physiologique,* etc. Paris, 1874. — Voyez encore divers rapports de la commission permanente de l'hygiène de l'enfance, réd. par Devilliers.

Albrecht (H. R.), *Ueber die Gefahren der Anwendung narcotischer Mittel bei Neugeborenen,* in *Corr.-Bl. f. Schweizer Aerzte,* n° 10, 1874. — Quinquand, *Essai sur le puerpérisme infectieux chez la femme et le nouveau-né.* Thèse de Paris, 1872.

Biedert, *Neue Unters. üb. Menschen-und Kuhmilch,* in *Virchow's Archiv,* Bd. LX, S. 352, 1874. — Marchand (Ch.), *Du lait et de l'allaitement.* Paris, 1874.

Mettenheimer (C.), *Ueb. die Veränderungen des Kautschuk der Saugflaschenhütchen,* etc., in *F. Betz' Memorabilien,* n° 3, 1874.

Cumming (Elder), *The neglect of infants in large towns,* in *Brit. med. Journ.* oct. 10, 1874.

Boudard, *Guide pratique de la chèvre-nourrice au point de vue de l'allaitement des nouv.-nés,* 2ᵉ édit. Paris, 1876. — *Discussion à l'Académie sur l'alimentation des enfants,* 1876. — Bauzon, *Du sevrage.* Th. de Paris, 1877. — Gallois, *Sur a question de l'innocuité du lait provenant des nourrices syphilitiques.* Th. d. Paris, 1877. — Appay, *Des mal. communiquées et notamment de la transmission de la syphilis par l'allaitement.* Paris, 1877. — Dupoy, *De quelq. préjugés concernant l'hyg. de la première enfance.* Th. Paris, 1878. — Hoffmann, *Ueber Ernährung und Nahrungsmittel der Kinder,* in *D. Viert. f. öff. Ges.-Pfl.,* Bd. IX, 1879. — Blanc (A.), *Hyg. alimentaire des nourrissons.* Th. Paris, 1879. — Hamayon, *De l'alimentation des nourrissons.* Th. Paris, 1879. — Blachez, *Mém. prés. à l'Acad. sur l'allaitement artificiel,* in *Gaz. heb.,* 1880, n° 25. — Delech, J. Guérin, etc., *Sur l'allaitem. artificiel,* in *Bull. Acad. méd.,* 1880, n° 16, . 345. — Fauvel (H.), *Sur les altérations du lait dans les biberons,* in *Compt. rend. Acad. des sc.,* 16 mai 1881, et *Ann. d'Hyg.,* t. IV, 1881. — Devilliers, *Rapp. de la commission de l'hyg. de l'enfance,* in *Bull. Acad. méd.,* 1877, nᵒˢ 25-26 ; 1878, n° 11. — Guyot (L.), *Hygiène et protection des enfants du premier âge.* Th. Paris, 1878, in-8. — Bergeron (J.), Bertillon, Marjolin, *Hyg. du nouveau-né. Rapp.,* in *Congr. internat. d'hyg. au Trocadéro en 1878. Compt. rend.,* t. I. Paris, 1880. — Amette, *Suppression de l'industrie nourricière.* Paris, 1881, in-18. — Uffelmann (J.), *Handb. der priv. u. öff. Hygiene des Kindes.* Leipzig, 1882, gr. in-8°. — Blanche (Tony), *L'enfant,* etc. Paris, 1882, in-18. — Deligny, *Le biberon.* Paris, 1882, in-18.

§ 2. — Deuxième enfance.

La seconde enfance commence à l'époque du sevrage et s'étend jusqu'à celle de la puberté, que l'on peut fixer, en moyenne, à douze ans pour les filles et quinze ans pour les garçons.

Pendant cette période, l'évolution continue : l'enfant croît, grandit ; ses organes se développent, se perfectionnent, mais avec un peu plus de lenteur que pendant la durée de la lactation.

On retrouve ici les trois lois établies pour la première enfance, seulement elles sont un peu moins précises. Quelques mots de développement sont nécessaires pour chacune d'elles.

1° La prédominance du mouvement de composition sur celui de décomposition des tissus continue toujours avec une certaine énergie. Aussi l'enfant ne cesse-t-il de s'accroître, de se développer, et ses organes de se perfectionner. En même temps ces mêmes organes ont plus de force et supportent mieux les agents avec lesquels ils sont mis en contact.

Le tube digestif reçoit toute espèce d'aliments, et la variété des matières animales et végétales qui y sont introduites, conduite toutefois avec discernement, est loin d'avoir les mêmes inconvénients que dans le premier âge. D'un autre côté, la faim et le besoin de réparation se font encore sentir chez l'enfant avec une impérieuse nécessité, et il succomberait presque aussi vite à la privation de nourriture dans cette période de la vie que dans le premier âge. Ces faits s'expliquent très bien par la prédominance du mouvement nutritif interstitiel et par la nécessité d'y subvenir à l'aide d'éléments réparateurs. Toutefois, ces aliments doivent être d'une digestion et d'une assimilation facile.

Les maladies du tube digestif, tout en étant plus rares que dans le premier âge, le sont cependant moins que chez l'adulte. Les indigestions dues à la surcharge des voies digestives sont fréquentes : la diarrhée se développe assez souvent. La gastrite aiguë ou chronique est très rare, tandis que les entéro-colites et les ramollissements de la muqueuse du côlon se manifestent encore avec une certaine fréquence. Une mauvaise nourriture, l'usage de matières alimentaires contenant des principes altérés ou d'une digestion difficile, une quantité insuffisante d'aliments sont les causes principales de la production de ces maladies diverses. La fièvre typhoïde enfin commence à se montrer dans la deuxième enfance et n'y est même pas très-rare.

L'appareil respiratoire fonctionne avec une grande énergie, et l'introduction dans les poumons d'un air suffisamment oxygéné et non altéré par les produits de l'expiration ou par des miasmes est toujours d'une indispensable nécessité.

Les recherches de Baudelocque sur les causes de la maladie scrofuleuse l'ont conduit à des résultats bien curieux, relativement à la nécessité de l'inspiration d'un air pur. Cet auteur admet, d'après de nombreuses observations, que la cause principale de la maladie scrofuleuse se trouve dans l'inspiration habituelle d'un air vicié ne contenant qu'une quantité insuffisante d'oxygène, comme cela a lieu lorsque les enfants sont placés dans un endroit trop étroit et mal disposé pour le renouvellement de l'air qu'il renferme.

Baudelocque trouve toutes ces conditions défavorables réunies dans les professions des individus qui fournissent le plus de malades aux salles de scrofuleux de l'hôpital des enfants. Telle est celle des portiers qui occupent des loges étroites et mal aérées ; telles sont encore toutes les professions exercées dans des réduits où l'air n'est pas convenablement renouvelé. Cet observateur distingue encore, comme cause de scrofules, l'habitude qu'ont beaucoup d'enfants de s'endormir la tête cachée sous les couvertures, et respirant, par conséquent, un air altéré par l'expiration et par les produits de la perspiration cutanée. Pour Baudelocque, en définitive, c'est dans les obstacles permanents et longtemps continués à la respiration d'un air pur qu'il faut rapporter presque exclusivement la cause des scrofules (*Études sur les causes, la nature et le traitement des maladies scrofuleuses*. Paris, 1834, in-8°, p. 123-166).

Les organes respiratoires devant fonctionner avec énergie pendant l'enfance, il n'est pas étonnant qu'ils soient le siège de maladies fréquentes. Aussi observe-t-on un grand nombre de laryngites, de bronchites, de croups, de coqueluches, de pneumonies ; de plus, les pneumonies dites secondaires ou consécutives à d'autres maladies sont bien plus fréquentes dans l'enfance que dans l'âge adulte ; ce qui signifie que les maladies générales, dans lesquelles ces phlegmasies peuvent se développer comme complication, affectent plus facilement les poumons qu'aux autres époques de la vie. L'influence du froid et des courants d'air humide détermine également chez les enfants beaucoup de phlegmasies aiguës des bronches et des poumons.

L'absorption, toujours active dans le jeune âge, rend bien compte de la fréquence des maladies contagieuses et de la facilité avec laquelle les enfants les contractent. Nous citerons la variole, la rougeole, la scarlatine.

Une nouvelle fonction se développe, c'est l'intelligence, qui, jusqu'à deux ans, était obtuse et bornée à peu près aux instincts. Ce développement des facultés intellectuelles, déjà frappant à l'âge de trois, quatre et cinq ans, et variable selon les sujets, se poursuit sans interruption jusqu'à douze ou quinze ans, et correspond à une grande activité organique et fonctionnelle du cerveau. Il résulte de la suractivité de cet appareil une prédisposition particulière aux diverses maladies de l'encéphale, et un retentissement facile et rapide des affections des autres organes sur le cerveau. La méningite aiguë et chronique, les convulsions, l'épilepsie, la chorée, la maladie à laquelle on a donné le nom de contracture des extrémités, sont toutes fréquentes chez les enfants, et sont la conséquence de cette suractivité organique et fonctionnelle du cerveau.

Tout obstacle apporté à l'accroissement des tissus, et destiné à l'entraver, peut, comme dans le premier âge, être la cause et le point de départ de certaines maladies générales. On peut avancer, et c'est précisément cette dernière circonstance qui en rend compte, qu'à durée et à intensité égales, toute maladie détermine bien plus rapidement chez les enfants que chez les adultes l'affaiblissement et l'émaciation ; en pareil cas, c'est la prédominance du mouvement interstitiel de composition qui est entravée, soit par la maladie elle-même, soit par l'absence de nourriture qu'entraînait cette maladie.

Les affections diathésiques ont également bien souvent pour point de départ, chez les enfants de deux à quinze ans, d'autres affections qui, par le seul fait de leur existence, ont entravé la nutrition des tissus. C'est ainsi que le rachitisme, les tubercules, les scrofules ont été souvent précédés de maladies des voies digestives, qui ont agi en s'opposant à la digestion, et, par conséquent, à l'assimilation des aliments, et en altérant la nutrition interstitielle.

2° *Production ou développement d'organes nouveaux ou qui n'étaient encore qu'à l'état de germe ou de rudiment.* — L'influence exercée par ce phénomène est moins grande dans le deuxième âge que dans le premier, et cependant on observe de grandes modifications dans la dentition. Ainsi, à quatre, cinq ou six ans, on voit paraître quatre molaires, qui sont des dents permanentes, et qui portent le nombre des dents à vingt-quatre. On voit bientôt après s'effectuer la chute des dents de la première dentition, et ces dernières être remplacées par des dents permanentes. Enfin, vers douze ans, paraissent quatre nouvelles grosses molaires, qui complètent vingt-huit dents. Eh bien ! toute cette éruption dentaire s'effectue sans être accompagnée des mêmes orages que la première dentition, et rarement observe-t-on quelques troubles passagers ou quelques accidents de peu d'importance. On ne peut même signaler aucun phénomène particulier qui soit propre à la sortie des dents permanentes, ni à celle des huit dernières molaires.

3° *Impressionnabilité plus grande des enfants par les agents extérieurs, et résistance plus faible.* — Cette opposition, dont il a été longuement question précédemment, est encore fort remarquable dans le deuxième âge, et elle est la source de bien des maladies chez les enfants. On doit admettre toutefois que cette susceptibilité diminue à mesure que les enfants avancent en âge, qu'elle est en rapport avec la force de leur constitution, avec le bon état antérieur de leur santé, et avec la manière dont s'est accompli leur allaitement.

Si cette susceptibilité, considérée d'une manière générale, est diminuée, la résistance de ces jeunes êtres est aussi plus grande, et cette résistance est en raison directe de l'âge plus ou moins avancé, de la force, de la constitution, de la santé antérieure plus robuste, et enfin d'un bon allaitement. La conséquence à tirer est toute simple, c'est que, plus les enfants rempliront ces quatre conditions d'une manière complète, moins ils seront exposés aux chances de développement des maladies, et plus la terminaison de ces maladies sera favorable.

RÈGLES HYGIÉNIQUES. — *Alimentation.* — 1° Il faut aux enfants une nourriture saine, de facile digestion, contenant, dans des proportions suffisantes, les éléments respirateurs azotés et les éléments respiratoires. Il faut en même temps que cette nourriture soit d'une facile assimilation, et qu'elle n'exige pas de la muqueuse digestive un travail trop énergique, qui pourrait ainsi devenir la cause de diverses maladies de cet appareil.

Cette nourriture doit être réglée, et être prise à des heures fixes et régulières, jamais trop abondante, les indigestions répétées chez les enfants pouvant être l'origine de phlegmasies des voies digestives.

2° Les aliments doivent être cependant en suffisante quantité et suffisamment réparateurs. Ces deux conditions sont de la plus impérieuse nécessité, car leur absence est bien souvent dans les classes malheureuses de la société, le point de départ de maladies qui portent sur l'ensemble de l'organisme. Ainsi, le rachitisme, les tubercules et les scrofules sont bien souvent la conséquence d'une alimentation insuffisante. Quant aux choix des aliments et des boissons, ce n'est que plus tard qu'il en sera question (V. *Régime*).

3° L'appareil respiratoire exige une satisfaction complète : il faut à l'enfant un air suffisamment renouvelé ; il faut qu'il soit couché dans une chambre ventilée d'une manière convenable, et habitée par peu de personnes, à moins qu'elle ne soit très spacieuse. On surveillera le sommeil de l'enfant, pour qu'il ne plonge pas la tête sous les couvertures. La température de l'air devra être maintenue à un degré convenable, tout en évitant de placer le lit des enfants sur le trajet des courants d'air.

4° Chez les enfants, il est nécessaire d'éviter avec soin toute fatigue intellectuelle trop grande, toute tension d'esprit trop considérable, toute émotion trop vive. Ces causes diverses peuvent déterminer des accidents immédiats ou bien, lorsqu'elles viennent à se répéter et à persister, elles donnent au système nerveux une sensibilité excessive, qui pourrait dominer la vie entière ou bien amener des névroses de diverses natures.

5° Enfin une règle importante à observer chez les enfants, c'est d'éviter de leur laisser contracter des habitudes vicieuses ; car, dans leur jeune âge, ces habitudes se prennent avec une grande facilité, et ne peuvent être déracinées qu'avec peine.

Salles d'asile. — Les salles d'asile sont une institution toute moderne, qui a déjà rendu de grands services et qui est appelée, par son développement, à en rendre de plus grands encore à la classe ouvrière.

Les salles d'asile sont destinées à recevoir les enfants de deux à cinq ans, et à les garder toute la journée pendant le travail des parents, et cela, tantôt en percevant une légère rétribution, tantôt gratuitement. L'enfant y reçoit le commencement de l'éducation et de l'instruction. Ces établissements sont placés sous la surveillance d'une directrice. Les heures y sont partagées entre un travail simple, à la portée des jeunes enfants, des chants simples et des jeux. Un médecin est attaché à chaque salle d'asile ; le rôle qu'il est appelé à remplir est le suivant : il doit s'opposer à la présence d'un nombre d'enfants trop considérable, c'est-à-dire à l'encombrement, et veiller à ce que les salles soient suffisamment grandes, à ce que l'air y soit renouvelé d'une manière convenable. Il doit examiner les enfants malades, afin de les rendre à leur famille, et leur donner des soins s'il y a lieu. Enfin, il faut qu'il s'oppose à l'introduction, dans la salle d'asile, d'enfants atteints des maladies contagieuses ou transmissibles, telles que la gale, la teigne, qui pourraient infecter une partie des jeunes sujets.

L'origine des salles d'asile n'est pas très ancienne. — C'est à Oberlin, pasteur de Ban-de-la-Roche, qu'est due leur création. La marquise de Pastoret les introduisit à Paris, et, en 1826, sous l'influence de Cochin et d'autres philanthropes, un grand nombre de salles d'asile ne tardèrent pas à s'ouvrir. Une ordonnance royale de 1837 a placé ces établissements sous le régime de l'instruction publique.

En 1837, on comptait en France 361 salles d'asile, existant dans 172 communes, et contenant 29,313 enfants. En 1840, il en existait 555 dans 332 communes, et contenant 51,000 enfants. Enfin, en 1860, le nombre des asiles s'élevait à 3,000, recevant environ 200,000 enfants. Dans quelques salles d'asile, on nourrit les enfants les plus pauvres et on leur fournit quelques vêtements. C'est un usage qu'on devrait adopter partout, mais que la charité privée peut seule propager. Cet usage rendrait beaucoup meilleures les conditions hygiéniques des enfants et des asiles qui les contiennent.

Externats. — Les devoirs et les fonctions des médecins qui y sont attachés sont de même nature que ceux qu'ils remplissent auprès des salles d'asile, et la surveillance de leur part n'est pas moins importante. Une autre question se présente ici, c'est celle de savoir à quel âge on doit placer les enfants dans un externat. Je crois la réponse facile : il faut attendre que les enfants aient au moins cinq ans, époque à laquelle on cesse de les recevoir dans les salles d'asile. La durée moyenne du temps qu'ils passent dans les externats est d'environ quatre ou cinq ans, c'est-à-dire qu'elle se prolonge jusqu'à neuf ou dix ans. C'est à peu près à cet âge, en effet, que les enfants commencent à n'avoir plus besoin d'une surveillance aussi active, et qu'il n'est plus nécessaire de mettre autant de choix et de mesure dans leurs aliments.

Pensionnats, maisons d'éducation avec internes. — Ainsi qu'il vient d'être dit, c'est vers l'âge de neuf à dix ans environ que la plupart des enfants sont placés comme internes dans les pensions ou les collèges. C'est l'âge où les jeunes sujets commencent à être impressionnés d'une manière moins énergique par les agents extérieurs, où la fréquence des maladies diminue ; c'est enfin l'époque où leur intelligence commence à prendre son essor et peut être appliquée au travail d'une manière plus suivie et avec plus de fruit. Le médecin est souvent appelé à donner des conseils pour le choix d'une maison d'éducation ; il est indispensable, en conséquence, d'entrer dans quelques détails relatifs à l'hygiène de ces maisons et aux conditions qu'elles doivent présenter. Ces conditions sont physiques ou matérielles, et morales.

Conditions physiques et matérielles. — La plupart de ces conditions étant développées dans les chapitres qui les concernent, on peut se borner à les énumérer sous forme de propositions.

1° Les pensionnats doivent être placés au milieu de cours ou de jardins suffisamment aérés.

2° Les salles d'étude doivent être vastes, bien chauffées en hiver, et les enfants ne doivent pas y être accumulés en trop grand nombre.

3° Ces deux conditions sont encore plus nécessaires pour les dortoirs.

Relativement aux salles d'étude et aux dortoirs des internats et des externats des grandes villes, et particulièrement de Paris, il est une observation que je crois devoir faire dans l'espoir qu'elle attirera peut-être l'attention de l'autorité. Dans un grand nombre de ces maisons, les locaux qui sont consacrés à ces deux objets sont beaucoup trop petits ; on y accumule un nombre d'enfants beaucoup trop considérable. Le résultat de cet encombrement est la viciation de l'air et toutes ses conséquences, telles que nous les exposerons en traitant de l'air confiné.

Il serait nécessaire que les inspecteurs de l'Université s'occupassent de la surveillance matérielle des établissements qu'ils sont chargés d'inspecter. Le font-ils ? Je l'ignore ; mais je pourrais désigner un certain nombre d'établissements, et même d'établissements en vogue, dans lesquels existent tous les inconvénients de cet encombrement.

4° Les enfants de différents âges doivent être séparés dans

des cours spéciales, et tout contact entre les uns et les autres doit être formellement interdit.

Ces cours doivent, autant que possible, être larges, espacées, et l'air doit s'y renouveler facilement. Les observations que je viens de faire pour les salles d'étude et les dortoirs s'appliquent aux cours ou aux jardins. Beaucoup de maisons sont dans ce cas : les cours et les jardins sont dans de mauvaises conditions de salubrité ; quelques-unes même manquent complètement.

5° Enfin, une nourriture saine, azotée en partie et facilement assimilable, est de rigueur (1).

[La question des écoles est à l'ordre du jour depuis plusieurs années ; on s'est surtout occupé de la disposition des bancs et des tables, et des conséquences qui en résultent sous le rapport de la myopie et des déviations de la taille. Virchow, et depuis un grand nombre d'autres savants, Giraud-Teulon, Javal, Cohn, Varrentrapp, etc., etc., ont fait voir que, dans l'instruction secondaire, à mesure qu'on s'élève dans les classes, la myopie devient de plus en plus fréquente. Pour obvier à ces graves inconvénients, il faudrait que les bancs fussent peu élevés, de la hauteur de la jambe de l'enfant, assez larges pour supporter presque toute la longueur de la cuisse, et munis d'un dossier, légèrement incliné, fixé à la hauteur des reins. La table devrait ne pas dépasser de 2 centim. et demi la hauteur du coude pendant le long du corps et présenter une inclinaison d'environ 20 degrés pour l'écriture, de 45 degrés pour la lecture. Le bord antérieur du banc, le bord inférieur de la table doivent être au même niveau. De la sorte, l'enfant peut écrire le corps droit. Cette disposition gêne la sortie, mais on peut y remédier en faisant glisser le banc en arrière sur une planchette ou en le faisant basculer, comme cela a lieu pour les stalles, dans les théâtres. Il faut, dans une même classe, avoir des bancs et des tables de différentes hauteurs, afin que les enfants de différentes tailles soient toujours commodément placés. Varrentrapp a imaginé une table-banc à articulations multiples, permettant de satisfaire à toutes les exigences. — De son côté, le docteur Lion a beaucoup insisté sur divers points importants. Il ne voudrait pas qu'il y eût plus de huit à dix heures de travail par jour, pour les enfants âgés de plus de dix ans ; au-dessous, trois ou quatre heures doivent suffire. Pendant les grandes chaleurs, il ne devrait pas y avoir de classes dans le milieu de la journée. On fait faire aux enfants trop d'écritures, de copies, de mises au net, c'est là une cause de myopie ; il faudrait bannir les livres

---

(1) V. plus bas : *du Régime*, le règlement imposé dans les lycées d'après le rapport de P. Bérard.

écrits en caractères trop fins (1); surveiller très scrupuleusement l'attitude des enfants, et surtout des jeunes filles, pour éviter les déviations de la taille. Deux heures de travail doivent être suivies d'une récréation. A Noël, à Pâques, à la Pentecôte, huit à dix jours de congé ne sont pas de trop ; mais les grandes vacances d'automne sont trop longues et font perdre à l'élève, dit M. Lion, l'habitude du travail (2). Il recommande comme très-favorables à la santé, et devant être obligatoires, le chant et la gymnastique (3).]

Conditions morales et intellectuelles. — Celles que l'on doit rechercher sont les suivantes :

1° Capacité et moralité des chefs et des maîtres d'étude ;

2° Les heures de repas, de travail, de récréation, établies de manière à ce qu'elles se succèdent chaque jour avec régularité ;

3° Surveillance sévère des enfants pour empêcher qu'ils ne contractent de mauvaises habitudes.

Hôpitaux destinés aux enfants.

La première question qui se présente est assez difficile à résoudre : faut-il, dans chaque hôpital, consacrer une ou deux salles aux enfants, ou bien établir pour eux des hôpitaux spéciaux ?

Cette question ne peut en être une pour les villes de population moyenne ou faible, et qui n'ont qu'un seul hôpital ou deux tout au plus. Évidemment on ne peut songer à y établir des maisons spéciales, et on doit encore s'estimer heureux quand une salle particulière est réservée aux jeunes sujets.

La question se présente donc seulement pour les grandes villes. A mon avis, on doit y établir des hôpitaux spéciaux pour les enfants, et même il est nécessaire d'avoir dans ces hôpitaux des sections particulières pour certaines maladies.

Voici, en pareille matière, quelques principes qu'il est important de ne pas perdre de vue.

1° Un hôpital d'enfants doit être placé, autant que possible, dans un vaste espace, au milieu de cours et de jardins séparant les divers corps de bâtiment qui le composent.

(1) Les écoles et les classes doivent être largement éclairées, et la lumière solaire tamisée par des stores bleuâtres ; la lumière doit venir du côté gauche par des fenêtres larges et très élevées ; le papier des livres doit être jaunâtre, les livres scolaires ne doivent pas être imprimés plus fins que le 8 interligné, chaque ligne occupant une hauteur minimum de 3 millim. environ. Dans l'éclairage artificiel, la lumière diffuse est préférable.

(2) Il serait préférable de choisir pour les grandes vacances les deux mois les plus chauds, juillet et août.

(3) Une commission spéciale vient d'être nommée par le ministre de l'instruction publique pour étudier toutes les questions relatives à l'hygiène scolaire ; elle n'a pas encore publié les résultats auxquels elle est arrivée (avril 1882).

2° Il faut y établir des divisions particulières pour un certain nombre de maladies. L'hôpital des Enfants malades de Paris offre quelques-unes de ces divisions, mais elles sont insuffisantes. Voici celles qui nous paraîtraient nécessaires :

1° Maladies chirurgicales;

2° Maladies aiguës, proprement dites, non contagieuses ;

3° Maladies aiguës, contagieuses (fièvres éruptives) ;

4° Maladies nerveuses (chorée, épilepsie) ;

5° Maladies de la peau ;

6° Ophthalmies ;

7° Scrofules et tubercules.

3° Il est indispensable que les salles soient multipliées, peu étendues, et ne contiennent chacune qu'un petit nombre d'enfants, dix ou douze tout au plus; il faut encore qu'elles soient suffisamment aérées et chauffées.

4° Enfin on devrait y mettre des infirmiers en nombre beaucoup plus considérable qu'on ne le fait dans les hôpitaux destinés aux adultes.

L'hôpital des Enfants malades de Paris offre la réunion d'un certain nombre de ces conditions hygiéniques.

L'espace est vaste; des locaux particuliers sont affectés aux maladies principales, scrofules, ophthalmies, maladies de la peau, teigne, maladies aiguës. Plusieurs salles sont belles, suffisamment aérées et saines. Mais, à côté de ces améliorations qui ont été successivement introduites, il y a encore de sérieux inconvénients, parmi lesquels on peut signaler les suivants :

1° L'existence de quelques salles encore peu salubres, basses, dans lesquelles on place trop de malades ;

2° La présence d'un nombre de lits trop considérable dans les salles de maladies aiguës, surtout dans la division des filles ;

3° Le mélange des maladies éruptives dans les salles destinées aux autres maladies ;

4° L'encombrement de certaines salles donne une physionomie particulière aux maladies que l'on y traite ; elles y prennent rapidement un caractère de gravité insolite; les enfants tombent dans un affaissement extrême, et la mort les frappe en plus grand nombre que partout ailleurs.

Il y a quelques jours à peine, l'hôpital Sainte-Marguerite, de Paris, consacré aux adultes, a été transformé en hôpital d'enfants. Il est placé dans d'excellentes conditions hygiéniques, et l'avenir nous apprendra si la mortalité y est moins considérable qu'à l'Hôpital d'enfants de la rue de Sèvres (1).

_____

(1) Pour répondre au vœu formulé par l'auteur, nous avons compulsé les comptes moraux et administratifs publiés annuellement par la direction de l'Assistance publique. Laissant de côté les services de chirurgie, dans lesquels une foule de cir-

[Il est question actuellement de fonder, avec l'aide des muni-
cipalités, des *dispensaires* pour les enfants, sur le modèle de
celui établi en 1875 au Havre par le Dr Gibert ; les enfants ne
cesseraient ainsi d'appartenir à leur famille, tout en recevant
régulièrement les soins que nécessite leur état de maladie.]

Bibliographie. Salles d'asile. — COCHIN, *Manuel des salles d'asile.* Paris,
1834, in-8°, 5° édit., 1857. — CANY, *De l'influence des salles d'asile sur la santé,
l'éducation, les mœurs et l'avenir des enfants.* Toulouse, 1835, in-8°. — *Des écoles
et des salles d'asile en Italie en* 1834, trad. de l'ital. sur les publicat. de l'abbé
Ferrante Aporti et de l'abbé Raph. Lambruschini. Paris, 1835, in-8°. — CERISE, *Le
médecin des salles d'asile,* ou *Manuel,* etc. Paris, 1836, in-8°, 2° édit., 1857. — DU
MÊME, art. *Asile (Salles d'),* in *Dict. Encycl. des sc. méd.,* t. VI, p. 564. 1867. —
CHEVREAU-LEMERCIER (Mad.), *Essai sur l'inspection générale des salles d'asile.* Paris,
1848, in-8°. — JUDÉ DE LA PERRELLE, *Guide des salles d'asile contenant des instruc-
tions sur leur construction, leur chauffage,* etc , fig., pl. Paris, 1849, in-8. — MA-
LANCE (A. de), *Histoire des salles d'asile et des asiles-ouvroirs.* Paris, 1855, in-8°.
— PAPE-CARPENTIER (Mad.), *Conseils sur la direction des salles d'asile.* Paris,
1856, in-8. — RENDU (Eugène), *Guide des salles d'asile (lois, décrets, conseils, etc.).*
Paris, 1860, in-8°. — *Nouveau manuel des salles d'asile,* etc., par une sœur directrice, etc.— L'*Ami de l'enfance. Journ. des salles d'asile.* Paris, 1865-63, 9 vol.

Lycées, collèges, écoles. — RICHARD DE LAUDEC, *Établissement propre à l'éducation
physique et morale des enfants depuis la fin de leur allaitement jusqu'à leur septième année.* Paris, 1772, in-8°.— BALME (C. D.', *Recherches diététiques du médecin
patriote sur la santé et les maladies observées dans les séminaires, dans les pensionnats,* etc. Paris, 1791, in-12. — WECKHERLIN, *Ueber die Einrichtung der Schulen in Rücksicht auf körperliche Gesundheit der Jugend.* Stuttgard, 1792. —
FRIEDLANDER, *De l'éducation physique de l'homme.* Paris, 1815, in-8°. — SIMON (de
Metz), *Traité d'hyg. appliquée à l'éducation de la jeunesse.* Paris, 1827, in-8°. —
PAVET DE COURTEILLE, *Hygiène des collèges et des maisons d'éducation.* Paris, 1827,
in-8°. — BIARD, *Hygiène des enfants dans les collèges.* Th. de Paris, 1832, n° 169.
—MÜNCH (M. C.), *Die Gesundheitslehre, oder Anweis zur Förderung und Erhaltung
der Gesundheit für Kinder in Stadt-und Landschulen,* 4° Aufl. Augsburg, 1834,
in-12. — LORINZER (C. J.), *Zum Schutz der Gesundheit in den Schulen.* Berlin,
1836, in-8° et *ibid.,* 1861, in-8°. — FROHIEP (R.), *Bemerkungen uber den Einfluss
der Schulen auf die Gesundheit.* Berlin, 1836, in-8. — HÉRAU, *Des écoles sous le
rapport de l'éducation physique et de l'hygiène.* Paris, 1840, in-8°.—BEHREND, *Uber
die aus dem Schulbesuch und den schlecten Einrichtungen unserer Schulstuben entste-
henden Kinderkrankheiten,* etc., in *Journ. f. Kinderkr,* 1845, et *Schmidt's Jahrbb,*
XLVIII, 77, 1845. — POINTE, *Hygiène des collèges, comprenant,* etc. Paris, 1846,
in-12. — FISCHER, *Zweites nothwendiges Wort über, die medicinische schulfrage.*
Nordhausen, 1847, in-8°. — SERRES, *Sur la durée des heures de travail dans les
lycées,* in *Gaz. méd.,* 1848, p. 370.—LALLEMAND (F.). *Éducation publique.* 1re part.,

constances extrinsèques difficiles à prévoir font varier la mortalité, nous avons
relevé, pour les services de médecine, les rapports des décès au chiffre total des
sortis guéris ou morts, et pour l'hôpital des enfants malades et pour l'hôpital
Sainte-Eugénie. Enfin, tirant la moyenne de ces chiffres pour la période de 1854
à 1860 que nous avions sous les yeux, nous sommes arrivé au résultat suivant :

	RAPPORT des décès masculins.	RAPPORT des décès féminins.	RAPPORT moyen des deux sexes.
Enfants malades. 1 sur	4,40	4,33	4,32
Sainte-Eugénie.. 1 sur	5,23	5,41	5,92

La différence assez notable en faveur de l'hôpital Sainte-Eugénie vient donc justifier les prévisions de A. Becquerel.

E. Bgd.

Education physique. Paris, 1848, in-12. 2e part., *Éducation morale*. Paris, 1852, in-12. — Müller (G. F.), *Die deutschen Volksschulen und ihre Krankheiten*, etc. Hall., 1850, in-8°. — Du même, *Die Schulhäuser und ihre Bewohner*, in *Henke's Ztschr.*, 1851, Hft. et *Canstatt's Jahresb.*, 1852, VII, 9. — Schreder (D. G.), *Ein ærztlicher Blick in das Schulwesen*, etc. Leipzig, 1858, in-8, fig. pl. — Pappenheim (Ludw.), *Schulwesen*, in *Handb. der Sanitätspol.*, t. II, p. 425. Berlin, 1858-59, in-8. — Schraube (Otto), *Die sanitätspoliz. Beaufsichtigung der Schulen*, etc. Halle, 1859, in-8°, fig. — Bormann (F. Ad.), *Besprechung der D*r *Schreber'schen Schrift : Ein ærztl. Blick*, etc. Dœbeln, 1860, in-4°. — Schrœder, *Hygieine der Schullokale*, in *Berlin. Med. Zeit.*, 1860, n° 7. — Lion, *Die Hygieine der Schule*, in *Deutsche Klinik-Beil*, 1863, p. 9. — Bourdet (E.), *Principes d'éducation positive*. Paris, 1863, in-18. — Paul (A.), *Notions hygiéniques applicables aux établissements d'instruction de la jeunesse*, in *Bullet. de la Soc. de méd. de Gand*. 1863, nov.-déc. — Guillaume (L.), *Die Gesundheitspflege in den Schulen. Betrachtungen*, etc. Aarau, 1865, in-8°. — Reclam (C.), *Gesundheitslehre für Schulen*. Leipsig, 1865, in-8.—Du même, *Muster-Schulzimmer*, in *Deutsche Vjhrschschr. f. öffentl. Gesundheitspflege*, II, p. 25, 1870. — Gaillard (R.), *Hygiène des colléges*. Paris, 1866-68, in-8°.— Cohn (Herm.), *Untersuchungen der Augen von 10000 Schulkindern, nebst Vorschlagen zur verbesserung*, etc. Leipsig, 1867, in-8°. — Du même, *Die Kurzsichtegkeit unter den Schulkindern und*, etc., in *Deutsche Klin*, 1867, p. 64.— Becker (T.), *Luft und Bewegung zur Gesundheitspflege in den Schulen*. Frankf. a. M., 1867, in-4°. — Vernois (M.), *De l'état hygiènique des lycées de l'Empire en 1867*. *Rapp.*, etc., in *Ann. d'hyg.*, 2e sér., t. XXX, p. 273, 1868. — Falk (Fr.), *Die Sanitätspoliz. Ueberwachung höherer und niederer Schulen und*, etc. Leipsig, 1869, in-8°.— Virchow (R.), *Ueber gewisse die Gesundheit benachtheiligende Einfluss der Schulen*, in *Archiv f. path. Anat.*, t. XLVI, p. 447, 1869. — Flinzer, *Die Anforderung der öffentlichen Gesundheitspflege on die Schulbänke*. Chemnitz, 1869, in-8°. — Breiting (C.), *Die Luft in Schulzimmern*, in *Deutsche vjschr f. öffentl. Gesundh*, t. II, p. 25, 1870.

Hôpitaux d'enfants : Jadelot, *Topographie de l'hospice des Orphelins de Paris*. Paris, 1807, in-8°. — Kohlschutter (Th.), *Mittheilungen über Kinderheilanstalten unter Benützung*, etc., in *ver. deutsch. Ztschr. f. d. St.*, t. VIII. Hft., 1. 1850. — Simon, *Wie verhalten sich die Vortheile und Nachteile von Waisenhausern zu der auf andere Weise*, etc., in *Henke's Ztschr f. d. St.* 40. Etg. 1850. — Rauchfuss, *Sur la construction des hôpitaux d'enfants*, in *Congrès internat. de Paris*, p. 515. Paris, 1867, in-8°.

— Dalton, *Physiologie et hygiène des écoles, des collèges et des familles*, trad. par Acosta. Paris, 1870, in-18. — Zwez, *Das Schulhaus und dessen innere Einrichtung*. Weimar, 1870. — Liebreich, *A contribution to school-hygiene* in *Brit. med. Journ.*, january 25, 1873. — O'Sullivan, *The hygiene of primary schools*, in *Philad. med. a. surg. Rep.* vol. XIX, n° 14, 1873. — Bouché de Vitray, *Quelques considérations sur l'hygiène dans les maisons d'éducation*. Thèse de Paris, 1874. — Braun, Brouwers et Doez, *Gymnastique scolaire en Hollande, en Allemagne et dans les pays du Nord*, in *Ann. d'hyg.* 2e sér., t. XLI, 1874. — Gayat, *Notes sur l'hygiène scolaire dans les écoles et dans la ville de Lyon*. Paris, 1874, in-8°. — Guillaume, *Hygiène des écoles, conditions architecturales et économiques*, in *Ann. d'hyg.*, 2e sér., t. XLI, 1874. — Riant, *Hyg. scolaire, influence de l'école sur la santé des enfants*, 2e éd. Paris, 1875, in-18.

Lepelletier, *Hôpital du Mans. Question des enfants assistés*. Paris, 1873, in-8°. — Nettleship (Edw.), *Ophthalmia in the metropolit. pauper schools*, in *The Lancet*, nov. 1875. — Bouché de Vitray, *Consid. sur l'hyg. dans les maisons d'éducat*. Th. de Paris, 1874. — Varrentrapp, *Eiserne Schulbänke*, in *D. Viert. f. öff. Ges.-Pfl.*, Bd. VII, p. 383, 1875. — Ritter, *Zur Schulgesundheitspflege*, in *Viert. f. ger. Med.*, Apr. 1876, p. 359; Juni, p. 143. — Conrad (M.), *Die Refraction von 3036 Augen von Schulkindern*. Leipzig, 1876. — Pflüger, *Die Augen der Luzerner Schulkinder*, in *Corr.-Bl. f. Schw. Aerzte*, 1876, n° 13. — Kuby, *Die Schulhygieine*, in *D. Viert. f. öff. Ges.-Pfl.* Bd. IX, p. 396, 1877. — Trélat, *Hyg. de la vue dans les écoles*, in *Ann. d'hyg. publ.*, sept. 1877. — Gariel, *L'éclairage diurne dans les écoles*, Ibid., nov. 1877. — Riant, *Hyg. scolaire*, 3e édit. Paris, 1877, in-18 ; 4e édit., Ibid., 1879, in-18. — Voit u. Forster, *Studien üb. die Heizungen in den*

Schulhäusern Münchens, in *Zeitschr. f. Biol.*, Bd. XIII, p. 1, 305, 1877. — DALLY, *Hyg. pédagogique*, in *Ann. d'hyg.*, janv. 1878, p. 108. — PERRIN, *Des latrines scolaires*, in *Ann. d'hyg.*, sept. 1878, p. 224. — DOR, *L'hygiène oculaire au lycée de Lyon*, in *Lyon méd.*, 1878, nᵒˢ 43-47. — LIEBREICH, *School-life in its influence on sight*, 2ᵉ édit. London, 1878. — OTT, *Myopie und Schule*, in *Corr.-Bl. Schweiz. Aerzte*, 1878, p. 457, 487. — GÜNTZ, *Syphilis der Schulkinder*, in *Memorabilien*, 1879, nᵒ 11. — CHATELLIER, *Hyg. de l'enf. à la campagne*. Th. Paris, 1879. — RIANT, *Revue d'hyg. scolaire*, in *Ann. d'Hyg.*, 3ᵉ sér., nᵒ 9, 1879. — JAVAL, *L'hyg. de la vue dans les écoles rurales*, in *Soc. de biol.* et *Gaz. hebd.*, 1879, nᵒ 42. — HUREL, *Les écoles de village dans un canton de Normandie*. Paris, 1879, in-8ᵒ. — NICATI, *Étude des bancs d'école*. Paris, 1879. — DU MÊME, *La myopie dans les écoles de Marseille*, in *Gaz. hebd.* 1879, nᵒ 44. — RIANT, *Réforme des latrines scolaires*. Paris, 1879, in-8ᵒ. — TRÉLAT (E.), *Distrib. de la lumi. dans les écoles*, in *Revue d'hyg.* 1879, p. 576, 669. — DALLY, *Des déformations du rachis causées par les attitudes scolaires vicieuses*, Ibid., p. 833. — DELPECH, *Salles d'asile et écoles primaires*. Paris, 1880, in-18. — WINTREBERT, *Consult. hyg. à propos de la construct. et de l'ameubl. d'une école primaire de filles*. Paris, 1880, in-8ᵒ. — GIRAUD-TEULON et M. PERRIN, *Les livres scolaires et la myopie*, etc., *Rapport*, in *Bull. Acad. méd.*, 1880, p. 221. — GALEZOWSKI, *Des blessures de l'œil par les plumes d'acier dans les écoles*, etc., in *Rev. d'hyg.* 1880, p. 790. — LINCOLN, *School hygiene* (dans Buck). New-York, 1879. — GALIPPE, *De la menstruation dans les établissements consacrés à l'éducation des jeunes filles*, in *Rev. d'hyg.*, 1880, p. 605. — COHN (H.), *L'écriture, la typographie et les progrès de la myopie*, in *Rev. scientif.* 1881, nᵒ 10. — ARNOULD (J.), *Rapp. sur un projet d'hôpit. marit. pour les maladies chron. de l'enfance dans le dép. du Nord*, in *Bull. méd. du Nord*, 1880. — FOVILLE (A.), *Les dispensaires pour enfants malades*, in *Ann. d'Hyg.*, mai 1881, nᵒ 29. — VALLIN, *Des écoles de rachitiques en Italie*, in *Rev. d'Hyg.*, 1880, p. 1055. — UFFELMANN, *Austalten zur Pflege schwächlicher kinder*, in *Viert. f. öff. Ges.-Pfl.*, 1880, p. 697. — ZEHENDER, *Ueber den Einfluss des Schulunterrichts auf Entstehung von Kurzsichtigkeit*. Stuttgart, 1880, in-8ᵒ. — THORENS, *Rapp. sur les mesures à prendre contre les attitudes scolaires vicieuses*, Ibid., p. 406. — ORY (E.), *Deux faits de déformations scolaires de la colonne vertébrale*, Ibid., p. 933. — LAYNAUD, *Un type d'école à jour unilatéral à Saint-Denis*, Ibid., p. 1021. — GODIN, *Essai sur l'éducat. physiç. dans la famille et au collège*. Th. de Paris, 1881. — ALEXI, *Ueber bürdung der Jugend auf den Schulen*, in *Viert. f. öff. Ges.-Pfl.*, 1881, p. 407. — BLASIUS, *Die Schulen des Herzogth Braunschweig*, Ibid., 1880-81. — VALLIN (E.), *L'éducation corporelle et l'hygiène scolaire*, in *Rev. d'hyg.*, 1882, p. 89.

§ 3. — Adolescence; jeunesse.

Cet état commence à la puberté, c'est-à-dire vers l'âge de douze à quinze ans. Chez la jeune fille, c'est l'instant où les menstrues s'établissent, et chez les garçons l'époque où les organes génitaux commencent à présenter une activité fonctionnelle. Cette période se prolonge jusqu'à vingt ans. Pendant tout ce temps, l'accroissement continue, le développement et le perfectionnement des divers appareils s'accomplissent, et le mouvement de composition l'emporte toujours sur le mouvement de décomposition. L'adolescent est devenu moins impressionnable aux agents extérieurs; il est doué également d'un degré de résistance plus considérable.

Toutes les questions qui concernent cet âge constituent, ainsi que celles de l'âge suivant, la matière de la plus grande partie de l'hygiène; aussi n'en sera-t-il pas question ici.

Bibliographie. — Heister, *De morbis adolescentium et juvenum Hippocratis.* Helmstædii, 1722, in-4°. — Closio, *De juvenum dispositione ad morbos pulmonum.* Halæ Magd./1740, in-4°. — Thiesen, *De morbis juvenum.* Ibid., 1746, in-4°. — Miller, *Dissert. de pubertate.* Edinb., 1781. — Lugol (G. J.), *De l'adolescence considérée comme cause de plusieurs maladies.* Thèse inaug. Paris, 1812, n° 38. — Cancalon (Aug.), *Influence pathologique et hygiénique de la puberté.* Th. de Paris 1869, n° 265.

§ 4. — Virilité.

La virilité comprend le laps de temps qui s'écoule de vingt et un à soixante ans. Dans cette longue période, les tissus et les organes ont acquis tout leur développement, et le mouvement de composition interstitielle balance le mouvement de décomposition, c'est-à-dire que l'homme perd à peu près ce qu'il acquiert. Le maintien de cet équilibre est un fait important qui constitue la santé, laquelle n'est elle-même que le résultat de l'équilibre des fonctions. C'est à cette époque, qui peut être, en quelque sorte, considérée comme la période d'état de la vie que s'applique presque toute l'hygiène; il en sera donc question à chaque instant, et il n'y a aucune généralité à lui consacrer.

Il est cependant deux questions qui ne sont pas sans importance dans les applications d'hygiène publique. L'une de ces deux questions a trait à la taille de l'homme, l'autre à son poids.

Taille de l'homme. — Quetelet, par de scrupuleux examens et par le dépouillement d'observations nombreuses et déjà anciennes faites en Belgique, a cherché à déterminer la taille moyenne de l'homme.

Voici les résultats auxquels il a été conduit pour ce pays :

L'homme atteint toute sa hauteur à trente ans seulement. Cette taille reste stationnaire de trente à cinquante ans; elle est alors de 1 m. 684 mill. (5 pieds 2 pouces 3 lig.). — A vingt ans, la moyenne est de 1 m. 665; à vingt-cinq ans, de 1 m. 675. Enfin, de cinquante à quatre-vingts ans, la taille est de 1 m. 674 à 1 m. 613. A vingt ans, la taille des habitants des campagnes est un peu moins élevée que celle des habitants des villes. Au même âge, la taille des individus des classes aisées est plus élevée que celle des classes pauvres.

En France, Tenon, d'après quarante faits recueillis à Palaiseau, donne pour moyenne de la taille 1 m. 675 (5 pieds, 1 pouce, 6 lignes). Les documents statistiques de l'administration donnent pour résultats, pour les recrues de l'Empire, 1 m. 615 (4 pieds, 11 pouces, 8 lig.), et pour les recrues de la Restauration, 1 m. 683 (5 pieds, 2 pouces, 3 lig.).

Lélut, d'après deux mille faits recueillis dans les prisons du département de la Seine, est arrivé aux résultats suivants, relatifs à l'appréciation de la taille moyenne : de seize à dix-sept ans, elle est de 1 m. 567; à vingt ans, de 1 m. 647; à trente ans, de 1 m. 657; à cinquante ans, de 1 m. 655; ensuite il y a une décroissance lente et graduée. En définitive, la taille moyenne en France est, suivant lui, de 1 m. 657.

Le même observateur, sur 733 hommes de la commune de Gy, a trouvé pour moyenne, de trente à cinquante ans, 1 m. 681, au lieu de 1 m. 657.

Tous ces documents sont utiles pour l'appréciation de la taille moyenne de l'homme, mais ils ne sont pas suffisants pour admettre que cette taille est en moyenne celle des habitants de toute la France.

[On avait prétendu, que la taille de l'homme, en France, avait subi une notable diminution, ce qui semblait accuser une véritable dégénérescence de la race. C'est une erreur qui a été rectifiée par MM. Boudin et Broca, dans la discussion académique sur la population (V. plus bas). Cela a été vrai un moment, lorsque les recrues ont été prises parmi les jeunes hommes nés pendant les guerres de l'Empire, où tous les individus valides et de taille élevée étaient aux armées. Mais, depuis, le niveau s'est relevé. C'est ce que l'on voit par le tableau suivant où sont donnés, de dix ans en dix ans, les chiffres des réformés pour défaut de taille sur 10,000 examinés, à partir de 1831.

CLASSE.	DÉFAUT DE TAILLE.	CLASSE.	DÉFAUT DE TAILLE.
1831	928	1851	596
1841	726	1861	571

Du reste, comme l'a dit M. Broca, il faut dans cette étude tenir compte de la race : les descendants des Kimrys qui occupent le nord-est sont plus grands que les Celtes du sud-ouest, ce qui n'ôte rien de l'activité ni de la vigueur de ces derniers.

D'après les mêmes documents, la taille moyenne des conscrits, de 1836 à 1865, oscille entre 1 m. 655,18 et 1 m. 654,45, différence imperceptible.]

Du poids de l'homme. — Quetelet a publié un mémoire très-intéressant relatif à la détermination du poids moyen de l'homme. Voici les principaux résultats auxquels il est arrivé : l'homme atteint le maximum de son poids vers quarante ans, et il commence à en perdre d'une manière assez sensible vers soixante. A quatre-vingts ans, il a perdu environ 6 kilogrammes de son poids. Sa taille, en même temps, a subi une diminution; elle est descendue d'à peu près 7 centimètres.

Le poids moyen, à dix-neuf ans, est à peu près celui du vieillard dans les deux sexes.

Quand l'homme et la femme ont pris leur développement complet, ils pèsent à peu près vingt fois autant qu'à l'instant de la naissance. Immédiatement avant la puberté, l'homme et la femme pèsent la moitié du poids qu'ils auront après leur développement complet.

Le poids moyen de l'individu, en faisant abstraction de l'âge et du sexe, est de 44 kilogr. 7 gr., tandis que pour l'homme il est de 47 kilogrammes, et pour la femme de 42 kilogr. 5 gr.

[Un habile statisticien allemand, le docteur Meyer, de Munich, s'est beaucoup occupé de cette question du *poids* et de la *taille* de l'homme, qu'il a étudiée en Bavière, sur le contingent de trois années, répondant aux années de naissance 1836, 37 et 38. Il a reconnu que : 1° la nature du terrain (les conscrits les plus lourds, par rapport à la stature, se trouvaient dans les terrains jurassiques, et ensuite dans ceux où domine le calcaire coquillier) ; 2° le genre de travail (les conscrits les plus grands et les plus lourds étaient les brasseurs, les tonneliers, les bouchers, les étudiants, les charpentiers ; les plus légers étaient les tisserands, les cordonniers, les menuisiers, et surtout les tailleurs) ; 3° enfin l'aisance, sont les trois facteurs qui exercent sur l'accroissement la plus grande influence, mais que le premier rang appartient incontestablement à l'aisance.]

Bibliographie. — HALBERSMA (E. H.), *De vario pondere corporis humani in diverso ejus statu sano.* Lugduni Batav., 1818, in-4°. — TENON, *Extr. de notes mss.*, in *Ann. d'hyg.*, 1re sér., t. X, p. 27, 1833.—VILLERMÉ, *Mém. sur la taille de l'homme en France.* in *Ann. d'hyg.*, 1re sér., t. I, p. 351, 1829. — LÉLUT, *Essai d'une détermination de la taille de l'homme en France*, in *Ann. d'hyg.*, 1re série, t. XXXI, p. 297, 1844. — DEVOT, *Essai de statistique médicale sur les principales causes d'exemption du service militaire*, etc. Th. de Paris, 1855, in-4°, n° 265. — SISTACH, *Études statistiques sur les infirmités et le défaut de taille*, etc., in *Recueil de méd., de chir. mil.*, 3e série, t. VI, p. 353, 1861. — BOUDIN, in *Traité de géogr. et de statist.*, etc., t. II, liv. IV, ch. I et II. — DU MÊME, *Études ethnologiques sur la taille et le poids de l'homme chez les divers peuples*, etc., in *Recueil de mém. de méd. milit.*, etc., 3e série, t. IX, p. 169, cartes, 1863, et X, p. 1, 1863.— ALLAIRE, *Études sur la taille et le poids de l'homme dans le régiment des chasseurs à cheval de la garde.* Ibid., t. X, p. 161, 1863. — ROBERT, *Notice sur la taille et le poids du fantassin français.* Ibid., p. 171. — MEYER (J. C.), *Ueber Maas-und Gewichtsverhältniss der Militärpflichtigen der K. Bayer. Regierungsbezirkes*, etc., in *Aertzl. Intell. Bl. v. Bayern*, 1861, n° 24-25, et in *Canstatt', Jahresb*, 1863, in-12 (Anal. in *Ann. d'hyg.*, 2e sér., t. XXII, p. 177, 1864). — SEELAND, *Mesure de la poitrine et du poids des recrues*, in *Bull. de la réun. des officiers*, 1873, p. 11, et *Rev. d'hyg.*, 1882, p. 26. — VALLIN, *Sur le périmètre théoriq. des recrues*, in *Rec. de mém. de méd. milit.*, t. XXXII, p. 401, 569. — THUILLIER (Th.), *Quelq. considér. sur la taille, la circonférence thoracique et le poids du corps chez les Français de 20-21 ans au point de vue des conseils de révision.* Th. de Paris, 1877. — DUCUÉ (Ch.), *De la distribution géogr. de la taille dans le départ. de l'Yonne*, Th. de Paris, 1878. — AYRTON, *Rech. sur les dimensions générales et sur le dével. du corps chez les Japonais.* Th. Paris, 1879. — THOMAS (R.), *Untersuch. über die Grösse u. das Gewicht der anatom. Bestandtheile des menschlichen Korpers.* Leipzig, 1882, in-8°. — Voy. aussi pour Quetelet et autres la bibliographie de l'art. POPULATION.

§ 5. — Vieillesse.

On peut, en moyenne, fixer le commencement de la vieillesse à soixante ans. Toutefois, ce terme n'est pas absolu, car tel individu, à cet âge, a plus de vigueur et de force que tel autre à cinquante-cinq ans. La durée de la vieillesse est variable, puisqu'elle se termine à l'époque de la mort, elle-même très-variable.

Les caractères qu'on peut assigner aux individus parvenus à la vieillesse consistent dans les modifications suivantes :

De cinquante à quatre-vingts ans, la taille de l'homme perd à peu près 7 centimètres. Son poids diminue également, et, dans cette même période, perd de 6 à 7 kilogrammes.

La peau durcit, se sèche, devient moins souple et se ride. Les cheveux blanchissent et tombent, les dents tombent également, et leur chute est successive. Il survient enfin une détérioration des diverses fonctions de l'organisme.

La cause de cette détérioration peut être très-bien formulée par la loi suivante :

Dans la vieillesse, il y a prédominance du mouvement de décomposition sur le mouvement de composition des tissus. Cette prédominance est la conséquence de l'épuisement, de l'usure, pour ainsi dire, de la force vitale. C'est la fin du cercle qui constitue l'évolution organique et fonctionnelle de l'individu. En nous exprimant ainsi, nous ne prétendons en aucune manière expliquer la nature intime, la cause première de cette grande loi de décadence, pas plus que l'on n'explique celle du développement et de l'accroissement des divers appareils dans l'enfance et la jeunesse; nous constatons seulement le fait en lui-même.

Une autre conséquence de la fin de cette évolution organique et fonctionnelle signale aussi cette dernière période; elle peut être érigée en loi, et n'a pas moins d'importance que les précédentes. A mesure qu'un individu avance en âge, il y a une tendance manifeste à l'oblitération des vaisseaux capillaires, ce qui diminue considérablement la vascularité des tissus. Cette oblitération est tantôt simple, tantôt la conséquence de dépôts cartilagineux ou osseux qui se font dans l'épaisseur des parois des vaisseaux, au-dessous de leur membrane interne. Cette cartilaginification et cette ossification ont lieu aussi bien dans le cœur et les gros vaisseaux que dans les parties moyennes et dans les capillaires.

Ainsi, chez les vieillards, prédominance du mouvement de décomposition, ossification des artères, voilà l'expression résumée des divers phénomènes organiques de la vie arrivée à sa dernière période; dernière période dont la durée et la fin sont variables, et dont la cause première est inconnue aussi bien que la vie elle-même.

Ces deux grands phénomènes expliquent toutes les modifications organiques et fonctionnelles qui se produisent chez les vieillards, et rendent également compte de la nature des maladies qui les atteignent. On voit, en effet, les organes fatigués et même détruits en partie par un long usage, souvent par l'abus ou l'excès, redevenir plus impressionnables à l'action des agents extérieurs et leur offrir moins de résistance. Ce sont des résultats analogues à ceux qui se produisent chez les enfants, mais dus à une cause opposée. Dans le premier cas, ce sont des organes fatigués et usés qui sont plus impressionnables ; dans le second, ce sont des appareils encore faibles, débiles, et dont l'organisation inachevée n'offre point de résistance aux agents extérieurs.

Appareil respiratoire. — Une conséquence des progrès de l'âge est l'atrophie, et par conséquent la raréfaction du tissu pulmonaire. Cette raréfaction amène une activité plus grande des cellules pulmonaires qui restent, les rend plus impressionnables et plus accessibles aux causes des maladies. C'est à cela qu'est due la fréquence des affections pulmonaires chez les vieillards. Les bronchites aiguës et chroniques, les pneumonies sont des maladies communes dans l'âge avancé ; il en est de même des emphysèmes. La raréfaction du tissu pulmonaire, d'une part, et de l'autre, les efforts de toux qui accompagnent les bronchites, expliquent suffisamment la production de cette maladie.

Appareil circulatoire. — L'ossification tendant à se produire dans le cœur et dans tout le système artériel, il n'est pas étonnant d'observer chez les vieillards un certain nombre de maladies qui sont la conséquence de cette altération, et qui se développent avec d'autant plus de facilité que les individus sont parvenus à un âge plus avancé. Les affections du cœur sont donc fréquentes chez les vieillards, et presque toujours la suite d'ossifications ; cette altération prédispose également aux ruptures du cœur, cause assez fréquente de mort subite. La gangrène sénile est encore une maladie propre aux vieillards, et qui est la conséquence d'oblitérations artérielles dues, soit à l'artérite, soit aux ossifications de l'artère principale d'un membre.

Encéphale. — L'encéphale, chez les vieillards, subit une détérioration analogue à celle des autres appareils ; l'intelligence s'affaiblit peu à peu, la mémoire se perd, la sensibilité s'émousse, la myotilité diminue, et les facultés affectives disparaissent progressivement ; un degré de plus, et on arrive à cet état auquel on a donné le nom d'enfance, état qui peut conduire à la démence sénile.

L'ossification des artères du cerveau peut déterminer deux

altérations organiques bien distinctes : l'une, qui est la conséquence de l'oblitération artérielle produite par des dépôts osseux, des embolies, etc., est le ramollissement blanc, lequel peut
être comparé, dans cette circonstance, à une véritable gangrène
sénile ; l'autre, qui est due à la rupture des parois artérielles.
est l'hémorrhagie cérébrale. Nous ferons observer toutefois que
l'hémorrhagie cérébrale et le ramollissement sont également
fréquents chez les vieillards, sans qu'il y ait d'ossification.

La congestion cérébrale s'observe encore assez souvent chez
les individus d'un âge avancé.

Organes génitaux. — Les organes génitaux cessent de fonctionner dans la vieillesse, et cependant ils sont une cause fréquente de maladies, et cela de plusieurs manières différentes.

Tantôt on observe des rétrécissements de l'urèthre, des catarrhes de la vessie, des néphrites chroniques, qui sont le résultat d'abus antérieurs des fonctions génitales, ou simplement la
répétition de maladies contractées à une époque plus ancienne.

D'autres fois, les accidents qui se développent sont dus aux
tentatives faites pour réveiller l'action engourdie des fonctions
génératrices, et aux abus qui résultent du succès de ces manœuvres. Il n'est pas rare, en pareil cas, d'observer, comme résultat, des congestions ou des hémorrhagies cérébrales. Dans d'autres circonstances, ce sont des ruptures du cœur survenues chez
les vieillards pendant l'acte du coït, et qui ont déterminé une
mort subite. Dans ces cas divers, la congestion, l'hémorrhagie,
la rupture du cœur, sont les conséquences de l'excitation momentanée et violente de cet organe, produite par l'acte même du
coït. Son abus y prédispose encore davantage.

Tube digestif. — Le tube digestif, chez les vieillards, n'é-
prouve pas un affaiblissement aussi considérable que les autres
appareils. Ses maladies sont même assez rares ; les indigestions, toutefois, sont assez fréquentes chez les gens âgés, et on a
souvent signalé, comme conséquence de cet état, des congestions
et des hémorrhagies cérébrales.

Telles sont les maladies principales qui s'observent chez les
individus d'un âge avancé ; elles s'expliquent parfaitement par
la détérioration des divers appareils organiques, par la loi de
prédominance du mouvement de décomposition, ainsi que par
l'envahissement du phosphate calcaire.

Il arrive enfin un moment où la vieillesse se termine, c'est
l'époque de la mort. Ce terme est variable. Rarement, pourtant,
la mort a lieu par les seuls progrès de l'âge et par l'affaiblissement progressif de tous les organes. La plupart du temps elle est
due à des maladies accidentelles intercurrentes, qui viennent
en hâter le moment. Ces affections sévissent avec d'autant plus

d'intensité, et elles ont d'autant plus de gravité, que les individus sont plus âgés.

RÈGLES HYGIÉNIQUES. — 1° Chez les vieillards, il est une règle importante à observer rigoureusement, c'est d'éviter les diverses influences physiques ou morales trop énergiques.

Les organes, fatigués, épuisés par un long exercice, n'en supportent que difficilement l'action, et contractent aisément des maladies qui sont la conséquence de cette fatigue.

2° Les personnes âgées doivent éviter avec soin les variations brusques de température, l'action du froid ou celle d'une chaleur trop intense : les deux premières causes déterminent des bronchites ou des pneumonies, la dernière produit des congestions cérébrales. Les appartements qui présentent des conditions de chaleur ou de froid exagérées sont donc très dangereux. Dans l'âge avancé, les vêtements doivent être plus chauds qu'aux autres époques de la vie.

3° Les vieillards doivent éviter les émotions vives, les travaux intellectuels trop assidus, les contentions d'esprit trop prolongées ; elles ont pour effet de retentir sur le cerveau ou sur le cœur.

Le coït, pour les personnes ayant dépassé l'âge de soixante à soixante-cinq ans, est en général nuisible, en raison des accidents qu'il peut déterminer vers les principaux organes.

4° Les fonctions digestives seront surtout ménagées ; on surveillera le choix et la quantité des aliments, en raison des conséquences fâcheuses qui surviennent souvent à la suite d'indigestions.

Hôpitaux ou maisons de refuge destinés aux vieillards. — Les hospices ou maisons de refuge destinés aux vieillards des deux sexes ont été, dans ces derniers temps, l'objet d'attaques assez vives. On a prétendu que les secours donnés à domicile et équivalant pour chaque individu à la somme qu'il coûte à l'administration étaient bien préférables. On a même commencé l'essai de ce système. A mon avis, les raisons suivantes doivent le faire rejeter.

1° Un secours, ou plutôt une pension de un franc par jour, car c'est à peu près la quotité, accordé à un individu, ne lui profite guère ; il est la plupart du temps employé aux besoins de sa famille ou des autres personnes qui l'entourent.

2° En supposant ce système adopté complètement et les hospices de vieillards supprimés, l'administration donnerait ainsi un certain nombre de pensions, de 300, 400, 500 francs ou plus à des vieillards ; le fonds commun ainsi constitué ne tarderait pas à subir le sort de tous les fonds destinés à être partagés. Les recommandations, les instances de certains demandeurs, la misère des autres, inspireraient aux administrateurs le désir d'y faire participer un plus grand nombre d'individus, et, par conséquent, diminueraient ainsi progressivement la valeur de la pension accordée.

3° Enfin, on ne pourrait jamais supprimer complètement les hospices destinés aux individus totalement infirmes ou atteints d'affections incurables.

C'est donc prendre une mesure mauvaise et fausse que de supprimer les hospices destinés aux vieillards. En les conservant, il faut toutefois apporter une prompte réforme à l'organisation de ceux qui existent, à Paris surtout. Voici de quelle manière une réforme utile et juste pourrait être opérée.

D'abord, le plus grand nombre des admissions à Bicêtre, à la Salpêtrière et aux deux hospices d'Incurables, est accordé principalement à la faveur ; les recommandations sont tout, et les infirmités réelles très peu de chose. Il faudrait donc admettre la règle suivante pour base des droits d'entrée dans ces établissements :

1° Être atteint d'une maladie incurable ou d'une infirmité grave légalement et sérieusement constatée par un jury médical ;

2° Être manifestement dans l'indigence ;

3° Admettre, sans infirmités même, les individus ayant atteint quatre-vingts ans et reconnus indigents ;

4° Rejeter toute autre proposition d'admission.

Ces hospices ou maisons de refuge devraient être fondés par le département, et non par l'État, ou bien encore au moyen de legs faits par des particuliers. Beaucoup de départements possèdent déjà de ces établissements, dits Hospices généraux ; et il serait à désirer que tous en eussent un, institué sur les bases que je viens d'indiquer.

Quant aux conditions d'établissement, de construction, d'aération, etc., il en sera question plus tard.

Bibliographie. — GALIEN, *De sanit. tuenda*, lib. V.— La plupart des auteurs qui ont écrit sur l'hygiène pendant et après le moyen âge ont eu surtout en vue la prolongation de la vie. — ARNAULD DE VILLENEUVE (vers 1290), *De retardanda senectute et conservanda juventute*, in OEuvres, édit. Paris, 1617, in-8. → BERNARD DE GORDON (vers 1300), *De conservatione vitæ humanæ a die nativitatis usque ad ultimam horam mortis*. Lipsiæ, 1570, in-12. — FICIN (Mars.), *De vita producenda in De vita* (Lib. secundus). Lugd., 1667, in-16. — ZERBI, *Gerontocomica sive de senum cura atque victu*, Romæ, 1487, in-4. — STROMER (H.), *Decreta medica de senectute*, Norimbergæ, 1537, in-4°. — PHILARETUS (Gilb.), *Gerocomia*. Coloniæ, 1545, in-8°. — LACUNA (Andr.), *Lib. de victus ratione maxime in senectute observanda*. — CORNARO (L.), *Discorsi della vita sobria*. Padov., 1558, in-8° ; plus. trad. fr. — ANSELMI (Aur.), *Gerocomia seu de senum regimine*. Venetiis, 1606, in-4°. — RANCHIN (Fr.), *De senum conservatione et senilium morborum curatione*, in *Opusc.*, Lugd., 1627, in-4°. — STAINER, *Gerocomicon sive diæteticum regimen de conservanda senum sanitate et vitæ eorumdem ad præfixum terminum productione*. Virceburgi, 1631, in-4°. — SEBIZ, *De senectutis et senum statu ac conditione*. Argentorati, 1641. — WEDEL (G. Wg.), *De vita longa*. Jenæ, 1707, in-4°. — PRÉ (de), *De analogia inter primam et ultimam ætatem... secundum illud : senex bis puer est*. Erfordiæ, 1720, in-4°. — FLOYER, *Med. Geronomica, or the Galenic Art of preserving Oldmen's Health*. Lon-

don, 1724, in-8°. — Hoffmann (F.), *De valetudine senum tuenda*. Halæ, 1725, in-4°.
— Du même, *De senectute ipsa morbo*. Ibid., 1732, in-4°. — Fennet, *An senium a
fibrium rigiditate* (Resp. aff.). Th. de Paris, 1739. — Alberti (Mich), *De senectute
viridi*. Halæ, 1741, in-4°. — Ludwig, *De sanitate senili*. Lipsiæ. 1759, in-4°. —
Fischer (J. B. de), *Tractatus de senio ejusque gradibus et morbis, necnon*, etc. Erfordiæ, 1760, in-8°.— Robert, *De la vieillesse*. Paris, 1777, in-12. — Fischer. *Abhandlung von dem hohen Alter*, etc. Leipzig, 1771, in-8°. — Fleichumann, *Gesundheits-
regeln für Greise*. Erlangen, 1786. — Hufeland (C. W.), *Makrobrotik, oder die
Kunst das menschliche Leben zu Verlängern*. Berlin, 1796, in-8°, plus. édit. En
français, ibid., 1799, in-8°., trad. par Jourdan. — Alibert (J. L.), *Dissert. pour
servir de réponse au Mém. du Dr Valli sur la vieillesse*, in *Mém. de la Soc. méd.
d'Émul.*, t. I, p. 201, 1798. — Easton, *Human longevity*. Salisbury, 1799, in-8°. —
Pœnitz, *De animi functionum imbecillitate senili e corpore solo derivanda*. Wite-
bergæ, 1800, in-4°. — Struve, *Der Gesundheitsfreund des Alters*. Hannover, 1804,
in-8° — Millot *La Gérocomie. ou Code physiologique*, etc. Paris, 1806, in-8°.
— Philites (G. A.), *De decremento*. Halæ, 1808, in-4°. — Tenon, *Offrande aux
vieillards de quelques moyens pour prolonger la vie*. Paris, 1813, in-8°, p. 14. —
Carlisle (A.), *An Essay on the Disorders of Age, and on the Means for prolonging
Human Life*. London, 1817, in-4°. — Salgues, *Hygiène des vieillards*. Paris, 1817,
in-12.—Iribarne-Aittius (J. B.), *Quelques conseils hygiéniques aux vieillards*. Th. de
Strasb., 1822, n° 29. — Naquard, *Essai de gérocomie, ou Hygiène des vieillards*.
Thèse inaug. Strasbourg, 1830, n° 42. — Bell (J.), *Regimen and Longevity*. Phila-
delphia, 1842, in-12. — Langenmantel (W. J. E. V.), *Das Greisenalter*. Augsburg,
1851, in-8°. — Turck (L.), *De la vieillesse étudiée comme maladie et des moyens de
la combattre*. 2° édit. Paris, 1852, in-8°. — Reveillé-Parise, *Traité de la vieillesse
hygiénique, médical et philosophique*. Paris, 1853, 1 vol. in-8°. — Robin (Ed.),
Causes générales de la vieillesse, de la mort sénile. Paris, 1854, in-8°. — Flourens
(P.), *De la longévité humaine et de la quantité de vie sur le globe*. 3° édit. Paris,
1856, in-12. — Parent-Duchatelet, *Note sur quelques conditions que doivent présenter les hôpitaux destinés à des individus âgés de plus de 60 ans*, in *Ann. d'hyg.
publ.*, 1re sér., t. IX, 1833.

— Beale (L. J.), *Health and longevity*. Ed. 2. London, 1870, in-8. — Hufeland
(C. W.), *L'art de prolonger la vie ou la macrobiotique*. Nouv. édit. augm. de
notes par le Dr Pellagot. Paris, 1871, in-12. — Foissac, *La longévité humaine ou
l'art de conserver la santé et de prolonger la vie*. Paris, 1873, in-8°. — Favale,
De la vieillesse dans ses rapports avec le traumatisme. Th. de Paris, 1877. — *Le
régime de Pythagore* d'après Cocchi. *De la sobriété*, par Cornaro. *Le vrai moyen
de vivre plus de cent ans*, par L. Lessius. Paris. 1880, in-18. — Preyer (W.),
Ueber die Mittel das Leben zu verlängern, in *Deutsche Rundschau*, 1882.

§ 6. — De la mort.

La mort est la cessation de la vie. Cette définition presque
triviale est la seule, cependant, qu'on puisse en donner.

Elle peut avoir lieu aux divers âges, et par suite de l'action de
causes fort différentes. Les influences externes et internes qui
la déterminent agissent sur l'un ou l'autre des grands appareils
de l'organisme ou sur l'organisme entier lui-même.

La mort peut arriver de quatre manières différentes. Ces
quatre modes résument à peu près les divers genres de mort;
ce sont les suivants :

1° *La mort arrive par les poumons*. — Cette cause est fréquente
et elle peut se traduire de deux manières différentes, qui ne
sont que deux variétés de l'asphyxie : — a. L'asphyxie rapide
ou aiguë, qui se produit lorsque l'entrée de l'air dans les pou-

mons est subitement interrompue, ou qu'un gaz non respirable est introduit dans les bronches ; — *b*. L'asphyxie lente, qui se développe lorsqu'une cause telle qu'un épanchement pleurétique considérable, un emphysème avec sécrétion bronchique abondante, le développement de fausses membranes dans la trachée, etc., venant à agir d'une manière progressive, s'opposent à l'entrée de l'air dans les poumons et amènent ainsi lentement la cessation de la vie.

2° *La mort a lieu par le cœur.* — Deux modes particuliers se présentent ici : le premier est la conséquence d'une suspension des battements du cœur, c'est une syncope dont la durée est plus ou moins longue. C'est ce qu'on observe dans les maladies du cœur, dans les hémorrhagies, dans les affections qui s'accompagnent d'une anémie profonde et dans une foule d'autres lésions très-diverses. Le second genre de mort par le cœur consiste dans la rupture de cet organe, rupture qui ne se produit guère que lorsque le cœur est déjà altéré, malade, et qu'en pareil cas il survient quelque cause accidentelle d'excitation de cet organe.

3° *La mort arrive par le cerveau.* — Les fonctions cérébrales sont loin d'être toujours intactes dans les deux genres de mort précédents. Les maladies diverses dont le cerveau est le siège peuvent se terminer par le cœur ou les poumons, et les maladies de ces organes retentissent également sur l'encéphale. Indépendamment de ces cas, on peut admettre que le cerveau lésé entraîne la perte des individus malades de deux manières : ou bien la mort arrive à la suite de la diminution et de la suspension progressive de l'action cérébrale, diminution et suspension qui constituent l'état comateux ; ou bien, au contraire, la vie s'éteint, le malade étant tourmenté par l'exaltation des facultés cérébrales : c'est alors qu'on voit survenir le délire, les convulsions et un état d'excitation générale considérable.

4° *La cessation de la vie a lieu par les seuls progrès de l'âge.* — L'individu est arrivé à une sorte d'épuisement de la force vitale, qui a pour conséquence l'affaiblissement ou l'abolition des diverses fonctions organiques.

Voilà des genres de mort assez différents, mais les causes qui les déterminent sont plus différentes encore, et on les trouve dans les nombreuses maladies qui affligent l'espèce humaine. Il serait curieux de rechercher quelles sont les affections qui interrompent le cours de la vie avant l'âge, quelle est leur proportion relative, quelles sont celles qui sont les plus fréquentes, celles qui sont les plus rares. En France, aucune donnée statistique un peu exacte ne peut servir de base à une pareille appréciation. En Angleterre, l'obligation que l'administration impose aux médecins, depuis quelques années, de consigner aussi exactement que possible le genre de mort auquel ont succombé les malades, a déjà fourni d'utiles renseignements. Le *Register Office* est destiné à résumer ces documents, que Boudin a reproduits en partie dans les *Annales d'Hygiène*. Ces tableaux sont trop étendus pour pouvoir être rapportés ici en totalité. Quelques exemples choisis suffiront.

Les tableaux publiés donnent le résultat de la mortalité et du genre de mort pendant les cinq années 1838, 1839, 1840, 1841 et 1842. Pendant ce temps, il y a eu 1,734,435 décès (22.071 en moyenne annuelle sur 1,000 habitants).

Voici maintenant quelques résultats : phthisie pulmonaire, 297,300, ou un peu plus de 59,000 par année, ce qui dépasse un peu le cinquième de la totalité des décès. On peut encore représenter ces rapports par les comparaisons suivantes :

Phthisie.........	297,300 ou 3,850 décès sur 1,000,000 d'habitants.
Variole..........	45,056 ou 493 — — —
Typhus..........	82,665 ou 1,080 — — —
Mort violente....	57.465 ou 746 — — —
Mort subite......	18.021 ou 235 — — —

L'examen des tableaux, pour chaque année, montre que les proportions des diverses maladies qui peuvent être causes de mort sont annuellement à peu près les mêmes.

Dans un autre mémoire publié dans le même volume, Boudin a étudié, d'après le *Register Office*, l'influence de la densité des populations sur leur état sanitaire. Voici quelques-uns des résultats auxquels il est arrivé.

L'âge moyen atteint au moment de la mort, est vingt-neuf ans pour toute l'Angleterre, vingt ans à Manchester, dix-sept ans à Liverpool.

Un million d'habitants des villes, pendant quatre années, a produit en moyenne 7,773 décès de plus que le même nombre d'habitants des campagnes.

La mortalité par suite de maladies du système nerveux est double à peu près dans les villes de ce qu'elle est dans les campagnes. Il en est de même pour les maladies aiguës des organes respiratoires, ce qui semblerait devoir être le contraire. Les décès par phthisie sont également plus fréquents dans les villes.

Les campagnes jouissent d'une espèce d'immunité pour les décès par suite de hernies, de maladies de l'utérus, des suites des couches et d'affections rhumatismales.

En France, Trébuchet a essayé un travail analogue pour la ville de Paris. On ne saurait cependant accorder une confiance absolue aux résultats qu'il donne touchant la nature des maladies causes de la mort, lorsqu'on sait de quelle manière s'opère, dans les hôpitaux, l'inscription de la cause de mort sur les feuilles des sujets qui succombent, et lorsqu'on voit que ce sont ces mêmes inscriptions qui ont en partie servi de bases à ses relevés. Il serait à désirer que l'on parvînt à faire inscrire sur les pancartes des malades des hôpitaux la véritable affection à laquelle ils succombent, et que, pour les individus de la ville qui meurent, les médecins vérificateurs de décès ne se contentassent pas de la simple déclaration des familles, et qu'ils exigeassent un bulletin signé du médecin qui a donné des soins pendant la vie, bulletin qui relaterait la vraie cause de la mort. Lorsqu'on aura rempli ces deux conditions, on pourra obtenir des résultats statistiques curieux à connaître.

Le Conseil de salubrité a fait paraître dernièrement un tableau destiné aux médecins appelés à constater ou à inspecter les décès de la ville de Paris, et qui contient l'énumération de toutes les maladies pouvant causer la mort. Ce tableau étant au courant de la science, il m'a semblé utile de le reproduire ici.

Tableau nosographique des maladies qui peuvent être cause de la mort.

Iʳᵉ CLASSE. — PYREXIES OU FIÈVRES.

1° FIÈVRES CONTINUES......	Typhoïde.	Fièvre jaune.	Choléra asiatique.
	Typhus.	Peste	
2° FIÈVRES INTERMITTENTES OU RÉMITTENTES.......	simples.		
	pernicieuses.		
3° FIÈVRES ÉRUPTIVES......	Variole.		
	Varioloïde.		
	Rougeole.		
	Scarlatine.		
	Suette miliaire.		

2ᵉ CLASSE. — INFLAMMATIONS.

1° DE L'APPAREIL SANGUIN..	Angiocardite.........	
	Endocardite.........	
	Péricardite.........	aiguë ou chronique.
	Cardite.............	
	Artérite............	
	Phlébite............	
2° DE L'APPAREIL LYMPHATIQUE.................	Adénite.............	aiguë ou chronique.
	Lymphangite.........	
3° DE L'APPAREIL NERVEUX..	Congestion cérébrale..	
	Méningite...........	
	Encéphalite.........	aigu ou chronique.
	Myélite.............	
	Ramollissement des centres nerveux........	

4° DE LA PEAU ET DU TISSU CUTANÉ...............
- Érysipèle.
- Dartres.
- Phelgmon.

5° DE L'APPAREIL RESPIRATOIRE...............
- Laryngite simple aiguë et chronique.
  - — pseudo-membraneuse.
- Bronchite............
  - aiguë.
  - chronique.
  - capillaire.
- Congestion pulmonaire.
- Pneumonie..........
- Pleurésie............ } aiguë ou chronique.

6° DE L'APPAREIL DIGESTIF..
- Muguet.
- Angine .... { simple.
  - couenneuse.
- Glossite...............
- OEsophagite..........
- Gastrite..............
- Entérite..............
- Colite................
- Dysenterie ....
- Péritonite............ } aigu ou chronique.
- Hépatite.............
- Ulcère chronique de l'estomac..........
- Ulcère chronique des intestins ....
- Choléra sporadique...

7° DE L'APPAREIL URINAIRE (génito-urinaire)......
- Métro-péritonite puerpérale ....
- Néphrite simple......
  - — albumineuse. } aiguë ou chronique.
- Cystite...............
- Ovarite...............
- Métrite...............

8° DES TISSUS MUSCULAIRES FIBREUX ET SYNOVIAL...
- Rhumatisme..........
- Goutte............... } aigu ou chronique
- Arthrite..............

9° DES OS...............
- Ostéite...............
- Carie................. } aiguë ou chronique.
- Nécrose..............

3e CLASSE. — HÉMORRHAGIES.

1° HÉMORRHAGIE ARTÉRIELLLE.
2° HÉMORRHAGIE VEINEUSE.

3° HÉMORRHAGIES CAPILLAIRES...............
- Apoplexie............
  - pulmonaire.
  - médullaire.
  - cérébelleuse.
  - cérébrale.
- Épistaxis.
- Hémoptysie.
- Hématurie.
- Hématémèse.
- Métrorrhagie.

4e CLASSE. — Névroses.

1° Des fonctions cérébrales.......... { Épilepsie.
Catalepsie.
Hystérie.
Aliénation mentale.
Hypocondrie.

2° De la locomotion................. { Tétanos.
Convulsions.

3° De l'appareil digestif .... { Gastralgie.
Entéralgie.

4° Des appareils respiratoire et circu-
latoire........................... { Coqueluche.
Asthme.
Angine de poitrine.
Syncope.

5e CLASSE. — Lésions organiques ; aberrations de nutrition ; tissus accidentels et corps étrangers.

(Indiquer l'organe.)

1° Scrofules.
2° Tubercules.
3° Squirrhe et cancer.
4° Hypertrophie.
5° Atrophie.
6° Anorexie.
7° Varices.
8° Hydropisie et œdème.
9° Emphysème et pneumatose.
10° Gangrène.

11° Rachitis.
12° Tumeurs.
13° Concrétions... { biliaires.
urinaires.
fécales.
14° Entozoaires.
15° Cirrhose.
16° Scorbut.
17° Diabète.

6e CLASSE. — Blessures et solutions de continuité.

(Indiquer l'organe.)

1° Contusions.
2° Commotions.
3° Plaies, déchirures, écrasements.
4° Brûlures par combustion spontanée.

5° Fractures.
6° Ruptures.
7° Ulcérations.

7e CLASSE. — Déplacements.

1° Des parties molles................ { Hernies... { simples.
étranglées.
Étranglement interne.

2° Des parties dures................. { Luxations (*indiquer l'articulation*).

8e CLASSE. — Empoisonnements et maladies virulentes.

1° Par aliments non altérés.......... { Indigestion.

2° Par aliments altérés.............. { (*Indiquer l'aliment*).
Ergotisme.

3° Par l'introduction de poisons......
- (*Indiquer le poison.*)
- Maladies mercurielles.
- — saturnines.

4° Par l'introduction d'un virus......
- Hydrophobie.
- Morve aiguë ou chronique.
- Charbon.
- Pustule maligne.
- Syphilis.

9ᵉ CLASSE. — ASPHYXIES.

1° Par submersion.
2° Par strangulation.
3° Par suspension.

4° Par un gaz délétère (*Indiquer le gaz*).
5° Par le froid.
6° Par la chaleur.

10° CLASSE.

1° Monstruosités. Vices de conformation.
2° Enfant mort-né.
3° Mort subite sans lésion matérielle appréciable.

[La classification adoptée actuellement par le bureau des ta-tistique municipale est la suivante :

I. Affections ou maladies générales : 1° *Maladies épidémiques, ou épidémiques et virulentes ;* 2° *Maladies seulement virulentes,* et non épidémiques ; 3° *Maladies endémiques :* 4° *Maladies diathé-siques* ou constitutionnelles ; 5° *Intoxications ;* 6° *Autres maladies générales.*

II. Maladies locales (aiguës ou chroniques), divisées suivant les organes en : 1° *Maladies du système nerveux central et des sens ;* 2° *Maladies des appareils circulatoires ;* 3° *Maladies de l'appareil respiratoire ;* 4° *Maladies de l'appareil digestif ;* 5° *Maladies de l'appareil génito-urinaire et de ses annexes ;* 6° *Affections puerpé-rales ;* 7° *Maladies de la peau et du tissu lamineux ;* 8° *Maladies des organes de la locomotion, des muscles, des os et des articles.*

III. Causes de mort spéciales a certaines conditions d'âge, etc. : 1° *Morts-nés ;* 2° *Du nouveau-né de 0 à 1 mois ;* 3° *Des victimes de la misère et de la vieillesse.*

IV. *Morts violentes* (Pour plus de détails, voy. l'art. *Décès* de Ch. Bertillon dans le *Dict. encyclopédique des sc. médicales*)].

Des signes de la mort. — Les uns se montrent immédiatement après la mort, les autres plus tard. Les premiers sont au nom-bre de treize, et chacun d'eux est bien loin d'avoir le même degré de valeur. Les voici par ordre d'importance : 1° L'absence prolongée des battements du cœur, constatée par l'auscultation ; 2° la face cadavérique ; 3° la décoloration de la peau ; 4° la perte de la transparence de la main ; 5° l'absence d'aréole et de phlyctène dans la brûlure de la peau ; 6° l'immobilité complète des parois thoraciques ; 7° l'absence de souffle nasal et buccal ; 8° le défaut d'action des sens et des facultés intellectuelles ; 9° le relàchement simultané des sphincters ; 10° l'affaissement de l'œil et l'obscurcissement de la cornée par une toile glutineuse ; 11° l'immobilité du corps ; 12° l'abaissement de la mâchoire inférieure ; 13° la flexion du pouce dans le creux de la main.

Les signes de la mort qui se manifestent à une époque plus éloignée sont au nombre de cinq, qui sont : 1° Le refroidissement du corps ; 2° la rigidité cadavérique : 3° l'absence d'irritabilité musculaire sous l'influence des agents galvaniques ; 4° l'affaissement des parties molles ; 5° la putréfaction.

D'après M. Bouchut, qui a discuté avec soin tous ces signes dans son traité des *Signes de la mort*, il n'y a, en mettant de côté la putréfaction, qu'un seul signe positif de la mort, à savoir la cessation des battements du cœur constatée par l'auscultation. Ce signe devient plus certain, si l'on peut y joindre le relàchement simultané des sphincters et l'aspect du globe de l'œil.

Quelle est l'utilité des maisons mortuaires qui ont été créées, depuis un certain nombre d'années, dans un grand nombre de villes d'Allemagne, [d'Angleterre, de Belgique, de Hollande, de Norwège et même de l'Amérique du Nord] (1)? C'est une question à l'égard de laquelle les esprits sont très partagés. Les maisons mortuaires, en Allemagne, sont généralement des établissements publics où l'on place, pendant un certain temps, avant de procéder à leur inhumation, le corps des personnes décédées, afin de les soumettre, pendant cet intervalle, à un examen et à une surveillance qui permettent d'affirmer que la mort est bien réelle.

On a proposé d'établir en France des institutions analogues (2).

(1) C'est un Français, Thierry, qui le premier, en 1785, exprima l'idée des dépôts mortuaires et précisément avec le caractère de protection sociale, plutôt qu'individuelle, qui prédomine aujourd'hui. Le premier obitoire fut construit en 1791 sur l'instigation de Hufeland. et pour répondre à une préoccupation tout autre, puisqu'on lit sur le fronton de l'établissement : « *Dubiæ vitæ asylum* ».

(2) Le Conseil municipal de Paris, saisi de la question, a chargé une Commission spéciale de lui présenter des propositions, et dans la séance du 11 novembre 1880, M. le docteur Alfred Lamouroux a lu un remarquable rapport dans lequel il insiste surtout sur l'utilité qu'offriraient les maisons mortuaires ou plutôt les *dépôts mortuaires*, pour : « 1° rassurer les populations contre le danger d'un enterrement précipité, en gardant les corps jusqu'à la putréfaction, seul signe indéniable de la mort réelle ; 2° éloigner la contagion en enlevant rapidement les cadavres d'individus atteints de maladies contagieuses ; 3° soustraire de malheureuses familles, obligées de vivre dans une chambre unique, au contact malsain et désolant d'un mort. » En suite de cette lecture, le Conseil municipal a invité le préfet de la Seine :

« I. A faire étudier immédiatement la création de maisons mortuaires, à titre d'essai, dans deux ou trois quartiers de Paris ;

« II. Ces maisons seront installées de préférence dans un bâtiment municipal approprié à cet effet ;

« III. On se conformera, autant que possible, aux conditions consignées dans le

Si l'on veut bien réfléchir à ce sujet, on ne tardera pas à s'apercevoir que de semblables établissements n'auraient qu'une utilité fort contestable et entraîneraient de grands frais. En effet, les inhumations précipitées sont impossibles en France, en présence de la loi qui exige vingt-quatre heures d'intervalle entre l'inhumation et la déclaration du décès. D'un autre côté, l'établissement du service de constatation des décès à domicile, organisé dans beaucoup de villes, est une nouvelle garantie donnée aux familles. A Paris, par exemple, il existe, dans chaque arrondissement, un service de constatation à domicile des décès parfaitement organisé; et, en outre, on a créé à la Préfecture plusieurs places d'inspecteurs généraux, lesquels ont pour mission de soumettre à un contrôle sévère et inattendu le travail des médecins inspecteurs de chaque quartier.

M. Bouchut, qui s'est livré à l'examen des prétendus cas d'inhumations précipitées et ayant pour objet des individus non encore décédés, est arrivé à cette conclusion qu'il n'existe pas dans la science un seul fait de ce genre démontré d'une manière bien positive.

Il faut donc s'en tenir là, et organiser le service des constatations à domicile dans toute la France et même dans les plus petites localités, ce qui peut être fait à très peu de frais.

Bibliographie. — Vérification des décès : *Hochfürstliche hessenskesseliche Verordnung, wie es mit Besichtigung der toden Körper zu Erforschung, ob sie wirklich Tod oder noch einige Kennzeichen des Lebens an ihnen zu Spüren sind zu halten sei*, in *Scherf's Beiträge zum Arch.*, etc., t. I, p. 1. Leipzig. 1789, in-8.— *Der K. K. Landesregierung in Erzherzogthum Œsterreich unter der Ens circulare,*

présent rapport et déterminées ainsi qu'il suit par la Société de médecine publique de Paris :

« 1° Que le dépôt mortuaire soit établi sur un point aussi rapproché que possible du quartier qu'il doit desservir ;

« 2° Que le dépôt mortuaire soit un *depositorium*, simplement et décemment aménagé, distribué en cellules complètement isolées, où chaque famille puisse venir veiller jusqu'au dernier moment sur ceux qu'elle a perdus;

« 3° Que les corps y soient transportés aussitôt après la visite du médecin d'état civil, et, sur son indication, par les soins de l'administration municipale;

« 4° Que dans chaque dépôt mortuaire, on aménage un local spécialement réservé pour recevoir les individus ayant succombé à des maladies épidémiques ou contagieuses, sous la condition formelle que l'on s'entoure de toutes garanties d'isolement pour empêcher la création des foyers épidémiques ;

« 5° Le transport au dépôt mortuaire sera facultatif, excepté pour les cas de décès par suite d'affections épidémiques ou contagieuses, où il pourra devenir obligatoire ;

« 6° A chaque dépôt mortuaire sera annexé un appareil de désinfection à air chaud, où seront apportés les vêtements et les objets de literie des décédés. Ils y seront immédiatement assainis. »

Ces conclusions furent adoptées par le Conseil, avec cette modification que les dépôts mortuaires doivent être établis dans les cimetières.

die Todtenbeschau betreffend, in *Scherfs-Beitr. zum Arch.,* etc., t. VII. Leipzig, 1798. — *De la vérification des décès dans la ville de Paris,* in *Ann. d'hyg. publ.,* 1re sér., t. XXX, p. 118, 1843.—Braun, *Die gesetzliche Leichenschau mit sectionem der an wichtigen Krankheiten Verstorbenen als Act der Ueberwachung des Thuns der praktischen Aerzte,* in *Henke's Ztschr. für,* etc. 1846. 1, Hft. — Huber (J. M.), *Die Todtenbeschau nach dem Standpunkte der neuen Wissenschaft zur Verhütung,* etc. Innsbruck, 1852, in-8°.— Bertillon, *Statistique des causes de décès, et considérations sur la lettre,* etc., in *Union méd.,* 1856, p. 531, 534, 539. — Du même, *Sur le rôle du médecin vérificateur,* etc., in *Gaz. Hebd.,* 1856, p. . Meding (H.), *Dis-cussion sur le cadre nosologique des décès* Paris, 1856, in-8°. — *Discussion acad. sur a statistique des causes de décès,* in *Bullet. de l'Acad. de méd.,* t. XXIII, 1857. — ;ubrard, *De la statistique nosologique des décès,* in *Ann. d'hyg. publ.,* 2e sér. t. IX p. 111, 1858. — *Ueber mortalitäts und morbilitäts Statistik. Gutachten,* etc., in *Casper's Vjschr.* Bd. XIV, p. 338, 1858. — Houssard, *Plan d'organisation générale pour tout ce qui regarde la vérification des décès, la constatation de leur cause, la statistique mortuaire,* etc., in *Union méd.,* 1860 et br. Paris, 1860, in-8°. — Chevan-dier (A.), *De la vérification des décès et de l'organisation,* etc., Valence, 1862, in-12. — Jurié (A.), *Zur Regulirung der Todtenbeschau. Vorschläge administrativ Natur,* in *Œsterr Ztschr,* t. X, p. 559, 1864. — *Entwurf zu einer Amstinstruction für die Leichenbeschauer der Haupt-und Residenzstadt Wien,* Ibid., p. 619, 639.— *Discussion über die Zweimalige Todtenbeschau.* Ibid., t. XI, p. 654, 703, 1865.

Incertitude des signes de la mort, danger des inhumations précipitées : — Kircu-majer, *De hominibus apparenter mortuis.* Wittebergæ, 1681, in-4°.—Winslow (J. B., *An mortis incertæ signa minus incerta a chirurgicis quam ab aliis experimentis.* Thèses de Paris, 1740 (12 avril), in-4°. — Bruhier, *Dissertation sur l'incertitude des signes de la mort,* etc. (traduction avec commentaires très-étendus de la disser-tation de Winslow). Paris, 1742, in-12, 2e et 3e édit., 2 vol. — Du même, *Mém. sur la nécessité d'un règlement général au sujet des enterrements,* etc. Paris, 1745. in-4°. — Louis, *Lettres sur la certitude des signes de la mort.* Paris, 1752, in-12. — Plaz, *Progr. de mortis signis attente exploratis.* Lipsiæ, 1766, in-4°. — Brinkmann (J. P.), *Beweis der Möglichkeit, dass einige Leute können lebendig begraben wer-den.* Dusseldorf, 1772, in-8° et 2e édit., ibid., 1777, in-8°. — Janin de Combe Blan-cue, *Réflexions sur le triste sort des personnes qui, sous une apparence de mort, ont été enterrées vivantes ; et sur les moyens,* etc. La Haye, 1772, in-8°. — Na-vier, *Réflexions sur les dangers des inhumations précipitées,* etc. Paris, 1755. — Pineau, *Mém. sur le danger des inhumations précipitées et sur la nécessité,* etc. Niort, 1776, in-8° — Prévinaire, *Quels sont les moyens que la médecine et la police pourraient employer pour prévenir les erreurs dangereuses des enterrements préci-pités.* Bruxelles, 1787, in-4°. — Thiéry, *La vie de l'homme respectée et défendue dans ses derniers moments,* ou *Instruction,* etc. Paris, 1787, in-8°.—*Report of the Royal Humane Society with an Appendix of Miscellaneous Obs. on the Subject of suspended Animation,* for years, 1787, 1788, 1789. London, in-8°.—Hoffmann (J. S.), *Ueber den scheintod und die gawaltsamen Todesarten überhaupt.* Koburg, 1790, in-8°. — Metzger (J. D.), *Ueber die Kennzeichen des Todes,* etc. Kœnigsb. u. Weimar, 1792, in-8°.—Curry (H.), *Popular Observ. on apparent Death.* Lond., 1793. in-8°; trad. fr. par L. Odier. Genève, an VIII, in-8. — Struve (Chr. A.), *Versucht über die Kunst Scheintodte zu beleben, und,* etc. Hannover, 1797, in-8° et quelques autres écrits sur le même sujet. — Heidmann (J. A.), *Zuverlässige Prüfung zur bestimmung des wahren von dem Scheintode, nebst,* etc. Wien, 1804, in-8, pl. 1°.— Thomassin, *Considérations de police médicale sur la mort apparente et le danger des inhumations précipitées.* Thèses de Strasbourg, an XIV, n° 172. — Pierret (J. N.), *Essai sur les signes qui distinguent la mort réelle de la mort apparente.* Th. de Paris, 1807, n° 112. — Lévy (M.), *Essai de police médicale sur l'incertitude des signes de la mort et les dangers,* etc. Thèses de Strasbourg, 1820.— Donndorf (J. A.), *Ueber Tod, Scheintod, und zu frühe Beerdigung.,* 2e édit., Quedlinb, 1823, in-8°. — Taberger (J. G.), *Der Scheintod in seinen Beziehungen auf das Erwachen in Grabe,* etc. Hannover, 1829, in-8°, pl. 1. — Pichard (F. L.), *De la léthargie et des signes qui distinguent la mort réelle de la mort apparente.* Paris, 1830, in-8°.

— VILLERMÉ, *Sur un nouveau signe de mort*, in *Ann. d'hyg.*, 1re sér., t. IV, p. 420, 1830.—KLOSE (K. L.), *Ueber die Gefahr lebendig begraben zu werden, und mehrere in Beziehung auf dieselbe, zum Theil erst kürzlich, gemachte Vorschläge*, in *Henke's Ztschr.*, t. XIX, p. 143, 1830. — CHRISTISON, *Recherches expérimentales sur les différences que présentent les brûlures faites avant et après la mort*, in *Ann. d'hyg.*, 1re sér., t. VII, p. 148, 1832. — JULIA-FONTENELLE, *Recherches médico-légales sur l'incertitude des signes de la mort, et les moyens les plus certains de constater les décès*. Paris, 1833, in-8°. — DESBERGER, *Tod und Scheintod, Leichen-und Begräbnisswesen, als*, etc. Leipzig, 1833, in-8°.— LESSING (M. B.), *Ueber die Unsicherheit der Erkenntnisse des erlosenen Lebens, nebst*, etc. Berlin, 1836, in-8°. — MENESTREL, *Des signes de la mort considérés sous le rapport médico-légal*. Thèse de Paris, 1838, n° 283. — VIGNÉ (J. B.), *Traité de la mort apparente, des principales maladies qui peuvent donner lieu aux inhumations précipitées*, etc. Paris, 1841, in-8°. — VILLENEUVE, *Du danger des inhumations précipitées et des moyens de les prévenir en concourant aux progrès de la science*. Dijon, 1841, in-8°. — NASSE (Fr.), *Die Unterscheidung des Scheintodes von wirklichen, Tode; zur Beruhigung uber die Gefahr lebendig begraben zu werden*. Leipz., 1841, in-8°. — LENORMAND, *Des inhumations précipitées*. Mâcon, 1844, in-8°. — CHAMPOUILLON, *Sur la possibilité de reproduire après la mort quelques caractères des brûlures faites pendant la vie*, in *Ann. d'hyg. publ.*, 1re sér., t. XXXV, p. 142, 1846. — BOUCHUT, *Traité des signes de la mort et des moyens de prévenir les enterrements prématurés* (ouvr. couronné par l'Institut). Paris, 1849, in-18. — RAYER, *Rapport sur l'ouvrage précédent*, in *Ann. d'hyg. publ.*, 1re sér., t. XL, p. 78, 1848. — CRIMOTEL (de Tilloy), *Des inhumations précipitées, épreuve infaillible pour constater la mort*, etc. Paris, 1853, in-8°. — JOSAT, *De la mort et de ses caractères : nécessité de réviser*, etc. Paris, 1854, in-8°, fig.—LONDE (Ch.), *Lettre sur la mort apparente, les conséquences réelles des inhumations précipitées*, etc. Paris, 1854, in-8°. — ENGEL (Jos.), *Darstellung der Leichenerscheinungen und deren Bedeutung unter stäter*, etc. Wien, 1854, gr. in-8°. — KOSCHATE, *Ueber die sicheren Kennzeichen von Tod, Scheintod, und über*, etc. Breslau, 1858, in-8°. — COLLONGUES (L.), *Application de la dynamoscopie à la constatation des décès, ou Moyens certains d'éviter les enterrements prématurés*. Paris, 1858, in-8°.—HALMA-GRAND, *Des inhumations précipitées*. Orléans, 1860, in-8°.— PARROT,*De la mort apparente*.Thèse pour l'agrégation. Paris, 1860,in-8°.— SCHNEIDER, [G. A.], *Des moyens mis en usage pour éviter les inhumations précipitées*. Thèses de Strasb., 1863, n° 693. — SILVESTER (H. R.), *The Discovery of the Physiological Method of inducing Respiration, in cases of apparent Death*, etc., 3e édit. Lond., 1863. — BONNEJOY, *Des moyens pratiques de constater la mort par l'électricité à l'aide de la faradisation*. Paris, 1866, in-18. —LEBON (G.), *De la mort apparente et des inhumations précipitées*. Paris, 1866, in-8°. — DEVERGIE (A.), *Inhumations précipitées*, in *Ann. d'hyg.* 2e sér., t. XXVII, p. 293, 1867. — LEVASSEUR (P.), *De la mort apparente et des moyens de la reconnaître*. Rouen, 1867, in-8.

Maisons mortuaires : HUFELAND, *Ueber die Ungewissheit des Todes und das einzige untrügliche Mittel sich von seiner Wirklichkeit zu überzeugen und das Lebendigbegraben unmöglich zu machen; nebst einer Nachricht von der Errichtung eines Leichenhauses in Weimar*. Weimar, 1791, in-8°. — METZGER (J. D.), *Ueber die Kennzeichen des Todes, und dem auf die Ungewissheit desselben gegründeten Vorschlag, Leichenhäuser zu errichten* Königsberg u. Leipz., 1792, in-8°. — MASIUS (G. H.), *Unterricht über die Behandlung der Scheintodes, Nebst ein Plan zur Errichtung eines Leichenhauses*. Schwerin, 1797, in-4°. — KRAUS (Ludw. A.), *Tabellarische Anweisung zu gerichtl. Leichen-untersuchungen*. Helmstädt, 1805, in-8°. — DUMÉME, *Praktische Anweisung zu gerichtl. Leichen-untersuchungen*, etc., *Mit ein Schlussworte über die Leichenhäuser und·Verwandte Gegenstände*. Helmstädt, 1837, in-8°. — SPEYER, *Ueber die Möglichkeit des Lebendigbegrabens und die Errichtung von Leichenhäusern*, in *Henke's Ztschr*, Erghfs, t. V, p. 1, 211, 326, 1826. — SCHWADE (C. W.), *Das Leichenhaus in Weimar. Nebst*, etc. Leipzig, 1834, in-4°, pl. 3. — SCHNACKENBERG (W. Ph. J.), *Ueber die Nothwendigkeit der Leichenhallen zur Verhütung*, etc. Kassel, 1866, in-8°.—SCHNEIDER (P. J.), *Medicinisch-polizeiliche Würdigung der Leichenhallen*. Fribourg, 1839, in-8°. — HEDRICH, *Die Einführur einer Todtenschau und die Anlegung von Leichenhäusern und Leichen-Kammern*, etc. in Siebenhaar's *Mag. für Staatsarzn.*, 1843.—BRAUN, *Die gesetzliche Leichenschau, mit Sectionem*, etc., in *Henke's Ztschr.* 1846, Hft. 1.—WITTMER, *Vorschlag einiger Mittel zur algemeinem Einführung der Leichenhallen*, in Ver. deutsch. Zeitschr. *für die Staatsarzn.*, Bd. I, 1847. — *Quelle peut être l'utilité des dépôts mortuaires, et pour le cas où cette utilité serait reconnue, quel devrait être leur mode d'organisation* (congr. d'hyg. publ. de Bruxelles, de 1852), in *Ann. d'hyg.*, 1re sér., t. XLVIII, 1852. — KEMPNER, *Denkschrift über die Nothwendigkeit einer gesetzlichen Einführung von Leichenhäusern*. Breslau, 1856, in-8. — BRUNNER, *Die Einrichtung einer Leichenhauses zu Volkacham Main*, in *Henks's Ztschr. f.*, etc. Ergänz, 1857. — *Discussion* à la section d'hygiène publique de la Société Imp. et R. des médecins de Vienne. In *Zeitschr. der k. k. Gesellsch. der Aerzte zu Wien.* N. Folge, t. II, p. 176, 1859, et t. III, p. 255, 1860. Voy. in *Monit. des hôpit.*, t. II, 1854, la polémique entre MM. JOSAT et HUSSON sur ce sujet. — JOSAT, *Du délaissement des mourants en état de mort intermédiaire*, in Comptes rendus de l'Académie des sciences, t. LVI, p. 298, 1863. — DEVERGIE (A.), *De la création des maisons mortuaires*, in *Ann. d'hyg.*, 2e sér., t. XXXIV, p. 310, 1870.

— ZAUBZER. *Thanatologische Fragmente zur Leichenpolizei Münchens*, in *Baier. aerztl. Intellig. — Bl.*, n° 12, 1874.

DELAGRÉE, *De la constatation prompte et facile de la mort réelle*, in Journ. des conn. méd., mai 1870. — DUBOUX, *Nouveau signe de la mort*, in *Compt. rend. de l'Acad. des sc.*, vol. LXX, n° 24, 1870. — PONCET, *Signe de la mort tiré de l'examen du fond de l'œil*, in *Arch, gén. de méd.*, avril 1870. — DAVIES, *D'un signe certain et immédiat de la mort réelle*. Paris, 1871, in-8. — LABORDE, *Sur quelques phénomènes physiques de la vie*, etc., in *Gaz. hebd.*, 1871. — MÜLLER (Aug.), *Des signes de la mort fournis par l'appareil de la vision*. Th. de Strasbourg, 1871. — DEVERGIE, *Les signes de la mort réelle*, in *Bull. de l'Acad. de méd.*, nos 48 et 49, 1873. — Du MÊME, *Des signes de la mort*. in *Ann. d'hyg.*, 2e sér., t. XLI, 1874. — BOUCHUT, *Sur un nouveau signe de la mort, tiré de la pneumatose des veines rétiniennes*. in *Compt. rend. de l'Acad. des sc.*, vol. LXXVIII, p. 631, 1874.

— MAIR, *Die Kgl. Bayer. Instruct. für die Leichenbeschauer*, in *Bayr. ärztl. Intellig.-Bl.*, 1876, n° 18. — ROSENTHAL, *Ueb. die neuesten u. sichersten Ermittelungen des Scheintodes*, in *Wien. med. Presse*, 1876, n° 14. — OPOLSKI, *Réglements relatifs à la vérification des décès*, in *Przeglad lekarski*, 1875, nos 24 et 25. — TOURDES, Art. MORT, in *Dict. encycl. sc. méd.*, 1875. — GAYAT, *Phénom. ophthalmoscop. invoqués comme signe de la mort*, in *Ann. d'ocul.*, janv. et fév. 1875, p. 5. — POHLE, *Ueber das Sterben u. die Kennzeichen des eingetretenen Todes. Diss. inaug.* Berlin, 1880. — BUCHHOLTZ (F.), *Du danger des inhumations précipitées*. Nancy, 1881, in-16.— BERTILLON, Art. DÉCÈS du *Dict. encycl. des sci. méd.*, 1882.

BELVAL, *Des maisons mortuaires*, in *Ann. d'hyg.*, sept. 1877. — DEVERGIE, *La morgue de Paris*, in *Ann. d'hyg.*, janv. 1878. p. 49. — DU MESNIL, *De la création des maisons ou dépôts mortuaires de Paris*, in *Rev. d'hyg.*, 1879, p. 908, et 1880, p. 229. — KUBORN, *Disc. de la question des dépôts mortuaires*, in *Bull. Acad. de méd. de Belgique*, 1879, nos 9, 10, 11. — LAFOLLYE et NAPIAS, *Rapp. sur la création des maisons ou dépôts mortuaires à Paris*, in *Rev. d'hyg.*, 1880, p. 38. *Discussion*, p. 229. — LAMOUROUX, *Rapp. sur une proposit. de M. G. Martin, tendant à la création de maisons mortuaires à Paris*. Conseil municipal de Paris, 1880, n° 174. — BROUARDEL, *Install. d'appareils frigorifiq. à la morgue*, in *Ann. d'hyg.*, janv. 1880. — JANSSENS, *Notice sur le dépôt mortuaire de Bruxelles*, in *Bull. Acad. méd. de Belgique*, n° 3, p. 172, 1880. — FOLEY (E.-A.), *Étude sur la statistiq. de la morgue* (1851-1879), Th. de Paris, 1880. — FLINZER u. ZENETTI. *Ueber Nothwendigkeit und Anlage von Leichenhäusern*, in *Viert. f. öff. Ges.-Pfl.*, Bd. XII, p. 163, 1880. — TOURDES. Art. *Obitoires*, in *Dict. encycl. sci. méd.*, 1880. — LUTAUD. Art. *Obitoires-morgues*, ibid. — ARNOULD, *Sur la création de maisons mortuaires à Lille, Rapp.* Lille, 1881. — LACASSAGNE, *De la nécessité de construire, à Lyon, une morgue et de créer dans cette ville un établ. publ. servant d'obitoire.* Lyon, 1881. — GAVINZEL. *Étude sur la morgue.* Paris, 1882, in-8°.

De la population.

Les recherches statistiques relatives à la population ont pris, depuis le commencement de ce siècle, un développement considérable et une précision mathématique ; aussi en est-il résulté des matériaux utiles à connaître et qui trouvent une application directe dans l'hygiène publique.

1° *Densité de la population.* — La première question qui se présente à examiner est celle de la densité de la population, ou, si l'on veut, de la population spécifique d'un pays. On entend par cette expression le nombre d'habitants qui, en moyenne, se trouve occuper une limite de surface toujours la même. Dans l'appréciation générale de la population spécifique d'un pays, il est généralement admis que l'on prend la moyenne de toute la population, aussi bien de celle des villes que de celle des campagnes.

Les résultats fournis par la statistique démontrent que la population spécifique d'un pays est presque toujours en raison directe de sa richesse, de sa fertilité et de son industrie. En France, par exemple, la population spécifique est également en raison directe de la richesse, de la fertilité du sol et de l'industrie de la partie de la localité que l'on considère, des départements, par exemple : c'est ce qui ressort des tableaux ci-joints.

1er TABLEAU.

PAYS.	HABITANTS par lieue carrée.	PAYS.	HABITANTS par lieue carrée.
Pays-Bas..............	1,829	Prusse................	792
Royaume Lombardo-Vénitien....	1,711	Suisse	783
Wurtemberg..........	1,502	Hongrie	750
Angleterre	1,457	Naples et Sicile.......	747
Saxe.................	1,252	Espagne	641
Sardaigne............	1,122	Danemark............	616
France...............	1,062	Portugal.............	446
États de l'Église.......	1,042	Turquie..............	324
Bavière	968	Russie...............	161
		Suède et Norwège......	82

2e TABLEAU.

D'APRÈS M. DE HUMBOLDT.

PAYS	HABITANTS par lieue carrée.	PAYS.	HABITANTS par lieue carrée.
Amérique septentrionale.	32	États-Unis...........	58
— méridionale....	21	Russie d'Asie........	4
Brésil................	15	Chine................	1,172
République de Buenos-Ayres................	18	Inde.................	925
		Égypte cultivée.......	1,767

3e TABLEAU.

NOMBRE D'HABITANTS PAR KILOMÈTRE CARRÉ POUR LA FRANCE ENTIÈRE,
D'APRÈS LE DERNIER RECENSEMENT, 67,088.

DÉPARTEMENTS.	HABITANTS par kilom. carré.	DÉPARTEMENTS	HABITANTS par kilom. carré.
1 Seine	2,870,64	50 Ariège	59,48
2 Nord	199,51	60 Meuse	52,40
10 Côtes-du-Nord	93,52	70 Côte-d'Or	46,30
20 Sarthe	76,39	80 Cher	40,86
30 Charente-Inférieure	71,50	86 Basses-Alpes	22,95
40 Jura	63,62		

Le premier donne le relevé de la population spécifique des divers États de l'Europe, d'après Balbi ;

Le deuxième, celui de quelques États des autres parties du monde, d'après de Humboldt. Le troisième donne une sorte de spécimen de la population spécifique des départements les plus riches, de ceux qui le sont le moins et de ceux qui tiennent le milieu. Dans l'échelle des 86 départements envisagés sous ce rapport, j'ai choisi un département de 10 en 10.

2° *Mortalité*. — En France, la mort frappe annuellement 800,000 individus. C'est, pour 1845 et 1846, 1 décès sur 45 habitants (1). On en comptait, en 1772, 1 sur 25.

D'après Boudin, la mortalité a été en Russie, en 1842, 1 décès sur 28 habitants ; en Autriche, en 1840, 1 décès sur 33 habitants ; en Prusse, en 1840, 1 décès sur 38 habitants ; en Angleterre, en 1841, 1 décès sur 45 habitants (2).

3° *Accroissement de la population*. — Une question d'une haute importance à examiner est celle de l'accroissement de la population. S'il est, en effet, une chose bien prouvée, c'est qu'à l'époque actuelle et dans les pays civilisés, la population tend sans cesse à s'accroître ; les relevés statistiques le prouvent d'une manière irrécusable. Or, quelle est la cause de cet accroissement de population ?

Les recherches statistiques faites en France et dans d'autres pays, démontrent qu'il faut l'attribuer à l'excès du nombre des naissances sur celui des décès.

Malthus, dans un ouvrage qui a fait beaucoup de bruit dans ces derniers temps, a émis sur l'accroissement de la population

(1) C'est 2,22 p. 100. Actuellement la mortalité générale oscille entre 2,3 et 2,4 p. 100.

(2) La mortalité est actuellement, pour ces pays :

Norwège	1.8 à 1.9 %	Bavière	3,1 %
Danemark et Suède	2 à 2.1	Autriche	3,2
Angleterre	2,2 à 2.3	Hongrie	3.6 à 3,7
Pays-Bas	2.7 à 2.8	Russie	3,8
Espagne et Italie	3		

une doctrine dont il est utile de dire quelques mots ici. En voici le résumé très-court.

1° La population, si aucun obstacle ne s'y oppose, se développe incessamment, suivant une progression géométrique et sans limites assignables, 2, 4, 8.

2° Les moyens de subsistance, au contraire, ne peuvent jamais se développer que suivant une progression arithmétique, comme 2, 3, 4.

Il résulterait de là un accroissement illimité de la population, si un certain nombre de causes ne venaient s'y opposer et la faire rentrer dans des limites beaucoup plus restreintes. Ces obstacles au développement de la population sont de deux espèces : 1° les obstacles préventifs, qui empêchent les naissances ; et 2° les obstacles répressifs, qui détruisent l'homme avant le terme habituel de son existence.

Les obstacles préventifs sont la débauche, la misère, et, comme conséquence de ces deux causes générales, l'incontinence, la promiscuité, la prostitution, la polygamie.

Les obstacles répressifs sont les lieux insalubres d'habitation, la malpropreté, la mauvaise nourriture, les vêtements insuffisants, l'abus des liqueurs, la débauche, la faim, les maladies nombreuses qui sévissent sur l'homme.

Cette loi est certainement vraie, en tant qu'elle rend compte des faits et qu'elle est en rapport avec les résultats de la statistique. L'accroissement incessant mais lent et sans limites de la population est un fait incontestable. On doit, toutefois, observer qu'il est des pays où les obstacles qui s'opposent à l'accroissement extrêmement rapide et sans limites de la population n'existent pas, en raison de l'immense étendue du pays relativement au nombre des habitants qu'il renferme, de la fertilité du sol dans beaucoup de points de son étendue, enfin du génie des habitants qui l'occupent. C'est ce qui a lieu, par exemple, aux États-Unis, où la population a doublé en 25 ans, et quadruplé en 50. Quant aux moyens indiqués par Malthus pour équilibrer la population avec la production, ce n'est pas ici le lieu de s'en occuper.

[L'accroissement de la population en France a été l'objet d'une très-intéressante discussion à l'Académie de médecine, en 1867. D'après les documents authentiques, M. Broca a établi que la population, chez nous, était :

En 1801, de..............................	27,349,003
1831..............................	32,569,223
1866 (1)..............................	37,390,057

(1) Non compris les provinces annexées de la Savoie et de Nice.

Ainsi, depuis le commencement du siècle, la population s'est accrue de 10 millions, et cependant, comme nous allons le voir, le chiffre de la natalité a baissé ; suivant la remarque de M. J. Guérin, l'accroissement n'a pas été en progressant depuis le commencement du siècle, il subit même depuis un certain nombre d'années, un mouvement relativement rétrograde ; c'est ce que montre le tableau suivant, où l'accroissement constaté par les recensements quinquennaux est divisé en deux périodes.

	Population.		Accroissement annuel.	Pour 100 habitants.	Période de doublement.
En 1801......	27,349,003	de 1801 à 1841	198,336	0,66	132
En 1841......	34,230,178				
En 1846......	35,400,486	de 1846 à 1866	128,643	0,36	221
En 1866......	39,392,737				

Si maintenant on examine, sur les mêmes bases, le rapport des naissances aux décès, on a pour les deux périodes :

	Excédent annuel des naissances.	Rapport p. 100 avec la population initiale.	Période de doublement.
De 1801 à 1841......	178,653	0,57	124
De 1846 à 1866......	108,252	0,29	249

La diminution de la natalité ne pouvant expliquer l'accroissement de la population, M. J. Guérin croit pouvoir, mais sans preuves directes, l'attribuer à l'immigration ; M. Broca me semble l'apprécier plus justement en le rapportant à l'allongement de la vie humaine.

Voici, en effet, un tableau qui montre les chiffres de la population aux différents âges dans les principaux États de l'Europe. On voit que la France est au premier rang pour les adultes et les vieillards.

	De 0 à 14 ans.	De 14 à 60 ans.	De 60 et au delà.
France......................	267	635	108
Belgique....................	284	628	88
Suède	343	616	80
Autriche....................	321	626	53
Saxe	322	609	69
Espagne....................	331	613	57
Grande-Bretagne	332	594	73
Prusse......................	348	595	56

Ainsi la Prusse et la Grande-Bretagne conservent mieux leurs enfants, nous les adultes.

En même temps que la natalité diminue, la mortalité enfantine augmente en France ; en comparant la période de 1840 à 1849 à la période de 1857-1866, on constate que la mortalité s'est accrue dans le rapport de 100 à 112.

La durée de temps nécessaire pour amener la population d'un pays au double de ce qu'elle est dans un moment donné ou période de doublement, accuse de toute évidence le degré de rapidité de l'accroissement dans cette même population. Ici la France, comparée aux principaux États de l'Europe, est dans un état d'infériorité très-marqué. C'est ce que l'on peut voir dans le tableau suivant :

	Accroissement p. 100.	Période de doublement.		Accroissement p. 100.	Période de doublement.
Saxe.......	1.53	45	Suisse......	0,61	114
Angleterre .	1.43	49	Italie	0,51	136
Prusse	1.30	54	Espagne ...	0,41	169
Russie	1.24	56	Bavière	0,36	193
Suède......	1.10	63	France.....	0,35	198
Écosse......	0.91	76	Autriche....	0,26	267

Les éléments de la population sont évidemment les rapports qui existent entre les naissances et les décès, ou, dans le langage de la statistique, entre la *natalité* et la *mortalité*.

Natalité. — On appelle ainsi le rapport des naissances à la population qui les a fournies dans l'unité de temps, c'est-à-dire dans l'année moyenne. Elle se détermine en divisant le nombre annuel des naissances vivantes par la population moyenne. Chez nous, au milieu de notre siècle, de 1840 à 1870, la natalité oscille entre 0,0261 et 0,0266, ou 261 à 266 naissances vivantes sur 10,000 vivants. Pour la période normale de 1861 à 1870, la moyenne a été de 266 ; elle a baissé depuis et est tombée à 255 pour la période de 1871 à 1876.

En France, nous l'avons vu, le chiffre des naissances a baissé d'une manière notable, quoique moindre qu'on ne l'avait dit. Le tableau suivant montre la diminution de la fécondité des mariages depuis le commencement du siècle : il ne s'agit, on le comprend, que des enfants légitimes. Il y eut, par mariages, aux époques suivantes, par exemple :

De 1801 à 1810............................ 4.19 enfants.
   1821 à 1830............................ 3.96 —
   1841 à 1850............................ 3.42 —
   1861 à 1870............................ 3.32 —
   1871 à 1876............................ 3.18 —

Comme l'a fait observer M. Broca, l'augmentation de l'aisance

générale est sans doute la cause de cette diminution. Les nouvelles conditions sociales résultant de l'abolition du droit d'aî-
nesse, du développement de l'industrie, font reculer pour
beaucoup d'individus l'époque du mariage. Ajoutons que l'allongement de la vie moyenne retarde aussi la mise en possession de l'héritage. Et, chez les prolétaires, le célibat militaire a
été beaucoup agrandi par les énormes levées de ces dernières
années.

Il faut aussi, pour chiffre total des naissances, tenir compte
du célibat religieux qui enlève à la population un grand nombre de producteurs. Ce chiffre qui, pour la France, était en
1856 de 137,000 environ, s'était élevé à 198,774 en 1864 (Discuss. acad.).

Mortalité, durée de la vie humaine. — Suivant M. Bertillon, il
existe un grand nombre de procédés pour évaluer la durée de
la vie humaine. Or, elle a quatre périodes fort différentes : la
première enfance (de 0 à 5 ans), la seconde enfance (de 5 à 15),
l'âge de travail et de fécondité (de 15 à 60), l'âge de retour ou
la vieillesse (60 et au delà) ; suivant que la mesure adoptée sera
particulièrement influencée par l'une de ces périodes ou sera
la traduction synthétique de toutes, les grandeurs et l'ordre de
la vitalité seront différentes. Ainsi les uns calculant l'âge moyen
des décès établi d'après les listes mortuaires (M. Legoyt), on
obtient un résultat complexe influencé par une foule de circonstances. D'autres prennent le quotient de la population par
les naissances $\left(\dfrac{N}{P}\right)$, mais cette formule n'est exacte que pour
une population invariable dans tous ses mouvements depuis
au moins un siècle. D'autres prennent le quotient de la popu-
lation divisée par les décès $\left(\dfrac{P}{D}\right)$, d'autres enfin ont cherché un
milieu entre ces deux valeurs (Price, Dupin), etc. Mais la vie
moyenne ne peut être calculée que pour *chaque période d'âge*, et,
comme le dit l'auteur dont nous analysons le travail, la *vie
moyenne* pour chaque individu doit être déterminée d'après les
chances de vie et de mort qui pèsent actuellement sur chacun
des âges qui leur restent à parcourir. C'est à l'aide de cette définition et de cette formule que M. Bertillon a trouvé 40,15 ans
pour la vie moyenne en France d'après les éléments de la mortalité à chaque âge pour la période de 1840-59. D'une manière
générale, la *mortalité* s'obtient en divisant la somme des dé-
cédés de tout âge par la population qui les a fournis $\left(\dfrac{D}{P}\right)$. On
a ainsi pour toute la France 230 à 240 décès pour 10,000 vi-
vants. Mais si la vitalité restait invariable à chaque âge, dans

cinquante ou soixante ans la mortalité augmenterait par le fait de l'augmentation du nombre des vieillards qui fournissent nécessairement une mortalité plus considérable.

Quant à la *vie probable*, c'est un âge médian auquel les chances de mort agissant d'âge en âge réduiraient à la moitié le nombre des naissances d'où l'on est parti. C'est une mesure qui n'a égard qu'au nombre des survivants et non aux années vécues.

Des morts-nés. — Ils entrent comme éléments très-intéressants et à part dans l'étude de la population. On peut en faire deux catégories : 1° les véritables morts-nés, c'est-à-dire morts avant d'avoir respiré ; 2° ceux qui dans le sens légal sont morts avant d'avoir été *déclarés* et peuvent avoir respiré, vécu et même pendant un ou deux jours. Suivant M. Bertillon, les premiers formeraient un peu plus du cinquième du total. Un fait très-curieux établi par le même statisticien, c'est que le nombre des morts-nés masculins l'emporte sur ceux de l'autre sexe dans le rapport de 6 à 5 (Art. *Morts-nés*, in *Dict. encyclop. des sc. méd.*). Voici, d'après Œsterlen, le tableau des morts-nés en rapport avec le nombre de naissances et de décès dans les principaux États de l'Europe.

	RAPPORT			RAPPORT	
	sur 100 naissances.	sur 100 décès.		sur 100 naissances.	sur 100 décès.
Norwège.......	4.08	6,95	Suède.........	3.12	4,64
Saxe...........	4,45	6,11	France........	3,61	4,21
Belgique	4.41	5,58	Bavière.......	3,07	3,76
Prusse........	3.90	5,18	Autrich······	1.41	1,62

Si l'on excepte l'Autriche dont les chiffres sont manifestement trop faibles, on a pour moyenne générale de tous les États européens (nous n'avons donné ici que les plus importants) 3,79 p. 100 des naissances, et 4,75 p. 100 de tous les décès.

Un fait certain, c'est l'augmentation progressive des morts-nés. On le voit d'après les chiffres suivants donnés par M. Legoyt, pour des périodes un peu différentes de celles qui ont servi à former le tableau de M. Œsterlen ; nous avons complété ces chiffres pour la France, d'après M. Bertillon. Nous ne prendrons que les pays suivants :

	PÉRIODES et années.	RAPPORT sur 100 naissances.		PÉRIODES et années.	RAPPORT sur 100 naissances.
France....	1851-55	3.91	Prusse....	1849	3,71
	1856-65	4.33		1859	4,27
	1868-74	4,5	Suède	1816-20	2,49
Belgique ..	1851-55	4.44		1851-55	3,25
	1856-60	4 59			

Cet accroissement a été attribué, mais sans preuve, à une foule de causes : la prétendue dégénérescence de l'espèce humaine ; l'emploi intempestif et trop fréquent du seigle ergoté ; des avortements criminels, etc. Une chose à noter, c'est la généralité du fait qui exclut toute explication locale. M. Œsterlen a fait voir que les morts-nés fruits d'unions légitimes sont moins nombreux que ceux qui proviennent d'unions illégitimes. Ainsi, suivant lui, en France, en 1854, les premiers furent dans le rapport de 3,90 p. 100 et les seconds dans le rapport de 6,7 p. 100. D'après Bertillon, la mortinatalité légitime, qui, dans la période de 1856 à 1865 était de 4,06 p. 100, s'est élevée dans la période de 1868 à 1874 à 4,1 p. 100, tandis que la mortinatalité illégitime a donné pour les mêmes périodes 7,51 p. 100 et 8,3 p. 100. En Prusse, Œsterlen a donné pour la mortinatalité légitime 4 p. 100, et pour la mortinatalité illégitime 7 p. 100. Enfin le nombre des morts-nés est plus considérable dans les villes que dans les campagnes, ce qui tient bien manifestement à ce que les déclarations des avortons sont plus rarement faites dans ces dernières. D'après les recherches de M. Allaire pour la France, le rapport des morts-nés aux naissances (1839-57) a été de 3,5 p. 100. 34 départements étaient au-dessous de cette moyenne, 1 à son niveau (Eure), et 51 au-dessus. La plus faible mortalité existait dans l'Ardèche, 1,2 p. 100 ; la plus forte dans la Seine, 6,7 pour 100.

Ces chiffres sont légèrement modifiés (aggravés) actuellement (période 1848-1874), quoique la mortinatalité relative soit restée à peu près la même. Le rapport des morts-nés aux naissances est pour toute la France 4,5 p. 100. Pour l'Ardèche elle est 1,318, pour la Corse 1,48, pour les Basses-Pyrénées 1,93, etc. : les départements qui accusent le plus de morts-nés sont : Bouches-du-Rhône 5,987, Rhône 6,05, Vosges 6,11, Savoie 6,64, Seine 6,76.

Le tableau suivant, que nous empruntons à la *Revue d'hygiène* (1879, p. 784), résume les éléments démographiques les plus intéressants concernant la France :

Mouvement de la population en France

DEPUIS LE COMMENCEMENT DU SIÈCLE.

DATES.	POPULATION moyenne (en millions d'habitants).	PAR 1000 HABITANTS			EXCÉDANT des naissances sur les décès par 1000 habit.
		NAISSANCES.	MARIAGES.	DÉCÈS.	
1801-1810	28,7	31,9	7,6	27,7	+ 4,2
1821-1830	31.5	30,9	7,8	25	+ 5,9
1841-1850	35	27,4	8	23,9	+ 3,5
1851-1860	36,1	26.3	7,9	23	+ 3,3
1861-1870	36,6	26.6	8	25,6	+ 1
1871-1876	36,5	25,5	8	25,4	+ 0,1
1866	36	26,4	7,9	23,2	+ 3,2
1868	36,3	25,1	7,8	24	+ 1,1
1870	36,9	25,5	6	28,3	— 2,8
1871	36,5	22,8	7,1	34,7	— 11,9
1872	36,1	26,7	9.7	21,9	+ 4.8
1874	36,4	26,1	8,3	21,4	+ 4,7
1876	36,9	25,2	7,8	22,6	+ 2,6
Angleterre...	31,4	35.3	8,4	22	+ 13,3
Prusse (1875)	25,7	38,5	8,9	27,4	+ 11,1

Durée de la vie humaine.

Longévité. — Duvillard, en 1806, d'après des faits recueillis en France avant la Révolution, a fixé la durée moyenne de la vie humaine à 28 ans et demi. Les recherches statistiques plus modernes, dont les résultats ont été donnés plus haut, permettent de la fixer aujourd'hui à 33,63. Trois causes peuvent être invoquées pour expliquer ce progrès : 1° l'extension de la vaccine ; 2° l'aisance ; 3° les progrès de l'hygiène publique.

On a donné des tables destinées à indiquer la mortalité correspondant à chaque âge, et le nombre successif d'individus qui disparaissent à partir de la naissance. Ces tables de mortalité, qui ont joué un rôle si important dans la création des caisses de placement sur la vie et des associations mutuelles, ne sauraient trouver place ici. Voici seulement quelques-uns des résultats obtenus et dont il est important de se souvenir. Ils ont été recueillis en France.

			Sur 1,000 naissances.	
A 10 ans, il ne reste plus que.............			534	578,6
20	—	—	485	527
30	—	—	424	463
40	—	—	370,7	398
50	—	—	307,5	332
60	—	—	229,9	255
70	—	—	133,6	251,7
80	—	—	44,7	53
100	—	—	1,2	2,4

M. Benoiston de Châteauneuf a publié quelques résultats très-curieux relatifs à la durée de la vie humaine dans plusieurs des principaux États de l'Europe. Il a relevé l'âge de 15 millions d'individus à l'époque de la mort, et ces documents ont été recueillis en Angleterre, en Belgique, en Prusse, en Danemark, en France, en Savoie, en Piémont, dans les États de Gênes et en Islande. Voici ces résultats.

Sur ces 15 millions, 6,872,091, ou 44,4 p. 100, atteignent 30 ans; de 30 à 60 ans la perte est un peu moins de la moitié, car 3,805,755 ou 55,3 p. 100, atteignent 60 ans. A 70 ans, sur les individus survivant à 30 ans, il n'en reste plus que 2,259,605, ou 32,7 p. 100. A 80 ans, il en survit un peu plus de 1/10, ou 786,162 ou 11,4 p. 100. A 90 ans 87,873, ou 1,37 p. 100. A 100 ans, quelques rares exemples.

La longévité est-elle plus grande dans les pays froids que dans les pays chauds? C'est une question que M. Benoiston de Châteauneuf a discutée avec beaucoup de soin, et à la suite de laquelle il a été conduit aux conclusions suivantes, qui embrassent la totalité de son travail.

1° Borner à soixante-dix ans la carrière humaine, c'est trop peu, à cent ans, c'est trop.

2° Dans les pays froids, Danemark, Suède, Norwège, ce terme est atteint par un plus grand nombre des individus ayant atteint l'âge de trente ans.

3° On observe des résultats analogues dans certaines provinces du Midi.

4° Tous les climats sont à peu près compatibles avec une longue durée de la vie.

5° En Europe, à toutes les époques de l'âge, la femme paraît vivre plus longtemps.

6° Sur les 15 millions de décès, 2/3 au moins sont recueillis sur des classes peu aisées. On reconnaîtra avec satisfaction qu'il n'y a pas lieu de déplorer les conditions d'existence de ces classes.

L'Espagne, le Portugal, les Deux-Siciles, la Grèce, l'Autriche, la Hollande, sont en dehors de ces résultats, et pourraient peut-être les modifier.

Bibliographie. — On sait avec quelle ardeur on s'est occupé, depuis le dernier siècle, du mouvement de la population, et combien de travaux ont été publiés sur la statistique. Nous n'avons point l'intention d'en publier ici une bibliographie complète, nous mentionnerons seulement les principaux, ceux qui font époque, et ceux qui ont été consultés et cités dans l'article qu'on vient de lire. — *État général des baptêmes, mariages et morts à Paris, avec des observations générales sur les années 1670-1671.* Paris, 1671, in-f°.— Süssmilch, *Die göttliche Ordnung in den Veränderungen des menschlichen Geschlechts, aus der Geburt dem Tode,* etc., 1re édit. Berlin, 1740, 2 vol. in-8°. — Buffon, *Histoire de l'homme (Probabilités de la durée de la vie. Essai d'arithmétique morale, Tables,* etc.), in Œuvres.—Deparcieux, *Essai sur les probabilités de la durée de la vie humaine.* Paris, 1746, in-4°. —Jaubert (l'abbé), *Des causes de la dépopulation et des moyens d'y remédier.* Londres, 1762, in-12. — Wallace, *Dissert. histor. et polit. sur la populat. des anciens temps comparée avec celle du nôtre, dans laquelle on prouve,* etc., trad. franç. Amsterdam, 1769, in-8°.—Bernouilli (D.), *De usu medico tabularum baptismalium, matrimonialium,* etc. Basileæ, 1771, in-4°. — Morand fils, *Récapitulation des baptêmes, mariages, mortuaires et enfants trouvés de la ville et des faubourgs de Paris, de 1709 à 1770 inclusivement,* etc., in *Mém. de l'Acad. des Sciences,* 1771 p 830. — Moreau, *Recherches et considérations sur la population en France,* 2e part. Paris, 1778, in-8°. — Malthus, *An Essay on the Principle of Population, or a View of its Past and Present Effects on Humane Happiness,* etc., 1re édit. London, 1803, in-4°, trad. franç. par MM. Prévost père et fils. Paris, 1836, in-4°.— Niederhuber (Jon.), *Beiträge zur cultur der med. und bürgerl. Bevölkerungspolizei von der Einfluss,* etc. München, 1805, in-8°, pl. ; ibid., 1808, in-8°. — Duvillard, *Analyse et tableau de l'influence de la mortalité à chaque âge,* etc. Paris, 1806, in-4°. — Butte (W.), *Prolégomènes de l'arithmétique de la vie humaine.* Paris, 1812, in-8°. — Hargenvilliers, *Recherches et considérations sur la formation du recrutement en France.* Paris, 1817, in-8°. — *Recherches statistiques sur la ville de Paris et le département de la Seine.* Paris, 1821, in-8°, et 1823-1860, 5 vol. in-4°.— *Annuaire du bureau des longitudes,* la collection.—Casper (J. L.), *Beiträge zur Medicinischer Statistik und Staatsarzneikunde.* Berlin, 1825, in-8°. — Du même, *Denkwürdigkeiten zur Medicinischer Statistik und Staatsarzneikunde, für,* etc. Berlin, 1846, in-8°. — Bicker, *Betrachtungen über die Fruchtbarkeit der Ehen und die Sterblichkeit in den vornehmsten Städten Europas, seit drei Jahrhunderten,* in *Henke's Ztschrift.* Erg., t. IX, p. 308, 1828. — Du même, *Untersuchungen über die Sterblichkeit nach Alters-Klassen,* ibid., t. XII, p. 107, 1830.—Weinhold (K. Aug.), *Die Gleichgewicht der Bevölkerung, als Grundlage der Wohlfort der Gesellschaft und der Familien.* Leipzig, 1829, in-8°.—Bisset-Hawking (F.), *Elements of Medical Statistics.* Lond., 1829, in-8°. — Balbo (P.), *Saggi di aritmetica politica.* Torino, 1829, in-4°, tabl. — Villermé, *De la mortalité dans les divers quartiers de la ville de Paris,* in *Ann. d'hyg.,* 1re sér., t. III, p. 294, 1830. — Du même, *Rapport sur l'ouvrage de MM. Quetelet et Edw. Smith : Recherches sur la population de la Belgique,* etc., ibid., t. VIII, p. 459, 1832.—Du même, *Sur la population de la Grande-Bretagne considérée principalement dans les districts agricoles et manufacturiers,* etc., ibid., t. XII, p. 217, 1834. — Du même, *Mém. sur la distribution de la population française par sexe et par état civil,* etc., ibid., t. XVII, p. 245, 1837. — Du même, *Rapport sur le recensement de la population sarde pour 1836,* ibid., t. XXIV, p. 241, 1840. —Du même, *Considérations sur les tables de mortalité à l'occasion d'un travail de M. Quetelet sur le même sujet,* ibid., 2e sér., t. I, p. 7, 1854. —Benoiston de Chateauneuf, *De la durée de la vie chez le riche et chez le pauvre,* in *Ann. d'hyg.,* 1re série, t. III, p. 5, 1830.—Du même, *Essai sur la mortalité dans l'infanterie française,* ibid., t. X, p. 239, 1833. — Du même, *Mém. sur la durée des familles nobles en France,* ibid., t. XXXV, p. 27, 1846.— Du même, *De la durée de la vie humaine dans plusieurs des principaux États de l'Europe,* etc., ibid.,

t. XXXVI, p. 241, 1846.—GUERRY (A.), *Essai sur la statistique morale de la France*, pl. 7. Paris, 1833, in-4°. — Du MÊME, *Statistique morale de l'Angleterre comparée*, etc., avec Atl. Paris, 1859, in-f°. — BICKES, *Die Bewegung der Bevölkerung Mehrerer Europäischen Staaten*. Stuttgard und Tübingen, 1833, in-8°.—QUETELET, *Série de mém. sur la loi de croissance, le poids de l'homme*, etc., réunis dans *Essai de physique sociale*. Paris, 1835, 2 vol. in-8°. — D'ANGEVILLE (A.), *Essai sur la statistique de la population française*. Paris, 1836, in-4°. — BIENAYMÉ, *De la durée de la vie en France depuis le commencement du dix-neuvième siècle*, in *Ann. d'hyg.*, 1re série, t. XVII, p. 177, 1637. — MALLET (E.), *Recherches historiques et statistiques sur la population de Genève*, etc., in *Ann. d'hyg.*, 1re série, t. XVII, p. 5, 1837. — BERNOUILLY, *Sur la différence dans la proportion sexuelle des naissances légitimes ou illégitimes*, in *Ann. d'hyg. publ.*, 1re série, t. XIX, p. 60, 1838. — *Statistique de la France*. Paris et Strasbourg, 1837-1861, 13 vol. in-f°. — D'ESPINE (Marc), *Essai statistique sur la mortalité dans le canton de Genève en 1838*, in *Ann. d'hyg.*, 1re série, t. XXIII, p. 5, 1840.—Du MÊME, *Tableau gén. des décès du canton de Genève pour 1842*. Genève, 1843 ; *id.* pour 1843. Genève, 1844. — Du MÊME, *Annuaire de la mortalité genevoise, années 1844 et 1845*, avec table. Genève, 1847, in-8°. — Du MÊME, *De l'influence de l'aisance et de la misère sur la mortalité*, in *Ann. d'hyg.*, 1re série, t. XXXVII, p. 234, 1847.—Du MÊME, *Notice statistique sur les lois de mortalité et de survivance aux divers âges de la vie humaine*, etc., *ibid.*, t. XXXVIII, p. 289, 1847. — Du MÊME, *Essai analytique et critique de statistique mortuaire comparée*, etc. Genève, 1858, avec tabl.— *Comparaison of the Mortality in England and Wales in the Years*, 1838, 39, 40 ; *with an Enumeration of the Fatal Diseases*, in *Lond. Med. Gaz.*, 1842.—LEGOYT (A.). Outre la part qu'il prend à la publication de la grande *Statistique de la France* (V. plus haut), M. Legoyt a publié les ouvrages suivants : — *La France statistique d'après les documents les plus récents*. Paris, 1843, in-8°. — Du MÊME, *De la prétendue dégénérescence physique de la population française comparée aux autres populations européennes*. 1863, in-8°. — Du MÊME, *La France et l'étranger, études de statistique comparées*, *ibid.*, 1864, in-8°, 2e édit. Strasb., 1865, in-8°. — Du MÊME, *La Suisse, territoire, population, agriculture*, etc., *ibid.*, 1866, in-8°. — DEBOUTTEVILLE (L.), *Du choix des tables de mortalité, d'après lesquelles*, etc., in *Ann. d'hyg. publ.*, 1re serie, t. XXXVII, p. 241, 1847. — BOUDIN, *Essai sur les lois pathologiques de la mortalité*, in *Ann. d'hyg.*, 1re sér., t. XXXIX, p. 77, 364, 1848.—Du MÊME, *Études statistiques sur les lois de la population*, *ibid.*, 1re sér., t. XLIV, p. 241, 1850.— Du MÊME, *Statistique de la France et des colonies, d'après les derniers recensements*, *ibid.*, 1re sér. t. XLVIII, p. 251, 1852.—Du MÊME, *Statistique du sol et de la population de la France*, *id.*, 2e sér., t. IV, p. 183, 1855.—Du MÊME, *Coup d'œil sur les maladies qui ont été cause de décès à Londres, de 1842 à 1856 inclus.*, *ibid.*, 2e sér., t. VII, p. 468, 1857. — Du MÊME, *Études sur le mouvement de la population en France et en Belgique d'après les documents officiels*, *ibid.*, 2e sér., t. VIII, p. 13, 1857. — Du MÊME, *Statistique des maladies qui ont été causes de décès dans le royaume de Belgiqu de 1851 à 1855 inclusivement*, *ibid.*, 2e sér., t. IX, p. 203, 1853. — Du MÊME, *Mouvement de la population en France et en Algérie en 1854*, *ibid.*, t. IX, p. 286, 1858.—Du MÊME, *Traité de géographie et de statistique médicales*. Paris, 1857, 2 vol. in-8°. — Du MÊME, *Du mouvement de la population en France et dans les colonies françaises*, in *Ann. d'hyg.*, 2e sér., t. XXI, p. 284, 1864. — SCHNEIDER, *Ein Beitrag zur Lehre von der wahrscheinlichen Lebensdauer der Stænde* in Casper's Vjahrschr., t. IV, p. 53, 1853. — SNOW (J.), *On the comparative Mortality of Large Towns and Rural Districts and on the Causes*, etc. Med. *Times and Gaz.* 1853, t. I. — NEUMANN (S.), *Die Todten des Berliner Gesundheitspflegeverein, ein medicinisch-statisticher Bericht* in Casper's Vjschr., t. V, p. 20, 1854. — *Census of Great Britain, Population, Tables*. London, 1854, 2 vol. in-f°. — BERTILLON, *De quelques éléments d'hygiène dans leur rapport avec la durée de la vie*. Thèses de Paris, 1852, in-4°. — Du MÊME, *Conclusions statistiques contre les détracteurs de la vaccine*. Paris, 1857, in-12. — Du MÊME, *Études statistiques de géographie pathologique*, etc., in *Ann. d'hyg.*, 2e sér., t. XVIII, p. 102, 1862. — Du MÊME, *De la durée de la vie humaine et des diverses mesures en usage pour la déterminer*, in *Ann. d'hyg.*, 2e sér. t. XXIV, p. 191, 1866.

— Du même, les articles *Autriche, Bavière, Belgique, Bretagne (Grande-)*, etc., in *Dict. Encycl. des sc. méd.*, et articles *Mortalité, Natalité, Population*, etc. , in *Dict.* de Robin et Littré. — Guillard, *Éléments de statistique humaine.* Paris, 1855, in-8°. — Trébuchet, *Statistique des décès dans la ville de Paris*, in *Ann. d'hyg.*, 1re série, t. XLII, XLIII, XLIV, XLV. XLVI, XLVIII (1849-52); et 2e sér., t. VII, IX (1957-58). — Noirot (L.), *Études statistiques sur la mortalité et la durée de la vie dans la ville et l'arrondissement de Dijon depuis le dix-septième siècle jusqu'à nos jours.* Dijon, 1850, in-8°. — West (R. U.), *Causes and Relative Proportion of Still-Births in Private Country Practice*, in *The Lancet*, 1859, t. II, p. 478. — Husemann (Th.), *Geburten und Heirathen in den Vereinigten Staaten*, in *Deutsche Klinik.* Beil., p. 49, 1859. — Farre (A.), *Mortality of London in 1850 and 1660-79*, in *Report of Register gen.*, 1859. — Maulmann, *Zur Bevolkerungs-Statistik von Schweden seit der Mitte des XVIII Jahrhundert, unter Vergleichung mit verschiedenen andern Ländern Europa's*, in *Deutsche Klinik.* Beilage, 1859. — Laveran, *Recherches statistiques sur les causes de la mortalité de l'armée servant à l'intérieur*, in *Ann. d'hyg.*, 2e sér., t. XIII, p. 241, 1860. — Marmisse, *Essai analytique de Statistique mortuaire pour la ville de Bordeaux.* Paris et Bordeaux, 1861, in-8°. — Wasserfuhr (Herm.), *Beiträge zur Medicinischen Statistik der stadt Stettin*, in *Pappenheim's Beiträge z. exact Forsch Hft 1, 2.* Berlin, 1860-61. — Pappenheim (L.), *Einige Seltenere biostatische data aus Westfalen*, ibid., Hft. 2, p. 11, 1861. — *Zur Medicinischen Statistik Œsterreichs*, in Wchbl. Ztschr. de K. K. Gesellsch., 1861. — Fleming, *Medical Statistic of Life Assurance being an Inquiry*, etc. Glascow, 1862, in-8°. — Allaire, *Études statistiques sur les morts-nés en France*, in *Rec. de mém. de méd. milit.*, 3e sér., t. VIII, p. 257 (carte), 1862. — Kolb (G. F.), *Handbuch der vergleichenden Statistik der Volkerzustand und Staatenkunde*, 3e édit. Leipzig, 1862, in-8°. — Engel, *Vergleichende Statistik der Gesundheit und Sterblichkeit der civil und Militärbevolkerung, Bericht*, etc. Berlin, 1863. — Sonnenkalb, *Statistiche Tabelle der in Stadt Leipzig von 1595, an Getrauten, Getauften*, etc., in *Henke's Ztschr.*, 1864. — Enjubault (Em.), *De la durée moyenne de la vie et du mouvement de la population en France.* Clermont, 1854, in-8°. — OEsterlen (Fr.), *Handbuch der Medicinischen Statistik.* Tübingen, 1864, in-8°. — Mayer (Carl), *Beiträge zur vergleichenden Bevolkerungs-Statistik Frankreichs un Bayerns*, in *Deutsche Ztschr. f. d. Staatsarzn*, t. XXIII, 1866. — *Discussion sur la population* (Discours de MM. Broca, Bergeron, Guérin, etc.), in *Bull. de l'Acad. de Méd.*, t. XXXII, 1866-67. — Voir aussi les tables de l'*Annuaire du bureau des longitudes.* — Le *Census anglais*, publication décennale composée de 2 ou 3 vol., à partir de 1821. — *Annual Report of the Registrar General o, Births. Death*, etc., à partir de 1836. — *Recherches statistiques sur la ville de Paris* 1821-60, 6 vol. in-4° (le t. 1 in-8°).

— Marmisse. *Rech. sur les morts-nés de Bordeaux.* Bordeaux, 1867, in-8. — Held, *Ueber Bedeutung, Nutzen und Methoden der Volkszählung*, in *Corr.-Bl. des Niederrh. Ver. f. öffentl. Gesundh.* Bd. I, 1872. — Arnould, *Des causes de la dépopulation en France et des moyens d'y remédier*, in *Gaz. méd. de Paris*, nos 49-51, 1872. — Ély, Paris, *Étude démographique et médicale*, in *Gaz. hebd. de méd.*, nos 11, 14, 16, 1872. — Brochard, *Du mouvement de la population dans la ville de Lyon*, in *Lyon médical*, n° 8. 1872. — Bertillon, *Études sur la population française*, in *Bull. de l'Acad. de méd.* n° 34, 1873. — Chevallier (A.) et Lagneau (G.), *Quelques remarques sur le mouvement de la population de Paris à un et deux siècles d'intervalle*, in *Ann. d'hyg.*, 2e sér., t. XLI, p. 54, 1873. — Poulet (V.), *Recherches statistiques sur la mortalité de Plancher-les-Mines à un siècle d'intervalle*, in *Gaz. méd. de Paris*, 1873. — Bertillon, *La démographie figurée de la France*, etc. Paris, 1874, in-fol. — Hirschberg (J.), *Die mathemastischen Grundlagen der medicinischen Statistik.* Leipzig, 1874, in-8. — Körösi, *Welche Unterlagen hat die Statistik zu beschaffen, um richtige Mortalitäts-Tabellen zu gewinnen.* Berlin. 1874, in-8°.

— Casset, *Causes génér. de mortalité.* Th. de Paris, 1876. — Jacobi (J.), *Beitr. zur med. Klimatol. u. Statistik.* Breslau, 1879, gr. in-8°. — Cros, *la Dépopulation en France*, in *Ann. d'hyg.*, mai 1877. — Bertillon, *Des modificat. à introduire dans les registres de l'état civil*, in *Ann. d'hyg.*, mars 1878. — Després,

Des causes de la dépopulation. Paris, 1879, et *Rev. d'hyg.*, 1879, p. 1040. — Ricoux, *La démographie figurée de l'Algérie.* Paris, 1880, gr. in-8°. — Costa, *Étud. statist. et méd. sur le recrutement dans le dép. du Nord*, in *Bull. Acad. méd.*, 1880, n° 25. — Bertillon (J.), *La statistique humaine de la France*, Paris, 1880, in-18. — Varren-trapp, *Das Verhältniss der Sterbe- zur Geburtsziffer in den deutschen Städten*, in *D. Viert. f. öff. Ges.-Pfl.*, Bd. XII, p. 157, 1880. — Motet, *Les morts acciden-telles et les suicides en France*, in *Ann. d'hyg.*, 3° sér., p. 14, 1880. — Baruel, *Des causes de décès dans le dép. de Seine-et-Marne en 1878.* In *Bull. Acad. méd.*, 1880, n° 26. — Pamard, *La mortalité dans ses rapports avec les phénom. météorol. dans l'arrond. d'Avignon* (1873-1877). Paris, 1880, gr. in-8°. — Bertillon, art. *Mariage, Mort violente, Mortalité, Mort-né, Natalité, Démographie, France* (Démographie), *Russie* du *Dict. encycl. des sc. médicales.* — Bertillon (J.). Art. *Finlande, Saxe.* ibid. — Bourel-Roncière. Art. *Danemark*, , ibid. — Obédénare. Art. *Danubienne* (région), ibid. — *Annales de démographie internationale, publ.*, par A. Chervin et J. Bertillon, 1877-1882.

CHAPITRE III

Des sexes.

La considération du sexe a une grande importance en hygiène. Il est toutefois impossible de tracer l'histoire physiologique de l'homme et de la femme; on ne peut que signaler les différences principales qui les caractérisent, différence que peut expliquer l'action des agents sur leur organisme. Voici les plus saillantes.

1° La présence des organes génitaux chez l'homme et chez la femme est la première et la plus importante de ces différences. Chez l'homme, ce sont les organes génitaux mâles, dont on ne peut donner ici la description. Chez la femme, ce sont les organes femelles : utérus, ovaires, mamelles.

Sans entrer dans des détails bien circonstanciés touchant les fonctions de ces organes, il est indispensable de donner quelques explications relatives à leur action.

Les organes génitaux femelles, indépendamment de la fécondation et de la gestation, remplissent deux fonctions qui doivent nous arrêter quelques instants. La première est l'ovulation spontanée; la deuxième est la menstruation.

Ovulation spontanée. — D'après les travaux de Négrier, Gendrin, Pouchet, Coste, etc., on peut admettre la théorie suivante de l'ovulation spontanée, et la formuler dans ces quatre propositions :

1° Chez la femme, il y a une époque qui correspond au rut chez les animaux, c'est la maturation de l'ovule;

2° Cette maturation a lieu tous les mois ;

3° Une fois à l'état de maturité, cet ovule, contenu dans une des vésicules dites de Graaf, en détermine le gonflement, puis la rupture. De là, l'ovule passe dans les trompes de Fallope, puis enfin dans l'utérus, où il meurt s'il n'est pas fécondé.

4° Cette rupture s'accompagne d'une congestion générale de l'utérus, et les deux causes réunies (rupture et congestion) déterminent l'écoulement du sang qui constitue les règles.

Menstruation. — Il est généralement admis que la menstruation commence chez les femmes à l'âge de quatorze à quinze ans (Marc d'Espine, etc.) en moyenne, dans nos climats. Haller pensait que la puberté des femmes commençait beaucoup plus tôt dans les pays chauds, où elle se montrait, en général, vers l'âge de huit à neuf ans, tandis qu'elle se faisait attendre beaucoup plus dans les climats froids. Un médecin anglais, Robertson, dans le but de résoudre cette question, a ouvert une correspondance avec les médecins anglais établis dans les diverses contrées du globe, et il a consigné les résultats de cette correspondance dans le *Journal d'Edimbourg.*

La différence la plus remarquable que présentent ses relevés, c'est qu'un plus grand nombre de femmes indoustanes sont réglées à douze ans, tandis qu'en Europe le développement de la menstruation est reporté entre la onzième et la seizième année.

[D'importantes recherches communiquées au congrès international de Paris, en 1867, par des médecins de différentes contrées, et notamment par MM. Joulin, de Paris ; Tilt, de Londres ; Faye et Vogt, de Christiania ; Lieven, de Saint-Pétersbourg ; Louis Mayer, de Berlin ; Cortesarena, de Madrid, permettent d'établir les données suivantes qui reposent sur des milliers d'observations.

Si, comme le veut M. Joulin, on partage le globe en trois zones : 1° tempérée (du 33e au 54e degré de latitude) ; 2° chaude (du 54e à l'équateur), et 3° froide (du 33e degré au pôle), on a pour la première l'âge moyen de 15 ans (10,080 observations) ; pour la seconde, 12 et 13 ans (1,724 observations), et pour la troisième, 15 et 16 (4,713 observations) : ainsi l'écart entre les pays chauds et les pays froids n'est pas de dix à onze années, comme le croyait Haller, mais seulement de trois à quatre ans au plus.

Pour admettre la précocité de la menstruation dans les pays chauds, on avait fait valoir la précocité des mariages qui, dans l'Indoustan par exemple, ont lieu à l'âge de 10 ou 11 ans ; mais les voyageurs contemporains (Parry, Ross, Franklin) nous ont appris que les unions prématurées vers l'âge de 12 ans sont également très-communes sous le ciel glacé du pôle, chez les Samoyèdes et les Esquimaux. Du reste il faut savoir que si, dans l'Inde, les mariages ont lieu à l'âge indiqué ci-dessus, il n'est effectué et consommé qu'à l'âge réel de la puberté.

Certains auteurs avaient cru pouvoir mettre sur le compte de la race ce qui appartient au climat, mais, comme l'a fait observer M. Joulin, les Hindoues réglées de 12 à 13 ans sont, comme nous, de race caucasique.

Une circonstance assez curieuse signalée par M. Brierre de Boismont et confirmée par d'autres observateurs, c'est que, dans une même contrée, les règles apparaissent un peu plus tôt dans les villes que dans les campagnes ; la différence n'est que de quelques mois, mais elle est réelle.

Ménopause. — On possède beaucoup moins de documents sur l'âge de la cessation des règles dans les différents pays. Cependant M. S. Mayer a noté l'âge de 47,03 ans pour les femmes de Berlin ; le chiffre le plus élevé se trouve pour la 50e année, les chiffres antérieurs et postérieurs offrent de notables divergences, surtout les plus élevés ; M. Vogt donne 49 ans pour la Norwége ; M. Tilt, réunissant les chiffres de MM. Brierre de Boismont et Guy aux siens propres, présente pour la France et l'Angleterre 1,080 cas dont l'âge moyen fut de 43,7 ans ; les documents relatifs aux pays chauds ne reposent pas sur des chiffres assez considérables pour autoriser une conclusion.]

Système nerveux. — La seconde cause de différence entre l'homme et la femme est dans le système nerveux ; voici en quoi elle consiste : le système nerveux chez la femme est plus excitable, plus facilement impressionnable ; il est, si l'on peut ainsi dire, doué de facultés plus exquises, plus délicates, et cet état fonctionnel est plutôt un indice de débilité que de force. La plupart du temps, les facultés intellectuelles mises en jeu, bien qu'elles puissent être aussi développées et aussi perfectionnées que chez l'homme, n'en sont pas moins affectées d'une débilité plus grande, d'une excitabilité plus facile et d'un épuisement plus long.

Les mouvements présentent les mêmes résultats ; ils ont moins de force, moins d'étendue ; le développement musculaire est moins considérable.

La sensibilité, surtout chez la femme, est délicate, exquise ; elle est mise en jeu avec une facilité extrême, s'exalte ou diminue avec une grande rapidité.

Peut-on expliquer cette grande et facile impressionnabilité des diverses facultés cérébrales par un état organique particulier du cerveau ? Plusieurs auteurs l'ont essayé.

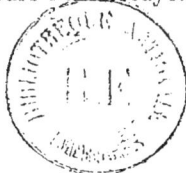

D'après Sœmmering, la tête et le cerveau, considérés d'une manière absolue, sont plus petits chez la femme que chez l'homme. Mais si leur masse encéphalique est comparée au reste du corps, on trouve que le volume et le poids de cette dernière sont, relativement, plus considérables chez la femme que chez l'homme (*De corporis humani fabrica*, t. IV, p. 39, *Traj. ad M.*, 1798, in-8°).

D'après Ackermann, cité par Burdach, le cerveau de la femme est proportionnellement plus pesant que celui de l'homme, dans ses rapports avec le poids total du corps chez l'un et chez l'autre (*Ueber die körperliche Verschiedenheit des Mannes vom Weibe*, p. 142 ; et in Burdach, *Traité de physiol.*, trad. fr., t. I, p. 333).

D'après Parchappe, le volume de la tête est, en moyenne, plus petit dans toutes les proportions chez la femme que chez l'homme ; il en est de même du poids qui, en moyenne, est plus faible chez la femme : tandis que ce volume et ce poids, comparés à celui du reste du corps, sont relativement plus considérables (*Recherches sur l'encéphale*, 1er Mém., p. 16 et suiv. Paris, 1836).

Les trois auteurs qui viennent d'être cités s'accordent donc à tirer de leurs recherches anatomiques cette conclusion : que le volume et le poids de la masse nerveuse, comparés au poids et au volume de la masse du corps, sont plus considérables chez la femme que chez l'homme : et il suit de là qu'on pourrait peut-être invoquer cette prédominance pour expliquer la susceptibilité et l'impressionnabilité plus grandes des diverses facultés cérébrales dans le sexe féminin.

Dépendances du système nerveux. — La peau est plus brune, plus résistante, plus épaisse chez l'homme que chez la femme. Le système pileux est généralement plus développé chez lui.

La *digestion* n'est signalée, dans les deux sexes, par aucune différence importante qui mérite d'être remarquée.

La *respiration*, au contraire, présente des variations remarquables dont on doit la connaissance à MM. Andral et Gavarret. Ces variations portent sur la quantité de carbone brûlé dans les poumons. Le terme de comparaison est la quantité de ce corps brûlée dans l'espace d'une heure, et que l'on déduit de la proportion d'acide carbonique exhalée pendant ce laps de temps.

De 8 à 15 ans, les enfants mâles brûlent dans l'espace d'une heure et en moyenne, 7 gr. 4 de carbone, tandis que, dans les mêmes conditions, les enfants femelles ne brûlent que 6 gr. 4.

Après l'âge de puberté, les résultats sont variables chez l'homme et chez la femme : 1° chez l'homme, la quantité d'a-

cide carbonique brûlée augmente jusqu'à l'âge de 30 ans, ensuite elle décroît. De 15 à 20 ans, il y a 10 gr. 8 ; — de 20 à 30
ans, 12 gr. 2 ; — de 30 à 40 ans, 11 gr. ; — de 40 à 60 ans, 10
gr. ; — de 60 à 80 ans, 9 gr. 2. — Un cas à 102 ans, 9 gr.

2° Chez la femme, la quantité de carbone brûlée dans l'espace d'une heure est toujours moins forte que chez l'homme.
Dès que la menstruation est établie, MM. Andral et Gavarret
sont arrivés à cette singulière conclusion que, quels que soient
l'âge et la force des femmes tant que dure cette période, de
quinze à cinquante ans, par exemple, la quantité de carbone
brûlée dans l'espace d'une heure est toujours à peu près la
même et s'éloigne peu de la moyenne, 6 gr. 9. Pendant la grossesse, la quantité de carbone brûlée en une heure atteint le
chiffre maximum 8 grammes qu'elle conserve tant que dure cet
état physiologique, pour retomber ensuite dans la moyenne,
6 gr. 9 (*Recherches sur la quantité d'acide carbonique exhalée par
le poumon, dans l'espèce humaine*. Paris, 1843, in-8°).

Circulation. — M. Bizot, dans des recherches intéressantes,
a signalé des différences notables entre le volume du cœur,
chez l'homme et chez la femme. Chez cette dernière, il est
proportionnellement moins volumineux dans toutes ses dimensions (*Recherches sur le cœur et le système artériel chez
l'homme*, in *Mém. de la Soc. méd. d'obs.*, t. I, p. 262-411. Paris,
1837, in-8°).

La composition du sang n'est pas exactement la même dans
les deux sexes. Les analyses auxquelles je me suis livré avec
M. Rodier ont conduit aux conséquences suivantes :

Le sang de la femme contient un peu plus d'eau que celui de
l'homme.

La proportion de globules est beaucoup moindre chez la
femme que chez l'homme. Il y a en moyenne 127 millièmes
chez elle, tandis qu'il y en a 141 millièmes chez l'homme.

La proportion d'albumine contenue dans 1,000 grammes de
sérum est également un peu moins forte chez la femme.

Le poids des matières grasses est un peu (mais bien peu à la
vérité) plus considérable chez la femme que chez l'homme. Il y
a chez elle un peu moins de sels.

En résumé : la densité, soit du sang considéré en masse, soit
du sérum pris à part, est moindre dans le sexe féminin que
dans le sexe masculin (*Recherches sur la composition du sang
dans l'état de santé et de maladie*. Paris, 1844, in-8°).

Poids. — A égalité d'âge et à partir de douze ans, où il y a
une égalité presque complète dans le poids des individus des
deux sexes (Quetelet), l'homme est généralement plus pesant
que la femme. Le poids moyen du premier, bien développé et

bien conformé, peut être représenté par 47 kil., tandis que celui de la femme, dans les mêmes conditions, n'est que de 42,5 kil. Les limites extrêmes, pour les hommes, ont été 45 kil. et 98,5 kil., et pour les femmes, 39,8 kil. et 93,8 kil.

Les femmes parviennent au maximum de leur poids plus tard que l'homme. C'est en effet vers l'âge de cinquante ans qu'elles pèsent le plus, tandis que l'homme se trouve dans la même condition à quarante ans.

Taille. — La taille (Quetelet), chez l'homme, est en moyenne plus élevée que chez la femme. Chez un homme ayant atteint tout son développement, les limites extrêmes se trouvent comprises entre 1 m. 467 et 1 m. 890, et chez la femme entre 1 m. 444 et 1 m. 740.

[Cette inégalité se suit dans les différentes races ou variétés de l'espèce humaine. Ainsi d'Orbigny, ayant étudié à ce point de vue l'homme américain (Amérique méridionale) a trouvé pour les races les plus élevées, les Patagons, une moyenne de 1 m. 730 chez les hommes, et de 1 m. 620 chez les femmes, tandis que chez les plus petites, les Péruviens Changols, les hommes présentent 1 m. 590, et les femmes 1 m. 445.]

Les différences qui viennent d'être signalées entre l'organisation de l'homme et celle de la femme modifient, chez cette dernière, l'influence des divers agents externes ou internes, et peuvent même déterminer des effets tout spéciaux.

On peut ranger en quatre ordres ces différences principales qui résultent pour la femme de son organisation particulière.

1° La femme, en raison de sa constitution moins forte, de son organisation moins robuste, offre, d'une part, une moindre résistance à l'action des agents extérieurs et des modificateurs de cause interne, et, d'une autre part, elle offre contre les maladies, une fois développées, une réaction moins considérable. Ces deux propositions se démontrent d'elles-mêmes, il est inutile d'y insister.

2° La diversité des organes génitaux dans les deux sexes est, pour chacun d'eux, la cause d'affections essentiellement différentes. Chez l'homme, les maladies des organes génitaux tendent plus à se localiser, et, chez la femme, elles tendent davantage à se généraliser. Il va sans dire que cette loi présente des exceptions, et qu'il n'y a d'exprimé ici que le fait général. Chez la femme, un acte nouveau et important, l'accouchement, ainsi que tous les phénomènes qui en sont la suite, est, pour elle, le point de départ de maladies nombreuses, toutes spéciales et exerçant une grande influence sur son état physiologique et pathologique.

3° L'ovulation spontanée et la menstruation, qui en est la

conséquence, donne naissance à des accidents particuliers qui sont liés à ces fonctions. Ces accidents peuvent se développer ou être rattachés à trois époques bien distinctes de la menstruation, qui sont les suivantes :

A. La menstruation, à l'époque de sa manifestation, peut trouver de grands obstacles à s'établir, et ces obstacles sont, la plupart du temps, liés à l'existence de la chlorose ou de l'hystérie. D'un autre côté, l'établissement de la menstruation peut changer la constitution de la jeune fille, l'améliorer, la consolider, et même faire disparaître certaines maladies qui existaient à une époque antérieure, telles que la chorée, l'épilepsie, les scrofules, des affections chroniques de la peau, etc., etc. ; la menstruation peut encore en produire de nouvelles et être quelquefois le point de départ de leucorrhées rebelles et même de phthisie pulmonaire.

B. Pendant sa durée, chaque époque menstruelle peut être la source d'accidents particuliers, qui sont : *a.* la quantité trop considérable de l'écoulement sanguin, qui détermine des anémies plus ou moins profondes; *b.* la diminution de quantité ou encore la suppression des menstrues, qui est tantôt le symptôme d'une maladie générale (la chlorose), tantôt, au contraire, le point de départ d'accidents spéciaux, qui ne sont que la conséquence de la suppression ou de la diminution de ce flux. L'état pléthorique, la fièvre continue simple, la métrite, etc., etc., peuvent être rangés dans cette catégorie.

C. A l'instant de la suppression naturelle des menstrues, les modifications qui surviennent dans l'organisation de la femme, surtout dans les premières années qui suivent ce temps critique, peuvent être cause de diverses maladies. On ne peut examiner ici toutes celles que les auteurs ont mises sur le compte de cette suppression, il est seulement utile de signaler le fait général.

4° La femme, en raison de l'état de son système nerveux et de la susceptibilité des fonctions de cet appareil si facilement mise en jeu, se trouve dans les deux conditions suivantes, que nous formulons seulement ici d'une manière générale :

A. Chez la femme, la plupart des maladies d'espèce et de nature différentes qui peuvent se développer, se compliquent plus facilement d'accidents nerveux, soit du mouvement, soit de la sensibilité, soit même de l'intelligence.

B. Les affections nerveuses, les névroses sont plus fréquentes chez la femme que chez l'homme. Il y en a même qui lui sont toutes spéciales, telles que l'hystérie.

Résultats statistiques. — Les recherches statistiques faites sur le sexe féminin comparé au sexe masculin ont conduit à des données curieuses et assez intéressantes, sous le point de vue de l'hygiène, pour être reproduites ici.

1° *Naissance*. — Il naît plus de garçons que de filles : c'est un fait positif et qui est vrai dans la plupart des pays. Voici quelques chiffres qui le prouvent, pour la France du moins.

En France, en trente ans, de 1817 à 1846, il est né 14,990,142 garçons et 14,107,953 filles. Les premières naissances l'emportent donc sur les secondes de 1/16.

Les choses ne se passent pas de même pour les enfants légitimes ou pour les enfants illégitimes. En effet, pour les premiers, il naît 17 garçons pour 16 filles, tandis que pour les seconds il naît 26 garçons pour 25 filles.

Boudin a donné un tableau qui résume la proportion des naissances masculines sur 1,000 naissances féminines dans divers États de l'Europe. Nous en extrayons quelques chiffres.

Prusse (1820-1834)	1,060	Grande-Bretagne	1,048
Prusse (population juive)	1,112	Suède (1817-1825)	1,046
Pays-Bas	1,064	Mecklembourg	1,071
Russie (1812-1827)	1,089	Corfou	1,116
Naples (1821-1828)	1,062	Belgique (1816-1825)	1,065
Autriche	1,061	Berlin (1789-1810)	1,069
Wurtemberg (1820-1828)	1,057	Vienne (1789-1810)	1,041
Bohème	1,054		

2° *Mortalité*. — La statistique prouve qu'il meurt, en général, un peu plus de garçons que de filles. Il y a environ 65 morts de garçons pour 64 filles. Si l'on met ces résultats en regard de ce fait que nous avons signalé, savoir, qu'il naît plus de garçons que de filles, on arrive à reconnaître que les deux sexes concourent d'une manière inégale et variable à l'accroissement de la population. Il résulte des recherches les plus récentes, consignées dans l'*Annuaire du bureau des longitudes*, que les garçons concourent à l'accroissement de la population pour 1/347, tandis que les filles n'y contribuent que pour 1/460.

En France, le mouvement moyen annuel de la population a été marqué par un accroissement du 164,774, ainsi distribués : 93,927 garçons, 70,847 filles.

Longévité. — Les résultats qui ont été présentés plus haut, et qui sont extraits du Mémoire de Benoiston de Châteauneuf, prouvent : 1° que la durée moyenne de la vie est un peu plus grande chez la femme que chez l'homme; 2° que les exemples de longévité les plus nombreux se trouvent dans le sexe féminin.

Le *Register Office*, dont quelques extraits ont déjà été donnés plus haut, fournit encore ici des documents curieux touchant l'influence du sexe sur la mortalité et sur la nature des maladies qui sont cause des décès : sur 1,734,526 décès, il y a eu 881,006 hommes et 853,520 femmes.

Sur une population de 25 villes et 7 comtés dans lesquels l'influence du sexe a été notée (la population était de 1,743,280 hommes et 1,840,887 femmes), les résultats obtenus, relativement à quelques maladies, ont été les suivants :

Cancer, plus fréquent chez la femme que chez l'homme ; il y eut 519 femmes et 141 hommes. La *phthisie* a frappé plus de femmes, 7,973 contre 7,165 hommes. Les *maladies des organes génitaux*, beaucoup plus communes dans le sexe féminin, donnent 796 femmes contre 9 hommes seulement. Les *maladies du système nerveux* ont été à peu près également cause de mort dans les deux sexes.

Les règles hygiéniques applicables aux deux sexes seront exposées avec détail, en traitant de l'histoire de chacun des agents qui composent la matière de l'hygiène.

Bibliographie. — Ovulation : GENDRIN, *Ovulation*, in *Traité philos. de méd. prat.*, t. II, p. 28 et suiv. Paris, 1839. — NÉGRIER, *Recherches anatomiques et physiol. sur les ovaires.* Paris, 1840, in-8°. — BISCHOFF, *Traité du développement de l'homme et des mammifères*, in *Encycl. anat.*, trad. Jourdan. Paris, 1843, in-8°.— RACIBONSKI, *De la puberté et de l'âge critique chez la femme* Paris, 1841, grand in-18. — COURTY, *De l'œuf et de son développement dans l'espèce humaine.* Montpellier, 1845.—POUCHET, *Théorie positive de l'ovulation spontanée*, etc. Paris, 1847. 1 vol. in-8°, atl. — COSTE, *Histoire générale et particulière du développement des corps organisés.* Paris, 1848, in-4° (non terminé).

Menstruation : HALLER, *Purgatio menstrua*, in *Elem. physiol.*, t. VII, pars 2ª, l. XXVIII, sect. 3, p. 137-177. Berne, 1765. — ROBERTON, *Inquiry into natural History of the Menstrual Fonction*, in *Edinb. Méd. and Surg. Journ.*, t. XXXVIII, p. 227, 1832. — DU MÈME, *On the Period of Puberty in Negro Females, ibid.*, t. LVIII, p. 112, 1842, et t. LXIX, p. 69, 1848. — *On the alleged Influence of Puberty in Greece, ibid.*, t. LXII, p. 1, 1844. — DU MÈME, *On the Period of Puberty in Hindu Females, ibid.*, t. LXIV, 1845, et t. LXVI, p. 56, 1846. — DU MÈME, *On the Age of Puberty in the Island of Madura, ibid.*, t. LXVI, p. 281, 1846. — PÉTREQUIN, *Recherches sur la menstruation.* Th. de Paris, 1835, n° 311. — D'ESPINE (Marc), *Recherches sur quelques-unes des causes qui hâtent ou retardent la puberté*, in *Archiv. gén. de méd.*, 2ª sér., t. XX, 1835. — BRIERRE DE BOISMONT, *De la menstruation considérée dans ses rapports physiologiques et pathologiques.* Paris, 1842, in-8°. — GUY (W. A.), *On the first and last Appearance of the Menses and the Relation existing between the two Periods.* in *Med. Times*, t. XII, p. 363, 1845. — TILT (E. W. J.), *Reflections on the Causes which advance or retard the Appearance of the First Menstruation in Woman, with a Synoptical Table*, etc., in *Monthly Journ. of Med. Sc.*, t. XI, p. 289, 1850.—PETITEAU (M.), *Etudes sur la menstruation des femmes des Sables-d'Olonne* (Vendée), in *Bull. de la Soc. de méd. de Poitiers*, 1856, p. 547.—BERTIN (Emile), *De la ménopause considérée principalement au point de vue de l'hygiène.* Th. de conc. (agrég.). Montp., 1866, in-8°.—BASSET (Théoph.), *Étude sur la puberté chez la femme.* Th. de Montp., 1867, in-8°.—*Notes et discussion sur la menstruation* (ethnographie et géologie médicale), in *Congrès international de Paris*, p. 162-223. Paris, 1867, in-8°.

Des femmes en général : PLUTARQUE, *Si les femmes sont de complexion et température plus froide ou plus chaude que les hommes*, in *Propos de table*, l. III, quest. 5. — ADOLPHI (Ch. M.), *De morbis frequentioribus et gravioribus pro sexus*

differentia. Lipsiæ, 1716, in-4°. — HOFFMANN (Fréd.), *Valetudinarium virginale*. Halæ, 1721, in-4°. — DU MÊME, *Abhandlung von der Jungferndiæt*. Wittenb., 1742, in-8°. — ROUSSEL, *Système physique et moral de la femme*. 1re édit. Paris, 1755. — MOREAU (de la Sarthe), *Histoire naturelle de la femme*. Paris, 1803, in-8, 2 vol. — MENVILLE, *Histoire médicale et philosophique de la femme, considérée*, etc., 2e édit. Paris, 1858, in-8°, 3 vol., et enfin les ouvrages, en très-grand nombre, traitant des maladies des femmes, qui ont paru depuis Hippocrate (maladies des jeunes filles, maladies des femmes) jusqu'à notre époque. (Voy. pour les statistiques, la Bibliographie de l'article POPULATION.)
— KÖLLIKER, *Entwickelungsgesch. d. Menschen u. d. höhern Thiere*, Leipzig, 1861, in-8,
PUECH, *De la déviation des règles et de son influence sur l'ovulation*, in *Compt. rend. de l'Acad. des sc.*, 1863. — RACIBORSKI. *Traité de la menstruation*. Paris, 1868, in-8. — KISCH (E. H.), *Das klimakterische Alter der Frauen*. Erlangen, 1874, in-8. — DEPAUL et GUENIOT, art. *Menstruation*, in *Dict. encycl. sc. méd.*, 1873. — BARIÉ. *Étude sur la ménopause*. Th. de Paris, 1877. — BEIGEL, *Die Krankh. des weiblichen Geschlechts*. Stuttgart. 1873-75, in-8°. — DELAUNAY, *De l'égalité et de l'inégalité des deux sexes*, in *Rev. scient.*, sept. 1881, p. 304.

CHAPITRE IV

De la constitution et des tempéraments.

§ 1er. — Constitution.

On a souvent confondu la constitution et le tempérament, et cependant ce sont deux choses fort distinctes.

Définir la constitution est chose fort difficile, car c'est une manière d'être, un état général de l'individu, qui se conçoit, mais ne s'énonce pas. Royer-Collard donne une bonne idée de ce qu'on doit entendre par constitution dans les phrases suivantes : « Tout homme est doué primitivement et originelle- « ment d'une constitution propre, distincte du tempérament « proprement dit... La constitution est le fond de la nature « individuelle ; le tempérament en est la forme plus ou moins « durable. Enfin la constitution est la formule générale de « l'organisation particulière de chaque individu. » D'après Michel Lévy, les constitutions se jugent par le résultat sommaire de toutes les causes individuelles, telles que le tempérament, l'idiosyncrasie, le degré de force physique, la régularité des diverses fonctions, la somme de résistance aux diverses maladies, enfin, la proportion de vitalité. Ce résultat sommaire s'exprime par les mots *force* ou *faiblesse*. Conséquent avec son point de départ, Lévy examine successivement les rapports de la force avec : 1° le tempérament, 2° l'idiosyncrasie, 3° l'âge,

4° le sexe, 5° l'hérédité, 6° l'habitude, 7° la taille, 8° le poids du corps. Pour moi, la constitution est une chose que l'on ne définit pas, c'est la manière d'être de l'organisation de chaque individu; c'est, comme on l'a dit plus haut, la formule géné-rale de l'organisation particulière de chacun, formule qui se traduit, je le répète, par ces expressions *force* et *faiblesse* : constitution forte et constitution faible. Sans entrer ici dans aucun développement à cet égard, on peut dire que la force de la constitution de chaque personne est en raison directe des cinq circonstances suivantes : 1° la solidité et la perfection de la structure anatomique des divers organes, 2° la régularité du jeu physiologique des diverses fonctions, 3° le degré de force physique, 4° la résistance aux causes de maladie, 5° l'é-nergie de la vitalité.

La faiblesse de la constitution est en raison inverse des mêmes circonstances. Il y a de nombreuses nuances intermé-diaires.

Bibliographie. — Lemnius (L.), *De habitu et constitutione corporis. quam Græci triviales* κρᾶσιν, *Complexionem vacant*, lib. II. Antuerpiæ, 1561, in-8. — Fou-quier, *Avancages d'une constitution faible*. Th. de Paris, 1802, in-8. — Montegre, art. *Constitution*, in *Dict. des sc. méd.* — Schütz, *Die Lehre von der Constitu-tion vom cellularpathologischen Standpunkt*. Berlin, 1872, gr. in-8°. — Voy. plus bas *Tempéraments*.

§ 2. — Des tempéraments.

Cette expression est loin d'être nouvelle. Elle est née de cette idée des anciens, qui supposaient les corps organisés formés d'éléments divers, associés pour les constituer, mais dans des proportions telles qu'ils se *tempéraient* les uns les autres.

Cette organisation ainsi équilibrée, et à laquelle ils donnaient le nom de tempérament (tempéré ou parfait) se rencontrait rarement.

Le plus souvent ils admettaient qu'il y avait disproportion entre ces éléments, mais que ces disproportions étaient compa-tibles avec la santé. C'était là ce qu'ils appelaient les *tempéra-ments proprement dits* ou *mixtes*. La disproportion excessive était appelée *intempérie*.

[Les dogmatiques, successeurs d'Hippocrate, réunissant les doctrines déjà anciennes des quatre éléments, des quatre qua-lités, des quatre humeurs, etc., en formèrent un système que j'appellerai *quaternaire*, et dont la tradition transmise jusqu'à nous explique beaucoup d'opinions hypothétiques sur les affec-tions climatériques, les constitutions médicales, etc. Le tableau suivant donne une idée de ces concordances tout à fait arbitraires.

1° L'air : — l'humide et le chaud ; — les climats tempérés ; — le printemps ; — le sang ; — l'enfance ; — le tempérament sanguin ; — les maladies sanguines.

2° Le feu : — le chaud et le sec ; — les climats chauds et secs ; — l'été ; — la bile : — la jeunesse ; — le tempérament bilieux ; — les maladies bilieuses.

3° La terre : — le sec et le froid ; — climats secs et froids ; — l'automne ; — l'atrabile ; — l'âge viril ; — le tempérament mélancolique ; — les maladies cachectiques.

4° L'eau : — le froid et l'humide ; — climats froids et humides ; — l'hiver ; — la pituite ; — la vieillesse ; — le tempérament pituiteux ; — les maladies catarrhales.]

Sans tracer ici l'historique de toutes les opinions émises sur les tempéraments, nous signalerons seulement les principales.

Hallé admettait qu'il fallait chercher la raison des tempéraments dans les actions vitales des organes et dans leurs divers degrés d'irritabilité.

Il plaça les fondements anatomiques des tempéraments : 1° dans les systèmes généraux qui sont répandus dans toutes les parties de l'organisme, tels que les systèmes vasculaire, nerveux et musculaire ; 2° dans les principales régions du corps et les principaux organes : les premiers constituaient les tempéraments généraux, les deuxièmes les tempéraments partiels.

Rostan, s'attachant à des idées purement organiques, substitua le mot *constitution* à celui de *tempérament,* et en admit six espèces qu'il fondait sur le degré de prédominance ou d'infériorité des divers appareils de l'économie : 1° prédominance de l'appareil digestif, de ses annexes et du foie ; 2° prédominance des appareils respiratoire et circulatoire ; 3° prédominance de l'encéphale ; 4° prédominance de l'appareil locomoteur ; 5° prédominance des organes génitaux ; 6° atonie de tous les appareils (lymphatique).

D'après Royer-Collard, on doit chercher la source des tempéraments dans les trois conditions essentielles suivantes de l'organisme : 1° dans la constitution du sang ; 2° dans l'action nerveuse ; 3° dans le rapport qui existe entre le sang et le système nerveux.

La définition de Hallé me paraissant bonne, je la conserve ; elle a de plus l'avantage de s'accorder parfaitement avec les progrès de la science moderne. D'après lui, les tempéraments sont des « différences entre les hommes, constantes, compati-« bles avec la conservation de la santé et de la vie, dues à une

« diversité de proportion et d'activité entre les diverses parties
« du corps, et assez importantes pour modifier l'économie. »

Dans l'état actuel de la science, on peut admettre les quatre
tempéraments suivants :

1° Sanguin, 2° nerveux, 3° lymphatique, 4° bilieux.

Ces tempéraments sont simples ou combinés; ils sont con-
géniaux ou acquis.

I. *Tempérament sanguin.*

Voici les traits principaux du tempérament sanguin : peau
douce, blanche et légèrement rosée, face colorée, cheveux châ-
tains, embonpoint modéré, col court, pouls fort, et développé.
Exercice régulier et avantageux des principales fonctions. Force
musculaire développée, penchant à l'amour, sensations vives,
intelligence et imagination étendues, passions violentes.

Parmi les hommes célèbres qui présentaient ce tempérament,
on cite : Marc-Antoine, Platon, Henri IV, le duc de Richelieu,
le maréchal de Saxe, Mirabeau.

Ce tempérament est dû à la prédominance du développement des appareils circulatoire et respiratoire et à l'énergie
d'action de ces mêmes appareils. Il s'accompagne à peu près
constamment de pléthore.

Pour M. Andral, le véritable tempérament sanguin, c'est la
pléthore, état plus souvent constitutionnel qu'acquis, et qui,
d'après lui, semble dépendre « d'une constitution primordiale
« du sang qu'il ne nous est pas donné de produire aussi facile-
« ment que nous produisons l'anémie; ce qui veut dire, en
« d'autres termes, qu'il est beaucoup plus en notre pouvoir
« d'appauvrir le sang que d'en accroître la richesse. » (*Essai
d'hématologie pathologique*, p. 41. Paris, 1843, in-8°.)

M. Andral fait consister exclusivement la pléthore dans
l'augmentation de proportion ou la surabondance des globules.
Les recherches auxquelles je me suis livré avec M. Rodier
nous autorisent à admettre que la pléthore est bien plutôt due
à une augmentation de la masse du sang qu'à celle d'un seul
de ces éléments.

Dans la pléthore, on trouve bien un chiffre élevé des globules, mais ce chiffre est tout à fait dans les limites physiologiques, dont il occupe, il est vrai, le degré le plus élevé.

L'augmentation de la masse du sang explique du reste bien
mieux que la simple élévation du chiffre des globules les divers
phénomènes congestifs de la pléthore constitutionnelle ou
acquise.

Le tempérament sanguin exerce une influence sur la manifestation de certains états morbides.

Chez les individus sanguins, la fièvre ou l'excitation du système circulatoire se développe avec une facilité singulière. La fièvre éphémère, la fièvre continue simple, la synoque proprement dite, se manifestent soit spontanément, soit sous l'influence de diverses causes occasionnelles, souvent même légères, et sans qu'on trouve de raisons suffisantes de leur existence dans l'état organique des divers appareils. Le développement d'une phlegmasie quelconque, toutes choses égales d'ailleurs, donnera naissance à une réaction fébrile plus violente chez un individu sanguin que chez tout autre.

Il est généralement admis que le tempérament sanguin dispose aux phlegmasies et aux hémorrhagies. Cette opinion, qui s'est transmise depuis l'antiquité jusqu'à nos jours, ne repose cependant sur aucun fondement sérieux et est tout entière à prouver. La constitution du sang est loin de venir à l'appui de cette idée : car la proportion de fibrine n'est ni augmentée ni diminuée dans la pléthore ; par conséquent, cet élément ne présente aucune des deux modifications qui, précisément, ont été constatées, soit dans les inflammations, soit dans les hémorrhagies.

On admet, en général, que le tempérament sanguin prédispose à l'hypertrophie du cœur et à l'hémorrhagie cérébrale. Cette opinion doit être modifiée de la manière suivante, car au fond c'est une erreur.

Les individus atteints d'hypertrophie du cœur sont souvent pléthoriques, cela est vrai ; mais la pléthore, dans ce cas, est plutôt la conséquence de l'affection organique du cœur que sa cause. Quant à l'hémorrhagie cérébrale, elle est souvent la suite d'une hypertrophie du cœur, et, par conséquent, il n'est pas étonnant qu'il existe simultanément de la pléthore. Dans d'autres cas, l'influence directe du tempérament sanguin sur la production de l'apoplexie est un fait à démontrer, et que des recherches ultérieures éclairciront peut-être.

Règles hygiéniques. — 1° Chez les individus sanguins, on ne doit employer les émissions sanguines qu'avec sobriété, et quand cela est positivement nécessaire. Sans cela, l'habitude est contractée, il faut y revenir très-souvent, car le sang se répare et se réforme avec une rapidité et une facilité extrêmes.

2° Il faut conseiller une alimentation saine, mais médiocrement abondante et peu excitante. Il faut éviter les boissons stimulantes, le café, les alcooliques.

3° On doit prescrire un exercice fréquent, afin de mettre un jeu d'activité du système musculaire et dépenser le plus possible de ce sang si riche et qui se répare avec tant de facilité.

4° La chaleur, les appartements étroits et peu aérés doivent être évités avec soin, afin de prévenir les congestions cérébrales et de ne pas rendre encore plus prononcés les caractères du tempérament sanguin.

II. *Tempérament nerveux.*

Le tempérament nerveux est souvent nié par les médecins, et l'on a dit que l'on désignait sous ce nom une simple susceptibilité nerveuse que mille causes différentes pouvaient développer. Je crois cependant qu'on ne peut méconnaître son existence, et voici les caractères qu'on peut lui assigner :

Complexion maigre et sèche, fibres grêles, muscles peu développés, figure maigre, pâle, mobile et expressive, œil vif, front haut, mouvements brusques et saccadés, impressions vives et fortes, alternatives de grande énergie qui semble disproportionnée avec la force, et d'affaissement sans cause apparente. Absence d'antagonisme entre le système musculaire et le système nerveux.

En résumé, les signes distinctifs du tempérament nerveux sont : la mobilité des sensations, le développement de l'intelligence, l'activité anormale des sympathies, le surcroît d'activité des organes génitaux.

La raison de ce tempérament doit être placée dans la prédominance du système nerveux ; prédominance qui, presque toujours, est simplement fonctionnelle. Le développement matériel de la tête, admis par Michel Lévy, est une chose à démontrer. Il est évident que l'intelligence est en rapport avec le volume du cerveau ; il est positif également, d'après Parchappe, que ce volume est moins prononcé chez les idiots et les imbéciles de naissance que chez les individus à intelligence normalement développée ; mais il n'est, toutefois, nullement prouvé que le système nerveux soit matériellement plus développé chez les individus à tempérament nerveux que chez tous les autres.

Ce tempérament s'observe bien plus souvent chez la femme que chez l'homme.

Il est encore d'autres caractères qu'on peut lui assigner.

1° Le tempérament nerveux est celui qui existe le plus souvent pur et sans mélange dans l'organisme.

2° Quand il existe en même temps qu'un autre tempérament, il l'absorbe presque toujours et prédomine.

3° Il s'exagère à mesure que les individus qui le présentent avancent en âge.

Parmi les hommes célèbres à divers titres, que l'histoire présente comme ayant eu ce tempérament, on peut citer : Tibère, Louis XI, Pascal, J.-J. Rousseau, Zimmermann, Robespierre, etc.

L'influence du tempérament nerveux sur l'état pathologique peut être résumée de la manière suivante :

1° Lorsqu'une maladie quelconque vient à se développer, il n'est pas rare de voir se manifester des phénomènes nerveux insolites, des sympathies anormales et des accidents particuliers, qui quelquefois même peuvent masquer l'état morbide qui en a été le point de départ.

2° Chez les individus à tempérament nerveux, les névroses de toute espèce se développent beaucoup plus facilement et avec beaucoup plus de fréquence que chez les individus d'un autre tempérament.

RÈGLES HYGIÉNIQUES. — 1° Éviter toutes les causes capables de mettre en jeu la susceptibilité du système nerveux et, en particulier, celles qui agissent sur les facultés intellectuelles.

2° Sous le rapport du régime, éviter aussi bien le régime débilitant que le régime excitant.

3° Insister fréquemment sur l'emploi des bains.

4° Se livrer à un exercice modéré, mais cependant assez énergique. Substituer l'activité physique et musculaire à l'activité cérébrale. Habiter, s'il se peut, la campagne et mener une vie active, laborieuse et peu intellectuelle.

III. *Tempérament lymphatique.*

Les caractères qu'on peut assigner aux individus qui présentent ce tempérament sont les suivants : cheveux rouges ou blonds, fins ; yeux bleus ; peau fine et blanche ; système pileux peu développé ; chairs molles ; orifices muqueux peu colorés ; volume exagéré du nez, des lèvres, des oreilles ; dents altérées ; joues plaquées de rouge ; mains et pieds volumineux.

On a souvent décrit, à la place de ce tempérament, les trois états morbides suivants, qu'il faut cependant bien en distinguer :

1° L'atonie de tous les organes ;

2° L'anémie ;

3° La scrofule.

Michel Lévy assigne la cause suivante à ce tempérament : « Prédominance de développement, de vitalité et d'activité de « tous les tissus pénétrés par des liquides non sanguins, et de « tous les organes qui fournissent ces liquides. Les élaborations « blanches (mucus, sérum, lymphe, etc.) l'emportent ici sur « l'hématose. » Cette définition est une hypothèse, tout aussi bien que celle qui consistait à admettre la prédominance du système lymphatique.

D'après Royer-Collard, dont Michel Lévy tend à admettre les idées sur ce point, il y aurait, chez les individus doués d'un tempérament lymphatique, une diminution dans le nombre des globules du sang, et, comme conséquence, une diminution de l'action de ce sang, ainsi appauvri, sur le système nerveux. Le sang étant d'une part moins excitant et de l'autre étant lancé avec moins de force, il en résulterait un alanguissement de toutes les fonctions. Les facultés intellectuelles seraient moins vives, le système musculaire moins énergique, la contractilité organique, en un mot, serait affaiblie. En émettant cette opinion, Royer-Collard a tout simplement confondu le tempérament lymphatique avec l'anémie, de même qu'il avait confondu le tempérament sanguin avec la pléthore.

En supposant même qu'on admit une telle opinion, ce n'est que reculer la difficulté : il faut donc se borner à reconnaître, sans chercher à remonter à la cause première, que, chez les individus présentant le tempérament lymphatique, la force vitale est moins active, moins énergique, moins puissante, en un mot, que chez ceux qui sont doués des autres tempéraments.

Le tempérament lymphatique est congénital ou acquis. Dans ce dernier cas, on suppose que l'individu, à un âge encore peu avancé, a été soumis, pendant un temps assez long, à des causes débilitantes un peu actives, qui ont influé d'une manière fâcheuse sur sa santé.

Les caractères de cette modification de l'état physiologique peuvent se résumer dans les propositions suivantes :

1º Les individus présentant le tempérament lymphatique ne possèdent qu'un faible degré de résistance à l'action des agents physiques et aux causes pathologiques de diverse nature. Il en résulte que les maladies ont plus de prise et sévissent de préférence sur eux.

2º Ces mêmes individus ont une prédisposition singulière aux inflammations aiguës, et surtout chroniques, des membranes muqueuses et de la peau. Ainsi, du côté des organes des sens, les ophthalmies, les coryzas, les otites ; du côté du tube digestif, les angines, les entérocolites ; du côté de l'appareil respiratoire, les bronchites aiguës ou chroniques, etc., etc.

La peau est très souvent, chez les sujets lymphatiques, le siège d'affections cutanées à marche chronique et essentiellement rebelles. Le lupus survient chez eux de préférence.

Les flux muqueux se développant sans inflammation, ou succédant à des phlegmasies, sont encore fréquents en pareils cas. Telles sont, par exemple, l'otorrhée, la diarrhée, la leucorrhée.

3º Les individus lymphatiques sont, en raison même de leur tempérament, prédisposés aux affections scrofuleuses et tuberculeuses, qui ont été considérées comme une conséquence de leur organisation.

4° Enfin, il est d'observation que, chez ces sujets, la plupart des maladies tendent à prendre le type chronique et à s'éterniser. Elles sont plus rebelles, plus difficiles à faire disparaître d'une manière radicale que chez d'autres.

RÈGLES HYGIÉNIQUES. — Les principes suivants ne doivent jamais être perdus de vue toutes les fois qu'on désire combattre un tempérament lymphatique, ainsi que les affections diverses auxquelles il prédispose :

1° Respiration d'un air pur suffisamment renouvelé. S'il se peut, séjour à la campagne dans un lieu sec et élevé; habitation saine, aérée, sèche ;

2° Exercice régulier, suffisant et en rapport avec les forces ;

3° Alimentation saine, abondante, essentiellement azotée, et cependant mélangée à quelques végétaux frais ;

4° Éviter avec soin l'influence de l'humidité et toutes les causes morbifiques quelconques ;

5° Combattre rapidement les affections dès leur début, insister peu sur les moyens débilitants, tels qu'émissions sanguines, purgatifs; car ces maladies tendent à se perpétuer d'une manière indéfinie. Prescrire de bonne heure les toniques généraux et locaux.

IV. *Tempérament bilieux.*

Existe-t-il un tempérament bilieux? La plupart des hygiénistes actuels ne le pensent pas.

Pour Michel Lévy, c'est un tempérament nerveux auquel est venue se joindre la prédominance de l'organe sécréteur de la bile, prédominance que ce médecin considère comme une idiosyncrasie.

Que cette explication soit ou non admise, il n'en existe pas moins un état général de l'organisme bien net, bien distinct, auquel on peut donner le nom de tempérament bilieux, et dont voici les caractères :|

Teinte foncée et même un peu jaunâtre de la peau; cheveux noirs, roides; yeux foncés ou noirs; système bilieux abondant; physionomie prononcée, annonçant la fermeté et l'intelligence; muscles vigoureux; formes rudes sans embonpoint; charpente osseuse forte; viscères principaux développés et remplissant énergiquement leurs fonctions; foie développé; digestion facile; intelligence et capacité; passions intenses et durables; caractère ferme, décidé, persévérant; ambition et opiniâtreté. On cite comme ayant présenté les attributs de ce tempérament : Alexandre le Grand, Jules César, Brutus, Mahomet, Sixte-Quint, Cromwell, Pierre le Grand, Napoléon, etc.

Si l'existence même de ce tempérament est mise en question, on conçoit, à plus forte raison, que son influence sur l'état pathologique soit mise en doute. Malgré cela on ne saurait nier que les trois états morbides suivants ne se développent de préférence chez les individus qui présentent les caractères qui viennent d'être appliqués au tempérament bilieux.

1° Prédisposition manifeste aux maladies du foie. Il y a une question préalable à décider, c'est celle de savoir si ce qu'on appelle, chez ces individus, tempérament bilieux, n'est pas déjà le premier signe ou le prodrome encore éloigné de la future maladie du foie.

2° Fréquence plus grande des maladies diverses des voies digestives.

3° Affections hémorrhoïdaires assez communes.

Règles hygiéniques. — Les individus à tempérament bilieux doivent insister sur les préceptes suivants :

1° Sobriété habituelle. Éviter tout excès de table, toute nourriture excitante, tout abus des alcooliques ;

2° Prendre beaucoup d'exercice ;

3° Fuir les émotions morales trop vives ;

4° Éviter la constipation.

V. *Tempéraments composés.*

Les tempéraments qui viennent d'être décrits sont tantôt purs et sans mélange, tantôt associés. C'est ainsi que le tempérament lymphatique isolé et le tempérament nerveux également pur existent plutôt chez la femme, tandis que le tempérament sanguin et le tempérament bilieux se manifestent plutôt d'une manière isolée chez l'homme.

Souvent ils sont associés deux à deux. Quand cela se rencontre ainsi, c'est ordinairement par suite de l'adjonction d'un tempérament acquis. Voici les associations les plus fréquentes :

1° *Tempérament nervoso-sanguin.* — Il existe plutôt chez l'homme. On cite comme douées de ce tempérament certaines populations des montagnes, les Dauphinois, les Basques. C'est un tempérament sanguin primitif qui a été modifié par l'air libre des montagnes.

2° *Tempérament nervoso-lymphatique.* — C'est celui qu'on a le plus souvent occasion de rencontrer chez les femmes.

3° *Tempérament sanguin-lymphatique.* — Il existe surtout chez l'homme et caractérise même certaines populations ; tels sont les Alsaciens, les Normands, les habitants du Nord, les Belges.

Ces tempéraments peuvent-ils être modifiés, changés, améliorés ? Oui certes ; c'est même là un des buts principaux de l'hygiène, et à chaque instant il en sera question.

Bibliographie. — GALIEN, *De temperamentis*, l. III. HORST (Jac.), *De temperamentis vulgo complexionibus dictis*. Helmstadii, 1588, in-4°. — BALDUS (Cam.), *De humanarum propensionum ex temperamento prænotionibus*. Romæ, 1629, in-4°. — LEMMIE, *Touchstone of Complexions*. Lond., 1633, in-4°. — GARBE (J.), *An quodlibet temperamentum ut suas virtutes sic suos habet defectus?* (Resp. affirm.) Th. de Paris, 1687, in-fol. — STAHL (G. E.), *Temperamenti physiologico-pathologico-mechanica enucleatio*. Halæ, 1697, in-4°. — DU MÊME, *De mutatione temperamentorum, ibid.*, 1712, in-4°. — RICHTER (C. W.), *De temperamentis, physiologia, physiognomonia*, etc. Halæ, 1698, in-4°. — HOFFMANN (Fr.), *De temperamento fundamento morum et morborum in gentibus*. Halæ, 1705, in-4°. — ALBERTI (M.), *Fata doctrinæ temperamentorum*. Halæ, 1712, in-4°. — SCHULZE (J.), *De temperamentorum existentia corumque usu in medicina*. Halæ, 1734, in-4°. — BORDEU (Th. de), *An pro temperamentorum diversitate functionum diversitas?* (Resp. affirm.) Paris, 1754, in-4°. — KÆMPF (W. L.), *Kurze Abhandlung von den Temperamenten*. Schaffhausen, 1762, in-8°. — FICKER (W. Ant.), *Commentat. de temperamentis hominum quatenus ex fabrica corporis et structura pendent*. Gœttingæ, 1791, in-4°. — NIEDERHUBER (Ign.), *Ueber das menschliche Temperament*. Wien, 1798, in-8°. — HUSSON, *Essai sur une nouvelle doctrine des tempéraments*. Th. de Paris, 1768, n° 3. — HALLÉ, *Mém. sur les observ. fondamentales d'après lesquelles peut être établie la distinction des tempéraments*. in *Mém. de la Soc. méd. d'Émul.*, 3e année, an VIII, p. 542. — DINKSEN (H. W.), *Die Lehre von den Temperamenten dargestellt*. Nürnberg, 1804, in-8°. — ROUSSILLE CHAMSERU, *Dantumne tria vel quatuor temperamenta*, in *Mém. de la Soc. d'Émul.*, t. VII, p. 339, 1811. GASTIER (A. F.) *Réflexions sur la doctrine des tempéraments*. Th. de Paris, 1816, n° 147. — THOMAS (F.), *Division naturelle des tempéraments*. Paris, 1821, in-8°. — DU MÊME, *Physiologie des tempéraments ou constitutions, nouvelle doctrine applicable à la méd. pratiq., à l'hygiène*, etc. Paris, 1826, in-8°. — ROYER-COLLARD (Hipp.), *Des tempéraments considérés dans leurs rapports avec la santé*, in *Mém. de l'Acad. de méd.*, t. X, p. 185, 1843. — MOTHERBY (W.), *Die Temperamente. Ein anthropologischer Versuch*. Leipsig, 1843, in-8°. — GIROLAMI (Gius.), *Nuove ricerche sulla dottrina dei temperamenti*. Fuligino, 1848, in-12. — SCHMIDT (Mat.), *De constitutione et temperamento Augustæ Vindel* 1848, in-8°. — HAUPT (V.), *Die temperamente des Menschen in gesunden und kranken Zustande*. Würzburg 1856, in-8°. — LAMPERT (Ign.), *Der Mensch und sein Temperament*. Ibid., 1858, in-12. — PAULET (P.), *Idiosyncrasiologie, ou Étude des tempéraments, des principales manières d'être des organes*, etc. (Congr. sc. de Fr., 28e sess. t. III.) Paris, 1863, in-8°. — SCHÜTZ, *Die Lehre von der Constitution vom cellularpathologischen Standpunkte*. Berlin, 1872, in-8. — V. aussi les *Traités de pathologie générale* de CHOMEL, BÉHIER et HARDY (t. I du *Traité de path. int.*), MONNERET, BOUCHUT, etc.

CHAPITRE V

Des idiosyncrasies.

On peut définir l'idiosyncrasie, une disposition spéciale qui résulte de la manière d'être individuelle, et qui détermine des répugnances et des inclinations spéciales. Quelques mots d'explication sont nécessaires. Pour la plupart des êtres de la série animale, les organes des sens établissent entre eux et les agents externes des rapports très déterminés et qui se traduisent par des sensations, des inclinations et des répugnances. Ces rapports sont tels que les mêmes agents déterminent, en général, les mêmes effets chez la plupart des individus d'une même espèce. Pour l'homme, il en est ainsi ordinairement. Mais il est des personnes qui sortent de la règle, et chez lesquelles les agents extérieurs déterminent des effets particuliers, d'où résultent des sensations ou des perceptions, des appétences ou des répugnances insolites. Ce sont ces appétences et ces répugnances insolites auxquelles on a donné le nom d'idiosyncrasies.

Portées à un certain degré, elles prennent plus particulièrement le nom d'idiosyncrasies ou d'idiosyncrasies spéciales; mais faibles et bénignes, il n'y a peut-être pas un seul individu qui n'en présente : elles constituent la manière de sentir et la manière de réagir de chaque individu. C'est une conséquence de sa nature individuelle, conséquence dont on ne doit pas chercher la raison dans l'organisation. C'est à l'hygiéniste et au médecin à étudier, chez chaque sujet, la manière de sentir, afin d'en tirer parti dans la direction de la santé ou dans la thérapeutique des maladies qu'il aura à combattre.

Les idiosyncrasies qu'on a appelées spéciales, et qui sont les plus saillantes, sont, en général, celles qui sont étudiées à part et qu'on a cherché à expliquer. Elles sont innombrables, et il faudrait examiner un grand nombre de cas individuels pour tracer l'histoire.

Les facultés cérébrales fournissent peut-être les plus nombreuses, et on doit les chercher, soit dans les facultés intellectuelles, soit dans la locomobilité, soit dans la sensibilité. Dans cette dernière, on doit distinguer la sensibilité générale des divers systèmes organiques de celle qui est propre à chacun des organes des sens. Les sensations spéciales de quelques appareils peuvent également en devenir le siège. Tels sont la faim, la soif, le besoin de la défécation, celui d'uriner, les sensations génitales, la voix.

Les excrétions et les sécrétions peuvent également être le siège de phénomènes spéciaux qui constituent autant d'idiosyncrasies.

Dans ces cas divers, aucune particularité d'organisation, aucune structure anatomique spéciale ne peut rendre compte de ces sensations, de ces inclinations ou de ces répugnances particulières.

Michel Lévy a essayé, après Bégin, de faire dépendre les idiosyncrasies de la prédominance d'un organe, d'un viscère important ou même d'un appareil entier, prédominance qui pourrait être congénitale ou acquise : d'après lui les idiosyncrasies se manifestent chez les individus en vertu de cette loi, qui appelle sur les organes prépondérants de l'économie l'action des causes morbifiques. Il explique ainsi pourquoi, deux individus étant soumis au froid, l'un contracte une angine, l'autre une bronchite, etc. A mon avis, cet hygiéniste distingué, un peu trop organicien en ce qui concerne cette question, a confondu ici la prédisposition morbide avec l'idiosyncrasie, et je préfère adopter l'idée qu'on se faisait avant lui des idiosyncrasies, idée qui est encore admise par la plupart des médecins.

RÈGLES HYGIÉNIQUES. — 1° L'idiosyncrasie doit toujours être prise en considération et respectée dans la direction de la santé d'une personne et dans la thérapeutique des maladies dont elle peut être affectée. Vouloir en faire abstraction ou lutter contre elle, ce serait s'exposer à transformer l'idiosyncrasie en sympathie morbide, ou même en complication spéciale plus ou moins grave.

3° Dans l'état de santé, ce n'est que progressivement, très-lentement, par des moyens détournés et surtout en faisant contracter des habitudes nouvelles, qu'on peut faire disparaître ou atténuer une idiosyncrasie désagréable, incommode ou même nuisible à sa santé.

Bibliographie. — SCHRADER, *Dissert. de idiosyncrasia.* Helmstadii, 1696, in-4°. — DOVE, *An præcellentia medicorum, ab idiosyncrasiarum accuratiori notitia?* (Resp. affirm.) Th. de Paris, 1716, in-4°. — FISCHER, *De corrigenda idiosyncrasia in statum præternaturalem degenerante.* Erfordiæ, 1724, in-4°.—MANITIUS, *De idiosyncrasia ex diversa solidorum corporis humani irritabilitate optime dijudicanda.* Lugd.-Batav., 1749, in-4°. — PICQUÉ, *Lettre sur les tempéraments en général et sur quelques idiosyncrasies en particulier,* in *Journ. de méd.,* t. XLV, p. 132, 1776. — GLIB (G.), *Dissert. sur les idiosyncrasies.* Th. de Strasbourg, 1809, in-4°, n° 231. — HENNING (J. G. F.), *Ideen über Idiosyncrasie, Antipathie und kränkliche Reizbarkeit.* Stendal, 1812, in-8°. — MARC, art. *Idiosyncrasie,* in *Dict. des sc. méd.,* t. XXIII, 1818. — MAME, *Quelques propositions d'étiologie et de thérapeutique sur les tempéraments et les idiosyncrasies.* Th. de Paris, 1823, in-4°, n° 87. — BERNARD (Cl.) *Des idiosyncrasies* in *Leçons de pathol. experiment.* p. 22. Paris, 1872, in-8° — Voy. aussi les *Traités de pathologie générale,* cités plus haut, et la Bibliogr. de l'art. TEMPÉRAMENTS.

CHAPITRE VI

De l'hérédité.

En médecine, *hérédité* signifie une disposition en vertu de laquelle certains états physiologiques ou pathologiques peuvent ainsi se transmettre. Nous les rangerons en plusieurs séries.

I. *Héréd té d'états physiologiques.*

1° Transmission de la forme extérieure et des traits de la face qui sont la conséquence, non de l'éducation, mais de la naissance. Relativement à cette transmission, on doit se rappeler que ce n'est pas toujours dans la première enfance, mais à une époque plus ou moins avancée que se manifeste la ressemblance des enfants aux parents.

2° Transmission de la stature, de la force physique et de la durée de la vie. Les exemples de longévité, par exemple, sont fréquents dans les mêmes familles.

3° Transmission des ressemblances morales. Elles sont, toutefois, plus difficiles à constater, en raison des changements qu'y apporte l'éducation.

4° Transmission des caractères de race, de nation.

5° Transmission des tempéraments, des constitutions et des idiosyncrasies.

II. *Hérédité d'états pathologiques.*

1° Transmission des vices de conformation des organes internes et externes.

3° Transmission de la prédisposition ou de l'aptitude organique aux maladies.

C'est bien plutôt, en effet, cette prédisposition que la maladie elle-même qui se transmet.

La prédisposition organique héréditaire transmise des parents aux enfants peut être reconnue par le médecin. Cinq sources différentes peuvent lui en fournir les moyens : 1° l'état actuel de l'individu ; 2° l'apparence de la conformation externe ; 3° la considération de la force ou de la faiblesse ; 4° la constitution et le tempérament : 5° la ressemblance avec les parents.

L'époque à laquelle agit la prédisposition héréditaire est variable, et dépend de circonstances nombreuses et complexes.

On a cherché à préciser quelles étaient les maladies dont la prédisposition organique héréditaire était ainsi transmise des parents aux enfants ; en voici l'énumération, d'après M. Piorry (Thèse de concours, *Sur l'hérédité*) : la pléthore, le rhumatisme articulaire aigu, la goutte, le cancer, l'hypertrophie du cœur, la phthisie, le catarrhe, la pneumonie, l'emphysème, l'asthme, l'apoplexie, la paralysie, les hernies, la surdi-mutité, l'aliénation mentale, l'idiotie, l'épilepsie, l'hystérie.

III. *Des circonstances qui modifient l'hérédité.*

1° L'état physiologique ou pathologique des parents peut d'abord très bien ne pas se transmettre aux enfants. Dans d'autres cas, il saute une génération.

2° La prédisposition organique à un état morbide, étant transmise, peut encore ne pas se traduire par la production de la
maladie elle-même, et cela, dans deux circonstances spéciales : *a.* si aucune cause occasionnelle n'est venue contribuer
à déterminer sa manifestation; *b.* si une hygiène bien entendue, des précautions convenables ont fait disparaître, ou du
moins ont atténué cette prédisposition.

3° Le sexe exerce une influence. Le père aussi bien que la
mère transmettent une prédisposition organique morbide. Mais
y concourent-ils de la même manière? C'est une question qui
n'est pas encore décidée bien positivement.

Ainsi, on a d'abord prétendu que les pères transmettaient la
prédisposition morbide aux garçons, et la mère aux filles. L'observation a prouvé que rien n'était moins exact. On a dit ensuite que les pères transmettaient aux filles et les mères aux
garçons : c'est encore une erreur; ce croisement, qui a lieu
quelquefois, est loin d'être constant.

Un seul fait, et qui encore ne peut être démontré positivement par des résultats numériques, est resté acquis à la science :
c'est que la mère transmet par hérédité plus souvent, plus
certainement et d'une manière plus caractéristique, la prédisposition morbide organique à ses enfants.

4° L'âge des parents. Plus l'âge des parents est avancé,
plus facilement ils transmettent aux enfants l'état dont il est
question ; c'est un fait qu'on ne saurait mettre en doute.

5° Le régime et les soins hygiéniques auxquels ont été soumis les parents avant l'époque et à l'instant de la conception,
exercent une influence notable.

C'est ainsi que la prédisposition morbide est transmise moins
facilement et moins énergiquement, si ce régime et ces soins
ont été judicieux, convenables et de nature à combattre la
maladie dont les parents sont affectés.

Règles hygiéniques. — Elles se rapportent : 1° à l'amélioration de la constitution; 2° aux transmissions morbides héréditaires.

1° *Amélioration de la constitution.*

Les expériences tentées sur les animaux à l'aide du croisement ont éclairé cette question, et il est permis d'appliquer
quelques-uns des résultats obtenus à l'espèce humaine.

Voici d'abord quelques faits importants, sans application
immédiate, il est vrai, mais qui peut-être en trouveront plus
tard.

Le croisement permet de réunir dans le même animal les
qualités du père et de la mère. Ainsi, on sait qu'en France la
race chevaline s'abâtardirait si l'espèce se reproduisait entre

elle, et si l'on ne prenait le soin de l'entretenir et de l'améliorer sans cesse à l'aide du croisement opéré par les étalons arabes ou anglais. Tel est le principe suivant lequel est organisée, en France, l'administration des haras, qui a été tant critiquée, et qui cependant est la seule cause de l'amélioration et de la conservation de notre race chevaline.

Des effets analogues peuvent être produits sur les diverses espèces de bestiaux. On sait les beaux résultats obtenus par l'Anglais Bakewell, qui est parvenu, par le croisement, à produire des espèces où les masses charnues dominent et où les os sont réduits au minimum.

La production des mulets, qui est une source de fortune et d'exportation pour plusieurs provinces de France, et surtout pour le Poitou, est le résultat du croisement judicieux fait par les éleveurs de beaux étalons baudets, avec les juments petites et rachitiques du Poitou.

M. Harvey a publié, il y a quelques années, des résultats curieux qui, peut-être, expliqueront des faits qui jusqu'à présent semblaient obscurs, et qui, plus tard, seront probablement susceptibles d'application. Le fait qui en est le point de départ a été observé sur les animaux. Voici ce dont il s'agit : une jument couverte par un couagga (âne sauvage) mit un jour un hybride ayant la tête et les bandes noires qui séparent le dos et les jambes du mâle qui l'avait couverte. Plus tard, cette jument fut couverte par un cheval étalon, et cependant le produit ressembla au premier. M. Harvey donne de ce fait l'explication suivante : « Lorsqu'un animal de n'importe quelle race « a été fécondé par un animal d'une race différente, cet ani- « mal fécondé est croisé pour toujours. La pureté de sang est « à jamais perdue par le seul fait de son croisement avec un « animal étranger. »

Il se demande ensuite si « le fœtus, participant naturelle- « ment de la nature du père, inocule cette nature dans le sang « et en général dans tout le système de la mère. »

Les croisements appliqués à l'espèce humaine peuvent également rendre de grands services, et appliqués judicieusement, contribuer à son amélioration.

1° On sait que les familles qui s'unissent entre elles ne tardent pas à dégénérer et à s'abâtardir. Les mariages des proches parents entre eux ont également ce résultat. Il faut donc donner le conseil de les éviter autant que possible (1).

(1) La question des mariages entre parents a beaucoup occupé, et depuis bien des siècles, non seulement les médecins, mais encore les législateurs et les théologiens. En général, on s'est prononcé pour l'interdiction. La question vient de nouveau d'être mise à l'ordre du jour. En Amérique, une vaste enquête a été ouverte.

2° L'union de deux individus de mauvaise constitution et présentant un tempérament faible et lymphatique donne naissance à des enfants plus faibles, plus débiles, plus lymphatiques encore et qui sont prédisposés d'une manière singulière aux scrofules, aux tubercules, au rachitisme, etc.

De telles unions ne doivent donc pas être conseillées ; il faut, au contraire, renouveler la constitution et le tempérament par un croisement bien entendu. Ainsi, il convient d'unir un homme fort, vigoureux, à peau brune, à système musculaire développé, avec une femme à cheveux blonds, yeux bleus, peau blanche et fine, à tempérament lymphatique enfin, et *vice versa*.

3° L'union de deux individus à tempérament nerveux produira des enfants chez lesquels les conditions de ce tempérament seront exagérées. Il serait préférable de conseiller le mariage d'un individu à tempérament nerveux avec une personne à tempérament sanguin, afin de mélanger par ce croisement le produit et d'atténuer en même temps les conditions propres à ces deux tempéraments. Le croisement méthodique peut donc, dans l'espèce humaine, continuer à améliorer les constitutions, les tempéraments et les prédispositions morbides des enfants qui naissent de ces unions.

Considéré dans les races et les espèces différentes, il produit des résultats bien connus et dont voici quelques exemples :

L'union du noir et d'une femme blanche, ou blanc et d'une négresse, produit un mulâtre ; celle d'un mulâtre et d'une mulâtresse est moins féconde que l'union de deux individus non

---

Sur notre continent, les observations de Menière, de Devay, de Rilliet, de MM. Cahzarain, Liebreich, Hove, etc., etc., les recherches de Boudin, Chipault, etc., semblent démontrer que les unions dites consanguines ont pour résultat d'amener d'une manière plus ou moins marquée, mais le plus souvent en rapport avec le degré de parenté : 1° du côté des parents, l'infécondité ou des avortements ; 2° du côté des enfants, soit dans la descendance immédiate, soit en sautant une génération, des altérations, des dégénérescences variées, telles que l'albinisme, quelques lésions de la vue (rétinite pigmentaire), la scrofule, mais surtout la surdi-mutité. D'un autre côté, MM. Bourgeois, Voisin, etc., ont rapporté de nombreux exemples de mariages consanguins suivis et répétés pendant plusieurs générations et dont les produits jouissaient d'une excellente santé. A la Société d'anthropologie MM. Périer, Dally et autres ont beaucoup insisté sur la différence, quant aux effets sur la descendance, entre la consanguinité saine ou hygide et la consanguinité morbide. Ils se sont efforcés d'établir que les unions entre parents sains et vigoureux maintiennent, chez les enfants qui en naissent, ces mêmes qualités de santé et de vigueur, et qu'il s'opère là une sélection favorable, tandis que les mariages entre les parents d'une mauvaise santé ou affectés de diathèses graves, sont nuisibles non seulement en perpétuant, mais même en aggravant ces conditions fâcheuses. Ainsi ce serait l'hérédité et non la consanguinité qu'il faudrait accuser. Les recherches longues et minutieuses de M. Mitchell, tout en constatant l'efficacité de la première cause, ont cependant laissé à la seconde une assez large place. La question ne peut donc pas être considérée comme résolue.   E. Bgd.

métis, mais peut donner des rejetons capables eux-mêmes de se reproduire.

L'union du mulâtre avec une femme blanche produit un quarteron au teint basané, aux cheveux noirs et longs, au type déjà éloigné du mulâtre. Un quarteron et une blanche donnent naissance à un octavon moins basané et plus près de la race blanche. Enfin, un octavon et une blanche produisent un rejeton tout à fait conforme au type caucasique.

Quatre générations en sens inverse feraient également redescendre le type blanc au type noir.

Les indigènes américains se reproduisent d'une manière indéfinie ; mais leur croisement avec des étrangers donne comme résultats des individus dont le nouveau type finit assez rapidement par disparaître.

2° *Prédispositions organiques morbides héréditaires.*

Lorsque la prédisposition morbide héréditaire a été constatée chez un enfant, ou bien lorsqu'il existe chez les parents quelque maladie héréditaire dont on redoute le développement chez les enfants qui en sont issus, l'hygiène a souvent pour devoir de combattre, de modifier ou d'atténuer ces prédispositions morbides, et quelquefois même, de les neutraliser complètement.

L'hygiène, à cet égard, a cinq ordres de moyens à sa disposition.

1° Un allaitement convenable, à l'aide d'une nourrice forte, robuste, bien musclée, à peau brune, et présentant des conditions tout opposées à celles des caractères physiques des parents.

2° Après la lactation, une alimentation convenable et propre à combattre la prédisposition morbide ; s'il existe, par exemple, chez les parents des affections scrofuleuses ou tuberculeuses, et chez l'enfant un état lymphatique qui constitue précisément la prédisposition morbide, que diverses causes occasionnelles pourraient faire aboutir plus tard, un régime et une alimentation convenables aideront puissamment à combattre, et même à faire disparaître cette prédisposition.

3° Le choix d'un climat ou d'une localité autre que celle où les parents ont contracté la maladie héréditaire, et destiné précisément à détourner les effets de la prédisposition morbide qu'ils ont transmise à leurs enfants.

4° L'éducation physique et morale agissant en sens opposé à cette prédisposition morbide peut encore l'atténuer. Voici quelques exemples :

Qu'un enfant soit issu de parents scrofuleux ou tuberculeux, et présente dans son enfance les attributs du tempérament lymphatique, nul doute qu'il n'ait hérité de la prédisposition morbide aux affections dont étaient atteints ses ascendants. Eh bien ! l'éducation physique, les exercices judicieux et concourant au développement musculaire, n'aideront-ils pas, avec l'alimentation et le climat, à combattre cet état et à éloigner au moins l'instant où les maladies héréditaires se développent ? D'autres fois, un enfant né de parents atteints de maladies nerveuses, transmissibles par hérédité, peut ne présenter dans son enfance que les attributs du tempérament nerveux. Il est cependant sous l'influence héréditaire dont il est question. En pareils cas, l'éducation peut aussi intervenir pour combattre cette influence, en enseignant à l'enfant qu'il faut une vie toute physique et dans laquelle le système nerveux soit le moins possible mis en jeu, afin d'éviter de le fatiguer et surtout de le surexciter.

3° La profession qu'on donne à un enfant né de parents atteints de quelque maladie héréditaire peut contribuer aussi à combattre la prédisposition morbide. Il serait trop long d'entrer dans des détails à ce sujet : l'établissement du principe suffit.

Bibliographie. Hérédité : DERMUTH de MEARA, *Pathologia hæreditaria seu de morbis hæreditariis*, etc. Dublin, 1619, in-12, et Amstelod, 1666, in-16. — BOURGES (de), *An a semine morbi hæreditarii?* (Resp. affirm.) Th. de Paris, 1621, in-fol. — LYONNET (Rob.), *Brevis dissert. de morbis hæreditariis. Qua probatur*, etc. Paris, 1647, in-4°. — WELSCH (Godfr.), *De morbis hæreditariis in genere.* Lipsiæ, 1665, in-4°. — ALBERTI, *De morbis hæreditariis.* Erfordiæ, 16°, in-4°. — HOFFMANN (Frid.), *De effectibus hæreditariis, illorumque origine.* Halæ, 1699, in-4°. — LOUIS (Ant.), *Dissertation sur les maladies héréditaires.* Paris, 1748, in-12. — HILDEBRAND (J. C.), *De secura morborum hæreditariorum præservatione.* Halæ Magdeburg., 1749, in-4°. — BÜTNER, *De qualitatibus corporis humani hæreditariis.* Gœttingæ, 1755, in-4°. — PUJOL (Al.), *Essai sur les maladies héréditaires* (1790), in *Œuvres de méd. prat.*, t. II, p. 211. Paris, 1823. — BEDDOES (Th.), *A Guide of Self-Preservation of Parental Affections.* Lond., 1794. — ROUGEMONT (J. Cl.), *Abhandlung über die erblichen Krankheiten.* Bonn, 1794, in-8°. — MULLER (J. G.), *De dispositione ad morbos hæreditaria.* Gœttingæ, 1794, in-4°. — HENNING (J. G. F.), *Ideen über die Erbkrankheiten.* Zerbst, 1800, in-8°. — PORTAL (Ant.), *Considérations sur la nature et le traitement des maladies de famille et des maladies héréditaires, et sur les moyens*, etc. Paris, 1808, in-4°, et 3° édit., 1814, in-8. — ADAMS, *A Treatise on the supposed Hereditary Properties of Diseases.* London, 1814, in-8°. — PETIT (A.), *Essai sur les maladies héréditaires.* Paris, 1817, in-8°. — BOCZNOWSKI (F. J.), *Ueber erbliche Anlagen und Krankheiten, als Beitrag*, etc. Wien, 1831, in-8°. —LEREBOULLET, *De l'hérédité dans les maladies.* Th. de conc. Strasb., 1834, in-4°. — PIORRY, *De l'hérédité dans les maladies.* Thèse de concours. Paris, 1840, in-8°. — LORDAT, *Les lois de l'hérédité physiologique sont-elles les mêmes chez les bêtes et chez l'homme ?* Montpellier, 1842. — LUGOL (J. G. A.), *Recherches et observations sur les causes des maladies scrofuleuses.* Paris, 1844, in-8°. — GINTRAC, *De l'influence de l'hérédité sur la production de la surexcitation nerveuse*, etc., in *Mém. de l'Acad. de méd.*, t. XI, p. 193-382, 1845, in-4°. — ESCHERICH, *Ueber Vererbung älterlicher Eigenschaften auf die Kinder*, in *Henke's Ztschr.* et in *Canstatt's Jahresb.*, 1847, t. VII, p. 24. — LUCAS (P.), *Traité philosophique et physiologique de l'hérédité naturelle*, etc. Paris, 1847.

50, 2 vol. in-8°. — BAILLY, *Essais sur l'hérédité dans les maladies*. Th. de Strasb., 1858, in-4°, n° 425. — MITIVIÉ (Alb.), *Quelques mots sur l'hérédité morbide*. Th. de Paris, 1860, n° 95. — CROS (Fél.), *Essai sur l'hérédité et les maladies héréditaires*. Th. de Paris, 1861, n° 185. — LUYS, *Des maladies héréditaires*. Thèse de concours. Paris, 1862, in-8°. — TASSIN (Ed.), *De l'hérédité physiologique et pathologique*. Th. de Paris, 1863, n° 164. — BLEYNIE (Fr.), *Considérations générales sur l'hérédité physique et sur l'hérédité morale*. Th. de Paris, 1865, n° 76. — SEIDLITZ (Karl.), *Ueber die Vererbung der Lebensformen, Eigenschaften und Fähigkeiten organischer Wesen*, etc. St.-Pétersb., 1865, in-8°.

Mariages entre consanguins : MENIÈRE, *Recherches sur l'origine de la surdi-mutité*, in *Gaz. méd. de Paris*, 3° sér., t. I, p. 223, 243, 1846.—Du MÊME, *Du mariage entre parents considéré comme cause de la surdi-mutité congénitale*, ibid., 303, — RILLIET, *Note sur l'influence de la consanguinité sur les produits du mariage; Lettre*, etc., ibid., 3° sér., t. XI, p. 324, 1856. — DEVAY (Fr.), *Dangers des mariages consanguins sous le rapport sanitaire*. Paris, 1857, in-8°; 2° édit., 1862, in-18, et in *Hygiène des familles*, ch. IV et V. — DU MÊME, *Nouv. Observ. sur les dangers des mariages entre consanguins*, in *Gaz. hebd.*, 1860, p. 593, etc., etc. — CHAZARAIN (L. T.), *Du mariage entre consanguins considéré comme cause de dégénérescences*, etc. Thèses de Montpellier, 1859, n° 63, in-4°. — BOURGEOIS (A.), *Quelle est l'influence des mariages consanguins sur les générations*. Thèses de Paris, 1859, n° 94, in-4°. — *Marriages of Consanguinity and their Results*, in *North-Americ. Med.-Chir. Rev.*, et *Med. Times and Gaz.*, 1858, t. I, p. 481. — *On the Pernicious Consequences of Intermarriage between near Relations*, in *Dublin Hosp. Gaz.*, déc. 1858. — *On Consanguineous Marriages*, in *Americ. Med. Times*, 1861, et *Ranking's Abstr.* t. XXXIII, p. 12, 1861. — LIEBREICH, *Abkunft aus Ehen unter Blutsverwandten als Grund von Retinitis pigmentosa*, in *Deutsche Klinik*, t. XIII, p. 53, 1861, et *Un. méd.*, mai 1861. — GARDNER, *Intermarriage of Relations as a Cause of Degeneracy of the Offspring*, in *British Med. Journ.*, 1861 t. I, p. 281.— CROSSMANN (Ed.), Même titre, ib., p. 401. — BEAUGRAND, *Des mariages consanguins, examen des trav. récents*, in *Ann. d'hyg.*, 2° sér., t. XVII, p. 222, 1862. — BOUDIN, *Danger des unions consanguines et nécessité des croisements*, in *Ann. d'hyg.*, 2° sér., t. XVIII, p. 5, 1862.—BROCCHI (P. L.), *Examen des opinions émises sur les mariages consanguins*. Th. de Strasbourg, 1863, n° 681. — CHIPAULT (Ant.), *Études sur les mariages consanguins et sur les croisements*, etc. Paris, 1863, in-8°. — *Circulaire du Ministre de l'agriculture et du commerce relativement à la question des mariages consanguins; Instruction sur les moyens*, etc. (30 oct. 1863).—DALLY (E.), *Recherches sur les mariages consanguins et les races pures*. Paris, 1864, in-8°. — *Discussion sur les mariages consanguins* (HERVIER, RODET, FAIRRE, GUBIAN, etc.), in *Congrès méd. chir.*, tenu à Lyon en 1864, p. 385-455. Paris et Lyon, 1865, in-8°. — HERVIER (Paul), *Des mariages consanguins*. Saint-Étienne, 1865, in-8°. — SICAUD (J. Germ.), *Essai sur les mariages consanguins*. Th. de Paris, 1865, n° 39. — VOISIN (Aug^te), *Étude sur les mariages entre consanguins dans la commune de Batz*, in *Ann. d'hyg.*, 2° sér., t. XXIII, p. 260, 1865. — MITCHELL (Arth.), *On the Influence which Consanguinity in Parentage exercises upon the Offspring*, in *Edinb. Med. Journ.*, t. X, p. 781, 894, 1074, 1865; trad. fr. par M. Fonssagrives, in *Ann. d'hyg.*, 2° sér., t. XXIV, p. 44, 241, 1865. — FALRET (J.), *De la consanguinité, Revue critique*, in *Arch. gén. de méd.*, 6° sér., t. V, p. 209, 338, 464, 1865. — V. la bibliogr. de l'article *Mariages*, et aussi diverses communications dans les *Comptes rendus de l'Acad. des sciences* pour l'année 1862 et suiv.

— MENGIN (G.). *De la transmission morbide de la mère au fœtus*. Th. de Strasb., 1870. — RIBOT (Th.). *L'hérédité. Étude psychologique sur ses phénomènes, ses lois, ses causes*, etc. Paris, 1873, in-8. — BRIERRE DE BOISMONT (A.). *L'hérédité au point de vue de la méd. lég. et de l'hyg.*, in *Ann. d'hyg.*, 2° sér., t. XLIII, 1875. — LORIN (M.). *De l'hérédité et de ses lois*. Th. de Paris. 1875. — GALTON. *Théorie de l'hérédité*, in *Rev. scientif.*, n° 35, 1876.

DAVILLA. *Des unions entre consanguins*, etc. Th. de Paris, 1869. —BERTILLON, art. MARIAGE, in *Dict. encycl. d. sc. méd.*, 2° sér. t. V, 1872. — HÉLIOT, *Contribut. à l'étude de la consanguinité*. T. de Paris, 1875.

— Ganghofner, *Der Einfluss der Vererbung auf die Entwickelung von Krankheiten.* Prag, 1876. gr. in-8°. — Galton, *Les lois typiques de l'hérédité,* in *Rev. scientif.,* 1877, 2° sér.. t. XIII, p. 385. — Lacassagne, art. *Consanguinité,* in *Dict. encycl. d. sc. méd.,* 1876. — Coste, *De la consanguinité.* Th. de Paris, 1878. — Ribot, *L'hérédité psychologique,* 2° édit. Paris, 1881, in-8. — Reich (E.). *Die Erblichkeit der Gebrechen des Leibes und der Seele.* Neuwied u. Leipzig. 1862, in-8.

CHAPITRE VII

Des habitudes.

La périodicité peut être considérée comme une des lois inhérentes au système nerveux. Le cerveau, une fois impressionné, tend à reproduire les impressions qu'il a éprouvées par suite des actions sensoriales, ainsi que les mouvements qui en ont été la conséquence. Ces actes physiologiques, ces mouvements exécutés plusieurs fois sous l'influence de la volonté, le cerveau s'habitue à les diriger de nouveau, et il finit par les répéter presque à son insu, ou sous l'influence d'une impulsion très légère. La répétition peut quelquefois même avoir lieu sans que l'individu en ait la conscience.

On peut donc considérer l'habitude comme étant la faculté acquise par l'organisme de répéter les mêmes actes par suite de la continuité des mêmes impressions, si bien que cette faculté finit par s'exercer spontanément, parfois même à l'insu de l'individu qui l'accomplit, et qu'elle devient pour lui une source de nouveaux besoins.

Mise à profit par des hommes intelligents, bien dirigée et appliquée méthodiquement à l'éducation et à la vie matérielle et morale de l'individu, l'habitude peut rendre de grands services. C'est elle qui accoutume l'homme à la vie commune, qui l'oblige à se plier aux exigences des mœurs et des coutumes, à se soumettre aux entraves d'une profession, à vivre et à s'acclimater enfin dans tous les lieux habitables du globe.

L'âge, le sexe, le tempérament, exercent une grande influence sur la facilité que possède l'homme de contracter des habitudes. Quelques mots sont nécessaires ici touchant ces trois conditions.

Age. — Les enfants contractent des habitudes avec une facilité beaucoup plus grande qu'à toute autre époque; trois circonstances en rendent facilement compte :

1° L'ignorance dans laquelle sont les jeunes sujets de toutes les choses de la vie : ce qui fait qu'ils n'ont rien à oublier, rien à mettre de côté pour le remplacer par de nouvelles habitudes ;

2° L'avidité qu'ils ont d'apprendre, de connaître et d'exécuter les choses nouvelles ;

3° Enfin, l'impressionnabilité plus grande de leur cerveau, qui, d'une structure très délicate et n'ayant reçu jusque-là que peu d'impressions, les perçoit plus aisément, les laisse mieux se graver, et tend, par conséquent, à les répéter plus facilement.

Les habitudes méthodiques employées chez eux sont la base de leur éducation ; une fois contractées, elles se perdent plus difficilement.

Dans l'âge adulte, les habitudes se contractent moins aisément : il faut un laps de temps plus grand, une persévérance plus soutenue ; mais, d'un autre côté, les habitudes contractées dans l'enfance se consolident, se régularisent, s'harmonisent enfin davantage avec la vie commune et ses exigences.

Dans l'âge avancé, les habitudes qui existent depuis un temps assez long ne peuvent plus se perdre. Elles sont devenues, chez les vieillards, une seconde nature, et l'on ne peut plus espérer de les faire disparaître. Bien plus, ces tentatives ont presque toujours des inconvénients, quelquefois même des dangers. Elles peuvent déterminer des accidents, des maladies, et abréger la vie ; c'est surtout ce qui arrive si les habitudes qu'on veut faire disparaître existent depuis l'enfance.

Sexe. — Le sexe n'exerce pas une très-grande influence sur les habitudes. On a bien prétendu que les femmes les contractent plus facilement, mais cela n'est pas parfaitement prouvé.

Tempérament. — Le tempérament modifie la facilité que peuvent avoir des individus à contracter des habitudes. Les sujets à tempérament sanguin sont plutôt disposés à prendre celles qui dépendent de la prédominance de l'appareil circulatoire. Tels sont, dans l'état physiologique, les besoins de respirer un air pur, agité, vif, de se livrer à des exercices particuliers qui deviennent plus tard une véritable nécessité, et, dans l'état pathologique, l'habitude des émissions sanguines.

Les individus à tempérament nerveux présentent cette double circonstance de contracter avec une grande facilité toutes sortes d'habitudes, mais aussi de les perdre et de les abandonner, presque aussi rapidement qu'ils les ont prises.

Chez les individus lymphatiques, les habitudes, au contraire, se contractent avec lenteur et difficulté ; mais une fois qu'elles existent, elles persévèrent avec ténacité.

Le tempérament bilieux ne présente ici rien de particulier à signaler.

SOURCES ET ÉNUMÉRATIONS DES PRINCIPALES HABITUDES.

1° *Habitudes physiologiques.* — Les habitudes ne peuvent guère exister que par des actes soumis, au moins en partie, à l'influence de la volonté, et qui sont destinés à se répéter un certain nombre de fois, tous les jours, par exemple.

L'appareil digestif peut être la source d'un certain nombre d'habitudes que voici : la faim et l'appétit, qu'on s'habitue à faire naître à certains instants plutôt qu'à tels autres, qu'on peut éloigner ou rapprocher à volonté. — La soif : l'habitude de boire peu ou beaucoup se contracte assez facilement; cela se conçoit, si l'on réfléchit qu'une des plus importantes fonctions des reins consiste à débarrasser le sang, par les urines, de la quantité surabondante d'eau qu'il contient, et qui a été introduite par les boissons. L'habitude de manger chaque jour peu ou beaucoup se contracte encore aisément; on peut affirmer, d'une manière générale, que les habitants des villes, et surtout ceux des classes aisées, sont presque tous habitués à manger trop, à prendre plus d'aliments que ne l'exigent les besoins de la respiration et de la réparation, et cela sans qu'il en résulte d'inconvénients sérieux, à moins toutefois qu'il n'y ait grand excès.

L'habitude de tel régime plutôt que de tel autre, s'il n'est pas contraire à la santé de l'individu qui l'adopte, se contracte aisément, de même que l'usage de certains aliments qui sont digérés plus tôt que d'autres auxquels on n'est pas accoutumé. On peut dire la même chose des boissons, et en particulier de l'usage du vin, de la bière, du cidre ou de l'eau, aux repas.

Les phénomènes d'absorption, de circulation et de respiration, qui, dans leur essence même, ne sont pas soumis à l'empire de la volonté, n'offrent pas d'intérêt relativement à l'histoire des habitudes. Doit-on considérer toutefois comme tel le besoin d'air pur, vif et renouvelé que ressentent certains individus à tempérament sanguin, après le repas, par exemple?

Les sécrétions sont aussi une source d'habitudes : ainsi la sécrétion spermatique, répétée dans de certaines limites, devient une habitude à laquelle on doit toutefois se livrer avec modération.

Le besoin de défécation et celui d'uriner sont la source de nombreuses habitudes, qu'on prend en accomplissant à certaine heure plutôt qu'à telle autre ces fonctions naturelles, et en les répétant avec plus ou moins de fréquence.

Le mode suivant lequel s'exercent les fonctions cérébrales offre des sources et des occasions nombreuses d'habitudes. En premier lieu se présentent les organes des sens. La vue acquiert par l'exercice l'habitude de saisir des rapports de couleur, ou de détails minutieux, qui distingue les individus de certaines professions et leur est propre. Chez les peintres, les dessinateurs, c'est la perfection qu'acquiert, sous certains rapports, l'organe de la vue qui constitue le mérite des grands artistes.

L'ouïe s'habitue aux bruits particuliers qu'elle entend sans cesse, et qui, au bout d'un certain temps, la frappent sans l'impressionner et sans attirer son attention. L'habitude donne à certains musiciens le talent de distinguer la nature des sons divers qui se produisent au même instant dans un orchestre nombreux, et l'art de reconnaître leur plus ou moins de justesse. C'est elle encore qui rend les sauvages aptes à recevoir l'impression de bruits que l'homme civilisé ne peut reconnaître, et leur permet d'en saisir l'origine et la nature.

Le goût se perfectionne également par l'habitude. Un gourmet ressent plus facilement les sensations diverses des aliments et des boissons, et en distingue beaucoup plus sûrement les qualités et la saveur. On finit par s'habituer au goût désagréable que présentent certaines substances, lorsqu'on est obligé de s'en contenter pour nourriture.

Il en est de même de l'odorat que l'habitude perfectionne. Le sauvage parvient à distinguer à distance l'odeur de certains animaux. Les ouvriers de certaines professions, les parfumeurs, par exemple, reconnaissent avec une grande facilité la nature et le degré de finesse des odeurs qu'ils travaillent.

On s'habitue également à l'impression de substances désagréables, que l'odorat finit par supporter avec indifférence.

Le toucher acquiert une grande perfection chez les aveugles ; ils s'habituent à distinguer, par le tact et la sensation de l'aspérité des objets, leur forme, leurs caractères et leur nature. Des habitudes spéciales de sensibilité du tact se contractent dans certaines professions.

L'examen de l'influence des habitudes sur les organes des sens permet d'établir quelques faits généraux. On ne peut méconnaître, en effet, que, par suite de l'habitude, ces mêmes organes puissent, dans certains cas, devenir plus délicats, plus subtils, plus actifs, et que dans d'autres, au contraire, leur impressionnabilité s'émousse et soit rendue plus obtuse.

D'un autre côté, l'action ordinaire des agents sur les organes des sens se traduit, soit par l'indifférence, soit par les sensations de plaisir ou de douleur. Eh bien, l'habitude peut renverser ces sensations ; elle peut rendre indifférentes les sensations ordi=

naires de plaisir ou de douleur, douloureuses les impressions de plaisir, et *vice versâ*. Un grand nombre de faits prouvent la réalité de ces transformations.

En fait de locomotion, les divers genres d'exercices peuvent s'acquérir par l'habitude, et passer ainsi dans la vie commune. Chaque individu s'habitue à un exercice déterminé, qu'il reproduit toujours à peu près dans les mêmes circonstances. On s'habitue à un exercice modéré, à un exercice immodéré, aussi bien qu'à l'inaction, et le changement de ces habitudes ne saurait avoir lieu souvent sans de grands inconvénients. L'habitude d'exercices particuliers détermine le développement de la force musculaire, la dextérité et la vélocité des mouvements. Il résulte de ces mouvements spéciaux des gymnastiques spéciales, et l'art de la danse, de l'escrime, de la natation, celui des mimes et des saltimbanques sont fondés sur l'habitude régularisée de certains mouvements.

La voix est aussi sous l'empire de l'habitude, qui la perfectionne, ainsi que le chant; certains exercices particuliers peuvent modifier quelques vices de la parole.

Le sommeil et la veille sont essentiellement des phénomènes qu'on peut soumettre à l'habitude. On s'habitue à dormir peu ou beaucoup, à se coucher et à se lever à certaines heures, et on y est tellement soumis ensuite, qu'on ne peut s'y soustraire sans de graves inconvénients.

L'exercice des facultés intellectuelles est essentiellement sous l'influence de l'habitude, et nous ne pouvons entrer à cet égard dans des détails qui trouveront place ailleurs. L'exercice des professions libérales est fondé sur l'habitude. L'éducation est une suite d'habitudes que l'on fait contracter méthodiquement à l'enfant.

Toutes les considérations dans lesquelles nous sommes entré prouvent que l'habitude est presque toujours en antagonisme avec la volonté, et qu'elle peut, soit l'améliorer, soit la vicier. Dans certains cas enfin, elle peut même l'annihiler plus ou moins complètement dans les actes de la vie de relation.

L'habitude, de concert avec la volonté, parvient presque toujours à subordonner à cette dernière les divers actes de la vie physique.

2° *Habitudes vicieuses.*

On donne le nom de *vicieuses* à des habitudes qui consistent dans des actes nouveaux, qui ne rentrent pas dans des actes physiologiques ordinaires, et qui exercent une influence fâcheuse sur la santé des individus. Les deux principales sont la masturbation et l'usage immodéré des liqueurs alcooliques, deux sujets qui seront traités plus tard.

3° *Habitudes morbides.*

On entend en général, par habitude morbide ou pathologique, la répétition plus ou moins fréquente, chez certains individus, des mêmes affections.

Toutes les fois que, chez ces individus, une cause morbide vient à agir, c'est toujours la même affection qui se développe.

Il résulte de cette définition que l'expression *habitude morbide* est mauvaise, et que la plupart des auteurs ont confondu sous ce nom certains effets des prédispositions morbides, des idiosyncrasies, des prédominances d'organes, enfin les résultats mêmes de quelques affections chroniques.

Malgré cette confusion, et en admettant pour un instant cette expression d'*habitudes morbides*, voici celles qui sont considérées généralement comme telles, et qui, en définitive, n'ont de l'habitude que le fait même de leur répétition un certain nombre de fois.

On y place d'abord certaines phlegmasies, telles que les angines, les laryngites, les bronchites, la pneumonie, la pleurésie, l'érysipèle, les rhumatismes aigus et chroniques ; des hémorrhagies, telles que des épistaxis, des hémoptysies, des hémorrhoïdes, etc. ; des flux, et, en particulier, la leucorrhée et la diarrhée ; enfin, des affections de nature spéciale, parmi lesquelles on peut ranger la goutte, la gravelle, l'asthme, l'hypocondrie, etc.

Nous ne saurions admettre qu'on puisse dire qu'un individu a l'habitude de ces maladies, parce qu'elles se reproduisent chez lui un certain nombre de fois dans le cours de son existence. Cette reproduction des mêmes affections doit bien plutôt être considérée, soit comme la conséquence de prédispositions morbides spéciales, de diathèses particulières, soit comme le résultat de maladies chroniques dont le principe n'est pas déraciné d'une manière complète, et qui s'aggravent à certaines époques.

Les deux seules habitudes auxquelles on puisse, avec quelque raison, donner le nom de morbides, sont les vomissements que certains individus s'habituent à répéter à volonté, et la constipation.

INFLUENCE DES HABITUDES DANS LA PRODUCTION DES MALADIES.

Certaines habitudes, par le seul fait de leur existence, d'autres par leurs excès ou leurs abus, peuvent déterminer le développement d'un certain nombre d'affections morbides.

Dans l'appareil digestif, l'habitude de trop manger, non seulement fatigue l'estomac et détermine des maladies spéciales, mais encore agit sur l'ensemble de l'organisme, et produit, soit une pléthore sanguine accidentelle, soit un embonpoint exagéré, et toutes les conséquences de ces deux états.

L'habitude de prendre trop peu de nourriture a d'autres inconvénients; elle débilite l'économie, amène l'amaigrissement, et favorise l'action des causes morbides.

L'habitude des aliments trop excitants favorise le développement de gastralgies, de gastrites chroniques, ou, s'il y a une prédisposition héréditaire, du cancer de l'estomac.

L'usage d'aliments trop peu nourrissants ou trop peu stimulants peut déterminer des dyspepsies et des gastralgies, avec productions gazeuses plus ou moins considérables.

L'habitude des alcooliques a de terribles conséquences, que je ne manquerai pas de décrire plus tard.

La constipation habituelle dispose à certaines maladies du tube intestinal; elle favorise la production d'hémorrhoïdes.

L'habitude de retenir les urines détermine souvent l'inertie de la vessie et des rétentions d'urine, ainsi que toutes leurs conséquences.

L'habitude de la masturbation a de graves conséquences, sur lesquelles j'insisterai en leur lieu. Rappelons seulement ici, pour mémoire, l'inertie précoce des fonctions génitales, l'affaiblissement général, les pertes séminales involontaires, les affections chroniques de la moelle épinière.

J'ai cité seulement les effets des habitudes les plus vulgaires. Ces exemples pourraient être beaucoup multipliés.

Règles hygiéniques. — Pour établir l'hygiène des habitudes, une première question se présente d'abord à décider: L'habitude exerce-t-elle une influence favorable sur la santé? lui est-elle indifférente? ou bien peut-elle avoir, par suite de son existence, de fâcheuses conséquences pour l'économie? Il n'est pas difficile de répondre à ces questions.

Les habitudes qui exercent une influence favorable sur la santé, et qui sont la conséquence de l'éducation, de la vie commune et de la profession, sont, en général, le résultat d'une hygiène bien entendue, et reposent sur l'exercice modéré et régulier des principales fonctions de la vie matérielle et intellectuelle. Le médecin doit non seulement les respecter, mais encore les favoriser et même les régler.

Un certain nombre d'autres habitudes sont indifférentes, et n'exercent aucune influence fâcheuse sur l'ensemble de la santé et sur la régularité des divers actes physiologiques qui la constituent. Elles peuvent être désagréables ou incommodes pour les individus qui les ont contractées, ou pour les personnes avec lesquelles ils se trouvent ; mais l'hygiène n'a rien à y voir et aucun conseil à donner.

Il est enfin des habitudes dangereuses et dont la persistance ne peut manquer de troubler, d'une manière plus ou moins fâcheuse, la santé générale et la régularité des divers appareils. Le devoir du médecin est de chercher à les faire disparaître, ce qui n'est pas toujours facile. Pour y parvenir, il sera d'abord nécessaire d'avoir égard aux circonstances d'âge, de sexe et de tempérament indiquées plus haut. On devra ensuite mettre en pratique quelques-uns des principes généraux suivants :

1° Si l'habitude est décidément vicieuse et funeste à l'individu, comme la masturbation, il faut de suite chercher à la supprimer.

2° Si cette habitude est vicieuse et fortement enracinée, comme l'abus des alcooliques, ce n'est que progressivement qu'on peut chercher à la faire disparaître ; car la soustraction immédiate des boissons fermentées ou distillées pourrait avoir de graves inconvénients.

3° Si l'habitude est fâcheuse par ses effets trop répétés sur l'organisme, et si, en même temps, elle est inhérente à l'exercice de la profession de l'individu, comme le chant, les travaux exigeant l'application de la vue, etc., on doit chercher à l'atténuer, à la modifier, afin d'en diminuer les inconvénients. On ne doit, en effet, conseiller à un individu de renoncer à des habitudes qui font sa vie et sa fortune, que lorsque des expériences infructueuses, répétées plusieurs fois, et des accidents ou des maladies survenus en ont imposé l'obligation.

4° Dans le cas où les habitudes contractées n'ont que des inconvénients de peu d'importance et qui ne font redouter leurs conséquences que pour un avenir assez éloigné, comme l'habitude de la bonne chère et des aliments trop abondants, il faut engager les sujets à modifier lentement leur manière de vivre, afin d'arriver progressivement à la sobriété.

5° Lorsque les habitudes fâcheuses dépendent des fonctions des organes des sens ou de la vie de relation, il faut chercher à les remplacer par d'autres convenables et méthodiques.

Dans tous ces cas divers l'individualité domine ; et quand on a à donner un conseil pour la conservation ou la suppression d'une habitude, ce n'est qu'après avoir étudié avec soin l'âge, le sexe, le tempérament, les goûts, les instincts et les passions des personnes, qu'on pourra donner avec fruit le conseil de modifier d'une manière quelconque les habitudes en question.

Bibliographie. — Un très-grand nombre de dissertations ont été soutenues sur ce sujet, surtout à partir du siècle dernier, tant en France qu'à l'étranger ; nous nous bornerons à mentionner les travaux suivants : — Galien (?), *De consuetudine lib.* in *Opp.* - Meibom (H.), *De consuetudinis natura, vi et efficacia ad sanitatem et morbum, ejusque in medendo observationis necessitate.* Helmstadii, 1681, in-4°. — Stahl (G. Ern.), *De consuetudinis efficacia generali in actibus vitalibus, secundum naturam et præternaturam.* Halæ, 1706, in-4°. — Alberti (Mic.), *De consuetudine et insuetudine ægrotandi.* Halæ, 1733, in-4°. — Schulze, *De vi consuetudinis rationaliter explicanda, meditationes.* Halæ, 1734, in-4°. — Monro (Al.), *Histories of Succesful Indulgence of Bad Habits in Patients,* in *Med. Essays and Obs.* Edinb., t. V, pars II, p. 491, 1744. — Richter (G. G.), *Programma de lege consuetudinis concilianda cum legibus medicis.* Gottingæ, 1756, in-4°. — Hahn, *De consuetudine.* Traj. ad Rh., 1768, in-4°. — Alibert, *Du pouvoir de l'habitude dans l'état de santé et de maladie,* in *Mém. de la Soc. méd. d'émulat.,* t. I, p. 396, 1798. — Cullen, *De consuetudine.* Edinb., 1784. — Ordinaire (D.), *Dissert. sur l'influence de l'habitude sur les facultés physiques et morales de l'homme.* Thèses de Strasbourg, 1808, n° 232. — Dutrochet (H.), *Nouvelle Théorie de l'habitude et des sympathies.* Paris, 1810, in-8°. — Bernard (A.), *Réflexions et observations sur les dangers de se soustraire à l'habitude bonne ou mauvaise.* Thèses de Strasb., 1812, n° 328, in-4°. — Sené (J. Aut. Et.), *De l'habitude, essai physiologique.* Th. de Paris, 1812, n° 174. — Jacquot (F.), *Considérations physiologiques et médicales sur l'habitude.* Thèses de Strasbourg, 1813, n° 233, in-4°. — Paradis (P. F. J.), *Influence de l'habitude sur l'homme.* Th. de Paris, 1816, n° 145, in-4°. — Virey, art. Habitudes, in *Dict. des Sc. Méd.,* t. XX, 1817. — Martin (le jeune), *De l'habitude, de son influence sur le physique et le moral de l'homme, et des dangers qui résultent de sa brusque interruption.* Paris et Lyon, 1843, in-8°. — Parlier, *De l'influence de l'habitude sur les maladies.* Th. de conc. Montpellier, 1844, in-4°. — Hamelin, *De l'influence des habitudes au point de vue de l'hygiène et de la thérapeutique.* Th. de conc. Montpellier, 1869. — Pauly (P. A.), *De l'habitude dans ses rapports avec la physiologie et l'hygiène.* Th. de Paris, 1872.

DIFFÉRENCES COLLECTIVES

CHAPITRE VIII

Des races.

Les nations diverses qui couvrent la surface du globe, considérées dans les individus qui les composent, sont loin de se ressembler. Il y a des types ou des caractères de conformation extérieure qui sont propres à certains peuples et qui n'existent pas chez d'autres. Il en résulte ce qu'on est convenu d'appeler les variétés ou les races différentes de l'espèce humaine.

Combien existe-il de ces races ou variétés? C'est une question qui divise encore les anthropologistes, et il règne à cet égard deux opinions principales : la première, qui a été admise presque exclusivement jusqu'à ces derniers temps, est celle qui se trouve conforme à la Genèse ; en voici le résumé :

Il n'a existé qu'un seul type primitif, qu'un seul berceau par conséquent de l'espèce humaine. Les hommes, semblables les uns aux autres dans les premiers temps, ne sont pas toujours restés tels ; et lorsqu'ils sont venus à se disperser dans les diverses régions du globe, ils y ont pris des caractères nouveaux et différents, en rapport avec les conditions climatériques nouvelles auxquelles ils étaient soumis. Une fois acquis, ces caractères ont pu ensuite être transmis à leurs descendants par voie d'hérédité. C'est ainsi que sont nés les types ou les races différentes, constituées par les individus ayant une conformation, des caractères physiques et un type physiologique adaptés aux climats qu'ils habitent.

Les anthropologistes qui adoptent cette opinion reconnaissent quatre races principales, dans chacune desquelles ils admettent un certain nombre de variétés ou de rameaux que voici :

PREMIÈRE RACE. — *Race blanche ou caucasique.* — Chez les hommes qui la constituent, l'angle facial est ouvert à peu près de 85°. L'ovale de la tête est régulier, le front large et haut, le nez souvent aquilin, les dents perpendiculaires à la mâchoire, les yeux droits, la peau blanche et rose ou un peu brune, les cheveux fins. Cette race renferme les peuples qui ont été et qui sont encore les plus civilisés.

Elle se divise en trois rameaux : le premier est celui dit araméen, comprenant les Assyriens, les Chaldéens, les Arabes et les Égyptiens. Le second, ou rameau indien, est divisé en quatre tribus, d'après la langue : 1° le sanscrit, comprenant les peuples de l'Hindoustan ; 2° les anciens Pélasges, d'où sont issus d'abord les Grecs et les Latins, et plus tard toutes les langues du midi de l'Europe; 3° le gothique, comprenant les langues du nord de l'Europe, le danois, l'anglais, l'allemand, le hollandais ; 4° l'esclavon, comprenant le nord-est de l'Europe, le polonais, le russe et le bohême.

Le troisième rameau est le scythe ou tartare, comprenant les populations isolées et nomades des vastes déserts de l'Asie.

DEUXIÈME RACE. — *Race jaune ou mongolique.* — Les sujets qu'elle renferme ont le visage large et plat, les pommettes saillantes, le nez épaté et les narines découvertes, les yeux longs et fendus obliquement, les cheveux noirs et aplatis, le teint plus ou moins olivâtre, l'angle facial de 75 à 80°. Son berceau serait la chaîne des monts Altaï, qui sépare la Sibérie du plateau du Thibet.

On distingue quatre rameaux : 1° le rameau mantchou ; 2° le rameau sinique (Chine, Japon, Corée) ; 3° le rameau hyperboréen (Lapons, Esquimaux, Samoïèdes) ; 4° le rameau carolin.

TROISIÈME RACE. — *Race rouge ou américaine.* — Ses caractères sont les suivants : la peau de couleur rouge ou cuivrée, les cheveux noirs et plats, le visage large, les pommettes moins saillantes que dans la race mongolique, les yeux grands et souvent obliques. Elle renferme trois types, qui sont : 1° le colombique (Florides, Antilles, Guyane) ; 2° l'américain proprement dit (bords de l'Amazone, Brésil, Paraguay, etc.) ; 3° le patagon.

QUATRIÈME RACE. — *Race noire ou africaine.* — Elle se reconnaît aux caractères suivants : visage allongé et rétréci dans sa partie supérieure qui s'aplatit, mâchoires saillantes, dents obliques en avant et plus longues que dans les autres races, nez large et aplati, lèvres grosses, bouche large, cheveux courts et laineux ; l'angle facial a de 70 à 77°. Cette race n'a jamais pu se civiliser. Elle se divise en sept rameaux, qui sont : 1° Éthiopiens (type véritable) ; 2° Cafres ; 3° Hottentots ; 4° Papous ; 5° Tasmaniens ou habitants de Van-Diémen ; 6° Alfourous Indamènes (terres des Papous) : 7° Alfourous Australiens (Nouvelle-Hollande).

Il existe dans la science une seconde opinion qui est adoptée par un certain nombre d'anthropologistes contemporains. Elle consiste à admettre que le berceau de l'homme n'a pas été unique, et qu'il y a nécessairement plusieurs types primitifs produits simultanément dans divers endroits du globe, à l'instant de la création. Les auteurs qui la partagent n'admettent plus des races principales, des rameaux ou des variétés, mais un certain nombre de *types*, qui probablement ont eu chacun leur berceau. Le professeur P. Bérard, qui a discuté avec soin cette question, admet aussi des types dont il établit vingt espèces.

1° T. hottentot ; 2° T. éthiopien ; 3° T. cafre ; 4° divers types nègres, sur lesquels on n'est pas assez renseigné pour en faire des types spéciaux ; 5° T. abyssinien pur ; 6° T. berbère ; 7° T. arabe ; 8° T. celtique ; 9° T. pélasge ; 10° T. scythique ;

11° T. caucasique ; 12° T. indou ; 13° T. mongolique ; 14° Tkouri-lien ; 15° T. mélanésien ; 16° T. polynésien ; 17° T. des Américains du Nord ; 18° T. race ando-péruvienne ; 19° T. race pampéenne ; 20 T. race brasiléo-guaranienne.

La première de ces deux opinions, c'est-à-dire celle du berceau unique de l'homme, est celle que j'admets ; je regarde, en effet, comme convaincantes les preuves nombreuses que le docteur Prichard a accumulées dans son intéressant ouvrage, auquel je renvoie le lecteur.

Les hommes dont la réunion constitue les races diverses présentent une similitude complète dans l'accomplissement des divers actes de la vie organique et de la vie de relation. L'examen le plus simple suffit pour le prouver. Il est curieux, cependant, de rechercher les résultats auxquels ont conduit un certain nombre de recherches statistiques. Les propositions suivantes, qui en sont l'expression, démontrent que, dans toutes les races humaines, il existe une uniformité remarquable, relativement aux principales lois de l'économie animale et au mode d'accomplissement des grandes fonctions physiologiques.

1° La durée moyenne de la vie humaine est à peu près la même dans les différentes races d'hommes. Cette durée varie uniquement parce que les causes extérieures qui amènent des catastrophes accidentelles et prématurées, ou bien celles qui nuisent à la santé et altèrent l'organisation, sont plus communes dans un climat que dans l'autre.

2° La température du corps est la même dans toutes les races d'hommes, ainsi que l'a démontré Davy (V. pl. bas l'article *Température*).

3° Il n'y a pas non plus entre les races de différence remarquable relativement à la fréquence du pouls.

4° L'époque de l'établissement de la puberté, celle de la révolution critique, sont, ainsi que l'a démontré Prichard, les mêmes dans les diverses races. Les relevés nombreux du docteur Robertson le prouvent également (V. p. 88).

5° Les caractères physiologiques sont les mêmes dans toutes les races humaines, et chez toutes, l'observation des faits permet de reconnaître un seul et même mode, d'intelligence.

Les ressemblances et les analogies entre les hommes des diverses races sont donc incontestables. Mais cette ressemblance et cette analogie ne sont pas absolues, et il survient, sous l'influence des climats, des modifications spéciales qui ont pour but d'adopter les types organiques particuliers aux conditions locales d'existence. Ces modifications influent sur la constitution et le tempérament de certaines races, au point de leur permettre de supporter sans inconvénients les climats qui sont malsains et même mortels pour d'autres.

Une observation attentive des faits démontre du reste que ce changement ne s'opère que graduellement, et n'est complet qu'après plusieurs générations; mais que, une fois produits, les nouveaux caractères deviennent héréditaires et restent imprimés d'une manière permanente sur la race.

Il serait curieux de connaître quelles sont ces modifications de constitution, de tempérament, d'hérédité, d'habitudes propres à chacun de ces types; de rechercher s'ils diffèrent peu ou beaucoup, ou s'ils sont semblables; d'examiner si l'action des agents physiques s'exerce de la même manière, s'ils sont sujets aux mêmes maladies, et si ces dernières se présentent avec des caractères identiques. La connaissance de toutes ces circonstances permettrait d'établir l'hygiène comparée des diverses races, et enseignerait les modifications hygiéniques différentes qu'il faudrait imposer aux peuples de chacune des parties du globe pour arriver aux mêmes résultats. On pourrait alors étudier avec fruit toutes les questions qui se rapportent à l'acclimatement et en établir les bases d'une manière certaine (1).

(1) M. le docteur Broca, dans son remarquable mémoire sur l'*Hybridité*, a démontré, par des faits nombreux, l'infécondité relative du croisement du nègre et de la blanche; la stérilité relative de certains mulâtres de premier sang; l'infériorité physique ou morale de certains métis; la stérilité relative du croisement des Européens avec les Australiennes et les Tasmaniennes. Suivant un médecin américain, le docteur Pendleton, la fécondité des négresses et mulâtresses serait supérieure à celle des femmes blanches dans le rapport de 2,42 à 2,05. Les secondes seraient aussi atteintes dans une plus forte proportion (2 à 1) de troubles divers de la menstruation qui nuisent nécessairement à la fécondité. De son côté, le regrettable Boudin s'est efforcé, dans de savantes et ingénieuses recherches, d'établir les rudiments d'une pathologie ethnique, c'est-à-dire de montrer que les différentes races présentent des aptitudes ou des incompatibilités pour différentes causes de maladies. Ainsi, d'après les voyageurs les plus sérieux, les Cafres ne seraient point sujets aux affections catarrhales des voies respiratoires.

Dans l'Inde, la mortalité des troupes anglaises est trois fois plus élevée que celle des cipayes dans la province de Bombay, et quatre fois plus dans la présidence du Bengale. Le choléra, la dysenterie, l'hépatite font, dans ce même pays, beaucoup plus de victimes parmi les Européens que parmi les indigènes, et, bien qu'il s'agisse d'un pays chaud, la phthisie emporte beaucoup plus de soldats anglais que de cipayes.

Mais où la différence est bien marquée, c'est pour les deux *races* si nettement tranchées, les blancs et les nègres. Aux Antilles, de 1817 à 1836, tandis que la mortalité dans les différentes îles va de 40 à 150 pour 1,000 parmi les troupes anglaises, elle n'est que de 18 à 46 au plus parmi les nègres. C'est surtout pour les fièvres paludéennes, si graves dans les régions tropicales, que se montre l'immunité du nègre; la mortalité de ces derniers par les fièvres de marais est à celle des Anglais :: 1 : 8. On peut en dire autant pour la fièvre jaune; l'immunité est même *absolue* à l'égard des nègres nouvellement arrivés en Amérique. — Quant aux affections de poitrine, les résultats sont diamétralement opposés. A Maurice (mer

Malheureusement on possède peu de notions exactes sur toutes ces choses. La physiologie comparée des différentes races d'hommes est toute à faire, et l'hygiène comparée qui en serait le corollaire ne peut encore songer à naître. Si je me suis étendu sur cette question, c'est uniquement pour poser les bases des problèmes qu'on doit essayer de résoudre.

On peut admettre les propositions suivantes comme expression de la généralité des faits :

1° L'homme habitant indigène d'un pays est physiquement conformé de manière à pouvoir vivre convenablement dans ce pays.

2° Sa conformation extérieure est adaptée aux exigences du climat qu'il habite.

3° L'exercice de toutes ses fonctions est tout à fait conforme au milieu dans lequel il vit, et à l'influence spéciale des agents extérieurs avec lesquels il est en contact.

4° La constitution, le tempérament, les idiosyncrasies, les habitudes physiologiques sont également en harmonie avec le milieu dans lequel l'homme est placé.

5° Les maladies auxquelles il est sujet sont la conséquence des influences spéciales résultant du climat qu'il habite. Leurs caractères, leur gravité, leur traitement sont souvent modifiés par ces mêmes causes.

Ces cinq propositions ne doivent jamais être perdues de vue toutes les fois qu'il s'agira d'une question d'acclimatement. Il en est de même des suivantes :

1° Les individus de types différents peuvent s'unir entre eux et procréer. Les métis qui en proviennent peuvent également s'unir entre eux et produire de nouveau, mais ils sont moins féconds que les individus dont ils proviennent.

2° Le métis s'unissant ensuite avec des individus d'un type analogue, soit à celui du père, soit à celui de la mère qui l'ont engendré, les rejetons reviennent à l'un des types primitifs au

---

des Indes) aussi bien qu'à Saint-Christophe (Antilles), les noirs succombent aux maladies de poitrine dans la proportion de 3 à 1 comparés aux soldats anglais ; à Gibraltar, la proportion est plus forte encore, elle est de 8 à 1. Les décès par phthisie en particulier s'élèvent à mesure que le nègre s'éloigne de son pays, non seulement dans le sens de la latitude, mais encore de l'est à l'ouest et de l'ouest à l'est. — La maladie du sommeil est endémique chez les noirs de la côte occidentale d'Afrique. — Aux colonies, le *pian* attaque plus particulièrement les nègres ; le *tonga*, sorte de maladie cutanée, semble particulier aux indigènes à peau noire dans la Nouvelle-Calédonie.

Au Cap, dans l'hémisphère austral, il est vrai (V. plus bas *Climats*), la mortalité dans les troupes anglaises et hottentotes est presque identiquement la même, ce qui accuse une sorte d'égalité dans les prédispositions morbides.   E. Bgd.

bout d'un certain nombre de générations, ainsi que cela a été
dit plus haut (V. p. 113).

Bibliographie. — Buffon, *Histoire naturelle de l'homme*, in *Œuvres*. —
Voltaire, art. *Homme*, in *Dict. philosoph.* — Hunter (J.), *Quædam de hominum varietatibus et harum causis*. Edinburgi, 1775, in-8°. — Blumenbach, *De generis humani
varietate nativa*. Gœttinguæ, 1776, in-8°; trad. franç. par Chardel. Paris, 1830, in-8°.
— Zimmermann, *Geographische Gesichte der Menschen und der allgemein verbreiteten
vierfüssigen Thiere*, etc. Leipzig, 1778-83, 3 vol. in-8°. —Taillefer (J. G.), *De humani
generis varietatibus*. Montpel., 1783, in-4°.— Virey, *Histoire naturelle du genre humain*. Paris, an IX, 2 vol.; 2° édit., Paris, 1825, 3 vol. — Desmoulins (A.), *Hist. naturelle des races humaines du nord-est de l'Europe, du nord et de l'orient de l'Asie
et de l'Afrique australe*. Paris, 1826, in-8, fig. — Edwards (Will.), *Des caractères
physiques des races humaines, considérées dans leurs rapports avec l'histoire* (Lettre,
etc.). Paris, 1829, in-8°. — Du même, *Mémoire sur les races humaines*, in *Mém. de
l'Acad. des sc. mor. et polit.*, t. III, 1842. — Broc (P. P.), *Essai sur les races humaines considérées sous les rapports anatomiques et philosophiques*, pl. 2. Th. de
conc. Paris, 1836, in-8°. — Bory de Saint-Vincent, *L'homme, essai zoologique sur
le genre humain* (art. Homme, du *Dict. class. d'hist. nat.*), 5° édit. Paris, 1836,
2 vol. in-18. — Prichard, *Researches into the Physical History of Mankind*. London, 1813, in-8°; 2° édit., Lond., 1826, 2 vol. in-8°, fig. et *Illustrat. to the Researches into Physical*, etc., atlas, pl. 44, col. Lond., 1844.— Du même, *Natural History
o, Mankind*. London, 1842, in-8°, trad. franç. par Roulin. Paris, 1843, 2 vol. in-8°,
fig. — Orbigny (Alc. d'), *L'homme américain* (de l'Amérique méridionale) *considéré
sous les rapports physiologiques et moraux*. Strasbourg, 1840, 2 vol. in-8°, carte et
atl. — D'Omalius d'Halloy (J. J.), *Des races humaines ou éléments d'ethnographie*.
Strasb. et Paris, 1845, in-8°. — Gérard, *Histoire des races humaines d'Europe*.
Bruxelles, 1849. — Knox (Rob.), *The Races of Men*. Lond., 1850, in-12. — Latham
(R. G.), *The Natural History of the Varieties of Man*. Lond., 1850, in-8°. — Du
même, *The Ethnology of the British Colonies*, etc., ibid., 1851, in-12. — Pickering
(Ch.), *The Races of Man and their Geographical Distribution*. London, 1851, in-12,
fig., pl. 12. — Godineau (A. de), *Essai sur l'inégalité des races humaines*. Paris,
1853, 4 vol. in-8°. — Hollard (H.), *De l'homme et des races humaines*. Paris, 1853,
in-12.—Deschamps (Mich.-Hyac.), *Étude des races humaines. Méthode naturelle*, etc.
Paris, 1857, in-8°.—Nott (J. C.) et Gliddon (G. R.), *Indigenous Races of the Earth,
and New-Chapters of Ethnological Inquiry, including*, etc. Philadelphia, 1857,
in-8°, fig. — Des mêmes, *Types of Mankind; or Ethnological Researches, based
upon the Ancient-Monuments, Paintings*, etc., 8° édit. Philadelphia, 1860, in-8°,
fig. — Pouchet, *De la pluralité des races humaines, essai anthropologique*. Paris,
1858, in-8°. — Godron, *De l'espèce et des races dans les êtres organisés*. Paris,
1859, in-8°, 2 vol. — Clavel, *Les races humaines et leur part dans la civilisation*.
Paris, 1860, in-8°.—De Quatrefages, *Unité de l'espèce humaine*, in *Rev. des Deux-
Mondes*, 1860-61. —Cazanova (Ach.), *Dottrina delle razze cavata da una riforma*, etc.
Milano, 1861, in-8°. — Lyell (Ch.), *The Geological Evidence of the Antiquity of
Man. with Remarks on Theories of the Origin of Species by Variation*, 2ᵈ édit.
London, 1863, in-8°, fig.; trad. franç. par Chaper. Paris, 1864, in-8°, fig. — La
question de l'unité d'origine des différentes races ayant été reprise et vivement débattue dans ces derniers temps, il en est résulté en France et à l'étranger un grand
nombre d'articles, de mémoires et d'ouvrages que nous laissons sciemment de côté,
ces recherches étant plutôt du ressort de la physiologie que de celui de l'hygiène.
Notons cependant encore quelques travaux sur divers points spéciaux de l'histoire
des races. — Dazille, *Observations sur les maladies des nègres, leurs causes, leur
traitement et les moyens de les prévenir*. Paris, 1776, in-8°. — Pendleton, *The Comparative Fecundity of the Black and White Races*, in *Charleston Med. Journ.*, et
Lond. Med. Gaz., t. LXVIII, 336, 1851. — Vrolik, *Considérations sur la diversité
des bassins de différentes races humaines*. Amsterdam, 1826, in-4°, et atl. — Weber,
Die Lehr. von der Ur-und Racenformen der Schädel und Becken des Menschen.

Dusseldorf, 1830, in-8º, fig. — Broca (P.), *Recherches sur l'hybridité animale en général et sur l'hybridité humaine en particulier*, etc., in *Journ. de physiol. de M. Brown-Séquard*, t. I, II, III, 1858-60. — Boudin, *Essai de pathologie ethnique ; de l'influence de la race sur la fréquence, la forme et la gravité des maladies*, in *Ann. d'hyg.*, 2e sér., t. XIII et XVII, 1861-62, et in *Traité de géogr. et de statistiq.*, passim. — Mayer (F. C.), *Ueber die Lebenserwartung der israelitischen Bevölkerung gegenüber der christlichen*, in *Deutsche Ztschr. 'f. d. Staatsarzn*, t. XXI, Hft. 2, 1863. — Glatter, *Das Racenmoment in seinen Einfluss auf Erkrankungen*, in *Casper's Vjschr.*, t. XXV, p. 38, 1864 (Anal., in *Ann. d'hyg.*, 2e sér., t. XXIII, p. 228, 1865). — Legoyt (A.), *De la vitalité de la race juive en Europe*. Strasb., 1865, in-8º. — Lévy (Michel), *De la vitalité de la race juive en Europe, d'après le mémoire de M. Legoyt*, in *Ann. d'hyg.*, 2e sér., t. XXV, p. 359, 1866. Voy. aussi *Mém. de la Soc. ethnologique*. Paris, 1841-1845, 2 vol. in-8º. — *Bulletin de la Soc. d'Anthropologie de Paris*, à partir de 1860. 1 vol. par an ; et les *Transactions* de la Société ethnologicale de Londres.

Voy. encore dans le *Dict. encycl. d. sc. méd.* l'art. Métis, par Dally (2e sér., t. VII, 1873). l'art. Races, par A. de Quatrefages (3e sér., 1, 1, 1873), l'art. Mulatre, par de Rochas (2e sér., t. X, 1876), et les bibliographies de ces articles.

— De Quatrefages et Hamy, *Crania ethnica*. Paris, 1874-81, in-4º, 100 pl. — Broca, *Les races fossiles de l'Europe occidentale*, in *Gaz. méd. de Paris*, 1877, nº 37. — Lagneau (G.), art. Celtes et France (Anthropologie) dans le *Dict. encycl. d. sc. méd.* — D'Arbois de Jubainville, *Les premiers habitants de l'Europe*. Paris, 1877. — Arnould. art. France (Cathol.), in *Dict. encycl. sc. médicales.* — Voy. encore les *Arch. d'Anthropologie* et *Archiv für Anthropologie* depuis 1866.

CHAPITRE IX

Des professions.

Je n'ai pas l'intention de faire ici l'histoire des professions ; je veux seulement établir quelques propositions destinées à signaler brièvement les modifications qu'elles impriment aux individus qui les exercent.

Les professions, par les habitudes qu'elles impriment et par la répétition incessante des mêmes actes, déterminent des modifications importantes dans l'état organique et physiologique. Ces modifications portent plus particulièrement sur les points suivants :

1º La profession modifie souvent chez l'homme la conformation organique. C'est ce qui arrive en particulier chez celui qui se livre aux arts mécaniques.

2º Elle modifie aussi quelques-unes des fonctions et des actes physiologiques, surtout si ces fonctions et ces actes sont mis en jeu dans l'exercice de la profession.

3º La profession peut encore modifier les habitudes anciennes.

4° Elle produit les mêmes résultats sur la constitution, le tempérament et les idiosyncrasies.

Elle crée à l'homme une seconde nature, une individualité nouvelle qui changent sa sensibilité et son mode de réaction contre les causes diverses de maladie.

5° La profession développe enfin des prédispositions morbides spéciales, et détermine des maladies particulières en rapport avec sa nature.

Toutes ces propositions seront démontrées lorsqu'il sera question de l'histoire des professions en particulier. Voici seulement la division des différentes espèces de professions propres à déterminer chez l'homme ces modifications diverses.

1° Professions intellectuelles (libérales, artistiques, administratives).
2°   —   agricoles.
3°   —   militaires.
4°   —   maritimes.
5°   —   des mineurs.
6°   —   mécaniques exigeant un grand déploiement de forces.
7°   —   sédentaires et manuelles des villes.
8°   —   à température élevée.
9°   —   hygrométriques.
10°   —   à matières animales.
11°   —   à matières végétales.
12°   —   à matières organiques.
13°   —   dans lesquelles les poumons, le larynx ou la vue sont mis en jeu.
14°   —   exercées dans les manufactures.

[Pour les considérations générales et la bibliographie, voir l'appendice placé à la fin de cet ouvrage.]

DEGRÉS DE LA SANTÉ

CHAPITRE X

De l'imminence morbide.

On doit entendre par imminence morbide cet état de l'organisme dans lequel une maladie est à l'instant de se développer, mais ne l'est pas encore. C'est un état encore physiologique, bien qu'exagéré; mais un degré de plus et il deviendra pathologique.

L'imminence morbide doit être nettement distinguée des prodromes. Dans ce dernier cas, la maladie existe déjà; elle ne s'est pas encore produite, il est vrai, avec tout son cortège caractéristique de lésions et de symptômes, mais elle annonce son début, son invasion dans l'organisme par des phénomènes nouveaux, quelquefois peu dessinés, mais souvent aussi très évidents. Ces phénomènes nouveaux, tantôt vagues, tantôt prononcés fortement, constituent alors les prodromes. Pour l'imminence morbide, il n'en est pas ainsi et il n'y a qu'une simple exagération des actes et des types physiologiques; exagération voisine, il est vrai, de la maladie.

C'est donc dans ces types et ces actes physiologiques qu'on doit chercher les imminences morbides; on le comprendra facilement, si l'on veut se rappeler que la cause d'un certain nombre de maladies réside plutôt dans les conditions de l'organisme individuel que dans les influences du dehors.

Les imminences morbides généralement admises peuvent être rattachées aux sections suivantes :

1° L'exagération de certains tempéraments ;

2° L'exagération des phénomènes particuliers liés à la présence de l'utérus chez la femme ;

3° La transmission de certaines prédispositions morbides par hérédité ;

4° Certaines habitudes, vicieuses ou non ;

5° La faiblesse de la constitution ;

6° L'obésité ;

7° La maigreur.

On doit supposer dans tous ces cas que la santé existe encore et qu'aucun phénomène morbide ne s'est manifesté. Il y a encore état physiologique, mais il est sur le point de se transformer en état pathologique.

1° *Exagération de certains tempéraments.*

Les tempéraments portés accidentellement à un état d'exagération qui n'a cependant rien de pathologique, constituent une imminence morbide, c'est-à-dire que si on ne prend des précautions, la maladie éclatera.

Tel est, par exemple, le tempérament sanguin, exagéré spontanément ou sous l'influence d'une cause accidentelle. Cette exagération peut être, par exemple, la suite d'une série de repas copieux et stimulants aussi bien que d'une inaction physique et inaccoutumée : il survient, en pareil cas, tantôt une pléthore accidentelle, d'autres fois une congestion sanguine d'un organe quelconque, ou bien encore une fièvre continue simple. Si, à l'aide d'un régime approprié, ou, s'il y a urgence, en pratiquant une saignée, on ne parvient à modifier cet état de l'organisme, qui est une véritable imminence morbide, les prodromes d'une maladie ne tarderont pas à se manifester.

Le tempérament nerveux, également exagéré par suite d'émotions vives répétées, de travaux opiniâtres, constitue une imminence morbide; car l'individu est menacé de névroses plus ou moins graves, si l'on ne parvient à modifier les influences qui agissent sur lui. La substitution momentanée d'une vie mécanique à la vie intellectuelle, le repos moral, un régime convenable, des bains, etc.; tels sont les moyens d'arriver à ce résultat.

L'exagération du tempérament lymphatique primitif, sous l'influence de mauvaises conditions hygiéniques, de l'habitation dans un lieu humide, d'une alimentation insuffisante, constitue une imminence morbide, et pour peu qu'une cause occasionnelle, même légère, vienne à agir, une des affections organiques propres à cette espèce de tempérament pourra se développer. Il est donc urgent de soustraire l'individu aux influences qui ont exagéré les mauvaises conditions du tempérament lymphatique, et de les combattre par un régime, une habitation, des exercices convenables, ainsi que par l'emploi de toniques appropriés.

L'exagération accidentelle du tempérament bilieux constitue également une imminence morbide; un degré de plus, et il conduit à l'embarras gastrique, à la fièvre bilieuse ou à l'ictère.

L'emploi des bains, des acidules, quelquefois des laxatifs légers, souvent aussi le seul usage d'un régime doux et convenable, détruisent l'exagération de ce tempérament et le ramènent à son type physiologique.

2° *Exagération des phénomènes dus à la présence de l'utérus.*

On doit signaler comme constituant de véritables imminences morbides : l'établissement pénible des menstrues, les règles trop abondantes ou trop peu considérables, avec un certain degré d'irrégularité dans leur retour; la grossesse; l'accouchement. Tous ces phénomènes, encore physiologiques, sont cependant tout à fait sur la limite de la maladie, que des causes très légères peuvent faire éclater.

3° *Transmission de certaines prédispositions morbides héréditaires.*

Elles n'agissent qu'en produisant des constitutions, des idiosyncrasies ou des tempéraments exagérés; il en a été question plus haut.

4° *Habitudes.*

Certaines habitudes contractées par des individus les placent sans cesse sous la menace de l'invasion d'une maladie plus ou moins grave, et constituent de véritables imminences morbides.

La masturbation, le coït trop fréquemment répété, l'usage des alcooliques, le régime trop excitant ou trop débilitant, une alimentation trop ou trop peu abondante, toutes les habitudes qui peuvent naître de l'abus des organes des sens, de ceux de la locomotion, mettent les individus sous l'imminence de l'invasion de maladies diverses. (Voyez *Habitudes*, page 116 et suiv.).

5° *Constitution faible.*

On doit entendre par faiblesse de constitution la faiblesse primitive ou congénitale, et non pas la débilité momentanée et accidentelle qui se développe dans certaines circonstances, pendant la convalescence, par exemple.

Ainsi comprise, la faiblesse de constitution entraîne une imminence morbide pour ainsi dire continuelle, et qui, à chaque instant et sous l'influence de causes occasionnelles légères, peut se transformer en maladie. Cet état doit donc être modifié par l'emploi de tous les agents dont l'hygiène dispose : l'alimentation, le régime, l'exercice, etc., lesquels doivent être continués longtemps et sans interruption.

6° *Obésité.*

On admet généralement, comme une moyenne approximative, que le rapport du poids de la graisse au poids total du corps est comme 1 à 20.

Au delà de ces proportions, et dès qu'une quantité un peu considérable de graisse commence à se déposer dans les aréoles du tissu cellulaire, l'obésité commence. Il existe un grand nombre de degrés entre l'état physiologique normal et l'obésité extrême, et l'on passe de l'un à l'autre par degrés insensibles. Ce n'est toutefois que lorsque l'embonpoint devient considérable qu'il constitue une véritable imminence morbide.

Les causes qui déterminent l'obésité sont les suivantes :

En premier lieu se place l'état primordial de la constitution, qui favorise le dépôt de la graisse ou le produit même spontanément. Quelquefois cet état primordial est héréditaire.

L'âge exerce une grande influence sur l'époque de la manifestation de l'obésité. C'est tout à fait dans l'enfance, ou bien dans la vieillesse, à l'âge du retour, que l'embonpoint se développe de préférence.

Le tempérament lymphatique paraît également favoriser l'obésité. Parmi les influences les plus positives, on place généralement une vie sédentaire, calme, tranquille, à l'abri des émotions morales et des préoccupations intellectuelles, le défaut d'exercice, l'inaction complète, une nourriture abondante, substantielle et par trop excitante.

L'équitation modérée a été considérée par beaucoup de médecins comme une cause d'embonpoint. Cela est douteux. Je pense, comme Michel Lévy, que le fait, vrai en lui-même, dépend de ce que la plupart des personnes qui se livrent à l'équitation sont placées dans une position de fortune qui leur permet en même temps une vie sédentaire, inactive, à l'abri des préoccupations intellectuelles, ce qui constitue autant de causes d'obésité.

Les caractères anatomiques et physiques de l'obésité sont les suivants :

La graisse se dépose généralement dans les régions du corps où se trouve le tissu cellulaire. Sous la peau, elle forme une couche épaisse; on en trouve également dans les interstices musculaires, dans les cavités abdominale et thoracique. Elle entoure la plupart des viscères importants et exerce sur eux une influence qui aboutit à une véritable atrophie.

Si l'on examine, sous ce rapport, le cœur, le pancréas, les reins, qui, au premier aspect, semblent augmenter de volume en raison de la masse énorme de graisse qui les enveloppe, sépare leurs fibres ou pénètre dans leurs interstices, on ne tarde pas à reconnaître que leur tissu propre est véritablement atrophié, et que le degré de cette atrophie est en raison inverse de l'accumulation de la graisse.

Le foie est volumineux, la capacité de l'estomac et des intestins est augmentée. La cavité thoracique, au contraire, est diminuée par suite de la présence de la graisse dans les médiastins.

Les conséquences de l'accumulation de la graisse sont les suivantes : les mouvements sont difficiles, pénibles et lents : l'exercice détermine une transpiration facile et abondante. L'action de monter ou de marcher vite amène de l'essoufflement. Le sommeil est lourd, pesant, prolongé; les digestions, au contraire, sont actives, énergiques, mais s'accompagnant souvent de somnolence pendant qu'elles s'accomplissent. La menstruation est, en général, peu abondante, les appétits vénériens très faibles; souvent, chez la femme, il y a stérilité.

Tous ces phénomènes constituent et caractérisent une véritable imminence morbide ; de leur existence, en effet, à un état pathologique, il n'y a qu'un degré, et des influences même légères peuvent à chaque instant le faire franchir.

L'obésité, quand elle s'accompagne du dépôt d'une grande quantité de graisse dans le cœur, détermine une imminence morbide d'un autre genre ; il n'est pas rare, en effet, d'observer, en pareil cas, des morts subites qui sont la conséquence de l'état organique du cœur.

Les moyens qu'il faut employer pour combattre l'embonpoint ont beaucoup occupé les médecins, et, à certains égards, on n'est pas très-avancé sous ce rapport. Cependant, l'hygiène offre souvent la méthode qu'il est nécessaire de suivre, sinon pour faire disparaître complètement, du moins pour atténuer beaucoup l'obésité.

On doit d'abord établir qu'il y a des obésités liées à la constitution primordiale, et dont on ne peut guère obtenir même la diminution. Dans un grand nombre d'autres cas, l'emploi de moyens rationnels est capable de diminuer l'embonpoint et de le ramener à un état convenable. Ces moyens sont les suivants :

1° Une vie active, tant sous le rapport du physique que du moral, et des occupations sérieuses et attachantes ;

2° Des exercices divers ayant pour résultat de développer le système musculaire et de déterminer une dépense notable et continuelle de force, les longues courses à pied, par exemple ;

3° Une alimentation peu abondante et un peu stimulante. Éviter les féculents, la bière, etc. ;

4° Surveiller la constipation, qu'il faut combattre par les laxatifs légers, les clystères, etc. ;

5° Prendre peu de sommeil et se lever de bonne heure ;

6° Autant qu'on le pourra, habiter dans un lieu sec et élevé.

Tous ces moyens doivent être employés pendant un temps très-long et sans interruption ; ce n'est qu'à cette condition qu'on pourra dominer l'obésité. Il ne faut pas cependant qu'ils soient poussés jusqu'à la fatigue, et on doit se rappeler qu'il est des circonstances où la lutte est à peu près inutile, et où rien ne peut modérer l'appétit insatiable des sujets très-gras et leur répugnance pour l'exercice.

[On a beaucoup parlé autrefois d'un Anglais nommé Banting, atteint d'un embonpoint énorme, qu'il vit disparaître en grande partie, grâce au régime que lui imposa un médecin distingué de Londres, qui n'a pas voulu être nommé. Ce régime est très-semblable à celui que M. Bouchardat a proposé pour les diabétiques, le voici :

Au déjeuner, 4 à 5 onces de bœuf, de mouton, de rognons, de poisson grillé, de lard ou de viande froide de toute sorte, à l'exception du porc frais ; une grande tasse de thé sans sucre ni lait, un petit biscuit ou une once de pain rôti. — Au dîner, 5 ou 6 onces de poisson (pas de saumon), toute espèce de légumes (pas de pommes de terre) ; une once de pain grillé, fruits cuits, pas de pâtisserie ; — volaille, gibier, deux ou trois verres à vin de bon bordeaux, xérès ou madère (champagne, vin d'Oporto, bière défendus). Au thé, 2 ou 3 onces de fruits, environ une once de pain rôti et une tasse de thé sans sucre ni lait. — Au souper, 3 ou 4 onces de viande ou de poisson comme pour le dîner avec un ou deux verres de bordeaux.

Il est évident qu'en France le régime serait modifié suivant les usages du pays, et que les mêmes aliments, dans des proportions analogues, seraient servis aux deux repas en usage chez nous.

On fera bien d'ajouter à ce régime le traitement par le sulfate de soude pris à la dose de 5 grammes tous les matins ; on arrivera à remplacer ainsi jusqu'à un certain point le traitement institué par le docteur Schindler à Marienbad et par le docteur Philbert à Brides (Savoie). Dans cette dernière localité, les malades sont soumis à l'action des eaux (chlorurées, sulfatées sodiques), en même temps qu'à un régime très-sévère et à une sorte d'entraînement par la sudation qui a donné d'excellents résultats entre les mains du docteur Philbert.]

1° *Maigreur*.

La maigreur constitue souvent un état primordial ; elle fait partie de la constitution et en est pour ainsi dire inséparable. Dans d'autres circonstances, elle est acquise, et un certain nombre de causes différentes peuvent la développer. On range ordinairement dans cette classe les influences suivantes :

Le chagrin, les passions contrariées, la surexcitation habituelle et prolongée de l'innervation, l'exercice musculaire forcé, les excès vénériens, la masturbation, une nourriture insuffisante, l'usage habituel des boissons acides. Dans ce dernier cas, ces boissons agissent presque toujours en déterminant une maladie de l'estomac.

Dans quelques circonstances, l'existence d'une maladie, suivie d'une longue convalescence, a souvent pour effet, après que la santé est rétablie, de laisser l'individu dans un état de maigreur assez grande.

Deux états doivent être distingués de la maigreur : c'est, d'une part, la débilité que présente pendant ses premières années l'enfant né avant terme, et, d'un autre côté, l'atrophie sénile. Ce sont deux effets à part.

Une maigreur modérée est une condition de bonne santé. C'est dans de telles conditions que se sont trouvés les individus qui ont présenté le plus de longévité.

La maigreur extrême accompagne, en général, les constitutions débiles, et constitue une imminence morbide que des causes assez nombreuses peuvent faire passer à l'état de maladie.

On s'est beaucoup occupé des moyens de faire disparaître la

maigreur, et l'hygiène fournit à cet égard des renseignéménts utiles.

1° Le premier soin à prendre avant tout autre est la soustraction et l'éloignement des causes qui ont pu déterminer ou entretenir la maigreur.

2° Cela fait, si l'individu est moins maigre, et s'il est revenu sous ce rapport à un embonpoint modéré, il faut l'abandonner à lui-même et regarder le résultat obtenu comme heureux.

3° Dans le cas contraire, ce n'est qu'à l'aide du régime qu'on parvient à diminuer la maigreur. A cet effet, on conseillera une alimentation nourrissante, substantielle, mélangée de viandes rôties et des féculents, mais sans addition d'excitants.

4° Une vie calme et tranquille, sédentaire, peu d'exercice, un sommeil prolongé, la cessation des travaux intellectuels ou d'occupations sérieuses capables d'entretenir la maigreur.

5° Enfin, dans certains cas, quand il est bien prouvé que la maigreur est devenue une habitude de l'organisme, il ne faut plus s'en occuper.

Bibliographie. — HEBENSTREIT, *De suspecta valetudine*. Lipsiæ, 1757, in-4°. — FOUQUIER, *Avantages d'une constitution faible*. Thèses de Paris, 1802, in-8°. — BROUSSAIS (C.), *De l'imminence morbide*. Th. de Strasbourg, 1826. — KNEBEL (J. G.), *Ueber die Vortheile eines Schwächliches Körperbauer*. Gœrlitz, 1805, in-8°. — Les *Traités de pathologie générale* (CNOMEL, HARDY et BÉHIER, BOUCHUT, MONNERET, etc.). Obésité · WALTHER (A. F.), *De obesis et voracibus eorumque vitæ incommodis ac morbis*. Lipsiæ, 1734, in-4°. — SCHULZ (C.), *De obesitate*. Lugd. Batav., 1752, in-4°. — FLEMYNG (Malc.), *A Discourse on the Nature, Causes and Cure of Corpulency*. London, 1760, in-8°. — LUDWIG (Chr. Gottl.), *De celeri obesitate causa debilitatis in morbis*. Lipsiæ, 1769, in-4°. — REUSSING (H. C. T.), *De pinguedine sana et morbosa*. Jenæ, 1791, in-4°. — TWEDIE (J.), *Hints on Temperance and Exercise in the Case of Polysarcia*. London, 1797, in-8°. — VAULPRÉ (J. M.), *De obesitate, commodis et noxis*. Th. de Montp., 1782. — MACCARY (Ange), *Essai sur la Polysarcie*. Paris, 1811, in-8°. — DARDONVILLE (Hipp.), *Sur l'obésité*. Th. de Paris, 1811, in-8°. — MARCUSE (H.), *De obesitatenimia*. Berolini, 1819, in-8°. — JÆGER (J. F.), *Vergleichung einiger durch Fettigkeit oder colossale Bildungsausgezeichnete Kinder und einiger Zwerge*. Stuttgard, 1821, in-8°. — WADD (Wm.), *Cursory Remarks on Corpulence, or Obesity considered as a Disease*. Lond., 1822. — DU MÊME, *Comments on Corpulency Lineaments of Leanness*, etc. London, 1829, in-8°. — KUEHN (O. B.), *De pinguedine in primis humana*. Lipsiæ, 1825, in-4°. — LA PANOUZE (L. de), *Traité de l'embonpoint ou obésité*. Paris, 1837, in-12. — SIMON, *De la polysarcie considérée comme imminence morbide, ou comme maladie et de son traitement*, in *Gaz. méd.*, 1842, p. 648. — ARAN, *Obésité excessive suivie de mort chez une femme de 25 ans*, in *Union méd.*, 1851, p. 229. — MINEL (Ch. C.), *De l'obésité*. Th. de Strasb., 1859, n° 472. — DUCHESNE-DUPARC (L. V.), *Du Fucus vesiculosus, de ses propriétés fondantes et de son emploi contre l'obésité et ses différentes complications*. Paris, 1860, in-8°. — DANCEL, *Traité théorique et pratique de l'obésité, avec plusieurs observations*, etc. Paris, 1863, in-8°. — BANTING (W.), *A Letter on Corpulence adressed to the Public*, 3° édit. London, 1864, trad. franç. Paris, 1864, in-8°.— HARVEY (J.), *Corpulenz and its Diseases*, 4° édit. Lond., 1864, in-8°. — FOISSAC, *Remarques sur l'embonpoint et la maigreur*, in *Un. Méd.*, 2° sér., t. XXI, p. 481, 501, 1864. — CAILLAUD (L.), *De l'obésité*. Th. de Paris, 1865, n° 265. — VOGEL (J.), *Korpulenz.*

Ihre Ursaches, Verhutung und Heilung, etc. Leipzig, 1865, in-8°. — *Folgen, Ursachen, Verhutung der Korpulenz oder Fettsucht.* Aachen, 1865, in-8°. — NIEMEYER (Fel.', *Die Behandlung der Korpulenz nach dem sogenannten Bantingsystem.* Berlin, 1866, in-8°. — FOUBERT, *Traitement de l'obésité par les eaux chlorurées-sodiques et par l'eau de mer en particulier.* Paris, 1869, in-8°.

Maigreur : SEBIZ, *De marasmo, macilentia sanorum et ægrorum.* Argentorati, 1658, in-4°. — SCHENK, *De Macie puerorum ex fascino.* Jersæ, 1667, in-4°. — BÜCHNER (A. E.), *De gracilitate ejusque causis et effectibus.* Halæ, 1747, in-4°. — CLASSEN, *De restauratione emaciatorum.* Duisb., 1776, in-4°. — RENAULDIN, art. MAIGREUR, in *Dict. des Sc. Méd.*, t. XXX, 1818. — RAIGE-DELORME, art. MAIGREUR, in *Dict.* en 30 vol., t. XVIII, 1838.

— KISCH, *Die Cur der Fettleibigkeit in Marienbad.* Marienbad, 1873. in-8°. — VACHER, *De l'obésité et de son traitement.* Paris, 1873, in-8°. — PHILBERT (Em.), *Du traitement de l'obésité et de la polysarcie.* Th. de Paris, 1874. — BERTRAND, *De l'embonpoint et de l'obésité.* Paris, 1875, in-8°. — WORTHINGTON, *De l'obésité. Étiologie, thérapeutique et hygiène.* Th. de Paris, 1875 (bibliogr. très-complète). — IMMERMANN, *Fettsucht.* in *Handb. der allgem. Ernährungsstörungen* (*Ziemssen's Handb.*, Bd. XIII), 1876 ; 2. Aufl., 1879. — LABBEE, *Traitem. de l'obésité*, in *Journ. de thérap.*, 1876. — PHILBERT. *De la cure de l'obésité aux eaux de Brides* (Savoie). Paris, 1879, in-8°. — *Polysarcie.* in PICOT. *Les grands processus morbides.* Paris, 1876. — WORTHINGTON, *De l'obésité.* Paris, 1878, in-8°. — DEMANGE. Art. *Obésité*, in *Dict. encycl. sc. médicales*, 1880. — SCHINDLER-BARNAY, *Die Verfettungs-krankheiten.* Wien, 1882, in-8°.

— LAGARDÈRE, *Traitement de l'amaigrissement.* Thèse de Paris, 1877.

CHAPITRE XI

De la convalescence.

La convalescence est un état intermédiaire entre la maladie et la santé. Ce n'est plus la maladie, mais ce n'est pas encore la santé. Les fonctions sont bien équilibrées, mais en même temps elles sont faibles, débiles, et il suffit souvent de peu de chose pour déranger leur stabilité.

Le mode de production, les caractères, la durée de la convalescence sont subordonnés à ceux de la maladie à laquelle elle succède. C'est par l'examen des causes capables de modifier ainsi la convalescence que l'on doit commencer.

CAUSES DE LA CONVALESCENCE ET INFLUENCES CAPABLES DE LA MODIFIER.

La cause de la convalescence est la cessation de la maladie ; mais cette maladie n'est pas toujours la même, et, sous ce rapport, il y a une distinction à faire.

Considérées dans leurs rapports avec la convalescence, les maladies peuvent être divisées en trois classes :

1° Les maladies aiguës locales, qui sont, en général, suivies d'une convalescence de peu de durée et que l'on peut, à l'aide de quelques précautions, conduire rapidement à bien ;

2° Les maladies aiguës générales, comme les fièvres typhoïdes, le choléra, etc. ; elles laissent, au contraire, à leur suite des convalescences longues, rebelles et difficiles à faire complètement disparaître ;

3° Les maladies chroniques. Dans ce dernier cas, la transition de la maladie à la santé est insensible ; elle se fait progressivement, et il est parfois difficile de préciser l'arrivée de la convalescence, et, plus tard, sa fin. Elle est également rebelle et de longue durée.

La gravité de la maladie exerce encore une influence ; et, bien qu'il y ait des exceptions à cette règle, on peut dire qu'une maladie plus grave détermine une convalescence plus longue.

La faiblesse de la constitution joue aussi un grand rôle dans la durée de la convalescence : elle la prolonge et la rend plus pénible ; les conditions contraires agissent en sens opposé. L'âge en modifie également les phases. Dans l'enfance et la vieillesse, la convalescence est plus longue, plus pénible, et la réparation de l'organisme plus difficile.

Le tempérament peut modifier la convalescence : ainsi, chez les sujets lymphatiques, elle se prolonge davantage, elle est plus pénible et moins solide.

Le traitement employé pour combattre la maladie qui vient de disparaître influe également sur la durée de la convalescence, et l'on peut établir à cet égard les propositions suivantes :

1° La durée et la stabilité de la convalescence sont en raison inverse de l'énergie du traitement qu'il a fallu faire subir aux malades, et, en particulier, des émissions sanguines et des pertes quelconques qui en ont été la conséquence. Tel est, par exemple, l'affaiblissement qui résulte des soustractions de sang répétées, des purgatifs réitérés, ou des exutoires énergiques agissant sur de larges surfaces et longtemps conservés. En pareil cas, la convalescence est longue.

2° La durée et la stabilité de la convalescence sont également en raison inverse de la diète sévère et prolongée qu'il a fallu imposer aux malades.

3° Les évacuations abondantes, qui ont été une des suites naturelles de l'affection dont l'individu est atteint, exercent la même influence. Ainsi les selles abondantes, une diurèse prolongée, des sueurs copieuses, une suppuration longtemps continuée et intense, peuvent rendre la convalescence plus longue et moins stable.

Dans toutes les circonstances, on suppose la convalescence franche et bien établie ; mais il y a également de fausses convalescences : tels sont les cas dans lesquels il existe encore quelques traces de la maladie, ou ceux dans lesquels l'affection, bien que réduite à peu de chose, est passée à l'état chronique. La plupart des accidents ont disparu, et ceux qui persistent ont échappé, en raison de leur peu d'importance, à un observateur peu attentif. L'existence d'un mouvement fébrile le soir ou la nuit est, à cet égard, un signe infaillible que la convalescence n'est pas franche et qu'il faut se tenir sur ses gardes.

CARACTÈRES DE LA CONVALESCENCE.

Le caractère général de la convalescence est une énergie moins grande de l'organisme et des principaux actes physiologiques, ou, si l'on veut, une diminution de la force vitale qui, momentanément affaiblie par la maladie récente, n'est pas encore revenue à l'état normal. Les modifications qui existent dans les principaux appareils de l'économie concourent à prouver la justesse de cette proposition.

Un autre fait, que l'on peut également établir en principe général, est la modification presque constante que présente le sang dans la convalescence. Cette modification, résultant soit de la maladie elle-même, soit des moyens employés pour la combattre, soit du régime diététique imposé aux malades, consiste dans deux états différents, dont l'un est beaucoup plus fréquent que l'autre. Le premier, le plus commun, consiste dans une diminution de proportion des globules du sang. Cette altération presque constante existe dans le plus grand nombre des convalescences. Elle est loin toutefois d'être assez considérable pour déterminer toujours des bruits de souffle vasculaire et cardiaques, qu'elle produit cependant quelquefois ; elle est, au contraire, assez notable pour rendre compte de la pâleur des convalescents et de leur facile étouffement.

Le deuxième état, le plus rare, ne se rencontre guère que dans les convalescences longues, pénibles, qui suivent des maladies chroniques ou des affections aiguës, très-intenses et très-longues. Il consiste en une diminution de proportion de l'albumine du sérum du sang, diminution qui se traduit symptomatiquement par la tendance aux hydropisies, ou, au moins, par un œdème léger aux malléoles et un peu de bouffissure de la face.

Il est important de rechercher quelle peut être l'influence de ces états généraux sur les principaux appareils de l'économie.

Appareil digestif. — Chez beaucoup de convalescents, la faim est vive, souvent excessive et presque intolérable. La langue devient nette et humide. Une alimentation légère et donnée en petite quantité est bien supportée et procure une sensation de bien-être. Une alimentation trop substantielle ou trop abondante est, au contraire, nuisible et détermine avec une facilité extrême de la pesanteur d'estomac, des borborygmes, des vomissements et de la diarrhée, une véritable indigestion enfin. Dans ce cas, un mouvement de fièvre vient presque toujours s'y joindre. Il est des maladies, telles que les fièvres typhoïdes, dans lesquelles une indigestion a des conséquences bien autrement graves et peut amener une récidive de la maladie, récidive trop souvent mortelle. La constipation est un des caractères habituels de la convalescence.

Absorption. — Elle est en général très-active ; c'est ce qui explique la facilité avec laquelle les convalescents contractent les maladies miasmatiques.

Circulation. — Le pouls est en général faible et peu développé, peu résistant ; il s'accélère avec une grande facilité sous l'influence de la moindre émotion, des occupations sérieuses, et, quelquefois même, par les effets du travail de la digestion.

La peau est, en général, pâle, et souvent il y a un peu d'œdème sus-malléolaire le soir. La modification survenue dans le sang et dont nous avons parlé plus haut rend compte de ce phénomène.

La lenteur et la faiblesse de la circulation expliquent encore le défaut de *calorification* que l'on observe chez les convalescents ; ils ont habituellement froid et présentent une tendance au refroidissement, qui est pour eux une cause de rechute ou de maladie nouvelle.

Respiration. — Les convalescents ne peuvent, en général, exercer des mouvements un peu énergiques, monter un escalier un peu vivement, se livrer à un exercice quelconque sans être aussitôt essoufflés.

Sécrétions. — Les urines cessent en général de présenter les caractères qu'elles offraient pendant la maladie. Elles sont plus abondantes, moins denses, moins colorées, et moins chargées d'acide urique.

Les productions inorganiques de la peau tombent quelquefois pour se renouveler. L'épiderme s'exfolie, les cheveux et les poils tombent à la suite de certaines maladies graves et longues.

Génération. — Les menstrues se rétablissent chez les femmes. Les désirs vénériens se réveillent chez l'homme. Parfois, dans la convalescence, il se manifeste des pollutions nocturnes involontaires qui sont, dans certains cas, assez fréquentes pour fatiguer les sujets et nuire à la rapidité et à la stabilité de la convalescence.

Fonctions de relation. — Les facultés cérébrales se réveillent et se régularisent, mais elles ont encore peu d'énergie. Les perceptions sensoriales sont régulières. La réflexion et l'expression sont plus justes que dans la maladie, mais aussi l'exercice de ces facultés fatigue rapidement le malade, qui ne peut s'y livrer impunément dans les premiers jours de la convalescence.

Dans celle qui suit les maladies aiguës graves, telles que la fièvre typhoïde, les facultés intellectuelles sont beaucoup plus lentes à reprendre leur activité normale, il faut souvent plusieurs mois pour cela.

Le système musculaire a peu d'énergie; il est faible, vacillant : les mouvements, d'abord incertains et lents, n'acquièrent que progressivement un peu plus de force et d'activité.

Les organes des sens supportent d'abord mal les impressions un peu vives, et ce n'est qu'après un certain temps qu'ils reprennent leur état normal et leur force habituelle de réaction.

Le sommeil, pendant la convalescence, perd les caractères qu'il avait dans la maladie. Au lieu d'être inquiet, agité, il devient calme, tranquille, réparateur.

Tels sont les caractères généraux de la convalescence. Leur degré, leur intensité sont variables, et nous n'avons voulu tracer ici qu'un tableau général, dont on peut diminuer ou exagérer les teintes pour se faire une idée d'une convalescence légère ou pénible.

RÈGLES HYGIÉNIQUES. — L'hygiène exerce une influence puissante sur la convalescence, et c'est un des états où cette science montre le mieux son pouvoir. Voici les principes que le médecin ne doit jamais perdre de vue en pareil cas.

1° Le convalescent doit être soustrait avec le plus grand soin aux variations de température, à l'action de l'air froid, aux courants d'air, ainsi qu'à l'influence de l'humidité. Il est beaucoup plus capable, en cet état, d'être impressionné par tous ces agents, qui pourraient déterminer, soit une récidive, soit l'invasion de quelque complication plus ou moins fâcheuse.

2° L'emploi de vêtements chauds, plus chauds même que ne le comporte la saison dans laquelle on se trouve, est une chose indispensable pour préserver des influences précédentes.

3° Les bains ne doivent être employés que vers la fin de la convalescence, encore faut-il qu'ils soient courts. On doit les préférer légèrement stimulants (bains savonneux, alcalins). A la suite du bain, il faut entourer le sujet de nombreuses précautions, destinées à le garantir du froid. Les bains doivent être absolument interdits dans la convalescence des maladies aiguës de l'appareil respiratoire.

4° Le régime alimentaire sera surveillé avec le plus grand soin, et, sous ce rapport, je ne puis mieux faire que de consigner ici les propositions suivantes de Réveillé-Parise :

a. Proportionner la nourriture, non à la faim des convalescents, mais à la faculté digestive de l'estomac ;

b. Manger peu et souvent ;

c. Soumettre longtemps les aliments à la mastication ;

d. Choisir ceux qui sont le plus en rapport avec la tolérance gastrique et consulter, pour ce choix, les habitudes individuelles, en tant qu'elles ne sont pas nuisibles.

5° Les sécrétions et les excrétions doivent être surveillées avec grand soin, et il faut chercher à les modifier ou à les activer, selon les besoins qui se feront sentir.

Les sueurs trop copieuses seront diminuées; l'usage d'un peu de quinquina conduit parfaitement à ce résultat. Les urines rares et concentrées devront être ramenées à leurs conditions normales à l'aide de boissons un peu plus abondantes.

La constipation sera combattue par des lavements. Les pollutions nocturnes nécessitent rarement, en pareil cas, l'emploi de moyens spéciaux ; les bains simples et gélatineux aideront à les supprimer.

6° Les premières promenades doivent être prudemment dirigées et faites en voiture, s'il se peut. On prendra de grandes précautions, afin de mettre le convalescent à l'abri des influences atmosphériques pernicieuses.

7° Enfin, il faut empêcher qu'aucune émotion vive ne vienne frapper le moral du sujet. On lui interdira toute préoccupation fâcheuse, toute fatigue intellectuelle, tout travail au-dessus de ses forces.

Bibliographie. — Adolphi, *De statu convalescentiæ*. Lipsiæ, 1732.—Hoffmann (Fr.', *De convalescentiæ statu ejusque impedimentis et præsidiis.* Halæ, 1734, in-4°. — Quelmalz (J. T.), præs., *De convalescentium cura.* Lipsiæ, 1749, in-4°. — Delius, *De convalescentia vera et spuria.* Erlangæ, 1773, in-4°. — Sœmmering, *De functionum in convalescentibus restitutione.* Moguntiæ, 1786, in-4°. — Letochia, *De adhibendo sub ægrotantium convalescentia regimine.* Francof., 1797, in-4°. — Caillot (L.), *De la convalescence qui succède aux maladies fébriles.* Th. de Strasb., 1802, in-4°. — Desessarts (J. C.), *Réflexions sur les convalescences difficiles et l'utilité des bains,* etc., in *Recueil de disc. mém.,* etc. .p. 298. Paris, 1811. in-8°. — Chardon, *Remarques pratiques sur la convalescence et les rechutes.* Paris, 1824, in-8°. — Réveillé-

Parise, *Principe général et inductions pratiques relatives à la convalescence dans les maladies aiguës,* in *Gaz. méd. de Paris,* 2e sér., in-8o, t. I, p. 457, 1833. — Dionis du Séjour (Emm.), *La convalescence étudiée à l'asile imp. de Vincennes.* Th. de Paris, 1869, no 112. — Lorraine (M. L.), *Essai sur la convalescence des maladies aiguës.* Th. de Paris, 1871. — Braive (E.), *De la convalescence confirmée. Étude et appréciations des faits observés à l'asile de Vincennes.* Th. de Paris, 1877. — Plus une foule de dissertations françaises et étrangères, les *Traités de pathologie générale,* etc.

CHAPITRE XII

Des infirmités.

Il est assez difficile de définir ce que l'on doit entendre par infirmité. On peut admettre que c'est un état de santé incertain, dans lequel un ou plusieurs organes éprouvent un dérangement dans leur structure ou un affaiblissement dans leurs fonctions, qui les met dans un état de débilité ou d'irrégularité voisin de la maladie, mais qui n'est pas la maladie elle-même.

Les infirmités sont congénitales ou acquises, relatives ou absolues.

Les infirmités amènent plutôt une gêne qu'un désordre morbide dans les fonctions ; elles obligent à contracter des habitudes nouvelles plutôt qu'à employer des médicaments ou des opérations particulières. Un certain nombre d'entre elles exercent une fâcheuse influence sur le moral, produisent de la tristesse, et peuvent même conduire à l'hypocondrie.

Les principales infirmités qui méritent véritablement ce nom, et qui ne constituent pas des maladies réelles, sont les suivantes :

1. La plupart des vices de conformation congénitaux compatibles avec la santé.

Dans cette classe très-nombreuse, et dont nous ne pouvons faire l'énumération, se trouvent en particulier, comme infirmités des plus désagréables, le pied-bot, le bec-de-lièvre, l'adhérence des doigts, celle des membres, l'absence de cloison nasale, l'ankylose congénitale d'une ou de plusieurs articulations, l'atrophie également congénitale d'un membre, etc.

2. Un certain nombre de lésions, résultant de maladies qui ont disparu ou d'opérations chirurgicales, et qui, n'altérant plus la santé, sont néanmoins la cause d'une gêne plus ou moins grande dans le commerce de la vie commune ; telles sont en particulier la perte d'un œil ou la cécité complète, la surdité

d'une ou deux oreilles, la perte du goût ou de l'odorat, celle d'un ou plusieurs membres, celle d'un testicule.

On regarde souvent comme une infirmité la présence d'un exutoire, tel qu'un séton ou un cautère.

Telles sont les principales infirmités généralement admises. Chacune a son hygiène spéciale, qu'il serait peu intéressant de décrire.

[Suivant les résultats consignés dans la *Statistique générale de la France* (tome XV, 2e partie) et analysés par Boudin, il y aurait en France pour 100,000 habitants :

Aveugles...................	105	Bossus....................	125
Borgnes	210	Ayant perdu un ou deux bras.	25
Sourds-muets..............	82	Ayant perdu une ou deux	
Aliénés	125	jambes..................	32
Goitreux..................	118	Pieds-bots................	62

Ces chiffres ne sont plus absolument exacts actuellement ; en voici quelques-uns que nous empruntons à l'article FRANCE (Démographie) de Bertillon (*Dict. encycl. des sc. méd.*) ; d'après le recensement de 1866, il y aurait pour 100,000 habitants :

Aveugles.................	83.4	Aliénés...................	133
Sourds-muets.............	55	Idiots et crétins	105

Il est bon de remarquer que ces différentes infirmités sont très inégalement réparties dans les divers départements.

De même que pour la taille (V. p. 58), des bruits alarmants avaient été répandus sur une prétendue augmentation du nombre des conscrits réformés pour causes d'infirmités. M. Broca a fait justice de ces exagérations, et, dans la fameuse discussion académique tant de fois citée, il a fait voir que, depuis 1831, les médecins militaires, devenus dans ces derniers temps et beaucoup plus instruits et beaucoup plus sévères, n'ont pas eu à constater d'augmentation dans le chiffre des infirmités. Cette persistance même du chiffre annuel total, alors que les examens sont devenus plus rigoureux, semblerait annoncer leur diminution.]

Bibliographie. — DEVOT, *Essai de statistique médicale sur les principales causes d'exemption du service militaire*, etc. Thèses de Paris, 1855, in-4°, n° 265.— ANGLADA (Ch.), *De la prétendue dégénérescence physique de l'espèce humaine déterminée par le vaccin*, in *Revue thérap. du midi*. 1855. — BOUDIN, *Traité de géographie et de statistique médicales et des maladies endémiques*, etc. Paris, 1857, t. II, p. 252. — SISTACH, *Études statistiques sur les infirmités et le défaut de taille*, etc., in *Recueil de mém. de méd. et de chir. milit.*, 3e série, t. VI, p. 353, 1861. -- JONVAUX (P.), *Recherches statistiques sur la distribution géographique des pieds-plats en France, ibid.*, t. X, p. 260, 1863, tabl. — *De la prétendue dégénérescence de la population française* (Discuss. Académ. Discours de MM. BROCA, BERGERON, LARREY, GUÉRIN) in *Bulletin de l'Acad. de médec.*, t. XXXII, 1866 67.

DEUXIÈME PARTIE

MATIÈRE DE L'HYGIÈNE

La matière de l'hygiène comprend l'histoire des influences nombreuses qui agissent sur la santé. — La classification qui sera suivie dans leur exposé a été tracée à propos du plan général de l'ouvrage. Je rappellerai seulement qu'elle se divise en six classes. — La première comprend l'histoire de l'atmosphère (*circumfusa*; et *applicata*) ; la seconde, les aliments, condiments et boissons (*ingesta*) ; la troisième, les exercices (*gesta*) ; la quatrième, les phénomènes moraux, sensitifs et intellectuels (*percepta*) ; la cinquième, la grossesse, l'accouchement, etc., etc. (*genitalia*) ; la sixième, enfin, les effets produits par les diverses excrétions (*excreta*).

Première classe. — ATMOSPHÈRE.

L'étude de l'atmosphère comprend les deux classes appelées encore maintenant *circumfusa* et *applicata*. Elle peut être divisée en treize chapitres qui sont les suivants :

1° Chaleur ; — 2° Lumière ; — 3° Électricité ; — 4° Influences sidérales ; — 5° Air atmosphérique ; — 6° Sol ; — 7° Eau ; — 8° Climats ; — 9° Habitations ; — 10° Vêtements ; — 11° Cosmétiques ; — 12° Bains ; — 13° Virus.

CHAPITRE PREMIER

De la chaleur.

La chaleur produite artificiellement par la combustion ou émanée du soleil, exerçant son influence à la surface de la terre, agit à chaque instant sur l'homme ; elle est indispensable à l'entretien de sa vie ainsi qu'au jeu normal de ses fonctions.

Avant de tracer l'histoire de ses influences, il est utile d'entrer dans quelques détails relatifs aux propriétés de cet agent.

La chaleur peut être produite artificiellement, et des causes nombreuses sont capables de la développer; c'est la combustion qui en est la source principale; or, l'étude du mode de production de la combustion, et par conséquent de la chaleur, est du ressort de la physique. Une fois développée, la chaleur agit sur l'homme par rayonnement; les rayons caloriques émanés directement d'un foyer, réfractés à travers un cristal, ou réfléchis par une surface polie, exercent une action analogue. Dans d'autres cas, l'homme reçoit plus médiatement encore cette influence, et c'est alors par l'échauffement de l'air au sein duquel il vit, ou des substances avec lesquelles il se trouve en rapport, que l'action du calorique a lieu.

La chaleur, dont il est surtout important d'étudier la source et la distribution à la surface de la terre, en raison de son action incessante sur l'homme et de son indispensable nécessité pour l'entretien de la vie, est celle qui émane du soleil.

Sans nous occuper ici de savoir s'il faut admettre la théorie de l'émission ou celle des ondulations, nous nous bornerons à dire que la chaleur terrestre a sa source dans l'action du soleil et que le calorique qui la constitue se distribue à la surface de la terre suivant certaines lois que nous allons examiner.

Il existe, au-dessous de la surface de la terre, une couche située à une certaine profondeur et dont la température n'est plus influencée par les variations qui ont lieu à la surface extérieure du globe. Cette couche, dont la température est sensiblement la même à toutes les époques de l'année et dans chaque lieu, varie cependant dans les différents climats : elle a reçu le nom de couche invariable : elle est située à différentes profondeurs au-dessous du sol, suivant les localités dans lesquelles on la considère. Cette couche est, en général, d'autant plus profonde que l'on s'éloigne davantage de l'équateur.

D'après M. Boussingault, elle est, entre les tropiques, à $0^m,33$ au-dessous du sol et à une température $+ 26°$ à $+ 28°,50$. — Dans les latitudes moyennes, elle descend jusqu'à 24 mètres. (*Annales de chimie et de physique*, t. LIII, p. 228.)

Au-dessus de ces limites les variations diurnes, mensuelles et annuelles, se font sentir suivant certaines lois que nous n'avons pas à exposer ici.

A la surface du sol, la température varie à l'infini dans les diverses localités du globe, et ces variations dépendent de la situation des lieux, des heures du jour et de la nuit (1) où on la considère.

(1) On nomme *moyenne diurne* la température moyenne des différentes heures de la journée; *moyenne mensuelle*, celle des températures moyennes de chacun

Situation des lieux.

Rien de plus variable que la température dans les divers points du globe. Il y a des lieux chauds, d'autres modérément chauds, enfin d'autres froids. Il existe un certain nombre de conditions qui font que telle localité, a telle température plutôt que telle autre. Ces conditions sont représentées par les influences suivantes, qui fixent et régissent la température moyenne d'un lieu. On peut les diviser en générales et locales.

Les causes générales sont la latitude d'un lieu, son élévation au-dessus du niveau de la mer, la position à latitude égale des continents et des mers, qui n'ont pas les mêmes pouvoirs absorbant, émissif et réflecteur.

Les causes particulières sont de trois espèces. Elles sont :

1° *Terrestres.* — Ce sont l'inégalité des terrains, la direction des chaînes de montagnes, l'état de la surface terrestre nue ou couverte de végétation, la forme et la masse des terres, leur prolongement vers les pôles, la quantité de neige tombée en hiver, les changements dus à la culture.

2° *Atmosphériques.* — L'humidité de l'air, les variations barométriques, l'agitation et la pureté de l'atmosphère.

3° *Maritimes.* — Dans les régions tempérées, la configuration des côtes, leur situation à l'est ou à l'ouest des continents, la présence plus ou moins prolongée des glaces polaires, les courants marins dirigés des basses vers les hautes latitudes, ou réciproquement.

Dans nos climats, les causes qui élèvent la température sont l'absence des glaces polaires, les chaînes de montagnes abritant ou garantissant des vents froids ; la rareté des marais, le déboisement d'un sol aride et sablonneux ; la proximité d'un courant marin ayant une température plus élevée que celle des mers voisines.

La température décroît de l'équateur aux pôles : car, à hau-

des jours d'un mois. On établit de même des moyennes hivernales et estivales. La température moyenne annuelle d'un lieu est la moyenne de toutes les moyennes mensuelles. On représente, en général, par les lignes qui réunissent les différents points du globe où la température moyenne annuelle est la même, la distribution de la chaleur terrestre. Ces lignes, qui réunissent les points de même température, ont reçu le nom d'*isothermes* ; elles sont loin d'être parallèles à l'équateur, et des causes multiples, qui seront exposées plus loin, modifient beaucoup la chaleur des localités situées aux mêmes latitudes.

On a réuni également, par des lignes que l'on a appelées *isochimènes*, les différents points du globe qui ont la même moyenne hivernale ; et *isothères*, les lignes qui réunissent les points du globe qui ont la même moyenne estivale. Elles sont également loin d'être parallèles à l'équateur. Les premières s'abaissent vers le sud lorsqu'on s'éloigne des côtes occidentales de l'Europe ; ce qui montre qu'à latitude égale, les hivers sont plus rigoureux à mesure qu'on s'avance vers l'est. Les secondes ont une allure opposée : elles se relèvent vers le pôle en allant de l'ouest à l'est. Aussi les étés deviennent-ils plus chauds.

teur égale au-dessus du niveau de la mer, le soleil agit d'autant plus obliquement sur les localités qu'elles s'éloignent davantage de l'équateur; ce décroissement, toutefois, suit une loi complexe en raison de l'action de toutes les causes précédentes.

On a calculé qu'en moyenne il existe pour chaque degré de latitude, en partant de l'équateur, une diminution de 1/2 degré de température. Du 71° au pôle, on ne connaît pas la loi de décroissement avec la latitude, ce qui se comprend bien, puisqu'on ne sait même pas si les terres vont jusqu'au pôle nord ou s'il est entouré d'eau. Dans le premier cas, d'après Arago, la température serait de — 32°, et dans le second de — 18°. Les voyages récents ont donné pour température moyenne du pôle boréal — 8° Des observations tendent à démontrer que l'Océan austral, à latitude égale, a une température inférieure à celle de l'Océan boréal. On n'en connaît pas la raison ; peut-être est-elle due à la masse d'eau plus considérable qui existe autour du pôle austral.

Le tableau suivant donne une idée de la température moyenne annuelle de chaque saison dans un certain nombre de lieux du globe, pris dans différents points et à différentes latitudes.

LIEUX.	LATITUDE.	LONGITUDE DE PARIS.	HAUTEUR au-dessus du niveau DE LA MER.	TEMPÉRATURE MOYENNE				
				ANNÉE.	HIVER.	PRINTEMPS.	ÉTÉ.	AUTOMNE.
Ile Melville......	74°,47 N	113°,80 O		-18°,7	-33°,5	-19°,5	2°,8	-18°,0
Fort Franklin....	65 ,12	125 ,34		- 8 ,2	-27 ,2	-10 ,0	10 ,2	- 6 ,0
Stockholm.......	59 ,21	15 ,43 E	41	5 ,6	- 3 ,6	3 ,5	16 ,1	6 ,5
Varsovie........	52 ,13	18 ,42 E	121	7 ,5	- 2 ,5	7 ,0	17 ,5	8 ,0
Copenhague.....	55 ,41	10 ,14 E		8 ,2	- 0 ,4	6 ,5	17 ,2	9 ,3
Edimbourg......	55 ,57	8 ,52 O	88	8 ,6	3 ,6	7 ,6	14 ,4	8 ,9
Genève	46 ,12	3 ,49 E	396	9 ,7	1 ,2	9 ,5	17 ,9	10 ,2
Bruxelles	50 ,51	2 ,20 E	58	10 ,2	2 ,5	10 ,1	18 ,2	10 ,2
Londres.........	51 ,31	2 ,26 O		10 ,4	4 ,2	9 ,5	17 ,1	10 ,7
Paris...........	48 ,50	0 ,00	64	10 ,8	3 ,3	10 ,3	18 ,1	11 ,2
Venise..........	45 ,26	10 ,00		13 ,7	3 ,3	12 ,6	22 ,8	13 ,3
Marseille........	43 ,18	3 ,20	45	14 ,1	6 ,9	12 ,9	21 ,4	14 ,7
Naples..........	40 ,51	11 ,55	55	16 ,7	9 ,9	15 ,6	23 ,9	17 ,3
Cap de Bonne-Espérance.....	33 ,55	16 ,80		19 ,1	14 ,8	18 ,6	23 ,4	19 ,4
Canton..........	23 ,80	110 ,56 E		21 ,0	12 ,7	21 ,0	27 ,8	22 ,7
Macao..........	22 ,11	111 ,11 E		22 ,5	16 ,4	21 ,1	28 ,3	24 ,1
St-Louis (Sénégal)	16 ,10	18 ,53 O		24 ,6	21 ,1	21 ,4	27 ,6	28 ,2
Calcutta........	22 ,35	86 ,00	35	28 ,5	19 ,9	28 ,1	28 ,5	26 ,1
Batavia........	6 ,95	104 ,33 E		26 ,8	26 ,2	26 ,8	27 ,2	27 ,1
Madras..........	13 ,50	77 ,57		27 ,8	24 ,8	28 ,6	30 ,2	27 ,5
Massaoua (Abyssinie).........	15 ,36	37 ,90 E		31 ,0	26 ,7	29 ,5	»	32 ,0

Ce second tableau donne quelques *maxima* et quelques *minima* de température observés dans divers lieux de la terre.

MAXIMA DE TEMPÉRATURE.			MINIMA DE TEMPÉRATURE.		
LIEUX.	LATITUDE DE NORD.	TEMPÉRATURE.	LIEUX.	LATITUDE DE NORD.	TEMPÉRATURE.
Esné (Egypte)....	25°.15	47°,1	Le Caire.........	30°,2	+ 9°,1
Le Caire.........	30 ,2	40 ,2	Rome.............	41 ,54	— 5 ,9
Bassora (Mésopo-			Montpellier......	43 .36	—16 ,1
tamie).........	30 ,15	45 ,3	Paris............	48 ,50	—21 ,1
Palerme	38 ,8	39 ,7	Londres..........	51 ,31	—11 ,4
Rome............	41 ,54	38 ,0	Moscou..........	55 ,45	—38 ,8
Paris	48 ,50	38 ,4	Pétersbourg.....	59 ,56	—34 ,0
Moscou	55 ,45	32 ,0	Fort-Entreprise..	64 ,20	—49 ,7
Pétersbourg	59 .56	33 ,4	Fort-Reliance	62 ,46	—56 ,7
Fort-Elisabeth....	69 ,59	16 ,7	Bosckop (Laponie).	69 ,58	—53 ,5
Amérique du Nord.	65 ,30	20 ,0	Fort-Elisabeth....	69 ,59	—50 ,8
Ile Melville......	74 ,47	15 ,6			

De Humboldt, près des cataractes de l'Orénoque, a vu un sable granitique à gros grains couvert d'une belle végétation de graminées, qui avait une température de 63°,2, tandis que celle de l'air n'était que de 29°,6.

On a vu, en Égypte, la température du sol monter à 67°,5.

L'examen de ces tableaux donne une idée de la température moyenne d'un grand nombre de points du globe, situés à diverses latitudes ; ils prouvent encore un fait qui pourrait être appuyé sur un beaucoup plus grand nombre d'exemples, c'est qu'à latitude égale, les points situés dans le voisinage de la mer ont une température moyenne annuelle moins élevée.

Le tableau des maxima et des minima donne également une idée des extrêmes de température auxquels l'homme peut être soumis dans les lieux qu'il habite.

La plus haute température à laquelle il ait pu être exposé est celle d'Esné, indiquant + 47°,4, et la plus basse constatée au Fort-Reliance par le capitaine Back, lorsqu'il allait rejoindre Ross, fut de — 56°,7. Il y a entre ces extrêmes 104 degrés de différence.

Il est un fait digne de remarque, c'est que, dans les diverses localités du globe, les maxima de température diffèrent beaucoup moins entre eux que les minima. Il y a une grande analogie entre les premiers et beaucoup de différence entre les seconds.

A mesure qu'on s'élève dans l'atmosphère, l'air devenant de moins en moins dense, il y a moins de calorique rayonnant absorbé par ce fluide, et la température s'abaisse. Aux limites de l'atmosphère, le degré de chaleur doit peu différer de celui des espaces planétaires.

La température ne diminue pas régulièrement avec la hauteur : un certain nombre d'autres causes influent sur sa décroissance ; telles sont, en particulier, la saison, le vent régnant et l'heure de la journée où on fait l'observation. La diminution de température ne suit donc nulle part une loi parfaitement uniforme. Humboldt a donné les résultats suivants pour la décroissance sous l'équateur.

Hauteur.	Température moyenne.	Différence.
0ᵐ	27°,5	0°
1000	21 ,8	5°,7
2000	18 ,4	3 ,4
3000	14 ,3	4 ,1
4000	4 ,0	7 ,3
5000	1 ,5	5 ,5

Température de l'homme.

La température de l'homme, prise avec grand soin à l'aide d'un thermomètre placé sous l'aisselle, peut être représentée par une moyenne de 37°,50. — Celle de la bouche est un peu inférieure ; elle est de 37° seulement. Les expériences beaucoup plus précises de MM. Becquerel et Breschet, faites à l'aide d'un appareil thermo-électrique, ont donné pour moyenne de la température intérieure des muscles 36°,75. — La température du tissu cellulaire sous-cutané voisin était de 1°,50 à 1°,25 en moyenne au-dessous de ce chiffre.

La température du biceps d'un homme, placé quelques minutes dans un bain à une température de + 49°, s'est élevée seulement de 1/5 de degré.

Influence de la chaleur artificielle sur les animaux. — Avant d'exposer l'histoire de l'influence de la chaleur artificielle sur l'homme, il est utile de parler de quelques résultats curieux de physiologie comparée obtenus par Magendie.

Les animaux soumis à une haute température éprouvent : 1° une accélération notable de la circulation et de la respiration ; 2° une diminution très sensible du poids total du corps, diminution qui est plutôt le résultat de l'abondante perspiration pulmonaire que de celle de la peau ; 3° si la chaleur est prolongée, ils ressentent d'abord de la lassitude, se couchent, sont dans un état de souffrance et d'angoisse, et finissent par succomber au bout d'un temps variable, et qui dépend de la durée de l'expérience, du degré de la température et de la force de réaction des animaux.

Un autre résultat bien curieux, c'est que les animaux vivants, placés dans une haute température, s'échauffent dans tous leurs tissus à la fois, il est vrai, mais dans des limites assez restreintes et qui ne dépassent jamais 5 à 6° sans danger pour leur existence, tandis que les êtres privés de vie s'échauffent à la manière des corps inertes, c'est-à-dire de proche en proche, et dans une limite indéfinie.

Dans quelque température qu'ils soient placés, les mammifères ne peuvent dépasser 45 à 46°, et ils meurent tous avec les mêmes symptômes et les mêmes lésions anatomiques.

Ces lésions consistent dans une altération particulière du sang ; ce fluide contenu dans les veines et les artères est devenu noir foncé, en partie incoagulable, plus liquide ; la fibrine qu'il renferme est moins consistante et moins tenace qu'à l'état normal. Le résultat de cette altération du sang est de permettre à ce liquide de s'infiltrer dans les divers tissus. On trouve, en effet, à l'autopsie, le sang suintant à la surface des intestins ou infiltrant les poumons, le foie et les reins.

Tous ces effets, obtenus dans une étuve disposée convenablement, et sous l'influence de la chaleur sèche, sont beaucoup plus caractérisés lorsqu'on agit avec la chaleur humide.

[D'une suite d'expériences conçues et exécutées avec cet art merveilleux dont il avait le secret, Cl. Bernard a conclu que les animaux soumis à l'échauffement succombent quand la température du sang s'est élevée de 4 ou 5 degrés au-dessus de la chaleur naturelle. La mort arrive ici par la cessation de la contractilité des muscles de la vie organique. Les battements du cœur, les contractions péristaltiques de l'intestin s'arrêtent. Le tissu musculaire est *tué,* si bien qu'immédiatement après la mort il reste insensible à ses excitants physiologiques ordinaires, et la rigidité cadavérique s'établit avec une grande rapidité. Quant à l'état noir du sang privé d'oxygène, c'est un effet de la chaleur qui favorise la transformation de ce gaz en acide carbonique, mais le sang n'a pas, comme les muscles, perdu ses propriétés ; agité avec l'air, il reprend sa coloration rouge.

Delaroche voyait dans l'évaporation à la surface de la peau et dans l'exhalation pulmonaire la cause de la résistance à la mort ; mais l'animal s'échauffe très vite, il n'y a donc pas d'obstacle réel. Suivant le même observateur, si la mort est plus prompte dans une étuve humide que dans une étuve sèche, c'est parce que la vapeur d'eau contrarie l'évaporation ; Cl. Bernard pense que cela a lieu parce que la présence de cette vapeur accélère l'échauffement.

Les conclusions de Cl. Bernard ont été confirmées par un habile expérimentateur, M. Vallin (du Val-de-Grâce). Le fait de la cessation d'action du tissu musculaire déjà signalé en 1806 par Delaroche dans sa remarquable dissertation, et confirmé par quelques physiologistes modernes, serait dû à l'action de la chaleur sur le suc musculaire coagulable à + 45°.]

Influence du froid sur les animaux. — Lorsque les animaux sont soumis à l'influence d'un froid considérable, leur température peut s'abaisser, et cet abaissement est même possible dans des limites beaucoup plus étendues que l'élévation de la température chez les mêmes animaux. Les conclusions auxquelles Magendie a été conduit à cet égard sont les suivantes :

1° Un animal plongé dans un milieu dont la température est de 0 à 8°, pendant un temps qui ne peut excéder 5 minutes, subit un refroidissement qui peut descendre aux deux tiers de sa température normale;

2° Cet abaissement de température continue de s'opérer d'une manière spontanée, après que l'animal a été retiré d'un milieu réfrigérant;

3° Quand l'animal est abandonné à lui-même, sa température continue de s'abaisser jusqu'à ce qu'on atteigne à peu près la moitié de sa température normale, et il succombe ensuite;

4° Que si, au contraire, il est réchauffé, il peut être ramené à sa température propre, pourvu que son refroidissement n'ait pas atteint tout à fait la moitié de sa température normale.

MM. Becquerel et Breschet ont prouvé, par une expérience curieuse, que la suppression absolue des fonctions de la peau détermine rapidement un abaissement de la température intérieure et la mort. Dans une expérience faite sur un chien dont la peau avait été couverte d'un enduit résineux, ils ont vu la mort survenir au bout de quelques heures, après un abaissement de température de 6° au-dessous du degré de chaleur normale.

Influence de la chaleur sur l'homme.

Chaleur artificielle sèche. — Les phénomènes que détermine l'action de la chaleur sèche sur l'homme sont les suivants :

1° La circulation s'accélère, le pouls bat plus vite et plus fortement; la peau, d'abord sèche, rugueuse et comme parcheminée, ne tarde pas à se couvrir d'une sueur abondante;

2° La respiration devient plus fréquente et finit même quelquefois par être anxieuse; il survient en même temps une augmentation notable de l'exhalation pulmonaire, qui proportionnellement est plus considérable que celle de la peau ;

3° A ces phénomènes ne tarde pas à se joindre un certain degré d'excitation cérébrale, d'agitation, de malaise et de gêne.

L'équilibre de la température, rompu par l'action de la chaleur, est rétabli par la perspiration cutanée et pulmonaire, de telle sorte que la température intérieure de l'homme ne s'élève que dans une proportion très restreinte. J. Davy, dans ses expériences, a trouvé que la température des Européens habitant l'île de Ceylan dépassait à peine de 1° celle de l'homme habitant dans les régions tempérées.

La température des matelots, prise après le passage de la ligne (12° latitude S.), s'est trouvée de 1°,1 au-dessus de ce qu'elle était chez les mêmes sujets à l'instant du départ.

Chaleur humide. — La présence d'une certaine quantité d'humidité dans un air chaud réduit au minimum ou anéantit même presque complètement la sécrétion de la peau et celle de la muqueuse pulmonaire. Aussi l'homme supporte-t-il la chaleur humide beaucoup moins bien que la chaleur sèche, et est-il obligé de s'y soustraire, s'il ne veut voir des accidents graves se développer. M. Delaroche n'a pu supporter que 10 minutes un bain de vapeur porté de 37° à 51°. M. Berger a pu rester 12 minutes dans un bain de vapeur élevé de 41° à 53°.

Plus loin, la respiration devient pénible, l'hématose est incomplète et l'asphyxie commence.

Influence du froid sur l'homme. — Le froid sec, et il l'est presque toujours dès qu'il est un peu intense, est bien supporté par l'homme, pourvu que l'abaissement de température ne soit pas trop considérable. La perspiration cutanée est réduite au minimum ; mais la muqueuse pulmonaire, par son abondante sécrétion, vient rétablir l'équilibre. L'hématose devient très active, et il en résulte la production d'une quantité supplémentaire de chaleur animale, destinée à permettre à l'individu exposé à une basse température de résister au froid qui l'entoure. Malgré la production abondante de calorique, le degré de la température extérieure de l'homme ne varie pas sensiblement ; l'excès est employé tout entier à neutraliser l'action du froid.

Influence de la température naturelle des diverses parties du globe.

Température élevée. — *Chaleur solaire directe.* — L'exposition de l'homme à l'action des rayons solaires, surtout si cette exposition est prolongée, détermine presque toujours des accidents

plus ou moins graves, tels que des congestions ou des hémorrhagies cérébrales, des méningites aiguës et chroniques. Dans
certains cas, ces congestions sont assez violentes pour déterminer une mort subite. Franklin rapporte qu'en Pensylvanie il
n'est pas rare de voir des moissonneurs mourir subitement par
suite de leur exposition directe aux rayons solaires, la chaleur
à l'ombre étant de 32°. A la surface de la peau, la chaleur solaire détermine un érythème qui, en pareil cas, n'est autre
chose qu'une brûlure au premier degré, produite sous cette influence. L'action de la chaleur, combinée, il est vrai, à celle de
la lumière, détermine quelquefois des ophthalmies graves.

[Il faut, avec M. Lacassagne, distinguer du *coup de soleil* ou *insolation*, le *coup de chaleur*, qui survient dans les pays chauds
par l'échauffement général et même sous l'influence de la chaleur à l'ombre. Il est évident du reste que l'insolation proprement dite est toujours accompagnée d'un certain degré d'échauffement général. M. Lacassagne admet les trois modes suivants
dans le mécanisme de la mort par la chaleur :

1° *Élévation rapide de la température du sang.* — Coagulation
du suc musculaire, réaction acide du muscle, mort vers 45° dans
le sang ; ventricule gauche et diaphragme contractés ; c'est l'insolation *sthénique* d'Obernier.

2° *Échauffement graduel de tout le corps.* — Trouble profond de
l'innervation, peut-être commencement de fusion de la myéline
(à 52°) ; mort avec le cœur en diastole. C'est l'insolation *asthéni-
que* d'Obernier.

3° *Échauffement des centres nerveux.* — Développement d'une
méningite superficielle, possible chez les soldats coiffés d'un
lourd schako ou d'un casque.

Il faut remarquer cependant qu'une partie des symptômes dans
les cas d'insolation ou de coup de chaleur sont de nature asphyxique (syncopes, nausées, faiblesse des membres inférieurs, etc.);
c'est qu'en effet le sang, incomplètement hématosé, en agissant
sur les centres nerveux, détermine par voie réflexe la dilatation
paralytique des capillaires du poumon et par suite la stase de
la circulation pulmonaire (Layet)].

Chaleur solaire indirecte. — L'exposition à une haute température à l'ombre peut être supportée par l'homme, quand cette
température est dans de certaines limites, qu'elle ne dépasse
pas 35 à 40°, et que son influence n'est pas trop prolongée.

En pareil cas, deux causes tendent à rétablir l'équilibre, et
leur action explique toutes les modifications qui surviennent
dans les divers actes organiques. C'est, d'un côté, l'abondance
extrême des perspirations pulmonaire et cutanée, à laquelle l'organisme doit suffire, et, de l'autre, la nécessité pour l'homme

de produire le moins possible de chaleur animale, en raison de la haute température dans laquelle il est placé.

La soif devient vive, intolérable ; elle est due au besoin qu'éprouve l'économie de fournir à la déperdition aqueuse qui se fait par les transpirations pulmonaire et cutanée.

Les sécrétions intestinales sont diminuées, ce qui rend l'appétit moins vif, et met dans la nécessité de stimuler l'estomac et ses fonctions languissantes par des aliments et des liquides excitants. La bile, toutefois, est sécrétée avec abondance dans les pays chauds, et trois causes peuvent expliquer ce résultat ; ce sont : 1° l'action de la chaleur elle-même ; 2° l'usage des aliments et des liquides excitants introduits dans l'estomac ; 3° les affections aiguës et chroniques du tube digestif, qui sont la conséquence du régime ou du climat.

La constipation est habituelle dans les pays chauds, et la diminution des sécrétions intestinales en rend compte. La sécrétion salivaire et celle des urines sont notablement diminuées.

La transpiration cutanée abondante est la cause de la faiblesse musculaire des individus qui habitent ces pays.

La respiration se ralentit, car il faut moins d'absorption d'oxygène et moins de production de chaleur animale, en raison de la chaleur de la localité.

Le calorique devenu latent, par suite des perspirations pulmonaire et cutanée, contribue encore à ce résultat, et permet à l'individu de résister à la haute température extérieure. L'hématose est peu active.

La sécrétion spermatique augmente sous l'influence de la chaleur. Cette augmentation rend compte de la grande activité des fonctions génitales. Les habitants des pays chauds s'y livrent avec passion, et la répétition fréquente de ces actes ne contribue pas peu à leur débilité musculaire. On a attribué à l'abus des plaisirs vénériens, dans les pays chauds, la procréation d'un nombre de filles plus considérable que celui des garçons, et on a ainsi cherché à se rendre compte de la polygamie qui y règne. Est-il vrai qu'il en soit ainsi ?

Des trois grandes fonctions du cerveau, deux sont exaltées : ce sont, d'une part, les facultés intellectuelles, qui sont actives, énergiques, et, d'une autre, la sensibilité, qui est douée d'une facile et prompte excitabilité. Quant à la troisième, la locomobilité, elle est diminuée pour les raisons indiquées précédemment.

Lorsque des individus séjournent dans des pays chauds et parviennent à s'y acclimater, leur constitution se modifie suivant deux modes particuliers bien distincts:

1° Les individus dans une position aisée et au sein d'une ci-

vilisation avancée, comme dans plusieurs de nos colonies, s'habituent et se plient simplement à ces modifications organiques;
aussi ne tardent-ils pas à voir leur constitution s'amollir; ils
craignent l'exercice, qui les épuise facilement. Leur appétit faible et languissant a besoin d'être réveillé par des excitants
énergiques; ils sont maigres, se livrent longtemps au sommeil,
plusieurs fois même par jour. Chez eux les fonctions génitales
s'exécutent avec énergie, presque avec fureur, et contribuent
encore à leur affaissement et à leur épuisement.

Tels sont les caractères de beaucoup d'individus habitant les
pays chauds civilisés.

2° Dans une autre classe, les indigènes des pays à température élevée sont nomades et obligés, comme les Arabes, par
exemple, de mener une vie active. Ceux-là ne se prêtent pas aux
modifications déterminées dans leurs actes organiques, par le
climat. Ils habituent au contraire leurs organes à lutter contre
elles et à les dompter. Dans ce cas, leur constitution s'harmo-
nise avec cette activité nécessaire de leur existence. Alors, toute
trace d'embonpoint disparaît, leur peau devient sèche, parcheminée, et la transpiration cutanée, moins facile, est moins
abondante; ils sont souvent d'une maigreur squelettique, leur
activité est extrême, leur vivacité grande; ils se fatiguent
difficilement, et ils se contentent pour vivre d'aliments peu
abondants et peu nourrissants. On voit des Arabes du désert
ne prendre par jour que sept à huit dattes et un peu de lait
doux et caillé, ce qui représente en tout 6 onces (180 grammes)
de matières alimentaires. Leurs facultés intellectuelles sont
vives, actives, pénétrantes; leurs fonctions génitales, énergiques.

Les individus habitant des localités à température élevée sont
disposés à contracter des maladies dont peuvent rendre compte
les modifications déterminées dans leur organisation par la
chaleur.

Ainsi, l'usage habituel et fréquent des aliments et des boissons stimulantes détermine souvent des gastrites aiguës, et surtout chroniques, des entéro-côlites et des diarrhées rebelles,
des dyssenteries interminables. Le foie, stimulé par la chaleur,
ou bien par les aliments et les liquides excitants, quelquefois
aussi par des maladies antérieures des voies digestives, s'altère bien souvent: on sait combien les maladies aiguës et
chroniques de cet organe sont fréquentes dans les pays chauds.

On peut en dire autant des affections de la peau, qui se présentent avec un haut degré de gravité dans ce pays. Telles sont
les affections lépreuses (Candie, Chine, archipel Indien), l'éléphantiasis des Arabes, le pian des nègres, et bien d'autres sur

lesquelles nous ne possédons que des notions incomplètes ou inexactes ; toutes ces affections sont endémiques dans ces contrées.

La chaleur détermine des modes particuliers de manifestation de la syphilis constitutionnelle. Cette maladie se traduit à la peau par des altérations plus intenses et plus caractérisées.

Dans un grand nombre de pays chauds, comme à la Jamaïque, par exemple, les Européens sont pris, dès leur arrivée, d'une éruption papuleuse de la peau, caractérisée par de petites élevures rouges, solides, accompagnées d'une démangeaison extrême [gale bédouine, bourbouille, etc.] ; elle diminue vers le soir, ou lorsque les Européens gagnent les montagnes et vont se soumettre à l'action d'une température moins élevée. Les indigènes estiment heureux les Européens qui sont atteints de cette éruption, qu'ils considèrent comme pouvant les préserver de la fièvre jaune et des autres maladies graves de ces contrées.

[Ces *épidermatoses* simples sont dues à l'hyperémie continuelle et à l'exagération fonctionnelle du tégument. Les *éruptions furonculeuses* sont probablement aussi dues à l'irritation de la peau ; quant au *clou de Biskra*, à l'*ulcère de Mozambique*, à l'*ulcère Annamite*, etc., il est probable qu'ils sont d'origine parasitaire (Arnould).]

Les affections du système nerveux y sont également fréquentes et sont la conséquence de la facilité avec laquelle les facultés cérébrales s'exaltent sous l'influence de la chaleur ; aussi, voit-on se développer des maladies dans lesquelles les phénomènes de surexcitation nerveuse prédominent. Le béribéri, les crampes, les convulsions, le tétanos, sont plus communs là que dans nos climats : on sait avec quelle facilité cette dernière affection se développe dans les pays chauds.

La folie, l'hypocondrie, la monomanie du suicide, sont-elles favorisées par la température élevée d'un climat ? Ce sont encore des questions qui ne sont pas résolues d'une manière définitive. Pour la folie, rien de moins prouvé : car sur 930 cas d'aliénation mentale relevés par Esquirol, 21 seulement sont attribués à la chaleur. Sur 907 suicides relevés par Prevost, Casper et Esquirol, 534 ont eu lieu pendant les deuxième et troisième trimestres de l'année, et 373 seulement pendant les premiers et quatrième. Louis Fleury rapporte qu'en Russie, suivant Marshall, on observe un suicide sur 38,882 habitants entre le 42⁰ et le 54⁰ degré de latitude, et 1 suicide sur 55,777 habitants entre le 54⁰ et le 64⁰ degré (1).

La maladie singulière à laquelle on a donné le nom de ca-

_____

(1) Voir plus bas SAISONS.

lenture a encore été attribuée à la chaleur. On ne possède pas de relevés statistiques à cet égard (1).

La chaleur élevée favorise quelquefois le développement de l'érysipèle et de la pourriture d'hôpital, mais elle ne peut seule les produire.

Quant à l'influence de la chaleur sur la dyssenterie, les fièvres éruptives, la fièvre jaune et le choléra, on prétend qu'elle est puissante, mais cette opinion ne saurait être admise sans contestation, et il faut, à mon avis, que d'autres influences soient venues s'y joindre pour produire leur développement ou, au moins, le favoriser. [On peut affirmer cependant que la chaleur communique une activité plus grande aux principes infectieux ou du moins dispose mieux l'économie à les recevoir.]

Si les fièvres typhoïdes n'avaient fait d'aussi grands ravages dans une partie de la France pendant l'année 1852-1853, nous aurions eu de la tendance à penser que la température élevée favorisait son développement. C'était, en effet, jusque-là, en été qu'on observait son développement plus fréquent.

[M. Arnould a mis hors de doute l'influence apparente de la chaleur sur la fièvre typhoïde en Algérie. Léon Colin, d'autre part, a établi en loi que les *fièvres telluriques*, *périodiques* dans la Bresse, *rémittentes* en Algérie, deviennent *continues* au *Sénégal*, la gravité s'accentuant avec la disparition de l'intermittence. Dans les régions malariales chaudes, on observe les formes les plus pernicieuses, telles que la *fièvre hématurique* ou *bilieuse mélanurique*.

Du reste, il est incontestable que la chaleur est susceptible de provoquer par elle-même des fièvres d'intensité variable, avec participation des voies et des glandes gastriques ; telles sont la *fièvre continue simple*, *fièvre éphémère* ou *bilieuse*, la *fièvre inflammatoire* des Antilles, le *common continued fever de l'Inde*, qui, étant de nature purement *climatique*, n'ont rien de commun avec les fièvres d'origine miasmatique.]

RÈGLES HYGIÉNIQUES. — 1° Éviter avec le plus grand soin l'exposition directe à l'influence de la chaleur solaire, en raison des effets souvent terribles qu'elle produit. Il est important de ne sortir de chez soi qu'aux heures où elle n'agit plus, et on doit surtout éviter de se mettre en voyage au milieu du jour : dans les cas exceptionnels où cela est d'une indispensable nécessité, il faut avoir recours à une coiffure qui réfléchisse les rayons solaires, et s'oppose en même temps à l'échauffement rapide de la tête. Sous ce rapport, les turbans blancs des Arabes et des Turcs

(1) Il n'existe pas de maladie spéciale méritant le nom de *calenture ;* il s'agit dans la plupart des cas de fièvres rémittentes graves à forme délirante (Le Roy de Méricourt).

remplissent parfaitement ces conditions et s'opposent, en raison de leur difficile conductibilité pour la chaleur, à l'échauffement de la tête, et, par conséquent, aux accidents qui sont la suite de l'action directe de la chaleur solaire.

[Les grands chapeaux de paille, ou les chapeaux de paille à larges bords recouverts d'une coiffe de toile blanche avec un couvre-nuque, que portent les Mexicains, sont très convenables.]

2° Conseiller le repos pendant la plus grande chaleur du soleil, et fuir, à cet instant, les occupations sérieuses. Les promenades et les sorties doivent avoir lieu exclusivement le matin ou le soir. Deux sommeils, un la nuit, et un beaucoup plus court au milieu du jour, semblent une habitude excellente.

3° Il est indispensable, dans les pays chauds, de se contenter d'une alimentation peu abondante et légèrement stimulante. Un fait cité par Robertson montre combien il faut peu de nourriture à l'homme des pays chauds. Des troupes exercées, faisant la guerre dans l'Inde, vinrent à manquer de vivres, et officiers et soldats se virent réduits, pour toute nourriture, à 2 onces de riz par jour. Ce régime fut d'abord très mal supporté. Officiers et soldats croyaient chaque jour qu'ils allaient succomber. Rien de semblable n'arriva, et l'habitude de ce régime fut contractée si rapidement que la santé de ce corps d'armée resta excellente, et que le nombre des malades fut très peu considérable.

Les boissons doivent être peu abondantes, mais modérément stimulantes.

4° L'habitude de bains légèrement stimulants, comme des bains frais et des affusions froides le matin, est d'un usage excellent dans les pays chauds. L'exercice doit toujours être modéré, doux, ne pas conduire à ces transpirations énormes qui amènent si facilement une déperdition des forces.

5° Les vêtements doivent être légers, peu colorés, amples, en laine finement tissée.

6° La sobriété dans l'exercice des organes génitaux est de toute nécessité, et il faut y insister d'autant plus que la température y invite, et que leur abus est presque toujours suivi d'un épuisement considérable.

Voici l'emploi de la journée dans les climats trop chauds ; ce sont des règles hygiéniques basées sur l'expérience de chacun, et que tout homme raisonnable devra adopter. — Se lever à 7 heures du matin. — Sortir pour affaires quelconques jusqu'à 10 heures. — Un premier repas à 10 heures, peu abondant, peu nourrissant. — A midi, repos jusqu'à 2 heures. — Deuxième repas, plus substantiel, c'est le dîner. — De 5 heures à minuit, sorties, visites, affaires, et un léger souper dans la soirée.

Bibliographie. — Chaleur animale.: MARLIANI (J), *Quœstio de caliditate corporum humanorum tempore hiemis et æstatis.* Venetiis, 1501, in-fol. — BÉCKHER, *De calido innato.* Regiomontani, 1624, in-4°. — CAIMO (Pomp.). *De calido innato,* Libri. III. Venetiis, 1626, in-4°.— HALLER (Alb. V.), *De generatione caloris et usu in corpore humano.* Gœttingæ, 1741, in-4°.—STEVENSON (John), *An Essay on the Cause of the Animal Heat, and of some of the Effects of Heat and Cold on our Bodies,* in *Med. Essays and Obs.* Edinb., t. V, part 2, p. 866. 1784.—DANZE, *Experimenta circa calorem animalem.* Ludg. Batav., 1754. — PICKEL (Ges.), *Experimenta physico medica de electricitate et calore animali.* Wirceburgi, 1778, in-8°. — LESLIE (P. D.), *A Philosophical Inquiry into the Cause of Animal Heat.* Lond., 1778, in-8°. — RIGBY (Edw.), *Essay on the Theory of the Production of Animal Heat.* Lond., 1785, in-8°. — CRAWFORD (Ad.), *Experiments and Observ. on Animal Heat, and the Inflammation,* etc., 2e édit. Lond., 1788, in-8°. — LAVOISIER et LAPLACE, *De la combustion et de la respiration,* in *Mém. Acad. des Sc.,* 1780, p. 406. — LAVOISIER et SÉGUIN, *Sur la respiration des animaux.* Ibid., 1789, p. 556.— HUNTER (John), *Experiments and Observations on Animals with Respect to the Power of producing Heat,* in *Observ. on Cert. Parts,* etc., 2e édit., 1792 ; et trad. de Richelot, t. I, p. 322. — SPALLANZANI, *Mém. sur la respiration,* trad. par Sennebier. Genève, 1803, in-8°, et in *Rapports de l'air avec les corps organisés,* par SENNEBIER. Genève, 1807. — HOPPE (B. Ant.), *De origine caloris animalis.* Hafniæ, 1819, in-8°. — CHOSSAT, *Influence du système nerveux sur la chaleur animale.* Th. de Paris, 1820, n° 126. — DAVY (J.), *Sur la température du corps humain dans divers climats.* (Extr. de l'ouvrage intitulé : An Account, etc.), tr. franç., in *Ann. de chim. et de phys.,* t. XXII, p. 433, 1823. — DU MÊME, *Observ. sur la température de l'homme et des animaux de divers genre,* Ibid., t. XXXIII, p. 81, 1826. — DU MÊME, *Misallaneous Observat. on Animal Heat,* in *Philos. Trans.,* 1844. Pars 1, p. 57, et trad. par P. J. Pierre, in *Ann. de ch.,* 3e sér., t. XIII, p. 174, 1845. — DULONG, *De la chaleur animale,* in *Journ. de physiologie de Magendie,* t. III, p. 45, 1823. — HOME (Ev.), *On the Influence of Nerves and Ganglions in producing Animal Heat,* in *Philos. Transact,* t. CXV, p. 257, 1825. — COLLARD DE MARTIGNY, *De l'influence de la circulation générale et pulmonaire sur la chaleur du sang, et celle de ce fluide sur la chaleur animale,* in *Journ. compl. des sc. méd.,* t. XLIII, p. 268, 1832. — DESPRETZ, *Recherches expérimentales sur les causes de la chaleur animale,* in *Ann. de chimie et de physique,* t. XXVI, p. 337, 1814.— BECQUEREL et BRESCHET, *Mém. sur la chaleur animale,* in *Ann. des sc. nat.,* t. III, p. 267 ; t. IV, p. 243, 1835. — RAMEAUX (J. F.), *De la chaleur animale.* Th. de conc. (Sc. access.). Strabourg, 1839, n° 5. — ROGER, *De la température chez les enfants à l'état physiologique et pathologique,* in *Archiv. gén. de méd.,* 4e sér., t. IV à IX, 1844-45. — WURTZ, *De la production de la chaleur dans les êtres organisés.* Th. de conc. Paris, 1847, in-4°. — MAGENDIE, *Leçons faites au Collège de France sur la chaleur animale,* in *Union méd.,* 1850, n°s 45, 46, 47. — GAVARRET, *De la chaleur produite par les êtres vivants.* Paris, 1855, in-18, fig. — BERNARD (Cl.), *Recherches expérimentales sur la chaleur animale,* in *Compt. rend. de l'Acad. des sc.,* t. LXIII, p. 329, 561, 1856. — DU MÊME, *De la chaleur animale,* in *Leçons de pathol. expér.,* p. 275. Paris, 1872, in-8°. — SCOUTETTEN, *De la température de l'homme sain et malade.* Metz, 1867, in-8° ; et Bibliographie de l'article *Chaleur* dans le *Traité de physiologie* de Béclard, 4e édit., p. 448, 1862.

Effets de la chaleur sur l'homme : FAHRENHEIT et PROVOOST, *Exper.,* in Boerhaave, *Elem. chemiæ.* Parisiis, 1733, in-4°, tome I, p. 148. — BRUGGE (M. R. van), *De salubri et insalubri calore atmospheræ.* Ludg. Batav., 1745, in-4°. — DUNTZE (Arn.), *Dissertatio physico-medica complectens experimenta varia calorem animalem spectantia.* Lugduni Batav., 1754, in-4°. — QUELMALZ (S. T.), *Effectus caloris æstivi fervidioris.* Lipsiæ, 1750, in-4°. — TILLET, *Mém. sur les degrés extraordinaires de chaleur auxquels les hommes et les animaux sont capables de résister,* in *Mém. de l'Acad. roy. des sc.,* 1764. D. 186-205. — BLAGDEN, *Experiments and Obser-*

vations in a heated Room, et *Further Exper. and Observ.*, etc., in *Philosoph. Transact. of the Royal Society of London*, 1775, p. 11 et 434 ; et *Abridg.*, t. XIII, p. 604 et 695 ; le 2e Mém. [*Further Exp.*, etc.). trad. en français, in *Observ. sur la physique*, etc., de l'abbé Rosier, t. XIII, p. 122, 1778.— Dobson, *Experiments in a heated Room*, in *Liverpool Philosoph. Transact.*, 1775, p. 463. — Changeux, *Doutes sur la puissance attribuée au corps animal de résister à des degrés de chaleur supérieurs à sa température ; ou Réflexions*, etc., in *Obs. sur la physiq. de l'abbé Rosier*, t. VII, p. 57-63, 1776. — Souza-Ferras (E. G. de), *De calore atmosphærico ætiologice considerando*. Th. de Montpel., 1790, in-4o. — Becker (C. F., *Commentatio de effectibus caloris et frigoris externi in corpus humanum vivum.* Gœttingæ, 1802, in-4o. — Bauer (W. Fr.), *Ueber den Einflus der äussern Warme und Kälte auf den lebenden menschlichen körper.* Marburg, 1804, in-8o. — Chortet, *Traité sur la propriété fortifiante de la chaleur et sur la vertu affaiblissante du froid.* Luxembourg, an XI, in-8o.— Delaroche, *Expériences sur les effets qu'une forte chaleur produit sur l'économie animale.* Thèses de Paris, 1806, in-4o, no 11.—Du même, *Mém. sur les causes du refroidissement qu'on observe chez les animaux exposés à une forte chaleur*, in *Journ. de phys.*, t. LXXI, p. 289, 1810. Rude (F. A.), *Versuch über die Wärme und ihr Wechselverhältnisse mit dem Organismus.* Marburg, 1824, in-8o. — Edwards (W.), *De l'influence des agents physiques sur la vie.* Paris, 1824, in-8o. — Guérard, art. *Chaleur*, in *Dict. de méd.* en 30 vol. — Metcalfe (S. L.), *Caloric, its Mechanical Chimical and Vital Agencies, in the Phænomena of Nature.* London, 1843, 2 vol. in-8o. — Letellier, *Influence des températures extrêmes de l'atmosphère sur la production de l'acide carbonique dans la respiration des animaux à sang chaud*, in *Ann. de chim. et de phys.*, 3e série, t. XIII, p. 478-501, 1845. — Credessac-Vernet, *De l'influence de la température sur l'économie animale.* Thèses de Paris, 1846, no 24. — Calliburcès (P.), *Influence du calorique sur les mouvements péristaltiques du tube digestif*, etc., in *Compt. rend. de l'Acad. des sc.*, t. XLV, p. 1095, 1857. — Du même, *Influence de la chaleur sur les manifestations de la contractilité organique*, ibid., t. XLVII, p. 638, 1858. — Walther (A.), *Uber todliche Wärme production in thierischen Körper*, in *Med. Ctrlbl.*, 1867, p. 391. — Du même, *Von der Wirkung strahlender Wärme auf den thierischen Organismus*, ibid., 1867, p. 770. — Vallin (E.), *Du mécanisme de la mort par la chaleur extérieure*, in *Arch. gén. de méd.*, 6e sér. t. XVIII, p. 727, 1871. — Bernard (Cl.), *Influence de la chaleur sur les animaux*, in *Rev. des Cours sc.*, 1871, p. 133, 182.

Chaleur solaire. Insolation : Richter, *Insolatio seu potestas solis in corpus humanum.* Gœttingæ, 1747, in-4o.—Aulagnier (A. F.), *De insolatione.* Monspel., 1788, in-4o. — Cauvin (J. F.), *Des bienfaits de l'insolation.* Th. de Paris, 1815, no 285.— Davy (J.), *On the Effects of the Sun Rays on the Humane Body*, in *Edinb. Med. Chir. Transact.*, III, 256, 1829.— Beisser (A.), *Dissert. sur la calenture.* Th. de Montpell., 1832, no 73. — Morris, *Sur le coup de soleil*, in *Gaz. méd.*, 1847, p. 597. — Trastour, *Deux Obs. de méningo-encéphalite chez des moissonneurs*, in *Journ. de méd. de la Soc. de la Loire-Inférieure*, t. XXX, p. 142, 1853.— Riecke (C. F.), *Der Tod durch den Sonnenstich oder Hitzschlag, mit besonderer Rücksicht*, etc. Quedlinburg, 1855, in-8o. — Plagge (Th.), *Der Tod auf Märschen in der Hitze. Ein Beitrag zur Ætiologie.* Worms, 1856, in-8o. — Beatson (G. S.), *On Coup de soleil its causes and Treatment*, in *Med. Times and Gaz.*, 1857, t. II, p. 624. — Pinnie (W.), *On Insolatio, Sun-Stroke or Coup de soleil*, in the *Lancet*, 1859, t. I, p. 505, 533. — Levick (J. J.), *Remarcks on Sun-Stroke*, in *Amer. Journ.*, 2e sér., t. XXXVII, p. 40, 1859. — Smith (Edw.), *Remarks on Sun-Stroke*, in *Med, Times and Gaz.*, 1860, t. II, p. 205. — Gordon, *On the Prevalence of Heat-Apoplexy among Soldiers during the Hot Weather Campain in 1858*, in *Edinb. Med. and Surg. Journ.*, t. V, p. 985, 1860. — Barklay (Alex.), *On Sun-Stroke*, in *Madras Quart. Journ. et Schmidts' Jahrbb.*, t. CXIV, p. 191, 1862. — Nevière (M.), *De l'insolation considérée dans son rôle étiologique.* Th. de Strasb., 1863, no 675. — Wood (H. C.), *On Sun-Stroke*, in *Amer. Journ. of Med. Sc.*, t. XLVI, p. 377, 1863.— Bonnyman (J.), *Obs. on Heat-Apoplexy*, in *Edinb. Med. Journ.*, t. IX, p. 1027, 1864.—Baxter (C. P.), *A few Remarks on Sun-Stroke or Heat-Apoplexy, with.*, etc.

in *Dublin Quart. Journ.*, 1866, febr. — ROBINSON, *Effects of Solar Rays upon Animal Tissues*, in *Med. Times and Gaz.*, 1867, t. II, p. 327. — OBERNIER (F.), *Der Hitzschlag, Insolatio, Coup de chaleur, Sun-Stroke ; nach neuen Beobachtungen*, etc. Bonn., 1867, in-8°, pl. — NOLAN (W.), *Practical Remarks on Insolation*, in *Dublin Quart. Journ.*, t. XLVII, p. 72, 1869. — VALLIN (E.), *Recherches expérimentales sur l'insolation et les accidents produits par la chaleur*, in *Archiv. gén. de méd.*, 6° sér., t. XV, p. 129, 1870. — Voy. les articles *Calenture* des divers Dict. de méd. : la *Relation méd. de l'expédit. de Tlemçen*, par le docteur PAYEN, in *Journ. des conn. méd.*, 1837 ; voir aussi des *Traités des maladies des pays chauds*, les *Voyages dans les régions équatoriales*, les *Traités de physique et de météorologie* (KÆNTZ, part, I, 5-26, et IV, 146-232. — BECQUEREL et Edm. BECQUEREL, p. 26, 79. — FOISSAC, t. II, part. IV, chap. I, 9, etc.).

— CHAUDOL, *Variation de la température animale*. Th. de Paris, 1873. — GAVARRET, art. CHALEUR ANIMALE, in *Dict. encycl. d. sc. méd.*, 1re sér,, t. XV, 1874. — HESTRÈS, *Étude sur le coup de chaleur*. Th. de Paris, 1872. — NOQUET, *Étude sur l'insolation et les accidents causés par la chaleur*. Th. de Paris, 1872, — VALLIN, *Du mécanisme de la mort par la chaleur extérieure*, in *Arch. gén. de méd.* 6° sér., t. XVIII, 1871, et t. XIX, 1872. — WAGNIER (L.), *De la mort par la chaleur extérieure*. Th. de Paris, 1875.

— ACKERMANN. *Ueber Wärmeregulirung*, in *Berlin. klin. Woch.*, 1872, n° 3. — HORVATH, *Zur Physiologie der thierischen Wärme. Zur Lehre vom Winterschlaf*, in *Centralbl. med. Wiss.*, 1872. — RIEGEL. *Ueber Wärmeregulation*, in *D. Arch. klin. Med.*, Bd. IX et X, 1872 et *Virchow's Archiv*, 1873, 1874, et articles sur la chaleur animale dans *Pflüger's Archiv*, 1872. — ROSENTHAL. *Zur Kenntniss der Wärmeregulation*, Erlangen, 1872. — CASEY. *On the diurnal variations of the Temperature of the Body*, in *The Lancet*, 1873. — JÜRGENSEN, *Die Körperwärme des gesunden Menschen*, Leipzig, 1873. — FOREL, *Exp. sur la température des corps dans l'acte de l'ascension sur les montagnes*, in *Bull. méd. Suisse romande*, 1874. — HOPPE-SEYLER. *Ueber die obere Temperaturgrenze des Lebens*, in *Arch. f. d. ges. Physiol.*, 1875. — WINTERNITZ. *Wärmeregulation*, in *Virchow's Archiv*, 1872, et *Wiener med. Jahrb.*, 1875. — BERNARD (Cl.). *Leçons sur la chaleur animale*. Paris, 1876, in-8. — LITTEN (W.). *Ueber die Einwirkung erhöhter Temperaturen auf den Organismus*, in *Arch. f. path. Anat.*, 1877. — LONAIN, *De la température du corps humain*. Paris, 1877. — BLACHEZ. *Du coup de chaleur*, in *Gaz. hebd.*, 1877, n° 33. — LACASSAGNE. *De l'insolation et des coups de soleil*. Paris, 1878. — VOIT. *Ueber die Wirkung der Temperatur auf die Zersetzungen im Organismus der Warmblüter*, in *Zeitsch. f. Biol*, 1878. — LAHAYE. *Essai sur la forme cérébrale du coup de soleil*, Th. de Paris, 1878. — FRANKEL. *Zur Lehre von der Wärmeregulation*, in *Arch. f. Anat. u. Physiol.*, 1879. — VOLLAND. *Ueber Verdunstung und Insolation*, Basel, 1879, in-8. — BOUVET. *Des variations du degré hygrométrique de l'air chauffé*, in *Rev. d'hyg.*, 1880. p. 92. — ZUBER. *Étude sur le coup de chaleur*, in *Bull. soc. méd des hôpit.*, 22 oct. 1880.

Influence prolongée d'une basse température dans les pays froids.

Le froid extérieur, porté même à un degré assez considérable, n'exerce pas une influence très grande sur la chaleur naturelle intérieure de l'homme ; sa production de calorique lui permet de résister aux causes incessantes de refroidissement qui environnent le corps.

Les effets du froid varient suivant qu'il est modéré ou violent.

Froid modéré. — Le premier effet du froid sur la peau est de diminuer la circulation capillaire cutanée. On explique ce résultat, soit par la contraction des parois vasculaires sous l'influence directe du froid, soit par la formation, à la surface interne des vaisseaux, d'une couche de liquide à demi concrété, qui en rétrécit le calibre et y modifie le cours du sang.

La sécrétion cutanée est également diminuée et presque anéantie.

Si les fonctions de la surface externe sont diminuées, les actes organiques internes, au contraire, prennent un grand développement et une grande activité. C'est qu'en effet, il est nécessaire, pour que la température animale se maintienne au même degré sous l'influence du froid, que la combustion animale soit augmentée, et, par conséquent, que la quantité de carbone brûlé pendant l'acte de l'hématose soit plus considérable. En effet, l'hématose est augmentée, la respiration se fait avec énergie ; la puissance digestive est devenue considérable et la digestion très active ; l'estomac supporte facilement des aliments copieux et très nourrissants.

L'influence du froid engage l'homme à faire usage d'aliments et de boissons stimulants, mais pour une raison opposée à celle qui existe dans les pays chauds. La nécessité de ces substances est justifiée, en effet, par le besoin de fournir au sang des éléments qui puissent y être brûlés, et produire ainsi le supplément de chaleur naturelle destiné à permettre à l'habitant des pays froids de résister à l'influence de la basse température qui l'environne.

Les sécrétions biliaire et spermatique sont diminuées d'énergie, tandis que les sécrétions rénale et intestinale sont augmentées. Ces modifications des diverses sécrétions sont précisément l'inverse de ce qui existe dans les pays chauds. Les menstrues sont, en général, peu abondantes, les fonctions génitales peu prononcées.

La constitution et le tempérament des individus qui habitent les pays froids s'harmonisent avec les conditions dans lesquelles se trouvent leurs divers appareils. L'appétit devient énergique, quelquefois même vorace, et la capacité digestive permet l'assimilation facile d'aliments de toute espèce. L'embonpoint devient assez considérable, le système musculaire se développe et acquiert une grande force ; mais aussi les fonctions génitales sont peu actives, les facultés cérébrales plus lentes à s'exercer, plus paresseuses, et leur excitation moins facile.

Considérée d'une manière générale, la santé des habitants des climats froids est meilleure, et leur constitution plus robuste et plus solide que celle des individus qui habitent les pays chauds; leur vie moyenne est plus longue. Les exemples de longévité les plus remarquables se trouvent surtout parmi eux.

Froid considérable. — L'homme ne peut s'y exposer impunément que d'une manière passagère. Les observations faites dans la campagne de Russie et dans les voyages circumpolaires ont permis, toutefois, d'en étudier les effets. Ils sont généraux ou locaux.

Les effets généraux sont : un sentiment de faiblesse, de lassitude, de courbature générale; un désir et un besoin impérieux de repos et de sommeil. Bien souvent, ces phénomènes s'accompagnent d'hémorrhagies à la surface des diverses membranes muqueuses.

A un degré plus avancé, la faiblesse augmente, les organes respiratoires diminuent d'activité et finissent par se paralyser. Enfin, la mort arrive, précédée d'une sensation que l'on dit être presque du plaisir.

[La mort par le froid est attribuée par les uns à des congestions viscérales intérieures résultant du refoulement du sang de la périphérie au centre; par d'autres, à une action sur le système nerveux, engourdi, puis paralysé, ce que semble démontrer l'insensibilité galvanique des muscles. Plus récemment, Pouchet, dans ses expériences microscopiques, a cru voir une véritable décomposition du sang dont les globules seraient détruits, et qui deviendrait dès lors impropre à l'entretien de la vie.

D'après Lebastard, la mort est due, dans le refroidissement brusque et progressif, à l'anémie cérébrale ; dans le refroidissement lent et continu, à la congestion cérébrale ; dans le refroidissement d'une partie ou congélation partielle, aux embolies capillaires formées par les caillots contenus dans les parties congelées.

Le froid, selon Colin, paraît agir de trois manières : 1° par impression immédiate sur le système nerveux ; c'est là probablement l'influence prédominante ; 2° par refoulement du sang de la périphérie vers les organes profonds qu'il congestionne ; 3° par astriction, influence que les organes profonds subissent d'une manière variable.

Quand la mort a lieu *après la congélation*, c'est-à-dire au moment où le sang dégèle, elle est due, dit Michel, à l'oblitération des capillaires pulmonaires par une multitude de petites embolies résultant de la désintégration des caillots microscopiques formés par l'effet du froid ; de là une syncope mortelle.

La question ne peut du reste être envisagée comme complètement résolue.]

Les effets locaux consistent surtout dans la congélation due à la suspension complète de la circulation dans une partie quelconque du corps; elle frappe soit les parties exposées à l'air, soit celles qui sont plus éloignées, et dans lesquelles la circulation est moins énergique, comme l'extrémité des pieds.

De nombreuses maladies se développent de préférence dans les pays froids, et les modifications survenues dans les principales fonctions de l'économie en expliquent suffisamment la fréquence. Ce sont les suivantes :

Les phlegmasies des membranes muqueuses sont fréquentes. Citons en particulier le coryza, les angines, les bronchites, les entéro-colites, le catarrhe utérin et vaginal, la cystite. Les flux sont également assez communs. Telles sont la leucorrhée, la diarrhée, etc. Ces dernières maladies se produisent plutôt dans les pays froids et humides que dans les localités sèches et froides. (Pour quelques particularités très remarquables, voir plus bas CLIMATS FROIDS.)

C'est encore dans les climats froids et humides que l'on observe la tendance à la production des maladies générales, auxquelles on pourrait presque donner le nom d'atoniques. Le rachitisme, les scrofules, les tubercules y sont certainement plus fréquents que dans les pays chauds.

Les phlegmasies aiguës des organes respiratoires, et, en particulier, la pneumonie et la pleurésie, sont fréquentes dans ces contrées. Il en est de même des rhumatismes aigu et chronique et de la goutte.

[Il est bon de remarquer cependant que le rhumatisme articulaire aigu est loin d'épargner les pays chauds ou les saisons chaudes.

Mentionnons enfin l'ophthalmie des neiges, due à l'air froid autant qu'à l'éclat des surfaces neigeuses.]

RÈGLES HYGIÉNIQUES. — La première règle à suivre est de se soustraire à l'action générale et locale du froid. On y parvient à l'aide d'une habitation convenable, d'un chauffage approprié, et de vêtements en rapport avec cette nécessité.

2° L'alimentation doit être substantielle, assez abondante, et souvent un peu stimulante. Les boissons alcooliques prises avec modération sont utiles aux habitants de ces contrées, que leurs occupations obligent de rester exposés au froid. Ces boissons sont mieux supportées que dans les pays chauds. Un grand nombre d'individus en font abus et en prennent des quantités énormes. C'est certainement dans les pays froids que l'ivresse est le plus répandue (1).

_____

(1) M. Hayes, dans la relation d'un voyage aux terres polaires, a présenté quelques remarques pleines d'intérêt sur le régime qu'il convient de suivre dans les

3° On doit conseiller l'exercice et le mouvement aux individus exposés à l'action du froid. Ils contribuent à développer la chaleur animale et permettent de résister plus facilement au froid.

Nous venons d'étudier les effets des températures chaude et froide ; entre ces deux degrés, c'est-à-dire des tropiques au cercle polaire, sont placés les pays les plus peuplés et les plus civilisés, et dont la température est dite tempérée. C'est à cette classe de contrées que s'applique spécialement toute notre hygiène ; aussi, tout en nous réservant d'en dire quelques mots, en traitant de l'hygiène des divers climats, nous n'insisterons pas davantage sur ces particularités.

Variations de la température atmosphérique. — Les variations de la température atmosphérique doivent être étudiées à part, attendu qu'elles constituent une source féconde de maladies.

Leur influence diffère suivant qu'il s'agit de variations lentes ou de variations brusques. Ces premières concernent l'histoire des climats tempérés, aussi ne nous y arrêtons-nous pas ici. Nous dirons quelques mots seulement des secondes.

Dans les climats tropicaux, où l'on a souvent occasion de voir ces brusques variations se produire du jour à la nuit, la plupart des auteurs s'accordent à signaler la dysenterie et la diarrhée comme en étant la conséquence. Suivant M. Andouard, les alternatives diverses de température favorisent la production des fièvres intermittentes, et, suivant M. Voillemier, elles contribuent à produire la fièvre puerpérale.

Lorsque les variations brusques de température agissent sur un individu en sueur, et que le refroidissement se prolonge, on voit alors des phlegmasies se développer. La bronchite, la pneumonie, la pleurésie, le rhumatisme articulaire ou la maladie de Bright, se produisent suivant l'idiosyncrasie ou la prédisposition morbide du sujet qui s'est exposé au refroidissement.

Bibliographie. — Xénophon, in *Anabase,* liv. IV, ch. v. — Quinte-Curce, in *De rebus gestis Alexandri magni,* lib. VII, § 10, 11. — Fabrice de Hilden, in *De gongræna,* cap. iv. — Voltaire, in *Hist. de Charles XII,* liv. IV. — Despertnes, in *Hist. des naufrages,* 1re part.—Banks et Solander, in *Premier voyage* de Cook. — Prevost, *Hist. gén. des voyages.* — Laharpe, etc. — Larrey, in *Mém. de chir.*

zones glacées. Il a reconnu : 1° l'indispensable nécessité d'une alimentation animale très abondante, mais surtout composée de matières grasses. Les Européens s'accoutument très aisément à l'usage de la graisse et de l'huile de phoque et de baleine. Cette alimentation respiratoire est le seul moyen de lutter avec avantage contre les effets déprimants que produit l'action combinée d'un froid continu et des ténèbres profondes ; 2° les inconvénients des alcooliques dont l'action excitante passagère est bientôt suivie d'une réaction en sens inverse; enfin, la grande supériorité, comme stimulants, du thé et du café.   E. Bgd.

milit., t. IV, 1817. — SÉGUR, in Hist. de Napoléon et de la grande armée pendant l'année 1812. — DESGENETTES, Disc. de la Faculté, 7 novembre 1814.
Effets physiologiques : FRICK (J. J.). Præs. ; HENRICI resp. De frigoris noxa in corpore humano. Jenæ, 1720, in-4°.— HAMILTON (Rob.), De frigoris effectibus in corpus humanum. Th. Edinb., 1738, in-8°. — NEIGEFIND, De noxiis effectibus frigoris in corpus humanum. Erfordiæ, 1740, in-4°. — SCHULZE, De frigore ejusque effectibus in corpus humanum. Halæ, 1740, in-4°. — QUELMALZ (S. T), Progr. quo frigoris acrioris in corpore humano effectus expendit. Lipsiæ, 1755, in-4°, et in Haller Disput. ad morb., t. VI, p. 203. — LEONHARDI, De frigoris atmosphærici effectibus in corpus humanum. Lipsiæ, 1771, in-4°. — HIGHMORE (W. R.), De frigoris in corpus humanum potestate. Th. Edinb., 1778, in-8°. — WAGNER (L. G.), De salutaribus et noxii frigoris in corpus humanum effectibus. Giessæ, 1780, in-4°.— CULLEN (Arch.), De frigore ejusque vi et effectibus in corpus humanum. Dissert. Edinb., 1780, in-8°.— TITIUS (S. Const.), De frigoris extremi in corpus humanum effectibus, caloris summi ad modum analogis. Vitemb., 1795, in-4°. — STOECK, On the Effects of Cold on the Human Body. Philadelphia, 1797, in-8°. — ZIEGLER, De effectu frigoris in corpus humanum roborante. Helmstadii, 1797, in-4°. — BŒHMER, Num frigus debiletet an roboret. Vitebergæ, 1803, in-4°. — LAURAIN, Application de la méthode analytique à la recherche du froid sur l'homme. Th. de Paris, an XI, in-8°, n° 317. — ROZIÈRE, Véritable mode d'action du froid sur l'économie animale et sur le règne organique vivant. Th. de Paris, an XII, n° 212.—MINOT, Mode d'action du froid sur l'économie animale. Th. de Paris, an XIII, in-4°, n° 447. — BAUR (G. F.), De vi caloris frigorisque externi in corpus humanum vivum. (Mém. Cour.) Gœttingæ, 1802, in-4°, et en allem. Marbourg, 1804, in-8°. — BECKER (C. F.), De effectibus caloris et frigoris externi in corpus humanum vivum. (Mém. Cour.) Gœttingæ, 1802, et en allem. refondu, ibid., 1804, in-8°. — IDRELISLE, Du froid et de son action sur l'économie animale. Th. de Strasbourg, 1810, n° 282. — MORICHEAU-BEAUPRÉ, Des effets et des propriétés du froid, avec un aperçu historique et médical sur la campagne de Russie. Th. de Montpel., 1817, in-8°. — BIGUEUR (E. P.), De l'apoplexie occasionnée par le froid et de la gangrène par congélation. Th. de Paris, 1817, in-4°, n° 85. — MAURIAL-GRIFFOUL (J. B.), Influence du froid sur l'économie animale. Th. de Paris, 1817, in-4°, n° 122. — AUBRAY (J.), Effets du froid sur le physique et le moral de l'homme. Th. de Paris, 1820, n° 73. — JAUFFRET, Essai sur le froid, et ses effets sur l'homme en particulier. Th. de Paris, 1821, n° 8. — LANGRY (P. A.), De l'influence du froid sur l'économie animale. Th. de Str. n° 807. — EDWARDS (W.), ouvr. cit. — GERDY, Mém. sur l'influence du froid sur l'économie animale, in Journ. hebd., t. VIII, p. 129, 1830.— KELLIE, Ueber, den Tod durch Kälte, und über,et c. in Sammel zur Kenntn der Gehirn, etc. 1er Hft. Stuttgard, 1837, in-8°. — BEAU (J. H. S.), De l'influence des brusques alternatives de chaud et de froid dans la production de phlegmasies. Th. de conc. Paris, 1838, in-4°. — LACORDIÈRE, Traité du froid, de son action et de son emploi intrà et extrà, thèse, Paris, 1839, in-8°. — GUÉRARD (A.), art. Froid, in Dict. de méd. en 30 vol. — HOPPE (F.), Ueber den Einfluss des Warmeverlust auf Eigentemperatur warmblutiger Thiere, in Arch. f. path. anat., t. XI, p. 453, 1857. — MARTINS (Ch.), Du froid thermométrique et de ses relations avec le froid physiologique, in Mém. de l'Acad. des sc. de Montpellier, t. IV, 1859. — CRECCHIO Luidgi de), Della morte per freddo, in Morgagni, 1866, Anal., in Ann. d'hyg , 2e sér., t. XXIX, p. 436 ; 1868.— HÖCHE, Der Tod durch Erfrieren und seine Erkenntniss, in Vijhschr. für gerichtl. und öffentl. Med. N° Folge, t. IX, p. 44, 1868. — PONTE (J.), Des effets physiologiques et pathologiques du froid. Th. de Paris, 1868, n° 195. — RICHARDSON, On some Effects of Extreme Coldon Organic Functions, in Med. T. and Gaz. — VERSKAETEN, Du froid considéré comme cause de maladie. Bruxelles, 1873, in-8. — LINARÈS, Étude sur le mécanisme de la mort par le froid extérieur. Th. de Paris, 1875. — Voir les Traités d'hydrothérapie, les Traités de physique et de météorologie.
— BEDDEN, Die strengen Europäischen Winter vom Jahre 1829 bis 1871. Kaiserslautern, 1872. — ROSENTHAL, Zur Erkältung, in Berlin. klin. Woch., 1872, n° 38. — HORVATH, Ueber das Verhalten der Frösche gegen die Kälte. in Centralbl. f. med. Wiss., 1873. — AFANASSIEV, Ueber die Erkältung, in Med. Centralbl., 1877. — GLASER,

Ueber Vorkommen und Ursachen abnorm niedriger Körpertemperaturen. Diss. Bern, 1878. — NICOLAS (Ad.), *Le scorbut de l'expédition anglaise au pôle Nord*, in *Gaz. hebd.*, 1877, n⁰ˢ 1 et 2. — LEBASTARD, *Relation médicale du désastre du Tléta des Douairs*, le 26 mars 1879, in *Rec. de mém. de méd. milit.*, 3ᵉ sér., t. XXXVI, 1880. — COLIN (J.), *Des variations de température de la peau*, etc., in *Bull. Acad. méd.*, 1880, n⁰ 5. — DU MÊME. *Sur le refroidissement du corps par l'eau.* Ibid., n⁰ 15. — LAVERAN, art. *Froid*, in *Dict. encycl. d. sci. médicales.*

CHAPITRE II

De la lumière.

La lumière émanée du soleil agit sur l'homme de plusieurs manières différentes. Tantôt les rayons lumineux l'impressionnent directement et sans intermédiaire : d'autres fois, ce n'est qu'après avoir été réfléchis par une surface polie qu'ils lui parviennent. Les couleurs diverses des objets qui frappent ses yeux ne sont également que des phénomènes de réflexion. Elles sont dues à ce que la lumière qui tombe sur les corps est décomposée par chacun d'eux d'une manière spéciale, qui varie suivant leur nature et leur structure. Un certain nombre de rayons sont absorbés, les autres sont réfléchis et forment les couleurs simples ou combinées qui constituent les nuances diverses des objets et viennent frapper les yeux. La lumière n'agit sur l'homme que par réfraction, c'est-à-dire après avoir traversé un milieu transparent qui la laisse passer pure et blanche, ou décomposée de diverses manières.

La lumière, en outre, peut exercer une action sur l'homme, soit par ses seuls rayons lumineux, soit par les rayons calorifiques et chimiques qui l'accompagnent. Nous ne pouvons entrer ici dans aucun détail touchant ces propriétés différentes ; leur étude est du ressort de la physique, et nous ne devons considérer ici que l'influence directe de la lumière solaire sur l'homme.

L'absence de la lumière ou son excès, tels sont les deux points de vue sous lesquels nous devons l'étudier (1).

(1) Outre cette double action de la lumière, absence ou excès, il faut encore tenir compte de la radiation chimique sur les corps organisés. Ingenhouz, Morren, Sennebier, W. Edwards, ont montré l'influence de la lumière solaire sur le développement des plantes et des animaux. Les infusoires, etc., se développent rapidement lorsqu'ils sont soumis à l'action de la lumière, lentement quand la lumière est

I. *Absence ou privation de lumière.* — La privation ou l'absence de lumière longtemps prononcée détermine l'étiolement. C'est ce qui arrive aux individus retenus longtemps dans des prisons obscures, aux ouvriers mineurs qui passent une partie de leur vie dans les entrailles de la terre et à l'abri de la lumière solaire. Voilà tout ce qu'on trouve dans les auteurs; mais il est nécessaire d'aller plus loin et de préciser la valeur pathologique de ce qu'on est convenu d'appeler étiolement.

Établissons d'abord que l'influence de la privation de la lumière ne peut jamais être étudiée d'une manière parfaitement isolée. Presque toujours elle est liée, comme chez les mineurs, à des conditions d'humidité ou de froid, et, comme chez les prisonniers, à ces deux conditions réunies, auxquelles il faut

faible, et nullement dans l'obscurité. De même pour les œufs de grenouille. L'influence de la radiation chimique est également très-puissante sur la nutrition et l'accroissement des êtres organisés, sur la respiration, surtout dans les plantes, où elle joue un très grand rôle.

Moleschott a reconnu que, dans l'acte de la respiration, la quantité d'acide carbonique exhalé est d'autant plus considérable que la lumière sous laquelle les animaux en expérience sont placés est plus vive. Dans des expériences récentes, faites en commun avec Fubini, sur des amphibiens, des oiseaux et des mammifères, sous l'influence de lumières diversement colorées, il a constaté que le bleu violacé agit plus efficacement sur l'exhalation d'acide carbonique que les autres, plus efficacement encore dans certains cas que la lumière blanche et surtout que la lumière rouge.

D'après Yung, la lumière violette active plus que toutes les autres les phénomènes de nutrition et principalement l'assimilation des aliments.

Quant au développement des animaux, M. Béclard, ayant mis des œufs de mouche sous des verres diversement colorés, a constaté qu'il se fait pour cet insecte avec le plus de rapidité sous les verres violets et bleus, très lentement sous la lumière verte. Ces résultats ont été confirmés par divers expérimentateurs et en dernier lieu par M. Yung. Ce dernier plaça des œufs de grenouille dans des vases colorés et laissa les têtards se développer librement jusqu'à un certain point ; il plaça ensuite ces têtards dans des vases exposés à la lumière blanche, les priva de nourriture et constata que ceux qui s'étaient développés dans la lumière violette résisterent plus longtemps à l'inanition que les autres ; les têtards développés dans les lumière rouge et verte succombèrent très rapidement ; les premiers avaient donc accumulé une plus grande quantité de matériaux nutritifs.

L'influence des lumières simples et de la lumière blanche s'opère-t-elle par l'intermédiaire du système nerveux ou par une action directe sur les tissus ? La question n'est pas encore complètement résolue. Mais l'influence sur le système nerveux est incontestable.

L'application des faits que nous venons de résumer aux animaux supérieurs serait prématurée. Rappelons cependant les expériences fort curieuses du général américain Pleasanton, communiquées à l'Académie des sciences par M. Poey, en 1871, expériences un peu suspectes, il est vrai, parce que les conditions où elles ont été faites ne sont pas exposées en détail.

Des cochons placés sous des verres violets avaient en deux mois gagné 32 livres de plus que d'autres cochons placés sous des verres blancs. Enfin, un jeune taureau, malingre et chétif, ayant été mis dans les mêmes conditions, était déjà beaucoup mieux au bout de quelques jours ; quatorze mois après, il était devenu un des plus beaux types de son espèce. — N'y aurait-il pas là des applications à faire au traitement de l'anémie ?   L. Hn.

joindre de plus le défaut d'exercice et l'influence morale. On ne saurait toutefois méconnaître qu'en l'absence même de toutes ces conditions, la privation de la lumière solaire ne soit capable d'exercer une certaine influence ; elle agit surtout en décolorant des objets : la preuve en est dans la couleur blanche des êtres organisés qui habitent les régions polaires et subissent une nuit de six mois. On n'a qu'à se rappeler également le teint blanc mat des hommes du Nord, la couleur blanche des animaux, tels que les ours, les rennes, etc., la perte de la vivacité des nuances dans les êtres organisés, végétaux, etc., qui sont le produit de cette longue obscurité (1).

Quoi qu'il en soit, l'influence de la privation de la lumière seule ou bien unie au froid, à l'humidité, quelquefois au défaut d'exercice, détermine l'étiolement.

L'étiolement a pour caractère une modification spéciale du sang, qui consiste dans la diminution simultanée de ses trois éléments principaux, la fibrine, l'albumine et les globules, et dans l'augmentation de l'eau. Cette quadruple modification du sang explique les phénomènes qui caractérisent l'étiolement.

1° La diminution de proportion des globules rend compte de la teinte anémique qui vient se joindre à la décoloration mate de la peau, et elle explique les bruits de souffle cardiaques et vasculaires qui se développent alors.

2° La diminution de proportion de l'albumine du sérum du sang rend compte de la tendance aux hydropisies générales, de l'œdème sus-malléolaire et de la bouffissure légère de la face, et, plus tard, dans les cas où cette diminution devient plus considérable, elle explique la production des hydropisies elles-mêmes.

3° La diminution de proportion de la fibrine est plus rare en pareille circonstance ; elle n'arrive guère que lorsque la privation de la lumière est complète et prolongée. La production d'hémorrhagie en est la conséquence.

Cette modification survenue dans les principaux éléments du sang vient-elle à se prolonger, et les causes qui l'ont produite persistent-elles, des maladies organiques plus graves peuvent alors se développer. Tels sont les tubercules, les scrofules et toutes leurs conséquences.

Une autre altération qu'on observe chez les individus sous-traits longtemps à l'action de la lumière est celle qui survient dans l'organe de la vue. D'une part, cette soustraction rend les

(1) Il ne faut pas oublier que, sous l'influence de la race, l'homme résiste à cette action ; ainsi les Esquimaux, les Samoïèdes, etc., de race mongole, qui habitent les régions polaires, ont les yeux et les cheveux très-noirs, la peau jaune-brun.   E. Bgd.

yeux plus subtils, plus fins, et leur permet quelquefois de distinguer les objets dans l'obscurité. D'autre part, elle met les individus qui ont éprouvé cette influence dans l'impossibilité de supporter l'impression d'une lumière un peu vive, et quelquefois même, d'une lumière ordinaire.

[La simple insuffisance de la lumière peut amener divers troubles dans l'organe de la vision : une grande fatigue d'abord puis certaines affections, telles que l'amaurose.]

RÈGLES HYGIÉNIQUES. — 1° La privation de lumière dans les prisons est un fait heureusement très-rare à l'époque actuelle, et les progrès d'hygiène publique ont introduit, dans la construction des maisons de détention nouvelles, des conditions d'après lesquelles il n'y a plus d'obscurité dans les cellules. Le médecin doit favoriser cette disposition des autorités et signaler les inconvénients et les maladies qui peuvent résulter d'un tel état de choses là où il existe encore, c'est-à-dire dans les cachots.

2° Chez les ouvriers mineurs, les conseils du médecin doivent intervenir pour modifier les conditions qui viennent s'ajouter à celle de l'absence de la lumière. Il doit chercher à soustraire l'ouvrier à l'humidité, au froid. Sous ce rapport, on ne saurait trop recommander les dispositions déjà adoptées dans quelques mines, et d'après lesquelles les ouvriers, disposés par escouades, travaillent alternativement une semaine dans les mines, une semaine à l'air libre. Il serait bon que l'on adoptât partout ces mesures si importantes sous le point de vue hygiénique et humanitaire.

II. *Lumière directe en excès.* — L'impression vive de la lumière solaire ne peut être séparée de celle des rayons calorifiques qui l'accompagnent. Nous en avons précédemment étudié les effets, et nous avons signalé les congestions cérébrales, les hémorrhagies, les méningites, les morts subites, etc., qui en sont les conséquences.

[C'est à la *lumière* vive du soleil qu'il faut rapporter l'irritation érythémateuse de la peau connue sous le nom de coup de soleil.]

Son action, longtemps continuée et plus adoucie, détermine l'augmentation de quantité de la matière colorante de la peau et rend sa couleur plus foncée, de même que celle de tous les êtres organisés qui habitent dans les climats où s'exerce cette influence.

L'action habituelle d'une lumière trop vive sur les yeux peut déterminer des ophthalmies graves, des amauroses, et, médiatement, dans quelques cas, des accidents cérébraux plus graves, de la nature de ceux qui ont été signalés tout à l'heure.

[Il faut encore tenir compte de la *couleur ;* le bleu, le vert, fatiguent beaucoup moins les yeux que le jaune, l'orangé, le rouge, mais surtout que le blanc qui, de toutes les couleurs, est la plus nuisible. On connait les effets fâcheux pour la vue de la réflexion de la lumière sur la neige et sur les maisons blanchies à la chaux.

M. Charcot a constaté qu'une lumière électrique intense, outre son action sur la vue, peut, elle aussi, faire naître un érythème cutané, véritable coup de soleil. Il attribue ces effets aux rayons chimiques. Enfin, M. J. Regnauld attribue les accidents causés par l'action prolongée de la lumière électrique à la fluorescence que développe, dans les tissus transparents de l'œil, cette source puissante de radiation violette et ultra-violette.

Cependant, d'après les observations de MM. Poncet (de Cluny) et Javal, la lumière électrique serait dénuée de toute espèce de nocuité relativement à l'organe de la vision ; on ne connaît pas un seul accident sérieux arrivé chez les électriciens de profession, et à moins de regarder fixement le foyer lumineux, il est probable que ces accidents ne sont pas à redouter. M. Javal n'admet pas que les rayons chimiques de la lumière électrique aient une action fâcheuse sur la vue, à la condition toujours que l'œil ne fixe pas le foyer et se borne à regarder *les objets* éclairés.]

RÈGLES HYGIÉNIQUES. — 1° La première règle à suivre est d'éviter l'exposition directe aux rayons solaires.

2° Dans le cas où cette exposition serait nécessaire, la modérer à l'aide de verres colorés en bleu ou en vert plus ou moins foncé, suivant l'intensité de la lumière que les yeux ont à supporter. Les opticiens établissent maintenant avec avantage des verres gris ou enfumés.

Bibliographie. — SENNEBIER, *Recherches sur l'influence de la lumière solaire.* Genève, 1783, in-8°. — EBERMAIER (J. C.), *Comment. de lucis in corpus humanum vivum, præter visum efficacia.* Gœttingæ, 1797, in-4°. — Du MÊME, *Versuch einer Geschichte des Lichtes in Rücksicht seines Einflusses auf die gesammte Natur,* etc. Osnabruck, 1799, in-8°. — LEROY (Alph. L. V.), *Mém. de l'influence de la lumière sur l'économie animale,* in *De la nutrition et de son influence.* Paris, 1798, in-8°.— HORN (Ern.), *Ueber die Virkungen des Lichts auf den lebenden menschlichen Körper,* etc. (Mém. Cour.). Königsberg, 1799, in-8°. — BERTRAND (M.), *Essai touchant l'influence de la lumière sur les êtres organisés et sur les différents composés physiques.* Th. de Paris, au VIII, in-8°, n° 11. — WEISS (Chr. Sam.), *Betrachtung eines merkwurdigen Gesetzes oder Farbenänderung organischer Körper durch den Einfluss des Lichts.* Leipsig, 1801, in-8°.— MEYER (J.), *Das Licht in seinen Berichungen zur Natur überhaupt und zum menschlichen Organismus insbesondere.* Breslau, 1812, in-4°. — GRAUX (P. J.), *De luminis actione in corpus humanum.* Lugd. Batav., 1816, in-4°. — HALLÉ et THILLAYE, art. *Lumière,* in *Dict. des Sc. med.,* t. XXIX, 1818. — EDWARDS (W.), *ouvr. cit.* — DAVY (J.), *Obs. on the Effects of Sun's Rays* on the Human Body, in Edinb. Med. Chir. Transact., t. III, p. 256, 1828. — Hoeser H.), De radii lucis violacei vi magnetica. Ienæ, 1832, in-4°. — Landgrebes (G.), Ueber das Licht vorzugweise über die chemischen und physiologischen Wirkungen desselben. Marburg, 1834, in-8°. — Morren, Essai pour déterminer l'influence qu'exerce la lumière sur la manifestation et le développement des êtres végétaux et animaux, in Ann. des sc. nat., t. III, p. 5, 174, 224 ; t. IV, p. 13, 142, 1835. — Guérard (A.), art. Lumière, in Dict. de méd. en 30 vol. — Stegmann, Ueber den Einfluss des Licht und der Dunkelheit aus den menschl. Körper, Horn's Arch., 1835, t. II. et Schmidt's Jahrbb., t. X, p. 147. 1836. — Sappey (C.), De l'influence de la lumière sur les êtres vivants. Thèse pour l'agrég. Paris, 1844, in-4°.— Walser (E.), Ueber den Einfluss des Sonnenlichtes auf den Organismus, in Arch. f. physiol. Heilk, t. X, p. 361, 1851.— Foissac, Météorologie, t. I, part. I, cap. IV. Paris, 1854. — Moleschott (J. J.), Ueber den Einfluss des Lichts auf die Menge der von Thierkörper ausgeschiedenen Kohlensäure, in Wien. Med. Wchschr., 1855. et Schmidt's Jahrbb., t. XC, p. 146, 1856 ; et in Compt. rend. de l'Acad. des sc., t. XLI, p. 363, 456, 643 et 961, 1855. — Guillemin, Composition de la radiation solaire, son influence sur les êtres vivants. Thèse d'agrégat. Paris, 1857, in-4°. — Boudin, in Traité de géogr., etc., t. II, liv. X, ch. I-IV. Paris, 1857, in-8°. — Béclard (J.), Note relative à l'influence de la lumière sur les animaux, in Compt. rend. de l'Acad. des sc., t. XLVI, p. 441, 1858. — Charcot, Erythème produit par l'action de la lumière électrique, in Comptes rend. de la Soc. de biologie, 2e sér., t. V, p. 63, 1859. — Pott, De la lumière naturelle envisagée comme modificateur physiologique, hygide et thérapeutique. Th. de Montp., 1870, n° 13. — Poey, Influence de la lumière violette sur la croissance de la vigne, des cochons et des taureaux, in Compt. rend. de l'Acad. des sc., t. LXXIII, p. 1236, 1871. — Voir les Traités de météorologie et d'oculistique.

— Selmi et Piacentini, Dell' influenza dei raggi colorati sulla respirazione, in Rendic. de l'Instituto lombardo. 2e sér., t. III, p. 51, 1870. — Chasanowitz, Ueber den Einfluss des Lichtes auf die Kohlensäure-Ausscheidung im thierischen organismus. Inaug. Diss., Königsberg. 1872. — in Habilitationsschrift. Iena, 1875. — Schnetzler (I.-B.), Influence de la lumière sur le développement des larves de grenouilles, in Arch. des sc. physiq. et natur., t. LXI, p. 247, 1874. — Yung (E.), Influence des différentes couleurs du spectre sur le développement des animaux, in Arch. de zool. expérim., t. VII, p. 251, 1878. — Serrano Fatigati, in Compt. rend. Acad. des sc., t. LXXXIX, 1879. — Moleschott et Fubini, Sull' influenza della luce mista e cromatica nell' esalazione di acido carbonico per l'organismo animale. Torino, 1879. — Yung (E.), Influence des lumières colorées sur le développement des animaux, in Mittheil. aus der zool. Station zu Neapel, Bd. II, p. 233, 1880, et Revue scientifique, 3e sér., t. I, p. 525, 1881.

Regnauld (J.), Étude sur quelques propriétés physiques et, en particulier, sur la fluorescence des milieux de l'œil, in Répert. de pharm., t. XVI, p. 289. — Poncet, Éclairage électrique au point de vue de l'hygiène, in Progrès médical, 1879. — Javal, Rev. dhyg., Éclairage électrique au point de vue de l'hygiène oculaire, in-1881, p. 951. — Nodier, Sur une ophthalmie causée par la lumière électrique. Th. de Paris, 1881.

CHAPITRE III

De l'électricité.

L'homme vit en quelque sorte dans une atmosphère d'électricité, car cet agent se produit d'une manière incessante autour de lui. La végétation active à la surface du sol, les décompositions chimiques qui s'y opèrent, l'inégalité de température et les mouvements des diverses couches de l'air sont autant de sources permanentes d'électricité. L'atmosphère, pénétrée de cet agent, en manifeste les traces à l'électroscope, même dans les temps les plus calmes ; cette électricité est positive, ainsi que celle qui existe en quantité considérable dans la vapeur condensée en nuages ; le sol, au contraire, est électrisé négativement.

En raison de la présence de ces électricités différentes, l'homme, qui vit à la surface du sol, et qui est en contact avec lui, est sans cesse traversé par des courants électriques dus à la recomposition de l'électricité positive de l'atmosphère avec l'électricité négative du sol, passage dont il n'a pas la conscience. Il est cependant deux instants de la journée dans lesquels la quantité d'électricité positive de l'atmosphère devient plus considérable et atteint son maximum. Ces instants sont ceux où l'air contient la plus grande quantité de vapeur d'eau. C'est par conséquent, d'une part, de 8 à 9 heures du matin, quand les couches d'air en contact avec le sol et le sol lui-même s'échauffant, l'humidité de ce dernier s'évapore et les sature, et, d'autre part, quelque temps après le coucher du soleil, à l'instant où l'air, saturé de vapeur, est sur le point de les laisser se précipiter sous l'influence du refroidissement.

Ces deux *maxima* d'électricité déterminent-ils quelques modifications spéciales chez l'homme sain ou malade ? Cela est possible, cela est même probable ; mais nous ne connaissons en aucune manière la nature de ces modifications.

Dans les temps dit orageux, l'atmosphère est chargée d'une quantité d'électricité plus considérable encore ; mais alors des phénomènes nouveaux apparaissent.

Les résultats de cette quantité anormale d'électricité sont les orages, que l'on distingue avec raison en orages d'été et en orages d'hiver, et dont les causes et le mode de production sont si différents.

Les premiers sont dus à des courants ascendants de vapeur qui viennent se condenser dans les régions supérieures de l'atmosphère plus froides ; ils sont la conséquence de ce fait, que toute précipitation de vapeur est une source de dégagement d'électricité.

Les seconds, ou orages d'hiver, sont dus à la rencontre, dans les régions supérieures de l'atmosphère, de deux courants d'air opposés, d'inégale température.

Les nuages orageux, qui sont chargés d'une quantité énorme

d'électricité, ne sont pas tous électrisés positivement (nuages blancs et noirs) ; il y en a un certain nombre qui le sont négativement (nuages gris plombé), et dont la physique explique assez facilement l'origine. Quoi qu'il en soit, l'atmosphère, dans ces cas divers, est chargée d'une quantité considérable. d'électricité, et cette quantité est à son maximum à l'instant où la pluie commence à tomber.

Les effets des temps orageux sur l'organisme sont incontestables. Voici ce que l'on sait de positif à cet égard :

Les individus sains et bien portants ressentent un malaise, une agitation, un état de pesanteur difficile à exprimer. Leur système musculaire est plus paresseux.

D'autres fois, c'est un état de prostration tel qu'on ne peut se livrer au travail qu'avec difficulté. — On dit qu'il n'est pas rare de voir des accès de fièvre intermittente se manifester sous l'influence de la surcharge électrique de l'atmosphère. Les sujets nerveux, faibles, impressionnables, éprouvent souvent du malaise, de l'agitation, quelquefois même des frémissements nerveux, de la céphalalgie et des douleurs articulaires.

— Toutes ces modifications sont-elles la conséquence de la surcharge électrique de l'atmosphère, ou bien sont-elles dues aux modifications de pesanteur de l'air, de température, de vents, d'humidité, qui surviennent à l'instant d'un orage et qui l'accompagnent ? C'est ce qui n'est pas encore décidé d'une manière positive.

[Quelques personnes ont attribué à un développement d'électricité les effets délétères que l'on rapporte généralement aux miasmes dans les contrées paludéennes ; nous y reviendrons en parlant des marais.]

Les individus atteints de rhumatisme chronique sentent, par les temps orageux, se renouveler leurs anciennes douleurs, ou celles qui existaient présentent une exacerbation notable. Sous cette même influence, les névralgies augmentent d'intensité ou leurs accès reparaissent.

La dyspnée, due à des maladies organiques du cœur ou à un emphysème du poumon, se développe souvent par les temps orageux. On voit encore quelquefois, sous cette influence, des accès de fièvre intermittente revenir prématurément.

Les individus scrofuleux et scorbutiques voient souvent les principaux accidents dont ils sont atteints s'exagérer par cet état atmosphérique.

Les malades atteints d'une affection aiguë ou chronique éprouvent, à l'instant d'un orage, une aggravation des principaux accidents. Ils sont plus fatigués, plus agités, et leur état fébrile augmente.

Enfin, dans les maladies dont la terminaison doit être funeste, il n'est pas rare de voir la mort survenir par un temps d'orage, et devancer ainsi de quelques jours ou de quelques heures le moment de cette crise suprême.

Aucune règle hygiénique spéciale n'est applicable à ces cas divers, attendu qu'on ignore le moyen de diminuer la quantité d'électricité contenue dans l'atmosphère, aussi bien que celui de s'y soustraire.

[L'électricité artificiellement développée par nos appareils, portée à un certain degré à l'aide de puissantes machines, peut déterminer une secousse telle, que la mort en soit le résultat. A un degré modéré, elle produit sur le système nerveux une action assez énergique pour donner lieu à des accidents spasmodiques plus ou moins intenses. L'autorité a dû interdire par une ordonnance (oct. 1853) l'électrisation publique faite par des saltimbanques au moyen de la machine ordinaire.]

La *foudre* n'est autre chose que la recomposition instantanée de l'excès d'électricité positive ou négative d'un nuage avec l'électricité d'espèce contraire développée par influence à la surface de la terre. Cette réunion se fait avec bruit et lumière, absolument comme quand on met en contact, par un fil métallique, les deux surfaces d'une batterie électrique.

Lorsqu'un nuage se décharge, la foudre éclate et le foudroiement a lieu. — D'après les recherches d'Arago, le foudroiement n'est pas aussi fréquent qu'on le pense. A Gœttingen, cinq hommes ont été foudroyés dans l'espace de cinquante ans. A Halle, il n'y en a eu qu'un seul, de 1609 à 1825. — A Paris, il n'y a pas eu de foudroiement mortel depuis un grand nombre d'années. Dans d'autres localités, au contraire, il y en a eu un grand nombre. En 1853, par exemple, ils ont été nombreux en France. — On doit noter qu'ils sont beaucoup plus rares dans l'enceinte des villes que dans les campagnes. — Les arbres élevés, les clochers, les habitations situées sur des montagnes ou des collines, et, par conséquent, les individus qui s'y trouvent abrités, sont plus particulièrement frappés par la foudre.

Les effets de la foudre sont très-variables. Tantôt l'individu qui se trouve placé sur le trajet où se fait la réunion est foudroyé. La commotion est si violente, que la mort est instantanée et que l'autopsie révèle quelquefois des désordres généraux très-intenses.

Dans d'autres cas, les individus ne se trouvent pas sur le trajet de la foudre, ils sont seulement à côté, et cependant ils éprouvent des accidents plus ou moins graves, et quelquefois même la mort survient ; lorsqu'il en est ainsi, elle arrive par asphyxie. Dans d'autres circonstances, la foudre produit des brûlures plus ou moins étendues. Dans d'autres cas, enfin, elle laisse à sa suite des paralysies quelquefois incurables, telles qu'une paraplégie, une hémiplégie, la paralysie isolée d'un membre, l'amaurose, la surdité, etc.

D'autres fois, la foudre déchire les vêtements d'un individu, les brûle, détruit et renverse tout ce qui se trouve autour de lui, sans lui faire aucun mal. — Quelquefois elle le renverse, et détermine une syncope tantôt momentanée, d'autres fois mortelle. — Quelquefois l'individu est simplement renversé et il se relève sans blessure. Ailleurs, le sujet est blessé ou même tué, sans qu'il y ait aucune trace sur ses vêtements ou autour de lui.

Les accidents produits par le foudroiement sont très-variables. — Tantôt ce sont des brûlures plus ou moins étendues, superficielles ou profondes; tantôt des plaies, en général petites. La mort est due soit à une commotion cérébrale, soit à une asphyxie ou bien à une syncope. L'examen cadavérique ne fournit, la plupart du temps, aucune lésion caractéristique; tout au plus trouve-t-on, en général, une congestion sanguine du cœur, du cerveau ou des poumons.

[Les caractères anatomiques sont ceux de l'asphyxie. M. Dechambre a signalé la fréquence des ecchymoses sous-pleurales et sous-péricardiques, de l'infiltration sanguine, de l'œdème et de l'hémorrhagie interstitielle du poumon; le premier, il a signalé la glycosurie.]

RÈGLES HYGIÉNIQUES. — Dans les villes, ou sur les habitations rurales, la construction d'un paratonnerre est la meilleure règle hygiénique à suivre et le meilleur préservatif de la foudre. Quant aux personnes qui se trouvent en pleine campagne à l'instant où un orage éclate, c'est presque un conseil trivial que de leur dire de ne pas se réfugier sous un arbre élevé, surtout s'il est placé sur un mamelon de terre, et d'éviter encore avec plus de soin les clochers des villages, où l'on a la sotte habitude, comme cela se pratique encore dans beaucoup de localités en France, de sonner les cloches pour chasser la foudre.

Cependant ce n'est pas le son des cloches qui rend les coups de foudre plus imminents et plus redoutables; mais c'est qu'il est dangereux d'être dans le lieu le plus élevé de la localité, c'est-à-dire le clocher, sur lequel la foudre éclate souvent, et qu'il peut se faire que le métal dont sont composées les cloches et la corde souvent humide qui y est attachée, servent de conducteurs à la foudre, qui vient alors atteindre le malheureux sonneur.

Nous trouvons dans la notice d'Arago sur les orages des faits curieux, qui ne sont pas sans applications hygiéniques. Ce sont les suivants :

Les accumulations d'hommes et d'animaux favorisent l'action de la foudre, là où cette accumulation a lieu. Cela tient à ce que leur transpiration donne naissance à une colonne ascendante de vapeur, et que cette colonne ascendante de vapeur transmet mieux la foudre que l'air sec. Les granges remplies de grains et de fourrages, les meules de foin ou de paille agissent dans le même sens.

D'après Arago, lorsque la foudre tombe sur des hommes ou des animaux placés à la suite les uns des autres, c'est aux extrémités de la file que ses effets sont généralement les plus intenses et les plus fâcheux. Il est certaines circonstances que l'opinion populaire désigne comme favorisant l'action de la foudre, et qui ne sont rien moins que démontrées : telles sont l'action de courir à cheval ou à pied pendant un orage, de laisser les fenêtres ouvertes, etc.

Nous ne dirons pas la même chose des vêtements et des tissus qui entourent les individus. Personne ne conteste que les vêtements ou les tentures de soie ne préservent en quelque sorte assez bien de la foudre. Puis viennent les tissus de laine. Quant à ceux de lin ou de coton, ils sont en général, au contraire, bons conducteurs de l'électricité, et ils agissent dans le sens opposé.

Nous reproduisons, en terminant ces règles hygiéniques, les préceptes que Franklin donne aux personnes qui redoutent la foudre.

Il faut éviter le voisinage des cheminées, car la suie qui les tapisse partage avec les métaux la propriété d'attirer la foudre.

Il faut, pour la même raison, s'éloigner des métaux, des glaces, des dorures, des cloches et de leurs cordes ; se dépouiller des objets métalliques que l'on a sur soi.

Il faut éviter de se placer au-dessous d'un lustre, d'une lampe, d'un ornement de métal, d'un arbre, d'un objet élevé quelconque.

Il est bon d'interposer entre soi et le sol un corps non conducteur, tel que du verre, par exemple.

Moins on touche les murs et le sol, moins on est exposé ; le plus sûr moyen préservatif serait donc d'avoir un hamac suspendu à des cordes de soie au sein d'une vaste chambre.

Bibliographie. — Action de l'électricité : Louis A.), *Observ. sur l'électricité, où l'on tâche d'expliquer son mécanisme et ses effets sur l'économie animale, avec des remarques,* etc. Paris, 1747, in-12. — Schæffer (J. Gl.), *Die Electricität, oder die Kraft und Wirkung der Electricitäts in den menschlichen Körper.* Regensb.,

1752, in-4°.—BAUMER, *Progr. de electricitatis effectu in corpore animali*. Erfordiæ, 1755, in-4°. — MARHERR, *Progr. de electricitatis aereæ in corpus humanum actione*. Pragæ, 1766. — KIRCHVOGEL, *De actione electricitatis aereæ in corpus humanum*. Viennæ, 1767. — PICKEL (Geo.), *Experimenta physico-medica de electricitate et calore animali*. Viceburgi, 1778, in-8°. — KÜHN (G. Gtlo.), *Geschichte der medicinischen und physikalischen Electricität, und,* etc. Leipsig, 1783-85, in-8°, 2 part. pl. — CREVE (C. Casp.). *Beiträge zu Galvani's Versuchen über die Kräfte der thierischen Electricität, auf die Bewegung der Muskeln*. Würzb., 1793, in-8°. — NYSTEN, *Nouv. expér. galvaniques faites sur les organes musculaires de l'homme et des animaux à sang rouge*. Paris, an XI, in-8°. — RITTER (J. Wilh.), *Das electrische System der Körper*. Leipsiæ, 1805, in-8°.—LAPRADE (R. de), *Mém. sur la quest.*, etc. 1° *Quels sont les effets que produisent les orages sur l'homme et sur les animaux?* 2° *De quelle manière ces effets ont-ils lieu ?* 3° *Quels sont les moyens de s'en garantir ?* etc. Bruxelles, 1809, in-8°.— LEBOUYER-DESMORTIERS, *Examen des principaux systèmes sur la nature du fluide électrique et sur son action dans les corps organisés*. Paris, 1813, in-8°. — HALLÉ et NYSTEN, art. ÉLECTRICITÉ, in *Dict. des sc. méd.*, t. XI, 1815. — MARIANNI, *Mém. sur la secousse qu'éprouvent les animaux en cessant de faire partie d'un arc électrique, et sur quelques autres phénomènes physiologiques produits par l'électricité*, in *Journ. des progrès*, t. XVIII, p. 84, 1829. — ROTH (Joa. Jos.), *De electricitatis in organismum humanum effectu*. Monachii, 1829, in-4°. — GUÉRARD (A.), art. ÉLECTRICITÉ, in *Dict. de méd.* en 30 vol., t. XI, 1835. — COUDRET (J. F.), *Recherches médico-physiologiques sur l'électricité animale*. Paris, 1837, in-8°. — BERNARD (C. Ambr.), *Die Functionem des electrischen Fluidums, vorzuglich in Hinsicht des menschlichen körpers,* etc. Wien. 1838, in-8°. — WEBER (Ed.), *Questiones physiologicæ de phænomenis galvano-magneticis in corpore humano observatis*. Lipsiæ, 1838, in-4°.—HEINRICHSEN (H.), *Ideen über das wechselzeitige Electricitäts Verhältniss zwischen dem thierischen Organismus und der äussern Natur*. Leipsig, 1839, in-8°. — CAPITAINE (F.), *De l'influence des courants électriques sur les corps organisés et de leur production spontanée.* etc. Th. de conc. Paris, 1839, in-4°. — BUZORINI (L.), *Luftelectricität, Erdmagnetismus und Krankheitsconstitution*. Bellevue bei Constanz u. Leipzig, 1841, in-8°, cartes.— MATTEUCCI (C.), *Traité des phénomènes électro-physiologiques des animaux, suivi,* etc. Paris, 1844, in-8°. — PALLAS (E.), *De l'influence de l'électricité atmosphérique et terrestre sur l'organisme*. Paris, 1847, in-8°. — DU MÊME, *Note relative à la part que prend l'électricité atmosphérique sur le développement de certaines maladies,* etc., in *Compt. rend. de l'Acad. des sc.,* t. XXIV, p. 1020, 1847. — GUITARD (M. J.), *Histoire de l'électricité médicale*. Paris, 1854, in-12. — HORN (F. X. H.), *Das Wirken der Electricität, in den Organismus physicalisch dargestellt*. München, 1858-60, in-8°. — DUBOYS-REYMOND, *Bemerkungen über die Reaction der electrischen Organe und der Muskeln*, in *Müller's Archiv.,* etc., 1859, p. 816. — CRAIG (W.), *On the Influence of Variations of Electric Tension as the Remote Cause of Epidemic and other Diseases*. London, 1859, in-8°. — CHAUVEAU (A.), *Théorie des effets physiologiques de l'électricité*. Lyon, 1860, in-8°. — PFLUEGER (E. F. W.), *Disquisitiones de sensu electrico*. Bonnæ, 1860, in-4°. — SCOUTETTEN (H.), *Expériences constatant l'électricité du sang chez les animaux vivants*. Paris, 1864, in-8°, et *Expér. nouvelles*, ibid., 1864, in-8°.

Foudre : CRAUSIUS, *De fulmine tactis*. Jenæ, 1694. — ROESEN, *De fulminatis*. Regiomontani, 1704. — MARTEAU DE GRANDVILLIERS, *Sur quelques effets du tonnerre*, in *Journ. de Méd.,* t. XI, p. 30, 1759. — BÜCHNER, *De morte in fulmine tactis*. Halæ, 1766. — FRANKLIN (Benj.), *Lettre à M. sur le tonnerre et sur la méthode que l'on emploie communément en Amérique pour garantir les hommes et les bâtiments de ses effets désastreux* (1767), in *Œuvres.* trad. par BARBEU-DUBOURG. Paris, 1773, t. I, p. 150, in-4°. — BIDERMANN, *Causæ subitæ mortis fulmine tactorum*. Lipsiæ, 1768. — HUZARD, *Sur les effets de l'éclair et du tonnerre*, in *Journ. de Méd.,* t. LXI, p. 606, 1784. — GONDINET, *Observ. sur les effets du tonnerre, suivies de réflexions sur la manière d'y remédier*, ibid., t. LXIV, p. 434, 1785. — GAY-LUSSAC *Instruct. sur les paratonnerres*, in *Ann. de chim.,* 2e série, t. XXVI, p. 258, 1824. — BAODIE (B. C.), *Experiments and Observ. intended to explain the Mode in which Death is produced by Lightning*, in *Lond. Med. Gaz.*, t. 1, p. 79, 1828. — SCHIEFFER, *Verletzung durch Blitz*, in *Casper's Wchnschr*, 1833, t. II, p. 1165. — KEYLER, *Betrachtung von verletzungen durch Blitz*, in *Würt. Corresp. Bl.* 1834 et *Schmidt's Jahrbb*, t. II, p. 204, 1834. — ARAGO, *Notice sur le tonnerre*, in *Ann. du bur. des long.*, 1838. — DIENER (I. Rud.), *Virkungen des Blitzes aus vier in einen Hause befindliche Menschen*, etc., in *Schweitzer Zeitschr.*, N° F°., t. 1er, et *Schmidt's Jahrbb*, t. XXVII, p. 191, 1840. — PHAYRE (Th. R.). *Post mortem Examination in Case of Death by Lightning*, in *Dublin Med. Press.*, t. VIII, p. 22, 1842. — ALEXANDER, *Blitzwirkung*, in *Hamb Ztschr.*, t. XXVII, 1844, et *Schmidt's Jahrbb*, t. LXVI, p. 295, 1845. — BOUDIN, *Histoire médicale de la foudre*, 3 mém., in *Ann. d'hyg.*, 2e sér., t. II, p. 395, 1854 ; t. III, p. 241 ; t. IV, p. 241, 1855, et in *Traité de géographie et de statistique médicales*, t. I, Paris, 1857, in-8°. — SCHAUENBURG, *Tod durch einen Blitzschlag veranlasst* in *Casper's Vjschr*, t. VII, p. 144, 1855. — AUZOUY, *Effets de la foudre sur l'homme*, in *Gaz. hebd.*, t. V, p. 26, 1858. — BONNET (C. C.), *Des effets de la foudre sur l'homme*. Th. de Paris, 1859, n° 147. — SESTIER, *De la foudre, de ses formes et de ses effets sur l'homme, les animaux, les végétaux et les corps bruts*, etc. Paris, 1866, 2 vol. in-8° ; plus une foule d'observations particu lieres disséminées dans les recueils anciens et modernes. Pour les questions relatives à l'Électricité, voy. encore les *Traités de météorologie*, les ouvrages spéciaux sur l'Électricité. — BECQUEREL, DE LA RIVE, GAVARRET, MATTEUCCI, etc. — BOUDIN, *Etudes statistiques sur les accidents causés par la foudre*, in *Rec. de méd. et de pharm. milit.*, 3e sér., t. XIII et XIV, 1865. — KLEIN (H. J.), *Studien über den Blitz*, in *Gaea*, Bd. V, S. 270, 1869. — SONNIER, *Des accidents de la foudre*, in *Rec. de méd. et de pharm. milit.*, 3e sér., t. XXIII, 1869, et in *Gaz. d. hôp.*, n° 108, 1872. — OKE CLAK a. KING BRIGHAM. *Death from litghding*, in *The Lancet*, July 20, 1872. — VINCENT, *Contribution à l'histoire médicale de la foudre*. Paris, 1875, in-8.

■ DUBOIS, *Observ. de fulguration*, in *Gaz. hebd. de méd.*, 1869, p. 639. — FRÉDET, *Cas de mort déterminés par la foudre*, etc , in *Gaz. des hôpit.*, 1872, p. 523, 531. — MORIN, *Accidents déterminés par la foudre*, in *Rec. mém. méd. et chirurg. milit.*, 3e sér., t. XXIV, p. 330, 1870. — PASSOT, *Trois observ. d'accidents produits par la foudre*, in *Acad. des sci.*, 7 juin 1875, et *Gaz. hebd.*, 1875, p. 391. — DECHAMBRE, art. *Fulguration*, in *Dict. encycl. sc. méd.*, 1880. — TOURDES, art. *Fulguration*, ibid.

CHAPITRE IV

Des influences sidérales.

Soleil. — L'action du soleil sur la terre détermine l'alternative du jour et de la nuit. Cette alternative est due à ce que notre globe, opérant une révolution complète sur lui-même dans l'espace de vingt-quatre heures, présente successivement toutes ses faces au soleil. Quand il est midi dans un endroit, c'est-à-dire quand le soleil est au zénith d'un lieu, il est certain qu'il est minuit au nadir du même lieu ; l'heure change donc à chaque longitude, et le midi se promène ainsi sur toute la surface de la terre.

L'inclinaison de l'axe de la terre et sa rotation autour du

soleil dans cette position inclinée, et dans l'espace de 365 jours 6 heures, 9 minutes, 10 secondes, rend compte de l'inégalité des jours et des nuits ; et cette inégalité des jours et des nuits, combinée avec les différences de température qui sont la conséquence de l'action plus ou moins oblique des rayons solaires, explique les saisons. Sous l'équateur, les nuits sont égales aux jours, et, dans l'espace de vingt-quatre heures, la terre se trouve, dans un point donné, éclairée pendant douze heures, et pendant douze autres heures plongée dans l'obscurité.

Les nuits et les jours sont d'autant plus inégaux que l'on approche plus des pôles, et dans les régions polaires, il n'y a, pour ainsi dire, qu'une seule nuit de six mois et qu'un long jour également de six mois.

Dans un point donné des régions tempérées, il y a, aux différentes époques de l'année, une très-grande inégalité des jours et des nuits ; cette grande inégalité, qui rend compte des saisons, s'explique par la position de la terre dans différents points de l'orbite qu'elle parcourt autour du soleil. Dans les diverses portions de son orbite, en effet, la terre a toujours son axe dirigé vers le même point du ciel. Or, cet axe s'incline plus ou moins vers le soleil, suivant que l'on est en été ou en hiver, c'est-à-dire suivant que la terre, dans le parcours de son orbite, est plus ou moins rapprochée du soleil, car cette orbite est une ellipse dont le soleil occupe un des foyers.

En hiver, la terre est plus rapprochée du soleil ; mais aussi son axe est plus incliné vers cet astre ; de là des nuits plus longues que le jour. En été, la terre est plus éloignée du soleil ; mais aussi son axe est moins incliné vers cet astre. Les jours sont donc plus longs que les nuits. Dans le premier cas, le soleil échauffe la terre moins longtemps ; de là, la température plus basse de l'hiver. Dans le deuxième, le soleil l'échauffe plus longtemps ; de là, la température plus élevée de l'été. L'automne et le printemps sont deux saisons intermédiaires.

Ce qui ressort de ces faits, et ce qu'il importe seulement de retenir pour l'hygiéniste, c'est que, sous le rapport du jour et de la nuit, il y a, sous l'équateur, égalité constante de lumière et d'obscurité.

Partout, excepté pendant les équinoxes, la durée respective du jour et de la nuit varie suivant les saisons : les nuits sont plus longues que le jour en hiver, les jours plus longs en été, et leur durée est intermédiaire dans le printemps et l'automne, de sorte que dans chacune de ces deux saisons, à l'instant de l'équinoxe, il y a égalité des jours et des nuits.

Enfin, dans les régions polaires, l'année peut être partagée en un jour de six mois et une nuit d'égale durée, cette dernière présentant toutefois six semaines de crépuscule et six semaines d'aurore.

La succession du jour et de la nuit détermine des modifications spéciales dans le jeu des principaux appareils.

C'est pendant la nuit que l'homme se livre au sommeil, non pas tant parce que la lumière n'éclaire plus notre globe, que parce qu'il y a nécessité pour lui de réparer ses forces et de donner un certain temps de repos aux différents organes.

Cela est tellement vrai, et la condition d'absence de la lumière n'a si bien qu'une influence secondaire, que l'habitude peut changer les heures de repos et les placer dans le jour. C'est ce qui a lieu, par exemple, pour certaines professions.

Voici, du reste, les modifications physiologiques qui surviennent pendant la nuit :

La digestion s'accomplit, en général, avec plus de lenteur, et chez certains individus, elle est fréquemment accompagnée d'une sensation de malaise qui trouble le sommeil ; les urines sont sécrétées avec un peu moins d'abondance. D'après Keill, la quantité d'urine produite dans douze heures de nuit est à celle fournie pendant douze heures de jour comme $1 : 1,20$

La respiration se ralentit, les mouvements respiratoires sont moins énergiques.

Suivant Proust, la quantité d'acide carbonique exhalée pendant la nuit est moins considérable que pendant le jour. C'est de 10 heures du matin à 2 heures du soir que cette quantité atteint son maximum.

La circulation se ralentit pendant la nuit. D'après Robinson, le maximum de fréquence du pouls (77 à 84 pulsations) est à 4 heures du soir, et le minimum (60 à 70) à 8 heures du matin, avant le lever.

Dans un grand nombre d'expériences comparatives auxquelles je me suis livré à l'Hôpital des enfants, en 1837, 1840 et 1841, j'ai constamment trouvé le pouls moins fréquent et les inspirations moins répétées la nuit, pendant le sommeil des enfants, que pendant le jour.

La transpiration cutanée paraît être plus abondante le jour que la nuit (Reil, d'après Burdach).

Les fonctions cérébrales s'exécutent avec moins d'énergie et moins de précision le soir que le matin, et la fatigue de la journée rend suffisamment compte de ce résultat. L'intelligence est moins claire, moins lucide ; le système musculaire affaibli ne demande que du repos. La sensibilité est plus obtuse et les sens moins parfaits.

C'est, en général, dans la nuit que s'exercent les fonctions génitales, et c'est spécialement à deux instants déterminés que les érections se manifestent de préférence : 1° le soir à l'instant du coucher, et on les explique par la sensation de la chaleur du lit et par le premier contact de la femme avec laquelle on se trouve ; 2° le matin : la cause des érections qui se manifestent alors, et sur laquelle on a beaucoup discuté, paraît avoir pour point de départ la réplétion de la vessie par l'urine ; elle cesse souvent par son évacuation.

L'influence de la succession du jour et de la nuit n'est pas moins considérable sur les malades. C'est le soir que la plupart des exacerbations ont lieu dans les affections aiguës, que les accidents prennent une intensité nouvelle, et que la fièvre devient plus forte ; il en est de même dans les maladies chroniques : l'apyrexie de la matinée est remplacée par un mouvement fébrile qui se prolonge, en général, une partie de la nuit.

Les fatigues de la journée, l'impression longtemps continuée de la lumière, la mise en jeu de l'organe de l'ouïe, l'attention occupée par les visites qui surviennent, sont les circonstances qui expliquent suffisamment cette exacerbation du soir.

La terminaison des maladies par la mort se fait, en général, plutôt la nuit que le jour, et ce résultat s'explique par la même raison que leur exacerbation.

La plupart des accouchements ont lieu la nuit. Est-ce parce que la conception a également eu lieu la nuit ? est-ce pour une autre raison ? Je l'ignore.

L'hygiéniste doit profiter de tous ces renseignements, soit pour régler d'une manière convenable les heures du sommeil relativement à celles du travail ou à celles des repas, soit pour diriger le traitement des maladies ; il n'y a, du reste, aucune règle positive à établir à cet égard, ce sont seulement des données qui ne doivent pas être perdues de vue.

Boudin, dans son mémoire intitulé : *De l'homme dans ses rapports avec le mouvement de la terre*, a relevé quelques-unes des recherches statistiques que l'on possède sur l'influence du jour et de la nuit. En voici le résumé :

Naissances. — Voici les chiffres de cinq auteurs, rapportés à 1,000 :

	Quetelet.	Bück.	Rantzen.	Casper.	Guiette.	Total moyen.
Minuit à 6 heures..	298	312	299	284	273	296
6 heures à midi...	229	248	229	231	224	232
Midi à 6 heures....	214	184	208	255	224	215
6 heures à minuit.	259	256	264	230	279	257

Ou, en comparant le jour et la nuit, on a, en ne prenant que les résultats moyens :

6 heures du soir à 6 heures du matin (nuit)..................... 553
6 heures du matin à 6 heures du soir (jour)..................... 447

La différence n'est donc pas aussi considérable qu'on aurait pu le penser.

Décès. — Les nombres obtenus par quatre observateurs ont donné les résultats suivants, rapportés à 1,000 :

	Virey.	Bück.	Quetelet.	Casper.	Total moyen.
Minuit à 6 heures	237	306	266	252	265
6 heures à midi........	273	252	252	291	264
Midi à 6 heures........	250	211	278	243	245
6 heures à minuit......	240	211	204	214	226

Ces résultats sont essentiellement variables suivant les observateurs ; aussi ne peut-on-guère en tirer des résultats positifs. Notons toutefois que le minimum des décès est de 6 heures à minuit, ce qui est l'inverse de ce qu'on pensait. On croyait, en effet, que la fatigue de la journée rendait les décès plus fréquents le soir.

Suicides. — Le tableau suivant est extrait des recherches de M. Guerry.

Minuit à 6 heures du matin.....................................	180
6 heures du matin à midi.....................................	368
Midi à 6 heures du soir.....................................	220
6 heures à minuit.....................................	232

Cette prédilection du suicide de choisir le matin de préférence pour accomplir cette action est au moins un fait curieux (1).

[*Lune.* — On sait le rôle que les auteurs faisaient jouer aux astres et surtout à la lune dans les phénomènes physiques, et même dans les événements d'un tout autre ordre qui s'accomplissent sur notre globe. Aux yeux de beaucoup de gens, certaines époques des phases de la lune exercent une action marquée sur le nombre des naissances, sur divers phénomènes nerveux, tels que les attaques d'épilepsie, sur les manifestations de la folie, sur la menstruation, etc. — Les relevés faits par les statisticiens sur les registres de l'état civil, ont démontré que les naissances n'obéissent nullement aux phases lunaires. Moreau (de Tours), ayant étudié sur 108 épileptiques, et pendant cinq années, les époques de retour des accès, est arrivé à un résultat tout à fait semblable.

La menstruation a donné lieu à des résultats contradictoires.

(1) Si les suicides sont plus nombreux pendant la matinée, c'est que le matin succède à la nuit, et que la nuit est le temps des réflexions tristes et douloureuses. Alors, en effet, l'imagination s'exalte, le malheur apparaît dans sa hideuse nudité et prend même des proportions exagérées : le désespoir s'empare de l'âme. De là au suicide il n'y a qu'un pas, et ce pas est bientôt franchi.   E. Bgd.

Rejetée par E. Brierre de Boismont, d'après quelques observations trop peu nombreuses, l'influence lunaire a été étudiée de nouveau, d'abord par un médecin allemand, M. Schweiz (*Arch. f. phys. Heilk.* v. Roser u. Wunderlich, t. IV, p. 481, 484), qui, d'après une suite de recherches faites sur 19 femmes, admit, au contraire, que le retour des règles est lié à la révolution anomalistique de la lune. De nombreuses observations faites par M. Strohl (de Strasbourg) au dispensaire de cette ville, lui ont fait voir que le maximum des époques de la menstruation tombe dans le premier quartier de la lune ; que peu de femmes sont réglées pendant la pleine lune ; et, enfin, que les apogées et les périgées sont sans effet.

Bibliographie. — Influences sidérales en général : Ici se placeraient naturellement les rêveries de l'astrologie judiciaire et celles des illuminés (Paracelse, Rob. Fludd, etc.), dont les indications rempliraient de nombreuses pages ; nous devons cependant citer quelques-uns de ces travaux et surtout ceux des auteurs qui les ont combattus ; puis, enfin, les recherches plus sérieuses entreprises sur cette question. — FICIN (Mars.), *De vita cœlitus comparanda,* in *De vita* (Liber tertius). Florentiæ, 1489, in-fol. — Bononiæ, 1501, in-4°, etc. — COLLIMITH (Geo.), *Artificium de applicatione astrologiæ ad medicinam,* etc. Argentorati, 1535, in-8°. — CARMONA (Juan), *An Astrologia sit medico necessaria* (Negat). Hispali, 1582, in-8°. — RIOLAN (J.), Præs. et PISO (Car.) resp., *An terminus morb. chronic. motus solis, acutorum lunæ?* (Resp. affirm.). Paris, 1590. — AMPSING (Jo. Ass.), *De Medicinæ et astronomix præstantia et de utriusque conjugio.* Rostoch, 1629. — CULPEPER (Nic.), *Semeiotica uranica, or an Astronomical Judgment of Diseases,* etc. Lond., 1651, in-8° — BARTHOLIN (Th.), *De cometa, consilium medicum.* Hafniæ, 1665, in-8°. — RIVINUS (Aug. Quir.), *De Astrologiæ vanitate et abusu in medicina.* Lipsiæ, 1694, in-fol. — ADOLPHI (Chr. M.), Præs. et WACHTEL (J.) resp., *Diss. philosophica de siderum influxu.* Lipsiæ, 1706, in-4°. — MEAD (Rich.), *De imperio solis ac lunæ in corpora humana, et morbis inde oriundis.* Londini, 1704, in-8° (plus. édit. et, en anglais, in Works, t. I, p. 159. Edinb., 1765, in-12). — HOFFMANN (Fr.), *De siderum influxu.* Halæ, 1706, in-4°, et in opp., t. V. — WIDEBURG, *De influxu siderum in temperamentum hominis.* Jenæ, 1720. — SCHENDEL G., *De morboso meteorum in corpora humana effectu.* Argentorati, 1726, in-4°. — FRANCK, *De causis morborum ex influxu siderum.* Kil., 1732. — SAUVAGES (Fr. B. de), Præs. et LEFEBVRE (A.) déf., *De astrorum influxu in corpus humanum.* Monspel., 1757, in-4°. — ALBENQUE (F. R.), *De influxu lunæ et solis in corpus humanum et de morbis inde oriundis.* Monsp., 1776, in-4°. — OTTO, *De Planetarum in corpus humanum influxu.* Francofurti, 1805. — BALFOUR (Fr.), *A Collection of Treatise on the Effects of Sol-Lunar Influence in Fevers.,* 4th edit. Cupar, 1816, in-8°. — BOUDIN (J. C.), *De l'homme physique et moral dans ses rapports avec le double mouvement de la terre,* in *Ann. d'hyg. publ.,* 1re sér., t. XLVI, p. 268, 1851.

Influence du soleil : RICHTER (G. G.), Præs. et SELPERT (G. A.) déf., *Insolatio, seu potestas solis in corpus humanum.* Gœttingæ, 1747, in-4°. — HALLÉ (J. N.), *An radiorum solarium actio sanitati confert?* (Resp. affirm.). Th. de Paris, 1777, in-4°. —GIRARD, *Considérations générales sur l'heureuse influence du soleil.* Th. de Paris, 1819, n° 88. — VIREY, art. SOLEIL, in *Dict. des sc. med.,* t. LI, 1821. — GOUBAUX et RAYNAL, *Influence de l'éclipse de soleil sur les animaux,* in *Gaz. méd.,* 1851, p. 527.

Nuit. — CHAUSE, *De morbis nocturnis, morborum exacerbationibus.* Genæ, 1709, in-4°. — *De l'influence de la nuit sur les maladies* (Rec. de mém. cour. par la Soc. de méd. de Brux. — DELAPRADE, AYMONE, etc.). Bruxelles, 1806, in-8°. — BALLY, *Influence de la nuit sur les maladies.* Th. de Paris, 1807, n° 6. — MORICHEAU-BEAUCHAMP, *De la nuit et de son influence sur les maladies.* Poitiers, 1808, in-8°. - GUIL-

LERMOD, *Influence de la nuit dans l'état de santé et de maladie*. Th. de Paris, 1812, n° 59. — VIREY, *Éphémérides de la vie humaine, ou Recherches sur la révolution journalière et la périodicité de ses phénomènes*, etc. Paris, 1817, in-4°. — REYDELLET, *Sur la nuit*. Th. de Paris, 1819, n° 144. — TAILLEFER (A.), *De l'influence de la nuit sur l'homme dans l'état de santé et dans l'état de maladie*. Th. de Paris, 1820, n° 124.—GUIETTE. *Tableaux statistiques servant à déterminer l'influence du jour et de la nuit sur les naissances*, in *Bull. de la Soc. de méd. de Gand*, 1835, p. 92. — PORET (Alb.), *Étude sur les aliénés au point de vue de la nuit*. Th. de Paris, 1865, n° 180.

Influence de la lune : HARDOUIN, *An humorum incrementum a luna?* (Resp. affirm.). Th. de Paris, 1633.— LITTRE (Alex.), *Est-ne aliquot lunæ in corpora humana imperium?* Paris, 1707, in-4°.— GERICKE, *De influxu lunæ in corpora humanum*. Halæ, 1724. — KRAZENSTEIN (Chr. Gottl.), *Abhandlung von dem Einfluss des Mondes in den menschlichen Körper*. Halæ, 1747, in-8°. — BALFOUR (Fr.), *A Treatise on the Influence of the Moon in Fevers*. Calcutta, 1784, et Edinb., 1785, in-8°. —RÆSCHIG, *De lunæ imperio in valetudinem corporis humani nullo*. Vittenbergæ, 1747, in-4°. — TESTA (Ant. Jos.), *Bemerkungen über die periodischen Veränderungen und Erscheinungen im Kranken und gesunden Zustande des menschlichen Körpers*, etc. (trad. libre de l'anglais). Leipzig, 1790, in-8°. — *Obs. on the Influence of the Moon on Climate and the animal Economy, with*, etc. Philadelphia, 1800, in-8°. — VIREY, art. LUNE, in *Dict. des sc. méd.*, t. XXIX, 1818. — PEET (J.), *An Inquiry into the Evidence which is recorded in Relation to the Influence of the Lunar-Changes upon certain Forms of Diseases*, in *Transact. of the Med. and Phys. Soc. of. Bombay*, n° 6, p. 210, 1843. — SCHWEIG, *Untersuchungen über Periodicität*, in *Arch. f. physiol. Heilk.* V. Roser u. Wunderlich, t. III, p. 481, 1844. — STROHL (E.), *Recherches statistiques sur la relation qui peut exister entre la périodicité de la menstruation et les phases de la lune*, in *Gaz. méd. de Strasb.*, t. XXI, p. 93, 1861.

SAISONS.

[De même que le mouvement de rotation de la terre sur son axe engendre des alternatives de lumière et d'obscurité qui constituent le jour et la nuit; de même sa révolution autour du soleil engendre, d'après son degré d'inclinaison par rapport aux rayons solaires, des alternatives de température variables, suivant les latitudes, et qui constituent les *saisons*. Dans la zone tempérée que nous habitons, on en reconnaît quatre, savoir :

Le *printemps*, de l'équinoxe de mars au solstice de juin ;

L'*été*, du solstice de juin à l'équinoxe de septembre ;

L'*automne*, de l'équinoxe de septembre au solstice de décembre ;

L'*hiver*, du solstice de décembre à l'équinoxe de mars.

La température est chaude pendant l'été, froide pendant l'hiver, tempérée pendant le printemps et l'automne. De là des influences sur la santé dont il faut tenir compte.

Influence sur la génération et les naissances. — La saison la plus efficace pour la conception est le printemps, avait dit un auteur hippocratique (*Des femmes stériles*, § 18). Cette assertion a été démontrée par les chiffres. Villermé, qui s'est livré à de nombreuses recherches à cet égard, a fait voir que le *maximum* des conceptions a lieu au printemps et le *minimum* en automne. En effet, d'après les chiffres considérables qu'il a colligés, le plus grand nombre des naissances a lieu en hiver et le minimum en été. Les 7,651,437 naissances qui ont eu lieu en France de 1817 à 1824 sont ainsi réparties :

Janvier, février, mars....................	2,108,916
Avril, mai, juin.......................	1,854,690
Juillet, août, septembre.................	1,793,534
Octobre, novembre, décembre...........	1,894,297
Total......	7,651,437 (1)

Les conceptions les plus nombreuses sont de mars à juillet dans la période qui est marquée par le retour du soleil dans notre hémisphère, l'allongement des jours, le réchauffement de l'atmosphère, le réveil de la végétation. Les différences de latitude amènent nécessairement des différences dans les résultats. Les époques du *maximum* et du *minimum* des conceptions avancent dans les pays chauds, retardent dans les pays froids, mais c'est surtout l'époque du *minimum* qui subit cette influence. Boudin, analysant des documents recueillis à Florence depuis 1451 jusqu'à 1843, a constaté : 1° que la proportionnalité des naissances des deux sexes n'a point varié dans le cours de quatre siècles ; 2° que les mois de juin, avril et mai, qui étaient vers le milieu du quinzième siècle les plus féconds, sont aujourd'hui encore les plus riches en conceptions ; 3° que depuis la fin du quinzième siècle, le mois de septembre n'a pas cessé d'être un des mois les plus mal partagés sous le rapport des conceptions. Quetelet, qui a confirmé les observations de Villermé, fait voir que l'influence des saisons est plus marquée dans les campagnes que dans les villes.

Enfin, dans l'hémisphère austral, le renversement des saisons amène le renversement dans l'époque des conceptions et des naissances.

Influence sur l'homme physiologique et moral. — Des expériences récentes faites par le docteur E. Smith lui ont démontré que la quantité de carbone brûlé varie, suivant les saisons, d'une manière régulière. La décroissance commence avec le mois de juin, fait de nouveaux progrès pendant juillet et août jusqu'aux

(1) Voici les chiffres qu'a donnés la statistique générale de la France pour l'année 1879 :

Janvier...........	1094	Mai.................	791	Septembre.........	788
Février..........	1078	Juin...............	957	Octobre...........	853
Mars.............	1478	Juillet	767	Novembre.........	1033
Avril.............	1098	Août..............	616	Décembre	468

premiers jours de septembre, où elle atteint son point le plus bas ; le mouvement ascensionnel commence en octobre, novembre et décembre ; l'état reste stationnaire jusqu'à la fin de mars. En avril et mai, la quantité d'acide carbonique exhalé augmente jusqu'au commencement de juin où, comme nous l'avons dit, la diminution se fait sentir. La plus grande différence observée est de 3 grains d'acide carbonique en moins par heure de juin à septembre, où l'on ne trouve que de 6 à 7 grains, le chiffre le plus élevé étant 10 grains, 26 en mai. L'élimination de l'azote, qui a été aussi étudiée par Smith, est en sens inverse de celle de l'acide carbonique.

Considérant la combustion plus considérable du carbone comme une preuve de l'activité vitale plus grande, il en résulte que cette activité est à son *summum* au printemps et à son *minimum* au commencement de l'automne, ce qui coïncide parfaitement avec ce qui vient d'être dit pour les conceptions et les naissances. C'est ce qui est aussi parfaitement en rapport avec cette remarque de Villermé, que le plus grand nombre des cas de viol et autres attentats à la pudeur tombe précisément dans les mois de mai, juin et juillet.

Quetelet a donné le tableau suivant de la répartition des crimes contre les personnes et contre la propriété suivant les saisons, sur un total de 24,841 cas.

	Contre les personnes.	Contre la propriété.
Hiver......................	1,465	5,077
Printemps..................	1,645	4,372
Été.......................	1,818	4,311
Automne...................	1,547	4,606
Totaux.....	6,475	18,366

La misère plus grande qui règne en hiver, l'exaltation plus grande des passions pendant l'été, rendent très bien compte de ces différences.

De 1836 à 1846, le nombre des suicides a monté, on peut le dire, avec le thermomètre. Il acquiert en juin un chiffre double de celui de janvier et de décembre.

Influence sur les maladies. — Comme le fait observer Richardson dans un travail spécial sur ce sujet, bien que l'on ait dit que chaque saison a ses maladies spéciales, cela n'est vrai que dans une certaine mesure : les saisons d'une année ne ressemblent pas à celles d'une autre, et la division de l'année en saisons est elle-même fort arbitraire ; la règle doit donc souffrir de nombreuses exceptions.

Cependant l'observation montre que certaines affections pré-

dominent dans certaines périodes de l'année. Mais, d'abord, le
nombre des maladies n'est pas le même dans tous les mois.
Sur 155,337 entrées à l'hôpital de la Charité de Berlin dans un
intervalle de sept années (1833-39), Casper a trouvé que les
admissions ont eu lieu comme il suit :

Été..................	40,700	Automne..........	37,865
Hiver...............	39,024	Printemps.........	37,748

Le printemps, à Berlin, est donc l'époque favorisée, et l'été
celle qui donne le plus de malades. Il n'en est pas de même à
Paris.

Si maintenant nous cherchons quelles sont les maladies qui
dominent aux différentes époques de l'année, Richardson va
nous répondre avec l'examen des causes de décès pour un certain nombre d'affections, d'après les registres des districts de
Londres, de Devon et de Cornouailles. Il a reconnu que, dans
le premier trimestre, on voit surtout régner les maladies des
voies respiratoires; pendant les trois mois d'été, les affections
des voies digestives et du système abdominal ; et enfin, dans le
quatrième, les fièvres éruptives et les maladies fébriles. On
comprend que le climat doit jouer ici un grand rôle ; c'est ce
qu'a fait ressortir Boudin.

Les relevés faits à Charenton, de 1826 à 1833, ont démontré
que les admissions pour aliénation mentale ont suivi une marche parallèle à l'accroissement mensuel de la température et
que leur nombre, en juin et juillet, a été de 50 p. 100 plus élevé
qu'en janvier.

Enfin, d'après des recherches qui nous sont propres, 4,465
entrées masculines, pour dermatoses, à l'hôpital Saint-Louis
(de 1843 à 1846), sont ainsi distribuées par trimestre :

1er trimestre.	2e trimestre.	3e trimestre.	4e trimestre.
923	1,241	1,222	1,079

Ce qui montre que l'invasion ou la recrudescence des maladies cutanées a lieu surtout pendant les mois chauds de
l'année.

Influence sur la mortalité. — Cette influence est incontestable,
mais elle varie et doit nécessairement varier suivant les localités, suivant les vicissitudes atmosphériques particulières à certaines années, etc. Cependant nous devons faire connaître les
résultats de quelques statistiques à cet égard.

En France, 837,083 décès qui ont eu lieu de 1831 à 1840, ont
été ainsi partagés entre les quatre saisons :

Printemps.........	236,160	Automne	194,180
Hiver.............	222,823	Été...............	183,790

Le maximum s'est rencontré en mars (87,345), le minimum en novembre (57,326). En Belgique, suivant les calculs de Quetelet, l'hiver prend la place qu'occupe chez nous le printemps. En effet, 1,770,259 décès, qui ont été relevés en Belgique de 1815 à 1836, ont été fournis, par les différentes saisons, de la manière suivante :

Hiver.............	501,382	Automne..........	418,978
Printemps........	470,227	Été.....	379,672

Les résultats pour l'Angleterre ont été analogues pour une période de trente-quatre ans (1838 à 1871 inclus).

1er trimestre	25	3e trimestre.........	20,7
2e —	22.1	4e —	21,9

Casper a trouvé un résultat bien différent pour 53,699 décès à Berlin, de 1833 à 1839. Il en donne le tableau suivant (la mortalité totale étant ramenée à 100,000) :

Été	26,312	Printemps..........	24,714
Hiver.............	24,821	Automne....	24,102

Ici, c'est l'été qui prédomine. Casper a publié une statistique de Philadelphie, qui place également l'été en première ligne. Cependant, le même auteur, ayant rassemblé les chiffres de la mortalité pour 150 ans dans les principales villes de l'Europe, a recueilli un total de plus de 3 millions de cas, qui lui on permis de formuler cette conclusion, savoir : *que le printemps est la saison la plus meurtrière et l'été la plus favorisée.*

Dans les localités où l'été et l'automne présentent un excès de mortalité, on peut soupçonner une influence particulière, le plus ordinairement la *malaria.*

C'est ce qu'a démontré M. Lombard, de Genève. Ce savant statisticien a communiqué, en 1867, au congrès international de Paris, un travail très intéressant, dans lequel il examine la mortalité non seulement dans les différents pays de l'Europe, mais encore, suivant les subdivisions territoriales. Il a fait voir que dans les conditions ordinaires, la plus forte mortalité répond aux mois les plus froids, la plus faible aux mois les plus chauds : dans certaines localités, cependant, la grande mortalité est printanière (mars et avril), mais il n'en est pas ainsi dans les régions paludéennes. Le chiffre des décès pendant la période estivale ou automnale, c'est-à-dire au moment où l'impaludisme est dans toute son activité, l'emporte sur celui des autres saisons. Une particularité assez curieuse, c'est que les habitants des villes meurent en plus grand nombre que ceux des campagnes pendant les chaleurs, le contraire a lieu pour les temps froids.

L'action défavorable du printemps, dans notre climat, se montre même pour la phthisie, contrairement à l'opinion vulgaire. Voici, d'après Benoiston de Châteauneuf, la répartition de 1,261 décès de phthisie :

Printemps	367	Hiver.................	302
Été.............	357	Automne..............	235

[L'automne est donc déchargé de l'influence fatale que les poètes lui avaient prêtée.]

Bibliographie. — Les anciens s'étaient beaucoup occupés de l'influence des saisons, surtout au point de vue de la pathologie. HIPPOCRATE, *Des épidémies ;* — *Des airs, des eaux et des lieux;* — *Des humeurs*, etc. — BAILLOU, *Épidém. et Éphém.*, libri II, in *opp.* Paris, 1635, in-4º et edente TRONCHIN, t. I. Genève, 1762, in-4º. — MARANT, *An Vernales morbi autumnalibus securiores ?* (Resp. affirm.) Th. de Paris, 1592, in-fol. — STEINMETZ, *De morbis hyemalibus.* Lipsiæ, 1594, in-4º. — SYDENHAM, *Des épidémies et des constitutions médicales*, in Œuvres (de 1666 à 1688). —MEIBOM (F.), *Morborum vernalium et medendi rationis*, etc., *Consideratio.* Helmstadii, 1677, in-8º. — MÜLLER (Th.), *Bericht von Winterkrankheiten*, Francof., 1687, in-8º. — FORCHON, *Traité de la canicule et des maladies qu'elle cause.* Paris, 1688, in-12. — HOFFMANN (Fr.), *De hieme tepida.* Halæ, 1696, in-4º. — DU MÊME, *De temporibus anni insalubribus*, ibid., 1705, in-4º. — DU MÊME, *De aeris intemperie multorum malorum causa*, ibid., 1715, in-4º. — SCHULZE, *De morbis verni temporis.* Halæ, 1735, in-4º.—HESZLER, *De morbis hyemalibus feliciter avertendis*, ibid., 1744, in-4º. — JUNCKER, *De morbis vernalibus*, ibid., 1745, in-4º. — DU MÊME, *De morbis autumnalibus*, ibid., 1745, in-4º. — ALBERTI, *De morbis æstivis*, ibid, 1745, in-4º. — LINNÆUS (C.), Præs. et BRODD (S.) Subm., *De morbis ex hieme.* Upsaliæ, 1752, in-4º. — WILSON, *Short Remarks upon Autumnal Disorders.* Lond., 1765. in-8º. — STOLL (Max.), *Des constit. méd. et Ephém.*, in Œuvres, 1777-1788. — SCHULZ, *De vi et efficacia quam diversæ tempestates in morbis modificandis exercent.* Lugd. Batav. 1789, in-4º. — SCHARTEN, *De morbis autumnalibus.* Giessæ, 1790, in-4º. — ROUSSEL (H. F. A.), *Obs. sur les maladies qui résultent de la température et des saisons.* Caen, an XI, in-8º. — DESCHAMPS, *Influence des saisons sur la production de certaines maladies.* Th. de Paris, 1806, nº 131.—BARNWELL (W.), *Diseases of a Warm and Vitiated Atmosphere, from Climate, Situation or Season.* London, 1809, in-8º. —'LEGRAS, *Influence des saisons sur l'homme et dans la production des maladies.* Th. de Paris, 1817, nº 24.—LETOURNEUX, *Influence des saisons sur le physique et sur le moral de l'homme.* Th. de Paris, 1819, nº 117. — GUERRY (A.), *Variations météorologiques comparées avec les phénomènes physiologiques*, in Ann. d'hyg. publ., 1ʳᵉ sér., t. I, 1829. — WILLERMÉ, *De la distribution par mois des conceptions et des naissances de l'homme*, in Ann. d'hyg. publ., 1ʳᵉ sér., t. V, p. 55, 1831. — LOMBARD, *De l'influence des saisons sur la mortalité à différents âges*, ibid., t. X, p. 93, 1833. — BECKER (J. H.), *Einige Bemerkungen über den Einfluss der Witterung auf den menschlichen Organismus*, etc. Parchim, 1835, in-8º, tabl. in-fol. — BOUVIER, *De l'influence des saisons sur le développement de la grippe*, in Ann. d'hyg.,

t. XVII, p. 443, 1837. — Fuster, *Des maladies de la France dans leurs rapports avec les saisons.* Paris, 1840, in-8°. — *Action des gelées et du dégel sur la santé publique,* in *Gaz. des Hôpit.,* 1842, p. 41.—Griffith (Th.), *Chemistry of the Four Seasons.* London, 1846.—Quetelet, in *Essai,* etc., t. 1, p. 96, 188. — Casper (L.), *Der Einfluss der Witterung auf Gesundheit und Leben des menschen,* in *Denkwürdigkeiten zur medizinischen Statistik,* etc. Berlin, 1846, in-8°. — *Influence des saisons sur la santé et la vie des populations,* in *Un. méd.,* 1848, p. 441. —Richardson, *The Seasons in Relation with Diseases,* in *Journ of Public Health,* déc. 1855. — D'Espine (Marc), in *Essai analytique,* etc., p. 25. — Boudin, *Études sur l'homme physique et moral dans ses rapports avec le double mouvement de la terre,* in *Ann. d'hyg.,* 1re sér., t. XLVI, p. 268, 1851. — Du même, *De l'influence des saisons sur les maladies de l'homme et sur divers genres de mort,* ibid., 2e ser., t. XIII, p. 59, 1860. — Morris (J.), *A New Method of investigating the Effects of Meteorological changes upon Human Life,* in *Med. T. and Gaz.* 1857, t. 1, p. 57.— Poznansky (F.), *On the connexion of Atmospheric vicissitudes with Epidemic Disease,* in *Dublin Hospit. Gaz.* 1857. — Haller (K.), *Die Volkskrankheiten in ihrer Abhängigkeit von Witterungsverhältnissen. Ein statist. Versuch.,* etc., Wien, 1860, in-4°. — Smith, *On Influence of the Seasons upon the Humane Body,* in *British Med. Journ.,* 7 sept. 1861. — Scoresby-Jackson (R. E.), *On Influence of Weather upon Diseases and Mortality,* in *Transact. of Rey Soc. of Edinb.,* 1863, et *Edinb. med. Journ.,* t. X, p. 372, 1864. — Lombard (H. C.), *Des lois de la mortalité en Europe dans leurs rapports avec les circonstances atmosphériques,* in *Congrès intern. de Paris,* p. 636. Paris, 1867, in-8°. — Ballard (Edw.), *Study on the Influence of Weather and Seasons upon Public Health. Med. T. and Gaz.,* 1868, t. II, p. 459. — Reocla, *Monthly Prevalence of diseases,* in *The Lancet,* Aug. 16, 1873. — Pombourcq, *Essai sur les influences atmosphériques.* Th. de Paris, 1874. — Fabiès, *Étude sur les constitutions médicales,* in *Rec. de méd. et de pharm. milit.,* 1873-74. — Liebig (G. von), *Ueber die Einflüsse der Temperatur and Feuchtigkeit auf die Gesundheit.* Berlin, 1870. — Ballard (Edw.), *Ueber den Einfluss des Wetters und der Jahreszeit auf die öffentl. Gesundheit,* in *Viert. f. öff. Ges.-Pfl.,* Bd. II, 1870. — Colin (L.), Art. Saisons, in *Dict. encyclop. sc. méd.,* 1878. — Pamard, *La mortalité dans ses rapports avec les phénomènes météorologiques dans l'arrondissement d'Avignon (1873-1877),* Paris, 1880, gr. in-8. — V. aussi la bibliographie de l'art. Population.

CHAPITRE V

De l'air atmosphérique.

L'action de l'air atmosphérique sur l'homme est de tous les instants, et ce gaz est l'agent le plus indispensable à l'entretien de la vie. L'étude de ses propriétés et de ses altérations est vaste et peut être divisée en quatre parties.

1° Étude des propriétés physiques de l'air (pression atmosphérique, mouvement, etc.) ;

2° Modification de proportion des principes qui y sont normalement contenus ;

3° Altération par la présence de nouveaux principes que la chimie permet d'y constater ;

4° Altérations inconnues dans leur nature, mais appréciables par leurs effets sur l'homme.

1° Propriétés physiques de l'air.

Pression atmosphérique. — L'air atmosphérique forme autour de la terre une couche gazeuse qui constitue l'atmosphère, et qui est retenue à la surface du globe par l'action de la pesanteur. L'étendue de l'atmosphère est probablement de 15 à 20 lieues, ou le 80° du rayon terrestre.

La couche d'air qui est étendue sur la surface de la terre est représentée en moyenne par une colonne de mercure de 76 centimètres de hauteur (28 pouces), d'où résulte la conséquence que le corps de l'homme supporte à peu près un poids de 15,000 kil., disséminé sur toute sa surface. A mesure qu'on s'élève dans l'atmosphère, cette pesanteur diminue de plus en plus, et la colonne barométrique s'abaisse.

Dans un endroit déterminé, à Paris, par exemple, comme dans tout autre lieu, la pression atmosphérique mesurée par la hauteur de la colonne barométrique éprouve chaque jour des variations auxquelles on a donné le nom de *variations diurnes* ; il y a chaque jour deux maxima et deux minima. Le minimum du soir est à 4 h. 5 m. ; le maximum du soir, à 10 h. 11 m. Le minimum du matin à 3 h. 45 m., et le maximum du matin, à 9 h. 37 m.

Les marées atmosphériques sont dues à l'attraction de la lune. Les dilatations et condensations de l'air sont d'un autre ordre. Ces variations exercent-elles une influence quelconque sur l'homme à l'instant où elles se manifestent ? C'est une chose que l'on ignore.

Il est d'autres variations qui sont dites irrégulières, et qui se manifestent sous l'influence de certaines perturbations atmosphériques, telles que les vents, les orages, etc., et que le baromètre accuse parfaitement. — Ces variations exercent manifestement une influence sur l'homme ; mais, comme on ne saurait en séparer l'étude de celle qui a déjà été faite de l'influence des temps orageux et de celle que nous allons faire de l'action des vents, nous y renvoyons le lecteur.

Diminution de la pression atmosphérique.

Les modifications de la pression atmosphérique les plus importantes que nous ayons à étudier sont celles qui sont dues à sa diminution à mesure qu'on s'élève dans l'atmosphère. — Les ascensions aérostatiques, et celles qui se font au sommet des hautes montagnes, ont permis d'étudier ces phénomènes, et maintenant on est suffisamment renseigné à cet égard.

Nous établirons d'abord seulement que les effets de l'ascension sur les hautes montagnes, effets qui ont été ressentis et relatés avec soin par un certain nombre de voyageurs, tels que de Humboldt, de Saussure, M. Boussingault, M. Lepileur, sont des effets complexes, et dans lesquels intervient l'exercice musculaire forcé qu'exécutent nécessairement les voyageurs. Aussi ces effets ne doivent-ils pas être seulement attribués à la diminution de la pression atmosphérique, et ces relations ne peuvent servir que comme des documents propres à éclairer cette question sans la décider complétement.

Les effets que l'on observe sont tous la conséquence du fait général suivant :

L'air étant moins dense et plus raréfié contient, sous le même volume, une quantité moins considérable d'oxygène : un individu donné, pour respirer librement, est donc obligé, ou d'en introduire à chaque inspiration une quantité plus considérable, ce qui n'est guère possible, ou bien d'opérer la compensation en répétant un plus grand nombre de fois les inspirations : c'est ce dernier effet qui a lieu, et le phénomène général à l'aide duquel on explique toutes les autres modifications organiques et fonctionnelles, c'est la fréquence plus grande des mouvements respiratoires.

En voici les conséquences pour la respiration d'un air médiocrement raréfié. L'appétit devient plus vif, la digestion plus facile et plus prompte. La respiration s'accélère, le pouls également, et cette accélération est en raison inverse de la hauteur barométrique. Les mouvements s'exécutent avec plus de difficulté, l'anhélation et la fatigue se produisent plus facilement.

Si l'on s'élève à une hauteur plus considérable, comme dans le voyage aérostatique de Gay-Lussac (7,000 mètres), ou dans les ascensions faites au sommet des hautes montagnes, les accidents présentent plus de gravité : la soif se montre vive et ardente, la bouche sèche ; la respiration devient beaucoup plus fréquente, le pouls s'accélère également. La courbature, le brisement des membres ne tardent pas à survenir. On voit des hémorrhagies surgir par les membranes muqueuses, et, en particulier, par les fosses nasales, la bouche et les bronches. Le froid y vient aussi joindre son action, et ces deux causes réunies rendent souvent tout à fait impossible la continuation de l'ascension. On doit toutefois observer que les effets insurmontables de la fatigue musculaire ne se font sentir que dans l'ascension des montagnes, tandis qu'ils sont nuls dans les voyages aérostatiques. A tous ces accidents on peut encore ajouter la céphalalgie, les éblouissements, les vertiges et les tintements d'oreilles. En même temps, la voix se fait entendre avec quelque difficulté à quelques pas, l'impression du froid est plus vive et plus pénible (1).

Lorsque des individus habitent dans des lieux très élevés au-dessus du niveau de la mer, il survient dans leur constitution, dans leur tempérament, dans leurs habitudes, des modifications physiologiques qui s'harmonisent avec le milieu raréfié au sein duquel ils vivent. — Ces modifications de constitution sont spécialement les suivantes : l'appétit devient vif, ardent, facile ; les digestions, rapides. La respiration et la circulation s'exécutent avec une fréquence plus grande, qui finit par devenir habituelle et tout à fait normale. La respiration devient en même temps ample, puissante. L'ascension a lieu désormais sans dyspnée, la voix se fait entendre à de grandes distances et sans fatigue. L'exercice musculaire est bien supporté.

Les montagnards sont agiles, vifs et ardents. Leurs passions sont vives ; ils cherchent à les satisfaire rapidement et avec ardeur. Les fonctions génitales s'exécutent avec énergie. Les facultés intellectuelles sont développées ; leur sensibilité est vive et leurs sens sont actifs et subtils ; enfin, leur embonpoint est médiocre. — Chez l'habitant des montagnes, c'est, ainsi que cela a été dit plus haut, le tempérament nervoso-sanguin qui tend à dominer.

(1) M. Gavarret (Dict. encyclop. des sc. méd., t. III, p. 410, art. Altitudes, 1865) a donné l'explication suivante des phénomènes dont il s'agit ici. On sait : 1° qu'à l'état de repos l'homme brûle les matériaux organiques de son sang, et que la chaleur de cette combustion, dont les produits ultimes sont de l'acide carbonique et de l'eau, est employée tout entière à maintenir sa température propre ; 2° que, s'il accomplit un travail mécanique quelconque, l'intensité des combustions respiratoires augmente proportionnellement à la dépense des forces. Or, dans l'ascension, à pied, sur des montagnes très élevées, escarpées et glissantes, il y a une énorme dépense de forces. Il en résulte une combustion correspondante dont la conséquence est la production d'une quantité très considérable d'acide carbonique dans l'économie, et dont celle-ci ne peut se débarrasser, malgré la fréquence accélérée des mouvements respiratoires. La majeure partie des troubles fonctionnels caractéristiques du mal des montagnes devrait donc être rapportée à une véritable intoxication par l'acide carbonique dissous dans le sang. Joignez à cela la diminution de pression sur la tête du fémur qui exige, pendant les marches, de plus grands efforts de la part des muscles de la cuisse.

Ces causes existent, mais elles n'agissent pas seules, ce ne sont même pas les causes essentielles. La raison principale du mal des montagnes, indiquée par Jourdanet et établie expérimentalement par Paul Bert, c'est la raréfaction de l'air, la diminution de tension de l'oxygène dans l'air, et, par suite, dans le sang, la désoxygénation des globules sanguins, le dégagement plus abondant de l'oxygène que de l'acide carbonique dissous dans le sang, en un mot l'asphyxie. C'est également de cette manière que s'explique la mort de Sivel et de Crocé-Spinelli dans l'ascension du ballon le Zénith, qui atteignit l'altitude de 8,600 mètres ; la provision d'oxygène préparée pour le départ était insuffisante et le départ avait eu lieu malgré les avertissements de P. Bert.　　　　　　　　　　　L. Hn.

[M. Jourdanet, qui a résidé pendant une vingtaine d'années au Mexique, a fait connaître récemment les résultats de ses nombreuses observations relativement aux effets de l'altitude, non seulement sur l'individu, mais encore sur l'espèce. L'Européen n'a pu s'acclimater sur les plateaux élevés de l'Anahuac. La poitrine étroite manque d'air ; les longues marches, les exercices violents lui sont interdits ; il est en proie à une espèce d'*anémie* particulière. L'enfance y est chétive, et cette première époque de la vie est féconde en maladies mortelles. L'adolescence ne manque ni d'ardeur ni d'élan : mais bientôt cette activité s'endort, et c'est avec ce sommeil moral qu'on arrive à l'âge mûr. Alors une imagination vive fait bien concevoir des idées d'entreprises, mais l'apathie les fait avorter à peine conçues ; et c'est ainsi que, sans avoir rempli sa carrière, on franchit les barrières de la vie dans une vieillesse souvent sans fruits, et presque toujours prématurée. L'auteur oppose à ce portrait celui de l'Indien, qui possède une poitrine dont l'ampleur dépasse les proportions qu'on devrait attendre de sa taille peu élevée. Il marche rarement, la course paraît être son allure favorite, et, le dos chargé d'un fardeau, il entreprend des traites de douze à quinze lieues par jour ! Les observations de M. Jourdanet ne sont donc pas favorables à l'acclimatement de l'Européen sur les plateaux élevés des tropiques.

D'après P. Bert, le sang des animaux originaires des hauts lieux et même celui des animaux acclimatés présente une capacité d'absorption pour l'oxygène plus grande que celle du sang des animaux vivant au niveau de la mer ; ce qui explique la plus grande résistance à la fatigue chez les premiers que chez les animaux récemment transportés dans les hautes régions.]

Influence sur les maladies. — Les détails précédents peuvent faire prévoir la nature de ces influences. L'air vif et moins dense des montagnes est pernicieux pour les individus atteints de maladies des organes respiratoires ou circulatoires. La nécessité où sont les individus placés dans une telle atmosphère d'exercer plus énergiquement ces deux appareils, augmente leur impressionnabilité, fait faire des progrès à la maladie qui existe, ou favorise son développement, s'il n'y a encore qu'une prédisposition morbide. — On explique ainsi le mauvais effet de l'air des localités élevées sur les individus atteints d'affections organiques du cœur, de tubercules ou d'emphysème des poumons, de bronchites aiguës ou chroniques, et l'influence fâcheuse que ces mêmes conditions atmosphériques exercent sur ceux qui sont prédisposés aux affections que nous venons de nommer ; il n'est pas rare alors de voir ces maladies se développer pour la première fois, sans même qu'une cause occasionnelle soit venue en faire éclater la prédisposition.

[L'opinion que l'air sec et raréfié des montagnes est nuisible aux tuberculeux est généralement admise par les médecins de l'Europe. Cependant, de nouvelles observations ont démontré que la phthisie est excessivement rare en Europe au-dessus de 1,300 mètres et sur les plateaux des Cordillères du Mexique et du Pérou, à des hauteurs de 2,000 à 4,000 mètres au-dessus du niveau de la mer, tandis qu'elle règne avec une extrême violence dans les régions basses et chaudes des tropiques. La maladie paraît inconnue chez les indigènes purs. Ces faits si curieux ont été mis hors de doute par les savantes recherches de M. Boudin, mais surtout par les observations directes de MM. Jourdanet pour le Mexique, Guilbert pour la Bolivie. Les phthisiques du littoral, dans le Pérou, vont chercher le rétablissement de leur santé en Bolivie. On sait que pour utiliser cette heureuse influence des altitudes, on a fait créer des stations alpestres pour la phthisie à Davos et à Saint-Moritz.

Cependant M. Coindet, tout en reconnaissant que sur les hauts plateaux et dans les points élevés l'état des phthisiques s'améliore, pense que dans ces conditions la mort n'est que retardée.]

RÈGLES HYGIÉNIQUES. — La première règle à observer, c'est précisément de soustraire les individus prédisposés aux affections des organes de la respiration et de la circulation, ou attaqués de ces mêmes maladies, à l'action de l'air vif et moins dense des montagnes.

Le séjour dans les lieux secs et élevés doit, au contraire, être conseillé comme moyen puissant d'hygiène, et comme pouvant réformer des constitutions et des tempéraments altérés d'une certaine manière.

Ainsi, les individus mous, à constitution faible, à tempérament lymphatique, à fonctions digestives languissantes, mais cependant sans aucune prédisposition aux maladies des organes circulatoires et respiratoires, se trouveront parfaitement bien d'une telle exposition ; si l'on y joint un régime alimentaire convenable et approprié, on pourra être presque certain de modifier leur constitution, et souvent de la consolider pour toujours.

Augmentation de la pression atmosphérique. — L'air augmente de pesanteur et de pression à mesure qu'on s'enfonce dans les entrailles de la terre, ou, si l'on veut, au-dessous de la surface du niveau de la mer. Les effets de cette augmentation naturelle sont peu connus, attendu qu'on ne s'est jamais enfoncé très profondément, qu'on pénètre même rarement à 500 ou 600 mètres, et qu'à cette profondeur, les effets ne sont pas assez considérables pour exercer une action quelconque sur l'homme. Quelques expériences que nous avons faites dans une cloche à condenser l'air, imaginée, il y a plusieurs années, par M. Tabarié, peuvent donner une idée de ce qui arriverait sous une pression un peu considérable, et où probablement on n'atteindra jamais en s'enfonçant sous terre. — Sous une cloche contenant de l'air comprimé à une atmosphère et demie (42 pouces à peu près), les individus soumis à l'expérience n'ont éprouvé aucun malaise, et n'ont ressenti aucune sensation agréable ou désagréable. La respiration s'est ralentie, le pouls a diminué de quelques pulsations : tels ont été les seuls effets observés chez les personnes placées pendant une demi-heure sous une vaste cloche, dans laquelle l'air était condensé à l'aide d'une machine foulante, et renouvelé, du reste, d'une manière suffisante pour la respiration.

M. Triger a eu occasion d'expérimenter avec un appareil destiné au percement des puits. — Sous une pression de deux atmosphères, on éprouve des douleurs très vives dans les oreilles, douleurs qui disparaissent quand la pression de l'air contenu dans l'oreille moyenne s'est mise en équilibre avec celle de l'air extérieur. Sous trois atmosphères, la voix devient nasonnée, et l'on ne peut plus siffler. L'ascension d'une échelle produit moins d'essoufflement qu'à l'air libre, et l'on devient momentanément sourd.

D'après M. Pravaz, une augmentation de pression d'une demi-atmosphère rend la respiration plus large, plus aisée, moins fréquente. Le pouls baisse notablement et parfois des 2/5. (Je ne puis admettre un tel résultat, et tout au plus, ainsi que je l'ai dit plus haut, est-il de 10 à 12 pulsations.) Les mouvements sont faciles et énergiques ; la salive et l'urine deviennent plus abondantes ; le cerveau est un peu excité ; la faim se développe.

[Depuis les observations de MM. Tabarié, Triger et Pravaz, certains grands travaux, pour le percement de puits à houille (Pol et Watelle), pour le creusement des fondations des piles destinées à soutenir le pont du Rhin (François), l'emploi de la cloche à plongeur (Hamel), les expériences de P. Bert (1), etc., ont fait connaître plus exactement les phénomènes et les dangers que peut occasionner l'air comprimé. Les phénomènes obser-

---

(1) Les expériences de P. Bert sur l'action de l'oxygène à haute tension ont fait voir à quelle pression ce gaz devient toxique ; à la pression de 5 atmosphères, les globules sanguins sont presque saturés d'oxygène, et à partir de ce moment celui-ci se dissout conformément à la loi de Dalton et ne se combine plus aux éléments du sang ; à une pression plus élevée, les éléments anatomiques ne peuvent plus vivre. Au point de vue pratique on peut dire que l'empoisonnement par l'oxygène commence à se manifester entre 3 et 5 atmosphères ; il se traduit par des accidents d'anémie.

vés lors de l'entrée des ouvriers dans les caissons sont bien ceux dont il vient d'être question, mais la sortie est beaucoup plus pénible. La soupape d'entrée ne peut s'ouvrir qu'après avoir laissé échapper l'air comprimé : c'est ce qu'on nomme l'*éclusement*. Pendant cette opération, la douleur d'oreille reparaît par un mécanisme inverse de celui de l'entrée ; la membrane du tympan est alors refoulée de dedans en dehors. Mais ce n'est pas tout : la raréfaction relative de l'air amène un refroidissement très-intense et dont les ouvriers souffrent beaucoup. C'est après la sortie que se montrent les accidents suivants : les otalgies sont quelquefois suivies de dureté de l'ouïe et même de surdité temporaires ou permanentes ; il survient des douleurs articulaires ou musculaires, parfois extrêmement intenses, d'une durée ordinaire de quelques jours, mais pouvant se prolonger plus longtemps en exigeant un traitement antiphlogistique assez énergique ; des congestions cérébrales ou pulmonaires parfois fort graves, et même, dans certains cas, plus ou moins rapidement mortelles ; des phénomènes paraplégiques du côté des membres inférieurs, de la vessie et du rectum ; enfin, un prurit insupportable, des hémoptysies, des épistaxis, etc. (1). Quant aux effets généraux sur l'économie, l'appétit, d'abord augmenté, ne tarde pas à diminuer, et il se manifeste un amaigrissement avec dépérissement très appréciable. Ce n'est pas tout : pendant le séjour dans les caissons, les émanations charbonneuses des lampes ou bougies trop fortement activées dans leur combustion produisent de graves inconvénients du côté des voies respiratoires. Enfin, comme on en a des exemples, il peut se produire des explosions suivies d'accidents mortels.

Des accidents analogues peuvent survenir chez les ouvriers munis de *scaphandres*, c'est-à-dire d'appareils à air comprimé, qui leur permettent d'aller au fond de la mer pêcher les huîtres, les perles, les éponges, le corail, retirer des objets submergés ou faire des réparations à la carène des navires. Ces engins, dont il existe divers modèles imaginés par Scibe, Cabirol, Rouquayrol et Denayrouse, ont pour but d'envoyer d'en haut de l'air comprimé dans un casque qui enveloppe la tête du plongeur ou dans un réservoir régulateur placé sur son dos d'où l'air passe dans le casque par un tuyau ou arrive directement dans

(1) Les accidents dus à la décompression sont surtout d'ordre mécanique ; les gaz dissous dans le sang, se dégagent et produisent des effets analogues à ceux de l'injection d'air dans les veines ; l'azote qui, plus que l'oxygène et l'acide carbonique, suit dans sa dissolution, pendant la compression, la loi de Dalton, constitue la majeure partie de ces embolies gazeuses. Dans les autopsies on a trouvé des bulles gazeuses dans les capillaires périphériques et pulmonaires, dans les cavités droites du cœur, dans les vaisseaux du cerveau et de la moelle où elles peuvent devenir la cause déterminante d'un ramollissement.

les voies aériennes par ce tuyau. Cependant les scaphandres ne sont pas sujets à cet atroce prurit (appelé *puces*) qu'éprouvent les ouvriers qui travaillent dans les caissons.

Règles hygiéniques. — 1° Augmenter la capacité des caissons où travaillent les ouvriers, afin que l'accumulation de l'air soit moins rapide, et que le passage de l'air libre à l'air comprimé se fasse d'une manière progressive ;

2° Ne pas dépasser 5 atmosphères ; si une pression supérieure était nécessaire, refouler dans les caissons ou les scaphandres un air pauvre en oxygène, de manière à maintenir la tension de celui-ci égale à 40, et renouveler l'air des tubes pour éviter l'accumulation d'acide carbonique ou d'oxyde de carbone.

3° Insister pour que l'éclusement ait lieu avec lenteur et dure au moins une demi-heure entre 2 et 3 atmosphères, une heure entre 3 et 4, cette transition étant le moment le plus dangereux ;

4° Exiger qu'au moment de l'éclusement les ouvriers se couvrent de vêtements chauds, et leur faire connaître l'utilité, à ce moment, des ablutions d'eau froide suivies d'un exercice actif ;

5° Si des accidents de décompression se manifestent, inutile de recomprimer, mais faire respirer de l'oxygène pur, ce qui équivaut à 5 atmosphères (P. Bert) ; cette précaution est bonne, même si ces accidents ne se produisent pas.

6° Employer de préférence des ouvriers âgés de vingt à trente ans, de constitution lymphatique, exempts d'affections du cœur, etc. ;

7° Enfin, comme le propose M. Willemin, se servir, dans les caissons, de la lumière électrique plutôt que de celle des lampes ou des chandelles.

[Comme on le sait, on a conseillé l'emploi de l'air comprimé dans le traitement de l'*asthme*, de l'*anémie*, etc. ; nous n'avons pas à insister ici sur ces applications thérapeutiques.]

Bibliographie. — Diminut. de la press. atmosph. : Adolphi (Ch. M.), *De tricotatus montani salubritate.* Lipsiæ, 1720, in-4°. — Bouguer, in *Voyage au Pérou,* avant-propos de l'ouvrage intitulé : *La figure de la terre,* etc. Paris, 1749, in-4°. — Lacondamine, in *Voy. à l'équateur.* Paris, 1751, in-4°. — Saussure, in *Voyage dans les Alpes,* t. II, § 557 ; t. IV, § 111. Neufchâtel, 1779-96, in-4°.—Duché (L. Leulier), *De aerostatum usu medicinæ applicando.* Th. de Montp., 1784, in-4°.—Biot et Gay-Lussac, *Voyage aérostatique,* in *Monit. univ.,* 12 fructid. an XII. — Gay-Lussac, *Relation d'un voyage aérostatique fait le 29 fructidor an XII,* lue à l'Institut, etc., in *Ann. de chimie,* t. LII, p. 75, an XIII. — Clissold, *Notice sur une nouvelle ascension au mont Blanc,* in *Bibl. univ. de Genève,* t. XXI, p. 68, 1822, et t. XXIII, p. 127, 237, 1823. — Roulin, *Observ. sur la vitesse du pouls à différents degrés de pression atmosphérique,* in *Journ. de physiol. de Magendie,* t. VI, p. 1, 1826. — Davy (John), *On the effects of removing Atmospheric Pressure from the Fluids and Solids of the Human Body,* in *Edinb. Med. Chir. Transact.,* t. III, p. 448, 1828.— Rohrdorf, *Reise auf die Jungfrau,* etc. Bern., 1828, in-12. — Cunningham (P.', *Effects of Mountain Elevations upon the Human Body,* in *Lond. Med. Gaz.,*

t. XIV, p. 207, 520, 1834. — Junod, *Recherches sur les effets de la raréfaction et de la condensation de l'air sur toute l'habitude du corps ou sur les membres*, etc., in *Compt. rend. de l'Acad. des sc.*, t. I, p. 60, 1835.— Boussingault, *Ascension au Chimborazo exécutée le 16 déc. 1831*, in *Ann. de chim.*, 2ᵉ sér., t. LVIII, p. 150, 1835. —Humboldt (Alex. de), *Notice sur deux tentatives d'ascension au Chimborazo*, ibid., t. LXIX, p. 405, 1837. —Frænkel, *Wirkungen des verminderten Luftdruckes*, in *Berlin. med. Ctrl. Ztg.* 1838, et *Schmidt's Jahrb.*, t. XIX, 20, 1838. — Fourcault, *Des effets de la raréfaction de l'air sur l'homme*, in *Compt. rend. de l'Acad. des sc.*, t. XIII, p. 147, 1841. — Spitaler, *Beobachtungen über den Einfluss der verdünntein Luft und des stärkern Sonnenlichtes auf hohen Gebirgen*, in *Œsterr. med. Jahrb.* Nᵒ Fᵉ, t. XXXII, p. 1, 1842. — Rey, *Influence sur le corps humain des ascensions sur les hautes montagnes*, in *Rev. med.*, 1842, t. IV. — Brachet, *Notes sur les causes de la lassitude et de l'anhélation dans les ascensions sur les montagnes*, etc., in *Rev. méd.*, 1844, t. III, p. 356. — Lepileur, *Mém. sur les phénom. physiologiques que l'on observe en s'élevant à une certaine hauteur dans les Alpes*, in *Rev. méd.*, 1845, t. II. — Barral et Bixio, *Journ. d'un voyage aérostatique fait le 27 juillet 1850*, in *Compt. rend. de l'Acad. des sc.*, t. XXXI, p. 106, 1850. — Speer, *On the Nature and the Causes of Mountain Sikness*, etc., in *Assoc. Med. Journ.*, 28 janv. 1853, et *Ranking's Abstr.*, t. XVII, p. 19, 1853.—Meyer-Ahrens (C.), *Die Bergkrankheit, oder der Einfluss der Ersteigens grosser Höhen auf die thierischen Organismus.* Leipzig, 1854, in-8ᵒ. — Lombard, *Le climat de montagnes considéré au point de vue médical.* Genève, 1858, in-8ᵒ. — Jourdanet, *Les altitudes de l'Amérique tropicale comparées au niveau des mers, au point de vue de la constitution médicale.* Paris, 1861, in-8ᵒ. — Du même, *L'air raréfié dans ses rapports avec l'homme sain et avec l'homme malade.* Paris, 1862, in-8ᵒ.— Du même, *Note sur l'anémie dans ses rapports avec l'altitude*, rapp. de M. Lévy, in *Bull. de l'Acad. de Méd.*, t. XXIX, p. 115, 1863-64. — Guilbert, *Phthisie dans ses rapports avec l'altitude et avec les races au Pérou et en Bolivie ; du Soroche, ou mal des montagnes.* Th. de Paris, 1862, in-4ᵒ, nᵒ 162.—Glaisher (J.), *Notes on the Effects experienced during Recent Balloon Ascents*, in *The Lancet*, 1862, t. II, p. 559. — Coindet, *Lettres sur le Mexique*, in *Gaz. Hebd.*, 1863, 1864 (et polémique avec M. Jourdanet, ibid.). — Martins (Ch.), *Deux excursions scientifiques au mont Blanc, leurs résultats*, in *Rev. des Deux Mondes*, 15 mars 1865. — Münny (Ad.), *Ueber das Klima der hoch Alpen*, in *Beiträge zur Geophysik und Klimatographia*, 1863, Hft 2, 3. — Du même, *Das Klima der Alpen unterhalb der Schneelinie.* Göttingen, 1865, in-8ᵒ. — Cavaroz, *De la respiration sur les hauts plateaux de l'Anahuac ; Observations*, etc., in *Rec. de mém. de méd. et milit.*, 3ᵉ sér., t. XIV, p. 512, 1865.— Schnepp, *La phthisie est une maladie ubiquitaire, mais elle devient rare à certaines altitudes comme aux Eaux-Bonnes*, in *Arch. gén. de méd.*, 6ᵉ sér., t. V, p. 642, et t. VI, p. 1865. — Lortet, *Deux ascensions au mont Blanc en 1869, Recherches physiologiques sur le mal des montagnes* (in *Lyon médical*, 1869). Lyon, 1869, in-8ᵒ. — Leroy de Méricourt, article Altitudes, in *Dict. encycl. des sc. méd.*, t. III, p. 403, 1865. — Dumas (Aug.), *Étude de quelques-unes des variations que l'altitude fait subir à l'air ambiant et de l'influence de ces variations sur l'homme.* Th. de Paris, 1866, nᵒ 92. (V. aussi *Rec. de mém. de méd. et milit.*, à partir de 1863, passim).

Augmentation de la pression atmosphérique : Achard, *Prolongation de la vie des animaux dans l'air comprimé*, in *Ann. de chimie*, t. XXXVII, p. 23, an IX. — Hamel (Jos.), *Des effets produits sur l'audition et la respiration par le séjour dans la cloche des plongeurs*, in *Journ. univ. des sc. méd.*, t. XIX, p. 120, 1820.—Colladon, *Relation d'une descente en mer dans la cloche des plongeurs.* Paris, 1826, in-8ᵒ.— Junod, *Mém. cité plus haut* (1835).— Pravaz, *Mém. sur l'applic. du bain d'air comprimé au traitement des affect. tuberculeuses*, etc., in *Bull. de l'Acad. de méd.*, t. II, p. 985, 1838. — Du même, *Essai sur l'emploi médical de l'air comprimé.* Paris, 1850, in-8ᵒ. — Tabarié, *Recherches sur les effets des variations dans la pression atmosphérique à la surface du corps*, in *Compt. rend. de l'Acad. des sc.*, t. VI, p. 896, 1838, et t. XI, p. 26, 1840. —Triger, *Mém. sur un appareil à air comprimé pour le percement des puits de mine*, etc., in *Compt. rend. de l'Acad. des sc.*,

t. XIII, p. 884, 1841, et t. XXI, p. 233 et 1072, 1845.—POL (B.) et WATELLE (T. J. J.), *Mém. sur les effets de la compression de l'air appliquée au creusement des puits à houille*, in *Ann. d'hyg.*, 2ᵉ sér., t. I, p. 241, 1854. — GUÉRARD. *Note sur les effets de l'air comprimé*, ibid., p. 279, 1854. — MILLET, *De l'air comprimé comme agent thérapeutique.* Lyon, 1854, in-8º. — BERTIN, *Étude clinique de l'emploi et des effets du bain d'air comprimé dans le traitement*, etc. Paris, 1855, in-8º. — PRAVAZ fils, *Des effets physiologiques et des applications thérapeutiques de l'air comprimé.* Paris et Lyon, 1859, in-8º, pl. I. — FRANÇOIS, *Des effets de l'air comprimé sur les ouvriers travaillant dans les caissons servant de base aux piles du pont du grand Rhin*, in *Ann. d'hyg.*, 2ᵉ sér., t. XIV, p. 289, 1860. — WILLEMIN, *Remarques sur l'emploi de l'air comprimé dans les travaux d'art*, in *Gaz. méd. de Strasbourg*, t. XX, p. 179, 1860. —BACQUOY (E.), *Action de l'air comprimé sur l'économie humaine.* Th. de Strasb., 1861, nº 546. — HERMEL (E.), *Des accidents produits par l'usage des caissons ou chambres à air comprimé, dans les travaux*, etc., in *l'Art médical*, 1863. — SANDAHL (Oct. Th.), *Ueber die Wirkung der verdichteten Luft auf den menschlichen Organismus, in physiologischer*, etc., in *Med. Arch. Caro'. Inst. Stockholm*, et in *Schmidt's Jahrbb.*, t. CXX, p. 172, 1863.—FOLEY (A. E.), *Du travail dans l'air comprimé. Étude médicale, hygiénique et biologique*, etc. Paris, 1863, gr. in-8º. — LANGE (J.), *Ueber comprimirte Luft, ihre physiologischen Wirkungen und ihre therapeutische Bedeutung.* Göttingen, 1864, in-8º. — LANGE, *Der pneumatische Apparat. Mittheilungen über die physiologischen Wirkungen und die therapeutische Bedeutung der comprimirten Luft.* Weisbaden, 1865, in-8º, pl. I. — SIMONIN, *Obs. sur la pression et la température de l'air dans l'intérieur de quelques mines*, in *Compt. rend. de l'Acad. des sc.*, t. LXI, p. 984 ; 1865. — ELSÄSSEN (C. L. V.), *Zur theorie der Lebenserscheinungen in comprimirter Luft.* Stuttgart, 1866, in-8º.

— BERT (P.), *Recherches expérimentales sur l'influence que les modifications dans la pression barométrique exercent sur les phénomènes de la vie.* Paris, 1874, in-8. — Voy. diverses notes du même auteur publiées sur ce sujet dans *Comptes rendus de l'Acad. des sciences depuis* 1871. — DUCNOCQ, *Recherches expérimentales sur l'action physiologique de la respiration d'air comprimé.* Th. de Paris, 1875. — GÉRAUD, *De la dépression atmosphérique, son rôle dans le mal de montagne et son influence sur la phthisie pulmonaire.* Th. de Paris, 1875. — JOURDANET, *Influence de la pression de l'air sur la vie de l'homme.* Paris, 1875, gr. in-8, 2 vol. — PRAVAZ, *Recherches expérimentales sur les effets physiologiques de l'augmentation de la pression atmosphérique.* Paris, 1875, gr. in-8.

— FOREL, *Exp. sur la température du corps humain dans l'ascension des montagnes*, in *Bull. Suisse rom.*, 1871. — DUFOUR, *Sur le mal des montagnes.* Ibid., 1873. — IMHOF, *Ueber Höhenklima*, etc., in *Viertelj. f. Klimat.*, 1875, p. 118. — GARDNER, *Remarks on diseases peculiar to mountainous regions*, in *Amer. Journ. of med. sci.*, July 1876. — BERT (P.), *La pression barométrique.* Paris, 1878. — PAYOT, *Du mal des montagnes considéré au point de vue de ses effets, de sa cause*, etc Th. de Paris, 1881.

MALÉZIEUX, *Fondations à l'air comprimé*, in *Annal. des ponts et chaussées*, 1874. — LAYET (A.), art. *Scaphandres*, in *Dict. encycl. des sc. méd.*, 1879. — HEIBERG, *Autop. d'un malade mort en sortant de l'air comprimé*, in *Gaz. méd. de Paris*, 1878, p. 540. — MICHEL, *Étude sur la nature et la cause présumée des accidents survenus parmi les ouvriers qui travaillent aux fondations dans l'air comprimé*, in *Arch. méd. nav.*, mars 1880, p. 161. — BLANCHARD (R.) et REGNARD (P.), *La maladie des plongeurs*, in *Soc. de biol.*, 2 juill. 1881, et *Gaz. méd.*, 1881.

Variations de la pression atmosphérique.

L'homme supporte parfaitement les variations de la pression atmosphérique comprises dans des limites assez étendues, et il n'en éprouve aucun effet. Il vit aussi bien au sommet des montagnes d'une certaine élévation que dans des vallées profondes ou au sein des ruines, sur le bord de la mer aussi bien que sur des plateaux élevés ; il supporte bien les variations diurnes de la pression atmosphérique. Cela tient à ce que ces diverses variations se produisent lentement et d'une manière insensible. Aussi n'avons-nous rien à en dire ici.

Il en est autrement des variations brusques et instantanées. On possède toutefois peu de documents à cet égard. — D'après Duhamel, en décembre 1745, le baromètre baissa de 55 millimètres en deux jours, et l'on observa un grand nombre de morts subites. — D'après Retz, qui observait dans les Pays-Bas, la diminution de pression atmosphérique coïncide en général avec des apoplexies, des épilepsies et des morts subites nombreuses. Tout ceci est à vérifier.

[On admet généralement, depuis la découverte de Torricelli, que la *pression de l'air* exerce une influence notable sur la santé et sur la vie, et cependant, en dépit des nombreuses observations barométriques prises dans une foule de localités, on ne s'est point occupé d'appliquer l'examen des modifications que présente cette pression aux lois de la mortalité. Il faut en excepter Casper, qui, dans ses savantes recherches, a reconnu une relation très remarquable et très régulière entre l'augmentation ou la diminution de la pression barométrique et le chiffre des décès, et il pose ce principe que : *dans presque toutes les saisons une haute pression augmente, et une basse pression diminue la mortalité.*

Ses recherches, reposant sur sept années d'observations à Berlin, lui ont montré que la mortalité, pendant les mois où le baromètre était au-dessous de la moyenne, fut à celle où le baromètre était au-dessus : : 100 : 101,2.

Mais cette fâcheuse influence est surtout remarquable pour les extrêmes de pression, la mortalité des journées où le baromètre était le plus bas étant à celles où il fut le plus haut : : 100 : 103,9.

Vérifiant la loi énoncée ci-dessus, suivant les saisons, Casper a reconnu qu'à Berlin elle demeurait vraie, sauf pour le printemps, et à Paris également, sauf pour l'automne. A cela près, la haute pression barométrique s'est toujours montrée défavorable.

Voici, du reste, les chiffres donnés par Casper, la mortalité dans les basses pressions étant ramenée à 100 :

	BAROMÈTRE plus bas	BAROMÈTRE plus haut que la moyenne.	
	QUE LA MOYENNE.	BERLIN.	PARIS.
Hiver	100	108,0	102,5
Printemps	100	86,0	106,4
Été	100	101,3	100,5
Automne	100	112,6	97,2

Ainsi les saisons exerceraient une influence sur les effets de
la pression atmosphérique.]

Bibliographie. — Boyle (Rob.), *A new Experiment, concerning an Effect
of the varying Weight of the Atmosphere upon some Bodies in the Water sugges-
ting a conjecture*, etc., in *Philosoph. Transact.*, Y. 1672, p. 5156, et *Abridg.* Lond.,
1809, t. II, p. 42. — Hoffmann (Fr.), *De gravitate aeris ejusque elasticitate in ma-
chinam corporis humani.* Halæ, 1733, in-4°. — Courtois (E. E. F.), *Des effets de la
pesanteur de l'air sur l'homme considéré dans l'état de santé.* Th. de Paris, 1813,
n° 33. — Roulin, *Observ. sur la vitesse du pouls à différents degrés de pression
atmosphérique*, in *J. de Physiol. de Magendie*, t. VI, p. 1, 1826. — Junod, *Recherches sur les effets de la raréfaction et de la condensation de l'air*, etc., in *Compt.
rend. de l'Acad. des sc.*, t. I, p. 60, 1835. — Clanny, *Researches of M. Junod into
the Physiological and Therapeutic Effects of the Compression and Rarefac-
tion*, etc., in *The Lancet*, 1835-36, t. II, p. 359. — Casper, *Denkwürdigkeiten zur
med. Statistik*, etc. Berlin, 1846, in-8°. — Foissac, *De la météorologie*, etc., t. I,
p. 499 et suiv. Paris, 1854, in-8°. — Hoppe (Fel.), *Ueber den Einfluss, welchen der
Wechsel des Luftdruckes auf das Blut ausübt*, in *Müller's Archiv*, 1857, p. 63.—
Vivenot, *Ueber den Einfluss des veränderten Luftdruckes auf den menschlichen
Organismus*, in *Virchow's Archiv für pathol. anat.*, t. XIX, p. 492, 1860. — Du
même, *Ueber die Veränderungen im arteriellen Stromgebiete unter dem Einflusse
des verstärkten Luftdruckes*, ibid., t. XXXIV, p. 515; 1865. — Du même, *Ueber die
Veränderungen der Körperwärme unter dem Einfluss des verstärkten Luftdruckes*,
in *Zeitschr. der K. K. Gesellsch. der Aerzte in Wien.* 1866. — Liebig (G. v.), *Ueber
den Einfluss der Veränderungen des Luftdrucks auf den menschlichen Körper*, in
Archiv f. klin. Med. Bd. VIII, p. 445, 1871. — Voir la bibliographie précédente.

De l'air en mouvement, ou des vents.

Les vents sont des courants d'air qui se produisent lorsque
ce fluide, plus dense ou plus pressé dans un point de l'atmosphère, s'écoule vers une région où l'air est moins dense et
moins comprimé. — Les causes des vents sont principalement
des suivantes : l'action inégale de la chaleur sur les diverses
couches d'air de l'atmosphère, la condensation ou la formation
subite d'une masse de vapeurs, les changements que produit
la rotation de la terre dans la vitesse relative des molécules
d'air, lorsque ces molécules se déplacent dans le sens des méridiens ; enfin les répulsions et les attractions électriques. On
distingue plusieurs espèces de vents :

1° Les vents alizés, qui soufflent dans les régions équatoriales,
au large des côtes, et dans des directions à peu près cons-

tantes pendant tout le cours de l'année. Ils existent de chaque côté de l'équateur, jusqu'au 30° degré de latitude à peu près. Leur direction est du N.-E. au S.-O. dans l'hémisphère nord, et du S.-E. au N.-O. dans l'hémisphère sud.

2° Les vents périodiques, appelés aussi moussons, brises de mer et de terre, pénètrent à une certaine distance dans l'intérieur des continents. Leur production s'explique par l'échauffement plus ou moins considérable des masses d'air atmosphérique immédiatement en contact avec la surface de la mer ou celle des continents. Ils varient à l'infini suivant la latitude, la disposition réciproque et la configuration des mers et des continents, les chaînes de montagnes, etc.; ils règnent surtout sous les tropiques.

3° Les vents variables. Ce sont les vents régnant des tropiques aux pôles, et qui soufflent tantôt dans une direction, tantôt dans une autre, mais ayant dans chaque localité et dans chaque saison une tendance déterminée.

D'après M. Fournet, la France, sous ce rapport, doit être divisée en trois régions : 1° la région atlantique, comprise entre N.-E. et S.-O. Le vent dominant est S.-O. — 2° Le bassin du Rhône. Le vent dominant est N. — 3° La région méditerranéenne. Elle se divise en région occidentale, dans laquelle le vent souffle d'O. à E.; et région orientale, où les vents soufflent du N.-O.

4° Les vents accidentels, qui comprennent les déplacements d'air dus à une condensation subite de vapeurs, les ouragans et les tempêtes.

Les différents vents ont des températures variables. Ainsi un vent soufflant d'un pays dans un autre y transporte en quelque sorte la température de ce pays. — Les vents qui ont rasé la mer sont humides. — Ceux qui viennent des continents sont secs. Les saisons peuvent modifier leur température ou leur degré de sécheresse et d'humidité.

Il y a quelques vents spéciaux qu'il est important d'étudier.

1° Au sud des Alpes, des vents du nord très froids qui viennent des montagnes.

2° Dans la vallée du Rhône, le vent S.-E., nommé *mistral*, très froid et redoutable.

3° Le simoun (*Chamsin* en Égypte), vent brûlant du désert, soufflant pendant cinquante jours, de la fin d'avril à juin. Il fait quelquefois monter le thermomètre à l'ombre jusqu'à 50°.

4° Le sirocco d'Italie, vent S.-E. qui vient d'Afrique après avoir traversé la Méditerranée. Il règne aussi en Sicile et à Malte : il est très chaud et très humide.

Action des vents sur l'homme. — Les vents agissent sur l'hom-

me de trois manières : mécaniquement et en favorisant l'évaporation des liquides qui se trouvent à la surface de son corps;
dans d'autres cas, par leur température ou bien par leur humidité; enfin, ils peuvent encore agir en transportant au loin les
principes morbides.

[Il est évident que leur vitesse, c'est-à-dire le nombre de
mètres parcourus par seconde, doit influer sur les effets produits. Sans donner ici le tableau détaillé de la vitesse de l'air
dans ses mouvements, nous rappellerons qu'un vent modéré
parcourt 2 mètres par seconde ; fort, 10 mètres; très fort,
20 mètres; en tempête, 22 à 30 mètres; en ouragan, 36 à
45 mètres.]

Action mécanique. — Un vent soufflant avec une certaine
intensité, quelles que soient d'ailleurs ses autres qualités, peut
favoriser l'évaporation des liquides qui se trouvent accidentellement sur le corps de l'homme, amener le refroidissement de sa
surface extérieure, et être ainsi le point de départ d'affections
plus ou moins graves.

C'est ce qui se présente surtout quand un individu a le corps
couvert d'une transpiration abondante, ou bien encore quand
ses vêtements imbibés d'eau de pluie viennent à subir le contact
d'un vent qui renouvelle souvent la surface d'évaporation. —
Dans ces deux cas, il n'est pas rare de voir se développer quelque phlegmasie aiguë plus ou moins grave. Tels sont un
coryza, une angine, un rhumatisme, une bronchite aiguë, une
pleurésie ou une pneumonie. Ce sont des faits que la pratique
ordinaire présente chaque jour à l'observation du médecin.

TEMPÉRATURE DES VENTS. — 1° *Vents chauds.* — Les vents
chauds dans nos climats modérés n'ont pas de très grands
inconvénients; ils font respirer un air moins dense et procurent, en conséquence, un peu de dyspnée et de malaise, que
vient encore presque toujours augmenter l'existence simultanée
d'une grande quantité d'électricité dans l'air.

Les vents chauds du Midi ont plus d'inconvénients, et produisent plus de malaise et de dyspnée. Le simoun, ou vent
brûlant du désert, entraîne avec lui une quantité considérable
de poussière et de sable très fin qui obscurcissent l'atmosphère.
Quand il souffle, les individus qui sont exposés à son influence
ont la peau sèche et rugueuse, leur soif est ardente et leur
respiration accélérée. L'action de ce vent et de ce sable ainsi
entraîné détermine souvent des ophthalmies très graves : quelquefois l'asphyxie en est la conséquence. Dans d'autres cas,
lorsque ce vent est très violent, on a vu des caravanes entières
englouties sous les montagnes de sable qu'il avait soulevées.
Les Arabes se couvrent la figure pour que le sable n'entre

ni dans la bouche ni dans les yeux : les Perses s'enduisent le corps de boue humide, et les Africains, de graisse, afin d'empêcher l'évaporation d'être trop rapide.

Le sirocco d'Italie est très chaud, et a pu tuer des animaux en une demi-heure. Quand il souffle, les habitants restent chez eux, les portes et les fenêtres calfeutrées.

2° *Vents froids.* — Ces vents, qui viennent du Nord et qui ont traversé les mers septentrionales, peuvent être secs ou humides. Secs, ils amènent par leur action sur les organes respiratoires et sur la peau, des pneumonies et des pleurésies. Humides, ils déterminent, outre ces deux maladies, des angines, des coryzas, des grippes, des bronchites catarrhales, des entérocolites, etc.

Les vents froids exercent une influence d'autant plus grande sur la production de ces maladies qu'ils succèdent plus immédiatement à une température ou à un vent chaud. Les emphysémateux, les catarrheux, les tuberculeux voient presque toujours leur état s'aggraver sous l'influence d'un vent en même temps froid et humide.

Les vents simplement humides à température modérée ont une influence fâcheuse sur la production des catarrhes et des flux : ils peuvent aggraver les diverses maladies de l'appareil respiratoire.

Transmission des principes morbides par les vents. — Les vents peuvent transporter les principes morbifiques qu'ils trouvent sur leur trajet, et les semer en quelque sorte sur les différents points de leur passage.

Pour les effluves marécageux, cela est incontestable, et la science fourmille de faits qui démontrent la possibilité du transport des effluves paludéens par les vents.

Relativement au transport des miasmes inconnus dans leur nature, et qui constituent l'origine des affections épidémiques, il est généralement admis : seulement, il n'y a pas encore beaucoup d'observations précises qui démontrent la manière dont il s'effectue. Ce n'est qu'à l'aide d'observations météorologiques très nombreuses et de descriptions multipliées des caractères et du mode de développement d'épidémies, qu'on pourrait tracer cette histoire.

Quant au choléra-morbus, les études météorologiques n'ont rien appris à cet égard, et sa transmission est complètement indépendante de la direction dans laquelle soufflent les vents.

Dans la petite épidémie de choléra qui a régné à Paris, dans l'hiver et le printemps de 1854, on a cependant observé que les recrudescences ont toujours commencé avec le vent de nord-est.

Bibliographie. — Hippocrate, *Des airs, des eaux et des lieux,* — *des Épidémies,* — *des Humeurs,* — *du Régime,* en 3 livres, liv. II, etc. — Antyllus, *De ventis,* in Oribase, liv. IX, ch. ix. — Cartegni (J. B.), *Trattato de' venti in quanto il appartengono al medico, e dal sito,* etc. Pisa, 1628, in-4°. — Hoffmann (Fr.), *Dissertatio de potentia ventorum in corpus humanum.* Halæ, 1700, in-4°. — Caerarius, *De Etesiis.* Tubingæ, 1705, in-4°. — Konopak, *De ventis.* Gedani, 1726, in-4°. — Guillotin, *Ergo Eurus ventorum saluberrimus.* Th. de Paris, 1778, in-4°. — Schneider, *De efficacia ventorum.* Duisburgi, 1790. — Tonnelier, *Essai sur les vents.* Thèses de Paris, an XII, in-8°, n° 401. — Gardin (F. J.), *De effectibus procellarum supra homines et animantia omnia* (Mém. cour.), in *Act. de la Soc. de méd. de Bruxelles,* t. IV, et Bruxelles, 1812, in-8°. — Fournet, *Des brises de jour et de nuit autour des montagnes,* in *Ann. de chim. et de phys.,* t. LXXIV, p. 337, 1840. — Lartigue, *Exposition du système des vents.* Paris, 1854, in-8°. — Villeneuve (H. de), *Sur les courants atmosphériques et les courants magnétiques du globe,* in *Compt. rend. de l'Acad. des sc.,* t. XL, p. 489; 1855. — Renou (E.). *Directions du vent le plus froid et du vent le plus chaud en chaque point de la terre,* ibid., t. LII. p. 139, 1861. — Baddeley (P. T. H.), *Cur spirent venti? Or a Treatise upon Whit winds of India.* London, 1861, in-8°. — Hann (J.), *Zur Characteristik der Winde des adriatischen Meeres,* in *Sitz-Bericht. der K. K. Akad. der Wiss.* Wien, 1869. — Foissac, in *De la météorologie,* etc., t. II, part. iii, ch. vi. — Boudin, in *Traité de géographie,* etc., t. I, liv. IV, ch. iii. — Voir aussi les *Traités de météorologie.* — Kaemtz, *Météorol.,* part. ii, p. 27-56. — Becquerel et Edm. Becquerel, *Éléments de physique terrestre,* etc., 1847, in-8°, ch. iv, sect. II, etc.; les relations d'épidémies, les topographies médicales, les voyages au pôle nord et dans les contrées sablonneuses de l'Asie et de l'Afrique.
— Reye, *Die Wirbelstürme.* Hannover, 1872. — Dove, *Das Gesetz der Stürme,* 4. Aufl. Berlin, 1873. — Mohn, *Wind und Wetter.* Berlin, 1874. — Woseikof, *Die atmosphärische Circulation,* in *Petermann's geogr. Mitth.,* Ergänzungsheft n° 38, 1874. — Ley (C.), *The laws of the winds,* etc. London, 1871-74, 2 vol. — Laughton. *Physical geography in its relations to the prevailing winds and currents.* London, 1870. — Lommel, *Wind und Wetter.* München, 1873. — Mohn, *Grundzüge der Meteorologie.* Berlin, 1875. — Rogen, *Des vents ou courants atmosphériques et de leur influence au point de vue de l'hygiène sociale.* Th. de Paris, 1876, in-4. — Marié-Davy, *Les mouvements de l'atmosphère.* Paris, 1876, in-8°. — Brault, *Etude sur la circulation atmosphérique de l'Atlantique nord.* Paris, 1877. — Buys Ballot, *Les courants de l'atmosphère et de la mer.* Bruges, 1877.

2° Altérations de composition de l'air par modification des principes constituant ce gaz.

L'air atmosphérique contient de l'oxygène, de l'azote, des traces d'acide carbonique et de vapeur d'eau.

En volume, il y a 20,80 oxygène et 79,20 azote.

En poids, il y a 23,10 oxygène et 76,90 azote.

Il y a de 3 à 6 dix-millièmes d'acide carbonique, et de 6 à 9 millièmes de vapeur d'eau.

Les expériences de MM. Gay-Lussac, Brunner, Dumas et Boussingault, ont toutes conduit à des résultats analogues. Les proportions de l'oxygène et de l'azote ont été les mêmes dans toutes les localités du globe, sur les plus hautes montagnes, comme à Paris, à Rome, à Genève, à Bruxelles, Copenhague.

On a toutefois observé un fait qui pourrait bien se généraliser, c'est qu'à la surface de la mer du Nord, l'air atmosphérique contient 22,6 pour 100 d'oxygène au lieu de 23,1 ; ce que l'on explique par la solubilité plus grande de l'oxygène dans l'eau.

La quantité de vapeur d'eau est très variable et nous occupera plus tard.

Les recherches de M. Théodore de Saussure ont fait connaître les résultats suivants, relatifs à l'acide carbonique. Après une pluie, il y a un peu moins d'acide carbonique dans l'air, ce qui s'explique par la solubilité de ce gaz dans l'eau. En hiver, les gelées et les froids augmentent par la même raison la proportion d'acide carbonique, et le dégel la diminue.

Au-dessus des grands lacs, il y a moins d'acide carbonique, la différence est de 0,5 à peu près sur 10,000 parties d'air. La quantité d'acide carbonique augmente dans les lieux habités. Il y en a plus également sur les montagnes élevées que dans les plaines, et on n'y observe pas les variations de quantité du jour et de la nuit qu'on observe dans ces dernières.

Dans les plaines, la quantité d'acide carbonique varie. La nuit, elle est plus forte que dans le jour de 0,34 sur 10,000 parties d'air.

D'après M. Boussingault, il y a plus d'acide carbonique dans les villes que dans les campagnes. A Paris, sur 10,000 parties d'air, il y a 3,190 parties d'acide carbonique ; à Andilly, près Montmorency, il n'y en a que 2,989 dans la même quantité d'air.

[M. Fresenius, opérant sur de grandes masses d'air, a démontré l'existence normale de l'*ammoniaque* dans l'atmosphère, qui, sur 1,000,000 de parties, en renfermerait environ 0,133. — De son côté, M. Chatin a fait voir dans l'air une très faible proportion d'*iode*. — Au-dessus des marais on trouve de l'*hydrogène carboné*, et, enfin, M. Daniell a constaté qu'à l'embouchure des grands fleuves de la côte occidentale d'Afrique, le mélange des eaux douces et salées est accompagné de la production d'une forte proportion d'hydrogène sulfuré.]

Bibliographie. — Action de l'air sur l'homme d'une manière générale : HIPPOCRATE, *De aere, aquis et locis.* — GALIEN, ANTYLLUS, ATHÉNÉE, in ORIBASE, *Coll. med.*, lib. IX ; une multitude de dissertations françaises et étrangères, aux dix-septième et dix-huitième siècles et au commencement de celui-ci. Nous en citerons seulement quelques-unes. — BALDI, *Inquisitio iatrophysica de aere.* Romæ, 1637, in-4°. — BOUN (J.), *Meditationes physico-chemicæ de aeris in Sublunaria influxu.* Lipsiæ, 1678, in-8°. — BOYLE, *Série de mémoires sur les propriétés de l'air*, in opp. Lond., 1744, in-fol. 5 vol. ibid., 1772, in-4°. 6 vol. et en latin. Genève, 1680 ; in-4, 6 vol., etc. — DETHARDING (Geo.), *Specimen manuductionis ad vitam longam quod tradit regulas circa aerem hominibus observandas.* Rostochii, 1722, in-4°. — ARBUTHNOT (J.), *Essay concerning the Effects of Air in Human Body.* London, 1733, in-8° ; trad. franç. par BOYER DE PREBANDIER. Paris, 1742, in-12. — TAGLINI (C.), *De aere libri II ejusque natura*, etc. Florentiæ, 1736, in-4°. — HEILDRONNER (J. Chr.),

Specimen historiæ aeris in quo, etc. Lipsiæ, 1740, in-4°. — Rœbuck (J.), *De effectibus quarumdam atmospheræ proprietatum in corpus humanum.* Lugd. Batav., 1743, in-4°. — Mosca (J.), *Dell' aria e di morbi dell'aria dipendenti.* Neapoli, 1746-1747, 2 vol. in-8°. — Raulin (J.), *Maladies occasionnées par les promptes et fréquentes variations de l'air considéré comme atmosphère terrestre.* Paris, 1752, in-12. — Sauvages (Fr. Boissier de), *Diss. où l'on recherche comment l'air, suivant ses différentes qualités, agit sur le corps humain.* Bordeaux, 1753, in-4°. — Maffei (R.), *Dell' influenza dell' aria sui temperamenti, malattie ed inclinazioni degli uomini.* Livorni, 1765, in-4°. — Dethanding, *De mutationibus aeris atmospherici præternaturalibus in corpus humanum effectum causis admodum fæcundis.* Buzovii, 1765. — Barthez, *De aeris natura et influxu in generationem morborum.* Th. de Montpellier, 1767, in-4°. — Zückert (J. F.), *Abhandlung von der Luft, der Vitterung und der davon abhängenden Gesundheit des Menschen.* Berlin, 1770, in-8°. — Landiani (Marsil.), *Riserche fisiche intorno alla salubrita dell' aria.* Milano, 1775, in-8°. — Champeaux (Cl.), *Comment l'air, par ses différentes qualités, peut-il influer sur les maladies chirurgicales?* (Mém. cour. en 1776), in *Prix de l'acad. R. de chir.,* t. V. — Camper (P.), même quest., *id. ibid.* — Gallisch, *De aeris in corpus humanum vi.* Lipsiæ, 1777, in-4°. — Thouvenel, *Mém. chimique et médicinal sur la nature, les usages et les effets de l'air et des airs, des aliments,* etc. Paris, 1780, in-4°. — Mumsen, *Gedanken über die Luft und ihren Einfluss,* etc. Hamburg, 1787, in-8°. — Cullen, *De aere et imperio ejus in corpora humana.* Edinb., 1788. — Bœhmer, *De aeris atmospherici speciebus eorumque effectibus in corpus humanum.* Vittembergæ, 1794, in-4°. — Pearson (Rich.), *A short Account of the Nature and Properties of Different Kinds of Air, so far as to their Medicinal Use.* London, 1794, in-4°. — Bouffey (L. D. A.), *Recherches sur l'influence de l'air dans le développement et le caractère des maladies.* Paris, 1799, 1re p., in-8°, et 1813, 2e part., in-8°. — Kohlreif (G. Alb.), *Abhandlung von der Beschaffenheit und dem Einfluss der Luft, sowohl der freien atmosphärischen als eingeschlossenen Stubenluft auf Leben,* etc. Weissenfels, 1800, in-8°. — Sennebier, *Rapports de l'air avec les êtres organisés, ou Traité,* etc. Genève, 1807, 3 vol. in-8°. — Varron (R. F. Cl.), *Sur certains états de l'atmosphère considérés comme causes de maladie.* Th. de Paris, 1807, n° 35. — Robertson (H.), *A general View of the Natural History of the Atmosphere, and its Connections with the Sciences of Medicine and Agriculture; including,* etc. Edinburgh, 1808, 2 vol. in-8°. — Kirckoff (J. R. L.), *De l'air atmosphérique et de son influence sur l'économie animale.* Th. de Strasb., 1811, n° 307, et 3e édit. Amsterd., 1824, in-8°. — Briot (Ch. S. L.), *Essai sur l'air considéré comme cause de maladie.* Lyon, 1812, in-8°. — Hallé et Nysten, art. *Air,* in *Dict. des sc. méd.,* t. I, 1812. — Capelain (H.), *Essai sur l'influence des différentes modifications de l'atmosphère sur l'économie.* Th. de Paris, 1815, n° 244. — Jæger (Chr. Fr.), *Tractatus physico-medicus de atmosphæra et aere atmosphærico, necnon variis gazis, vaporibus effluviisque in eis contentis, respectu eorum in corpus humanum effectuum.* Coloniæ Agrip., 1816, in-8°. — Cazaugran (P. L.), *De l'air considéré sous le triple point de vue chimique, physique et médical.* Th. de Montpell., 1817, n° 30. — Hoffdauer (J. H.), *Die atmosphäre und deren Einfluss auf den Organismus. Ein Beitrag,* etc. Leipzig, 1826, in-8°.—Barros (M. J. F. de), *De l'action de l'air sur l'homme.* Th. de Strasb., 1828, n° 869. — Rivet (J. H.), *De l'air et de son influence sur l'économie animale.* Th. de Paris, 1832, n° 146.—Person (C. C.), *Des modifications imprimées par l'air atmosphérique aux corps inorganiques et aux corps organisés.* Th. de conc. Paris, 1833, in-8°. — Rostan, art. *Atmosphère,* in *Dict. de Méd.* en 30 vol., t. IV, 1833. — Caillot (A.), *De l'influence de l'air atmosphérique sur les phénomènes de la vie* (Th. de conc.). Strasb., 1834, in-4°. — Wright (A.), *An Essay on the Influence of Air and Soil as affecting Health.* Birmingham, 1836, in-8°. — Capitaine (F.), art. *Atmosphère,* in *Dict. des Etudes médicales,* t. I, 1838. — Hingeston, *The Atmosphere in Relation to Diseases,* in *Journ. of Publ. Health,* déc. 1855. — Gairdner (W. T.), *Public Health in Relation to Air and Water.* Edinburgh, 1864, in-18. — Gavarret (J.), art. *Atmosphère,* in *Dict. encycl. des sc. méd.,* t. VI, 1867. — Baring (W.), *Ueber das Luft sauerstoff in Beziehung zur Hygiene,* in *Hann. Ztschr. f. prakt. Heilk,* t. III, p. 321, 1866. — Guillié

(Em.), *Rapport des maladies avec l'atmosphère.* — *Essai*, etc. Th. de Paris, 1871, n° 43.

Composition de l'air, travaux anciens : Rey, Mayow, Lavoisier, Scheele, Priestley, Cavendish, Ingenhouz, etc. Voy. Hoefer, *Hist. de la chimie.* Travaux récents : Brunner, *Description de quelques procédés pour l'analyse de l'atmosphère*, in *Ann. de chim. et de phys.*, 3ᵉ sér., III, 305, 1841. — Dumas et Boussingault, *Recherches sur la véritable composition de l'air atmosphérique*, ibid., p. 257-315, 1841. — Thomson, *Lettres sur la composition de l'air*, in *Compt. rend. de l'Acad. des sc.*, t. XII, p. 1048, 1841.— Du même, *On the Composition of Pure and Vitiated Atmosphere*, in *Proceedings of the Glascow Phil. Soc.*, 1842. — Marignac, *Composition de l'air, station de Genève*, in *Compt. rend. de l'Acad. des sc.*, t. XIV, p. 379, 1842. — Lewy, *Station de Copenhague*, ibid., p. 380. — Du même, *Recherches sur la composition de l'air atmosphérique*, ibid., t. XVII, p. 235, 1843.—Stas, *Station de Bruxelles*, ibid., p. 570. — Morren, *Sur les variations de composition de l'air dissous dans l'eau de mer*, etc., ibid., t. XVII, p. 1359, 1843. — Boussingault, *Recherches sur la quantité d'acide carbonique contenue dans l'air de la ville de Paris*, in *Ann. de chim. et de phys.*, 3ᵉ sér., t. X, p. 456, 1844. — Boussingault et Lewy, *Observ. simultanées faites à Paris et à Andilly, pour rechercher la proportion d'acide carbonique contenue dans l'air atmosphérique*, in *Compt. rend. de l'Acad. des sc.*, t. XVIII, p. 473, 1844. — Regnault, *Résultat de recherches sur la composition de l'air atmosphérique à Paris pendant le mois de janvier 1848*, ibid., t. XXVI, p. 155, 1848. — Chatin, *Présence de l'iode dans l'air, et absorption de ce corps dans l'acte de la respiration*, ibid., t. XXXII, p. 669, 1851. — Du même, *Existence de l'iode dans l'air, les eaux, le sol*, etc., in *Annales de la Société de météor. de France*, t. VII, p. 50. — Fresenius, *Sur la quantité d'ammoniaque contenue dans l'air atmosphérique*, in *Annales de chimie et de physique*, 3ᵉ sér., t. XXVI, p. 208, 1849. — Barral, *Mémoire sur les eaux de pluie recueillies à l'Observatoire de Paris (1852)*, in *Mém. des savants étrangers*, t. XII, p. 265, 1854. — Du même, *Mém. sur la présence de matières phosphorées dans l'atmosphère*, in *Compt. rend. de l'Acad. des sc.*, t. LI, p. 769, 1860. — Boussingault, *Sur la quantité d'ammoniaque contenue dans la pluie recueillie loin des villes*, ibid., t. XXXVII, p. 207, 1853. — Du même, *Sur la quantité d'ammoniaque contenue dans la pluie et dans l'eau déposée par les brouillards*, ibid., p. 763. — Luca (S. de), *Recherches de l'iode dans l'air, dans l'eau de pluie et dans la neige*, in *Journ. de chim. méd.*, 2ᵉ sér., t. X, p. 515, 1854. — Cloez, *Note sur la présence de l'acide nitrique libre et des composés nitreux oxygénés dans l'air atmosphérique*, in *Compt. rend. de l'Acad. des sc.*, LII, 527, 1861 — Houzeau, *Variabilité normale des propriétés de l'air atmosphérique*, ibid., t. LII, p. 808, 1021, 1861. — Smith (A.), *The Estimation of the Organic Matter of the Air*, in *Med. Times and Gaz.*, 1850, t. I, p. 561.

— Lender, *Der Giftstoff und der Arzneikörper der Luft. Vortrag.* Kissingen-1871. — Pettenkofer (M. v.), *Beziehung der Luft zu Kleidung, Nahrung, Wohnung und Boden. Mit Holzschn.* Braunschweig, 1872. — Moss (A.), *On the nitrogenous organic matter n air*, in *The Lancet*, t. II, p. 627, 1728. — Falk, *Ueber die hygienische Bedeutung des Wassergehalts der Atmosphäre*, in *Virchow's Archiv.* Bd. LXII, H. 2, S. 235, 1875.

— Pettenkofer (M. v.), *Ueber den Kohlensäuregehalt der Luft in der libyschen Wüste über und unter der Bodenfläche.* In *Zeitschr. f. Biol.*, Bd. XI, p. 381, 1875. — Fonstin, *Untersuch. üb. den Zusammenhang der Luft in Boden u. Wohnung.* Ibid., Bd. XI, p. 392, 1875. — Escherich, *Die quantitativen Verhältnisse des Sauerstoffes der Luft*, in *Bayr. ärztl. Intell.-Bl.*, 1877, n°ˢ 22, 48, et 1878, n°ˢ 12-13. — Lorinser, *Luft u. Wasser*, in *Wien. med. Woch.*, 1877, n°ˢ 46-50. — Vogler, *Ueber Luftverderbniss.* Schaffhausen, 1878. — Hesse, *Anleit. zur Bestimmung der Kohlensäure in der Luft*, in *Viert. f. ger. Med.*, Bd. XXXI, p. 357, 1879. — Reiset, *Sur la proportion de l'acide carbonique de l'air*, in *Compt. rend. Acad. des sci..* 19 mai 1879. — Vallin, *Sur quelques procédés pratiques d'analyse de l'air*, in *Rev. d'hyg.*, 1880, p. 193. — Marié-Davy. *L'ac. carbonique de l'air dans ses rapports avec les grands mouvem. de l'atmosphère*, in *Compt. rend. de l'Acad. des sci.*, 5 janv. 1880, p. 32. — Bouvet. *Des variations de l'état hygrométrique de l'air chauffé*, in *Rev. d'hyg.* 1880, n° 2. — FODOR, *Hygien. Untersuchungen über Luft*. Braunschweig, 1881, in-8. — *Annuaire de Montsouris*, 1877 et ann. suiv.

De l'ozone.

[Déjà, en 1785, Van Marum, faisant passer des étincelles électriques dans un tube rempli d'oxygène, s'aperçut d'une odeur particulière qu'il attribua à l'électricité. Plus d'un demi-siècle après cette découverte, passée inaperçue, Schönbein, professeur de chimie à Bâle, décomposant de l'eau par la pile, remarque encore cette odeur et croit pouvoir la rapporter à un corps composé nouveau, mais dont il ne détermine pas nettement la nature. Un peu plus tard, Marignac, de la Rive, Berzelius, etc., émettent l'opinion qu'il s'agit non d'un corps nouveau, mais d'un état particulier de l'oxygène dû à l'électricité. Enfin (1852), cette dernière hypothèse passe à l'état de fait démontré, à la suite des expériences variées et minutieusement instituées par Fremy et Edm. Becquerel, qui proposent de remplacer le nom d'*ozone* par celui d'*oxygène électrisé*. Schönbein, avec l'universalité des savants, s'est rangé à l'opinion de Fremy et Becquerel, mais le nom d'*ozone* est resté. Schönbein, se fondant sur diverses expériences, a cru pouvoir admettre un autre état de l'oxygène électrisé qui serait l'*antozone*.

Quoi qu'il en soit, d'après de nombreuses recherches, l'ozone se produit non seulement sous l'influence de l'électricité, mais encore au contact du phosphore, à l'état d'oxygène naissant, et isolé par des réactions chimiques : il se dégage naturellement des végétaux sous l'influence de la lumière, etc. La propriété qu'il présente de décomposer l'iodure de potassium en mettant l'iode à nu a suggéré à Schönbein l'idée de son papier à l'iodure de potassium amidonné, qui révèle la présence de l'ozone en prenant une couleur bleue d'autant plus foncée que l'ozone est plus abondant. Le papier imbibé d'une solution de *protoxyde de thallium* est également très sensible à l'action de l'ozone, qui, faisant passer le protoxyde à l'état de peroxyde, lui communique une teinte brune ; ce que ne fait pas l'oxygène naturel. Houzeau a également donné la formule d'un papier très sensible. On a pu tracer ainsi une échelle graduée de couleurs et qui constitue l'*ozonomètre*. Météorologiquement, l'air ne renferme jamais plus de $\frac{1}{700000}$ de son volume (Houzeau). A Paris, la proportion n'en dépasse jamais plus de 3 à 4 milligr. par 100 mètres cubes d'air. La proportion d'ozone est plus abondante la nuit que le jour, surtout vers le lever du soleil, plus considérable l'hiver que l'été, sur les hauteurs que dans les vallées, dans les lieux boisés que dans les régions sans arbres, sur le littoral maritime qu'à l'intérieur des continents, à la campagne que dans les villes, après les orages que par les temps calmes, par la sécheresse qu'en temps de pluie, etc.

Le corps dont nous parlons jouit de propriétés oxydantes très énergiques, et exerce une action désinfectante incontestable sur les émanations produites par les matières animales en putréfaction. Les expériences de Schönbein et d'Hoffmann ne laissent aucun doute à cet égard.

En présence de ces résultats, il fallait rechercher si l'ozone artificiellement produit ne pourrait pas être utilement employé comme antimiasmatique, dans les hôpitaux, par exemple. Dans ce but, on a proposé de placer, dans la pièce à désinfecter, un fil de platine roulé en spirale et rendu incandescent à l'aide d'un seul élément de Bunsen; il en résulte une production assez notable d'oxygène ozonisé. Ce petit appareil simple et peu coûteux serait placé à la partie supérieure des salles de malades.

On a dû se demander quelle était l'action de l'ozone sur l'organisme vivant. Pour s'en assurer, Schwarzenbach (1850), Schönbein (1851), E. Böckel (1856), Desplats (1857), Ireland (1863) ont institué des expériences sur des animaux, tels que lapins, cabiais, pigeons, souris, moineaux, etc., auxquels ils ont fait respirer de l'air ozonisé, soit par le phosphore, soit par l'électricité, soit par l'oxygène naissant dégagé au moyen d'une réaction chimique. Voici les résultats observés : les animaux éprouvent d'abord une agitation extrême avec accélération de la respiration, puis il survient de la dyspnée, une sorte d'ivresse; formation d'écume bronchique abondante, tremblement convulsif, convulsions et mort au bout d'un temps variable suivant le volume de l'animal et la quantité d'ozone respirée. A l'examen cadavérique, on trouve des congestions pulmonaires disséminées, de l'emphysème par places : coagulation et couleur foncée du sang. Ainsi l'ozone agirait fortement sur le système respiratoire et sur le système nerveux.

Ces résultats, joints à l'observation faite par M. Schönbein sur lui-même, d'une violente irritation de poitrine, après avoir été exposé longtemps à l'action du corps qu'il avait découvert, la remarque due à quelques observateurs (Spengler, Heidenrich, Clemens, Böckel, etc.), que l'abondance de l'ozone dans l'air coïncidait avec la fréquence des affections catarrhales, ont fait établir un rapport de causalité entre ces deux phénomènes. Mais il faut observer que cette abondance de l'ozone avait lieu pendant les temps froids de l'hiver, et que l'abaissement considérable de la température est bien suffisant pour expliquer les phlegmasies des voies respiratoires sans l'intervention de l'oxy-

gène électrisé ; et en effet, à Alger, pays chaud, où ce corps se
montre en très-forte proportion, les affections bronchiques sont
rares et bénignes (P. de Pietra-Santa); de plus, Faber, à
Schorndorf, a vu régner une grippe très-intense au commencement de mai 1848, alors que le papier à l'iodure de potassium
amidonné offrait la teinte la plus pâle. On a voulu constituer
aussi une sorte d'antagonisme entre les maladies des voies
respiratoires rapportées à l'élévation de l'ozonomètre et les
maladies des voies digestives qui dépendraient d'un abaissement dans la proportion de l'ozone. Ici, nouveau désaccord
entre les faits observés. Speck a décrit une épidémie de dysenterie qui régna à Strass-Ebersbach (duché de Nassau), pendant les mois d'août et de septembre 1859, sans que l'ozonomètre fût descendu au-dessous de la moyenne qu'il présente
d'ordinaire à cette époque de l'année. Même chose pour le
choléra. On avait dit (Hunt, Wolff, Böckel, etc.) que l'épidémie
cholérique marchait en sens inverse de la proportion d'ozone
contenue dans l'air : les observations de Péter en Amérique,
de Schultz à Berlin, des membres de la Société de médecine à
Vienne, de Wette à Bâle, etc., ont fait voir que la présence du
choléra pouvait coïncider avec une proportion très-marquée
d'ozone, et disparaître à mesure que celui-ci diminuait. Nous
verrons plus bas, en parlant des marais, que l'ozone et la
malaria n'ont point les rapports qu'on leur avait attribués.
Faisons remarquer en terminant que le Dr Schiefferdecker,
rapporteur d'une commission prise dans le sein de l'Académie
des sciences de Königsberg pour étudier la question qui nous
occupe, proclamait, après une année d'observations rigoureusement suivies, qu'il n'avait pas trouvé de rapport appréciable
entre la proportion de l'ozone dans l'atmosphère et les maladies
régnantes. En résumé, sans nier que l'ozone puisse exercer une
action sur l'organisme vivant, et particulièrement sur les voies
aériennes, on peut dire qu'il n'y a rien encore de démontré à
cet égard.]

Bibliographie. — Schönbein (C. F.), un grand nombre de Mémoires, Notes, etc. Nous en citerons seulement quelques-uns : *Recherches sur la nature de l'o-
deur qui se manifeste dans certaines actions chimiques*, in *Compt. rend. de l'Acad.
des sc.*, t. X, p. 706, 1840.—Du même, *Das Ozon vielleicht Ursache von Krankheiten,
Beobachtungen von Schönbein mitgetheilt. v.* A. Ecker, in *Henle's und Pfeuffer's
Ztschr.*, t. VI, p. 178, 1847.—Du même, *Ueber einige mittelbare physiol. Virkungen
der atmosphär. Electricität*, ibid. *N. F.*, t. I, p. 384, 1851. — Du même, *Action de
l'ozone sur les miasmes*, in *Arch. des sc. de Genève*, t. XVIII, et *Ranking's Abstr.*,
t. XVII, p. 5, 1853. —Du même, *Ueber die chemische Polarität der Sauerstoffes*, in
Poggend. Annal., Bd CVIII, s. 471. — Du même, *Ueber die Anwesenheit des Ozons
inder atmosphärischen Luft*, in *Ztschrift für Biol.*, t. III, p. 101, 1867, et trad. fr.,
in *Presse scientif. et industr.*, 1867. — Spengler, *Influenza und Ozon*, in *Henle's*

und Pfeuffer's Ztschr., t. VII, p. 70, 1849. — Hunt, *The Probable Cause in Operation to produce Pestilential Cholera*, in *Lond. Med. Gaz.*, LXIV, 463 et 473, 1849. — Peter, *Remarks on Ozone and its supposed Influence, in the Production of Epidemic Diseases*, etc., in *Transylvania med. Journ.*, oct. 1849.—Faber, *Ueber das in Atmosphäre enthaltene Ozon*, in *Würtemb., corr. Bl.*, I, 1849 ; et *Canstatt's Jahresb.*, 1850, t. II, p. 60. — Clemens (Th.), *Wirkungen Ozon-zerstörender Gaze auf den menschlichen Organismus. Nebst.*, etc., in *Henle's u. Pfeuff's Ztschr.*, t. VII, p. 237, 1849.—Du même, *Physiolog. Reflexionen und Untersuchungen über miasma und Contagium*, in *Arch. f. Phys. Heilk.*, t. XII, p. 281, 471, 1853. — Du même. *Malaria und Ozon, oder Untersuchung der Frage*, etc., in *Henke's Ztschr., f. d. St.*, I, et *Canstatt's Jahresb.*, 1853, t. VII, p. 48. — Williamson, *Sur l'ozone*, ni *Rev. scient.* t. XXX, p. 161, 1847. — Becquerel, *Communication relative aux expériences de M. Schönbein sur l'ozone*, in *Compt. rend. de l'Acad. des sc.*, t. XXX, p. 13, 1850.— Heidenreich, *Ozon und Katarrh*, in *Med. Chir. Ztg.*, t. VII, p.3, 1850.— Polli (G.), *Esperienze sull ozono dell' aria atmosferica.* In *Ann. di chim. applic.*, 1850, et *Annali univ. di med.*, t. CXXXIV, p. 155, 1850. — Osann, *Ueber Ozon Reaction in der atmosph. Luft und ihr Verhältniss zu Ozon*, in *Poggend. Ann.*, etc., et in *Canstatt's Jahresb.*, 1851, t. I, p. 18.— Schwarzenbach, *Ueber die Einwirkund des Ozons auf Thiere*, in *Verhandl. des phys.-med. Gesellsch. zu Würzburg*, t. I, p. 322, et *Canstatt's Jahresb.*, 1851, I, 128. — Heller, *Salpetersäure, ein constanter Bestandtheil der atmosphär. Luft und ihr Verhältniss zum Ozon*, etc., in *Wien. Ztschr.*, t. VII, p. 9, 1851. — Frémy et Ed. Becquerel, *Recherches électro-chimiques sur les propriétés des corps électrisés*, in *Ann. de ch. et de phys.*, 3ᵉ sér., t. XXXV, p. 62, 190, 1852. — Hoffmann, *Einige Versuche mit atmosphär. Luft und Ozon als desinfection's Mittel*, in *Med. Ztschr. f. Heilk. in Preuss.*, nᵒ 47, 1854, et *Canstatt's Jahresb.*, 1855, t. II, p. 136. — Schultz, *Ueber den Ozongehalt der Luft zu Berlin im Nov. 1853 und während der Cholera Epidemie*, etc., in *Preuss. ver. Ztg.*, nᵒ 9, et *Canstatt's Jahresb.*, 1855, t. IV, p. 94.— Böckel (Th.), *De l'ozone*, in *Gaz. méd. de Strasb.*, 1854, p. 282 et 1862, p. 41. — Schefferdecker, *Bericht über die angestellten Beobachtungen über den Ozongehalt der atmosphär. Luft*, etc., in *Sitzber. der Wien. Akad.*, t. XVII, p. 191, 1855. — Andrew's, *Ueber die Beschaffenheit und die Eigenschaften des Ozons*, in *Poggend. Ann.*, t. XCVIII, p. 165, 1856. — Scoutetten, *L'ozone, ou Recherches chimiques, météorologiques, physiologiques et médicales sur l'oxygène élec. trisé.* Metz, 1856, in-12. — Hirsch, *Rückblick auf die Erfahrungen und Leistungen im Gebiete der Cholera*, etc., in *Schmidt's Jahrb.*, t. XCII, p. 263, 1856. — Böckel (E.), *De l'ozone.* Th. de Strasbourg, 1856, nᵒ 369.—Desplats, *De l'ozone.* Th. de Paris, 1857, nᵒ 175. — Gorup-Besanez, *Ueber die Einwirkung des Ozons auf organische Verbindungen*, in *Ann. der Chim. und Pharm.*, t. CX, p. 86, 107, 1859. — Ireland, *Experiments on the Influence of Ozonised Air upon Animals*, in *Edinburg Med. Journ.*, t. VIII, p. 789, 1863. — Mettenheimer, *Beobachtungen über den Ozongehalt der Atmosphäre in Frankfurt a. M. in dem Zeitraum*, etc., in *Arch. des Vereins f. gemeinschaftl. Arbeit.*, etc., t. VI, p. 492, 1863.—Soret, *Ueber die electrolytische Darstellung des Ozons und über die Natur dieses Körpers*, in *Ann. v. Poggend.*, t. CXIX, p. 156, 1863.— Tschudi, *Der Ozongehalt der Luft im Verhältniss zum Krankenstand eines Orts*, in *Wien. med. Wchnschr*, 1863, nᵒ 49.—Poey, *Exp. sur l'Ozone, ou Oxygène naissant exhalé par les plantes et répandu dans l'air de la campagne et de la ville*, in *Compt. rend. de l'Acad. des sc.*, t. LVII, p. 344, 1863. — Saintpierre, *Sur la production d'oxygène ozoné par l'action mécanique des appareils de ventilation*, ibid., t. LVIII, p. 420, 1864. — Bona (H.), *De l'Ozone.* Th. de Paris, 1864, nᵒ 31. — Grellois, *L'ozone au point de vue médical. — État actuel de la question*, in *Rec. de mém. de méd. milit.*, 3ᵉ sér., t. XI, p. 488, 1865.—Huisinga, *Chemisch-biologische Notizen über Ozon*, in *Otbl für die med. Wissensch*, 1867, nᵒ 23. — Day (H.), *On Ozon*, in *The Lancet*, 1868, t. I, p. 79, 124.—Engler und Nasse, *Ozon und Antozone*, in *Ann. der Chem. u. Pharm.*, t. CIV, p. 215, 1870. — Nasse (O.), *Die sogenannten Ozonreactionen und der Sauerstoff im Thierischen Organismus*, in *Arch. f. die gesammelte Physiol.*, t. III, p. 204, 1870.

— Schaper, *Ueber das Ozon mit Rücksicht auf die Meteorologie u. Heilk.* in

Zeitschr. des satist. Bureaus. Berlin, 1867, — GORUP-BESANEZ (V.), *Ueber die Ozonreactionen der Luft in der Nähe von Gradirhäusern*, in *Ann. Chem. Pharm.*, Bd. CLXI, p. 232, 1872. — PALMIERI, *Sur l'ozone atmosphérique*, in *Compt. rend. de l'Acad. des sc.*, t. LXXIV, p. 1266, 1872. — BALDWIN, *The relation of ozone to disease* in *Amer. journ. of med. sc.*, 2e sér., V. 68, p. 416, 1874. — WOLFHÜGEL (G.). *Ueber den sanitären Werth des atmosphär. Ozon*, in *Zeitschr. f. Biol.*, Bd. XI, H. 3, S. 408, 1875. — De plus une suite d'articles de BÖCKEL (Th.), à partir de 1854, in *Gaz. méd. de Strasb.; communications de MM. MARIGNAC, WOLF, BÉRIGNY, HOUZEAU, CLOEZ, SCOUTETTEN, BINEAU, PIETRA-SANTA, etc., in *Compt. rend. de l'Acad. des sc.*, à partir de 1845.

— FOX. *Ozone and Antozone.* London, 1873. — HAMMERSCHMIED, *Das Ozon und seine Wichtigkeit*, etc. Wien, 1873. — PETTENKOFER (M. von). *Ozon und Cholera*, in *Berl. kl. Woch.*, 1873, n° 3. — LÜDECKE, *Ozonoscopische Untersuchungen*, in *Thüringer Corresp.-Bl.*, Bd. IV, 1875.— MARIÉ (P.). *De l'ozone.* Th. de Paris, 1880. — SCHÖNE. *Ueber das atmosphär. Ozon.* In *Zeitschr. f. Meteorol.*, Bd. XVI, 1881.

De l'air confiné.

L'air s'altère surtout dans les endroits confinés ; et c'est cette altération qu'il importe d'étudier, car les modifications dont nous venons de rendre compte n'exercent aucune influence sur l'homme.

La respiration est une des causes principales d'altération de l'air; elle agit de la manière suivante :

1° Une certaine quantité d'oxygène est absorbée et brûlée; il ne reste dans l'air expiré que 18 à 19 d'oxygène.

2° L'azote reste en même quantité, et si une partie est absorbée, il faut qu'il y ait un dégagement proportionnel de ce même gaz.

3° L'acide carbonique, produit en grande quantité, sort avec l'air expiré. Il y en a, en général, de 3 à 4 pour 100 au lieu de quelques dix-millièmes. L'acide carbonique agit-il comme substance toxique, ou bien parce qu'il tient la place d'une certaine quantité d'oxygène, en un mot parce qu'il n'est pas un gaz respirable? Cette question est bien controversée. Orfila partage la première, et l'a défendue avec toute l'ardeur de ses convictions. La deuxième, admise par Bichat, Nysten, Malgaigne, Bérard, paraît compter le plus de partisans. Dans cette deuxième opinion, ce serait donc à la diminution de l'oxygène qu'il faudrait attribuer la plupart des accidents que l'on mettait autrefois sur le compte de l'action toxique de l'acide carbonique. C'est l'oxyde de carbone qui est un poison.

4° L'air expiré contient une proportion notable de vapeur d'eau, tenant en dissolution une matière animale qui la rend putrescible, lorsqu'on abandonne à elle-même cette vapeur condensée.

La science possède des documents assez nombreux relatifs

aux altérations que subit l'air confiné. Nous allons en rapporter quelques-uns. Nous ne nous occuperons, dans ce moment, que des altérations de l'air confiné par le fait de l'homme lui-même, et nous renverrons le lecteur à l'étude du chauffage, de l'éclairage, etc., pour lui faire connaître les altérations nouvelles et nombreuses que produit dans l'air l'emploi de ces moyens artificiels.

Lavoisier avait annoncé qu'il existait de 1 1/2 à 2 pour 100 d'acide carbonique dans les salles d'hôpitaux et de théâtres. Les recherches modernes sont loin d'avoir confirmé ces résultats. On doit à M. Leblanc les observations suivantes. Dans une salle d'asile, il y avait 3/1000 d'acide carbonique ; dans une salle de la Salpêtrière, 6 à 8/1000 : dans une salle de la Pitié, 3/1000 ; dans une salle de spectacle, 4/1000. — Dans l'amphithéâtre de la Sorbonne, après un cours où assistaient 600 auditeurs, l'oxygène avait diminué de 1 pour 100 malgré l'ouverture des portes. — On croyait généralement que l'acide carbonique se rassemblait dans la partie inférieure des salles qui étaient les plus froides. Les recherches de M. Leblanc ont prouvé qu'il était loin d'en être toujours ainsi. Après une représentation de l'Opéra-Comique, l'air de la partie supérieure de la salle contenait 44/10000 d'acide carbonique, et l'air de la partie inférieure seulement 23/10000. M. Lassaigne a également publié quelques résultats curieux à cet égard. Il recueillit dans son amphithéâtre, après une leçon, de l'air à la partie inférieure et de l'air à la partie supérieure. Il a trouvé sur 100 parties à + 19 et à 0,764 de pression atmosphérique :

Air au niveau du plafond.........	Oxygène.................	19,80
	Azote...................	79,58
	Acide carbonique.........	0,62
Air au niveau du plancher........	Oxygène.................	20,10
	Azote....................	79,35
	Acide carbonique.........	0,55

La diminution de proportion de l'oxygène et l'augmentation de celle de l'acide carbonique ne sont pas les seules altérations que subisse l'air confiné. On observe de plus les deux modifications suivantes : 1° l'évaporation aqueuse qui s'effectue par la muqueuse pulmonaire et par la peau, accumule une certaine quantité d'eau dans l'espace confiné ; cette accumulation va souvent jusqu'à saturer le lieu, et l'on voit même quelquefois l'eau ruisseler sur les murs ; 2° il y a en dissolution, dans cette vapeur aqueuse, une matière organique qui est également le produit de la sécrétion de ces deux membranes, et sur laquelle nous aurons plus loin l'occasion d'insister longuement.

Telles sont les altérations que l'accumulation d'un certain

nombre de sujets produit dans un espace confiné d'une certaine étendue, ou si, ce lieu est très-peu spacieux, qu'un seul individu peut y déterminer.

Les effets de cet air vicié varient et dépendent d'abord d'un certain nombre de circonstances inhérentes à l'individu lui-même et qui sont : 1° la force du sujet : plus il sera fort, plus il résistera ; 2° l'âge : plus le sujet sera jeune, moins il résistera ; 3° le sexe : les femmes résistent moins ; 4° la disposition individuelle résultant probablement de l'idiosyncrasie, la résistance peut être moindre.

Pour apprécier les effets produits, il se présente une difficulté assez grande, c'est de séparer l'effet des miasmes de ceux produits par l'augmentation de l'acide carbonique et la diminution de l'oxygène. Malgré cette difficulté, voici ce qu'on peut dire :

L'air confiné vicié peut agir de deux manières : 1° il a une action lente, insensible, et qu'on pourrait appeler chronique. C'est ce qui arrive quand la viciation est peu considérable, et que l'individu, ou les individus qui respirent un air ainsi vicié, sont soumis habituellement à son action. En pareil cas, c'est, pour ainsi dire, un empoisonnement lent qui a lieu. Les modifications organiques qui peuvent être considérées comme en étant la conséquence sont : l'anémie, la chlorose, le tempérament lymphatique, peut-être même les scrofules. — On prétend que la fièvre typhoïde peut aussi se développer sous cette influence. C'est une question qui est loin d'être jugée.

2° La viciation de l'air confiné peut agir d'une manière aiguë et se traduire par une action rapide et énergique. On en admet deux degrés. Dans le premier on observe : un malaise général, de la céphalalgie, des vertiges, une gêne de la respiration et de la circulation, des nausées, des syncopes, enfin les signes d'une asphyxie commençante. Au deuxième degré, les accidents sont plus graves. Voici quels ils ont été dans un cas rapporté par Percy : sueurs abondantes, soif inextinguible, douleurs thoraciques vives, dyspnée, suffocations, fièvre, stupeur léthargique ou délire violent, puis mort. Voici quelques faits dans lesquels les choses se sont ainsi passées :

Dans les Indes, 146 prisonniers anglais furent renfermés dans un cachot de 20 pieds carrés, où l'air n'arrivait que par deux petites fenêtres donnant sur une galerie étroite, et par lesquelles l'air ne se renouvelait que très difficilement et lentement. Bientôt il y eut une chaleur insupportable, puis une soif vive et de la suffocation. Ils se battirent entre eux pour s'approcher des soupiraux, où pouvaient seuls atteindre les plus robustes. Au bout de huit heures, il n'y en avait plus que 23 vivants.

Un fait analogue s'est passé pendant les guerres de l'Empire. Après la bataille d'Austerlitz, 300 prisonniers autrichiens furent enfermés dans une cave : 260 y succombèrent en un court espace de temps.

Qui ne connaît le fait des assises d'Oxford, dans lesquelles juges, auditeurs et accusés furent frappés d'asphyxie mortelle? Dans tous ces cas, c'est, en même temps, la diminution successive de la proportion d'oxygène, la quantité croissante d'acide carbonique exerçant une action toxique, enfin le défaut d'arrivée d'air pur, qui ont amené des accidents si terribles.

Si nous sortons maintenant des espaces confinés, nous trouvons que l'acide carbonique peut augmenter, et la quantité d'oxygène diminuer sous une foule d'autres influences que nous aurons l'occasion d'examiner chemin faisant. L'éclairage, la combustion, la fermentation des cuves, etc., sont autant de sujets que nous aurons occasion d'étudier à fond.

[Il est encore une altération de l'air, sans addition de nouveau gaz, qui peut déterminer de graves accidents, voire mortels ; ainsi un jeune et savant agrégé de Montpellier, M. Saintpierre, a reconnu que, *en dehors des vendanges*, les grandes cuves vinaires ou foudres, de 200 à 700 litres de capacité, renferment quelquefois un gaz incapable d'entretenir la combustion et la respiration, et qui a donné lieu à des asphyxies. Ce gaz irrespirable n'est autre que de l'air lui-même, dans lequel l'oxygène est descendu à 11,85 contre 88,15 d'azote. Suivant M. Saintpierre, cette diminution de l'oxygène serait due à sa rapide consommation par des mycodermes dont se revêtent quelquefois les parois internes des foudres mal séchées et incomplétement soufrées. — Déjà, anciennement, Reynard et Facquez avaient constaté dans une savonnerie l'asphyxie de deux personnes, un ouvrier et son patron, descendues dans une citerne à huile abandonnée depuis deux ans, et qui contenait une petite quantité d'huile végétale. L'analyse de l'air de cette citerne donna dans les couches supérieures, 8 d'oxygène, 86 d'azote et 6 d'acide carbonique, et dans les couches inférieures, 6 d'oxygène, 80 d'azote et 14 d'acide carbonique, qui, en vertu de sa densité, s'était accumulé en bas. Ici, la présence d'une très-forte proportion d'acide carbonique a dû contribuer notablement à l'asphyxie. Dans les cas où l'azote est ainsi en proportion exagérée, il n'y a, pour purifier l'atmosphère, qu'un seul moyen, une ventilation énergique ; tel est l'avis de M. Saintpierre, tel était aussi celui de Reynard et Facquez.]

Bibliographie. — Viciation de l'air par l'acide carbonique : HOFFMANN (Fr.), *Gründliches Bedenken und physikalische Anmerkungen, von dem tödlichen dampf der Holzkohlen auf Veranlassung*, etc. Halle, 1716, in-4°. — HARMANT (D. B.),

Mém. sur les funestes effets du charbon allumé. Nancy, 1775, in-8°. — PORTAL,
Rapp. sur les effets des vapeurs méphitiques dans le corps de l'homme et principale-
ment sur la vapeur de charbon. Paris, 1774, in-12. — Du MÊME, *Obs. sur les effets*
des vapeurs méphitiques. Paris, 1775, in-8°. — GARDANE (J. J.), *Recherches sur les*
causes de la mort des personnes suffoquées par la vapeur du charbon, in *Obs. sur la*
physique, t. XI, p. 193, 1778. — TROJA, *Mém. sur la mort des animaux suffoqués*
par la vapeur du charbon allumé et sur les moyens de les rappeler à la vie, ibid.,
t. XI, 1778. — BICHAT, in *Rech. physiol. sur la vie et la mort.* Paris, an VIII, in-8°.
— VARIN, *Diss. physiologique et médicale sur les asphyxies et la respiration.* Th.
de Paris, an X, n° 81. — NYSTEN, in *Rech. de phys. et de chimie,* etc. Paris, 1811,
in-8°, p. 63 et suiv. — COLLARD (de Martigny), *De l'action du gaz acide carbonique*
sur l'économie animale, in *Archiv. gén. de méd.,* t. XIV, p. 203, 1827. — MONHEIM,
Zur Verhütung des Gefahren, die das bei der Weingährung aus dem Moste aufstri-
gende Kohlensäure Gas, der Gesundheit und dem Leben droht, in *Henke's Ztschr.*
Erghft, t. X, p. 291, 1829. — MALGAIGNE, *Remarques et observations sur l'asphyxie*
par la vapeur du charbon, in *Gaz. méd. de Paris,* 1835, p. 737. — OLLIVIER (d'Angers), *Observ. et expér. sur plusieurs points de l'histoire médico-légale de l'as*
phyxie par le charbon, in *Ann. d'hyg.,* 1re sér., t. XX, p. 114, 1838. — SCHNEIDER
P. J.), *Staatsärzliche Würdigung des vergiftendes Kohlendunst's in geschlossenen*
Räumen, in *Ann. der Staatsarznk,* 8e Jahrg, p. 1, 1843. Voy. les *Traités de méde-*
cine légale et de toxicologie (FODÉRÉ, ORFILA, DEVERGIE, ANGLADA, CHRISTISON, FLAN-
DIN, etc., et les divers Traités et Mémoires sur l'asphyxie).

Air confiné et altérations diverses de l'air : VERATTI, *De interitu animalium in*
aere interclusorum, in *De Bononiensi sc. et art. Comment.,* t. II, p. 1, p. 340. Bononiæ, 1745, in-4°.— GIRARD, *An propter miasmata in aere non renovato existentia*
pereant animalia. Cadomi, 1764, in-4°. — LAVOISIER, *Exp. sur la respiration des*
animaux et sur les changements qui arrivent à l'air en passant par leurs poumons,
in *Mém. de l'Acad. des sc.,* an 1777, p. 185. — Du MÊME, *Mém. sur la combinaison*
de l'air nitreux avec les airs respirables, et sur les conséquences qu'on en peut tirer
relativement à leur degré de salubrité, ibid., 1782, p. 486.—Du MÊME, *Mém. sur les*
altérations qui arrivent à l'air dans plusieurs circonstances où se trouvent les hom-
mes réunis en société, in *Mém. de la Soc. roy. de méd.,* 1782-83, p. 569. — GUE-
RENNE (de la), *De aere et ipsius a carceribus, nosocomiis et cæmeteriis insalubritate.*
Th. de Paris, 1777, in-4°. — WHITE (W.), *Experiments on Air and the Effects of*
Different Kinds of Effluvia on it, made at York, in *Philos. Transact.,* 1778, et in
Abridg., t. XIV, p. 322. — Trad. in *Obs. sur la physique,* etc. de l'abbé Rosier,
t. XVIII, p. 142, 1781. — INGENHOUSZ (T.), *Experiments on Vegetables; discovering*
their Great-Power in purifying the Common Air in Sunshine, but injuring in the
Shade of Night. Lond., 1779 ; trad. franç. Paris, 1787-89, 2 vol. in-8°. — GMELIN,
Progr. de aeris vitiosi exploratione. Gœttingæ, 1794. — BUCHOLZ (W. H. S.), *Be-*
merkungen über die verdorbene Luft, in Gefängnissen, Zuchthäusern, u. s. w. und
der Verbesserung, etc., in *Acta Acad. Moguntinæ,* ann. 1794 et 1795, n° 7. — BED-
DOES (Th.) and WATT (J.), *Considerations on the Medicinal Use and on the Pro-*
duction of Factitious Airs. Bristol, 1795, in-8°. — CAVALLO (Tib.), *An Essay on the*
Medical Properties of Factitious Airs; with an Appendix. Lond., 1798, in-8°. —
REYNARD et FACQUEZ, *Analyse de l'air d'une citerne à l'huile,* in *Ann. de chimie,*
t. LVI, p. 49, an XIII. — HUBER (F.), *Bemerkungen über den Einfluss des Luft und*
einiger gasartigen Stoffe. Hannover, 1805, in-8°. — ELLIS (Dan.), *On Inquiry into*
the Changes induced on Atmospheric Air by the Germination of Seeds, the Vegeta-
tion of Plants and the Respiration of Animals. Edinburgh, 1807, in-8°. — ALLEN et
PEPYS, *On the Changes produced in Atmospheric Air and Oxygengas by Respira-*
tion, in *Philos. Transact.,* 1808, p. 249. — PERCY, *Exemples remarquables d'as-*
phyxie, in *Journ. de méd. de Corvisart,* t. XX, p. 378, 1810. — SEGUIN (A.), *Mém.*
sur la salubrité et l'insalubrité de l'air atmosphérique dans ses divers degrés de pu-
reté (lu à l'Acad. des sc., le 15 fév. 1792), in *Ann. de chim.,* t. LXXXIX, p. 231,
1813. — DAVY (H.), *Mém. sur l'air inflammable des mines de charbon,* trad. par
CHAPTAL, in *Ann. de chim. et de phys.,* 2e sér., t. I, p. 136, 1816. — WATSON (W.),
Obs. on the Influence of Imperfect Supply of Fresh Air, long continued, on General

Health, in *Edinb. Med. and Surg. Journ.*, t. XXXV, p. 89, 1831. — ELMORE, *On the Injuries to Health occasioned by breathing Impure Air in Close Apartments*, in *The Lancet*, 1840-41, t. II, p. 436. — MOYLE, *Analyse de l'atmosphère de quelques mines du duché de Cornouailles*, trad. franç., in *Ann. de chim. et de phys.*, 3ᵉ sér., t. III, p. 318, 1841. — LEBLANC, *Recherches sur la composition de l'air confiné*, in *Ann. de chim. et de phys.*, 3ᵉ sér., t. V, p. 223, 1842.—Du MÊME, *Recherches sur la composition de l'air de quelques mines*, ibid., t. XV, p. 488, 1845.— Du MÊME, *Rapport à M. le ministre de la guerre relativement au volume d'air à assurer aux hommes de troupes dans les chambres de casernes*, ibid., t. XXVII, p. 373, 1849. — SCHNEIDER (P. J.), *Staatsärztliche Würdigung des Vergiftenden Kohlendunst's in geschlossenen Räumen*, in *Ann. der Staatsarzn*, VIII, Jahrg., 1ᵉˢ Hft., p. 1, 1843. — SNOW, *On the Pathological Effects of Atmosphere viciated by Carbonic Acid Gas, and by a Diminution of the due Proportion of Oxigen*, in *Edinb. Med. and Surg. Journ.*, t. LXV, p. 49, 1846. — LASSAIGNE, *Recherches sur la composition que présente l'air recueilli à différentes hauteurs dans une salle close où ont respiré beaucoup de personnes*, in *Ann. d'hyg.*, 1ʳᵉ série, t. XXXVI, p. 296, 1846. — Du MÊME, *Recherches sur la composition de l'air confiné où ont respiré un certain nombre de chevaux pendant un temps déterminé*, in *Compt. rend. de l'Acad. des sc.*, t. XXIII, p. 1108, 1846. — GUY, *On the Production of Pulmonary Consumption in Persons, who work in a Close and Confined Atmosphere*, in *Beale's Archiv. of Med.*, t. II, 1858. — VALENTIN (G.), *Ueber Athmen in abgeschlossenen Räume*, in *Ztschr. für ration. Med.*, 3ᵉ sér., t. X, p. 33, 1861. — LEGRAND DU SAULLE, *De l'insalubrité de l'atmosphère des cafés et de son influence sur le développement des maladies cérébrales*, in *Gaz. des hôpit.*, 1861, p. 25. — NAHUIS (A. S.), *Quelle est la qualité nuisible que l'air contracte dans les hôpitaux et les prisons*, trad. franç. par UYTTERHOEVEN, Bruxelles, 1863, in-8º. — FONSSAGRIVES, *Du méphitisme par l'air confiné des chaudières des machines à vapeur*, in *Ann. d'hyg.*, 2ᵉ série, t. XXIII, p. 241, 1865. — SAINTPIERRE (Cam.), *Des gaz irrespirables qui peuvent se dégager des cuves vinaires*, in *Messager agric*, nov. 1865 et oct. 1866, Anal., in *Ann. d'hyg.*, 2ᵉ sér., t. XXVIII, p. 215, 1867. — Du MÊME, même sujet, in *Ann. d'hyg.*, 2ᵉ sér., t. XXXI, p. 30, 1869.

Air vicié des villes : DALBERG, *Ueber die Beschaffenheit der Luft in grossen und volkreichen Städten*, in *Pyl's Repert. für die öffentl, etc. Med.*, t. I, p. 1, 1789. — SMITH, *Composition de l'air dans les villes*, in *Quart. Journ. of the chem. Soc.*, et *Grævel's Notz*, Nº Fᵉ., t. III, p. 8, 1860. — LUNA (Don R. T. M. de), *Étude chimique sur l'air atmosphérique de Madrid*, trad. de l'espagn. avec des notes, par H. C. GAULTIER DE CLAUBRY, in *Ann. d'hyg.*, 2ᵉ sér., t. XV, p. 337, 1861. — BOURGUIGNON (H.), *Quelques réflexions sur la Malaria urbana, ou Sur les troubles*, etc., in *Union med.*, 1861. — EVELYN, *Fumifugium, or the Inconvenience of London Smoke*, etc. Lond., 1861, in-4º.

Moyens prophylactiques : AULNAYE (de l'), *Description et usage du respirateur antiméphitique imaginé par feu M. Pilâtre de Rosier*, in *Obs. sur la physiq.*, etc., t. XXVIII, p. 418, 1786. — BRIZÉ-FRADIN (C. A.), *La chimie pneumatique appliquée aux travaux sous l'eau, dans les puits, les mines, les fosses... Moyens de se préserver de l'acide carbonique, de l'azote*, etc. Paris, 1808, in-8º, pl. 1. — Du MÊME, *Secours à employer dans l'exploitation des mines de houille, préservatifs contre les émanations métalliques*, etc. Paris, 1814, in-8º, pl. 2. — PARENT-DUCHATELET, *Rapport sur un moyen mécanique nouvellement proposé pour respirer impunément les gaz délétères et pénétrer*, etc., in *Ann. d'hyg.*, 1ʳᵉ sér., t. I, p. 420, 1829.—WHITE (John), *On the Means of passing unharmed through Noxious Gases or Vapours*, in *Med. Times and Gaz.*, 1863, t. II, p. 383. — GUÉRARD, *Appareils respiratoires de M. Galibert*, in *Ann. d'hyg.*, 2ᵉ sér., t. XXIII, p. 309, 1865.

— ROGER, *Etude physiologique et thérapeutique de l'acide carbonique*. Th. de Paris, 1868. — MITSCHKE, *Ueber die Vergiftung durch Kohlendämpfe*. Berlin, 1868. — M'GILL, *A case of poisoning by coal gas*, in *The Lancet*, 24 déc. 1870. — CHEVALLIER, *De l'asphyxie par la braise*, in *Journ. de chim. méd.*, févr. 1870. — GILDEMEISTER, *Ueber Kohlendunstvergiftung. Diss. inaug.* Halle, 1872.

BREITING, *Die Luft in Schulzimmern*, in *Deutsche Vierteljahrs. f. öff. Gesundh.*, Bd. II, S. 23 u. 600, 1870. — Du MÊME, *Ueber den Kohlensäuregehalt der Luft in*

Schulzimmern. Basel, 1872, in-8. — Harbordt, *Ueber Mephitis,* in *Berl. klin. Wochenschr.,* Bd. VIII, n° 25, 1871. — Vogt (A.), *Eine Untersuchung der Luft in Krankenräumen,* in *Corr.-Bl. der schweizer Aerzte,* n° 5, p. 96, 1872. — Rattray (Al.), *An analysis of ship air and its effects,* in *Med.-Chir. Transact.,* t. LVI, p. 157, 1873. — Morin, *Note sur le volume d'air nécessaire pour assurer la salubrité des lieux habités,* in *Compt. rend. de l'Acad. des sc.,* t. LXXVII, n° 5, p. 316, 1873. — Le Blanc, *Sur l'asphyxie par insuffisance d'oxygène,* ibid., t. LXXVIII, n° 13, 1874. — Riff, *Du rôle de l'encombrement dans la pathogénie des maladies.* Th. de Paris, 1877. — Wernich, *Ueber verdorbene Luft in Krankenräumen,* in *Volkmann's Samml. klin. Vorträge,* n° 170, 1879. — Brand, *Rech. sur l'air confiné.* Th. de Paris, 1880. — Voy. aussi la bibliographie des articles HABITATION, ÉCLAIRAGE, CHAUFFAGE, etc.

3° Altérations de l'air par des principes nouveaux, appréciables par la chimie.

Ces principes nouveaux sont des gaz. Les uns se forment naturellement dans certaines circonstances données, les autres sont le produit de l'art ; il s'agit de les examiner successivement.

1° *Hydrogène carboné.* — Ce gaz se produit naturellement dans beaucoup de circonstances, et, en particulier, dans les suivantes : il se dégage dans les houillères et dans les endroits où existent des matières végétales en décomposition ; ainsi, dans la vase des marais. Volta en a recueilli suffisamment pour l'étudier : il en est de même dans les mines de bitume asphaltique, et toutes les fois que se produisent et se décomposent des huiles pyrogénées. Ce gaz peut asphyxier en sa qualité d'air non respirable, ou par son action toxique spéciale ; il peut encore arriver, comme cela a lieu dans les mines, qu'il s'enflamme et détermine des explosions terribles et malheureusement trop fréquentes.

La lampe de Davy est un admirable instrument, qui a rendu très-rare la production de semblables accidents.

Souvent les tuyaux qui conduisent le gaz de l'éclairage laissent dégager des vapeurs d'hydrogène carboné qui, lorsqu'elles se font jour à travers les fissures des tuyaux, peuvent déterminer des asphyxies ; dans d'autres cas, ce sont des combustions, des explosions parfois très-violentes.

2° *Hydrogène phosphoré.* — L'hydrogène phosphoré est ordinairement un des produits de la décomposition des substances animales : aussi le voit-on se dégager dans les cimetières, dans les églises où l'on a encore la coutume, comme en Italie, d'ensevelir les corps dans des caveaux placés sous le sol.

Le dégagement de ce gaz est beaucoup moins fréquent depuis qu'on établit les cimetières à une certaine distance des villes, et surtout depuis qu'on cherche, pour servir de sépulture, des terrains calcaires, sablonneux ou séléniteux, qui jouissent de la propriété d'absorber les liquides et de déterminer la décomposition sèche.

Pour qu'il n'y ait pas dégagement d'hydrogène phosphoré, il est utile que le cadavre soit placé à une profondeur suffisante au-dessous du sol ; six pieds sont la mesure prescrite par les règlements. Dans certains caveaux, comme celui de Saint-Michel, à Bordeaux, et celui des Capucins, à Palerme, les corps morts ne dégagent aucun gaz ; ils se dessèchent et deviennent inaltérables en quelques semaines.

3° *Hydrogène sulfuré.* — Ce gaz est le produit de la décomposition de certaines substances végétales, isolées ou mélangées à des matières animales. Le chou, la laitue, les crucifères en produisent une quantité notable. Il se dégage des fosses d'aisances ; mais, dans ce dernier cas, il est presque toujours combiné avec l'ammoniaque et à l'état d'hydrosulfate d'ammoniaque. Presque toujours aussi il est mélangé d'une certaine quantité de carbonate d'ammoniaque et d'acide carbonique. Ces gaz se font jour, non seulement dans le cas d'ouverture des fosses d'aisances, mais encore lorsque ces fosses sont mal construites et les conduits mal joints. Les temps chauds et humides paraissent favoriser la production de ce gaz et sa pénétration dans les appartements.

L'influence qu'il exerce sur l'homme est très-fâcheuse. En petite quantité, il produit de la céphalalgie, des étourdissements, des nausées, des vomissements. Un des effets généralement attribués à l'acide sulfhydrique est l'ophthalmie grave des vidangeurs ; mais il est plus juste d'en assigner la cause aux gaz ammoniacaux qui se dégagent presque toujours simultanément. Lorsque ces derniers se forment en quantité plus considérable, ils peuvent occasionner l'asphyxie.

Les règles hygiéniques à suivre en pareil cas consistent dans la disposition convenable à donner aux fosses d'aisances, lors de la construction des habitations, et dans les précautions qu'il faut prendre lors de leur vidange. On aura recours à l'emploi des fourneaux et cheminées d'appel disposés d'une manière convenable, et qui, dans ces derniers temps, ont acquis un haut degré de perfection ; ils seront décrits à l'article *Habitations*. Nous ne faisons également que signaler l'usage des chlorures, et, en particulier, du chlorure de chaux, du peroxyde de fer et du charbon animal, qui sont actuellement les moyens employés avec le plus d'avantages pour décomposer, pour annihiler ou pour absorber les émanations qui contiennent de l'acide sulfhydrique.

Quelques auteurs ont attribué à l'hydrogène sulfuré l'action nuisible exercée par les miasmes paludéens. C'est une question que nous examinerons plus tard.

4° *Ammoniaque.* — Rarement elle se dégage pure ; elle est presque toujours combinée avec les acides sulfhydrique, chlorhydrique, carbonique ou acétique. Dans ces divers états de combinaison, elle provient, soit des fosses d'aisances, soit des égouts, soit des endroits où il y a simultanément, en décomposition, des matières végétales et animales.

Les accidents principaux que peuvent déterminer les gaz ammoniacaux sont des phénomènes d'irritation et même d'inflammation. Ainsi, sous cette influence, on voit se développer des ophthalmies graves, des coryzas intenses, des angines, des laryngites aiguës ou chroniques, des bronchites aiguës, souvent même des hémoptysies. C'est, en un mot, une action irritante locale, produite sur les muqueuses oculaire, nasale, buccale et laryngo-bronchique. L'asphyxie peut arriver lorsque les gaz contenant de l'ammoniaque sont en quantité considérable.

Les moyens précédemment indiqués peuvent être employés, soit comme désinfectants directs, soit pour être mélangés avec les matières d'où se dégagent les gaz ammoniacaux : tels sont le chlorure de chaux, le peroxyde de fer ou le noir animal ; pour détruire le gaz une fois produit, on se sert du chlore et des chlorures.

[5° *Oxyde de carbone.* — Ce gaz se dégage parfois du sol en même temps que l'acide carbonique ; il résulte dans ce cas de l'oxydation incomplète des matières organiques dans les couches terrestres ; mais sa production est plus souvent liée aux procédés de chauffage employés dans les habitations.

Il est toxique à 1 ou 1,5 p. 100 et déjà nuisible dans la proportion de 1 à 1,5 p. 1000. Il paraît agir sur l'organisme à la fois comme un asphyxique (par privation d'oxygène), et comme un poison ; Cl. Bernard a démontré qu'il se fixe énergiquement sur les globules du sang, grâce à son affinité pour l'hémoglobine qui est supérieure à celle de ce dernier principe pour l'oxygène ; les fonctions vitales des globules se trouvent ainsi altérées.]

Gaz qui sont le produit de l'industrie humaine. — Nous ne nous occuperons ici que des gaz produits dans les grandes industries, et non pas de ces gaz nombreux, intéressants, il est vrai, pour le chimiste, mais qui n'ont d'importance que dans les laboratoires scientifiques.

1° *Chlore.* — Les fabriques dans lesquelles s'opère la préparation du chlore et des chlorures peuvent laisser dégager ce gaz dans deux circonstances différentes. Ce dégagement a lieu, en effet, soit par suite de l'imperfection des appareils dans lesquels s'opère la combinaison du chlore avec l'eau, la chaux, la potasse ou la soude, soit par suite de la mauvaise disposition des longs tuyaux destinés à porter au dehors de la fabrique le gaz en excès et devenu inutile.

Le mélange du chlore à l'air atmosphérique détermine, dans l'un et l'autre cas, chez l'homme qui le respire, des accidents analogues, caractérisés par une violente irritation des voies aériennes. Aussi, en pareille circonstance, voit-on survenir des ophthalmies intenses, des coryzas graves, des laryngo-bronchites suraiguës. Les toux convulsives, les hémoptysies accompagnent fréquemment ces irritations violentes. Les fabriques où du chlore est ainsi dégagé sont nombreuses, et l'on voit, non pas seulement en pareil cas, des accidents survenir chez les ouvriers et les employés des usines exposés directement à son action, mais encore l'influence de ce gaz s'exercer sur tout ce qui se trouve dans les endroits où viennent aboutir les tuyaux de conduite destinés à perdre et à mélanger avec l'air le chlore en excès. Les végétaux s'altèrent, leurs feuilles blanchissent, ils dépérissent et ne tardent pas à se flétrir et à périr. Les habitants de ces localités, si toutes les précautions qu'indique l'hygiène publique n'ont pas été prises, peuvent contracter des laryngo-bronchites rebelles, des toux convulsives. Ces accidents ne peuvent être évités qu'à l'aide de lessives alcalines disposées d'une manière convenable, et dans lesquelles on fait perdre le chlore qui s'échappe toujours, malgré toutes les précautions.

2° *Acide chlorhydrique.* — Il se dégage également de beaucoup d'usines, et, en particulier, de celles où se fabrique le sulfate de soude. Ses effets sur les ouvriers, aussi bien que sur les habitants des localités qui environnent de telles fabriques, sont tout à fait analogues à ceux du chlore, et les précautions hygiéniques à prendre sont exactement les mêmes.

3° *Acide nitrique et gaz nitreux.* — Dans les usines où se fabriquent l'acide sulfurique et l'acide nitrique, le dégagement du gaz nitreux a souvent lieu en grande abondance, et il exerce une fâcheuse influence sur les individus exposés à son action. Cette action du gaz nitreux est aussi irritante et aussi violente pour les voies aériennes que celle du chlore; ses effets ont avec ceux de ce dernier une grande analogie : ce sont des toux convulsives, des hémoptysies, des laryngo-bronchites, des ophthalmies, des coryzas intenses. Lorsque le gaz nitreux est respiré en grande quantité, il peut tuer, et, à l'autopsie, on trouve souvent sur la muqueuse buccale ou laryngo-bronchique, des plaques jaunâtres, véritables eschares tout à fait analogues à celles qu'eût déterminées l'action de l'acide nitrique; il y a, en outre, une congestion pulmonaire très-intense qui a amené la mort par suffocation. On suppose ici que le gaz absorbé agit sur le sang en asphyxiant les globules par l'absorption de leur oxygène et de celui du sang et en rendant ainsi ce liquide impropre à l'hématose. Son action s'exerce parfois aussi sur les voies digestives : des vomissements et des symptômes de gastrite aiguë en sont encore la conséquence.

C'est encore à l'aide de lessives alcalines, à travers lesquelles on fait passer le gaz nitreux en excès, et dans la bonne construction des appareils de manipulation, que résident les précautions hygiéniques à prendre contre l'action du gaz nitreux.

4° *Acide sulfurique et acide sulfureux.* — L'acide sulfureux, produit naturel du voisinage des volcans, des solfatares et des éruptions volcaniques en activité, ou résultat artificiel d'opérations chimiques particulières, agit, dans l'un et l'autre cas, de la même manière sur l'homme. Parmi les usines dont il est un des produits, c'est surtout dans les blanchisseries et dans les fabriques d'acide sulfurique que les émanations d'acide sulfureux ont le plus d'activité. Son action sur l'homme a pour résultat de déterminer de la toux, de la dyspnée, une soif vive, de l'agitation et quelquefois aussi des phlegmasies bronchiques plus ou moins graves. Les eaux alcalines pourraient bien absorber l'acide sulfureux et s'opposer à ses effets fâcheux sur les voies aériennes; mais la combustion directe du soufre dégage une quantité si considérable d'acide sulfureux, qu'une précaution semblable n'aurait aucune utilité, et que le meilleur conseil à donner est de ne pas s'exposer à de semblables émanations.

Les vapeurs d'acide sulfurique ne sont que rarement en contact avec les voies aériennes; ceci s'explique facilement, si l'on réfléchit à la volatilisation difficile de cet acide et à la promptitude avec laquelle il se transforme en acide sulfureux à la température où il entre en ébullition.

5° *Gaz phosphorés, phosphore en vapeur.* — L'homme est exposé à ces influences dans les fabriques de phosphore, et, en particulier, dans les usines qui se sont tant multipliées ces dernières années, et où se fabriquent les allumettes chimiques.

Le grand développement que cette fabrication a pris depuis quelque temps a engagé à étudier les maladies dont pouvaient être atteints les ouvriers qui sont occupés à ce genre de travaux. On a ainsi été conduit à admettre que deux maladies sévissent de préférence sur ces ouvriers, et qu'elles sont très-certainement le résultat de l'action des émanations phosphorées.

Ce sont : 1° une bronchite aiguë ou chronique dont l'existence est bien réelle, mais qui n'a rien de caractéristique, et qui est tout à fait analogue aux bronchites développées sous l'influence d'une action locale irritante sur la muqueuse des voies aériennes ; 2° une nécrose de la mâchoire inférieure. Un grand nombre de faits ont déjà été publiés ; mais les médecins ne sont pas encore d'accord sur l'étiologie positive de cette nécrose spéciale. (Voir dans l'Appendice, les maladies des ouvriers qui travaillent le phosphore.)

6° *Hydrogène arsénié.* — Ce gaz, l'un des plus terribles que l'on connaisse, se produit souvent dans le grillage des minerais d'argent arsénifères. Les ouvriers qui respirent ce gaz ne tardent pas à succomber à son action toxique.

Bibliographie. — Action des gaz nuisibles ou toxiques en général. — Nysten (P. H.), *Des effets produits sur l'économie animale par la présence des gaz dans le système sanguin*, in *Rech. de physiol. et de chim. pathol.* Paris, 1811, in-8°. — Turner (Ed.) et Christison (Rob.), *On the Effects of the Poisonous Gases on Vegetables*, in *Edinb. Med. a. Surg. Journ.*, t. XXVIII, p. 356, 1827. — Castell (T.), *Ueber das Verhalten des Herzens in verschiedenen Gasarten*, in *Müller's Arch.*, 1854, p. 226. — Leconte et Demarquay, *Études chimiques sur l'action physiologique et pathologique des gaz injectés dans les tissus des animaux vivants*, in *Arch. gén. de méd.*, 5e série, t. XIV, p. 424, 545, 1859. — Eulenberg (Herm.), *Die Lehre von den schädlichen und giftigen Gazen, toxicologisch*, etc., Braunschweig, 1865, in-8°. V. les différents Traités de toxicologie.

Hydrogène carboné, grisou, gaz d'éclairage. — Davy (Sir Humph.), *On the Fire Damp of Coal Mines, and on Method of lighting the mines*, etc., in *Philos. Trans.*, t. CVI, part. I, p. 1, 1816. — Du même, *An account of an Invention*, etc., *ibid.*, p. 23. — Du même, *Further Experiments*, etc., *ibid.*, p. 115, trad. fr. par le comte Chaptal in *Ann. de chim.*, 1re série, t. I, p. 136, 1816. — Devergie et Paulin, *Asphyxie par le gaz d'éclairage*, in *Ann. d'hyg.*, 1re série, t. III, p. 457, 1830. — Tourdes (G.), *Relation médicale des asphyxies occasionnées à Strasbourg par le gaz d'éclairage.* Paris, 1841, in-8°. — Frestier, *Cas d'empoisonnement par le gaz d'éclairage*, in *Gaz. méd. de Lyon*, t. VIII, p. 53, 1856. — Léopold (J. H.), *Tod durch Einathmung von Leuchtgas.*, in *Casper's Vierteljahrschr*, t. XIV, p. 398, 1858. — Otto ou Otho, *Asphyxie par le gaz d'éclairage*, in *Gazz. Sarda*, 1858, n°s 3, 4 (Anal., in *Canstatt s Jahresb.*, 1858, V, 92). — Bonneau, *Asphyxie par le gaz à éclairage*, in *Compt. rend. de la Soc. de méd. de Gannat*, et *Gaz. des Hôp.*, 1861, p. 530. — Schuhmacher, *Vergiftung durch Leuchtgas*, in *Henke's Ztschr.*, t. LXXXIII, p. 1, 1862. — Chevallier, Tardieu et Legrand du Saulle, *Double asphyxie attribuée au gaz d'éclairage*, in *Ann. d'hyg.*, 2e série, t. XXIII, p. 60, 1870. Nous ne parlons pas, cela va sans dire, des asphyxies par la vapeur de charbon.

Hydrogène phosphoré, gaz phosphorés. — *Asphyxie partielle par l'hydrogène phosphoré*, in *Journ. de ch. méd.*, 3e sér., t. IV, p. 669, 1848. — Diez, *Erkrankungen durch Phosphorbereitung*, in *Würtemb. corresp.* Bl., t. XXII, p. 52, 1852. — Schuchhard, *Untersuchungen über acute Phosphorvergiftung*, p. 263, in *Ztschr. f. rat. med.*, N° Fe, t. VII, p. 235, 1855. — Brenner, *Fall von chron. Vergiftung durch Phosphorwasserstoff*, in *Saint-Pétersb. med. Ztschr.*, t. VIII, p. 245, 1865.

Hydrogène sulfuré. — Chaussier, *Précis d'expériences faites sur les animaux avec le gaz hydrogène sulfuré*, in *Journ. gén. de méd.*, t. XV, p. 19, an XI. — Prunelle, *Extr. d'une observ. sur le gaz hydrogène sulfuré considéré comme cause de maladie*, ibid., p. 39. — Dupuytren (G.), *Notice sur quatre asphyxies survenues dans une fosse d'aisances*, etc. Exp. sur l'act. de l'hydrogène sulfuré, in *Bullet. de la Faculté de méd.*, t. I, p. 141, 1812. — Falk, *Experimental Untersuchungen über den Einfluss des Schwefelwasserstoff auf die thierische Organismus*, in *Deutsche klin.*, 1864, 1865 (plus. art.). — BERNARD (Cl.), *Innocuité de l'hydrogène sulfuré introduit dans les voies digestives*, in *Gaz. méd.*, 1856, p. 629. — *Suffocation by sulfuretted Hydrogen*, in *Pharmac. Journ.*, 1858, p. 445, et *Journ. de ch. méd.*, 1858, p. 250. — *Asphyxie par le gaz hydrogène sulfuré des eaux minérales*, ibid., 1869, p. 429.

Ammoniaque. — NYSTEN (P. H.), *Empoisonnement par de l'ammoniaque inspirée pendant un accès d'épilepsie*, in *Bull. de la Faculté de méd.*, t. IV, p. 352, 1815. — SOUCHARD (A.), *Obs. d'un empoisonnement par les vapeurs d'ammoniaque*, in *Journ. de ch. méd.*, 2ᵉ sér, t. VI, p. 499, 1841. — RICHARDSON (B. W.), *On the Antiseptic Properties of Ammonia*, in *Brit. med. Journ.*, 1862, t. I, p. 468.

Chlore. — WALLACE (W.), *Researches respecting the Medical Powers of Chlorine, particularly*, etc. (Exp. sur l'homme à l'état de santé). Lond., 1822, in-8°. — HÜNEFELD, *Das Chlor, ein wirksames Desintoxications, oder Entgiftungsmittel des Phosphorwasserstoffgases und Schwefelwasserstoffgases*, in *Horn's Arch.* 1829, sept. et oct., p. 789. — TOTT, *Vergiftung durch Chlorgas*, in *Allg. med. Ztg.*, 1834, n° 90, et *Schmidt's Jahrbb*, t. VII, p. 25, 1835. — SIMONSON, *Vergiftung durch chlor*, in *Casper's Wochenschr.*, 1837, n° 6. — CAMERON (Ch.', *Death from Inhalation of Chlorine Gas.*, in *Dubl. Quart. Journ.*, t. XLIX, p. 116, 1870. — ROGERSON (Jos.) and ROGERSON (G.), *Injurious Effects of Muriatic Acid Gas on Vegetable Life and on Animal Life*, in *Lond. Med. Gaz.*, t. X, p. 311, 350, 1852.

Gaz nitreux (acide hypoazotique). — DESGRANGES, *Observ. et remarques sur une mort prompte occasionnée par le gaz nitreux*, in *Journ. de Corvisart*, t. VIII, p. 487, 1804. — CHERRIER, *Cas d'empoisonnement par le gaz nitreux*, in *Bull. de la Soc. méd. d'émulat.*, 1823, p. 595. — GENDY (Vulfr.), in *Mém. de Chevallier et Boys de Loury sur le dérochage*, in *Ann. d'hyg.*, 1ʳᵉ série, t. XXXVIII, p. 333, 1847, et SUCQUET, *ibid.*, p. 334. — *The Late Frightfull Death of M. Haywood of Scheffield*, in *The Lancet*, 1854, t. I, p. 430. — TARDIEU (A.), *Asphyxie accidentelle produite par le gaz nitreux chez quatre ouvriers*, in *Ann. d'hyg.*, 2ᵉ sér., t. XXI, p. 100, 1864.

Acide sulfureux. — POMMER, *Theils schädlich, theils tödtliche Wirkung eingeathmeter Mineral Saurer Dampfe*, in *Wurt. med. corr. Bl. Jahrg.* II, nᵒˢ 9-20, 1833. — ZELLER, *Die schwefelige säure als Ursache der häufigen Erkrankungen*, etc., ibid., t. XXIII, n° 48, 1853. — POLLI, *Dell' azione del acide solforoso sulle alterazioni della materie organiche*. Milano, 1861.

Hydrogène arsenique. — *Mort de Gehlen*, in *Büchner's Toxicologie*, p. 399. Nürnberg, 1822, in-8°, et in *Græfe's und Walter's Journ.*, t. XXVI, p. 624, 1838. — SCHINDLER (H. Br.), *Vergiftung durch Arsenik wasserstoffgas*, ibid., p. 624. — VOGEL, *Harnveränderung nach Einathmen von Arsenwasserstoffgas*, in *Arch. für wissenschaftl Heilk.*, t. II, 1853. — RICHARDSON (Benj.), *Poisoning by arseniuretted Hydrogen*, in *Brit. and for. Review.*, 2ᵉ sér., t. XX, p. 521, 1857. — OLLIVIER (Aug.), *Empoisonnement par l'hydrogène arsenié*, in *Mém. de la Soc. de biol.*, 3ᵉ sér., t. V, p. 77, 1863. — METTRIER, *Sur l'empoisonnement par les vapeurs d'hydrogène arsenié*, in *Journ. de chim. méd.*, 4ᵉ sér., t. X, p. 69, 1864.

— SAMPSO, *Sur les dangers que présentent souvent les fuites de gaz*, in *Journ. de chim.*, 5ᵉ sér., t. V, p. 339, 1869. — BOYD, *On mining exhalations*, in *Edinb. med. Journ.*, n° CXCIV, Aug. 1871.

PERRIN, *Méphitisme des fosses d'aisance*, in *Ann. publ. d'hyg.*, 2ᵉ sér., t. XXXVII, p. 73, 1872. — BLUMENSTOCK, *Zur Lehre von der Vergiftung durch Cloakengas*, in *Eulenberg's Vierteljahrs.*, Bd. XVIII, H. 2, p. 295, 1873.

CASTAN, *Empoisonnement par l'ammoniaque*, in *Gaz. hebd.*, t. VIII, p. 164, 1871. BARDIN, *Empoisonnement par les vapeurs d'iode*, in *Journ. de chim.*, n° 6, juin 1856. — DUFFIELD, *Case of bromine poisoning*, in *New-York med. Rep.*, n° 38, p. 323, 1867. HERMANN, *Ueber die Wirkungen des Stickstoffoxydgases auf das Blut*, in *Archiv f. Anat. u. Phys.*, p. 469, 1865. — GAMGEE, *Note on the action of nitric oxide, nitrous acide and nitrites on haemoglobin*, in *Proceed. of the roy. Soc. of Edinb.*, vol. VI, p. 109, 1869. — PURCELL, *Death from inhalation of nitric oxide*, in *Philad. med. a. surg. Rep.*, vol. XXVI, p. 343, 1872.

Asphyxie accidentelle par des fumigations sulfureuses, in *Journ. de chim.*, janv. 1867. — MAIR, *Das Hopfenschwefeln*. Nürnberg, 1869.

Chevallier, *Sur l'empoisonnement par les vapeurs d'hydrogène arsénié*, in *Journ. de chim.*, 4ᵉ sér., t. X, p. 69, 1864. — Trost, *Vergiftung durch AsH³*, etc., in *Eulenberg's Vierteljahrsschr.*, N. F., Bd. XVIII, H. 2, p. 269, 1873. — Kuhlmann, *De l'éclairage et du chauffage par le gaz au point de vue de l'hygiène.* In *Annal. d'hyg. publ.*, juill. 1876, p. 137. — Bouteiller, *De l'influence de la fabrication du gaz de l'éclairage sur les ouvriers qui y sont employés*, in *Ann. soc. de méd. d'Anvers*, 1876, p. 229. — Corelli, *Vergiftung der Familie Coimi durch Leuchtgas*, in *Zeitschr. f. Biol.*, Bd. XII, p. 410, 1876. — Gotschalk, *Nachweisbarkeit des Kohlenoxyds in sehr kleinen Mengen.* Leipzig, 1877. — Prahl, *Ein eigenthümlicher Fall von Kohlenoxydgas-Vergiftung*, in *Viert. f. ger. Med.*, oct. 1878, p. 372. — Goltdammer, *Tödtliche Bronchitis durch Einathmen der bei der Destillation von Holzgeist entwickelten Dämpfe*, in *Viert. f. ger. Med.*, Juli 1878, p. 162. — Wachter, *Zur Casuistik der Arsenwasserstoff-Intoxicationen*, in *Viert. f. ger Med.*, April 1878, p. 251. — Gréhant, *Absorption de l'oxyde de carbone par l'organisme vivant*, in *Ann. d'hyg.*, 3ᵉ sér., n° 8, 1879. — Du même. *Rech. physiol. de l'oxyde de carbone dans les produits de la combustion du gaz d'éclairage*, in *Gaz. méd. de Paris*, n° 3, 1879. — Potain, *Accid. produits dans une fabrique par l'emploi de l'essence de térébenthine*, in *Gaz. d. hôpit.*, 1879, nᵒˢ 96, 98. — Poincaré, *Sur les effets des inhal. d'essence de térébenthine*, in *Compt. rend. Acad. d. sci.*, t. LXXXVIII, n° 38, 1879, et *Rev. d'hyg.*, 1879, p. 433. — Du même, *Sur les effets des inhal. de vapeurs de nitrobenzine*, in *Compt. rend. de l'Acad. d. sci*, 1879, p. 221, et *Rev. d'hyg.*, 1879, p. 708. — Layet (A.), *Des accidents causés par la pénétration souterraine du gaz de l'éclairage dans les habitations*, in *Rev. d'hyg.*, 1880, p. 160. — Du même, *Le gaz d'éclairage devant l'hygiène.* Ibid., p. 950. — Biefel u. Poleck. *Ueber Kohlendunst und Leuchtgas-Vergiftung*, in *Zeitschr. f. Biol.*, Bd. XVI, p. 274, 1880. — Biot, *Sur un cas d'asphyxie avec explosion par le gaz d'éclairage*, in *Bull. gén. de thérap.*, 15 juin 1880. — Layet, Art. *Gaz d'éclairage*, in *Dict. encycl. sci. méd.*, 1881. — Lissauer. *Ueber das Eindringen von Canalgasen in die Wohnräume*, in *Viert. f. öff. Ges.-Pfl.*, 1881, p. 341. Zuber (C.), *Des gaz d'égout et de leur influence sur la santé publique*, in *Rev. d'hyg.*, 1881, p. 648, 809. — Ira Remsen, *Carbonic oxyde as source of danger*, etc., in *Nat. Board of Health Bullet.*, Washington, 1881, p. 857.

Poussières fines en suspension dans l'air et altérant ainsi l'atmosphère.

On distingue ces poussières en minérales, végétales et animales. Toutes trois exercent une action particulière sur l'homme.

1° *Poussières minérales.* — Les poussières en suspension dans l'atmosphère et capables d'exercer une influence fâcheuse sur l'homme sont : 1° le plomb ; 2° le cuivre ; 3° le cobalt ; 4° l'antimoine ; 5° le mercure ; 6° le zinc ; 7° l'arsenic, qui peuvent déterminer des accidents ou des maladies spéciales dont il sera question plus tard. (Voy. *Profession,* et pour certaines poussières arsenicales, *Habitations.*)

[On connaît l'action funeste des poussières siliceuses sur les aiguiseurs, les aiguilleurs, etc. Cette question sera étudiée plus loin avec le soin qu'elle comporte. (V. Appendice, chap. III.) Le charbon de terre, le charbon de bois, peuvent s'accumuler dans les poumons et déterminer ce qu'on a nommé l'anthracose ou encombrement charbonneux. (Voy. Appendice, chap. V, *Mineurs*.)

De son côté, M. le professeur Bouisson, de Montpellier, a communiqué à l'Académie des sciences (1863) d'intéressantes observations sur l'ophthalmie particulière qui se montre chez les ouvriers occupés à projeter, à l'aide d'un soufflet, du soufre pulvérisé sur les vignes atteintes d'oïdium. Enfin M. da Corogna a démontré que les vapeurs et les poussières provenant des volcans peuvent exercer, sur l'homme et sur les plantes, une action irritante très manifeste.]

2° *Poussières végétales.* — L'action de ces poussières peut tout au plus déterminer sur l'homme de légères conjonctivités, des coryzas de peu d'importance, quelquefois de l'enrouement, une laryngite ou une bronchite légère. Il peut se faire encore que ces phlegmasies de peu d'importance, une fois développées, agissent comme causes occasionnelles et conduisent à des maladies organiques plus graves ; elles ne font alors que hâter la manifestation d'une prédisposition morbide spéciale. En dehors de ces cas, les poussières végétales ne peuvent déterminer que les légers accidents que j'ai mentionnés plus haut. Ces poussières sont les suivantes : 1° la poussière de rhubarbe et des autres purgatifs végétaux pulvérisés; 2° la poussière de pyrèthre ; 3° le coton ; 4° le tabac en poudre ; 5° les pailles dont se servent les natteurs en paille.

[Certaines productions cryptogamiques, développées sur différents corps, peuvent, en se volatilisant, déterminer, chez ceux qui sont soumis à leur action, des accidents plus ou moins graves. Ainsi, des roseaux entassés à l'humidité, dans des localités mal ventilées, se couvrent de moisissures dont la dispersion dans l'air occasionne, chez ceux qui les manient ou les emploient, de vives irritations des bronches et des parties de la peau qui en éprouvent le contact : les accidents ont pu même être portés au point de causer la mort. Des végétations parasites, développées sur de la paille humide, de la graine de lin avariée, ont amené des phénomènes très-curieux et fort analogues à ceux de la rougeole. L'existence, aujourd'hui bien constatée, des maladies parasitaires de la peau, permet d'admettre la contagion de ces maladies au moyen du transport par l'air des spores d'achorion, de trichophyton, etc.]

3° *Poussières animales.* — La poudrette en poudre très-fine étant absorbée détermine la céphalalgie.

La poussière des cantharides a été accusée de produire, lorsqu'elle est respirée, des accidents de violente irritation bronchique.

Les molécules de laine, suspendues dans l'atmosphère des

ateliers où cette matière est manipulée et travaillée, le bleu de Prusse, la soie, déterminent quelquefois une légère action irritante sur la muqueuse olfactive et sur celle des voies aériennes.

Je me borne à cette simple énumération des poussières qui, à l'état de suspension, peuvent déterminer sur l'homme une action plus ou moins fâcheuse ; il en sera question plus longuement en traitant de l'histoire des professions.

— [L'analyse microscopique de l'air, à laquelle on s'est livré depuis quelques années, a permis de saisir dans ce fluide une foule de corps étrangers dont quelques-uns doivent exercer une influence manifeste sur la santé. L'air appelé par un aspirateur laisse déposer dans un corps poreux (coton, asbeste, etc.) ou dans un liquide approprié, les substances solides qu'il renferme. C'est ainsi qu'on y a trouvé des spores de parasites, des germes d'infusoires et de champignons (Pouchet, Pasteur) ; que des détritus organiques ont été rencontrés par M. Gigot dans les émanations marécageuses (voy. plus bas) ; que M. Eiselt a reconnu dans l'air des salles où sont couchés des sujets atteints de blennorrhée conjonctivale, des corpuscules de pus, véritables véhicules de la contagion ; que MM. Réveil, Chalvet ont démontré l'existence de particules organiques dans l'atmosphère des salles d'hôpitaux. Mais les plus étonnants progrès dans cette voie ont été réalisés par M. Miquel, qui dirige à l'Observatoire de Montsouris le service de l'étude des poussières atmosphériques. On trouve dans l'atmosphère souillée par les poussières deux espèces de protorganismes : 1° des moisissures, dont le nombre est considérable, en moyenne 30 à 40,000 spores par mètre cube, et qui, pour la plupart, paraissent inoffensives ; 2° des bactéries : *micrococcus*, *bacterium*, *bacillus*, etc. (1), dont le nombre est moindre, 100 en moyenne par mètre cube, mais dont certaines espèces sont susceptibles d'exercer une action fâcheuse sur la santé. Par les temps humides, les moisissures sont extrêmement nombreuses, jusqu'à 200,000 par mètre cube, par les temps secs, leur nombre tombe à 4 ou 5,000 ; les bactéries, au contraire, disparaissent presque complètement par les temps pluvieux (30 à 50 par mètre cube) ; après une sécheresse de quelques jours, elles remontent à 200 ; c'est que la pluie favorise la prolifération des mucédinées, mais fixe aux objets et particulièrement au sol les particules excessivement fines qui constituent les bactéries. MM. Bertillon et Miquel ont signalé une singulière coïncidence entre les chiffres élevés de certaines maladies zymotiques, fièvres éruptives et typhiques, et

(1) Les *spirillum* semblent y faire complètement défaut.

l'augmentation du nombre de bactéries dans l'air ; dans deux salles de médecine, à l'Hôtel-Dieu, M. Miquel a trouvé environ 6,000 bactéries par mètre cube d'air, alors qu'il n'y en avait le même jour que 82 à Montsouris et quelques centaines dans la rue de Rivoli ; dès lors, on ne doit plus s'étonner de voir les cas de diphthérie, de variole, etc., se grouper dans les quartiers qui avoisinent les hôpitaux. Cet ensemble de recherches ne semble-t-il pas nous ramener, mais avec plus d'autorité scientifique, à la pathologie animée des auteurs des siècles passés ?]

Bibliographie.— Pour les poussières minérales, voyez l'Appendice, chap. XII, et Bouisson, *Note sur l'ophthalmie produite par le soufrage des vignes*, in *Compt. rend. de l'Acad. des sc.*, t. LVII, p. 299, 1863. — Da Corogna (L.), *De l'influence des émanations volcaniques sur les êtres organisés, particulièrement étudiée à Santorin*, etc. Th. de Paris, 1867, n° 198.

Poussières végétales : Trinquier, *Observations sur la vertu malfaisante de la moisissure des roseaux*, in *Journ. de la Soc. de méd. prat. de Montp.*, et *Gaz. méd.*, 1840, p. 714. — Michel (A.), *Un mot sur une maladie non encore décrite, communiquée à l'homme par la Canne de Provence*, in *Bullet. de thérap.*, t. XXVIII, p. 414, 1845. — Maurin, *Dermatose des vanniers dits Cannissiers*, in *Rev. thérap. du Midi*, févr. 1859.— Guiches, *Cinq observations sur une maladie déterminée par la Canne de Provence*, in *Rec. de mém. de méd. milit.*, etc., 3e sér., t. XII, p. 389, 1864. — Robin, *Hist. nat. des parasites végétaux qui croissent sur l'homme et les animaux vivants*. Paris, 1853, in-8°. — Salisbury (J. H.), *Remarks on Fungi with an Account of Experiments showing the Influence of the Fungi of Wheat Straw on the Human system.*, in *Amer. J. of Med. sc.*, 2e sér., t. XLIV, p. 17, 1862. — Du même, *Inoculating the Human System with Straw Fungi to protect it against the Contagion of Measles, with*, etc., ibid., p. 387. — Kennedy (H.), *On a Disease like Measles, which arose from an Unusual Cause, with*, etc., in *Dublin Quart. Journ.*, t. XXXV, p. 60, 1863. — Hallier (C.), *Parasitologische Untersuchungen bezuglich auf die pflanzlichen Organismen bei Masern*, etc. Leipzig., 1868, in-8°.— Schurtz, *Beiträge zur Kenntniss der pflanzlichen Parasiten der Cholera, der vaccine*, etc., in *Arch. der Heilk*, t. IX, p. 69, 1868. (Voy. l'article *marais*.)

Poussières animales : Calmeil, *Observations sur une éruption provoquée par l'attouchement des dépouilles de certaines larves de lépidoptère nocturne et de l'enveloppe de leurs œufs*, etc., in *Nouv. Journ. de méd., chir. et pharm.*, sept. 1820.— Briand, *Maladies causées par les poussières animales*. Th. de Paris, 1838, n° 86. — Fouchet, *Communication sur les matières organiques et inorganiques qui peuvent altérer la pureté de l'air*, in *Compt. rend. de l'Acad. des sc.* année 1860 et suiv. — Pasteur, *De la présence des poussières inorganiques et de corpuscules organisés dans l'air atmosphérique*, ibid., 1860 et suiv.—De Brou, *Recherches sur un accident produit par la calandre du riz*, in *Bullet. de l'Acad. de Belgiq.*, 2e sér., t III, p. 576, 1860. — Champouillon, *Considérations sur la rubéfaction produite par le contact des nids ou des bourses soyeuses du Bombyx processionnaire*, in *Compt. rend. de l'Acad. des sc.*, t. LI, p. 364, 1860. — Barker (T. H.), *Severe Urticaria produced by some of the Setaceous Larvæ*. Lond. 1861, in-8°.— Eiselt, *Eiter Körperchen in der Luft; eine aeroskopische Studie*, in *Wchnbl. der K. K. Gesellsch. der Aerzte in Wien*, 1861, p. 96. — Chalvet, *A propos de la discussion sur l'hygiène des hôpitaux* (Recherches microscopiques sur la présence de matières organiques dans l'atmosphère), in *Gaz. des hôpit.*, 1862 (suite d'articles), et in *Considérat. sur l'influence de l'hygiène dans la pathologie*, etc. Th. de Paris, 1863, n° 34. — Faucuir (Pr.), *Méthodes d'exploration de l'atmosphère et recherches sur les matières qu'elle tient en suspension, tentatives d'application à l'étude des miasmes*, etc.

Th. de Paris, 1863, n° 35. — DEVILLE (J.), *Recherches sur les êtres organisés de l'air et leur influence miasmatique.* Th. de Strasb., 1868, n° 83.
— TYNDALL, *Poussières et maladies,* in *Rev. de cours scient.,* 1870-71. — POPPER, *Der Staub in der atmosph. Luft,* in *Oesterr. Zeitschr. f. prakt Heilk.,* n°ˢ 49-51, 1872. — TISSANDIER (G.), *Les poussières atmosphériques,* in *Ann. de chim. et de phys.,* 5ᵉ sér., t, III, p. 203, 1875. — RECLAM (C.), *Der Staub,* in *Gesundh.* Bd. 1, 2-4, 1873.
— MARIÉ-DAVY. *Note sur les poussières organiques de l'air,* in *Compt. rend. de l'Acad. d. sc.,* t. LXXXIII, n° 26, 1876. — NÆGELI, *Die niederen Pilze.* München, 1877. — MAGNIN, *Les bactéries.* Th. de concours. Paris, 1878. — MIQUEL, *Essai sur les poussières organisées de l'atmosphère,* in *Annuaire de l'observ. de Montsouris pour l'an* 1879, et *Ann. d'hyg.,* 3ᵉ sér., n°ˢ 9 et 10, 1879. — REMSEN (Ira). *Prélim. rep. on an investigat. concerning the best method for determining the amount of organic matter in air,* in *Nat. Board of Health, Bullet.,* t. 1, n° 31, p. 233, 1880.
— MIQUEL, *Des bactéries atmosphériques,* in *Compt. rend. de l'Acad. des sc.,* 5 juill. 1880, et *Annuaire météorol. de Montsouris,* 1879-1882. — WERNICH, *Die Luft als Trägerin entwickelungsfähiger Keime.* In *Virchow's Archiv.* Bd. LXXIX, H. 3, 1880. — DU MÊME. *Die Entwickelung der organisirten Krankheitsgifte.* Berlin, 1880, in-8.
— LEWIS (T.-R.), *Les microphytes du sang.* Trad. fr. Paris, 1880. — DU CAZAL et ZUBER, *Du rôle pathogénique des microbes.* Paris, 1881. — ROBIN. Art. *Germes,* in *Dict. encycl. sc. méd.,* 1882. — KOCH, *Organismes pathogéniques,* in *Rev. d'hyg.,* 1882, p. 180. — TYNDALL (J.), *Les microbes.* Paris, 1882, in-8.

4° Altérations de l'air atmosphérique par des principes que la chimie ne peut faire découvrir, mais dont on admet l'existence d'après leurs effets.

L'étude de ces altérations peut être divisée en plusieurs sections, qui sont les suivantes :

I. Les *miasmes* ou émanations provenant de matières animales, et qui sont la cause de beaucoup de maladies;

II. Les *effluves* provenant des marécages.

I. — MIASMES.

Nous diviserons l'étude des miasmes en deux parties :

1° Les miasmes proprement dits, provenant des corps vivants;

2° Les miasmes ou émanations putrides, provenant des matières animales en décomposition.

1° Miasmes proprement dits.

Indépendamment des modifications que l'acte respiratoire a pu faire subir à l'oxygène, à l'azote et à l'acide carbonique, il y a deux autres exhalaisons qui sont unies au phénomène de la respiration et aux fonctions de la peau.

La première est la perspiration pulmonaire, qui consiste dans l'exhalation, à la surface de la muqueuse des voies aériennes, d'une certaine quantité de vapeur d'eau, tenant en dissolution, ainsi que je l'ai dit, une matière animale. La deuxième, très-analogue à la précédente, est la transpiration ou l'exhalation cutanée, également constituée par de la vapeur d'eau, et tenant aussi en dissolution une matière animale. La sueur est l'expression exagérée de cette dernière.

Ces deux exhalations, si analogues entre elles, ont pu être accumulées en certaine proportion par des moyens que nous ne pouvons exposer ici, et on a pu ainsi en colliger une quantité assez considérable, non pas pour les analyser, mais pour en étudier les principales propriétés. Ces deux exhalations contiennent une matière animale de nature indéterminée, soluble dans l'eau, ayant une odeur particulière, et jouissant de la propriété de se décomposer avec une facilité singulière, et d'altérer ainsi la composition de l'air. C'est à cette matière animale qu'est due l'odeur que l'on rencontre dans tous les endroits où un grand nombre d'individus sont agglomérés, comme dans les dortoirs des pensionnats, des casernes et des prisons. Cette matière odorante, qui varie selon l'âge, le sexe, le tempérament, la constitution, peut être reconnue avec facilité par certains odorats. Son existence est donc réelle, incontestable, et c'est à elle que l'on doit rapporter en partie les fâcheux résultats de l'encombrement ou de l'accumulation d'un certain nombre d'individus, même en état de santé, dans des localités où l'oxygène est en quantité suffisante pour la respiration et où l'acide carbonique exhalé peut s'échapper au dehors.

Ces effets de l'encombrement sont dus aussi bien à l'augmentation de proportion de cette matière animale dans un espace déterminé, qu'à son altération et à sa décomposition par défaut de renouvellement de l'air. C'est là ce que l'on pourrait, en quelque sorte, appeler les miasmes physiologiques.

L'augmentation de proportion et l'altération de cette matière, constituant ainsi une espèce de miasme dont on reconnaît l'existence par l'odeur particulière qu'elle présente, déterminent quelquefois certains accidents, tels que des vomissements, de la céphalalgie, de la fièvre. Dans d'autres cas, où le séjour dans un lieu habituellement encombré, et dans lequel l'air n'est pas suffisamment renouvelé, se prolonge un peu plus longtemps, des accidents plus graves peuvent se développer, et il semble qu'il survienne alors une intoxication du sang, analogue à celle que produisent souvent les émanations putrides ; ces intoxications se traduisent par des maladies à forme typhoïde, ou même par des fièvres typhoïdes véritables.

Voici maintenant des faits d'un autre ordre, non moins concluants, et dans lesquels le nom de miasmes peut, à plus juste titre, être donné à cette exhalation de matière animale par les surfaces pulmonaire et cutanée.

Dans une salle de malades dans laquelle nous supposerons pour un instant qu'il n'y a ni maladies aiguës contagieuses, ni plaies en suppuration, l'odorat le moins délicat est frappé d'une odeur spéciale : cette odeur est celle de la matière animale, produit des exhalations pulmonaire et cutanée. Elle est sécrétée en plus grande quantité et, en même temps, elle s'altère plus facilement ; c'est là le résultat de la maladie sur la production et les propriétés de cette matière. Mais, d'un autre côté, les individus atteints d'affections diverses sont, en raison même de l'existence de leur maladie, plus faibles, plus accessibles aux diverses causes morbifiques ; ils doivent donc ressentir avec une grande facilité les effets de cette matière altérée, qu'ils ne tardent pas à absorber.

C'est en vertu de cette influence, qui s'exerce surtout lorsqu'il y a encombrement des malades dans les salles d'hôpital, que l'on voit se développer des érysipèles de mauvaise nature, la pourriture d'hôpital, la gangrène, la fièvre nosocomiale.

L'encombrement joue ici un si grand rôle, qu'il suffit souvent de le faire disparaître pour faire cesser ces accidents divers et ces complications si fâcheuses.

Chez les femmes nouvellement accouchées, l'encombrement a des résultats non moins funestes. C'est sous cette influence que l'on voit se développer, la plupart du temps, la fièvre puerpérale, dont les conséquences sont si terribles. Ce n'est qu'en faisant cesser l'encombrement, ou quelquefois même en évacuant la plus grande partie de l'hôpital dans lequel cette maladie s'est manifestée, qu'on peut espérer arrêter l'épidémie dans son essor.

Le produit des exhalations cutanée et pulmonaire accumulées et viciées a donc de plus fâcheux effets lorsqu'il provient d'individus malades, que lorsqu'il se dégage d'individus sains ; ou, si on le préfère, l'encombrement de sujets malades est plus grave, plus dangereux que l'accumulation de sujets sains ; d'où il suit que la matière animale qui produit de tels résultats mérite déjà beaucoup mieux, dans ce cas, le nom de miasme.

Mais il est une troisième catégorie à laquelle cette dénomination est plus justement applicable encore, et qui comprend les miasmes proprement dits.

Si un individu sain ou malade exhale par les surfaces cutanée et pulmonaire une matière animale volatile, capable, par sa concentration et son altération, de déterminer une influence fâcheuse sur l'organisme, on peut tout aussi bien admettre qu'il est un certain nombre de maladies qui, venant à se développer chez des individus, modifient la nature de cette matière animale, lui impriment des caractères particuliers et lui donnent la propriété, lorsqu'elle est absorbée par un sujet convenablement disposé, de communiquer à celui-ci une maladie semblable. Ce qu'on peut supposer *à priori* est réel, incontestable, et c'est à cette matière animale, modifiée par la maladie dans le cours de laquelle elle s'est développée, de manière à pouvoir la communiquer à un autre individu, qu'on a donné le nom de miasme proprement dit.

A défaut d'analyses chimiques, qui, en pareil cas, ne sauraient avoir de résultats, il y a des faits d'observation et d'induction qui prouvent qu'il en est ainsi.

1° D'abord, le fait de l'exhalation de cette matière animale étant incontestable chez les individus sains, et sa production chez les sujets malades étant plus considérable et capable d'exercer une influence plus fâcheuse, il ne peut en être autrement chez les sujets atteints des affections dont je veux parler : l'analogie l'indique.

2° Quant à ce dernier fait, il y a, au moins pour quelques-unes de ces maladies spéciales, une odeur particulière, qui, à défaut d'analyse chimique, ne peut manquer d'avoir de la valeur. Ainsi, dans la variole, les exhalations pulmonaire et cutanée ont bien souvent une odeur caractéristique, indépendante et distincte de celle de la suppuration. Dans la fièvre typhoïde, il en est également bien souvent ainsi. Cette odeur caractéristique, plus appréciable pour certains odorats que pour d'autres, a été signalée par beaucoup d'auteurs dans leur description. Il en a été de même pour la peste, pour le typhus des camps, pour certaines dysenteries épidémiques. Il est probable que si, au lieu d'observer ces maladies pestilentielles ou contagieuses dans une salle d'hôpital où toutes les odeurs se confondent, on les étudiait à part et isolément, ou dans une réunion de malades de même nature, on parviendrait à quelque chose de plus précis, et on arriverait peut-être à distinguer l'odeur des exhalations pulmonaire et cutanée propres à chacune de ces maladies.

3° Il y a encore le mode de communication qui, pour quelques-unes de ces maladies, est une preuve bien convaincante :

Placez dans la même chambre, mais sans communication directe et immédiate, deux individus, l'un parfaitement sain, n'ayant pas été vacciné et n'ayant jamais eu la variole, l'autre précisément atteint de cette dernière maladie : nul doute, à moins qu'il n'ait une immunité spéciale pour cette maladie, ce qui peut arriver, nul doute, dis-je, que le premier des deux individus ne soit bientôt atteint de cette même affection. Mais comment aura-t-il fait pour la contracter? Ce ne peut être évidemment que par suite de l'absorption des exhalations pulmonaire et cutanée de l'individu malade (varioleux) par l'individu sain. Il faut pour cela que les exhalations aient quelque chose de spécial. C'est en effet ce qui a lieu, et c'est pour cela qu'on leur donne plus particulièrement le nom de miasmes. Il faut donc assigner aux miasmes, comme propriété principale, cette faculté de transmettre à un individu sain la maladie, l'affection dont est atteint l'individu qui les a produits.

Il y a encore d'autres faits probants : ainsi, n'est-il pas arrivé bien souvent que l'entrée d'une personne malade dans un hôpital, dans une prison, dans une famille dont les membres étaient jusque-là en bonne santé, a été promptement suivie de l'apparition d'une maladie en tout semblable à celle de l'arrivant? que bientôt d'autres individus, communiquant avec le premier malade, contractaient à leur tour une maladie de même nature, et qu'ainsi, tout à coup, une localité, jusqu'alors saine, se trouvait remplie de malheureux en proie à une affection qui évidemment y avait été importée?

Caractères des miasmes. — 1° Il résulte de ce qui précède, que le corps humain peut, dans certaines circonstances et par une disposition virtuelle, produire des miasmes, c'est-à-dire un corps de nature telle, qu'il soit capable de transmettre à un individu sain la même affection que celle qui existait chez le premier. C'est là le premier caractère : développement d'une maladie semblable, par suite de l'absorption du miasme par les surfaces pulmonaire et cutanée.

Ce caractère n'est pas le seul, et il est très-important d'établir et de bien fixer les autres.

2° Le miasme, une fois produit chez un individu malade, peut se transmettre et développer une maladie semblable chez un certain nombre d'autres, et souvent ce nombre est considérable. Une fois né, le miasme semble se reproduire et se propager en vertu d'une action inconnue dans sa nature, mais qui présente quelque analogie avec l'acte de la fermentation.

3° La transmission du miasme se fait de plusieurs manières, et cela sans que les effets qu'il produit éprouvent des modifications spéciales. Tantôt la transmission est immédiate, et elle a lieu chez un individu qui habite la même chambre, la même maison, la même ville, la même localité ; ou, en d'autres termes, le miasme agit dans le lieu où il est développé.

Dans d'autres cas, la transmission a lieu à une certaine distance, et cette distance est parfois considérable. Ce sont alors les courants d'air, les vents, qui se chargent de transporter ainsi les miasmes. L'étude des épidémies présente de nombreux faits de ce genre, et montre des maladies transmises dans des localités placées sous la direction des vents. Si l'étude de la météorologie, appliquée à la propagation des épidémies, était faite avec plus de soin, nul doute que des faits semblables ne se multipliassent.

Il est un mode particulier de transmission des miasmes, qui s'opère par le moyen d'un individu qui cependant n'en subit pas l'influence. Ainsi, les vêtements, la peau elle-même d'un homme qui,a été en contact avec un sujet atteint de maladie miasmatique, peuvent se charger des miasmes exhalés par ce dernier, et, sans qu'il en soit affecté lui-même, il peut les transporter ainsi à un autre individu, soit dans la même localité, soit dans une localité plus ou moins éloignée.

4° Les miasmes, pour agir sur un individu, ont besoin de le trouver dans un état spécial, état qui constitue précisément la prédisposition particulière pour la maladie. Cette prédisposition, qu'on ne saurait rattacher à rien d'organique, et qui est complètement inconnue dans sa nature, est également indépendante de l'âge, du sexe, de la constitution, du tempérament et des idiosyncrasies, influences qui peuvent, il est vrai, la modifier. La prédisposition ne manifeste son existence que par la production de la maladie elle-même; elle varie pour chaque affection miasmatique. Le jeune âge, le sexe féminin, la constitution faible et le tempérament lymphatique, favorisent, en général, la prédisposition spéciale, et facilitent l'absorption des miasmes.

5° La propagation des miasmes, l'intensité avec laquelle ils agissent sur des individus sains, sont fréquemment en rapport avec les conditions de température, d'humidité, d'exposition, et, par conséquent, avec la salubrité plus ou moins grande des localités, des pays ou des climats. Ainsi la chaleur, et surtout la chaleur humide, favorisent le développement et la propagation des miasmes, et rendent leur action plus certaine et plus intense. Il est cependant des miasmes, tels que ceux du choléra, par exemple, sur lesquels ces conditions climatériques n'ont que bien peu d'influence.

6° Si certaines influences atmosphériques ont quelque action sur les miasmes et peuvent favoriser leur développement, il n'est pas moins certain que bien peu de ces influences sont capables de les détruire et de les anéantir. Ainsi, la chaleur porte leur action au maximum; le froid la réduit au minimum; mais ni l'un ni l'autre, avec quelque intensité qu'ils agissent, ne peuvent les anéantir complètement.

7° Les miasmes, une fois produits, ont la propriété de se

conserver pendant un temps très long, de survivre à l'individu, enfin, de résister même à la putréfaction. Voici quelques exemples qui le prouvent.

« Le fossoyeur de Chelwood, dans le comté de Somerset,
« ouvrit, le 30 septembre 1752, le tombeau d'un homme mort
« de la variole, et inhumé depuis trente ans ; la bière qui le
« renfermait était de chêne et bien conservée ; l'ouvrier en
« perça la couverture avec sa bêche ; aussitôt il s'éleva dans
« l'air une puanteur telle, que le fossoyeur n'en avait jamais
« ressenti de pareille. Parmi les nombreux assistants, quatorze
« furent atteints de la variole au bout de quelques jours, et la
« maladie s'étendit dans toute la contrée.

« Une dame qui avait succombé à la variole fut inhumée
« dans une église. Le monument qu'on lui érigea ne put être
« terminé qu'à la fin de l'année du deuil ; pour le poser, il fal-
« lut déplacer la pierre qui couvrait le cercueil ; celui-ci était de
« plomb, et seulement à un pied de profondeur de la surface
« du sol ; il fut entamé dans cette manœuvre, et il en sortit
« aussitôt une vapeur fétide, qui fit périr sur le coup un des
« ouvriers maçons : diverses personnes s'évanouirent, et l'ar-
« chitecte Lory, qui était présent, et auquel on doit les détails
« de cet événement, fut atteint de la variole. » (GUÉRARD, *Thèse de concours.*)

M. Ozanam cite, d'après un auteur anglais qu'il ne nomme pas, l'exemple de deux fossoyeurs, qui, ayant déterré le cadavre d'un varioleux, inhumé depuis dix ans, furent pris de la même maladie, qui se compliqua de malignité.

8° Il existe un miasme spécial pour chaque maladie dite miasmatique, et les miasmes divers ne peuvent se transformer les uns dans les autres. Le miasme varioleux, par exemple, ne produira jamais d'autres maladies que la variole.

Pour quelques-unes de ces affections, la cause de la maladie et sa transmission résident tout entières dans les miasmes. Pour d'autres, ce n'est qu'un de ses modes de production et de transmission, et il en existe simultanément d'autres : telles sont certaines maladies virulentes, la variole par exemple.

[Le mot *miasme* n'est pas pris par tout le monde dans l'acception où il est employé dans le chapitre précédent ; son sens est ordinairement plus limité ; on appelle, en pathologie, miasme un poison contenu dans le milieu extérieur, sol, air ou eau, et susceptible de se multiplier et de se reproduire indéfiniment ; ainsi la malaria, la fièvre jaune, etc., sont dues à un miasme ou *effluve* ; si le miasme a la faculté de se reproduire dans l'organisme du malade, il devient *contage* ; c'est ce qui arrive pour le choléra et la fièvre jaune par exemple ; ces maladies sont dites dès lors miasmatiques et contagieuses, la contagion étant caractérisée par la propriété du principe infectieux de se multiplier dans l'organisme, de manière à être transmissible par voie médiate ou immédiate à un individu sain, chez lequel il se multiplie de rechef. Le *contage*, s'il est volatil et susceptible de se multiplier en dehors de l'organisme malade, devient miasme à son tour ; on l'appelle alors quelquefois *miasme-con-tage* ; c'est le cas pour la septicémie puerpérale et chirurgicale. Enfin, quand le contage est fixe, c'est un *virus*. Voy. le chapitre consacré aux virus.

L'introduction de ces divers principes morbigènes (effluve, miasme, contage, virus) dans l'organisme en détermine l'infection ; on peut donc dire d'une manière générale qu'il y a *infection* quand il y a maladie locale ou générale produite par un poison différant des poisons ordinaires en ce que, placé dans des conditions favorables, il peut se multiplier indéfiniment. On emploie quelquefois le mot infection dans un sens plus restreint, on en fait la contagion médiate, d'où des confusions qui sont loin encore d'être dissipées entre contagion, infection, etc. — On a actuellement la tendance, justifiée du reste, à considérer le miasme et le contage comme des organismes microscopiques, microphytes ou microzoaires ; le fait du moins est hors de doute, grâce aux travaux de Pasteur, pour le charbon et le choléra des poules ; cet illustre expérimentateur a réussi en effet à cultiver le microbe de ces maladies en dehors de l'organisme et à reproduire la maladie, par inoculation, au moyen de ces cultures extra-organiques. Dès lors on a des raisons sérieuses pour généraliser ce fait et il arrivera probablement un moment où on pourra considérer toutes les maladies *infectieuses* comme étant d'origine parasitaire, au même titre que la gale et la teigne.]

Iʳᵉ CLASSE. — MALADIES PESTILENTIELLES (MIASMES PESTILENTIELS).

Le caractère général de ces affections est de ne pas avoir de détermination anatomique spéciale bien caractérisée. Cette classe comprend le choléra, la peste d'Orient, le typhus des camps et la fièvre jaune.

Choléra. — Le choléra reconnaît-il pour point de départ, pour origine, des effluves marécageux, modifiés d'une manière particulière par la chaleur du climat, et cette origine peut-elle être placée aux bords du Gange, dans la presqu'île de l'Inde? C'est une opinion fort controversée et que nous ne pouvons discuter ici. Mais, quelle que soit cette origine, il n'en est pas moins probable que le choléra est une maladie qui se propage par miasmes, et que ces miasmes paraissent se soustraire à quelques-unes des conditions précédemment établies. Les lois de sa propagation échappent à l'observation ; il résulte toutefois de la considération de l'ensemble de l'épidémie, que la chaleur semble favoriser son développement, tandis qu'une basse température paraît, sinon l'arrêter complètement, du moins l'atténuer beaucoup. La misère, les excès, les mauvaises conditions hygiéniques, paraissent également favoriser l'action des miasmes inconnus du choléra. Le choléra n'est pas une maladie inoculable ; la cause miasmatique est seule admissible.

Peste d'Orient. — D'après la discussion de l'Académie de médecine, les conditions qui déterminent et favorisent le développement de la peste sont, autant que l'observation permet de le constater : l'habitation sur des terrains d'alluvion ou sur des terrains marécageux, un air chaud et humide, des demeures basses, mal aérées, encombrées ; l'accumulation d'une grande quantité de matières animales et végétales en putréfaction, une alimentation insuffisante ou malsaine ; une grande misère physique, un état habituel de souffrance morale, la négligence des lois de l'hygiène publique et privée.

Quelle que soit cette origine, la peste à l'état épidémique est transmissible, soit dans les lieux où sévit l'épidémie, soit hors de ces lieux, et elle se transmet à l'aide de miasmes qui s'échappent du corps des malades. Ces miasmes se répandent avec une grande facilité, et les individus qui s'exposent au contact immédiat des pestiférés ont de grandes chances pour les absorber et être atteints par la maladie (1). Ces miasmes se conservent très longtemps, et peuvent, dans certaines circonstances, s'attacher aux vêtements, aux tissus, aux objets d'usage habituel, être transportés avec eux et communiquer la maladie. Ces faits toutefois, pour la peste d'Orient, sont exceptionnels. Les miasmes de la peste ne paraissent pas jouir de la propriété d'être transportés à de grandes distances par les courants d'air atmosphérique, il faut presque toujours des agents de transport plus matériels. C'est ainsi que non seulement les vêtements, les tissus, les objets divers, ont servi d'agents de transport aux miasmes, mais encore les individus eux-mêmes. Ce transport ne suffit pas ; il faut, en outre, que les miasmes trouvent, pour se développer, des conditions climatériques favorables, et des individus présentant une prédisposition spéciale pour contracter la maladie.

Typhus des camps, typhus épidémique. — Le typhus est une

(1) Avec les idées contagionistes qui règnent actuellement, il est rare cependant que le malade arrive à jouer un rôle important dans la contagion ; la plus grande part revient aux objets provenant du foyer pestilentiel.

maladie miasmatique. Il est probable que cette affection n'est autre chose que la fièvre typhoïde de nos contrées, avec une marche extrêmement aiguë, et se développant d'une manière épidémique, en raison de l'encombrement, des mauvaises conditions hygiéniques, du découragement des armées, de la disette, etc. Il est vraisemblable que, sous l'influence de ces conditions diverses, une quantité considérable de miasmes se produisent simultanément. Quoi qu'il en soit, le typhus n'en est pas moins une maladie essentiellement miasmatique, qui offre, sous le rapport de son mode de transport, de sa communication et de ses propriétés, la plus grande analogie avec les miasmes de la peste d'Orient. La chaleur, l'humidité, l'accumulation d'un grand nombre d'individus et d'autres causes encore favorisent leur manifestation et le caractère épidémique de la maladie. Ce n'est qu'exceptionnellement que leur transport peut avoir lieu au loin par des courants d'air atmosphérique ; la plupart du temps, il faut des agents de transport matériels, tels que les vêtements, les tissus, etc., ou les individus eux-mêmes. La fréquentation des sujets qui en sont atteints, les soins qu'on leur prodigue, l'habitation dans la même salle, constituent, pour les individus qui sont placés dans ces conditions, une chance de plus pour absorber les miasmes et contracter la maladie (1).

Fièvre jaune. — L'origine de cette maladie, les causes sous l'influence desquelles elle se développe, sont encore entourées d'obscurité ; on convient cependant généralement d'en placer l'origine dans les effluves marécageux de certaines contrées tropicales. Une fois développée sous cette influence ou sous une autre, il n'en est pas moins certain que la fièvre jaune se propage presque toujours avec une grande facilité, et que cette propagation se fait par des miasmes, qui, toutefois, ne sont pas doués de la propriété de se transporter au loin ; ils sévissent dans des zones parfaitement circonscrites ; la maladie reste quelquefois longtemps dans la localité où les miasmes se sont produits. La chaleur, l'humidité, les mauvaises conditions

(1) Dans l'état actuel de la science, il n'est plus possible d'admettre l'identité du typhus des camps ou typhus exanthématique et de la fièvre typhoïde. Le typhus est, selon Jaccoud, le *poison morbide humain* par excellence, le résultat infaillible de l'encombrement joint à la disette, à la fatigue corporelle excessive et à la dépression morale ; ajoutons-y avec L. Colin l'altération des sécrétions par une dyscrasie antérieure.

La *fièvre récurrente*, considérée par Murchison comme la maladie de la faim (*famine fever*), relève de diverses autres circonstances : malpropreté personnelle, infection domiciliaire, conditions géographiques encore mal déterminées, etc.

La fièvre récurrente, comme probablement toutes les fièvres typhiques, est une fièvre à microbes ; l'infection est due à un vibrionien, le *Spirochaete Obermeieri*, qui, inoculé, reproduit la même maladie.

hygiéniques, favorisent le développement de ces miasmes et augmentent leur activité.

Les quatre maladies pestilentielles que nous venons de passer en revue ne sont pas inoculables, c'est-à-dire ne sont pas susceptibles d'être développées chez un individu sain par l'introduction, sous l'épiderme, du sang, du pus, ou d'un liquide quelconque fourni par l'organisme de l'individu atteint de l'affection.

2ᵉ CLASSE. — MALADIES MIASMATIQUES AVEC DÉTERMINATION ANATOMIQUE SPÉCIALE ET CONSTANTE.

Elle contient deux sous-divisions :
1° Avec détermination spéciale vers l'abdomen ;
2° Avec détermination spéciale vers la peau.

1° Maladies miasmatiques avec détermination spéciale vers l'abdomen.

Il n'y en a qu'une, la fièvre typhoïde.

Fièvre typhoïde. — La fièvre typhoïde n'est pas inoculable : c'est une maladie miasmatique, et on ignore complètement les lois qui président au transport, à la communication et à l'absorption de ces miasmes. Ces lois, auxquelles il est difficile de remonter dans les grandes villes, ont été étudiées dans les campagnes. Là, l'étude du mode de propagation de la fièvre typhoïde dans les épidémies des petites localités a déjà conduit un grand nombre de praticiens à admettre les propriétés contagieuses de cette affection. Je crains qu'on ne soit allé un peu trop loin, et qu'on n'ait donné le nom de contagion à ce qui n'était que le résultat d'actions miasmatiques locales, et du transport des miasmes s'effectuant par l'intermédiaire d'un individu atteint de la maladie, qui les communiquait ainsi dans une localité jusque-là saine. La chaleur parait favoriser son développement. Cette maladie sévit de préférence, ainsi qu'on le sait, sur les individus jeunes, récemment arrivés dans les grandes villes [et non acclimatés au miasme de la fièvre typhoïde (Bouchardat)] (1).

---

(1) Il est établi maintenant que la fièvre typhoïde est contagieuse, c'est-à-dire transmissible d'homme à homme ; Murchison en a fait la maladie de la putridité (*pythogenic fever*), de même qu'il appelle le typhus maladie de l'encombrement (*overcrowded fever*) ; cette opinion est trop exclusive. En effet, la fièvre typhoïde n'est pas seulement la maladie de la putridité ; si le miasme typhoïgène des la-

2° Maladies miasmatiques avec détermination spéciale vers la peau.

Quatre maladies peuvent être rangées dans cette classe. Une d'elles est très-certainement inoculable, c'est la variole : les trois autres sont la scarlatine, la rougeole et la suette miliaire. Pour la première, le sang, d'une part, et, de l'autre, le pus des pustules, paraissent être le siége du virus variolique. Pour les trois autres maladies, le sang est probablement l'agent du virus. Des expériences déjà nombreuses, et que nous ne pouvons rapporter ici, tendent à démontrer qu'il en est ainsi, et que le sang d'individus atteints de scarlatine, de rougeole ou de suette miliaire, inoculé sous l'épiderme, peut transmettre à un individu sain une maladie analogue. La science toutefois n'est pas encore définitivement fixée à cet égard : la difficulté des expériences d'inoculation de cette espèce, et on pourrait presque dire l'immoralité qu'il y a à les tenter chez des individus sains, retarderont longtemps la solution de cette question.

Ces quatre maladies sont essentiellement miasmatiques dans le sens du mot : les miasmes qu'elles produisent agissent presque aussi énergiquement par le contact direct d'un individu malade avec un sujet qui ne l'est pas, que par le séjour dans le même lit, dans la même chambre, dans la même maison, et enfin dans la même localité. Ils jouissent également de la faculté d'être transmis aussi bien par les vêtements, les tissus, les objets usuels, la surface cutanée des individus, que par les courants d'air. La chaleur paraît aussi favoriser leur absorption par l'homme bien portant.

3ᵉ CLASSE. — Maladies accidentellement épidémiques et par conséquent accidentellement miasmatiques.

Cette classe ne correspond à aucune maladie inoculable, et

---

trines et des égouts joue un rôle indéniable dans sa propagation, il est une influence plus directe de l'homme sur l'homme, qui prend également part à sa genèse : c'est le miasme de l'organisme vivant, qui atteint dans l'encombrement sa plus grande énergie (L. Colin). Il existe des faits bien démonstratifs de la transmission de l'homme à l'homme ; ils corroborent l'opinion de Jaccoud qui range la fièvre typhoïde dans la catégorie des affections contagieuses dont le principe est régénéré par le malade ; dès lors on peut placer la fièvre typhoïde à côté de la variole, de la rougeole et de la scarlatine, d'autant plus que malgré sa détermination spéciale vers les organes abdominaux, elle présente des manifestations caractéristiques du côté de la peau.

les causes qui transforment une affection habituellement sporadique en maladie accidentellement miasmatique et épidémique sont complètement inconnues dans leur nature. Les variations de température, la chaleur, les mauvaises conditions hygiéniques, exercent bien une influence sur leur facilité de transmission et sur leur intensité, une fois que la transformation de maladie sporadique en maladie miasmatique a eu lieu, mais elles ne rendent pas compte de la transformation elle-même. On ignore complètement pourquoi telle affection, habituellement isolée, individuelle, acquiert, à une époque donnée, la faculté de produire des miasmes capables, par leur absorption, de développer chez des individus sains une maladie semblable.

Cette classe comprend surtout des phlegmasies et quelques maladies spéciales. On peut y faire rentrer : 1° la bronchite épidémique (grippe) [d'origine probablement tellurique] ; 2° la méningite cérébro-spinale épidémique (1) ; 3° les érysipèles ; 4° la dysenterie, 5° les affections pseudo-membraneuses (angine et croup) ; 6° certaines affections gangréneuses ; 7° la coqueluche.

Ce sont là les maladies les plus communes ; car d'autres affections que celles-là peuvent également et accidentellement développer des miasmes capables de produire chez des individus sains des maladies analogues.

RÈGLES HYGIÉNIQUES ET MESURES PROPHYLACTIQUES.

Les règles hygiéniques relatives aux maladies miasmatiques sont de deux ordres. Les unes concernent les individus isolés pris à part, les autres regardent les populations, les individus pris collectivement.

1° Chez les individus considérés isolément et habitant une ville où règne une maladie miasmatique, les règles varient suivant l'espèce de maladie. Si elle est de la nature de celles dans lesquelles le contact, le voisinage immédiat de l'individu malade favorise l'action et l'absorption des miasmes par l'individu sain, comme la variole, la rougeole, la scarlatine, la suette miliaire, la peste, le typhus et la fièvre jaune, la première règle à suivre pour les individus qui n'ont aucun soin à donner aux malades, et qu'aucun lien d'amitié ou de famille n'y attache, est d'éviter le plus complètement possible leur contact, afin d'éloigner les chances d'absorption miasmatique.

Pour les affections qui ne sont pas dans cette classe, comme

---

(1) Mieux appelé *typhus cérébro-spinal*, il a pour principe un poison morbide et humain, de même que le typhus des camps, et naît souvent dans des conditions analogues ; néanmoins sa véritable origine est encore inconnue.

le choléra, la fièvre typhoïde, les maladies accidentellement miasmatiques, cette précaution est sinon inutile, au moins secondaire.

2° Les individus placés dans le centre d'action des miasmes doivent observer scrupuleusement les règles d'une hygiène sévère, tout en se rapprochant le plus possible, cependant, du genre de vie qui leur est habituel. Ainsi, on évitera les variations de température et le froid : on aura recours à une alimentation saine, médiocrement abondante, mais suffisante, légèrement tonique ; on évitera avec le plus grand soin les excès de table, les excès génitaux, et tout exercice trop violent, toute occupation trop assidue ; on tâchera d'éloigner enfin les préoccupations morales trop pénibles, la crainte trop vive de l'épidémie. Pour résumer, on sera modéré en tout, et on mènera une vie douce, calme et tranquille.

3° L'hygiène publique des villes doit être dirigée et surveillée avec soin. Aux époques d'épidémie, il faudra veiller à la ventilation, à l'éloignement de tous les foyers d'infection et à la police sanitaire des marchés, sous le rapport de la bonne qualité et du bon état des denrées. On procédera à l'arrosement des voies de communication dans les grandes chaleurs, et à l'enlèvement des boues dans l'hiver et les saisons pluvieuses. Les soins qui seront donnés à l'observation de toutes ces règles pourront diminuer au moins l'action des miasmes et l'intensité de la maladie qu'ils produisent. Enfin, l'administration essayera de rassurer le moral des populations par les publications appropriées.

Arrivons maintenant à des questions d'hygiène publique plus précises et en même temps plus difficiles :

1° Existe-t-il des moyens d'annihiler ou de détruire complètement les miasmes ?

C'est une opinion que partagent encore beaucoup de personnes, et en faveur de laquelle existent quelques arguments qu'on ne manque jamais de produire. Nous ne nous occuperons pas ici des feux qu'on a conseillé d'allumer sur les places des villes dans lesquelles existe une épidémie, non plus que du camphre, qui a joui d'une célébrité assez grande pendant l'épidémie de 1832, et nous arrivons immédiatement au chlore.

A l'époque de la première invasion du choléra, on partit de ce principe : que le chlore, en raison de sa grande affinité pour l'hydrogène, détruisit immédiatement les matières organiques avec lesquelles il se trouvait en contact ; et, s'appuyant sur cette hypothèse très probable que le choléra était produit par des miasmes inconnus, il est vrai, dans leur essence, mais de nature organique, on crut pouvoir détruire ces derniers en dégageant du chlore, soit directement, soit par la décomposition lente des chlorures alcalins de l'air libre.

L'expérience ne répondit pas aux prévisions de beaucoup de médecins, et, soit que les miasmes qui sont doués d'une force de résistance si considérable à toutes les vicissitudes atmosphériques, et même à la putréfaction et à la décomposition, soient inattaquables par le chlore, soit que ce gaz ne puisse être produit en quantité assez considérable pour détruire les miasmes répandus dans toute l'atmosphère et qui se reproduisent par une sorte de fermentation, l'action du chlore fut complètement nulle, et son emploi n'eut d'autre résultat que d'être extrêmement désagréable pour les personnes qui l'employèrent.

2° Pour empêcher la propagation d'une maladie miasmatique d'un pays dans un autre, on a eu recours, soit aux cordons sanitaires, soit aux quarantaines. Essayons d'apprécier quelle peut être leur influence. D'abord, pour certaines maladies miasmatiques se produisant sous forme de grandes épidémies, ces grands moyens d'hygiène publique sont parfaitement inutiles : c'est, par exemple, ce qui a lieu pour le choléra, pour la fièvre typhoïde, pour les maladies accidentellement miasmatiques; mais pour les autres, il y a une distinction à faire :

Pour les maladies dont les miasmes peuvent se transmettre non seulement par des courants d'air, mais encore et même beaucoup mieux par l'intermédiaire des individus, de leurs vêtements, etc., il n'y a pas le moindre doute que l'on n'ait un grand intérêt à empêcher la communication d'un individu malade avec les individus sains, parce qu'il est probable que les miasmes développés par le premier pourront être absorbés par les seconds, et porter ainsi la maladie de proche en proche. Ce cas pouvant se présenter, il n'y a pas lieu, sous ce rapport, de supprimer complètement nos quarantaines. Mais ce n'est pas ainsi que la question est posée à l'égard des quarantaines pour les navires arrivant d'Orient et des localités où règne ordinairement la peste.

Il est de longues périodes pendant lesquelles il ne règne pas de peste en Orient, et dans la crainte chimérique de la communication d'une maladie qui n'existe pas alors, on apporte de grandes entraves à la liberté du commerce et aux communications des nations entre elles : c'est là, du moins, ce qu'on reproche à l'organisation actuelle des quarantaines. La réforme toutefois est commencée, et la création des médecins sanitaires français dans les principales villes du Levant, qui sont ordinairement le berceau de la peste, est déjà un progrès très-grand. Je ne puis entrer ici dans l'histoire complète des quarantaines;

je vais seulement parler brièvement de la manière dont elles sont maintenant organisées : leur organisation a pour bases la loi du 3 mars 1822, l'ordonnance royale du 18 avril 1847, les décrets du 21 décembre 1850, [du 27 mai 1853 et le règlement de 1874.]

Lorsqu'il n'existe aucun cas de peste ou de maladie suspecte dans les localités étrangères d'où viennent les vaisseaux qui entrent dans les ports français, ces bâtiments sont munis d'une patente nette, et ils sont admis à la libre pratique sans quarantaine aucune, pourvu que huit jours se soient écoulés depuis l'instant du départ, et qu'aucun cas de maladie suspecte ne se soit développé pendant ces huit jours.' — Pour jouir de ces avantages, il faut que ces bâtiments aient à leur bord, soit un médecin militaire, si c'est un vaisseau de la marine de l'État, soit un médecin sanitaire. S'il n'en est pas ainsi, ces bâtiments sont soumis à une simple quarantaine d'observation de quelques jours (1).

On voit, d'après cette organisation, combien a été amélioré l'ancien système des quarantaines, qui apportait une si grande entrave au commerce et aux voyages.

Lorsque les bâtiments proviennent de pays suspects et dans lesquels existe une maladie épidémique ou une épidémie pestilentielle, les choses ne se passent pas de la même manière. Ces bâtiments sont munis d'une patente brute déclarée la veille ou le jour même du départ. Ils sont alors soumis à une quarantaine de dix jours pleins (2), à partir de l'arrivée, sans distinction des bâtiments ayant ou n'ayant pas de médecin sanitaire à bord.

Lorsque, pendant la traversée ou durant la quarantaine, il survient des cas de peste ou de maladies suspectes, le bâtiment, les passagers et les marchandises sont soumis à une quarantaine spéciale, dont la durée est fixée par l'administration.

Les patentes brutes et nettes, dont il vient d'être question, sont délivrées par les consuls, les agents consulaires après la visite des médecins sanitaires nommés par le gouvernement.

Bibliographie. — Des épidémies en général. Infection, contagion : Voy. Hippocrate, Baillou, Sydenham, Stoll, etc. — *Mém. de la Soc. de méd. de Paris,* de 1776 à 1789, 10 vol. in-4°. — *Journ. gén. de méd.* (la collect.).— *Mém. de l'Acad. de méd.* (la collection,.

Des épidémies au point de vue de l'origine contagieuse ou infectieuse. Voir d'anciennes relations : Thucydide, I, 51. — Denys (d'Halicarnasse), IX, 421. —

(1) Pour la peste, la durée de la quarantaine d'observation (règlement de 1874) est de 5 à 10 jours, pour la fièvre jaune de 3 à 5 jours, pour le choléra de 3 à 7 jours.

(2) 10 à 15 jours pour la peste, 7 à 10 jours pour la fièvre jaune et le choléra.

Diodore (de Sicile), XIV, 71. — Tite-Live, III, XV, etc. — Les poëtes : Lucrèce. De rer. nat., VI. — Ovide, Metam., VII. — Virgile, Georg., III, etc. — Voy. aussi Aristote, Probl., VII, 8. — Galien, De diff. febr., I, 2. — Guy (de Chauliac), Magna chir., tract. I, doctr. II, c. 5. — Boccace, Décam., 1re journ. — Fracastor, De contagionibus et de contagiosis morbis libri III. Venetiis, 1546, in-4°. — Palmarius (le Paulmier), De morbis contagiosis libri VII. Paris, 1578, in-4°. — Facio (S.), Paradossi della pestilenza. Genoa, 1584, in-4° ; trad. franc. par Baralis. Paris, 1620, in-8°. — Florio (M. Ant.), Della natura de mali epidemici e modo di curargli. Ferrara, 1587, in-8°. — Perlinus. Declamatio adversus morborum contagionem. Hanov., 1613, in-4° ; plus une multitude d'écrits et de dissertations. Dans des temps plus rapprochés. — Menzer (J. C.), De morbis epidemicis antiquis. Basileæ, 1704, in-4°. — Wintringham (Cl.), A Treatise on Epidemic Diseases. York, 1718, in-8°. — Lind (J.), Two Papers on Fevers and Infection. Lond., 1763, in-8°; trad. fr., par H. Fouquet. Montp., 1781, et Genève, 1798, in-12. — Menuret de Chambaud, Essai sur l'action de l'air dans les maladies contagieuses. Paris, 1781, in-12. — Ferro P. Jos. V.), Von der Ansteckung der epidemischen Krankheiten, und besonders der Pest. Wien, 1782, in-8°. — Lebrun, Traité théorique sur les maladies épidémiques, dans lequel on examine s'il est possible de les prévenir. Paris, 1784, in-8°. — Pichler (J. Fr. Chr.), Mém. sur les maladies contagieuses, dans lequel on examine quelles sont les maladies vraiment contagieuses. Paris, 1785, in-8°. — Retz, Précis sur les maladies épidémiques. Paris, 1787, in-12. — Hopfengärtner (Ph. Fr.), Beiträge zur allgemeinen und besondern Theorie der epidemischen Krankheiten. Frankf. a. M., 1794, in-8°. — Cattet et Gardet, Essai sur la contagion, ou Recherches sur les maladies contagieuses considérées, etc. Paris, 1802, in-8°. — Schnurrer, Materialen zu einer allg. Naturlehre der Epidemieen und Contagionen. Tubingen, 1810 ; trad. franç. de Gasc et Breslau. Paris, 1815, in-8°. — Du même, Chronik der Seuchen in Verbindung mit, etc. Tubingen, 1823-25, 2 vol. in-8°. — Laubender (B.), Miasmatologie, oder naturgeschichtliche Darstellung aller ansteckenden Krankheiten bei Menschen und Thieren. Leipz., 1811, in-8°, t. I. — Knoblauch (J. W.), Epidemion, oder Annalen fur Epidemieen, Endemieen, Contagionen, etc., ibid., 1814-15, 2e part., in-8°. — Bernhardi (J. J.), Handbuch der allgemeinen und der besondern Contagienlehre. Gotha, 1816, in-8°. — Ritter (G. H.), Abhandl. von den Ursachen ansteckender Krankheiten, und der, etc. Leipzig, 1819, in-8°. — Brera (W. L.), De contagi e della cura de' loro effeti. Padova, 1819, in-8°, 2 vol. — Trannoy, Traité des maladies épidémiques. Amiens, 1819, in-8°. — Lassis, Recherches sur les véritables causes des maladies épidémiques appelées typhus. Paris, 1819, in-8°. — Du même, Causes des maladies épidémiques, etc. Paris, 1822, in-8°. — Foderé, Leçons sur les épidémies, etc. Paris, 1822-24, in-8°, 4 vol. — Balme, Obs. et réflex. sur les causes, les sympt. et le traitem. de la contagion dans différentes maladies. Lyon, 1822, in-8°. — Hufeland (C. W.), Atmosphärische Krankheiten und atmosphärische Ansteckung. Unterschied von Epidemie, Contagion und Infection, ein Beitrag, etc. Berlin, 1823, in-8°. — Marx (C. F. H.), Origines contagii. Carolisruhæ, 1824, et ibid., 1826, in-8°. — Leprieur (L. J. L.), L'homme considéré avec l'atmosphère, ou Nouvelle doctrine des épidémies fondée sur les phénomènes de la nature. Paris, 1825, in-8°, 2 vol. — Ferrario (Alex.), De veterum ignorantia circa doctrinam contagii in morbis epidemicis. Ticini, 1826, in-8°. — Wagner (Rud.), Die weltgeschichtliche Entwickelung der epidemischen und contagiösen Krankheiten, etc. Würzburg, 1826, in-8°. — Braun. Beobachtungen die Uebertragung ansteckender Krankheitsstoffe von Thieren und Leichen auf Gesunde betreffend, in Henke's Ztschr. Erghft., t. VII, p. 93, 1827. — Sulpicy (E.), Les contagionistes réfutés par eux-mêmes. Paris, 1827, in-8°. — Mandt (M. W.), Praktische Darstellung der wichtigsten ansteckenden Epidemieen und Epizootieen in ihrer Bedeutung, etc. Berlin, 1828, in-8°. — Forster (T.), Illustrations of the Atmospherical Origin. of Epidemic Diseases and of its Relation to their predisponent Constitutional Causes. 2e édit. Chelmsfort, 1829, in-8°. — Steinheim (S. L.), Bau und Bruchstücke einer kunftigen Lehre von den Epidemieen und ihrer Verbreitung. Hamburg, 1831-32, in-8°, 3e part. — Naumann (M. E. Ad.), Grundzüge der Contagienlehre. Bonn., 1833, in-8°. — Willermé, Des épidémies sous le rapport de l'hygiène publique, de la statistique médicale et de l'économie politique, in Ann. d'hyg., 1re série, t. IX, p. 15, 1833. — TOURDES, De la contagion dans les maladies. Th. de conc. Strasb., 1834, in-4°. — OZANAM, Histoire médicale, générale et particulière des maladies épidémiques, contagieuses, etc., 2e édit. Paris, 1835, in-8°, 4 vol. — ROCHOUX, article CONTAGION, Dict. en 30 vol. — BAZIN, Quels sont les caractères distinctifs de la contagion et de l'infection. Th. de conc. Paris, 1835, in-4°. — HAESER (H.), Historich-pathologische Untersuchungen. Als Beitrag zur Geschichte der Wolkskrankheiten. Dresden, 1839, in-8°. — DU MÊME, Bibliotheca epidemiographica, sive catalogus, etc. Jenæ, 1843, in-8°, et Gryphiswaldiæ, 1862, in-8°. — DU MÊME, Geschichte der Epidemischen Krankheiten. Jenæ, 1859, in-8° (Geschichte der Heilkunde, t. II), et ibid., 1865, in-8°. — ARNOLDI (Fr. A.), Wie kann eine Seuche sich bloss contagiös verbreiten ohne dass am Krankenbette Ansteckung nachzuweisen ist. Köln, 1839, in-8°, fig. — HECKER (J. P. C.), Die Volkskrankheiten, von 1769 bis, 1772 (Geschichte der Neueren Heilkunde, prem. part.). Berlin, 1839, in-8°. — HÜBENER (R. A. L.), Die Lehre von der Ansteckung, mit besonderer Beziehung auf die sanitätspolizeiliche Seite derselben. Leipzig, 1849, in-8°. — JACQUOT (F.), Sur la contagion. Lyon, 1844, in-8°. — HOMBRON, Études et observations sur les causes des maladies épidémiques. Paris, 1846, in-8°. — ANGLADA (Ch.), De la contagion considérée chez l'homme et chez les animaux. Montp., 1846, in-8°. — DU MÊME, Traité de la contagion pour servir, etc. Paris, 1853, in-8°, 2 vol. — BOUCHUT, Mém. sur les maladies contagieuses, in Gaz. méd. de Paris, 1848. — THIBAUT (D.), Considérations sur les épidémies, les endémies, les enzooties, sur la contagion et l'infection de la peste, de la fièvre jaune, du choléra, etc., etc. Metz, 1849, in-8°. — BAERENSPRUNG (F. V.), Ueber Volkskrankheiten. Halle, 1851, in-8°. — BEAU, De la contagion dans les maladies. Th. de conc. Paris, 1851, in-8°. — MARCHAL (de Calvi), Des Épidémies. Th. de conc. Paris, 1852, in-8°. CARPENTER, On the predisposing Causes of Epidemics, in Med. Chir. Rev., jan. 1853, p. 175. — GRAINGER (R. D.), On the Influence of Noxious Effluvia in the Origine and Propagation of Epidemic Diseases. in Assoc. Med. Journ., 1853, nos 8, 9. — SMITH (S.), Epidemics considered with Relation to their Common Nature and to Climate and Civilization. Edinburgh, 1856, in-12. — FINKELSTEIN (R.), Die Wolkskrankheiten, nebst eine Anleitung, etc. Oppeln (Breslau), 1857, in-8° — COZE et FELTZ, Recherches expérimentales sur la présence des infusoires et l'état du sang dans les maladies infectieuses, in Gaz. méd. de Strasb., 1857, p. 217. — GRIESINGER (W.), Infections Krankheiten. — Malariakrankheiten. — Gelbes Fieber, etc., in Handb der Spec. Path., etc. Von Virchow, t. II, Erlangen, 1857, 2e Abth. — 2e édit., ibid., 1864, in-8°, trad. fr., par G. Lemattre. Paris, 1868, in-8°. — BARKER (T. Herb.), On Malaria, and Miasmata and their Influence in the Production of Typhus and Typhoid Fevers, Cholera, etc. London, 1862. — STANSKI, De la contagion dans les maladies. Paris, 1865, in-8°. — DU MÊME, De la contagion dans les épidémies, analyse, etc. Paris, 1870, in-8°. — BONNET (Aug.), De la contagion en général, en particulier du mode de propagation du choléra morbus, etc. Paris, 1866, in-8°. — POZNANSKI, Études épidémiologiques. La conférence sanitaire internationale de Constantinople. Paris, 1869, in-8°. — DYES, Ueber das Wesen und die Behandlung der miasmatischer Krankheiten, in Deutsche Klin, 1870, nos 25, 26.

Des épidémies en particulier : — leur nombre et la multitude infinie d'ouvrages auxquels elles ont donné lieu, rend ici toute bibliographie impossible. Notons seulement : Pourritures d'hôpital. — DELPECH (1812), OLIVIER (1822). Fièvre nosocomiale et typhus. — PRINGLE (1752). — RASORI (1801), trad. franç. (1822). — HILDENBRAND (1810), trad. franç. de GASC, 1815. — Discussion sur le typhus observé dans les armées pendant la guerre d'Orient. Constantinople, 1856, in-8°. — CARMICHAEL-SMITH, Obs. sur la fièvre des prisons, trad. fr. par ODIER. Genève, 1801, in-8°. — Fièvre puerpérale. — DOUBLET (1791). — Discussion académique sur la fièvre puerpérale. Paris, 1858, in-8° — SEMMELWEIS, Die Ætiologie, der Begriff und die Prophylaxi in der Kindbettfieber. Wien, 1861, in-8°.

Choléra : Rapports administratifs et académiques, publiés en France et à l'étranger. — Rapports sur la marche et les effets du choléra dans Paris et les communes rurales du département de la Seine en 1832. Paris, 1834, in-4° — BLONDEL,

Rapport, etc. Paris, 1850 et 1855, in-4°, 2 vol. — *Report of General Board of Health on the Epidemic Cholera of* 1848 *and* 1849, in-8°. Appendix A, by Dr SUTHERLAND ; Appendix B, by Dr GRAINGER. — *Statistics of Cholera with Sanitary Measures*, etc., oct. 1849.— GUÉRARD, *Sur l'épidémie de choléra*, in Ann. d'hyg., 2e sér., t. I, p. 79, 1854. — MERKEL, *Rückblick auf die neuere choleraliteratur*, in *Schmidt's Jahr*, t. LXVI, LXVIII, 1850. — HIRSCH, *Rückblick auf die Erfahrungen und Leistungen im Gebiete der Cholera*, etc., *ibid.*, t. XCII, 1856. — FAUVEL (S. Ant.), *Le choléra, origine, endémicité, transmissibilité, propagation, mesures d'hygiène, mesures quarantainaires,* etc. *Exposé des travaux de la conférence sanitaire internationale de Constantinople.* Paris, 1868, in-8°, cart. 1. Voy. aussi les Traités et Mémoires sur cette maladie et qui forment une bibliothèque tout entière.

Peste d'Orient. Au point de vue de l'hygiène, voyez plus bas *Mesures sanitaires*, dont l'histoire se rapporte plus spécialement à la peste.

Fièvre jaune, connue seulement depuis la découverte de l'Amérique. — Discussions sur la contagion et la non-contagion vers la fin du siècle dernier. — MOREAU DE JONNÈS, *Monographie historique et médicale de la fièvre des Antilles, et recherches physiologiques sur les lois de développement et de propagation de cette maladie pestilentielle.* Paris, 1820, in-8°. A partir de 1822, époque de l'épidémie de Barcelone, renouvellement de la grande polémique sur le mode de propagation et de transmission de la maladie ; c'est alors que paraissent les travaux de Chervin. — BALLY, FRANÇOIS et PARISET. *Histoire de la fièvre jaune observée en Espagne et particulièrement en Catalogne dans l'année* 1821. Paris, 1823, in-8°. — ROCHOUX, *Recherches sur la fièvre jaune et preuves de sa non-contagion dans les Antilles.* Paris, 1822, in-8°. — DU MÊME, *Recherches sur différentes maladies qu'on appelle fièvre jaune.* Paris, 1828, in-8°. — AUDOUARD, *Relation historique et médicale de la fièvre jaune qui a régné à Barcelone en* 1822. Paris, 1822. — CHERVIN, *Examen critique des prétendues preuves de contagion de la fièvre jaune en Espagne,* etc. Paris, 1827, in-8°. — DU MÊME, *Examen des principes de l'administration en matière sanitaire.* Paris, 1827, in-8°. — DU MÊME, *Rapport lu à l'Académie de médecine au nom de la commission chargée d'examiner les documents de M. Chervin concernant la fièvre jaune, avec remarques.* Paris, 1828, in-8°. — DU MÊME, *Des opinions des médecins américains sur la contagion ou la non-contagion de la fièvre jaune.* Paris, 1829, in-8°. — DU MÊME, *De l'origine locale et de la non-contagion de la fièvre jaune qui ʼ régné à Gibraltar en* 1828. Paris, 1832, in-8°. — DU MÊME, *De l'identité de nature des fièvres d'origine paludéenne de différents types.* Paris, 1843, in-8°, etc... — LITTRÉ, art FIÈVRE JAUNE, du *Dict. de méd.* en 30 vol. Voir enfin les traités récents et surtout MÊLIER, *Relation de la fièvre jaune survenue à Saint-Nazaire en* 1861, in *Mém. de l'Acad. de méd.*, t. XXVI, 1863. — ALVARENGA, *Anatomia pathologica e symptomatologica der febre amarilla em Lisboa,* etc. Lisboa, 1861, in-8°. Trad. fr. par GARNIER. Paris 1861, in-8°. — *Relatorio de febre Amorilla em Lisboa no Anno* 1867. Lisboa, 1859, in-4°, tabl. cart., etc.

Mesures sanitaires. — Ici nous serons plus explicite. — DOMINI (G.), *Raccolta di tutti li bandi, ordini e provisioni fatti per la città di Bologna in tempo di contagio imminente, e presente li anni* 1628-1631. Bologna, 1631, in-4°. — GASTALDI (H.), *Tractatus de avertenda et profliganda peste politico-legalis,* etc. Bononiæ, 1664, in-fol. — MURATORI (L. A.), *Del governo della Peste e della manera di gardarsene. Trattato,* etc. Modena, 1714, in-8°. — MEAD (R.), *A Short Discourse concerning Pestilential Contagion and the Method to be used to prevent it.* London, 1720, in-8. — SÉNAC (?), *Traité des causes, des accidents et de la cure de la peste.* Paris, 1744, in-4°.— *Mém. sur le bureau de santé de Marseille et sur les règles qu'on y observe.* Paris, 1771, in-8°, réimprimé et modifié à diverses reprises. — HOWARD (J.), *An Account of the Principal Lazarettos in Europa, with Various Papers Relative to the Plague,* etc. London, 1789, in-4° ; trad. franç. par BERTIN. Paris, 1801, in-8°. — ZÜCKERT (J. F.), *Gedanken über den Quarantaine Anstalten überhaupt und insbesondere über den Hamburgischen.* Hamburg, 1794, in-8°. — PAPON (J. P.), *De la peste, époques mémorables de ce fléau et les moyens de s'en préserver.* Paris, an VIII, 2 vol. in-8°. — *Pièces historiques sur la peste de Marseille et d'une partie de la Provence.* Marseille, 1820, 2 vol. in-8°. — MACLEAN, *Evils of Quarantine, Laws and non-existence of Pestilential Contagion, deduced from the Phenomena*, etc. London, 1824, in-8°. — ROBERT (L. J.), *Guide sanitaire des gouvernements européens*. Paris, 1826, 2 vol. in-8°. — LEYMERIE, *Avis sur les cordons sanitaires*. Paris, 1826, in-8°. — CUERVIN, *Examen*, etc. Voy. plus haut *Fièvre jaune*. — FRANNK (M.), *Beschreibung der contumaz-Anstalten im K.Baierischen Unterdonaukreise, insbesondere*, etc. Passau, 1832, in-8°, pl. 1. — FERGUSSON (W.), *Letters upon Cholera-morbus with Observations on Contagion, Quarantine and Desinfecting Fumigations*. Lond., 1832, in-8°. — SÉGUR-DUPERRON, *Rapport au ministre du commerce sur les divers régimes sanitaires, les quarantaines*, etc. Paris, 1833-46, in-8. — FRARI, *Della peste e della publica administrazione*. Venezia, 1840, in-8°.—HUEBENER (E. A. L.), *Die Lehre von der Ansteckung mit besonderer Beziehung auf die sanitätspolizeiliche Seite derselben*. Leipzig, 1842, gr. in-8°. — AUBERT-ROCHE, *De la prophylaxie générale de la peste*, in *Rev. méd.*, 1843. t. I, p. 28, 165. — Du MÊME, *De la réforme des quarantaines et des lois sanitaires de la peste*, ibid., 1843, t. III, p. 35, 168, 481. — Du MÊME, *Question des quarantaines, projet d'une ordonnance sur le régime et sur l'administration sanitaire en France*. Paris, 1845, in-8° (in *Revue de l'Orient*). — Du MÊME, *Enquête sur les quarantaines de la peste, sur leurs résultats et sur leurs obstacles*, etc., in *Ann. d'hyg.*, 1re série, t. XXXIII, p. 241, 1845. — ROHATZSCH (R. H.), *Dürfen und können Europa's Regierungen den Gegern der Quarantäne, namentlich den Verschlägen der doctor Bowring in englischen Parlament, sie aufzuheben, Gehör schenken? Versuch*, etc., in *Allgem. Ztg. f. Chir., inn. Heilk.* 1844, nos 2, 3, 4, 5.— PRUS, *Rapport à l'Acad. de méd. sur la peste et les quarantaines, accompagné de pièces et documents, et suivi de la discussion dans le sein de l'Académie*. Paris, 1846, in-8°. — *Instructions pour les médecins sanitaires envoyés en Orient*, in *Bullet. de l'Acad. de méd.*, t. XIII, p. 233, 1847. — BRACHET (J. L.), *Mém. sur la peste et les quarantaines*. Lyon, 1847, in-8°. — *Rapp. sur la quarantaine présenté aux deux chambres du Parlement anglais*, édit. fr., Lond., 1848, in-8°. — CLEENWERCK (P.), *Des quarantaines*. Th. de Paris, 1849, n° 33. — POLTO (Sec.), *Relazione della Commissione nominata... per esaminare il rapporto sulle quarantene*. Torino, 1850, in-8°. — *Rapp. présenté au Conseil général de santé par la Commission envoyée en Égypte pour y examiner l'état du service sanitaire*. Constantinople, 1850, in-8°. — Bo (Angelo), *Sulle quarantene contra la febbre gialla d'America, e sulla inefficacia*, etc., in *Ann. univ. di med.*, t. CXXXIV, p. 166, 1850. — Du MÊME, *Sull' ordinamento sanitario stabilito in Francia con decreto*, etc., ibid., t. CXXXVII, p. 388, 1851, et *Basi generali di un projetto di congresse quarantenario*, etc., ibid., p. 397.—CLOT-BEY, *Coup d'œil sur la peste et les quarantaines à l'occasion du congrès sanitaire*, etc. Paris, 1851, in-8°. — *Convention sanitaire conclue entre la France, la Sardaigne, l'Autriche, l'Angleterre*, etc. Promulguée le 27 mai 1853. — RAMORINO (E.), *Riflessione sull' opuscolo de A. Bo de quarantene*, etc. Geneva, 1854, in-8°. — ANTONINI, *Sull' opuscolo del Prof. Angelo Bo, intitolato : Le Quarantene e il Cholera-morbus alcune Riflessioni*. Genova, 1855, in-8°. — SPOREN (G.), *Ueber die Aufhebung der Sanitätsreserven und Contumaz-Anstalten*. Fiume, 1856, in-8°. — LIMAGNE (E. de.), *Manuel du service sanitaire*, 2e édit. Paris, 1858, in-12.— NANSOT (P. E.), *Des quarantaines*. Th. de Paris, 1859, n° 161. — BERTULUS (Ev.), *Marseille et son intendance sanitaire*, etc. Marseille, 1864, in-8°. — BONCHARD (M.), *Du régime sanitaire (hygiène publique, endémies*, etc.), *en France et dans les pays étrangers*. Strasb., 1864, in-12. — LECADRE, *Des quarantaines*, in *Quest. d'hyg. publ.* Le Havre, 1866, in-8°. — STEWART (A. P.) et JENKYNS (Edw.), *The Medical and Legal Aspects of Sanitary Reform*. Lond., 1867, in-8°. — DEPAULTAINE (L.), *Des grandes épidémies et de leur prophylaxie internationale, avec le texte des lois, arrêtés, ordonnances et instructions qui s'y rattachent*. Paris, 1870, in-8°.

— OESTERLEN, *Die Seuchen, ihre Ursachen, Gesetze und Bekämpfung*. Tübingen, 1872. — CANTANI (A.), *La infezione, prolusione ecc. dell' anno scolastico*, 1871-72. — BEALE (L. S.), *Disease germs, t eir nature and origin*, 2e éd. with 28 col. plates, London, 1872, in-18. — PARKIN (J.), *Epidemiology*, etc. London, 1873. — RODINSKI S.), *Das Gesetz der Entstehung und Verbreitung der contagiösen Krankheiten*, etc. Berlin, 1873. — FALGER, *Die Uebertragung der Infectionsgifte mittelst Einathmung*, in *Virch. Arch.* Bd. LXI, p. 408, 1874. — LAUSON

(R.), *On errors in the usual method of investigating the causes of epidemics*, in The *Lancet*, avril 18, 1874. — Spinzing, *Epidemic diseases as depending upon meteorological influence*. Saint-Louis, 1874. — Colin (L.). *Épidémies et milieux épidémiques*, in *Ann. d'hyg. publ.*, 2° sér., t. XLII, 1874 et t. XLIII, 1875. — Laveran, *Traité des maladies et des épidémies des armées*. Paris, 1875, gr. in-8. — Voyez encore *Infectionskrankheiten*, in *Ziemssen's Handbuch der Pathologie*, Bd. II, III, Leipzig, 1874, in-8.

Hervieux, *Traité des maladies puerpérales*. Paris, 1870, in-8. — Spiegelberg, *Ueber das Wesen des Puerperalfiebers*, in *Volhmann's Samml. klin. Vortr.* Leipzig, 1870, n° 3. — Orth, *Untersuchungen über Puerperalfieber*, in *Virchow's Archiv*. Rd. LVIII, p. 437, 1873.

Lebert, *Cholera asiatica*, in *Ziemssen's Handb-*, Bd. II, Leipzig, 1872, in-8. — Decaisne (E.), *La théorie tellurique de la dissémination du choléra, et son application aux villes de Lyon, Versailles et Paris*, in *Ann. d'hyg.*, 2° sér., t. XLIV, 1875. — Laveran, art. Choléra, in *Dict. encycl. des sc. méd.*, 2° sér., t. XVI, 1874. — *The Cholera epidemic in the United States. Reports (War Department)*. Washington, 1875, in-8° (Bibliographie très complète sur le choléra *à tous égards*). — Voyez encore les discussions à l'Académie de médecine sur le choléra en 1870, 1873 et 1875.

Bérenger-Féraud, *De la fièvre jaune au Sénégal*. Paris, 1874, in-8. — Haenisch, *Das gelbe Fieber*, in *Ziemssen's Handbuch*, Bd. III, Leipzig, 1874, in-8. — Cornilliac, *Étude sur la fièvre jaune à la Martinique*, 2° éd. Fort-de-France, 1875, in-8.

Colin (H.), art. Quarantaine, in *Dict. encycl. d. sc. méd.*, 3° sér., t. I, 1873. — Proust, *Essai sur l'hygiène internationale, ses applications contre la peste, la fièvre jaune et le choléra asiatique*. Paris, 1873. — Du même, *La conférence sanitaire internationale de Vienne*, in *Ann. d'hyg.*, 2° sér., t. XLIII, 1875.

Voyez encore : *Allgem. Zeitschr. f. Epidemiologie*, v. Küchenmeister, à partir de 1874.

— Griesinger, *Traité des mal. infectieuses*, trad. par Vallin. Paris, 1877, in-8. — Colin (L.), *Traité des maladies épidémiques*. Paris, 1879, in-8. — Du même. *De la fièvre typhoïde dans l'armée*. Paris, 1878, in-8. — Du même. *La fièvre typhoïde dans l'armée*, in *Revue scientif.*, 1882, n° 13. — Bertillon, *Sur un mode de propagation de la variole et de la diphthérie*, in *Rev. d'hyg.*, 1880, p. 385. — Vallin, *La variole*, in *Rev. d'hyg.*, 1880, p. 441. — Souderegger, *Das eidgenössische Epidemieengesetz*. Zürich, 1881. — Kuessner u. Pott, *Die akuten Infectionskrankheiten*. Stuttgart, 1882, in-8.

Hervieux, *Septicémie puerpérale*, in *Bull. acad. méd.*, 1879, p. 238. — *Arbeiten der Puerperalfieber-Commission*, etc., Stuttgart, 1878, gr. in-8. — Chauvel, art. Septicémie, in *Dict. encycl. sc. méd.*, 1880. — Baraduc (L.), *Contrib. à l'étiol. de la fièvre typhoïde*, in *Rev. d'hyg.*, 1881. p. 27. — Gibert, *Une épidémie de fièvre typhoïde au Havre*, ibid., p. 732. — Robinski, *Du développ. du typhus exanthématiq. sous l'influence des eaux malsaines et d'une mauvaise alimentation*. Paris, 1881, in-8.

Reinhard, *Grundlagen f. d. Reichsgesetzgebung gegen die Cholera*, in *D. Viert. f. öff. Ges.-Pfl.*, Bd. VII, p. 271, 1875. — Gände, *Die Cholera in Magd-e burg*, Ibid., p. 169. — Gross, *Die Cholera im Jahre 1872-73 (in Ungarn)*. Budapest, 1874, in-8. — Hirsch, *Das Auftreten u. der Verlauf d. Cholera in Preussen*. Berlin, 1874. — Schleisner, *Das Auftreten der Cholera in Dänemark*. Wien, 1874, gr. in-8. — Gietl (von), *Die Ergeb. meiner Beob. üb. d. Cholera vom J. 1831 bis 1874*. München, 1874, in-8. — Delpech, *Prophylaxie du choléra morbus épidémique. Rapp.* In *Ann. d'hyg.*, 1874, p. 1. — Frank, *Die Cholera Epid. in München*. München, 1875, gr. in-8. — Pettenkofer (M. von), *Künftige Prophylaxis gegen Cholera*. München, 1875, in-8.

Tholozan, *Histoire de la peste bubonique en Perse*, 2 mémoires. Paris, 1874. in-8. — Du même, *La peste en Turquie dans les temps modernes*. Paris, 1880, in-8. — Finkelnburg, *Zur Frage der Pestgefahr u. ihrer Abwehr*, in *D. Viert. f. öff. Ges.-Pfl.* Bd. IX, p. 219, 1876. — Weiss, *Zur Geschichte der Pestabwehr*, in *Friedreich's Blätter*, H. 4-5, 1879. — Hirsch (G.). *Beitr. zur Desinfectionsfrage bei der Pest*, in *Berl. klin. Woch.*, 1879, n° 15. — Un grand nombre d'indicat.

bibliogr. au sujet de la peste de Vetlianka, etc. dans *Virchow's u. Hirsch's Jahresbericht*, Bd. I. p. 504, 524 ; 1879. — Fauvel (A.), *L'épidémie pestilentielle en Russie*, in *Rev. d'hyg.* 1879, p. 89. — Zuber, *Le rapport de M. Hirsch (Berl. kl. Woch.*, 1879, nᵒˢ 30, 31) *sur la peste de Wetlianka*, in *Rev. d'hyg.*, 1879, p. 937. — Du même. *La peste du gouvernement d'Astrakan en* 1878-79. Paris, 1880, in-8. — Rochard (J.), *Rapp. sur les recherches qu'il reste à faire pour élucider les points obscurs que présente l'étude de la peste*, in *Bullet. acad. de méd.*, 1880, p. 332. — Hirsch, *Die orientalische Pest*, etc. In *Veröffentl. u. Mitth. d. Ver. f. öff. Ges.-Pfl. in Magdeburg*, H. 7. p. 16, 1880.

Reincke, ·Ueb. die Bedeutung des Gelbfiebers für den Norden Europas. In *Viert. f. öff. Ges.-Pfl.*, Bd. VII, p. 539, 1875. — Saint-Vel (O.), *De la prophylaxie de la fièvre jaune*, in *Rev. d'hyg.*, 1880, p. 945. — Ballot, *La fièvre jaune à la Martinique sous le rapport sanitaire*, ibid., 1881, p. 548.

Reincke, *Kritik der Quarantaine-Maassregeln*, in *Viert. f. ger. Med.*, 1874-75. — Höring. *Ueb. Quarantaine in Mittelmeere.* Agram, 1874, gr. in-4. — Hensler, *Das Quarantänewesen*, etc. Agram, 1874, gr. in-4. — Zuber, *Les quarantaines au congrès de Stuttgard*, in *Rev. d'hyg.*, 1880, p. 534. — Fauvel, *Le pèlerinage de la Mecque et le nouveau règlement du conseil sanitaire d'Alexandrie*, in *Rev. d'hyg*, 1880, p. 177. — Fauvel, *La prophylaxie internationale au point de vue des maladies pestil. exotiques*, ibid, 1880, p. 840, et 1881. p. 726.

Guéneau de Mussy, *Considér. sur l'emploi de l'isolement comme moyen prophylactique des maladies contagieuses*, in *Arch. gén. de méd.*, oct. 1878, p, 385. — Vidal, *L'isolement des mal. contagieuses*, etc., in *Ann. d'hyg. publ.*, mars 1878, p. 267. — Rendu, *L'isolement des varioleux à l'étranger et en France*. Paris, 1878. — Henrot, *Du respirateur à ouate comme moyen préservatif des maladies infectieuses et contagieuses*, in *Bull. acad. méd.*, 1879, nᵒ 11. — Vidal, *Rapp. sur les mesures de police sanitaire applicables à la prophylaxie de la variole*, in *Ann. d'hyg.*, 3ᵉ sér., nᵒ 8, 1879. — Lagneau, *La statistique des maladies épidémiques à Paris*, in *Ann. d'hyg.*, août 1880, nᵒ 20. — Martin (A.-J.), *Le transport des personnes atteintes de maladies transmissibles*, in *Rev. d'hyg.*, 1880, p. 758. — Vallin, *Les varioleux en wagon*, ibid. 1881, p. 89. — Du même, *Les hôpit. de varioleux à Londres*, ibid., p. 273. — Du même, *Le navire-hôpital « l'Atlas » pour les varioleux, à Londres*, ibid., p. 645. — Löffler, *La question de l'immunité*, ibid., 1882, p. 193. — Bourru (H.), *Prophylaxie de la rougeole*, ibid., p 227.

2· Des émanations putrides provenant des matières en putréfaction ou en décomposition.

Lorsque la vie vient à abandonner le corps humain ou celui des animaux, les éléments divers qui les constituent, n'étant plus animés par le principe qui leur permettait de résister aux agents physiques, subissent alors, non seulement l'influence de ces agents, mais encore réagissent les uns sur les autres, et les phénomènes de la putréfaction et de la décomposition putride ne tardent pas à se manifester. Les principes constituants des corps forment d'abord des composés intermédiaires et passagers qui, plus tard, se décomposent à leur tour avant de se convertir complétement en ses éléments inorganiques primitifs.

Les produits de la décomposition putride résultent donc de l'absorption de l'oxygène atmosphérique et de la réaction des divers éléments constitutifs des corps.

Les gaz qui se produisent sont constitués par de l'ammonia-

que libre ou combinée avec les acides carbonique, hydrosulfuri-
que, acétique, etc. A ce gaz sont joints presque toujours de
l'oxyde de carbone, de l'hydrogène carboné et de l'hydrogène
phosphoré, et, bien souvent en même temps, des effluves fétides
constitués par une matière animale infecte, qui varie du reste
aux diverses époques de la putréfaction. A mesure que ces produits se forment et se dégagent, les corps qui se décomposent
perdent de leur cohésion, se ramollissent peu à peu, et finissent
par se fluidifier en partie.

Parmi les composés intermédiaires qui se forment souvent
aux dépens des matières animales placées dans la terre ou
plongées dans l'eau, on doit citer la production du gras de
cadavre ; cette substance n'est autre chose qu'un savon à base
d'ammoniaque qui se forme par la combinaison des acides
gras contenus dans les matières grasses des cadavres, avec l'ammoniaque produite par la putréfaction. C'est une décomposition
putride, entravée et arrêtée, soit par le milieu dans lequel s'effectue, soit par un obstacle quelconque à l'action de l'oxygène,
soit, enfin, parce que la terre est saturée de matières animales
et ne peut plus en absorber de nouvelles. C'est, par exemple, ce
qui arriva lors des exhumations du cimetière des Innocents. La
terre, imprégnée de matières animales, résidus de la décomposition des milliers de cadavres entassés depuis trois siècles, ne
favorisait plus la décomposition putride, dans l'impossibilité où
elle était d'absorber les gaz qui en étaient le produit. Elle arrê-
tait ainsi la putréfaction et facilitait la combinaison de l'ammoniaque avec les acides gras.

Trois conditions sont indispensables pour que la décomposition putride ait lieu :

1º La présence de l'oxygène de l'air et la facilité plus ou moins
grande de son renouvellement ;

2º Une température suffisamment élevée ;

3º Un certain degré d'humidité.

[M. Pasteur, dans les belles et patientes recherches qu'il poursuit depuis longtemps, attribue le phénomène de la fermentation à l'action de germes organiques dont l'air est le véhicule ;
pour la putréfaction, en particulier, il la fait dépendre de vi-
brioniens. Ainsi, aux trois conditions énumérées ci-dessus, il
faut en ajouter une quatrième indispensable, la présence d'un
corps organique vivant, qui est le véritable agent de la fermentation.]

On décrit ordinairement dans la putréfaction quatre périodes :

La première est marquée par la tendance à la décomposition ; il n'y a encore qu'une odeur particulière, l'odeur d'évent.

La deuxième est celle de la putréfaction commençante; il y a déjà un peu de ramollissement des tissus, et l'odeur est infecte.

La troisième est la putréfaction avancée; les tissus sont convertis en putrilage brunâtre, et il se dégage des miasmes fétides, ammoniacaux.

La quatrième est la décomposition achevée; l'odeur est faible, toute forme organique a disparu, les tissus sont transformés en terreau animal brun noirâtre.

Les circonstances suivantes favorisent la décomposition putride :

1° La température. C'est seulement dans les limites comprises entre 0 et 60° centigr. que la décomposition putride s'opère; au-dessous, le corps ne s'altère pas; au-dessus, il se dessèche et se momifie.

2° L'état électrique. La décomposition est beaucoup plus rapide par les temps orageux.

3° La nature du milieu où la matière animale est déposée; ainsi la putréfaction peut avoir lieu à l'air libre, dans l'eau, ou dans le sein de la terre. C'est à l'air libre qu'elle est le plus rapide. L'eau vient ensuite; ce liquide, toutefois, ne retarde pas beaucoup la décomposition. Enfin vient la terre; c'est dans ce milieu que les matières animales se conservent le plus longtemps.

4° L'humidité. Elle accélère en général beaucoup la décomposition putride.

5° Sexe. Il exerce une certaine influence; ainsi les individus du sexe féminin subissent plus complètement la décomposition.

6° Le tempérament et la constitution que présentaient les individus exercent une certaine influence sur la rapidité et la forme de la putréfaction : les sujets charnus et gras éprouvent la transformation graisseuse, la saponification ; les sujets secs et maigres se dessèchent et se momifient; les individus à fibres lâches et humides éprouvent surtout les effets de la décomposition putride.

7° La nature de l'affection qui a causé la mort influe également. On sait, par exemple, que les corps foudroyés par le fluide électrique, ou bien asphyxiés par la vapeur du charbon, etc., se décomposent plus rapidement.

Effets des émanations putrides. — Les auteurs sont fort partagés à cet égard : les uns pensent que ces émanations n'exercent aucune influence sur la santé, ou, du moins, que cette influence est bien peu de chose; d'autres, au contraire, lui font une large part. M. Guérard, qui a traité ce sujet dans son excellente thèse de concours, a exposé avec impartialité les opinions des uns et des autres. Nous le suivons dans son rapide résumé.

Beaucoup de médecins pensent que la décomposition des matières animales n'engendre pas de principes particuliers qui soient la cause spéciale d'accidents plus ou moins graves. Warren et Parent-Duchâtelet sont les auteurs qui ont le plus cherché à accréditer cette opinion, et qui ont accumulé le plus de faits en sa faveur.

D'après eux, toutes les professions qui exposent les individus à séjourner habituellement au milieu des exhalaisons animales ne les disposent à aucune maladie spéciale; loin de là, leur santé est florissante et leur constitution robuste : tels sont les bouchers, les savonniers, les chandeliers, les tanneurs, les corroyeurs, les boyaudiers, les fossoyeurs, les vidangeurs, et bien d'autres ; ils citent encore les étudiants en médecine, qui passe une partie de l'année dans les salles de dissection et au milieu de corps en putréfaction, et qui ne sont point atteints, pour cela, d'accidents particuliers. S'il en est parmi eux quelques-uns qui sont pris de fièvre typhoïde, c'est dans un tout autre ordre de causes qu'il en faut chercher l'origine : l'arrivée récente à Paris, le changement de genre de vie, les conditions hygiéniques moins satisfaisantes, doivent jouer ici un grand rôle.

Puis, viennent des exemples particuliers rapportés par ces deux auteurs, et dans lesquels aucun accident n'a suivi l'exposition habituelle ou passagère aux émanations putrides.

En regard de ces faits, on en rapporte d'autres non moins nombreux, et dans lesquels des accidents plus ou moins graves ont pris naissance.

D'abord, quant à ce qui concerne les professions où les individus qui les exercent séjournent au milieu des exhalaisons animales, il n'y a aucune comparaison à faire avec les émanations putrides. Dans les premières, ces exhalaisons ne sont pas putréfiées, altérées ; ou, si elles présentent quelquefois ces conditions, ce n'est que passagèrement et exceptionnellement.

Pour les étudiants en médecine, la question n'est pas aussi évidente ni aussi claire que paraissent le penser les auteurs en question. Le séjour trop prolongé au milieu des corps en décomposition, dans les salles de dissection, n'a très-souvent, il est vrai, aucun inconvénient. Mais quelquefois aussi on observe certains accidents, et, en particulier, de la céphalalgie, des vomissements, des coliques, une diarrhée en général fétide, quelquefois enfin un peu de dysenterie. La fréquentation des salles de dissection prédispose-t-elle les étudiants en médecine à la fièvre typhoïde? M. Guérard a discuté cette question avec soin, et il n'ose se prononcer à cet égard d'une manière définitive. Sa conclusion est que « les émanations de matières animales qui « se putréfient ne sont peut-être pas étrangères à la production « de certaines formes de fièvre typhoïde. »

On connaît les accidents graves qui surviennent à la suite des piqûres anatomiques ou après l'absorption des matières en décomposition. C'est surtout chez les étudiants en médecine que ces accidents arrivent et qu'ils déterminent des phlébites, des résorptions purulentes et toutes leurs conséquences. Le séjour habituel des étudiants dans les hôpitaux et les salles de dissection favorise probablement l'absorption des matières putrides par les blessures qu'ils peuvent se faire.

M. Guérard rapporte de nombreux exemples d'accidents arrivés à la suite de l'inspiration des émanations putrides ; ces exemples peuvent se résumer de la manière suivante :

Souvent, à la suite de l'ouverture de cercueils contenant des corps en décomposition complète, le dégagement immédiat d'une grande quantité d'émanations putrides a déterminé des morts subites. C'est surtout chez les fossoyeurs, chargés de ces exhumations, que de pareils accidents ont été observés. Dans d'autres cas, et lorsque les miasmes n'étaient pas accumulés en quantité aussi considérable, ni dégagés en un court espace de temps, on a observé d'autres accidents moins formidables, il est vrai, mais assez graves encore pour occasionner consécutivement la mort. Ces accidents sont, en particulier, des nausées, des coliques, des vomissements, des diarrhées, des dysenteries, présentant quelquefois des caractères de malignité ou de putridité.

Parmi les faits rapportés, le suivant me semble bien curieux (Navier). « En 1773, le 20 avril, on creusa dans la nef de l'é-« glise Saint-Saturnin, à Saulieu, une fosse, pour y déposer une « femme morte de fièvre putride. Les fossoyeurs découvrirent « le cercueil d'un individu enterré le 3 mai précédent. Au mo-« ment où ils descendirent le corps de la femme, la bière s'ou-« vrit, ainsi que le cercueil dont il vient d'être question ; une « odeur infecte se répandit aussitôt, et obligea les assistants de « sortir. De 120 jeunes gens des deux sexes qu'on préparait dans « l'église à la première communion, 114 tombèrent dangereu-« sement malades, ainsi que le curé, le vicaire, les fossoyeurs, « et plus de 70 autres personnes, dont 18 succombèrent : dans « ce nombre, on compta les deux ecclésiastiques, qui périrent « les premiers. »

Comment concilier les opinions si contradictoires que nous

avons passées en revue ? Innocuité complète des émanations putrides pour les uns ; accidents graves et même mortels pour les autres ! Nous pensons, avec M. Guérard, que la différence des résultats observés s'explique par la différence de nature des émanations dans le grand nombre des cas (professions où sont maniées les substances animales), et pour les autres, par la différence de quantité. Ainsi, le dégagement spontané d'une quantité excessive d'émanations putrides, exerçant une action immédiate sur un ou plusieurs individus, peut déterminer la mort subite. Un dégagement moins considérable, mais encore assez fort, amènera une dysenterie, la diarrhée, etc. Enfin, un dégagement de matière putride que les courants d'air, une ventilation convenable et énergique dissémineront dans l'atmosphère, pourra n'être suivi d'aucun accident.

[En effet, il faut observer que, dans la plupart des cas invoqués par les adversaires de la nocuité, l'exposition aux miasmes avait eu lieu à l'air libre, tandis que, dans les cas opposés, elle avait eu lieu dans des espaces clos.]

D'après Pariset, la cause de la peste d'Orient réside exclusivement dans la production d'une grande quantité de matières putrides dans les villes, qui en sont le point de départ ; ce serait, pour me servir de l'expression ancienne, une maladie infectieuse. Cette opinion est peut-être vraie, mais elle est encore à démontrer.

[Suivant Parent-Duchâtelet, les émanations provenant des matières animales en putréfaction se disséminent et se fondent plus facilement dans l'air que celles des matières fécales qui, ayant pour véhicule l'ammoniaque, se répandent beaucoup plus loin. M. Lévy (4e édit., t. II, p. 453) attribue à l'influence des matières fécales la dysenterie, si commune dans les camps où, en général, les latrines sont dans de très mauvaises conditions : d'un autre côté, le même auteur a vu en Crimée, en 1855, une ambulance située dans le voisinage de cadavres mal enterrés être envahie par le typhus : elle fut éloignée, et le typhus cessa de s'y développer sur place.]

Bibliographie. — Cartheusen, *De virulentis aeris putridi in corpus humanum effectibus.* Francof., 1763, in-4°. — Cotte (le P.), *Lettre sur les effets d'un miasme*, in *Journ. de phys.* de l'abbé Rosier, t. I, p. 109, 1773. — Lassone (de), *De divers accidents graves occasionnés par les miasmes d'animaux en putréfaction*, etc., in *Mém. de la Soc. royale de méd.*, 1776, p. 97.—Boxamy, *Obs. sur une asphyxie* (Méphit. d'un puits) *avec des expériences*, ibid., p. 353. — Carminati (B.), *De animalium ex mephitibus et noxiis halitibus interitu ejusque propioribus causis.* Lib. III. Laude Pompeya, 1777, in-4°. — Bucquet, *Mém. sur la manière dont les animaux sont affectés par les différents fluides aériformes méphitiques*, etc. Paris, 1778, in-8°. — Cadet (de Vaux), *Mém. sur le méphitisme des puits*, in *Journ. de phys.* de l'abbé Rosier, t. XXII, p. 229, 1783. — Lemoine,

De aere et ipsius a carceribus, nosocomiis et cæmeteriis insalubritate. Paris, 1777. — *Ueber die lebender und todter thier. Korper uber Faulkrankeiten.* Hildburghausen, 1795, in-8°. — Roeber, *Aer mephiticus noxiusne in morbis putridis an salutaris?* Lipsiæ, 1800, in-4°. — Parent-Duchatelet, *Recherches pour découvrir la cause et la nature d'accidents très-graves développés en mer à bord d'un bâtiment chargé de poudrette.* Paris, 1821, in-8°. — Du même, *Recherches pour déterminer jusqu'à quel point les émanations putrides, provenant de la décomposition des matières animales, peuvent contribuer à l'altération des substances alimentaires.* in *Ann. d'hyg.,* 1re sér., t. V, p. 239, 1831.—Du même et Darcet, *De l'influence et de l'assainissement des salles de dissection,* in *Ann. d'hyg.,* 1re sér, t. V, p. 243, 1831. — Grouvelle (H.), *Notice sur les tables de dissection ventilées,* in *Rec. industr. manuf. de Moléon.*— Puel (A.), *Mém. sur les accidents qui peuvent résulter de la fréquentation trop assidue des amphithéâtres et de la pratique des dissections,* in *Rec. de Mém. de méd.,* etc., milit., 1re sér., t. XXIII, p. 63, 1827. — *Discussion à l'Académie de médecine de Paris à l'occasion d'un rapport de M. Villermé sur l'insalubrité de la ville de Narbonne,* in *Arch. gén. de méd.,* 1re sér.e t. XVIII, p. 459, 1828. — Parsons (Usher), *On the Comparative Influence of Vegetas and Animal Decomposition as Cause of Fever.* Philadelphia, 1830, in-8°.—Warren, *Examen des faits relatifs à l'influence qu'exercent, comme cause de fièvre, les matières animales en putréfaction* (Extr. et trad. du *Boston Med. and Surg. Journ.*), in *Journ. des Progrès,* 2e sér., t. I, p. 66, 1830.—Darcet, *Projet pour la construction d'une table d'exhumation et d'autopsie,* in *Ann. d'hyg.,* 1re sér., t. III, p. 16, 1830.—Parislt, *Mém. sur les causes de la peste et sur les moyens de la détruire,* ibid., t. VI, p. 243, 1831. — Chevallier (A.), *Lettre sur l'accident arrivé à M. Ollivier dans un magasin de chiffons,* in *Ann. d'hyg.,* 1re sér., t. VII, p. 216, 1832.— Requin, *Hygiène de l'étudiant en médecine et du médecin.* Thèse de concours. Paris, 1837, in-4°. — Guérard, *Asphyxie pendant une exhumation,* in *Ann. d'hyg.,* 1re sér., t. XXIII, p. 131, 2840. — Puel (Fél.), *Des dangers et des accidents de l'intoxication cadavéreuse.* Th. de Montpell., 1844, n° 51. — Sucquet, *Assainissement des amphithéâtres d'anatomie,* in *Gaz. méd.,* 1846, p. 114. — Prollius (F.), *Miasmen Sumpffieber und cholera. Betrachtungen,* etc. Innsbruck, 1849, in-8°. — Grainger, *On Influence of Noxious Effluvia in the Origin and Propagation of Epidemic Diseases,* in *Ranking's Abstr.,* t. XVII, p. 1, 1853. — Routh, *Fæcal Fermentation as a Cause of Disease,* in *The Lancet,* 1856, t. I, p. 343, 628. — Romershausen (E.), *Das miasma. Ueber wahrscheinliche Entstehung und Verbreitung desselben im allgem. und in besond,* etc. Marburg, 1856, in-8°. —Vulpian, *Observations de grenouilles empoisonnées par des émanations animales,* in *Compt. rend. de la Soc. de Biol.,* 2e sér., t. V, p. 65, 1859.—Panum (P. H.), *Zur Lehre von der putriden oder septischen Infection,* in *Bibl. for Læger,* t. VIII, p. 253, et *Schmidt's Jahrbb.,* t. CI, p. 213, 1859.— Saintpierre (Cam.), *De la fermentation et de la putréfaction.* Th. de conc. (Agrégat. sc. phys.). Montpell., 1860, in-8°. — Deville, *Mortalité produite par les émanations putrides s'exhalant d'un dépôt de paniers à poisson,* in *Gaz. des hôp.,* 1860, p. 465. — Boisdon, *Des effets produits sur l'organisme par les miasmes animaux non contagieux.* Theses de Paris, 1861, in-4°, n° 68.— Beaugrand, *Des miasmes provenant des matières animales en putréfaction. — Idées très-avancées à cet égard de quelques médecins de la renaissance,* etc., in *Ann. d'hyg.,* 2e série, t. XVII, p. 457, 1862. — Barker (Th. Herb.), *On Malaria and Miasmata and their Influence in the Production of Typhus,* etc. Lond., 1863, in-8°. — Jannel de Vauréal (Ch. de), *Essai sur l'histoire des ferments, de leur rapprochement avec les miasmes et les virus.* Th. de Paris, 1864, n° 40.—Bennett, *Physiological Aspects f the Sewage Question,* in *British med. Journ.,* 1864, t. II, p. 536.—Schweninger (F.), *Ueber die Wirkung faulender organischer Substanzen auf den lebenden thierischen Organismus* (Mém. cour.), München, 1866, in-8°. — Lefèvre (A.), *De l'influence que les dépôts de vase formés sur le littoral à Poulic-al-Lor et à Saint-Marc ont pu avoir sur l'accroissement de la mortalité,* etc., in *Ann. d'hyg.,* 2e sér. t. XXVIII, p. 295, 1867.—Hallier (Ern.), *Gährungserscheinungen. Untersuchungen über Gährung, Fäulniss und Verwesung mit Berucksichtigung der Miasmen und Contagien sowie,* etc. Leipzig, 1867, in-8°, fig. pl. 1. — Lemaire (J.), *Recherches sur*

la nature des miasmes fournis par le corps de l'homme en santé, in *Compt. rend. de l'Acad. des sc.*, t. LXV, p. 492, 637, 1867. — LEX (R.), *Ueber Fäulniss und verwandte Processe*, in *Deutsch. Vierteljahresschr. f. öff. Gesundheitspfl.* Bd. IV, H. 1, p. 47, 1872. — VERWAEST, *Quelques considérations sur les miasmes, etc.* Th. de Paris, 1874. — Voir la *Discussion sur la fermentation à l'Académie de médecine en* 1875 et l'art. MIASMES, in *Dict. encycl. d. sc. méd.*, 2e sér., t. VII, 1873.
— DUCLAUX, art. FERMENTATIONS, in *Dict. encycl. des sc. méd.*, 1878. — HILLER (A.), *Die Lehre von der Fäulniss*. Berlin, 1879, in-8. — Du MÊME, art. *Fäulniss* in *Eulenberg's Handb. des öff. Gesundheitswesen*, Berlin, 1881. Bd. I, p. 615. — DUCLAUX, *Ferments et maladies*. Paris, 1882, in-18. — TYNDALL (J.), *Les microbes*. Paris, 1882, in-8.

Voiries.

M. Tardieu, dans son excellente thèse de concours, a tracé l'histoire complète des voiries et des cimetières, qui sont les deux grandes circonstances dans lesquelles il se dégage des émanations animales capables d'agir sur l'homme. Nous lui emprunterons la plus grande partie de ce que nous avons à dire sur ce sujet.

On entend, en général, par voirie, une voie ou une place publique située dans le voisinage des grands chemins publics, où l'on porte les boues, les charognes et les autres immondices des villes.

On peut diviser les voiries, d'après M. Tardieu, en trois classes : 1° les voiries d'immondices, dans lesquelles on jette les débris des halles, des marchés, les boues, etc.; 2° les voiries de matières fécales; 3° les voiries d'animaux morts, dans lesquelles peuvent rentrer les cimetières.

Dans l'établissement des voiries, on a pour but, non seulement d'éloigner des endroits habités les produits animaux et végétaux en décomposition, c'est-à-dire de soustraire l'homme à leur action, mais encore de constituer des dépôts où l'industrie et l'agriculture viennent chercher un grand nombre de matières premières, qui leur sont indispensables. Les voiries disparaîtraient complètement le jour où le commerce et l'industrie pourraient employer immédiatement ces matières premières, sans qu'il y eût besoin d'aller les prendre dans ces dépôts intermédiaires, et ce but est déjà atteint en partie à Paris.

Voiries d'immondices.

On porte dans ces voiries des ossements d'animaux, des débris de charognes, des débris de végétaux, des cendres, des débris minéraux de dernière espèce et des boues.

A Paris, où l'on enlève chaque jour 4 à 500 mètres cubes

d'immondices, il y avait, il y a une trentaine d'années, trois
dépôts d'immondices : à l'entrée de Vincennes, à Montrouge et
à Clichy. Les réclamations énergiques des habitants du voisinage les ont fait supprimer complètement. On transporte les
dépôts de gadoues dans des endroits privés, où ils attendent
l'instant d'être employés comme engrais.

Il est cependant beaucoup de villes où ces voiries d'immondices existent encore. Elles sont à ciel ouvert, disposées en
amas, entourées de flaques d'eau croupissante, le tout dégageant, surtout pendant les chaleurs, une odeur infecte.

Cette odeur, ces émanations, peuvent amener de graves accidents ; M. Tardieu rapporte, à cet égard, le cas de M. Ollivier,
d'Angers, que nous pouvons offrir comme spécimen des accidents qui peuvent en résulter.

Dans les villes où l'on est encore obligé de conserver les voiries comme dépôts intermédiaires publics, on peut en faire
disparaître la plupart des inconvénients par une construction
convenable. Les dispositions que l'on doit chercher à obtenir
sont les suivantes : 1° un triage convenable des matières à leur
arrivée, triage qui a pour but de séparer les matières les plus
azotées de celles qui le sont moins ; 2° un écoulement facile
des eaux qui sortent du dépôt, écoulement qui ne doit pas,
autant que possible, avoir lieu à l'air libre, mais dans des
canaux fermés ; 3° l'enfouissement des matières les plus azotées et les plus infectes pour les convertir en terreau.

M. Chevalier a proposé de renfermer les immondices dans de
grands bâtiments fermés, munis de cheminées d'aérage. Ce moyen,
certainement excellent, serait inapplicable dans beaucoup de
localités, à cause de leur prix de construction et d'installation.

Relativement aux dépôts privés de gadoues, on ne peut les
supprimer complètement, attendu qu'il est nécessaire que les
immondices subissent une fermentation putride suffisante avant
d'être bons à employer comme engrais ; il faudra leur appliquer, autant que possible, les règles que nous avons tracées
plus haut. Nous ajouterons seulement, en terminant, que l'ordonnance de 1839 a réglé quelques-unes des conditions à observer. Cette ordonnance range les voiries dans les établissements
insalubres de première classe, elle oblige de les établir à 200
mètres au moins de toute habitation ; à 100 mètres des grandes
routes ou des routes départementales. Les matières doivent être
étendues sur le sol, dans les vingt-quatre heures qui suivent
leur apport aux champs.

Les fumiers ordinaires, qui proviennent des chevaux, des
vaches et des moutons, ne sont pas compris dans cette classe
d'immondices.

Voiries des matières fécales.

Les voiries de matières fécales constituent un mal nécessaire, et on ne pourra probablement jamais les supprimer complétement. Ces matières doivent, en effet, être enlevées du sein des villes, et conduites dans un endroit spécial, dans le but de constituer un dépôt où l'industrie et l'agriculture viennent prendre des matières premières destinées à être utilisées.

Les matières fécales destinées à constituer ces voiries, ces dépôts temporaires, sont celles de l'homme et des animaux carnivores, car celles qui proviennent des animaux herbivores sont loin de donner les mêmes produits infects de décomposition, et, par conséquent, elles peuvent être conservées dans le voisinage des habitations, jusqu'à ce qu'elles aient éprouvé la fermentation qu'il est nécessaire de leur laisser subir avant de les employer comme engrais.

L'étude des voiries de matières fécales, à Paris, éclairera beaucoup la question hygiénique qui s'y rapporte. Nous suivrons donc encore ici M. Tardieu, dans l'exposé qu'il en a fait. De 1726 à 1781, il y avait à Paris trois voiries de matières fécales : une dans le faubourg Saint-Germain, une dans le faubourg Saint-Marceau, une à Montfaucon. En 1781, cette dernière fut seule conservée ; des réclamations nombreuses, fondées sur son insalubrité reconnue, conduisirent enfin l'administration municipale à la supprimer et à la remplacer par l'état de choses actuel, qui nous semble devoir être donné comme modèle à toutes les grandes villes.

A Paris, la voirie de matières fécales est composée de deux parties : 1° un dépotoir situé au port d'embarquement, à la Villette, et qui sert au déversement et au départ des matières extraites par la vidange des fosses.

2° Une voirie dans la forêt de Bondy, et où sont entraînées, d'une part, les matières liquides par un conduit souterrain, et, d'autre part, les matières solides par des bateaux naviguant sur le canal.

Pour bien comprendre le mécanisme ingénieux de la voirie nouvelle, il faut savoir qu'une ordonnance de police du 8 novembre 1851 exige deux conditions, qu'il est indispensable de remplir pour que la vidange et le départ des fosses se fassent avec le plus de salubrité possible. D'après cette ordonnance, la séparation des matières solides et des matières liquides doit avoir lieu dans la fosse même, et, de plus, les matières contenues dans cette fosse doivent être désinfectées avant d'en avoir été extraites.

Le dépotoir est formé d'un bâtiment central contenant neuf galeries parallèles de citernes placées au-dessous et de conduits destinés, soit à amener l'eau du canal de l'Ourcq, soit à transmettre les parties liquides à Bondy par un canal souterrain. Il y a deux machines à vapeur, destinées à refouler dans ce dernier les matières liquides versées dans les galeries, et de là, dans les citernes, pour les conduire jusqu'à Bondy ; elles ont de plus pour but de puiser l'eau dans le canal, pour aider au refoulement et à l'expulsion des produits liquides.

Ces diverses opérations se font la nuit. La vidange se fait dans le bâtiment où sont situées les galeries, et toutes les précautions sont tellement bien prises, qu'aucune odeur ne peut sortir au dehors.

La voirie de Bondy est située sur les bords du canal, au-dessus du village de Bondy. Elle est encadrée de tous côtés par la forêt, qui forme une sorte d'abri naturel contre les émanations. Cette voirie a 1 kilomètre de long ; tous les liquides qui arrivent par les conduits souterrains sont immédiatement conduits dans une fabrique de sels ammoniacaux établie au nord de la voirie, et ce n'est qu'après avoir été épuisés que ces liquides sont repris par une conduite de retour qui les ramène dans la Seine, où ils se perdent à la hauteur de la Briche, près Saint-Denis.

Quant aux parties solides, elles sont soumises à la dessiccation et converties en poudrette.

Cette dernière opération se fait même dans des voiries particulières. Aux environs de Paris, il y en a plusieurs, parmi lesquelles les principales sont celles de Bercy et de la Chapelle.

Dans le nord de la France et dans quelques pays étrangers, il y a une disposition particulière, qu'on peut, en quelque sorte, considérer comme de petites voiries, et qui constituent ce qu'on appelle des citernes à engrais. Les matières extraites des latrines sont directement transportées dans des fosses bien closes, où on laisse séjourner plus ou moins longtemps, pour ensuite, sans aucune préparation, être directement enlevées et répandues dans le sol.

Ces citernes ne donnent aucune odeur. Le seul inconvénient qu'elles présentent résulte des émanations fétides qui s'échappent lors du chargement et du déchargement de l'engrais. Ces établissements ne sont donc ni insalubres ni dangereux, comme on l'a prétendu. Cette question est maintenant jugée ainsi par les autorités compétentes.

Conditions d'insalubrité des voiries. — Nous suivrons encore M. Tardieu dans l'étude de ces conditions, dont il fait cinq classes :

1° *L'emplacement* sur lequel la voirie est établie. — C'est ainsi que le rapprochement plus ou moins grand des habitations, les vents régnant habituellement et pouvant porter les émanations fétides dans la direction de ces dernières, sont autant de conditions désavantageuses que l'on doit prendre en considération et éviter dans l'établissement d'une voirie.

2° *Le sol.* — Le sol peut être sec ou humide, il peut être perméable ou imperméable. La perméabilité est surtout une des conditions les plus désavantageuses. C'est ainsi qu'autrefois la voirie de Montfaucon était établie sur un sol perméable et gypseux. Les liquides fétides filtraient et allaient infecter une partie des puits et même des caves du faubourg du Temple.

3° *La nature des matières.* — M. Tardieu cite, à cet égard, des faits bien curieux et d'après lesquels les matières présentent des qualités différentes, suivant qu'elles viennent de quartiers pauvres ou de quartiers riches, d'habitations isolées ou de casernes, etc. Il ressort, en particulier, de ces faits, que les matières sont d'autant plus fétides qu'elles proviennent de quartiers plus pauvres.

4° *Le système de vidange.* — La séparation préalable dans la fosse des matières solides et des matières liquides, l'arrivage isolé des unes des autres à la voirie, enfin la désinfection préalable dans la fosse même, sont les conditions les plus avantageuses pour que l'insalubrité soit la moins grande possible.

5° *Le mode d'exploitation des voiries.* — C'est ainsi qu'il est incontestable que l'insalubrité sera d'autant moins grande qu'elle se rapprochera davantage de la voirie construite à Paris.

Les dépôts des matières fécales ne peuvent être organisés partout comme dans les grandes cités, ou, au moins, dans les villes d'une certaine importance. Il y a foule de localités où le système ancien des voiries de matières fécales est nécessairement en vigueur. Il y a donc lieu de s'occuper de leurs conditions d'insalubrité et des moyens d'y remédier.

Dans le système ancien, ainsi que nous avons déjà eu occasion de le dire, les matières sont déposées dans des fosses plus ou moins vastes, plus ou moins profondes, et elles y dégagent des ferments de vapeur putride. Pour y remédier, on doit chercher, soit à conduire les matières liquides dans des puisards absorbants, soit à les diriger par des conduits souterrains, et, autant que possible, dans des cours d'eau qui ne traversent pas ensuite les cités d'où proviennent ces matières.

Il arrive souvent qu'on y jette du terreau usé, de la tourbe, des cendres de tourbe et d'autres matières inertes, capables d'augmenter ainsi la quantité d'engrais.

Quant aux matières solides qu'on trouve au fond, après l'ablation ou l'épuisement des matières liquides, elles doivent nécessairement être étalées sur les terrains voisins des voiries et divisées ensuite au moyen de la herse. Une fois desséchées, elles doivent être passées au crible, puis mises en monceaux plus ou moins volumineux, jusqu'à ce qu'elles soient bonnes pour l'agriculture.

Pendant ces dernières opérations, les matières dégagent nécessairement des vapeurs fétides, qui se répandent surtout dans la direction où soufflent les vents régnants. C'est principalement ce qui arrive quand ces amas, venant à s'échauffer considérablement, éprouvent une fermentation active et se décomposent rapidement

Dans ces cas divers, le dégagement des vapeurs fétides des matières fécales est-il nuisible à la santé? C'est une question, ainsi que nous avons déjà eu occasion de le dire, qui n'est pas résolue complétement. Il paraît cependant que l'opinion de Parent-Duchâtelet, bien qu'un peu exagérée, est au fond vraie, et que ces vapeurs, disséminées dans l'espace, n'ont aucune influence nuisible sur la santé.

Pour terminer ce qui est relatif à l'assainissement des matières fécales, il nous reste à dire quelques mots de la désinfection des matières dans les fosses, avant la vidange. Les agents désinfectants peuvent, d'après M. Tardieu, être rangés en deux classes : 1° ceux qui agissent physiquement en absorbant les gaz putrides ; 2° les substances qui décomposent chimiquement quelques-unes des matières dissoutes et forment des composés insolubles et fixes, et alors inodores, et par conséquent d'aucune utilité pour l'agriculture, tandis que l'ammoniaque, étant engagée dans les combinaisons solubles, est susceptible d'être employée comme engrais.

[Cette question de la désinfection des matières fécales et urinaires a pris aujourd'hui une grande importance, car elle se rattache directement à celle des engrais. Dans les procédés actuels, une partie très notable des substances fertilisantes se trouve perdue au grand dommage de l'agriculture; aussi l'étude de la transformation immédiate des résidus divers en engrais est-elle fortement à l'ordre du jour. Restituer à la terre toutes les matières azotées, salines, etc., qu'elle a données, tel est le problème qui intéresse à la fois et la salubrité et l'économie sociale.]

Voiries d'animaux morts.

Les voiries d'animaux morts sont destinées à servir de dépôts aux cadavres des animaux domestiques qui ne servent pas à l'alimentation, ou à ceux des animaux comestibles qui, par suite d'une circonstance quelconque, et en particulier de leurs altérations, ne sont plus propres à cet usage.

Autrefois ces voiries, et, en particulier, à Paris, étaient placées à côté des voiries de matières fécales. On y laissait les chairs dépouillées exposées à l'air, elles s'y décomposaient et laissaient dégager une masse énorme de vapeurs fétides. C'est en 1812 que les progrès de la chimie industrielle commencèrent à faire changer un tel état de choses, et, à Paris, il n'existe plus de voiries d'animaux morts, il n'y a plus que des chantiers d'équarrissage. Ce qui a lieu dans cette ville peut être offert comme modèle. Maintenant il en résulte que les meilleurs conseils hygiéniques que nous puissions donner à cet égard consisteront à exposer brièvement l'organisation de ces chantiers d'équarrissage. C'est encore M. Tardieu que nous suivrons dans cet exposé.

Les chevaux destinés à être abattus ou ceux qui sont morts, sont partagés en deux classes : 1° ceux qui sont gras sont conduits au chantier d'équarrissage de la ville de Paris, établi dans la plaine des Vertus ; 2° ceux qui sont maigres sont livrés à des abatteurs particuliers.

L'établissement de la ville de Paris est situé dans la plaine des Vertus et isolé de toute habitation. Il est divisé en trois parties : l'une reçoit les vivants, la deuxième contient les étables d'abattage, la troisième est destinée à l'élaboration des produits de l'abattage.

Les animaux vivants sont tués. Le sang est recueilli, porté dans des chaudières, desséché, et le produit inodore est livré à des fabriques de produits chimiques.

Les animaux tués et ceux qui sont apportés morts sont dépecés. Les peaux sont desséchées, puis livrées aux tanneurs. On enlève les pieds et les tarses, qui sont desséchés, pour être livrés ensuite à des fabriques de matières gélatineuses.

On fend les intestins pour enlever les crottins.

Les chairs sont coupées par quartiers et portées dans de grandes chaudières construites d'une manière spéciale ; elles y sont soumises à une cuisson de sept à huit heures. Le bouillon qui en résulte laisse déposer dans les bassins d'attente, disposés d'une manière particulière, la graisse, et, une fois débarrassé de cette dernière, il est conduit à la rivière ou employé à la nourriture des cochons. — La graisse est expédiée aux ouvriers qui travaillent les matières grasses.

La viande cuite est d'abord détachée des os, puis soumise à la presse, qui en extrait encore une certaine quantité de graisse, puis desséchée. Ces chairs ainsi desséchées, et contenant des fragments d'os trop petits pour être isolés, sont mêlées au crottin et constituent un engrais puissant.

Les os sont destinés aux fabriques de noir animal.

On voit que tous les produits sont utilisés. Ajoutons cependant trois autres sources d'emploi pour ces matières :

1° Les viandes les meilleures, et spécialement certaines parties des chevaux sains abattus servent de comestibles ;

2° Une certaine quantité de viande est achetée pour la ménagerie du Jardin des Plantes ;

3° Les intestins sont laissés à leur décomposition spontanée, pour qu'ils donnent lieu à la transformation d'asticots achetés par les pêcheurs, ce qui constitue une source de revenu.

Les chantiers d'équarrissage ainsi exploités offrent bien peu de conditions d'insalubrité. Dans ces dernières opérations, il y en a deux cependant qui peuvent laisser dégager les vapeurs fétides : la première, c'est lors de la formation de l'engrais avec le résidu de la viande cuite et le crottin ; la deuxième est la formation des asticots, que l'autorité devrait prohiber complètement. Il y a enfin lieu d'observer qu'on ne doit pas attendre trop longtemps pour le dépeçage des animaux morts, car, en cela surtout, cette attente trop longue permet à la décomposition de commencer, et alors à des émanations fétides de se dégager.

Les chantiers d'équarrissage, de même que les anciennes voiries, ont un autre inconvénient pour lequel on ne peut que recommander aux ouvriers de très grandes précautions. Cet inconvénient consiste dans les maladies contagieuses qu'ils peuvent gagner pendant cette série de travaux : la pustule maligne, les maladies charbonneuses, et surtout la morve et le farcin, n'ont déjà fait, en pareille circonstance, que trop de victimes.

Les conditions à remplir pour la salubrité des chantiers d'équarrissage sont parfaitement établies par Parent-Duchâtelet. Nous ne pouvons qu'y renvoyer le lecteur.

Il nous reste à dire un mot de l'emploi des chevaux trop maigres pour être manipulés comme il a été dit précédemment. Les animaux tués et le sang recueilli, ils sont dépouillés de leur peau, privés des pieds et des tarses, qui sont travaillés comme il a été dit précédemment ; puis, le reste est placé dans des fosses où on le laisse se putréfier. Il fournit ainsi un excellent terreau, d'où l'on sépare les os pour les employer à la fabrication de noir animal.

Bibliographie. — Voiries en général : Delamare, in *Traité de la police*, liv. IV, tit. i, ii, 3e édit. Amsterdam, 1729, in-f°, t. II. — Tardieu, *Voiries et cimetières*. Thèse de concours. Paris, 1852, in-8°. — Voir les *Rapports généraux des*

conseils d'hygiène des divers départements. Ceux du conseil de Paris publiés par
MOLÉON, 1802-1843, 2 vol. in-8°. — TRÉBUCHET, in *Ann. d'hyg.*, 1re sér., t. XXV
p. 61, 1831, t. XXXVIII, p. 79, et *Rapp. général*. Paris, 1861, in-4°. — *Collectio*
officielle des ordonnances de police ; une foule d'*Ordonnances* (*Amtliche Verfügu*
gen) dans *Henke's Ztschr., Casper's Vierteljahrschr.*, etc.
    Voiries d'immondices : BERTHOLON, *Mém. sur la manière de procurer la salu-*
brité aux villes par le pavement et le nettoiement des rues, in *Mém. de Lausanne*,
t. I, *Hist.*, p. 15, et *ibid. Mém.*, part. 1, p. 277. — FONTIN (J. L.), *Projet d'un éta-*
blissement de salubrité pour délivrer Paris des dangers de la voirie de Montfau-
con, de l'infection de l'équarrissage, etc. Paris, 1812, in-4°. — HUZARD fils, *De l'en-*
lèvement des boues et immondices de Paris considéré sous le double rapport de la
salubrité et de l'économie dans les dépenses. Paris, 1826. — CHEVALLIER (A.), *No-*
tice historique sur le nettoiement de la ville de Paris depuis 1184 jusqu'à l'époque
actuelle, etc., in *Ann. d'hyg.*, 1re sér., t. XLII, p. 262, 1849. — DELAVIGNE, *Projet*
d'association pour l'enlèvement des immondices de Paris. Paris, 1849, in-4°. — Bou-
DIN, *Études sur le pavage, le macadamisage et le drainage*, in *Ann. d'hyg.*, 1re sér.,
t. XLV, p. 263, 1851. — STAMM (A. Th.), *Ueber die Fortschaffung der Immunditien*
aus den Städten. Leipzig, 1864, in-8°. — LOMMER, *Ueber maasnahmen zur Ab-*
führung der Abfälle aus Haujhaltungen, etc., in *Wisschr. f. gerichtl. und öffentl.*
Med. N°. F°., t. VII, p. 1, 1867.
    Voiries de matières fécales : DEHORNE, HALLÉ, DE FOURCROY, THOURET, *Rapport*
sur la voirie de Montfaucon, in *Mém. de la Soc. roy. de méd.*, 1786, p. 198. —
TESSIER (l'abbé), *Rapport sur la conversion en engrais des matières fécales sous la*
forme de poudre. Paris, an V, in-4°. — GIRARD, *Du déplacement de la voirie de*
Montfaucon, in *Ann. d'hyg.*, 1re sér., t. IX, p. 59, 1833. — GARNIER (J.), *Une visite*
à la voirie de Montfaucon, considérée sous le point de vue de la santé publique.
Paris, 1844, in-12.—GAULTIER DE CLAUBRY, *De la suppression de la voirie de Mont-*
faucon comme conséquence des procédés perfectionnés de désinfection des fosses
d'aisances, in *Ann. d'hyg.*, t. XL, p. 305, 1848. — DU MÊME, *De l'application des*
procédés de vidanges inodores, comme moyen de suppression de la voirie de Bondy,
ibid , t. XLIII, p. 77, 1850. — CHEVALLIER fils, *Mém. sur les engrais. De la néces-*
sité, dans l'intérêt de l'hygiène publique, d'assainir les abattoirs, les chantiers d'é-
quarrissage, etc., in *Journ. de chim. méd.*, 3e sér., t. X, p. 307, 1854.—PAULET (M.),
L'engrais humain, histoire des applications de l'agriculture, etc. Paris,
1853, in-8°. — CHEVALLIER, *Sur la possibilité de recueillir les matières fécales, les*
eaux vannes, les urines de Paris, avec utilité pour la salubrité, et avantage, etc.,
in *Ann. d'hyg.*, 2e sér., t. XII, p. 97, 1860. — DU MÊME, *De l'utilisation en Italie*
des produits fournis par l'homme : de l'engrais humain, ibid. t. XVI, p. 241, 1861.
    Voiries d'animaux morts : FONTIN (J. L.), *Projet d'un établissement de salubrité*
pour délivrer Paris des dangers de la voirie de Montfaucon, de l'infection de l'équar-
rissage et de la boyauderie, etc. Paris, 1812, in-4°.—PARENT-DUCHATELET, *Recherches*
et considérations sur l'enlèvement et l'emploi des chevaux morts, et sur la nécessité
d'établir à Paris un clos central d'équarrissage, etc. Paris, 1827, in-4°, 5 pl. — DU
MÊME, *Les chantiers d'équarrissage de la ville de Paris envisagés sous le rapport*
de l'hygiène publique, in *Ann. d'hyg.*, 1re sér., t. VIII, p. 5, pl. 5, 1832.—DU MÊME,
Peut-on laisser tomber en désuétude l'art. 6 de l'arrêt du conseil d'État du 16 juil-
let 1724, relatif à l'enfouissement des animaux morts de maladies contagieuses,
ibid., t. IX, p. 109, 1833. — DU MÊME, *Rapport sur les nouveaux procédés de*
MM. Salmon-Payen et Cie, pour la dessiccation des chevaux morts, etc., ibid.,
t. X, p. 35, 1833. — DU MÊME, *Des obstacles que les préjugés médicaux apportent*
dans quelques circonstances à l'assainissement des villes et à l'établissement de
certaines manufactures, ibid., t. XIII, p. 243, 1835. — KRUEGELSTEIN, *Ueber die ge-*
sundheitspolizeiliche Aufsicht auf die Wasenmeisterien, in *Henke's Ztschr.*, n° 39,
et *Canstatt's Jahresb.*, 1849, VII, 58. — RAYNAL, *De l'équarrissage sous le rapport*
de l'hygiène publique et de la police vétérinaire, in *Dict. pratique de méd. vétéri-*
naire, 1860. — GAMGEE (J.), *Dangers of Slaughtering diseased Cattle*, in *The Lan-*
cet, 1864, t. I, p. 182. — PAPPENHEIM (L.), *Abdeckerwesen*, in *Handb. der Sani-*
tätspoliz., t. I, Berlin, 1858, in-8°, et 2e édit. ibid., 1868. — ROHAULT DE FLEURY,

Études sur la voirie. Paris, 1864, in-8°. — Voir plus bas les bibliographies de villes (*Assainissement, Latrines, Égouts, Abattoirs, etc.*).
— ESSEN, Art. *Abdeckereiwesen*, in *Eulenberg's Handb. d. öff. Gesundheitswesens*, Berlin, 1881, Bd. 1, p. 48. — WAGNER (P.), *Die Düngerfabrication.* Braunschweig, 1877. — BLÜGEL, Art. *Düngerfabrication*, in *Eulenberg's Handb. d. öff. Ges.*, 1881, Bd. 1, p. 575. — VALLIN, *Les odeurs de Paris*, in *Rev. d'hyg.*, 1880, n° 10. — DU MESNIL (O.), *Des dépôts de voiries de la ville de Paris*, etc., ibid., 1882, p. 37.

Des cimetières.

M. Tardieu a étudié les cimetières avec soin dans son excellente thèse qui nous servira encore de guide dans l'examen de cette question, où nous essayerons de résumer son travail.

Les anciens ont, en général, placé les demeures des morts à côté de celles des vivants, mais cependant à une certaine distance. C'est ce que démontre l'exposé historique tracé par M. Tardieu.

Chez les Romains, les inhumations, dans le principe, avaient lieu dans la ville et dans les maisons. Plus tard, la loi des décemvirs défendit de brûler et d'inhumer les cadavres dans l'enceinte des murs de la ville. Cette prescription fut maintenue par les empereurs et rigoureusement observée jusqu'à la fin de l'empire. C'est là ce qui explique cette longue suite de tombeaux qui bordaient les routes, en s'étendant jusqu'à 15 ou 16 milles de Rome. Les premiers conciles chrétiens et les derniers synodes maintiennent des prescriptions analogues, et cependant elles ne peuvent triompher de la ferveur des fidèles, convaincus qu'après la mort ils reposaient plus paisiblement lorsqu'ils étaient enterrés auprès des reliques des martyrs, sous leurs autels et dans leurs églises ; cette croyance erronée faisait acheter fort cher le droit d'être inhumé dans les temples chrétiens ; aussi cette coutume finit-elle par prendre un grand développement, et elle arriva à l'état d'abus dangereux.

Le moyen âge vit donc reparaître les inhumations dans les églises, et les cimetières dans l'intérieur des villes. En 1760, il y avait, indépendamment des inhumations dans les églises et du charnier des Innocents, une vingtaine de cimetières intérieurs.

En 1765, une ordonnance royale et un arrêté du Parlement de Paris prescrivirent qu'à l'avenir les sépultures seraient placées au dehors des villes. — Plusieurs accidents étant survenus, en 1776, dans une rue voisine du cimetière des Innocents, on s'occupa définitivement de supprimer ce cimetière et de le transformer en marché. Cette opération put enfin avoir lieu sans beaucoup d'accidents, et les ossements qui en provenaient furent placés dans les vastes carrières de la plaine de Montrouge.

Les cimetières peuvent-ils donner lieu à un dégagement de gaz nuisibles à la santé? — Cette question a soulevé bien des discussions, et maintenant on peut la résoudre d'une manière positive. Il est, en effet, parfaitement démontré que l'inhumation d'un corps dans une fosse où il est recouvert de plusieurs pieds de terre, n'empêche pas les gaz engendrés par la décomposition de ces matières putrides de pénétrer le sol ambiant, et de s'échapper dans l'air qui est au-dessus ou de se répandre dans l'eau qui est au-dessous. Ces gaz sont : l'acide carbonique, l'oxyde de carbone, l'hydrogène carboné, l'hydrogène phosphoré, le sulfhydrate d'ammoniaque, etc. ; l'abondance de leur dégagement dépend de la nature du sol, de l'état d'isolement ou d'accumulation des cadavres, etc., toutes conditions sur lesquelles nous reviendrons : ce dégagement dure, en général, quinze mois en moyenne.

On doit à un chimiste, M. Pellieux, un travail intéressant sur la nature des gaz qui se dégagent dans les cimetières, dans les caveaux de famille et dans les sépultures privées. D'après lui, ces gaz sont de la même nature que ceux répandus dans l'air libre des cimetières; ils sont seulement plus concentrés et assez abondants pour produire des accidents. Le plus commun est l'acide carbonique, et la quantité de ce gaz est d'autant plus considérable qu'on le recueille plus profondément ; il a également trouvé dans ces caveaux du carbonate et du sulfhydrate d'ammoniaque. M. Pellieux a attribué la présence de ces gaz à trois causes : 1° les émanations du corps ou des corps contenus dans les cercueils ; 2° l'acide libre de l'air du cimetière, qui, dans les temps froids, gagne les parties inférieures ; 3° la construction des caveaux dans les lieux où avaient existé antérieurement des fosses communes, et où la décomposition des terreaux se faisait tardivement. Quelle que soit la valeur de ces explications, le fait n'en est pas moins constant.

Installation générale des cimetières. — Dans l'installation des cimetières, le premier but à atteindre est de faire en sorte que les produits de la décomposition des corps ne se répandent dans l'atmosphère qu'à un état de division extrême, de manière à ne pas incommoder les vivants.

Pour remplir cette indication, il faut donc éloigner les cimetières, autant que possible, des habitations, et, quand on le peut, les placer sur des montagnes. Nous ne parlerons pas ici du Campo-Santo de Pise. C'est un cas particulier et qui, probablement, avec nos mœurs actuelles, n'aura pas d'imitateurs.

Les divers modes d'inhumation maintenant en usage se réduisent à trois :

1° Dans des caveaux ; 2° dans des fosses ; 3° dans des monuments d'une construction spéciale.

L'inhumation en fosses est généralement adoptée en France.

Beaucoup de familles aisées font construire cependant des monuments destinés à leur servir de sépulture, et on appelle caveau la partie de ces monuments qui doit recueillir les cercueils. Chaque bière y occupe un emplacement particulier. Des monuments funéraires existent dans plusieurs villes importantes. A Pise, par exemple (Campo-Santo), c'est une rangée d'arcades et d'édifices en brique. Dans chaque chambre on a pratiqué, dans l'épaisseur des murs, des cavités en forme de fours, régulièrement disposées les unes par rapport aux autres. Les bières sont reçues dans ces fours, que l'on scelle par-dessus. Les pauvres sont enterrés dans les fosses communes placées au milieu des carrés qui séparent les édifices.

Topographie des cimetières. — Exposition. — Les vents portant au loin les exhalaisons des cimetières, il faut s'arranger de manière à arrêter ce transport ou, au moins, à en diminuer les effets. On devra donc chercher à placer un cimetière au nord et à faire en sorte qu'il y ait entre lui et la cité, soit une montagne, une colline, soit une forêt, un rideau d'arbres. — Les vents chauds et humides augmentent et activent la putréfaction, Dès lors, les cimetières doivent non seulement être placés le plus loin possible des villes, mais encore des ruisseaux ou des rivières qui vont traverser ces villes, car ils y transporteraient les matières fétides que le voisinage du cimetière aurait pu faire pénétrer dans leurs eaux par infiltration. — En France, actuellement, l'administration exige une distance de 100 mètres au moins de tout endroit habité ; constatons cependant que, dans un grand nombre, le plus grand nombre peut-être des villages, les cimetières sont encore auprès des églises (1).

Nature du sol. — Dans un sol humide, la décomposition des corps marche beaucoup plus activement ; il y aura donc lieu d'éviter que le cimetière ne reçoive les eaux des parties voisines qui peuvent le dominer : il faut aussi éviter que l'eau qui provient du cimetière ne puisse pénétrer par infiltration et aller infecter les lieux voisins. Dans les terrains secs, la décomposition des corps marche beaucoup plus lentement. Cette remarque a de l'importance, car il faut en conclure qu'on pourra re-

(1) On a proposé pour Paris l'établissement d'un vaste cimetière à Méry-sur-Oise; ce projet n'a pas encore reçu de suite ; il est combattu et par les partisans de la crémation et par les personnes qui admettent l'innocuité des cimetières dans les régions suburbaines.

nouveler plus souvent un cimetière humide, tandis que dans un cimetière sec la lenteur de la décomposition retardera longtemps, très longtemps peut-être, la possibilité du renouvellement de ce cimetière.

Nature chimique des terrains. — Les terrains argileux ont une action moins énergique que les terrains calcaires ; ils forment avec les cadavres une masse compacte, de laquelle les gaz se dégagent difficilement ; leur décomposition est donc très lente. Orfila a fait, à cet égard, de nombreuses et curieuses expériences, desquelles il résulte que la décomposition est plus lente dans le sable et plus rapide dans le terreau, ce qui tient à la formation du gras de cadavre. Ainsi les cadavres se putréfient d'autant plus facilement et d'autant plus rapidement qu'il n'y a pas eu saponification. C'est par cette raison que le terreau, qui favorise la formation du gras de cadavre, ralentit la décomposition. C'est encore ce qui a lieu quand le corps est placé dans un terrain saturé de matières animales en décomposition, comme cela a lieu dans les cimetières encombrés.

Lorsque le sous-sol est un rocher, et que ce rocher est situé assez superficiellement pour qu'on ne puisse donner aux fosses une profondeur de 1m,50, il faut éviter d'y placer un cimetière.

Le voisinage des torrents, des cours d'eau et des ruisseaux, est une circonstance qui doit être prise en considération, en raison des inondations et des infiltrations d'eau qui peuvent en résulter.

Mode d'inhumation. — En France, l'administration exige des fosses profondes de 1m,50 à 2 mètres, sur 8 décimètres de largeur, et distantes de 3 au moins de la fosse voisine. Cette fosse est pour un seul corps.

Les fosses communes étaient autrefois des fosses variables en profondeur, suivant la nature du sol, et où l'on établissait une couche de cercueils les uns à côté des autres, puis on les recouvrait d'une couche de chaux vive, puis une nouvelle rangée de cercueils était placée au-dessus. Actuellement, c'est une longue tranchée de 1m,50 de profondeur sur 2 à 3m,50 de largeur, dans laquelle on place une couche de cercueils et qu'on recouvre d'un mètre de terre bien foulée.

Nature des cercueils. — La décomposition est d'autant plus rapide que les cadavres sont plus immédiatement en rapport avec la terre. Orfila s'est livré, à ce sujet, à des recherches intéressantes, desquelles il résulte que la décomposition des corps est d'autant plus rapide qu'ils se trouvent dans certaines conditions.

Voici l'ordre de fréquence des conditions qui favorisent ce

développement : corps immédiatement en contact avec la terre ; corps recouverts d'un suaire ; corps dans une boîte de sapin, dans un cercueil de chêne, dans un cercueil de plomb. Dans ces derniers surtout, la décomposition est très lente ; cependant elle s'opère, et les gaz trouvent moyen de passer à travers les fissures des soudures, après avoir, toutefois, préalablement distendu, soufflé, comme on dit, le cercueil métallique.

L'état du cadavre à l'instant de l'ensevelissement. — Il est évident que si la putréfaction est commencée, si des mouches ont déjà déposé leurs larves, si, enfin, la nature de la maladie prédispose à la putréfaction, cette dernière s'opérera beaucoup plus vite une fois l'enterrement opéré.

Plantation d'arbres dans les cimetières. — Deux opinions règnent à cet égard. Pour les uns, c'est une mauvaise chose, et voici les arguments qu'ils invoquent. Les racines des arbres diminuent l'espace consacré aux sépulcres. Dans leur voisinage, la décomposition s'opère plus rapidement, le feuillage empêche la dissémination des gaz dégagés et maintient un certain degré d'humidité à la surface de la terre. — Ces inconvénients sont réels, mais on peut les atténuer par la plantation régulière d'allées et d'arbres élevés et élancés, tels que des cyprès, des pins, des peupliers, qui ne maintiendraient pas l'humidité du sol, si redoutée pour les cimetières.

Pour les autres, les plantations d'arbres sont avantageuses : les racines absorbent une certaine partie des gaz qui proviennent de la décomposition à mesure qu'ils se forment, et leur dégagement à la surface de la terre des cimetières est beaucoup moins abondant. Les arbres élevés et en rideau s'opposent à ce que les miasmes et les gaz soient portés par les vents vers des lieux habités.

Durée des concessions de terrains. — On est obligé d'inhumer les corps dans les mêmes terrains et dans des espaces assez circonscrits, sous peine de voir la demeure des morts envahir, avec les siècles, celle des vivants. — Cinq ans sont jugés nécessaires pour la destruction d'un cadavre. On a cherché, en établissant un rapport entre la mortalité moyenne d'une localité et la reprise quinquennale des terrains, l'espace qu'il fallait donner à un cimetière. C'est ainsi que M. Tardieu a estimé à 30,000 mètres de terrain l'étendue qu'il fallait donner à un cimetière d'une ville de 100,000 habitants. On n'y comprenait pas, toutefois, les allées et les plantations. Tous les auteurs n'ont pas admis la même durée de temps pour la destruction complète d'un cadavre. Pour Gmelin, 30 à 40 ans ; pour Frank, 24 à 25 ans ; pour Walker, 7 ans : pour Pyler, 14 ans ; pour Moret,

3 ans ; pour Orfila, de 15 à 18 mois. En France, ainsi que nous l'avons dit, la moyenne admise est de 5 ans.

Abandon des cimetières. — On abandonne les cimetières, ou parce qu'ils sont devenus insuffisants par leur encombrement, ou par des motifs de concessions, ou par la saturation du sol.

On appelle saturation du sol cet état de la terre des cimetières dans lesquels, de nouveaux cadavres étant apportés, ils ne se détruisent pas complètement et se saponifient. Cette saturation arrive : soit parce qu'il y a un nombre trop considérable de cadavres accumulés dans un espace déterminé, soit parce qu'on a été obligé de devancer le temps nécessaire pour la destruction des corps qui y étaient précédemment déposés. C'est, par exemple, ce qui a souvent lieu dans le voisinage des fosses communes. Dans ces cas divers, la saponification qui a lieu retarde la destruction des corps, ou au moins la ralentit beaucoup. Il en résulte que quand on veut mettre à nu des corps dans un tel état, dès qu'ils sont à l'air, la décomposition reprend avec une grande rapidité, et des accidents peuvent en être la conséquence.

En présence de ces faits, toutes les fois qu'un cimetière est abandonné, les ordonnances en vigueur exigent qu'il soit complètement fermé pendant dix ans. Au bout de ce temps, il peut être affermé, mais pendant cinq ans encore on ne peut faire de fouilles, ni pour des plantations, ni pour des constructions ; on peut seulement l'ensemencer.

Pour ce qui est relatif aux exhumations, il nous reste à dire un mot des moyens d'action propres à conserver les corps, c'est-à-dire des embaumements.

Embaumements. — Les embaumements par la méthode ancienne, qui se composaient d'incisions, de poudres absorbantes et odoriférantes placées dans ces incisions et dans les cavités naturelles, enfin de bandelettes extérieures, sont à peu près abandonnés pour les méthodes par injection dans les artères. Ces dernières varient. Voici les plus généralement employées.

1° L'injection, dans les artères, d'alcool chargé de bichlorure de mercure à l'aide du chlorhydrate d'ammoniaque ; excellent moyen, qui peut conserver les corps indéfiniment.

2° L'injection d'une solution d'acide arsénieux dans l'eau ou l'alcool, moyen aussi bon que le précédent, mais que les médecins légistes repoussent comme pouvant être employé à la suite des crimes et empêcher ainsi de les découvrir.

3° L'injection de chlorure de zinc en solution étendue.

Cette méthode paraît être celle qui prévaut actuellement. Elle est excellente, simple et peu dispendieuse.

4° L'injection d'une solution aqueuse d'acétate d'alumine.

Les cadavres embaumés, pour être conservés avec plus de certitude, doivent être placés dans un cercueil de plomb, doublé en dedans et en dehors de cercueils de bois.

[*Crémation des morts.* — L'incinération des cadavres, qui constitue actuellement un objet d'études pour les savants et les hygiénistes de tous les pays, tend à entrer dans la pratique ; ses avantages compensent largement ses inconvénients, dont le plus considérable est de supprimer les exhumations juridiques. Avec la disparition des cimetières, on n'aurait plus les vastes foyers de putridité, qui infectent l'air et répandent des germes malfaisants ; et, d'autre part, en faisant précéder la crémation d'une vérification sérieuse des décès, on aurait une garantie contre les inhumations précipitées, et même contre le crime, par la découverte presque immédiate des empoisonnements ; ajoutons que la plupart des poisons se retrouvent dans les cendres. Des crémations ont eu lieu en Italie, aux États-Unis et en Allemagne, d'après divers systèmes, ceux de Polli, de Brunetti, de Clericetti, de Gorini, de Siemens, etc. Le procédé de Siemens, par exemple, consiste à brûler les cadavres à l'aide de l'air chaud ; l'opération est terminée en trente minutes. En Angleterre, en Italie, en Suisse, en Allemagne, en Hollande, en Belgique, des sociétés se sont formées pour la crémation des morts ; en France, le conseil municipal a été saisi, en 1874, d'un projet tendant à rechercher le procédé le plus pratique d'incinération ; il n'y a pas été donné suite jusqu'à présent ; du reste, le gouvernement a refusé tout récemment, en 1881, d'autoriser des expériences de crémation avec les cadavres non réclamés des hôpitaux.]

Bibliographie. — Meursius (J.), *De funere singulari in quo Græci et Romani ritus*, etc. Hagæ comitis, 1604, in-8°. — Hoffmann (Chr. Gottf.), *De cæmeteriis ex urbe tollendis*. Francofurti, 1629, in-4°. — Rivet (A.), *Epistola in quo mos cadavera mortuorum in templis sepeliendi redarguitur.* Lugd. Batav., 1636, in-12. — Coscuwiz, *De morte ex sepulchris, seu de noxis ex sepulchris in templis oriundis.* Halæ, 1728, in-4°.—Alberti (Mic.) Præs , Jouy (J. C.), Resp., *De sepulchrorum salubri translatione extra urbem.* Halæ , 1743, in-4°. — Haguenot, *Mém. sur les dangers des inhumations dans les églises.* Montpellier, 1747, in-4°. — Habbermann, *De optimo sepeliendi usu.* Vindob., 1772, in-4°. — Alix (M. Fr.), *De nociva mortuorum intra sacras ædes urbiumque muros sepultura.* Erfordiæ, 1773, in-8°. — Maret, *Mém. sur l'usage où l'on est d'enterrer les morts dans les églises et dans l'enceinte des villes.* Dijon, 1773, in-8°. — Du même, *Avis sur les précautions à prendre dans le cas où les circonstances obligeraient à faire des exhumations de cadavres.* Dijon, 1775, in-4°.— Piattoli, *Saggio intorno al luogo del sepelire.* Modena, 1774, in-8° ; trad. franç. par Vicq-d'Azyr, avec un Disc. prélim. Paris, 1783, in-12. *Recueil de pièces concernant les exhumations faites dans l'église Saint-Éloi de la ville de Dunkerque.* Paris, 1783, in-8°. — Durandu, *Mém. sur l'usage d'ensevelir les morts,* in *Nouv. Mém. de l'Acad. de Dijon,* 1785, t. I, p. 184. — Platner (Ern. , *Oratio adversus sepulturam in ædibus sacris.* Lipsiæ, 1788, in-4°. — Tode

(J. C.), *Von dem Begraben in Kirchen und auf Kirchhofen*. Kopenhagen, 1789, in-8°. — Thouret, *Rapport sur les exhumations du cimetière et de l'église des Saints-Innocents*. Paris, 1789, in-4°.—Fourcroy, *Mém. sur différents états des cadavres trouvés dans les fouilles du cimetière des Saints-Innocents*. Paris, 1786, et in Rapp. précédent. — Brunnwieser, *Von den Kirchhofen in den Städten*, in *Abhandl. einer Privat-Gesellsch. in Ober Deutschland*, t. I, p. 170. — *Rapport du Conseil de santé sur la fouille des ci-devant églises*. Paris, an III, in-8°. — Fuhrmann (W. D.), *Historische Untersuchung über die Begräbnissplätze der Alten*, über, etc. Halle, 1800, in-8°. — Kortum (K. G. T.), *Ueber die Unschädlichkeit der Kirchhofe und Begräbnisse in Städten und Dorfen*. Osnabruck, 1801, in-8°. — Robert, *Sur les cimetières de la ville de Langres*, in *Journ. de Corvisart*, t. XVII, p. 338, 1809. — Monfalcon (J. B.), art. *Inhumation*, in *Dict des sc. méd.*, t. XXV, p. 1818. — Parent-Duchatelet, *Note sur les inhumations et les exhumations qui ont eu lieu à Paris à la suite des événements du mois de juillet* 1830, in *Ann. d'hyg.*, 1re série, t. IV, p. 63, 1830. — Bourée, *Consid. sur l'insalubrité des lieux de sépulture dans les communes rurales en général, particulièrement*, etc. Châtillon-sur-Seine, 1832, in-8°. — Bayard (H.), *Sur la police des cimetières*, in *Ann. d'hyg.*, 1re sér., t. XVII, p. 296, 1837.— Guérard (A.), *Des inhumations et des exhumations sous le rapport de l'hygiène*. Th. de conc. Paris, 1838, in-8°.—Walker, *Gatherings from Grave-Yards; particularly those of London; with a Concise History of the Modes of Interment*, etc. Lond., 1839, in-8°. — Riecke (V. A.), *Ueber den Einfluss der Verwesungsdünste auf die menschliche Gesundheit und über die Begrabnissplätze in medicinisch-polizeilicher Beziehung*. Stuttgard, 1840, in-8°.—Mackinnon, Cowper and Blckett, *A Bill for the Improvement of the Dead from their Precinct*. London, 1842.—*Report on the effect of Interments of Bodies on the Health of Towns. Ordered by the House of Commons to be printed*. Lond., 1842. — Miller (J.), *Gutachten über die Lage und Beschaffenheit eines Begräbnissplatzes, mit Bestimmungen*, etc., in *Henke's Ztschr.*, 1843, et *Canstatt's Jahresb.*, 1844, VII, 65. — Pellieux (A.), *Observations sur les gaz méphitiques des caveaux mortuaires des cimetières de Paris*, in *Ann. d'hyg.*, 1re sér., t. XLI, p. 127, 1849. — Gannal, *Sur l'état particulier où se trouve placée la ville de Paris par rapport à ses cimetières*. Paris, 1849, in-8°.—Lewis (W.), *On the Chemical and General Effects of the Practice of Interments in Vaults and Catacombs*, in *The Lancet*, 1851, t. II, p. 125. — Ashley, Chadwick, and Smith, *Report on a General Scheme of extra-mural Sepulture for Country Towns*, in *Gen. Board of Health*, 1851, in-8°. — Tardieu (A.), *Voiries et cimetières*. Th. de conc. (Ch. d'hyg.). Paris, 1852, in-8°. — *Quelles sont les règles à suivre pour les inhumations ainsi que pour l'assainissement des cimetières? Quelle peut être l'utilité des dépôts mortuaires*, etc. (Compt. rend. du congr. d'hyg. publ. de Bruxelles), in *Ann. d'hyg.*, 1re sér., t. XLIX, p. 231, 1853. — Kuettlinger, *Ermahnung zur Abschaffung der Grüfte auf den Friedhofen*, etc. Erlangen, 1854, in-8°, pl. — Bordes (J. B.), *Établissement d'un cimetière*, in *Ann. d'hyg.*, 2e sér., t. V, p. 460, 1856.—*Revival of Urn-Burial*, in *Edinb. med. Journ.*, t. II, p. 473, 1856-57. — Duchesne, *Consultation médico-légale sur le cimetière de Sotteville-lez-Rouen*, in *Ann. d'hyg.*, 2e sér., t. XII, p. 388, 1859. — Trusen (J. P.), *Denkschr. zur Leichen-Verbrennung; aus dessen*, etc. Namslau, 1860, in-8°. — Letheby, *On the Ewils of intra-mural Burials*, in *Sanit. Rep. of the city of Lond.* Jan. 1860.—Brunner, *Sanitätliche Bedenken gegen die Lagerung von Leichenäckern in zu grosser Nähe der Städte*, etc., in *Henke's Ztschr.*, II, 1863, et *Canstatt's Jahresb.*, 1864, t. VII, p. 110. — Favrot (Al.), *Funérailles et sépultures. Histoire des inhumations chez les peuples anciens et modernes*. Paris, 1868, in-8. — Devergie (A.), *Mesures sanitaires à prendre pour le transport des personnes qui doivent être inhumée hors Paris*, etc., in *Ann. d'hyg.*, 2e sér., t. XXXII, p. 77, 1869. — *Regolamento per l'accertamento dei decessi e per la custodia transporto, inumazione e disumazione dei cadaveri in Milano*. Ann. univ. di med., t. CCVIII, p. 451, 1869. — Voy. aussi Orfila et Lesueur, *Traité des exhumations juridiques*. Paris, 1831, 2 vol. in-8°.

Embaumements. — Sebizius (J. D.), *De conditura, seu, ut vulgo loquuntur, de balsamatione cadaverum humanorum*. Argentor., 1649, in-4°. — Rivinus (Andr.),

De pollinctura seu balsamatione. Lipsiæ, 1655, in-4°. — CLAUDER, *Methodus balsamandi corpora humana.* Altenburgi, 1679, in-4°. — ANDREÆ (Sam.), *Epistola de balsamationibus veterum* (in Append. ad Bilsii de usu vasorum lymphat.) Marpurgi, 1678, in-4°. — BLANCARDUS (Steph.), *De balsamatione nova methodus* (in Anat. reformata). Lugd. Batav.,1687, in-8°.—WATEN, *De balsamatione cadaverum.* Witteb., 1693, in-4°. — VESTI (J.), *De pollinctura.* Erfordiæ, 1695, in-4°. — LANZONI (J.), *De balsamatione cadaverum.* Genevæ, 1696, in-12. — PÉNICHER (L.), *Traité des embaumements selon les anciens et les modernes.* Paris, 1699, in-12. — GREENHILL (Th.), Νεκροκηδεία: *On The Art of Embalming, the Right of Burial,* etc. London, 1705, in-4°.—BRUHIER (J. J.), *Mém. sur la nécessité d'un règlement général au sujet des enterrements et des embaumements.* Paris, 1746, in-4°.—ROUELLE (G. Fr.), *Sur les embaumements des Égyptiens,* in Mém. de l'Acad. des sc., 1750, p. 123. — SUE (P.), *Anthropotomie ou l'art d'injecter, de disséquer et d'embaumer les parties du corps humain.* Paris, 1765, in-12.—PELLETAN fils, art. *Embaumement,* in Dict. des sc. méd. t. XI, 1815.— GRANVILLE (A. B.), *An Essay on Egyptian Mummies with Observ. on the Art of Embalming among the Ancient Egyptians.* Lond., 1825, in-4°. — PETTIGREW (T. J.), *An History of Egyptian Mummies, and on Account,* etc. Lond., 1834, in-4°. — TRANCHINA (Guis.), *Metodo di imbalsamazione* (Anal.), in Annali univ. di med., t. LXXV, p. 370, 1835. — MURAT, art. *Embaumement,* in Dict. de méd. en 30 vol., t. XI, 1835. — SEGATO (G.), *Della artificiale riduzione a solidità lapidea et inalterabilità degli animali.* Firenze, 1835, in-8°. — MAGNUS (J.), *Das Einbalsamiren der Leichen,* in Alter-und neuer Zeit. Braunschweig, 1839, in-8° — GANNAL, *Histoire des embaumements et des préparations des pièces d'anatomie normale,* etc., 2e édit. Paris, 1841, in-8°. — DU MÊME, Diverses brochures, lettres et notices. — MARCHAL (de Calvi), *Question de l'embaumement.* Paris, 1843, in-8°. — POISEUILLE, *Rapport à l'Acad. de méd. sur les divers modes d'embaumement présentés par MM. Dupré, Gannal et Sucquet,* in Bull. de l'Acad. de méd., t. XII, p. 463, 1847. — FALCONI, *Quelques mots sur la conservation des pièces anatomiques et sur les embaumements* (Presse méd.). Paris, 1853. — MASSÉ, *Petit traité pratique des embaumements par injection.* Paris, 1853.—SCOUTETTEN, *Rap. sur des momies d'Égypte et sur la pratique des embaumements,* in Mém. de l'Acad. imp. de Metz, 1858-1859. — WARREN (J. C.), *Descript. of an Egyptian Mummy, With an Account of the Operation of Embalming,* etc. Boston, 1858, in-8°. — GORINI, *Procédé pour la conservation des cadavres,* in Compt. rend. de l'Acad. des sc., t. LX, p. 212, 1865. — SUCQUET (J. P.), *De la conservation des traits du visage dans les embaumements.* Paris, 1862, in-8°. — DU MÊME, *Assainissement des décès et des convois funèbris,* ibid., 1869, in-8°.

— ALLONGE, *Notice sur les embaumements.* Paris, 1872, in-8. — BAYLE, *L'embaumement dans les temps anciens et modernes,* etc. Paris, 1873, in-8. — HALL, in Philad. med. a. surg. Reporter, oct. 1873. — BUFALINI, *Nuovo processo di imbalmazione,* in Riv. die Medic., Chir. e Terap., déc. 1873.

GIVO (V.), *Sulla incenerazione dei cadaveri,* in Gaz. med. ital. prov. venete di Prad., 1873. — HEREDIA, *Incineracion de los cadaveres,* in Correio med, Lisboa, 1873. — MUSATTI, *Intorno all' incenerazione dei cadaveri,* in Giorn. venete d. sci. med., 1873. — PIETRA-SANTA (de), *La crémation des morts en Italie,* in Un. méd. sept. 1873. — PINI (G.), *Sulla cremazione dei cadaveri,* in Annali univ. d Omodei, dicemb., 1873. — POLLI, *L'incinération des cadavres,* in Journ. de méd. de Bruxelles, janv., p. 31. 1873. — KÜCHENMEISTER, *Ueber Leichenverbrennung.* Erlangen, 1874, et in Deutsche Klinik, 1874 et Allgem. Zeitschr. f. Epidem., Bd. 1, 1874. — DU MÊME, *Die Feuerbestattung.* Stuttgart, 1875, in-8. — ADLER, *Die Leichenverbrennung.* Wien, 1874, gr. in-8. — BAGINSKI (A.), *Die Leichenverbrennung vom Standpunkt der Hygieine.* Berlin, 1874. — FLECK, *Beitrag zur Beantwortung der Frage von der Leichenverbrennung,* in Allg. Zeitschr. f. Epid. Bd. 1, 1874. — EASSIE (M.), *Cremation of the dead.* London, 1875.

MARTIN-BARBET, *Rapp. sur la question générale des cimetières.* Bordeaux, 1874. — DU MÊME, *Des cimetières au point de vue de l'hygiène publique,* in Ann. d'hyg., 2e sér., t. XLIII, 1875. — BERNSTEIN, *Ueber Pietät gegen die Todten.* Berlin, 1874. — FONTERET, *Hygiène des cimetières,* in Lyon méd. 1874. — PRAT, *Résultats obte-*

nus après l'emploi de l'acide phénique dans les inhumations, in Compt. rend. de l'Acad. d. Sci., t. LXXVIII, 1874. — DEVERGIE (A.), Nouv. mode d'inhumation, in Ann. d'hyg. publ., 2ᵉ sér.. t. XLV, 1876.
— ROTH, Welche Grundzüge hat die öffentl. Gesundheitspfl. bezügl. der Beurth. der Begräbnissplätze zu adoptiren? In D. Viert. f. öff. Ges.-Pfl., Bd. VII, p. 299, 1875. — KIENE, Beob. üb. die Sättigung der Kirchhofserde, in Viert. f. ger. Med., oct. 1875, p. 343. — PALASCIANO, De l'assainissement des tombeaux, in Presse méd. belge, sept. 1875. — KLINGER, Beob. über einige Misstände in Kirchhöfen, in Friedreich's Blätter f. ger. Med., 1878, p. 203. — SZOKALSKI, Sur les cercueils métalliques dans les caveaux de famille, in Pamietn. Towarcz. lek. Warsz., t. LXXIV, p. 591, 1878. — LOSSIER (L.), Des conditions d'un bon cimetière, etc., in Rev. d'hyg., 1880, p. 446. — WERNHER, Die Bestattung der Todten in Bezug auf Hygiene. Giessen, 1880. — ROBINET (G.), Sur les prétendus dangers présentés par les cimetières en général. Thèse de Paris, 1880. — PARSONS (F.), Sanitary requirements of cemeteries, in the Practitioner, t. XXVI, p. 143, 1881. — VALLIN (E.), La question des cimetières, in Rev. d'hyg., 1881, p. 633. — MARTIN (P.), Les cimetières et la crémation. Paris, 1881, in-8.
KOPP, Leichenbeerdigung und Leichenverbrennung, in Viert. f. öff. Ges.-Pfl.. Bd. VII, p. 1, 1875. — MARMIER, Utilité de la crémation des cadavres. Th. de Paris, 1876. — WALLIS, Om likförbränning, in Hygiea, 1877, p. 185. — BEAU, Essai historique sur la crémation. Th. de Paris, 1878, in-4. — ROCHU, De la crémation. Th. de Paris, 1878, in-4. — LADREIT DE LACHARRIÈRE, De la crémation des morts, in Ann. d'hyg. publ., 3ᵉ sér., nᵒˢ 6, 7, 1879. — WISS, Ueber Leichenverbrennunh vom Standpunkte der öffentl. Gesundheitspflege, in Viert. f. ger. Med., Bd. XXX et XXXI, 1879. — SPENCER WELLS, Remarks on Cremation or Burial, in Brit. Med. Journ., sept. 18, 1880. — VINELLI, De la crémation, in Ann. d'hyg., oct. 1880, p. 364. — MOLLIÈRE, Relat. de deux crémations, etc., in Lyon méd., 1880, nᵒ 39. — VALLIN, Une séance de crémation à Milan, in Rev. d'hyg., 1880, p. 854.

II. — ÉMANATION DE VÉGÉTAUX DÉCOMPOSÉS OU EFFLUVES MARÉCAGEUX.

Pour étudier les effluves marécageux et leur funeste influence, il est indispensable de commencer par l'histoire des eaux stagnantes et des marais. C'est ce que nous allons essayer de faire.

Les pluies qui tombent à la surface du sol dans les diverses contrées, ainsi que les eaux qui jaillissent du sein de la terre, n'y restent pas dans cet état, et elles tendent à disparaître suivant un des trois modes que voici :

1º Par écoulement naturel ;

2º Par évaporation ;

3º Par infiltration dans le sol.

La perméabilité du sol, sa déclivité, son état de culture, sa surface plus ou moins boisée, l'inégalité ou la direction des pentes, influent sur ces trois modes.

1º Ainsi, le sol disposé en bassin, avec un terrain imperméable et une surface d'évaporation peu considérable, favorise la stagnation. De là, la formation des lacs, des étangs. L'excédent d'eau qui s'écoule et une autre partie qui s'évapore spontanément dans la saison chaude, expliquent leur transformation en marécages.

2° Les torrents inondant des pays, et le débordement des fleuves couvrant les champs voisins de leur lit, laissent, lorsqu'ils se retirent, des parties alternativement couvertes d'eau et desséchées ; tandis que dans d'autres points, ce sont des flaques d'eau permanentes. De là, encore, l'origine de nouveaux marécages.

3° Les torrents qui sillonnent les montagnes et entraînent les terres (les défrichements favorisent ces effets), déposent à l'embouchure des fleuves le limon qu'ils ont charrié ; de là, des atterrissements qui envahissent la mer, en exhaussent le fond et apparaissent sous forme d'îles. L'embouchure de beaucoup de fleuves présente ainsi un delta composé de terres alternativement sèches, humides et infectées d'eaux croupissantes.

4° Le flux et le reflux, l'agitation des vagues, inondent souvent les rivages ; de là, production d'eaux stagnantes sur beaucoup de côtes.

5° Le retrait des eaux de la mer, qui abandonnent certains rivages pour en inonder d'autres, l'abaissement du niveau de plusieurs lacs, sont la cause de la formation de plaines marécageuses.

6° Les bassins naturels ou artificiels où l'homme est parvenu à contenir des eaux, de même que les canaux, sont des causes fréquentes de stagnation.

7° Sur les côtes de l'Océan, l'introduction des eaux douces dans les marais salants abandonnés agit de la même manière.

Telles sont les causes principales de la formation des eaux stagnantes.

A la surface du globe, les marais sont nombreux : voici quelques-uns des plus redoutables et des plus étendus.

En Asie : le lac Elton, à l'est du Volga ; le lac Aral ; le lac d'Urmia, en Perse, près de Tauris ; la mer Caspienne, entourée de marais. Toute cette partie du monde semble avoir été couverte par une vaste mer intérieure, remplacée aujourd'hui par des lacs et des mares. Le lac Asphaltite, en Syrie, entouré de beaucoup de marais ; dans les Indes, les bords de l'embouchure du Gange ; presque tout le Bengale est couvert de rizières ; les rives du golfe Persique ; le Tanaïs, prolongeant vers la mer de Crimée les Palus-Méotides, si célèbres dans l'histoire : toute la Crimée, la Mésopotamie.

En Afrique : toutes les côtes inondées par les pluies tropicales sont marécageuses ; les lacs de l'intérieur, où tant de rivières vont se perdre, sont dans le même cas ; du Sénégal à la Cafrerie, et de l'Abyssinie au Cap, existe une ligne de marais. Dans la Basse-Égypte, ce sont les rizières, le delta du Nil.

En Amérique : les bords des grands lacs des États-Unis, qui semblent chaque jour diminuer de volume, et dont les rives, ainsi que celles de l'Ohio et du Mohawk, sont couvertes de plages marécageuses : l'embouchure du Mississipi, tous les grands cours d'eau de l'Amérique du Sud, la Guyane, la Colombie, contiennent de vastes marécages.

En Europe : l'Écosse, la Norwège, l'Irlande, renferment beaucoup de marais : de Saint-Pétersbourg à la mer Noire sont de vastes plages marécageuses. Toute l'Europe occidentale jusqu'au fond de la Baltique et comprenant la Hollande, le Hanovre, le Danemark, les Poméranies. Plus au centre, la Hongrie et la Pologne ; la Suisse et ses vastes lacs. Au midi existent les marais de la Sardaigne. En Italie, ceux de Sienne, de Toscane, de l'Arno, de Mantoue, les lagunes de Venise et surtout les Marais-Pontins, qui, de Cisterna à Terracine, ont 42,000 mètres de long sur 18,000 mètres de large.

La France présente, tout le long de ses rivages, une ceinture de marécages sur l'Océan et la Méditerranée. Le delta du Rhône, dont la surface a 72 lieues carrées : le département de l'Ain, dont 30 lieues carrées sont couvertes d'étangs et de marais ; le département de l'Indre, qui contient plus de 400 étangs (Brenne) ;

La Sologne, qui, sur une étendue de 250 lieues carrées, présente un sol alumineux, couvert de ruisseaux, parsemé d'étangs et de marais. Les marais de France les plus importants pour leur étendue sont : celui des Echets, dans l'Ain, 1,150 hect. ; celui de la Courche, dans l'Aisne, 5,500 hect. ; celui de Leucate, dans l'Aude, 1,881 hect. ; celui de Berre, dans les Bouches-du-Rhône, 13,517 hect. ; celui de Marans, dans la Charente-Inférieure, 5,900 hect. ; celui de Mariano, en Corse, 3,000 hect. ; ceux de Blaye, dans la Gironde, 4,600 ; celui de Sanguinet, dans les Landes, 5,000 ; celui de Saint-Joachim, dans la Loire-Inférieure, 7,700 (1).

(1) Superficie du sol couvert d'étangs et de marécages en France. (Motard, *Thèse de concours.*)

	hectares.		hectares.
Bouches-du-Rhône	53,700	Manche	12,800
Vendée	49,600	Corse	12,500
Charente-Inférieure	44,800	Somme	8,000
Gironde	37,000	Deux-Sèvres	7,000
Loire-Inférieure	29,500	Oise	7,000
Ain	19,500	Hérault	6,500
Landes	19,000	Isère	6,500
Gard	18,000	Marne	6,500
Morbihan	15,000	Maine-et-Loire	5,100
Cher	13,700	Aude	5,000
Aisne	13,500	Loiret	4,500

État physique des marais. — Les eaux stagnantes contiennent, dans leur limon, des débris végétaux et animaux. Leur niveau et leur étendue sont variables : les marais qu'elles produisent sont secs ou mouillés ; ils se forment de la manière suivante :

La végétation qui existe au fond de l'eau est composée de plantes annuelles à feuilles charnues et chargées de parties vertes. Ces plantes, qui sont en particulier les joncs, les scirpes, les roseaux, les ménianthes, meurent tous les ans, s'altèrent, se putréfient et forment un détritus qui augmente chaque année et diminue la profondeur de l'eau stagnante. Ce fond finit par atteindre presque la surface ; alors paraissent d'autres plantes, annuelles encore, mais qui ne veulent que peu ou point d'inondation. Telles sont les ombellifères, les lysimachiées, les salicaires, les laîches, les renoncules, les alismacées, qui, mourant également chaque année, augmentent ainsi le dépôt limoneux. Puis enfin paraissent les arbustes à racines submergées, les myricas, les airelles, les lêdons.

A tous ces débris végétaux viennent en même temps se joindre des myriades d'animaux de toute espèce, des infusoires, des vers, etc., qui meurent également chaque année et dont les débris vont encore se mêler au limon. L'hiver arrive, le froid congèle l'eau et tous les débris qu'elle renferme, l'altération s'arrête, mais pour recommencer plus forte et plus intense quand le dégel arrive et que les premières chaleurs commencent à se faire sentir.

La couleur verte des eaux stagnantes est due aux lentilles d'eau, aux conferves, au milieu desquelles nagent des myriades d'animaux infusoires (*monas pulvisculus*). La vase des marais, agitée avec un bâton, laisse dégager des gaz où domine l'hydrogène protocarboné.

Il est une variété des eaux stagnantes qui, au lieu de constituer des marais, sont plutôt une source féconde d'oxygène.

Morren a démontré que la matière verte qui couvre beaucoup d'eaux tranquilles est formée par un nombre infini d'animal-

	hectares.		hectares.
Calvados	4,500	Haute-Garonne	
Eure	2,500	Gers	
Finistère	2,500	Mayenne	
Allier		Puy-de-Dôme	
Ardèche		Marne	Très
Ardennes	Très	Sarthe	petite
Ariège	petite	Tarn	surface.
Aveyron	surface.	Haute-Vienne	
Côtes-du-Nord		Vosges	
Creuse		Yonne	

cules microscopiques. Sous l'influence de la lumière solaire, les
animalcules morts décomposent l'acide carbonique de l'air,
absorbent le carbone, et l'oxygène, à l'état de gaz naissant,
devenant libre, est dissous dans l'eau, et, de là, dégagé dans
l'atmosphère ; une eau limpide contient, au maximum, 34
p. 100 d'oxygène ; d'après Morren, les eaux vertes en contiennent 25 p. 100 le matin, 48 p. 100 à midi, et 61 p. 100 à 5 heures du soir.

Effluves marécageux.

Air des marais. — Quelle est la nature et la composition des
effluves marécageux? Bien des hypothèses ont été proposées à
cet égard. Il y a cependant des faits positifs ; nous allons passer
en revue les uns et les autres.

1° Beaucoup d'auteurs ont cru ces effluves constitués par des
insectes. C'était l'opinion de Varron (*De Re rustica*), de Colu-
melle, de Vitruve, de Kirker, de Lange, de Lancisi, etc. Ce n'est
qu'une hypothèse.

2° D'autres ont regardé comme tels des gaz connus et bien
déterminés, qui se dégagent des eaux stagnantes. Ces gaz,
recueillis, ont été analysés par Wollaston, qui les a trouvés constitués par de l'hydrogène protocarboné mêlé à 14 ou 15 cen-
tièmes d'azote ; plus, une quantité variable mais peu considérable d'acide carbonique et d'acide sulfhydrique, et des traces
seulement d'hydrogène phosphoré.

M. Paul Savi a fait des recherches desquelles il résulte qu'il
existe dans l'atmosphère des marais une certaine quantité
d'hydrogène carboné et d'hydrogène sulfuré. Ce dernier, en
particulier, serait le résultat de la décomposition des sulfates
contenus dans les eaux par les matières organiques. Voici, du
reste, les conclusions de son mémoire. Il paraît prouvé que les
lieux exposés à éprouver les effets de l'air insalubre sont :

1° Les terrains renfermant des amas d'eaux stagnantes et
salées, ou les terrains non noyés, mais qui renferment des matières salines et des substances organiques, lorsque les pluies
d'été viennent à les humecter ;

2° Les terrains recevant des eaux minérales contenant des
sulfates et des chlorures, lesquelles séjournent sur des matières
organiques en décomposition ;

3° Les plages où s'accumulent des amas d'algues, qui sont
ensuite baignés par les eaux douces ou par un mélange d'eaux
douces et d'eaux salées.

Comme une hypothèse résultant des faits observés, l'auteur
signale les gaz hydrogènes sulfuré et carboné, sinon comme les

agents directs des influences délétères, au moins comme jouant un rôle dans le développement de la malaria. En un mot, l'origine de l'air insaluble serait liée à la production de ces gaz hydrogénés.

Ces résultats sont incontestables, mais ce ne sont pas ces gaz qui produisent les funestes effets des marécages : il y a autre chose : il y a dans l'atmosphère des marais (*aria cattiva*) une matière organique particulière, qui constitue précisément ce qu'on appelle *effluves*.

L'existence de cette matière organique n'est pas une hypothèse, mais un fait bien démontré.

La condensation de l'humidité contenue dans l'atmosphère des marais, opérée à l'aide d'appareils réfrigérants convenablement disposés, a permis de recueillir ainsi une certaine quantité de cette rosée ; on l'a trouvée facilement putrescible, et on a dû placer la cause de cette facile altération dans l'existence d'une matière de nature organique, soluble dans l'eau.

M. de Gasparin, à qui l'on doit des expériences de ce genre, après avoir recueilli une certaine quantité de cette vapeur condensée, en frictionna des moutons et leur en fit boire ; il vit se développer chez eux la maladie à laquelle on donne le nom d'hydrohémie.

Rigaud de Lisle, ayant placé dans les Marais Pontins des cadres en bois garnis de plusieurs carreaux de verre disposés en toit, la rosée s'y condensa ; il en recueillit ainsi deux bouteilles qui, malheureusement, ne furent analysées que six mois après par Vauquelin. Ce liquide contenait des flocons légers d'odeur ammoniacale à réaction alcaline. Cette analyse ne pouvait rien prouver et ne prouva rien.

Moscati, de Milan, condensa les émanations des rizières en suspendant, à trois pieds du sol, des globes de verre remplis de glace. L'eau condensée donna une matière floconneuse, putrescible, d'odeur cadavérique. Boussingault trouva dans l'air des plaines marécageuses et si pernicieuses de l'Amérique, des matières organiques que l'acide sulfurique carbonisa.

Ces expériences, qui laissent toutefois à désirer, prouvent cependant l'existence dans l'air d'une matière végétale putrescible, qui constitue les effluves marécageux, et qui est la cause des accidents fâcheux déterminés par les eaux stagnantes.

[M. le docteur L. Gigot (de Levroux) ayant fait passer, à l'aide d'un aspirateur, de grandes quantités d'air marécageux à travers de l'acide sulfurique parfaitement pur, et ayant examiné celui-ci au microscope, y a reconnu des fragments de végétaux (feuilles, fibres, cellules, etc.), des grains de pollen, des débris d'insectes, des infusoires entiers et surtout des débris de ces animalcules. Est-ce là la *matière du miasme paludéen?* M. Gigot croit pouvoir l'affirmer, sinon d'après une expérimentation directe, du moins par induction.

Le miasme est-il le résultat d'un venin produit par certains infusoires et entraîné par les évaporations aqueuses? Telle était l'opinion de M. Bouchardat. Est-il constitué par les principes volatils de diverses plantes aquatiques (l'*Anthoxanthum odoratum*, le *Chara vulgaris*), de telle sorte que l'absence de ces plantes déterminerait l'innocuité reconnue de certaines eaux stagnantes? C'est ce que croyait Boudin. De son côté, Lemaire, examinant au microscope la vapeur d'eau condensée provenant d'une des localités les plus malsaines de la Sologne, y a trouvé des spores, des cellules, des débris de toutes sortes. Il se forma là, d'abord des algues, des mucédinées, des champignons, remplacés plus tard par des vibrions, des monades, des bactéries, et, pendant ce temps, l'eau, primitivement limpide, se troublait et devenait floconneuse. Ces ferments entraînés par la vapeur d'eau peuvent-ils être regardés comme le miasme fébrigène? Viennent maintenant les intéressantes recherches de M. Salisbury. Notre confrère américain, ayant reconnu, par le microscope, la présence de spores, de cellules, de corpuscules d'animaux, de diatomées, de desmidies, etc., dans les crachats des individus atteints de fièvres intermittentes, fut frappé de la constance et de l'abondance de petites cellules oblongues formées d'un *nucleus* très distinct, entouré d'une membrane lisse avec un intervalle transparent et comme vide entre celle-ci et les nucléus. Il reconnut là les cellules du genre *Palmella*. Ces mêmes cellules se montraient aussi dans les urines des fébricitants. L'examen direct des vapeurs marécageuses y décela la présence en grande quantité de ces corpuscules. Tenait-on enfin l'agent du miasme? Des individus sains et placés en dehors de la zone marécageuse, ayant été exposés aux émanations de palmella recueillies sur des marais, et ayant présenté des accès bien caractérisés de fièvre intermittente, M. Salisbury s'est cru en droit de répondre par l'affirmative. Ainsi, comme l'avait déjà dit, en 1849, son compatriote Mitchell, la malaria serait constituée par des spores cryptogamiques. Malheureusement pour la théorie de Salisbury, on a démontré que son *Palmella gemiasma* se rencontre dans des localités parfaitement saines et manque au contraire, souvent dans les marécages (Lanzi et Terrigi).

En 1869, Balestra considéra le miasme paludéen comme un sporule d'algue, mais ne donna guère de preuves démonstratives à l'appui de son opinion. Il faut arriver aux travaux de Klebs et de Tommasi-Crudeli pour trouver une solution à peu près satisfaisante du problème. Le premier principe énoncé par ces auteurs, c'est que la cause spécifique de la malaria réside dans le sol; ainsi se trouve de prime abord expliquée cette particularité que la maladie éclate non seulement sur les terrains franchement marécageux, mais encore sur diverses alluvions, sur les terres temporairement inondées, pendant les défrichements, les travaux de nivellement et de canalisation dans les villes, sur les plateaux élevés du Pérou (*fièvre des montagnes*), etc.

M. Armieux, l'un des premiers, a cherché à démontrer par de nombreux exemples, que, dans ces localités, on doit admettre l'existence d'eaux stagnantes situées à une faible profondeur au-dessous de la surface du sol. Ce qui permet de ramener toutes ces fièvres à un seul type, le type paludéen. Notons encore que M. L. Colin a mis hors de doute que les terres longtemps abandonnées à elles-mêmes les terres vierges dont la végétation est insuffisante pour le rendement, produisent des émanations fébrigènes.

Pour Klebs et Tommasi-Crudeli, la vraie cause de la malaria est un micro-organisme du genre *Bacillus*, le *B. malariæ*; on le recueille dans les couches d'air en contact avec le sol malarien, on peut le cultiver et l'inoculer. Malgré les résultats déjà obtenus, une conclusion définitive n'est pas encore possible, surtout quand on voit Tommasi-Crudeli distinguer absolument l'un de l'autre le phénomène de la putréfaction et le processus générateur de la malaria, qu'on trouve si souvent associés.

Enfin, plus récemment encore, M. Laveran a trouvé dans le sang de malades atteints de fièvre palustre un nouveau parasite ressemblant à un leucocyte dans lequel seraient implantés 3 à 4 filaments renflés à leur extrémité libre en forme de ventouse; les sels de quinine font rapidement disparaître ces corpuscules. Les corps arrondis en forme de leucocyte paraissent n'être que des poches où les parasites filamentaires vivent quelque temps agglomérés et comme enkystés, pour devenir libres ensuite. M. Laveran fait de ces parasites une Oscillariée, et la décrit sous le nom d'*Oscillaria malariæ*, microbe qui n'a rien de commun avec le *Bacillus malariæ*.]

Deux influences spéciales peuvent être rapprochées de l'action des marais. L'une est celle des rizières, qui doivent avoir une partie de l'année le pied dans l'eau, et qui produisent, dans les pays où elles sont en usage, des effluves marécageux non moins fâcheux que ceux des marais proprement dits, et déterminent des accidents paludéens tout à fait analogues; l'autre est celle des routoirs, c'est-à-dire des eaux dans lesquelles s'opère le rouissage du chanvre. Ces derniers sont considérés dans beaucoup de pays comme produisant des fièvres intermittentes semblables à celles des marais. Parent-Duchâtelet, s'appuyant sur des expériences entreprises par lui, a regardé les émanations du rouissage du chanvre comme parfaitement innocentes. Je ne puis admettre l'analogie des expériences tentées par Parent-Duchâtelet, dans un appartement, avec ce qui se passe dans les localités où s'opère en grand le rouissage du chanvre, et, tout en pensant que l'influence de cette opération a peut-être été exagérée, je n'hésite pas cependant à reconnaître, en raison des faits dont j'ai été témoin, qu'elle détermine des effets analogues, quoique moins énergiques, à ceux des effluves marécageux.

Causes qui favorisent l'action des marais. — Ces causes sont externes ou bien internes, c'est-à-dire dépendantes des individus.

Les causes externes sont la température, l'altitude, les vents, l'instant de la journée, la situation géographique.

Les causes internes sont l'âge, le sexe, la constitution, le tempérament et les maladies antérieures. Un mot sur chacune de ces influences.

CAUSES EXTERNES. — 1° *Température.* — En général, plus la température est élevée, plus l'action des effluves marécageux est énergique, et plus facilement ils produisent leurs effets.

La température peut être étudiée dans trois circonstances différentes : la température du jour, celle de la saison, et celle de la localité.

Température du jour. — Les effluves marécageux agissent surtout avec énergie depuis le coucher du soleil jusqu'à son lever, c'est-à-dire à l'instant où la température est moins élevée. Cela tient à ce que, le soir, la nuit et le matin, quand le refroidissement de l'atmosphère laisse précipiter des brouillards ou que la rosée se produit, l'homme reçoit avec une très grande facilité l'influence des effluves marécageux ; car ils ont été précipités avec cette rosée et sont en dissolution dans l'eau qui la constitue. Dans le milieu du jour, quand, par suite de la chaleur, l'air est complètement sec et a dissous totalement les vapeurs, les effluves marécageux exercent, au contraire, leur minimum d'action. L'influence du soir, immédiatement après le coucher du soleil, est, du reste, beaucoup plus énergique que celle du matin; ce qui tient à ce que la chaleur de la journée a opéré de nouvelles décompositions végétales, les a volatilisées en même temps que l'eau, et qu'à l'instant de la chute de la rosée, l'air en est imprégné et saturé.

Température de la saison. — Plus la saison est chaude, plus la décomposition végétale est au maximum, et, par conséquent, plus l'action des effluves marécageux est énergique. C'est, toutefois, en automne que cette action a le plus de force, et voici pourquoi : la chaleur règne depuis longtemps, les marais contiennent moins d'eau, le limon est plus à découvert et le dégagement des effluves plus facile. Si l'on joint à cela la plus grande quantité de matières végétales décomposées, la mort d'un certain nombre de plantes aquatiques annuelles arrivées au terme de leur existence, on aura l'explication de la grande fréquence des fièvres intermittentes automnales.

Température de la localité. — Plus la contrée où existent les marécages se rapproche de l'équateur, plus active est l'action des effluves. On explique ce résultat : 1° par la végétation luxuriante de ces climats, qui produit des plantes aquatiques larges, épaisses, et plus riches en sucs végétaux que partout ailleurs ; 2° par la chaleur plus ardente, qui non seulement dessèche plus rapidement les marais et favorise l'expansion dans l'atmosphère des effluves marécageux, mais encore active la décomposition de ces mêmes substances végétales, qui trouvent réunies les conditions les plus favorables pour cela : chaleur considérable, humidité modérée et eau peu profonde.

2° L'*immobilité de l'air* favorise l'action des miasmes là où ils se sont développés : c'est, par exemple, ce qui arrive dans des marais entourés de collines et enclavés dans une espèce de bassin.

3° Une autre influence à considérer pour se rendre compte de l'action des marais, c'est l'*altitude* des lieux par rapport au marais lui-même. Il est, en effet, d'observation que les miasmes ne s'élèvent, en général, qu'à une certaine hauteur dans l'atmosphère. Cette hauteur, qui peut être estimée de quarante à cinquante pieds dans nos climats tempérés, est quelquefois plus élevée dans des contrées plus chaudes.

4° En dehors même de l'altitude, des obstacles matériels, des écrans, physiques en quelque sorte, peuvent s'opposer à l'expansion des miasmes et à leur influence sur une localité. C'est ainsi qu'on a vu des bouquets d'arbres, un mur élevé, etc., empêcher l'action des effluves marécageux, et leur disparition faire développer des fièvres intermittentes là où il n'en existait pas auparavant. Dans les contrées tropicales, on se met à l'abri des terribles effets des émanations paludéennes en gagnant l'intérieur des terres et en s'élevant à une certaine hauteur dans les montagnes. Sezze, élevé de 306 mètres au-dessus de la mer, n'éprouve pas l'effet pernicieux de la proximité des Marais Pontins.

5° Les courants d'air, les vents peuvent exercer une influence sur la production des accidents dus aux marécages, en transportant les effluves à des distances plus ou moins considérables. C'est ainsi qu'on voit, dans des localités situées à une certaine distance des marais, mais dans la direction des vents habituels qui passent sur ces derniers avant d'arriver à la localité, des fièvres intermittentes survenir d'une manière presque épidémique à l'instant où ces vents commencent à souffler.

6° Le mélange accidentel des eaux salines et des eaux douces, toutes deux à l'état d'eaux stagnantes et marécageuses, détermine un développement considérable d'effluves, et occasionne des accidents plus graves que n'en produirait chacune de ces deux espèces d'eaux agissant isolément. M. Gaetano Giorgini a publié, en 1825, plusieurs faits de ce genre.

Ainsi, d'après cet auteur, la plaine marécageuse formée, dans l'État de Massa, par l'Arno et le Perchio, recevait constamment l'eau salée que les marées lui envoyaient, et la ville, de Viareggio ainsi que les environs offraient jusqu'en 1741 l'aspect d'une dépopulation due à l'influence de ces marais. A cette époque, une écluse de séparation des eaux douces et des eaux salées fut construite ; dès l'année suivante, les fièvres ne reparurent plus dans le voisinage, et la population s'accrut : mais, en 1768 et 1769, les écluses endommagées laissèrent pénétrer l'eau de la mer, et pendant ces deux années, Viareggio et les bords des lacs de Massacuccioli furent de nouveau ravagés par la maladie ; le rétablissement de l'écluse la fit cesser : un oubli pareil, en 1784, amena les mêmes résultats. Les habitants de Montignoso, placés dans des conditions pareilles, sollicitèrent les mêmes secours ; une semblable écluse améliora leur sort. Deux autres furent construites à Montrone, en 1818, et à Tonfalo, en 1820 ; le même succès couronna ces travaux.

Quelle est la cause de semblables effets ? On l'ignore ; il est cependant probable que c'est la densité différente des deux liquides mélangés qui détermine une fermentation soudaine et rapide. Le mélange des eaux de deux étangs différents peut produire des phénomènes semblables.

Suivant M. Savi, ainsi que nous l'avons dit plus haut, le mélange des eaux douces et des eaux salées produirait une quantité notable d'hydrogène sulfuré, et ce serait alors à ce gaz qu'il faudrait attribuer les effets plus pernicieux de ces marais.

Les eaux d'une féculerie, mêlées à des eaux marécageuses, sont probablement capables de produire une action analogue et une infection soudaine.

[Aux conditions précédentes qui font varier l'intensité du miasme paludéen, il convient, depuis les belles et savantes recherches de M. Boudin, d'ajouter la *situation géographique*. Dans l'hémisphère nord, le domaine des fièvres paludéennes s'étend de l'équateur à une limite boréale qui, au moins sur l'ancien continent, correspondrait assez bien à la ligne isotherme de 5° centigrades, mais qui, dans l'Océan, exclut les îles du nord de l'Écosse. Dans l'hémisphère sud, ce domaine est beaucoup plus restreint et sa limite australe n'atteint même pas l'isotherme de 15°. Les fièvres sont très rares dans l'Amérique du Sud en dehors du tropique. A quelle cause attribuer cette immunité? D'après les récentes recherches de M. Pauly, il faudrait la rapporter à l'action des vents qui balayent incessamment les régions dangereuses de l'autre hémisphère, sur lequel ils ont un libre accès, tandis que dans l'hémisphère boréal, les vastes contrées palustres qui s'y rencontrent seraient, en grande partie, soustraites à cette puissante ventilation.]

Causes internes. — *Age.* — Plus un individu est jeune, plus, toutes circonstances égales d'ailleurs, il subit facilement l'influence des effluves marécageux.

Sexe. — Il est généralement admis que les femmes résistent mieux aux émanations paludéennes : cela tient uniquement à ce que, par suite de leurs occupations habituelles, elles s'exposent moins à leur action.

Les sujets à tempérament lymphatique, ceux qui sont mous, débiles, d'une faible constitution, subissent bien plus facilement l'action des marais.

Il en est de même des individus convalescents d'une maladie quelconque.

Les personnes qui ont déjà eu des fièvres intermittentes sont également bien plus aptes à subir l'influence de la *malaria.*

Actions des effluves marécageux sur l'homme. — Cette action est complexe et assez difficile à analyser; nous adopterons toutefois, l'opinion qui consiste à admettre que l'action des marécages détermine des endémies et des épidémies.

Endémies. — Les unes sont aiguës, les autres chroniques; elles résultent toutes de l'action des effluves marécageux sur l'homme, après qu'ils ont été absorbés par lui. Les voies d'absorption sont probablement, comme toujours, les surfaces cutanée, pulmonaire et digestive.

Les effluves, une fois absorbés, peuvent agir immédiatement, au bout de quelques jours, ou longtemps après. C'est ainsi qu'on a vu des individus n'être pris de fièvres d'accès que sept ou huit mois après avoir subi l'influence marécageuse.

Endémies aiguës. — 1° Dans les climats tempérés, qui comprennent une partie du centre de l'Europe, l'influence dont nous parlons se traduit par la production de fièvres intermittentes simples et de toutes leurs variétés, fièvres quotidienne,

tierce, quarte, etc. ; par le développement de fièvres rémittentes simples ou bilieuses ; enfin, par les fièvres larvées. Ces affections diverses sont d'autant plus intenses que la saison est plus
chaude, et la contrée plus méridionale.

Dans les climats tempérés, les fièvres pernicieuses se développent quelquefois ; elles y sont rares.

Dans les climats chauds du Midi, comme l'Italie, la Grèce, le
nord de l'Afrique, les accidents qui sont la conséquence de l'influence paludéenne sont plus à redouter. Les fièvres intermittentes sont beaucoup plus graves, plus souvent pernicieuses et
fréquemment mortelles. La dysenterie y est également commune. On voit, de plus, un certain nombre de maladies aiguës,
ordinairement continues, prendre le type intermittent.

Dans les climats très chauds, dans les régions équatoriales,
aux Antilles, à la Guyane, etc., l'influence paludéenne est plus
terrible encore.

Il y a d'abord des exemples d'intoxication rapide et produite
en quelques heures par l'atmosphère marécageuse. On a vu
ainsi la mort survenir à la suite de l'exposition passagère à
l'air d'un marais, après une journée très chaude. Les fièvres intermittentes y sont rarement simples et presque toujours pernicieuses et mortelles. On observe assez souvent des dysenteries
graves.

La plupart des auteurs qui ont écrit sur les maladies des
pays chauds, placent dans les effluves marécageux la cause et le
point de départ de trois grandes maladies pestilentielles. Un
mot sur chacune d'elles.

1° *Choléra*. — C'est, en effet, dans les émanations marécageuses des bords et de l'embouchure du Gange que l'on
place l'origine de cette maladie, qui y est endémique ; une
fois développée, elle se répand au loin par des miasmes capables de reproduire une maladie semblable. Une observation
curieuse de Johnson éclaire la question étiologique de cette
influence. Sur vingt-huit soldats exposés à la fois aux émanations d'un marais, seize furent pris de fièvres intermittentes,
quatre du choléra, quatre de dysenterie, et le reste de fièvre
jaune. N'est-ce pas là la preuve la plus évidente de l'influence
pathogénique des eaux stagnantes sur ces quatre maladies :
fièvre intermittente, choléra, dysenterie, fièvre jaune?

2° *Fièvre jaune*. — La fièvre jaune est très probablement due,
lorsqu'elle commence à se manifester dans une localité, aux
effluves marécageux ; voici les preuves sur lesquelles on peut
appuyer cette opinion :

La fièvre jaune est plus commune au voisinage des plaines
inondées et de l'embouchure des fleuves, spécialement à Pen-

sacola, à la Vera-Cruz, à la Havane, sur les rives du Rio-Morto, à Carthagène, à Saint-Pierre de la Martinique, et dans toutes les localités infectées d'eaux stagnantes.

La fièvre jaune se montre aux mêmes époques et dans les mêmes conditions que les fièvres intermittentes de nos climats. Elle est presque toujours précédée et accompagnée par celles-ci dans les lieux où elle existe.

La fièvre jaune décime les Européens transplantés, tandis que, dans le même temps et dans le même lieu, la fièvre intermittente sévit sur les indigènes mieux acclimatés.

D'après M. de Humboldt, il suffit de traverser pendant quelques heures les environs de la Vera-Cruz, pour contracter les germes de la fièvre jaune.

Pour cette dernière comme pour les fièvres intermittentes, tous les effluves marécageux paraissent n'agir que jusqu'à une certaine hauteur. D'après M. de Humboldt, la ferme de l'Encerro, située à 928 mètres au-dessus de la Vera-Cruz, est la limite de la fièvre jaune dans ces contrées.

3° *Peste d'Orient.* — Parmi les causes qui exercent une grande influence sur le développement de la peste d'Orient, on a coutume de citer l'influence marécageuse. Cela peut être vrai, mais le fait est beaucoup moins bien démontré que pour les deux maladies précédentes.

[Enfin quelques auteurs (Ancelon, Ott, etc.) ont noté la coexistence ou l'alternance des fièvres intermittentes avec des *fièvres typhoïdes* et des *épidémies charbonneuses* dans les pays de marais.]

Endémie chronique. — J'entends exprimer par là l'état général des habitants qui vivent au milieu des marécages, état qui résulte de l'influence habituelle des effluves marécageux, et qui est souvent interrompu par le développement de fièvres intermittentes nouvelles, intercurrentes.

Cet état endémique, pour lequel on peut accepter la dénomination de cachexie paludéenne, ne se manifeste pas de la même manière dans tous les pays de marais. Ainsi, on l'observe fréquemment chez les habitants des marécages des bords de la mer du Nord et de la Baltique. Dans ces localités, malgré l'existence des effluves, les fièvres intermittentes ne sont pas très communes; elles n'y présentent ni la gravité, ni l'intensité qu'elles ont dans des contrées plus chaudes; tandis que c'est l'état endémique, au contraire, qui domine.

Dans les contrées du centre, les fièvres intermittentes sont très fréquentes, mais ce n'est encore que rarement qu'elles y sont pernicieuses.

L'état endémique s'y montre avec une fréquence à peu près

aussi grande, et il s'y présente indifféremment comme état primitif chez les indigènes des localités marécageuses, ou comme état consécutif à la suite de fièvres intermittentes fréquemment répétées.

Dans les climats chauds, l'endémie n'a souvent pas le temps de se manifester, et ce sont des accidents aigus qui surviennent presque toujours chez les habitants et chez les étrangers. Chez les indigènes des Marais Pontins, la cachexie paludéenne est à peu près générale; en Afrique, aux Antilles, l'endémie chronique est plus rare, et les accidents sont beaucoup plus fréquents.

Cette endémie ou cette cachexie paludéenne consiste dans la diminution simultanée de la proportion des globules et de la proportion de l'albumine du sérum du sang. Quelquefois l'abaissement du chiffre de la fibrine vient s'y joindre.

L'abaissement du chiffre des globules se traduit par la décoloration avec teinte jaunâtre de la peau, la dyspnée, les palpitations, les bruits de souffle vasculaire. La diminution de l'albumine se manifeste par la tendance à la production des hydropisies générales et la faiblesse des sujets.

Quand il y a diminution de proportion de la fibrine, on observe en même temps des hémorrhagies de la peau et des membranes muqueuses.

En même temps que cet état général, on constate bien souvent l'existence de fièvres intermittentes intercurrentes très rebelles, à la suite desquelles on observe fréquemment des congestions chroniques, également rebelles, du foie et de la rate.

Cette cachexie paludéenne peut-elle conduire aux scrofules, à la phthisie pulmonaire, au rachitisme? L'examen de cette question a quelque importance.

Relativement aux individus cachectiques, je ne pense pas que la cachexie seule puisse les conduire à l'une des trois maladies que je viens de nommer, à moins qu'elles n'aient une prédisposition morbide spéciale pour l'une d'elles. — Mais quant à leurs enfants, c'est autre chose, et personne n'hésite à admettre que les sujets nés de parents atteints de cachexie paludéenne ne deviennent fréquemment rachitiques, scrofuleux ou tuberculeux.

Une autre question qui, dans ces dernières années, a soulevé de vives discussions, est celle de l'antagonisme des influences marécageuses avec deux autres maladies : la fièvre typhoïde et la phthisie pulmonaire.

Voici les conclusions du travail intéressant de M. Boudin, un des premiers qui aient produit cette opinion.

1° Les *localités* dans lesquelles la cause productrice des fièvres intermittentes endémiques imprime à l'homme une modification profonde, se distinguent par la rareté relative de la phthisie pulmonaire et de la fièvre typhoïde.

2° Les *localités* dans lesquelles la fièvre typhoïde et la phthisie pulmonaire sont fortement dessinées se font remarquer par la rareté et le peu de gravité des fièvres intermittentes contractées sur place.

3° Le desséchement d'un sol marécageux ou sa conversion en étang, en produisant la disparition ou la diminution des maladies paludéennes, semble disposer l'organisation à une pathologie nouvelle, dans laquelle la phthisie pulmonaire et, suivant la position géographique du lieu, la fièvre typhoïde, se font particulièrement remarquer.

4° Après avoir séjourné dans un pays à caractère marécageux prononcé, l'homme présente contre la fièvre typhoïde une immunité dont le degré et la durée sont en raison directe composée : 1° de la durée du séjour antérieur; 2° de l'intensité d'expression à laquelle y atteignent les fièvres de marais considérées sous le double rapport de la forme et du type. Ce qui, en d'autres termes, signifie que le séjour dans un pays à fièvres rémittentes et continues, tels que certains points du littoral de l'Algérie et le centre des pays d'étangs de la Bresse, est plus préservateur contre les maladies dont il s'agit que ne le serait, par exemple, le séjour à l'embouchure fangeuse de la Bièvre, à Paris.

5° Les conditions de latitude et de longitude géographiques et d'élévation qui posent une limite à la manifestation des fièvres de marais établissent également une limite à l'influence médicatrice de l'élément marécageux.

6° Enfin, certaines conditions de race et peut-être de sexe, en diminuant l'impressionnabilité de l'organisme pour la cause productrice des fièvres de marais, amoindrissent en même temps l'efficacité médicatrice de cette cause.

Ces conclusions de M. Boudin ont trouvé beaucoup d'incrédules et soulevé de vives critiques. Des arguments et des chiffres ont été produits pour les appuyer aussi bien que pour les combattre, et la question est encore indécise. Je resterai également dans le doute, et j'admettrai que M. Boudin a exagéré un fait qui présente cependant un côté vrai; je pense qu'il y a peu de fièvres typhoïdes et de phthisies pulmonaires là où règne l'influence marécageuse : il y a loin de là à l'antagonisme à peu près absolu que ce médecin a voulu admettre, et que de nombreuses recherches ultérieures pourront seules démontrer.

L'influence marécageuse exerce une action fatale sur la population, et le résultat le plus habituel de sa persistance, dans une localité déterminée, est la dépopulation de cette localité. — Les villes de Brindes, Aquilée, Acerra en Italie, se sont éteintes. — En Bresse, la petite ville de Villars a été réduite à un petit groupe d'habitations. — Vic, au lieu de 8 à 900 maisons qu'il avait dans le dix-huitième siècle, en compte tout au plus 30. — Frontignan et d'autres villes des environs de Cette ne sont plus maintenant que des villages.

En général, dans les contrées marécageuses, comme dans la Sologne, la Brenne, la Bresse, le nombre des décès l'emporte sur celui des naissances, et l'immigration seule entretient la population. Une extrême dépopulation a toujours été remarquée dans les Marais Pontins.

De 1801 à 1811, le pape Pie VI fit exécuter dans les Marais Pontins des travaux d'amélioration qui amenèrent les résultats suivants (De Prony) :

| | LOCALITÉS | | | | TOTAUX. |
	Velletri.	Serre.	Piferino.	Sorino.	
Décès............	2,313	3,181	1,717	901	8,112
Naissances.......	1,786	3,338	1,601	885	7,610

Ainsi, malgré les travaux d'amélioration, les décès l'emportent encore sur les naissances de plus de 1/16e.

La vie moyenne, d'après Fodéré, est, en Suisse, dans les terrains marécageux, de 26 ans, et dans les montagnes, de 46. — En Bresse, il y a des localités où la vie moyenne n'est que de 22 ou même de 19 ans.

Les résultats suivants, obtenus pour la seule année 1846 par l'examen du mouvement de la population dans les dix départements les plus marécageux de la France et les dix qui le sont le moins, prouvent que ces derniers présentent un notable excédent dans la fécondité et une proportion considérable dans la mortalité. Le résultat en est, pour les premiers, un accroissement moins considérable de la population.

| | 10 DÉPARTEMENTS | |
	les moins marécageux.	les plus marécageux.
Naissances....................	1 sur 34,09	1 sur 34,40
Décès	1 sur 46,61	1 sur 41,08
Augmentation de la population.	1/146	1/194

Les différences ne sont pas très considérables, mais aussi dans nos climats les fièvres intermittentes sont loin d'avoir la gravité de celles des climats chauds.

Épidémies paludéennes. — On considère comme épidémiques toutes les maladies produites sous l'influence de la malaria et qui sévissent, à une certaine époque, dans une localité donnée, avec une fréquence beaucoup plus grande que dans tout autre temps; ou bien qui se produisent tout d'un coup dans des localités où avant il n'y avait rien de semblable. Plusieurs causes peuvent rendre compte de ces épidémies; ce sont, en particulier, les suivantes :

Le développement subit d'une quantité anormale d'émanations, quelles que soient, du reste, les causes physiques qui les aient produites (chaleur anormale et passagère, orages fréquents et accumulés, mélange d'eaux salées et d'eaux douces, défrichements, mouvements de terrains, etc.).

Le transport par des vents qui, après avoir passé au-dessus de la surface d'un marais, vont porter les effluves marécageux dans une localité souvent très éloignée. Ces deux circonstances sont les plus fréquentes.

Un autre mode de développement des épidémies est le suivant : les effluves déterminent dans une localité des accidents paludéens, ici une dysenterie, là un choléra, autre part une fièvre jaune, et la maladie, une fois produite, se propage par des exhalaisons miasmatiques fournies par les individus atteints et capables de développer sur d'autres sujets une maladie semblable.

Dans ces cas divers, la gravité de ces épidémies est en général en raison directe de l'activité des causes qui les ont produites. C'est ainsi que les effluves des pays chauds déterminent des effets beaucoup plus graves que ceux de nos climats tempérés. — Ceux des pays froids n'ont, sous ce rapport, aucune action et n'engendrent pas d'épidémies. Les épidémies produites à leur origine par des causes paludéennes et propagées consécutivement par des miasmes, sont, en général, plus graves que lorsque cette dernière circonstance ne se présente pas. C'est ce qui arrive, par exemple, pour les dysenteries épidémiques, le choléra, la fièvre jaune. Presque toujours en même temps que les effluves paludéens produisent sur l'homme des épidémies, ils déterminent sur les animaux des épizooties. Dupuy a vu périr, avec des accidents tout à fait analogues aux phénomènes de la fièvre intermittente, un troupeau de bœufs qui avaient pâturé dans un marais. En 1826, après le débordement de la rivière de la Manse, une épidémie intermittente vint se déclarer chez les chevaux, qui moururent en grand nombre. — La campagne de Rome a vu également de nombreuses épizooties. Lancisi rapporte qu'en 1712, pendant le règne des fièvres intermittentes, une épizootie enleva trente mille bœufs.

Les marécages déterminent, du reste, chez beaucoup d'ani-

maux, une endémie chronique tout à fait analogue à celle qui
se produit chez l'homme. — Le séjour et le pacage des moutons
dans les endroits marécageux déterminent chez eux l'hydrohémie, maladie qui consiste dans la diminution de proportion
des globules du sang et dans celle du sérum, et, par conséquent, analogue à la cachexie paludéenne de l'homme. —
M. de Gasparin a, comme nous l'avons dit plus haut, reproduit la même maladie chez les moutons, en leur faisant boire
de l'eau provenant de la rosée condensée d'une atmosphère
marécageuse, et en les frottant avec cette eau.

RÈGLES HYGIÉNIQUES. — Les unes sont relatives à l'habitation
des contrées marécageuses, les autres aux améliorations qui
ont pour but de faire disparaître ou d'atténuer le plus possible
les foyers d'infection.

Habitation des marais. — Pour les marais des contrées tropicales, leur action est telle que l'homme qui voudrait lutter
contre elle succomberait nécessairement dans la lutte et en
subirait les terribles effets. On ne peut donc que l'engager à
en fuir non seulement le séjour, mais le passage seul. Dans
des climats moins chauds, mais à température encore très
élevée, comme au nord de l'Afrique, la présence des marécages est un des plus grands obstacles à l'acclimatement des
Européens, et il n'y a qu'une seule circonstance qui puisse le
permettre, c'est la construction des villes, des villages, des habitations isolées sur des lieux élevés. On aura toujours à
craindre, cependant, les travaux exécutés pendant le jour dans
les localités infectées.

Dans nos contrées tempérées, voici les précautions principales que doit prendre l'habitant des marais : — Les habitations,
les fermes, les villages devront être placés sur des hauteurs et
à une élévation assez grande pour être, autant que possible, à
l'abri des effluves marécageux. On consultera à cet égard la
direction des vents habituellement régnants, afin de ne pas y
exposer la façade des maisons et d'y placer le moins possible de
portes et de fenêtres. — La maison elle-même, si on le peut,
sera soustraite à la direction de ces vents qui auront traversé
des marais avant d'arriver jusqu'à elle. — Les fenêtres et les
portes seront fermées le soir de bonne heure, et on maintiendra, autant que possible, à l'intérieur, la sécheresse et la
propreté. Si l'on ne peut soustraire les habitations à l'action
des vents qui viennent de traverser des marécages, on tâchera
de les préserver de leur influence par des plantations d'arbres,
des rideaux de peupliers qui, à mesure qu'ils grandissent,
s'opposent avec efficacité à l'action des effluves. Les vêtements
devront être assez chauds, surtout le soir, et les tissus qui les

constituent ne seront pas hygrométriques. Les vêtements en laine grossièrement tissée sont excellents sous ce rapport.

L'habitant des lieux marécageux doit fuir avec soin l'humidité, la rosée du soir et celle du matin, la première pluie qui tombe après un certain temps de sécheresse, les ondées qui accompagnent les orages.

Les émotions violentes et prolongées, les diverses causes d'épuisement, favorisant l'action paludéenne, devront, autant que possible, être remplacées par des conditions tout opposées.

Pour l'individu occupé dans des lieux marécageux à des travaux manuels, ces travaux ne devront commencer qu'après le lever du soleil, pour être terminés immédiatement avant son coucher.

Les soins habituels de propreté, les bains répétés sont utiles et peuvent s'opposer à l'action des effluves. Les anciens faisaient habituellement, pour s'opposer à l'action paludéenne, des onctions huileuses sur toute la surface du corps : peut-être avaient-ils raison. Je crois qu'à une époque où l'on s'occupe beaucoup du desséchement des marais, on devrait faire quelques expérimentations dans ce sens, car ces onctions, si elles ne diminuent pas l'activité de l'absorption pulmonaire, diminuent ou font même disparaître presque complètement celle de la peau ; c'est une cause d'absorption de moins.

Les aliments suffisants, sains et substantiels, sont recommandés ; ils devront, en même temps être toniques et légèrement stimulants. L'usage très modéré du vin, des liqueurs, mais surtout du café, a une grande utilité dans les localités marécageuses, pourvu qu'on ne le porte pas jusqu'à l'abus. On devra éviter d'employer, comme boisson aqueuse, l'eau qui provient des eaux stagnantes, celle des citernes, quelquefois même celle des puits, avant de les avoir soumises préalablement à l'ébullition et à l'aération, ou mieux encore à la filtration sur le charbon animal.

Le sommeil doit être suffisant ; jamais il n'aura lieu en plein air.

Il est des cas dans lesquels on voit certains individus être repris à chaque instant, et en vertu d'une prédisposition en quelque sorte spéciale, d'accidents paludéens : il sera bien de les engager à changer de localité, et à quitter un climat qui leur a été si funeste.

Toutes ces conditions hygiéniques se résument en disant qu'il faut introduire le plus d'aisance possible parmi les habitants des contrées marécageuses.

Amélioration et destruction des marais. — Il est des cas où l'influence marécageuse s'exerce d'une manière si fâcheuse et si incessante sur les habitants d'un pays, qu'il est nécessaire de se débarrasser des marais pour assainir la contrée. La loi autorise même, en pareil cas, et après des enquêtes suffisantes, les conseils municipaux à obliger les propriétaires à opérer le desséchement des marais, ou leur conversion en eaux vives, et à recourir même à la voie de l'expropriation. Ces deux moyens, c'est-à-dire le desséchement ou la conversion en eaux vives, sont les seuls, en effet, à l'aide desquels on puisse assainir une contrée marécageuse et faire disparaître les effluves qui l'infectent.

Examinons successivement ces deux ordres de moyens :

1° *Desséchement des marais*. — M. de Prony, dans son travail relatif aux moyens à employer pour améliorer les Marais Pontins, a bien précisé les conditions nécessaires à accomplir pour dessécher un marais. Cette question étant tout•hygiénique, doit nous arrêter un moment.

Pour dessécher un marais, il y a trois conditions à remplir :

1° Empêcher l'introduction des eaux affluentes ;

2° Évacuer celles qui y séjournent ;

3° Concentrer sur le plus petit espace possible les eaux dont on ne peut se débarrasser.

1° On reçoit les eaux affluentes dans un canal de ceinture ou dans un canal central qui va les porter, soit dans des réservoirs établis dans les localités les plus basses du marais, soit dans une rivière ou un cours d'eau situés en dehors du marécage et dans une position également plus déclive que lui. Les terres provenant du creusement de ce canal central ou de ceinture, contribueront à lui servir de digue.

2° On se débarrassera des eaux stagnantes par un des trois moyens suivants :

A, l'écoulement ; *B*, l'atterrissement ; *C*, l'épuisement.

A. L'écoulement consiste à diriger les eaux dans le canal de ceinture ou le canal central, ou, dans d'autres cas, à percer un obstacle qui s'oppose à leur libre écoulement, pour les amener, dans l'un et l'autre cas, vers une partie plus déclive que celle dans laquelle elles séjournent. Quelquefois le curage des cours d'eau existant dans une localité marécageuse, mais obstrués par des atterrissements spontanés, conduit à ce résultat (Sologne).

On dirige toutes ces eaux vers la partie la plus déclive, à l'aide d'un système de rigoles et de fosses parallèles qui les conduisent de là dans des canaux secondaires ou dans le canal central ou de ceinture, ou, enfin, dans des réservoirs spéciaux,

La plupart du temps, les rigoles n'ont pas besoin d'être glaisées, attendu que, dans le plus grand nombre des marécages, le sous-sol est argileux et imperméable à l'eau.

Les fossés, les rigoles et les canaux creusés pour dessécher et assainir les marécages devront, en général, être plantés d'arbres sur leurs bords. Les arbres que l'on choisira pour cet objet seront des osiers, des frênes, des saules, des aunes, qui jouissent de la propriété de s'opposer à l'expansion, dans l'atmosphère, des effluves marécageux subsistant encore, et d'empêcher les canaux et les rigoles de se combler par la chute de leurs bords. Les aunes atteignent surtout parfaitement ce dernier but, en retenant les terres encore peu consistantes et peu solides par l'intrication et la multiplicité de leurs racines.

Souvent, lorsque la couche imperméable du sous-sol n'a pas une épaisseur trop considérable, on peut le percer et creuser ainsi des puisards, qui constituent un moyen accessoire de desséchement.

B. L'atterrissement est un moyen que l'art emploie à l'imitation de ce qui se produit naturellement à l'embouchure des fleuves. Voici en quoi il consiste : quand on peut disposer d'un torrent bourbeux ou d'un courant d'eau de même qualité, on le dirige sur le terrain marécageux, on l'inonde. Puis quand, par le repos, il a déposé son limon, on s'en débarrasse par l'écoulement, et on recommence ainsi plusieurs fois jusqu'à ce que le sol du marais ait été suffisamment élevé et que, par des atterrissements successifs, on soit ainsi parvenu à constituer un sol nouveau. On a ainsi assaini une partie de l'île de la Camargue, au moyen des eaux limoneuses du Rhône convenablement employées.

C. L'épuisement s'opère à l'aide de machines hydrauliques que les perfectionnements modernes de la mécanique mettent à la disposition des ingénieurs. On peut employer dans ce but, les norias, les turbines, les siphons, les machines à vapeur.

Quel que soit celui de ces trois ordres de moyens qu'on emploie, il faut ensuite irriguer convenablement le sol desséché, si l'on veut entretenir sa fertilité nouvelle.

[Nous devons encore mentionner ici comme moyen de desséchement des marais et en général d'assainissement des pays marécageux, les plantations d'*Eucalyptus globulus* ; cet arbre a une croissance extrêmement rapide, absorbe, d'après M. Gimbert, dix fois son poids d'eau en vingt-quatre heures et de plus répand dans l'atmosphère des émanations camphrées antiseptiques. Les expériences faites en Algérie semblent assez favorables pour autoriser les espérances les plus légitimes en l'efficacité de ce moyen, du moins pour certains climats.]

3° Lorsque le desséchement d'un marais ne peut avoir lieu, et il en est souvent ainsi à cause de la disposition en bassin du sol marécageux, il faut essayer de le convertir en étang rempli d'eau, ce que l'on peut opérer en pratiquant des curages appropriés et en établissant des berges et des systèmes d'empellement convenables.

Ces moyens divers, qui permettent, en général, d'atteindre le but qu'on se propose, ne sont cependant pas toujours praticables, et voici pourquoi : pour entreprendre ces travaux, il faut des ouvriers ; or, ces ouvriers doivent travailler au milieu des marécages, et sont exposés, par conséquent, à toutes les influences que nous avons décrites.

Dans les climats très chauds, ces influences paludéennes sont terribles et fréquemment mortelles ; il faut donc renoncer à y employer l'homme, et on ne peut songer à dessécher ou même à améliorer de tels marais.

Dans les climats un peu moins chauds, comme au nord de l'Afrique, ces émanations marécageuses, tout en étant moins terribles, n'en sont pas moins cependant très graves, et dans certaines saisons il faut, de toute nécessité, que l'homme renonce à travailler.

Dans nos climats tempérés même, les travaux tout récemment commencés en Sologne ont démontré les terribles effets de ces émanations paludéennes sur les ouvriers qui les ont effectués : fièvres intermittentes simples et quelquefois pernicieuses, récidives fréquentes, cachexies paludéennes profondes et rebelles, foie et rate tuméfiés : voilà le portrait des individus que nous avons eu à traiter dans les hôpitaux et qui revenaient tous à Paris avec une constitution détériorée et épuisée. Il y a donc de grandes précautions à prendre pour l'ouvrier qui entreprend de semblables travaux. Ainsi, en premier lieu, il faut choisir la saison. L'hiver, on ne peut rien faire, à cause de la quantité d'eau trop considérable qui existe dans les marécages.

C'est au printemps et au commencement de l'été qu'il faut entreprendre les travaux de dessèchement ou de conversion en étang. A une époque plus avancée de la saison, l'influence des effluves, ainsi que nous l'avons déjà dit, est beaucoup plus fâcheuse.

Les conseils à donner aux ouvriers consistent à les engager à travailler seulement depuis le lever du soleil jusqu'à son coucher ; à observer la sobriété ; à faire usage d'un peu plus de vin qu'à l'ordinaire ; à se couvrir de vêtements suffisants ; enfin à observer toutes les règles que nous avons posées plus haut.

Bibliographie. — Hippocrate, *Des airs, des eaux et des lieux.* — Doxius (J. B.), *De restituenda salubritate agri romani.* Florent., 1667, in-4°. — Lancisi, *De noxiis paludum effluviis,* libri II. Romæ, 1717, in-4°. — Platner, *De pestiferis aquarum putrescentium expirationibus.* Lipsiæ, 1747, in-4°. — Œde, *De morbis ab* *aquis putrescentibus naturalibus.* Lugd. Batav., 1748, in-4°. — VOLTA (Al.), *Lettre sur l'air inflammable des marais,* in *Journ. de phys.* de l'abbé Rosier, t. XI, p. 152, 219, 1778. — TESSIER (l'abbé) et JEANROY, *Rapport concernant les mares qui sont au bas de Château-Thierry.* Paris, 1782, in-4°. — ORLANDI, *De exsiccandarum paludum utilitate, deque infirmitatibus quæ ab aquis stagnantibus oriuntur.* Romæ, 1783, in-4°. — CHAPTAL (J. B.), *Mém. sur les causes de l'insalubrité des lieux voisins de nos étangs et sur les moyens d'y remédier.* Th. de Montp., 1783, in-4°. — HALLÉ, FOURCROY, etc. *Rapport sur le projet de Boncerf relativement au dessèchement des marais,* in *Mém. de la Soc. de méd.,* t. VIII, 1786. — *De l'influence des marais et des étangs sur la santé et de la nécessité des dessèchements* (Projet de Boncerf et de M. de Saint-Victor), in *Mém. de la Soc. roy. de méd.,* et broch., 3e édit. Paris, 1791, in-8°. — BAUMES (J. B.), *Déterminer par l'observation quelles sont les maladies qui résultent des eaux stagnantes et des pays marécageux, soit pour ceux, etc.* Mém. cour. par la Soc. de méd. de Paris. Nimes, 1789, in-8°. — ROUGIER DE LA BERGERIE, *Rapport général sur les étangs.* Paris, an III, in-8°. — RAMEL, *De l'influence des marais et des étangs sur la santé des hommes.* Paris, 1802, in-8°. — MORICHINI (Dom.), *Parere, se la formazione di una salina artificiale, possa rendere insalubre l'aria.* Roma, 1803, in-4°. — DU MÊME, *Confutazione di uno scritto anonimo, nel quale si e pretoso di provare que la salina infettino l'aria,* ibid., 1803, in-4°. — THOUVENEL, *Lettera al Morichini sopra la sulina di Cornetto,* ibid., 1803, in-4°. — PRUVOST (F.), *Sur les fièvres intermittentes qui règnent à l'île d'Oléron.* Th. de Strasb., an XII, n° 122. — MICHON DELAFONDÉE (A.), *Considérat. sur les fièvres intermittentes de la Zélande.* Th. de Strasb., 1806, n° 195. — FULCRAND-POUZIN, *De l'insalubrité des étangs et des moyens d'y remédier.* Mém. cour. par la Soc. des sc., etc., de Montpellier. Montpellier, 1813, in-8°. — CAILLARD, *Mém. sur le danger des émanations marécageuses.* Paris, 1816, in-8°. — POTERLET, *Code des dessèchements,* ou *Recueil des règlements,* etc. Paris, 1817, in-8°. — RIGAUD DE L'ISLE, *Recherches chimico-médicales sur les causes du mauvais air,* in *Bibl. univ. de Genève,* t. II, p. 25, 1816; et t. V, p. 13, 112, 1817. — FOURNIER-PESCAY et BEGIN, art. *Marais,* in *Dict. des sc. méd.,* t. XXX, 1818. — PRONY (de), *Des Marais Pontins.* Paris, 1818, in-4°. — DU MÊME, *Description hydrographique des Marais Pontins, relief du sol cadastré, détails,* etc. Paris, 1823, in-4°, atl. — CADET (P.), de Metz, *De l'air insalubre.* Paris, 1822, in-8°. — JULIA (J. S. E.), *Recherches historiques, chimiques et médicales sur l'air marécageux* (Mém. cour. par l'Acad. des sc. de Lyon). Paris, 1823, in-8°. — MONTFALCON, *Histoire médicale des marais et traité des fièvres intermittentes,* etc. 1re édit., 1824; 2e édit. Paris et Lyon, 1827, in-8°. — GIORGINI (Gaet.), *Memoria intorno alla causa piu probabile della insalubrita della maremma,* 1817, et *Sur les causes de l'insalubrité de l'air dans le voisinage des marais en communication avec la mer,* in *Ann. de chim.,* 2e sér., t. XXIX, p. 225, 1825. — BOUSSINGAULT, *Mém. sur la possibilité de constater l'existence des miasmes et sur la présence d'un principe hydrogéné dans l'air,* in *Ann. de chim. et de phys.,* 2e sér., t. LVII, p. 148, 1834. — VILLERMÉ, *Influence des marais sur la vie,* in *Ann. d'hyg.,* 2e sér., t. XI, p. 251. — DU MÊME, *Influence des marais sur la vie des enfants,* ibid., t. XII, p. 31, 1834. — MOTARD, *Des eaux stagnantes, et en particulier des marais et des dessèchements.* Thèse de concours. Paris, 1838, in-8°. — DANIELL, *Du dégagement spontané de l'hydrogène sulfuré dans les eaux de la côte occidentale d'Afrique,* in *Ann. de chim.,* 3e sér., t. III, p. 331, 1841. — SAVI (P.), *Alcune considerazioni sulla mal' aria delle maremme Toscane.* Pisa, 1839, et trad. de l'italien, par F. LEBLANC, in *Ann. de chim.,* 3e sér., t. III, p. 344, 1841. — MORREN (A.), *Mém. sur les gaz tenus en dissolution par les eaux,* in *Mém. de la Soc. d'agriculture d'Angers,* t. II, p. 125. — GEUNS (J. van), *Natuur-en geneeskundige Beschouwingen van Moerassen,* etc. (Anal.), in *Schmidt's Jahrbb.,* t. XXXI, p. 251, 1841. — KOPLINS, *Observ. sur la nature et les effets de la Malaria,* trad. franç. par M. GUÉRARD, in *Ann. d'hyg.,* 1re sér., t. XXV, p. 33, 1841. — SEARLE, *On the Poisonous Influence of Malaria, and the Diseases it gives Rise,* etc., in *The Lancet,* 1842-43, t. II, p. 229. — SALVAGNOLI, *Saggio illustrativo le tavole della statistica medica delle maremme Toscane compilata per ordine di S. A. R. il Gran-Duca.* Firenze, 1844, in-4°. — DU MÊME, *Saggio,* etc., *Secondo biennio anni,* 1842-43, et 1843-44; ibid., 1845, in-4°. — DU MÊME,

Memorie economico-statistiche sulle maremme Toscane, ibid., 1846, in-8°. (Analyse détaillée, in *Ann. univ. di med.*, t. CXXIII, p. 132, 1847. — PERIER (J. N.), *De l'infection palustre en Algérie.* in *Journ. de méd. de Beau*, t. II, p 33, 65, 1844. — PALLAS, *De l'influence de l'électricité atmosphérique et terrestre sur l'organisme.* Paris. 1847. in-8°. — DOLFUS, *Statistique des maladies causées par la transformation en marais des excavations de chemins de fer*, in *Gaz. des hôp.*, 1847, p. 227. — FLEURIOT, *Assainissement des terrains marécageux*, in *Gaz. méd.*, 1847, 718. — BROECK (C.), *Influence des marais et polders sur la santé et la durée de la vie*, in *Bull. ac. de méd. de Belgique*, t. VI, p. 641, 1846-47. — *Maladies et décès occasionnés par les marais résultant des travaux du chemin de fer de Strasbourg à Bâle*, in *Gaz. méd.*, 1847, 359. — ANCELON, *Mém. sur les fièvres typhoïdes périodiquement développées par les émanations des étangs de l'Indre-Basse.* Nancy, 1847, in-8°. — MÈLIER, *Rapport sur les marais salants du midi et de l'ouest de la France*, in *Ann. d'hyg.*, 1re sér., t. XXXIV, p. 87, 241, 1848. — BECQUEREL, *Études sur la Sologne, et rapports présentés au Conseil général du département du Loiret.* Paris, 1849, 1853, in-8°. — MITCHELL (J. K.), *On the Cryptogamous Origin of Malarious and Epidemic Fevers.* Philadelphia, 1849, in-8°. — CHARASSON, *Les effluves miasmatiques végétales sont-elles la cause unique des fièvres marémateuses*, in *Union méd.* 1851, p. 601. — PUVIS, *Des causes et des effets de l'insalubrité des étangs, de la nécessité et des moyens d'arriver à leur desséchement.* Bourg, 1851, in-8°. — DECONDÉ, *Considérations sur l'état de nos polders et leur influence sur les habitants, depuis les temps historiques jusqu'à nos jours,* in *Ann. de la Soc. de méd. d'Anvers*, 1851, p. 600. — CATTELOUP, *De la cachexie paludéenne en Algérie.* Paris, 1852, in-8°. — CLEMENS (T. H.), *Malaria und Ozon. oder Untersuchung der Frage inwiefern stehende Wasser durch Gasexhalationen oder Miasmen der Menschlichen Gesundheit nachtheilig seien,* etc., in *Henke's Ztschr.*, 1852. Hft. 2. — BIERBAUM (J.), *Das Malariasechthum vorzugweise,* in *Sanitätspolizeilicher Beziehung.* Wesel, 1853, in-8°. — LEVIEUX (Ch.), *Études hygiéniques sur l'élève des sangsues dans le département de la Gironde.* Bordeaux, 1853, in-8°. — DE MEAUX (C.), *Rapport présenté à la Soc. d'agricult. de Montbrison sur le desséchement des étangs insalubres.* Montbrison, 1853, in-8°.—MARTINET, *De l'intoxication arsénicale des marais proposée comme devant anéantir le miasme paludéen,* in *Compt. rend. de l'Acad. des sc.*, t. XXXIX, p. 973, 1854. — JACQUOT (F.). *De l'origine miasmatique des fièvres endémo-épidémiques, dites intermittentes, palustres ou à quinquina,* in *Ann. d'hyg.*, 2e série, t. II, p. 33, 241, 1854, et t. III, p. 5, 1855. — DU MÊME, *Étude nouvelle de l'endémo-épidémie annuelle des pays chauds, basée, etc., ibid.*, t. VIII p. 241, 1857, et t. IX, p. 5, 1858. — BURDEL, *Recherches sur les fièvres paludéennes, suivies d'études physiologiques et médicales sur la Sologne.* Paris, 1858, in-12. — GIGOT (L.), *Recherches expérimentales sur la nature des émanations marécageuses, et sur les moyens d'empêcher leur formation et leur expansion dans l'air,* pl. 5. Paris, 1859, in-8°. — OTT (Fr.), *Epidemische Pustula maligna zu Isenhof,* in *Unger Ztschr.*, XI, 2, 1860, et *Schmidt's Jahrbb.*, t. CVIII, p. 39, 1860. — GAUDON, *De la Brenne et de ses étangs. Compatibilité de la salubrité avec l'existence d'un certain nombre d'étangs.* Le Blanc, 1861, in-8°. — BECHI (E.), *Recherches sur l'air des Maremmes de la Toscane,* in *Compt. rendu de l'Acad. des sc.*, t. LII, p. 852, 1861. — REINHART (H.), *Statistiche Studien über den Einfluss der Sumpfgegenden auf die mittlere Lebensdauer,* in *Pappenheim's Beiträge zur exact. Forsch.*, 3. Hft. p. 10; 1862, et anal., in *Ann. d'hyg.*, 2e sér., t. XVIII, p. 217, 1862. — ROLLET (J.), *Etangs de la Dombes : leur influence sur la population, sur la durée de la vie, etc.,* in *Gaz. méd. de Lyon,* t. XIV, p. 53, 1862, et *Ann. d'hyg.*, 2e sér., t. XVIII, p. 225, 1862. — JOURDANET, *De l'innocuité des pays de marais sous l'influence du rayonnement vers les espaces planétaires,* in *Un. méd.*, 2e sér., t. XVI, p. 210, 1862. — BOURGUET (E.), *Considér. sur l'insalubrité de la ligne du littoral de la Méditerranée* (Marais). Aix, 1862, in-8°. — DU MÊME, *Des divers modes d'assainissement des marais et des pays marécageux et insalubres.* Aix, 1867, in-8°. — ARMAND, *Le miasme palustre existe-t-il,* in *Un méd.*, 2e sér., t. XVIII, p. 355, 1863. — LEMAIRE (J.), *Recherches sur les microphytes et les microzoaires (dans les marais de la Sologne),* in *Compt. rend. de l'Acad. des sc.* t. LIX, p. 317, 1864. — ARMIEUX, *Des* marais souterrains, Étude d'hygiène. Ibid., t. LX, p. 492, 1865. — LAFONT (L. All.), Considérations sur les marais et, en particulier, sur ceux de la Sologne. Th. de Paris, 1866, n° 34. — LA ROCHETTE (E. de), Sels et marais salants de l'Ouest. Nantes, 1866, in-8°. — DUBOUÉ (de Pau), De l'impaludisme. Paris, 1867, in-8°. — SCHURTZ, Beiträge zur kenntniss der pflanzlichen Parasiten der cholera, etc., und des intermittens in Arch. der Heilk. t. IX, p. 69, pl. 1, 1868. — DEHÉRAIN (P. P.), Sur les eaux marécageuses, in Compt. rend. de l'Acad. des sc., t. LXVII, p. 178, 1868. — BALESTRA, Rech. et expér. sur la nature et l'origine des miasmes paludéens, ibid., t. LXXI, p. 235, 1870. — SALMI (A.), Il miasma palustre. Lezioni di chemia hygienica. Padova, 1870, in-8°. — COLIN (L.), Considérations générales sur l'étiologie des fièvres intermittentes, in Arch. gén. de méd., 6e sér., t. XV, p. 5, 1870. — VIAUD, Études sur les effluves des marais. Th. de Paris, 1870, n° 173.—RITTER, Studien über Malaria infection, in Virchow's Arch., t. L, p. 164, 1870. — VÉNASSIER (Al.), Considérations sur l'impaludisme double au point de vue de l'étiologie et de l'hygiène. — VALLIN (E.), art. Marais, in Dict. encycl. des sc. méd., 2e sér., t. IV, 1871.— Voir aussi les auteurs qui ont traité des fièvres intermittentes : TORTI (1712), SENAC (1759), ALIBERT (1804), BAILLY (1825), NEPPLE (1828), MAILLOT (1836), BOUDIN (1842), etc., etc. ; plus une multitude de Mémoires sur des épidémies particulières, et de Dissertations inaugurales tant en France qu'à l'étranger.

Question de l'antagonisme : BOUDIN, in Essai de géogr. méd., ch. VIII, p. 32, Paris, 1843, in-8°. — DU MÊME, Lettre sur la loi de l'antagonisme, in Gaz. méd., 1843, p. 470. — DU MÊME, ibid., p. 611; et réponses à différentes objections, ibid., passim. ; Ann. d'hyg., 1re sér., t. XXXIII, p. 53, 1845. — Ibid., t. XXXVI, p. 304, 1846. — Ibid., t. XXXVIII, p. 244, 1848. — Traité de géogr. et de phys., t. II, etc.,1857.— RAYER, Rapport sur une mission à donner à M. Boudet pour étudier la phthisie en Algérie, in Bull. de l'Acad. de méd., t. VIII, p. 931, 1843. — Voir in Gaz. méd., 1843. Observ. affirmatives ou négatives présentées par MM. FORGET, p. 422; LÉVY, p. 369; HAHN, p. 562; GENEST, p. 573, 650; GINTRAC, p. 489; NEPPLE, p. 729; ibid., p. 185; SCHEDEL, p. 497; LEFEBVRE, p. 575; CHARCELLAY, p. 819, etc. — Voir aussi les opuscules et articles suivants. — HAHN, De l'influence sur la production de la phthisie pulmonaire du séjour antérieur ou actuel dans les localités marécageuses, in Journ. de méd., t. 1, p. 263, 1843. — TRIBES, De l'heureuse influence de l'atmosphère des pays marécageux sur la tuberculisation pulmonaire, et, en général, sur les maladies de poitrine, etc. Thèse de Montpellier, 1843, in-8°, n° 98. — CROZANT, Mém. sur quatre cas de guérisons de la phthisie pulmonaire et sur l'antagonisme, in Journ. de méd., t. II, p. 138, 1844. — BRUNACHE, Recherches sur la phthisie pulmonaire et la fièvre typhoïde considérées dans leurs rapports avec les localités marécageuses. Th. de Paris, 1844, in-4°. — SALVAGNOLI, Sull' antagonismo fra le cause delle febbri intermittenti e quelle della tisichezza polmonare, in Ann. univ. Omodei, t. CVIII, p. 599, 1843. — DU MÊME, ibid., t. CXX, p. 286, 1846. — LEFÈVRE (A.), De l'influence des lieux marécageux sur le développement de la phthisie et de la fièvre typhoïde à Rochefort. Bordeaux, 1845, in-8°. — ALEXANDER (A.), Ueber das Verhältniss des Wechselfieber zu der Lungenschwindsucht, in Hamb. Ztschr., t. XXX, n° 1, 1845. — DU MÊME, Weitere Forschungen, etc., ibid., t. XXXVIII, 1, 1848. — RICHTER (C. W.), Ueber den Antagonismus der Intermittens und Tuberculose als Endemien, in Œsterlen's Jahrb., t. I, n° 3, 1845. — GOUZÉE, Objections à la théorie de l'antagonisme pathologique, in Ann. de la Soc. de méd. d'Anvers, 1846, p. 105.—LEPILEUR, Quelques objections à la théorie de l'antagonisme appliquée à la France, in Ann. d'hyg., 1re sér., t. XXXVI, p. 5, 1846.— DU MÊME, ibid., t. XXXVIII, p. 227, 1848. — FUSTER, Des antagonismes morbides (Th. des conc.). Montpellier, 1848, in-4°. — BERENGUIER, Notice sur la phthisie pulmonaire, considérée dans ses rapports avec les maladies paludéennes, etc. Ibid., t. XXXVIII, p. 397, 1847. — HULFFT, De l'antagonisme de la phthisie et des fièvres de marais, in Ztschr. f. gesammte Med., et trad. franç., in Arch. gén. de méd., 4e sér., t. XVII, p. 196, 1848. — BUFALINI, Sull' antagonismo, etc., in Gaz. Tosc., 1847, et Schmidt's Jahrbb., t. LVIII, p. 310, 1848. — HIRSCH, Untersuchungen uber die Aetiologie der Wechselfieber und der Lungentuberculose, Behufs, etc., in Hamb. Ztschr., t. XLI, n°s 1, 2, 1849. — LOTTE (Or.), La phthisie et la fièvre typhoïde sontcttes p:us rares auns les pays marecageux que partout ailleurs. 1n. ac Paris, 18u3, nº 9. — LOMBARD :Ch. H. . Quelques recherches sur l'antagonisme entre la fièvre des marais et la phthisie pulmonaire. Th. de Paris, 1868, nº 210, etc., etc.

Rouissage : LANCISI, in De noxiis paludum effluviis, lib. I, part. ı, cap. vııı; Epid. ıı, cap. v. — ZACCUIROLI, Ricerche fisiche sulla natura della aqua in cui se macerano le canapi. Fermo, 1793. — NASSE, Wirken die Flachsrottengruben auf die Gesundheit der umwohner? in Horn's Arch., t. I, p. 464, 1816. — Recueil de pièces instructives publiées par la Compagnie sanitaire contre le rouissage des chanvres et des lins, etc. Paris, 1824, in-8º. — MARC, Consultat. sur des questions de salubrité relatives au rouissage, iu Ann. d'hyg., 1re sér., t. I, p. 335, 1829. — ROBIQUET, Rapp. sur les inconvénients que pourrait avoir le rouissage du chanvre dans l'eau qui alimente les fontaines de la ville du Mans, ibid., p. 343, et BARRUEL, Observ. sur le rapport précédent, ibid., p. 348, 1829. — DUHEM, Sur l'établissement de routoirs dans le marais de Courcelles. Rapp., etc., 1828, in Rapp. du cons. cent. de salubr. du département du Nord, p. 160. Lille, 1830, in-8º. — PARENT-DUCHATELET, Le rouissage du chanvre sous le rapport de l'hygiène publique, in Ann. d'hyg., publ., 1re sér., t. VII, p. 237, 1832. — GIRAUDET, Recherches sur l'influence que peut avoir le rouissage du chanvre, ibid., p. 337, 1832. — HAUW (H. d'), Sur le rouissage du lin sec, considéré sous le rapport hygiénique, in Ann. de la Soc. méd. chir. de Bruges, 1843, p. 131. — KRÜGELSTEIN, Ueber die Zulässigkeit der Flachs-und Hanfrosten in Wasser, nebst den über Gegenstand, etc., in Henke's Ztschr. f. d. Staatsarzn., nº 59, Erg et Canstatt's Jahresb., 1849, VII, 58. — PAYEN, Rapport à M. le ministre de l'agricul. et du comm. sur un procédé de rouissage employé en Irlande. Paris, 1850, in-8º. — MOORSS, Das Flachsrosten in sanitätspolizeilicher Beziehung, in Casper's Vjschr., t. XX, p. 265, 1861. — ROUCHER (C.), Du rouissage considéré au point de vue de l'hygiène publique, et de son introduction en Algérie, in Ann. d'hyg., 2e sér., t. XXII, p. 278, 1864. — Rapports des divers conseils d'hyg. départementaux ; Dictionnaires de l'industrie, etc.

Rizières : Relationi fisica ed idraulica sulle risaje della Marca e corrispondente notifcaz'one. Roma, 1826 (Aual. in Ann. univ. d'Omodei, t. LXI, p. 36, 1827). — VOISIN. Régime des cultivateurs du riz en Chine, in Compt. rend. de l'Acad. des sc., t. IV, p. 796 ; 1837. — PUCCINOTTI, Delle risaie in Italia, e della loro introduzione in Toscana. Livorno, 1843. — SORGONI, De l'influence de la culture du riz sur la fréquence des fièvres intermittentes, in Boll. dell sc. med., 1843, et Gaz. méd. de Paris, 1843, p. 742. — DU MÊME, Les rizières examinees dans leurs rapports avec la santé publique, in Il Raccoglit. med., 1848, et Gaz. méd., 1849, p. 483. — VIVARELLI, Observ. sur le travail de M. Sorgoni, in Il Raccoglit. med., 1840, et Gaz. méd., 1849, p. 873. — BOILEAU DE CASTELNAU, De l'insalubrité des rizières, in Ann. d'hyg., 1re sér., t. XLIII, p. 327, 1850. — SOULÉ, Rapp. sur les rizières de la Teste, in Trav. du conseil d'hyg. publ. de la Gironde, 1851, p. 364. — LEVIEUX, De l'influence de la culture du riz sur l'état sanitaire du canton de la Teste. Ibid., 1855, p. 535. — BESOZZI (G.), Delle risaie especialmente di quelle der Novarese, del Vercellese e della Lomellina nei rapporti, etc. Torino, 1857, in-8º — UGHI, Le risaie Parmensi considerate nel rapporto sanitario morale ed economico, in Gaz. med. ital. prov. sarda, nºs 21-23, 1861. — NADAULT DE BUFFON, Sur l'aménagement de l'eau dans les rizières, in Compt. rend. de l'Acad. des sc., t, LIII, p. 375, 1861. — BOUSSINGAULT, Rapp. sur le mêm. précédent. Ibid., t. LIV, p. 262, 1862. — ZUCCHI (C.), La questione igienica delle risaje ed is progette, etc., in Ann. univ. di méd., t. CCCIII, p. 529, 1866. — RIZETTI (G.), Della influenza della rizicoltura sulla salute publica. Torino, 1868, in-8. — Regolamento per la cultivazione delle riso nella provincia di Milano (Décret royal, 19 juillet 1868), in Ann. univ. di med., t. CCVIII, p. 448, 1869.

Féculeries : PARENT-DUCHATELET et ORFILA, Rapport sur l'influence des émanations des eaux des féculeries et des marais, in Ann. d'hyg., 1re sér., t. XI, p. 251, 1831. — GAULTIER DE CLAUBRY, Quelques observ. sur l'influence des marais en réponse au rapport précédent, in Ann. d'hyg., 1re sér., t. XII, p. 37, 1834. — CHEVALLIER, Sur les inconvénients que présentent les fabriques de fécule sous le rapport de l'hygiène publique, in Ann. d'hyg., 2e sér., t. XVIII, p. 32, 1862.

— BACCELLI (G.), *Leçons cliniques sur la perniciosité.* Trad. de l'ital. par L. Jullien. Paris et Lyon, 1871, in-18. — ROCHARD, *Études synthétiques sur les maladies endémiques.* Paris, 1871, in-8. — COLLIN (L.), *De l'ingestion des eaux marécageuses comme cause de la dysenterie et de fièvres intermittentes,* in *Ann. d'yg. publ.,* 2ᵉ sér. t. XXXVIII, 1872. — DU MÊME, *Sur l'intoxication tellurique,* in *Compt. rend. de l'Acad. des sci.,* t. LXXVII, 1873. — ESCANDE, *Notes sur l'impaludisme.* Th. de Paris, 1873. — Voir encore deux thèses de DULLERY et PONTHIER sur le même sujet. Paris, 1874. — GIMBERT, *Assainissement des terrains marécageux par l'eucalyptus globulus,* in *Compt. rend. de l'Acad. des sc.,* t. LXXVII, 1873. — ARNAULD (J.), *Des affections climatiques et de l'élément climatique dans les fièvres de malaria,* in *Arch. gén. de Méd.,* 1874. — BURDEL, *De la dégénérescence palustre,* in *Un. méd.* 1874.

BÉZAGUET (C.), *Sur le prétendu antagonisme entre la phthisie et les fièvres intermittentes.* Th. de Paris, 1873. — MEURGEY, *La phthisie et la fièvre intermittente,* etc., *Gaz. méd. de l'Alg.,* n° 12, p. 136, 1874.

— COLIN (L.), *Traité des fièvres intermittentes.* Paris, 1870¹ in-8. — BORELLI, *Clinical study on Naple fevers,* in *Med. Times,* t. II, p. 31, 1876. — SCRIVEN, *Malarious and other fevers in India,* in *Lancet,* t. II, p. 184, 1876. — MAGNIN, *Rech. géol., botaniq. et statistiq. sur l'impaludisme dans les Dombes,* etc. Thèse de Paris, 1876, in-4. — VOLZ (L.), *Das Wechselfieber in Ulm,* in *Allg. Zeitschr. f. Epidem.,* Bd. II, 1876. — WASSERFUHR (H.). *Das endemische Vorkommen des Wechselfiebers im Unter-Elsass,* in *D. Viertelj. f. öff. Ges.-Pfl.,* Bd. VIII, p. 189, 1876. — HALLIER (E.), *Die Parasiten der Infectionskrankheiten,* etc. Leipzig, 1877. — VALLIN. Art. *Rouissage,* in *Dict. encycl. sci. méd.,* 1877. — PASTEUR, in *Compt. rend. Acad. d. sci.,* 19 avril 1878. — TOMMASI-CRUDELI, *Della distribuzione delle acque nel sottosuolo dell'agro Romano,* in *R. Accad. dei Lincei,* 6 apr. 1879. — KLEBS (E.) u. TOMMASI-CRUDELI, *Einige Sätze üb. die Ursachen der Wechselfieber und die Natur der Malaria,* in *Arch. f. exp. Pathol.,* 1. Juli 1879. — DES MÊMES, *Stud. üb. die Ursache des Wechselfiebers,* ibid., 15 octob. 1879. — LAVERAN (A.), *Note sur un nouveau parasite trouvé dans le sang de plusieurs malades atteints de fièvre palustre,* in *Bull. Acad. d. méd.,* 1880, p. 1235. — DU MÊME, *Nature parasitaire des accidents de l'impaludisme.* Paris, 1881, in-8, pl. — DU MÊME, *Nature parasitaire de l'impaludisme,* in *Rev. scientifique,* 1882, p. 527. — COLIN (L.), *Rapp. sur les mesures hyg. à conseiller au sujet de l'exécution du canal de Tancarville,* in *Rev. d'hyg.,* 1881, p. 300. — MARCHAND. *Zur Aetiologie der Malaria,* in *Virchow's Archiv.,* Bd. LXXXVIII, p. 104, 1882. — PONFICK. *Die Actinomycose des Menschen.* Berlin, 1882, gr. in-8.

CHAPITRE VI

Du sol.

L'état du sol exerce une grande influence sur les climats, sur les saisons, et, par conséquent, sur les habitants qui se trouvent à sa surface ; l'hygiène doit donc se préoccuper des diverses qualités qu'il présente et de la nature des influences qu'il peut exercer.

J'examinerai successivement :

1° La température du sol ;

2° La configuration du sol ;

3° L'exposition du sol ;

4° Les rapports de la surface du sol avec les eaux ;
5° L'état de la surface du sol ;
6° La composition du sol et la nature des divers terrains qui
le constituent.

1° Température du sol.

La terre, formée primitivement par un amas de vapeurs, débris de l'atmosphère solaire, soumise à un refroidissement graduel, suite du rayonnement dans les espaces célestes, est passée de l'état gazeux à l'état liquide, après quoi sa surface s'est recouverte d'une couche solide dont l'épaisseur s'est augmentée avec le temps.

Le centre de la terre est probablement en incandescence et à un degré de température excessivement élevé. Cette température diminue à mesure qu'on s'approche de la surface extérieure de la terre, et elle cesse à peu près complètement de se faire sentir à une certaine profondeur au-dessous de cette surface.

La partie où la chaleur centrale cesse de se faire sentir forme une couche dont la température est toujours la même dans la localité que l'on considère (couche invariable), et dont la profondeur au-dessous de la surface du sol varie selon la latitude. Cette couche invariable est, en général, située d'autant plus profondément, qu'on s'éloigne davantage de l'équateur. A l'équateur, elle est, d'après M. de Humboldt, à 0ᵐ,33, et sa température est de 27°,50. D'après M. Boussingault, sa température, dans les régions équatoriales, varierait entre 26° et 28°,50.

Dans nos climats, elle est en général située à une profondeur de 24 à 26 mètres.

A partir de ce point et à mesure qu'on s'enfonce dans les entrailles de la terre, la chaleur va en augmentant.

D'après les travaux les plus récents, la moyenne de l'augmentation de la température, variant dans chaque localité, d'après la nature du sol, peut être fixée à 1° par 30 mètres environ.

Au-dessus de cette couche invariable, c'est-à-dire à mesure qu'on s'approche de la surface externe de la terre, la chaleur centrale n'exerce plus aucune influence, et c'est à l'insolation seule qu'est due toute la chaleur de cette croûte terrestre la plus superficielle. C'est donc la chaleur solaire qui, en pénétrant à une certaine profondeur dans la terre, contribue à maintenir l'inégalité des climats et des alternatives des saisons.

Il est incontestable, en effet, que plus le soleil agit perpendiculairement à la surface d'une région terrestre, plus la terre acquiert une température élevée. Le contraire a lieu également.

Le degré de température des eaux thermales est dû à la chaleur centrale de la terre, et son degré mesure celui de la couche terrestre d'où elle provient.

L'influence exercée sur l'homme par la température du sol se confond avec celle de la chaleur de la localité; il en a déjà été question, et n'y reviendrons pas.

[Ajoutons, pour compléter ces observations sur l'état physique du sol, que celui-ci est constamment imprégné d'électricité résineuse (celle des nuages étant vitrée), mais à des degrés différents, suivant la température et l'état hygrométrique de l'air; et, enfin, que du sol se dégage incessamment de l'acide carbonique promptement dissipé dans les couches d'air ambiant.]

2° Configuration du sol.

La surface terrestre présente de nombreuses inégalités. Ce sont d'abord des montagnes plus ou moins escarpées et plus ou moins élevées qui agissent en modifiant complétement une localité par l'exposition nouvelle qu'elles lui créent, par les abris qu'elles lui forment, par les climats particuliers qu'elles lui constituent au sein d'un autre climat, et, enfin, par l'action spéciale et souvent constante de certains vents.

Les montagnes elles-mêmes constituent également, suivant la hauteur à laquelle on les considère, autant de climats particuliers. Au sommet, c'est la température et le climat des régions polaires; au milieu, les conditions des régions tempérées; à la base, celles des climats chauds. C'est ainsi que Tournefort a trouvé, au sommet du mont Ararat, les plantes de la Laponie, puis successivement, et en descendant, celles de l'Angleterre, de la France et de l'Italie; enfin, à la base, les plantes indigènes, c'est-à-dire celles de l'Arménie.

D'après M. de Humboldt, les Cordillères, naturellement divisées en plusieurs étages de plateaux, offrent à l'étage supérieur, qui correspond aux régions polaires, des maladies inflammatoires; l'étage immédiatement au-dessous, représenté par Quito, Santa-Fé-de-Bogota, et remarquable par les vicissitudes continuelles de sa température, produit, à l'exemple de la zone tempérée, des affections catarrhales; enfin, l'étage inférieur, véritable zone équatoriale, offre aussi la pathologie réelle des régions des tropiques, c'est-à-dire des affections bilieuses, tantôt franches, tantôt plus ou moins unies avec l'intoxication des marais, suivant la nature sèche ou paludéenne du sol.

L'élévation du sol exerce une influence sur le développement des maladies dues aux effluves marécageux. La fièvre jaune a pour limites, ainsi que nous l'avons vu, dans les environs de Vera-Cruz, une hauteur de 928 mètres; cette limite est moindre dans d'autres points.

La peste n'atteint pas les hauteurs, et la citadelle du Caire, qui est très élevée, en a toujours été exempte. Le choléra, dans l'Inde, ne frappe pas les localités élevées.

Le sommet des montagnes expose l'homme aux influences combinées de la diminution de densité de l'air et du froid.

Voici, à cet égard, d'après M. Boudin, quelques mesures approximatives. Un exhaussement de terrain de 100 mètres détermine, en général, le même abaissement de température que provoquait le rapprochement vers les pôles de un à deux degrés. Un degré de froid correspond, sous la ligne, à une élévation de 219 mètres; dans les régions tempérées, à moins de 190 mètres, et, en hiver, à 70 mètres de moins qu'en été. Ainsi, par 46° de latitude, une élévation de 2,000 mètres détermine la température de la Laponie.

Des plateaux élevés par étages successifs, et provenant d'une superposition de montagnes élevées et inclinées en pente douce, produisent des effets analogues.

Les volcans, déterminés par les éruptions provenant du foyer central de la terre qui a perforé la croûte terrestre, modifient une contrée par l'apparition des nouveaux éléments qu'ils y introduisent: telles sont les cendres, les laves, les scories, les émanations sulfureuses, qui, répandues à la surface du sol, modifient plus ou moins profondément la végétation et ne sont pas sans exercer une influence sur l'homme.

Les vallées, les bassins, les gorges des montagnes, qui, chacune, ont des caractères particuliers dont l'homme ressent l'influence, peuvent encore modifier sa constitution, son tempérament, et créer, en quelque sorte, autant de spécialités morbides (crétinisme, goître).

La configuration du sol est donc importante à considérer pour l'établissement du caractère des climats, et, en même temps, pour le choix que l'homme doit faire de son habitation et du séjour habituel de son travail.

3e Exposition du sol.

Quelle que soit l'inégalité de la surface du sol, son exposition varie nécessairement, et elle est dans la direction de l'un des quatre points cardinaux; il en résulte, pour un pays ainsi exposé, et pour les habitants qui occupent ce pays, des caractères tout particuliers, qui sont en partie la conséquence de l'espèce de vents qui y soufflent.

L'exposition au nord donne à une localité quelques-uns des caractères des pays septentrionaux, et imprime, par conséquent, aux individus qui l'habitent, les caractères physiologiques et pathologiques des habitants de ces contrées. Les effets sont d'autant plus caractérisés que la localité ainsi exposée au nord est plus éloignée de l'équateur.

Le froid plus grand que l'on éprouve dans une localité exposée au nord tient à ce que les vents soufflant dans cette direction, et ne trouvant aucun obstacle, agissent en toute liberté sur un sol ainsi exposé ; ils y épuisent, en quelque sorte, toute leur action, en raison même de l'existence de l'obstacle qui constitue précisément l'exposition et arrête leur marche ultérieure.

L'exposition au midi présente des conditions opposées ; elle ne met aucun obstacle à l'action des vents chauds du sud ; il en résulte une chaleur habituellement plus grande, des orages plus fréquents, en un mot, des conditions analogues à celles que présentent les climats chauds Dans les cas où l'exposition au midi est telle, que les vents qui y soufflent ont traversé, avant d'y arriver, la surface d'une mer ou celle d'un grand lac, leur action est notablement affaiblie, et à moins de vents accidentels extrêmement chauds, qui apporteraient à ces localités une chaleur forte et humide, fâcheuse pour la santé, cette condition atténue, en général, le résultat de l'exposition au midi. Cette exposition rapproche d'autant plus une localité des conditions des climats chauds que l'on considère un pays plus méridional.

L'exposition à l'ouest se rapproche un peu de celle du midi. Ses conséquences sont complétement différentes, suivant que l'on considère un sol voisin de la mer ou une localité située dans l'intérieur d'un continent. C'est surtout dans ce dernier cas que l'exposition à l'ouest a quelque analogie avec celle du midi, tandis que, dans le premier, le voisinage de la mer amène une grande variété dans les conditions climatériques, et produit des variations continuelles de température, des brouillards et des pluies fréquentes. Ce résultat est dû à l'action des vents qui, avant d'arriver à un sol ainsi exposé, ont dû traverser la surface de la mer.

L'exposition à l'est se rapproche de celle du nord : elle détermine des effets qui varient suivant que le sol que l'on considère est voisin de la mer située dans l'intérieur des continents, suivant, enfin, qu'il est à une latitude plus ou moins élevée.

Les expositions intermédiaires, comme N.-E., S.-E., N.-O., S.-O., participent des influences des deux directions combinées. L'exposition N.-E. rapproche surtout le sol de l'exposition franche du nord, et celle du S.-O., de l'exposition franche du midi. Ces diverses expositions doivent être consultées et étudiées avec le plus grand soin, tant pour les causes de maladies qu'elles peuvent engendrer, et les miasmes et effluves auxquels elles permettent d'agir, que pour guider dans le choix d'une habitation et dans la fixation d'un séjour destiné à améliorer une constitution, à modifier un tempérament, ou à rétablir un malade en convalescence.

C'est ainsi, pour ne citer qu'un petit nombre d'exemples, que l'exposition du nord et au N.-E., ne sera pas conseillée aux rhumatisants; le nord et surtout le N.-O., aux individus atteints de bronchite ou même de phthisie pulmonaire; l'ouest, aux rhumatisants et aux catarrheux, etc.

4° Rapports du sol avec une surface liquide.

Le sol des terrains situés dans l'intérieur des continents est seulement modifié par les conditions de latitude, d'inégalité de la surface et d'exposition que nous venons d'examiner; mais lorsque ce même sol est situé dans le voisinage de la mer, d'un fleuve un peu considérable ou d'un vaste lac, il en résulte les modifications suivantes dans la température du lieu.

Les localités constamment baignées par les vapeurs d'eau qui s'en élèvent acquièrent un état hygrométrique supérieur à celui que comporte leur latitude; la chaleur des étés y devient moins forte en raison des vents frais qui viennent de la mer et de l'évaporation des eaux, qui rend latent une grande quantité de calorique, et tend ainsi à abaisser leur température.

En hiver, la basse température des vents froids est diminuée par la présence même de la vapeur d'eau, qui, en se condensant en brouillards et en se congelant, restitue à l'air une certaine quantité de calorique latent.

Le voisinage des mers et des eaux rend donc un climat plus tempéré, préserve les côtes des extrêmes de température, et maintient un état habituel d'humidité de l'air. Cette condition est essentiellement défavorable aux rhumatisants, qui doivent fuir de semblables localités. Il en est de même des catarrheux et des emphysémateux, surtout si cette localité est en même temps exposée à l'ouest.

5° États de la surface du sol.

La surface du sol peut être complètement nue, couverte d'une végétation spontanée, ou bien d'une culture plus ou moins riche.

Sol dénudé. — Cet état est constitué par l'absence de végétation ; il en est ainsi dans beaucoup de points du globe, particulièrement dans les régions équatoriales. La conséquence de ce fait est d'augmenter la température du sol, et, par conséquent, celle de la contrée où il en est ainsi. La dénudation du sol peut être la conséquence de la composition même des terrains, de son état sablonneux, ou des rochers qui le constituent, et surtout de l'absence de cours d'eau. Dans les régions les plus chaudes de l'Afrique, là où une source jaillit de terre et suffit pour établir un ruisseau même peu considérable, il y a des oasis où la végétation est luxuriante et où l'homme s'empresse d'habiter. L'action directe des rayons solaires dans les contrées tropicales contribue encore à l'absence d'eau et à la nudité du sol ; l'influence qui en résulte pour l'homme est celle que nous avons exposée en nous occupant de la chaleur des climats.

Végétation spontanée. — Un grand nombre de localités du globe sont couvertes de végétaux plus ou moins nombreux et qui occupent d'immenses étendues de pays.

Les uns sont des plantes herbacées (légumineuses et composées) qui couvrent les vastes terrains appelés savanes, et plus particulièrement *prairies*, entre le Missouri et le Mississipi ; pampas, dans l'Amérique du Sud ; steppes, dans la Russie méridionale et la Tartarie ; makis, en Corse, etc.

La plupart de ces immenses plaines n'ont pas été défrichées et ne sont pas habitées par l'homme ; il n'y a donc rien de particulier à dire touchant leur influence.

Dans une grande partie du globe, il existe une végétation spontanée, et les travaux des botanistes ont conduit à admettre que le nombre des espèces végétales va en augmentant des pôles à l'équateur. Parmi ces végétaux, il en est qui doivent nous occuper quelques instants ; ce sont ceux qui, par leur nature et leur accroissement, constituent les forêts et les grands bois.

Le résultat de la présence des bois et des grands végétaux dans une localité est d'empêcher la terre de s'échauffer et d'abaisser la température moyenne du lieu. Il en résulte, en même temps, la conservation, à la surface du sol, d'une certaine quantité d'humidité.

Trois raisons rendent compte de l'obstacle que les grands végétaux mettent à l'échauffement du sol :

1° Les rayons solaires ne peuvent pénétrer à la surface du sol.

2° Il se fait, par la surface des feuilles, une évaporation continuelle de vapeur aqueuse.

3° Les feuilles présentent une grande surface au refroidissement, qui s'opère par le rayonnement vers les espaces célestes.

La présence des forêts et des bois maintient donc la fraîcheur d'un pays ; lorsqu'ils sont placés au sommet des montagnes, ils y conservent les eaux et empêchent la formation des torrents dévastateurs qui inonderaient les plaines situées au-dessous.

[Des expériences récentes de M. Becquerel père, faites dans des conditions nouvelles et avec un thermomètre électrique, ont démontré que les arbres s'échauffant sous l'action solaire et se refroidissant sous celle du rayonnement nocturne, comme tous les corps qui se trouvent à la surface du sol, et plus même que la plupart de ces corps en raison de leurs grands pouvoirs absorbants et exhalants, échauffent ou refroidissent tour à tour l'air ambiant. Il en résulte, en premier lieu, un courant d'air chaud ascendant, qui se manifeste également dans le massif des arbres ; en second lieu, un courant d'air froid descendant, qui tend à refroidir le sol, la nuit et le matin. Ce résultat montre comment il se fait que le voisinage des bois a pour effet d'abaisser la température d'une contrée ; en effet, les couches inférieures qui proviennent de l'air refroidi à la périphérie des arbres, sous l'influence du rayonnement nocturne, abaissent la température de l'air dans le voisinage du sol. Il s'ensuit que les déboisements ont pour effet de rendre les étés plus chauds et les hivers moins froids, en faisant disparaître cette cause de refroidissement qui agit également dans ces deux saisons.]

L'existence des forêts a encore l'avantage de purifier l'air par le dégagement d'oxygène et la destruction de l'acide carbonique ; de s'opposer souvent à la pénétration, dans une localité, des émanations miasmatiques, ou des effluves marécageux, et quelquefois même de s'opposer à l'extension des épidémies.

La présence d'une certaine quantité de grands végétaux et de bois est donc une circonstance favorable et utile pour l'homme. L'habitation dans leur voisinage constitue un des principaux bienfaits du séjour à la campagne ; elle contribue souvent à modifier la constitution ou le tempérament, ou bien à accélérer une convalescence.

[On savait depuis Priestley et Ingenhousz, mais surtout depuis les belles recherches de Th. de Saussure, que les parties vertes des végétaux, sous l'influence de la lumière solaire, absorbent l'acide carbonique de l'air, fixent le carbone et émettent de l'oxygène, tandis que, la nuit, elles absorbent l'oxygène et rejettent de l'acide carbonique. De là, cette idée de la salubrité de la grande végétation pendant le jour. M. Boussingault a fait voir que, soumises à la lumière solaire, les plantes *submergées* dégagent de l'oxyde de carbone et un peu d'hydrogène protocarboné. Ainsi, à la purification par l'oxygène se joindrait pour tous les végétaux aquatiques, la viciation par l'un des gaz les plus délétères que l'on connaisse, l'oxyde de carbone. N'est-il pas permis, dit M. Boussingault, d'entrevoir dans l'élimination de ce gaz pernicieux l'une des causes de l'insalubrité des contrées marécageuses?]

Une autre espèce de végétation spontanée est celle des marécages : il en a été question précédemment, et il est inutile d'y revenir ici.

Culture, défrichement, reboisement. — La culture change considérablement la surface du sol et modifie les conditions physiques qui agissent sur l'homme.

Le défrichement d'une terre neuve et vierge constitue la première influence à étudier, influence qui joue un grand rôle dans la production des maladies, et, en particulier, dans le développement des fièvres intermittentes. Toutes les fois, en effet, qu'un défrichement de terres vierges a lieu, on peut être à peu près certain de voir ces maladies se développer souvent avec une grande intensité. La raison en est facile à saisir. Les défrichements ne portent, en général, que sur des terres qui contiennent une certaine quantité d'humus, formé par la mort successive des végétaux qui couvrent chaque année ce sol vierge. Cette couche d'humus, presque toujours assez considérable, est constituée par des matières végétales en décomposition, accompagnées d'un certain degré d'humidité. Pour peu donc que la température du climat ou celle de la saison soit élevée, on trouve réunies toutes les conditions sous l'influence desquelles se produisent des effluves marécageux, et, par conséquent, des fièvres intermittentes.

Le déboisement ou la disparition des grands végétaux arborescents exerce un autre ordre d'influence. Quand il est modéré, il assainit une contrée, diminue la proportion des eaux qui s'y trouvent, et atténue l'humidité de l'atmosphère : mais qu'on l'exagère et qu'on le pousse jusqu'à la disparition complète des forêts, le sol est alors trop desséché.

Le déboisement des hauteurs a d'autres inconvénients : les forêts qui couvrent les montagnes n'y retenant plus les eaux, elles se précipitent en courants torrentiels, vont grossir d'une manière démesurée les rivières et les fleuves, inondent les vallées et causent ainsi de terribles ravages. Telles sont les causes, en France, des récents débordements de la Loire, du Rhône, de l'Allier, etc., etc. (1).

(1) Voici les conclusions intéressantes d'un travail de M. Boussingault touchant l'influence du défrichement et du déboisement.

La culture bien entendue d'un pays, la disposition des eaux qui s'y trouvent, de manière à ce qu'elles soient distribuées convenablement et qu'elles irriguent d'une manière avantageuse pour la culture, font, en général, disparaître les causes d'insalubrité d'une contrée, et réduisent au minimum, si même elles ne détruisent complètement les effluves marécageux. La diminution des maladies dans un pays cultivé tient aussi, du reste, à l'aisance que la culture procure aux habitants, et ne doit pas être attribuée au seul fait du changement d'état de la surface du sol.

Si la culture, considérée d'une manière générale, assainit un pays, améliore la condition de ses habitants et en diminue les maladies, il est cependant certaines cultures exceptionnelles qui ont quelques inconvénients

La culture du riz, exigeant que les pieds de cette plante soient une partie de l'année dans l'eau, détermine la formation d'une quantité considérable d'effluves marécageux, et produit des fièvres intermittentes souvent graves.

On attribue à la culture du chanvre, et surtout à l'odeur pénétrante et vireuse qu'il exhale à l'époque de la floraison, des accidents nerveux, tels que céphalalgie, vertiges et vomissements.

Enfin, dans les pays où on cultive le maïs et dans lesquels, en même temps, on en fait usage, on a souvent accusé cette céréale de déterminer la maladie à laquelle on a donné le nom de pellagre. Telle est surtout l'opinion que M. Théophile Roussel a développée dans un travail récent, opinion qui, du reste, a trouvé beaucoup de contradicteurs et n'est pas encore éclaircie. Nous y reviendrons en traitant de l'usage interne du maïs.

6° Nature, composition du sol.

La nature du sol et la composition des terrains qui le consti-

1° Les grands défrichements diminuent la quantité des eaux vives qui coulent dans un pays.

2° Il n'est pas possible de décider si cette diminution doit être attribuée à une moindre quantité annuelle de pluie, ou à une plus grande évaporation des eaux, ou à ces deux causes combinées.

3° Dans les contrées qui n'ont éprouvé aucun changement dans la culture, la quantité des eaux vives ne paraît pas avoir changé.

4° Les forêts, tout en ménageant les eaux vives, ménagent aussi et régularisent leur écoulement.

5° La culture établie dans un pays aride et découvert dissipe une partie des eaux courantes.

6° Des sources peuvent disparaître par suite des déboisements, sans qu'on puisse en conclure que la quantité annuelle de pluie ait diminué.

7° Les faits météorologiques recueillis dans les contrées équinoxiales tendent à démontrer que les grands défrichements diminuent la quantité de pluie qui tombe annuellement.

tuent rendent un compte suffisant des propriétés qu'il présente. On explique ainsi le pouvoir qu'il a d'absorber, de réfléchir ou d'émettre une quantité plus ou moins considérable de calorique, son humidité, la faculté qu'il a d'être couvert de végétation, la culture des plantes qui s'y développent, enfin la possibilité où il est d'être livré à la culture.

Nous ne pouvons entrer dans tous les détails géologiques que comporte cette question, nous présenterons seulement le tableau des diverses espèces de terrains qui constituent le sol.

TABLEAU DES TERRAINS.

	Alluvions modernes.
	Alluvions anciennes.
Dépôts de la Bresse. Collines subapennines. Gypse..	Terrain subapennin.
Faluns, molasse et nagelfluhe. Gypse d'Aix...	Terrain de molasse.
Gypse parisien. Calcaire grossier. Argile plastique.....................................	Terrain parisien.
Craie blanche. Craie marneuse.............	Terrain crétacé supérieur.
Craie tuffeau. Craie verte. Grès vert. Dépôts néocomiens.............................	Terrain crétacé inférieur.
Groupe portlandien. Groupe corallien. Groupe oxfordien. Grande oolithe. Lias..........	Dépôts jurassiques.
Marnes irisées. Calcaires conchyliens. Grès bigarré...................................	Terrain de trias.
Grès vosgien. Calcaire pénéen. Grès rouge...	Terrain pénéen.
Grès houiller. Calcaire carbonifère.........	Terrain houiller.
Vieux grès rouge. Grès divers. Schistes anthraciteux......................................	Terrain silurien et cambrien.
Schistes micacés. Calcaires gneiss..........	Terrain stratifié et cristallin.

Terrains anciens inconnus.

Pour que la végétation puisse se produire, ces terrains divers ont besoin d'être couverts d'une couche de terre végétale dite humus, et qui est une combinaison de matières organiques avec un ou plusieurs de ces terrains, car tous ne sont pas aptes à être fertilisés.

La division la plus simple qu'on puisse admettre pour les terres arables et susceptibles de produire une végétation, est la suivante :

1° Sols argileux (1)................	Sols d'argile pure.
	Argilo-ferrugineux.
	Argilo-calcaire.
	Argilo-sableux.

(1) Éléments principaux des sols :

    1° Sable. Souvent c'est de la silice pure.
    2° Argile. C'est un silicate d'alumine.
    3° Calcaire. Carbonate de chaux.
    4° Humus. Matière végétale décomposée, et surtout acide ulmique.

2° Sols sableux.................
$\left\{\begin{array}{l}\text{Sols de sable pur.}\\\text{Sols sablo-argileux.}\\\text{Sols quartzeux, graveleux et granitiques.}\\\text{Sols volcaniques.}\\\text{Sols sablo-argilo-ferrugineux.}\\\text{Sols sablo-humifères (terre de bruyère).}\end{array}\right.$

3° Sols calcaires................
$\left\{\begin{array}{l}\text{Sables calcaires.}\\\text{Sols crayeux.}\\\text{Sols tuffeux.}\\\text{Sols marneux.}\end{array}\right.$

4° Sols magnésiens.

5° Sols humifères................
$\left\{\begin{array}{l}\text{Terrains tourbeux.}\\\text{Terrains marécageux.}\end{array}\right.$

L'humus, ou produit de la décomposition des végétaux, se forme continuellement à la surface de la terre ; il se mélange aux matières terreuses qui constituent le sol, et il est la cause principale de leur fertilité. Le sol des forêts est celui qui en contient le plus.

Telle est la composition du sol ; nous aurons plus d'une fois occasion de l'invoquer dans l'étude de l'hygiène et dans celle des règles hygiéniques. Un mot, toutefois, sur l'influence que cette composition peut exercer sur le développement de certaines maladies.

Les contrées dans lesquelles règnent endémiquement les fièvres intermittentes se font distinguer par la nature argileuse de leur sol. C'est, du reste, cette nature argileuse qui contribue à déterminer la stagnation des eaux. La superposition de l'argile à un terrain volcanique semble renfermer encore les conditions les plus favorables à la production des fièvres intermittentes. (Brocchi, etc.)

Dans les terrains calcaires, on ne remarque pas, en général, de maladies d'origine paludéenne. Ne jouent-ils pas ici un rôle autre que celui de s'opposer à la stagnation des eaux ? L'Égypte est un vaste bloc calcaire, sur quelques points duquel les inondations du Nil viennent déposer des marnes argileuses. Or, d'après M. Boudin, c'est précisément dans les points où sont déposées par le fleuve ces marnes argileuses que sévissent les fièvres intermittentes simples, pernicieuses, et la peste.

D'après le même auteur, c'est encore dans les localités dont le sol est argileux que se montre la fièvre jaune. Dans tous ces exemples, ce sont des maladies dues aux effluves marécageux des divers climats, et on est toujours en droit de se demander si ces masses argileuses n'agissent pas en favorisant la stagnation des eaux et en s'opposant à leur écoulement ou à leur filtration dans le sol.

[Suivant Fourcault, la même chose aurait lieu pour le choléra, qui épargnerait les terrains sablonneux et siliceux, mais surtout ceux où dominent les roches primitives.

Ajoutons que la *nappe d'eau souterraine*, qui se forme dans les terrains poreux, grâce à l'absorption de l'humidité atmosphérique et à la présence à une certaine profondeur (de plus de 50 centim.) d'une couche imperméable, joue également, par ses oscillations, un rôle important dans l'étiologie de la fièvre typhoïde, du choléra, etc.]

D'après le docteur John M'Clellan, la fréquence du goitre dans l'Inde coïncide avec une constitution géologique spéciale du sol. Selon cet auteur, les lieux qui en sont affectés avoisinent les roches de calcaire disposées parallèlement le long des chaînes de schiste argileux. Les habitants de ces chaînes ne deviennent goîtreux qu'autant que l'eau dont ils font usage provient des rochers calcaires.

M. Grange, dans le travail intéressant qu'il a publié sur le développement du goitre et du crétinisme, rattache ces maladies à la puissance des roches magnésiennes. Le fait de coïncidence est au moins positif.

[Il résulte des nombreuses recherches de M. Boudin que l'on rencontre le goitre endémique : dans les Pyrénées, sur les calcaires du lias et sur les calcaires magnésiens qui se trouvent dans la zone d'éruption des oophites ; sur le trias, dans les Vosges ; sur le lias, dans le Jura, les Hautes-Alpes et les Basses-Alpes ; sur les calcaires dolomitiques de l'époque carbonifère, en Angleterre, en France et en Belgique ; sur le trias, dans le Wurtemberg, la Saxe ; sur les dolomies, dans le Tyrol, dans l'Inde et en Amérique, etc.]

Bibliographie. Conditions diverses du sol. — CERUTTI (Fr. P. L.), *Collectanea quædam de telluris in Organismum animalem actione.* Lipsiæ, 1814, in-4°. — NOLTE (E. C. A.), *Die grossen und merkwürdigen kosmisch-tellurischen Erscheinungen ein Luftkreise unserer Erde*, etc. Hannover, 1831, in-8°. — WRIGHT (A.), *An Essay on the Influence of Air and Soil as affecting Health.* Birmingham, 1836, in-8°. — BOUSSINGAULT et LEWY, *Mém. sur la composition de l'air confiné dans la terre végétale*, in *Compt. rend. de l'Acad. des sc.*, t. XXXV, p. 765, 1852. — CORENWINDER, *Mém. sur la production du gaz acide carbonique par le sol, les matières organiques et les engrais*, ibid., t. XLI, p. 149, 1855. — BOUDIN, *Physique du sol*, in *Géogr. méd.*, t. I, part. 1, l. II, c. I-III.

Température : HUMBOLDT, *Des lignes isothermes et de la distribution de la chaleur sur le globe.* Paris, 1817, in-8°. — Du MÊME, *De la température des différentes parties de la zone torride au niveau de la mer*, in *Ann. de chim.*, 1re sér., t. XXXIII, p. 29, 1826. Voy. *Asie centrale*, t. III, p. 190 ; *Cosmos*, t. I, etc. — FOURIER, *Remarques générales sur la température du globe terrestre et des espaces planétaires*, in *Ann. de chim.*, 1re sér., t. XXVII, p. 136, 1824. — BOUSSINGAULT, *Mém. sur la profondeur à laquelle se trouve la couche de température invariable entre les tropiques ; détermination*, etc., in *Ann. de chim.*, 1re sér., t. LIII, p. 225, 1833. — ARAGO, *Sur l'état thermométrique du globe terrestre*, in *Ann. du bur. des long.*, 1834. — Du MÊME, *Observ. thermométriques faites au fond du puits de l'a-*

battoir de Grenelle, in *Compt. rend. de l'Acad. des sc.*, t. I, p. 502, 1835, et t. IV, p. 783,*1837. — Poisson, *Mém. sur la température de la partie solide du globe, de l'atmosphère et du lieu de l'espace où la terre se trouve actuellement*, in *Ann. de chim.*, 2e sér., t. LXIV, p. 337, 1837. — Différentes communications faites par MM. Saigey, Walferdin, Duhamel, Quetelet, Innes, Forbes, Ermen, etc., in *Compt. rend. de l'Acad. des sc.*, t. II, III, VI, VIII, XIX, etc. — Walferdin, *Sur un puits foré à Saint-André (Eure), à 263 mètres*, in *Ann. de chim.*, 2e sér., t. LXIX, p. 35, 1838. — Peltier, *Recherches sur les causes des phénomènes électriques de l'atmosphère et sur les moyens d'en recueillir les manifestations*, ibid., 3e sér., t. IV, p. 385, 1842. — Acosta (Joacquin), *Note sur la température moyenne du sol à une petite profondeur dans la zone torride*, in *Compt. rend. de l'Acad. des sc.*, t. XXXIV, p. 140, 1852. — Boussingault et Lewy, *Mém. sur la composition de l'air confiné dans la terre végétale*, ibid., p. 765, 1852.—Walferdin, *Recherches sur la température de la terre à de grandes profondeurs*, ibid., t. XXXVI, p. 250, 1853.— Malaguti et Durocher, *Obs. sur les températures du sol comparées à celles de l'air*, ibid., t. XXXVIII, p. 785, 1854.—Rozet. *Note sur la différence de température entre la surface du sol et l'air en contact*, ibid., t. XXXVIII, p. 666, 1854.—Becquerel, *De la température des végétaux et du sol dans le nord de l'Amérique septentrionale*, ibid., t. L, p. 507, 1860, et série de mém. sur le même sujet, *ibid.*, années suivantes. — Martins (Ch.), *Du refroidissement nocturne de la tranche superficielle du sol comparée à celui de la couche d'air en contact immédiat avec la terre*, ibid., t. LIV, p. 1271, 1862. —Voy. les Traités de géologie (Becquerel et Ed. Becquerel, ch. I, sect. IV. — Boudin, *Géogr. méd.*, t. I, 1re part., l. II, c. I-III).

Configuration du sol. Voy. la *Bibliogr. des altitudes*.

Exposition : Hippocrate, *De aere, aquis et locis.* — Les *Topographies particulières.*

État de la surface, végétaux : Ingenhousz, *Experiments upon Vegetables, discovering their Great Power of purifying the Sunshine, and of injuring it in the Shade and at Night*. London, 1779, in-8o. — Palloni, *Sulle cause più generali che diminuiscono o distruggono la respirabilità dell' aria atmosferica e dei mezzi che impiega la natura per restituirgliela mediante la vegetazione*, in *Atti della Soc. econ. di Firenze*, t. III, p. 237. — Saussure (Th. de), *Recherches chimiques sur la végétation*. Paris, 1804, in-8o. — Zwierlein (K. A.), *Vom grossen Einfluss der Waldungen auf Cultur und Beglükung der Staaten*. Würzburg, 1806, in-8o. — Boussingault, *Recherches chimiques sur la végétation entreprises dans le but d'examiner si les plantes prennent de l'azote à l'atmosphère*, in *Ann. de chim.*, 1re sér., t. LXVII, p. 5, 1838, et t. LXIX, p. 353, 1838. — Du même, *Sur la nature des gaz produits pendant la décomposition de l'acide carbonique par les feuilles exposées à la lumière*, in *Compt. rend. de l'Acad. des sc.*, t. LIII, p. 862, 1861. — Calvert et Ferrand, *Mém. sur la végétation considérée au point de vue chimique*, in *Ann. de chim.*, 3e sér., t. VIII, p. 477, 1844. — Jeannel, *Mém. sur les plantations d'arbres dans l'intérieur des villes*, in *Ann. d'hyg.*, 3e sér., t. XLIII, p. 49, 1850. — Becquerel père, *Des climats et de l'influence qu'exercent les sols boisés et non boisés*, 2 pl. Paris, 1853, in-8o. — Du même, *Recherches sur la température de l'air au nord, au midi, loin et près des arbres, suivies*, etc., in *Mém. de l'Acad. des sc.*, t. XXXII, 1864. — Corenwinder, *Recherches sur l'assimilation du carbone par les feuilles des végétaux*, in *Ann. de chim.*, 3e sér., t. LIV, p. 321, 1858. — Maistre (J.), *Influence des forêts sur le climat et sur le régime des sources.* Lodève, 1867, in-8o. — Dépelchin (Fern.), *De l'influence de la végétation sur le climat.* Th. de Paris, 1869, no 127.

Boisements et déboisements : Brémontier (Nic. Th.), *Mém. sur les dunes, et particulièrement sur celles qui se trouvent entre Bayonne et la pointe de Grave, à l'embouchure de la Gironde.* Paris, an V, in-8o. — Héricart de Thury, *Potamographie du département des Hautes-Alpes, ou Description de ses bassins, vallées, sous le rapport de la nature de leur sol*, etc., in *Journ. des mines*, t. XVII, 1804. — Chassinon, *Rapp. sur les différents mémoires de M. Brémontier et sur les travaux faits pour fixer et cultiver les dunes du golfe de Gascogne*, etc. Paris, 1806, in-8o.— Dugied, *Projet de boisement des Basses-Alpes, présenté*, etc. Paris, 1819, in-4o. — *Analyse de ce travail*, par l'abbé Tessier, in *Journ. des savants*, 1820, p. 518. —

Tableau des faits physiques arrivés dans la diminution des eaux, dans les climatures et la nature végétale, à la suite des déboisements qui ont eu lieu tant en France qu'en d'autres pays, in *Ann. européennes de phys. végét. et d'écon. publ.,* juin 1821. — Moreau de Jonnès, *Mém. sur le déboisement des forêts,* in *Mém. de l'Acad. de Bruxelles,* t.V, 1825. — Bosson, même sujet, *ibid.* — Rivière, *Changements survenus dans le climat de plusieurs parties de la France à la suite de grands défrichements,* in *Compt. rend. de l'Acad. des sc.,* t. II, p. 214, 1836. — Boussingault, *Mém. sur l'influence des défrichements dans la diminution des cours d'eau,* in *Ann. de chim.,* 2e sér., t. LXIV, p. 113, 1837, et in *Économie rurale,* t. II, p. 701. Paris, 1843, in-8o. — Maury (A.), *Des grandes forêts de la Gaule et de l'ancienne France,* in *Mém. sur les antiq. nat.,* etc., nouv. série, t. IX, 1849. — Bardel, *Note sur l'influence du déboisement sur les constitutions médicales dans le département des Hautes-Alpes,* in *Gaz. méd. de Paris,* 2e sér., t. XXI, p. 386, 403, 1853. — Vallée (L. L.) et Vallée (E.), *Du boisement nouveau ou renouvelé; remarques,* etc., in *ibid.,* t. L, p. 1187, 1860. — Becquerel père, *Rapport sur un ouvrage manuscrit de M. Tchihatchef, intitulé : Études climatologiques sur l'Asie Mineure,* in *Compt. rend. de l'Acad. des sc.,* t. LXII, p. 777, 1856.

Goître et crétinisme : Ackermann (J. F.), *Ueber die Kretinen. Eine besond. Menschenabart in den Alpen.* Gotha, 1790, in-8, pl. — Michaelis, *Ueber die Cretinem in Salzburgischen,* in *Blumenbach's Bibl.,* t. III, p. 640, 1795. — Ramond de Carbonnières, *Observ. faites dans les Pyrénées, pour servir de suite à des observations sur les Alpes,* etc. Paris, 1789, 2 vol. in-8o. — Iphosen (A. E.), *Dissertat. de cretinismo.* Vitebergæ, 1804, in-4o. — Du même, *Des Kretenismus philosophisch und medicinisch Untersucht.* Dresden, 1817, 2 vol. in-8o. — Fodéré, *Traité du goître et du crétinisme.* Paris, an VIII, in-8o. — Boussingault, *Recherches sur la cause qui produit le goître dans les Cordillères de la Nouvelle-Espagne,* in *Ann. de chim.,* 2e sér., t. XLVIII, p. 41, 1831. — Mac-Clellan, *Geology of Kemaon.* Calcutta, 1832. — Thieme (Otto), *Ueber Kretinismus.* Würtzburg, 1842, in-4o, pl. 5. — Pascal, *Note sur les influences locales qui déterminent le développement du goître,* in *Compt. rend. de l'Acad. des sc.,* t. XV, p. 225, 1842. — Falck (C. P.), *De thyreophymate endemico per Nassaviam atque Hessiam electoralem.* Marburgi, 1844, in-8o, et *ibid.* 1846. — Stahl (F. C.), *Beitrag zur Pathologie des Idiotismus endemicus genannt cretinismus,* etc. Bonn., 1846, in-4o, pl. 7. — Du même, *Neue Beiträge zur physiognomonik und pathologischen Anatomie der Idiotia endemica.* Erlangæ, 1848, in-4o. — *Rapport de la commission créée par le roi de Sardaigne pour étudier le crétinisme.* Turin, 1848, in-4o, pl., fig. — Grange (J.), *Différentes communications,* in *Compt. rend. de l'Acad. des sc.,* t. XXVII, p. 358, 1848 ; t. XXIX, p. 695, 1849; t. XXX, p. 618, 1850 ; t. XXXI, p. 58, 1850, in *Archiv. des miss. scient.,* t. I, p. 657, 1850, etc. — Ferrus, *Mém. sur le goître et le crétinisme,* in *Bull. de l'Acad. de méd.,* t. XVI, p. 200, 1851, et *Discussion sur ce travail* (Disc. de Bouchardat), *ibid.* — Niepce, *Traité du goître et du crétinisme, suivi,* etc. Paris, 1851-52, 2 vol. in-8o. — Guggenbuehl, *Die Heilung und Verhütung des Cretinismus und im neuesten Fortschritte.* Bern und S. Gallen, 1853, in-4o. — Du même, *Raccolta di relazioni diverse concernenti lo stabilimento dell' Abendberg.* Genova, 1854, in-8o. — Gosse, *De l'étiologie du goître et du crétinisme.* Genève, 1853, in-4o. — Chatin, *Différentes communications,* in *Compt. rend. de l'Acad. des sciences,* t. XXXIII, p. 588, 1851 ; t. XXXIV, p. 14, 51, 1851, etc. — Du même, *Rapport sur une mission relative à la recherche de l'iode dans l'air, les eaux, le sol et les produits alimentaires des Alpes de la France et du Piémont,* in *Archiv. des miss. scient.,* t. III, 1854, et t. IV, 1856. — Tourdes, *Du goître à Strasbourg et dans le département du Bas-Rhin.* Strasbourg, 1854, in-8o. — Schnepf (B.), *Études psycho-physiques sur le crétinisme* (analyse des travaux allemands), in *Monit. des hôpit.,* t. III, 1855. — Fabre, *Traité du goître et du crétinisme, et des rapports qui existent entre ces deux affections.* 4 pl. Paris, 1857, in-8o. — Boudin, *Études géographiques et statistiques sur le crétinisme, le goître et la surdi-mutité,* in *Ann. d'hyg.,* 2e sér., t. VI, p. 46, 1857. — Koeberlé, *Étude sur le crétinisme.* Strasb., 1862, in-8o. — Morel (B. A.), *Du goître et du crétinisme, étiologie, prophylaxie, traitement,* etc. Paris, 1864, in-8o. — Chabrand (J. A.), *Du goître et du crétinisme endémiques et de leurs véri-*

tables causes. Paris, 1864, in-8°. — Baron (A.), *Contribution à l'étiologie du goître et du crétinisme.* Grenoble, 1867, in-8°. — Saint-Lager (J.), *Études sur les causes du crétinisme et du goître endémique.* Paris, 1867, in-8°. — Plus une multitude de monographies, de dissertations, etc., publiées tant en France qu'à l'étranger et surtout en Allemagne.

Nature du sol : Foucault, *Conditions géologiques et hydrographiques qui favorisent le développement et la marche du choléra asiatique,* in *Gaz. méd. de Paris,* 2e sér., t. XVII, 1849. — Jonvaux (P.), *Recherches statistiques sur la distribution géographique des·pieds-plats en France,* in *Rec. de mém. de méd.,* milit., 3e sér., t. X, p. 260, tabl. 1863. — Bergeron (E. Jules), *Étude sur la géographie et la prophylaxie des teignes,* in *Ann. d'hyg.,* 2e sér., t. XXIII, p. 5, tabl. 1865.

Distribution géographique des maladies, traités de géographie médicale : Hippocrate, *Des airs, des eaux et des lieux.* — Cartheuser, *De morbis endemicis libellus.* Francof., 1771, in-8°.—Zimmermann (E. A. W.), *Specimen geologiæ geographicæ.* Lugd. Batav., 1777, in-8°. — Du même, *Geographische Geschichte des Menschen und der verbreiteten Vierfüssigen Thiere, nebst,* etc. Leipzig, 1778-83, 3 vol. in-8°. — Finke, *Versuch einer allgemeinen medicinisch-praktischen Geographie.* Leipzig, 1792-95, 3 vol. in-8°. — Schnurrer, *Geographische Nosologie.* Stuttgard, 1813, in-8°. — Marshall (H.), *Sketch of a Geographical Distribution of Diseases,* in *Edinb. Med. Journ.,* t. XXXVIII, p. 330, 1832. — Isensée, *Elementa nova geographiæ et statistices medicinalis.* Berolini, 1833, in-8°. — Boudin, *Essai de géographie médicale,* ou *Études,* etc. Paris, 1843, in-8°. — Du même, *Traité de géographie et de statistique médicales et des maladies endémiques.* Paris, 1857, 2 vol. in-8°.— Fuchs (C. F.), *Medicinische Geographie.* Berlin, 1853, in-8°. — Muehry (A.), *Die geographischen Verhältnisse der Krankheiten, oder Grundzüge der Noso-Geographie in ihrer Gesammtheit und Ordnung und mit einer Sammlung der Thatsachen dargelegt,* 1 pl. Leipzig und Heidelberg, 1856, 2 vol. — Helfft, *Die geographische Verbreitung der Krankheiten in Nord America,* in *Monat. Bl. für med. Stat.,* n° 3, 19 mars 1859.—Hirsch, *Handbuch der historisch-geographischen Pathologie.* Erlangen, 1859-62, 2 vol. gr. in-8°. — Voy. les *Traités de géologie* (Becquerel et Edm. Becquerel, etc.).

— Goppelsroeder (F.). *Zur Infection des Bodens und Bodenwassers, mit 2 Taf.* Basel, 1872, in-4°. — Jeannel, *Des plantations d'arbres dans l'intérieur des villes,* in *Rec. de mém. de méd. milit.,* p. 597, 1872. — Pettenkofer (v.), *Ueber den Kohlen, säuregehalt der Grundluft im Gewölbboden,* etc., in *Zeitschr. f. Biol.* Bd. VII, H. 4, p. 395, u. Bd. IX, H. 2, p. 245, 1873. — Ebermayer. *Die physikal. Einwirkungen des Waldes auf Luft und Boden.* Aschaffenburg, 1873, atlas in-fol.

Berger (C. J.). *Du crétinisme et du goître endémique.* Bourg, 1868, in-8°. — Saint-Lager (J.). *Nouv. études sur les causes du crétinisme et du goître endémique.* Paris, 1868, in-8°. — Niepce (A.). *Quelques considérations sur le crétinisme.* Paris, 1871, in-8° — Nivet (V.). *Études sur le goître épidémique.* Paris, 1873, in-8°. — Du même, *Goître endémique et épidémique,* in *Gaz. hebd.,* p. 55, 1874. — Garrigou, *L'endémie du goître et du crétinisme envisagée au point de vue de ses rapports avec la nature géol. du sol,* in *Gaz. hebd.,* nos 17-18, 1874. — Parchappe, *Étude sur le goître et le crétinisme.* Docum. mis en ordre et annotés par L. Lunier. Paris, 1874, in-8°.

— Fodor (J. v.), *Experiment. Untersuch. über Boden u. Bodengase.* In *D. Viert. f. öff. Ges.-Pfl.,* Bd. VII, p. 205, 1875. — Port, *Beob. über den Kohlensäuregehalt der Grundluft.* In *Bayer. ärztl. Intell.-Bl.,* 1875, p. 81. — Allu, *Die Bodenwärme und das Grundwasser.* In *Zeitschr. f. Epidem.,* Bd. II, p. 58, 1875. — Hoedt, *Das Grundwasser,* etc. In *Corresp.-Bl. d. niederrh. Ver. f. öff. Ges.-Pfl.,* 1875, p. 48. — Lissauer, *Hygiein. Studien über Bodenabsorption,* in *D. Viert. f. öff. Ges.-Pfl.,* 1876, H. 4, p. 569. — Vallin, *La fièvre typhoïde et la nappe d'eau souterraine de Paris,* in *Gaz. hebd. de méd.,* 1876, n° 50. — Soyka, *Ueber den Einfluss des Bodens auf die Zersetzung organischer Substanzen,* in *Zeitschr. f. Biol.,* Bd. XIV, p. 419, 1878. — Spear, *Polluted soil,* in *Lancet,* oct. 19, 1878. — Woeffhügel, *Ueber den Kohlensäuregehalt im Geröllboden zu München.* In *Zeitschr. f. Biol.,* Bd. XV, p. 98, 1879. — Renk. *Ueber die Permeabilität des Bodens für Luft,* ibid., Bd. XV, p. 205, 1879. — Fleck, *Ueber ein neues Verfahren zu Durchlässigkeits-*

Bestimmungen von Bodenarten, ibid, Bd, XVI, p. 42, 1880. — Hirsch, *Hanbd. der hist.-geogr. Path.*, 2 te. Aufl., 1. Erlangen, 1881. — Mahé, Art. *Sol*, in *Dict. encycl. sci. méd.*, 1881. — Du même, Art. *Déboisement, Défrichement, Géographie médicale*, ibid., 1882. — Véziax, art. *Géologie*, ibid. 1882.

Utz, *Quelques réflexions étiologiques à propos de l'endémie de goitre*, in *Rec. de mém. de méd. milit.*, 1876. — Foville, *Le goitre et le crétinisme*, in *Ann. d'hyg.*, 1876. — Klebs, *Zur Verbreitung des Crétinismus in Böhmen*, in *Allg. Wiener med. Zeit.*, 1876, nos 32-34. — Du même, *Stud. über die Verbreit. des Cretinismus in Œsterreich, sowie üb. die Ursache der Kropfbildung* Prag, 1877, in-8. — Baillarger et Krishaber, art. *Crétin* et *Crétinisme*, in *Dict. encycl. sci. méd.*, 1879. — Nivet, *Traité du goître*. Paris, 1880. — Schwalbe, *Die Ursachen und die geogr. Verbreitung der Kropfs*, in *Corr.-Bl. d. allg. ärztl. Ver. zu Tübingen*, 1880. — Low (R.-B.), *The etiology of endemic goître*, in *Brit. med. journ.* t. I, p. 43, 80, 1882.

CHAPITRE VII

Des eaux.

L'eau est un des corps les plus répandus de la nature. Elle existe à profusion à l'état liquide et constitue la masse des mers, des lacs, des fleuves, des rivières et ruisseaux. Il en existe également une quantité considérable répandue dans l'atmosphère à l'état de vapeur, ou bien condensée dans un état particulier (état vésiculeux) qui constitue les nuages. Nous examinerons successivement l'eau sous ces diverses formes.

Eau liquide. — La composition de l'eau est partout la même, de quelque endroit qu'elle provienne. Elle est formée d'oxygène et d'hydrogène, dont les proportions sont toujours les mêmes; c'est-à-dire, ainsi qu'on le sait, 2 volumes d'hydrogène et 1 volume d'oxygène.

Les eaux naturelles, considérées dans les divers pays, tiennent en dissolution ou en suspension quelques-uns des éléments chimiques qui constituent le sol des terres que traversent ces eaux, et qu'elles lui ont enlevés. Ces matières sont, en général, de nature végétale.

Les matières inorganiques dissoutes ou suspendues sont infiniment variées et ne peuvent être même énumérées, car leur nature dépend des terrains d'où elles proviennent ou du sol que les eaux ont traversé. On peut, toutefois, admettre que les matières que l'on y trouve le plus souvent sont : le carbonate de chaux, le sulfate de chaux, le chlorure de sodium, un peu de silice. Quant aux matières en dissolution dans l'eau de mer, nous y reviendrons.

Eaux douces.

L'eau douce à l'état liquide existe sous deux états: celui d'eaux vives et d'eaux courantes, et celui d'eaux stagnantes.

Nous nous sommes occupés de ces dernières, et il est inutile d'y revenir ici.

Les *eaux courantes* prennent leur origine dans les pluies qui tombent à la surface du sol, dans les sources qui sortent du sein de la terre, dans les torrents descendus des flancs des montagnes, etc. ; on les nomme fleuves, rivières, ruisseaux, suivant leur volume et leur mode d'abouchement.

Sans parler du transport des miasmes épidémiques, les eaux courantes qui traversent un pays peuvent influer d'une manière différente sur les maladies qui s'y développent.

Tantôt, en effet, ce sont des eaux vives qui présentent une grande inégalité dans leur quantité, et, par conséquent, dans leur niveau, aux diverses époques de l'année. Semblables à un torrent et tout à fait courantes dans la saison des pluies, elles diminuent et sont presque à sec en été, et elles laissent sur leurs bords des plaines à demi couvertes d'eau, à demi desséchées, et qui sont autant d'effluves marécageux. Pour soustraire une contrée à de telles influences, il faut ou creuser le lit du fleuve ou du torrent, ce qui est la plupart du temps impossible, ou l'endiguer. C'est ce dernier moyen, employé sur une large échelle, qui a permis, par exemple, d'assainir les localités riveraines de la Loire, jadis si marécageuses, et qui actuellement le sont infiniment moins. A l'embouchure des grands fleuves, tels que ceux des Indes, de l'Amérique, etc., on ne peut éviter ces plaines marécageuses : il faudrait des travaux surhumains, et sacrifier des milliers d'ouvriers pour aboutir à bien peu de chose. Ces plaines seront bien longtemps encore l'origine d'accidents paludéens variés et très graves.

D'autres fois, ce sont des courants d'eaux vives, endigués ou contenus dans un lit naturel, avec des bords plus ou moins escarpés s'opposant aux débordements annuels : ces eaux sont, en général, très favorables à la salubrité d'un pays ; elles y entretiennent une fraîcheur convenable, favorisent la végétation, permettent les progrès de la culture et contribuent à son aisance. C'est ordinairement sur les bords des fleuves, des rivières, des ruisseaux que sont placés les grandes et les petites villes, les villages et toute espèce d'habitations agglomérées ; les habitants y trouvent un climat plus constant, des moyens de transport plus faciles, de l'eau à profusion pour les besoins de la vie. Il n'y a qu'une seule chose sur laquelle le médecin puisse être appelé à donner son avis : c'est de savoir si les habitations placées tout à fait dans le voisinage de l'eau ou sur l'eau même, sont beaucoup plus humides que celles situées à une certaine distance. L'influence de cette humidité est incontestable sur le développement et les récidives des affections rhumatismales, et, en pareil cas, elle doit engager à éviter la trop grande proximité des eaux.

[Les grands cours d'eau exposés par le fait de leurs affluents à des crues soudaines, ceux qui sont mal encaissés, débordent souvent : de là des *inondations* plus ou moins étendues et durables. Après le retrait des eaux, il faut prendre certaines précautions hygiéniques que nous devons faire connaître : 1° provoquer le plus promptement possible l'asséchement des terrains inondés (rigoles, atterrissements, etc.) ; 2° enfouir et recouvrir de chaux vive les cadavres des animaux morts, mais surtout des poissons ; 3° brûler ou employer comme engrais les récoltes trop altérées pour être utilisées autrement ; 4° pendant ces travaux mettre en usage les moyens conseillés aux habitants des contrées marécageuses (pages 292 et suiv.) ; 5° pour les habitations, différer le séjour jusqu'à parfait assainissement ; ventilation, chauffage, grattage des murs et blanchiment à la chaux ; répandre sur le sol des matières absorbantes, poudre de charbon, de mâchefer, sable sec, pratiquer à l'entour des maisons des rigoles d'écoulement, etc.

Lorsque les fleuves, les rivières qui traversent les grandes villes ou des localités remplies d'usines et de fabriques, reçoivent en proportion énorme les déjections provenant des égouts ou les détritus provenant des usines, l'eau finit par s'altérer, devenir impropre aux usages domestiques, et les émanations fétides qui s'en échappent s'ajoutent aux autres causes qui, dans les villes, altèrent la pureté de l'air. C'est particulièrement ce que l'on a vu à Londres pour la Tamise, il y a quelques années. Le seul moyen de combattre un aussi grand inconvénient, c'est de détourner à l'aide d'égouts spéciaux, les eaux impures, de les diriger vers un grand lac ou vers la mer, si la situation de ces localités le permet, ou, dans le cas contraire, et ce qui vaut beaucoup mieux, de les désinfecter et de les utiliser pour l'agriculture (Voy. pl. bas Égouts).

Les *canaux* sont des cours d'eau créés par l'homme et destinés à mettre en communication des lacs, des rivières, des fleuves, soit entre eux, soit avec la mer, pour faciliter le transport des marchandises. Les canaux sont ordinairement fermés de distance en distance par des écluses. L'eau y est donc tantôt immobile, tantôt en mouvement, et leurs influences participent de celles des marais et des rivières. Leur trajet a lieu à ciel ouvert ou sous une voûte (Paris, Anvers, etc.) ; ils sont sujets aux *envasements* produits par le dépôt naturel des eaux qu'ils reçoivent, mais surtout par les débris de toutes sortes que, malgré les ordonnances, les riverains ne cessent d'y jeter. La vase qui s'y accumule donne parfois à l'eau une couleur noirâtre et une odeur fétide ; dans les cas de ruptures, de fissures soit du fond, soit des parois, il peut se produire des infiltrations qui, lorsque le canal passe à une certaine hauteur, amèneront des inondations dans les parties placées au-dessous de son niveau. Pour parer à ce grave inconvénient, le fond des canaux doit être étanché, bétoné et couvert d'une couche de sable ou de gravier. Quant à l'envasement, on le combattra à l'aide des moyens suivants : de grandes *chasses* qui auront lieu le plus souvent possible. On procédera au curage à des intervalles déterminés par la rapidité plus ou moins grande de l'envasement. Les canaux voûtés exigent les mêmes soins, et, de plus, ils seront munis de cheminées d'aérage aussi rapprochées que possible.]

Les eaux peuvent s'accumuler dans des réservoirs naturels plus ou moins vastes, et former des lacs ou des étangs. La plupart du temps, ces lacs, ces étangs, sont entourés de marécages, et il a déjà été longuement question de leur influence ; il ne reste donc plus que peu de chose à dire de ces réservoirs plus ou moins considérables, lorsqu'ils ne sont pas entourés de marais, ce qui, du reste, est le cas le moins fréquent.

Lorsque ces réservoirs sont profonds et sans marécages à l'entour, la conséquence pour une localité est une humidité et une fraîcheur habituelles ; les étés sont moins chauds, les hivers moins rudes ; il n'y a pas des extrêmes de température aussi caractérisés. L'influence est donc bonne sur la santé générale de l'homme ; elle favorise toutefois la production des rhumatismes.

Eaux de mer.

A l'époque actuelle, il existe à la surface du globe deux grands continents et de nombreuses îles. Les terres en forment à peu près le quart, les mers et les lacs intérieurs, les trois quarts. Il existe une beaucoup plus grande quantité de terres au nord qu'au midi ; pour les mers, c'est l'inverse (1).

Profondeur des mers. — La profondeur des mers est très variable. On donne, en général, à l'océan Atlantique, une profondeur moyenne de 1,000 mètres, et à l'océan Pacifique de 4,000 mètres. Ces mesures sont approximatives, car le fond de la mer présente autant d'inégalités que la surface de la terre. La profondeur des mers intérieures est beaucoup moindre.

La masse totale des eaux, à la surface de la terre, n'excède

(1) La superficie de la terre est évaluée à 5,100,000 myriamètres carrés.
Celle des mers et des lacs,   —   3,700,000   —
Celle des terres et des îles,   —   1,400,000   —

pas, en moyenne, une couche liquide qui aurait 1,000 mètres d'épaisseur et qui couvrirait tout le globe. C'est tout au plus 1/40° de l'écorce consolidée, ou bien le 1/600° du rayon terrestre.

Température des mers. — La température de la mer est loin d'être toujoure semblable, et il existe à sa surface une cause incessante de refroidissement, qui est due à l'évaporation continuelle qui s'y opère. En comparant la température de l'air à celle de la mer, à sa surface on trouve qu'entre les tropiques la température de l'air est, en général, moins élevée que celle de la mer. Dans les régions tempérées, l'air est rarement plus chaud que la surface de l'eau. Dans les régions polaires, enfin, on n'a pas d'exemple que l'air soit plus chaud que la mer ; il est toujours plus froid.

La température de l'eau de la mer diminue à mesure que la sonde qui porte le thermomètre à *minima* pénètre à une plus grande profondeur. Cette loi, que l'on n'avait pas crue jusqu'a ces derniers temps applicable aux régions polaires, est reconnue maintenant comme étant sans exception.

On peut attribuer cet abaissement de température du fond de la mer dans les régions tropicales à des courants sous-marins qui portent l'eau froide des pôles vers l'équateur, et égalisent ainsi en quelque sorte la température des couches marines les plus profondes. Dans les régions polaires, la mer descend à 0° et au-dessous.

La température de la surface de la mer diminue de l'équateur aux pôles ; il en résulte que dans les régions polaires, où les rayons solaires sont obliques, et où règne une longue nuit de six mois, il existe une température inférieure à celle de la congélation de l'eau, et qu'il y règne un froid intense, qui s'étend à une certaine distance autour des pôles. — Dans l'hémisphère nord, la limite des glaces permet d'avancer vers le 79° ou 80° degré de latitude. Il n'en est pas de même dans l'hémisphère sud, et on a estimé approximativement que l'étendue des glaces australes était à peu près de six fois plus considérable que celle des glaces du Nord. On ne peut, toutefois, donner ici un rapport parfaitement exact.

Composition de l'eau de mer. — L'eau de mer, qui est colorée de diverses manières lorsqu'elle est en masse considérable, à une saveur salée, âcre et saumâtre, due à des sels de différentes natures qu'elle tient en dissolution, et à la présence des matières organiques.

A sa surface, l'eau de mer contient, sur 4 litres 45 cent. en moyenne, à peu près 92 centilitres cubes de gaz à la pression de 76 degrés. Ce gaz est, en moyenne, un mélange de 14 centil.

cubes d'acide carbonique, 26 d'oxygène et 52 d'azote, plus un peu d'hydrogène sulfuré.

Les sels sont : le chlorure de sodium, le chlorure de magnésium, qui rend l'eau amère, des sulfates de soude et de magnésie, et une petite quantité de carbonate de chaux et de magnésie. Parmi des analyses nombreuses que l'on possède, nous choisirons la suivante, due à Marcet, et faite sur de l'eau de mer recueillie au milieu de l'océan Atlantique du Nord.

	EAU, 1 KILOGR.	SELS DISSOUS.
Chlorure de sodium.................	26,600	26,60
— de magnésium............	5,134	9,91
— de calcium.................	1,232	1,95
Sulfate de soude.................	4,660	4,66

Marcet y reconnut, en outre, du sel ammoniac, des iodures et des bromures de sodium et de magnésium, et une petite quantité de matières organiques.

La salure de la mer n'est pas, du reste, la même dans toutes les contrées. Ainsi, l'océan Atlantique est plus salé que l'océan Pacifique. Elle varie aussi dans les divers points de l'étendue de ces vastes mers.

La salure diminue à mesure qu'on s'approche des régions polaires. Les glaces polaires sont de deux espèces : les unes ne contiennent pas sensiblement de sels, les autres sont salées.

Marées. — Dans toute l'étendue des côtes de l'Océan, en Europe, en Asie, en Afrique et en Amérique, la mer s'élève et s'abaisse au-dessus et au-dessous de son niveau moyen deux fois par jour. Ce même effet se renouvelle dans la mer des Indes, dans l'océan Pacifique, dans l'océan Austral, et il constitue le flux et le reflux de la mer, qui s'effectue dans la courte période de douze heures, en général. Ce grand phénomène physique est une des conséquences de la gravitation universelle, et provient de l'attraction de la lune et du soleil sur la masse des eaux qui recouvrent notre globe. Cette attraction change en quelques heures la figure de la mer et donne lieu aux mouvements réguliers et périodiques des flux et des reflux.

Atmosphère maritime. — L'atmosphère maritime se présente dans des conditions particulières. La pression barométrique qui existe à la surface de la mer varie, il est vrai, mais dans des limites moins considérables qu'à la surface de la terre ; la pesanteur de l'air y est un peu plus grande, et la raison en est que la plupart des localités habitées du globe sont à une hauteur plus grande que celle de la surface des eaux. La température de l'atmosphère maritime est, en général, beaucoup plus constante que celle des continents, et les saisons tendent bien

davantage à s'égaliser ; il y règne habituellement une certaine
humidité, provenant de l'évaporation de l'eau et qui sature
presque constamment l'air. C'est l'existence de cette évaporation incessante et de cette humidité habituelle qui fait qu'à la
surface de la mer, les étés sont moins chauds et les hivers
moins froids, effets qui s'observent surtout dans les climats
tempérés.

La composition de l'air est sensiblement la même qu'à la surface de la terre : il existe toutefois quelques analyses, desquelles
il résulterait que l'air, au-dessus de la mer, contiendrait un peu
moins d'oxygène. Ce résultat s'explique par la solubilité de l'oxygène dans l'eau. Cette légère diminution, si elle est constante,
est bien largement compensée par la pression plus considérable
de l'air et par son renouvellement facile et incessant, qui fait
que l'atmosphère de la mer est, en général, d'une pureté parfaite, et qu'elle n'y est jamais altérée par les causes nombreuses qui la modifient à la surface de la terre.

L'atmosphère maritime est continuellement imprégnée d'une
certaine quantité d'humidité, chargée elle-même de particules
salines. On s'explique facilement ce double résultat par le mouvement incessant des vagues, les courants d'air continuels qui
agitent la surface de la mer ; enfin, par le mouvement des vaisseaux sur lesquels sont placés les observateurs, et qui contribue
encore à augmenter cette salure de l'atmosphère maritime,
laquelle existe alors surtout autour du bâtiment.

Effets de l'atmosphère maritime. — Sur mer, la respiration
s'effectue avec facilité et liberté. La pression assez considérable de l'atmosphère, la présence de courants d'air qui déterminent un renouvellement plus facile et plus rapide de l'air, et par
conséquent de l'oxygène, concourent à ce résultat. De plus,
l'inspiration continuelle d'une humidité saline, qui est absorbée
sans déterminer aucune action irritante sur les surfaces cutanée, pulmonaire et digestive et sans qu'on en ait la conscience,
peut modifier certaines constitutions, et contribuer, sinon à guérir, du moins à améliorer un certain nombre de maladies.

L'atmosphère maritime convient parfaitement aux individus
à constitution faible, à chairs molles, à peau blanche et fine, à
tempérament lymphatique ; souvent on voit, sous son influence,
surtout si elle est longtemps prolongée, ces constitutions, ces
tempéraments s'améliorer, se modifier et finir quelquefois par
présenter des conditions opposées. L'atmosphère maritime convient également très bien aux tuberculeux et aux scrofuleux. Il
y a plus d'un siècle, un auteur anglais, Gilchrist, publia un petit
ouvrage dans lequel il recommandait les voyages sur mer comme
un moyen curatif de la phthisie : il y rapportait plusieurs cas

incontestables de guérison. Je possède plusieurs exemples analogues, et je ne saurais trop conseiller aux individus atteints de
phthisie pulmonaire, parvenue même à un degré assez avancé,
les voyages un peu prolongés sur mer, dans une saison convenable, et, si la position de fortune le permet, avec toutes les
aisances qu'elle comporte (1).

Dans un pays infesté par une épidémie, il n'est pas rare de
voir les bâtiments placés à une certaine distance des côtes et au
large, être complètement épargnés et ne pas subir l'influence
épidémique.

Lorsqu'une contrée maritime est en proie aux nombreux accidents qui sont la conséquence des effluves marécageux, les bâtiments en mer sont, la plupart du temps, exempts de fièvre. Bien
mieux, souvent il suffit de l'embarquement et du départ pour
obtenir, chez les individus atteints, la disparition des maladies
développées sous l'influence de la localité.

Combien de fois n'a-t-on pas vu, dans notre colonie d'Alger,
si souvent décimée par des fièvres intermittentes et des dysenteries rebelles, les sujets qui en étaient atteints, et qui étaient
traités depuis longtemps sans succès, être débarrassés comme
par enchantement de leurs affections, lorsqu'ils venaient à
quitter l'Afrique! Il est vrai qu'en touchant le rivage de France,
on observait quelquefois des récidives, mais elles étaient moins
intenses; c'est surtout ce qui avait lieu pour la fièvre intermittente.

L'atmosphère maritime ne saurait être considérée comme
pouvant déterminer la production de quelques maladies particulières. Celles qu'on a signalées sur les bâtiments, et en particulier le scorbut, si rare aujourd'hui, sont la conséquence, non
de l'atmosphère maritime, mais de la mauvaise hygiène du bâtiment où se développe cette maladie.

---

(1) Dans ces derniers temps, des doutes très sérieux se sont élevés sur la réalité
de l'influence favorable que l'air de la mer exerçait sur la marche de la phthisie
pulmonaire. M. Rochard, auteur d'un mémoire couronné par l'Académie de médecine
en 1855, a cherché à établir par des faits habilement groupés que la phthisie marche à bord des navires avec plus de rapidité qu'à terre ; les hôpitaux des ports, des
stations navales, les infirmeries des escadres sont encombrés de phthisiques qui
viennent expirer là misérablement. Ainsi, tout ce que les auteurs ont écrit sur la
vertu tonique de l'atmosphère maritime, sur la vivifiante salubrité des vents du
large, tout cela n'était qu'illusion !... Cependant, quelques auteurs, M. Garnier entre
autres, se sont inscrits en faux contre les assertions de M. Rochard. M. Boudin,
dans son bel ouvrage de la *Géographie médicale*, a réuni une masse imposante de
faits empruntés surtout aux auteurs anglais, si compétents en pareille matière,
faits qui démontrent l'influence favorable de l'atmosphère maritime sur la tuberculisation pulmonaire. Il est donc permis d'espérer que le dernier mot n'a pas été
dit sur cette importante question et que M. Rochard s'est trop hâté de conclure.

E. Bgd.

Quant au mal de mer, il est plutôt dû aux mouvements du vaisseau et à leur action sur le système nerveux qu'à l'atmosphère maritime.

Humidité de l'air. — Pluies.

L'eau à l'état de vapeur existe dans l'atmosphère ; elle est un de ses éléments constituants les plus variables, et qui dépend le plus de la température, des vents et des causes locales. A la surface de la mer, l'air est saturé d'humidité, mais la quantité de vapeur diminue à mesure qu'on s'élève à une certaine hauteur.

Quant aux brouillards, aux nuages, aux divers météores aqueux, ils sont dus à divers états de condensation de l'eau.

Humidité de l'air. — Le matin, avant le lever du soleil, la quantité de vapeur d'eau atteint le minimum ; mais, en même temps, et en raison de l'abaissement de température, l'air en est saturé. A mesure que le soleil s'élève, au contraire, et que la température monte, la tension de la vapeur augmente ; cette augmentation a lieu jusqu'au moment où la température atteint son maximum ; alors la tension est également à son maximum. C'est ce qui a lieu à une heure ou deux de l'après-midi, et à cet instant, le degré d'humidité est au maximum. La hauteur des lieux, les courants d'air qui existent dans une localité, peuvent modifier ces résultats.

A l'approche de l'hiver, la vapeur qui est employée à former la pluie, la rosée, la gelée est plus considérable que celle qui se répand dans l'atmosphère ; la quantité qui s'y trouve va donc en diminuant, et, cependant, l'humidité augmente dans l'atmosphère ; c'est là ce qui explique les froids humides de novembre et de décembre.

En pleine mer, l'air est saturé de vapeur. Sur les côtes, l'humidité, à latitude égale, est plus grande que dans l'intérieur des continents. En France, le vent d'est, qui vient du continent, est plus sec que celui de l'ouest qui a traversé l'Océan. La température influe également sur ces conditions : ainsi le vent du nord est plus humide, bien qu'il soit continental et contienne moins d'eau que le vent du sud.

La rosée est due au rayonnement nocturne : la terre, ne recevant plus, pendant la nuit, l'influence solaire, rayonne vers les espaces célestes et se refroidit. C'est ce qui arrive également à tous les corps qui ne sont pas abrités, et qui deviennent plus froids que l'air ambiant. Lorsqu'il en est ainsi, la couche d'air qui est en rapport avec eux se refroidit, et, à mesure que ce refroidissement se produit, la vapeur d'eau, ayant une tension plus forte que celle qui est nécessaire pour saturer l'espace à cette température, se précipite sous forme de gouttelettes. La gelée blanche ne diffère de la rosée qu'en ce qu'il se produit de l'eau congelée au lieu d'eau liquide.

Brouillards, Nuages. — Ils se forment à la surface de la terre ou à une certaine hauteur, lorsqu'il y a plus d'eau en vapeur qu'il n'en faut pour saturer l'espace. Les brouillards et les vapeurs sont donc dus à une précipitation de vapeur.

Relativement à la vapeur et à la constitution de cette vapeur ainsi condensée, il y a diverses opinions. Les uns prétendent qu'à l'instant de la condensation, elle forme immédiatement de petites gouttelettes d'eau sphériques, qui augmentent peu à peu de volume et, par leur réunion mutuelle, donnent lieu aux sphères liquides de la pluie.

Les autres admettent que la vapeur d'eau, en se condensant, forme de petites sphères creuses, pleines d'air, et constituant les vésicules de brouillard ou de vapeur.

Pluie. — La pluie est due à ce que les sphérules des brouillards venant à augmenter en vertu d'une condensation plus rapide, ou par l'agglomération d'une nouvelle quantité de vapeur, se précipitent alors à l'état liquide.

La proximité de la mer, les vents régnants, la latitude et la saison influent sur la quantité de pluie qui tombe dans une contrée. Les pluies sont beaucoup plus abondantes dans les pays chauds; plus il y a de vapeurs qui s'y accumulent, plus il y pleut. Toutes choses égales d'ailleurs, la quantité de pluie qui tombe à la surface du globe diminue de l'Équateur aux Pôles.

Sous les tropiques, en mer, et dans les instants de calme, il pleut souvent. Sur terre, il y a une saison sèche et une saison humide, qui varient un peu, du reste, selon les pays. Ainsi dans l'Amérique méridionale, l'hiver est sec, le printemps devient humide, et en mars commencent des orages continuels : les pluies durent tout l'été. En Afrique, sous l'Équateur, les pluies commencent en avril. Entre le 10e degré de latitude nord et le Tropique, les pluies durent de juin à octobre. Dans les lieux qui avoisinent l'Équateur, il y a deux saisons sèches et deux saisons humides. A mesure qu'on s'éloigne de l'Équateur, on trouve des pluies dont le maximum est bien en été, mais elles deviennent plus fréquentes dans les autres saisons. Dans les régions polaires, il y a une zone où existent les pluies d'hiver.

Les pluies sont moins abondantes dans l'intérieur des continents; c'est ainsi qu'en Russie il pleut très peu. Les vents exercent également une influence; ceux qui ont traversé les mers sont chargés de pluie. A Paris, le vent de sud-ouest, qui est le vent de la pluie, réunit les deux conditions qui la favorisent le plus; il vient d'un pays chaud, et il a traversé la mer.

Humidité. — On doit l'étudier à part, suivant qu'elle est chaude, tempérée ou froide.

Influence de l'humidité et de la pluie sur l'homme.

1° *Humidité chaude.* — La chaleur, en dilatant l'air, rend déjà la respiration plus fréquente: lorsque l'humidité vient s'y joindre, elle est plus pénible encore; car l'air introduit dans les voies aériennes, étant déjà saturé d'humidité, ne peut débarrasser le poumon de la vapeur d'eau contenue dans l'exhalation pulmonaire. Ces conditions rendent l'air chaud et humide fâcheux pour les individus atteints de maladies du cœur, de phthisie pulmonaire, de bronchite et d'emphysème.

[De même, la peau ne peut exhaler par la sueur les liquides qui s'accumulent dans les vaisseaux périphériques et que retient un air gorgé de vapeur. De là une sensation de chaleur très pénible.

L'atmosphère humide et chaude habituelle amène, dit-on, et l'obésité du corps et l'obtusion de l'intelligence.]

Elle rend l'appétit faible, languissant, et débilite le système musculaire.

On doit toutefois observer que, dans les climats chauds, si souvent conseillés aux phthisiques, il ne faut pas non plus un trop grand état de sécheresse de l'air; car la toux augmente, et l'irritation bronchique devient parfois violente. Ce sont surtout les individus atteints de laryngite, et en particulier de laryngite chronique, qui se trouvent mal de cette influence.

[L'air humide et chaud, dit M. Lévy, agit encore sur l'organisme par les principes délétères, dont il favorise la production en donnant lieu à la fermentation putride au sein des matières organiques, et en les dispersant dans l'atmosphère où la vapeur d'eau leur sert de véhicule.]

2° *Humidité tempérée.* — C'est un état intermédiaire entre l'humidité chaude et l'humidité froide, et elle participe des effets de l'une et de l'autre; elle ne convient pas aux individus atteints de rhumatismes et d'affections chroniques de poitrine.

3° *Humidité froide.* — Elle exerce une influence différente, suivant qu'elle est habituelle ou passagère.

Influence habituelle. — Une des circonstances qui influent le plus notablement sur la santé de l'homme, qui le refroidit en quelque sorte le plus, et qui, par conséquent, exige la

production d'une quantité plus considérable de chaleur animale, et, pour amener cette dernière, une chaleur artificielle
suffisante, cette circonstance, dis-je, c'est l'humidité froide. —
Son influence habituelle peut déterminer les conséquences
suivantes :

D'abord ce sont des phlegmasies aiguës locales, et, plus tard,
des phlegmasies chroniques : les premières ont une grande
tendance à revêtir la seconde forme.

Ce sont, en particulier, des angines, des laryngites, des bronchites, des pneumonies et des pleurésies. On se rend facilement compte de ces effets, en observant que c'est précisément
sur les muqueuses aériennes que l'humidité froide agit.

Il est encore d'autres maladies plus graves que ces dernières, et dans la production desquelles on a fait jouer le principal
rôle à l'humidité froide : telles sont les affections rhumatismales et goutteuses ; telle est la maladie de Bright.

[Il faut y ajouter encore différents états cachectiques, l'anémie et surtout le scorbut, comme l'ont prouvé les médecins
militaires au siège de Sébastopol (Lévy), et comme l'avaient
déjà noté Lind et tant d'autres.]

L'influence d'une atmosphère saturée d'humidité froide et
surtout l'habitation constante et le séjour de tous les instants
dans une chambre basse et humide, où le renouvellement de
l'air ne s'opère pas très facilement, favorisent le développement
des scrofules et des tubercules. Cet effet se produit plus facilement s'il y a prédisposition chez l'individu soumis à cette influence. Si elle n'existe pas, l'influence de l'humidité commence
par créer cette prédisposition, qu'une autre cause occasionnelle
fera peut-être éclater plus tard.

Influence passagère et de courte durée de l'humidité froide. —
Un individu sain, exposé à cette influence portée à un point
assez élevé, pourra n'éprouver aucun accident fâcheux, si des
précautions convenables sont prises immédiatement pour la
combattre. Dans le cas contraire, comme dans celui où l'humidité froide agit sur un individu en sueur, on observera les
résultats de ce qu'on appelle communément un refroidissement et alors différentes affections pourront se développer ;
leur nature dépendra du tempérament, de l'idiosyncrasie, de
la prédominance d'organes, de la prédisposition spéciale enfin
des individus qui l'auront subie. Ainsi ce sera une fièvre continue simple, une angine, une laryngite, une bronchite,
peut-être même une pneumonie ou une pleurésie. Quelquefois,
chez les femmes, c'est une suppression de menstrues. Si
cette influence est portée au maximum, et si, tout en étant passagère, elle dure un certain temps, on pourra voir éclater

soit une maladie de Bright aiguë, soit un rhumatisme articulaire.

On peut rapprocher de cette influence celle de la pluie qui tombe sur un individu qui n'est pas abrité. S'il change immédiatement de vêtements, il pourra n'en résulter aucun inconvénient; dans le cas contraire, l'évaporation de l'eau qui imbibe les vêtements amène la soustraction d'une grande quantité de calorique à l'organisme, ce calorique devient latent, et l'individu se trouve soumis aux deux influences combinées et portées au maximum de l'humidité et du froid. — Ces deux causes détermineront des effets d'autant plus énergiques que l'individu aura une température plus élevée à l'instant où ses vêtements s'imbiberont de pluie. Dans ces cas divers, ce sera encore des fièvres continues simples, des angines, des bronchites, des pneumonies, des pleurésies qu'on observera, de même qu'on pourra voir éclater des maladies de Bright aiguës ou des affections rhumatismales.

L'expérience de Fourcault (enduit imperméable appliqué sur la peau) a fourni à un jeune médecin, M. Berne, le sujet d'une thèse intéressante dans laquelle il a essayé d'expliquer, par un effet analogue à celui de cet enduit, l'influence du froid et de l'humidité sur l'homme (*Du système cutané au point de vue de ses fonctions, de la mort aiguë*, etc. Th. de Paris, 1854, n° 113). Ces agents déterminant une suppression ou une diminution des fonctions de la surface cutanée, il doit en résulter des congestions, des phlegmasies, des flux des organes internes, absolument comme cela a lieu lorsqu'on expérimente sur des animaux, en appliquant sur leur peau un enduit imperméable. Cette explication, que je ne puis développer ici, me semble rationnelle.

[Les brouillards exercent souvent une action irritante sur les voies bronchiques soit en raison des fuliginosités et des miasmes d'origine variable qu'ils renferment, soit à cause de l'ammoniaque qui s'y trouve parfois en quantité assez considérable, surtout dans les villes, ainsi que l'a démontré Boussingault.

Telles sont les données générales de la science relativement à l'influence de l'humidité chaude ou froide sur l'organisme; mais il faut noter que fréquemment il s'y joint d'autres circonstances, telles que l'obscurité, comme dans certains logements, les privations, les fatigues, une mauvaise alimentation, comme dans les armées, sur les vaisseaux, etc.

Dans les conditions ordinaires, cette influence peut bien agir d'une manière fâcheuse sur la santé, sans créer pour cela une aggravation dans le chiffre des décès. Casper a même établi que l'humidité de l'atmosphère coïncide avec une moindre mortalité. Ces observations qui me paraissent peu connues en France, méritent quelques développements. Les tables de Paris et de Berlin qui lui ont servi à démontrer l'influence de la pression atmosphérique ont été employées à faire voir l'action de l'état hygrométrique. Pour 100 décès, il a trouvé :

	Décès à Berlin.	Décès à Paris.
Pendant les mois de sécheresse..........	52	50,5
Pendant les mois d'humidité.............	48	49,5

Mais, comme dans le centre de l'Europe les étés véritablement humides sont très rares, Casper a séparé, pour Berlin et pour Paris, les rapports par saisons et il a obtenu, pour Berlin surtout, des résultats analogues. Puis comparant la mortalité dans les différents mois, suivant leur sécheresse et leur humidité *exceptionnelles*, avec la moyenne de la mortalité ordinaire dans les mêmes mois, il est arrivé au tableau suivant :

MORTALITÉ DANS LES MOIS :	MORTALITÉ MOYENNE des mêmes mois.	RAPPORT.
Humides et chauds.......	1853	1842	100,6 : 100
Secs et chauds..........	1863	1829	101,8 : 100
Humides et froids.......	1882	1923	97,8 : 100
Secs et froids..........	2020	1986	102,1 : 100

d'où il conclut que l'état humide de l'atmosphère est plutôt favorable que nuisible sinon à la santé, du moins à la vie de l'homme.]

Bibliographie. — Eaux courantes : Hippocrate, *Des airs, des eaux et des lieux.* — Hallé, *Rapport sur l'état actuel du cours de la rivière de Bièvre*, 1 pl., in *Hist. de la Soc. roy. de méd.*, t. X, an VI, p. LXXI. — Du même, *Procès-verbal de la visite faite le long des deux rives de la rivière de Seine, depuis le Pont-Neuf jusqu'à la Râpée et à la Gare, le 14 février 1790*, ibid., p. LXXXVI. — Parent-Duchatelet et Pavet de Courteille, *Recherches et considérations sur la rivière de Bièvre ou des Gobelins, et sur les moyens d'améliorer son cours, etc.*, Paris, 1822, in-8, pl. 1. — Parent-Duchatelet, *Mém. sur les débardeurs de la ville de Paris*, in *Ann. d'hyg.*, 1re sér., t. III, p. 26, 1830. — Magnus (Alb.), *Ueber das Flusswasser und die Cloaquen grösserer Städte*, in *Med. polizeil. Hinsicht.* Berlin, 1841, in-8o. — Gras, *Recherches sur les causes de l'action dévastatrice des torrents des Alpes* (Rapport de M. de Gasparin), in *Compt. rend de l'Acad. des sc.*, t. XXIV, p. 100, 1847. — Renou (E.), *Comparaison des températures de l'air et du Loir à Vendôme, en 1851*, in *Compt. rend. de l'Acad. des sc.* t. XXIV, p. 916, 1852. — Babinet, *Note sur cette communication*, ibid., t. XXXV, p. 4, 1852. — *Infection de la Tamise*, voir les journaux anglais et particulièrement le *Med. Times* et *The Lancet* de 1856 à 1862. — Dowler, *Psychological and Hygienic Observations on Rivers*, in *New Orleans Med. and Surg. J.*, jan. 1861. — Dagreve (E.), *Quelques mots sur l'hydrographie des fleuves dans ses rapports avec l'hygiène.* Th. de Paris, 1862, in-4o, no 135. — Grimaud de Caux, *Des rivières et de leurs rapports avec l'industrie et l'hygiène des populations*, in *Compt. rend. de l'Acad. des sc.*, t. LVIII, p. 955,

1864. — GORRISSEN, *Assainissement de la Senne* (Conseil provincial du Brabant, etc.), in *Bullet. de la Soc. de pharm. de Bruxelles*, mai et juin 1866. — FLINZER, *Ueber Verunreinigung fliessender Wässer durch Abgänge aus Bierbrauereien* in *Vtjschr. f. gerichtl.*, etc. med. N° F°, t. VII, p. 122. 1867. — DU MÊME, *Weitere Mittheilungen über die Verunreinigung*. etc., ibid., t. VIII, p. 356, 1868. — GÉRARDIN, *Travaux d'assainissement des rivières*, in *Compt. rend de l'Acad. des sc.*, t. LXIX, p. 1122, 1869. — BELGRAND, *La Seine, étude sur le régime de la pluie, des sources, des eaux courantes*, etc., ibid., t. LXXI, p. 886, 1870.

Inondations : SCHULZE, *De noxiis inundationum effectibus*. Erfordiæ, 1729, in-4°. — CADET DE VAUX, *Avis sur les moyens de diminuer l'insalubrité des habitations qu ont été exposées aux inondations*. Paris, 1784, in-8°. — Diverses ordonnances rendues sur le même sujet en Allemagne, in *Henke's Ztschr*. Erghft., t. VI, p. 190, 1826, et *Casper's Vtjschr.*, t. VI, p. 177, 1854, et t. VII, p. 169, 1855. — SAINTE-MARIE, *Inondations*, in *Lectures relatives à la police médicale*. Lyon, 1829, in-8°. — *De l'influence de la dernière inondation de Lyon sur la santé publique*, in *Journ. de méd. de Lyon*, t. I, p. 78, 1841. — LION, *Wie können Ueberschwemmungen der menschlichen Gesundheit nachtheilig werden, und wie lässt sich Sanitätspolizeiliche gegen dieselben einschreiten*, in *Henke's Ztschr.*, 3 hft. 1850, et *Canstatt's Jahresb.*, 1852, t. VII, p. 13. — DU MÊME, *Wie können Ueberschwemmungen*, etc., in *ibid.*, 4 hft. 1860, et *Canstatt's ibid.*, 1861, t. VII, p. 79. — Communications à l'Académie des sciences de MM. ROZET, VALLÉE, DAUSSE, DARLU, MORIDE, MALLET, FOURNET, BODIERRE, etc., in *Compt. rend.*, t. LXII, LXIII, 1856 ; LXV, 1857. — TARDIEU, au nom d'une commission, *Instructions sur les mesures hygiéniques à prendre dans les localités atteintes par les inondations*, in *Dict. d'hyg. publ.*, 2e édit., t. II, p. 498. 1862. — CHAMPION (M.), *Les inondations en France depuis le sixième siècle jusqu'à nos jours*. Paris, 1859-61, 3 vol. in 8°.

Canaux : LESTIBOUDOIS, *Des canaux de Lille*, sous le titre : *Salubrité*, in *Mém. de la Soc. roy. des sc. de Lille*, 1832. — CHEVALLIER (A.), *Rapport à M. le préfet de police sur l'envasement du canal Saint-Martin*, in *Ann. d'hyg. publ.*, 1re sér., t. VII, p. 59, 1832. — SOULANGE-BODIN, art. *Canal*, in *Dict. de l'industr. manufact.* t. II, 1835. — GAULTIER DE CLAUBRY, *Rapport sur l'état et la nature des envasements du canal Saint-Martin, et sur les moyens de curage à employer*, in *Ann. d'hyg.*, 1re sér., t. XXI, p. 295, 1839. — HOESENDONCK (VAN), *Rapport sur l'état des canaux souterrains de la ville d'Anvers, et sur les moyens de les assainir ;* HOEFNAGELS, *Rapp. sur le travail précédent*, et *Discussion* à la Soc. méd. d'Anvers, in *Ann. de la Soc. de méd. d'Anvers*, 1848, p. 477. — BOULANGER, *Projet d'un canal d'assèchement de Bischwiller à Rohrwiller*, in *Cons. de salubr. du Bas-Rhin*, 1849-58, p. 59. — VUIGNER, *Causes des inondations souterraines qui se manifestent dans les quartiers nord de Paris*, etc., in *Mém. de la Soc. des ingén. civils*, 1850. — Divers articles sur quelques canaux de Nantes et des environs, in *Rapp. du cons. de salubr. de la Loire-Inf.*, années 1852, 1854, 1855, etc. — TARDIEU (A.), art. *Canaux*, in *Dict. d'hyg. publ.* Paris, t. I, 1re édit. 1852 ; 2e édit., 1862. — LEMAIRE, *Sur les canaux du Fort-Français*, in *Rap. du cons. de salubr. du dép. du Nord*, t. XII, p. 402, 1853. — FOURNEYRON, *Rapport sur les inondations des caves des maisons de quelques parties du deuxième arrondissement de Paris en 1857*. Paris, 1857, in-4°. — PILAT et TANCREZ, *Des canaux couverts et non couverts*, in *Hygiène de la ville de Lille* (Mém. cour.). Lille, 1862, in-8°, carte 1. — DRASCHE, *Ueber den Einfluss von Unrathscanalen auf epidemische Krankheiten*, in *OEsterr. Ztschr.*, t. X, p. 659, 1864. — MEUREIN, *Salubrité des eaux du canal de Roubaix*, in *Rap. du cons. de salubr. du dép. du Nord*, t. XXIV, p. 19, 1866. — BEAUGRAND (E.), art. *Canaux*, in *Dict. encycl. des sc. méd.*, t. XII, 1871. — Sur ces différentes questions, voy. les Compt. rend. des trav. des diff. conseils d'hyg. des départements.

L'eau de mer : MARCET (Al.), *On the Specific Gravity and Temperature of Sea Water in different Parts of the Ocean, and in Particular Seas ; with some Account of their Saline Contents*, in *Philos. Transact.*, t. CIX, 2e part., p. 161, 1819, trad. par extr., in *Ann. de chim.*, 2e sér., t. XII, p. 295, 1819. — MORREN, *Recherches sur les gaz que l'eau de mer peut dissoudre en différents moments de la journée et dans les saisons diverses de l'année*, in *Compt. rend. de l'Acad. des sc.*, t. XIX,

p. 86, 1844. — Lewy, *Recherches sur la composition des gaz que l'eau de mer tient en dissolution dans les différents moments de la journée*, et *Rapport* par M. Dumas, *ibid.*, t. XXIII, p. 620, 1846. — Usiglio (J.), *Analyse de l'eau de la Méditerranée sur les côtes de France*, ibid., t. XXVII, p. 429, 1848. Voir sur cette question d'hydrologie chimique, les *Compt. rend. de l'Acad. des sc.*

Atmosphère maritime : Gilchrist, *The Use of Sea Voyages in Medicine*, 2e édit., with a Suppl. London, 1757, in-8°. — Forster, *De aere marino ejusque in corpus humanum efficacia*. Halæ, 1787. — Titius, *De aeris marini salubritate*. Vittebergæ, 1794, in-4°. — Ingenhousz (J.), *On the Degree of Salubrity of the Common Air at Sea, compared with*, etc., in *Phil. Transact.* 1780, p. 354, et *Abridg.*, t. XIV, p. 692. — Saurel (L.), *Recherches d'hydrographie médicale*, in *Rev. thérap. du Midi*, t. II, p. 364, 405, 497, 1851. — Pouget, *Des bains de mer. Recherches*, etc., *et sur les influences de l'atmosphère maritime*. Paris, 1851, in-8°. — Rocuard, *De l'influence de la navigation et des pays chauds sur la marche de la phthisie pulmonaire, en réponse*, etc., in *Mém. de l'Acad. de méd.*, t. XX, p. 75, 1856. — Chassaniol (B. Ch.), *De l'influence des climats chauds et de la navigation sur la phthisie pulmonaire*. Th. de Strasb., 1858, n° 426. — Carrière, *Recherches expérimentales sur l'atmosphère maritime*, in *Union méd.*, 1858, p. 289, 301, 313. — Garnier, *De l'influence de l'air marin sur la phthisie pulmonaire d'après la statistique officielle*, etc., in *Bullet. Acad. de méd.*, t. XXIII, p. 1147, 1857-58. — Blache, *Rapport sur ce Mém.*, ibid., t. XXVI, p. 1284, et t. XXVII, p. 9, 1861. — Dutroulau, *Hygiène au bord de la mer*, in *Gaz. hebd.*, 1862, p. 305, 324, 337, 417. — Rochard (J.), art. *Air marin*, in *Nouv. dict. de méd. et de chir. prat.*, t. I, 1864. — Martinenq (L. H. J. F.), *De l'air marin, de son influence sur l'organisme en général, et en particulier sur celui des phthisiques*. Grasse, 1865, in-8°. — Gillebert d'Hercourt, *Présence du sel marin dans l'atmosphère maritime*, in *Bull. acad. de méd.*, t. XXXII, p. 57, 1866-67.

Mal de mer : Une multitude de Dissertations et de Mémoires. parmi lesquels : Ludwig (G. G.), *De vomitu navigantium*. Lipsiæ, 1738, in-4°. — Hey, *Diss. de morbo ex navigatione oriundo*. Erlangæ, 1748, in-4°. — Keraudren, *Essai sur les phénomènes, les causes et la terminaison du mal de mer*, in *Journ. de méd. de Corvisart*, t. XXII, p. 352, 1812, et *Dict. des sc. méd.*, t. XXX ; 1818. — Audibert, *Essai sur le mal de mer*. Th. de Strasbourg, 1831, in-8°. — Andreux, *De la nautiésie ou mal de mer*. Th. de Strasbourg, 1843, in-4°, n° 110. — Guépratte, *Monographie du mal de mer ou gastro-entéralgie nautique*. Montpellier, 1844, in-8°. — Pellarin, *Mém. sur le mal de mer*, in *Compt. rend. de l'Acad. des sc.*, t. XXIV, p. 110, 1847. — Semanas, *Du mal de mer ; recherches théoriques et pratiques, sur ses causes, sa nature*, etc. Paris, 1850, in-8°. — Hall (Marshall), *Note sur le mal de mer*, in *Compt. rend. de l'Acad. des sc.*, t. XXXVI, p. 600, 1853. — Guilladert (G. H.), *Essai sur le mal de mer*. Thèse de Paris, 1859, in-4°, n° 198. — Aronssonn, *Mém. sur la cause et la prophylaxie du mal de mer*, in *Un. méd.*, 2e sér., t. VII, p. 210, 1860. — Chapmann (John), *Sea Sickness, its Nature and Treatment*, in *Functional Diseases of the stomach*. Lond., 1864, in-8°. — Autric (M.), *Théorie physiologique du mal de mer*. Th. de Montpellier, 1868. — Le Coniat, *Traitement des vomissements occasionnés par le mal de mer*, in *Arch. de méd. navale*, t. X, p. 351, 1868. — Rochas (V. de), art. *Mal de mer*, in *Dict. encycl. des sc. nat.*, 2e sér., t. IV, 1870. V. les traités d'hygiène et de médecine navale.

Humidité : Maurin, *An aer siccus humido salubrior ?* (Resp. affirm.). Th. de Paris, 1690. — Lejan (J.), *Diss. sur l'intempérie humide, cause de plusieurs maladies dans le département d'Indre-et-Loire*. Th. de Strasbourg, an XI, n° 72. — Fodéré, *Discours sur l'influence de l'air humide sur l'entendement humain*, in *Traité du goître*, etc. Paris, an VIII, in-8°. — Chavassieu-d'Audebert, *Des inondations d'hiver, ou Traité de l'humidité par rapport à l'homme et aux animaux*. Paris, 1806, in-8°. Rovillard, *Dissert. sur l'humidité à bord des vaisseaux dans les régions équatoriales*. Paris, 1817. — Gimelle (P. L.), *Influence de l'air chaud et humide, et particulièrement du climat des Antilles, sur l'économie animale*. Th. de Paris. 1818, n° 1. — Chanteux, *De l'humidité et de son influence sur l'économie vivante*. Th. de Paris, 1819, in-4°, n° 116. — Pinorel, *Considérations sur l'humidité*. Rouen, 1826, in-8°.

— Gourdin, *Essai sur l'influence du froid humide*. Th. de Paris, 1827, n° 280. — Marc (Jules), *De l'influence de l'air humide sur l'économie animale*. Th. de Paris, 1828, n° 205. — Lamaury (G. G.), *Influence de l'air humide sur l'économie animale*. Th. de Paris, 1828, n° 243. — Carlette (Isid.), *Influence sur l'économie animale d'un changement dans l'état hygrométrique de l'air*. Th. de Paris, 1839, n° 181. — Fourcault, *Influence de l'air stagnant et humide sur le développement de quelques maladies*, etc., in *Compt. rend. de l'Acad. des sc.*, t. XII, p. 890, 1841. — Scheriffs (E. B.), *Obs. on the Effects of Humidity in Tubercular Consumption*, in *Med. Times*, t. XII, p. 345, 1845. — Casper (L.), in *Denkwurdigkeiten zur medizinischen Statistik*, etc. Berlin, 1846, in-8°. — Fleury, *Considérations sur l'influence de l'humidité à l'hôtel-Dieu de Clermont*, etc., in *Gaz. méd. de Paris*, 1857, p. 190. — Möllendorff (G. V.), *Die Regenverhältniss Deutschland und die*, etc. Görlitz, 1862, in-8°, cart. 1. — Lecoquierre (P. H. A.), *De l'influence du froid et de l'humidité sur la production de l'albuminurie*. Th. de Paris, 1869, n° 29. — Voy. les journaux et traités de météorologie : Becquerel et Edm. Becquerel, Boudin, W. Edwards, Foissac, etc.

— Huette, *Les eaux dans l'arrondissement de Montargis. Etude d'hyg. publ. et de géogr. méd.* Paris, 1871, in-8°. — Popper, *Die Ueberschwemmungen vom Standpunkte der öff. Ges.-Pfl.*, in *Oesterr. Zeitschr. f. prakt· Heilk.* 1873. — Grimaud (de Caux), *Etudes sur les eaux publiques de Versailles*, in *Compt. rend. de l'Acad. des sc.*, t. LXXVI, n° 16, 1873. — Durand-Claye (A.), *Assainissement de la Seine. Rapport*, etc., in *Ann. d'hyg. publ.*, 2e sér., t. XLIV, 1875. — Gérardin (M.-A), *Altération, corruption et assainissement des rivières*, in *Bullet. de l'Acad. de mdé.*, 1874 et *Ann. d'hyg. publ.*, 2e sér., t. XLIII, 1875.

Liebig (G. V.), *Ueber die Einflüsse der Temperatur und Feuchtigkeit auf die Gesundheit*. Berlin, 1870, in-8°,

— Reichardt, *Ueber Quellwasser-u. Flusswasserleitung*, in *Viert. f. öff. Ges.-Pfl.*, Bd. VII, 1875. — Gérardin. *Sur quelques propriétés des eaux courantes*, in *Compt. rend. Acad. d. sci.*, 1876, n° 21. — Ford, *Soil and Water*, in Buck *Treatise...* New-York. 1879. — Ritter (E.), *Les eaux de Nancy*. Nancy, 1879.

CHAPITRE VIII

Des climats.

Un climat est caractérisé par trois éléments principaux : 1° la température moyenne de l'année ; 2° les variations qu'éprouve la température des jours, des mois et des saisons ; 3° les températures estivale et hivernale.

En se fondant sur les lignes ou zones isothermes, on peut admettre sept espèces de climats.

1° Climat brûlant, dans la zone torride, de 27°,5, température moyenne à 25°
2° — chaud,	—	25	—	à 20
3° — doux,	—	20	—	à 15
4° — tempéré,	—	15	—	à 10
5° — froid,	—	10	—	à 5
6° — très froid.	—	5	—	à 0
7° — glacé,	—	au-dessous de 0.		

Les divers climats peuvent être divisés en climats constants, climats variables et climats excessifs. Les premiers présentent, dans le cours de l'année, peu de différences entre le maximum et le minimum de chaleur et de froid; les seconds en offrent d'assez notables; les troisièmes, enfin, en présentent de très grandes.

Les mers, ainsi que je l'ai dit, interviennent dans la constitution des climats, les rendent plus constants et plus réguliers. Dans l'intérieur des continents, c'est le contraire, et, les conditions locales exerçant une grande influence, la différence entre les températures hivernale et estivale devient plus considérable.

Sous le rapport des applications hygiéniques, nous admettrons trois grandes classes de climats : les climats chauds qui comprennent les deux premiers du tableau précédent, les climats tempérés et les climats froids.

Climats chauds.

Les pays chauds s'étendent de l'équateur aux tropiques, et des tropiques au 30e ou 35e degré de latitude australe et boréale. Ils comprennent la plus grande partie de l'Afrique et les îles qui l'avoisinent : Madagascar, les Séchelles, Bourbon, Maurice, etc. ; le midi de l'Asie et en particulier la Syrie, l'Arabie, la Perse, l'Inde, la Cochinchine, le sud de la Chine; — les îles de Ceylan, les Maldives, etc.; presque toute la Nouvelle-Hollande et les îles nombreuses de l'Océanie; la partie de l'Amérique septentrionale comprise entre le golfe de Californie et l'isthme de Panama; et, dans l'Amérique du Sud, la Colombie, les Guyanes, le Paraguay, le nord de la Plata, les Antilles.

Les régions tropicales de l'ancien monde paraissent s'échauffer plus que celles du nouveau. — Pourquoi? On l'ignore. La température du jour aux diverses époques de l'année varie peu. A peine si elle atteint 8 à 9e dans l'ancien continent. — Elle varie moins encore dans le nouveau et près des côtes que dans l'intérieur des continents. La chaleur moyenne de l'année varie en général de + 18 à 20°.

La différence entre la température du jour et celle de la nuit est en général très marquée, ce qui est dû à la pureté de l'atmosphère, qui permet un rayonnement considérable vers les espaces célestes; cette différence va quelquefois jusqu'à 20°.

L'évaporation considérable de l'eau sous l'influence de la chaleur est la cause des pluies abondantes qui règnent à certaines époques de l'année. On distingue, en général, deux saisons : la saison d'été et la saison d'hiver. Dans cette dernière le froid est remplacé par des pluies abondantes. M. Levacher et d'autres auteurs ont admis quatre saisons dans les pays chauds; ce sont les suivantes :

Novembre à février (hiver tropical), analogue aux deux derniers mois du printemps en Europe;

Février à mai (saison sèche);

Mai à juillet (saison intermédiaire), brusques variations de température mêlées d'orages;

Juillet à novembre (saison des pluies), averses continuelles et coups de vent. Chaleur considérable.

Les vents qui règnent dans ces climats sont: 1° les brises, qu'on distingue en brise du soir et en brise du matin; 2° les moussons, qui soufflent dans l'hémisphère le plus échauffé, et, par conséquent, changent de direction avec le soleil; 3° les vents alizés, régnant en mer au large des côtes; 4° le simoun d'Afrique (chamsin d'Égypte), vent brûlant du désert.

On observe, de plus, des vents accidentels violents nommés typhons dans la mer des Indes, et ouragans dans l'archipel des Antilles, qui existent surtout dans la saison intermédiaire entre l'hiver et été, c'est-à-dire en mai et juin.

Ajoutons, pour terminer ce qui est relatif aux conditions climatériques des pays chauds, les nombreux marécages, origine d'effluves pernicieux et qui sont la source de tant de fléaux. C'est surtout à l'embouchure des fleuves qu'ils se trouvent, et, sous ce rapport, les trois grands deltas du Nil, du Gange et du Mississipi en présentent le type le plus caractéristique.

Influence des climats chauds sur l'homme.

L'étude de l'action des climats chauds sur l'homme doit comprendre l'examen :

1° Des modifications que les pays chauds impriment aux principales fonctions organiques des individus qui les habitent;

2° Des influences spéciales qui résultent de l'action des principaux agents physiques qui entourent l'homme, et, en particulier, des suivants :

a. La température élevée;

b. Les pluies torrentielles qui alternent avec les chaleurs ;

c. Les variations de température du jour et de la nuit ;

d. L'influence des effluves marécageux.

1° *Modifications imprimées à l'organisme.* — Cette question ayant déjà été traitée à l'article *Chaleur*, je me bornerai à en présenter ici le résumé.

Chez l'habitant des pays chauds, le phénomène saillant et

capital consiste dans l'activité extrême des exhalations pulmonaire et cutanée, activité sous l'influence de laquelle se produisent les modifications suivantes :

1° Le ralentissement de l'activité respiratoire et la production d'une moindre quantité de chaleur animale, et, par conséquent, d'une moindre proportion d'acide carbonique ; le carbone fourni par les aliments dits respiratoires, et qui est
destiné à être brûlé dans les poumons, ne l'étant plus qu'en
partie, doit être éliminé par une autre voie. Cette autre voie,
c'est le foie. De là l'activité fonctionnelle de cet appareil ;
2° une activité plus grande de la sécrétion spermatique.

Il y a donc, chez l'habitant des pays chauds, accroissement
des exhalations pulmonaire et cutanée ; augmentation des sécrétions biliaire et spermatique ; d'où résulte un allanguissement de la vie organique considérée d'une manière générale.
On observe également une diminution des autres sécrétions,
et, en particulier, de la salive, du suc pancréatique, des
liquides intestinaux, des urines. Il y a de plus une débilité
musculaire, une tendance à l'atonie génitale, favorisée par les
abus fréquents du coït ; enfin une facile excitabilité du système nerveux, qu'un rien est capable de mettre en jeu. — Les
constitutions débiles, les tempéraments lymphatiques ou
nerveux, tendent à prédominer ; il en est de même des tempéraments bilieux et lymphatico-bilieux. — Enfin, signalons
encore, comme phénomène physiologique important, le désir
d'une alimentation substantielle et excitante, désir qui résulte
des causes nombreuses d'affaiblissement, dues à la chaleur du
climat.

Mortalité. — La mortalité est manifestement plus considérable dans les pays chauds. Ainsi, dans la présidence de Bombay,
il y a un mort sur vingt habitants, plus de la moitié de plus
qu'en France. Il est d'observation, du reste, que la mortalité
va croissant du simple au double, des pôles à l'équateur.

En France, la comparaison de dix départements très chauds
et dix départements froids a donné :

> 1 décès sur 37,95 habitants dans les 10 départements les plus chauds ;
> 1 — sur 41,41 — — septentrionaux.
> (Motard.)

On peut bien trouver, par exception, dans les climats chauds,
quelques centenaires, mais ils y sont très rares : la population
y meurt plus jeune, et elle s'abâtardit plus vite que partout
ailleurs.

En Italie, la durée moyenne de la vie est de trente ans. C'est
le même chiffre qu'autrefois. En effet, Domitius Ulpianus, d'a-

près des calculs basés sur les registres tenus à Rome par les censeurs, depuis Sextus Tullius jusqu'à Justinien, a fixé la durée moyenne de la vie humaine à trente ans. C'est à peu près comme à l'époque actuelle.

La *fécondité* paraît beaucoup plus considérable dans les climats chauds que partout ailleurs, et c'est là seulement ce qui permet aux habitants de lutter contre les causes incessantes de dépopulation, qui résultent des conditions du climat. M. Motard rapporte que, sur la côte de Guinée, des voyageurs trouvèrent un individu père de deux cents enfants. — Dans l'antiquité, en Perse, à Sparte, en Phénicie, à Carthage, l'infanticide était, sinon permis, du moins toléré sous forme de sacrifices particuliers aux dieux. — En Chine, on sacrifie les enfants nouveau-nés par milliers.

La *taille*, dans les climats chauds et humides, se développe et s'accroît. Les Caraïbes, les Patagons en sont la preuve. On trouve également cette grande stature dans les squelettes consacrés des anciens Guanches. — Sous l'influence de la chaleur sèche, la taille tend, au contraire, à diminuer; c'est ce qui arrive en Arabie. [Il faut, dans cette question, tenir grand compte de la race.]

La coloration de la peau, la teinte brune des cheveux, des yeux, sont des attributs des habitants des climats chauds. Les Maures, les Arabes, les Espagnols, les Italiens, sont remarquables par la teinte basanée de leur peau.

Le tissu musculaire est peu développé, la force physique peu considérable.

Caractères. — Les peuples du Midi sont remarquables par leur mollesse, leur inertie, leur paresse. La débilité de leur système musculaire les pousse au repos et à la nonchalance. Les exercices physiques violents leur déplaisent, à moins que l'état nomade ne les ait habitués, comme cela arrive aux Arabes, à maîtriser et à annuler ces dispositions.

Les Méridionaux sont, en général, peu belliqueux et parfois même peu courageux; ils ont peu de disposition à secouer le joug d'un maître, qu'il soit indigène ou étranger; aussi le gouvernement despotique a-t-il souvent trouvé, sinon faveur, du moins soumission et indifférence parmi eux. L'Asie, depuis les temps historiques connus, a été conquise treize fois, et chaque fois les conquérants, amollis par le climat et les habitudes des peuples qu'ils avaient vaincus, n'ont pu résister à de nouveaux envahisseurs, et ont été vaincus à leur tour.

L'imagination vive, mobile et impressionnable des Méridionaux les pousse à la contemplation et à l'amour du merveilleux, de la fiction. C'est là que la doctrine du fatalisme a pris

naissance, et règne encore dans toute sa vigueur : leur amour
du repos et de l'inaction les pousse, du reste, à recevoir avec
soumission tout ce qui leur arrive d'heureux comme de malheureux, sans chercher à y résister (1).

C'est dans le Midi que se sont formulées la plupart les religions : en Perse, Zoroastre; Confucius, en Chine; Bouddha,
dans l'Inde; le paganisme, en Grèce; le christianisme, en
Syrie; le mahométisme, en Arabie.

L'amour physique est porté au suprême degré, et il conduit
à la polygamie. La jalousie, aussi bien que la corruption des
femmes, qui se produirait sans cela, entraîne leur séquestration ; c'est également à ces deux circonstances qu'on attribue
le grand nombre d'eunuques que l'on fait dans ces contrées.

(1) Cette doctrine de l'influence du climat sur le caractère, les mœurs et le gouvernement des peuples, déjà énoncée par Hippocrate, avait été acceptée et développée par le savant Bodin (*Methodus ad facilem historiarum cognitionem*, Paris, 1566,
in-4º, et *De la République*, Paris, 1576, in-fol.), mais Montesquieu se l'est en quelque sorte appropriée par l'importance qu'il a su lui donner (*De l'Esprit des lois*,
liv. XIV). Cette opinion a cependant été vivement combattue dès le siècle dernier
et notamment par Voltaire (*Dict. philos.*, art. CLIMAT), et Volney (*Voyage en Syrie*).
Ils ont fait voir qu'un même peuple a passé par des phases diverses et des alternatives d'activité et d'indolence; que, dans une même zone, à côté les unes des autres, on trouve des nations pleines d'énergie et de courage, et des nations végé-
tant au sein de la mollesse et de la lâcheté. « Étaient-ce des peuples indolents,
s'écrie Volney, que ces Assyriens qui, pendant cinq cents ans, troublèrent l'Asie
par leur ambition et leurs guerres; que ces Mèdes qui rejetèrent leur joug et les
dépossédèrent; que ces Perses de Cyrus qui, dans un espace de trente ans, con-
quirent depuis l'Indus jusqu'à la Méditerranée ? Étaient-ce des peuples sans activité que ces Phéniciens qui, pendant tant de siècles, embrassèrent le commerce
de tout l'ancien monde ?... Si les hommes de ces États furent des hommes inertes,
qu'est-ce que l'activité ?... s'ils furent actifs, où est l'influence du climat ? si l'indolence est propre aux zones méridionales, pourquoi a-t-on vu Carthage en Afrique,
Rome en Italie, les flibustiers à Saint-Domingue ?... Pourquoi, dans un même temps,
sous un même ciel, Sybaris près de Crotone, Capoue auprès de Rome, Sardes près
de Milet ? » (*Voyage en Égypte et en Syrie. — État politique de la Syrie*, chap. XIX.)
A ces exemples de l'énergie et du courage de certains peuples du Midi, on peut
encore ajouter celui que nous présentent les Arabes de Mahomet et de ses successeurs, qui ont étendu si loin et si rapidement leurs conquêtes. Remarquons d'ailleurs que c'est particulièrement sur les accusations des Grecs et des Romains (des
Méridionaux !) que ce jugement s'est établi : mais que sont devenus eux-mêmes ces
Grecs et ces Romains depuis plus de vingt siècles ? Et quant au despotisme, pourquoi, ainsi que le fait judicieusement observer Volney, pourquoi les tyrans auraient-
ils, dans les climats méridionaux, plus d'énergie pour opprimer que les peuples
pour se défendre? Pour notre part, nous ne voyons pas que les Persans ou les Indiens aient beaucoup à envier le sort des Russes. Concluons donc avec Voltaire
(*Dict. philos.*, art. CLIMAT) : « Le climat a quelque puissance, le gouvernement
cent fois plus ; la religion, jointe au gouvernement, encore davantage. » Ajoutons-y
l'influence de la race, et nous verrons qu'il y a là une question complexe dans
laquelle le climat joue un rôle beaucoup moindre qu'on ne l'avait pensé d'après
Montesquieu.   E. Bgd.

Maladies des pays chauds.

Les maladies qui sévissent sur les habitants des pays chauds sont la conséquence :

1° Des modifications organiques que les principaux appareils ont éprouvées ;

2° Des habitudes et des usages auxquels ils ont été assujettis, pour y satisfaire ou y résister ;

3° Des conditions physiques et météorologiques du climat. L'Européen non acclimaté est exposé à ces conditions diverses, en subit l'influence avec plus d'énergie, et subit beaucoup plus facilement les causes diverses de maladies.

1° *Maladies résultant des modifications que les principaux appareils ont subies.* — Ce sont les affections de la peau, qui sont presque toutes communes et graves dans les climats chauds (lichen, lèpre, éléphantiasis des Arabes, pian, — formes diverses et graves de la syphilis) ; les maladies du foie (hépatites, abcès, dégénérescences diverses) ; les maladies du système nerveux (convulsions, tétanos, etc.). Devons-nous citer comme maladie la vieillesse prématurée des principaux peuples de ces contrées ?

2° *Maladies résultant des habitudes des individus qui séjournent dans les pays chauds.* — Ce sont les maladies du tube digestif, dues aux abus des aliments stimulants et excitants (gastrites chroniques, entérocôlites, dysenteries, etc.) ; les maladies dues à l'abus des alcooliques, l'atonie prématurée des organes génitaux, due aux excès vénériens.

3° *Maladies résultant des conditions physiques et météorologiques de la contrée* (1).

(1) Faut-il ranger la *colique sèche* ou *végétale*, dite *des pays chauds*, parmi les affections tropicales ? Les auteurs qui ont traité cette question et qui, presque tous, appartiennent à la *marine française*, sont très partagés d'opinion à cet égard. Les uns, en plus grand nombre il faut le dire, voient là une maladie spéciale ; pour les autres, c'est une simple intoxication saturnine, dont, à part quelques différences peu notables, elle offre, en effet, tous les caractères, y compris même souvent le liséré gingival. Ces coliques se montrent surtout à bord des navires et plus spécialement des navires à vapeur. On la rencontre à peu près exclusivement entre les tropiques et, de préférence, sur la côte occidentale d'Afrique (Sénégal, Guinée), aux Antilles, à Cayenne ; on l'a vue aussi dans les mers de l'Indo-Chine, à Madagascar. Quelques médecins (M. Lefèvre à leur tête) ont accusé le plomb qui peut se trouver dans divers ustensiles employés à bord des navires, les appareils distillatoires, par exemple. Mais a-t-on répondu (Rochard, Dutroulau, Fonssagrives), pourquoi cette préférence pour les pays chauds et pour certaines localités ? Comment se fait-il que là on l'observe aussi à terre ? Pourquoi la maladie se montre-t-elle sur certains individus et non sur d'autres, sur certains vaisseaux et non sur d'autres placés en apparence dans des conditions d'aménagement tout à fait pareilles ? Les partisans de la *non-identité* regardent la colique sèche comme le résultat d'un

A. La *haute température* détermine des maladies cérébrales (congestions, hémorrhagies, méningites aiguës et chroniques, etc.); certaines maladies de la peau (érythèmes, brûlures, etc.).

B. Les *variations du jour et de la nuit*, telles que les refroidissements, les brusques changements de température, amènent des tétanos, des convulsions, des phlegmasies aiguës pneumonie, et surtout dysenterie).

C. La *saison des pluies* rend plus fréquent le développement de la plupart des maladies propres aux climats chauds.

D. Les *effluves marécageux* déterminent les fièvres intermittentes, simples et pernicieuses, les dysenteries, la fièvre jaune, le choléra, etc., etc. Il y a, sous ce rapport, du reste, une observation bien curieuse à faire : c'est que le delta de trois grands fleuves est le berceau des trois grandes maladies pestilentielles. Le delta du Nil est le berceau de la peste, celui du Gange fait naître le choléra, et le delta du Mississipi est la source de la fièvre jaune.

Une question importante à discuter est celle de savoir si la phthisie est fréquente dans les climats chauds, et quelle est l'influence exercée par ces contrées sur les individus atteints de cette maladie. Cette question en comporte trois autres, que nous allons successivement examiner.

1° La phthisie existe-t-elle dans les pays chauds? — Cela est incontestable, et mille exemples le prouvent. Le tendance générale des habitants à la débilité, les excès auxquels un grand nombre d'entre eux se livrent, expliquent suffisamment ce résultat.

2° La phthisie pulmonaire est-elle fréquente dans les pays chauds? C'est ce qu'il est d'abord important de décider, les opinions étant très partagées à cet égard. Les uns la considèrent comme aussi fréquente que dans nos contrées tempérées et variables; les autres, au contraire, la considèrent comme plus rare.

On a invoqué, en faveur de la première opinion, des documents nombreux, dont voici l'esprit et les conclusions :

La phthisie pulmonaire sévit à peu près avec la même intensité sur les troupes européennes placées dans les pays chauds, et sur les troupes indigènes composées d'habitants du pays. Parmi une foule de documents analogues, je me bornerai à citer

---

empoisonnement miasmatique, dont la nature est inconnue, et qui aurait son retentissement sur le système nerveux abdominal, nerfs cérébro-rachidiens et grand sympathique; d'où une névralgie intestinale analogue à celle de l'intoxication saturnine, avec les mêmes conséquences, et n'en différant que par un début plus brusque et une gravité plus grande.   E. Bgd.

les résultats qui peuvent se déduire des faits colligés par M. Genest (*Gaz. méd.*, 1843). Aux Antilles, la phthisie pulmonaire atteint le même nombre de soldats européens et africains, 1 sur 82 ; elle tue 1 sur 155 des premiers, 1 sur 111 des seconds. — Il semblerait ressortir de ces résultats, la plupart obtenus à l'aide de documents anglais, que la phthisie frappe plus d'individus qu'elle n'en tue, et, partant de là, qu'il meurt moins d'individus phthisiques. Un autre résultat peut être déduit des documents également calculés par M. Genest, c'est que les officiers sont proportionnellement beaucoup moins atteints que les soldats.

M. Lévy (*Traité d'hygiène*) a donné un tableau relatif à la fréquence de la phthisie dans les différents climats du globe : il semble qu'on puisse en déduire que la phthisie est à peu près aussi fréquente dans tous les points où l'homme vit en société (1).

Tous ces documents n'ont pas, je crois, une grande valeur.

Il s'agit, en effet, d'une maladie qui sévit sur les troupes composées de soldats appartenant à une classe peu éclairée, qui se livrent sans réflexion à tous les excès, qui s'abandonnent, en particulier, à ceux auxquels les conduit naturellement l'habitation dans les pays chauds, et qui en outre n'observent aucune des règles de l'hygiène. Il y a cependant un fait important, c'est la rareté comparative de la phthisie chez les officiers des mêmes troupes.

Il résulte, toutefois, de cette discussion : 1° que la phthisie existe dans les pays chauds ; 2° qu'elle y sévit avec un certain degré de fréquence, qui ne saurait cependant être comparée avec celle qu'elle a dans les pays tempérés ; 3° enfin, qu'elle paraît y faire succomber moins facilement les individus qui en sont atteints.

3° *Question.* — Les climats chauds exercent-ils une influence favorable sur les individus phthisiques qui viennent s'y établir et essayer d'y restaurer leur santé ?

Si l'on voulait s'appuyer sur les statistiques publiées, et dont je n'ai donné qu'un bien court résumé, on répondrait de suite par la négative : mais ces documents ne pouvant servir en rien

(1) Sur 1,000 individus, la phthisie atteint :

Angleterre	6,5	Nouvelle-Écosse	7
Gibraltar	6,6	Jamaïque { Européens	13
Iles Ioniennes	5	{ Noirs	10,3
Malte	6	Cap	5,5
Canada	6,5	Sainte-Hélène.. { Européens	4
Bermudes	8.8	{ Noirs	2
Antilles { Noirs	9,6	Ile Maurice.... { Européens	7,7
{ Européens	9,5	{ Noirs	8.5

à élucider la question, en raison de la qualité des individus qui ont servi de base à ces calculs (soldats), il faudrait, pour décider complétement la question, suivre le développement de la phthisie chez les indigènes des pays chauds qui en sont atteints : étudier ses causes, sa durée, son degré de mortalité ; en examiner la marche dans les diverses classes de la société, afin de pouvoir apprécier l'influence des conditions professionnelles ou de l'aisance sur la production de cette maladie ; il faudrait encore suivre le développement et la marche des tubercules chez un certain nombre d'individus de toutes les classes de la société, et qui vont demander leur guérison aux contrées chaudes (1).

En l'absence regrettable de tous ces documents, il faut s'en rapporter à l'observation directe et aux faits particuliers ; or, tous deux conduisent à admettre sans hésitation le contraire, et à regarder comme heureuse l'influence des climats chauds sur la phthisie. Il faut cependant qu'il y ait pour cela certaines conditions, qui sont les suivantes : — aisance chez l'individu phthisique qui essaye de se rétablir dans les pays chauds ; stricte observation des règles les plus sévères de l'hygiène ; sobriété ; continence ; peu d'occupation ; peu d'exercice ; soustraction à toutes les causes physiques capables d'exercer une fâcheuse influence sur les organes respiratoires, telles, par exemple, que les brusques variations de température.

(1) D'après M. E. Carrière (*Climat de l'Italie*), les conditions de climat les plus favorables au traitement de la phthisie consistent dans une atmosphère chaude, tempérée par une humidité modérée. L'élévation très forte de la température et la sécheresse de l'air sont, au contraire, des conditions défavorables. Aussi place-t-il les stations que le médecin doit recommander sur la lisière occidentale de l'Italie, mieux protégée contre l s vents du nord et plus ouverte à ceux du sud et du sud-ouest que la lisière baignée par l'Adriatique. Ces stations s'étendent depuis le golfe de Salerne jusqu'à celui de Gênes, et comprennent Salerne d'abord, puis une partie de la campagne de Naples, et, successivement, en remontant vers le nord, Gaëte, Rome, une partie des Maremmes, Pise, et enfin quelques-uns des points du littoral formé par le golfe de Gênes jusqu'aux frontières de France. Malgré la position du pays lombard, qui est orienté en sens invers: de la lisière méditerranéenne de la Péninsule, M. E. Carrière indique quelques bassins, formés par les lacs les plus importants de cette partie de l'Italie, comme de bonnes stations d'été ; il considère même Venise, qui occupe la région supérieure de l'Adriatique, comme une excellente station d'hiver, préférable, dans bien des cas, aux stations de la lisière occidentale. Ces opinions sur le caractère climatérique de ces différentes stations et sur leur influence thérapeutique dans le traitement de la phthisie et d'autres maladies non moins importantes, sont basées sur des démonstrations et des preuves qui leur donnent un rare caractère de précision et de vérité.

Nul doute que si de pareilles recherches étaient continuées dans les régions méridionales de la France, elles n'y montrassent des stations très dignes de figurer à côté des stations les plus justement célèbres de ces régions occidentales de l'Italie. Hyères et Pau ne seraient plus alors considérées comme les seules stations de la bande de territoire qui s'étend depuis les bords du Var jusqu'au golfe de Gascogne, favorables au traitement de la phthisie.

Malgré ces conditions strictement remplies, la maladie pourra continuer de marcher, mais ce ne sera pas le cas le plus commun, car l'amélioration des accidents est la règle.

[Dans un mémoire couronné par l'Académie de médecine qui en avait donné le sujet, M. Rochard a démontré, d'après une foule de documents français et étrangers et d'après ses observations personnelles, que, chez les sujets déjà prédisposés, la maladie se développe et marche avec beaucoup plus de violence et de rapidité dans les régions équatoriales que dans les climats tempérés. Rien de plus commun, dans les pays chauds, que la forme galopante; la durée totale de la maladie n'est, en général, que de quelques mois. Ce qui paraît encore bien établi par les recherches les plus récentes, c'est que la phthisie cause d'affreux ravages dans des localités salubres en apparence, et où règne un climat délicieux, l'Océanie, le Pérou, etc. Les altitudes et l'extrême Nord seraient, au contraire, les régions exemptes de cette terrible affection.]

Climats tempérés.

Les climats tempérés s'étendent du 30e ou 35e degré, à peu près, au 50e ou 55e degré de latitude australe et boréale. Ils correspondent aux trois climats, doux, tempéré et froid, dont nous avons parlé, et comprennent les pays suivants : l'Europe presque entière et ses îles; l'Asie, depuis la Méditerranée et la mer Noire à l'ouest, jusqu'au Japon et à l'océan Pacifique à l'est; en Amérique, la Californie, une partie du Mexique, le Canada, les États-Unis, le Chili, la Patagonie.

Les climats tempérés, considérés d'une manière générale, présentent quatre ordres de caractères bien nets.

1° Les saisons y sont tranchées : il y a un été, un hiver, séparés l'un de l'autre par des saisons intermédiaires, le printemps et l'automne.

2° Les saisons sont surtout caractérisées par une grande variabilité de conditions météorologiques, et cela souvent dans la même localité.

3° Il existe souvent des oscillations de température assez considérables d'un jour à l'autre, ou dans la même journée.

4° Les saisons intermédiaires sont, en général, caractérisées par les variations nombreuses qu'on y observe dans les vents, la pression de l'air, et les *maxima* et *minima* de température.

Les climats tempérés présentent à considérer trois zones bien distinctes :

La première, comprise à peu près entre le 30e et le 40e degré de latitude australe et boréale, correspond au climat doux;

elle peut être appelée, en quelque sorte, l'extrémité tropicale des climats tempérés. Les saisons s'y présentent avec les caractères suivants : étés très chauds, ardents ; printemps et automnes chauds, et sous la domination pour ainsi dire de l'été ; hivers modérés : dans cette zone, la température est à la fois plus élevée et plus égale. M. Fuster, d'après les données de température de M. de Humboldt, assigne pour moyenne à l'été + 27° centigr., et à l'hiver + 8°. Nous avons vu que la température moyenne annuelle oscille entre + 20° et + 15°.

La seconde, comprise entre 40 et 50° de latitude australe et boréale, concerne les climats tempérés proprement dits (Angleterre, France, Allemagne). Son caractère principal est de présenter des saisons équilibrées par la combinaison et la fusion des influences polaires. L'hiver, le printemps, l'été et l'automne sont trimestriels et bien tranchés. Les circonstances suivantes, qui agissent également dans les deux autres zones, ont ici une influence bien plus considérable pour constituer des localités bien dessinées : ces circonstances sont l'élévation du sol, l'état de sa surface, son exposition, sa nature, sa situation continentale ou sur le bord de la mer.

La troisième zone, qu'on peut appeler extrémité polaire des climats tempérés, et qui correspond à notre cinquième climat ou climat froid, est comprise entre 50° et 60° de latitude. Ses caractères sont de présenter des hivers longs et rudes, des étés courts et peu chauds, un automne et un printemps tenant beaucoup plus de l'hiver que de l'été. Les froids y sont beaucoup plus rigoureux que dans le reste des climats tempérés, et, en même temps, les vicissitudes atmosphériques beaucoup plus considérables. D'après les calculs de M. Fuster, la moyenne des étés y serait de + 15°, et celle des hivers de — 6°.

En comparant ces résultats avec ceux de l'extrémité tropicale des climats tempérés, on voit que, dans ces derniers, la moyenne des hivers est plus élevée de 14°, et la moyenne des étés plus élevée de 12° ; en un mot, l'extrémité tropicale ressemble beaucoup aux climats chauds, et l'extrémité polaire aux climats froids.

Influence sur l'homme. — Parmi les habitants des diverses régions des climats tempérés, il est difficile de saisir quelques caractères généraux et d'ensemble ; il n'y a rien de particulier dans le jeu et la disposition de leurs principaux appareils, et les différences individuelles sont subordonnées à la partie des climats modérés qu'ils occupent, à l'influence spéciale de la localité, au régime des habitants, ainsi qu'à leur degré de civilisation. Les zones extrêmes rapprochent les individus qui les occupent de ceux des climats qu'ils avoisinent. C'est ainsi que les caractères des habitants de l'extrémité tropicale se rapprochent considérablement de ceux des contrées équatoriales; de même, pour le type des habitants de l'extrémité septentrionale des climats modérés.

Dans la partie moyenne de notre zone, les appareils organiques s'équilibrent plus complètement et se placent en quelque sorte sous l'influence des saisons. En été l'homme de ces contrées tend à se rapprocher du type des habitants des climats chauds. En hiver, les appareils organiques s'adaptent également à la basse température, et rapprochent, pour quelque temps, l'homme de l'habitant des pays froids. Dans les saisons intermédiaires, le changement s'opère peu à peu et progressivement, et on passe ainsi chaque année deux fois, et sans en avoir la conscience, d'un type à un autre : il y a de fréquentes et rapides successions dans les prédominances d'appareils, dont la conséquence est la variété des types, des constitutions, des tempéraments, des actes organiques, du caractère individuel, et finalement l'équilibre des fonctions en est le résultat.

Formes pathologiques. — Elles varient selon la zone et la saison.

Selon la zone : l'habitant de l'extrémité tropicale des climats tempérés est sujet, à peu près, aux mêmes prédispositions organiques et aux mêmes maladies que celui des pays chauds. L'habitant de l'extrémité polaire de ces mêmes climats est également exposé aux mêmes maladies que l'homme des pays froids.

Selon la saison : en hiver, tendance aux maladies inflammatoires, aux phlegmasies, etc. ; au printemps, persistance des phlegmasies, bronchites, catarrhes pulmonaires, etc. ; en été, entérites, entérocolites, dysenteries, hépatites, choléra sporadique, maladies cérébrales, etc. ; en automne, fièvres paludéennes, fièvres typhoïdes, etc. : en un mot, chaque saison tranchée tend à faire développer les maladies des climats extrêmes avec lesquels elles ont le plus d'analogie.

Un exposé rapide des maladies principales qui règnent en France, peut donner une idée des principales formes pathologiques qui règnent dans les climats tempérés proprement dits, dont ce pays occupe la zone moyenne. C'est ce que je vais essayer de faire, en prenant pour base de la division que j'adopte, celle de Sydenham, en constitution médicale stationnaire générale, constitution stationnaire locale et constitution annuelle (1).

_____

(1) On trouvera beaucoup de documents sur ce sujet dans le travail de M. le docteur Lepileur, imprimé dans *Patria*, sous le titre de Géographie médicale, et sur-

Constitution médicale stationnaire générale. — En France, deux constitutions stationnaires générales paraissent dominer : l'une à laquelle on donne le nom de catarrhale, et l'autre d'inflammatoire. — L'expression catarrhale n'indique autre chose que la fréquence des maladies des membranes muqueuses, et la tendance générale de leurs phlegmasies à s'accompagner de sécrétions morbides. Quant à la constitution inflammatoire, elle exprime l'idée des phlegmasies, et, par conséquent, celle de l'altération du sang, caractérisée par l'augmentation de proportion de la fibrine.

A ces deux constitutions viennent s'en joindre deux autres qui en font des constitutions mixtes : ce sont la constitution dite bilieuse, caractérisée par l'augmentation de la sécrétion biliaire (sud), et la constitution nerveuse, c'est-à-dire accompagnée d'accidents ou de symptômes nerveux de diverses espèces.

La constitution catarrhale peut s'expliquer par l'état météorologique de la France, balayée une partie de l'année par les vents humides et souvent chauds de l'ouest et du sud-ouest.

La chaleur seule explique la constitution bilieuse ; les variations de température, la constitution nerveuse ; et le froid sec ou humide, la constitution inflammatoire.

Constitution stationnaire locale. — La France, sous ce rapport, doit être divisée en climat de côtes et climat continental.

La France des côtes présente comme caractéristique la fréquence des rhumatismes et des phlegmasies rhumatismales.

La France continentale se divise en trois régions, qui peuvent recevoir les noms de :

1° Région des plaines ; 2° région paludéenne ; 3° région alpestre ou des montagnes.

La région des plaines ne présente rien de particulier, et j'y reviendrai en m'occupant des endémies ; la région paludéenne, qui se trouve occuper une partie de la région des plaines, est caractérisée par la fréquence très grande des accidents dus à l'action des effluves marécageux.

Dans la région des plaines non marécageuses, c'est la latitude du lieu, son altitude, l'état de sa surface, son exposition, les vents qui y règnent, la nature de ses eaux, qui règlent le caractère des formes pathologiques qui s'y développent.

La région alpestre ou des montagnes est surtout caractérisée par la production des phlegmasies aiguës. M. Benoiston de

tout dans l'article *France* (pathologie) de M. le docteur Arnould, dans le *Dict. encycl. des sc. médicales.*

Châteauneuf, dans un travail basé sur la mortalité de l'infanterie, a établi ainsi qu'il suit les causes générales de décès dans les
diverses parties de la France. Au nord, maladies de poitrine ;
au sud, affections du ventre ; à l'ouest, apoplexie. Les documents
dont ce savant a pu disposer lui permettent-ils cette conclusion ?
Il est permis d'en douter.

Constitution annuelle (saisons). — Dans la saison chaude, en
été, les maladies qui se développent ont de l'analogie avec
les affections qui règnent habituellement dans les pays chauds.
Ce sont les maladies de l'appareil digestif et de l'appareil biliaire.

Dans la saison froide et sèche, les maladies se rapprochent
de ce que l'on observe dans les climats froids ; ce sont des
phlegmasies, et, en particulier, celles des organes respiratoires.

Dans les saisons intermédiaires, la variété est plus grande et
les maladies se rapprochent tantôt d'un type, tantôt de l'autre.
On peut dire, d'une manière générale, que plus une saison est
tranchée, plus sa constitution médicale se dessine franchement
et nettement.

M. Benoiston de Châteauneuf, dans ce même travail sur la
mortalité dans l'infanterie, a noté que les maladies des soldats
sont plus nombreuses en automne et en été, et plus rares en
hiver et au printemps. Le maximum de mortalité, dans le premier cas, est dû à ce que c'est dans cette saison que les troupes
se livrent aux fatigues, aux marches, aux exercices, tandis que,
dans le second cas, le minimum est dû à ce que c'est dans l'hiver et le printemps que les soldats ont précisément le plus de
repos. C'est en automne que sévissent les influences paludéennes.

Voici, du reste, comment on peut classer approximativement
les maladies selon les diverses saisons qui existent en France.
Au printemps, les affections catarrhales et surtout celles des
voies aériennes ; les angines, les ophthalmies, les érysipèles, les
rhumatismes, les névralgies, souvent les pleurésies, les fièvres
éruptives, les affections cérébrales, la manie aiguë.

En été, les affections gastro-intestinales, les fièvres éruptives,
les exanthèmes, les maladies de la peau, les angines, les ophthalmies, les affections cérébrales, l'apoplexie due à l'insolation : les fièvres intermittentes commencent à se montrer ; les
fièvres typhoïdes se montrent avec une certaine fréquence.

En automne, les affections catarrhales reparaissent, les fièvres
intermittentes deviennent beaucoup plus nombreuses.

En hiver, les phlegmasies, les pneumonies, les pleurésies, les
rhumatismes articulaires aigus.

Il résulte de ce tableau que, dans ces quatre saisons, la France voit successivement se dérouler toutes les maladies.

Des endémies qui règnent en France.

Trois grandes endémies règnent en France. Ce sont les scrofules, parmi lesquelles on peut placer l'affection tuberculeuse et la phthisie pulmonaire, la fièvre intermittente et la fièvre typhoïde. Je me suis suffisamment expliqué plus haut sur la question de l'antagonisme, pour qu'il soit inutile d'y revenir ici. Autrefois, les endémies étaient plus nombreuses, mais les progrès de la civilisation et de l'hygiène en ont successivement fait disparaître plusieurs ; telles sont la peste, le mal des ardents (ergotisme gangréneux), le scorbut et la variole qui régnaient autrefois endémiquement.

Des épidémies qui ont régné en France.

1° La peste ou typhus d'Orient parut pour la première fois, en France, en 540, et s'y montra un grand nombre de fois. Parmi les plus terribles épidémies de peste à bubons qui ravagèrent la France, on peut citer celle qui régna de 1347 à 1349 ; ce fut la même qui sévit à Florence et qui fut décrite par Boccace. Cette peste est celle qui fut appelée peste noire, et qui paraît s'être fréquemment accompagnée de gangrène des poumons.

Ses ravages furent considérables. D'après le rapport adressé à Clément VI, et relatif à la mortalité qu'elle occasionna en Europe, on trouve, pour la France, les chiffres suivants de décès : Marseille, 16,000 ; Paris, 80,000 ; Saint-Denis, 1,400 ; Avignon, 30,000 ; Strasbourg, 26,000 : Lyon, 45,000 ; la Bourgogne, 80,000 ; la Provence, 120,000. La dernière épidémie de peste à bubons fut celle de Marseille, en 1720 ; elle enleva en Provence 84,719 individus.

2° Le feu sacré ou mal des ardents, qui paraît être une espèce d'ergotisme gangréneux, parut souvent en France au dixième, au onzième et au douzième siècle.

3° La variole parut en France à peu près à la même époque que la peste. Elle y fit à diverses reprises de nombreux ravages.

4° La lèpre, introduite en France par les Sarrasins, et plus tard rapportée de nouveau par les croisés, à leur retour de Palestine, commença à disparaître complètement vers 1624. Selon Sprengel, il en existe encore des cas assez nombreux en Provence.

5° Le typhus ou peste de Hongrie. Il y en eut plusieurs épidémies dans le dix-septième siècle. Au dix-huitième siècle, le grand typhus commença, en 1792, par décimer, sur les bords du Rhin, les armées française et prussienne. C'est lui qui, en 1814, s'étendit des bords du Rhin à une partie de la France.

6° Le trousse-galant, ou peste 1545, paraît avoir eu une grande analogie avec le choléra. L'identité n'est cependant pas complétement démontrée.

7° Le choléra envahit la France en 1832 et 1849, en même temps que la plus grande partie de l'Europe.

[Il a reparu depuis, en 1853-1854, en 1865, et enfin pendant l'été de 1866, à Paris et dans quelques départements.]

8° La dysenterie. Elle sévit, en 1792, en Champagne, sur les armées française et prussienne.

9° L'ophthalmie. En 1772, il y en eut une épidémie qui envahit une partie de la France, d'octobre à janvier.

10° Les affections catarrhales, sous le nom de grippes, s'étendirent sur la France un grand nombre de fois. Parmi les plus intenses, on cite celle de 1239 et celle de 1837 ; c'est une des maladies épidémiques les plus fréquentes.

11° Il y eut en France d'assez graves épidémies de pneumonies. On cite particulièrement celles de 1756 et 1758, et plus tard celle de 1780.

Climats de la France.

D'après M. Martins, la France peut être divisée en cinq climats, qui ont chacun leur physionomie particulière, leurs caractères spéciaux et leurs maladies. Ce sont :

1° Le *climat vosgien*, dans lequel un grand nombre d'habitants vivent, une partie de l'année, chez eux et confinés dans leurs habitations, sous l'influence d'une chaleur factice. Le tempérament des habitants est, en général, lymphatico-sanguin. Les maladies sont celles du climat alpestre ; il y a des phlegmasies nombreuses et graves, des fièvres éruptives fréquentes. Le goître est endémique dans certaines localités. L'Alsace et la Lorraine le composent en partie.

2° Le *climat séquanien,* comprenant l'île de France, la Normandie, une partie de la Champagne et les départements voisins et intermédiaires. Paris s'y trouve compris. C'est le climat caractérisé par les conditions atmosphériques les plus variables. Les maladies de la capitale n'en peuvent donner une idée, attendu qu'on y trouve réunis des peuples de toutes les contrées du monde; on y voit les maladies résultant de la civilisation portée à son apogée, et celles résultant de l'encombrement. Les affections les plus fréquentes dans ce climat sont cependant les suivantes : les rhumatismes, les pleuro-pneumonies, les bronchites, la fièvre typhoïde, la phthisie pulmonaire, les fièvres intermittentes dans les campagnes, la suette dans plusieurs points de la Picardie.

3° Le *climat rhodanien*, qui comprend le Lyonnais, la Franche-Comté, la Bourgogne, est constitué par un mélange de régions alpestres et de régions paludéennes. Il y a peu de plaines. Les maladies qui y règnent sont surtout les affections inflammatoires, les rhumatismes, les bronchites, les fièvres intermittentes, la fièvre typhoïde, et, dans certaines localités, le goître, le crétinisme.

4° Le *climat girondin*, composé d'immenses plaines, en grande partie marécageuses. Ce climat comprend la Guyenne, la Gascogne et l'Auvergne. Les maladies qui règnent sont les fièvres intermittentes; on y trouve des pellagreux. En Auvergne, quelques goitreux; dans le Limousin, malgré le climat alpestre et l'altitude élevée, ce sont surtout les fièvres intermittentes.

5° Le *climat méditerranéen* comprend le Languedoc et la Provence. Il est composé d'immenses plaines marécageuses qui couvrent les côtes de la Méditerranée : les maladies les plus fréquentes sont les fièvres intermittentes simples ou pernicieuses, les fièvres rémittentes simples ou bilieuses; il paraît qu'il y existe encore beaucoup de lèpres.

Climats froids.

Les climats froids sont compris entre le 55° et le 60° degré de latitude boréale et australe jusqu'aux pôles; ils correspondent aux sixième et septième climats, que nous avons appelés très froids et glacés; ils comprennent le nord de l'Écosse, la Suède, la Norwège, la Finlande, la Russie, la Sibérie, la Laponie, l'Islande, le Groënland, le Kamtschatka, la Nouvelle-Zemble, le pays des Samoïèdes, celui des Esquimaux, le Spitzberg.

Le point le plus froid du globe qui ait été déterminé est situé à peu près à 10° de latitude du pôle nord; sa température est de — 23°. La moyenne du pôle nord est probablement, ainsi que nous l'avons dit, de — 8°.

Suivant les calculs faits par M. Fuster, d'après Ross, Parry, Franklin et Back, les températures moyennes entre 65 et 76° de latitude sont, au printemps, — 16°, en automne, — 12°, en hiver, — 30°, en été, + 2°,2.

La température est d'autant plus basse qu'on remonte davantage vers le pôle. Il y aurait peu d'utilité à multiplier les citations des moyennes des saisons. Nous constaterons seulement que l'Islande, placée au milieu de la mer, jouit d'une température égale et plus douce : elle est, en moyenne, de + 0,38 en hiver, de 4° au printemps, de 14 en été, et de 5° en automne. La température moyenne de l'année est de 5°,5.

Voici quelle est, en général, la marche des saisons dans les pays froids.

Au *printemps*, chute des neiges, pluies abondantes, vents d'ouest et du sud, puis fonte des glaces et débâcle.

En *été* (mai, juin et juillet), rares orages, température moyenne de 2°,2 ; chaleur extrême + 15°,6 ; il existe déjà en juillet des vents froids.

En *automne*, dès le mois d'août, il y a quelques neiges, et la température s'abaisse. Dès le mois de novembre, la mer est prise et les glaces s'accumulent.

L'*hiver* polaire est à son plus haut degré en janvier et février : la terre et les glaces marines sont couvertes de neige : le froid atteint son maximum, que Scoresby a vu aller jusqu'à — 57°. En même temps, il règne une nuit complète dont la durée est de six mois, dont les six premières semaines sont éclairées par un crépuscule de plus en plus faible et les six dernières semaines par une aurore de plus en plus intense. Cette longue nuit d'hiver est éclairée par de fréquentes aurores boréales.

Il y a peu de variations diurnes de la température qui, dans chaque saison, présente une constance marquée. Les orages sont rares : c'est à une cause électrique qu'il faut évidemment attribuer les aurores boréales. Les vents dominants sont ceux du nord-est et du sud-ouest ; les vents d'est et du nord sont très froids ; les uns et les autres sont soumis à de brusques variations. L'eau, à mesure qu'on approche des pôles, cesse de tomber à l'état liquide ; elle se présente sous forme d'une neige compacte et comme cristallisée, que colore quelquefois en rouge l'*uredo nivalis*. La vapeur d'eau à l'état vésiculeux produit les brumes de l'atmosphère de ces régions.

A mesure qu'on s'avance vers les pôles, la végétation diminue de puissance ; l'orge et l'avoine sont les seules graminées que l'on rencontre à 70° de latitude ; plus loin, ce ne sont que de rares cryptogames, et, en particulier, des fougères et des éricinées.

Influence sur l'homme. — Les climats froids, par leur action prolongée, modifient l'organisation de l'homme et ses principales fonctions.

Ces modifications, qui ont déjà été étudiées en traitant de l'influence du froid sur l'homme, peuvent se résumer de la manière suivante :

Les fonctions de la peau sont réduites à leur minimum, et l'exhalation cutanée devient presque nulle.

Les fonctions du foie sont moins énergiques et la sécrétion biliaire est diminuée, ce que l'on concevra facilement si l'on réfléchit que le foie, dans les pays froids, n'a pas besoin de suppléer en quelque sorte à l'activité pulmonaire pour débarrasser l'économie des éléments hydrocarbonés qui n'ont pas été brûlés dans les poumons.

La sécrétion spermatique est également faible et peu active. Cette diminution rend compte de la propension moins grande des peuples du Nord à l'acte vénérien.

Il existe une tendance du corps à se mettre en équilibre de température avec le milieu au sein duquel il vit, c'est-à-dire à se refroidir. Cette dernière modification explique l'augmentation ou l'exaltation d'un certain nombre d'autres fonctions.

L'observation démontre, en effet, les changements suivants, survenus dans l'organisme :

1° Il existe une grande activité des fonctions respiratoires. Cette activité a pour but de créer une grande quantité de chaleur animale, afin de permettre à l'homme de résister à la tendance qu'il a à se mettre en équilibre de température avec le milieu ambiant. Cette production de chaleur animale est en rapport avec la quantité du carbone brûlé par l'oxygène absorbé dans les voies respiratoires ;

2° Le sang est riche en globules, en raison précisément de l'élément combustible qu'il doit fournir à l'oxygène, élément dont il trouve la source dans l'alimentation ;

3° La digestion est active, énergique, puissante. Elle est destinée à fournir au sang une grande quantité de principes alibiles, riches en carbone et destinés à être brûlés par l'oxygène. Aussi voit-on les peuples du Nord manger beaucoup, faire un fréquent usage des huiles animales de diverse nature et de poissons salés, qui sont riches en éléments hydrocarbonés, de fromages fermentés, qui sont dans le même état ; enfin d'alcooliques, qu'ils supportent infiniment mieux que les habitants des climats tempérés et des pays chauds (Voy. la note de la page 185) ;

4° Le système musculaire est développé, ce qui est la conséquence physiologique de l'activité physique indispensable aux habitants des climats froids. L'exercice a pour résultat d'accroître la production de chaleur animale, en augmentant la quantité de carbone brûlé par l'oxygène dans l'acte respiratoire ;

5° La sécrétion urinaire augmente d'activité. Elle est destinée à remplacer l'exhalation cutanée diminuée, et à évacuer les éléments azotés qui n'ont pas été assimilés et qui résultent de la quantité considérable d'aliments que prennent, en général, les habitants du Nord.

Telles sont les principales modifications organiques produites sous l'influence du froid ; les caractères suivants n'en sont que la conséquence.

Les habitants du Nord sont, en général, forts, robustes ; ils supportent bien la fatigue, le froid et les exercices corporels énergiques ; le tempérament sanguin paraît être celui qui prédomine. Les climats du Nord sont habités par deux races d'hommes distinctes : les uns sont des individus de la race caucasique ; ils occupent surtout le nord de l'Europe et sont caractérisés par leur force et leur bonne constitution ; ils ont le tempérament sanguin, les cheveux blonds, la peau blanche et fine, une grande stature, des muscles bien développés : tels sont les Suédois, les Danois, les Norwégiens ; les autres, de race mongolique, ont la taille petite, la tête volumineuse, les pommettes et les yeux saillants, la bouche large, le nez épaté, la barbe et les cheveux noirs : tels sont les Lapons, les Esquimaux, les Groënlandais ; leur constitution est assez robuste, malgré leur petite taille.

Le caractère des habitants du Nord est tranché : leur intelligence lente, un peu paresseuse, ne saisit pas rapidement les rapports des objets. Ils sont loin de la vivacité méridionale et présentent tous les caractères moraux opposés.

Dans les climats froids, d'après les tableaux que M. Villermé a dressés, et qui sont relatifs à la mortalité dans certains climats, la mortalité est relativement moins élevée que dans les pays du Midi ; mais aussi la fécondité est moins considérable, ce qui fait que la population ne s'accroît pas dans des limites aussi étendues qu'on pourrait le penser. C'est également dans les pays froids que se rencontrent les cas les plus nombreux de longévité : des milliers d'exemples l'attestent. Ainsi, en Écosse, James Laurence, mort à 140 ans. En Irlande, la comtesse de Desmond, morte à 140 ; la comtesse Electon, morte à 143 ans ; Thomas Winslow, à 146. En Angleterre, Jean Effingham, âgé de 144 ans ; Francis Consist, de 150 ; Thomas Parre, de 152. En Norwége, Joseph Surrington, mort à l'âge de 160. En 1763, dans le district d'Aggerus, il y avait 150 couples qui avaient vécu ensemble 80 ans. En 1761, sur 6,929 dé-

cès, on trouva 394 sujets âgés de plus de 90 ans, et 63 centenaires. En Russie, on trouva, en 1804, sur 1,358,287, — 1,504
de 90 à 95 ans; 1,501 de 100 à 105 ans; 71 de 100 à 110; 22
de 110 à 115; 22 de 115 à 120; 3 de 120 à 123 ans (Motard). En
France, au contraire, 904,672 décès ont fourni, en 1802, 5,134
de 90 à 100; mais au delà, seulement 39 de 100 à 105; 14 de
105 à 110, et 2 de 110 à 118.

Influence sur le développement des maladies. — 1° Les maladies les plus fréquentes sont incontestablement les phlegmasies. On observe, surtout dans les parties humides des climats
froids, les bronchites simples et catarrhales, les pneumonies,
les pleurésies, les rhumatismes aigus et chroniques, etc.

2° Certaines maladies se développent de préférence chez les
habitants des pays froids, et sont dues à des causes spéciales.
Telles sont les ophthalmies accompagnées de tuméfaction et
d'éraillures de paupières, qui s'observent si fréquemment chez
les Lapons. Telles sont encore les gerçures de la peau, accompagnées d'exsudation sanguinolente, et qui existent surtout aux
mains. La syphilis se traduit chez les habitants du Nord par des
symptômes beaucoup plus graves et qui portent surtout sur les
parties internes. Les scrofules, le rachitisme, sont des maladies
extrêmement fréquentes dans les climats du Nord, et qui se développent sous l'influence combinée du froid et de l'humidité.
La phthisie pulmonaire est également fréquente.

L'influence marécageuse ne se traduit pas toujours par la
production de fièvres intermittentes bien caractérisées, mais
plutôt par la manifestation de la cachexie dite paludéenne.

Le scorbut et les affections vermineuses sont également des
maladies fréquentes dans les climats froids.

La fièvre typhoïde y paraît rare: on manque toutefois de documents suffisants pour prouver ce fait d'une manière positive.

[Il a été publié sur la pathologie des *régions circumpolaires*, et
de l'Islande en particulier, des documents qui méritent d'être
mentionnés succinctement ici. Suivant Schleisner, auquel on
doit de précieux renseignements à cet égard, certaines maladies assez communes ailleurs sont très rares en Islande, et
réciproquement. Parmi les premières, il faut citer les *fièvres
intermittentes,* malgré l'existence de nombreux marécages; la
syphilis, qui, introduite à plusieurs reprises par des immigrants
de l'Europe, n'a pas tardé à s'éteindre; la *phthisie,* qui, parmi
les aborigènes, est presque inconnue, bien qu'elle sévisse sur
eux quand ils vont habiter les diverses parties de l'Europe.
Il en est de même de la *scrofule,* et, avec quelques auteurs,
nous n'hésitons pas à expliquer cette immunité par l'usage si

abondant que les habitants des régions polaires font des aliments gras et huileux. On peut enfin noter la rareté de la *chlorose*, bien que l'aménorrhée soit fort commune. Comme maladies rares ailleurs et communes dans l'extrême Nord, il faut citer l'affection hydatique qui envahit les différents viscères, mais surtout le foie ; une lèpre tuberculeuse, la *spédalsked*, tout à fait semblable à l'éléphantiasis des Grecs, et qui a été si bien décrite et figurée par MM. Boëck et Daniellsen ; le *trismus* des nouveau-nés, qui enlève du 5e au 12e jour plus de la moitié des nouveau-nés, surtout dans les îles Westmannoë. Chose assez remarquable, ces deux dernières affections, la lèpre et le trismus, se montrent aussi dans les régions équatoriales. Enfin, comme maladies très fréquentes, on peut citer les rhumatismes et les affections catarrhales.]

De l'acclimatement.

[Peu de questions ont donné lieu à des débats aussi vifs et aussi prolongés, et, malgré la masse énorme de documents mise en œuvre par les partisans et les adversaires de la faculté d'adaptation aux différents climats, que l'on croyait autrefois dévolue à toutes les races, la question n'est pas encore résolue.

Établissons d'abord quelques distinctions : à l'exemple de plusieurs auteurs, nous séparons l'*acclimatement* de l'*acclimatation*. Pour nous, le premier terme exprime non seulement l'ensemble des phénomènes par lesquels passe un individu né dans un climat, lorsqu'il devient apte à vivre dans un milieu différent, mais il implique aussi, pour sa descendance; la faculté de se propager saine et vigoureuse pendant une longue suite de générations. Le second suppose l'intervention de l'art et des procédés à l'aide desquels cette modification peut être obtenue. Quant au mot *indigénisation*, nous le réservons pour caractériser la transformation de la race immigrante en race indigène à l'aide de croisements répétés avec cette dernière.

1. DE L'ACCLIMATEMENT PROPREMENT DIT. — On peut, à l'exemple de Rochoux, le partager en grand et petit acclimatement.

1° *Petit acclimatement*. — C'est celui qui a lieu pour une localité dont le climat diffère peu du climat de l'immigrant : aussi est-il en général facile et pour l'individu et pour l'espèce, à la condition que le nouveau pays offrira de bonnes conditions de salubrité. Une race peut ainsi, en y mettant des siècles, arriver sans difficulté au grand acclimatement si difficile dans des conditions différentes. Tel aurait été le procédé à l'aide duquel les Ariens ou Iraniens descendus des hauts plateaux de l'Asie centrale se sont répandus lentement, et pour ainsi dire pas à pas, les uns vers les régions tropicales de l'Inde, les autres en Europe (Bertillon). On peut, malgré la distance franchie, ranger dans la même catégorie la colonisation si rapidement prospère et féconde des Français au Canada, des Anglo-Saxons aux États-Unis.

2° *Grand acclimatement.* — Ici se présentent les discussions dont nous avons parlé, surtout à l'égard des pays chauds. D'une manière générale aussi bien que relativement à la latitude, il faut distinguer l'acclimatement de l'individu (en tenant grand compte de la race) de l'acclimatement de l'espèce. Au seuil de cette question, se place une observation bien remarquable faite il y a environ 1900 ans et rappelée par Boudin : *Quæ a frigidis regionibus corpora traducuntur in calidas,* dit Vitruve, *non possunt durare, sed dissolvuntur ; quæ auten ex calidis loris sub septentrionum regiones, non modo non laborant immutatione loci valetudinibus, sed etiam confirmantur.* (*Arch.*, l. I, c. IV.) Il y a dans ces deux phrases tous les éléments des débats actuellement pendants.

A. *Régions tropicales.* — Ce qu'il faut avant tout reconnaître et constater, c'est la nature salubre ou insalubre du sol, l'absence ou l'existence de marais dont les effluves acquièrent généralement une si pernicieuse activité dans les pays chauds, et peuvent rendre l'acclimatement tout à fait impossible. Les parties méridionales de l'Asie, l'Inde, l'Indo-Chine, les grandes îles de l'océan Indien, sont très malsaines ; le choléra, les dysenteries, les affections du foie y sont endémiques. Une partie de la côte occidentale d'Afrique, surtout au Sénégal, présente les conditions les plus fâcheuses ; même chose à la côte orientale de Madagascar. L'Algérie, qui a été l'occasion et le point de départ de ces discussions, offre un ensemble de conditions très défavorables à l'acclimatement. On connaît la terrible réputation de la Guyane, de la côte orientale du Mexique et de la plupart des îles situées dans le grand golfe de ce nom, et, au contraire, la salubrité du Brésil, du Paraguay, du Chili et du Pérou. Dans les contrées équatoriales, l'altitude exerce une grande influence, elle peut changer ces mauvaises conditions et en créer de nouvelles beaucoup plus avantageuses : c'est ce que l'on voit pour les hauts plateaux sur lesquels est établi Mexico, en regard des basses terres où est située Vera-Cruz. Boudin a fait remarquer la grande différence qui existe entre l'hémisphère boréal et l'hémisphère austral sous le rapport de la salubrité, et qui assure à ce dernier une si singulière supériorité, même sous le rapport de l'influence paludéenne. Bien que cette règle souffre d'assez nombreuses exceptions, considé-

rée d'une manière générale, elle n'en est pas moins très réelle.
Enfin on a remarqué, dans l'Océanie, la parfaite innocuité des
marécages dans les îles situées sous la même latitude que les
Antilles.

1° *Acclimatement de l'individu.* — Il est, en général, en rapport avec le degré de salubrité de la région où l'immigrant
vient s'établir. L'âge adulte est le plus favorable, parce qu'alors
la résistance aux influences extérieures est plus énergique.
On a remarqué l'effrayante mortalité qui pèse sur les enfants,
surtout dans les deux ou trois premières années de la vie. Les
femmes, malgré leur faiblesse, en raison peut-être de leur
système nerveux plus développé, de leur sobriété plus grande,
de leur vie plus régulière, résistent beaucoup mieux que les
hommes aux chances fâcheuses d'un changement de climat.

Mais ces facultés d'appropriation diffèrent surtout, on le comprend, suivant la race de l'immigrant, et il n'est rien de curieux comme de voir les divergences d'opinion des auteurs à cet
égard.

Européens. — Nous devons spécialement entendre par ce
mot les hommes de race celtique et germanique qui occupent
l'Angleterre, la France et l'Allemagne; les Espagnols, les
Italiens présentent ici des aptitudes que nous aurons à signaler.

Lorsqu'un Européen arrive dans un pays très chaud, il
éprouve, dans les premiers temps, une surexcitation singulière;
l'activité, les forces paraissent augmentées, l'appétit est vif, les
digestions bonnes, etc.; mais, au bout de quelques semaines
ou de quelques mois, cette santé si brillante fait place à un
allanguissement général, les forces déclinent sensiblement, le
teint, qui était rouge et animé, prend une nuance pâle, les
différents tissus se décolorent, l'appétit se perd, et une véritable dyspepsie se manifeste; les facultés intellectuelles elles-
mêmes tombent dans une sorte de torpeur; les fonctions de la
peau et du foie sont exagérées; en un mot, le sujet présente cet
état connu sous le nom d'*anémie tropicale,* qui le dispose mer-
veilleusement à subir toutes les affections endémiques ou épidémiques propres à la contrée où il se trouve. Quelques auteurs
appellent cela l'acclimatement, et quelques-uns vont jusqu'à
proposer de favoriser cet affaiblissement; ils assurent que,
quand l'immigrant a subi quelques-unes des atteintes morbides
dont nous parlons, il peut au bout de trois ans être regardé
comme acclimaté. Mais beaucoup d'autres, et avec raison,
je crois, ne sont nullement de cet avis: ils regardent l'anémie
tropicale comme un véritable état pathologique auquel il est
urgent de remédier, soit par le retour temporaire au pays

natal ; soit, quand les localités le permettent, par le séjour dans une région à température moins chaude, comme le présentent les altitudes (Rochard). C'est du reste, aujourd'hui, la pratique du plus grand nombre des médecins des colonies, et ils paraissent avoir perdu toute confiance dans ce qu'on appelait les maladies acclimatantes qui trop souvent emportent le malade. S'il ne succombe pas, il reste dans cet état de langueur, vieillit prématurément, et devient de plus en plus accessible aux endémies locales qui, de rechute en rechute, amènent une mort anticipée. Quelques organismes plus vigoureux, mieux disposés, peuvent, cependant, résister à ces influences ; mais alors, comme l'a fait observer Pruner-Bey, l'homme de race blanche, quand il s'acclimate, vivant de la vie des indigènes, conserve en grande partie sa vigueur ; et sa peau, au lieu de devenir d'un blanc mat, se colore, son pigment devient brun (*Bull. de la Soc. d'accl.*, t. V, p. 67). C'est parmi les sujets de *sélection* que l'on peut espérer de voir s'établir l'acclimatement complet de la race immigrante.

Mais combien supportent les frais de ce travail d'élimination ? C'est ce que les chiffres vont nous dire, en même temps qu'ils nous montreront que la mortalité s'accroît avec la durée du séjour. Les statistiques anglaises constatent à la Guyane, aux Antilles, une mortalité de 77 pour 1000, pendant les premiers temps ; elle s'élève à 120, 109 et 140 dans les neuvième, dixième et onzième années de séjour. Avant la mesure qui consiste à renouveler fréquemment les garnisons (V. *Acclimatation*), la mortalité des soldats anglais aux Bermudes était de 52 sur 1,000, à la Jamaïque de 128, aux Antilles de 82, etc. Dans l'Inde, la mortalité moyenne était de 54 pour 1000 (50,78, présidence de Bombay ; 73,8, présidence du Bengale ; 38,46, présidence de Madras). Dans certaines localités, c'est une véritable immolation ; le chiffre des décès s'élève à 480 sur 1000 à Sierra-Leone, et à 680 au cap Coast sur la côte occidentale d'Afrique !...

Pour la France, mêmes résultats. Nous perdons à la Guadeloupe 96 pour 1000, à la Martinique 100, au Sénégal 121. L'Algérie a donné annuellement parmi les troupes et parmi les colons une mortalité dont on s'est à bon droit effrayé. On a accusé Boudin, qui a soulevé ces questions avec autant de talent que de courage, d'être l'adversaire absolu de l'acclimatement, alors qu'il répétait incessamment, en présence des faits si graves que nous allons faire connaître, qu'il ne regardait pas l'acclimatement de l'Européen en Algérie comme *impossible*, mais seulement comme *soumis à d'immenses difficultés*, sur le compte desquelles il importait de ne pas s'aveugler. Eh bien ! sans entrer dans tous les détails de cette question, nous noterons que, d'après les documents les plus authentiques fournis par l'administration de la guerre, la mortalité moyenne des soldats français en Algérie est de 77 pour 1000, c'est-à-dire quatre fois plus considérable que celle des troupes en France; que, pour les habitants européens, elle s'élève à 42, 9 pour 1000, alors qu'en France la mortalité est de 23,61 pour le même chiffre, *tous les âges réunis*. Notons d'ailleurs qu'il s'agit d'habitants des villes, c'est-à-dire d'individus ne cultivant pas le sol.

Une circonstance assez curieuse, c'est que les troupes espagnoles à Cuba, par exemple, perdent autant de monde que les Anglais, et cependant l'espèce s'acclimate et progresse; nous verrons plus bas dans quelles conditions. Quant à la race juive, et comme individus et comme espèce, elle vit et prospère très bien dans les pays chauds.

Race mongole. — Dans le type mongolique, les Chinois, ces juifs de l'Asie, dit M. Rochard, sont ceux qui jouissent de la plus grande puissance d'acclimatement. Ils sont très répandus dans l'Inde et dans l'empire birman. Transportés aux Antilles françaises, comme engagés volontaires, ils y ont très peu réussi, leur mortalité a été considérable; « les Anglais, au contraire, s'en sont très bien trouvés. A la Trinidad, à Sainte-Lucie, à Demerary, on les préfère aux Indiens comme travailleurs.... A la Trinidad ils sont parvenus à dessécher des terres marécageuses qu'on leur avait concédées, etc. »

Race nègre. — En général les nègres, quand ils émigrent vers les contrées du Nord, sont décimés par la phthisie, et cela souvent à une faible distance de leur lieu d'origine; ainsi les nègres du Sennaar succombent en grand nombre en Égypte. Suivant MM. Girard et Huart, les noirs Kroumans provenant du cap des Palmes, pays à température uniforme, meurent, pour la plupart, d'affections de poitrine en arrivant à Gorée, où s'observent d'assez grandes variations de température. Ils ont vu également beaucoup d'habitants du Gabon périr par la dysenterie au Sénégal, etc. Ainsi, en Afrique même, l'acclimatement individuel des nègres présenterait de grandes difficultés (*Bull. de la Soc. d'anthrop.*, t. I, 1860). Boudin et Simonot se sont élevés contre cette assertion; le premier a fait voir des relevés d'après lesquels les noirs provenant de différents côtés ne perdent que 30 pour 1000 à Sierra-Leone, alors que les Anglais perdent là près de 500 pour 1000. Aux Antilles, à la Guyane, même résultat : la mortalité des premiers n'est que 28 à 46 au plus sur 1000, quand elle monte à 51 et à 150 chez les seconds (*ibid.*, t. II, p. 538-543 ; 1861). On a observé également une très forte mortalité dans certaines régions où les nègres libres ou esclaves, occupant une position misérable, accablés de travaux, se trouvaient manifestement dans les plus fâcheuses conditions. Bien traités, ils peuvent au contraire se maintenir même dans des latitudes assez froides.

Climats tempérés. — Nous n'avons rien à en dire : toutes les races semblent pouvoir s'y donner rendez-vous. Les Anglais, les Français, les Allemands, vivent dans les États-Unis de l'Amérique exactement comme chez eux. Notons cependant les ravages que la phthisie exerce sur les originaires des pays tropicaux, mais spécialement sur les nègres.

Climats froids. — On a remarqué, pour les climats froids, la facile adaptation des Méridionaux, surtout de race blanche, qui, même dans les premiers temps, semblent supporter, mieux que les indigènes, les rigueurs de l'hiver; mais, les années suivantes, ils sont beaucoup plus sensibles aux basses températures, et ils éprouvent un affaiblissement qui leur rend désirable le retour dans un climat plus favorisé. Larrey a signalé la remarquable résistance des hommes du Midi dans la terrible retraite de Moscou; d'un autre côté, les Européens supportent parfaitement les froids des régions polaires. L'hivernement des équipages envoyés à la recherche de Franklin ou d'un passage dans l'Océan Pacifique l'a parfaitement démontré. Une circonstance digne de remarque, c'est l'activité des fonctions digestives, et l'aptitude, promptement acquise, à digérer les substances animales et surtout les matières grasses.

2° *Acclimatement de l'espèce.* — C'est là, à nos yeux, le véritable acclimatement. Nous partageons tout à fait à cet égard les idées très clairement exprimées par M. Bertillon dans le passage suivant : « Pour qu'un type humain, transporté d'un lieu dans un autre, puisse être considéré comme acclimaté, il faut qu'il ait fourni une longue suite de générations et qu'il s'y soit multiplié par l'excédant des naissances ; il faut encore que, par le seul fait de son activité propre, ce groupe ait pourvu à tous ses besoins. » Mais nous nous séparons de M. Bertillon quand il déclare ne pas exiger l'agriculture, si indispensable cependant à une société, qu'elle en est le premier besoin; nous nous en séparons également quand il appelle au secours de l'acclimatement le croisement avec les indigènes ou avec des races plus aptes à vivre dans le nouveau milieu. Lorsqu'un type humain, suivant l'expression de M. Bertillon, ne peut pas *subvenir à tous ses besoins*, et quand il lui faut l'intervention d'un sang étranger, *c'est qu'il ne peut pas s'acclimater.*

Pays chauds. — C'est là aussi que se rencontrent les grandes difficultés. On a vu une foule de colonies établies par des races du Nord, et qui n'ont pas tardé à disparaître faute de descendance et faute de recevoir des renforts continuels de la mère patrie. Et, ici, il ne faut pas se contenter de deux ou trois générations pour affirmer l'adaptation, car on observe quelquefois une dégénérescence progressive qui frappe les degrés successifs de la descendance, et amène peu à peu l'extinction complète des immigrés.

L'histoire nous montre les peuples du Nord venant se fondre et s'éteindre dans les climats méridionaux. Les Wisigoths s'amollissent et disparaissent presque complétement en Espagne où leur descendance ne se perpétue que par sa fusion avec les indigènes. Même chose en Italie pour les Goths qui s'y étaient établis. Les Vandales de Genséric, conquérants du nord de l'Afrique, avaient déjà presque entièrement disparu au bout d'un siècle, lorsque Bélisaire vint disperser leurs misérables restes. Volney qui, dans cette question, n'avait assurément pas de parti pris, constate, avec un profond étonnement, que les Circassiens qui formaient, en Égypte, la classe dominante des Mameloucks, ne pouvaient s'entretenir qu'au moyen d'un recrutement continu dans leur pays originel (*Voyage en Égypte. — État politique*, chap. ii). Il est bien reconnu qu'on ne rencontrerait pas, dans ce pays, une seule famille étrangère qui ait prospéré et se soit propagée dans une suite de générations.

La même chose est constatée pour les Anglais dans l'Inde, pour les Français aux Antilles. « On ne saurait peut-être pas, dit Rochoux, citer aux Antilles dix exemples de créoles à la troisième génération de père et de mère, sans croisement aucun avec du sang européen. » D'après Boudin, la population blanche qui, à la Martinique, était de 14,969 en 1738, était, en 1769, tombée à 12,069 ; en 1860, elle est à peine de 8,000 ; aux Antilles, à la Guyane, le chiffre des décès l'emporte sur celui des naissances. En Algérie, il faut bien l'avouer, on observe exactement la même chose. Voici, à cet égard, un relevé établi à grand'peine par M. Bertillon, et qui nous montre comment se comportent ces deux éléments de population (natalité, mortalité), suivant l'origine des types :

NATIONALITÉS.	SUR 1,000	
	Naissances.	Décès.
Espagnols	46	30
Maltais	44	30
Italiens	39	28
Français	41	43
Allemands	31	56

N'y a-t-il pas là une sorte d'échelle d'acclimatement, mon-

trant l'énorme différence qui va de l'Allemand à l'Espagnol ?
D'après les chiffres, l'Allemand, le Français sont donc en décroissance, l'Espagnol, le Maltais, l'Italien, en prospérité. Quant aux
Juifs, il n'y a pas de discussion possible, les naissances l'emportent constamment, chez eux, sur les décès. Cette faculté
d'acclimatement des Espagnols dans les pays chauds, bien que
contestée par certaines personnes, peut être regardée sinon
comme absolue, du moins comme relativement beaucoup plus
considérable que celle des autres peuples de l'Europe. Ainsi,
bien que l'immigration y joue certainement un grand rôle, la
colonie de Cuba est en pleine prospérité, et de nombreux croisements aidant, la nationalité espagnole s'est maintenue sur
les hauts plateaux du Mexique et de la Bolivie, aussi bien qu'au
Chili et au Pérou. Quant à l'établissement des Portugais au
Brésil, c'est un fait constaté et hors de doute : Européens,
Nègres, etc., se sont parfaitement acclimatés dans ce pays. Disons
encore la même chose pour les Hollandais et les Anglais au cap
de Bonne-Espérance, pour les Français à l'île Bourbon. Faut-il,
comme le voulait Boudin, tenir compte de la situation de ces
derniers pays dans l'hémisphère austral ? je ne sais, mais le
fait n'en est pas moins remarquable.

Pays tempérés. — Nous l'avons dit déjà, les Français ont prospéré d'une manière très évidente au Canada. Ainsi la population
qui, dans ce pays, était, en 1760, d'environ 70,000 âmes, dépasse aujourd'hui 1,000,000, malgré de constantes émigrations
aux États-Unis. — La même chose a été remarquée aux États-
Unis, pour les Anglais. Cependant, d'après une observation de
M. Rameau, le type anglo-saxon aurait subi là une singulière
transformation. L'Américain du Nord, le *Yankee*, comme on
l'appelle, ne donne pas la même somme de travail que l'immigrant européen ; il semble en proie à une sorte d'allanguissement ; il est grand, maigre, incapable de marche longue et
fatigante, exposé aux maladies de poitrine et d'estomac. On l'a
beaucoup loué de ses qualités morales ; il n'en a qu'une réellement énergique et dominante, c'est l'activité commerciale
et industrielle qui est développée, chez lui, comme à l'état
fébrile : les Américains du Sud (Caroliniens, Virginiens, etc.),
mais surtout les Français du Canada, se seraient beaucoup
mieux conservés (*Bull. de la Soc. d'anthr.*, t. II, p. 645, 1861).

Pays froids. — Dans les régions polaires, la race européenne
ou aryenne ne dépasse guère certaines limites, à l'extrémité
desquelles l'Islande semble placée, et, chose très remarquable,
l'abaissement de la température dans cette localité, fait qui
semble bien constaté depuis plusieurs siècles, y a déterminé une
sorte de désacclimatation pour la race norvégienne qui y était

établie. La population, qui était autrefois de 100,000 habitants environ, est aujourd'hui tombée à 60,000, sans compter que sa vigueur, son activité, semblent s'éteindre de plus en plus (Bertillon). La race mongole s'est au contraire parfaitement acclimatée au cercle polaire, les Esquimaux y vivent et s'y propagent avec la plus grande facilité.

ACCLIMATATION. — C'est la science des moyens propres à lutter contre l'influence nuisible du climat. Ils s'appliquent surtout à l'individu, et diffèrent suivant la latitude.

1° *Acclimatement des individus dans les pays chauds.* — Pour préparer l'assuétude, on a conseillé le séjour successif dans les stations intermédiaires ; cela a été fait surtout pour les troupes. L'expérience a démontré qu'on n'y gagne rien, et on y a entièrement renoncé ; on préfère aujourd'hui le rapatriement. L'exemple de l'acclimatement des Espagnols et des Maltais en Algérie devait engager, comme le propose M. Leroy de Méricourt, à n'envoyer dans cette colonie que les habitants du midi de la France, compris dans la région dite des oliviers. « Se préserver de la chaleur du soleil, dans le milieu du jour, dit M. Rochard, du froid des nuits, de l'humidité des savanes et des pluies diluviennes de l'hivernage, éviter les excès de tout genre et surtout l'abus de l'alcool et des relations sexuelles, suivre un régime réparateur sans être trop stimulant ; ne pas craindre l'usage des vins de France aux repas, prendre comme les créoles du café noir le matin à jeun ; adopter le gilet de flanelle qu'on donne réglementairement aux soldats, lorsqu'ils passent les tropiques ; porter une large ceinture de laine ; faire un usage fréquent des bains et surtout des bains froids : en suivant les règles tracées par les progrès récents de l'hydrothérapie, se promener, monter à cheval, se distraire et songer le moins possible aux maladies : telle est la règle de conduite à laquelle nous avons toujours cherché à nous conformer nous-même, etc. »

Ce n'est pas tout : aux prescriptions dont nous venons de parler, et qui sont de simples mesures de précaution, quelques personnes ont voulu ajouter un régime et même un traitement qui auraient pour effet d'affaiblir l'immigrant. On est bien revenu de ces idées ; il faut modifier, mais non changer ses habitudes, et soutenir les forces, car, nous l'avons vu, l'anémie tropicale est un état pathologique qui prédispose aux maladies endémiques ; aussi a-t-on pris le parti de renvoyer dans la mère patrie tous les soldats malades, et les Anglais se sont décidés à changer les garnisons tous les trois ans : ils font résider les troupes blanches sur les hauteurs et leur adjoignent de nombreux auxiliaires recrutés parmi les races acclimatables ou parmi les indigènes. Partout une notable diminution de la mortalité est venue attester l'excellence de ces mesures. Ainsi, aux Bermudes, elle est tombée de 52,1 à 11,6 ; à la Jamaïque, de 128,6 à 39,7 ; aux Antilles, de 82,5 à 59,1 ; à Ceylan, de 75 à 44,2. On voit par là combien d'existences sauvées (Boudin).

2° *Acclimatement de l'espèce dans les pays chauds.* — Ici la chose est bien plus difficile, pour ne pas dire quelquefois complétement impossible. Dans certains pays, en Égypte par exemple, on ne peut préserver les enfants qu'en les faisant élever en Europe et ne les laissant revenir sur les bords du Nil que quand l'acclimatement individuel, assez facile dans ce pays, est devenu possible. Mais on voit que ce procédé n'est guère applicable aux colonies. Dans certaines localités, on pourrait utiliser, à ce point de vue, les altitudes, mais, tout cela ne prouve qu'une chose, l'impossibilité d'un acclimatement véritable.

3° *Acclimatement de l'individu et de l'espèce dans les pays froids.* — Nous avons peu de chose à en dire : se vêtir chaudement, disposer ses demeures de manière à lutter contre les rigueurs du climat, user d'une nourriture très animalisée où dominent les substances grasses, à cela se bornent les recommandations.

INDIGÉNISATION. — On a beaucoup parlé du croisement des immigrants avec la race aborigène ou avec une race acclimatable, mais, nous l'avons dit, ce n'est plus l'acclimatement, c'est l'*indigénisation*. C'est ainsi que les Espagnols, s'unissant aux négresses, aux mulâtresses, ont pu s'établir sous le climat dévorant des Antilles. Ces unions ont toujours répugné aux Européens du Nord. Les Chinois au contraire s'en accommodent parfaitement bien et en retirent tous les avantages que comporte cette modification ; il paraît même que de leurs unions avec les noires résultent des métis chez lesquels prédomine le caractère mongol.

D'après M. Bertillon, les races caucasiques ne pourraient guère dépasser le cercle polaire, et les Russes qui s'avancent vers ces régions, s'unissant aux femmes samoïèdes et finnoises, créent ainsi une race capable de lutter contre un ciel glacé.]

Bibliographie. — La question des climats a produit, surtout dans ces derniers temps, en France et en Angleterre, une multitude infinie de Traités, de Mémoires, de Dissertations. L'extension des colonies européennes, la facilité plus grande des voyages ; mais, en particulier, pour la France, la possession de l'Algérie, ont donné un nouvel intérêt à la recherche de l'influence des climats, et amené de sérieuses discussions relativement à la possibilité de l'acclimatement des Européens dans les pays chauds et à la guérison de certaines maladies chroniques, la phthisie particulièrement. C'est ce qui fera excuser la longueur de cette bibliographie.

Climats en général : HIPPOCRATE, *Des airs, des eaux et des lieux*, in *Œuvres*.

— CRÜGER, *De zonis et climatibus.* Witteb., 1660. — BURGRAV, *De methodo medendi pro climatum diversitate*, etc. Lugd. Batav., 1724, in-4°. — MUELLER (W. G.), *De differentiis naturarum respectu climatum.* Hal. Magdeb., 1746, in-4°. — MONTESQUIEU (Ch. Secondat de), in *Esprit des lois*, l. XVI et XVII (1748). — MAYR (J. A.), *De diversitate corporum humanorum secundum diversitatem regionum.* Basileæ, 1752, in-4°. — BÜCHNER (A. E. de), præs.; KNECHT, resp., *De habenda climatis ratione in conservanda militum valetudine.* Halæ, 1758, in-4°. — VOLTAIRE, art. *Climat*, in *Dict. philosoph.* (1764-75). — WILSON (Al.), *Some Observations relative to the influence of climate on vegetable and animal bodies.* London, 1780, in-8°. — FALCONER (W.), *Remarks on the influence of climate, situation, etc. on mankind.* London, 1781, in-8°. — GARDANNE (J. J. de), *Des maladies des créoles en Europe, avec la manière de les traiter, et des observations sur celle des gens de mer et sur quelques autres plus fréquemment observées dans les pays chauds.* Paris, 1784, in-8°. — DOUBLE (F. J.), *Quelques considérations sur l'influence des climats sur les maladies*, in *Journ. gén. de méd.*, t. XXVII, p. 3, 1810. — ARBEL (J. F.), *Essai sur l'influence du climat sur l'homme.* Th. de Strasbourg, 1811, in-4°, n° 315. — PITTA (N. C.), *A Treatise on the influence of climate on the humane species.* London, 1819, in-8°. — *Sur la prétendue détérioration du climat de l'Europe*, in *Ann. de chim.*, 2e sér., t. IX, p. 292, 1818. — DAVY, *Sur la température du corps humain dans les divers climats Ann. de phys.*, t. XXII, p. 433, 1823). — HAWKINS (F. Bissel), *Elements of medical statistics illustrative the comparative salubrity*, etc., in the *principal countries and cities of the civilized world.* Lond., 1829, in-8°. — CLARK ,J.], *The Influence of Climate in the Prevention and Cure of Chronic Diseases and particularly of the Chest and Digestive Organs: comprising*, etc., 2e édit. London, 1830, in-8°. — Du même, *The Sanative Influence of Climate.* London, 1841, in-8°. — ARAGO (Fr.), *Différence de température des deux hémisphères : différence qui se montre dans les latitudes faibles aussi bien que dans les hautes latitudes*, in *Compt. rend. de l'Acad. des sc.*, t. I, p. 283, 1835. — GUÉRARD (A.), art. *Climat*, in *Dict. de méd.* en 30 vol., t. VIII, p. 117, 1834. — THOMSON, *Diss. on the Influence of Climate on the Health and Mortality*, etc. Edinb., 1837, in-8°. — PECU (L.), *De l'influence des climats dans la production des maladies.* Th. de conc. Montpell., 1839, n° 5. — ARMSTRONG, *The Influence of Climate and other Agents on the Human Constitution.* London, 1843, in-8°. — BECQUEREL (père), *Des climats et de l'influence qu'exercent les sols boisés*, 2 pl. Paris, 1853, in-8°. — ROBERTSON, *The Influence of Climate on the Human Organisation with. Observ.*, etc. Lond., 1854, in-8. — GIGOT-SUARD, *Des climats sous le rapport hygiénique et médical ; guide pratique dans les régions*, etc. Paris, 1862, in-12. — PIETRA-SANTA(P. de), *Essai de climatologie théorique et pratique.* Paris, 1865, in-8°. — BOUDIN, *De la salubrité relative de l'hémisphère austral*, in *Recueil de mém. de méd. milit.*, 3e sér., t. XVI, p. 351, 1866. — PAULY, *Études sur divers climats partiels au point de vue des endémies*, ibid., 1867, 1868, 1869, 1870. — FOISSAC, *De l'influence des climats sur l'homme.* Paris, 1867, in-8°, 2 vol. — ROCUARD (J.), art. *Climats*, in *Nouv. Dict. de méd.*, etc., prat., t. VIII, 1868. — CARRIÈRE (Ed.), *Fondements et organisation de la climatologie médicale.* Paris, 1869, in-8°. — *Traités de météorologie et de géographie médicale.* — La collection des *Statistical Reports*, in-fol.

Des climats tropicaux en général : LIND (J.), *An Essay on Diseases incidental to Europeans in Hot Climates, with the Method*, etc. London, 1768, in-8°, trad. fr. par THION DE LA CHAUME. Paris, 1785, 2 vol. in-12. — CRAWFORD, *Essay on the Nature, Cause, and Cure of a Disease incident to the Liver in Hot Climates.* London, 1772, in-8°. — DAZILLE, *Obs. sur les maladies des nègres, leurs causes, leur traitement*, etc. Paris, 1776, in-8°. — Du même, *Observ. générales sur les maladies des climats chauds, leurs causes*, etc. Paris, 1785, in-8°. — WILSON (A.), *Rational Advice to the Military when exposed to the Inclemency of Hot Climate and Seasons.* Lond., 1788, in-8°. — THOMAS (R.), *Medical Advice to the Inhabitants of Warm Climates.* London, 1790, in-8°. — ROWLEY, *Le conservateur de la santé des défenseurs de la patrie*, ou *Description abrégée des maladies qui règnent dans les pays chauds*, trad. de l'anglais par MARCASSUS-PUYMAURIN. Toulouse, an II, in-12. — DAVIDGE, *Treatise on the Autumnal Endemical Epidemies of Tropical Climates.* Baltimore, 1798. — Barboza, *De regionis calidæ in morbis inducendis effectibus.* Edinb., 1799. — Campet, *Traité pratique des maladies graves dans les pays chauds.* Paris, 1802, in-8°. — Winterbottom (T.), *Medical Directions for Navigator and Settlers in Hot Climates.* London, 1803, in-12. — Leblond (J. B.), *Obs. sur la fièvre jaune et sur les maladies des tropiques.* Paris, 1805, in-8°. — Shannon (R.), *Practical, Obs., etc., in the Prevention and Cure of Diseases to which Europeans are subject in Hot Climates,* 2e édit. Lond., 1805, in-8°. — Fontana (N.), *Des maladies qui attaquent les Européens dans les pays chauds et dans les longues navigations,* trad. de l'italien par Venissat, et publié par Keraudren. Paris, 1818, in-8°. — Chisholm (C.), *A Manual of the Climates and Diseases of Tropical Countries.* London, 1822, in-8°. — Macabe (J.), *Military Medical Reports, containing Pathological and Practical Obs., Illustrating the Diseases of Warm Climates.* Cheltenham, 1825, in-8°. — Goldorp (V.), *Essai sur les climats équatoriaux ; leur influence sur les Européens et les moyens hygiéniques les plus propres à en préserver nos troupes.* Th. de Strasb., 1826, n° 789. — Johnson (J.), *The Influence of Tropical Climates on European Constitutions ; to which, etc.,* 4e édit. London, 1826, in-8°. — Hasper (M.), *Ueber die Natur and Behandlungen der Krankheiten der Tropenländer.* Leipzig, 1831, 2 vol. in-12. — Bull (G. H.), *A Treatise on the Diseases of the Liver and on Bilious Complaints, with Observ., etc.* Edinburgh, 1833, in-8°. — Macnee (J. W.), *On the Temperature of the Human Body and the State of the Pulse in Tropical Latitudes,* in *Transact. of med. Soc. of Calcutta,* t. VI, p. 496, 1833. — Marshall, *Obs. on the Influence of Tropical Climate upon the Constitution and Health of Native of Great-Britain,* in *Edmb. Med. Journ.,* t. XLIV, p. 28, 1835. — Celle (E.), *Hygiène pratique des pays chauds,* ou *Recherches, etc.* Paris, 1848, in-8°. — Fleming (L. D.), *De l'influence des climats chauds sur l'homme.* Th. de Paris, 1851, n° 216. — Bidreau (A. F.), *De la chaleur considérée comme cause de la fièvre rémittente ou fièvre des pays chauds.* Th. de Strasb., 1852, n° 240. — Martin (J. R.), *The Influence of Tropical Climates on European Constitution.* Lond. 1856, in-8°, 2e édit., 1861, in-8°. — Beauville-Claverie (F. H.), *De l'action physiologique et pathologique des climats chauds sur l'homme.* Th. de Paris, 1859, n° 63. — Dutroulau *Topographie médicale des climats intertropicaux,* in *Ann. d'hyg.,* 2e sér., t. X, p. 5, 241, 1858. — Du même, *Traité des maladies des Européens dans les pays chauds.* Paris, 1861, in-8°, 2e édit. (cour. par l'Instit. et l'Acad. de méd.). Paris, 1868, in-8°. — Steinberg, *Ueber die schädlichen Einflüsse des Tropenklimas auf die Gesundheit, etc.,* in *Milit. Ztg.,* I, 23, et *Grævell's Notiz.,* N° Folge, t. IV, p. 712, 1861. — Gaston (P. A.), *Des climats de la zone tropicale ; influence, etc.* Th. de Montp., 1862, n° 5. — Brassac (P. J. M.), *Considérations pathologiques sur les pays chauds.* Th. de Montp., 1863, n° 61. — Helyb (A. M.), *De la maladie en Algérie et dans les pays chauds.* Paris, 1864, in-8°. — Saint-vel, *Maladies des régions intertropicales ;* Paris, 1868, in-8°. — Puris (F.), *Des endémies intertropicales, etc.* Th. de Paris, 1871, n° 27.

Asie, Indes : Bontius (J.), *De medicina Indorum.* Lugd. Batav., 1642, in-12. — Fursteneau et Paxmane, *Spicilegium observationum de Indorum morbis et medicina,* in *Haller, Disput. ad morb.,* t. VI, p. 744. — Clark (J.), *Obs. on the Diseases in Long Voyages to Hot Countries, particularly on those who prevail, in the East-Indies.* Lond., 1773, in-8, 2e édit., *ibid.,* 1792, in-8°, 2 vol. — Mathews (St.), *Obs. on Hepatic Diseases incidental to Europeans in East-Indies.* Lond., 1783, in-8. — Girdlestone (Th.), *Essays on the Hepatitis and Spasmodic Affections in India.* Lond., 1787, in-8°. — Wade (J. P.), *A Paper on the Prevention and Treatment of the Disorders of Seamen and Soldiers in Bengal.* Lond., 1793, in-8. — Curtis (C.), *An Account of the Diseases of India, etc.* Edinb., 1807. — Bampfield (R. W.), *A Practical Treatise on Tropical Dysentery more particularly as it occur in the East-Indies.* Lond., 1819, in 8°. — Ballingall (G.), *Pract. Observ. on Fever as they occur amongst the European troops in India,* 2e édit., Edinb. 1823, in-8°.— Ranken (J.), *On Public Health in India,* in *Med. Transact. of Calcutta,* t. III, p. 300, 1827. — Annesley, *Researches into the Causes, Nature and Treatment of the more prevalent India Diseases.* Lond., 1828, 2 vol. gr. in-4°. — Twining (W.), *Clinical Illustrations of the more Important Diseases of Bengal, with the Result, etc.*

Calcutta, 1832, in-8°. — Dickson (S.), *On the epidemic Cholera and other prevalent Diseases of India*. Lond., 1832, in-8°. — Thompson, *On the injurious Effects of long continued severe Exertion and Fatigue on the Health of Europeans in India*, in Edinb. Med. J., t. LIX, p. 74, 1843. — Brett (F. H.), *Practical Essay on the Surgical Diseases of India*. Calc., 1840, in-8°. — Webb (A.), *Pathologia Indica, or the Anatomy*, etc., 2e édit. Calcutta, 1840, in-8°. — Du même, *Report on the Medical Topography and Statistics of the Centre-Division of the Madras Army*. Lond., 1843, in-8°. — Geddes (W.), *Clinical Illustrations of the Diseases of India*. Lond. 1846, in-8°. — Gondon (C. A.), *The Principal Diseases of India*. Lond., 1847, in-12. — Leroy de Méricourt, *Hist. méd. de la campagne de la corvette à vapeur* l'Archimède (Stat. de l'océan Indien). Th. de Paris, 1853, in-4°, n° 141. — Godineau (L.), *Études sur l'établissement de Karikal (côte de Coromandel); topographie, climat*, etc., 3 pl. Paris, 1858, gr. in-8°. — Morehead (C.), *Clinical Researches on Diseases in India*. 2e édit. London, 1860, in-8°. — Huillet, *Hygiène des blancs, des mixtes et des Indiens à Pondichéry*. Pondichéry, 1867, in-8°, et *Arch. de méd. nav.*, t. VIII, 1867, t. IX, 1868. — Voir la collection des *Transactions de Calcutta* et de *Bombay*, les *Archives de la médecine navale*; différentes thèses de médecins de l'armée et de la flotte sur les maladies de la Chine et de la Cochinchine, d'après les dernières expéditions.

Algérie. Fouqueron (J.), *Essai topographique et médical sur la province d'Alger*. Paris, 1833, in-8°. — Ducoux (F. J.), *Esquisse des maladies épidémiques du nord de l'Afrique. Examen*, etc. Paris, 1837, in-8°. — Worms, *Exposé des conditions d'hygiène et de traitement propres à prévenir les maladies et à diminuer la mortalité dans l'armée d'Afrique*, etc. Paris, 1838, in-8°. — Trolliet (L. F.), *Statistique médicale de la province d'Alger*. Lyon, 1844, in-8°. — Bodichon, *Considérations sur l'Algérie*. Paris, 1845, in-8. — Du même, *Études sur l'Algérie et l'Afrique*. Alger, 1847, in-8. — Périer (J. A. N.), *De l'hygiène en Algérie*, suivi d'un *Mém. sur la peste d'Alger*, par Berbrugger, in *Exploration scientif. de l'Algérie*. Paris, 1847, in-8°, 2 vol. — Jacquot (F.), *Lettres d'Afrique, quelques mots sur les maladies de l'Algérie*. Paris, 1847, in-8°. — Du même, *Études médicales sur l'Algérie*. Paris, 1854, in-8°. — Haspel, *Maladies de l'Algérie, des causes, de la symptomatologie*, etc. Paris, 1850-52, in-8°, 2 vol. — Armand, *L'Algérie médicale, topographie et climatologie, pathogénie*, etc. Paris, 1854, in-8. — Mitchell-Lecleec (L.), *Les oasis de la province d'Oran*. Alger, 1858, in-8°. — Du même, *Une mission en Kabylie*. Paris, 1864, in-8°, cart. — Marit (J. J.), *Hygiène de l'Algérie, Exposé*, etc. Paris, 1862, in-8°. — Cabrol, *De l'Algérie sous le rapport de l'hygiène et de la colonisation*. Strasb., 1863, in-12. — Quesnoy, *Topographie médicale de la Mitidja*. Paris, 1865, in-8°. — Laveran, art. *Algérie*, in *Dict. encycl. des sc. méd.*, t. II, 1865. On trouvera, sur les différentes parties de l'Algérie, un très-grand nombre de thèses, soutenues dans les trois facultés par les chirurgiens militaires, et de mémoires dans le *Recueil de mém. de méd. militaire*. Voy. aussi, plus bas, la bibliographie de l'*acclimatement*.

Afrique (l'Algérie exceptée). — En général : Hallé (J. N.), art. *Afrique*, in *Encycl. method*. Part. méd., t. I, 1787, in-4. — Dutroulau, art. *Afrique*, in *Dict. encycl. des sc. méd.*, t. II, 1865. — Voir les voyages de Mungo-Park, du major Denham, du Dr Oudney, du cap. Clapperton, des frères Lander, de Caillé, de Barth, de J. H. Speke, de Livingstone, etc.

Côt. septentrionale. — Alpino (P.), *De medicina Egyptorum*, lib. IV. Venetiis, 1591, in-4. — Desgenettes, Pugnet, Assalini, Larrey, etc. *Sur les maladies de l'armée française en Égypte*. — Dewar (H.), *Obs. on Diarrhœa and Dysentery particularly as those Diseases appeared in the British Campaign of Egypt*. in 1801. Lond., 1803, in-8°. — Aubert Roche, *Série de rapports sur le service de santé des employés aux travaux du canal maritime de Suez*, in j. *l'Isthme de Suez*. — Lumbroso, *Lettres médico-statistiques sur la regence de Tunis*. Marseille, 1860, in-8°. — Cerf-Mayer, *Deux années de séjour à Alexandrie d'Égypte*. Th. de Paris, 1869, n° 274. — Thévenin (V.), *Du climat de Mogador, sous le rapp. des affections pulmonaires*, in *Bull. de la Soc. de géog.* 1868, p. 335, 339. — Beaumier, *Le Maroc, Description sommaire, géographie, ethnologie*, etc., ibid., 1869, p. 61. — Laveran, art. *Maroc*. in *Dict. encycl. des sc. méd.*, 2e sér., t. V, 1872.

Côte occidentale. — Stormont (Ch.), *Essai sur la topographie médicale de la côte occidentale d'Afrique, et particulièrement sur celle de la colonie de Sierra-Leone.* Th. de Paris, 1822, in-4°. — Thevenot (J. P. F.), *Traité des maladies des Européens dans les pays chauds, et spécialement au Sénégal,* etc. Paris, 1840, in-8°. — *Statistical Reports on the Sickness, Mortality and Invaliding among the Troops in Western Africa,* etc. Lond., 1840, in-fol.; 1853, in-fol., etc. — Hervé, *Topographie médicale du Sénégal.* Th. de Paris, 1845, n° 95. — Pernin (A. A. P.), *Conseils hygiéniques et médicaux pour les bâtiments divers qui fréquentent la côte occidentale d'Afrique.* Th. de Montp., 1851, n° 116. — Fonssagrives (J. B.), *Histoire médicale de la campagne de la frégate à vapeur l'Eldorado (station des côtes occidentales d'Afrique, années 1850-51).* Th. de Paris, 1852, n° 136. — Raoul, *Guide hygiénique et médical pour les bâtiments qui fréquentent la côte occidentale d'Afrique.* Paris, 1851, in-8°. — Clarke (R.), *Remarks on the Topography and Diseases of the Gold-Coast.* Lond., 1860, pl. cart. — Béal B. A.), *Quelques considérations sur les maladies observées au Sénégal.* Th. de Paris, 1862, n° 107. — Mondot (Em.), *Études sur le Sénégal d'après les observat.,* etc. Th. de Paris, 1865, n° 270. — Thaly (Fl.), *Essai de topographie médicale du haut Sénégal,* in Arch. de méd. nav., t. VII, p. 164, 349. 1867. — Honton (J. A. B.), *Physical and Medical Climate and Meteorology of the West-Coast of Africa with,* etc. Lond., 1867, in-8°. — Sarrouille (B. E. J.), *De la fièvre jaune épidémique dans les possessions françaises de la Côte-d'Or.* Th. de Paris, 1869, n° 150.

Côte orientale : Voir pour l'Abyssinie les voyages de Poncet, Bruce, Salt, Combes et Tamisier, Rüppel, Lefebvre, Petit et Q. Dillon, Ferret et Galinier. — Dally, art. *Abyssinie,* in Dict. encycl. des sc. méd., t. I, 1864,etc.—Ackermann (P.), *Obs. sur le climat et les fièvres intermitt. de Madagascar.* Th. de Strasb., 1833, n° 1008. — Mounier, *De la fièvre intermitt. à Nossi-Bé et à Madagascar.* Th. de Paris, 1849, n° 56. — Daullé (D. J.), *Cinq années d'obs. méd. dans les établissem. français de Madagascar (côte ouest).* Th. de Paris, 1857, n° 179. — Collas de Courval, *Notes méd. recueillies devant une station dans les parages de Madagascar.* Th. de Paris, 1862, n° 13. — Cerisier, *Souvenirs méd. d'une campagne sur la côte de Madagascar.* Th. de Montp. 1866, n° 94. — Morin (F.), *Considérations sur les fièvres paludéennes des possessions françaises de Madagascar,* idem., 1866, n° 3. — Grenet (A. L. Z.), *Souvenirs méd. de quatre années à Mayotte.* Th. de Montp., 1866, n° 49. — Lenoy de Méricourt, art. *Madagascar,* in Dict. encycl. des sc. méd., 2° sér., t. III, 1870. — Semanne (C. A.), *Essai d'une topographie médicale sur l'île de Zanzibar.* Th. de Paris, 1864, n° 205. — Requete (Ant. Pinto), *Topographie méd. de Mozambique* (J. de la Soc. des sc. de méd. de Lisbonne, 1865), trad. par Leroy de Méricourt, in Arch. de méd. nav., t. IX, p. 161. 1868. — Cap de Bonne-Espérance, *Cape Town,* in Arch. de méd. nav., t. XI, p. 333. 1869. — Lenoy de Méricourt, art. *Cap de Bonne-Espérance,* in Dict. encycl. des sc. méd., t. XII, 1871.

Amérique. — Partie continentale. — Herrera Tordesilas, *Historia general de los hechos de los Castellanos en las islas y tierra firme del mar Oceano.* Madrid, 1601, in-fol. 4 vol. —Piso (G.), *De medicina brasiliensi.* Amstelod., 1648. — Ellis (H.), *An Account of the Weather in Georgia,* in Philos. Transact., t. L, p. 755. 1758. — Monchy (S. de), *An Essay on the Causes and Cure of the Usual Diseases in Voyages to the West-Indies.* Antuerpiæ, 1762, in-8. — Fermin, *Traité des maladies les plus fréquentes à Surinam,* etc. Amsterd., 1765, in-12. — Bajon, *Mém. pour servir à l'hist. nat. de Cayenne et de la Guyane française.* Paris, 1777-78, in-8°, 2. vol. — Dancer (Th.), *A Brief History of the Late Expedition against Fort San-Juan, so far as relate to the Diseases of the Troops,* etc. Kingston, 1781, in-4°. — Schoelen, *Obs. super morbis Surinamensium.* Gœttingæ, 1781. — Rollo (J.), *Obs. on the Means of preserving and restoring Health in the West-Indies.* Lond., 1782, in-12, et ib., 1792, in-8°. — Leblond, *Mém. pour servir à l'hist. nat. du pays de Santa-Fé de Bogota,* etc. Paris, 1786, in-4°. — Webster, *Letter on West-India Diseases.* Lond., 1795, in-8°. — Fowle .W.), *Practical Treatise on the different Fever of the West-Indies,* etc. Lond., 1800. — Grainger (J.), *An Essay on the more common West-Indian Diseases,* etc., 2° édit. Edinb., 1802, in-8°. — Moseley (B.), *A Treatise on Tropical Diseases, on Military Operations, and on the Climate of the West-In-*

dies, 5ᵉ édit. Lond., 1806, in-8°. — PINCKARD (G.), Notes on the West-Indies Written, etc. Lond., 1806, in-8°, 3 vol. — MUTRY (E.), Quelques mots sur les maladies de Cayenne. Th. de Montp., 1835, in-4°. — SIGAUD (J. F. X.), Du climat et des maladies du Brésil, ou Statistique, etc. Paris, 1844, in-8°. — RENDU (A.), Études topographiques, médicales et agronomiques sur le Brésil. Paris, 1848, in-8°. — DENCAUSSE, Extrait, etc., ou Mém. sur des matériaux pour servir à l'histoire statistique, etc., de San-Luis-Potosi. Toulouse, 1851, in-8°. — SAUREL (L. J.), Essai d'une climatologie médicale de Montevideo et de la République orientale de l'Uruguay. Th. de Montp., 1851, n° 16. — DELACOUX, Aperçu sur les thermogénoses intratropicales du nouveau continent, in J. des conn. méd., t. XXVI, 1859. — LAURE (J.), Considérat. pratiques sur les maladies de la Guyane et des pays marécageux, etc. Paris, 1859, in-8°. — FAGET (J. C.), Étude médicale sur quelques questions importantes pour la Louisiane. Nouv.-Orléans, 1859. in-8°. — MICHAUX, La Guyane et ses établissements pénitentiaires. Th. de Paris, 1860, n° 8. — JOURDANET (D.), Les altitudes de l'Amérique tropicale comparées au niveau des mers, etc. Paris, 1863, in-8°. — DU MÊME, Le Mexique et l'Amérique tropicale, climats, hygiène et maladies. Paris, 1864, in-18, carte. — DUGÈS (E.), De l'influence du climat des altitudes mexicaines sur l'organisme humain. Th. de Paris, 1865, n° 58. — WAGNER (M.), Beiträge zur Meteorologie und Klimatologie von mittel America. Iena, 1865, in-4°. — COINDET (L.), Le Mexique considéré au point de vue medico-chirurgical. Paris, 1867-68, in-8°, 3 vol. — DALLY et GUILLAUD, art. Amérique, in Dict. encycl. des sc. méd., t. III, 1865. — LEROY DE MÉRICOURT, art. Brésil, ibid., t. X, 1869. — ROCHAS (V. de), art. Terres magellaniques, ibid., 2ᵉ sér., t. III, 1870. — CORTAMBERT et LAVERAN, art. Canada, ibid., t. XII, 1871, et Voyages de HUMBOLDT et BONPLAN, de BOUSSINGAULT, etc.

Iles de l'Amérique en général. — DUTERTRE. Hist. des îles Saint-Christophe, de la Guadeloupe, de la Martinique, etc. Paris, 1654, in-8°, fig. — DU MÊME, Hist. génér. des Antilles habitées par les Français. Paris, 1667, in-4°, 4 vol., fig. — ROCHEFORT, Hist. nat. et morale des Antilles. Rotterdam, 1658, in-4°.—LABAT (Le P.), Nouveau voyage aux îles d'Amérique, contenant, etc. Paris, 1722, in-12, 6 vol., fig. cart. Plus. édit. et réimpress. — BELLIN (J. M.), Description géograph. des îles Antilles possédées par les Anglais. Paris, 1758, in-4°. — BERTIN, Moyen de conserver la santé des Blancs et des Nègres dans les Antilles, etc. Paris, 1786, in-8°. — CASSAN (J.), Mém. sur le climat des Antilles et sur les maladies, etc., in Mém. de la Soc. méd. d'Émulat., t. V, 1803. — SAINT-LÉON (A.), Moyens de conserver la santé des Européens qui se destinent à passer aux colonies, et observ., etc. Th. de Strasb. 1812, n° 338. — DESCOURTILS, Guide sanitaire des voyageurs aux colonies, ou Conseils, etc. Paris, 1816, in-8°. — MOREAU DE JONNÈS, Tableau du climat des Antilles. Paris, 1817, in-8°. — DU MÊME, Histoire physique des Antilles françaises. Paris, 1822, in-8°. — GIMELLE (P. L.), Influence de l'air chaud et humide, et particulièrement du climat des Antilles, etc. Th. de Paris, 1818, n° 4. — ALLENET (L.), Climat des Antilles. Th. de Paris, 1823, n° 71. — VASSILIÈRE (N. L.), Propositions déduites d'observ. faites aux Antilles. Th. de Strasb., 1833, n° 1010. — LEVACHER (G.), Guide médical des Antilles, etc., 2ᵉ édit. Paris, 1840, in-8°. — GAUDINEAU (L.), Hygiène des troupes aux Antilles. Th. de Montp., 1844, n° 3. — DUTROULAU, art. Antilles, in Dict. encycl. des sc. med., t. V, 1866.

De quelques îles en particulier. — Jamaïque. JACKSON (Rob.), A Treatise on the Fevers of Jamaica with, etc. Lond., 1791, in-8°. — HUNTER (J.), On the Diseases of the Army in Jamaica and, etc., ibid., 1796, in-8°. — LEMPRIÈRE W.), Pract. obs. of the Army in Jamaica, etc. Lond., 1799, in-8°, 2 vol. — Report of the Central Board of Health of Jamaica.

Barbades. WARREN (H.), A Treatise concerning the Malignant Fever of Barbadoes, etc. Lond., 1740, in-8°. — HILLARY (W.), Observ. on the Changes of Air, and the concomitant epidemical Diseases in the Island of Barbadoes, with. etc. Lond., 1759, in-8°.

Tabago. ROCHEFORT, Tableau de l'île de Tabago. Leyde, 1665, in-8. — DUPONT (M. J.), Essai sur les maladies des Antilles (Tabago). Th. de Paris, 1804, n° 316.

Saint-Domingue. POUPPÉ-DESPORTES, Histoire des maladies de Saint-Domingue.

Paris, 1770, in-12, 3 vol. — POISSONNIER-DESPERRIÈRES, *Traité des fièvres de l'île de St-Domingue*. Paris, 1780, in-8°.

Bermudes. MICHAUD, *Notice sur les îles Bermudes*, in *Ann. du Muséum*, t. VIII, p. 356, 1806. — LEROY DE MÉRICOURT, art. *Bermudes*, in *Dict. encycl. des sc. méd.*, t. IX, 1868.

Martinique, Guadeloupe. THIBAUT DE CHAUVALLON, *Voyage à la Martinique*. Paris, 1763, in-4°. — BERTIN, *Mém. sur les maladies de la Guadeloupe*, 3 part. La Guadeloupe, 1778, in-4°. — RICQUE, *Étude sur l'île de la Guadeloupe*. Strasb., 1857, in-8°. — PELLARIN (A.), *Considérations sur la topographie médicale de la Guadeloupe*, in *Arch. de méd. nav.*, t. IX, p. 417, 1868.

Océanie. Un grand nombre de dissertations soutenues dans les trois facultés et d'articles très-intéressants dans les *Archives de méd. nav.* Tahiti, Tonga, Noukahiva, etc., sous le titre *Contribution à la géographie médicale*, à partir de 1864. — VINSON (E.), *Élém. d'une topogr. médicale de la Nouvelle-Calédonie*. Th. de Paris, 1858, n° 59. — BERCHON, *Relation médicale d'une campagne aux mers du Sud*. Th. de Paris, 1858, n° 144. — ROCHAS (V. de), *Essai sur la topographie hygiénique et médicale de la Nouvelle-Calédonie*. Th. de Paris, 1860, in-4°, n° 250. — DU MÊME et LEROY DE MÉRICOURT, art. *Calédonie (Nouvelle-)*, in *Dict. encycl. des sc. méd.*, t. XI, 1870.—DUMAS (P. M.), *Une station aux îles Hawaï*. Th. de Paris, 1861, n° 228. —CAUVANT (L. E.), *Relation d'un voyage de France à la Nouvelle-Calédonie à bord de la frégate* Iphigénie. Th. de Paris, 1869, n° 66.

Australie. Voir les voyageurs et géographes anglais. — BERTILLON, art. *Australie*, in *Dict. encycl. des sc. méd.* (très-bon résumé), t. VII, 1867. — HARAN (T. J.), *Somerset, cap. York, Australie septentrionale*, in *Statist. Reports of the Health of the Navy*, 1865, anal., in *Arch. de méd. nav.*, t. X, p. 321, 1868. — NINNIS (Belgrave), *Exploration dans l'Australie septentrionale*, in *Statist. Reports*, etc., 1866, et *Arch. de méd. nav.*, t. XII, p. 62, 1869.

Question de la colique sèche. — SMITH (Mouson), *De colica apud insulas Caribienses epidemica*. Leydæ, 1717. — SEGOND, *Essai sur la névralgie du grand sympathique, maladie connue sous le nom de colique végétale. de Poitou*, etc. Paris, 1837, in-8°. — MAUGUEN (V.), *De la colique végétale*. Th. de Paris, 1847, n° 50. — MAUDUYT (L. P. Th.), *Des coliques sèches dans les pays chauds*. Th. de Paris, 1848, n° 109.—FOUSSAL (F. J. X.), *Des coliques nerveuses observées dans les pays chauds ; ce qu'elles sont en réalité*. Th. de Paris, 1849, n° 230. — FONSSAGRIVES, *Mém. pour servir à l'histoire de la colique nerveuse endémique des pays chauds*, in *Arch. gén. de méd.*, 4° sér., t. XXIX et XXX, 1852. — DU MÊME, *De la nature et du traitement de la colique nerveuse endémique des pays chauds*, in *Gaz. hebd.*, 1857. — PETIT (P. D. M.), *Considérations hygiéniques et médicales sur la colique sèche des pays chauds*. Th. de Paris, 1855, n° 96. — LECOQ (J.), *Quelques considérations pratiques sur la colique nerveuse*. Th. de Paris, 1855, n° 163.— LETERSEC, *Obs. sur la colique nerveuse à bord de la corvette* la Capricieuse. Th. de Montp., 1855. — DUTROULAU, *Un mot sur la colique végétale, colique sèche, colique nerveuse*, etc., in *Arch. gén. de méd.*, 5° sér., t. VI, p. 668, 1855, t. VII, p. 64, 1856. — *Discussion à la Soc. de méd. des hôpit.*, in *Bull. de la Soc.*, t. II, p. 508 et suiv., 1855, et t. III, p. 7 et suiv., 1856.—ROCHARD (J.), *De la non-identité de la colique de plomb et de la colique sèche des pays chauds*, in *Union méd.*, 1856, p. 13, 17. — LEFÈVRE (A.), *Recherches sur les causes de la colique sèche observée sur les navires de guerre*, etc. Paris, 1859, in-8°. — DU MÊME, *Nouveaux documents concernant l'étiologie saturnine de la colique sèche dans les pays chauds*, in *Arch. d'hyg. navale*, t. II, p. 302, 385, 1864. — Consulter les dissertations inaugurales de RÉPIN (P. Cl.). Th. de Paris, 1859, n° 234. — LURET (E. A.), Th. de Strasb., 1861, n° 573. — GERMAN (Q. G. L.), Th. de Paris, 1862, n° 77. — CRAS (Ch.), Th. de Paris, 1863, n° 33. — FOLLET (C.), Th. de Montp., 1866, n° 12. — BONCHARD (Arm.). Th. de Paris, 1866, n° 301. — DUPRÉ (Fr. J.), Th. de Paris, 1866, n° 309, etc., etc.

Question de la phthisie. — HONNORATY (A.), *Lettre à un médecin de Pa. is sur Hyère, son climat et son influence sur les maladies de poitrine*. Toulon, 1834, in-8°. — BARTH, *Notice topographique et médicale sur la ville d'Hyère*, in *Arch. gén. de méd.*, 3° sér., t. XII, p. 161, 1841, et 2° édit. Paris, 1846, in-8°. — NAUDOT, *In-*

fluence du climat de Nice sur la marche des mal. chron., et particulièrement de la phthisie pulmonaire. Paris, 1842, in-8°. —CARRIÈRE (Ed.), *Le climat de l'Italie sous le rapport hygiénique et médical.* Paris, 1849, in-8°. — ROCHARD (J.), *De l'influence de la navigation et des pays chauds sur la marche de la phthisie pulmonaire,* mém. cour., in *Mém. de l'Acad. de méd.,* t. XX. Paris, 1856, in-4°. —CHAMPOUILLON, *Sur l'influence des différentes stations du midi de l'Europe relativement à la phthisie* (suite d'articles), in *Gaz. des hôpit.* 1857. — PIETRA-SANTA (P. de), *Influence des pays chauds sur la marche de la tuberculisation.* Paris, 1857, in-8°. — DU MÊME, *Influence du climat d'Alger sur les affections chroniques de la poitrine.* — Rapport, etc., in *Ann. d'hyg.,* t. XIV, p. 46, 241, 1860, et t. XV, p. 42, 1861. — CHASSANIOL, *De l'influence des climats chauds et de la navigation sur la phthisie pulmonaire.* Th. de Strasb., 1858, n° 426. — MITCHELL, *Alger, son climat, sa valeur curative, principalement au point de vue de la phthisie,* trad. fr. par BONOP et A. BERTHERAND. Paris, 1857, in-8°. — BARNAL, *Le climat de Madère, son influence thérapeutique sur le traitement de la phthisie pulmonaire,* trad. du portugais et annoté par P. GARNIER. Paris, 1858, in-8°. — PITTA (C. A. Mourao), *Du climat de Madère et de son influence dans le traitement des maladies chroniques en général, et en particulier de la phthisie pulmonaire.* Montp., 1859, in-8°.—GUILBERT (Ch. Alph.), *De la phthisie pulm. dans ses rapp. avec l'altitude et avec les races au Pérou et en Bolivie.* Th. de Paris, 1862, n° 162. — SCUNEPP, *Du climat de l'Égypte et de sa valeur dans les affections de poitrine,* etc. Paris, 1862, in-8°. — LEE (Edw.), *Nice et son climat,* 2e édit. Paris, 1863, in-8°. — ZAGIELL (le prince Ign.), *Du climat de l'Égypte et de son influence sur le traitement de la phthisie pulm.* Paris, 1866, in-8°, cart. — PATTERSON (John), *Egypt and the Nile as a Winter Resort for Pulmonary and other Invalids.* Lond., 1867, in-8°.

Climats tempérés : Une multitude de topographies sur les différentes localités, villes ou provinces de l'Europe et des États-Unis d'Amérique, et les Traités d'hygiène et de pathologie d'Europe et de l'Amérique du Nord.

Climats froids. — MANICUS, *Obs. sur les maladies qui règnent dans les îles danoises dites Faroër* (analyse), in *Bullet. des sc. méd. de Férussac,* t. IV, p. 256, 1825. — THONSTENSEN, *Tractatus de morbis in Islandia frequentissimis,* in *Mém. de l'Acad. de méd.,* t. VIII, p. 28, 1840. — PANUM, *Jagttagelser,* etc., 1846, analyse, in *Canstatt's Jahresb.,* 1850, II, 151. — SEHURENK (A. G.), *Reise durch die Tundren der Samojeden.* Dorpat, 1848, in-8°, et *Canst's. Jahresb.,* 1851, II, 171. — SCHLEISNER, *Island undersöat fra,* etc. Copenhague, 1849 (anal.), in *British and For Review,* 2e sér., t. V, p. 456, 1850. — THOMSEN (J.), *Ueber Krankheiten und krankheitsverhältnisse auf Island und den Färoer Inseln.* Schleswig, 1855, in-8°.— HAYES (J.), *Obs. upon the Relation between Diet and external Cold.,* in *Americ. Journ.,* 2e sér., t. XXXVIII, p. 114, 1859. — JACOLOT, *Relation médicale de la campagne de la corvette l'Artémise en Islande.* Th. de Paris, 1861, n° 63.— DU MÊME, *Recherches oxonométriques faites pendant la campagne de la frégate* la Danaë *en Islande,* in *Arch. de méd. nav.,* t. III, p. 115, 1865. — HJALTELIN, *Vital statistics of Iceland and Reykjavik during the Last Decennium,* in *Edinb. med. Journ.,* t. XI, p. 1020, 1865-1866. — MARTINS (Ch.), *Du Spitzberg au Sahara.* Étapes, etc. Paris, 1866, in-8°. — BEAUGRAND (E.), *Contribut. à la géographie et à la statistique médicales de l'Islande,* in *Ann. d'hyg.,* 2e sér., t. XXVI, p. 441, 1866. — CHASTANG (El.), *Étude médicale sur l'Islande.* Th. de Montp., 1866, n° 5.

Acclimatement. — TENNANT (J.), *Physical Inquiries discovering the Mode of Translation in the Constitution of Northern Inhabitants on going to Southern Climates.* Lond., 1742, in-8°. — DROGUET, *Propositions,* etc., *sur l'acclimatement des Européens à Saint-Domingue et aux Antilles.* Th. de Paris, 1807, n° 127. — ROCHOUX. art. *Acclimatement,* in *Dict. de méd.* en 30 vol., t. 1, 1832. — AUBERT-ROCHE (L.), *Essai sur l'acclimatement des Européens dans les pays chauds,* in *Ann. d'hyg.,* 1re sér., t. XXXI, p. 5, 317, et t. XXXII, p. 86, 1844. — PÉRIER (J. N.), *De l'acclimatement en Algérie,* ibid., 1re sér., t. XXXIII, p. 301, 1845. — PERRIN (Nic.), *De l'acclimatement, des modifications diverses qu'il peut imprimer à la santé ; des précautions,* etc. Th. de Paris, 1845, n° 158. — BOUDIN, *Études sur la mortalité et l'acclimatement de la population française en Algérie,* in *Ann. d'hyg.,* 1re série,

t. XXXVII, p. 358, 1847. — Du même, *Colonisation française en Algérie*, ibid..
t. XXXIX, p. 321, 1848. — Du même, *Histoire statistique de la population en Algérie d'après*, etc., ibid., t. I., p. 281, 1853.— Du même, *Du non-cosmopolitisme des races humaines*, in *Mém. de la Soc. d'anthropologie*, t. I, p. 93, 1860.—Desjobert, *État sanitaire de l'armée* (discours, etc.). Paris, 1848, in-8°. — Du même, *Mesures à prendre pour l'amélioration de l'état sanitaire de l'armée*, in *Ann. d'hyg.*, 1re sér., t. XXXIX, p. 306, 1848. — Jacquot (F.) et Topin, *De la colonisation et de l'acclimatement en Algérie*. Paris, 1849, in-8°.— Grimaud, *De l'acclimatement en Algérie*. Th. de Paris, 1850, n° 31. — Drapier (P.), *Même titre*. Th. de Paris, 1850, n° 232. — Friedmann (S.), *Ueber Arzneikunde auf Kriegsschiffen. Acclimatisation in den Tropenländern, nebst*, etc. Erlangen, 1850, in-8°. — Lacaille, *De l'acclimatement des Européens aux régions équinoxiales*. Th. de Paris, 1851, n° 240.—Martin et Follet *Histoire statistique de la colonisation algérienne au point de vue du peuplement et de l'hygiène*. Paris et Alger, 1851, in-8°. — Vital, *Propagation et perpétuité de la race européenne en Algérie*, in *Gaz. méd.*, 1852, p. 629, 701. — Clemens, *Ueber Akklimatisirungsprocess and Akklimatisirungskrankheiten*, in *Henke's Ztschr.*, 1854. — Périer (J. A. N.), *Essai sur les croisements ethniques*, in *Mém. de la Soc. d'anthr.*, t. I, p. 69, 1860. — Nott (C. J. , art. *Acclimatation*, in *Indigenous Races de Nott et Gliddon*. Philadelphia, 1857, in-8°. — Carré (Ch. J.), *Quelques considérations sur l'acclimatation dans les pays chauds*. Th. de Paris, 1862, n° 6. — Bertillon, art. *Acclimatement*, in *Dict. encycl. des sc. méd.*, t. I, 1864.—Rochard (J.), art. *Acclimatement*, in *Nouv. Dict. de méd. et de chir. prat.*, t. I, 1864.—Simonot, *L'acclimatement et l'acclimatation*, in *Bull. de la Soc. d'anthrop.*, t. V, p. 780, 1864. — Du même, *De l'acclimatement des races européennes dans les pays chauds*, in *Congr. internat. de Paris*, p. 628. Paris, 1868, in-8°. — Jeannel (J.), *Variabilité et flexibilité organiques. — Acclimatation*, in *Un. méd.*, 2e sér., t. XXV, p. 17, 65, 1865. — Coural (Ferd.), *De l'acclimatation de l'Européen dans les pays chauds*. Th. de Montp., 1866, n° 66. — Dumoutier (P.), *Considérations sur l'acclimatement des Européens dans les pays chauds*. Th. de Paris, 1866, n° 186.—*Discussions*, in *Bullet. de la Soc d'anthropol. passim*.

— Armand, *Traité de climatologie générale*. Paris, 1873, in-8. — Arnould, *Des affections climatiques*, etc., in *Arch. gén. de méd.*, 6e sér., t. XXIII, 1874. — Lindemann (H. I.). *Klimatische Kurorte*. Erlangen, 1874. — Pauly (P. Ch.), *Climats et endémies. Esquisses de climatologie comparée*. Paris, 1875, in-8. — Pietra-Santa (de), *Les climats du midi de la France*, etc., in *Ann. d'hyg.*, 2e sér., t. XLIII, 1875. — Fonssagrives, art. Climat, in *Dict. encycl. des sc. méd.*, 1re sér., t. XVIII, 1876.

Pellarin (A.), *Hygiène des pays chauds. Contagion du choléra démontrée*, etc. Paris, 1872, in-8. — Saint-Vel, *Hygiène des Européens dans les climats tropicaux, des créoles et des races colorées dans les pays tempérés*. Paris, 1873, in-8. — Bérenger-Féraud, *De la fièvre bilieuse mélanurique des pays chauds*, etc. Paris, 1874, in-8. — Crevaux, *Hématurie chyleuse ou graisseuse des pays chauds*, in *Arch. de méd. nav.*, sept., p. 165, 1874. — Quatrefages (de). Art. Races humaines, in *Dict. encycl. des sc. méd.*, 3e sér., t. I, 1874. — Treille, *De l'ulcère phagédénique des pays chauds. Ibid.*, avril et mai, 1874. — Macpherson (J.). *On the seasonal prevalence of some eruptive fevers in India*, in *Med. Times a. Gaz.*, t. II, 1874.

Gueirard, *Essai de topographie médicale de la basse Cochinchine*. Toulon, 1872, in-8. — Harmand, *Aperçu pathologique sur la Cochinchine*. Versailles, 1874, in-8. — Galle, *Shang-Haï au point de vue médical*. Th. de Paris, 1875. — Morache (G.), art. Chine, in *Dict. encycl. des sc. méd.*, 1re sér., t. XVI, 1875. — Le Roy de Méricourt et Layet (A.), art. Cochinchine, in *Dict. encycl. des sc. méd.*, 1re sér., t. XVIII, 1876.

Maurin, *La saison d'hiver en Algérie*. Paris, 1873, in-18. — François, *Port-Saïd son hygiène et sa constitution médicale*. Th. de Paris, 1874. — Colin (L.), *L'expédition anglaise de la Côte d'Or*. Paris, 1874, in-8. — Egan (Ch. I.), *The sanitary conditions of the South African Diamond-fields*, in *Med. Times a. Gaz.*, vol, I, p. 111, 1872. — Layet (A.), art. Mozambique, in *Dict. encycl. des sc. méd.*, 2e sér., t. X, 1876. — Layet (A.) et Le Roy de Méricourt, art. Réunion et Ile Maurice, in *Dict.*

encycl. des sc. méd., 3ᵉ sér., t. IV, 1876. — BLANC, *Notes médicales recueillies durant une mission diplomatique en Abyssinie.* Paris, 1874, in-8.

HUNT (James), *The influence of the climate of North America on the physiol. a. psychical constitution, reviewed*, in *Anthropological Review.*London, May, 1873, p.18. — LE ROY DE MÉRICOURT, art. MEXIQUE, in *Dict. encycl. des sc. méd.*, 2ᵉ sér., t. VII, 1873. — ROCHAS (DE), art. CHILI, in *Dict. encycl. des sc. méd.*, 1ʳᵉ sér., t. XVIII, 1876. — GALT, *Medical notes on the upper Amazone*, in *Amer. Journ. of med. sc.*, oct. 1872. — RUFZ DE LAVISON, *Chronologie des maladies de la ville de Saint-Pierre (Martinique)*, de 1837 à 1856. Paris, 1869, in-8.

MOORE (J. W.), *Climate and vital statistics of Tasmania*, in *Dubl. Journ.*, febr. 1874. — ROCHAS (DE). art. MÉLANÉSIE, in *Dict. encycl. des sc. méd.*, 2ᵉ sér., t. VI, 1873.

CASTAN (A.), *Relation d'une épidémie de colique sèche*, in *Montp. méd.*, mars, p. 189, 1873.

FEUILLET, *La phthisie en Algérie*, in *Gaz. méd. de l'Algérie*, 1873. — THOMSON, *Phthisis in Melbourne*, in *Med. Times a. Gaz.*, vol. I, p. 23, 1872. —HIRTZ, *Quelques considérations de climatologie à propos de la phthisie pulmonaire*, in *Journ. de thérap.*, nᵒˢ 11 et 12, 1874. — WILLIAMS, *Étude sur les effets des climats chauds dans le traitement de la consomption pulmonaire*, etc., trad. par Duranty (E. N.). Paris, 1874, in-8.

LEBESGUE, *Considérations sur les climats froids.* Th. de Paris, 1875.

VERRIER, *De la possibilité de l'acclimatement des Européens*, etc., in *Gaz. obstétr.*, 1873. — RICOUX, *Contribution à l'étude de l'acclimatement des Français en Algérie.* Paris, 1875.

—LOMBARD, *Traité de climatologie médicale.* Paris, 1877-80, 4 vol. in-8. — SULLIVAN, *The endemic diseases of tropical climates.* London, 1877, in-8. — MARTIN, *Influence of tropical climates.* London, 1877, in-8. — LAYET, *Étude d'hygiène intertropica'e*, in *Arch. de méd. nav.*, 1877-78. — MAURIN, *Contrib. à la géographie méd.*, ibid., 1877. p. 81. — MAHE, *Progr. de séméiol. et d'étiol. pour l'étude des mal. exotiques*, ibid., 1876-77. — FALKENSTEIN, *Ueber Hygieine in den Tropen*, in *Verh. der Gesellsch. f. Erdkunde in Berlin*, 1877, nᵒ 8. — WERNICH, *Geographisch-medic. Studien.* Berlin, 1878. — HEYM, *Anzahl und Dauer der Krankheiten in gemischter Bevölkerung.* Leipzig, 1878, in-4. — BÉRENGER-FÉRAUD, *Traité cliniq. des mal. des Européens au Sénégal.* Paris, 1878. 2 vol. in-8. — DU MÊME, *Sur la fièvre bilieuse inflammatoire des Antilles et de l'Amérique tropicale*, in *Arch. gén. de méd.*, 2 juill., 1878. — ARNOULD, art. FRANCE (Climatologie, Pathologie), in *Dict. encycl. sci. méd.*, 1879. — RAULIN, art. FRANCE (Géographie), ibid. — PETERS, *Ueber den Einfluss der hauptsächlisten klimatischen Factoren*, etc., in *Berl. klin. Wochenschr.*, 1879, nᵒˢ 2-3. — FÉRIS, *Étude sur les climats équatoriaux en général*, in *Arch. de méd. nav.*, 1879, nᵒ 11. — MAHE, *Progr. de séméiologie et d'étiologie pour l'étude des maladies des pays chauds.* Ibid., 1879, nᵒˢ 1-7. — SAINT-VEL, *Les maladies des créoles dans les climats tempérés*, in *Arch. gén. de méd.*, déc. 1879. — HORTON, *The diseases of tropical climates*, 2ᵉ édit. London, 1879, in-8. — JACOBI (J.', *Beitr. zur medicin. Klimatologie und Statistik.* Breslau, 1879. — AZÉMA, *Traité de la lymphangite endémique des pays chauds.* 1ᵉʳ fasc. Paris, 1879, in-8. — FERGUS, *Remarks on zymotic diseases in Scotland*, in *Glasg. med. journ.*, nov. 1879, nᵒ 11. — DROUINEAU (G.), *De l'observation météorologique au point de vue de l'étude du climat en France*, in *Rev. d'hyg.*, 1880, p, 294. — LOMBARD, *Atlas de la distribution géogr. des maladies dans leurs rapports avec les climats.* Paris, 1880, in-4. — NIELLY (M.), *Eléments de pathologie exotique.* Paris, 1880, in 18, fig. — DUBOUÉ, *Esquisse de climatologie médicale sur Pau et ses environs.* Paris, 1880, in-8, — MAHE, *Progr. de séméiotique*, etc. Paris, 1880, in-8. — DU MÊME, art. SCORBUT, in *Dict. encycl. sci. méd.*, 1880. — RIZZETTI, *Topogr. méd. de la ville de Turin*, in *Rev. d'hyg.*, 1880, p. 664. — BORIUS, art. SÉNÉGAMBIE, in *Dict. encycl. sci. méd.*, 1880. — SORMANI (G.), *Geographia nosologica dell' Italia.* Roma, 1881, pet. in-4. — MAHÉ, art. GÉOGRAPHIE MÉDICALE, in *Dict. encycl. sci. méd.*, 1882. — BÉRENGER-FÉRAUD, *Tr. clin. des mal. des Europ. aux Antilles.* Paris, 1881, 2 vol. in-8.

MORICE, *Influence du climat de Cochinchine sur la santé des Européens.* In *Arch.*

de méd. nav., t. XXIV, p. 222, 1875. — SOURROUILLE, Trois ans en Cochinchine. Th. de Paris, 1874. — CARBONNEL, De la mortalité actuelle au Sénégal. Th. de Paris, 1873. — MICHEL, Notes méd. rec. à la Côte d'Or. Th. Paris, 1873. — LLENAS, Contrib. à l'hist. des maladies de Saint-Domingue. Th. Paris, 1874. — DANGUY DES DÉSERTS, Considér. sur l'hygiène de l'Européen en Cochinchine. Thèse de Paris, 1876, in-4. — VALLIN, Du mouvement de la population européenne en Algérie, in Annal. d'hyg., mai 1876. — AUDET, Tuggurth et ses affections endémiques, in Gaz. méd. de l'Alg., 1876, nos 9-12. — VERDIER, Etude médicale sur le poste de Bakel. Thèse de Paris, 1876, in-4. — LOUSTALOT-BACHOUÉ, Etude sur la constitut. physique et méd. de l'île de Zanzibar. Thèse de Paris, 1876, in-4. — MESSER, Les îles Vitu ou Fitji, etc., in Arch. méd. nav., nov. 1876. — MAGLT, Les médecins et la médecine au Japon, ibid., 1877, p. 357. — DEFAUT, Hist. cliniq. de l'hôpit. marit. de Gorée (Sénégal) pendant l'année 1871. Th. de Paris, 1877, in-4. — LAYET, art. CORÉE, in Dict. encycl. sci. méd., 1877. — ROME, ibid., 1877. — REY, L'île Sainte-Catherine (Brésil), contrib. à la géogr. méd., in Arch. de méd. nav., janv. 1877. — BERTHERAND, De la longévité en Algérie, in Gaz. méd. de Paris, 1878, p. 247. — LAVERAN, art. SAHARA, in Dict. encycl. sci. méd., 1878. — Du MÊME, art. CRIMÉE, ibid., 1879. — LEBLANC, La médecine en Perse, in Journ. de thérap., 1879, no 3. — LAPEYRÈRE, Hydrologie des postes militaires de la Cochinchine, etc., in Arch. de méd. nav., 1879, nos 6-7. — DURAND-FARDEL, Etude sur le climat des côtes de la Chine, etc., in Bull. Acad. méd., 1879, no 5. — FÉNIS, La côte des esclaves, ibid., 1879, nos 1-4. — SOZINSKEY, Plusieurs études sur la mortalité dans Philad. med. a. surg. Rep., 1879. — BÉRENGER-FÉRAUD, De la fièvre jaune à la Martinique, etc. Paris, 1879. — GOMEZ (J.) Du carathès ou tache endémique des Cordillères. Th. de Paris, 1879. — GAYRAUD et DOMEC, Quito, in Montp. méd., 1879. — FÉNIS, Contrib. à la géogr. méd., Montevideo, in Arch. de méd. nav., 1879, no 10. — NAVARRE, Etude méd. sur la presqu'île Ducos. Thèse de Paris, 1879, in-4. — LANDOWSKI, Contribution à l'étude du climat algérien, in Journ. de thér. 1879, no 14. — MACNAMARA, Climate and medical topogr. in their relation to the disease-distribution of the Himalayan and sub-Himalayan District. London, 1880, in-8. — DUTRIEUX, Contrib à l'étude des maladies et de l'acclimatement des Européens dans l'Afrique intertropicale, in Bullet. soc. méd. de Gand, avril 1880. — BORIUS, Topogr. médicale du Sénégal, in Arch. de méd. nav., t. XXXIII et XXXIV, 1880. — HÉBERT, Une année médicale à Dagana, Sénégal. Th. de Paris, 1880. — BALLEY. L'Ogooué. Th. de Paris, 1880. — FAGET, Epidémie de fièvre jaune de 1878 à Wicksburg et ses environs. Th. de Paris, 1880. — BERGEAUD, Mém. sur la fièvre pernicieuse à Haïti. Paris, 1880, in-8. — BUNOT, De la fièvre dite bilieuse inflammatoire à la Guyane. Paris, 1880, in-8. — VITAL et SISTACH, Etude de pathologie algérienne, Alger, 1880. — GRAS, Contribution à l'étude de la pathologie erotique, etc. Th. de Paris, 1880. — BORIUS, art. SIERRA-LEONE, in Dict. encycl. sci. méd., 1880. — GODET, Etude sur l'hygiène au Japon. Th. de Paris, 1880. — HERCOUET, Etude sur les maladies des Européens aux îles Tahiti. Th. de Paris, 1880. — LAVERAN, art. SOUDAN, in Dict. enc. sci. méd., 1881. — GODET, Les Japonais chez eux, etc. Paris, 1881, in-8. — ARBOEUF, Hyg. et maladies dans l'Inde th. Paris, 1881. — PELLISSIER, Sur l'étiologie des maladies les plus communes à la Réunion. Th. de Paris, 1881. — LIDIN (G.). Coup d'œil sur la climatologie et la pathologie du Sénégal. Thèse de Paris, 1882. — MAHÉ, art. DENGUE, in Dict. enc. sc. méd., 1882.

D'ORNELLAS, De l'influence du climat des Andes sur la phthisie, in Journ. de thérap., 1875, nos 2-4. — VOGT (A.), Ueber den Einfluss des. Gebirysklimas auf die Lungenschwindsucht, in Corr.-Bl. f. Schw. Aerzte, 1876, no 24. — SIERPETOWSKI, La phthisie en Algérie, in Gaz. méd. de l'Algérie, 1876. — MASSE, GAUCHER, BOYNON. Même sujet, ibid. — GOURAND, Note sur l'action des différ. climats dans le traitement de la pht isie pulmonaire, in Un. méd., 1876, no 31. — LANDOWSKI, L'Algérie au point de vue climato-thérapique dans les affect. consomptives, in Journ. de thér p., 1876, nos 17-20. — LETELLIER, Quelq. considér. sur les climats chauds et particul. l'Italie et la Sicile, etc. Th. de Paris, 1876, in-4. — GLIMAN, Etude sur l'altitude dans ses rapports avec la phthisie pulm., in Lyon méd., 1877.

— Thaon, *La phthisie pulm. traitée sur la plage méditerr. et sur les montagnes*, in *Journ. de thér.*, 1877. — Lagneau, *Des mesures d'hyg. publ. propres à diminuer la fréq. de la phthisie*, in *Ann. d'hyg. publ.*, mars, p. 232; mai, p. 385; 1878. — Lancereaux, *Distribut. géographiq. de la phthisie pulm.* Paris, 1879, in-8. — Le Roy (R.), *Etude des climats d'hiver dans le traitement de la phthisie*, Paris, 1879, in-8. — Bennet (J.-H.), *La Méditerranée. La rivière de Gênes et Menton comme climats d'hiver et de printemps.* Paris, 1880.

CHAPITRE IX

Des habitations.

DES HABITATIONS PRIVÉES

L'homme, dès les premiers temps de la création, a dû songer à s'abriter contre les intempéries de l'air; et s'il a d'abord choisi pour demeure les troncs d'arbres, les cavernes, les excavations naturelles, il n'a pas tardé à en reconnaître l'insuffisance, et il a cherché à se créer artificiellement des abris plus commodes et plus sûrs. Il en est résulté les premières habitations privées, qui ont beaucoup varié suivant le climat et le degré de civilisation auquel l'homme est successivement parvenu.

Dans les climats chauds, il est encore certaines peuplades (en Abyssinie) qui prennent pour habitation des troncs d'arbres. Les peuples nomades ont des demeures essentiellement mobiles. Les Arabes logent sous des tentes portées sur cinq ou six piquets plantés en terre et faites en poil de chèvre ou de chameau; leur famille entière y est logée, et un rideau placé dans l'intérieur sépare les deux sexes.

Les Tartares ont des huttes faites de bois ou d'osier, recouvertes d'un feutre épais et souvent de mortier. En haut est un trou rond destiné à laisser passer la fumée. Ces huttes se transportent sur les chariots traînés par des bœufs, que les Tartares suivent à cheval.

Dans la plupart des contrées occupées par les peuples sédentaires, les premières habitations ont consisté dans des cabanes formées avec des arbres ou des poutres enfoncées en terre et alignées au plafond; les intervalles étaient remplis de branches et d'un mortier épais formé de terre argileuse imperméable.

Les sauvages de l'Amérique et les nègres de l'Afrique logent dans des huttes de formes diverses, percées d'un trou à la partie supérieure, destiné au passage de la fumée; leur réunion forme des villages, qu'ils entourent de palissades en bois.

Les Groënlandais occupent des maisons cimentées de terre ou de gazon, recouvertes de solives, de broussailles et de matière tourbeuse, le tout souvent mélangé de blocs de glace.

Les Égyptiens, dans leur antique civilisation, construisaient dans leurs villes des habitations mêlées de jardins, où l'on trouvait toutes les commodités de la vie et tous les raffinements du luxe.

D'après Vitruve, les Grecs et les Romains étaient parvenus à donner à leurs habitations des caractères de luxe et de commodité que les modernes pourraient envier. Chez ces deux peuples, les habitations comprenaient de grandes cours intérieures, entourées de portiques couverts, destinés à abriter les habitants contre les intempéries de l'air et les ardeurs du soleil, en même temps qu'à leur servir de promenades. Les chambres d'habitation étaient placées le long des portiques et des passages, et y puisaient l'air et la lumière. Ces chambres étaient, du reste, petites et resserrées.

Dans les pays chauds, on retrouve, à l'époque actuelle, à peu près la même disposition des habitations. Dans les maisons riches, les cours sont pavées de marbre ; au centre, des fontaines d'eaux vives : des quatre côtés de la cour sont rangés les bâtiments, couverts habituellement de toits plats. Au rez-de-chaussée sont les écuries, les magasins, les chambres des domestiques. Au premier étage, règne une galerie avec des rangées de colonnes ou de piliers, sur lesquels les appartements intérieurs prennent le jour et l'air.

Ce qu'il importe surtout d'étudier, ce sont les habitations privées de nos climats, à l'égard desquelles de nombreux détails sont indispensables (1).

§ 1. — Emplacement des habitations privées.

La première question qui se présente est celle des lieux ou de l'emplacement sur lequel les habitations privées sont placées, et des règles hygiéniques les plus importantes à suivre à cet égard. — Sous ce rapport, on peut adopter la division suivante :

1° *Habitations souterraines.*

Elles sont creusées dans le tuf, comme on en voit encore un certain nombre sur quelques points du littoral de la Loire et de la Vienne, ou bien elles sont le résultat de la construction particulière des maisons, et elles consistent dans l'établissement d'un étage souterrain.

(1) Un grand nombre de détails relatifs aux habitations privées sont empruntés à l'excellente thèse de M. Piorry.

Dans ces deux cas, de telles habitations sont, en général, mauvaises pour la santé : il y règne une humidité continuelle : la difficulté du renouvellement de l'air est considérable ; et l'oxygène brûlé par les lampes ou le chauffage est difficilement remplacé : la conséquence de cette aération insuffisante est souvent le développement des scrofules, des tubercules ou du rachitisme.

Les habitations 'des bords de la Loire et de la Vienne sont des espèces de cavernes creusées dans le tuf et à l'abri de l'humidité ; en raison même de la qualité du sol, on ne cite aucune maladie spéciale propre aux habitants qui les occupent.

2° *Habitations dans les plaines.*

Les habitations dans les plaines ne présentent rien de particulier à signaler : leur salubrité dépend de l'élévation des plaines, de leur exposition, de leur sol marécageux ou desséché, toutes circonstances qu'il faut apprécier. On doit observer, toutefois, que c'est dans les plaines cultivées et arrosées de grands cours d'eaux vives que sont situées les cités les plus florissantes, les villes les plus riches.

3° *Habitations sur les lieux élevés* (collines ou montagnes).

A une élévation modérée, et qui n'est pas sans cesse battue par les vents, les habitations sont en général salubres. A une hauteur plus considérable, des causes diverses peuvent influer sur la santé ; ainsi la diminution de pression de l'air, l'abaissement de température, les courants d'air violents, rendent ces demeures dangereuses pour les individus atteints de maladies chroniques du cœur ou des poumons ; dans d'autres circonstances, elles déterminent leur développement chez ceux qui y sont prédisposés. Au mont Saint-Bernard, par exemple, les religieux de l'hospice succombent jeunes, et l'emphysème pulmonaire paraît être la maladie dont ils sont atteints avec le plus de facilité (1).

On choisit quelquefois, pour placer les habitations, des vallées plus ou moins larges, placées entre des collines ou des montagnes. Ce choix est, en général, peu heureux ; car, ou ces vallées sont larges, ouvertes et parcourues sans cesse par des courants d'air violents, et alors elles exercent sur les appareils circulatoire et respiratoire une action analogue à la précédente : ou bien elles sont étroites, enfermées, sans renouvellement facile de l'air, humides et alors on voit se développer d'une manière endémique le goître et le crétinisme; c'est ce qui a lieu dans plusieurs points des Alpes, des Vosges, du Jura, etc.

4° *Sol sur lequel reposent les habitations.*

L'humidité du sol exerce une influence sur les habitations

(1) Les opinions sur la nocuité de l'air raréfié des altitudes se sont modifiées depuis un certain nombre d'années ; voyez plus haut (p. 208).

qui y sont établies. On ne peut en éviter les inconvénients sérieux qu'en établissant au dessous du rez-de-chaussée des voûtes sous lesquelles on fait circuler librement l'air. On doit également éviter de placer les habitations sur un sol d'où se dégagent habituellement des gaz qui peuvent exercer une action nuisible sur la santé, comme, par exemple, cela a lieu dans les cimetières ou dans leur voisinage. C'est pour cette raison que les lieux d'inhumation doivent être éloignés du centre des villages, où on les place encore dans une grande partie de la France.

5° *Exposition des habitations.*

S'il ne s'agissait que d'habitations placées dans les plaines, et qu'on pût varier à volonté leur exposition, il serait convenable de choisir celle du sud pour l'hiver, et celle du nord-est pour l'été. Dans l'impossibilité de placer en même temps une maison à ces deux expositions, on y supplée en disposant les faces diverses de l'habitation, les croisées et les portes, de manière à changer de chambre, et, par conséquent, d'habitation, avec les différentes saisons de l'année. Dans nos climats, on doit, autant que possible, éviter l'exposition de l'ouest; car c'est dans cette direction que soufflent les vents prédominants. Dans les grandes villes, on ne peut, en général, tenir compte de l'exposition des maisons, à moins que ce ne soit pour les grandes habitations privées ou pour les édifices publics.

L'instinct des peuples les a conduits, dans le Nord, à choisir l'exposition du midi, et, dans le Midi, à préférer l'exposition du nord.

6° *Habitations dans le voisinage des forêts et des bois.*

De telles habitations sont, en général, salubres, à la condition toutefois que ce voisinage ne soit pas trop immédiat, car alors elles seraient placées dans une atmosphère habituellement saturée d'humidité. On n'a pas remarqué cependant que les demeures des gardes-chasse, ordinairement placées au milieu même des grands bois, fussent insalubres, et produisissent des maladies chez eux et dans leur famille. Les habitations placées dans le voisinage des bois y trouvent, pour avantages, un certain degré d'humidité, un air pur et un abri contre les maladies miasmatiques et marécageuses.

Quoi qu'on en ait dit, et bien que l'opinion contraire ait des partisans, on doit admettre que la présence, dans le voisinage d'une habitation, d'une certaine quantité de grands arbres est une chose utile, avantageuse, et capable de purifier l'air; il est indispensable toutefois que cette quantité ne soit pas trop considérable, ne puisse intercepter les rayons du soleil, et déterminer ainsi trop d'humidité. Dans les grandes villes,

les plantations d'arbres le long des larges voies de communication, des quais, des boulevards, des places, sont très utiles, et destinées autant à absorber et à décomposer l'acide carbonique de l'air qu'à flatter les yeux et à servir de promenades agréables.

7° *Habitations à proximité des cours d'eau et des ruisseaux.*

Elles sont situées dans des conditions favorables de salubrité, pourvu toutefois qu'elles soient à une certaine distance, et un peu au-dessus du niveau du cours d'eau, afin de ne pas être continuellement dans une atmosphère saturée d'humidité. Cet inconvénient est moins à redouter si les bords sont escarpés.

Les rives des cours d'eau, surtout s'ils sont navigables, ont toujours été choisies par les peuples pour y fonder des villes. Indépendamment de la salubrité et de la fertilité que les eaux vives procurent à un pays, elles sont pour les habitants un moyen de transport facile, et elles leur donnent en abondance les eaux nécessaires pour tous les besoins de la vie. L'accumulation trop grande des habitations et des habitants dans les grandes villes situées le long des fleuves atténue, la plupart du temps, ces bons effets, en altérant l'air et en produisant les maladies qui sont la conséquence ordinaire de l'encombrement.

8° *Habitations dans le voisinage de la mer.*

Ces habitations ne sont salubres qu'à la condition de ne pas être trop près du rivage, afin de ne pas subir les inconvénients de l'humidité; elles ne doivent pas non plus être trop élevées au-dessus de son niveau, pour ne pas ressentir les effets des violents courants d'air qui ont passé à la surface de la mer, et se sont imprégnés d'humidité.

9° *Habitations dans le voisinage des marais et des usines.*

Les habitations placées dans le voisinage des marais, des étangs et des eaux stagnantes, éviteront difficilement l'action des effluves marécageux. Si l'on est obligé de séjourner dans de telles demeures, on ne luttera contre la pernicieuse influence de ces émanations qu'en disposant, entre l'habitation et le marais, un obstacle, tel que des plantations, par exemple, destinées à les arrêter, et qu'en faisant établir les ouvertures et les croisées de la maison dans la direction précisément opposée.

Les habitations situées dans le voisinage des fabriques et des usines ressentent souvent les influences insalubres ou dangereuses de ces dernières. Cette insalubrité et ce danger dépendent soit des gaz délétères, ou des émanations métalliques, végétales ou animales qui en proviennent; soit de l'altération des eaux courantes ou de puits par les détritus liquides de l'usine.

L'administration reconnaît, du reste, des établissements insalubres et dangereux. Elle a divisé les uns et les autres en plusieurs catégories, et fixé des zones que ces fabriques ne peuvent franchir pour s'approcher des habitations privées.

10° *Habitations agglomérées.*

L'homme n'était pas destiné à demeurer toujours dans des habitations privées; aussi est-il arrivé un instant où ses besoins physiques et intellectuels lui ont fait sentir la nécessité de la société de ses semblables, et où les habitations se sont agglomérées les unes à côté des autres; il en est résulté, selon leur importance, des villages, des villes et de grandes cités.

S'il s'agissait, pour le médecin, de donner des conseils pour le choix d'un emplacement destiné à établir une de ces trois espèces d'agrégations d'habitations, il ne devrait éprouver aucun embarras, et, en tenant compte de toutes les causes de salubrité et d'insalubrité qui ont été passées en revue, il lui serait facile de formuler son opinion. Ce rôle est toutefois celui que l'homme de l'art est le moins souvent appelé à remplir : en effet, la plupart du temps, ces réunions d'habitations existent déjà, et le médecin est tout au plus consulté sur les moyens propres à améliorer leurs conditions hygiéniques. Quelques détails, relatifs à ces conditions, sont donc utiles ici.

Villages. — Toutes les influences physiques résultant de l'altitude, du voisinage de l'eau, de la présence des marécages, etc., s'exercent ici en toute liberté, et se traduisent par la production de maladies diverses. L'absence de plancher, dont le sol même tient lieu dans un grand nombre d'habitations rurales, les rend très humides. Pour les assainir, il serait utile d'obtenir au moins un dallage en carreaux ou en briques.

Une autre circonstance, qu'on rencontre également dans un grand nombre de villages, c'est la présence d'une masse de fumiers en travail de fermentation, et qui est la source de miasmes de nature animale et d'effluves végétaux, tous deux en décomposition. — La question de la nocuité ou de l'innocuité du fumier, relativement à la santé de l'homme, n'est point encore décidée : il est assez difficile cependant de croire que le fumier en travail de fermentation n'exerce aucune influence sur la production des fièvres intermittentes qui se montrent avec une assez grande fréquence dans beaucoup de localités où il n'y a pas de marécages. Telle est, en particulier, la plus grande partie du Limousin.

L'habitation des campagnes est-elle plus salubre que celle des villes ? *A priori*, on devrait le penser; car, dans les premières, on n'a pas à tenir compte de l'intervention de l'encombrement, de la corruption, des vices et du luxe d'une grande ville ; aussi cette opinion est-elle généralement admise. On manque de documents statistiques positifs pour le prouver. Il résulterait toutefois de quelques documents recueillis par Quételet, que le chiffre de la mortalité, relativement à la population, est à peu près le même dans les villes et les campagnes, et que les circonstances qui la font varier sont tout individuelles. Les résultats donnés par cet auteur sont appuyés sur des chiffres trop peu nombreux pour être admis d'une manière définitive.

[Il faut, ici, tenir grand compte de la manière de vivre des habitants, de leur degré d'aisance ou de misère, de la situation salubre ou insalubre des localités, de la présence ou de l'absence d'eaux stagnantes, etc., etc., qui font varier très notablement la mortalité et la durée moyenne de la vie.]

Villes. — Dans les villes, si l'on veut faire abstraction des causes nombreuses de maladies qui y existent, et qui sont indépendantes des habitations, on peut rattacher aux divisions suivantes les conditions qui constituent la salubrité d'une demeure.

1° La situation plus ou moins élevée. Ainsi, la partie haute, dans une ville bâtie sur le penchant d'une colline, est plus salubre que la partie basse.

2° L'exposition convenable, qui varie selon les climats.

3° La situation de l'habitation dans la partie de la ville où l'agglomération de la population est le plus considérable constitue, pour elle, une condition de moindre salubrité, et *vice versa*.

4° La situation de la maison sur une place, dans le voisinage des promenades et des arbres, est une condition de salubrité.

5° La position dans une rue large, bien exposée, rend une maison plus salubre. — Autrefois, dans nos climats, et maintenant encore, dans beaucoup de pays chauds, il n'y avait et il n'y a que des rues étroites, où ne pénètrent ni la chaleur ni le soleil, et où règne une humidité constante. On pense ainsi se prémunir contre la chaleur trop grande en été et le froid trop vif en hiver. Cela peut être vrai ; mais par combien d'inconvénients et de maladies ne rachète-t-on pas ce léger avantage ? Le défaut d'air, de lumière et de chaleur, uni à l'humidité, détermine, dans la population agglomérée de ces ruelles étroites, les scrofules, les tubercules et des maladies chroniques de toute espèce. On peut également se demander si ce n'est pas à la disparition du sein de nos cités de ces cloaques infects, que l'on doit la cessation de ces terribles épidémies qui, au moyen âge, décimaient si souvent les populations agglomérées. Maintenant encore, la ville du Caire, presque entièrement composée de ruelles étroites, obscures et infectes, remplies presque toujours de boue et d'humidité, ne doit-elle pas à ces circonstances d'être si souvent le berceau de la peste ?

Les conditions de salubrité qu'on doit rechercher dans une ville sont les suivantes :

1° Rues très larges, droites et bien aérées ;

2° Rues pavées et munies de trottoirs latéraux, le long desquels ou, mieux encore, sous lesquels coulent les ruisseaux. Les promenades larges, aérées, plantées d'arbres, peuvent seules se passer de pavés ; ils sont remplacés par un mélange de silex et de terre, qui donne une solidité égale à celle du pavé ;

3° Multiplier les promenades, les places et les plantations d'arbres, qui doivent, autant que possible, garnir toutes les grandes voies de communication ;

4° Insister sur l'enlèvement des boues et des immondices en hiver, et sur l'arrosage en été ;

5° Éloigner des villes les établissements insalubres ou dangereux ;

6° Tendre constamment à disséminer les maisons le plus possible, et à obtenir un nombre d'étages moins considérable.

L'hygiène doit toujours chercher à obtenir tous ces résultats, et c'est à la persistance des magistrats intelligents qui ont été à la tête de la ville de Paris qu'on doit les nombreuses améliorations hygiéniques qu'a obtenues cette capitale. Dans les villes d'une moindre importance, elles seraient peut-être plus faciles encore à réaliser, et la création de conseils locaux d'hygiène, développée et bien entendue, permettrait, dans un grand nombre de localités, d'arriver à ce résultat.

[Avant d'en finir avec les habitations considérées en général, nous devons dire quelques mots de ces vastes constructions que, sous le nom de *cités*, on destinait aux classes ouvrières. Ces essais n'ont eu chez nous aucun succès. D'abord les ouvriers se souciaient médiocrement de venir se claquemurer dans ces espèces de casernes, malgré les avantages que pouvait offrir leur aménagement, eau, gaz, etc... Mais, en outre, ces grandes agglomérations présentent un double danger au point de vue moral aussi bien qu'au point de vue physique. La vie, dans ces habitations, a lieu, en quelque sorte, en commun, et la famille, comme l'a dit M. Bertelé, dans une excellente dissertation, ne forme plus qu'une division de la grande communauté qui l'absorbe pour ainsi dire. « D'un voisinage si serré, naissent inévitablement des gênes, des servitudes, des exigences réciproques, d'où suit que les bons souffrent pour les mauvais et perdent jusqu'à la liberté de s'isoler et de se bien conduire. On sent que le rapprochement de beaucoup d'individus, surtout de sexes différents, favorise la propagation du vice qui, par un seul individu, pénètre peu à peu toute la masse. » D'un autre côté, l'accumulation de tant de personnes sous le même toit est loin d'être favorable à la santé, et devient un véritable péril en temps d'épidémie : il peut, alors, se former là des foyers d'infection.

Aussi, à ces grandes cités, préférons-nous, sans comparaison aucune, les petites maisons avec jardins, telles que les avaient établies les manufacturiers de Mulhouse, et dont l'ouvrier devenait propriétaire en quelques années. On trouve là de grands avantages, le resserrement des liens de la famille par la concentration; le développement de l'économie et de l'amour de l'ordre par la possession; la bonne éducation des enfants par les bons exemples et par l'habitude. Comme accessoires de ces demeures on avait créé des bains, un lavoir et un restaurant présentant à des prix très minimes, les ressources d'une alimentation salutaire, une salle d'asile, etc...!]

§ 2. — Des différentes parties qui entrent dans la composition d'une maison.

Fondations. — Les matières qui les constituent sont à peu près indifférentes pour l'hygiéniste, s'il s'agit de les établir dans un sol sec; l'architecte est le seul que ce choix concerne. Dans un sol humide, ou dans l'eau elle-même, comme cela peut se rencontrer dans la construction des moulins, il faut une disposition particulière, qui, si elle n'enlève pas d'une manière complète l'humidité, en atténue au moins beaucoup les effets. L'usage des pilotis, c'est-à-dire de poutres enfoncées profondément dans le sol humide, et parallèlement les unes aux autres, permet de baser sur elles les fondations qu'on veut élever et de leur donner la solidité désirable. Si, de plus, on a recours dans ces fondations à l'emploi de la chaux hydraulique, du ciment romain, mais surtout du béton, on aura, autant que possible, garanti de l'humidité les parties inférieures de l'habitation, et prémuni les étages supérieurs, que cette humidité atteint quelquefois, en vertu d'une sorte d'action capillaire. Depuis quelques années, on commence à employer pour pilotis des bois imprégnés de sels et d'oxydes métalliques, qu'on y a fait pénétrer à l'aide du procédé de M. Boucherie. Ces imbibitions métalliques donnent au bois des conditions de solidité et de conservation qu'on ne peut obtenir par aucun autre procédé.

Matériaux. — Le choix des matériaux qu'on emploie pour la construction d'une maison n'est pas indifférent sous le rapport de l'hygiène. Les pierres de taille, combinées avec l'emploi judicieux de moellons, de bonnes charpentes et du plâtre, constituent les matériaux qui donnent le plus de salubrité, en même temps que le plus de solidité à une habitation. Les constructions en briques, mais surtout en briques creuses, viennent après, puis celles en moellons. — Les habitations faites avec des charpentes, dont les intervalles sont remplis de pierres et de mortier, sont plus froides, plus sèches peut-être, mais moins solides et exposées aux incendies. Quant aux maisons construites avec de petites charpentes, dont les intervalles sont remplis avec du torchis (mélange de terre grasse, de paille et de mortier — chaux, silex et eau), elles peuvent être saines, mais elles sont l'indice de l'enfance de la civilisation. Les pluies abondantes les détrempent quelquefois et leur enlèvent toute solidité.

L'emploi du plâtre (sulfate de chaux) doit être proscrit dans les localités humides, car il favorise le salpêtrage, c'est-à-dire qu'il se transforme plus ou moins complètement en nitrate de chaux, et augmente encore l'humidité primitive.

La question de l'habitation des appartements récemment construits est une de celles qui occupent le plus les habitants d'une ville. Les inconvénients qui en résultent, et qui certes ont été exagérés (1), consistent : 1° dans les affections rhumatismales qui peuvent se développer sous l'influence de l'humidité due au dépôt récent des plâtres ; 2° dans la céphalalgie, les vertiges, et, plus rarement, la colique saturnine, qui peuvent être dus aux peintures récentes. — L'humidité est combattue par la ventilation dans la saison chaude, ou par le chauffage artificiel dans la mauvaise saison. — L'odeur des peintures, et souvent on

(1) On s'est beaucoup occupé, il y a quelques années (V. la *Bibliographie*), des moyens de constater le degré d'humidité des appartements, afin de déterminer l'époque à laquelle ils peuvent être habités sans danger. Marc d'Espine, de regrettable mémoire, a conseillé de placer pendant vingt-quatre heures, dans les pièces humides, hermétiquement fermées, des vases contenant une quantité déterminée de chaux vive broyée ; la différence de poids indique la quantité de vapeur d'eau absorbée ; répétant cette expérience à différentes époques, on voit quand l'air a cessé d'être saturé de vapeur d'eau. Une augmentation de poids de 3 à 4 grammes pour 500 grammes de chaux indique un appartement habitable. En 1843, M. Batillat, pharmacien à Mâcon et savant distingué, proposa de constater directement le degré d'humidité des murs en en retirant, à l'aide d'une tarière, une certaine quantité de plâtre. On pèse immédiatement ce plâtre, on en soumet 10 grammes à la dessiccation par la chaleur. Si la perte n'est que de 15 p. 100, les murs peuvent être considérés comme suffisamment secs, au-dessus il faut sécher l'appartement. Ce procédé a été reproduit depuis par Lassaigne qui se contente de 20 à 22 p. 100 de différence dans le poids.   E. Bgd.

donne ce nom à celle de l'essence de térébenthine employée, disparaît sous l'influence de la ventilation, ou, si l'on est plus pressé, par l'emploi des chlorures.

[En dépit des dénégations d'un certain nombre d'hygiénistes, nous pensons que l'on doit admettre l'existence d'accidents développés par suite de l'habitation et surtout du séjour pendant la nuit, dans les chambres closes, récemment peintes. Seulement, on peut dire que, dans certains cas, cette influence a été exagérée; des expériences directes sur les animaux ont, d'ailleurs, prouvé l'action nuisible de l'essence de térébenthine.]

Étage des maisons. — Voici quelles sont les conditions de salubrité des divers étages.

Étage souterrain. — Quand il existe, il présente le maximum d'insalubrité, ce qui est dû à l'humidité et au défaut de renouvellement d'air. Les affections rhumatismales chroniques, les scrofules peuvent en être la conséquence. Les cuisines souterraines des grandes maisons rachètent les inconvénients de leur position par une ventilation bien disposée, et une chaleur artificiellement constante assez considérable.

2° *Rez-de-chaussée*. — Dans les grandes habitations privées, cet étage, placé au-dessus de cuisines bien assainies, ou bien de vastes caves voûtées, et élevé de plusieurs marches, est en général sain. — Mais dans les villes, les rez-de-chaussée, situés dans des rues étroites et humides, dans des cours petites et privées d'air, et dans des quartiers encombrés de population, sont essentiellement insalubres. Cette insalubrité est la conséquence du défaut de renouvellement d'air et de pénétration de la chaleur et du soleil; dans de telles circonstances, on voit souvent se développer l'affection scrofuleuse. C'est surtout ce qui a lieu chez les enfants nourris, élevés et séjournant continuellement dans ces demeures.

Les arrière-boutiques, les loges de portiers se trouvent dans le même cas. D'après les relevés que j'ai faits à l'Hôpital des enfants, j'ai trouvé que la classe des portiers est celle qui fournit le plus d'enfants scrofuleux, rachitiques et tuberculeux.

3° Les *entre-sol* ne sont pas toujours salubres, et le peu d'élévation de leurs plafonds l'explique suffisamment. Le défaut de chaleur et de lumière naturelle exerce ici la principale influence. Les entre-sol conviennent peu aux individus atteints de maladies chroniques du cœur et des poumons, en raison de la viciation facile de l'air, de la difficulté de la ventilation et de la gêne que les malades éprouvent en respirant cet air.

4° *Étages supérieurs*. — A mesure qu'on monte à des étages plus élevés, l'humidité diminue, l'air est plus sec, plus pur, la chaleur et la lumière solaires pénètrent avec plus de facilité. Sous le rapport de la salubrité, la compensation s'établit entre les 1er et 2e étages d'une part, et les 3e, 4e et 5e de l'autre. Dans les premiers, la salubrité dépend de l'élévation des plafonds, de l'étendue plus grande des pièces, des ouvertures, du confortable que la fortune plus grande des personnes qui les habitent y a introduit. Dans les seconds, l'élévation plus considérable et la pénétration plus facile de la chaleur et de la lumière solaires compensent la situation plus basse des plafonds et l'étendue moins grande des pièces. L'ascension des escaliers est souvent impossible aux personnes atteintes d'affections chroniques du cœur et des poumons; aussi doit-on leur défendre des étages élevés.

Planchers. — Les planchers les plus salubres doivent être en bois; ils jouissent alors de la propriété de mieux préserver de l'humidité et de mieux conserver la chaleur. S'ils sont en briques ou en carreaux, il faut, dans les maisons riches, des tapis, dans les demeures moins aisées, des nattes, comme cela se pratique dans la plupart des pays chauds.

Murs. — Des murs épais et placés dans les parties inférieures de l'habitation sont, en général, humides, et, par suite, ils peuvent exercer une influence fâcheuse sur la santé. Cet inconvénient est plus grand encore lorsque c'est un lit qui doit être placé auprès d'eux. Plusieurs moyens sont employés pour prémunir contre cette cause d'humidité. Ils consistent dans la doublure des murs avec des planches, des boiseries, des plaques de plomb, de zinc, ou enfin avec des enduits de bitume ou d'huiles grasses siccatives. C'est sur ces doublures qu'on applique les peintures ou le papier. Le moyen regardé comme le meilleur, et dont on commence à faire beaucoup usage, consiste dans l'emploi de larges plaques de zinc, qui préservent très bien de l'humidité.

[Le plus ordinairement l'humidité provient du sol et elle a lieu, dans les murs, par un fait de capillarité. Pour s'opposer à l'ascension de l'eau, on peut placer entre les assises horizontales, un peu au-dessus du sol, soit une couche imperméable, soit des lames de plomb ou de zinc.]

Tentures, papiers. — Les tentures et les papiers reflètent, en général, l'humidité des murailles sur lesquelles ils sont appliqués. Presque toujours, en même temps, ils se décollent et leurs couleurs s'altèrent. Ces inconvénients ne peuvent être évités qu'en les séparant de la portion humide du mur, à l'aide d'un des procédés dont il vient d'être question tout à l'heure. On donne habituellement le conseil de ne pas faire usage de papiers ou de tentures dont les couleurs renferment de l'orpiment, du vermillon, du minium, de la céruse ou du vert de Scheele. Le nom de ces substances a plutôt effrayé que les accidents dont elles ont pu être cause, car il n'y en a pas, à cet égard, de consignés dans les annales de la science (1).

Toits. — Les chambres placées immédiatement sous les toits sont exposées à l'influence des vicissitudes atmosphériques ; elles sont trop chaudes en été et trop froides en hiver. Ces inconvénients sont en partie évités si l'on prend soin de les séparer du toit par un plafond d'une certaine épaisseur. La forme du toit varie suivant les climats : dans les pays chauds, ils sont, en général, plats et en terrasse, et destinés aux réunions du soir ; ils permettent aux habitants des maisons d'y respirer facilement un air un peu plus frais et plus pur. Dans les contrées où il règne des pluies pendant la plus grande partie de l'année, on préfère donner aux toits une certaine inclinaison, de manière à permettre l'écoulement facile des eaux. La nature des substances qui servent à former le toit n'est pas indifférente. Les ardoises et les tuiles sont ce qu'il y a de mieux pour cet objet, à la condition que les chambres placées immédiatement sous les combles seront plafonnées d'une manière suffisante. Les toitures métalliques, et, en particulier, les plaques de zinc, n'ont d'autre inconvénient que de s'échauffer beaucoup, et de communiquer leur calorique aux appartements qu'elles recouvrent immédiatement.

Les toits en chaume existent encore malheureusement dans une partie de la France. D'une part, ils exposent à de graves incendies, et, d'un autre côté, il n'est pas démontré qu'ils n'exercent aucune influence sur la production des fièvres intermittentes, en raison de la décomposition des substances végétales qui servent à les former.

(1) A l'époque où ont été écrites ces lignes, il y avait bien déjà plusieurs faits mentionnés par divers auteurs allemands, mais il n'en avait rien transpiré chez nous, et c'est seulement en 1869 que nous avons fait connaître ces faits et quelques autres observés depuis peu de temps en Angleterre. Aujourd'hui on ne les compte plus. Les accidents revêtent habituellement la forme chronique : irritation très vive des yeux, de la gorge, des bronches, toux sèche, douleurs erratiques, affaiblissement, paralysies incomplètes, amaigrissement, etc. Cependant il y a eu des cas d'empoisonnement aigu et même mortel. Quant à la cause de ces accidents, quelques observateurs l'ont rapportée à des émanations gazeuses (*hydrogène arsénié, cacodyle,* etc.); mais le plus grand nombre s'accorde, avec raison je crois, à admettre qu'il s'agit tout simplement de poussières détachées des peintures faites le plus souvent à la colle, ou des papiers mats ou veloutés. Ces faits, aujourd'hui incontestables, ont forcé en Allemagne, divers gouvernements à proscrire l'usage du vert arsenical employé à la décoration des appartements.   E. Bgd.

§ 3. — Dimensions de l'habitation.

Les dimensions de la chambre destinée à l'habitation ordinaire, et surtout au coucher, sont de la plus haute importance à régler. Les effets fâcheux qui peuvent en résulter augmentent encore, si, à l'espace trop étroit, vient s'ajouter la privation de la lumière solaire directe, et si, dans ce même espace, sont accumulés des meubles, qui diminuent d'autant la quantité d'air respirable contenue dans la chambre,

D'après M. Piorry, l'habitation d'un seul homme dans une chambre trop étroite vicie l'air, par l'accumulation des produits de l'exhalation pulmonaire, et elle peut être ainsi l'occasion du développement de la fièvre typhoïde. Telle est, selon ce professeur, la cause presque exclusive de cette maladie.

Dans d'autres circonstances, et surtout lorsqu'il s'agit de jeunes sujets dont le travail de formation n'est pas achevé, l'habitation, et surtout le coucher dans un espace trop étroit, vicient l'air et déterminent la production de la maladie scrofuleuse avec toutes ses conséquences (tuberculisation des divers organes, maladies des os, etc.). Telle est la conclusion rigoureuse des recherches de Baudelocque sur cette affection.

L'habitation dans un lieu trop étroit exerce encore l'influence suivante : elle favorise le développement des maladies épidémiques chez les individus qui l'occupent, et, lorsque ces maladies sont une fois produites, elle en augmente la gravité. Enfin, les chambres étroites sont pernicieuses pour les sujets atteints de maladies chroniques du poumon et du cœur : ils ne peuvent y respirer librement.

Quelle est la limite en deçà de laquelle une habitation doit être réputée trop étroite? C'est une question assez difficile à résoudre, car la dimension trop peu considérable d'une chambre peut être compensée par le renouvellement plus facile et plus actif de l'air respirable. Ainsi, sous ce rapport, telle chambre, qui est étroite en raison de son peu d'étendue ou des meubles qui l'encombrent, est plus salubre qu'une autre beaucoup plus grande, mais dans laquelle l'air ne se renouvelle pas aussi facilement. Il est donc difficile d'établir à cet égard des limites absolues.

D'après M. Péclet, qui s'appuie exclusivement sur la quantité d'air atmosphérique nécessaire pour dissoudre la vapeur d'eau produite par l'exhalation pulmonaire, l'homme a besoin de 6 mètres cubes d'air par heure.

D'après M. Leblanc, qui ajoute à cette opération celle de la quantité d'air nécessaire pour dissoudre et atténuer l'influence nuisible de l'acide carbonique exhalé, il faut 8 mètres cubes. — D'après M. Dumas, de 8 à 10 mètres. — Enfin, d'après M. Poumet, qui a fait entrer beaucoup plus d'éléments dans la solution de ce problème, et dont nous exposerons les résultats en parlant des hôpitaux, il en faut 20 mètres cubes par heure. On peut prendre, pour moyenne de ces appréciations différentes, le chiffre de 10 mètres cubes par heure.

Cette quantité peut être fournie dans une chambre petite, par une ventilation bien entendue, ou dans une chambre plus vaste, par la grande étendue de la pièce elle-même. Pour les dimensions de cette dernière, en supposant qu'il s'agisse d'une chambre à coucher, dans laquelle il est, en général, difficile d'établir une ventilation régulière, et en admettant la nécessité d'un sommeil de huit heures de la part de l'individu qui l'occupe, il faudrait donner à cette pièce une dimension de 80 à 90 mètres cubes, déduction faite des meubles qui peuvent la remplir. En général, les dimensions convenables à donner à une chambre d'habitation sont 3 mètres à 3^m,50 d'élévation, 4 mètres de longueur et de largeur. Il sera question tout à l'heure des moyens de ventilation.

Portes. — Les portes doivent être assez grandes, et situées en face des fenêtres, ou bien vis-à-vis de la cheminée. Cette disposition favorise le courant d'air qu'il est indispensable d'établir dans certaines circonstances. — Une porte trop bien jointe s'oppose souvent à l'établissement de la prise d'air nécessaire pour l'alimentation d'un poêle ou d'une cheminée. Cette clôture parfaite est assez rare, et il n'y a guère que les doubles portes qui remplissent cette condition. — Les doubles portes doivent être rejetées toutes les fois qu'il n'existe pas, dans un autre point de la chambre, une prise d'air suffisante pour le renouvellement de son atmosphère.

Croisées. — Les croisées ne doivent être ni trop petites, ni trop basses, ni situées à une distance trop éloignée du plancher ou du plafond. Les proportions convenables à donner à une fenêtre dépendent de la grandeur d'un appartement et du nombre d'ouvertures existant dans la pièce. On peut considérer comme avantageuse l'élévation de la croisée à un pied au-dessus du sol, et sa terminaison à un pied du plafond. Ces dimensions suffisent pour laisser pénétrer la chaleur et la lumière solaires, à moins toutefois que la croisée ne prenne jour sur une rue ou sur une cour étroites. — Les fenêtres dites en tabatière, et celles disposées en coulisse, sont destinées à disparaître sous l'influence des progrès de la civilisation et de l'hygiène, pour céder partout la place aux croisées qui s'ouvrent latéralement.

L'exposition des fenêtres, lorsqu'on est libre de l'établir où l'on veut, doit être, dans nos contrées, celle de l'est. L'exposition au nord est trop froide en hiver, et celle du midi trop chaude en été.

Bibliographie. — Habitations en général : Vitruve, *De architectura*, libri X. Trad. franç., par Perrault. Paris, 1678, in-fol. —Antyllus, *De domo*, in Oribase, *Collect. medic.*, lib. IX, cap. xiii. — Pline (C.), *Hist. nat.*, lib. XXXVI. — Avicenne, *Canon.*, lib. I, fen. ii, doctr. ii, cap. xi et suiv. — Plaz, *Dissert. de salubritate et insalubritate habitationum.* Leipzig, 1781. — Geuler (J. K.), *Salubritas habitationum e placitis recentiorum physicorum dijudicanda.* Lipsiæ, 1794, in-4°. — Otto, *Dissert. de momentoso domicilii cuilibet proprii in morborum causis et præsidiis loca.* Francof., 1805. — Pertuuis de Lallevault (L. de), *Mém. sur l'art de perfectionner les constructions rurales.* Paris, 1805, in-4°. — Du même, *Traité d'architecture rurale, contenant,* etc. Paris, 1810, in-4°, fig. — Marc, art. Habitation, in *Dict. des sc. méd.*, t. XX, 1817. — Sylvester (Ch.), *The Philosophy of domestic Economy; as exemplified in the Mode of warming, ventilating, wasching,* etc., *adopted in the Derbyshire General Infirmary.* Lond., 1819, in-4°, pl. 10. — Saint-Félix de Mauremont (A. J. M. de), *Architecture rurale théorique et pratique à l'usage des propriétaires et des ouvriers de la campagne.* Toulouse, 1820, in-8°, fig. — Lusson et Morel de Vindé, *Essai sur les constructions rurales économiques, contenant,* etc. Paris, 1824, in-fol., pl. 36. — Raige-Delorme, art. Habitation, in *Dict. de Méd.* en 30 vol., t. XIV, 1836. — Piorry, *Dissert. sur les habitations privées.* Th. de concours. Paris, 1837, in-8°. — *Améliorations qui ont été proposées pour l'hygiène des ateliers de travail et des établissements d'instruction,* in *Ann. de la Soc. méd.-chir. de Bruges,* 1842, part. III, liv. I.— *First and Second Report of the Commissioners for inquiring into the State of Large Towns and Populous Districts.* London, 1844-45, in-8°, 4 vol. — Ducos (J. B.), *De l'hygiène des habitations.* Th. de Paris, 1848, n° 182.—Braun, *Das heutige Bauwesen,* in *Henke's Ztschr. f. d. St.,* Hft. 3, 1848. — Villermé, *Rapport sur les cités ouvrières,* in *Ann. d'hyg.,* 1re sér., t. XLIII, p. 241, 1850. — Roberts (H.), *Des habitations des classes ouvrières,* trad. franç., pl. 16. Paris, 1850, in-4°. — Driollet (H.), *Améliorations des logements d'ouvriers. Étude pratique,* etc. Nantes, 1850, in-8°. — Gavin (H.), *The Habitation of the Industrial Classe an Adress.* London, 1850, in-8°. — *Rapport à l'Académie nationale de Metz sur l'insalubrité des habitations et sur la proposition de construire des bâtiments spéciaux pour y loger des ouvriers.* Metz, 1850, in-8°. — Grainger, *Report of the General Board of Health, on the present state of certain parts of the Metropolis, and of the Model Lodging Houses of London.* London, 1851, in-8°. — Joire, *Logement du pauvre et de l'ouvrier considérés sous le rapport de l'hygiène publique et privée,* in *Ann. d'hyg.,* 1re sér., t. XLV, p. 290, 1851. — Laquerière (de), *De l'hygiène de l'habitation.* Paris et Rouen, 1851, in-8°. — Du même, *Remarques sur l'hygiène de l'habitation et quelques mots de la reconstruction,* etc. Paris, 1852, in-8°. — *Quelles sont les mesures à prendre pour l'assainissement des quartiers et l'amélioration des habitations occupées par la classe ouvrière et indigente,* etc. (congr. d'hyg. de Bruxelles), in *Ann. d'hyg.,* 1re sér., t. XLVIII, XLIX, 1852, 1853. — Curtillet (P.), *De la manière de disposer les habitations à l'usage des hommes et des animaux.* Marseille, 1853, in-8°. — *Les garnis de Londres,* in *Union méd.,* 1853, p. 34.— Gourlier (Ch.), *Des voies publiques et des habitations particulières à Paris. Essai sur les améliorations,* etc. Paris, 1853, in-8°. — Hecker, *Die Vohnungen der Armen,* in *Casper's Vjtschr.,* t. V, p. 43, 1854. — Persigny (F. de), *Rapport sur les cités ouvrières,* in *Monit. univ.,* 10 avril 1854. — Glover (G.), *Report of the Common and Model Lodging Houses of the Metropolis.* London, 1855, in-8°. — Mueller et Clavel, *Habitations ouvrières et agricoles, cités, bains, lavoirs, sociétés alimentaires,* etc. Paris, 1856, in-8°, atl. 45 pl. — Chevalier (A.), *De la nécessité de bâtir des maisons pour loger les classes moyennes (les ouvriers); de la possibilité,* etc., in *Ann. d'hyg.,*

2e sér, t. VIII, p. 160, 1857. — Rumsey (H. W.), *Density of Population and Localisation of Dwellings*, in *British Med. Jour.*, 1857. — Hartshorne (C.) · *Houses for Workingmen; their Arrangement, Drainage and Ventilation*, ibid. — Bouchard (L.), *Traité des constructions rurales*, 1re part., fig. Paris, 1858, gr. in-8°.—Baring (W.), *Wie Arbeiterwohnungen gut und gesund einzurichten und zu erhalten seien* (Mém. cour.). Basel, 1860, in-8°. — Becker (Bern.), *Même titre* (Mém. cour.), ibid. 1860, in-8°. — Desmartis (T. P.), *Logement des classes pauvres*. Bordeaux, 1861, in-8°. — Houze de l'Aulnoit (A.), *Des logements d'ouvriers à Lille : la cité Napoléon.* Lille, 1863, in-8°. — Bertelé (A. B.), *Quelques mots sur les logements d'ouvriers.* Th. de Strasbourg, 1863, n° 65. — Marmisse, *Recherches statistiques sur les maisons de Bordeaux au point de vue de l'hygiène publique.* Bordeaux, 1863, in-8°.— Reich (E.), *Die Wohnsitze der Menschen*, in *Goth. Tagebl.*, 1863, n° 148, et in *Medizin. Abhandl.* Wurzb., 1871, in-8°, p. 91. — Druitt, *On the Construction and Management of Human Habitations considered in Relation to the Public Health*, in *Brit. and For. Med. Rev.*, t. XXXV, p. 1, 1865. —Gottesheim (Fr.), *Ueber Kost- und Logirhäuser.* Basel, 1867, in-8°, et *ibid.*, 1870, in-8°. — Dumesnil · O.), *Habitations ouvrières* (Exposit. internat. de 1867), in *Ann. d'hyg.*, 2e sér., t. XXVIII, p. 439, pl. 1867. — Simonin (L.), *Les cités ouvrières des houilleurs dans les mines du centre français* (Rev. univ. des mines). Paris, 1867, in-8°, pl. 11.—Dewyn (L.), *Étude sur les habitations ouvrières de l'arrondissement de Lille.* Th. de Paris, 1868, n° 74. — Laspeyres (Et.), *Der Einfluss der Wohnung auf die Sittlichkeit Eine moralstatistiche Studie über die arbeitenden Klassen der Stadt Paris.* Berlin, 1869, in-8°, tabl. — Voir les journaux et traités d'architecture.

Insalubrité. Assainissement : Adolphi (Chr. M.), *De ægrotorum conclave.* Lipsiæ, 1704, in-4°. — Vedel, *De aeris frigidi in conclave irruentis accumulatione impedienda.* Jenæ, 1720, in-4°.— Bourdelin (L. H.), *An in lecto undique clauso dormire noxium?* (Resp. affirm.). Th. de Paris, 1767, in-4°. — *Natürliche Ursachen von der Gefährlichkeit der Wohnungen auf dem Erdboden.* Leipzig, 1768. — Cadet de Vaux, *Avis sur les moyens de diminuer l'insalubrité des habitations qui ont été exposées aux inondations.* Paris, 1784, in-8°.— Du même, *Moyens de prévenir et de détruire le méphitisme des murs.* Paris, an IX, in-8°. — Darcet et Thénard, *De l'emploi des corps gras comme hydrofuge dans la peinture sur pierre et sur plâtre, et dans l'assainissement des lieux bas et humides,* in *Ann. de chim.*, 1re sér., t. XXXII, p. 24, 1826. — Jahn (G. A.), *Wirkungen einer Luftvergiftung durch den Holz-Schwamm* (merulus destruens) ; *Nebst.,* in *Hufeland's Journ. f. Pract.*, t. LXII, p. 3, et t. LXIII, p. 45, 1826. — Rohault, Petit et Trebuchet, *Rapport sur la salubrité des habitations.* Paris, 1832, in-8°. — Foucault, *Note sur l'influence fâcheuse que peuvent exercer sur la santé les arbres trop rapprochés des habitations,* in *Compt. rend. de l'Acad. des sc.*, t. XIII, p. 28, 1841.—Darcet, *De la conservation des meubles, des gravures, des livres, etc., dans les maisons de campagne qui ne sont pas habitées pendant l'hiver,* in *Ann. d'hyg.*, 1re sér., t. XXX, p. 43, 1843. — Du même, *Des rapports de distance qu'il est utile de maintenir entre les fabriques insalubres et les habitations qui les entourent,* ibid., p. 321. — Kold-Bernard, *Rapport sur l'assainissement des habitations des classes pauvres de la ville de Lille,* in *Rapp. sur les trav. du Cons. central de salubrité du dép. du Nord,* 1843. — Vaudoyer (L.), *Instruction sur les moyens de prévenir ou de faire cesser les effets de l'humidité dans les bâtiments.* Paris, 1844, in-4°, pl. 1. — Boutigny, *Sur un moyen de remédier à l'humidité des maisons amenée par l'emploi du sable de mer,* in *Bull. de thérap.*, t. XXVIII, p. 50, 1845.— Riancey (de), *Rapport fait au nom de la Commission d'assistance et de prévoyance, sur la proposition de M. de Melun (du Nord), relative à l'assainissement des logements insalubres.* Paris, 1850. — Lance (A.), *Rapp. fait au nom d'une commission à la Société centrale des architectes pour étudier les moyens propres à assurer l'assainissement des habitations insalubres,* 3 tabl., in *Bull. de la Soc. centr. des architectes.* Paris, 1850. — Passot, *Des logements insalubres, de leur influence et de leur assainissement,* in *Gazette méd. de Lyon,* 1851.—Langlois d'Estaintot, *De l'insalubrité des logements ; projet de réforme,* etc. Rouen, 1851, in-8°. — Trébuchet, *Rapport des travaux de la Commission des logements insalubres pendant l'année 1851.* Paris, 1852, in-4°. — Du même, *Id. pendant les années 1852-56.* Paris, 1857, in-4°. — Du même, *Id. pendant les années 1857-59.* Paris, 1860, in-4°. — Du même, *Id. pendant les années 1860-61.* Paris, 1863, in-4°, etc. — Dressler, *Die Kellerwohnungen und ihre Bewohner in Sanitätspolizeilichen Beziehung,* in *Casper's Vtjschr.,* t. VI, p. 294, 1854. — *Circulaire du Préfet du Nord aux maires sur l'assainissement des habitations, etc.,* in *Rapp. sur les trav. du cons. centr. de salub. du Nord,* t. XII, p. 102, 1854, — *Ordonnance de police concernant la salubrité des habitations,* nov. 1853 et fév. 1854, in *Ann. d'hyg.,* 2ᵉ sér., t. I, p. 45, 1854. — *Amtliche Verfugung betreffend ungesunden Wohnungen,* in *Casper's Vtjschr.,* t. XII, p. 343, 1857. — Debourge, *Un mot sur les habitations insalubres, sur les dangers que présentent de telles demeures, et sur les principaux moyens à mettre en usage pour leur assainissement.* Mi recourt, 1860, in-18. — *Une nouvelle cause d'insalubrité des habitations,* in *Rev. de thérap. méd. chir.,* t. VIII, p. 638, 1860. — Maier, *Ueber den Hausschwamm, boletus destruens, und merulus vastator,* in *Bayer. aerztl. intell. Bl.,* n° 41, et *Canstatt's Jahresb.,* 1862, VII, 62. — Lion, *Die Wohnungsnoth und ihre hygienische Bedeutung,* in *Monatsbl. f. med. St.,* 1865, n° 10 et *Canstatt's Jahresb.,* 1865, VII, 36. — *Denkschrift des naturwiss. Vereins von Karlsruhe zum Schutze gegen Verderbniss des Bodens, der Brunnen und Wohnungen.* Karlsruhe, 1866, in-8°. — Glatter, *Die unterirdische Boden entwässerung von Standpunct der öffentlichen Gesundheitspflege,* in *Wien. med. Wchschr.,* 1866, n° 76, 77. — Baring (W.), *Der Wasserdampf in der Wohnungsluft,* in *Hannov. Ztschr. f. Heilk.,* 1867, n° 3. — Leuhardt, *Ueber Kellerwohnungen, insbesondere die Berliner, in hygienischer und sanitätspolizeilicher Beziehung,* in *Vtjschr. f. Gerichtl. u. öffentl. Med.,* Nᵉ, Fᵉ, t. VIII, p. 255, 1868. — Becker (W. A.), *Ueber die Ursachen und die Nachtheile der Feuchtigkeit in den Gebäuden und über Cement als Mittel gegen dieselbe.* Berlin, 1868, in-fol., fig. — Descilleuls (Alf.), *Commentaire de la loi du 13 avril 1850 sur les logements insalubres.* Paris, 1869, in-12.

Habitations récentes : Gockel (E.), *Ab inhabitatione conclavis nuperrime extructi et concamerati ac calce noviter illiti, mala et periculosa symptomata excitata,* in *Miscell. Acad. nat. cur.,* dec. III, an IX et X, p. 139, 1700-1705. — Marquart (H. J.), *Ergò domos nuper extructas habitare noxium.* Th. de Paris, 1763, in-4°. — Born (K. F.), *Ueber das frühe Bewohnen neuer Steinhäuser mit Zusätzen von Georgi zu Petersburg.* Petersb., 1789, in-8°, et in *Scherf's Beiträge zum Archiv der med. Poliz.,* t. VIII, p. 1, 1798. — Klaproth, *Noxæ ædium recentium,* in *Knape's krit. Annal. der St.,* t. I, n° 1, 1304. — Dagoumer, *Du danger d'habiter trop tôt des maisons nouvellement bâties.* Paris, 1825, in-8°. — Sainte-Marie (E.), *Édifices récemment construits et méphitisme des murs,* in *Lectures relat. à la Police méd.* Lyon, 1829, in-8°. — Batillat, *Moyen de déterminer promptement le degré d'humidité des plâtrages dans les habitations,* in *Journ. de chim. méd.,* 2ᵉ sér., t. IX, p. 198, 1843. — Riedel, *Von den Nachtheilen welche das Bewohnen neuerbauter Häuser auf die Gesundheit und das Leben der Bewohner derselben ausübt,* etc., in *Hufeland's Journ. f. prakt.,* etc., t. CXVII; VI st., p. 34, 1844. — Krügelstein, *Von den mit dem Bewohnen neugebauter Häuser für die Gesundheit verbundenen Gefahren und den Mitteln,* etc., in *Mag. für Staatsarzneik.,* III, 1, et *Schmidt's Jahrb.,* t. XLVI, p. 227, 1845. — Miller (J.), *Ueber die Nothwendigkeit der sanitätspolizeilicher Ansicht auf Wohnungen und Neubauten,* in *Med. corresp. Bl. Bayer. Aerzte,* 1845, et *Canstatt's Jahresb.,* 1846, t. VII, p. 48. — Zimmermann, *Ueber das rasche Beziehen neugebauten Wohnungen,* in *Hamburg's Klima, Witterung u. s. w.,* 1846, 8. — *Discussion über die Hygiene in Bezug auf Bewohnung neugebauter Häuser,* in zwei Sectionssitzungen, etc., in *Vtjschr. f. d. prakt. Heilk.* in *Prag.,* t. XIII. Analekt, p. 140, 1847. — Fischer, *Die neugebauten Wohnungen und deren Gefahren für ihre Bewohner.* Göttingen, 1855, in-8°. — D'Espine (Marc), *Moyen de juger jusqu'à quel point une maison récemment bâtie est assez sèche pour être habitée impunément,* in *Ann. d'hyg.,* 2ᵉ sér., t. III, p. 291, 1855. — Lassaigne (J. J.), *Constatation directe du degré d'humidité des murs plâtrés dans les habitations récemment bâties,* ibid., t. IV, p. 89, 1855. — Schauenstein, *Die Bauordnung und die Neubauten Wiens vom hygienischen Standpunkte,* in *Wochenbl. der Ztschr. der KK. Gesellsch. der Aerzte in Wien,* 1861, p. 165. — Holst, *Ueber die Bewohn-*

barkeit neugebauter Häuser, in *Bayer. intell. Bl.* 1862, n° 46, et *Canstatt's Jahresb.*, 1862, t. VII, p. 62. — RITTER, *Ueber Abwehr ungehöriger Feuchtigkeit bei der Errichtung neuer Wohngebäude*, in *Vtjschr. f. gerich. und öffentl. Med.*, N°. F°., t. IX, p. 335, 1868.

Villes ; assainissement : WASSERBERG (Fr. X.), *Von dem Nutzen und der Weise die Luft rein und Städte sauber zu halten*. Regensburg, 1772, in-8°. — DEHORNE, *Mém. sur quelques objets qui intéressent plus particulièrement la ville de Paris.* Paris, 1788, in-8°. — BERTHOLON, *Mem. sur la manière de procurer la salubrité aux villes par le pavement et le nettoiement des rues*, in *Mém. de Lausanne*, t. I, *Hist.*, p. 15, et *Mém.*, p. 277. — ODERKAMP, *Quibus ex causis urbium salubritas aut insalubritas potissimum derivanda sit.* Heidelberg, 1789. — GIRARD, *Rapport sur les moyens de dessécher et d'assainir les boulevards extérieurs de Paris*, in *Recueil industriel de Moléon.* Paris, 1827. — PARENT-DUCHATELET, *Des obstacles que les préjugés médicaux apportent, dans quelques circonstances, à l'assainissement des villes et à l'établissement, etc.*, in *Ann. d'hyg.*, 1re sér., t. XIII, p. 243, 1835. — *Nettoiement de la ville de Paris. Mém. présenté au conseil de préfect. du département de la Seine par la liquidation de MM. Lavalette et Cie.* Paris, 1839, in-4°. — ALISON, *Observ. on the Management of the Poor in Scotland and its Effects on the Health of the Great Towns.* Edinburgh, 1840, in-8°. — MONFALCON et DE POLINIÈRE, *Traité de la salubrité dans les grandes villes, suivi de l'hygiène de Lyon.* Paris, 1846, in-8°. — *The Health and Sickness of Town Population.* Lond., 1846, in-8°. — OSTROWSKI (A.), *Études d'hygiène publique sur l'Angleterre*, in *Ann. d'hyg.*, 1re sér., t. XXXVII, p. 5, 1847. — BERTULUS, *Dégénération physique et morale des peuples dans les grandes villes*, in *Gaz. méd.*, 1847, p. 789, 819. — *Ordonnances concernant le balayage, le nettoiement, le transport des matières insalubres, l'arrosement*, ibid., XL, p. 429, 1848. — HOSKING (W.), *Healthy Homes, a Guide to the Proper Regulation of Buildings, Streets, Drains and Sewers.* London, 1849, in-8°. — ROCHE (L. Ch.), *Pavage de Paris*, in *Revue municip.*, 1849. — CHEVALLIER (A.), *Notice historique sur le nettoiement de la ville de Paris depuis 1814 jusqu'à l'époque actuelle, pour servir à l'histoire de la salubrité dans les grandes villes*, in *Ann. d'hyg.*, 1re sér., s. XLII, p. 262, 1849.— Du MÊME, *Consultation sur l'assainissement d'une petite ville; sur les améliorations, etc.*, ibid., 2e sér., t. XI, p. 336, 1859.— DANCY, *Rapport sur le pavage et le macadamisage des chaussées de Londres et de Paris*, in *Ann. des ponts et chaussées.* Paris, 1850, 2e sem. — BOUDIN, *Études sur le pavage, le macadamisage, etc.*, in *Ann. d'hyg.*, 1re sér., t. XLV, p. 253, 1851. — LANDRY, *Application des lois de l'hygiène à la disposition des villes*, in *Un. méd.*, 1851, p. 195. — *Quels sont les travaux d'assainissement qu'il importe d'exécuter successivement et par ordre d'urgence dans les villes et dans les campagnes*, in *Compt. rend. du Congr. d'hyg. de Bruxelles.* Bruxelles, 1851, p. 21, 69. — CHEVREUL, *Mém. sur plusieurs réactions chimiques qui intéressent l'hygiène des cités populeuses*, in *Ann. d'hyg.*, 1re sér., t. L, p. 5, 1853. — MILLE, *Rapport sur le mode d'assainissement des villes en Angleterre et en Écosse*, etc. Paris, 1854, in-4°. — BOELLAERT et GOSSELET, *Mém. sur l'état hygiénique de la ville de Lille au point de vue de l'assainissement des rues, canaux, égouts, etc.* Lille, 1854, in-8°, et in *Rapp. sur les trav. du cons. cent. de salubr. du dép. du Nord*, t. XII, p. 35-102, 1854, fig. — ALLAIN (A. F.), *Exposé avec plan d'un système complet et remarquablement économique d'assainissement des propriétés et des voies publiques.* Paris, 1856, in-4°. — CHOWNE (W. D.), *Influence of Artificial Heat on the Atmosphere in London*, in *Assoc. Med. Journ.* 1857, n° 200. — *Ueber den Einfluss der Strassenstaubes auf die Menschliche Gesundheit.* (Gutachten des coll. der Berl. Polizeiphys.), in *Archiv. der deutschen Medizinalgesetzgebung*, etc. Erlangen, t. II, 1858. — INNHAUSER, *Die Stadtreinigung in Wien*, in *Ztschr. der K.K. Gesellsch. der Aerzte zu Wien*, 1859, p. 175. — Du MÊME, *Canalisirungs Frage in Wien*, ibid., p. 319. — CHRASTINA (J.), *Der Strassenstaub in Wien als gesundheitsschädliche Potenz*, in *OEsterr. Ztschr. f. prakt. Heilk.*, t. VI, p. 731, 745, 1860. — SONNENKALB, *Der Strassenstaub in Leipzig. Eine medizinal-polizeiliche Skizze.* Leipzig, 1861, in-8°, et *Canstatt's Jahresb.*, 1862, t. VII, p. 63. — WIEDE, *Ueber die Reinigung und Entwässerung der Stadt Berlin.* Berlin, 1861, avec pl. in-fol. — CEULENAER VAN BOUWELL, *De l'hygiène dans ses rap-*

ports avec l'industrie moderne, in *Ann. de la Soc. de méd. d'Anvers*, 1861. — PILAT et TANCREZ, *Hygiène de la ville de Lille ; réponse*, etc. Lille, 1862, in-8. — MOLL, *L'assainissement des villes, par la fertilisation des campagnes*. Paris, 1864, in-8º. - THUDICHUM (J. L. W.), *Ueber die Grundlagen der öffentlichen Gesundheitspflege in städten vom Standpunkte der Staats-arzneik*. Frankf. a. M., 1875, in-8º, fig. — MARMISSE, *Infection du sol dans les grandes villes, ses causes diverses. Insalubrité des grandes tranchées ouvertes dans leur sein ; mesures hygiéniques*, etc. Bordeaux, 1865, in-8º.— WILLIAMSON (Th.), *On Certain Causes affecting the Origine of Diseases of Large Towns*, in *Edinb. med. J.*, t. II, p. 695, 1865-66. — FRIEDMANN, *Ueber die Luftverbesserung in den Strassen und Häusern grosser Städte und*, etc., in *Wien. med. Wochenschr.* 1866, p. 1310. — GLATTER, *Die unterirdische Bodenentwässerung vom Standpunkt*, etc., in *Wien. med. Wochenschr.*, 1866, nos 76, 77. — EIGENBRODT (C.), *Die Städtereinigung zur Verhutung der steigenden Verunreinigung der Erdbodens, als*, etc. Darmstadt, 1867, in-8º. — KOENIG (Er.), *Anlage und Ausführung von Wasserleitungen und Wasserwerken, mit.*, etc. Leipz., 1868, in-8º, pl. — MÜLLER (A.), *Die Ziele und Mittel einer gesundheitlichen und wirthschaftlichen Reinhaltung der Wohnungen besonders der städtischen*. Dresden, 1869, in-8. — OLIVER (G.), *The Atmosphere of Towns in its sanitary Aspect*. in *Brit. Med. J.* 1870, t. I, p. 358. — FREYCINET (Ch. de), *Principes de l'assainissement des villes, comprenant*, etc. Paris, 1870, in-8º et Atl. in 4º. V. plus bas, *Ventilation, Égouts*, etc.

Particularités des habitations. Vert arsenical : GMELIN (L.), *Warnung vor nachtheiligen Ausdünstungen grüner Tapeten und Oelandstriche*, in *Carlsr. Ztg*, 1839, nov. — DU MÊME, *Die Nachtheile der grünen Tapeten für die Gesundheit betreffend*, in *Ann. der Staatsarzneik.*, t. X, p. 407, 1845. — BASEDOW, *Arsenik-dunst in Wohnzimmern*, in *Preuss. ver. Ztg.*, nº 46, 1846, et *Schmidt's Jahrb.*, t. LIII p. 8º, 1846. — DU MÊME, *Fernere Beobachtungen über die gesundheitnachdeilgen Ausdünstungen der Zimmerfarben Arseniksaurem Kupferoxyd*, in *Casper's Wochenschr.*, 1848, nos 27, 28. — DU MÊME, *Entgegnung auf Krahmer's Wort, gegen die Furcht von den arsenikhaltigen Malerfarben*, in *Deutsch. Klinik*, t. V, p. 49. 1853. — CARLSON, *Nachtheilige von mit arsenikhaltigen Farben angestrichenen Tapeten*, in *Hygiea*, t. XI et XII, et *Schmidt's Jahrb.*, t. LXXII, p. 144. — KRAHMER (L.), *Ein Wort gegen die Furcht von den arsenikhaltigen Malerfarben*, in *Deutsch. Klinik*, p. 481, 1852. — KLEIST (F. W. , *Betrachtungen über die schädlichen Wirkungen arsenikhaltiger Farben auf den menschlichen Organismus*, etc., in *Canstatt's Jahresb.*, t. VII, p. 59, 1855. — HINDS (W.), *Arsenical Poisoning by a Wall-Paper*, in *Med. Times and Gaz.*, t. I, p. 177, 1857. — DU MÊME, *Another case of Arsenical Poisoning by a Decorative Wall-Paper*, ibid., p. 520. — ABEL., *Arsenic in Paper-Hangings*, in *Pharm. Journ.*, 1858 (mai), et *British and For. Rev.* 2e sér., t. XXII, p. 521, 1859. — *Observations et discussions*, in *Med. Times and Gaz.*, t. I, p. 64, 76, 1858 ; t. II, p. 275, 300, 1859 ; t. I, p. 14, 191. — Obs. de TAYLON, *ibid.*, t. I, p. 5, 1859 ; — de KESTEVEN, *ibid.*, p. 43 ; — de GAY, *ibid.*, p. 94 ; — de ROOKE, *ibid.*, p. 120 ; — de WRIGHT, *ibid.*, p. 169 ; — de HASSALL, in *The Lancet*, t. I, p. 70, 1859, et t. II, p. 95, 1859 ; — De BELLENDEN, in *The Lancet*, 1860, t. I, p. 129 ; — De EVANS, *ibid.*, 1860, t. II, p. 596 ; — De METCALFE, *ibid.*, 1860, t. II, p. 535. — WHITEHEAD (J.), *On arsenicated Wall-Papers*, in *Brit. med. J.*, 1858, sept. et *Brit. and For. Rev.*, 2e sér. t. XXIII, p. 519, 1859. — LORINSER (W.), *Chronische Arsenik und Kupfer Vergiftung durch längern Aufenthalt in mit mitisgrün ausgemalten Zimmern*, in *Wien. med. Wochnschr.*, 1859, nos 43, 44, *Trad. in J. de Ch. med.*, 4e sér., t. VI et VII, 1860, 1861. — OPPENHEIMER, *Chronische Arsenvergiftung durch grünen Zimmeranstrich*, in *Verhandl. der nat.* etc. *zu Heidelberg*, t. I, p. 220, 1859, et *Schmidt's Jahrb.*, t. CX, p. 88, 1861. — BUNSEN, *Ueber die Anwendung der grünen Arseniktapeten*, in *aerztl. Mittheil. aus Baden*, t. XIII, p. 7, 1859, et *Schm. Jahrb.*, t. CX, p. 94, 1861. — BEAUGRAND, *Des différentes sortes d'accidents occasionnés par les verts arsenicaux employés dans l'industrie*, in *Gaz. des hôp.* 1859, p. 98, 111. — PAILLON, *Du danger que présentent certains papiers non glacés employés comme tenture dans les appartements*, in *Gaz. med. de Lyon*, t. XI, p. 220, 1859. — KLETZINSKY (V.), *Ueber Scheel'sches Grün als Wandfarbe*, in *Monatschr. f. sanitätspoliz.* t. II, p. 84, 1859. — MÜLLER (Fr.), *Ueber*

Satätswidrige Verwendung arsenikhaltiger Farbstoffe und die Schädlichheit der Bewohnens mit solchen Farben getünchter Zimmer, in *Wien med. Wchnschr.* 1860, n⁰ˢ 18-20. — Wittstein, *Ueber die Schädlichkeit der arsenikalische Farben enthaltenden Anstriche und Tapeten in Wohnzimmern,* etc., in *Arch. d. Pharm.,* t. CLIV p. 36, 1860. — Euclenberg (H.), *Ueber arsenikhaltige rothe Tapeten,* in *Beiträge zur exakt. Forsch.,* 1. Hft. 1860, p. 11. — Fabian, *Chemische Beiträge zur Geschichte der chronischen Arsenvergiftungen veranlasst durch Bewohnen von Lokale mit arsenhaltiger Wandbekleidung,* in *Schmidt's Jahrb.,* t. CX, p. 91, 1861. — Flament, *Des accidents produits par les papiers peints au vert arsenical.* Th. de Strasbourg, 1861, n⁰ 576. — Pappenheim (L.), *Die arsengrünen Tapeten,* in *Beiträge zur exakt. Forsch.* 2. Hft. 1861, p. 63.— Buchner, *Bericht. über zwei Abhandl. der Her Fr. Müller and Fabian betreffend,* etc., in *Bayer. aerztl. int. Bl.* 1861, n⁰ 46, et *Canst's, Jahresb.,* VII, p. 61, 1862. — Frazer (W.), *On arsenical Paper hangings,* in *Dubl. hosp. Gaz.,* t. VIII, p. 84, 1861. — Kausow, *Zur Lehre von der Schädlichkeit arsenikhaltiger Zimmeranstriche,* in *Deutsche Klin.,* t. XIII, p. 261, 299, 319 ; 1861. — Kirchgaesser (Gisb.), *Ueber die Vergiftung durch grüne Zimmerfarben. Ein Beitrag,* etc., in *Vtjschr. f. gerichtl. u. öffentl. Med.,* 2ᵉ sér., t. IX, p. 96, 1868.

Térébenthine : *Accidents causés par le vernis d'un appartement,* in *J. de chim. méd.,* 2ᵉ sér., t. IX, p. 347, 1843. — Schulz, *Ueber den Einfluss des äussern Œlanstrich der Häuser auf die Gesundheit der darin Wohnenden,* in *Verhandl. d. Ver. f. St.,* 1855, et *Schmidt's Jahrb.,* t. CX, p. 135, 1856. — Marchal, *Mém. sur l'empoisonnement par la vapeur d'essence de térébenthine,* in *Union méd.,* 1856. — Leclaire, *Recherches concernant l'influence que peut avoir l'essence de térébenthine sur la santé des ouvriers,* etc. Paris, 1861, in-8°. — Chevallier (A.), *Rapp. sur un procédé de peinture sans essence,* etc., in *Bull. de la Société d'encouragement,* mars, 1861. — Du même, *Des dangers qui peuvent résulter du séjour dans des localités où l'essence de térébenthine,* etc., in *Ann. d'hyg.,* 2ᵉ sér., t. XX, p. 95, 1863. — Liersch (W.), *Zur Vergiftung durch Terpentindunst (Terpentinanstrich),* in *Casper's Vtjschr.,* t. XXII, p. 232, 1862. Traduit par E. Beaugrand, in *Ann. d'hyg.,* 2ᵉ sér., t. XX, 106, 1863.

Autres causes d'insalubrité : Darcet et Braconnot, *Obs. d'asphyxie lente due à l'insalubrité des habitations et à des émanations métalliques,* in *Ann. d'hyg.,* 1ʳᵉ sér., t. XVI, p. 24, 1836. — Devergie (A.), *Consult. méd.-lég. à l'occasion d'un cas remarquable d'asphyxie par la carbonisation des poutres,* ibid., t. XIII, p. 442, 1835. — Bayard et Tardieu, *Rapp. sur une double asphyxie par la carbonisation des poutres,* ibid., t. XXXIV, p. 369, 1845.

— Fonssagrives, *La maison chez les Anciens. Étude d'hygiène archéologique* Montpell., 1867, in-8. — Manega, *Die Anlage von Arbeiter Wohnungen,* etc., mit 16 Taf. Weimar, 1871, — Nicolle, *Hygiène de l'habitation.* Rouen, 1871, in-8°. — Keller. *Ueber die Grundzüge eines zuerlassenden Baugesetze,* etc., in *Corr. Bl. des niederrh. Ver. f. öff. Ges.-Pfl.,* p. 233, 1872. — Müller (A.), *Ueber den Baugrund der Wohnhäuser,* in *Deutsch. Vierteljahrs. f. öff. Ges.-Pfl.,* Bd. IV, H, 2, p. 258, 1872. — Rücker, *Die Wohnhäuser für Beamte u. Arbeiter,* etc., *Corr.-Bl. d. niederrh. Ver. f. öff. Ges.-Pfl.,* p. 127, 1872. — Derby (G.), *House-drains,* in *The Boston med. a. surg. Journ.,* febr. 6, n⁰ 6, 1873. — Eassie (W.), *Reports on sanitary engineering in houses,* etc., in *Brit. med. Journ.,* 1873-74. — Hayworn (W.), *On health comfort in house building,* in *The med. Press. a. Circ.,* sept., 1874. Virchow, *Reinig. u. Entwässerung Berlins, mit Taf, u, Tabell,* Berlin, 1873. — Fonssagrives. *Hygiène et assainissement des villes.* Paris 1874, in-8°. — Karajan (V.), *Ueber die Assanirung grosser Städte,* etc., in *Wien. med. Presse,* n⁰ 46, 1874. — Göttisheim, *Desinfection grosser Städte,* in *Corr.-Bl. Schweiz, Aerzte.* n⁰ 24, 1874. — Wiede, *Ueber den Bau städtlicher Strassen,* in *Viertelj. f. ger. Med,* u. öff. Sanitätswesen, April, p. 313, 1874. — Stockton-Hough (J.), *De l'influence comparée des villes et des campagnes sur la santé,* etc., in *Ann. d'hyg.,* 2ᵉ sér., t. XLI!1, 1875.

Fleck, *Ueber den Arsengehalt der Zimmerluft,* in *Zeieschr. f. Biol.,* Bd. VIII. p. 444, 1873. — Clarke, *On arsenical disease, or the Disorders produced by arsenical papers and colours,* in *Brit. med. Journ.* vol. II, p. 698, 1873. — Mayet, *Sur*

l'action toxique d'un papier de tenture coloré par la coralline mélangée à un arséniate, in *Ann. d'hyg. publ.*, 2e série, t. XLII, 1874.
— Lang, *Ueber die Porosität einiger Baumaterialien*. In *Zeitschr. f. Biologie*, Bd. XI, p. 313, 1875. — Strassmann, *Anfordr. an die Baupolizei in Bezug auf neue Stadttheile*. In *D. Viert. f. öff. Ges.-Pfl.*, Bd. VII, p. 52, 1875. — Schwabe, *Einfluss der verschied. Wohnungen auf die Gesundheit ihrer Bewohner*. Ibid., p. 71. — Tollet, *Sur les princip. qui doivent présider à la construct. des logements en commun*, in *Compt. rend. Acad. d. sci.* t. LXXXII, p. 447, 1876. — Guttstadt, *Ueb. Kellerwohnungen in Berlin*, in *Viert. f. ger. Med.*, Jan. u. Apr. 1877. — Friedländer, *Ueb. die Wohnungsverhältnisse der ärmeren Klassen*, in *D. Viert. f. öff. Ges.-Pfl.*, Bd. IX, p. 126, 1877. — Fodon, *Das gesunde Haus und die gesunde Wohnung*. Aus dem Ungar. übers. Braunschweig, 1878. — Dumesnil, *Les garnis insalubres de la ville de Paris*, in *Ann. d'hyg. publ.*, mars 1878, p. 193. — Kuns. *Quelq. réflex. sur les nouvelles constructions dans les grandes villes au point de vue de l'hygiène*, in *Ann. de la soc. de méd. d'Anvers*, 1878, p. 265. — Bourgeois. *Essai sur l'hyg. intérieure des appartements*. Ibid., janv.-févr. 1879. — Hesse (W.). *Ein Beitrag zur Wohnungshygiene*, in *Viert. f ger. Med.*, Bd. XXXI, p. 163, 1879. — De Chaumont, *The habitation in relation to health*. London, 1879, in-12. — Wolffberg, *Ueb. den Einfluss der Wohnungen auf die Gesundheit*, in *Corr.-Bl. des Niederrh. Ver. f. öff. Ges.-Pfl.*, Bd. IX, p. 4, 1880. — Corfield (W.-H.), *Dwelling houses; their sanitary construction and arrangement*. London, 1880, in-8. — Layet, *De la porosité des matériaux de construction considérée au point de vue de l'hygiène*, in *Rev. d'hyg.*, 1881, p. 461. — Lang, *Neuere Versuche über das hygroscopische Verhalten von Baumaterialien bei Temperaturen über und unter 0°*. in *Zeitschr. f. Biol.* Bd. XVI, p. 413, 1881. — Varrentrapp, *Bauordnungen und Ueberwachung von Bauten*, in *Viert. f. öff. Ges.-Pfl.*, 1881. p. 543.

Fischer, *Die Verwerthung der städtischen u. Industrie-Abfallstoffe*. Leipzig, 1875. — OEsterlen, *Paris und die Hygiene während der Belagerung von 1870 u. 1871*, in *D. Viert. f. öff. Ges.-Pfl.*, H. 3, p. 410, 1877. — Bochmann. *Die Reinig. u. Entwässerung der Städte*. Riga, 1877. gr. in-8. — Kufferberg, *Ein Beitrag zur Beurtheilung des Gesundheitszustandes einer Stadt*. Mainz, 1877, gr. in-8. — Durand-Claye, *Les travaux d'assainissement de Danzig, Berlin, Breslau*, in *Rev. d'hyg.*, 1881, p. 9, 93. — Vallin, *De l'emploi des sels déliquescents pour l'arrosage des voies publiques*, ibid., p. 600. — Du même, *Les projets d'assainissement de Paris*, ibid., p. 809.

Wolffhügel. *Ueber die Verunreinigung des Bodens durch Strassencanäle*, etc. In *Zeitschr. f. Biol*. Bd. XI, p. 459, 1875. — Gildemister, *Die Städtereinigungsfrage*. Bremen, 1879, in 8. — Vogt (A.). *Ueber die Richtung städtischer Strassen nach der Himmelsgegend*, in *Zeitschr. f. Biol.* Bd. XV, 1879. — Zuber. *De l'orientation et de la largeur des rues des villes*, in *Rev. d'hyg.*, 1879, p. 887. — Vogt (A.), *Resultate von Versuchen über die Einwirkung der Wärmestrahlen der Sonne auf die Hauswandungen*, in *Zeitschr. f. Biol.*, Bd. XVI, p. 605, 1880. — Zuber, *De l'action des ray. solaires sur les parois des habitations*, in *Rev. d'hyg.* 1880, p. 269. — Sainte-Claire Deville, *Les odeurs de Paris*, in *Compt. rend. Ac. sc.*, t. XCI, n° 12, 1880. — Besanzon (F.), *Étud. des causes de l'infection de Paris*. in *Ann. d'hyg.*, nov. 1880. p. 385. — Verrine. *Infl. de la boue et de la poussière dans les villes*, in *Rev. d'hyg.*, 1880. p. 552. — Czernicki, *Note sur l'assainissem. du quartier du Palais à Avignon au moyen de l'ac. sulfureux*, in *Rec. de mém. de méd. milit.*, nov. et déc. 1880. — Lassar. *Städische Desinfection*, in *Deut. med. Woch.*, n°s 31 et 36, 1880. — Vallin, *Les odeurs de Paris*, in *Rev. d'hyg.*, 1880, p. 833.

Mac-Farlane, *On arsenical wall papers.*, in *Glasg. med. journ.*, janv. 1875. — Brown (F.), *Arsenical paper-hangings*, in *Bost. med. a. surg. Journ.*, May 11, 1876, n° 19. — Batterbury, *Pois ning by wall-paper*, in *Brit. med. journ.*, 1876. — Foster, *On the presence of arsenicum in some samples of furnishing materials*. in *The Lancet*, aug. 11, 1877. — Gregory. *Ein Fall von chron. Arsenikvergiftung durch eine Tapete*, in *Petersb. med. Woch.*, 1878, n° 6. — Bartlett, *Poisonous and non-poisonous paints and wall-papers*, in *Med. press. a. circ.*, nov. 6. 1878,

p. 369. — Paliard, *Des dangers que présente l'emploi du blanc de céruse dans les travaux de peinture*, in *Rev. d'hyg.*, 1879, p. 1004. — Vallin, *De quelques accidents produits par les papiers de tenture récemment appliqués*, in *Rev. d'hyg.*, 1880, p. 481.

Rollet (J.), *Des résidus solid. et liq. des industries au point de vue de la salubrité*, in *Lyon médical*, 1879, nº 45. — Jourdan (G.), *Législation sur les logements insalubres. Traité pratique.* Paris 1879, in-12. — Manjolin, *Étude sur les causes et les effets des logem. insalubres*, in *Bull. Acad. méd.*, 1880, nº 40, et *Gaz. hebd.*, nᵒˢ 42-44. — Trélat (G.), *Rapport sur le projet de règlem. de la commission des logements insalubres*, in *Rev. d'hyg.*, 1881, p. 312.

Voy. aussi la bibliographie de l'article Air confiné et vicié.

Ventilation.

La ventilation ou le renouvellement de l'air dans une chambre, dans un appartement, est plus importante même que ses dimensions, car elle peut en corriger tous les mauvais effets.

Les moyens de ventilation que l'on met ordinairement en usage sont variables. Les plus simples consistent dans l'ouverture des fenêtres, ou bien encore dans l'établissement momentané d'un courant déterminé par l'ouverture de deux croisées, ou d'une fenêtre et d'une porte situées l'une vis-à-vis de l'autre. L'emploi du vasistas peut remplir cette condition; il a de plus l'avantage de ne pas déterminer, dans la saison froide et humide, des courants d'air capables d'agir d'une manière fàcheuse sur les personnes qui se trouvent dans la pièce; la place la plus convenable pour les vasistas est la partie supérieure de la chambre, près du plafond.

S'il existe dans la pièce une cheminée ou un poêle munis d'un bon tirage, c'est le meilleur moyen de ventilation qu'on puisse employer, car la prise d'air supérieure introduit un air froid, qui ne tarde pas à céder la place à l'air chaud et vicié des parties plus basses qu'il va remplacer. Il en résulte que l'air de la chambre est constamment renouvelé et remplacé par un air pur.

Dans les grands établissements, dans les édifices publics, la ventilation s'effectue à l'aide de fourneaux ou de cheminées d'appel, dont la construction assez simple ne doit pas nous occuper ici.

Des moyens de ventilation aussi simples sont insuffisants pour les salles des hôpitaux, des assemblées délibérantes, des théàtres, etc. Aussi a-t-on dû, depuis déjà assez longtemps, s'occuper des moyens qu'il faut employer pour ventiler en grand.

En 1829, le Conseil de salubrité, par l'organe de Darcet, proposa de ventiler les salles de spectacle à l'aide de deux cheminées d'appel : l'une placée au-dessus du lustre, l'autre au-dessus de la scène, et chargées de rejeter l'air vicié au dehors. D'une autre part, l'air pur des corridors, percés de larges fenêtres, s'introduit dans la salle par des ouvertures pratiquées dans les cloisons et les planchers des loges.

M. Guérard fit connaître en 1843 un système très ingénieux de ventilation, mis en usage à la filature de coton de Saint-Wandrille. Il consiste en un tambour muni d'une ouverture centrale de $0^m,60$ de hauteur sur $0^m,40$ de largeur. Un axe y met en mouvement quatre ailes en bois, qui font 360 à 380 tours par minute. Ce tambour est mis en communication avec l'intérieur au moyen d'un large conduit en bois; la machine aspire de 40 à 50 mètres cubes d'air par minute. Il ne faut, pour la mettre en mouvement, que la force de $1/10^e$ de cheval, et son prix est de 100 francs.

M. Poumet a publié un travail des plus intéressants sur la ventilation dans les hôpitaux. Il s'est posé un grand nombre de questions préalables, qui l'ont conduit à se demander combien il fallait de mètres cubes d'air atmosphérique par sujet et par heure, pour alimenter la respiration et la combustion dans les poêles, les cheminées et les appareils d'éclairage.

Après une étude approfondie de toutes les questions préalables qu'il s'était posées, M. Poumet arrive à conclure que, dans les hôpitaux, la ventilation doit donner, par malade et par heure, 20 mètres cubes d'air à $+ 16°$ centig. Partant de cette base, il entre dans des détails très curieux qui lui permettent d'affirmer qu'aucune salle des hôpitaux ne contient la quantité d'air nécessaire pour remplir toutes ces indications.

M. Poumet propose, pour remédier à un tel état de choses, l'établissement de calorifères spéciaux, pour la description desquels je ne puis que renvoyer à son Mémoire.

M. Guérard, dans un travail intéressant, a démontré que les chiffres de M. Poumet étaient encore trop faibles.

M. Boudin s'est assuré avec l'anémomètre de M. Combes que certaines salles de l'hôpital Beaujon, qui reçoivent 47 mètres cubes d'air par malade et par heure, ont encore de l'odeur, et qu'il faut 67 mètres cubes d'air pour que cette odeur disparaisse.

D'après M. Fleury, les systèmes de ventilation peuvent être ramenés à deux. Dans l'un on aspire l'air qu'il s'agit de renouveler, dans l'autre on le refoule.

A. L'aspiration de l'air vicié se fait au moyen d'une cheminée d'appel, d'un tarare ou du tirage d'un foyer de calorifère. L'air pur est attiré par l'appel, et vient se substituer à l'air vicié, à mesure que celui-ci est évacué; il entre par les bouches et les ventouses disposées à cet effet.

On reproche aux appareils de cette classe de dépenser beaucoup de combustible, de ventiler d'une manière inégale, et, enfin, d'imposer l'obligation de prendre l'air dans les points où il n'est pas toujours pur.

Aux ventilateurs à force centrifuge, ou tarares, on objecte la nécessité d'une force motrice constante ; à l'action d'un calorifère, on reproche de réunir la ventilation avec le chauffage, d'exposer aux fuites d'eau, aux explosions, etc.

M. Léon Duvoir a associé la ventilation à son calorifère à circulation d'eau chaude. Voici ce qui se rapporte à la ventilation : le réservoir de la partie supérieure est placé dans une chambre chaude, à laquelle aboutissent des tubes verticaux, communiquant eux-mêmes à des tubes horizontaux. Il y a de plus dans chaque pièce, au niveau du sol, une ouverture qui opère en hiver l'extraction de l'air froid, et une autre, au niveau du plafond, qui extrait en été l'air chaud.

L'extraction de l'air effectuée, il faut introduire l'air nouveau au degré de température voulu. Il y a, à cet effet, des prises d'air extérieur, lesquelles constituent l'orifice extérieur des gaînes qui enveloppent des tuyaux remplis d'eau chaude en hiver et d'eau froide en été. Ce sont ces gaînes qui introduisent dans l'intérieur, l'air nouveau.

L'appareil de M. Duvoir agit donc d'une manière différente, suivant les saisons ; il échauffe l'air dans le premier cas, il le rafraîchit dans le second.

B. Dans le deuxième ordre de ventilation, ainsi que nous l'avons dit, on refoule l'air nouveau : il entre, et chasse l'air vicié. Inventé en 1740 par Triewald, modifié par Pertins, et plus récemment par MM. Laurens et Thomas, il paraît avoir de grands avantages sur lesquels a insisté M. Guérard. Voici en quoi consiste ce système. Une machine d'un volume peu considérable, formée d'un cylindre soufflant, mû par un cylindre à vapeur, et puisant l'air loin du lieu où est établie la machine, refoule l'air dans un réservoir régulateur, d'où il s'écoule par des tuyaux qui le reportent dans chaque salle et dans chaque partie de l'établissement public qu'on veut ventiler. La distribution est uniforme ; elle peut être augmentée ou diminuée à volonté. L'air neuf arrive à chaque instant ; l'air vicié s'écoule, soit par les ouvertures naturelles, soit par des orifices aboutissant à des canaux spéciaux qui le portent au dehors. Il faut une force de 7 à 8 chevaux, pour un hôpital de 500 lits. La vapeur peut être employée pour chauffer les salles, la buanderie, les bains, etc.

A l'hôpital Lariboisière, on a établi, dans le pavillon de gauche, le système Duvoir, et, dans le pavillon de droite, le système de refoulement de l'air, modifiés par MM. Laurens, Thomas, Grouvelle et Farcotel. L'expérience se fera en grand et l'on pourra comparer les deux systèmes.

[Cette comparaison a eu lieu en effet, et M. Grassi s'en est fait l'historien dans son excellente dissertation inaugurale, où il se prononce en faveur du système de MM. Grouvelle et Laurens. Depuis lors, une foule d'inventions ont été produites; des discussions animées, dans le détail desquelles nous ne pouvons entrer, ont eu lieu, et le problème reste toujours avec ses grandes difficultés d'application, suivant les différentes catégories d'édifices publics. Comme le fait judicieusement observer M. Lévy, « on ne ventile pas une prison comme une salle de spectacle, un hôpital comme une caserne. L'appareil par pression, qui réussit plus ou moins à l'hôpital Lariboisière, procurerait-il dans les 1,224 cellules de la prison Mazas la répartition égale de la ventilation que l'on y obtient par les procédés de l'aspiration centrale (1). L'étendue et la division des espaces à ventiler peuvent contrarier la sécurité et la régularité du fonctionnement des appareils et entraîner une forte élévation de dépense... Le choix parmi les divers systèmes de ventilation, de chauffage artificiels est d'autant plus embarrassant qu'aucun d'eux n'a réalisé jusqu'à présent les avantages hygiéniques que l'on était en droit d'en espérer : l'hôpital Lariboisière, qui les présente presque tous appliqués en concurrence dans ses pavillons, figure en première ligne, et l'hôpital Beaujon, également ventilé, en troisième ligne dans les statistiques mortuaires des hôpitaux de Paris, pour les services de médecine qui sont plus comparables entre eux que ceux de chirurgie.

Dans les hôpitaux de Londres, dont la mortalité est moindre, on préfère le chauffage direct au charbon de terre dans de grandes cheminées ouvertes; chaque salle en possède au moins une, quelquefois trois ou quatre; il y a des cheminées allumées jusque dans les corridors, les escaliers, les vestibules d'entrées : en été comme en hiver, on y fait du feu, au moins dans les cheminées de l'office, et toujours les fenêtres sont largement ouvertes. En Angleterre, point d'appareil ventilateur mécanique ou autre : l'air, appelé par le puissant tirage des cheminées, entre par les jointures des portes et fenêtres.

La chimie ni la physique ne dénotent aucun changement dans l'air chauffé par les divers appareils que préconise l'industrie

---

(1) L'appareil à refoulement ou à propulsion a été appliqué au théâtre de la Monnaie à Bruxelles, à l'Opéra de Vienne, au nouvel Hôtel-Dieu de Paris et à l'hôpital Ménilmontant, et il doit l'être pour l'Hôtel-de-Ville et pour la maison de détention de Nanterre.

des calorifères ; *mais qui peut affirmer que cet air n'a subi aucune altération qui modifie ses propriétés vivifiantes ?* Qu'on se place auprès des bouches qui déversent l'air chaud dans les salles, on est affecté d'une manière désagréable; on respire mal dans les locaux chauffés par les calorifères (*Traité d'hyg.*, 4ᵉ édit., t. II, p. 599, 1862). Aussi semble-t-on, aujourd'hui, revenir à la ventilation naturelle, sollicitée par un appel puissant. Les travaux récents de M. le général Morin, qui reposent sur une observation rigoureuse des systèmes expérimentés depuis plusieurs années et sur des essais variés de toutes les manières, conduisent à cette conclusion, que l'appel produit par une cheminée d'évacuation à l'aide de la chaleur convenablement appliquée suffit amplement aux besoins de la ventilation la plus énergique. Il faut cependant faire quelques réserves relatives à l'hygrométricité de l'air.

Dans le cours de ses recherches sur la ventilation, le général Morin avait été frappé de l'insistance avec laquelle les ingénieurs et les auteurs anglais qui se sont occupés de cette question ont tous signalé les avantages que présentent, au point de vue de la salubrité, les dispositions qui ont pour effet de donner à l'air, chauffé ou non, que l'on introduit dans les lieux habités, un degré notable d'hygrométricité. Réfléchissant à ces dispositions, il s'est demandé si la vaporisation de la poussière d'eau traversée par l'air affluent ne serait pas accompagnée, comme celle de la rosée, comme celle de la pluie des orages, du développement d'une certaine quantité d'électricité qui modifierait d'une manière salutaire l'état de cet air en y produisant de l'oxygène actif ou ozone. Or, comme l'air renfermant de l'ozone jouit à un très haut degré de la propriété de détruire, en les brûlant, certains miasmes, certaines émanations des corps en putréfaction, il en résulterait un véritable assainissement de l'atmosphère dans les localités ainsi ventilées. C'est ce que des expériences directes ont confirmé. De son côté, M. Saintpierre, de Montpellier, a constaté également, par l'expérience, que l'action mécanique qui s'exerce dans les machines soufflantes et dans les ventilateurs ozonise l'air. Mais bien que cette production d'ozone soit assez faible, l'auteur n'hésite pas à attribuer à ce fait une certaine importance dans l'assainissement des locaux dont l'air se renouvelle par l'action de puissants appareils de ventilation. Du reste, il ne faut pas l'oublier, et lui-même en fait la remarque, M. Saintpierre agissait, dans ses expériences, sur de l'air *plus ou moins humide.*

Bibliographie. — DESAGULIERS (J. T.), *An account of an Instrument or Machine for changing the Air of the Room of Sick People in a Little Time, by either drawing out Foul Air, or forcing in Fresh Air ; or doing both successively, without opening Doors or Windows*, in *Philos. Transact.*, 1735, p. 41. — HALES (L.), *A Description of Ventilators; whereby a Great Quantity of Fresh Air may with Ease be conveyed into Mines, Goals, Hospitals,* etc., *in Exchange for their Noxious Air*, 2 pl. London, 1743, in-8°. — DUHAMEL (H. L.), *Différents moyens pour renouveler l'air des infirmeries et généralement de tous les endroits où le mauvais air peut incommoder la respiration,* in *Mém. de l'Acad. des sciences de Paris*, 1748, *Hist.*, p. 24 ; *Mém.*, p. 1.—DU MÊME, *Moyens de conserver la santé aux équipages des vaisseaux avec la manière de purifier l'air des salles des hôpitaux.* Paris, 1759, in-12, pl. —POMMYER, *Observation sur un nouveau ventilateur,* in *Mém. de l'Acad. des sciences,* 1752, *Hist.,* p. 147. 216. — DU MÊME, *Nouveau ventilateur rectifié d'après celui de M. Hales,* in *Machines approuvées par l'Académie,* t. VII, 413, 1 pl. — *Soufflet ou Ventilateur pour renouveler l'air des salles des malades,* in *Mach. appr. par l'Acad.,* t. VII, p. 379. — SUTTON, *Account of a new Method for extracting the Foul Air out of the Ships,* avec le *Traité du Scorbut de Mead.* Lond., 1749, in-8°, trad. fr. par Lavirotte. Paris, 1749, in-12. — PELLOUTIER, *Diss. de aeris renovatione ad præcavendos curandosque morbos efficaci.* Halæ, 1755, in-4°. — GENNETÉ, *Purification de l'air croupissant dans les hôpitaux, les prisons et les vaisseaux de mer, par le renouvellement continuel d'un air pur et frais,* etc. Nancy, 1767, in-8°. — PAUL (sir G. O.), *Description of His Method, invented by him, and used under his Direction, for the Ventilation of Hospitals,* in *Transact. of the Soc. for the Encourag. of Arts,* t. XIX, p. 299. — GAUTIER, *Machine pour rafraîchir l'air,* in *Mém. de la Soc. de Nancy,* t. II, p. 261. — MARET, *Mém. sur la constr. d'un hôpit. dans lequel on détermine quel est le meilleur moyen à employer pour entretenir dans les infirmeries un air pur et salubre,* in *Nouv. mém. de Dijon,* an 1782, sem. 1, p. 25. — HERHOLDT (J. D.), *Reiningung der Luft in Bergwerken und auf Kriegsschiffen,* etc., trad. du danois par J. Cl. TODE. Kopenhagen, 1802, in-8°. — DAY (Th.), *On the Removal of confined and Infectious Air, with Remarks,* etc. Maidstone, 1784, in-8°. — WOLTMANN (K.), *Theory and Description of a Ventilator, for airing Vessels, Vaults, Mines,* etc. Hambourg, 1805, in-8°. — PAJOT DES CHARMES, *Application du calorique qui se perd dans les cheminées des forges et des chaudières d'usine à un ventilateur et à une étuve.* Paris, 1813, in-8°, pl. 1. — HÜHN (C. G.), *Briefe über die Mittel die atmosphärische Luft, besonders bei allgemein verbreiteten ansteckenden Krankheiten zu reinigen.* Leipz., 1813, in-8°. — ROMMERSHAUSEN (El.), *Luftreinigungsapparat zur Verhütung der Ansteckung in Lazarethen,* etc. Halle, 1813, in-8°, pl. 1. — MEYLER (A.), *Observations on the Ventilation and on the Dependences of Heat on the Purity of the Air which we respire.* London, 1818. — TREDGOLD (Th.), *The Principles of Warming and Ventilating Public Buildings, Dwelling Houses,* etc., 3° édit. London, 1836, in-8°, trad. fr. sur la 2° édit., par T. DUVERNE. Paris, 1825, in-8°, pl. — COMBES, *Mém. sur les mouv. de l'air dans les conduites et sur la ventilation des mines,* in *Compt. Rend. de l'Acad. des sc.,* t. IV, p. 945, 1837. — DU MÊME, *Théorie du ventilateur,* ibid., t. VI, p. 492, 1838, et *Note sur le ventilateur à force centrifuge,* ibid., p. 893. — DARCET, *Considérations générales relatives au rapport de M. Bourdon* (magnaneries) *sur les diverses applications des procédés de ventilation.* Paris, 1838, in-8°. — DU MÊME, *Sur l'application du système de ventilation des magnaneries à l'assainissement des hôpitaux,* in *Ann. d'hyg.,* 1re sér., t. XXVII, p. 318, 1842. — DU MÊME, *Note sur la nécessité d'augmenter le diamètre des prises d'air et des bouches de chaleur des poêles et calorifères, afin que ces appareils,* etc., ibid., t. XXIX, p. 332, 1843. — HAEBERL u. MARTIN, *System einer vollständigen Lufterneuerung in Kranken-und Versorgungshäusern, Irrenanstalten, u. s. w. für den Winter und Sommer ; mit 1 lith. Abbild.* München, 1840, grand in-8°, et pl. in-4°. — MEISSNER (P. T.), *Zur Berichtigung der widersprechenden Ansichten über die Heizung mit erwarmter Luft in hygienischer,* etc., in *Œster. Wochenschr.* N° F°, 1842, n° 30. — DU MÊME, *Die Ventilation und Erwärmung der Kinderstube und des Krankenzimmers, mit Berücksichtigung der Feuerwirthschaft*

kleiner Vohnungen und des Sparherdes, mit. 30 illustr. Wien, 1852, in-8°. — Péclet, *Instruction sur l'assainissement des écoles primaires et des salles d'asile*.
2 pl. Paris, 1842, in-8°. — Du même, *Rapport présenté au conseil municipal du dép.
de la Seine sur les procédés de chauffage et de ventilation de la nouvelle Force, à
Paris, proposés par MM. Grouvelle et L. Duvoir*. (Coll. des proc.-verb. du Conseil
général de la Seine). Paris, 1845, in-8°. — Guérard (A.), *Sur la ventilation des
filatures*, in *Ann. d'hyg.*, 1re sér., t. XXX, p. 112, 1843. — Du même, *De la ventilation et du chauffage des édifices publics et en particulier des hôpitaux*, ibid.,
t. XXXII, p. 52, 1844. — Du même, *Note sur la ventilation des édifices publics et en
particulier des hôpitaux*, ibid., t. XXXVIII, p. 348, 1847.—Du même, *Sur les explosions des appareils à eau, employés pour chauffer et ventiler les édifices publics
ou particuliers*, ibid., 2e sér., t. IX, p. 380, 1858. — Poumet, *Mém. sur la ventilation dans les hôpitaux*, ibid., 1re sér., t. XXXII, p. 5, 1844. — Reid (D. B.), *Illustrations of the Theory and Practice of Ventilation, with Remarks on Warming,
Exclusive Lighting and the Communication of Sound*. London, 1844, in-8°. —
Grouvelle (P.), *Chauffage et ventilation de la nouvelle Force, à Paris*. In *Proc.-
verb. du Cons. gén. de la Seine* et in *Publicité industr.*, publiée par Armengaud.)
Paris, 1845, in-8°. — Robinet, *Sur un essai de ventilation dans les hôpitaux*, in
Bull. de l'Acad. de méd., t. XII, p. 575, 1846-47. — Du même, *De la ventilation
dans les hôpitaux*, in *Monit. des hôpitaux*, t. I, p. 27, 241, 1853.—Poiseuille, *Note
sur la ventilation des navires*, in *Compt. rend de l'Acad. des sc.*, t. XXI, p. 1427,
1846. — Sieveking (E.), *Andeutungen über Ventilation*. Hamburg, 1846, in-8°. —
K (F. A.), *Heizung und Lüftung über Hæberl's Lufterneuerung, und Meisner's
Heizung mit erwarmter Luft*. Leipzig, 1847, in-8°, fig. — Habsendonck (A. J.
van), *Rapport sur un mode de chauffage et de ventilation de la salle des séances
du conseil communal d'Anvers*, pl. 1, in *Ann. de la Soc. méd. d'Anvers*, 1847,
p. 97. — Papillon, *De la ventilation appliquée à l'hygiène militaire*, pl. 1, in *Ann.
d'hyg.*, 1re sér., t. XLI, p. 371 ; et t. XLII, p. 5, 1849.— Kirkbide (T. S.), *Notice of
Some Experiments in Heating and Ventilating Hospitals and other Buildings by
Steam and Hot Water*, in *Americ. Journ. of Med. Sc.*, 2e sér., t. XIX, p. 298, 1850.
— Boudin, *Études sur le chauffage, la réfrigération et la ventilation des édifices publics*, in *Mém. de méd.*, etc., milit., 2e sér., t. V, p. 1, 1850. — Du même,
*De la circulation de l'eau considérée comme moyen de chauffage et de ventilation
des édifices publics*, 1er Mém., in *Ann. d'hyg.*, 1re sér., t. XLVII, p. 241 ; et
2e Mém., t. XLVIII, p. 34, 1852. — Du même, *De la ventilation et du chauffage des
hôpitaux, des églises et des prisons*, ibid., 2e sér., t. I, p. 305. 1854. — *Parallèle
des deux systèmes de chauffage et de ventilation employés à l'hôpital de Lariboisière, et appréciation de quelques propositions contenues dans la thèse de M. Grassi*,
in *Ann. d'hyg.*, 2e sér., t. VI, p. 465, 1856. — Noirsain, *On Heating, Aerification
and Ventilation*. London, 1851, in-4°. — *Quelles sont les règles essentielles qui
doivent présider à la ventilation des édifices publics et des habitations particulières*, etc. (Compt. rend. du congr. d'hyg. publ. de Bruxelles), in *Ann. d'hyg.*,
1re sér., XLIII, 1852. — Gaultier de Claubry, *Du chauffage et de la ventilation des
grands édifices et en particulier des hôpitaux*, in *Ann. d'hyg.*, 1re sér., t. XLVIII,
p. 302, 1852. — Chevonnet, *Exp. sur l'appareil de ventilation d'été construit par
M. Duvoir-Leblanc pour la salle des séances de l'Académie des sciences à l'Institut*,
in *Compt. rend. de l'Acad. des sc.*, t. XXXV, p. 344, 1852. — Uytterhoeven (A.),
De la ventilation naturelle des hôpitaux et des édifices publics, in *J. de Bruxelles*,
juillet 1853. — Deschamps (d'Avallon), *Du chauffage et de la ventilation des édifices
publics, avec notes de M. Gaultier de Claubry*, in *Ann. d'hyg.*, 1re sér., t. XLIX,
p. 323, 1853. — Huzard, *Des ventouses d'aération dans les bergeries, vacheries*, etc.,
in *Ann. de l'agric. fr.*, 1855, et Paris, 1855, in-8°, fig. — Stromeyer (B.), *Ueber
den Verlauf des Typhus unter den Einflus einer methodischen Ventilation*. Hannover,
1855, in-8°. — Licques (R. de), *Ventilation des navires*, in *Sentinelle toulonnaise*,
1857, et *Monit. des hôpit.*, t. V, p. 486, 1857. — Grassi, *Étude comparative des
deux systèmes de chauffage et de ventilation établis à l'hôpital de Lariboisière*.
Th. de Paris, 1856, in-4°, n° 148. — Du même, *Étude du système de chauffage
établi par le docteur Van Hecke dans l'un des pavillons de l'hôpital Beaujon*, in

Ann. d'hyg., 2ᵉ sér., t. VII, p. 67, 1857. — Du même, Ventilation des navires, ibid., t. VIII, p. 113, 1857. — Du même, Étude des appareils de chauffage et de ventilation établis à l'hôpital Necker, ibid., t. XI, P. 39, 1859. — Castellan, Chauffage et ventilation des habitations privées, chauffage et ventilation des hôpitaux. Étude comparative des deux systèmes, etc. Th. de Paris, 1857, in-4°, n° 240. — ..... (..... Ventilation in the General Lying-in Hospit., in Med. Times and Gaz., 1857, t. li, p. 606. — Kinnell's, System of Ventilation, ibid., 1858, t. II, p. 467, ig. — Gaudry (J.), Mem. sur l'explosion d'un calorifère à eau chaude et sur l'installation en général des calorifères ventilateurs dans les grands édifices publics, églises, etc., in Mém. de la Soc. des ing. civils, 1858. — Pettenkofer (Max. V.), Ueber den Luftwechsel in Wohngebauden. München, 1858, in-8, pl., et in Virchow's Arch., t. XVI, p. 192, 1859. — Petit (de Maurienne), Système d'assainissement par la ventilation naturelle, in J. des conn. méd. prat., t. XXVI, 1859. — Laurens et Thomas, De la ventilation des hôpitaux et des établissements publics, in Nouv. Ann. de la constr., 1859. — Vernois et Guassi, Note sur le nouvel appareil de ventilation établi à l'hôpital Necker d'après le système de M. Van Hecke, in Ann. d'hyg., 2ᵉ sér., t. XI, p. 30, 1859. — Bohm (C.), Zur Ventilations frage mit besonderer Rücksicht auf Spitäler, in Ztschr. der Gesellsch der Aerzte zu Wien, Nᵉ Fᵉ, t. II, p. 273, 369, 433, 1859. — Du même, Der Versuchbau und der Sonnenbrenner, im K.K. Garnisonsspitäler, n° 1, in Wien. nebst, etc., ibid., Wchnbl., 1861. — Haller (C.), Die Luftung und Erwörmung der Kinderstube und des Krankenzimmers, ibid., t. III, p. 299, 1860. — Reuleaux, Der Meier'sche Vorrichtungsventilator, in Œsterr. Ztschr. f. d. Hyg., Bd. 1, hft. 1 ; et Canstatt's Jahresb., 1860, VII, 54. — Wolpert (Ad.), Principien der Ventilation und Luftheizung ; nebst Anleitung der Stubenöfen und Kochherde. Braunschweig, 1860, grand in-8°, fig. 165.— Hamal (Ch.), De l'aérage considéré sous le triple point de vue hygiénique, économique et scientifique. pl. Paris, 1861, in-8°. — Scharling, Einige Anweisungen zur Verbesserung der Luft in den Vohnungen. Henke's Ztchr., 1861, et Canstatt's Jahresb., 1862, t. VII, p. 7. — Monin (Arth.), Étude sur la ventilation. Paris, 1863, in-8°, 2 vol., plus un très-grand nombre de mémoires et de notes dans différents recueils, surtout à l'Académie des sciences de 1852. — Stahmann, Die Ventilation in Krankenkausern und andern öffentlichen Anstalten, in Casper's Vierteljahrschr., t. XXIV, p. 78, 227, 1863. — Braun (Carl.), Ueber Luftwechsel, den neuer Ventilations-Bau, mit Benützung der natürlichen Temperatur Differenzen,etc. Ztschr. der K. K. Gesells. der Aerzte in Wien, t. XX, p. 165, 1864. — Saintpierre (C.), Sur la production d'oxygène ozonisé par l'action mécanique des appareils de ventilation, in Montpel. méd., t. XII, 1864. — Du Burguet, Essai sur l'aérage du tunnel des Alpes, au moyen de la pulvérisation de l'eau et de l'eau courante. Riberac, 1864, in-8°. — Gallard, Aération, ventilation et chauffage des salles de malades dans les hôpitaux, in Union méd., 2ᵉ sér., t. XXVI et XXVII, 1865. — Du même, Sur les applications hygiéniques des différents procédés de chauffage et de ventilation, in Ann. d'hyg. 2ᵉ sér., t. XXX, p. 74, 1868, et t. XXXI, p. 293, 1869. — Piarron de Montdesir et Lehaitre, Communication relative à la ventilation par l'air comprimé (Mém. de la Soc. des ingén. civils). Paris, 1867, in-8°. — Du Mesnil, Ventilation du palais de l'Industrie, in Ann. d'hyg., 2ᵉ sér., t. XXVIII, p. 433, fig., 1867. — Chaumont (De), On Ventilation of cubic Space, in Edinb. Med. J., t. XII, p. 1024, 1867.— Robillard, Extr. d'un rapp. sur le système de chauffage, dit système Regnault, in Rec. de mém. de méd. milit., 3ᵉ sér., t. XX, pl., 1868. — Tresca, Procès-verbal des expériences de ventilation par l'air comprimé faites au Conservat. des Arts et Métiers. Paris, 1866, in-8°, pl. — Castarede Labarthe, Du chauffage et de la ventilation des habitations privées. Th. de Paris, 1869, n° 34. — Degen, Praktischen Handbuch für einrichtungen der Ventilation und Heizung von öffentlichen und Privatgebauden, etc., München, 1869, in-8, pl. — Berger, Ueber Heizung und Ventilation der Alten, in Virchow's Arch., t. L, p. 37, 1870. — Woestyn (C.), Des moyens de détruire les miasmes contagieux, tant dans l'air des salles que dans celui qui est expulsé, etc., in Compt. rend. de l'Acad. des sc., t. LXX, p. 560, 608, 673, 1870, et sur le même sujet, ibi ., passim.

— Gallard, Applicat. hygiéniq. des diff. procédés de chauffage et de ventilation. Paris, 1868, in-8. — Jardis (Ed.), *Ventilation of Dwellings. a. Sick-rooms*, in *Bost. med. a. surg. Journ.*, 1872. — Leeds (L. W.), *A treatise on ventilation.* Philadelphia, 1872. — Coulier, *Ventilation économique et chauffage des cafés, salles d'asile*, etc., in *Ann. d'hyg. publ.*, 2ᵉ sér., t. XXXIX, 1873. — Ross (G.), *On the ventilation of schools*, etc., in *Med. Times a. Gaz.*, vol. I, 1873. — Lobmayer, *Heckmann's Heiz-u. Ventilations-System*, in *Wien. med. Presse*, p. 1200, 1873. — Herter, *Ueber die Ventilation öffentl. Gebäude*, in *Vierteljahrsschr. f. ger. Med. u. öff. Sanit.*, oct. 1874. — Niemeyer (P.), *Ueber Theorie u. Praxis von Ventilation u. Heizung*, etc., in *Monatsbl. f. med. Statist. u. öff. Ges.-Pfl.*, nᵒ 1, 1874. — Joly (V. Ch.), *Traité pratique du chauffage, de la ventilation et de la distrib. des eaux*, etc., 2ᵉ édit. Paris, 1874, in-8.

— Schmidt (R.), *Ventilat. der Lazarethwagen*, in *Viert. f. öff. Ges.-Pfl.*, Bd. VII, p. 558, 1875. — Gérardin, *Ventilation des voitures circulant sur les voies ferrées*, in *Ann. d'hyg. publ.*, mars, 1876, p. 274. — Grossheim, *Die Mittel zur Reinhaltung der Luft in Krankenhäusern*, in *D. Viert. f. öff. Ges.-Pfl.*, 1876, H. 3, p. 393. — Munde, *Zimmerluft, Ventilation u. Heizung*, 2ᵉ Aufl. Leipzig, 1877. — De Chaumont, *Nouv. note sur la théorie de la ventilation*, in *Compt. rend. Acad. d. sci.*, t. LXXXIV, p. 200, 1877. — Wazon, *Ventilation et chauffage*. Paris, 1877. — Bertin, *Note sur la ventilation du transport l'Annamite*, in *Compt. rend. Acad. d. sci.*, t. LXXXVI, p. 938, 1878. — Jacobi, *Ueber Ventilationsformeln*, in *Zeitschr. f. Biol.*, Bd. XIV, p. 1, 1878. — Hudelo, *Des orifices d'accès et de sortie de l'air dans la ventilation*, in *Ann. d'hyg. publ.*, 3ᵉ sér., nᵒ 4, 1879. — Wilkinson, *Sub-earth ventilation as applied to hospitals*, in *Phil. med. a. surg. rep.*, 4 oct. 1879. — Recknagel, *Theorie des natürlichen Luftwechsels*, in *Zeitschr. f. Biologie*, Bd. XV, 1879-80. — Layet, *Note sur les coefficients d'aération ou sur le renouvellement d'air*, etc., in *Rev. d'hyg.*, 1880, p. 1091. — Herscher, *Sur les coefficients d'aération*, ibid., 1881, p. 201. — Voy. plus bas : Hôpitaux, Théatres, etc.

§ 4. — Chauffage artificiel.

L'homme, dans la saison froide et humide de nos climats, et dans la plus grande partie de l'année dans les pays froids, ne peut rester dans une habitation sans l'échauffer par des moyens artificiels, et sans ramener dans sa demeure une température qui lui permette de résister aux maladies dont le froid est la cause. Les phlegmasies aiguës et chroniques des organes de la respiration, les affections rhumatismales, l'aggravation de toutes les maladies qui surviennent, la mort prématurée des vieillards, pour lesquels la température froide est si pernicieuse : voilà quelles sont les conséquences d'une habitation froide. Si à la basse température, et cela arrive presque toujours, vient se joindre l'humidité, il y a de plus à redouter le développement des scrofules et des affections tuberculeuses.

C'est donc pour éviter de tels accidents que, depuis l'origine des sociétés, l'homme a cherché à se garantir du froid et à remplacer la chaleur solaire insuffisante par la production artificielle du calorique.

Dans l'enfance des sociétés, le chauffage artificiel consistait dans la combustion directe du bois au milieu d'une pièce, les gaz et la fumée qui en provenaient sortant par une ouverture pratiquée à la partie supérieure. En Italie, du temps de l'empire romain, le chauffage présentait quelque chose d'analogue et consistait dans la dessiccation préalable et complète du bois, qu'on brûlait ensuite dans des appareils spéciaux, placés au milieu des pièces de l'habitation. La sécheresse du bois empêchait presque entièrement la production de la fumée. La plupart des peuplades sauvages allument encore le feu au milieu de leurs huttes. Elles pratiquent à la partie supérieure une ouverture circulaire destinée à laisser échapper la fumée et les gaz qui, sans cela, en rempliraient l'atmosphère.

Dans beaucoup de pays chauds, il n'y a ni poêle ni cheminée. En Espagne, le brasero est un chauffage aussi vicieux que dangereux, en raison des gaz dégagés par la braise brûlée ainsi au milieu d'une pièce.

Le degré de chaleur qu'il est nécessaire de maintenir dans un local ne peut être déterminé d'une manière absolue ; on doit établir ses limites entre 12 à 18 degrés centigrades. Quant au point fixe, il varie, d'une part, selon l'intensité du froid intérieur et le degré d'humidité, et, d'une autre, selon la constitution, le tempérament et l'âge des sujets.

Les individus à constitution faible, à tempérament lymphatique, les enfants, les vieillards, les convalescents, ont besoin d'une chaleur artificielle plus forte ; il en est de même des individus à profession sédentaire et qui séjournent constamment dans le même local sans se livrer à aucun exercice.

Procédés de chauffage.

Les procédés actuels sont au nombre de trois : le poêle, la cheminée et le calorifère.

Le poêle. — Le poêle est un bon moyen de chauffage lorsqu'il existe un courant suffisant, et que la prise d'air est convenable et bien entendue. Dans ces conditions, et si le poêle est bien construit, une chambre s'échauffe rapidement. Ce mode n'est cependant pas dénué d'inconvénients. Ainsi, le poêle dessèche un peu trop l'air de la pièce qu'il est destiné à chauffer : on y remédie, il est vrai, en plaçant dessus un vase rempli d'eau, destinée, par son évaporation, à maintenir constamment dans l'air un degré d'humidité convenable.

Le dégagement d'une certaine quantité d'acide carbonique, dans une pièce chauffée par un poêle, n'est à redouter que dans le cas où la prise d'air est insuffisante ; car alors la combustion s'effectue aux dépens de l'oxygène contenu dans la chambre.

L'usage des poêles en fonte donne souvent une odeur désagréable, et qui peut amener des céphalalgies, des vertiges, quelquefois des syncopes.

Les poêles servent encore à faciliter la ventilation des grands édifices, en échauffant les tuyaux d'appel.

La cheminée. — La cheminée est un des moyens de chauffage les plus salubres et les plus simples, mais elle ne peut échauffer qu'en renouvelant l'air d'un appartement sur une grande surface. Parmi les inconvénients attachés à l'emploi des cheminées, on doit signaler la perte d'une quantité considérable de calorique, et, par conséquent, de combustible. Les 9/10 de la chaleur produite dans une cheminée sont, en effet, perdus, et ne contribuent qu'à échauffer le courant d'air ascendant qui s'établit dans le tuyau de cette cheminée. On diminue un peu, il est vrai, la perte de ce calorique, en plaçant dans le fond de la cheminée une plaque métallique, destinée à réfléchir et à renvoyer dans la chambre les rayons calorifiques. Une cheminée échauffe l'air situé à côté d'elle, et laisse à une basse température les parties plus reculées de la chambre. L'impression que ressentent les individus qui s'en approchent pour en recueillir la chaleur est plutôt une température trop élevée par devant, et une sensation de froid dans le dos.

Les grandes cheminées à manteau élevé, comme les faisaient nos pères, échauffent parfaitement de grands appartements, mais il faut des quantités énormes de combustible.

L'inconvénient le plus sérieux de la cheminée est la fumée, et il est souvent bien difficile de le faire disparaître. L'action de la fumée sur les habitants d'un appartement a souvent pour résultat des céphalalgies rebelles, des toux fatigantes, et parfois des bronchites ou des laryngites légères, des ophthalmies qui persistent fréquemment d'une manière chronique.

Les moyens proposés pour s'opposer à la fumée ont tous pour but d'activer la combustion et de la rendre plus complète. Ils se rattachent à deux principaux :

1° Le premier consiste à donner à la cheminée une prise d'air considérable ; le courant arrive alors par deux tuyaux qui puisent l'air au dehors et l'amènent sur les parties latérales de la cheminée.

2° Le second est la diminution de calibre du tuyau de la cheminée, en même temps que l'augmentation de sa longueur.

La fumée qui se produit sous l'influence de vents violents, qui refoulent le courant d'air ascendant et s'opposent à son libre développement, ou bien qui est due à des pluies qui agissent dans le même sens, disparaît souvent en plaçant au sommet du tuyau de la cheminée un chapiteau mobile, tournant selon le vent comme une girouette, et capable de prendre ainsi une position qui s'oppose à l'action du vent et à la pénétration de la pluie.

[On y a aussi adapté des appareils d'aspiration (appareils Venant, Nouailher, etc.) qui activent la combustion et aident puissamment au renouvellement de l'air dans la pièce où se trouve la cheminée.]

On emploie quelquefois les cheminées pour brûler les gaz ou les matières qui ont échappé à la combustion, et qui, sortant librement par les tuyaux ordinaires, iraient incommoder ou même produire des accidents dans les lieux circonvoisins. On se sert pour cet usage d'appareils très simples, qui conduisent dans le foyer les gaz qui ont échappé à la combustion (appareils de Darcet).

[Une ordonnance de police en date du 11 octobre 1854, et exécutoire pour le département de la Seine, oblige les propriétaires d'usines où l'on fait usage de machines à vapeur, de brûler complètement la fumée produite par les fourneaux de ces appareils, ou de les alimenter avec des combustibles ne produisant pas plus de fumée que le coke ou le bois. Cette ordonnance a donné lieu à l'invention d'une foule de systèmes, ayant la plupart pour but de faire passer la fumée de la houille récemment placée dans le foyer à travers les masses incandescentes de houille déjà parvenue à l'état de coke. Du reste, ces divers appareils, dus à MM. Boquillon, Dumery, Tailler, Perrot, etc., offrent dans l'application certaines difficultés qui rendent les résultats très variables.

Cette ordonnance a été complétée sur un rapport du Conseil d'hygiène en 1879, et affichée par décision du préfet de police sur les murs de Paris, le 17 novembre de la même année. Les additions visent surtout l'usage des *poêles mobiles*, dont nous dirons quelques mots plus loin.]

Le moyen le plus généralement employé pour mettre à profit une partie du calorique perdu dans la combustion des cheminées et des poêles, et le faire servir ainsi à l'échauffement d'un appartement ou d'une pièce, consiste dans la disposition des bouches de chaleur. On entend par bouche de chaleur l'extrémité d'un tuyau ouvert par ses deux bouts, et placé dedans ou autour du foyer, de manière à s'échauffer notablement et à échauffer avec lui l'air qui le traverse. L'air entre froid par une des extrémités, s'échauffe en le parcourant, sort chaud par la bouche de chaleur, et se mêle alors à l'atmosphère de la pièce dont il contribue ainsi à élever rapidement la température. En combinant des bouches de chaleur bien construites avec des prises d'air à la partie supérieure d'une chambre, on a un renouvellement facile de l'atmosphère, une pureté plus grande de l'air, et, par conséquent, la réunion des conditions les plus satisfaisantes de salubrité et d'échauffement.

Calorifères. — On en connaît plusieurs espèces. Les plus simples, et ils ont été variés à l'infini, consistent dans l'emploi de poêles ou de cheminées portatives, dont toutes les dimensions sont calculées de manière à ce que la combustion y soit complète et active. De plus, leurs parois contiennent des tuyaux simples ou contournés, dont la construction est analogue à celle des bouches de chaleur.

La disposition de ces tuyaux et des bouches de chaleur qui en émanent, le mode de leur construction, ont été modifiés de toutes les manières, et ont donné naissance à une branche d'industrie, objet actuel d'une grande concurrence. L'usage de ces diverses espèces de calorifères, combiné avec de bonnes prises d'air, constitue un moyen de chauffage excellent : un des appareils de ce genre les plus simples, les meilleurs, et qui est très employé actuellement, est susceptible de s'adapter à une cheminée ordinaire. Il consiste simplement à remplacer l'âtre du foyer par des tuyaux de fonte parallèles entre eux, rapprochés les uns des autres, et sur lesquels s'opère la combustion. Ces tuyaux, ouverts en avant au-dessous du foyer, laissent pénétrer l'air froid; cet air s'échauffe en traversant les conduits, et, de là, se répand dans l'appartement, en sortant par l'extrémité supérieure et libre également de ces mêmes tuyaux, qui s'ouvrent sous forme de bouches de chaleur. Ce procédé très simple permet de chauffer à peu de frais de vastes appartements.

Les calorifères destinés à chauffer les grands édifices sont au nombre de trois : 1° les calorifères à air chaud; 2° les calorifères à vapeur; 3° les calorifères à eau chaude.

1° *Calorifères à air chaud.* — C'est un poêle de grande dimension, placé en général dans la cave : on y adapte des tuyaux de distribution terminés par des bouches de chaleur. L'air provenant de l'extérieur s'échauffe en traversant des tuyaux placés dans le poêle, et il est ensuite distribué dans les différentes parties de l'établissement. Ce calorifère, peu dispendieux, est généralement employé dans les habitations privées et dans les édifices publics de petite dimension.

2° *Calorifères à vapeur.* — Ils se composent d'un générateur de vapeur avec tous ses accessoires, et de tuyaux qui, après avoir fait circuler la vapeur, la dirigent dans des condensateurs d'où partent ensuite des tuyaux qui la ramènent dans la chaudière. — Il y a, en outre, des compensateurs placés en vue des changements de dimension que les variations alternatives de température produisent dans les tuyaux, et des souffleurs pour expulser l'air qui remplit les tuyaux au moment de l'arrivée de la vapeur. Ce genre de calorifère est généralement dispendieux et compliqué; c'est à lui qu'on objecte les fuites, la crainte d'explosion et le refroidissement immédiat, dès que la vapeur cesse d'arriver.

3° *Calorifères à circulation d'eau chaude.* — Le système de M. Duvoir en étant le type, nous nous bornerons à en donner une description rapide.

M. Duvoir a perfectionné le système des calorifères à circulation d'eau chaude, et il les a fait, en même temps, servir à une ventilation régulière. Son système est fondé sur ce principe de physique, que le changement de densité de l'eau, produit par son chauffement, est capable de la mettre en mouvement. L'appareil de M. Duvoir comprend : 1° une cloche à chaudière placée dans la partie inférieure de l'édifice; 2° un réservoir situé à la partie supérieure; 3° deux tuyaux intermédiaires, dont l'un sert à l'ascension de l'eau jusqu'au réservoir, et l'autre la ramène à la chaudière, après qu'elle a parcouru les conduits secondaires, les récipients, les poêles, les réservoirs et les étuves qu'elle a échauffés dans ses circuits. — Les conduits sont enveloppés dans de larges tuyaux excentriques de zinc, entourés eux-mêmes d'une tresse de foin couverte de plâtre, destinée à empêcher le calorique de se perdre. M. Duvoir a employé le chauffage à air chaud dans les pièces voisines des calorifères, et il réserve pour celles qui sont les plus éloignées la circulation d'eau échauffée. Un système de ventilation disposé d'une manière particulière fait partie intégrante de ce système. Nous l'avons décrit plus haut, page 394.

Influence sur l'homme.

L'emploi des cheminées et des poêles n'a pas sur l'homme une influence aussi pernicieuse qu'on pourrait le craindre, dans le cas de mauvaise construction. L'asphyxie est à peu près impossible, par la raison que ces deux moyens de chauffage ne peuvent fonctionner que par le renouvellement de l'air. Si ce renouvellement n'est pas facile et ne peut alimenter le tirage, ou le combustible cesse de brûler, ou bien il se dégage une quantité considérable de fumée qui irrite le larynx, les bronches, et s'oppose à ce qu'on séjourne dans une pièce ainsi remplie.

Un poêle contenant de la braise encore allumée et dont on vient à fermer le tuyau peut, par la suppression du tirage, déterminer de graves accidents. La combustion a lieu alors aux dépens de l'oxygène de la chambre; à mesure qu'elle s'opère, l'acide carbonique se dégage, et si l'on ne facilite immédiatement le renouvellement de l'air, l'asphyxie peut arriver. Il existe dans la science de nombreux exemples d'asphyxies survenues en pareille circonstance pendant le sommeil.

[Tels sont les inconvénients généralement reconnus aux poêles de fonte; mais M. Carret, de Chambéry, est allé beaucoup plus loin. Dans une note transmise à l'Académie des sciences le 17 avril 1865, il attribuait à l'usage, généralement adopté en Savoie depuis quelques années, des poêles en fonte, l'apparition d'épidémies d'hiver très graves, désignées sous les noms de *méningite cérébro-spinale*, de *typhus cérébral*, de *fièvres rémittentes graves*, et qui, selon lui, ne seraient autre chose que des intoxications par le gaz oxyde de carbone dégagé des poêles de fonte. Cette assertion ne manqua pas de soulever de nombreuses objections tant de la part des membres de l'Académie que de celle des confrères de M. Carret, pratiquant dans les mêmes localités. Nous n'avons pas à exposer ici les faits et les observations contradictoires mis en avant à l'occasion de cette opinion; rappelons seulement qu'après plusieurs années de discussions, une série d'expériences faites en 1869 au Conservatoire des arts et métiers de Paris démontra: 1° que les poêles en fonte dégagent toujours une certaine proportion d'oxyde de carbone; 2° que les poêles neufs en dégagent plus que les poêles vieux; 3° que l'enduit de plombagine sur la fonte augmente notablement la proportion d'oxyde contenu dans l'air; 4° que la présence de poussières remises en circulation par le balayage produit le même effet; 5° qu'il se forme moins d'oxyde de carbone dans un air humide que dans un air sec. — Enfin le sang de lapins mis en expérience dans des localités où ils respiraient l'air chauffé par des poêles en fonte a présenté de $0^{cc},75$ à $1^{cc},95$ d'oxyde de carbone sur 100 centimètres cubes de sang. L'action nuisible ne saurait donc être contestée; il restera à l'apprécier.

Pour obvier à ces inconvénients, M. Carret a proposé l'emploi des poêles tout en *tôle*, dont il a constaté la parfaite innocuité. — Pour les principales communications qui ont eu lieu à cet égard, voir la *bibliographie*.]

L'emploi des calorifères a bien des détracteurs, et voici les principaux reproches qu'on leur adresse: ils déterminent souvent une élévation de température trop considérable, qui peut occasionner des céphalalgies, des vertiges, de la dyspnée, parfois même une syncope ou des congestions cérébrales chez les individus prédisposés. Cet inconvénient est réel, et il ne peut être atténué que par une ventilation convenable.

[De nombreux accidents se sont produits, depuis quelques années, par l'usage des *poêles* dits *américains, mobiles*, etc., sans tuyaux ou munis de tuyaux insuffisants. D'un chauffage très économique, parce que le volume d'air froid qui les traverse est réduit à des proportions minimes, ils sont par cela même très dangereux : 1° par la formation d'un grand excès d'oxyde de carbone ; 2° par le reflux des gaz toxiques dans le local chauffé, déterminé par l'absence de tirage. L'emploi de ces poêles n'est exempt d'inconvénients que s'ils sont munis d'un tuyau suffisant et que la cheminée où il est engagé est d'un tirage parfait.]

Combustibles.

Il existe des combustibles de plusieurs sortes et qui doivent être successivement étudiés.

1° *Bois.* — Les bois secs, denses et gros, sont ceux qui rayonnent le plus de calorique ; tandis que ceux qui sont légers, verts, humides, rayonnent moins. Les premiers échauffent donc beaucoup mieux.

2° *Charbon.* — Le charbon de bois présente les différences les plus grandes, et qui dépendent de l'essence du bois avec lequel il a été fabriqué. Un charbon fait avec du bois dur peut peser jusqu'à 10 ou 12 fois plus qu'un charbon fait avec un bois léger. Le pouvoir rayonnant du premier est considérable, celui du deuxième l'est beaucoup moins.

3° *Houille.* — La houille est un excellent combustible, mais il est rare qu'elle brûle complètement, et elle a, de plus, l'inconvénient de dégager une huile empyreumatique nauséeuse, ainsi qu'une fumée épaisse, preuve de sa combustion incomplète. Son pouvoir calorifique est considérable.

D'après Darcet, 1 kilog. de bonne houille échauffe de 200 à 1,085 mètres cubes d'air. Dans la pratique, il ne faut en admettre que 900. Un kilog. de houille équivaut à 2 kilog. de bon bois. La houille distillée ou le coke ne donnent pas d'odeur, mais aussi il échauffe peu.

La *tourbe*, composée de matières végétales putréfiées, mélangées avec le limon des marais, rayonne plus que le bois ; à poids égal, si elle donne un peu plus de chaleur, l'odeur qu'elle dégage contre-balance bien cet avantage (1).

(1) M. Lévy a donné, dans son *Traité d'hygiène*, le tableau suivant :

Désignation du combustible.	Puissance calorique.	Pouvoir rayonnant.
Bois sec..................	3,600	0,28
Bois ordinaire, 0,20 d'eau..	2,880	0,25
Charbon de bois..........	7,000	0,50
Tourbe sèche.............	4,800	0,25
Tourbe, 0,20 d'eau........	3,600	0,25
Charbon de tourbe.......	5,800	0,50
Houille moyenne........	7,500	Plus que le charbon de bois.
Coke, à 0,15 de cendre....	6,000	—

[Le *gaz d'éclairage* entre de plus en plus dans la pratique.; il atteint une puissance calorifique de 7,700 calories par mètre cube, soit 11,000 calories par kilog., si on a le moyen d'en condenser les vapeurs, et 9,734 sans condensation. Mais son prix de revient est encore trop élevé pour le consommateur (30 centimes par mètre cube) pour que l'usage s'en généralise, et son impureté (ammoniaque, oxyde de carbone, etc.) constitue un danger sérieux, à moins que les cheminées soient installées d'une manière tout à fait satisfaisante. Le pétrole, qui a pour puissance calorifique environ 10,000 calories, est utilisé dans quelques cas particuliers.]

Bibliographie. — (Pour les procédés dans lesquels le chauffage est combiné avec la ventilation, voir plus haut.) — Chauffage : KESLAR (Fr.), *Épargne du bois,* 1619. — GAUGER, *Mécanique du feu, ou l'Art d'en augmenter les effets et d'en diminuer la dépense,* 1re part., pl. 12. Paris, 1713, in-12. — FRANKLIN, *Description des nouveaux chauffoirs de Pensylvanie, où l'on explique les principes de leur construction, leur usage et leurs avantages sur tous les autres moyens d'échauffer une chambre,* fig. (publié en 1745), in *Œuvres,* trad. de l'angl. par BARBEU-DUBOURG. Paris, 1773, t. II, p. 81, in-4o. — DU MÊME, *Lettre sur l'usage des cheminées tant en été qu'en hiver* (publiée en 1758), in *Œuvres,* t. II, p. 200. — RABOURS (G. de), præs., BASSEVILLE (J.-B.), prop. *An fumus cespitum inflammabilium (Picardis Tourbes) sanitati noxius ?* (Resp. affirm.). Th. de Paris, 1751, in-4o. — EDRARD, *Caminologie, ou Traité des cheminées.* Dijon, 1756. — GENNETÉ, *Cahier présenté à MM. les membres de l'Acad. des sciences de Paris sur la construction et les effets d'une nouvelle cheminée qui garantit de la fumée,* etc., 1 pl. Paris, 1759, in-8o. — BAUMER (J. Ph.), *Beschreibung eines zur Esparung des Holzes eingerichteten Stuben-Ofens* (Mém. cour.). Berlin, 1765, in-4o. — MONTALEMBERT (le marquis M. R. de), *Cheminée-poële ou poële français.* Paris, 1766, in-4o (et Descript. avec fig. par le chev^{er} DE JAUCOURT ; article *Cheminée,* in *Encyclopédie* de Diderot). — MORAND, *Mém. sur la nature, les effets, propriétés et avantages du feu de charbon de terre,* fig. Paris, 1770, in-8o. — BOURDOIS DE LA MOTTE, *An diu focis ardentibus assidere malum ?* (Resp. affirm.) Th. de Paris, 1777, in-4o. — FORTIN, *Nouv. fourneau de salubrité très-économique,* etc. Paris, 1791, in-8o. — HALLÉ (J. N.), *Rapp. sur l'ouvrage du citoyen Clavelin, concernant les principes de la statique de l'air et du feu appliqués à la construction des cheminées,* in *Ann. de chim.,* 1re sér., t. XXXIII, p. 172, an VIII. — RUMFORT (B. de), *Essai sur la meilleure construction des cheminées,* 2e édit. Genève, 1801, in-8o. — DU MÊME, *Divers essais* (IV à XV), trad. fr. par SEIGNETTE. Paris, 1806, in-8o. — GUYTON-MORVEAU, *Description d'un poële sur les principes de la cheminée suédoise, avec bouches de chaleur,* in *Ann. de chimie,* 1re sér., t. XLI, p. 79, an X. — CHAMSERU et CHAPOTIN, *Rapp. sur les augustines, ou nouv. chauffe-pieds économiques,* in *J.de méd. de Corvisart,* t. XXXII, p. 133, 1815. — GÉRARD, *L'art d'empêcher les cheminées de fumer, et de chauffer économiquement,* etc. Paris, 1827, in-12. — AMELUNG, *Nachricht über die Heizung eines neuen Gebäude am Hospital Hofheim am Darmstadt, mit erwärmter Luft,* etc., in *Henke's Ztschr. Erghft.,* t. XIII, p. 238, 1830. — KLOSE (C. L.), *Ist die sogenannte Heizung mit erwärmter Luft in Medicinal-polizeilicher Hinsicht-Empfehlungswerths oder verwerflich ?* in *Henke's Ztschr.,* t. LXII, Hft 4, et *Schmidt's Jahrbb.,* t. XXXIX, p. 93, 1843. — ARDENNI et JULIA DE FONTENELLE, *Nouveau manuel complet du poêlier-fumiste, ou Traité,* etc. Nouv. édit. rev. par M. F. MALEPEYRE. Paris, 1850, in-18, pl. — GILLARD, *Chauffage de Paris à bon marche.* Paris, 1856, in-4o. — HUGUENY (Ch.), *Traité élémentaire et pratique du chauffage au gaz,* pl. 1. (Extr. du technologiste.) Paris, 1857, in-8o. — PETTENKOFFER (M.), *Mittheilungen in Betreff der Ofenheizungen,* in *Aertzl. ver. zu München,* 1857-58. — *Bayer Intell. Bl.*.

n° 13. — Péclet, *Traité de la chaleur considérée dans ses applications,* 3ᵉ édit. Paris, 1860-61, 3 vol. gr. in-8°. — Chancel (G.) et Diacon (E.), *Sur le chauffage au gaz dans les laboratoires de chimie* (Extr. des Mém. de l'Acad. des sc. et lettres de Montp.). Montpellier, 1861, in-8°, pl. — Lochmann (E. F.), *Einige hygienische Bemerkungen über Gazbeleuchtung, Ofenheizung,* etc., *in Wohnzimmern,* in *Henke's Ztschr.,* 1863, et *Canstatt's Jahresb.,* 1864, t. VII, p. 33. — Bernhardi, *Die Luftcirculationsheizung. Eine Darstellung,* etc. Eilenburg, 1864. — Joly (Ch.), *Traité pratique du chauffage et de la distribution des eaux dans les habitations particulières,* etc. Paris, 1869, in-8°, fig. — Du même, *Du chauffage des magnaneries et des lieux publics de réunion (J. de l'agric.).* Paris, 1870, in-8°. — Berger, *Ueber Heizung und Ventilation der der Alten,* in *Virchow's Arch.,* t. L, p. 37, 1870. — Voir les ouvrages techniques et *Manuels ; Dictionn. de l'industrie ; Bull. de la Soc. d'encouragement,* etc.

Fumée et fumivorité : Evelyn (J.), *Fumifugium, or the Inconveniences of the Air and Smoake of London dissipated : together,* etc. Lond. 1661, in-4°, et *ibid.,* 1772. — Dalesme, *Système des causes qui font fumer les cheminées et quelques moyens pour remédier à cet inconvénient,* in *Journ. des sçav.,* 1686, p. 83 ; et *Refl.* de La Hire, *ibid.* — Justell (Machine de Dalesme), *Account of an Engine that consume Smoke,* in *Philos. Transact.,* 1686, n° 181, p. 78. — Fangues (de), *Machine pour remédier à la fumée,* in *Acad. des sc.,* 1701, *Hist.,* p. 142 ; et *Machines approuvées par l'Acad.,* t. I, p. 211, fig. — Frémin, *Cheminée par le moyen de laquelle on ne doit jamais être incommodé par la fumée,* in *Journ. des sçav.,* 1702, p. 582. — Chaumette (de la), *Moyens pour empêcher les cheminées de fumer,* in *Acad. des sc.,* 1715, *Hist.,* p. 65 ; et *Mach. approuv.,* t. III, p. 47, fig. — Wolten (J. A. von), *Nachricht von dem Nutzen des Torfes in Feuerstätten, worin bewiesen wird, dass der Rauch des Torf-Feuers der Gesundheit nicht im mindesten schädlich sey,* in *Abhandl. der Bayer Akad.* Bd. I, th. 2, s. 161. — Prony (de) et Guyton de Morveau, *Rapport sur un appareil établi à la Monnaie pour faire consumer la fumée des machines à feu,* in *Ann. de chim.,* t. LXIX, p. 189, 1809. — *Ueber die Schädlichkeit des Rauchs der coaksöfen in sanitätspolizeilicher Beziehung* (Gutachten der K. Wissensch. Deput.), in *Casper's Vierteljahrschr.,* t. IV, p. 118, 1853. — *Combustion de la fumée produite par les appareils à vapeur ; ordonnance de police,* in *Ann. d'hyg.,* 2ᵉ sér., t. III, p. 224, 1855. — Cuenot, *Sur une distinction à établir entre les fumées seulement incommodes et les fumées vraiment nuisibles,* in *Compt. rend. de l'Acad. des sc.,* t. XL, p. 838, 1855. — *Instruction du conseil d'hygiène concernant la combustion de la fumée,* in *Ann. d'hyg.,* 2ᵉ sér., t. V, p. 219, 1856. — Pour les divers appareils, *Compt. rend. de l'Acad. des sc.* — Appareil de Dumery, t. XL, p. 934, 1855 ; — de Loques et Daney, t. XLV, p. 377, 1857 ; — de Fontenay, *ibid.,* p. 691. — Calvert, *De la fumée des maisons et de celle des fabriques,* in *J. de chim. méd.,* 5ᵉ sér., t. II, p. 668, 1866. — Procès-verbaux de l'exposition des produits de l'industrie, *Bullet. de la Société d'encourag. cent,* etc.

Accidents : Devergie (A.), *Consultation médico-légale à l'occasion d'un cas remarquable d'asphyxie par la carbonisation des poutres,* in *Ann. d'hyg.,* 1ʳᵉ sér., t. XIII, p. 442, 1835. — Ollivier (d'Angers), *Recherches et observations relatives à une double asphyxie par la vapeur du coke,* ibid., t. XXV, p. 290, 1841. — Bayard et Tardieu, *Rapport sur une double asphyxie par la carbonisation des poutres,* ibid., t. XXXIV, p. 369, 1845. — Chevallier (A.), *Des accidents déterminés par le gaz résultant de la combustion du bois et du charbon, et des dangers qui résultent des calorifères portatifs,* etc., in *Ann. d'hyg.,* 2ᵉ sér., t. XXII, p. 48, 1864. — Carret, *Sur l'apparition d'une nouvelle espèce d'épidémie en Savoie,* in *Compt. rend. Acad. des sc.,* t. LX, p. 793, 1865. — Du même, *Addit. à la note précédente,* ibid., t. LXI, p. 417, 1865. — Du même, *Du chauffage des magnaneries par la tôle, comme moyen de juger,* etc., ibid., t. LXVI. p. 803, 1868. — Du même, *Mém. sur l'insalubrité des poêles en fonte.* Chambéry, 1869, in-8°. — Michaux, *Réponse à la note de M. Carret,* in *Compt. rend. Acad. des sc.,* t. LX, p. 966, 1865. — Du même, *Les poêles en fonte exercent-ils,* etc., ibid., t. LXVI, p. 271, 1868. — Boissière, *Note relative à l'insalubrité des poêles en fonte,* ibid., p. 346. — Decaisne, *Fièvre typhoïde se développant à la suite d'une intoxication lente,* etc., ibid., p. 346, et *Gaz. des hôp.,* 1868.

— Lontin, *Note sur la cause,* etc., ibid., p. 846. — Morin (le général), *De l'insalubrité des poêles de fonte,* etc., ibid., t. LXVIII, p. 1046, 1869. — Coulier, *Note sur les poêles en fonte,* in *Bull. Acad. de méd,* t. XXXIII, p. 722, 1869. — Vernois (M.), *Rapp. sur le mém. précédent,* ibid., t. XXXIV, p. 16, 1869.
— Popper. *Die Heizung vom Standpunkte der Hygieine,* in *Œsterr. Zeitschr. f. prakt. Heilk.,* nos 24 et 25, 1874. — Bouillaud, *Chauffage de l'hôpit. milit. d'Amélie-les-Bains par la circulation de l'eau thermale dans des tuyaux en fonte,* in *Ann. d'hyg. publ.,* 1876, sept., p. 273, nov., p. 396. — Spruyt, *Chauffage et ventilation des bâtiments,* in *Arch. méd. belges,* janv. 1877. — Regray, *Le chauffage des voitures de toutes classes sur les chemins de fer,* in *Ann. d'hyg. publ.,* janv. 1877. — Wolffhügel, *Kohlenoxyd und gusseiserne Œfen,* in *Zeitschr. f. Biologie,* Bd. XIV, p. 506, 1878. — Heller, *Ueber Luftheizung,* in *Viert. f. ger. Med.,* Bd. XXXI, p. 160, 1879. — Plaskuda, *Unters. über die Zweckmässigkeit der Luft-und Ofenheizung,* in *Corr.-Bl. d. nied. Ver. f. öff. Ges.-Pfl.,* 1879, nos 10-12. — Wazon, *Rapp. sur l'Exp. univ.; chauffage et ventilation des édifices publics et privés.* Paris, 1878, in-8. — Landrieux, *Intoxication saturnine provoquée par l'usage de la braise plombifère,* in *Rev. d'hyg.,* 1879, p. 797. — Vallin, *La distribution du chauffage,* in *Rev. d'hyg.,* 1880, p. 745. — Boutmy, *Le poêle mobile américain,* in *Ann. d'hyg.,* juin 1880, p. 481. — Vallin, *Le danger des poêles mobiles,* in *Rev. d'hyg,* 1880, p. 1033,. — Descoust, *Dangers des tuyaux de fumée,* ibid., 1881, p. 44. — Godefroy (A.), *Sur une modification du poêle mobile,* ibid., p. 531. — Ira Remsen. *Carbonic oxyde as source of danger to health in apartments heated by cast-iron furnaces or stoves,* in *Nat. Board of Health Bullet.,* Washington, 1881, p. 857.

Éclairage artificiel.

Dans les longues nuits d'hiver de nos climats, et dans les mois d'obscurité des pays septentrionaux, l'absence prolongée de la lumière solaire exige la création de moyens artificiels destinés à éclairer l'homme et à lui permettre, soit de s'occuper aux travaux domestiques, soit de se livrer à la culture de son intelligence. De plus, à mesure que la civilisation fait des progrès dans un pays et que la vie devient plus active, plus remplie, l'homme cherche à mettre à profit le plus complètement possible le temps d'obscurité qu'il ne consacre pas au sommeil ; et, ici, le plaisir réclame souvent la part la plus large. Dans ces cas divers, c'est la lumière artificielle seule qui permet à l'homme d'obtenir ces résultats (1).

La privation de lumière solaire pendant les nuits de nos climats, ou pendant les mois d'obscurité des régions polaires, n'a d'autre inconvénient que celui de condamner l'homme à l'inaction pendant ce temps. Ce n'est donc pas pour prévenir des accidents que l'hygiène intervient dans la question de l'éclairage artificiel, mais pour guider l'homme dans le choix des moyens qu'il doit employer à cette intention, et apprécier l'influence qu'ils peuvent exercer sur sa santé.

(1) Voir la bonne thèse de M. Briquet sur l'éclairage artificiel, thèse à laquelle nous avons emprunté beaucoup de détails.

Dans les temps reculés, l'homme s'éclairait à la lueur du foyer domestique. Plus tard, les progrès de la civilisation se firent sentir, et l'éclairage artificiel prit naissance. Du temps des Grecs et des Romains, il consistait dans des vases de forme diverse, en général élégants, remplis d'huile dans laquelle une mèche était plongée directement, et enflammée.

Tel fut le mode général d'éclairage pendant le moyen âge, et ce ne fut que plus tard que les chandelles furent imaginées.

A la fin du dernier siècle, les divers modes d'éclairage artificiel comprenaient : 1° les chandelles; 2° la cire; 3° les lampes remplies d'huile dans laquelle plongeait une mèche cylindrique pleine. Argand imagina la lampe à double courant d'air, et ce fut là le point de départ des nombreux perfectionnements que subit l'éclairage artificiel. En 1785, Lebon eut l'idée d'employer à l'éclairage le gaz provenant de la distillation du bois. En 1800, Murdoch rendit ces procédés plus pratiques. Ce ne fut guère, toutefois, que de 1815 à 1830 que ce mode d'éclairage se répandit dans Paris et dans les principales villes de France.

Les substances qui servent maintenant à l'éclairage artificiel sont le suif, la cire, les résines, les huiles grasses, les huiles essentielles, et enfin le gaz provenant de la distillation de la houille. Nous allons rapidement passer en revue ces différents modes d'éclairage et leur influence sur la santé.

1° *Suif.* — *Chandelle.* — Le suif est constitué par de la graisse de mouton ou de bœuf; il est composé d'oléine, de margarine et de stéarine. L'intensité de lumière d'une chandelle de 6 à la livre n'est pas considérable ; comparée à celle d'une bonne lampe Carcel représentée par 100, elle n'est que 10, et cette intensité décroît encore à mesure que la mèche s'allonge et que la combustion devient plus incomplète.

La flamme de la chandelle présente des vacillations presque continuelles, qui sont dues à l'agitation de l'air déterminée par l'échauffement et la dilatation des couches immédiatement en rapport avec la portion en combustion, et leur remplacement par les couches d'air plus froides.

La combustion incomplète d'une chandelle donne des vapeurs dans la composition desquelles entrent une huile empyreumatique, quelques traces d'acides stéarique, oléique et margarique, non décomposés, de l'hydrogène carboné, de l'oxyde de carbone, du charbon. Ces vapeurs, inspirées par l'homme, sont irritantes : elles déterminent souvent du larmoiement, du picotement à la gorge et de la toux.

La combustion complète du suif donnerait de l'eau et de l'acide carbonique.

La combustion de 1 gramme de suif, d'après Lavoisier et Laplace, élève 83 gr. d'eau de 0 à 100°.

Une chandelle de 6 à la livre, en brûlant complètement, élève de 0 à 100° 2,648 gr. d'air, ou, en mètres cubes, 27,29 cent. cubes de ce même air.

Les lampions, les torches, présentent la même combustion, seulement elle est beaucoup moins complète, et les vapeurs empyreumatiques et irritantes qui s'en échappent produisent, en les exagérant, les effets d'une chandelle qui brûle incomplètement.

2° *Cire.* — *Bougies.* — On range dans les bougies : 1° celles qui sont fabriquées avec de la cire provenant des abeilles ou celle qui provient de la cire fournie par un arbre, le *myrica cerifera :* cette cire est composée de cérine et de myricine ; 2° les bougies faites avec l'acide stéarique ; 3° les bougies faites avec la cétine.

Comparée à la lumière d'une Carcel, représentée par 100, l'intensité de la lumière d'une bougie (6 à la livre) donne les résultats suivants :

Bougies de cire d'abeilles................ 13,61
     —   d'acide stéarique................ 14.30
     —   de cétine.................... 14,40

La combustion de la cire est, en général, plus complète que celle du suif ; elle donne naissance à beaucoup moins de vapeur et ne produit que des traces presque insensibles d'huile empyreumatique. A l'époque actuelle, les bougies dites stéariques ont à peu près exclusivement remplacé toutes les autres, en raison de leur prix élevé. Lorsqu'on commençait à se livrer à leur fabrication en grand, on employait, parmi les moyens d'épuration, une certaine quantité d'acide arsénieux. Dans la crainte que la volatilisation d'une petite partie de ce composé, qui aurait pu rester dans les bougies, ne causât des accidents, l'autorité interdit l'emploi de l'arsenic dans la fabrication des bougies stéariques : je ne sache pas cependant que, même à cette époque, elles aient déterminé des accidents réels.

D'après Lavoisier et Laplace, la combustion de 1 gramme de cire blanche peut élever 103 gr. d'eau de 0 à 100°.

La combustion de cette même quantité de cire peut élever de 0 à 100° 32^m,85 cent. cubes d'air.

3° *Résines.* — L'emploi de la résine pour l'éclairage et pour la fabrication des torches peut avoir de mauvais effets sur la santé. Les vapeurs épaisses et piquantes que produit sa combustion, toujours incomplète, déterminent facilement de la toux.

4° *Huiles grasses*. — Les huiles grasses le plus généralement employées pour l'éclairage sont : 1° huile de colza ; elle est très belle et très bonne pour cet usage, quand elle a été purifiée par l'acide sulfurique, qui en sépare les mucilages végétaux qu'elle contient presque toujours. L'emploi de ce procédé a fait craindre qu'il n'y restât un peu d'acide, qui, venant à se décomposer et à se dégager pendant la combustion, aurait pu déterminer des accidents ; on n'en cite cependant aucun exemple ; 2° l'huile d'œillette, extraite du pavot ; elle est un peu visqueuse ; 3° l'huile de chènevis, jaune, âcre et visqueuse ; 4° enfin l'huile de noix, plus visqueuse et plus âcre encore.

Les lampes. — Les premières lampes consistaient dans des mèches pleines, plongées immédiatement dans l'huile. Avant l'invention d'Argand, toutes dérivaient de ce principe. L'introduction du double courant d'air en a changé toute l'économie, et depuis les inventions nouvelles se sont tellement multipliées, qu'on ne pourrait songer à en tracer l'historique.

Disons cependant quelques mots des principales lampes actuellement en usage :

1° La lampe dite *solaire*. — Cette lampe est la plus simple ; elle consiste dans une mèche circulaire plongée immédiatement dans l'huile, qui y monte par voie de capillarité. Elle se rapproche, sous ce rapport, des lampes anciennes, mais elle en diffère essentiellement, en ce qu'elle est à double courant d'air : courant intérieur passant à l'intérieur de la mèche, et courant extérieur passant entre la flamme et la paroi interne du verre. Ces lampes éclairent bien, échauffent beaucoup, et brûlent, pour un bec de 44 lig., 60 à 75 grammes d'huile par heure.

2° La lampe à double courant d'air et à niveau supérieur. — Ces lampes ne sont plus guère employées que pour les travaux de cabinet ou les quinquets suspendus dans les escaliers.

Ces lampes, en brûlant, donnent les intensités de lumière suivantes :

Comparée à une Carcel donnant 100 de lumière, une lampe astrale donne 30,40, tandis qu'une lampe à mèche plate ne donne que 12,5. Une lampe à mèche plate brûle 14 grammes d'huile par heure ; une lampe astrale, 26,71, et une forte lampe à niveau supérieur, 45 grammes d'huile.

3° Les lampes dites *à modérateur* sont toujours des lampes à double courant d'air, mais dont le réservoir d'huile est situé au-dessous de la mèche. Le liquide y parvient sous l'influence d'un piston poussé par un ressort à boudin, qui comprime l'huile lorsqu'il est au haut de sa course. Elles donnent une lumière aussi intense que celle des lampes Carcel ; mais *il faut*

nécessairement les remonter très souvent; cet inconvénient
est dû à ce que le piston arrive rapidement au bout de sa
course.

4° Les lampes Carcel sont, de toutes, les meilleures. L'huile,
placée dans un réservoir inférieur, parvient à la mèche sous l'influence d'un mouvement d'horlogerie. Ce sont elles qui donnent la clarté la plus vive, la chaleur la plus intense ; ce qui est
dû à ce qu'elles déterminent la combustion la plus complète de
l'huile. Les lampes Carcel consomment, en général, pour un bec
de 15 lig. de diamètre, 60 grammes d'huile par heure. Une
lampe Carcel est capable d'élever en une heure de 0 à 100°,
45,48 cent. cubes d'air.

Eclairage dit à gaz liquide. — Le liquide employé dans les
lampes dites *à gaz liquide* est un mélange, en proportions dé-
finies, d'alcool et d'huile essentielle de térébenthine. La combustion en est complète; elles brûlent un litre de liquide en
15 heures. Le prix du litre est de 1 fr. 35 c. à Paris, et 1 fr. hors
Paris. Elles consomment donc pour 9 centimes par heure ; la
lumière est très blanche, très pure, mais elle n'a pas une intensité très considérable. L'emploi de ces lampes exige de grandes
précautions, et il y a eu plusieurs exemples dans lesquels la
flamme s'est communiquée de la mèche au liquide du réservoir, et a ainsi déterminé de violentes détonations et de graves
accidents.

Lampes à huile essentielle de schiste. — Ces lampes ont une
grande analogie avec les précédentes, mais elles sont infiniment
moins dangereuses. La lumière est très belle, très pure, presque blanche, et extrêmement intense. Ces lampes sont peu dispendieuses. Une lampe de calibre ordinaire brûle un litre de
liquide en 20 heures. Le prix du litre est de 1 fr. : elles brûlent
donc pour 5 centimes de liquide par heure. Les seuls inconvénients qui y sont attachés résident dans la manipulation du liquide, qui est odorant, et dans une légère odeur empyreumatique résultant de la combustion. Les avantages qui y sont attachés compensent tellement les inconvénients, qu'on a du reste
fait disparaître presque complètement par la purification de
l'huile essentielle, que ce genre de lampes et le liquide qui les
alimente sont destinés à un bel avenir.

[*Lampes à huile de pétrole.* — L'huile de pétrole (huile de
pierres ou de rochers) est un produit naturel connu depuis
longtemps, qui se trouve en sources plus ou moins abondantes
dans beaucoup de localités de l'ancien et du nouveau monde.
Ce liquide n'avait guère, jusqu'à présent, été employé pour
l'éclairage à cause de sa rareté; mais des sources d'un rendement très considérable (de 1,000 à 1,200 barriques de 190 litres

chacune) ayant été récemment découvertes dans l'Amérique du
Nord, l'huile de pétrole, qui jouit d'ailleurs d'un pouvoir éclai-
rant très remarquable, pouvant être vendue à bas prix, devient
depuis quelques années d'un usage à peu près général. Elle a
cependant de très graves inconvénients, elle s'enflamme très
facilement, détone avec violence. Aussi a-t-elle souvent donné
lieu à des brûlures quelquefois mortelles et à des incendies
dont quelques-uns ont pris des proportions formidables. L'emploi de cette substance, pour ceux qui se décideront à en faire
usage, doit donc être entouré de grandes précautions ; et ne
parlant ici que de l'application à l'éclairage des maisons particulières, il faut suivre les prescriptions qui ont été données
par le conseil d'hygiène et par M. le docteur Const. Paul, dans
un excellent travail à ce sujet. On n'emploiera que de l'huile
rectifiée, qui est beaucoup moins inflammable que l'huile
brute. Elle sera conservée dans des bidons en fer-blanc fermés
par un bouchon de métal à l'aide d'un pas de vis. Le récipient
de la lampe doit être large, peu profond, et fait d'une substance
transparente (verre ou porcelaine), de manière qu'on puisse
voir le volume de l'huile qu'il renferme. Le pied en sera large
et pesant, afin de donner de la stabilité à la lampe. Le bec
des lampes doit être assez long, pour qu'entre la flamme et la
surface du liquide il y ait au moins 6 centimètres ; s'il était beaucoup plus long, la mèche brûlerait mal ; s'il était plus court,
on courrait risque de voir la lampe s'échauffer trop et la soudure se fondre. C'est surtout quand on verse de l'huile dans le
récipient qu'il faut redoubler de précautions. Cette opération
sera faite autant que possible pendant le jour ; si l'on était
obligé de remplir la lampe le soir, il faut se tenir éloigné de
tout corps en combustion. Pour éteindre, on baisse graduellement la mèche, et quand il ne reste plus qu'une petite flamme
bleue, on souffle pour achever de l'éteindre. On ne fait pas descendre entièrement la mèche, parce que si elle tombait dans
l'intérieur du récipient, elle pourrait déterminer une explosion.
Si le verre vient à casser, il faut éteindre immédiatement,
afin d'empêcher l'échauffement des garnitures métalliques,
qui pourraient produire la vaporisation de l'huile contenue
dans le réservoir ; cette vapeur, en prenant feu au contact
de la flamme, amènerait également une explosion. Le sable,
la terre, le grès sont préférables à l'eau pour éteindre les
huiles minérales en combustion. On voit à combien de soins
il faut s'assujettir quand on veut user de cette dangereuse
substance !]

Les lampes dites *à gaz oxygène*, imaginées par M. Rousseau,
sont destinées à se répandre dans le public, maintenant que

l'inventeur est parvenu à pouvoir livrer de l'oxygène à bas prix.

Cette lampe consiste dans le remplacement du courant d'air situé à l'intérieur de la mèche, par un courant d'air enrichi d'oxygène contenu dans un gazomètre. Elle donne une lumière blanche magnifique, d'un éclat tel que l'œil ne peut le supporter, et qui dépasse de beaucoup celui du gaz. Cette intensité est si grande que, mesurée au photomètre et comparée à celle du bec d'une lampe Carcel de même diamètre, qui serait représentée par 100, celle-ci est de 800; elle a, de plus, le grand avantage de ne pas brûler aux dépens de l'oxygène contenu dans la pièce dans laquelle elle est placée, mais exclusivement aux dépens de l'oxygène du gazomètre. Ce gaz, contenu dans un gazomètre peu volumineux, de toile imperméable, ne peut jamais produire d'explosion ni d'émanation nuisible.

Une autre espèce de lampe est la *lampe électrique*, imaginée par M. Soleil, et dont le principe est basé sur l'expérience de Davy, qui consiste, comme on le sait, dans le passage d'un courant électrique intense entre les pointes de deux cônes de charbon. Cette lampe est d'un prix très élevé et exige une pile énergique, dont la manipulation est également très chère. Sa lumière est plus intense et plus blanche encore que celle de la précédente, mais elle est infiniment plus dispendieuse (1).

Tels sont les divers systèmes de lampes imaginés successivement : il faut maintenant étudier leurs influences sur l'homme.

La combustion d'une chandelle, d'une bougie, et surtout d'une lampe, dans la chambre d'une habitation privée, peut, dans certaines circonstances, avoir de sérieux inconvénients. Si cette chambre est bien close, s'il n'y a pas de cheminée, de poêle ou de prise d'air quelconque, la combustion se fait alors aux dépens de l'oxygène de l'air de la pièce, l'acide carbonique qui en procède y séjourne, et il arrive un instant où la respiration devient impossible. C'est en pareil cas que l'on voit d'abord se produire la céphalalgie, les vertiges, et finalement l'asphyxie, qui arriverait infailliblement si l'air n'était pas renouvelé ; il est probable que c'est à cette cause qu'il faut rattacher les vertiges, les maux de tête et le commencement d'asphyxie signalés par Ramazzini comme la conséquence de la combustion de l'huile.

(1) On a cherché à diverses reprises, dans ces derniers temps, à utiliser la lumière électrique ; Paris a été témoin de divers essais faits à cet égard ; actuellement l'avenue de l'Opéra et la place du Carrousel sont éclairées à l'électricité. Il en est de même d'une grande partie de la ville de Munich, et nous ne doutons pas qu'un grand nombre d'autres villes suivront bientôt cet exemple.

Lorsque la chandelle, la bougie ou la lampe brûlent dans une chambre dans laquelle la ventilation est bien établie, elles n'ont d'autres inconvénients que ceux qui pourraient résulter de la construction vicieuse de l'appareil d'éclairage, ou de la combustion incomplète de la substance employée.

Il est un certain nombre d'individus qui changent à leur égard l'ordre naturel, qui dorment le jour et veillent la nuit. Cette vie nocturne est consacrée par les uns aux exigences de leur état, de leur profession ; par les autres, à leur plaisir. Dans ces deux cas, mais surtout dans le dernier, la fatigue et l'épuisement jouent un grand rôle ; aussi est-ce avec réserve que l'on doit attribuer à la seule influence de la vie nocturne les modifications survenues dans l'organisme et que Briquet caractérise ainsi : peau pâle, traits tirés, yeux fatigués, paupières rouges et gonflées, sentiment d'âcreté à la gorge, irritation folliculaire des bronches et des fosses nasales, digestions languissantes, faible degré de résistance au froid, épuisement sans cause suffisante, usure des organes de la vie.

5° *Éclairage au gaz.* — Le gaz dont on fait usage provient : 1° de la houille ou de l'huile de houille ; 2° des huiles grasses ; 3° des résines ou des huiles de résine ; 4° des eaux ayant servi au dégraissage et qu'on soumet ensuite à la distillation dans des appareils destinés à cet usage.

Produit dans des cornues de fonte chauffées au rouge, dans lesquelles ces matières sont décomposées, le gaz est porté de là par des tuyaux particuliers dans le gazomètre, d'où il est distribué dans les différentes parties de la ville qu'il doit éclairer.

La distillation des huiles grasses donne de l'hydrogène proto- et bicarboné, de l'hydrogène pur, des carbures d'hydrogène, de l'oxyde de carbone et un peu d'azote ; il reste dans les cornues du charbon et du goudron.

La distillation de la houille donne de l'hydrogène proto- et bicarboné, de l'hydrogène pur, de l'oxyde de carbone, de l'acide carbonique et quelque peu d'ammoniaque ; le résidu est du coke et du goudron.

Les résines et les huiles de résine donnent les produits intermédiaires.

Le gaz produit est dépouillé d'une partie des composés étrangers qu'il contient par les lavages que l'on opère dans des réservoirs spéciaux, qu'il traverse en passant des cornues dans le gazomètre. Les conduits qui le portent dans les lieux qu'il doit éclairer sont en plomb.

La fabrication du gaz expose les ouvriers qui y travaillent à des accidents particuliers : ainsi, la chaleur considérable qu'ils éprouvent en vidant les cornues à distillation détermine quelquefois des congestions cérébrales et des brûlures, etc. Les émanations qui s'échappent du gaz avant le lavage peuvent exercer une action fâcheuse, qui va quelquefois jusqu'à l'asphyxie.

Dans son trajet à travers les tuyaux de plomb destinés à le distribuer, le gaz s'échappe quelquefois par les fissures qui existent au point de jonction et de soudure des deux tuyaux. En sortant ainsi, tantôt il s'exhale à l'air libre et manifeste sa présence dans l'atmosphère par une odeur caractéristique; d'autres fois, le gaz, à sa sortie du tuyau, s'infiltre dans le sol, l'imprègne complètement avant d'arriver à sa surface et de se répandre dans l'atmosphère. En pareils cas, on n'a guère à redouter que la mauvaise odeur.

Dans d'autres circonstances, la fuite de gaz a lieu dans une chambre, un magasin, un lieu fermé quelconque. Lorsqu'il en est ainsi, on doit redouter l'asphyxie des individus qui y habitent; ou bien, il peut produire une conflagration et une détonation par suite de l'approche d'un corps en ignition. Ces deux sortes d'accidents ont été bien souvent observés.

Les auteurs varient d'opinion sur la quantité de gaz d'éclairage qui doit être mélangé à l'air atmosphérique pour s'enflammer à l'approche d'un corps en ignition. D'après M. Devergie, il en faudrait 1/11 ; d'après d'autres, 1/4.

[Au total, l'odeur du gaz, dans un appartement, exige que l'on s'empresse d'y éteindre les corps en ignition et que l'on n'y pénètre point avec une lumière qui, dans le cas où le mélange du gaz aurait lieu en proportion convenable, amènerait une explosion. Une ordonnance de police, en date du 27 octobre 1835, a formellement défendu de chercher, dans les localités closes, le point par lequel a lieu la fuite au moyen du *flambage*, procédé qui consistait à promener le long des conduits une bougie allumée ; le gaz, en s'enflammant au niveau de sa sortie par la fissure, indiquait le siège précis de la fuite, mais il en résultait souvent de graves accidents. L'ordonnance prescrit l'emploi d'appareils propres à déceler le point d'issue accidentelle du gaz à l'aide d'une disposition particulière. On se sert habituellement d'un mécanisme fort ingénieux, imaginé par Maccaud et qui a reçu l'approbation du Conseil de salubrité, de la Société des architectes, etc.]

Le gaz, arrivé au bec où il doit brûler pour servir à l'éclairage, traverse une plaque circulaire percée de trous extrêmement fins au-dessus desquels il s'enflamme. Cette disposition met à l'abri des détonations.

[Un pharmacien de Paris, M. Guyot, a imaginé une modification très simple du brûleur, qui rend les explosions encore moins à craindre et modère d'une manière très économique la combustion du gaz. De son côté, M. le docteur Knudsen, en s'occupant de l'éclairage par le gaz, dans l'intérieur des appartements, exige une épuration plus complète qu'on ne la fait d'ordinaire, et un tirage plus actif au-dessus de la flamme, ce que l'on peut obtenir à l'aide d'un aspirateur. De la sorte, la combustion est plus complète et laisse moins de résidus nuisibles à la santé.]

La flamme d'un bec ordinaire, comparée à celle d'une bonne Carcel représentée par 100, est de 127. La combustion complète du gaz ne devrait donner que de l'acide carbonique et de l'eau (1), il est loin d'en être ainsi, et les produits sont bien plus compliqués. M. Briquet donne à cet égard les résultats suivants, calculés d'après les chiffres de M. Dumas :

Un bec de gaz d'huile distillée consume 38 litres de gaz par heure : il absorbe 63 litres 2/3 d'oxygène, et forme 42 litres 1/2 d'acide carbonique et 23 5/810 d'eau. Un bec de gaz de houille brûle 158 litres de gaz par heure ; il absorbe dans le même temps 234 litres d'oxygène, et donne 128 litres 1/2 d'acide carbonique et 69,660 d'eau. La flamme de ce gaz donne presque toujours un peu de charbon, qui se dépose sur les objets voisins.

La combustion du gaz dégage une énorme quantité de chaleur ; car, d'après les mêmes calculs, un bec brûlant 158 litres de gaz par heure peut élever de 0 à 100°, 32,420 litres d'air ou 154 mètres cubes d'air. D'après ces calculs, la quantité énorme d'oxygène que le gaz doit absorber, pour brûler la quantité proportionnelle d'acide carbonique qui en résulte, explique la raison pour laquelle l'éclairage au gaz ne saurait être employé dans l'intérieur des habitations privées ; il doit être réservé pour les cours, les escaliers, les grands vestibules, les rues, les places publiques, partout enfin où le renouvellement continuel de l'air fournit de l'oxygène en proportion suffisante pour la combustion et pour entraîner la grande quantité d'acide carbonique produit.

Les influences spéciales que le gaz d'éclairage peut exercer sur l'homme sont les suivantes :

1° Le séjour continuel dans un lieu où brûle le gaz d'éclairage détermine souvent de la toux, une irritation bronchique, et peut, s'il y a une prédisposition, favoriser le développement

_____

(1) Quand la combustion n'est pas complète, il se dégage de l'oxyde de carbone, dont la nocivité est bien connue.

de maladies plus graves des poumons, et en particulier des tubercules.

2° Le séjour continuel, la nuit et le jour, dans un magasin, un atelier où brûle du gaz, produit quelquefois l'étiolement des sujets qui y sont exposés. On sait que, par étiolement, on doit entendre l'altération du sang, qui consiste dans la diminution simultanée et progressive de ses trois principaux éléments constitutifs (albumine, globules, fibrine).

3° La petite quantité d'acide sulfureux, de sels ammoniacaux et de charbon non brûlé qui existe dans l'atmosphère d'un lieu éclairé au gaz, peut déterminer de la toux ; c'est la présence de ces gaz qui est probablement la cause des accidents dont il a été question plus haut ; il en est de même du sulfure de carbone qui peut également s'y trouver.

4° La présence dans l'air d'une petite quantité d'acide sulfhydrique, qui se produit quelquefois dans la combustion du gaz de l'éclairage, peut amener des accidents plus graves et même l'asphyxie.

5° Enfin, l'asphyxie est la conséquence de l'inspiration du gaz d'éclairage qui remplit une pièce de manière à enlever la quantité d'air atmosphérique et d'oxygène nécessaire pour entretenir la respiration.

[6° *Éclairage à la lumière électrique.* — D'abord réservé pour la voie publique, les phares, les signaux, etc., l'éclairage électrique est employé actuellement dans un certain nombre de grands magasins et d'usines ; il présente de grands avantages tant au point de vue de la puissance lumineuse qu'au point de vue de l'absence d'échauffement et de viciation de l'air. Il serait surtout à recommander pour l'éclairage des théâtres et des bibliothèques, pour lesquels les incendies sont si redoutables. Quant à son action sur la vue, cette question a été examinée plus haut, p. 183.]

Bibliographie.— Argand, *Découverte des lampes à courant d'air et à cylindre.* Paris, 1785, in-8°. — Kein (Peter), *Description of the Hydrostatik Lamp.*, in *Nicholson Journal*, 1800, janv., et *Bibl. Britann.* (Sc. et arts), t. XIV, p. 75, an VIII. —Lenox, *Thermolampes ou poêles qui chauffent, éclairent avec économie et offrent, avec plusieurs produits précieux, une force motrice applicable à toute espèce de machine.* Paris, 1821. — *Extrait du rapport général sur les travaux du Conseil de salubrité pendant l'année 1822.* Paris, 1823, in-8°.— Péclet, *Traité de l'éclairage.* Paris, 1827, in-8°. 10 pl.— Briquet, *De l'éclairage artificiel considéré sous le point de vue de l'hygiène publique et de l'hygiène privée.* Th. de conc. Paris, 1838, in-4°. — Pelouze père et fils, *Traité de l'éclairage au gaz tiré de la houille, des bitumes, des lignites, de la tourbe, des huiles, des résines, des graisses, etc.* 24 pl. Paris, 1839, in-8°. — Hunter (James), *On the Influence of Artificial Light in causing impaired Vision.* Edinb., 1840, in-8. — Trébuchet, *Recherches sur l'éclairage public de Paris*, in Ann. d'hyg., 1re sér., t. XXX, p. 5, 241, 1843. — *Ordonnance de police concernant l'éclairage par le gaz dans l'intérieur des habitations*, 31 mai 1842. — *Ordonnance royale concernant la fabrication du gaz*, 27 janvier 1846. — Audouard (V.), *Rapport à M. le préfet de Béziers sur l'éclairage à l'alcool pour* *les intérieurs*, in *J. de chim. méd.*, 2ᵉ sér., t. IX, p. 712, 1843. — Combes (H.), *De l'éclairage au gaz étudié au point de vue économique et administratif, et spécialement de son action sur le corps de l'homme*. Paris, 1844, in-18. — Bunsy (C.), *Das Künstliche Licht, und*, etc. Mitau, 1846, in-8°. — Heymann, *Ueber die neueren Beleuchtungsstoffe von arztlicher Standpunkte*, in *Sitzungsber. d. Gesellsch. für Natur. u. Heilk. zu Dresden*, 1847, p. 42. — Guillin (H.), *Des divers moyens d'éclairage et de leur influence sur la santé*. Th. de Paris, 1850, in-4°, n° 121. — BouDIN, *Recherches sur l'éclairage*, in *Ann. d'hyg.*, 1ʳᵉ sér., t. XLVI, p. 87, 1851.— Hueber, *Mittheilungen über Gasbeleuchtung in hygienischer, toxicologischer and staatsärztlicher Beziehung*, in *Zeitschr. Wien. Aerzte*, 1852; et *Canstatt's Jahresb.*, 1853, t. VII, p. 54. — Innhauser (F.), *Ueber Leuchtgas von sanitätspolizeilichen Standpunkte*, in *Ztschr. Wien. Aerzte*, nov. 1852; et *Canstatt's Jahresb.*, 1853, t. VII, p. 54.—Du même, *Beleuchtung der neuen Bauordnung für Wien vom Standpunkte der Sanitätspolizei*, in *Ztsch. der K. K. Gesellsch. der Aerzte zu Wien*. 1859, p. 758. — Bertulus, *Mém. sur cette question d'hygiène publique: Rechercher l'influence que peut exercer l'éclairage au gaz sur la santé des masses dans l'intérieur des villes*. Marseille, 1853, in-8°. —*Fuites de gaz, appareil Maccaud*, in *Ann. d'hyg.*, 2ᵉ sér., t. II, p. 458, 1854. — *Ordonn. de police concernant l'éclairage par le gaz dans l'intérieur des habitations*, ibid., t. V, p. 214, 1856. — Rutter (J. B. N.), *De l'éclairage au gaz dans les maisons particulières*, trad. de l'angl. par J. Gatliffe et P. Pers. Paris, 1856, in-8°. — Girardin et Burel, *Nouveaux fours à coke, système Buran, avec utilisation simultanée du gaz d'éclairage et de chauffage et divers produits*, etc. Paris, 1856, in-4°.— Gillard, *Chauffage et éclairage par le gaz platine ; réponse*, etc. Paris, 1856, in-4°. — Tavignot, *De l'éclairage au gaz. Comment est-il nuisible à la santé publique*, fig. Paris, 1858, in-8°. — Chatel, *Notice sur les différents systèmes d'éclairage, depuis les temps anciens jusqu'à nos jours*. Paris, 1859, in-8°, pl. 34. — Morin, *Note sur l'application de la chaleur développée par les appareils d'éclairage à la ventilation*, in *Compt. rend. de l'Acad. des sc.*, t. LI, p. 109, 1860. — Clegg (Sam.), *Traité pratique de la fabrication et de la distribution du gaz d'éclairage et de chauffage*, trad. de l'angl. et annoté par M. Ed. Servier. Paris, 1860, in-4°, 300 fig. — Schilling (N. H.), *Handbuch für Steinkohlengasbeleuchtung. Mit einer Geschichte der Gasbeleuchtung*. Munchen, 1860, in-4°. — Delalot-Sevin, *Aperçu sur les systèmes d'éclairage et de chauffage par l'électricité*, etc. Besançon, 1861, in-8°, pl. 1. — *Services public et particulier de l'éclairage et du chauffage par le gaz dans la ville de Paris*. Paris, 1861, in-8°. — Audoin (P.) et Bérard (P.), *Étude sur les divers becs employés pour l'éclairage au gaz et recherches des conditions les meilleures pour sa combustion*, in *Ann. de chim. et de phys.*, 3ᵉ sér., t. LXV, p. 423, 1862. — Knudsen (P.), *Ueber Gasbeleuchtung in Zimmern*, in *Henke's Ztschr.*, 3 Hft., et *Canstatt's Jahresb.*, 1862, t. VII, p. 8.— Lochmann (E. F.), *Einige hygienische Bemerkungen über Gasbeleuchtung, ofenheizung*, in *Henke's Ztschr.*, 1863, Hft., 1, 2, et *Canstatt's Jahresb.*, 1864, VII, 33. — Robert d'Arcourt (E.), *De l'éclairage au gaz; developpement des gaz destinés à l'éclairage*, etc., 2ᵉ édit. Paris, 1863, in-8°, atl. in-4°. — Duchesne (Léon), *Des liquides employés dans l'éclairage artificiel*. Th. de Paris, 1864, n° 9. — Zoch (Br.) et Gorup-Besanez, *Beobachtungen über den Einfluss der Künstlichen Beleuchtung auf die Luftqualität*, etc., in *Ztschr. f. Biol.*, t. III, 1867, et *Canstatt's Jahresb.*, 1868, I, 545. — Heymann, *Ueber Künstliche Beleuchtung Vtjschr. f. prakt. Heilk. in Prag.*, t. C, p. 220, 1868. —Gavarret (J.), *Éclairage de la ville de Paris*, in *Gaz. hebd.*, 1869, p. 497, 513. — Landsberg, *Effets de la lumière des lampes sur la vue*, in *Hannower'sches Wchnbl.*, etc., in *Ann. d'hyg.*, 2ᵉ sér., t. XXXVI, p. 461, 1871.

Inconvénients : accidents : Devergie et Paulin, *Asphyxie par le gaz d'éclairage survenue dans les magasins de nouveautés de la rue de Bussy*, in *Ann. d'hyg.*, 1ʳᵉ sér., t. III, p. 457, 1830. — Tourdes G.), *Relation médicale des asphyxies occasionnées à Strasbourg par le gaz d'éclairage*. Paris, 1841, in-8°. — *Mém. sur l'huile de pétrole en général et particulièrement sur celle de Gabian*. Béziers, 1752, in-4°. — Paul (Const.), *Rapp. sur l'éclairage à l'huile de pétrole*. (Extr. de la presse scientifique des deux mondes.) Paris, 1864, in-8°.—Hix, *Notice sur les huiles*

de pétrole, in *Répert. de chimie appl.* et in *Journ. de chim. méd.*, 4ᵉ sér., t. X, 57, 1864 — *Ordonnance de police qui prescrit la publication de l'instruction du conseil de salubrité concernant l'emploi des huiles de pétrole destinées à l'éclairage*, et *Instruction*, etc. Paris, 14 juillet 1864. — Chevallier (A.), *Note sur la présence de l'arsenic dans les bougies*, in *Journ. de chim. méd.*, 2ᵉ sér., t. IV, p. 222, 1838. — Everitt, *On the Presence of Arsenious Acid in Candles and Fatty Matter*, in *The Lancet*, 1837-38, t. 1, p. 321. — *Report of the Committee apointed to investigating the Subject of Poisoncus Candles* (Westminster Med. Soc.), *ibid.*, p. 424.— Béaude, *De la présence de l'arsenic dans les bougies stéariques*, in *Journ. des conn. méd. prat.*, t. X, p. 114, 1842-43. — Eulenberg, *Gesundheitsschädliche Benutzung der Gefärbten Wachskerzen* (*Klin. Wochschr.*, 11, 14), in *Græwell's Notiz, Ne Eolge*, t. IX, p. 752, 1866.
— Chevallier, *Rech. sur le pétrole, son origine, etc.. les dangers qu'il présente*, etc., in *Ann. d'hyg. publ.*. 1872 et 1873. — Felix, *Hygiein. Studien über Petroleum*, etc., in *Deutsch. Vierteljahrsschr. f. öff. Ges.-Pfl.* Bd. IV, H. 2, p. 226, 1872. — Fonvielle (de), *Note sur les moyens de protéger les habitations contre les dangers d'une fulguration par les tuyaux de gaz*, etc., in *Compt. rend. de l'Acad. d. sc.*, t. LXXIV, nᵒ 11, 1872. — Macfarlane, *On the poisonous agents in coloured tapers*, in *Glasg. med. Journ.*, april, 1874. — Caussé (Sév.). *Asphyxie de trois personnes par le gaz d'éclairage*, in *Ann. d'hyg. publ.*. 2ᵉ sér., t. XLIX, 1875.
— Kühlmann (F.), *De l'éclairage et du chauffage par le gaz au point de vue de l'hygiène*, in *Assoc. franç. pour l'avancement des sci. à Lille*, 1874. — Vérigo, *Le soufre dans le gaz d'éclairage*, in *Compt. rend. Acad. d. sci.*, 1876, nᵒ 17. — Erismann, *Unters. über die Verunreinigung der Luft durch künstliche Beleuchtung*, in *Zeitschr. f. Biol.*, Bd. XII, 1876. — Wesche, *Ueber Leuchtgasvergiftung*, etc.. in *Viertelj. f. ger. Med.*, Bd. XXV, 1876. — Gréhant, *Sur l'oxyde de carbone*, etc., in *Soc. de biol.*, 28 déc. 1878. — Layet, art. *Gaz d'éclairage*, in *Dict. encycl. sci. méd.*, 1882.
Fontaine, *Éclairage à l'électricité*. Paris, 1879. — Poncet, *De l'éclairage par la lumière électrique*, in *Progr. méd.*, 1880. — Voy. la bibliog., p. 184.

Objets places dans l'intérieur des habitations privées.

1º *Fleurs.* — Les fleurs placées dans une chambre peuvent exercer deux actions différentes. L'une consiste dans l'influence produite sur l'homme par l'acide carbonique qu'elles exhalent pendant la nuit, et l'autre dans celle déterminée sur lui par des émanations odorantes. Les effets de l'acide carbonique peuvent être atténués ou anéantis par un renouvellement suffisant de l'air ; il faut, du reste, que les végétaux soient bien abondants dans une chambre, et cette chambre elle-même bien étroite et bien close, pour que la quantité d'acide carbonique venant de cette source soit capable de déterminer l'asphyxie. — Si cette influence était la seule à combattre, on en triompherait facilement par l'établissement d'un courant d'air destiné à renouveler l'air et à expulser l'acide carbonique. L'enlèvement des végétaux est, du reste, la première chose à faire. L'action des émanations odorantes, l'influence de l'acide carbonique, complètement mises de côté par le facile renouvellement de l'air dans la pièce, est loin d'être nulle ; il existe dans la science de nombreux exemples d'accidents produits par les odeurs végétales. Ces accidents, plus communs chez les femmes nerveuses et impressionnables, ont été observés très souvent : ils consistent dans la céphalalgie, les vertiges, les éblouissements, les syncopes, les spasmes nerveux et des attaques hystériformes.

La conclusion est qu'il faut proscrire d'une manière absolue la présence des végétaux, et surtout des fleurs odorantes, dans une chambre habitée, la nuit surtout, même quand il existe un facile renouvellement d'air.

2° *Animaux.* — Les animaux placés dans l'intérieur des appartements altèrent l'atmosphère de la même manière que l'homme ; et souvent, quand ils sont de grande taille, la viciation qu'ils produisent est presque aussi forte. Il est nécessaire de tenir compte de cette circonstance, et d'exiger une capacité plus grande de la chambre dans laquelle on veut faire coucher un chien, par exemple, à côté de soi. Il est préférable, toutefois, de ne pas contracter cette habitude, et de toujours reléguer les animaux vivants dans des pièces autres que celles où l'on habite. — Il peut se faire, en outre, que chez le chien, la rage vienne à se développer, soit spontanément, soit à la suite de la morsure d'un autre chien, morsure qui aura échappé à l'observation du maître.

Il est un usage généralement suivi en France dans les fermes, les établissements d'agriculture, ainsi que dans les grandes écuries où sont logés les chevaux en nombre considérable, c'est celui d'y faire coucher un ou plusieurs garçons d'écurie. Indépendamment des maladies contagieuses qu'ils peuvent y contracter, et dont il sera question plus tard, le choix d'un tel coucher a tous les inconvénients attachés aux conséquences de l'encombrement et à la viciation de l'air par renouvellement insuffisant. Il est probable, toutefois, que si cet usage n'est pas plus souvent suivi d'accidents, c'est que l'air vicié par la respiration de tant d'animaux réunis peut se renouveler par les ouvertures libres et nombreuses que présentent, la plupart du temps, les écuries et les étables. Il y aurait lieu, cependant, d'examiner si, en hiver, où l'on bouche une partie de ces ouvertures, une telle habitation n'est pas plus malsaine qu'à toute autre époque de l'année.

3° *Aliments conservés dans l'habitation.* — Ils ne sauraient avoir d'autres inconvénients que ceux qui résultent de leur putréfaction, et il en a été question à propos de l'influence des matières putrides sur la santé. Malgré le doute que des travaux récents ont pu jeter sur la nocuité de cette influence, il est d'une bonne hygiène de faire rejeter des habitations privées tout aliment corrompu et capable d'altérer l'air par les émanations putrides qui s'en dégagent.

Bibliographie. — Boyle (R.), *Exercitatio de mira subtilitate effluviorum.* — Du même, *De natura determinata effluviorum.* — Du même, *De insigni efficacia effluviorum*, in *Opp. varia*, t. II. Genevæ, 1693, in-4°. — Triomph (J. H.), *De aromaticorum natura, usu et abusu.* Jenæ, 1695, in-4°. — Triller (D. G.), *De morte subita, ex nimio violarum odore oborto.* Wittebergæ, 1762, in-4°. — Seligius (C. H.), *De odoribus.* Erlangæ, 1766, in-4°. — Kirwan (A. A. P. A.), *De l'odorat et de l'influence des odeurs sur l'économie animale.* Th. de Paris, 1812, in-4°, n° 47. — Barthélemy (J.), *Essai sur les fleurs et sur leurs effets pernicieux.* Th. de Paris, 1812, in-4°, n° 158. — Cloquet (H.), art. *Odeur*, du *Dict. des sc. méd.*, t. XXXVII. — Du même, *Osphrésiologie, ou Traité des odeurs, du sens et des organes de l'olfaction.* Paris, 1821, in-8°. — Chevallier (A.), *Sur les émanations des fleurs et des fruits, et sur les accidents qu'elles peuvent déterminer,* in *Ann. d'hyg.*, 2ᵉ sér., t. XXIII, p. 295, 1865.

Annexes de l'habitation proprement dite, et contenues à peu près constamment dans son intérieur.

Alcôves, rideaux de lit. — Un usage à peu près général existe en France, même dans les habitations les moins aisées, c'est celui de renfermer le lit dans une alcôve, ou de l'entourer de rideaux épais capables d'en faire le tour et de créer ainsi une atmosphère artificielle d'air confiné. — Cet usage, qu'il serait à peu près inutile de chercher à déraciner, en raison même de sa généralité, est mauvais et funeste à la santé; il s'oppose au renouvellement facile de l'air; il concentre dans un espace resserré le produit des exhalations pulmonaire et cutanée, et vicie l'air qui est respiré immédiatement par la personne couchée dans le lit.

Ces inconvénients de l'alcôve ou des rideaux épais sont plus sérieux encore quand il s'agit d'individus malades; car le produit des exhalations pulmonaire et cutanée de ces derniers, concentré dans un air non renouvelé, et absorbé ensuite par les mêmes voies qui l'ont fourni, est capable d'aggraver la maladie des individus placés dans le lit, et de la compliquer d'une manière beaucoup plus fâcheuse. Enfin, cette habitude s'oppose à la liberté de la respiration des personnes atteintes de maladies chroniques du poumon et du cœur, et elles sont presque toujours obligées d'y renoncer.

L'hygiène doit donner le conseil de rejeter toute alcôve qui ne serait pas largement ouverte; elle doit également engager à ne faire usage que de rideaux légers et incomplets, destinés plutôt à servir d'ornement qu'à s'opposer au facile renouvellement de l'air. [Ces rideaux seraient d'ailleurs relevés tous les soirs au moment du coucher.]

Quant aux malades, on ne saurait trop engager les personnes qui les entourent à débarrasser leur lit des rideaux, à moins que ces derniers n'aient pour destination spéciale d'empêcher l'action directe d'un courant d'air sur le malade.

Les soupentes, les cabinets obscurs, étroits et sans croisées, dans lesquels on place bien souvent des lits, ont tous les inconvénients des chambres petites et non ventilées ; on doit en rejeter l'usage, en raison de l'influence fâcheuse qu'ils ne manqueraient pas d'exercer sur la santé. Quant aux lits eux-mêmes, voy. plus bas *Vêtements*.

Cuisines. — Les cuisines exposent les personnes qui y séjournent habituellement à une cause spéciale de maladie : c'est celle qui résulte de la combustion d'une grande quantité de charbon de bois, du dégagement d'acide carbonique et de l'asphyxie qui peut en être la conséquence. — Les moyens à employer pour prévenir ces accidents sont les suivants :

1° Donner à ces pièces l'étendue la plus grande possible, dans toutes les dimensions ;

2° Y placer un dallage en pierre plutôt qu'un plancher en bois ;

3° Établir une ventilation énergique et facile, à l'aide de grandes croisées ;

4° Prolonger la hotte de la cheminée jusque sur les fourneaux spécialement destinés à la combustion du charbon, de manière à leur constituer une voie d'appel considérable.

Latrines. — Dans l'antiquité, les maisons avaient déjà des latrines spéciales, et on les retrouve parfaitement conservées dans les maisons découvertes de Pompéi.

Dans un certain nombre de villages et d'habitations rurales, il n'y a, pour toutes latrines, qu'un trou creusé en terre, ce qui laisse toute facilité, pour se dégager, aux émanations qui en proviennent.

Dans les villes, il ne saurait en être ainsi, et chaque appartement a ses latrines spéciales. Elles sont presque toujours une source incessante d'infection qui résulte de la présence du sulfhydrate d'ammoniaque uni à une petite quantité d'acide sulfhydrique ; ces gaz peuvent se dégager sur un des points suivants :

1° Les endroits mêmes où sont placées les latrines ;

2° Les fissures qui peuvent exister dans un point quelconque du trajet des tuyaux de faïence ou de terre qui servent à la conduite des matières dans la fosse ;

3° La soudure incomplète qui a lieu au point de jonction des tuyaux de fonte employés pour le même usage ;

4° Enfin, ces gaz peuvent sortir de la fosse où sont conduites les matières fécales et dans laquelle elles séjournent.

Ces émanations, toujours plus considérables par les temps chauds et humides, peuvent-elles exercer une influence fâcheuse sur l'homme ? L'étude des phénomènes et des maladies qui se développent chez les vidangeurs peut seule éclairer la question. Si l'on met de côté l'asphyxie dont ils sont si souvent atteints dans leur profession et les ophthalmies spéciales dont ils peuvent être affectés, les médecins sont bien loin d'être d'accord sur la nature des autres maladies. A l'exemple de Parent-Duchâtelet, beaucoup de médecins nient complètement cette influence pernicieuse, et n'admettent que la possibilité de l'asphyxie et des ophthalmies. D'un autre côté, l'observation des maladies qui règnent à Montfaucon et à Bondy, où sont déposées les matières fécales de Paris, n'y démontre ni une fréquence ni une gravité plus grandes que partout ailleurs; il n'y a pas non plus une mortalité plus considérable.

En opposition à cette négation d'accidents possibles, on cite quelques cas dans lesquels des effets nuisibles auraient été produits, effets dont la nature ne serait cependant pas bien déterminée. Tels sont les trois cas de mort survenus successivement chez les individus qu'on avait fait coucher dans une pièce où existaient des émanations sorties par la fissure d'un tuyau de conduite de matières fécales passant dans l'épaisseur du mur (Darcet) (1).

La question des accidents qui peuvent survenir, tout indécise qu'elle soit, n'en doit pas moins être prise en sérieuse considération, et l'on doit chercher, sinon à détruire complètement, du moins à réduire au minimum les inconvénients attachés aux émanations des latrines. Voici, à cet égard, les dispositions les plus favorables à prendre.

Placer les latrines dans un cabinet isolé, aussi grand que possible, et loin des chambres à coucher et du centre des appartements. — Donner à ce cabinet un jour sur la cour, ou, au moins, sur l'escalier.

Le système qu'on doit préférer est celui des lieux d'aisances dits à l'anglaise : ils consistent, ainsi qu'on le sait, en une soupape à bascule capable de fermer hermétiquement l'ouverture supérieure du tuyau de conduite. La combinaison avec un réservoir d'eau supérieur est ce qu'il y a de préférable (2). Si,

(1) Depuis quelques années, la transmissibilité de la fièvre typhoïde par l'air et l'eau souillés des miasmes provenant des matières fécales, est admise par un grand nombre d'auteurs. Dans la discussion qui a eu lieu à l'Académie de médecine, en 1876, M. Jaccoud s'est prononcé formellement pour l'origine fécale, tout en réservant qu'il ne faudrait pas la considérer comme la cause unique. Il est possible que le choléra, la diphthérie, etc., présentent un mode analogue de propagation, mais le fait est loin d'être démontré. Quoi qu'il en soit, il suffit que le danger soit signalé pour que les hygiénistes aient le devoir de rechercher les moyens de l'écarter.

(2) La fermeture s'obtient également plus ou moins bien à l'aide des *siphons* ou *obturateurs hydrauliques ;* il est nécessaire que l'eau arrive constamment en quantité suffisante. Dans les hôpitaux français, on a surtout installé le *water-closet* (système Jennings modifié).

malgré cela, il y avait encore dégagement d'odeur, il faudrait avoir recours aux chlorures désinfectants.

Les tuyaux de conduite doivent être en fonte; on donnera un soin particulier aux points de jonction et de soudure.

La disposition de la fosse est importante à considérer; on conseille généralement de la voûter et de la ventiler à l'aide d'un tuyau dit tuyau d'évent, partant de sa partie supérieure et s'étendant jusqu'à une hauteur qui dépasse celle des cheminées les plus élevées; son point de départ de la fosse doit se trouver à un niveau supérieur à celui d'arrivée des tuyaux de conduite.

[Ces tuyaux d'évent sont quelquefois plus nuisibles qu'utiles. Ainsi, quand la température des cabinets est supérieure à la température extérieure, quand les tuyaux de chute sont dans le voisinage d'un conduit de cheminée, quand les cabinets ouvrent sur une cage d'escalier où existe un courant ascensionnel rapide, alors l'appel se fait par les tuyaux de chute : les gaz de la fosse s'y précipitent, et l'air extérieur descendu par le tuyau d'évent remonte à son tour vers les cabinets chargés des produits fétides exhalés par les matières de la fosse; ce courant ascendant devient continu tant que la cause persiste. Enfin, quand il se produit des fissures, des fentes dans le tuyau d'évent, il en résulte des infiltrations de gaz infect dans les logements au niveau desquels existent ces fissures.]

Un système qui commence à se répandre beaucoup est celui des fosses mobiles : il consiste dans des tonneaux placés dans une cave spéciale et auxquels on fait aboutir l'extrémité d'un tuyau de conduite. Les tonnes une fois remplies, on les enlève, et on les remplace par d'autres, que l'on retire ensuite à leur tour, lorsqu'elles sont pleines. M. Piorry, qui vante beaucoup ce système, dans son intéressante dissertation sur les habitations privées, lui reconnaît les avantages suivants : les tonnes ne dégagent aucune odeur, épargnent les frais de construction, d'entretien et de curage de la fosse; enfin, les frais auxquels elles entraînent sont beaucoup moins élevés que ceux de ces trois opérations. C'est une question à étudier; mais, en tout cas, on ne peut guère appliquer ce système aux maisons de construction ancienne.

Le curage des fosses d'aisance produit souvent des accidents chez les ouvriers qui l'exécutent : telle est spécialement l'asphyxie, dont on a eu de si nombreux cas à déplorer.

Ces accidents sont devenus beaucoup plus rares depuis qu'on est parvenu, à l'aide de cheminées d'appel et de tuyaux d'aspiration, à mettre à profit la formation du vide pour enlever la totalité des matières liquides contenues dans la fosse; depuis lors, les hommes sont bien moins exposés lorsqu'ils y descendent. Dans ce dernier cas même encore, un emploi judicieux des chlorures prévient les accidents et empêche l'asphyxie.

Les applications faciles et peu dispendieuses des moyens de désinfection aux matières fécales ont déterminé l'administration à rendre une ordonnance de police par laquelle il est interdit à tout entrepreneur de vidanges de commencer le curage d'une fosse avant d'avoir préalablement désinfecté la masse de matières qu'elle renferme. La mise à exécution de ce moyen et son emploi judicieux préviendront probablement, dans la suite, tous les accidents; il consiste dans l'emploi, soit du peroxyde de fer, soit du charbon. Le premier de ces agents surtout paraît se généraliser, ce qu'il doit à son prix peu élevé, joint aux bons résultats qu'il produit. L'emploi des chlorures réussit bien également, mais il est plus dispendieux.

[En Angleterre, on a supprimé les fosses d'aisances; dans la rue passe un égout, où vont se déverser les eaux ménagères, les eaux des water-closet, des cours, des gouttières, etc.

La commission parisienne nommée en 1874 pour rechercher les moyens de désinfecter la Seine, conseillait soit le *système diviseur*, les *tinettes-filtres* qui séparent les matières solides des liquides, soit les tuyaux de chute directe dans l'égout. Le Conseil municipal considérant que la vidange à l'égout porterait de 43 à 72 grammes d'azote par mètre cube la souillure des eaux d'égout, rejeta, dans sa séance du 15 novembre 1875, les conclusions de la commission, et déclara qu'il était préférable de perfectionner les procédés d'enlèvement des matières solides. La ville a proposé de rendre obligatoire l'écoulement des *liquides* à l'égoût; c'est la généralisation du système diviseur et la suppression des fosses fixes, c'est-à-dire un grand progrès réalisé. Quant à la vidange intégrale à l'égout, la question est encore à l'étude et divise les savants les plus autorisés. Les partisans de la vidange à l'égout citent comme arguments la diminution de la mortalité à Dantzig et à Francfort-sur-le-Mein, depuis que ces villes ont adopté le nouveau système.]

Bibliographie. Annexes des habitations : Lits. — Adolphi (Chr. M.), *De ægrotorum conclave*. Lipsiæ, 1711, in-4º. — Mac-Mahon, *An in lecto undique clauso dormire noxium?* (Resp. affirm.) Th. de Paris, 1767, in-4º. — Triller (D Wilh.), *Clinotechnia medica antiquaria, sive*, etc. Francof., 1774, in-4º. — Lamarque (P.), *Usage du lit*. Th. de Paris, 1816, nº 6. — Hosch, *Das Bette, der Schlaf und der Traum*, in *Beziehung*, etc. Nürnberg, 1837, in-12, et *ibid.*, 1840, in-12. —Bachelet, *Note sur l'hygiène des chambres à coucher, et en particulier sur l'usage de sommiers élastiques*, in *Gaz. méd. de Lyon*, 1850. — Fonssagrives, art. *Lit*, in *Dict. encycl. des sc. méd.*, 2ᵉ sér., t. II, 1869. — Cuisines. — Fortin, *Nouveau fourneau de salubrité, très-économique et digesteur de nouvelle invention*. Paris, 1791. in-8º.

— Rumfort (B. de), Xᵉ essai, 3ᵉ part., *Construction des cuisines publiques et particulières et fabrication de leurs ustensiles,* 29 pl., trad. de l'anglais par T. de Courtivron. Paris, 1804, in-8°.—Darcet, *Description d'un fourneau de cuisine construit de manière,* etc (Ann. de l'industr., etc.). Paris, 1822, in-8°, pl. — Brown (F. J.), *On Injurious Effects of Underground Kitchens,* in *Sanitary Rev.,* april. 1858. — Cadet de Vaux, *Sur le méphitisme des puits,* in *Obs. de phys.* de l'abbé Rosier, t. XXII, p. 229, 1783.

Latrines, fosses d'aisances : Delamare, in *Traité de la police,* t. I, p. 189, 480, 545. Paris, 17, in-fol. — Laborie, Cadet et Parmntier, *Observations sur les fosses d'aisances, et moyens de prévenir les inconvénients de leur vidange,* suivies du *Rapport fait à l'Acad. des sc. sur ce travail,* par Milly, Lavoisier et Fougeroux. Paris, 1778, in-8°. — Janin de Combe-Blanche, *L'antiméphitique, ou Moyens de détruire les exhalaisons pernicieuses et mortelles des fosses d'aisances, l'odeur infecte des égouts,* etc. Paris, 1782, in-8°. — Du même, *Plusieurs brochures à l'occasion de son prétendu désinfectant (vinaigre),* dont l'insuccès avait été constaté par une commission. — Marcorelle (de), *Réflexions historiques et critiques sur les quelques moyens indiqués pour neutraliser les fosses d'aisances, servant de réponse aux injustes accusations de M. Janin.* Paris, 1785, in-4°. — Hallé, *Recherches sur la nature et les effets du méphitisme des fosses d'aisances.* Paris, 1785, in-8°. — Goulet, *Inconvénients des fosses d'aisances, possibilité de les supprimer.* Yverdon, 1785, in-8°.— 2ᵉ édit., avec *Supplément,* ibid., 1787. — Giraud (P.), *Commodités portatives, ou Moyens de supprimer les fosses d'aisances et leurs inconvénients,* 2 pl. Paris, 1786, in-8°. — Géraud *Essai sur la suppression des fosses d'aisances et de toute espèce de voirie; sur la manière de convertir en combustible toutes les substances qu'on y renferme.* Amsterdam, 1786, in-12. — Thouret, *Rapport sur des pompes antiméphitiques,* in *Ann. de chimie,* 1ʳᵉ sér., t. VI, p. 86, 1790. — Dupuytren (G.), *Notice sur quatre asphyxies survenues dans une fosse d'aisances vidée depuis plusieurs jours, et sur quelques expériences auxquelles elles ont donné lieu,* in *Bull. de la Faculté de méd.,* t. I, p. 141, an XIII. — Du même, *Rapport sur une espèce de méphitisme des fosses d'aisances produite par le gaz azote,* in *Journ. de méd. de Corvisart,* t. XI, p. 187, an XIV. — Héricart de Thury, Pelletier (Ant. et Huzard, *Rapport sur les fosses mobiles et inodores de MM. Cazeneuve et Cⁱᵉ, fait à la Soc. cent. d'agriculture.* Paris, 1818, in-8°. — Neufchateau (Fr. de), *Recherches sur l'utilité de l'urine par rapport à l'agriculture* — à la suite du précédent. — Darcet, *Rapp. au conseil de salubrité sur la construction des latrines publiques sur l'assainissement des latrines et des fosses d'aisances,* 2 pl., in *Ann. de l'industrie nat. et étrang.,* 1822. — Du même, Girard et Pelletier, *Rapport au préfet de police sur l'assainissement de la vidange des fosses d'aisances,* in *Rec. industr. et manufact. de Moléon,* 1830. — Du même, *Latrines modèles construites sous un colombier, ventilées au moyen de la chaleur des pigeons,* etc., 1 pl. Paris, 1843, in-4°. — Vée, *Considérations sur les explosions et combustions accidentelles dans les fosses d'aisances,* in *Journ. des conn. méd. prat.,* t. I, p. 307, 1834. — Parent-Duchatelet, Labarraque et Chevallier, *Rapp. sur les améliorations à introduire dans les fosses d'aisances, leur mode de vidange et les voiries de la ville de Paris,* in *Ann. d'hyg.,* 1ʳᵉ sér., t. XIV, p. 258, 1835. — Couverchel, *De l'assainissement des fosses d'aisances, des latrines et urinoirs publics, et des moyens,* etc. Paris, 1837, in-8°. — Matthissens, *Rapp. fait à la Société de médecine d'Anvers sur le procédé de M. le docteur Koene pour la désinfection des matières fécales,* etc., in *Ann. de la Soc. de méd. d'Anvers,* 1840, p. 115. — Sucquet et Krafft, *De l'assainissement de la vidange et de la suppression des voiries de la ville de Paris.* Paris, 1840, in-8°.—Ollivier (d'Angers), *Remarques sur la nécessité d'une nouvelle mesure à pres rire après la vidange des fosses d'aisances,* in *Ann. d'hyg.,* 1ʳᵉ sér., t. XXIV, p. 87, 1840. — Huguin (A.), *Notice sur les fosses antiméphitiques portatives opérant la séparation immédiate des solides et des liquides et la désinfection complète des produits,* pl. 1. Paris, 1840, in-8°. — Guérard (A.), *Sur le méphitisme et la désinfection des fosses d'aisances,* in *Ann. d'hyg.,* 1ʳᵉ sér., t. XXXII, p. 326, 1844. — Du même, *Note sur le nouveau système de vidange des fosses d'aisances,* ibid., t. XXXV, p. 77, 1846. — Girard (H.), *Note relative aux principales conditions que doivent offrir les lieux d'aisances*, in *Ann. de méd. psychol.*, 1re sér., t. VI, p. 107, 1845. — CHEVALLIER, *Rapp. fait à la Soc. d'encouragement sur le concours ouvert pour la désinfection des matières fécales et des urines dans les fosses mêmes, et pour des appareils propres à opérer la division des solides et des liquides*. (EXTR. des *Bull. de la Soc. d'encour.*), 1848, in-4°. — Du MÊME, *Essai sur la possibilité de recueillir les matières fécales, les eaux vannes, les urines de Paris avec utilité pour la salubrité*, etc., in *Ann. d'hyg.*, 2e sér., t. XIV, p. 97, 1860. — Du MÊME, *Sur les accidents qui résultent de l'inflammation des gaz produits dans les fosses d'aisances*, ibid., t. XV, p. 286, 1861. — Du MÊME, *De l'utilisation en Italie des produits fournis par l'homme, de l'engrais humain*, ibid., t. XVI, p. 241, 1861. — Du MÊME, *De l'établissement des latrines mobiles et de la réparation immédiate d'un engrais*, etc., ibid., t. XXVII, p. 67, 1867. — Du MÊME, *Sur la nécessité de multiplier et d'améliorer les urinoirs publics*, ibid., t. XXXVI, p. 285, 1871.— VINCENT, *Extrait d'un ouvrage intitulé : Recherches historiques sur la construction des fosses d'aisances et l'emploi des matières fécales* (impr. à la suite du rapp. de M. Chevallier sur le concours de la Société d'encouragement). Paris, 1848, in-4°. — GAULTIER DE CLAUBRY, *De la suppression de la voirie de Montfaucon comme conséquence des procédés perfectionnés de désinfection des fosses d'aisances*, in *Ann. d'hyg.*, 1re sér., t. XL, p. 305, 1848. — Du MÊME, *De l'application des procédés de vidange inodore comme moyen de suppression de la voirie de Bondy*, ibid., t. XLIII, p. 77, 1850. — Du MÊME, *Des nouveaux perfectionnements apportés à la vidange des fosses d'aisances et des résultats qui en sont la conséquence*, ibid., t. XLV, p. 87, 1851. — *Ordonnances de police concernant la désinfection des matières contenues dans les fosses d'aisances*, 12 déc. 1849; 28 déc. 1850; 8 nov. 1851. — Autre *réglant la construction, les réparations des fosses d'aisances et le service de la vidange*, 1er déc. 1853. — Autre *concernant la désinfection des fosses d'aisances et l'écoulement des eaux vannes aux égouts*, 29 nov. 1854. — ROGIER-MOTHES, *Notice sur les appareils Rogier-Mothes servant à fermer hermétiquement les fosses d'aisances à l'embouchure du tuyau de descente*, etc., pl. 6. Paris, 1858, in-8°. — MILLE, *Service des vidanges, écoulement direct des liquides dans les égouts*, in *Ann. d'hyg.*, 2e sér., t. II, p. 448, 1854. — SPONI, *De la vidange au passé, au présent et au futur. Mém. à MM. les magistrats*, etc. Paris, 1856, in-8°. — DUGLERÉ (A.), *Le grand diviseur*. Paris, 1856, in-4°. — BELLEZANNE, *Appareil séparateur mobile; filtre à grand diviseur, avec écoulement des liquides sur la voie publique et sans odeur*, p. 3, avec fig. Paris. gr. in-4°. — GNASSI, *Rapp. à M. le Ministre de l'Intérieur sur la construction et l'assainissement des latrines et fosses d'aisances*. Paris, 1858, in-8°. — BERTHERAND, *Mém. sur la vidange des latrines et des urinoirs publics, au point de vue*, etc., in *Archiv. de l'agricult. du Nord*. Lille, 1858. — DUFONCUEL, *Nouveau système des latrines pour les grands établissements publics, et notamment*, etc., in *Ann. d'hyg.*, 2e sér., t. X, p. 356, 1858.— REIL, *Die verschiedenen System betreffend die Anlagen von Abtritten, vom sanitätspolizeilichen Standpunkte*, in Casper's Vjschr., XV, 298, 1859.—BOUCHARD, *Disposition des fumières et des latrines dans les exploitations rurales*. Paris, 1859, in-8°. — FINKELBURG, *Vergleichende Bemerkungen über die neuern Methoden zur Entfernung der Auswurfstoffe aus grösseren Städten, mit besonderer Rücksicht*, etc., in Casper's Vjschr., t. XVIII, p. 107, 1860. — *Utilizzazione delle Materie estratte dai pozzi delle latrine*, in *Gaz. med. Ital Stati Sardi*, 1859, n° 23 ; et *Canstatt's Jahresb.*, 1860, t. VII, p. 58. — VOIGT (F. W.), *Ueber die Ausleerung der Latrinen grosser Städte in sanitätspolizeilicher*, etc., in Henke's Ztschr., 1860, 1 Hft ; et *Canstatt's Jahresb.*, t. VII, p. 58, 1861.—PAPPENHEIM (L.), *Zur geruchlosen Entleerung der Abtrittsgruben*, in *Beiträge zur exact. Forsch.*, etc , 4 Hft., p. 122, 1862. — PERRIN, *De l'inflammation des gaz produits dans les fosses d'aisances et des accidents d'explosion et autres qui peuvent en résulter* (Rapp. de la Commiss. des logements insalubres pour 1862-65), et *Ann. d'hyg.*, 2e sér., t. XXVII, p. 5, 1867. — Du MÊME, *Méphitisme des fosses d'aisances*, ibid., t. XXXVIII, p. 73, 1872. — ZIURECK, *Ueber die Anlage von Water-Closets auf solchen Grundstücken Welche eine unterirdischer Ableitung nicht besitzen*, in *Vtjschr für. ger. und öffentl. Med.*, N° Fe, t. VIII, p. 83, 1868.—FALGER, *Ueber die Latrinen-Anlagen bei grossen*

Wohnungen, mit., etc., ibid., p. 130.—Seegen (J.), *Ueber Moule'ser Erde Abtritte, mitete,* in *Blatt. der Reform, der Sanität's Wesens,* 1868, nᵒˢ 22, 23. — Hennezel, *Ventilation des fosses et assainissement des lieux d'aisances,* in *Ann. d'hyg.,* 2ᵉ sér., t. XXX, p. 241, 1868. —Rolleston, *The Earth-Closet System,* in *The Lancet,* 1869, t. I, p. 319, 411. — Moule (H.), *The Dry Earth system.,* ibid., p. 383. — Husson, *Notice sur les lieux d'aisances perfectionnés établis dans les hôpitaux de Paris,* ibid., t. XXXIII, p. 297, 1870.

— Hennezel (de), *Moyens de combattre l'infection des fosses d'aisance,* in *Ann. d'hyg. publ.,* 2ᵉ sér., t. XXXVIII, 1872. — Potier, *Même sujet,* ibid. — Reuss, *Ueber die versuchsweise Einführung des Liernur'schen Systems der Fäkal-Stoffe,* in *Würtemb. med. Corresp -Bl.,* nᵒˢ 2-5, 1872. — Eassie (W.), *Reports on sanitary engineering in houses, hosp.,* etc., in *Brit. med. Journ.,* dec. 20, 1873. — Derby, *House-drains,* in *Boston med. a surg. Journ.,* febr. 6, 1873. — Voigt (A.), *Ueber Städtereinigung und ein neues System ventilirter Latrinenfässer,* etc. mit 3 Taf.* Berne, 1873. — M'Tear, *Experiments confirming Dʳ Fergus' views as to the passage of gases through Water-traps,* in *Edinb. med. Journ.,* march,,1874. — Finkelnburg, *Ein Beitrag zur Kenntniss der Kloakengas-Vergiftungen,* in *Vierteljahrs. f. ger. Med. u. öff. Ges.-Pfl.,* april, 1874. — Siegfried, *Zur Casuistik der Abtritts-Krankh.,* ibid. Oct. 1874.

— Trask, *House sewerage. A remark. group of disorders in one family,* etc. in *New-York med. record,* 16 oct. 1875. — Eassie, *The sanitation of houses, espec. in the matter of drainage.* In *Brit. med. journ.,* sept. 1875, — Reinhard u. Mer bach, *Amtlicher Bericht über das Liernur'sche pneumat. System.* in *Viert. f. ger. Med.,* 1875, p. 189. — Magnet, *Anleitung üb. geruchlose Ansamm. u. Abfuhr menschlicher Abfallstoffe.* Heidelberg, 1877, in-8 — Reuss, *Oeff. Ber. über das Liernur'sche Canalisations-system.* Heilbronn, 1877, gr. in-8. — Blake, *Sewage Poison; how to avoid it.* London, 1879, in-8 — Schleh, *Fäcalreservoir mit Absorptionsvorrichtung und fester Entleerungsleitung,* in *Corr.-Bl. d. niederrh. Ver. f. öff. Ges-Pfl.,* 1877, nᵒˢ 7-9. — Carey, (L.-M.), *Sanitary Drainage,* in *Amer. Journ. of med. sc.,* july, 1879. — Durand-Claye, *Le système de Liernur,* in *Rev. d'hyg.,* 1880, p. 106. — Emery-Desbrousses, *De la désinfection des fosses d'aisance par l'huile lourde de houille,* in *Rev. d'hyg.,* 1880, p. 505. — Lasgoutte, *Examen au point de vue de l'hygiène des procédés de vidange en usage à Paris.* Th de Paris, 1880. — Mittermaier, *Das Tonnensystem,* etc., in *Viert. f. ger. Med.,* janv. 1880, p. 108. — Sainte-Claire-Deville. *Les odeurs de Paris,* in *Compt. rend. Acad. sci.,* t. XCI, nᵒ 12, 1880. — Stark (J.), *On the ventilation of sewers,* in *Brit. med. journ.,* march 13, 1880. — Boutmy et Descoust, *De l'action asphyxiante des eaux-vannes des fosses d'aisances,* in *Rev. d'hy.,* 1881, p. 220. — Fischer (F.), *Die menschlichen Abfallstoffe, ihre praktische Beseitigung,* etc. Braunschweig. 1882, in-8. — Trélat (E.), *Rapport sur l'évacuation des vidanges,* in *Rev. d'hyg.,* 1882. Discussion sur le même sujet à la *Soc. de méd. publique,* ibid., p. 316. 424, 498. 580, 595. — Leblanc, *Epuration des gaz d'égout de la ville de Reims,* ibid., p. 553.

Annexes de l'habitation privée placées au dehors.

Escalier. — Les escaliers sont une des parties les plus importantes des habitations privées. Cette importance est plus grande encore quand il n'existe pas de cours intérieures. Un des principaux usages des escaliers est de contenir une vaste colonne d'air, en quelque sorte mobile, se renouvelant facilement, et dans laquelle les appartements intérieurs viennent puiser une partie de l'air qui leur est nécessaire, et quelquefois même la lumière. On doit donc rechercher dans un escalier l'espace, l'étendue, une bonne construction, une pénétration et une sortie faciles de l'air. On ne saurait trop recommander à ce égard des fenêtres larges, hautes, aussi nombreuses que possible, et qui restent ouvertes une partie de la journée, surtout à l'époque de la belle saison.

Cours. — Les cours intérieures constituent toujours une condition meilleure de salubrité pour une habitation privée. Pour offrir cet avantage, cette cour ne doit être ni trop étroite, ni trop encaissée; il faut qu'elle donne un libre accès à l'air et à la lumière, et que les eaux ménagères ou bien les fumiers qui proviennent des écuries n'y séjournent pas; on doit enfin recommander de la laver, le plus souvent possible, avec l'eau provenant des puits et des pompes.

On a pris l'habitude, dans plusieurs quartiers populeux et industriels des villes, de couvrir les cours, lorsque toutefois elles n'ont pas une étendue trop considérable, d'un vitrage qui les transforme ainsi en un vaste magasin. Cet usage n'aurait d'inconvénients qu'en tant qu'il s'opposerait à la libre circulation de l'air dans la partie de la cour située au-dessous du vitrage, à sa pénétration dans l'escalier, et qu'il nuirait à l'écoulement des eaux ménagères au dehors.

Lorsqu'il n'existe pas de cour, l'allée d'entrée, qui conduit de la porte au bas de l'escalier, doit, autant que possible, être large, aérée, claire, et donner un passage facile à la colonne d'air qui va renouveler celui de la cage de cet escalier.

La porte d'entrée, lorsqu'il n'y a qu'une allée sans cour, doit donner passage à l'air. On obtient ce résultat à l'aide d'un grillage en fer qui tient la place des panneaux.

La loge du portier, dans les grandes villes, et surtout dans les quartiers populeux et encombrés d'habitants, est un logement insalubre, malsain, où le jour et l'air ne pénètrent souvent qu'indirectement et par l'intermédiaire de l'allée ou de l'escalier. Il y aurait, dans le système de ces loges, non pas simplement des améliorations, mais une réforme complète à effectuer, et il est à craindre qu'elle ne se fasse attendre bien longtemps.

Écuries, étables, poulaillers. — La plupart de ces annexes de l'habitation sont mal construites, trop petites, trop peu aérées. Elles laissent presque toujours dégager dans les cours où elles existent, une odeur extrêmement désagréable, et quelquefois infecte. Les préceptes hygiéniques à observer, lorsqu'on ne peut remédier à leur mode de construction, sont les suivants:

1° Renouveler l'air aussi souvent et aussi largement que possible;

2° Enlever chaque jour les fumiers;

3° Multiplier les lavages à grande eau.

On devra surtout éviter d'y renfermer un nombre d'animaux plus considérable que celui que comporte l'espace dont on peut disposer.

Bibliographie. — Vicq d'Azyr, *Recueil d'obs., d'instruct. et d'avis sur les différentes méthodes*, etc., *et sur les différentes manières de désinfecter les étables*, etc. Paris, 1775, in-4°.—Huzard, *Des ventouses d'aération dans les bergeries, vacheries et écuries*, in Ann. de l'agric. fr., 1855. — Gayot (Eug.), *Des meilleures dispositions à donner aux écuries*, in Journ. de l'agricult. prat., 1858-59, et Paris, 1859, in-8°.—Mansuy, *Hygiène des étables, conférence*, etc. Remiremont, 1869, in-12. — Weber, *Das Pferd und dessen Wohnung im Interesse der Gesundh. des Menschen.* In D. Viert. f. öff. Ges.-Pfl., Bd. VII, p. 366, 1875.

Eaux ménagères. — Les eaux ménagères sont celles qui proviennent des reliquats des nombreux usages domestiques auxquels l'eau est employée; elles doivent nécessairement être expulsées, d'abord de l'appartement, ensuite des maisons; car elles exhalent l'odeur infecte et caractéristique des matières animales et végétales en décomposition : de plus, cette odeur, pénétrant ainsi dans les appartements, y produit, sinon des accidents positifs et bien déterminés, du moins une incommodité extrême. Pour y obvier, il faut avoir soin de diriger les eaux de l'évier, ou jetées directement dans la cuvette de plomb placée en dehors et destinée à cet usage, vers les tuyaux en fonte qui doivent les conduire au bas de la maison. L'odeur est évitée à l'aide des lavages fréquents opérés, soit avec de l'eau jetée directement dans le plomb, soit à l'aide des eaux pluviales qui y sont conduites. Dans les grandes chaleurs, pendant lesquelles l'odeur de décomposition organique acquiert une intensité plus grande, on peut avoir recours à l'usage des chlorures.

[Un bon procédé pour empêcher l'entrée dans les appartements des émanations provenant des puisards, et remontant par les tuyaux de chute, c'est de couvrir l'abouchement de celui-ci à l'évier, avec une calotte métallique dont les bords se placent dans une rainure circulaire creusée autour du trou, et maintenue remplie d'eau.]

Une fois au bas de la maison, les eaux ménagères peuvent être dirigées vers les ruisseaux, pour, de là, être conduites soit dans les égouts, et c'est, la plupart du temps, ce qu'il y a de préférable ; soit dans les puisards établis dans les cours particulières. Ces puisards sont des trous à parois perméables, et qui sont destinés à recevoir et à absorber les eaux pluviales ou les eaux ménagères. Pour les premières, il n'y a aucun inconvénient, aucun obstacle ; mais pour les secondes, il n'en est pas de même, et l'absorption des eaux ménagères par les parois des puisards a pour résultat de laisser infiltrer dans le sol toutes les matières organiques qu'elles contiennent, et de l'infecter, ainsi que les puits voisins, jusqu'à une certaine distance.

Les puisards doivent donc être évités autant que possible, à moins qu'on ne puisse les creuser de telle sorte que leur niveau soit au-dessous de la seconde nappe d'eau. On ne peut, du reste, la plupart du temps, obtenir ce résultat, en raison des grandes dépenses qu'il entraînerait. La désinfection des puisards doit être faite avec des chlorures ; je ne sache pas qu'on y ait encore appliqué le peroxyde de fer. [A Paris, on exige que les puisards soient à parois étanches et recouverts d'une cuvette à siphon. La vidange en est pratiquée comme celle des fosses d'aisances.]

Les conditions de salubrité et d'insalubrité des habitations privées résultent de tous les détails dans lesquels nous sommes entrés ; nous n'y ajouterons rien, sinon une ordonnance et une instruction du préfet de police, à Paris, ordonnance et instruction émanées du Conseil de salubrité, et dans lesquelles sont parfaitement résumées les causes d'insalubrité des habitations et les moyens d'y remédier. L'utilité de ce document nous engage à le rappeler ici.

Art. 1. Les maisons doivent être tenues, tant à l'intérieur qu'à l'extérieur, dans un état constant de propreté.

Art. 2. Les maisons devront être pourvues de tuyaux et cuvettes, en nombre suffisant pour l'écoulement et la conduite des eaux ménagères. Ces tuyaux et cuvettes seront constamment en bon état ; ils seront lavés et nettoyés assez fréquemment pour ne jamais donner d'odeur.

Art. 3. Les eaux ménagères devront avoir un écoulement constant et facile jusqu'à la voie publique, de manière qu'elles ne puissent séjourner ni dans les cours ni dans les allées ; les gargouilles, caniveaux, ruisseaux, destinés à l'écoulement de ces eaux, seront lavés plusieurs fois par jours et entretenus avec soin. Dans le cas où la disposition du terrain ne permettrait pas de donner un écoulement aux eaux sur la rue ou dans un égout, elles seront reçues dans les puisards, pour la construction desquels on se conformera aux dispositions de l'ordonnance de police du 20 juillet 1838.

Art. 4 Les cabinets d'aisances seront disposés et ventilés de manière à ne pas donner d'odeur. Le sol devra être imperméable et tenu dans un état constant de propreté. Les tuyaux de chute seront maintenus en bon état et ne devront donner lieu à aucune fuite.

Art. 5. Il est défendu de jeter ou de déposer dans les cours, allées et passages, aucune matière pouvant entretenir l'humidité ou donner de mauvaises odeurs.

Partout où les fumiers ne pourront être conservés dans des trous couverts ou sur des points où ils ne compromettraient pas la salubrité,

l'enlèvement en sera opéré chaque jour, avec les précautions prescrites par les règlements.

Le sol des écuries devra être rendu imperméable dans la partie qui
reçoit les urines; les écuries devront être tenues avec la plus grande
propreté ; les ruisseaux destinés à l'écoulement des urines seront lavés
plusieurs fois par jour.

Art. 6. Indépendamment des dispositions prescrites par les articles
qui précèdent, il en sera pris à l'égard des habitations, *et notamment
de celles qui sont louées en garni*, telles autres spéciales qui seraient
jugées nécessaires dans l'intérêt de la salubrité et de la santé publiques.

Il est d'ailleurs expressément recommandé de se conformer à l'instruction du Conseil de salubrité, annexée à la présente ordonnance.

Le Préfet de police, Piétri.

Conseil d'hygiène publique et de salubrité du départe-
ment de la Seine.

MOYENS D'ASSURER LA SALUBRITÉ DES LOGEMENTS.

Aération. — L'air d'un logement doit être renouvelé tous les jours
le matin, les lits étant ouverts. Ce n'est pas seulement par l'ouverture
des portes et des fenêtres que l'on peut opérer le renouvellement de
l'air d'un logement, les cheminées y contribuent efficacement aussi;
les cheminées sont même indispensables dans les maisons simples en
profondeur et qui n'ont qu'un seul côté : les chambres où l'on couche
devraient toujours en être pourvues : *on ne saurait donc trop proscrire
la mauvaise habitude de boucher les cheminées, afin de conserver plus
de chaleur dans les chambres.*

Le nombre des lits doit être, autant que possible, proportionné à
l'espace du local ; de sorte que, dans chaque chambre, il y ait au moins
14 mètres cubes d'air par individu, indépendamment de la ventilation.

Mode de chauffage. — Les combustibles destinés au chauffage et à
la cuisson des aliments ne doivent être brûlés que dans des cheminées,
poêles et fourneaux, qui ont une communication *directe avec l'air
extérieur*, même lorsque le combustible ne donne pas de fumée. Le
coke, la braise et les diverses sortes de charbons, qui se trouvent dans
ce dernier cas, sont considérés à tort par beaucoup de personnes comme
pouvant être impunément brûlés à découvert dans une chambre habitée. C'est là un des préjugés les plus fâcheux : il donne lieu tous
les jours aux accidents les plus graves, quelquefois même il devient
cause de mort.

Aussi doit-on proscrire l'usage des *broseros*, des poêles et des calorifères portatifs de tout genre, qui n'ont pas de tuyaux d'échappement
au dehors. Les gaz qui sont produits pendant la combustion de ces
moyens de chauffage et qui se répandent dans l'appartement, sont beaucoup plus nuisibles que la fumée de bois.

On ne saurait trop s'élever aussi contre la pratique dangereuse de fermer complètement la clef d'un poêle ou la trappe intérieure d'une cheminée qui contient encore de la braise allumée ; c'est là une des causes d'asphyxie les plus communes. On conserve, il est vrai, la chaleur dans la chambre, mais c'est aux dépens de la santé et quelquefois de la vie.

Soins de propreté. – Il ne faut jamais laisser séjourner longtemps les urines, les eaux de vaisselle et les eaux ménagères dans un logement. Il faut balayer fréquemment les pièces habitées, laver une fois par semaine les pièces carrelées et qui ne sont pas frottées, les ressuyer aussitôt pour en enlever l'humidité. Le lavage qui entraîne à sa suite un état permanent d'humidité est plus nuisible qu'avantageux ; il ne doit donc pas être opéré trop souvent.

Lorsque les murs d'une chambre sont peints à l'huile, il faut les aver de temps en temps pour en enlever les couches de matières organiques qui s'y déposent et qui s'y accumulent à la longue.

Dans le cas de peinture à la chaux, il convient d'en opérer tous les ans le grattage et d'appliquer une nouvelle couche de peinture.

Tout papier de tenture que l'on renouvelle doit être arraché complètement : le mur doit être gratté et les trous rebouchés avant de coller de nouveau papier.

Les cabinets particuliers d'aisances doivent être particulièrement ventilés, et, autant que possible, à fermeture au moyen de soupapes hydrauliques.

MOYENS D'ASSURER LA SALUBRITÉ DES MAISONS.

Indépendamment du mode de construction d'une maison, quel que soit l'espace qu'elle occupe, et quelle que soit la dimension des cours et des logements, cette maison peut devenir insalubre :

1° Par l'existence de lieux d'aisances communs mal tenus ;

2° Par le défaut d'écoulement des eaux ménagères, le défaut d'enlèvement d'immondices et de fumiers, le mauvais état des ruisseaux ou caniveaux ;

3° Par la malpropreté ou la mauvaise tenue du bâtiment.

Cabinets d'aisances communs. — Il n'est guère de cause plus grave d'insalubrité ; un seul cabinet d'aisance mal ventilé, ou tenu malproprement, suffit pour infecter une maison tout entière. On évite, autant qu'il est possible, cet inconvénient, en pratiquant à l'un des murs du cabinet une fenêtre suffisamment large pour opérer une ventilation et pour éclairer ; en tenant, en outre, les dalles et le siège dans un état constant de propreté, à l'aide de lavages fréquents. On doit renouveler souvent aussi le lavage du sol et celui des murs, qui doivent être peints à l'huile et au blanc de zinc ; chacun de ces cabinets doit être clos au moyen d'une porte ; enfin, il faut, autant que possible, éviter les angles dans la construction desdits cabinets.

Eaux ménagères. — Les cuvettes destinées au déversement des eaux ménagères doivent être garnies de *hausses*, ou disposées de telle sorte que les eaux projetées à l'intérieur ne puissent jaillir au dehors. Il faut bien se garder de refouler à travers les ouvertures de la grille qui se trouve au fond des cuvettes les fragments solides, dont l'accumulation ne tarderait pas à produire l'engorgement des tuyaux.

On doit placer une grille à la jonction du tuyau avec la cuvette, afin d'empêcher l'obstruction par des matières solides.

Il ne faut jamais vider d'eaux ménagères dans les tuyaux de descente pendant les gelées.

Lorsque l'orifice d'un de ces tuyaux aboutit à une pierre d'évier placée dans une chambre ou dans une cuisine, on doit le tenir parfaitement fermé au moyen d'un tampon ou d'un siphon.

Il y a toujours avantage à diriger les eaux pluviales dans les tuyaux de descente, de manière à les laver.

Lorsque ces tuyaux exhalent une mauvaise odeur, il faut les laver avec de l'eau contenant au moins 1 pour 100 d'eau de javelle.

Une des pratiques les plus fâcheuses dans les usages domestiques, contre laquelle on ne saurait trop s'élever, c'est celle de déverser les urines dans les plombs d'écoulement des eaux ménagères.

Les ruisseaux des cours et les caniveaux destinés au passage des eaux ménagères doivent être exécutés en pavés, en pierre ou en fonte; les joints doivent être faits avec soin, et les pentes régulières, de manière à empêcher toute stagnation d'eaux et à rendre facile le lavage de ces ruisseaux et caniveaux.

Les immondices des cours doivent être enlevées tous les jours; les fumiers ne doivent pas être conservés plus de huit jours en hiver et de quatre jours en été.

PROPRETÉ DU BATIMENT. — BALAYAGE.

Il faut balayer fréquemment les escaliers, les corridors, cours et passages; gratter les dépôts de terre ou d'immondices qui résistent à l'action du balai.

Il est utile de peindre à l'huile les murs des maisons, façades, couloirs, escaliers; cette peinture empêche les murs de se pénétrer de matières organiques, mais il faut avoir soin d'en opérer le lavage une fois par an.

Lavage du sol. — Les parties carrelées, pavées ou dallées, doivent être lavées souvent quand il s'agit d'escaliers ou de sol de corridors; il faut les ressuyer aussitôt après le pavage, pour éviter un excès d'humidité toujours nuisible.

L'eau suffit le plus ordinairement à ces lavages; mais, dans les cas d'infection et de malpropreté de date ancienne, il faut ajouter à l'eau 1 pour 100 d'eau de javelle ou de chlorure d'oxyde de sodium. — L'emploi du chlorure de chaux (hypochlorite) aurait l'inconvénient de laisser à la longue un sel hygroscopique (chlorure de calcium), qui entretiendrait une humidité permanente contraire à la salubrité.

C'est en pratiquant ces soins si simples, d'une exécution si facile et si peu dispendieuse, que l'on tend à la conservation de la santé, en même temps que l'on s'oppose aux progrès des épidémies qui peuvent frapper d'un moment à l'autre toute une population.

Du choix et de la distribution des eaux dans une ville.

Le titre que nous donnons à ce chapitre est celui de la thèse de concours de M. Guérard. Nous ne saurions mieux faire que de le suivre dans sa description et dans les considérations auxquelles il a été conduit dans cet excellent travail.

Dès l'origine des sociétés, les hommes ont généralement cherché à faire leur demeure près des lieux où la nature offrait largement l'eau nécessaire à leurs boissons et à leurs autres besoins. C'est ainsi que les villes, les villages ont été établis près des fleuves, des rivières, des ruisseaux, des sources. Il n'en a cependant pas toujours été ainsi. Les besoins de la défense, ceux du commerce et d'autres encore, ont obligé de placer quelques réunions d'habitations à une certaine distance des cours d'eau; on dut donc songer à amener l'eau à l'aide de conduits, de canaux, de travaux hydrauliques, etc. Les Perses paraissent être les peuples chez lesquels l'art de l'hydraulique a pris naissance, et a été porté presque immédiatement à une grande perfection. Les Romains allèrent beaucoup plus loin, et les débris de leurs travaux hydrauliques font encore l'admiration des modernes.

Au moyen âge, les Arabes portèrent à un haut point l'art de la conduite des eaux. En France la construction de Versailles, de ses aqueducs et de ses canaux fit faire un grand pas à l'art de conduire les eaux, et, depuis, il a fait des progrès incessants.

Choix des eaux.

D'après M. Guérard, l'eau doit être limpide, tempérée en hiver, fraîche en été, inodore, d'une saveur agréable; elle doit dissoudre le savon sans grumeaux, être propre à la cuisson des légumes : elle doit tenir en dissolution une proportion convenable d'air, d'acide carbonique et de substances minérales; elle doit enfin être exempte de matières organiques.

1° *Limpidité.* — L'eau contient souvent des matières étrangères : ce sont des matières tenues en suspension. De telles eaux ne sont pas aussi malsaines qu'on l'a prétendu. Il est même probable qu'elles ne peuvent déterminer un sentiment de pesanteur dans la région épigastrique, mais elles sont au moins désagréables à boire et peuvent, en conséquence, être d'un usage répugnant. Il faut donc les clarifier, leur rendre leur limpidité. Nous allons examiner ces moyens de clarification.

Le moyen le plus simple est le repos. Deux obstacles cependant s'opposent à son emploi : le premier, c'est le temps nécessaire à la formation du dépôt ; le deuxième est la masse d'eau sur laquelle il faut opérer. D'après des calculs faits pour l'eau de la Garonne, à Toulouse, et l'eau du Rhône, à Lyon, il faut de quatre à cinq jours pour obtenir une limpidité modérée, et neuf à dix jours pour avoir une eau d'une limpidité parfaite ; ce temps-là est donc déjà long. Pour la masse du liquide, il faut des bassins de clarification d'une certaine étendue, dans lesquels les eaux séjournant de huit à dix jours peuvent s'altérer de manière à devenir quelquefois impotables. Enfin, un dernier inconvénient de l'emploi unique du repos, c'est que certaines eaux ne se clarifient jamais de cette manière, quel que soit le temps qu'on leur accorde.

Filtration. — La filtration consiste à faire passer le liquide trouble à travers des conduits assez fins pour arrêter les particules solides tenues en suspension, mais ne mettant pas obstacle au passage liquide lui-même.

Les filtrations peuvent être naturelles ou artificielles. Pour les filtrations naturelles, on s'appuie sur ce fait : que des terrains sablonneux servant de digues et étant en rapport avec des cours d'eau plus ou moins bourbeux, laissent écouler des eaux parfaitement pures.

A l'imitation de ces filtres naturels, on a imaginé les galeries filtrantes, qui consistent dans des tranchées creusées dans des terrains pierreux et sableux, et d'une nature convenable pour opérer cette filtration. Des galeries filtrantes de cette espèce sont établies à Toulouse pour la fourniture des eaux de la ville, et elles fonctionnent très économiquement. Il y a cependant à craindre qu'elles ne s'engorgent, et cette crainte est d'autant plus fondée que, depuis leur établissement, le volume d'eau que fournissaient ces galeries a sensiblement diminué. La nature chimique des terrains, la constitution géologique du sol sont les conditions qu'il faut prendre en considération pour la construction des galeries filtrantes.

Filtrations artificielles. — Considérée d'une manière générale, on peut dire que cette espèce de filtration est difficile à pratiquer sur une grande échelle et très dispendieuse ; on en connaît plusieurs espèces.

Bassins filtrants. — On peut en avoir un exemple dans ceux de la Compagnie anglaise de Chelsea, à Londres. Ils consistent dans l'établissement de trois vastes bassins communiquant entre eux. Dans les deux premiers, l'eau éprouve un premier degré d'épuration par suite du repos ; dans le troisième, l'eau traverse une couche épaisse de sable et de gravier. Une fois la filtration opérée, on enlève le sable et on le remplace par d'autre.

Filtres se nettoyant eux-mêmes. — On peut les construire d'après l'idée de Robert Thom, qui a imaginé de faire arriver successivement et alternativement l'eau au-dessus et au-dessous du filtre. Une fois la filtration opérée, on fait arriver l'eau au-dessous, et cette eau, traversant le filtre en sens inverse, dégage les matières boueuses et le nettoie.

Filtres portatifs. — *Filtres Fonvielle.* — Ils consistent en des cylindres de bois cerclés de fer et hermétiquement fermés. Ces cylindres sont divisés en neuf compartiments, remplis de substances différentes. Le premier et le deuxième compartiment contiennent des éponges divisées ; le troisième du gravier, le quatrième du grès pilé, le cinquième du gravier, le sixième du grès pilé, le septième du gravier, le huitième du grès pilé, le neuvième du gravier. L'eau peut être dirigée à volonté de bas en haut ou de haut en bas, ou bien on la fait arriver dans les deux sens à la fois ; il en résulte alors des secousses brusques, et un remous qui opèrent le dégorgement.

Dans ce filtre, on change les éponges deux fois par an, le grès pilé tous les neuf mois ; le gravier sert toujours. Peut-être ces époques de changement sont-elles trop éloignées. Le nettoyage des filtres s'opère tous les huit jours, dans les temps où l'eau est trouble, et tous les quinze jours quand elle a ses qualités ordinaires. Ces filtres sont excellents. Ils sont employés en grand à l'Hôtel-Dieu et dans plusieurs fontaines de Paris. Le seul inconvénient qu'on puisse peut-être leur reprocher, c'est de ne pouvoir fonctionner que sous une pression hydraulique assez forte. (Elle doit être de 20 mètres au-dessus du niveau du filtre.)

Filtres Souchon. — Leur base est l'emploi de la laine tontisse, préalablement débarrassée de la graisse. L'appareil se compose de deux parties : la première est appelée dégrossisseur, la deuxième filtre proprement dit. La première est composée de cinq caisses coniques en bois contenant à leur partie inférieure des châssis munis de toile. La deuxième est composée de caisses en bois, munies de cadres de fer galvanisé, de serge et renfermant dans leur intervalle la laine destinée à arrêter les particules étrangères. Ces filtres ont l'avantage de fonctionner vite et bien, d'être une construction facile et peu coûteuse, d'un entretien peu dispendieux, et d'exiger une faible pression hydraulique (0,55). Leur seul inconvénient est de dégager une légère odeur d'hydrogène sulfuré, surtout dans les grandes chaleurs, ce qui tient à la petite quantité de matières organiques que la laine renferme encore. On prétend qu'on évite cet inconvénient en teignant la laine en noir à l'aide de la noix de galle et du sulfate de fer. Ces filtres sont employés dans plusieurs fontaines publiques à Paris.

Filtres à charbon. — Le charbon exerce son action décolorante et purifiante dans des limites beaucoup plus étroites qu'on ne le pense généralement. On peut l'employer simultanément avec d'autres matières, le gravier, le grès pilé. Il n'existe employé exclusivement en grand dans aucun établissement. A l'établissement du quai des Célestins, à Paris, ce n'est pas uniquement du charbon, mais aussi de la braise de boulanger qui est mise en usage. Elle est bien inférieure au charbon.

Alun. — On ne peut l'employer que très exceptionnellement, pour des eaux chargées d'une trop grande quantité de chaux. On précipite ainsi un sulfate de chaux, formé par double décomposition, et qui se précipite en raison de son insolubilité.

Filtres domestiques. — On emploie dans les fontaines particulières, soit du gravier, soit du grès pilé, soit des pierres de grès très poreuses. Nous ne pouvons les décrire ici.

2° L'eau doit être tempérée en hiver et fraîche en été. — Les eaux trop chaudes ne peuvent être rafraîchies que par le repos, dans des conduits souterrains ou dans des réservoirs abrités, encore le sont-elles difficilement. Quand on peut avoir des eaux de source, il est toujours préférable de les choisir, non-seulement sous le rapport de la température, mais aussi sous celui de leur composition.

Dans l'économie domestique, pour rafraîchir l'eau sans employer la glace, on ne peut avoir recours qu'à deux moyens : 1° l'application de linges mouillés autour des vases contenant l'eau à rafraîchir ; 2° les alcarazas, vases de terre poreuse, laissant s'écouler à travers leurs parois une petite quantité d'eau, qui s'évapore à mesure qu'elle arrive à la surface libre du vase et détermine ainsi son rafraîchissement.

3° L'eau doit être d'une saveur agréable. — C'est chose difficile à définir que la saveur de l'eau, car on ne peut guère l'exprimer que par des caractères négatifs ; aussi peut-on la définir ainsi : la saveur de l'eau ne doit être ni fade, ni piquante, ni salée, ni douceâtre.

4° L'eau doit dissoudre le savon *sans former de grumeau, elle doit être propre à* cuire les légumes secs, *tenir en* dissolution une proportion convenable d'air, d'acide carbonique, de sels minéraux, *et, enfin,* ne pas contenir de matières organiques.

Les eaux potables doivent *contenir de l'air et de l'acide carbonique.*

[Suivant M. Poggiale, les eaux de sources de bonne qualité contiennent de 5 à 7 centimètres cubes d'oxygène pour 1000 parties d'eau ; de 13 à 16 centimètres cubes d'azote et de 17 à 39 centimètres cubes d'acide carbonique. Dans les eaux de rivière, on trouve de 6 à 9 centimètres cubes d'oxygène, de 13 à 20 centimètres cubes d'azote, et seulement de 7 à 23 centimètres cubes d'acide carbonique. Les eaux de source renferment donc moins d'oxygène et plus d'acide carbonique que les eaux de rivière.

« Une eau est saine, dit M. Gérardin, lorsque les animaux et les végétaux d'une organisation supérieure peuvent y vivre ; une eau, au contraire, est infectée lorsqu'elle ne peut nourrir que des infusoires et des cryptogames... L'activité de la vie est en rapport avec la quantité d'oxygène que renferment les eaux. » Le réactif qui permet de reconnaître la proportion d'oxygène, c'est l'hydrosulfite de soude, découvert par Schützenberger ; ce procédé constitue l'*oxymétrie*.]

Quant aux matières minérales, elles consistent généralement en 1 à 2 dix-millièmes de matières salines, qui sont : sulfate de chaux, bicarbonate de chaux (1), chlorure de sodium.

Ces matières salines sont nécessaires à l'entretien de la vie, elles sont absorbées comme les substances alimentaires, font partie de nos organes et sont renouvelées comme toutes les parties de l'organisme. Mais, pour que l'eau soit saine, agréable à boire et puisse servir aux divers usages économiques et industriels, la proportion de matières fixes ne doit point dépasser 2,5 à 3 décigrammes au plus par litre.]

Voici, au total, les conclusions auxquelles est arrivé M. Guérard dans sa thèse.

« 1° Les eaux dont il convient de faire choix pour une distri-

---

(1) MM. Boutron et Boudet ont proposé, dans ces derniers temps, l'emploi d'une méthode rapide d'analyse permettant de déterminer la valeur relative des eaux au point de vue économique et industriel. Cette méthode est fondée sur la propriété que possède le savon de rendre l'eau pure mousseuse et de ne produire de mousse dans les eaux chargées de sels calcaires et magnésiens qu'autant que ces sels ont été neutralisés par une proportion équivalente de savon, et qu'il reste un petit excès de celui-ci dans la liqueur. En versant quelques gouttes d'une dissolution alcoolique de savon dans un flacon contenant 40 centimètres cubes d'une quelconque, le phénomène de la formation de la mousse par l'agitation du flacon n'apparaîtra qu'autant que la chaux et la magnésie contenues dans cette eau auront été neutralisées par une quantité proportionnelle de savon et que l'on aura ajouté un léger excès de celui-ci. La proportion de solution savonneuse exigée par 40 centimètres cubes d'eau, pour produire la mousse persistante, donne donc la quantité de sels calcaires et magnésiens contenus dans cette eau. Cette petite opération est pratiquée à l'aide : 1° d'un flacon d'une contenance de 60 à 80 centimètres cubes, et jaugé à 40 centimètres cubes, et 2° d'une petite burette graduée, qui contient la solution savonneuse et donne la quantité de savon nécessaire pour détruire les sels calcaires et magnésiens. Tel est l'appareil aujourd'hui universellement adopté auquel MM. Boutron et Boudet ont donné le nom d'*hydrotimètre*.

F. Bgd.

« bution dans une ville sont celles qui jouissent d'une grande
« limpidité et d'une température à peu près constante pendant
« les différentes saisons, qui n'ont aucune odeur, ne sont ni fa-
« des ni douceâtres, ni piquantes ni salées au goût.

« 2° Ces eaux doivent contenir en dissolution de l'air, du bi-
« carbonate de chaux, des chlorures, bromures, iodures alca-
« lins, de la magnésie, de l'alumine, de la silice et de l'oxyde de
« fer, mais la proportion de matières fixes ne doit jamais dé-
« passer un demi-millième.

« 3° A défaut d'eaux constituées comme nous venons de le
« dire, on accordera la préférence à celles qui s'éloigneront le
« moins du type proposé.

« 4° La présence de sels calcaires solubles autres que le
« bicarbonate, et de matières organiques en proportion un peu
« notable, doit être considérée comme un motif suffisant
« pour faire rejeter, à moins d'une nécessité absolue, de la con-
« sommation d'une ville, toute espèce d'eau qui s'en trouverait
« souillée. »

De la distribution des eaux.

Dans la distribution des eaux, il y a deux éléments à considérer. Ces deux éléments sont: 1° l'arrivée des eaux ; 2° le départ
des eaux.

ARRIVÉE DES EAUX.

Quantité moyenne à distribuer à chaque habitant. — Il est incontestable que l'on consomme d'autant plus d'eau qu'on la reçoit
avec plus d'abondance et moins de fatigue. Il est donc difficile
d'établir une moyenne générale à cet égard. — D'après Darcy,
il faut 150 litres par jour et par individu, pour toutes les desti-
nations de l'économie domestique, les bains, les lavoirs, l'arrosage public et l'industrie. M. Guérard donne un tableau relatif à la quantité d'eau distribuée par jour et par habitant dans
un certain nombre de villes. Nous choisirons dans ce tableau
quelques exemples : à Londres, il y a 95 litres ; à Paris, 67 ; à
Genève, 74 ; à Rome, 914 ; au Havre, 40 à 45 ; à Liverpool, 28 ;
à Édimbourg, 50 (1).

Origine des eaux. — Les eaux de source sont de beaucoup préférables. Cependant, quelques-unes contiennent une certaine
quantité de substances minérales. Avant de les distribuer, on

(1) En 1868, Paris disposait d'environ 139 litres d'eau par habitant ; quand tous
les travaux seront achevés, ce chiffre sera porté à 200 litres.

doit donc toujours les soumettre à l'analyse chimique. Nous dirons la même chose pour les puits artésiens.

Les eaux de rivière tiennent le milieu entre les eaux de source et les eaux météoriques. Elles sont plus âcres, contiennent plus de matières organiques, moins de sels; du reste, leur composition n'a rien de fixe. Les causes qui influent sur leur composition, et qui doivent être prises en considération, sont les conséquences des matières qu'elles reçoivent dans leur cours. Telle est : 1° l'arrivée et le mélange des eaux provenant des buanderies, des boyauderies, des corroieries, des teintureries, qui peuvent y introduire des matières putrides; 2° la traversée des grandes villes; aussi, d'après les analyses connues, il est incontestable que l'eau de la Seine, à la sortie de Paris, contient plus de matières étrangères qu'à son entrée; 3° la présence des matières organiques de nature paludéenne, qu'elles ont pu recueillir en traversant des lacs, des étangs, des terrains marécageux

Eaux de puits. — On trouve rarement à les appliquer à l'économie domestique. Elles contiennent presque toutes du sulfate et des phosphates calcaires abondants, et les produits des infiltrations des résidus de l'économie domestique, tels que ruisseaux, écuries, cuisines et usines, etc. Ces altérations des eaux de puits par les eaux ménagères doivent être prises en grande considération, d'autant plus que ces eaux s'altèrent presque toujours spontanément, même assez vite, en raison de la présence de ces mêmes matières organiques.

Eaux de citerne. — Les eaux météoriques, même les plus pures, ne le sont jamais d'une manière absolue. Elles contiennent presque toujours un peu de nitrate d'ammoniaque, des traces d'iode, une petite quantité des agents minéralisateurs de l'Océan. Ces mêmes eaux étant conservées dans des citernes y trouvent des agents d'altération : telles sont les parois, qui y déterminent presque toujours la présence d'une certaine quantité de sels; on y trouve aussi une petite quantité de matières organiques, produits d'une végétation spontanée, ce qui rend cette eau facilement altérable. Quelquefois elle s'altère dans la citerne même.

Pour obvier à ces inconvénients, on a recours aux moyens suivants : la construction de la citerne doit être aussi vaste que possible; on doit la purifier à l'aide du charbon.

L'emploi du charbon remonte à une époque assez éloignée : ce n'est cependant que depuis un certain nombre d'années que l'on se sert du noir animal en grains. D'après M. Girardin, il faut 4 kilogrammes de charbon d'os par hectolitre d'eau, pour la débarrasser des sels calcaires qui la rendent impropre à la boisson. L'eau des citernes peut s'altérer accidentellement. Ainsi,. M. Kuhlmann a cité la présence du sulfate de cuivre, provenant des tuyaux de ce métal employés dans la construction des cheminées, sulfate qui, sans doute, aura été entraîné dans l'air par la fumée, déposé sur les toits dans les gouttières, repris par la pluie, et conduit de là dans les citernes.

Eaux des étangs. — Elles se rapprochent beaucoup des eaux des marais ; aussi, à Versailles, où ce sont des eaux provenant des étangs qui servent aux usages de la ville, on les accuse d'être la cause des fièvres intermittentes assez nombreuses qu'on observe dans cette localité. Ces eaux contiennent, en effet, une quantité notable de matières organiques. Il y a des eaux de rivière qui, sous ce rapport, peuvent être assimilées à de véritables eaux d'étang. Les eaux des tourbières peuvent encore leur être comparées. Il ne faut pas, toutefois, rejeter les eaux des étangs d'une manière absolue, car elles peuvent, dans certains cas, se purifier naturellement et spontanément en traversant une couche de sable pour donner naissance à des sources.

Enfin, les eaux peuvent être altérées par la présence de féculeries, de routoirs, d'amidonneries, et de telles eaux ne doivent pas être employées pour être distribuées

Réservoirs. — Quelle que soit l'origine des eaux, il faut établir entre leur arrivée et les tuyaux qui les répartissent un point intermédiaire. Ce point, ce sont les réservoirs. Voici, à cet égard,. quatre propositions que nous empruntons toujours à l'excellente thèse de M. Guérard :

1° Un réservoir de distribution d'eau doit être disposé de manière à pouvoir être facilement nettoyé et réparé ;

2° On lui donne une profondeur moyenne de 3 mètres à 3 mètres 50. Au-dessous de cette limite, l'eau aurait trop de tendance à s'y échauffer, les plantes aquatiques et les insectes à s'y multiplier. Au delà de la limite supérieure que nous avons assignée, on serait exposé à perdre le bénéfice d'une partie de la charge, lorsque, dans le cours du service, le niveau du liquide aurait subi un abaissement considérable.

3° Il conviendra d'établir deux réservoirs ou deux divisions indépendantes l'une de l'autre dans un réservoir unique, afin de ne pas interrompre le service en cas de réparations ;

4° Enfin, la construction d'un toit, et mieux encore d'une voûte, au-dessus d'un réservoir concourrait puissamment à conserver à l'eau sa pureté et sa fraîcheur.

Matières employées dans la construction des réservoirs. — Les réservoirs en *maçonnerie* sont les meilleurs ; ils conservent à l'eau sa pureté et une température égale. — Les réservoirs en *tôle* sont les seuls qu'on puisse employer, quand ils doivent être placés à une certaine hauteur. Les réservoirs en *plomb*, bien qu'ils aient été employés de toute antiquité, doivent être à peu près complétement rejetés, en présence des accidents d'intoxication saturnine qu'ils peuvent déterminer, en abandonnant à l'eau une certaine quantité de sels de plomb. — Les réservoirs en *zinc*, d'après les observations de M. Auzoux, donnent une eau pure, limpide et de bonne qualité, bien que l'eau qui y est conservée s'y recouvre souvent d'une pellicule blanche. Les réservoirs en *bois* s'altèrent assez rapidement, en raison de la corruption lente que subit le ligneux, sous l'influence du contact de l'eau. La carbonisation de la surface interne de ces réservoirs serait le seul moyen de retarder, mais non d'empêcher ce mode d'altération.

Aqueducs. — Les aqueducs servent de moyen de communication entre les services des eaux et les réservoirs; on les connut dans les temps les plus reculés, et des ruines qui remontent à la plus haute antiquité présentent, presque toujours, des traces d'aqueducs construits d'une manière solide et capables de défier les siècles. Les aqueducs doivent être construits en maçonnerie; on les fait ouverts ou fermés. La seule règle que l'on puisse établir consiste dans la solidité qu'on doit donner à leur construction.

Conduites. — Les conduites sont, comme les réservoirs, en fonte, en plomb, en zinc, en bois ou en poterie.

Conduites en fonte. — Ce sont celles que l'on doit préférer. Leur seul inconvénient est de laisser former à leur intérieur des tubercules ferrugineux, qui peuvent même devenir assez volumineux pour les oblitérer. Ces tubercules n'altèrent pas l'eau d'une manière fâcheuse; on doit cependant en éviter la formation, ce que l'on peut presque toujours obtenir en enduisant la surface interne de ces conduites d'une couche de ciment hydraulique de Vicat. — On a encore conseillé d'enduire intérieurement les conduites avec de l'huile de lin, qui bouche les pores, ou avec une couche bitumineuse, ce qui a pour effet de paralyser la puissance de l'action des éléments sulfureux sur le fer.

Les dépôts ou incrustations calcaires se forment beaucoup plus fréquemment dans les conduites que les tubercules ferrugineux. On dissout facilement ces dépôts, qui finiraient par oblitérer complétement la conduite, au moyen de l'acide chlorhydrique dilué, que l'on y fait séjourner pendant quelque temps.

Conduites en plomb. — On ne les emploie plus guère que pour l'alimentation des orifices d'écoulement, ce qui est dû à la facilité avec laquelle on leur fait prendre toutes les directions.

Quant à leur emploi comme conduites générales, on doit les rejeter, en raison des particules de plomb que peut entraîner l'eau, et des accidents qui en sont la conséquence.

[Les tuyaux en plomb sont encore assez communément employés dans les casernes et les hôpitaux militaires de Paris : dans plusieurs villes de France les conduites des maisons sont en plomb, et cependant les accidents saturnins dus à l'eau sont excessivement rares. D'après Pappenheim, c'est surtout l'eau riche en oxygène et en acide carbonique ou en l'un de ces gaz, qui attaque le plomb et qui entraîne du carbonate en solution.]

Conduites en zinc. — Leur prix élevé fait qu'on ne les emploie que sur une petite échelle.

Conduites en bois. — On ne peut en faire usage que lorsque l'eau n'a pas une forte charge.

Conduites en poterie. — On doit leur donner une épaisseur considérable, pour remédier à leur grande fragilité : on ne peut non plus les employer que quand l'eau n'exerce pas une forte charge.

Appareils et moyens de distributions. — L'eau amenée ainsi peut être dirigée sur la voie publique par des fontaines, ou conduite à domicile.

Les fontaines sont monumentales, ou bien ce sont, sous une forme beaucoup plus modeste, les bornes-fontaines.

Ces dernières répondent à deux objets principaux, les arrosements et les puisages particuliers, et elles les remplissent plus ou moins, suivant les villes où on les considère.

Les conduites d'eau à domicile, qui sont très communes en Angleterre et en Écosse, sont encore bien peu en usage en France, et on doit espérer qu'avec les progrès journaliers que fait l'hygiène publique, cet usage prendra une grande extension.

Nous résumerons, avec M. Guérard, tout ce qui vient d'être dit dans ce deuxième chapitre, dans les cinq propositions suivantes :

1° La quantité d'eau à distribuer chaque jour dans une ville, par individu, doit s'élever à 100 litres. Dans le cas où l'on ne peut atteindre ce chiffre, il est à désirer qu'on s'en éloigne le moins possible ;

2° Les eaux de source doivent être préférées pour l'approvisionnement d'une ville ; viennent ensuite les eaux de rivière. Les eaux d'étang ne peuvent être acceptées qu'autant qu'elles proviennent de masses considérables et qu'elles n'exhalent aucune odeur marécageuse pendant les plus fortes chaleurs ;

3° Dans le cas où les eaux potables fournies par les sources ou les rivières absorberaient tout le volume disponible, on pourrait appliquer aux autres services publics, arrosements, bains, lavoirs, etc., des eaux de moindre qualité, dût-on, pour les lavoirs et les bains, en précipiter le sulfate calcaire par une quantité équivalente de carbonate de soude ;

4° Quand on aura des réservoirs ou des tuyaux de conduite en plomb, on apportera le plus grand soin à éviter que ce métal ne s'y trouve en communication avec du fer ou de la fonte ;

5° Enfin, dans les appareils de distribution publique, comme fontaines et bornes-fontaines, il conviendra de disposer les constructions de manière à ne pas avoir d'écoulement sur la voie publique durant l'hiver, tout en continuant le service même pendant les gelées, pourvu que la température de l'eau d'alimentation n'y mette point obstacle.

Bibliographie. — Des eaux en général, composition, propriétés, distribution, etc. — HIPPOCRATE, *Des airs, des eaux,* etc., in *Œuvres.* — FRONTIN, *De aquæ-ductibus urbis Romæ,* édit. et trad. de RONDELET. Paris, 1820, in-4°, atl. avec *Add. ou Traité de Frontin contenant la descript. des pricipaux monuments de ce genre construits par les anciens et les modernes,* atl., 21 pl. Paris, 1824, in-4°. — PLINE, in *Hist. nat.,* liv. XXXI. — RUFUS et GALIEN, in ORIBASE, *Collect. méd.,* lib. V, cap. I, II, III. — TURINO (Andr.), *De bonitate aquarum fontanæ et cisternæ.* Bononiæ, 1541, in-4°. — JOUBERT (L.), *Des eaux.* Paris, 1603, in-8°. — MANELPHUS (J.), *Mensa romana sive,* etc. (Eaux de Rome.) Romæ, 1650, in-4°. — HOFFMANN (Fr.), *De methodo examinandi aquas salubres.* Halæ, 1703, in-4°. — MALMÉDIE, *Disquisitio physico-medica de natura aquæ et quænam sit saluberrima.* Aug. Ebur., 1735, in-12. — LEIDENFROST (J.-G.), *De aquæ communis nonnullis qualitatibus tractatus.* Duisburgi, 1756, in-8°. — CARTHEUSER, *Rudimenta hydrologiæ systematicæ.* Francofurti, 1758, in-12. — LUDWIG (C. G.), *De aquarum puritate a Magistratu curanda.* Lipsiæ, 1762, in-4°. — DEPARCIEUX, *Trois mém. lus à l'assemblée publique de l'Acad. roy. des sciences, sur le projet d'amener à Paris la rivière d'Yvette,* 1 pl. Paris, 1764-68, in-4°. — NOUV. édit. mise en ordre et publiée par Ant. DEPARCIEUX (le neveu). Paris, 1776, in-4°. — FOURNIER (J.), *Mém. sur l'eau de la rivière d'Ouche.* Dijon, 1767, in-8°. — HEBERDEN (W.), *Remarks on the Pump-Water of London and on the Method of procuring the purest Water,* in *Med. Transact. publ. by the coll. of Phys.* t. 1, 1768. — GRANDCLAS (C. Fr.), *An aliæ a Sequanis aquæ Parisiensibus ad potum desiderandæ ?* (Resp. negat.) Th. de Paris, 1767, in-4°. — LAVOISIER, *Calculs et observations sur le projet d'établissement d'une pompe à feu pour fournir de l'eau à la ville de Paris,* in *Mém. de l'Acad. des sc.,* 1771, p. 17. — MODEL, *Examen de l'eau de la Newa,* trad. de l'all. par A. PARMENTIER, in *Récréat. phys.,* t. I, p. 151, 1774. — PERRONET, *Mém. sur les moyens de conduire à Paris une partie de l'eau des rivières de l'Yvette et de la Bièvre.* Paris, 1776, in-4°. — THOUVENEL, *Obs. sur les eaux potables,* in *Hist. de la soc. roy. de méd.,* ann. 1777 et 1778, p. 274. — DAEHNE (J. h.), *De aquis Lipsiensibus.* Lipsiæ, 1783, in-4°. — MACQUART, *Manuel sur les propriétés de l'eau, particulièrement dans l'art de guérir.* Paris, 1783, in-8°. — PARMENTIER, *Dissertation sur la nature des eaux de la Seine.* Paris, 1787, in-8°. — GIRARD (P. S.), *Recherches sur les eaux publiques de Paris, les distributions successives qui en ont été faites,* etc., pl.4. Paris, 1812, in-4°. — LERAY (L. S.), *Vues générales sur l'eau considérée dans ses rapports avec les hôpitaux.* Th. de Paris, 1814, n° 135. — VAUQUELIN et BOUCHARDAT, *Mém. sur l'analyse des eaux à distribuer dans Paris,* in *Journ. de pharmacie,* t. XVI, p. 1, 1830. — *Approvisionnement d'eau de Greenock ; exposé succinct du projet de conduite des eaux du Shaw, et situation des travaux,* trad. de l'angl. par Ch. MALLET, in *Ann. des ponts et chaussées,* 1re sér., t. I, p. 145, 1831. — D'AUBUISSON, *Hist. de l'établissement des fontaines à Toulouse,* ibid., 1re sér., t. XVI, p. 257, 1838. — ARTAUD, *De la valeur* *hygiénique que l'on doit attribuer à la présence ou à l'absence de certaines substances salines dans les eaux potables.* Bordeaux, 1838, in-8°.— GRIMAUD (de Caux), *Consid. hygiéniques sur les eaux en général et sur les eaux de Vienne en particulier.* Paris, 1839, in-8°. — DU MÊME, *Sur les citernes de Venise*, in *Compt. rend. de l'Acad. des sc.*, t. LI, p. 123, 1860. — DU MÊME, *Des moyens propres à donner aux eaux publiques la température et la limpidité exigées*, ibid.. p 346. — DU MÊME, *De l'aménagement et de la conservation de l'eau de pluie pour les besoins de l'économie domestique*, etc., ibid., p. 490. — DU MÊME, *Des eaux publiques et de leur application aux besoins des grandes villes, des communes et des habitations rurales*, etc. Paris, 1863, in-8°, et un grand nombre de communications sur le même sujet, à l'Académie des sciences. — ENNERY (H. C.), *Statistique des eaux de la ville de Paris*, 2 pl. Paris, 1840, in-8°. — DUPASQUIER, *Des eaux de source et des eaux de rivière comparées*, etc. Lyon, 1840, 1 carte, in-8°. — IMBERT, POLINIÈRE, etc., *Examen officiel des eaux potables proposées pour une distribution générale dans la ville de Lyon.* Lyon, 1840. in-8. — JAHN, *Ueber den Unterschied zwischen Quellwasser, Flusswasser und Wasser aus gegrabenen, Brunnen* in *Norddeutsch. Archiv. f. Pharm.*, 1842. — KRIEG, *Medizinisch-polizeiliche Fürsorge für ein gutes Wasser*, in *Ann. der St.*, t. VIII, p. 499, 1843. — DUMAS, *Recherches sur la composition de l'eau*, in *Ann. de chimie et de physique*, 3ᵉ sér., t. VIII, p. 189, 1843. — DUREAU DE LA MALLE, *Sur la distribution, la valeur et la législation des eaux dans l'ancienne Rome*, ibid., t. VII, p. 339, 1843. — TERME, *Des eaux potables à distribuer pour l'usage des particuliers et du service public. Rapport*, etc. Lyon, 1843, in-4°. — *Note sur un projet ayant pour but d'approvisionner Lyon et les faubourgs à l'aide des eaux du Rhône.* Lyon, 1843, in-8°. pl. 1.— DUMONT (A.), *De l'état actuel de la question des eaux potables à Lyon.* Lyon, 1844, in-4°, pl. 1.— MENOUX, *Opinion sur la question des eaux potables.* Lyon, 1844, in-8°. — SAINTE-CLAIRE-DEVILLE, *Recherches analytiques sur la composition des eaux potables.* in *Ann. de Chim.*, 3ᵉ sér., t. XXIII, p. 32, 1848. — BOUTON-CHARLARD et O. HENRY, *Analyse chimique des eaux qui alimentent les fontaines publiques de Paris.* Paris, 1848, in-8°. — Un Anglais, *De la salubrité des villes en France par rapport à l'approvisionnement de bonne eau fournie à domicile et à bas prix*, etc. Tours et Paris, 1848, in-4°. — *Annuaire des eaux de la France.* Paris, 1851, in-4°.—CHEVALLIER (A.), *Notice historique sur la police et la distribution des eaux dans Paris depuis 360 jusqu'à l'époque actuelle*, in *Ann. d'hyg.*, 1ʳᵉ sér., t. XLV, p. 5, 1851. — *Report by general Board of Health on the Supply of Water to the Metropolis*, with 5 Append. London, 1850-51, 6 part., in-8°. — GUÉRARD (A.), *Du choix et de la distribution des eaux dans une ville.* Th. de conc., 1852, in-8°. — *Quels sont les caractères de l'eau potable ? quelles sont les règles qui doivent présider à la distribution, de manière*, etc.(*Compt. rend. du Congr. d'hyg. de Bruxelles*), in *Ann. d'hyg.*, 1ʳᵉ sér., t. XLVIII, 1852. — POGGIALE, *Recherches sur les eaux des casernes, des postes-casernes, des fortifications de la ville de Paris*, in *Rec. de mém. de méd. milit.*, 2ᵉ sér., t. XI, p. 334, 1853.— DU MÊME, *Recherches sur la composition de l'eau de la Seine à diverses époques de l'année*, ibid., t. XVI, p. 421, 1856. — DU MÊME, *Rapp. sur un mémoire de M. J. Lefort, intitulé : Expériences sur l'aération des eaux et observ. sur le rôle comparé de l'acide carbonique, de l'azote et de l'oxygène dans les eaux potables*, etc., in *Bull. de l'Acad. de méd.*, t. XXVIII 1862-63, p 90. — FAURÉ, *Analyse chimique des eaux du département de la Gironde.* Bordeaux, 1853, in-8°. — WARD (F. O.), *Moyens de créer des sources artificielles d'eau pure pour Bruxelles et d'autres grandes villes d'après le nouveau procédé anglais.* Bruxelles, 1853, in-8°. — MILLE, *Rapp.* (au préfet de la Seine) sur le mode d'assainissement des villes en Angleterre et en Écosse. Paris, 1854, in-4°. — BOUDIN, *Études sur l'eau en général et sur les eaux potables en particulier*, in *Ann. d'hyg.*, 2ᵉ sér., t. I, p. 102, 1854. — BOUTRON et BOUDET, *Recherches sur les eaux potables*, in *J. de pharm. et de chimie*, 1854. — DES MÊMES, *Hydrotimétrie. Nouvelle méthode pour déterminer les proportions de matière en dissolution dans les eaux de sources et de rivière.* Paris, 1856, grand in-8°. — BOUDET (F.), *Rapp. sur les mémoires publiés par MM. Mille et Belgrand et par le préfet de la Seine relativement*, etc. Paris, 1855, in-4°. — PÉLIGOT, *Études sur la composition des eaux*, in *Ann. de chim.*, 3ᵉ sér., t. XLIV, p. 257, 1855. — HAUSSMANN *Mém. sur les eaux* de Paris présenté par M. le préfet de la Seine au conseil municipal. Paris, 1854, in-4°. — Du même, Second mémoire, etc. Paris, 1859, in-4°. — MARCHAND (E.), Des eaux potables en général considérées dans leur constitution physique et chimique, etc., in Mém. de l'Acad. de méd., t. XIX, p. 121, 1855. — DARCY (H.), Les fontaines publiques de la ville de Dijon. Exposition et application des principes à suivre et des formules, etc., 28 pl. Paris, 1856, in-4°. — LÉVY, Analyse des eaux de Strasbourg et de Phalsbourg, in Rec. de mém. de méd. milit., 2e sér., t. XXII, p. 362, 1858. — BABU et PRADIER, Considérations hygiéniques sur les eaux potables de Clermont-Ferrand. Clermont-Ferrand, 1858, in-8°. — SNOW, Drainage and Water-Supply, in Connexion with the Public Health, in Med. Times and Gaz., 1858, t. I, p. 161, 189. — KNOLZ, Ueber den Gesundheitsschädlichen Einfluss des Wienflusses und der mangelhaften Wasserversorgungsanstalten in Wien, in Oesterr. Ztschr. f. prakt. Heilk., t. IV, p. 757, 781, 1858. — GRELLOIS, Études hygiéniques sur les eaux potables, in Rec. de mém. de méd. milit., 3e sér., t. II, p. 120, 1859. — HAUSSMANN, Mém. sur les eaux de la Seine présenté par le préfet de la Seine au conseil municipal. Paris, 1859, in-4°.— HUBERT, Élévation et distribution des eaux pour le service public des villes, des communes, etc. Paris, 1859, in-8°. — COMMAILLE et LAMBERT, Recherches sur les eaux potables et minérales du bassin de Rome, in Ann. de la Soc. d'hydrol., t. VI, p. 499, 1860. — SEELIGMANN et BONNET, Essai chimique sur les eaux potables approprié aux eaux de la ville de Lyon, in Ann. de la Soc. d'agriculture de Lyon, 1860. — VERKOUSTRE (F.), Notice sur les eaux de l'arrondissement de Dunkerque, sous le triple rapport de l'alimentation, de la salubrité et du desséchement, etc. pl. Lille, 1860, in-8°. — RABOURDIN, Eaux potables d'Orléans, in Ann. d'hyg., 2e sér., t. XIII, p. 222, 1860. — PETTENKOFER, Ueber die Bestimmung der freien Kohlensäure im Trinkwasser, in Beiträge zur exact. Forsch., etc., von Pappenheim, 2es Hft., p. 24, 1861. — SUESS (E.), Die gegenwärtige Wasserversorgung Wiens, in Wien. med. Wchnschr., t. XII, p. 49, 58, 1861. — JOLLY, Lettre sur la question des eaux, in Union méd., 2e sér., t. XI et XII, 1861. — Du même, Encore un mot de réponse à M. Robinet. Paris, 1862, in-8°. — ROBINET, Rapp. (au préf. de la Seine) de la commission d'enquête administrative chargée d'examiner le projet de dérivation des sources de la Dhuys. Paris, 1861, grand in-4°. — Du même, Lettre à un conseiller d'État pour servir de réponse aux adversaires des projets de la ville de Paris. Paris, 1862, grand in-4°. — BOUDET, Rapp. (au préfet de police) sur la salubrité de l'eau de la Seine entre le pont d'Ivry et Saint-Ouen, considérée comme eau potable, 1 tabl. Paris, 1861, in-4°. — BOUCHUT, De l'emmagasinement et de la salubrité des eaux de Paris, in Gaz. des hôp., 1861, p. 281, 285. — CHEVILLON (O.), Note sur un moyen d'approvisionner Paris d'une eau potable, salubre, abondante, au moyen d'un drainage pratiqué dans le lit de la Seine, in Compt. rend. de l'Acad. des sc., t. LIII, p. 104, 1861. — ROUSSET E.), Étude chimique des eaux potables de la ville de Montpellier. Th. de Montpellier, 1862, in-8°. — DUMONT (A.), Les eaux de Lyon et de Paris. Description des travaux exécutés à Lyon pour la distribution des eaux du Rhône filtrées, et projet, etc. atl. de 25 pl. Paris, 1862, in-4°. — MARTIN (De), Des eaux de la ville de Narbonne au point de vue hygiénique. Montp., 1862, in-8°. — Du même, Encore un mot, etc., ibid., 1863, in-8°.— GAUTIER (A.), Étude générale des eaux potables, suivie d'une application particulière à la ville de Narbonne. Th. de Montp., 1862, n° 17, et Paris, 1862, in-8°. — GAIRDNER (W. T.), Public Health in Relation to Air and Water. Lond., 1862, in-8°. — Voir, pour la polémique sur l'approvisionnement de Paris, les articles de M. DELAMARRE. dans la Patrie; de M. FIGUIER, dans la Presse (réunis sous ce titre : Les eaux de Paris. Paris, 1862, in-12); et surtout la discussion à l'Académie de médecine sur les eaux potables : discours de MM. POGGIALE, JOLLY, BRIQUET, ROBINET, BOUCHARDAT, CHATIN, etc., in Bullet. de l'Acad de méd., t. XXVIII, 1862-63. — GIRARD (J. T. F.), Des caractères et du choix des eaux potables. Paris, 1863, in-8°. — SCHNEIDER (F. C.), Das Wasser in seinen hygien. und chemischen Beziehungen gewürdigt, in Oesterr. Ztschr. f. prakt. Heilk., t. X, p. 683, 715, 744, 755, 1864. — LISSAUER, Sanitätspolizeiliche Studien über das Trinkwasser, in Berlin. klin. Wchnschr., nos 9, 10, 1864. — MAURIN et ROUSSIN, Des eaux potables de la ville de Marseille au point de vue de l'hygiène. Marseille, 1864, in-8°. — HUGUENY

(F.), *Recherches sur la composition chimique et les propriétés qu'on doit exiger des eaux potables.* Paris et Strasb., 1865, in-8°. — Hemans (G. Willoughby) and Hassard (Rich.), *On the Water Supply of London.* London, 1866, in-8°, pl. 1. — Schiefferdecker (W.), *Die Wasserversorgung grosser Städte und die neue Wasserleitung fur Königsberg,* etc. Königsberg, 1865, in-8°. — Bellamy (M. F.), *De l'emploi du sous-sulfate d'alumine pour constater la présence et évaluer la proportion de certaines matières organiques dans les eaux,* in *Compt. rend. de l'Acad. des sc.,* t. LXV, p. 799, 1867. — Tichborn (Ch. R. C.), *On the Nature and Examination of the Organic Matter in Potable Waters,* in *Brit. med. J.* 1867, II, 564. — Varrentrapp (G.), *Ueber Entwässerung der Städte, über,* etc. — Lethedy *Methods of estimating nitrogenous Matter in potable Waters,* in *Med. Times and Gaz.* 1869, I, 429, 439. — Jolt (Ch.), *Traité pratique du chauffage et de la distribution des eaux dans les habitations particulières.* Paris, 1869, in-8°, fig.— Pour les eaux des différentes localités de France, voy. la bibliographie de l'article Eau dans le *Dict. d'hygiène* de M. Tardieu. Pour les eaux de l'Algérie, le *Recueil des mém. de méd. et de chir. milit.*

Filtration, épuration : Minadous, *Quid magis pro correctione aquarum præstet : coctio an sublimatio?* in *Dissert.* l. I. Tarvis, 1610, in-4°. — Rosen de Rosenstein, *De purificatione aquæ.* Upsaliæ, 1736, in-4°. — Amy, *Nouvelles fontaines approuvées par l'Acad. roy. des sciences.* Paris, 1750, in-12. — Du même, *Extr. du livre intitulé : Nouvelles fontaines domestiques approuvées par l'Acad. des sciences.* Paris, 1752, in-8°. — Du même, *Suite du livre intitulé : Nouvelles fontaines,* etc. Paris, 1754, in-12, fig. — Poissonnier, Macquer, Darcet, etc., *Rapp. sur le procédé de M. Lapeyre pour prévenir la corruption de l'eau dans les voyages de long cours,* in *Mém. de la Soc. roy. de méd.,* 1776, p. 348. — *Avis au public relativement à la vente et à la distribution de l'eau de la Seine clarifiée à la pointe de l'île Saint-Louis.* Paris, 1778, in-4°. — Linden (M. J. V.), *Ueber die Verbesserung und Trinkbarmachung der Morast und anderer ungesunder ungenussbarer Wässers.* Wien, 1793, in-8°. — Schröter (L. P.), *Anweisung wie man verdorbenes Wasser trinkbarmachen, und,* etc., Rinteln, 1799, in-8°. — Bourdois, Bousquet, etc. *Rapp. fait à la Soc. de méd. sur un moyen propre à filtrer et à purifier les eaux gâtées,* in *J. gén. de méd.,* t. X, p. 314, an IX. — Perinet, *Das Menganoxid als Mittel das Wasser vor Fäulniss zu schützen, und wieder trinkbar zu machen,* in *Gilbert's Ann. der Phys.,* 1820, 9es st. — Duhamel (O. B.), *Moyen de désinfecter les eaux d'un puits à leur source même, et nouveau mode de fontaines dépurantes.* Lille, 1826, in-8°. — Darcet (F.), *Note relative à la clarification de l'eau du Nil, et en général,* etc., in *Ann. d'hyg.,* 1re sér., t. IV, 1830. — Antoni (E.), *Die Kunst, ein wohlschmeckendes und gesundes Trinkwasser herzustellen, wie auch in heissesten Sommer nicht nur kalt zu erhalten,* etc. Nordhausen, 1837, in-16. — Arago (F.), *Rapport fait à l'Acad. des sc. sur les appareils de filtrage de M. H. de Fonvielle,* in *Compt. rend. de l'Acad. des sc.,* t. V, p. 195, 1837. — Gaultier de Claubry, *Rapp. sur l'emploi du charbon pour le filtrage en grand,* in *Ann. d'hyg.,* 1re sér., t. XXVI, p. 381, 1841. — Soubeiran, *Rapp. sur le filtre à laine établi par M. Souchon,* in *Bullet. de l'Acad. de méd.,* t. VI, p. 438, 1841.— Souchon, *Notices et rapports,* etc. Paris, 1841, in-8°.—Castelnau (H. de), *Modification apportée aux fontaines domestiques, dans le but de restituer à l'eau, qui doit être employée comme boisson, l'air qu'elle a perdu pendant l'opération du filtrage,* in *Compt. rend. de l'Acad. des sc.,* t. XXVIII, p. 562, 1849. — Moride (Ed., *Lettre sur les moyens à mettre en pratique pour rendre apte aux usages économiques l'eau chargée de sels de chaux,* in *J. de chim. méd.,* 3e sér., t. IX, p. 134, 1853. — Ward (F. O.), *Sur l'adoucissement, la purification et l'aération artificielle de l'eau des grandes villes d'après de nouveaux procédés anglais. Discours,* etc. Bruxelles, 1857, in-8°. — Nadault de Buffon, *Nouv. procédé de filtrage des eaux employées aux usages domestiques ou industriels,* in *Compt. rend. de l'Acad. des sc.,* t. XLIV, p. 474, 1857.— Lecoupeur, *Filtres par ascension pour la clarification et l'épuration de l'eau de pluie, de citernes ou réservoirs et des mares,* pl. 1. Paris, 1859, in-8°. — Burcq, *Application de l'alcarazas à l'épuration, à l'aération et au rafraîchissement de grandes masses d'eau,* in *Compt. rend. de l'Acad. des sc.,* t. LIII, p. 336, 1861, et

Bullet. de l'Acad. de méd., t. XXVIII, p. 195, 1862-63. — *Water, its Impurities and Purification.* Lond., 1865, in-8°. — LEFÈVRE (A.), *Étude hygiénique sur les moyens d'approvisionnement, de conservation et de distribution de l'eau d'alimentation à bord*, etc. Th. de Paris, 1869, n° 161.

Des eaux de mer, de puits, de mares, etc. Eau de mer : POISSONNIER-DESPERRIÈRES, *Distillation de l'eau de mer*, in *Gaz. de France*, 14 oct. 1763 et 29 juill. 1764, et in BAUMÉ, *Chimie expérim.*, t. III, p. 568 et suiv. Paris, 1773, in-8°. — FREYCINET et CLÉMENT DESORMES, *Sur la distillation de l'eau de mer et sur les avantages qui en résultent pour la navigation*, in *Ann. marit. et colon.*, 1817, 2e part., p. 267. — *Des effets de l'eau de mer distillée sur l'économie animale; résultat des expériences*, etc., in *Ann. de chim.*, 2e sér., t. VII, p. 220, 1818. — KERAUDREN, *De la distillation de l'eau de mer*, in *Ann. d'hyg.*, 1re sér., t. XXIII, p. 135, 1840. — FONSSAGRIVES, *Traité d'hyg. navale*, p. 478-498, 1856. — LEFÈVRE (A.), *De l'emploi des cuisines et appareils distillatoires dans la marine*, etc. ; *essai d'un filtre au charbon animal en grains, destiné*, etc., in *Ann. d'hyg.*, 2e sér., t. XVII, p. 241, 1862. —Eaux de mares : GIRARDIN (J.), *Quelques conseils aux agriculteurs à propos de la sécheresse qui règne depuis deux ans dans le département* (épuration des eaux de mares). Rouen, 1835, in-8°, 1 pl. — BOUTIGNY et BAUDRY, *L'eau de mare dans laquelle on aurait jeté de l'arsenic est-elle vénéneuse?* in *Ann. d'hyg.*, 1re sér., t. XVII, p. 360, 1837. — MARCHAND, *Note sur les eaux stagnantes en général et sur les eaux de mares en particulier*, in *Compt. rend. de l'Acad. des sc.*, t. XXXVII, p. 719, 1853. —LECŒUR (J.), *Du danger des eaux malsaines.* Caen, 1860, in-8°. — EDELL, 1° *Von Anlegung der Brunnen damit sie mehr Wasser geben ; 2° Mittel Brunnen mit klarem hellem Wasser in Gegenden zu erhalten wo dieses selten ist*, in *Scherf's Beiträge z. Arch. d. med. poliz.*, t. V, p. 133, 142, 1793. — DUHAMEL (A. B.), *Moyen de désinfecter les eaux d'un puits à leur source même, et nouveau mode de fontaines dépurantes.* Lille, 1826, in-8°. — FRÉMY, *Sur l'altération de l'eau de puits dans la commune de Chaville*, in *Ann. d'hyg.*, 1re sér., t. IV, p. 5, 1830. —BRANDES (R.), *Untersuchung und Gutachten über ein streitiges verdorbenes Brunnenwasser*, in *Norddeutsch. Archiv. f. Pharm.*, 1842.— CLEMENS (Th.), *Furunkel-Epid. entstanden durch Genuss von hydrothion Säuren Brunnenwasser*, in *Ztschr. f. rat. Med.*, t. VIII, p. 215, 1849. — BLONDEAU, *Mém. sur l'altération qu'éprouve l'eau des puits*, etc., in *Compt. rend. de l'Acad. des sc.*, t. XXX, p. 481, 1850.— BIERBAUM, *Verdorbenes Brunnenwasser*, in *Rein. Mtschr.*, 1852, et *Canstatt's Jahresb.*, 1852, VII, 26. — SCHWEIZER, *Merkwürdiges Vorkommen von Buttersäure im Wasser eines Brunnens*, in *Oesterlen's Ztschr.* I Bd., 1 Hft, 1859, et *Canstatt's Jahresb.*, 1860, t. VII, p. 77. — GAMA, *De l'utilité des citernes dans les établissements militaires ou civils, et les maisons particulières.* Paris, 1856, in-8°. — *Épidemie de fièvre typhoïde due à l'usage d'eau* (de puits) *corrompue*, in *Rev. de therap. méd.-chir.*, 1862, p. 203. — VERNOIS (M.), *De l'altération des eaux de puits par le voisinage des cimetières*, in *Ann. d'hyg.*, 2e sér., t. XXXVI, p. 308, 1871.

Altérations de l'eau : *Der Nachtheis bleierner Rohren zu Wasserleitungen*, in *Henke's Ztschr.*, Ergzschr., t. X, p. 271, 1829. — *L'eau qui coule sur les toitures en zinc est-elle potable?* in *Ann. d'hyg.*, 1re sér., t. XVII, p. 281, 1837. — GUENEAU DE MUSSY, *Note sur plusieurs cas d'intoxication saturnine observés au château de Claremont*, in *Arch. gén. de méd.*, 4e sér., t. XX, p. 283, 1849. — SELILLE, *Considérations générales sur les tubes en plomb, étamés à l'intérieur.* Nantes, 1858, in-8°, et *Notes*, ibid., 1858, in-8°. — LINDSAY, *On the Action of Hard Water upon Lead*, in *Edinb. new. Phys. Jour.*, 1859, avril.—FREYTAG, *Ueber die wirkungen der Bleiverbindungen auf den menschlichen Körper* (conduites en plomb), in *Deutsche Ztschr. f. d. Staatsarznk.*, t. XVI, 1860.— LANGLOIS, *Action comparative de l'eau distillée aérée et de l'eau de source ou de rivière sur le plomb et quelques autres métaux*, in *Rec. de mém. de méd. milit.*, 3e sér., t. XIII, p. 412, 1865. — ROUX, *Obs. sur la conservation de l'eau dans les caisses en fer zingué*, in *J. de pharm.*, 1865, p. 99. — ZULRECK, *Aufbewahrung vom Wasser in Zinkreservoirs*, in *Vtjschr. fr. prakt. Med.*, t. VIII, p. 355, 1867.

— MONIER (E.), *Note sur la détermination des proportions des substances végétales dans les eaux potables*, in *Compt. rend. de l'Acad. des sc.*, t. LXXV, 1872.

— Dumont (A.), *Note sur la distribution des eaux du Rhône à Nîmes*, in *Compt. rend. de l'Acad. des sc.*, t. LXXIV 1872. — Reichardt (E.), *Grundlagen zur Beur theilung des Trinkwasser*, etc. 2ᵉ Aufl. mit 1 Taf. Iéna, 1872. — Fischer, *Das Trinkwasser*, etc. Hannover, 1873, in-8°. — Wolff (A.), *Der Untergrund und das Trinkwasser der Städte*, etc. 2ᵉ Aufl. Erfurt, 1873. — Gaultier de Claubry. *Des soins à prendre dans l'étude des causes d'altération des eaux potables*, etc., in *Ann. d'hyg. publ.*, 2ᵉ sér., t. XXXIX, 1873. — Rochas (de), art. *Mer*, in *Dict. encycl. des sc. méd.*, 2ᵉ sér., t. VII, 1873. — Tunzelmann (V.), *Cases of poisoning by lead in drinkingwater*, in *Med. Times a Gaz.* V. II, 1873. — Chevallier, *De l'eau, des moyens de la purifier*, etc., in *Ann. d'hyg. publ.*, t. XLII, 18/4. — Decaisne, *Des eaux de puits*, etc. *Ibid.*, t. XLI, 1874. — Arnould (J.), *L'eau de boisson considérée comme véhicule des miasmes et des virus*, etc., in *Gaz. méd. de Paris*, 1874. — Personne, *De l'emploi des tuyaux de plomb pour la conduite des eaux potables*, in *Gaz. hebd.*, n° 10, 1874. — Voy. la *Discussion à l'Acad. des sc.* (1873-74) sur l'action des tuyaux de plomb sur les eaux potables.

━ Montfort, *Des eaux potables et de leur purification*. Th. de Paris. 1874. — Decaisne. *Des eaux de puits*, etc. Paris, 1874, in-8. — Gérardin, *Rapp. sur l'altérat., la corruption et l'assainissement des rivières*. Paris, 1874, et *Annal. d'hyg.*, 2ᵉ sér., t. XLIII, 1875. — Reichardt. *Ueber Quellwasserund Flusswasserleitung*, in *D. Viert. f. öff. Ges.-Pfl.*, Bd. VI, p. 116, 1875. — Krieger, *Die projectirte Wasserversorgung von Strassburg*, ibid., Bd. VII, p. 513, 1875. — Du même, *Ueber die thermische Isolirung der Hochreservoire*, ibid., p. 674. — Pettenkofer (M. v.), *Ueber ein Reagens zur Unterscheidung der freien Kohlensäure im Trinkwasser*, in *Zeitschr. f. Biol.*, Bd. XI, p. 308, 1875. — Mac-Intyre, *On the detection of organic matter in dri king-water*. In *Philad. med. Times*, 1875. — Grallen, *Ueb. Quelwasser- u. Flusswasser-Versorgung*, in *Corr.-Bl. d. niederrh. Ver. f. öff. Ges.-Pfl.*, p. 116. — Harz, *Microscop. Untersuch. des Brunnenwassers für hygiein. Zwecke*, in *Zeitschr. f. Biol.*, Bd. XII, p. 75, 1876. — Gerardin, *Des eaux communes*. In *C. R. de l'Acad. d. sci.*, t. LXXXII, p. 21, 1876. — Kuliscuer, *Ueber das Eindringen von Stoffen in undichte Wasserleitungen*. In *Arch. f. Anat. u. Phys.*, 1875, p. 668. — Atgier, *Etud. hygiéniq. sur les qualités organoleptiques des eaux potables*. Thèse de Paris, 1876. — Bichof, *On putrescent organic matter in potable water*, Roy. Society, april 1877. — Du même, *Même sujet*, in *D. Viert. f. öff. Ges.-Pfl.*, Bd. IX, p. 677, 1877. — Müller-Beninga, *Bleivergiftung durch Trinkwasser*, in *Viert. f. ger. Med.*, Suppl.-heft., p. 311, 1877. — L rinser, *Luft und Wasser*, in *Wiener med.* Woch., 1877, nᵒˢ 46-50. — Simson (L.), *Die Trinkwasser Theorie*. Berlin, 1878. — Renoir, *Les eaux potables causes des maladies épidémiques*. Paris, 1878. — Flügge, *Die Bedeutung von Trinkwasser-untersuchungen für die Hygiene*, in *Zeitschr. f. Biol.*, Bd. XIII, p. 425, 1878. — Emmerich, *Die Einwirkung verunreinigten Wassers auf die Gesundheit*, ibid., Bd. XIV, p. 563, 1878. — Hiller, *Eine einfache Methode das Trinkwasser zu untersuchen*, in *D. milit. Zeitschr.*, 1878, p. 143. — Hirt (L.), *Ueb. die Principien und die Methode der microscop. Untersuch. des Wasses*, in *Zeitschr. f. Biol.*. Bd. XV, p. 91, 1879. — Reichardt, *Einfluss des Wassers auf Bleiröhren*, in *Arch. der Pharmacie*, Bd. XII, H. 1, 1879. — Levin, *Untersuch. über den Eisenschwamm u. Thierkohle als Reinigungsmittel für Wasser*, in *Zeitschr. f. Biol.*, Bd. XIV, 1879. — Moizard, *De l'intoxication saturnine par les conduites d'eau récemment installées*, in *Rev. d'hyg.*, 1879, n° 6. — Ritter, *Les tuyaux en plomb pour la conduite des eaux potables*, in *Rapp. sur les trav. d'hyg. de Meurthe-et-Moselle*, 1878-79. — Richard, *Empoisonnements saturnins en Algérie*, etc., in *Ann. d'hyg.*, sept. 1880. — Rocques (X.), *De la perforation par l'air des réservoirs en zinc et de l'attaq. des tuyaux de plomb*, in *Rev. d'hyg.* 1880, p. 655. - Popper, *Ueb. die Schwankungen im Kohlensäuregehalt des Grundwassers*, in *Zeitsch. f. Biol.*, Bd. XV, p. 580, 1880. — Certes, *Note sur l'analyse microscopiq. des eaux* in *Bull. acad. méd.*, 15 juin 1880, p. 590. — Reichardt, *Grundl. zur Beurtheilung der Trinkwassers*, 4 Aufl. Halle, 1880. — Strohl et Bernon, *Procédé pour rendre potables les eaux magnésiennes et séléniteuses*, in *Ann. d'hyg. publ.*, 1881, p. 481. — Munkacsy (P.), *Gasgehalt des Trinkwassers*, in *Viertelj. f. öffentl. Ges.-Pfl.*, 1881, p. 242.

Départ des eaux.

Une fois employées aux usages domestiques ou industriels, les eaux doivent être entraînées hors de la cité.

Les moyens et appareils de départ des résidus liquides sont les gouttières, les conduites, les ruisseaux et les égouts. Nous ne nous occuperons ici que de ces derniers.

Des égouts. — Les égouts sont des canaux en général souterrains, et à l'aide desquels on conduit, de l'intérieur des villes, dans les rivières qui les traversent ou qui passent à une certaine distance, le surplus des eaux qui n'ont aucune destination, ou bien qui, après avoir servi, sont devenues nuisibles à la santé par la décomposition des matières organiques qu'elles renferment. — Pour donner une idée de la quantité d'eau que les égouts peuvent entraîner, voici quelle était celle que les égouts de Paris conduisaient en 1843 à la Seine : — 1,904,000 mètres cubes d'eaux pluviales, 40,000 mètres cubes d'eau provenant des fontaines, et 1,600 mètres cubes d'eaux ménagères.

Les égouts bien construits ne peuvent exercer aucune influence pernicieuse sur la santé, à la condition toutefois que, quelque élevée que soit la température extérieure, ils ne donneront naissance à aucune émanation odorante.

Les conditions qui s'opposent à ces émanations sont les suivantes :

Les égouts ne doivent pas être à découvert ; il faut qu'ils constituent des canaux souterrains, construits en pierre, dallés inférieurement, voûtés supérieurement, assez élevés pour qu'un homme puisse s'y tenir debout, et assez spacieux pour que l'eau qui tombe en grande quantité et rapidement par les pluies d'orage puisse être évacuée avec facilité.

Ces mêmes égouts doivent présenter, depuis leur point d'origine jusqu'à celui de leur débouché, une inclinaison légère et progressive destinée à favoriser l'écoulement des eaux. Enfin, les égouts doivent présenter, de distance en distance, des jours assez larges pour permettre à un homme d'y descendre, et cependant assez hermétiquement fermés dans les temps ordinaires pour s'opposer à la sortie des émanations.

Les égouts construits dans ces conditions ne peuvent exercer aucune influence pernicieuse sur la santé, dans toute l'étendue de leur parcours. Mais en est-il de même à leur embouchure, et sont-ils capables d'altérer les eaux de la rivière dans laquelle ils débouchent ? Pour résoudre cette question, il faut distinguer ce qui a lieu en hiver et en été. — En hiver, les eaux des fleuves et des rivières sont très hautes; le courant est énergique, et les liquides provenant des égouts sont rapidement entraînés par la violence du mouvement des eaux; ici, il n'y a aucun accident à redouter, d'autant plus que la basse température réduit au minimum le dégagement des émanations.

En été, il n'en est pas ainsi : les eaux des égouts renferment une grande quantité de matières organiques en décomposition, et c'est à leur débouché qu'elles viennent se déposer sous forme d'un limon gras, odorant, fétide, qui infecte l'air et laisse dégager, entre autres gaz, de l'acide sulfhydrique et de l'hydrogène carboné. Ces dépôts et ces émanations sont encore favorisés par le niveau extrêmement bas des cours d'eau qui, parfois même, sont presque desséchés.

Dans cette saison, l'eau des égouts est-elle capable d'altérer celle des courants auxquels elle vient se mêler ? *A priori* on pourrait le croire, et cependant cette question est indécise. Si le courant est peu considérable, nul doute que l'eau des égouts qui vient s'y mêler ne l'altère; si, au contraire, il est large et profond, et s'il s'agit d'une grande rivière, d'un grand fleuve, les produits des égouts ne peuvent l'altérer. Ainsi à Paris, par exemple, l'eau de la Seine, analysée avant son entrée dans la capitale et à sa sortie, n'a pas présenté de très grandes différences dans sa composition.

La question relative aux égouts, et qui intéresse le plus la santé publique, est celle de leur curage. Il faut, en effet, de toute nécessité, que, pendant cette opération, les regards et les canaux souterrains soient mis en communication avec l'extérieur; or, cet extérieur est l'atmosphère des rues, des places, etc., etc., qui se trouve forcément imprégnée des émanations fétides dues à la décomposition des matières organiques de nature animale et végétale, contenues dans l'eau des égouts. — Ces émanations peuvent-elles être nuisibles à la santé ? L'opinion de la plupart des médecins qui se sont occupés de la question est qu'elles ne le sont pas, et que leur innocuité est spécialement la conséquence de leur dissémination dans l'atmosphère.

Quant à l'action sur les égouttiers chargés de l'opération du curage, c'est autre chose, et les accidents dont ils peuvent être atteints sont tout à fait analogues à ceux qui frappent les vidangeurs : c'est l'asphyxie, et, si l'action est moins énergique, mais plus prolongée, ce sont les ophthalmies. Cette similitude d'effets se comprend bien d'après l'analogie de composition des gaz qui constituent l'atmosphère des égouts. Ces gaz sont : le sulfhydrate d'ammoniaque, l'acide sulfhydrique, l'acide carbonique et un peu d'hydrogène carboné. Parent-Duchâtelet, dans le compte rendu des travaux faits pour pratiquer le curage de l'égout, dit égout Amelot, à Paris, a donné les règles les meilleures à suivre dans de semblables opérations, règles que le médecin ne doit pas ignorer. En voici le résumé :

1° Établir à chaque jour, successivement, un fourneau rempli de braise en combustion et percé de trous ; il sert de fourneau d'appel, et l'air qui le traverse perd dans la combustion une partie des matières organiques qu'il contient ;

2° En même temps que ce fourneau d'appel est établi, on barre complètement l'égout, au niveau de chacun des deux jours les plus proches, à l'aide d'une grosse toile bien tendue, et imbibée d'eau chlorurée : l'air méphitique, appelée en raison de la dilatation de l'air, placé au-dessous du fourneau d'appel qui a dilaté l'air, doit, en traversant ces toiles, y laisser décomposées les matières organiques qu'il contient ;

3° Pour favoriser le départ des matières, il faut, en outre, établir des barrages de distance en distance, y introduire des eaux étrangères, les brasser avec les matières les plus solides déposées au fond de l'égout, puis enlever subitement les barrages et laisser écouler le tout par une sorte de débâcle ;

4° Choisir une saison intermédiaire, et éviter le froid comme les chaleurs ;

Établir des intermittences dans les travaux des ouvriers, les soutenir avec quelques spiritueux, et combattre les accidents de méphitisme dès qu'ils commencent à se montrer : tels sont la céphalalgie, les vertiges, qui indiquent, en général, le début de l'action méphitique. La manifestation d'une syncope indique l'imminence du danger.

[A Londres, non seulement les eaux pluviales et ménagères, mais encore les matières fécales, se rendaient, au moyen de conduits particuliers (*house-drains*), à l'égout principal de la rue, et de là dans la rivière. Il en résulta d'abord l'infection de la Tamise lors de l'abaissement des eaux à l'époque des grandes chaleurs, comme on l'a vu surtout en 1858. Des émanations fétides étaient incessamment exhalées dans les rues par les regards. Ce n'est pas tout, les matières pouvaient refluer de l'égout dans les maisons, par le fait des grandes marées de la Tamise, à la suite d'un violent orage, ou quand les égouts étaient obstrués par une cause quelconque. Souvent enfin, les gaz infects qui circulent dans les principaux cloaques remontaient dans les demeures particulières, par suite des différences de température. C'est ce qui avait lieu surtout en hiver, quand, les pièces étant chauffées, il se fait vers elles un appel énergique. Ces reflux, si incommodes et si nuisibles, se sont produits malgré les soupapes et clapets placés à l'abouchement des drains, mais détériorés par l'humidité. Telle est la disposition que quelques personnes ont vantée, et dont on a proposé l'application chez nous. Lors du congrès de Bruxelles (1852) lord Ebrington, MM. Cochrane et Ward ont hautement reconnu ces graves inconvénients et déclaré honteux l'état des égouts de Londres. Aujourd'hui, à la suite d'immenses travaux, les eaux des égouts ne sont plus déversées dans la Tamise, mais dans la campagne auprès de Londres, où elles servent d'engrais; la plupart des inconvénients que nous venons de signaler sont donc évités.

A Paris on est entré dans la même voie. En 1874, l'étendue de terrain irriguée par les eaux d'égout, sur la presqu'île de Gennevilliers, était de 115 hectares; au 1er juin 1878, elle était de 370 hectares; en utilisant les terrains jusqu'à Nanterre et Rueil, on aura 2,000 hectares en tout, capables d'absorber les 100,000,000 de mètres cubes d'eaux impures venant de la capitale, à raison de 50,000 mètres cubes par hectare. Plus tard, on pourra disposer dans le même but, des 1,400 hectares situés au nord-est de la forêt de Saint-Germain et qui sont actuellement un véritable désert.

Un système excellent a été développé par M. Ward; on le connaît sous le nom de *système anglais* ou *système à circulation continue*. Le voici en deux mots : au moyen d'un drainage convenable, on recueille, dans les campagnes sablonneuses ou sur des collines, l'eau versée par les pluies, et qui est alors épurée par une filtration naturelle. Cette eau est conduite dans les villes au moyen d'aqueducs ou lancée par des machines, et distribuée dans toutes les maisons et à tous les étages ; puis, après avoir servi aux usages domestiques, déjà chargée d'une foule de détritus organiques, elle délaye et entraîne les matières fécales. De nouveaux conduits l'emmènent dans les champs qu'elle fertilise. De la sorte, il n'y a pas à regretter la perte d'un engrais précieux. Ce système est déjà adopté dans quelques localités d'Angleterre et d'Italie. Désinfection des matières fécales et des détritus de toute sorte, utilisation en agriculture : telle paraît être aujourd'hui la solution généralement admise de ce grand problème d'hygiène.]

Bibliographie. — PARENT-DUCHATELET, *Essai sur les cloaques ou égouts de la ville de Paris, envisagés sous le rapport de l'hygiène publique et de la topographie médicale de cette ville.* Paris, 1824, in-8º. — DU MÊME, *Rapp. sur le curage les égouts Amelot, de la Roquette, Saint-Martin et autres*, in *Ann. d'hyg.*, 1re sér., t. II, p. 5, 1829.—*Rapp. au préfet de police sur une modification proposée dans le système des égouts de Paris*, ibid., t. IX, p. 224, 1834. — EMMERY, *Statistique des* *égouts de la ville de Paris*, in *Ann. des ponts et chaussées*, 1re sér., 1837. — Mou-sey, *Notice sur les égouts de Londres, de Lwerpool et d'Edimbourg*, ibid., t. XVI, p. 131, 1838.— Chevallier, *Mém. sur les égouts de Paris, de Londres et de Mont-pellier*, in *Ann. d'hyg.*, 1re sér., t. XIX, p. 366, 1838.—Du même, *Notice historique sur l'égout dit le Grand Puisard de Bicêtre. Ses inconvénients ; moyens de les faire cesser*, ibid., t. XL, p. 110, 1848. — Siraud (J. M. L. L.), *Des égouts sous le point de vue de l'hygiène publique*. Th. de Paris, 1859, n° 152. — Magnus (Alb.), *Ueber die Flusswasser und die Kloaken grösserer Städte in medizinisch-polizeilicher Hinsicht*. Berlin, 1841, in-4°. — Simet, *Sur l'assainissement des égouts au moyen d'une poudre désinfectante*, in *Compt. rend. de l'Acad. des sc.*, t. XIX, p. 267, 1844. — Bourland, *Du meilleur système à suivre pour la construction et l'assainissement les égouts de la ville de Lyon*, in *Gaz. méd. de Lyon*, 1850, p. 69, 84.—*Discussion sur les égouts*, in *Compt. rend. du congrès d'hygiène de Bruxelles*, par M. Boudin, in *Ann. d'hyg.*, 1re sér., t. XLIX, p. 208, 1853. — *Minutes of Information on the Removal of Soil Water, or Drainage of Dwelling-houses and Public Edifices ; and on the Sewerage and Cleansing of the Sites of Towns*. London, 1852, in-8°. — *Minutes of Information collected on the practical Application of Sewer Water and Town Manure to gricultuaral Production*. London, 1852, in-8°. — Gaultier de Claubry, *Du système d'égouts de l'Angleterre et en particulier de la ville de Lon-dres et des modifications qu'il convient de lui faire subir*, in *Ann. d'hyg.*, 1re sér., t. L, p. 257, 1853. — Mille, *Rapp. sur le mode d'assainissement des villes en An-gleterre et en Écosse*. Paris, 1854, in-4°. — Romeruausen (E.), *Das Miasma, Ueber wahrscheinliche Entstehung und Verbreitung desselben in allgemeiner und in be-sond. Beziehung auf eine naturgemässe, richtige und schützende Construktion der Abtrittsanlagen und Kloaquen*. Marburg, 1856, in-8°, 1 pl. — Demolins (L.), *Appli-cation des récipients à soupape à bascule aux égouts des villes pour empêcher l'é-chappement des miasmes morbifiques*, etc. Alger, 1856, in-8°. — Austin (H.), *Report on the Means of discovering and utilising the Sewage of Town adressed to the President of the General Board of Health*. London, 1857.—Pappenheim (L.), art. *Abfälle*, iu *Handb. der Sanitäts-poliz.*, t. I. Berlin, 1858, et 2e édit., ibid., 1868. —Voir dans les journaux anglais de 1858, *The Sanitary Review, the Lancet, the Med. Times and Gaz.*, etc., les observations de Barker, Snow, Letheby, de la commission sanitaire, etc., sur l'état des égouts de Londres et de la Tamise. — Beaugrand (E.), *Égouts de Londres ; graves inconvénients ; reflux de l'air et des matières dans les maisons, moyens divers pour y remédier*, in *Ann. d'hyg.*, 2e sér., t. XVIII, p. 232, 1862. —*Nuovo regolamento per lo spargo dei pozzi neri*, in *Ann. univ. di med.*, t. CLXXXII, p. 221, 1862. — Drasche, *Ueber Einfluss von unrath-canälen auf epidemische Krankheiten*, in *OEsterr. Ztschr.*, t. X, p. 659, 1 64. — Bennett, *Physiological Aspect of the Sewage Question*, in *British Med. Journ.*, 1864, t. II, p. 558. — Liebig (Le baron), *Letters on the Subject of the Utilisation of the Metropolitain Sewage*. Lond., 1865. — Child (G. W.), *The present state of the Town Sewage Question*. Oxf. aud. Lond., 1866, in-8°. — Friedmann, *Ueber die Luftverbesserung*, etc., *und die Unschädlichmachung der Unrathcanäle*, in *Wiener med. Wchnschr.*, 1866, p. 1310.—Ronna, *De l'utilisation des eaux d'égouts en Angleterre, Londres et Paris*. Paris et Liège, 1866, in-8°, pl. 5. — Vivenot (V.), *Andeutungen zur Canalisations-und Wasserfrage*, in *OEst. Ztschr. f. Heilk.*, 1867, n°s 16-18. —Innhauser, *Zur Kloakenfrage mit.*, etc., ibid., p. 943. —Krepp (F. C.), *The Sewage Question, general Review of all Systems*, etc. Lond., 1867, in-8°. — Hoffmann (Rob.), *Der gegenwärtig Stand der Kloakenfrage*. Prag., 1867, in-8°. — Virchow (R.), *Ueber die Canalisation von Berlin*. Berlin, 1867, in-8°. — Du même, *Canalisation oder Abfuhr*, in *Arch. f. path.*, etc., t. XLV, p. 231, 1869. — Du Ro-belle (H.), *Les eaux, les égouts, les fosses d'aisances dans leurs rapports avec les épidémies*. Amiens, 1867, in-8°. — Freycinet (De), *De l'emploi des eaux d'égouts à Londres*, in *Ann. d'hyg.*, 2e sér., t. XXIX, p. 49, 1868. — Letheby, *On Water analysis and Sewage contamination*, in *The Lancet*, 1869, 1, 654. — Du même, *The Present Prospect of Sewage Question, in Relation*, etc., in *Med. Times and Gaz.*, 1870, t. I, p 647. — Pieper (C.), *Schwemmkanale oder Abfuhr*. Dresden, 1869, in-8°. — Liermer, *Die pneumatische Kanalisation und ihre gegner*, etc. Frankf.

1870, in-8°. — FEGEBEUTER (Ad.), *Die Kanalwasser* (Sewage), *Bewässerung oder die flussige Düngung der Felder*, etc. Danzig, 1870, in-8°, pl. 7.—MILLE et DURAND-CLAYE, *Résultat des expériences effectuées pour l'utilisation des eaux d'égouts déversées dans la Seine*, in *Compt. rend. de l'Acad. des sc.*, t. LXX, p. 759, 1870. — MAURIN. *Rapp. sur la question d. s égouts de Marseille*. Marseille, 1870, in-8°. — ANGELL (L.), *Sanitary science and the sewage question*. London, 1871. — DUTHIE (J.), *A treatise on the utilisation of towns' sewage*, etc. London, 1871. — CORFIELD, *A digest of facts relating to the treatment and utilisation of sewage*. 2e ed. London, 1871. — DURAND-CLAYE, *Note sur un projet d'utilisation des eaux d'égout dans la ville de Paris*, in *Compt. rend. de l'Acad. d. sc.*, t. LXXII, n° 3, 1871. — HANDFIELD (Jones), *Cases of poisoning by sewer effluvia*, in *Med. Tim. a. Gaz.*, vol. II, 1871. — FERGUS, *On the sanitary asp. of the sewage question*, in *Edinb. med. Journ., febr.* 1872. — DU MÊME. *The sewage question*, *Ibid., febr.*, 1874. — ORTH, *Ueb. Untersuchung u. kartographische Aufnahme des Bodensu. Untergrundes grosser Städte*, in *Vierteljahrs. f. ger. Med. u. öff. Sanit.*, April, 1874. — JEANNEL, *Solution de la question des eaux d'égouts pour leur emploi direct en irrigations sur les terrains cultivés*, in *Un. méd.*, n° 138, 1875. — LACOSTE (P.), *Projet d'égouts de la ville de Pau*, in *Ann. d'hyg.*. 2e sér., t. XLIV, 1875. — Plus un très grand nombre d'articles et de Mémoires publiés en Allemagne sur l'établissement d'égouts dans les principales villes.

DÜNKELBERG, *Die Bewässer. mit Canalwasser in der Ebene von Gennevilliers*, etc., in *D. Viert. f. öff. Ges.*, Bd. VII, p. 24, 1875. — DU MÊME, *Ueber Bewässerung der Ländereien mit städtischem Canalwasser*, ibid,. p. 250 et in *Corr.-Bl. d. niederrh. Ver. f. öff. Ges.*, 1875, p. 181. — SCHÜLKE. *Ueb. Canalisation*, ibid., 1875, p. 182. — PETTENKOFER (M. von). *Vortr. über Canalisation u. Abfuhr*, in *Bayer. ärztl. Intellig.-Blatt.* 1876. — VARRENTRAPP, *Die Verunreinig. der Seine bei Paris*, in *D. Viert. f. öff. Ges. Pfl.*, 1876, H. 3, p. 500. — BOCHMANN, *Die Reinig.u. Entwässer. der Städte*. Riga, 1877, in-8. — GÉRARDIN, *Altérat. de la Seine en 1874-75. Trait. des eaux d'égout*, in *Ann. d'hyg.*, janv. 1877. — SCHLOESING, *Assainissem. de la Seine*, etc. *Rap.*, ibid., mars 1877. — FINCKELNBURG. Même sujet, in *Viert. f. ger. Med.*, oct. 1877, et *D. Viert. f. öff. Ges.-Pfl.*, Bd. IX, p. 434, 1877. — BERGERON, *De l'irrig. par les eaux d'égout dans la presqu'île de Gennevilliers*, in *Ann. d'hyg.*, mai 1878, p. 472. — DODÉ, *Altérat. et insalubrité de la Seine par les eaux d'égout*. Th. de Paris 1878. — DEVEDEIX (E.), *Mém. sur la purificat. deseaux d'égout de la ville de Reims*, Paris, 1878. — RONNA (A.), *Irrigat. ou épurat. chimique*. Reims, 1878. — SCHLOESING, DURAND-CLAYE et PROUST, *De l'altérat. des cours d'eau*, in *Congr. intern. d'hyg.*, Paris, 1878. — REICHARDT, *Reinig,des Abfallwassers*, in *Arch. d. Pharm.* Bd. XII, H, 3, 1879. — FALCK. *Experiment. zur Frage der Canalisat. mit Berieselung*, in *Viert. f. ger. Med.*, Bd. XXIX, p. 273, 1879. — VAN OVERBEEK DE MEIJER, *Les syst. d'évacuat. des eaux et immondices d'une ville*, Paris. 1880, in-8, et in *Rev. d'hyg.*, 1879, p. 967 et 1880, p. 6. — ALPHAND, *Note sur la situation du service des eaux et égouts*. Paris, 1879, in-4, et in *Rev. d'hyg.*, 1880, p. 63. — MÜLLER, *Die Ueberwachung der Spüljauchen*, in *Viert. f. ger Med.*, oct. 1879, p. 377. — SOYKA, *Critik der gegen die Schwemmcanalisation erhobenen Einwände*. München, 1880. — RAFTAU, *Diesystemat. Reinig. und Entwässerung der Städte*, Wien, 1880. — GÉRARDIN, *L'altérat. de la Seine en 1880*, in *Rev. d'hyg.*, 1880, p. 748. — ZOELLER, *Sur l'innocuité relative des déject. fraîches*, in *Rev. d'hyg.*, 1880, p. 975. — GUÉNEAU DE MUSSY (H.), *Evacuat. des vidanges hors des habitat.*, ibid., 1880, p. 1077.—BOULEY, *Le système des vidanges à l'égout*, ibid., 1881, p. 357. — TEISSIER (J.), *Des égouts et des fosses d'aisances de la ville de Lyon*, in *Lyon méd.*, 9 oct. 1881, p. 181. — WIEBE, *Canalisat. u. Berieselung*, in *Enlemb. Handb. d. öff. Ger.*, 1881, Bd. I, p. 493. — RABOT, *De l'applicat. des eaux-vannes, des eaux de distilleries et de féculeries à la grande culture.* in *Rev. d'hyg.*, 1882, p. 1. — TRÉLAT (E.). *Rapp. sur l'évacuation des vidanges*, ibid., p. 112. — BROUARDEL, NAPIAS, DURAND-CLAYE, BERLIER, MARIÉ-DAVY, etc., *Evacuat des vidanges*, ibid., p. 316. 424, 498 580, 595, etc. — ZUBER. *De l'infl. pathog. des gaz d'égout*, ibid., p. 410. — SOYKA (J.). *Untersuch. zur Kanalisation*, in *Zeitschr. f. Biol.*, Bd. XVII p. 368, et Bd. XVIII, p. 104, 1882.

De quelques autres établissements publics.

Abattoirs. — Les abattoirs existent maintenant dans un grand nombre de cités, et ils ont fait disparaître tous les inconvénients attachés autrefois aux tueries particulières qui se trouvaient dans l'intérieur des villes. — Les abattoirs actuels, destinés, comme on le sait, à l'abatage des animaux qui fournissent la viande de boucherie, sont tous de création moderne ; aussi la plupart des règles les plus importantes de l'hygiène y ont-elles été appliquées. Parmi celles qui sont les plus utiles et les générales, je signalerai les suivantes :

1° Il est nécessaire d'établir les abattoirs le plus loin possible du centre des villes, si ce n'est même au dehors ;

2° Les isoler et les établir dans une position élevée ;

3° Entourer les bâtiments et les murs d'une ceinture d'arbres qui, en grandissant, finissent par constituer une sorte de barrière en quelque sorte infranchissable pour les miasmes qui pourraient se dégager ;

4° Établir des salles vastes, hautes, librement et facilement aérées, dallées en larges pierres inférieurement et voûtées supérieurement. L'éclairage par des fenêtres situées en haut, assez près de la voûte et maintenues ouvertes presque continuellement, contribuera en même temps à la ventilation ;

5° Avoir de l'eau en abondance pour opérer de grands et fréquents lavages, en même temps qu'on s'oppose à la stagnation des eaux qui ont servi, et qu'on les dirige vers les égouts à l'aide d'un branchement spécial, résultant de la réunion des canaux d'évacuation qui passent sous chacune des salles destinées à l'abatage ;

6° Les salles doivent être maintenues dans un état continuel de fraîcheur, à l'aide de fontaines et de bassins ;

7° La pratique a démontré qu'il était préférable de maintenir les salles dans une demi-obscurité. — La réunion de ces trois conditions : fraîcheur, ventilation et absence de lumière, contribue à retarder la putréfaction des matières animales et à éloigner les insectes.

Il est d'observation, du reste, que les émanations des abattoirs sont, la plupart du temps, complètement nulles, attendu qu'il s'agit de viandes saines, auxquelles on ne laisse pas le temps de se putréfier. Loin donc d'exercer une influence fâcheuse sur les habitants du voisinage, ou sur les ouvriers employés à l'abatage, elle fortifie au contraire leur constitution.

Marchés. — On distingue, à Paris, les marchés, en marchés d'approvisionnement et marchés de détail ; des facteurs nommés par l'administration président aux achats dans les premiers, et des inspecteurs, à la vente dans les seconds. Les règles qu'on doit suivre relativement à l'hygiène des marchés sont les suivantes : ils doivent être isolés des maisons voisines, largement aérés par le haut, au moyen de persiennes à jours. Le lavage doit être facilité par des fontaines multipliées. Le séjour sur le sol de débris animaux et végétaux doit être évité avec le plus grand soin. Dans la partie des marchés réservée aux poissonneries, les mesures de salubrité doivent être rigoureusement observées ; il y faut surtout un dallage, de l'eau en abondance, et, en été, de la glace, pour empêcher la putréfaction du poisson et de la marée. [Ces conditions se trouvent remplies très heureusement dans les nouveaux pavillons en fer des Halles Centrales.]

Voiries, équarrissage des chevaux. — Cette question a été longuement traitée plus haut. Nous ne nous en occuperons pas de nouveau ici.

Bibliographie. — Abattoirs. Voy. dans Delamarre, *Traité de la police,* les différents articles relatifs aux tueries. — Damours, *Mém. sur la nécessité et les moyens d'éloigner du milieu de Paris les tueries de bestiaux et les fonderies des suifs.* Paris, 1787, in-4°. — Girardin (J.), *Sur l'écoulement des eaux fournies par les abattoirs de la ville de Rouen,* in *Ann. d'hyg.,* 1re sér., t. XXIV, p. 84, 1840. — Chevallier et Guérard, *Mém. sur les résidus liquides provenant des établissements industriels* (eaux sanguinolentes provenant des tueries, des boucheries, des abattoirs), *ibid.,* t. XXXV, p. 101, 1846. — Hamont, *Des abattoirs de la ville de Paris; leur organisation; fraudes, abus dans le commerce de la viande; dangers,* etc., in *Union méd.,* 1847, oct. et nov. — Huzard, *Sur les abattoirs généraux de la ville de Paris et sur les viandes qui en proviennent* (extr. du rapp., etc.), in *Ann. d'hyg.,* 1re sér., t. XXXIX, p. 331, 1848.—Wolff (C.), *Ueber Schlachthäuser,* in *Arch. der Deutsch. med. Gesetzg.,* t. II, 1, 3, 1858, et *Schmidt's Jahrbb.,* t. CXIX, p. 235, 1858. — Feit (A. C.), *Ueber öffentliche Schlachthäuser und ihre Vorzüge vor Privatschlachtereien besonders vom Standpunkte der Veterinär-Polizei ausbeurtheilt,* in *Casper's Vtjschr.,* t. XIV, p. 199, 1858. — Adam, *Ueber öffentliche Schlächthäuser und ihre Vorzüge vor privat Schlächtereien,* in *Vchschr. für Thierheilk.,* t. II, p. 47, et *Schmidt's Jahrbb.,* t. CI, p. 391, 1850. — Niklas, *Wichtigkeit der öffentlichen Schlachthäuser,* in *Schmidt's Jahrbb.,* t. CXIV, p. 146, 1862. — Beaugrand (E.), art. *Abattoirs,* in *Dict. encyclop. des sc. méd.,* t. I, 1864. Voy. les articles de dictionnaires, les comptes rendus des différents conseils d'hygiène, mais surtout ceux de Paris, du Nord, de la Loire-Inférieure (pour 1829, p. 43), etc.

Marchés : Delamarre, *Traité de la police;* les comptes rendus des divers conseils d'hygiène. — Rouault, *Rapp. sur la désinfection des tables de vente du marché au poisson,* in *Ann. d'hyg.,* 1re sér., t. VII, p. 97, 1832. —Tessereau, *Études hygiéniques sur les Halles Centrales de Paris.* Paris, 1847, in-8°.— Risch (Th.), *Bericht über Markthallen,* in *Deutschland, Belgien, Frankreich und Italien.* Berlin, 1867, in-8°.

— Gottisheim, *Die neue Schlachtanstalt zu Basel,* in *Deutsch. Vierteljahrs. f. öff. Ges.-Pfl.* Bd. II, 1870. — Schülke, *Ueber Schlachthausanlagen,* in *Corr.-Bl. d. Niederrh. Gesell. f. öff. Ges.-Pfl.,* 1872. — Quivogne, *Du commerce de boucherie lyonnais considéré au point de vue de l'hygiène publique.* Lyon, 1873, in-8. — Pauli, *Wichtigkeit der öffentl. Schlachthäuser,* in *Vierteljahrs. f. ger. Med. u. öff. Sanit.,* April 1874. — Bredt, *Ueber öffentl. Schlachthäuser,* etc., in *Corr.*

— *Bl. d. niederrh*, Ver. f. öff. Ges.-Pfl., Bd. III, 1874. — BAILLET, *Traité de l'inspection des viandes de boucherie.* Paris. 1876, in-8.

— JAGER, *Wie hat sich das Gesetz vom 13. März 1868, betreffend die Errichtung öffentlicher Schlachthäuser bewährt.* in D. Viert. f. öff. Ges.-Pfl., Bd. VII. p. 143, 1875. — HENNICKE. *Ueber Anlage öffentlicher Schlachthäuser*, in Viert. f. ger. Med., April 1877, p. 376. — BLUTH, *Der städtische Schlachthof in Bochum*, in Corr.-Bl. d. Niederrh. Ver. f. öff. Ges.-Pfl., Bd. VII, p. 167, 1878. — LAMOUROUX, *Rapp. sur les recettes des halles et marchés*, Conseil municipal de Paris. 1881, n° 79.

Édifices publics.

Édifices consacrés au culte. — Églises.

Églises des villages. — Le luxe qui est employé dans les villes est, en général, mis de côté dans les édifices consacrés au culte dans la plupart des communes. — Les conditions suivantes sont nécessaires pour assurer la salubrité de ces églises, et c'est au médecin de la localité d'en conseiller et d'en surveiller l'exécution.

Les églises doivent avoir une étendue suffisante pour contenir la population qui s'y entasse les jours de fête. Elles doivent, autant que possible, être construites en matériaux solides et au moins en briques, par exemple. Le toit ne doit pas être en chaume, mais en tuiles; il est inutile que les fenêtres puissent s'ouvrir et soient assez vastes pour permettre une ventilation suffisante. Le sol a besoin d'être recouvert, surtout pendant l'hiver, de nattes faites de paille ou de jonc, et destinées à préserver de l'humidité. Les dehors doivent être libres, spacieux; on y interdira toute inhumation.

Les églises des villes sont anciennes ou modernes. La plupart des églises anciennes se trouvent dans des quartiers encombrés de maisons : leur circonférence en est entourée, et peu de ces monuments sont isolés et pourvus de places. Les murs sont épais, les piliers massifs, les fenêtres très élevées, chargées de vitraux coloriés et n'ouvrant pas. La conséquence de ces dispositions est la difficulté, sinon l'impossibilité, pour la chaleur et lumière solaire d'y pénétrer, et un obstacle très grand au renouvellement de l'air. Aussi une température basse et humide y règne-t-elle presque continuellement, et a-t-elle pour conséquence des maladies plus ou moins graves, qui se développent chez les personnes qui, tête nue, y font un long séjour. L'hygiène doit intervenir pour changer ces conditions, pour faire isoler les cathédrales et les vieilles églises des maisons qui y sont adossées, et pour en écarter ainsi l'humidité. Elle doit encore engager à établir des prises d'air suffisantes, en faisant pratiquer des vasistas dans les parties supérieures de l'édifice pour renouveler l'air.

Dans beaucoup d'églises anciennes on a établi récemment de vastes calorifères, destinés en hiver à les échauffer, et en même temps à les ventiler d'une manière suffisante. Quant aux églises modernes, c'est aux architectes à connaître les conséquences pratiques des progrès de l'hygiène actuelle et à les appliquer dans les édifices dont ils dirigent la construction. La pénétration suffisante de la lumière solaire, la ventilation en toute saison, le facile renouvellement de l'air, enfin l'échauffement artificiel pendant l'hiver : voilà les seuls principes qu'on puisse établir à cet égard.

Bibliographie. — EBELL, *Ueber die Heilsamkeit, und Ausführbarkeit der Kirchenheitzung*, in *Scherf's Beiträge zum Arch. der med. Poliz.*, t. III, 1793. — DU MÊME, *Beanwortung einiger gegen Kirchenheitzung gemachter Zweifel*. ibid., t. V, p. 154, 1793. Voy. INHUMATIONS, CHAUFFAGE, VENTILATION, etc.

Théâtres.

Les théâtres sont, de tous les édifices publics, les plus généralement mal construits et mal disposés pour la santé de ceux qui vont s'y entasser pendant une soirée de 5 à 6 heures. Sans parler ici des dimensions beaucoup trop rétrécies des couloirs, des escaliers, des vestibules, et des terribles conséquences qui résultent de cette étroitesse en cas d'incendie, la salle elle-même présente certains inconvénients dont on est heureusement parvenu à atténuer l'importance.

Quand une salle est remplie de spectateurs, l'air des parties inférieures, échauffé par la respiration de tant d'individus et par leur accumulation, chargé d'acide carbonique et du produit de l'exhalation pulmonaire, monte à la partie supérieure et est respiré, au lieu d'air pur, par les nombreux spectateurs qui s'y trouvent. Pour remédier à cet inconvénient, il faut une ventilation suffisante, que l'on obtient au moyen d'une cheminée d'appel placée au-dessus du lustre. La chaleur du lustre dilate la colonne d'air qui l'entoure et en détermine l'ascension ; des canaux de communication, existant entre cette cheminée et les plafonds des différentes loges, contribuent au facile renouvellement de l'air de ces dernières.

L'air frais et nouveau venant du dehors remplace celui qui est sorti par la cheminée d'appel, arrive divisé dans les canaux nombreux qui pénètrent dans la salle, et qui sont situés dans l'épaisseur du plafond de chaque loge. Ces canaux nombreux modèrent la chaleur trop considérable et augmentent la ventilation.

Quant au mode de chauffage employé pour maintenir une

salle de spectacle à 15 degrés, il se fait à l'aide d'un des calorifères dont j'ai parlé plus haut.

Bibliographie. DARCET, *Note sur l'assainissement des salles de spectacle,* 1 pl., in *Ann. d'hyg.,* 1re sér., t. I, p. 152, 1829. — BONNAIRE, *Influence du théâtre sur la santé publique.* Th. de Paris, 1834, in-4o, no 21. — TRIPIER (A.), *Sur la ventilation et l'éclairage des salles de spectacle,* in *Ann. d'hyg.,* 2e sér., t. X, p. 67, 1858. — DU MÊME, *Assainissement des théâtres,* in *l'Ami des sc.,* 1861. — GIRARDON, LAURENTI et FORTIER, *Rapp. sur les expériences concernant le système de ventilation établi au théâtre des Célestins,* etc., in *Ann. de la Soc. imp. d'agriculture,* etc. *de Lyon,* 1860. — TRÉLAT (E.), *Le théâtre et l'architecte.* Paris, 1860, in-8o. — MORIN, *Note sur la ventilation des théâtres,* in *Compt. rend. de l'Acad. des sc.,* t. LIII, p. 336, 1861. — TRIBOULLET, *Ventilation et rafraîchissement des salles de spectacle,* in *la Science pour tous,* 24 oct. 1861. — BONNAFONT, *Des modifications à introduire dans les salles de spectacle au double point de vue des artistes et de l'éclairage de la scène,* in *Revue britannique,* 1861.

Des Hôpitaux et des Hospices.

La question des hôpitaux, qui intéresse à un si haut point la santé publique, est une de celles dans lesquelles l'hygiène a le plus souvent occasion d'intervenir; aussi doit-elle être examinée avec soin. Les deux points suivants seront successivement discutés et exposés.

I. Est-il plus avantageux de secourir et de faire soigner à domicile les malades indigents, que de les placer dans les hôpitaux ou les hospices?

II. Quelles sont les conditions à remplir pour avoir des hôpitaux et des hospices dans le meilleur état de salubrité possible?

La base de la discussion sera l'état actuel des hôpitaux de la capitale, avec les améliorations successives que ces établissements ont obtenues depuis le commencement de ce siècle.

III. Est-il plus avantageux de secourir et de faire soigner à domicile les malades indigents, que de les placer dans les hôpitaux ou les hospices?

Cette question exige la démonstration successive de plusieurs propositions que voici :

1o Les malades placés dans les hôpitaux trouvent, dans les médecins appelés à leur donner des soins, des garanties plus grandes et plus solides de science que partout ailleurs.

Les médecins des hôpitaux sont, en effet, arrivés par le concours; ils ont fait une espèce d'apprentissage des quantités qui sont indispensables aux médecins des hôpitaux, dans le service du bureau central et dans les remplacements dont ils ont pu être chargés. De plus, ils sont en quelque sorte responsables du diagnostic qu'ils portent et du traitement qu'ils emploient devant les élèves attachés à leur service ou qui suivent leur visite ; ils ne peuvent leur cacher, ni les erreurs de diagnostic que l'autopsie vient souvent redresser, ni les fautes de leur thérapeutique.

Les élèves attachés aux services divers exécutent, avec une intelligence et un zèle qu'on ne trouverait nulle part ailleurs, les prescriptions des chefs. Leur intervention est indispensable comme aides dans les opérations chirurgicales et comme secours en cas d'accidents consécutifs. La présence continuelle d'un interne de garde dans les établissements hospitaliers est encore une garantie contre les accidents imprévus qui peuvent survenir.

Quelque bien organisés que soient des bureaux de secours à domicile, on ne pourra jamais remplir ces conditions diverses.

2° Les malades trouvent dans les hôpitaux des conditions hygiéniques beaucoup meilleures que celles qu'on pourrait leur procurer chez eux, même avec des secours assez élevés.

Il suffit d'avoir exercé quelque temps comme médecin des bureaux de bienfaisance, pour connaître l'insalubrité des logements des pauvres malades qu'on visite, leur dénûment absolu, l'absence complète d'objets de literie et de linge, et enfin la misère de tout ce qui les entoure, pour être parfaitement convaincu des dépenses qu'il faudrait faire afin de remédier seulement à quelques-unes de ces conditions, et même encore de leur insuffisance pour changer un tel état de choses, et pour bien comprendre le découragement du médecin qui, en présence de toutes ces impossibilités, se voit obligé de conseiller l'hôpital. Là, en effet, les pauvres malades trouvent un air, sinon parfaitement pur du moins beaucoup plus salubre que chez eux, des salles où ils respirent plus librement, du linge à discrétion, des lits sains et des aliments qui, s'ils n'égalent pas ceux qu'on sert sur la table des riches, sont du moins infiniment préférables à ceux qu'ils auraient pu se procurer chez eux. Enfin, ils trouvent dans leur convalescence des conditions de salubrité plus grande encore, au moyen des promenades qu'ils peuvent faire dans les jardins que possèdent la plupart des hôpitaux, et dans la continuation des soins médicaux qu'ils reçoivent jusqu'à leur guérison complète.

3° Les secours donnés dans les hôpitaux profitent tout entiers au malade et sont adressés à la maladie. On doit insister sur cette considération ; car les secours donnés par les bureaux à des malades soignés à domicile s'éparpillent nécessairement sur leur famille entière, plongée dans la misère ; le bouillon fait pour le malade, le vin qui lui est donné pour rétablir ses forces, sont absorbés par les autres membres de la famille aussi bien que par lui ; enfin, l'argent qui lui est remis pour l'aider est bien souvent employé pour payer des dettes ou absorbé par un père, un fils, un mari, pour être dépensé au cabaret.

Les pensions que l'administration des hôpitaux s'est décidée à donner à un certain nombre de vieillards de deux sexes, pour remplacer leur admission à Bicêtre ou à la Salpêtrière, sont, ainsi que je l'ai déjà fait observer, exactement dans le même cas. Elles apportent un peu de soulagement dans la famille du vieillard auquel on l'accorde, cela est vrai ; mais ces secours s'éparpillent sur une famille entière malheureuse et indigente, et ils ne profitent pas à l'individu âgé, épuisé par les infirmités ou une longue misère, et qui, à la fin de sa carrière, n'aurait pas trop de toute la somme que l'administration lui donne et que sa famille absorbe.

4° Les malades guérissent aussi bien, si ce n'est mieux, dans les hôpitaux que chez eux.

C'est une des questions qui ont été le plus controversées, et qui cependant me paraît assez simple. Pour la décider d'une manière absolue, il faudrait baser son opinion sur une statistique raisonnée : connaître, d'une part, le nombre de malades *de la classe peu aisée* soignés à domicile, et la proportion de leurs décès, et, de l'autre, faire la même opération pour les malades des hôpitaux, mais en supposant qu'ils y ont été apportés dès le commencement de leur maladie et sans distinction de gravité ; car un grand nombre d'admissions dans les hôpitaux sont relatives à des malades déjà soignés à domicile, et qui, arrivés au dernier terme de leur maladie, sont envoyés dans les maisons hospitalières pour y mourir.

Une telle statistique raisonnée est impossible à demander et à exécuter. Il faut donc se contenter des documents que l'on possède. Eh bien, ces documents prouvent qu'avec toutes ces mauvaises chances d'admission de malades arrivés à la dernière extrémité, la mortalité des hôpitaux n'est pas très considérable, et qu'elle n'est que de 1 sur 11, à peu près. Voici un tableau statistique des admissions, des décès et du nombre de journées de séjour dans les divers hôpitaux de la capitale pour l'année 1848. Je reproduis ce document complet, à cause de son grand intérêt.

ANNÉE 1848.

DÉSIGNATION DES HOPITAUX.			MALADES.	JOURNÉES de séjour.
HOPITAUX GÉNÉRAUX.	Hôtel-Dieu (1)........	1 décès sur.....	7,32	26,83
	Sainte-Marguerite.....	—	9,14	32,38
	Pitié................	—	9,87	26,27
	Charité..............	—	8,63	26,75
	Saint-Antoine (2)......	—	11,62	20,87
	Necker..............	—	8,62	28,72
	Cochin..............	—	11,90	23,17
	Beaujon.............	—	8,92	28,14
	Bon-Secours.........	—	11,07	23,78
	Moyenne.........	1 décès sur.....	9,04	26,10
HOPITAUX SPÉCIAUX.	Saint-Louis...........	1 décès sur.....	18,31	38,43
	Hôpital du Midi.......	—	186,06	35,98
	Hôpital de Lourcine...	—	51,31	45,85
	Enfants-Malades (3)....	—	5,36	60,51
	Accouchements.......	—	23,73	11,58
	Cliniques............	—	21,97	16,08
	Moyenne.........	1 décès sur.....	16,59	31,57
MOYENNE GÉNÉRALE..........		1 décès sur.....	10,73	27,98

HOSPICES.

ALIÉNÉS.	Vieillesse (hommes)..................	1 décès sur	7,07	malades.
	— (femmes)..................	—	10,36	—
	Moyenne..................	1 décès sur	8.67	malades.
VIEILLESSE.	Vieillesse (hommes)..................	1 décès sur	8,42	malades.
	— (femmes)..................	—	8,14	—
	Incurables (hommes)..................	—	8,17	—
	— (femmes)..................	—	11,16	—
	Moyenne..................	1 décès sur	8,42	—
Ménages...........................		1 décès sur	9,80	—
Larochefoucauld......................		—	7,91	—
Sainte-Périne......................		—	8,96	—
	Moyenne..................	1 décès sur	7,22	malades.

Après cette discussion, je ne pense pas qu'il reste aucun doute dans l'esprit du lecteur. Non-seulement les hôpitaux

(1) La mortalité plus considérable à l'Hôtel-Dieu s'explique par ce fait, que le bureau central envoie à l'Hôtel-Dieu les cas les plus urgents et les malades les plus gravement atteints qui se présentent au Parvis.

(2) La mortalité moins grande à Cochin, Saint-Antoine et Bon-Secours, s'expliquerait par la situation plus salubre de ces établissements, si d'autres, placés dans des conditions aussi avantageuses, n'en présentaient une plus considérable.

(3) Ce résultat pour l'hôpital des Enfants-Malades est erroné, attendu que la statistique porte les entrées en bloc. Or, il eût fallu distinguer les maladies chroniques (scrofules, dartres, gale, ophthalmies, teignes), où la mortalité est très faible, des maladies aiguës où elle est très considérable (1 sur 3 à peu près).

sont préférables aux secours à domicile, parce que les malades y trouvent garantie plus grande de science médicale, soins plus assidus, salubrité plus grande et guérison plus certaine; mais encore les hospices et maisons de refuge ne sauraient, en aucune manière, être remplacés par des pensions données à des vieillards des deux sexes.

Il y a, toutefois, plusieurs inconvénients qui ont été signalés, et qui, bien que singulièrement exagérés, prêtent cependant à la discussion. Les voici :

1° A l'époque des épidémies, la gravité de la maladie est plus grande dans les hôpitaux, et la mortalité plus considérable qu'en ville. Les résultats numériques du choléra, en 1832 et en 1849, prouvent que cela n'est pas.

Il y a toutefois un fait, et celui-là est le seul réel, c'est qu'une épidémie existant dans une ville et dans un hôpital, les malades couchés dans cet hôpital sont pris avec une extrême facilité de l'affection épidémique régnante; le choléra l'a prouvé; mais les épidémies sont des faits exceptionnels.

2° L'encombrement détermine souvent, dans les hôpitaux, des affections spéciales, telles que des érysipèles, des phlébites, des pourritures d'hôpital, des fièvres puerpérales, etc., cela est incontestable; mais c'est le fait de l'encombrement, et sa cessation fait disparaître ces affections.

3° Les malades auraient une grande répugnance à entrer dans les hôpitaux ou les hospices. C'est une erreur, et quiconque a observé quelque temps dans les maisons hospitalières, à Paris, a pu se convaincre, non-seulement du peu de répugnance des malades à y entrer, mais encore de l'empressement avec lequel ils s'y portent.

La question de la prééminence des hôpitaux sur les secours à domicile ne saurait donc faire aucun doute. Il est probable, toutefois, que si l'on améliorait les consultations gratuites dans les hôpitaux, et si l'on joignait la délivrance de médicaments également gratuits, on permettrait ainsi à un grand nombre d'ouvriers de se traiter chez eux et de pouvoir compter sur les consultations de médecins instruits, ainsi que sur de bons médicaments.

[Un fait qui était à peine soupçonné il y a une quinzaine d'années, a été tout à coup révélé par M. Tarnier, en 1857, et a produit une profonde sensation. C'est l'effroyable mortalité des femmes en couches dans les hôpitaux comparée à ce qu'elle est à domicile, bureaux de bienfaisance compris. Ainsi, pour 1856, M. Tarnier avait trouvé que dans l'ancien 12e arrondissement, il y avait eu, en ville, 1 décès sur 322 accouchements, tandis qu'à la Maternité on avait perdu 1 femme sur 19, en d'autres termes, que *la mortalité était* dix-sept *fois plus considérable à la Maternité qu'en ville.* M. Lefort, dans son grand travail sur les maternités, s'appuyant sur un vaste ensemble de faits, a constaté qu'à domicile, la mortalité, dans les accouchements est de 1 femme sur 212, et, dans les hôpitaux, de 1 sur 29. Les chirurgiens et l'administration, épouvantés de ces résultats, ont proposé d'établir de petites maternités, et, en attendant, on a pris la meilleure mesure, c'est de placer le plus possible de femmes en couches chez les sages-femmes, et d'en décider un grand nombre à rester chez elles en leur fournissant, autant que possible, ce dont elles peuvent avoir besoin.

M. Tarnier a proposé un système permettant de donner à chaque accouchée une chambre spéciale dont les fenêtres et les portes s'ouvrent au dehors et qui est absolument isolée de toutes les autres; à la Maternité et à l'hôpital de Ménilmontant, des pavillons à chambres isolées ont été construits d'après les idées de M. Tarnier; des dispositions spéciales sont prises pour assurer le parfait assainissement de chaque chambre et pour éviter toute cause de contagion. Depuis 1876, la mortalité s'est abaissée, à la Maternité, à $\frac{1}{2}$ p. 100.]

IV. Quelles sont les conditions à remplir pour avoir des hôpitaux et des hospices dans le meilleur état de salubrité possible?

Cette question ne peut être traitée qu'en supposant un hôpital à construire. Voici, dans ce cas, les dispositions générales les plus indispensables et qui importent le plus à l'hygiène de l'établissement.

Situation. — La meilleure situation pour un hôpital est en dehors, mais très près d'une ville, ou bien dans un quartier isolé, peu encombré de maisons et d'habitants et où le libre renouvellement de l'air est facile; le voisinage, mais à une certaine distance, des bois et des cours d'eau vive à bords escarpés, est une condition de salubrité excellente; malheureusement, la plupart du temps, elle ne peut être remplie, et il faut se contenter d'un quartier isolé, aéré, et dans une position un peu élevée, relativement au reste de la ville.

Étendue. — L'étendue de l'espace où l'hôpital est établi est importante à considérer. Il faut que cet espace soit assez considérable, afin que les bâtiments ne soient pas trop rapprochés : il est nécessaire également qu'ils soient séparés par de vastes cours et des jardins.

Disposition des bâtiments. — La disposition la meilleure consiste dans des pavillons allongés, parallèles entre eux, en nombre plus ou moins considérable, selon l'importance de l'établissement, et séparés les uns des autres par des cours ou des jardins.

Le nouvel hôpital construit à Paris par les soins de l'administration de l'Assistance publique, paraît résumer toutes les conditions de bonne construction, réunies à l'introduction des améliorations indiquées par le progrès de l'hygiène. Situé sur un endroit élevé (ancien clos Saint-Lazare), aéré, non entouré de maisons, il est composé d'une double série de bâtiments parallèles, à trois étages chacun, reliés par une galerie centrale, au milieu de laquelle se trouve un vaste jardin. Les bâtiments de l'administration sont en avant de l'établissement, et toutes les dépendances en arrière. C'est une disposition qu'on ne saurait trop louer, et dont on ne peut guère se faire une idée qu'en visitant cette construction.

Il est certain nombre de conditions qu'on doit encore rechercher dans la disposition même des salles d'un hôpital. Ce sont les suivantes; nous y insistons, parce qu'elles regardent plus particulièrement l'hygiène.

La dimension des salles et leur mode de construction ont la plus haute importance : on doit insister spécialement sur les dispositions :

Les parquets doivent être en bois de chêne épais. La hauteur des salles doit être de 4 mètres 50 cent. à 5 mètres au moins. Les fenêtres, disposées de chaque côté de la salle, en face les unes des autres, occupant à peu près le tiers de la largeur totale de l'espace, doivent avoir 3 mètres au moins de hauteur, et toucher le plafond. Les deux derniers carreaux feront office de vasistas pour la sortie de l'air vicié et échauffé par l'acte respiratoire.

Les lits construits en fer, de 2 mètres de long sur 1 de large, sont séparés de 1 mètre 50 au moins les uns des autres. Tenou donne pour largeur aux salles 8 mètres 12, et pour séparation de deux lits placés l'un vis-à-vis de l'autre, 4 mètres.

Le cubage de l'air des salles n'est pas sans importance, et dans son appréciation, il faut tenir compte du cubage des lits garnis de leur mobilier, qui doit être évalué à 1 mètre cube au moins; il faut aussi tenir compte du volume du corps qui, pour l'homme adulte, peut être évalué à 80 litres.

M. Poumet, dans un travail très intéressant, publié dans les *Annales d'Hygiène* (1re sér., t. XXXII), a déduit des expériences et des analyses de plusieurs chimistes les conséquences suivantes :

1° Pour suffire au besoin de la respiration et réduire à 2 pour 1,000 l'acide carbonique qu'elle dégage, comme aussi pour évaporer le produit des deux transpirations, etc., la ventilation dans les salles des hôpitaux devra fournir, par malade et par heure, 19 mèt. cub., 200 litr. d'air atmosphérique pur et à 16° de température.

2° A qui il faut ajouter, pour alimenter l'éclairage à l'huile et neutraliser les effets de l'acide carbonique qu'il produit, 7 m. cub., 600 lit. d'air par bec et par heure.

3° Pour le même usage, l'éclairage au gaz devra recevoir 126 m. cub., 063 lit. d'air, toujours par bec et par heure.

4° Enfin, la combustion complète des matières suivantes exige d'air à 0 d. : 1 kil. de bois, 7 m. 340; — 1 kil. de houille, 18 m. 440; — 1 kil. coke, 15 m. — Plus 6 pour 100 pour la dilatation.

En combinant ces divers résultats et en examinant quels sont ceux qui peuvent faire double emploi et servir à deux usages différents, M. Poumet arrive à admettre qu'il faut : 1° par malade et par heure, 19 m. cub., 200 lit. d'air pour la respiration et l'évaporation; 2° par bec et par heure, 7 m. cub., 500 lit. pour l'éclairage à l'huile, et 102 m. cub. pour l'éclairage au gaz. Il n'y a rien à fournir pour le chauffage, puisqu'il se fait au détriment de l'air qui a servi à tous les usages indiqués ci-dessus. Rejetant complètement l'éclairage au gaz des salles d'hôpitaux, M. Poumet arrive, comme dernière conclusion, à exiger 20 mètres cubes d'air à 16 degrés cent. par malade et par heure, ce nombre suffisant, selon lui, pour la respiration, l'évaporation et l'éclairage à l'huile des salles.

En s'appuyant sur ces données, on doit comprendre que la capacité absolue de la salle devient moins indispensable à considérer, et que tout se réduira à une question de ventilation, c'est-à-dire de renouvellement de l'air, et que ce dernier point devient plus important à considérer que la capacité de la salle.

On admettra donc à 5 mètres au moins d'élévation pour la salle, sans refuser une élévation plus grande si on peut l'obtenir : 9 à 10 mètres de largeur, et une longueur en rapport avec le nombre de lits qui doivent y être placés. Mais il faudra une ventilation suffisante pour donner à cette salle 20 mètres cubes d'air par malade et par heure. Si elle contient 40 lits, ce seront par conséquent 800 mètres cubes, ce qui n'exige pas des procédés excessivement énergiques de ventilation : et on comprendra combien ce chiffre est faible, quand on saura que la cheminée d'appel, placée au-dessus du lustre à l'Opéra-Comique, a une vitesse d'écoulement égale à 80,000 mètres cubes d'air par heure. Pour obtenir ce résultat, et en supposant qu'on n'ait pas établi dans l'hôpital un calorifère dans le genre de celui de M. Duvoir, il s'agit de mettre en usage un système qui, en été, puisse ventiler sans chauffer. Quel procédé employer? M. Poumet, dans son travail, en avait présenté un assez compliqué, qu'il a modifié depuis, et voici actuellement ce qu'il propose. La quantité d'air à fournir dans les salles d'adultes étant estimée par lui à 20 mètres cubes par malade et par heure, pour satisfaire aux besoins compensés qu'exigent l'inspiration, l'acide carbonique de l'expiration, les transpirations pulmonaire et cutanée, l'évaporation des liquides, le chauffage et l'éclairage, il les fournit avec un calorifère à chambre chaude établi dans les caves du bâtiment. Voici les indications que donne M. Poumet.

L'air destiné à la ventilation sera pris dans les mêmes caves; mais celui qui est destiné au foyer sera puisé dans les cours ou jardins.

Une machine soufflante, mise en communication directe avec la chambre chaude, chassera l'air dans les salles. La température de celles-ci devra être maintenue à 16°. Le renouvellement de l'air sera continu et non intermittent. Sa vitesse de mouvement sera de 1 mètre, et tout au plus de 2 mètres par seconde.

Arrivé dans les salles, l'air sera versé au niveau du plancher, il sortira par le plafond.

Des gaînes ou tuyaux en bois seront disposés pour remplir ce double effet.

Pendant l'été, c'est l'air frais puisé dans les cours que la machine soufflante enverra aux malades.

Dans une ville, chef-lieu de département, la construction d'un hôpital présente d'autres conditions, qui sont la conséquence de la nécessité où l'on est d'isoler un certain nombre de maladies. Cet isolement ne peut être obtenu que par la multiplication des pavillons. Ainsi, après le nombre nécessaire de pavillons ou de lits pour les maladies aiguës, il faudrait une section pour les maladies de la peau, une section pour la syphilis, une pour les accouchements et une pour les enfants.

Il est, toutefois, deux sortes d'établissements qui ne doivent jamais être compris dans les précédents : ce sont : 1° les maisons d'aliénés. Ces établissements se sont beaucoup multipliés en France depuis une quinzaine d'années, et maintenant on en compte au moins un pour deux ou trois départements, afin de se conformer aux prescriptions de la loi de 1830 ; 2° les hospices ou maisons de retraite destinés aux vieillards des deux sexes. Ces derniers établissements ne sauraient être trop multipliés : ce sont les vrais invalides civils, et la création de nombreuses maisons de ce genre constitue le service le plus grand que l'on puisse rendre au peuple.

Dans une grande ville, une capitale, les différentes espèces d'hôpitaux doivent être séparées ; c'est ainsi qu'il faut un hôpital pour les maladies de la peau, un pour la syphilis, un pour les accouchements, un pour les enfants, un pour les aliénés. Il en faudrait peut-être aussi un pour les phthisiques.

A Paris, le système hospitalier a subi depuis le commencement de ce siècle de grandes améliorations. La mortalité y a diminué dans une proportion énorme, et les progrès de l'hygiène
se sont fait sentir partout. Bien qu'il y ait encore beaucoup à
faire, on peut cependant considérer, à l'époque actuelle, ces
établissements comme ne le cédant à aucun autre au monde,
et c'est une justice que les médecins étrangers qui visitent nos
hôpitaux généraux et spéciaux, ainsi que nos hospices, ne cessent de leur rendre chaque jour.

[Une grande discussion qui a eu lieu, en 1862, à l'Académie
de médecine sur l'hygiène des hôpitaux de Paris comparée à
celle des hôpitaux de Londres, a attribué plusieurs avantages à
ces derniers, particulièrement pour les services de chirurgie. On
a beaucoup insisté sur l'importance des petits hôpitaux et du
petit nombre des malades à mettre dans les salles ; sur la ventilation par la simple ouverture des fenêtres ; sur le chauffage
par de larges cheminées qui permettent un renouvellement de
l'air facile et naturel ; sur l'absence de ces rideaux qui, chez
nous, emprisonnent les miasmes autour des malades ; sur l'absence de mobilier dans les salles dont la nudité même est une
garantie de salubrité, etc.

On est allé plus loin encore.

Depuis longtemps on avait constaté les bons résultats du traitement des malades atteints d'affections putrides, mais surtout
des blessés, dans des *tentes* ou dans des *baraques*, où ils étaient
en petit nombre et soumis à une aération facile et abondante.
C'est surtout pendant la guerre de Crimée que, par les soins
de miss Nightingale, d'un côté, et de Michel Lévy, de l'autre, des
tentatives heureuses furent exécutées ; mais l'emploi des tentes
et baraques ayant reçu en Amérique, lors de la guerre de la
Sécession, une très large extension, il ne fut plus permis d'élever des doutes sur l'efficacité de ce genre d'hôpital. La pourriture des plaies, l'infection purulente y sont beaucoup plus
rares ; à Varna, en 1854, deux hôpitaux ordinaires reçurent
2,314 cholériques, dont 1,383 ou 60 pour 100 succombèrent ;
sur 2,635 traités sous des tentes il en mourut seulement 698 ou
26,45 pour 100. — Les tentes doivent offrir 15 à 20 mètres de
long sur 6 à 7 de large et renfermer au plus 12 à 18 lits. La ventilation a lieu par le toit qui, à l'angle de faîture, ne se rejoint
pas et laisse un intervalle de quelques centimètres que recouvre, en le dépassant de chaque côté, un autre petit toit placé un
peu au-dessus. Une bonne manière de disposer ces tentes, c'est
de les ranger en hémicycle ou en triangle à 12 ou 15 mètres les
unes des autres et de les déplacer tous les mois afin d'éviter les
effets de l'infection du sol. Les baraques présentent les mêmes

avantages avec plus de solidité ; elles ont de 35 à 40 mètres de long sur 9 à 10 de large et 5 ou 6 de hauteur ; on ne devra pas y placer plus de 20 malades, qui auront, ainsi, chacun environ 100 mètres cubes d'air. Ces baraques sont largement aérées par de grandes fenêtres latérales et opposées, par les portes situées aux deux bouts et par une lanterne qui règne dans toute la longueur du faîtage. « Je voudrais, dit Michel Lévy, en finir avec le méphitisme séculaire des hôpitaux-monuments ; je voudrais que nos baraques pussent devenir les hôpitaux de l'avenir avec une durée de dix ans, et, au terme de cette période, détruits et remplacés sur d'autres terrains par des constructions nouvelles, avec les corrections que l'expérience aura suggérées. »

En 1874, M. Tollet, ingénieur, a proposé un système à pavillons ogivaux incombustibles, construits en briques et en fer, dont l'essai, fait à Bourges, a donné d'excellents résultats.]

Bibliographie. — Parmi la multitude d'écrits composés sur les hôpitaux, nous choisirons surtout ceux qui ont précédé la grande époque de rénovation de 1789, et ceux de l'époque contemporaine. — *Forme du gouvernement économique du grand Hostel-Dieu, de Nostre-Dame-de-Pitié et du pont du Rhosne de la ville de Lyon.* Lyon, 1635. — *Edict du roy portant establissement de l'hôpital général pour le renfermement des pauvres mendiants de la ville et faux-bourgs de Paris.* Paris, 1666, in-4°. — *Recueil des édits et déclarations concernant les hôpitaux et maladreries de France.* Paris, 1675, in-fol. — *Histoire de l'hôpital général de Paris.* Paris, 1676, in-4°. — *État général des unions faites des biens et revenus des maladreries, léproseries,* etc., *aux hôpitaux.* Paris, 1707, in-4°. — FURSTENAU, *De xenochiis.* Rintel., 1734, in-4°. — *Statuts et règlements de l'hôpital général de la Charité et aumône générale de Lyon.* Lyon, 1742, in-4°. — LÉPINE (G.-J. de), *Lettre à MM. les administrateurs de l'Hôtel-Dieu et des autres hôpitaux de Paris.* Paris, 1745, in-4°. — *Abrégé historique de l'établissement de l'hôpital des Enfants-Trouves.* Paris, 1753, in-4°. — BARTH et PILGRAM, *Entwurf des bürgerlichen Lazareths oder,* etc. München, 1773, in-8°. — MUNNICH (P. J. W.), *De causis determinantibus ancipitem eventum morborum in nosocomiis occurrentium.* Halæ Magdeb., 1766, in-4°. — PETIT (A.), *Mém. sur la meilleure manière de construire un hôpital de malades,* Paris, 1774, in-4°, pl. — AIKIN (J.), *Thoughts on Hospitals.* London, 1771, et trad. fr., *Observations sur les hôpitaux, relatives à leur construction, aux vices de l'air d'hôpital,* etc., par M. VERLAC. Londres, 1777, in-12. — COXE (W.), *Account of the Prisons and Hospitals in Russia, Schweden, Denmark.* Lond., 1781, in-8°. — MARET, *Mém. sur la construction d'un hôpital, dans lequel on détermine quel est le meilleur moyen à employer pour entretenir dans les infirmeries un air pur et salubre,* in *Nouv. Mém. de Dijon,* 1782, 2° sér., p. 25. — BUSQUILLON, *Mém. sur le nouvel hospice de Saint-Merry, dans lequel on prouve que cet hospice est de la plus grande utilité pour les pauvres et ne peut nuire nullement à la salubrité de l'air.* Paris, 1783, in-4°. — RECALDE (l'abbé de), *Abrégé historique des hôpitaux contenant leur origine, les différentes espèces d'hôpitaux, d'hospitaliers et d'hospitalières, et les changements,* etc. Paris, 1784, in-12. — DU MÊME, *Traité sur les abus qui subsistent dans les hôpitaux.* Saint-Quentin et Paris, 1786, in-12. — DAIGNAN (G.), *Ordre du service des hôpitaux militaires, ou Détail des précautions,* etc. Paris, 1785, in-8°. — POYET, *Mém. sur la nécessité de transférer et reconstruire l'Hôtel-Dieu de Paris, suivi d'un projet de translation de cet hôpital,* Paris, 1785, in-4°, pl. — BAILLY, *Rapport des commissaires chargés par l'Acad. roy. des sc. de l'examen du projet d'un nouvel Hôtel-Dieu.* Paris, 1786, in-4°. — *Supplément au mém. sur la nécessité de transférer l'Hôtel-Dieu de Paris, ou Analyse,* etc. Londres, 1786, in-4°, et *Troisième rapport des commissaires*, etc., *sur les projets relatifs à l'établissement de quatre hôpitaux.* Paris, 1788, in-4°, pl. — LEROY, *Précis d'un ouvrage sur les hôpitaux, dans lequel on expose les principes résultant des observations de physique et de médecine qu'on doit avoir en vue dans la construction de ces édifices, avec un projet,* etc., in *Mém. de l'Acad. roy. des sc.,* 1787, p. 585. — RONDONNEAU DE LA MOTTE, *Essai historique sur l'Hôtel-Dieu de Paris,* ou *Tableau chronologique de sa fondation,* etc. Paris, 1787, in-8°. — CHAMBON DE MONTAUX, *Moyens de rendre les hôpitaux plus utiles à la nation.* Paris, 1787, in-12. — DULAURENS, *Essai sur les établissements nécessaires et les moins dispendieux pour rendre le service des malades dans les hôpitaux vraiment utile à l'humanité.* Paris, 1787, in-8°. — Du MÊME, *Moyen de rendre les hôpitaux utiles et de perfectionner la médecine.* Paris, 1787, in-8°. — HOFFMANN (C. L.), *Bestätigung der Nothwendigkeit einem jeden Kranken in einen Hospitale sein eigenes Zimmer zu geben,* etc. Mainz, 1788, in-8°. — DESMONCEAUX (l'abbé), *De la bienfaisance nationale; sa nécessité, son utilité dans l'administration des hôpitaux militaires et particuliers.* Paris, 1788, in-8°. — Du MÊME, *Plan économique et général des administrations civiles des hôpitaux français.* Paris, 1802, in-8°. — TENON, *Mém. sur les hôpitaux de Paris* (cinq Mém.). Paris, 1788, in-4°. — IBERTI, *Observ. générales sur les hôpitaux suivies d'un projet d'hôpital,* 3 pl. Londres, 1788, in-8°. — TELLEZ-DACOSTA, *Plan général d'hospices royaux ayant pour objet de former à Paris des établissements pour six mille pauvres.* Paris, 1789, in-4°, pl. — COSTE, *Du service des hôpitaux militaires rappelé aux vrais principes.* Paris, 1790, in-8°. — CABANIS, *Obs. sur les hôpitaux.* Paris, 1790, in-8°. — HOWARD (J.), *An Account of the present state of the Prisons, Houses of correction and Hospitals,* etc. Lond., 1777, in-4°, trad. de l'anglais. Paris, 1788-1791, 2 vol. in-8°. — Du MÊME, *An Account of the Principal Lazarettoes in Europe, with,* etc. Warrington, 1789, in-4°, trad. fr. par E.-P. BERTIN. Paris, 1801, in-8°. — SERVIEZ (E.-G., ROERGAS de), *Mém. sur les hôpitaux.* Paris, 1793, in-8°. — *Instruction sur les moyens d'entretenir la salubrité et de purifier l'air des salles dans les hôpitaux militaires de la République,* etc. Paris, an V, in-8°. — LOCQUÉAN, *Essai sur l'établissement des hôpitaux dans les grandes villes.* Paris, 1797, in-8°. — *Recueil des mém. relatifs aux établissements d'humanité,* trad. de l'angl., de l'allem., et publié par ordre du ministre de l'intérieur. Paris, an VII, in-8°. — FRÉROX, *Réflexion sur les hôpitaux et particulièrement ceux de Paris.* Paris, 1800, in-12. — MONGIARDINI (G. A.), *Saggio sugli spedali.* Genova, 1803, in-8°. — FRIEDLANDER, *Entwurf einer Geschichte der Armen und Armenanstalten, nebst einer Nachricht,* etc. Leipzig, 1804, in-8°. — VALENTIN (L.), *Fragment d'un voyage médical en Angleterre fait au printemps de 1803,* in *Journ. gen. de méd.,* t. XXII, p. 325, 1805. — Du MÊME, *Notice sur les établissements de charité et de bienfaisance, et sur l'hospitalité dans les États-Unis d'Amérique,* 2e édit. Marseille, 1816, in-8°. — *Description topographique de l'hôpital des Enfants malades.* Paris, 1805, in-8°. — CLAVAREAU (L. J.), *Mém. sur les hôpitaux et hospices de Paris.* Paris, 1805, in-8°, fig. — JADELOT, *Topographie médicale de l'hospice des Orphelins de Paris.* Paris, 1807, in-8°. — HUCHERARD, SAUSSINET et GIRAULT, *Mém. historique sur l'hospice de la Maternité.* Paris, 1808, in-4°. — ANDRÉE (C. M.), *Nosocomii Parisiensis sancto Ludovico dicati descriptio.* Lipsiæ, 1809, in-4°. — Du MÊME, *Neuester Zustand der vorzüglichern Spitäler und Armenanstalten in einigen Hauptorten des In- und Auslandes,* 2er Theil. Leipzig, 1811, in-8°, Tabel. — THEDERN, *Propositions sur les bases fondamentales d'après lesquelles les hôpitaux doivent être construits.* Paris, 1811, in-4°. — PERCY et WILLIAUME, *Les anciens avaient-ils des établissements publics en faveur des indigents, des enfants orphelins ou abandonnés; et s'ils n'en avaient point,* etc. (Mém. couronné par la Soc. des belles-lettres et arts de Mâcon). Paris, 1813, in-8°. — MURAT (J.-A.), *Des causes et de l'origine de l'établissement des hôpitaux civils et militaires.* Montpell., 1813, in-8°. — SCHULTZ, *Geschichte der beiden Provinzial-Lazarethe zu Berlin.* Berlin, 1814, in-12. — PASTORET, *Rapport fait au conseil général des hospices sur l'état des hôpitaux, des hospices et des secours à domicile, depuis le 1er janv. 1801 jusqu'au 1er janv. 1814.* Paris, 1816, in-4°. Tabl. — GOUROFF (de), *Mém. sur l'état actuel de l'hôpital Imp. des Pauvres Malades à Saint-Pétersbourg, avec détails,* etc. Saint-

Pétersbourg, 1817, in-8°. — Bruni (F.), *Storia dell' I. e R. Spedale di Santa Maria degli Innocenti di Firenze e di molti altri pii stabilimenti*. Firenze, 1819, in-4°, 2 vol. — Polinière (Is.), *Mém. sur les hôpitaux et les secours distribués à domicile aux indigents malades*. Lyon, 1821, in-8°. — Sovicue (Jos.), *Des hôpitaux et des secours à domicile*. Paris, 1822, in-8°. — *Code administratif des hôpitaux civils, hospices et secours à domicile de la ville de Paris*. Paris, 1824-25, avec Suppl., in-4°, 3 vol.. — Marchal (L.-J.-A.), *Essai de topographie médicale sur l'hôpital civil de Strasbourg et de son annexe*. Th. de Strasbourg, 1829, n° 917. — Johnston (D.), *A Medical and Statistical History*, etc. Edinburgh, 1829, in-8°. — Villermé, *Quelques réflexions sur les établissements de charité publique, à l'occasion d'un ouvrage de M. David Johnston*, in *Ann. d'hyg.*, 1re sér., t. III, p. 92, 1830. — Du même, *Note sur l'inconvénient de multiplier les étages dans les hôpitaux*, in *Ann. d'hyg.*, 1re sér., t. IV, p. 51, 1830. — Dagier (Et.), *Histoire chronologique de l'hôpital général et du grand Hôtel-Dieu de Lyon, depuis sa fondation, mêlée*, etc. Lyon, 1830, in-8°, 2 vol.. — Berrutti, *Saggio sugli spedali*, etc. Torino, 1831, in-8°. — Parent-Duchatelet, *Note sur quelques conditions que doivent présenter les hôpitaux destinés à des individus âgés de plus de 60 ans et infirmes*, in *Ann. d'hyg.*, 1re sér., t. IX, p. 296, 1833. — Hille, *Das königliche Krankenstift zu Dresden, nach seiner Geschichte, Einrichtung und seinen Leistungen dargestellt*. Dresden, 1833, in-4°. — Bancal, *Lettre médicale sur le grand hôpital Saint-André, les hospices civils de Bordeaux ; suivie*, etc. Bordeaux, 1834, in-8°. — Bouchardat, *Mém. sur l'hygiène des hôpitaux et hospices civils de Paris*, in *Ann. d'hyg.*, 1re sér., t. XVIII, p. 37, 1837. — *Règlement sur le service de santé des hôpitaux et hospices civils de Paris, approuvé*, etc. Paris, 1839, in-8°. — Watteville (A. de), *Code de l'administration des établissements de bienfaisance*. Paris, 1839, in-8°. — Du même, *Législation charitable*. Paris, 1843, gr. in-8°.—Du même, *Rapp. à M. le Ministre de l'Intérieur sur l'administration des hôpitaux et des hospices*. Paris, 1851, in-4°.—Gama, *Esquisse historique du service de santé militaire en général et, spécialement, du service chirurgical depuis l'établissement des hôpitaux militaires en France*. Paris, 1841, in-8°. — Pointe (J.-P.), *Notice sur l'hôpital Guy à Londres et sur l'hospice départemental d'aliénés d'Auxerre*. Lyon, 1842, in-8°. — Du même, *Histoire topographique et médicale du grand Hôtel-Dieu de Lyon*. Lyon, 1843, in-8°. — Novak (A.), *Geschichte, Verfassung und Einrichtung der Prager Kranken- und Versorgungsanstalten*, in *Œsterr. med. Jahrb.*, 1842. — *Geschichte und Ergebnisse der medizinischen Lehranstalten, wie auch der Krankenhäuser und Wohltätigkeitsanstalten, dann med. Statistik und Topographie*, ibid., 1842, et *Canstatt's Jahresb.*, 1844, t. VII, p. 92. — Meier, *Entwurf einer Hospital Ordnung für die Hospitäler oder Krankenhäuser in Baden*, in *Ann. der St. Arzn.*, t. VIII, p. 765, 1843. — Couturier (M.-H.), *Note sur l'établissement d'un hôpital de convalescence et des maladies chroniques, présentée*, etc. Lyon, 1843, in-8°. — Lamotte (L. de), *Instruction sur les meilleures dispositions hygiéniques à adopter dans l'établissement des hôpitaux et des hospices ; suivie*, etc. Bordeaux, 1843, in-8°. —Desjardins (B. L. H. F.), *Des conditions de salubrité qu'il convient d'observer dans la construction et la disposition intérieure d'un hôpital*. Th. de Paris, 1843, n° 94. — Cerfbeer, *Rapp. sur les établissements de bienfaisance en Italie*. Paris, 1844, in-4°. — Tanchou (S.), *Sur les hôpitaux*. Paris, 1848, in-8°. — Müller, *Ueber die Nothwendigkeit von Siechenanstalten, mit besonderer Beziehung auf die Siechenanstalten in Pforzheim*, in *Ver. Deutsche Ztschr. f. d. St.*, 1 Hft., et *Canstatt's Jahresb.*, 1849, t. VII, p. 15. — Bowditch, *An History of the Massachussett's Hospital*. Boston, 1851, in-8°. — Hutin (Fr.), *Fragments historiques et médicaux sur l'hôtel national des Invalides*. Paris, 1851, in-8°. — Riegler (L. F.), *Das neue oder das Zweckmässige im Baue, in Einrichtung*, etc.; *der Spitäler*, etc. Wien, 1853, in-8°, fig. — *Quelles sont les conditions essentielles à observer pour la construction et l'arrangement intérieur des hôpitaux et des hospices* (compt. rend. du Congr. de Bruxelles), in *Ann. d'hyg.*, 1re sér., t. XLVIII, 1852. — Roubaud (J.), *Des hôpitaux au point de vue de leur origine, de leur utilité, des conditions qu'ils doivent présenter et de leur organisation*. Paris, 1853, in-12. — Dietl (J.), *Kritische Darstellung europäischer Krankenhäuser*. Wien, 1853, in-8°. — Labourt, *Recherches sur* l'origine des ladreries, maladreries et leproseries. Paris, 1854, in-8°. — Danvin, Organisation d'hôpitaux-hospices régionaux pour le service des indigents des campagnes, in Journ. de méd. de Bordeaux, mars 1854. — Thannberger (C.), Guide des administrateurs et agents des hôpitaux et hospices, ou Recueil, etc. Paris, 1855, in-8°. — Griscom, On Hospital Hygiene, in Americ J. of Med. Sc., 2e sér., t. XXX, p. 134, 1855. — Roberton (J.), On the Defects with Reference to the Plan of Construction and Ventilation of most our Hospitals for the Reception, etc. Lond. 1856. — Esse, Die Krankenhäuser, ihre Einrichtung und Verwaltung. Berlin, 1857, gr. in-8°, 8 Taf. 2e éd. Berlin, 1868, in-8°, atl. — Du même, Die Baracke der Frauen-Lazareth-Vereins, in Deutsche Vtjschr. f. öffentl., etc., t. I, p. 165, 1869. — Du même, Das neue Krankenhaus der Jüdischen Gemeinde zu Berlin in seiner Einrichtung dargestellt. Berlin, 1860, in-fol. 13 Taf. — Axenfeld (A.), Des influences nosocomiales. Th. de conc., 1857, in-4°. — Alvarenga (L. F. Dacosta), Apontamentos sobre os meios de ventilare e aquerer os edificios publicos em particular os hospitaes. Lisboa, 1857, in-8°. — Martin (Aus.), Die neue Gebär-Anstalt in München, etc. München, 1857, in-8°, pl. 3. — Suckley (G.), Regulation Diet of the Paris Hospitals, in New-York Journ. of Med. July, 1858. — Neumann (S.), Die Krankenanstalten im preussischen Staate. Nach der bisherigen vom statistichen Bureau über dieselben veröffentl. Nachrichten. Berlin, 1858, in-8°. — Gaultier de Claubry, Hôpital Saint-Louis à Turin, in Ann. d'hyg., 2e sér., t. XII, p. 118, 1859. — Breuning (G. von), Bemerkungen über Spitalsbau und Einrichtung. Wien, 1859, in-8°. — Oppert, Die Einrichtung von Krankenhäusern auf wissenschaftlichen Reisen gemachte Studien. Berlin, 1859, in-4°. 3 Kupf., Taf. 8 Abbild. — Nichtingale (Miss. Fl.), Notes on hospitals. London, 1859, in-8°. — Analyse de divers ouvrages anglais sur les hôpitaux, avec pl., in British and For. Med. Chir. Review, 2e sér., t. XXV, p. 285, 1860. — Die Gründung eines neuen Krankenhauses durch die Gemeinde Wien, in Wochbl. Ztschr. der K. K. Gesellsch. der Aertze in Wien, 1861, p. 301, 305. — Volz (R.), Das Spitalwesen und die Spitäler des Grossherzogthums Baden. Nach ihren, etc. Karslruhe, 1861. — Steinlein u. Wegelin, Ueber Errichtung, Bau und Organisation eines St Gallischen Kantonspitales, S. Gallen, 1861, in-8°, pl. — Lochner, Sondersiechen in Nürnberg, ihr Almosen und ihre Schau, in Deutsche Ztschr. f. d. St., Bd. XVIII, 2 Hft., et Canstatt's Jahresb., 1862, t. VII, p. 31. — Lefort, Note sur quelques points de l'hygiène hospitalière en France et en Angleterre, in Gaz. hebd., t. VIII, p. 809, 1862.— Du même, Des Maternités. Études sur les Maternités et les institutions charitables d'accouchement à domicile dans les principaux États de l'Europe. Paris, 1866, in-4°, pl. 11. — Du même, Hôpitaux sous la tente, in Gaz. hebd. 1869, p. 595, 627, 662, 692. — Discussion à l'Académie de médecine sur l'hygiène des hôpitaux (discours de MM. Gosselin, Davenne, Malgaigne, Bouvier, Bonnafont, Piorry, Renault, Devergie, Larrey, Trousseau, Briquet, Michel Lévy, Tardieu), Lettres et notes de MM. Husson, Marjolin, etc., in Bullet. de l'Acad. de méd., t. XXVII, 1861-62. — Marjolin (R.), Notice sur l'hôpital de Rotterdam, suivie, etc. Paris, 1862, in-8°. — Husson (A.), Étude sur les hôpitaux considérés sous le rapport de la construction, de la distribution de leurs bâtiments, etc. Paris, 1862, in-4°, pl., fig. et tabl. — Frédéric, Quelques considérations sur la question de l'hygiène des hôpitaux, in Bull. de la Soc. de méd. de Gand, 1863, n° 37. — Uytterhoeven (A.), Notice sur l'hôpital Saint-Jean. Étude sur la meilleure manière d'organiser un hôpital de malades. Bruxelles, 1863, in-8°. — Blondel et Ser, Rapp. sur les hôpitaux civils de la ville de Londres, au point de vue de la comparaison, etc. Paris, 1863, in-4°. — Hammond (W.), On the Principles of Hospital construction, in Hygiene with special Reference, etc. Philadelphie. 1863, in-8°, fig. — Tarnier (S.), Mém. sur l'hygiène des hôpitaux de femmes en couches. Paris, 1864, in-8°. — Rouillet (A.), Rapp. sur divers hôpitaux de Genève, Turin et Milan. Paris, 1864, gr. in-8°. — Bristows (J. Syer) et Holmes, Reports on the Hospitals of the United Kingdom, in The Lancet, 1864, t. II, p. 498, 532, 700. — Rose (Edm.), Die Krankenbehandlung in Zelten, in Ann. der Charität in Berlin, t. XII, 1864. — Evans Th. W., La commission sanitaire des États-Unis, etc., avec une notice sur les hôpitaux militaires aux États-Unis. Paris, 1865, in-8°, pl. 5. — Trélat (U.), Étude critique sur la reconstruction de l'Hôtel-Dieu. Paris,

1864, in-8°. — *Discussion sur l'hygiène et la salubrité des hôpitaux* (Soc. de chir. de Paris). Paris, 1865, in-8°. — TREZZI, *Rapporto della commissione per l'esame dei progetti di statuto e di regolamento organici di amministrazione e di servizio sanitario per l'ospedale Maggiore e P. J. di santa corona*, etc., et *Regolamento* etc., in *Ann. univ. di med.*, t. CXCI, p. 625, 1865. — DAVENNE (H. J. B.), *De l'organisation et du régime des secours publics en France*. Paris, 1865, 2 vol. in-18. — GACHET, *L'hôpital et la famille dans les villes secondaires*. Paris, 1865, in-8°. — TARDIEU (Amb.), *Rapport au sujet du projet de construction du nouvel Hôtel-Dieu*, in *Ann. d'hyg.*, 2e sér., t. XXIV, p. 5, 1865. — SARRAZIN, *Essai sur les hôpitaux ; dimension, emplacement, construction, aération*, etc., *ibid.*, t. XXIV, p. 294, 1865, 11 fig. — DU MÊME, *Essai sur les hôpitaux de Londres*, *ibid.* t. XXV, p. 45, 1866, fig. — HOUZÉ DE L'AULNOIT (A.), *De l'assistance publique à Lille. L'hôpital Saint-Sauveur*. Lille, 1866, in-8°, pl. 3. — JACQUEMET (H.), *Des hôpitaux et des hospices, des conditions*, etc. Paris, 1866, in-8°. — LAUTH (G.), *Études sur les Maternités, causes et prophylaxie de la maternité*, etc., in *Ann. d'hyg.*, 2e sér., t. XXVI, p. 274, 1866, et t. XXVII, p. 19, 1867. — PEACOCK, *On some of the Hospitals of Northern Germany and the Adjacent Countries, with*, etc., in *Brit. and For. etc. Rev.*, t. XXXVIII, p. 236, 1866.— KNAPP (J. H.), *Ueber Krankenhäuser, besonders*, etc. Heidelb., 1866, in-8°. — DUMREICHER, *Zur Lazarethfrage*. Wien, 1867, in-8°. — PHELAN (D.), *On the comparative Advantages of Affording Obstetric Attendance on poor Women in Lying-in Hospitals and their own Homes*, in *Dublin Quart. Journ.*, t. XLIII, p. 70, 1867. — BAERWINDT, *Die Behandlung der Kranken und Verwundeten unter Zelten in Sommer*, etc.Wurzburg, 1867, in-8°. — OPPERT (F.), *Hospitals, Infirmaries and Dispensaries, their Construction*, etc. Lond.,1867, in-8.—VIALLET,*De la réforme à opérer dans les hôpitaux et de la nécessité*, etc. Paris, 1867, in-8°.— EMPIS (G. I.), *De la statistique du service d'accouchements de l'hôpital de la Pitié et des mesures*, etc., in *Gaz. des hôp.* 1866, p. 586, et 1867, p. 9, 17, 21, 23, 160. — CHANTREUIL, *Étude sur quelques points d'hygiène hospitalière*, in *Arch. gén. de méd.*, 6e sér., t. XII, p. 385, 548, 1868. — GUSSEROW (A.), *Ueber Krankenhäuser und Gebäranstalten*. Zurich, 1868, in-8°. — BRUCH et GEMY, *De l'hôpital civil d'Alger. Étude sur sa reconstruction*. Alger, 1868, in-8°. — RECLAM, *Das erste städtische Baracken-Krankenhaus n Leipzig*, in *Deutsche Vtjschr. für öffentl.*, etc., t. I, p. 145, 1869, fig.—HUSSON, *Note sur les tentes et baraques appliquées au traitement des blessés*, in *Bullet. de l'Acad. de méd.* t. XXXIV, p. 530, 1869. — CHEVALIER (J. A. Ul.), *Notice historique sur la maladrerie de Voley près Romans, précédée*, etc. Romans, 1870, in-8°. — SCHATZ, *Étude sur les hôpitaux sous la tente*, in *Ann. d'hyg.*, 2e sér., t. XXXIV, p. 241, 1870. — *Maternités, discussion*, in *Union méd.* (BOURDON, HERVIEUX, GALLARD, etc.), 3e sér., t. IX, 1870. — LÉVY (Michel), *Note sur les hôpitaux-baraques du Luxembourg et du Jardin des Plantes*, in *Ann. d'hyg.*, 2e sér., t. XXXV, p. 116 1871. — JOLY (V. Ch.), *L'ambulance américaine*, ibid., p. 385.
— FRIEDREICH, *Die Heidelberger Baracken für Kriegs-Epidemienn* etc., Heidelberg, 1871. — GORI, *Des hôpitaux, tentes et baraques*, etc. Amsterdam et Paris, 1872. — HERMANT, *Essai sur l'organisation des ambulances volantes*, etc. Bruxelles, 1872. — BROCHIN, art. MATERNITÉS, in *Dict. encycl. des sc. méd.*, 2e sér., t. V, 1872. — ROCHARD, *Projet de création d'un hôpital sur l'eau*. Paris, 1872, in-8°. — STEELE, *An account of the recent additions made to the hospital-buildings*, in *Guy's hosp. rep.* vol. XVII, p. 477, 1872. — STEINBERG, *Die Kriegslazarethen und Baraken von Berlin*. Berlin, 1872. — WARING, *Hütten-Hospitäler, ihre Zwecke*, etc., mit 1 Taf. Berlin, 1872. — GREENWAY (H.), *On a new mode of hospital-construct.*, in *Brit. med. Journ.*, 1872-73. — BOUCHARDAT, *Hygiène des hôpitaux*, etc., in *Rev. des Cours sc.*, 13 et 20 déc. 1873. — LARREY, Rapport sur un mémoire de M. Douglas-Galton intitulé « *On the construct. of hospit.* » in *Compt. rend. de l'Acad. des sc.*, t. LXXVII, n° 29, 1873. — NIESE (H.), *Das combinirte Pavillon und Baracken-System*, etc. Mit 4 lithogr. Taf. Altona, 1873. — SARAZIN (Ch.), art. HÔPITAL, in *Dict. de méd. et de chir. prat.*, t. XVII, 1873. — SPIESS, *Ueber neue Hospital-bauten in England*, in *Deut. Viertelj. f. öff. Ges.Pfl.*, 1873. — STEELE (J. C.), *On hospital dietaries*, in *Guy's hosp. rep.*, t. XVIII, 1883. — BREUNING (G.), *Lufter-neuerungs-Methode für Krankenzimmer nach Angabe von* SCHOLL, in *Pest. med.-*

chir. Presse, Bd. IX, n° 23, 1874. — Cowles, On the treatment of sick in tents and temporary hospitals, in Bost. med. a. surg. Journ., vol, XCI, 1874. — Nepveu, De l'existence des micrococcus et des bactéries sur les murs des salles de l'hôpital, in Soc. de biol., 1874. — Sutherland (J.), a. Galton (D.). Principles of hospit. construct., in Lancet, 1874.
— Sander, Ueb. Gesch., Bau u. Einricht. der Krankenhäuser, in Corr.-Bl. d. Nied. Ver. f. öff. Ges.-Pfl., 1875, p. 1. — Heusner. Ueb. die neuen Londoner Fieberspitäler, ibid., 1875, p. 58. — Bouillard, Chauffage de l'hôpital milit. d'Amélie-les-Bains, etc., in Ann. d'hyg. publ., sept. et nov. 1876. — Waldhauer, Ein Vorschlag zur Barackenfrage, in Petersb. med. Woch., 1877, n° 12. — Pelman. Allgem. Ideen über die Einrichtung von Irrenanstalten, in Corr.-Bl. d. Niederrh. Ver. f. öff. Ges.-Pfl., Bd. VII, p. 118, 1878. — Chassagne, Hôpitaux sans étages et à pavillons isolés. Paris, 1878. — Rauge, Étude sur les hôpitaux à pavillons isolés et sans étages. Th. de Paris, 1879, in-4. — Mencke. Das Krankenhaus der kleinen Städte. Berlin, 1879. — Marvaud, Des principes hygiéniques qui doivent présider à la construction des hôpitaux, etc., in Rev. d'hy., 1879, p. 471. — Rey (M), La Maternité de Bologne, ibid., p. 1028. — Burdett, Pay hospitals and paying wards. London, 1876, in-8. — Pinaud, Les nouvelles maternités et le pavillon Tarnier, in Rev. d'hyg., 1880, p. 397. — Eyssautier, L'hôpit. marit. de St-Mandrier (près de Toulon) pendant l'année 1878. Th. de Paris, 1880. — Knauff, Das neue Academ. Krankenhaus in Heidelberg. München, 1880. — Love (J.) Organis. des hôpit. maritimes, etc. Thèse de Paris, 1880. — Billroth, Die Krankenpflege im Hause u. im Hospital. Wien, 1881. — Sanson, L'hôpital Hertford, in Rev. d'hyg., 1881, p. 1043. — Voy. aussi Chauffage, Ventilation, Désinfection.

Maisons pénitentiaires.

Les divers ordres de maisons pénitentiaires, en France, comprennent les prisons ordinaires, les maisons centrales de détention et les bagnes. Ces établissements sont ceux pour lesquels on a peut-être invoqué le plus souvent les secours de l'hygiène, et en faveur desquels les améliorations les plus importantes ont été réalisées. Sauf un petit nombre de ces maisons, les conditions de construction, d'aération et de chauffage sont suffisantes, et beaucoup d'établissements hospitaliers sont encore à en attendre de semblables. Sans émettre ici de blâme, qu'il me soit permis d'ajouter qu'on n'a pas encore fait pour les honnêtes gens ce que la philanthropie exagérée de certaines personnes a fait exécuter pour des criminels.

Malgré ces améliorations, il y a un fait qu'on ne saurait méconnaître : c'est que le séjour dans une maison pénitentiaire crée, pour celui qui est dans ce cas, une chance de mort de plus ; c'est que, en un mot, la mortalité y est plus considérable que partout ailleurs. Parmi les nombreuses statistiques qui ont été publiées pour prouver ce fait, je choisirai quelques résultats que voici.

D'après les relevés faits par M. Chassinat, les chances de mort dans la vie civile ordinaire étant représentées par 1, celles des forçats sont égales à 3,84, celles des maisons centrales sont égales à 5,09 pour les hommes, et 3,59 pour les femmes.

Les chances de mort sont plus grandes pour l'habitant des campagnes, l'agriculteur, le marin, le soldat, le vagabond, pour tous ceux enfin qui, avant d'être détenus, menaient une vie libre, active ou vagabonde.

De 1831 à 1835, la population des 19 maisons centrales de détention s'est élevée à 80,045 individus, et les morts ont été au nombre de 2,410, c'est-à-dire 6,75 sur 100.

M. Benoiston de Châteauneuf avait donné, d'un autre côté, le chiffre de 1,57 pour 100. pour exprimer les chances de mort pour la classe la plus malheureuse des ouvriers de villes, ce qui est un chiffre inférieur à celui que présentent les prisonniers, qui sont cependant placés dans de meilleures conditions hygiéniques.

La cause de cette mortalité, c'est la réclusion ; et les progrès de l'hygiène l'ont atténuée autant que possible, sans pouvoir la faire disparaître.

L'état actuel des maisons pénitentiaires présente un autre point de vue intéressant à considérer pour l'hygiéniste. En effet, dans le système suivi jusqu'à présent, la vie en commun amène une corruption plus grande des détenus, des récidives plus fréquentes et plus graves à leur sortie, une perversion plus grande de ceux qui, punis pour une première faute, eussent peut-être été susceptibles de se repentir et de se corriger.

Pour remédier à un tel état de choses, qui chaque jour présentait un plus haut degré de gravité, on a imaginé, il y a plusieurs années, des systèmes d'isolement qui se réduisent à deux principaux.

L'un, dit *système pensylvanien*, consiste dans la réclusion cellulaire de jour et de nuit, sans autre visite que celles du directeur, de l'aumônier et du geôlier, avec les livres de choix qu'on permet.

Le deuxième système, dit *système d'Auburn*, n'admet la réclusion cellulaire que la nuit, et maintient pour le jour le travail en commun, mais en silence ; c'est le système adopté dans une partie des États-Unis et à Genève. Il est maintenant généralement reconnu que ce travail en commun et en silence est une pure illusion. Les détenus, toujours placés en regard les uns des autres, suppléent par les gestes à la parole, et trouvent toujours moyen d'augmenter leurs chances réciproques de corruption. Il serait tout au plus bon pour quelques prisons cellulaires peu considérables, comme celle de Genève, par exemple, où l'on peut admettre diverses catégories, dans lesquelles les détenus qui se conduisent bien sont successivement placés comme récompense.

Actuellement, la plupart des partisans de la réforme des sys-

tèmes pénitentiaires paraissent se rattacher à la réclusion cellulaire de jour et de nuit. C'est ce système que l'on est maintenant en train d'essayer sur une grande échelle, et dont la prison
construite récemment à Paris (la Nouvelle-Force) est destinée à
présenter le modèle. Toutes les conditions d'une bonne hygiène,
d'une aération convenable, d'une ventilation et d'un chauffage
suffisants ont été observées, et, sous ce rapport, cet établissement peut être cité comme un modèle excellent.

[L'emprisonnement cellulaire a dès l'abord trouvé en France
une très vive opposition, et bien que défendu avec une convic-
tion ardente et sincère par un grand nombre d'administrateurs
et de philanthropes, il a cependant perdu beaucoup de terrain
depuis plusieurs années. Battu énergiquement en brèche par plusieurs médecins, et notamment par M. Pietra-Santa, on semble
aujourd'hui vouloir limiter notamment ce système, soit sous
le rapport de la durée de son emploi, soit sous le rapport des
catégories de condamnés auxquels il serait appliqué. Comme
l'avait dit, avec juste raison, une haute autorité en cette matière,
M. Ferrus : « La répression pénitentiaire, pour être digne de
notre civilisation, doit respecter la vie humaine, être juste, mo-
ralisatrice et intelligente. Or, en la rendant uniforme pour des
individus divers, on cesse de la rendre égale pour tous ; on porte
une atteinte profonde à la santé d'un grand nombre, on la laisse
sans action sur beaucoup ; on fait de certains détenus, non
des amendés, mais des idiots ; on courbe enfin, sous la dangereuse unité d'un principe, les lois si complexes de la nature humaine. »

Mais c'est surtout pour les jeunes détenus que des modifications profondes devraient être apportées dans les prisons cellulaires. Suivant quelques personnes, après un séjour d'un an au
plus, ils devraient être employés, d'après leur provenance
urbaine ou rurale, dans des fabriques ou dans des exploitations
agricoles considérables, et soumis là à une surveillance active et
sérieuse de la part de l'autorité (Du Mesnil). Les sociétés charitables particulières pour le placement des jeunes détenus peuvent devenir ici un utile auxiliaire.]

Bibliographie. — Huster (J. D.), *De morbis incarceratorum*. Halæ Magd.,
1754, in-4°. — Pohl (J. Chr.), *De causis morborum in hominibus carcere inclusis
observatorum*. Halæ Magd., 1771, in-4°. — Vilain XIV, *Mém. sur les moyens de
corriger les malfaiteurs*. Gand, 1775, in-4°. — Howard (J.), *Sate of the Prisons in
England and Wales*. London, 1779, in-4°. — Du même, *Appendix to the State of
the Prisons*, etc. Warrington, 1784, in-4°. Ces deux ouvrages ont été traduits en
français sous le titre : *État des prisons, des hôpitaux et des maisons de force*.
Paris, 1788-91, 2 vol. in-8°. — Spindler (T. H. G.), *De cura carcerum speciatim
academicorum*. Jenæ, 1783, in-4°. — Paul (sir G. O.), *Considerations on the Defects
of Prisons*. Lond., 1784, in-4°. — Du même, *Account of the Proceedings of the*

Grand Juries of the Country of Gloucester relativ to Prisons. Gloucester, 1808, in-8°. — Du même, Proceedings in the Construction and Regulation of the Prisons, etc. Lond., 1810, 2 vol. in-8°. — Bentham (J.), Mém. sur un nouveau principe pour construire des maisons d'inspection et nommément des maisons de force, imprimé par ordre, etc. Paris, 1791. — Doublet, Mém. sur la nécessité d'établir une réforme dans les prisons et sur les moyens de l'opérer. Paris, 1791, in-8°. — Good (J. M.), A Dissertation on the Diseases of Prisons and Poor-Houses, with., etc. Lond., 1795, in-12. — La Rochefoucault-Liancourt, Des prisons de Philadelphie. Paris, an IV, in-8°. — Turnbull (R. J.), Visit to the Philadelphia Prisons, etc. Philadelphia. 1796, trad. de l'angl. par Petit-Radel, Paris, an VIII, in-8°,1 pl. — Duquesnoy (Adr.), Recueil de mémoires sur les établissements d'humanité (hôpitaux, prisons, etc.). Paris, 1799-1804, in-8°, 15 vol. — Buxton, An Inquiry whether Crime and Misery are produced or prevented by our Present System of Prison Discipline. London, 1818, in-8°. — De Laborde (Alex.\, Rapp. à S. Exc. le Ministre de l'intérieur sur les prisons de Paris et sur les améliorations dont elles sont susceptibles. Paris, 1819, in-4°. — Gurney (J. J.), Note on a Visit made to some of the Prisons in Scotland and the North of England. London, 1819, in-8°. — Michau (A.), Réflexions d'un citoyen sur les prisons. Paris, 1819, in-8°. — Gros (A. A.), Essai sur l'hygiène des maisons centrales de détention en général et de celle de Fontevrault en particulier. Th. de Strasb.,1820, t. XXVII.— Maindrault, Considérations médicales sur la prison de Bicêtre. Th. de Paris, 1820, n° 270. — Villermé (L. R.), Les prisons telles qu'elles sont et telles qu'elles devraient être. Paris, 1820, in-8°, 2 pl. — Du même, Mém. sur la mortalité dans les prisons, in Ann. d'hyg., 1re sér., t. I, p. 1, 1829. — Du même, Note sur la mortalité parmi les forçats au bagne de Rochefort, ibid., t. VI. p. 113, 1831. — Danjou (E.), Des prisons, de leur régime et des moyens de l'améliorer. Paris, 1821, in-8°, pl. — Colombot, Manuel d'hygiène et de médecine des prisons. Chaumont, 1824. in-8°. — Remacle, Rapport sur les prisons du midi de l'Allemagne. Paris, 1829. — Beaumont (G. de) et Tocqueville (de), Système pénitentiaire aux États-Unis et de son application en France. Paris, 1832, in-8° (3e édit. refondue. Paris, 1845, in-12).— Brognaez, De l'état actuel des prisons en Belgique; suivi d'une notice sur les maisons de correction de Saint-Bernard et sur la prison d'Alost, 32 tabl. Bruxelles, 1835, in-8°. — Toulmouche, Travail historique, médical, hygiénique et moral sur la maison centrale de détention de la ville de Rennes, in Ann. d'hyg., 1re sér., t. XIV, p. 5, 1835. — Boileau de Castelnau, Sur les entrées à l'infirmerie et les décès chez les détenus de la maison centrale de Nimes, ibid., t. XIV, p. 332, 1835; t. XXVII, p. 198, 1842 ; t. XXIX, p. 82, 1843. — Du même, De l'influence du cardage des prisons de soie sur la santé des détenus de la maison de Nimes, ibid., t. XXIII, p. 471, 1840.—Du même, De l'influence du régime des prisons sur la santé des détenus, ibid., t. XLI, p. 68, 1849. — Du même, De l'influence de la suppression du travail sur la santé des prisonniers, ibid., t. XLII, p. 219, 1849. — Du même, Remarques sur le rapp. de la commission sanitaire de la prison de Mazas, ibid., t. XLIX, p. 420, 1853. — Appert (B.), Bagnes, prisons, criminels. Paris, 1836, 4 vol. in-8°. (Éditeur du Journ. des prisons, hospices, etc., 12 num. par an, 1825-28.)—Lucas (Ch.), De la réforme des prisons ou de la théorie de l'emprisonnement, de ses principes, de ses moyens, de ses conditions pratiques. Paris, 1836-38, 3 vol. in-8°. — Du même, Divers Opuscules sur le même sujet (1838, 1840, 1842, 1844, 1848...). — Malcolmson (J.), On the Effects of Solitary Confinement upon Health, in The Lancet, 1836-37, t. 1, p. 163, 169. — Moreau-Christophe, De l'état actuel des prisons en France, considéré dans ses rapports avec la théorie pénale du Code. Paris, 1837, in-8°. — Du même, De la réforme des prisons en France basée sur la doctrine du système pénal, et le principe de l'emprisonnement individuel. Paris, 1838, in-8°. — Du même, De l'état actuel de la réforme des prisons de la Grande-Bretagne. (Extrait du rapp., etc.) Paris, 1838, in-8°. — Du même, Rapp. sur les prisons de l'Angleterre, de l'Écosse, de la Hollande, de la Belgique et de la Suisse. Paris, 1839, in-4°.—Du même, De la mortalité et de la folie dans le systèm pénitentiaire, in Ann. d'hyg., 1re sér., t. XXII, p. 5, 1839. — Du même, De l'influence du régime pénitentiaire en général et de l'emprisonnement individuel en *particulier, sur la santé et le moral des détenus*, in *Ann. de la méd. psychol.*, t. II, p. 424, 1843. — Du MÊME, *Documents officiels sur le pénitencier de l'Est ou de Cherry-Hill à Philadelphie.* Paris, 1844, in-8°. — Du MÊME, *Défense du projet de loi sur les prisons.* Paris, 1844, in-8°. — Du MÊME, *Code des prisons, ou Recueil complet des lois, ordonnances,* etc., etc., de 1670 à 1845. Paris, 1845, in-8°. — DEMETZ et BLOUET, *Rapp. sur les pénitenciers des États-Unis.* Paris, 1837, in-fol. — COINDET (Ch.), *Observations sur l'hygiène des condamnés détenus dans la prison pénitentiaire de Genève,* in *Ann. d'hyg.,* 1re sér., t. XIX, p. 273, 1838. — GOSSE (L. A.), *Examen médical et philosophique du système pénitentiaire.* Geneve, 1838, in-8°. — MOLLET (J. E.), *Notice historique sur l'établissement et les progrès de la société établie dans les Pays-Bas pour l'amélioration morale des prisonniers, suivie du règlement de cette société.* Amsterdam, 1838, in-8°. — D'ESPINE (Marc), *Rapp. sur un point de l'hygiène des prisons,* in *Ann. d'hyg.,* 1re sér., t. XXII, p. 183, 1839. — VINGTRINIER, *Des prisons et des prisonniers.* Versailles, 1840, in-8°. — Du MÊME, *Des enfants dans les prisons et devant la justice, ou Des réformes,* etc. Rouen, 1855, in-8°. — HALLEZ-CLAPARÈDE, *Rapp. sur les prisons de la Prusse.* Paris, 1843, in-4°. — LOHMEYER, *Rapp. sur le régime de quelques prisons de l'Espagne, de l'Angleterre et de l'Allemagne.* Paris, 1843, in-4°. — BLANQUI (A.), *Rapp. sur le régime des prisons de la Turquie.* Paris, 1843, in-4°. — DIEZ, *Ueber den Einfluss der Gefangenschaft auf die Gesundheit,* in *Ann. der St. Arzn.,* t. VIII, p. 419, 1843. — LÉLUT, *De l'influence de l'emprisonnement cellulaire sur la raison des détenus,* in *Ann. médico-psychol.,* t. III, p. 392 ; t. IV, p. 57, 1844. — BAILLARGER, *Note sur les causes de la fréquence de la folie chez les prisonniers,* ibid., t. IV, p. 74, 1844. — BENOISTON DE CHATEAUNEUF, *Du système pénitentiaire,* in *Ann. d'hyg.,* 1re sér., t. XXXI, p. 52, 1844. — TELLKAMPF (J. L.), *Ueber die Besserungsgefängnisse in Nordamerica und England, nach,* etc. Berlin, 1844, in-8°, pl. 4, in-4°. — CHASSINAT, *Études sur la mortalité dans les bagnes et dans les maisons centrales de force et de correction, de 1822 à 1837,* etc. Paris, 1844, in-4°. — Du MÊME et DIEZ, *Des précautions à prendre pour la conservation de la santé des détenus.* Paris, 1847. — DEMETZ, *Résumé sur le système pénitentiaire.* Paris, 1844, in-8°. — TREILLE, *Nouv. documents sur les prisons pénitentiaires et la déportation.* Paris, 1844, in-8°. — VARRENTRAPP (G.), *De l'emprisonnement individuel et des attaques,* etc. Paris, 1845, in-8°. — CHRISTINA (J.), *Ueber den Einfluss der verschiedenen Strafsystem auf den physischen und psychischen Zustand der Gefangenen,* in *Oesterr. Jahrb.,* t. LIII, p. 266, 1845. — BALY (W.), *On the Mortality in Prisons, with the Diseases most frequently fatal to Prisoners,* in *Dublin Med. Press.,* t. XII, 1845. — NEUMANN (A. C.), *Zur Frage vom Einfluss des Cellularsystems auf die Gesundheit der Gefangenen,* in *Casper's Wochenschr., f. d. gesammt. Heilnk.,* déc. 1845. — FRORIEP (L. Fr. V.), *Ueber die Isolirungen der Sinne als Basis eines neuen Systems der Isolirung des Stattsgefangenen.* Weimar, 1846, in-8°, pl. — GUISLAIN, *Hygiène des prisons ; Rapport,* etc., in *Gaz. méd.,* 1847, p. 299. — CASTELNAU (H. de), *De la réforme pénitentiaire considérée sous le rapport social et hygiénique,* in *Gaz. des hôpit.,* 1847 (feuilleton). — BONNET (Aug.), *Hygiène physique et morale, ou De l'influence que les systèmes pénitenciers exercent sur le physique et le moral des prisonniers, et des modifications,* etc. Paris, 1847, in-8°. — ENGELKEN (F.), *Das Pensylvan'sche Strafsystem vom psychisch-ärtlichen Standpunkte ausbetrachtet und kritisch beleuchtet.* Bremen, 1847, in-8°. — BUCQUET, *Débats du congrès pénitentiaire de Bruxelles.* Bruxelles, 1847. — FERRUS, *Des prisonniers, de l'emprisonnement et des prisons.* Paris, 1849, in-8°. — Du MÊME, *De l'expatriation pénitentiaire.* Paris, 1855, in-8°. — *Parliamentary Report of Prison Discipline. The Separate System a Saft Mode of Punishment.* London, 1850, in-8°. — DELESSERT, *Rapp. à M. le Ministre de l'Intérieur au sujet des modifications introduites dans le régime du pénitencier des jeunes détenus de la Seine.* Paris, 1851. — DUCPETIAUX, *Colonies agricoles en Suisse, en Allemagne, en France,* etc. Bruxelles, 1851. — DELURIEU et ROMAN, *Études sur les colonies agricoles de mendiants, jeunes détenus,* etc. Paris, 1851, in-8°. — GUÉRARD (A.), *Mém. sur la prison cellulaire de Mazas,* in *Ann. d'hyg.,* 1re sér., t. XLIX, p. 5, 1853. — Du MÊME, *Réponse aux observ. critiques de M. Boileau de Castelnau sur le Rapport sanitaire de la prison Mazas,* ibid., p. 437. —

Faucher (J. F.), *Questions d'hygiène et de salubrité des prisons; de la possibilité des travaux agricoles dans les maisons centrales*, etc. Paris, 1853, in-8°. — Pietra-Santa (P. de), *Mazas. Études sur l'emprisonnement cellulaire.* Paris, 1853, in-8°, 2e éd , 1858, et communications diverses à l'Acad. de méd. — Sauze, *Prison cellulaire de Marseille. Quinze observations de folie pénitentiaire dans l'espace de deux ans,* in Gaz. des hôp., 1857, p. 206, 209. — Smith (E.), *On the Injurious Effects of the Treadwheet upon Health of Prisoners,* in Med. Times, 1857, t. I, p. 601. — Du même. *Contributions to a New Scheme of Prison Dietary,* in Dublin Ouart. Journ. of Med., t. XXVII, p. 281, 1859. — Vidal (Léon), *Notice sur les prisons et ie nouveau régime pénitentiaire; l'administration,* etc. Paris, 1857, in-8°. — Par-chappe, *Statistique médicale des établissements pénitentiaires pour les années 1853-57. Maisons centrales de force et de correction. Rapp. à S. Exc. le Ministre de l'intérieur.* Paris, 1859, in-4°. — Steuer, *Bemerkungen über dem im Jahre 1856 bei den Strafgefangenen in Grosse-Glogau beobachteten Scorbut,* in Casper's Vjschr., t. XVI, p. 229, 1859. — Morelli (C.), *Saggio di studii igienici sul regime penale della segregazione fra i reclusi, introdotto e sperimentato in Toscana sino dall' anno 1849.* Firenze, 1859, in-8°. — Ewart (J.), *Effect of Labour on the Health of Prisoners in India,* in India Lancet, jan. 1860. — Thomson (J. B.), *Statistics of Prisoners, their Death-rate, their Diseases and General Health,* in Edinb. Med. Journ., t. VI, p. 135, 336, 972, 1860-61.—Du même, *Notes on Prison Dietaries in Scotland,* ibid., t. XI, p. 987, 1865-66. — Huet, *Clinique médicale de la maison pénitentiaire des jeunes détenus,* in Union méd., 2e sér., t. VIII, p. 557, 588, 613, 1860. — Mittermaier (K. J.), *Der gegenwärtige Zustand der Gefängnissfrage, mit Rücksicht auf die neuesten Leistungen der Gesetzgebung und Erfahrungen über Gefängnisseinrichtung mit besonderer Beziehung auf Einzelhaft.* Erlangen, 1860. — Lindner, *Zur Frage von der Beschäftigung der Strafgefangenen in Freien,* in Casper's Vierteljahrschr., t. XIX, p. 103, 1861. — Lehrs, *Physikats-Gutachten über die salubrität eines neugebauten Gefängnisses,* ibid., t. XIX, p. 323, 1861. — *Aktenstücke, die Ausschreibung einer Concurrenz zur Einrichtung von Bauplänen für ein neues Strafgefängniss,* etc. Frankf. a. M. 1861, in-4°. — Delbrück, *Die Seelenstorungen in den Strafanstalten und deren Behanlung,* in Allg. Ztschr. für Psychiatrie, t. XX, p. 542, 1863. — Lamarque (J. de), *Des colonies pénitentiaires et du patronage des jeunes libérés.* Paris, 1863, in-12. — Darin (G.), *Éducation correctionnelle. Système cellulaire appliqué aux enfants. Observations,* etc. Th. de Paris, 1863, n° 62. — Corne (A.), *La petite Roquette. Étude sur l'éducation correctionnelle des jeunes détenus,* etc. Paris, 1864, in-8°. — Du même, *Prisons et détenus.* Paris, 1868, in-12. — Marcard, *Beiträge zur Gefängnisskunde.* Celle, 1864, in-8°. — Du Mesnil, *Les jeunes détenus à la Roquette et dans les colonies agricoles. Hygiène, moralisation,* etc., in Ann. d'hyg., 2e sér., t. XXV, p. 241, 1866. — Barran et Calvo, *Traité pratique de l'administration et du service des prisons.* Paris, 1866, in-8°. — Ménard, *Étude statistique sur les prisons des Bouches-du-Rhône.* Marseille, 1866, in-8°. — Thomson et Bruce, *The Effects of the Present System of Prison-discipline on the Body and Mind,* in Journ. of Ment. Sc., 1866, p. 340. — Herpin, *Étude sur la réforme et les systèmes pénitentiaires considérés au point de vue moral, social et médical.* Paris, 1868, in-12. — Aiguier (J. M.), *De la mortalité au bagne de Toulon. Contribution à l'étude de la réforme pénitentiaire.* Th. de Montp., 1868, n. 59. — Böhm (L.), *Vorschläge zur Verbesserung spieseetats in den Gefangenanstalten,* in Deutsche Vtjschr. für öffentl. Med., t. I, p. 371, 1869.

— Nicolson (Dav.), *Statistics of mortality among prisoners, being an inquiry into the death-rate,* etc., in Brit. a. for. Rev., 1872. — Leach, *Influence of prisons on production of phthisis,* in Amer. Journ. of med. sc., 1874. — Spiecker, *Ueber das neue Gefängniss bei dem Plötzensee bei Berlin,* in Viertelj. f. ger. Med. u. öff. Sanität., 1874. — Hurel (A.), *Du régime alimentaire dans les maisons centrales,* in Ann. d'hyg., 2e sér., t. XLIII, 1875. — Merry-Delabost, *Note sur un système d'ablutions pratiqué à la prison de Rouen,* etc., in Ann. d'hyg., 2e sér., t. XLIII, 1875. — Kukula, *Mortalitätsstatistik der Strafanstalt Karthaus in Böhmen,* in Prager Vierteljahrsschr. Bd. 1, 1876. — Pettenkofer, *Explosion cholérique dans un pénitencier.* Paris, 1876, gr. in-4°, 8 pl. — Voy. aussi Ventilation, Chauffage.

— MAJER, *Die bayrischen straf. u. Polizeianstalten*, etc. In *Friedreich's Blätter f. ger. Med.*, Bd. XXVI, p. 3, 1875. — BAER, *Die Morbilität und Mortalität in den Straf. und Gefangenanstalten*, etc. In *D. Viertelj. f. öff. Ges.-Pfl.*, H. 4, p. 601, 1876. — GORE, *The progress of military prison hygiene in Ireland*, in *Army. med. Departm. Rep. for the year* 1877, p. 214; London, 1879. — CHIPIER (L.), *De la cachexie des prisons*, etc. Thèse de Paris, 1879, in-4. — MOTET, *Le suicide et l'aliénation mentale dans les prisons cellulaires de la Seine*, in *Ann. d'hyg.*, 3ᵉ sér., t.º 9, 1879. — KNECHT. Art. *Gefängnisswesen* in *Eulenberg's Hand. d. öff Ges.*, 1881, Bd. I, p. 662.

Casernes.

La plupart des casernes qui existent en France, à l'époque actuelle, ont été établies dans des bâtiments qui ont eu anciennement une autre destination. Un grand nombre d'anciens couvents, par exemple, ont été appropriés à cet usage. Dans d'autres circonstances, des exigences stratégiques, ainsi que le peu d'espace dont on pouvait disposer dans les places de guerre, ont conduit à des constructions dans lesquelles on n'a pu satisfaire à toutes les règles de l'hygiène, et où les moyens de chauffage et de ventilation actuellement en usage ne peuvent être employés que d'une manière très vicieuse. L'hygiène qui concerne les casernes est relative à deux points différents : 1º les modifications et les améliorations à introduire dans celles qui existent déjà ; 2º les indications pour les casernes à construire.

I. Pour modifier celles qui existent, il y a de grands obstacles et de grandes difficultés à lever. Les dispositions de chacune des casernes actuelles étant loin de se ressembler, on ne peut établir rien de général à cet égard, si ce n'est d'éviter l'encombrement, en rassemblant trop de militaires dans des chambres souvent étroites.

II. Relativement aux constructions nouvelles, deux systèmes sont en présence, celui des dortoirs, et celui des chambres destinées à contenir seulement un petit nombre de soldats.

1º Le système des chambres exige plus d'entretien, de chauffage, de lumière et de ventilation ; de plus l'encombrement s'y produit avec une très grande facilité. Si l'on joint à cela la difficulté, beaucoup plus grande, de la surveillance, on comprendra la raison pour laquelle on doit rejeter ce système. On doit cependant chercher à améliorer celles qui existent dans les bâtiments actuels, en établissant une ventilation mieux dirigée, et en détruisant un certain nombre de cloisons, de manière à transformer plusieurs chambres en une seule, lorsque la solidité de la construction ne doit pas en souffrir.

2º Le système des dortoirs réunit tous les avantages : constructions plus monumentales, encombrement plus difficile, — ventilation et aération plus faciles, plus simples et moins dispendieuses, — échauffement possible à l'aide des calorifères, surveillance aisée. C'est donc un conseil hygiénique que le médecin doit donner à l'administration, si elle vient, par hasard, à le consulter sur un pareil sujet.

Il est inutile d'ajouter que, dans l'établissement des casernes, on maintiendra la nécessité des conditions hygiéniques, qu'on ne doit jamais perdre de vue, et qui sont les suivantes :

Situation dans un lieu élevé, aéré et éloigné des rues étroites et encombrées ; position en dehors des villes, si cela est possible ; — voisinage des arbres, des jardins, et éloignement des endroits marécageux ; [— drainage du sol ; — assainissement des latrines et irrigation des égouts ; — propreté des murs, des parquets et des hommes ;] — vaste étendue des cours ; — enfin, on devra surveiller surtout la disposition des salles de police et des cachots, qui, dans un si grand nombre de casernes, sont obscurs, froids, humides, et pèchent contre toutes les règles de l'hygiène.

[Aux bâtiments massifs, aux casernes monumentales, on devra substituer le système des pavillons isolés, sans étages ou à un seul étage ; quoi de plus contraire à l'hygiène que ces étages mansardés, destinés au logement des effectifs éventuels, recrues, réservistes, engagés conditionnels, dont la réceptivité morbide, typhoïde surtout, est à son maximum !

Ajoutons qu'en cas d'épidémie, au lieu de renfermer les troupes dans les foyers d'infection par une quarantaine barbare, il faut faire évacuer les casernes et faire camper les régiments atteints ; la population civile n'a rien à redouter de cette évacuation et l'épidémie disparait immédiatement dans le campement.]

Bibliographie. — Cerveau (M.), *Clinique des casernes.* Th. de Paris, an XII, p. 239. — Parent-Duchatelet, art. *Caserne,* in *Dict. de l'industrie manufact.,* etc., t. III. Paris, 1835, in-8°. — Papillon, *De la nécessité d'une ventilation continue pour la salubrité des casernes et d'un moyen simple de l'effectuer,* in *Rec. des mém. de méd. milit.,* t. XLIX, p. 257, 1840. — Godelier, *Mém. sur la salubrité des casernes de la Charente-Inférieure,* in *Recueil de mém. de méd. milit.,* 1re sér., t. L, p. 1, 1841. — Picard (L. H.), *Considérations hygiéniques sur le casernement des troupes.* Th. de Strasb., 1843, n° 113. — Meynne (A.), *De la construction des casernes au point de vue de l'hygiène.* Bruxelles, 1847, in-8°. — Lange, *Die Casernenfrage,* in *Henke's Ztschr. f. d. St.,* 1848, et *Canstatt's Jahr.,* 1849, t. VII, p. 15. — Diez et Dufuisseaux, *Description des casernes de Saint-Pierre et de la citadelle de Gand,* in *Arch. Belg. de méd. milit.,* t. I, p. 207, 1848. — Leblanc, *Extr. d'un rapport adressé à M. le ministre de la guerre, relativement au volume d'air à assurer aux hommes de troupes dans les chambres des casernes,* in *Ann. de chim.,* 3e sér., t. XXVII, p. 373, 1849. — Potier-Duplessy, *Des casernes en général et des casernes de passage,* in *Rev. scientif. et adm. des armées,* etc. Paris, 1850, n°s 9, 10, 12. — Tardieu, art. *Casernes,* in *Dict. d'hyg. publ.* Paris, 1852, t. I, et 2e édit., 1862. — Lallemant (C. H.), *La caserne des douanes au Havre et les cités ouvrières.* Le Havre, 1858, in-8°. — Demanet, *Rapp. sur les casernes de la ville de Bruxelles,* in *Arch. Belg. de méd. milit.,* t. XXV, p. 403, 1860. — Reclam, *Gutachten über den Bau einer Kaserne,* in *Deuts. Vjtschr. f. öffentl. Ges. pfl.,* t. I, 1869. — Boisseau (E.), art. *Casernes,* in *Dict. encycl. des sc. méd.,* t. XII, 1871.

— MARVAUD, *Sur les casernes et les camps permanents*, in *Ann. d'hyg.*, 1872-73.
— BUSSENIUS, *Ueber Casematten als Wohnräume*, in *Deutsch. milit.-ärztl. Zeitschr.*,
1872. — GRUBER, *Die Anforderung der Militärgesundheits-pfl. an den Casernen-
bau*, in *Org. d. Wien. milit.-wissensch. Vereins*, Bd. VII, 1873. — CLOQUET (A),
Étude sur l'hygiène des camps. Th. de Paris, 1874. — DELAYE. *Quelques considér.
sur l'hyg. des casernes*. Th. de Paris 1874. — LARREY, *Note relative à un trav. de
M. Tollet sur un syst. de logements et d'hôp. milit.*, etc., in *Compt. rend. de l'Acad.
des sc.*, t. LXXVIII, 1874. — HILLAIRET, *Le nouveau système de construction de
M. Tollet pour casernements et hôpitaux militaires*, in *Gaz. hebd.* 1875. — VIRY (C.),
Étude sommaire sur le logement permanent des troupes en France, in *Gaz. hebd.*
1875.

— BISCHOF, *Quelques considérat. sur le logement permanent des troupes en
temps de paix.* Thèse de Paris, 1877. — TOLLET, *La réforme du casernement*, etc
Paris, 1878. — DU MÊME, *Mém. prés. au Congr. intern. d'hyg. sur les logements
collectifs*, etc. Paris, 1878. — MALHERBE, *Étude sur l'insalubrité des quartiers militaires*, Nantes, 1879, et in *Rev. d'hyg.*, 1879, p. 680, 684. — TRÉLAT, *Rapp. sur
la réforme du casernement*, ibid., p. 297. — DU MÊME, *Rapp. sur le nouveau casernement de Bourges*, ibid., p. 1009. — BAROFFIO, *Des améliorations à apporter
dans les casernes*, *Congrès d'hyg. de Turin*, in *Rev. d'hyg.*, 1880, p. 925. — ZŒL-
LER, *Le casernement des troupes allemandes*, ibid., 1881, p. 555. — GRUBER (F.),
Sur la construction des casernes, etc., ibid., p. 670. — COLIN (L.), *La fièvre typhoïde*, etc., in *Rev. scientif.*, 1882.

De la désinfection et des désinfectants.

[Nous ajoutons ici, comme appendice, quelques remarques
générales sur les désinfectants.

On appelle, ou plutôt on doit appeler ainsi, toute substance
qui s'oppose à la formation ou à la diffusion des émanations
délétères, ou seulement désagréables. Les désinfectants peuvent
agir de trois manières différentes : 1° en empêchant la formation des gaz fétides, c'est-à-dire, d'après les idées généralement
adoptées aujourd'hui, en détruisant les matières organiques
vivantes qui déterminent la fermentation putride ; 2° en les absorbant ; 3° en les décomposant chimiquement. Ces derniers
sont les désinfectants par excellence. Quelques personnes
comptent la ventilation au nombre des désinfectants. Elle doit
alors être regardée comme le meilleur et le plus puissant de
tous, puisqu'elle emporte l'air vicié et lui substitue un air pur.

Les substances odorantes, les aromates, etc., qui masquent
seulement les mauvaises odeurs, ne sont pas des désinfectants.
Ils doivent être rejetés.

Les gaz méphitiques ont généralement pour point de départ
des matières animales ou végétales en décomposition: au total,
leurs sources les plus ordinaires sont les égouts, les fosses d'aisances, les cimetières, les clos d'équarrissage, les marais, les
fumiers, les agglomérations d'hommes ou d'animaux dans les
localités closes, etc. Quant aux gaz ou émanations produits, ce
sont plus spécialement des gaz ammoniacaux, des gaz carbonés,

sulfurés ou phosphorés, acides ou non, et enfin, des matières organiques volatiles composées habituellement d'oxygène, d'hydrogène, d'azote, de carbone, de soufre et de phosphore.

Quant aux désinfectants divers qu'on peut leur opposer, la théorie indique :

1° Les acides, mais surtout les acides nitrique et chlorhydrique, contre les émanations ammoniacales ;

2° Le chlore et les chlorures alcalins contre toutes les productions animales ou végétales qu'ils détruisent en s'emparant de leur hydrogène ;

3° Les alcalis, tels que l'ammoniaque, la chaux vive, la potasse, la soude en solution contre les acides carbonique ou sulfhydrique, et certains acides organiques peu connus dans leur essence ;

4° Les gaz acides nitreux et sulfureux qui décomposent les substances organiques en prenant leur oxygène ;

5° Des poudres inertes, telles que le charbon, le plâtre, les cendres de houille, etc., qui absorbent les gaz fétides à mesure qu'ils se forment ;

6° Les huiles pyrogénées, le goudron, le coaltar, l'acide phénique, les phénates, etc., qui arrêtent la fermentation putride.

Les désinfectants s'emploient donc sous les trois formes de gaz, de liquide ou de solide, suivant l'effet que l'on veut produire et l'état dans lequel se trouvent soit les miasmes déjà formés ou en voie de formation, soit les substances qui les produisent.

Le nombre des désinfectants est très considérable, mais ceux que nous venons de nommer, et ceux qui sont indiqués dans le courant du livre, remplissent parfaitement toutes les conditions soit d'efficacité, soit d'économie.]

Bibliographie. — *Dissertations sur les antiseptiques* (BOISSIEU, BORDENAVE et GODART, Mém. couronnés'. Dijon, 1769, in-8°.—GUYTON DE MORVEAU, *Nouveau moyen de purifier absolument et en très-peu de temps une masse d'air infecté.* Dijon, 1773, in-8°. — DU MÊME, *Traité des moyens de désinfecter l'air*, etc. Paris, 1801. in-8°, 3e édit., 1805.—JANIN DE COMBE-BLANCHE, *L'antiméphitique, ou Moyens de détruire les exhalaisons pernicieuses et mortelles des fosses d'aisances, l'odeur infecte des égouts*, etc. Paris, 1782, in-8°. — LASSONE et CORNETTE, *Mém. sur les altérations que l'air éprouve par les différentes substances que l'on emploie en fumigations dans les hôpitaux et dans les chambres des malades*, in *Mém. de la Société royale de méd. de Paris*, an 1785, p. 320. — SMYTH (J. C.), *Account of Experiments at the Desire of the Lords Commissioners of the Admiralty to determine the Effects of the Nitrous Acide in destroying Contagion*, etc. London, 1796. — JOHNSTONE, *Account of the Power of Mineral Acide Vapours to destroy Contagion.* London, 1803, in-8. — *Fumigations désinfectantes faites en prairial an XI à l'hôpital militaire de Paris, suivant le procédé de M. Guyton-Morveau, d'après les ordres de M. Desgenettes*, in *Journ. gén. de méd.*, t. XXI, p. 68, 1804.— DESGENETTES, *Lettre*

relative aux fumigations par le gaz muriatique oxygéné, ibid., t. XXIII, p. 266,
1805. — Du même, Note sur les fumigations par le gaz acide muriatique oxygéné
suivant, etc., ibid., t. XXVI, p. 175, 1806. — Paroletti, Essai sur l'usage des
fumigations d'acide muriatique oxygéné pour désinfecter l'air des ateliers de vers
à soie, in Mém. de la Soc. d'agric. du départ. de la Seine, t. VI, p. 150. — Emploi des fumigations nitriques pour la purification des chambres des malades, désinfection des salles d'hôpital, in Ann. de la Soc. de méd. de Montpellier, t. 1,
part. II, p. 39, an XI. — G..., Flacons et appareils permanents de désinfection,
ibid., t. II, part. II, p. 18, an XI. — Wetzler (J. E.), Ueber den Nutzen und Gebrauch des nach der Vorschrift des Apotheker Stahls entwickelten oxidirt-Salzsau-
ren Gases zur Reinigung der Luft und in Krankheiten. Augsburg, 1825, in-8º.
— Labarraque (A.-G.), De l'emploi des chlorures d'oxyde de sodium et de chaux.
Paris, 1825, in-8º. — Weitenhiller (J.), Beschreibung des Antiaërophtora oder
Schutzmittel gegen jede Verdorbene Luft. Eichstädt, 1829, in-8º, pl. 2.—Frigerio,
Désinfecteurs chloro-camphrés assainissants. Paris, 1831, in-8º. — Schweinsberg
(H.), Leichtfassliche Anleitung zur Anwendung des chlorkalk als Schutzmittel ge-
gen Ansteckende Krankheiten, sowie zur Reinigung, etc. Frankf. a. M., 1831, in-8º.
—Henry (W.), Nouvelles expériences sur les propriétés désinfectantes des tempéra-
tures élevées, et description d'un appareil de désinfection, 1 pl., trad. de l'angl., in
Journ. de pharm. et des sc. access., t. XVIII, p. 229, 1832. — Parent-Duchatelet,
Rapport sur les nouveaux procédés de MM. Salmon, Payen et Cie, pour la dessiccation des chevaux morts et la désinfection instantanée des matières fécales, in
Ann. d'hyg. publ., t. X, p. 35, 1833. — Lecanu (L.-R.), Documents scientifiques et
administratifs concernant l'emploi des chlorures d'oxyde, et spécialement du chlorure d'oxyde de sodium, comme moyen d'assainissement des lieux insalubres, de
désinfection des matières animales, etc. Paris, 1843, in-8º. — Galinier et Brault,
Note sur l'emploi de la suie de houille comme moyen de désinfection des baquets à
urine, in Rec. des mém. de méd. milit., 1re sér., t. LIV, p. 359, 1842. — Göppert,
Antivenena Apparat, in Sachs. Centralztg., 1843, et Canstatt's Jahresb., 1844,
t. VII, p. 80. — Weber (G.), Mém. sur les propriétés antiseptiques du charbon végétal pur. Paris, 1846, in-8º. — Stratton (T.), Remarks on Deodorization, Desinfection, on sir W. Burnett's desinfecting Fluid, the Solution of Chloride of Zinc, in
Edinb. Med. and Surg. J., t. LXX, p. 287, 1848. — Rouget-Delisle, Opinions et témoignages sur l'utilité et l'efficacité de l'eau inodore de MM. Raphanel et Ledoyen
pour désinfecter les matières et exhalaisons fétides, etc. Paris, 1849, in-8º. —Bouchardat, Rapport sur l'eau désinfectante de Raphanel et Ledoyen, et discussion, in
Bull. de l'Acad. de méd., t. XIX, p. 365, 1853-54. — Elliot (R.) On Soot as a
Deodoriser of Privies, in The Lancet, 1853, t. II, p. 325. — Die Beseitigung des
üblen Geruchs der Nachtgeschirre und Abtrittsgruben durch Anwendung von
Eisenvitriol, in Casper's Vtjschr., t. III, p. 361, 1853.—Stenhouse (J.), On the desinfecting Properties of Charcoal especially in Respirators, in The Times, 22 novemb.
1854, et Ranking's Abstracts, t. XXI, p. 1. 1855.—Schröder und Dusch, Filtration
der Luft in Beziehung auf Faulniss und Gährung, in Ann. d. Chem. u. Pharm.,
febr. 1854, et Schmidt's Jahrb., t. XXXII, p. 150, 1854. — Ueber den Chlorzink als
Desinfectionsmittel, in Casper's Vtjschr., t. IX, p. 104, 1856. —Chevallier (A.), Du
charbon sous le rapport de l'hygiène publique, in Ann. d'hyg., 2e sér., t. VI, p. 65,
1856. — Du même, Traité des désinfectants sous le rapport de l'hygiène publique.
Leur application, etc. J. de chim. méd., 4e sér., t. VII, et Paris, 1862, in-8º. — Ueber
Chlorzink als Desinfectionsmittel Gutachten, etc., in Vtjschr. f. gerichtl. u. öffentl.
Med., t. IX, p. 104, 1856. — Boutigny, Sur la destruction des miasmes par des
moyens fumigatoires nouveaux, in Bull. de thérap., t. LIII, p. 312, 1857. — Konat,
Des fumigations chlorées en vue de désinfecter l'air et de diminuer les ravages du
choléra et de quelques autres maladies épidémiques, in Monit. des hôp., t. V,
p. 646, 1857.— Fermond, Tardieu et Cazalis, Rapp. au Direct. de l'assist. publique
sur la valeur comparative de quelques procédés de désinfection, in Journ. de chim.
méd., 4e sér., t. IV, p. 197, 257, 1858. — Sur l'emploi du coaltar comme désinfectant. Communications et discussions, in Compt. rend. de l'Académie des sciences,
t. LIX, 1859, et t. L, 1860, et Bull. de l'Acad. de méd., t. XXIV, 1858-59.—Mordin,

De l'application du coke de Boghead en poudre à la conservation et à la désinfection des matières animales et végétales, in Journ. de chim. méd., 4ᵉ sér., t. V, p. 569, 1859. — LEMAIRÉ (J.), Du coaltar saponiné, désinfectant énergique arrêtant les fermentations; de ses applications à l'hygiène, etc. Paris, 1860, in-8°. — On the desinfecting Power of Heat, in British med. J., april 1860. — WALTL (J.), Ueber Desinfection und gleichzeitige Stoffgewinnung auf mecanischem Wege, in ihren Beziehung zur Sanität und Œconomie, nebst Angabe, etc., 1 vol. München, 1861, gr. in-8°. — SKINNER, Deodorant and Antiseptic Powder, in Med. Times and Gaz., 1860, t. II.—WALTL (J.), Ueber Desinfection und gleichzeitige Stoffgewinnung auf mecanischem Wege, in ihren Beziehung, etc. München, 1861, in-8°.— CHALVET (P.), Des désinfectants et de leurs applications à la thérapeutique et à l'hygiène (mém. cour.), in Mém. de l'Acad. de méd., t. XXVI, 2ᵉ part., p. 473. Paris, 1864, in-4°. — PAUL (Const.), De l'action physiologique et thérapeutique des sulfites et des hyposulfites, in Bull. de thérap., t. LXIX, p. 115, 193, 241, 1865. — BLUNT, On Deodoriser and Desinfectants in Brit. Med. J., 1866, t. I, p. 67. — HALLIER, Gährungserscheinungen, etc. Mit Berücksichtigung der miasmen, der Contagien sowie der Desinfection. Leipzig, 1867, in-8°, pl. — REICHERDT (E.), Desinfection und desinficirende Mittel. Erlangen, 1867, in-8°. — GLATTER, Die Carbolsäure und ihre hygienische Verwendung, in Wien. med. Press. 1867, nᵒˢ 1, 2. — BUDD (W.), Desinfection as a Mean of preventing the Spread of self-propagating Diseases, in Med. Times and Gaz., 1868, 1, 45.—ALVAREZ (J.), Des désinfectants dans l'hygiène publique et dans la thérapeutique. Th. de Paris, 1869, n° 120. — SCHIRACH (R), Ueber Desinfectionsmittel. Berlin, 1869, in-8°. — MECKLEMBURG, Sperre and Desinfection. Eine sanitätspolizeiliche Studie, in Vtjschr f. gerichtl, etc., Med. N° Fᵉ, t. XI, p. 250, 1869.— DEVERGIE (A), De l'emploi des désinfectants, et en particulier de l'acide phénique, in Bull. acad. de méd., t. XXV, p. 714, 1870. — FAYE, Quels sont les vrais agents chimiques qu'il faut opposer à l'infection miasmatique, in Compt. rend. Acad. des sc., t. LXXI, p. 415, 1870. — EULENBERG (H.), Die Kohle als Desinfectionsmittel und Antidot, in Vtjschr. für gerichtl, etc. Med. N° Fᵉ, t. XIII, p. 11, 1870. — DOUGAL, On the Relative Power of Various Substances in the Destruction of Microscopic Organism, in The Lancet, 1870, t. II, p. 176.

— LIEDREICH, Ueber präcipitirende Desinfectionsmittel, in Berl.-Klin. Wochenschr., n° 15, 1872. — CAMERON (Ch. A.) a. TICHBORNE, On volatile desinfectants, in Pharm. Journ. of Dublin, 1872. — CLEMENS, Zur Desinfectionslehre, in Deutsch. Klinik, n° 33, 1872. — SANSOM (E.), On the Desinfection of air, in Brit. med. Journ., vol. II, 1872. — DEVERGIE, De la désinfection de la Morgue de Paris, in Ann. d'hyg., 1873. — HALLER (A.), Zur Lehre von der Desinfect. bei Epidemieen, in Bayer. ärztl. Intell.-Blatt. n° 40, 1873. — LAUJORROIS, Expér. relat. à la putréfact., la désinfect., etc., in Compt. rend. de l'Acad. des sc., t. LXXVI, 1873. — MÜLLER, Ueber Desinfection, in Deut. Viertelj. f. öff. Ges.-Pfl., Bd. V, 1873. — RANSOM, On the mode of desinfecting by heat, in Brit. med. Journ. 1873-74. — PETRUSCHKY, Ueb. Desinfect.-Anstalten, in Militärärztl. Zeitschr., 1873. — DUJARDIN-BEAUMETZ et HIRNE, Des propriétés antiferm. et antiputr. de l'hydrate de chloral, in Compt. rend. de l'Acad. des sc., t. LXXVIII, 1874. — DUSART, Sur la propriété antiputride de l'huile lourde de houille, ibid., 1874. — GOOLDEN, On chloride of lead as a deodoriser and desinfectant, in The Lancet, vol. II, 1875. — Voy. aussi la bibliographie de l'art. Latrines.

— SCHÜRMANN. Das Petri'sche Desinfectionsverfahren. In D. Viertelj. f. öff. Ges.-Pfl., Bd. VII, p. 747, 1875. — SALKOWSKY, Ueb. einige Desinfectionsmittel, in Viert. f. ger. Med., 1875, p. 375. — ERISMAN, Unters. über die Verunreinigung der Luft durch Abtrittsgruben und üb. die Wirksamk. der gebr. Desinfectionsmittel, in Zeitschr. f. Biol., Bd. XI, p. 207, 1875. — CAMERER, Ueb. die Desinf. der Excremente, in Würt. med. Corresp.-Bl., n° 29, 1875. — MOORE (S.-W.), Notes on jodate of calcium, camphorated phenol a. salicylic acid., in St. Georg. Hosp. Rep., t. VII, p. 227, 1875. — FEE, De l'emploi de la terre argileuse comme désinfect. des mat. fecales, in Rec. de mém. de méd. milit., sept. et oct. 1875. — CARPENTER, Note sur le cupralum et les désinfectants. In Ann. méd. belges, 1875, p. 426. — LEWIN. Das Thymol., in Ctbl. f. med. Wiss., 1875, p. 324. — FLECK,

Benzoesäure, Carbolsäure, Salicylsäure, etc. München, 1875, gr. in-8. — TEDESCO, *Des désinfectants organiq.,* in *Arch. méd. belges,* janv. 1876, p. 5. — FLECK, *Die Fermente in ihrer Bedeutung für die Gesundheitspflege.* Dresden, 1876, — VALLIN, *De la désinfection par l'air chaud,* in *Ann. d'hyg.,* sept. 1877. — DU MÊME, *Sur la résistance des bactéries à la chaleur,* in *Ann. d'hyg.,* mars 1878, p. 259. — MON-NIER, *Du permanganate de potasse et de ses propriétés désinfectantes.* Th. de Paris, 1878. — GUILLERY, *Exp. sur la coagulation de l'albumine et des produits albumi-noïdes par divers antiseptiques,* in *Presse méd. belge,* 4 mai 1879. — LANE-NOTTER, *On the experim. study of desinfectants,* in *Dubl. Journ. of med. sci.,* 1 sept. 1879, et *Lancet,* 11 oct. 1879. — VALLIN, *Des appareils à désinfection applicables aux hô-pitaux et aux lazarets,* in *Revue d'hyg.,* 1879, p. 813, 893. — VALLIN, *De la dé-sinfection par les poussières sèches,* ibid., p. 43, 106. — WERNICH, *Grundriss der Desinfectionslehre.* Wien, 1880, in-8, fig. — RICHEBOURG, *Des désinfectants.* Paris, 1880. — PASTEUR et COLIN, *Établ. à Paris d'étuves publiq. pour la désinfection des objets de literie et de linges,* in *Ann. d'hyg.,* août 1880, p. 97. — VIDAL, *Note sur l'étuve à désinfection de l'hôp. Saint-Louis,* in *Rev. d'hyg.,* 1881, p. 425. — HERS-CHER, *Des appar. à désinfection par l'air chaud,* ibid., p, 585. — HEYDENREICH u. BEILSTEIN, *Ueber die Werthbestimmung von Desinfectionsmitteln,* in *D. Viertelj. f. öff. Ges.-Pfl.* Bd. XIII, p. 257, 1881. — VALLIN (E.), *Rech. sur la valeur désin-fectante de l'éther azoteux,* in *Rev. d'hyg.,* 1882, p. 207. — WOLFFHÜGEL et KOCH, *Désinfection,* ibid., 1882, p. 238. — MERKE (H.). *Ueber Desinfectionsapparate und Desinfectionsversuche,* in *Viert. f. ger. Med.,* Bd. XXXVII, p. 85, 1882.

CHAPITRE X

Des vêtements (1).

L'homme, dès les premiers temps de la création, a éprouvé le besoin de garantir la surface de son corps des influences physiques nombreuses auxquelles il pouvait être exposé. Telle fut l'origine des vêtements, qui, d'abord simples et grossiers, se perfectionnèrent à mesure que la civilisation fit des progrès.

On peut définir les vêtements, les substances diverses que l'homme emploie pour se couvrir, dans le but de modifier l'in-fluence des agents extérieurs.

Nous commencerons par examiner les *principales substances* qui servent à former les vêtements.

On a beaucoup discuté la question de savoir si, dans l'origine des sociétés, les premiers vêtements avaient été faits avec des matières végétales ou avec des matières animales, telles que les peaux, les fourrures, que l'homme trouvait, pour ainsi dire, toutes préparées.

Cette question, intéressante peut-être sous d'autres rapports que sous celui de l'hygiène, importe peu ici.

(1) Nous sommes heureux d'avoir pu emprunter une partie des détails relatifs aux vêtements et aux cosmétiques à l'excellente thèse de M. Ménière.

Il est probable que l'homme habita, dans les premiers temps, les climats de l'Orient, et que, n'ayant pas besoin de vêtements bien chauds pour se préserver des influences climatériques d'un pays à température élevée, il fit d'abord usage des substances végétales (1).

Les matières employées pour la confection des vêtements proviennent des trois règnes de la nature, c'est-à-dire qu'elles peuvent être de nature minérale, végétale ou animale.

Le règne minéral ne fournit guère qu'une substance, l'asbeste, amphibole de Haüy, *linum vivum* de Pline, qui paraît avoir servi dans l'antiquité à beaucoup plus d'usages que de notre temps, et qui, aujourd'hui, est d'un emploi excessivement restreint.

Substances végétales. — On y trouve des matières extrêmement importantes pour les vêtements : l'écorce du chanvre, celle du lin. — On emploie encore mais moins souvent celle du *phormium tenax* et celle du bois à dentelle. Le règne végétal fournit encore le coton, ou bourre végétale qui entoure le fruit du *gossypium arboreum*.

Quelques substances végétales sont d'un usage plus restreint. Ainsi, on emploie, pour faire des chapeaux, la paille de quelques graminées, telles que le *triticum*, l'*oryza*, les stipes des cypéracées, des joncées, des typhacées. — Des chaussures ont également été faites avec ces derniers.

Substances animales. — C'est d'abord la laine fournie par les moutons, et qui est maintenant d'un usage à peu près général chez les diverses nations du globe : c'est encore le poil de la chèvre, et celui du chameau, dont l'emploi est moins répandu. — Toutes ces substances, du reste, peuvent être, travaillées, et, avant d'entrer dans la confection des étoffes, être réduites en fil. — Le crin du cheval, le poil du bœuf, ont aussi été employés quelquefois dans les vêtements. — Le poil fin et soyeux de quelques animaux rongeurs, comme le lièvre, le lapin est encore mis à profit. La peau de beaucoup d'animaux sert presque exclusivement à la confection des gants, des chaussures, etc.

La soie fournie par la chenille du *bombyx mori*, presque inconnue des anciens, et dont l'usage est aujourd'hui si répandu, ne remonte pas au delà de quelques siècles ; le duvet de certains oiseaux ; le byssus fourni par plusieurs mollusques, entrent aussi dans la confection de quelques vêtements.

(1) La tradition biblique nous montre l'homme d'abord vêtu de peaux de bêtes. Après l'expulsion du paradis terrestre, « Dieu fit à Adam et à sa femme des tuniques de peaux et les en revêtit (*Genèse*, iii, v. 21). » C'est ce que l'on voit chez les peuples surpris au berceau de la civilisation, dans les pays où ils peuvent se procurer des peaux assez grandes pour s'en couvrir, soit seules, soit plusieurs cousues ensemble.　　　　　　　　　　　　　　　　　　　　　　　　　　E. Bgd.

Pouvoir conducteur de ces substances.

Les substances diverses qui viennent d'être passées en revue ne se comportent pas toutes de la même manière à l'égard du calorique. Les unes reçoivent et perdent la chaleur rapidement, les autres avec lenteur ; les premières sont dites bons conducteurs, et les secondes mauvais conducteurs. Ces dernières, quand elles entrent dans la confection des vêtements, emprisonnent, pour ainsi dire, la chaleur animale et garantissent bien du froid. Les premières, au contraire, c'est-à-dire les corps bons conducteurs, la laissent échapper.

Voici l'ordre de conductibilité, du plus au moins, des substances le plus généralement employées dans la confection des vêtements : 1° le lin ; 2° le coton ; 3° la soie ; 4° la laine. Tout ce qui est de laine, comme le drap, le mérinos, tient donc plus chaudement que ce qui est de soie : les vêtements de soie, plus que les calicots. et les indiennes qui sont de coton ; et ceux de coton, plus que les toiles et les batistes, qui sont de lin.

La plume, et *à fortiori* le duvet, sont de mauvais conducteurs du calorique. Une courte-pointe de duvet est, par son extrême légèreté et sa très faible conductibilité, un objet précieux pour les malades.

Les poils, lorsqu'ils entrent dans le tissage d'une étoffe, sont plutôt de bons conducteurs que lorsqu'ils sont à l'état de fourrure. Le bois, le liège, sont des corps essentiellement mauvais conducteurs.

Le cuir et les peaux parées sont de très mauvais conducteurs, et, sous ce rapport, ils viennent après la laine.

Texture des matières qui servent de vêtements.

On sait depuis longtemps que les corps en même temps très légers et très épais donnent la sensation de chaleur, tandis que les corps à tissu très serré, mais très mince, donnent celle de froid.

Les expériences de Rumford permirent d'établir, comme fait positif, que le refroidissement a lieu d'autant moins vite que les tissus servant d'enveloppe offrent plus de laxité, de mollesse et d'épaisseur. Ainsi, la laine, largement tissée et disposée de manière à contenir une certaine quantité d'air dans les interstices de ses mailles, est peut-être l'étoffe qui conduit le moins bien la chaleur, isole le mieux l'homme et s'oppose le plus au refroidissement de la surface de son corps. Le lin, au contraire, tissé en fil et servant à former des toiles fines et serrées, est un tissu très conducteur et qui tend à mettre l'homme en équilibre de température avec le milieu qui l'entoure.

Couleur des vêtements.

La couleur des vêtements n'est pas sans influence, et des expériences nombreuses ont été tentées pour en apprécier la valeur. — Ces expériences ont prouvé que les substances diversement colorées s'échauffent et se refroidissent d'une manière différente sous l'influence des rayons solaires. Francklin, Davy, s'étaient déjà livrés à des expériences intéressantes sur ce sujet; mais c'est à Stark que l'on doit les recherches les plus nombreuses et les plus susceptibles d'applications immédiates aux vêtements.

Dans une série d'expériences, et pour laisser monter de 10° à 70°, la liqueur d'un thermomètre dont elle entourait la boule, la laine noire a mis 4 minutes 45 secondes; la laine vert foncé, 5 minutes; la laine écarlate, 5 minutes 30 secondes; la laine blanche, 8 minutes.

Dans une autre série d'expériences, et avec un thermomètre à air, gradué de 1/10 de pouce en série descendante, et dont la boule a été successivement teintée de nuances différentes, Stark a constaté que, dans le même espace de temps, la boule du thermomètre colorée d'une nuance diverse se refroidissait d'une manière essentiellement différente. Ainsi, dans le même espace de temps,

La boule colorée en noir est descendue de............ 1 à 83
—   en brun foncé, de................... 1 à 71
—   en rouge-orange, de................. 1 à 58
—   en jaune, de........................ 1 à 53
—   en blanc, de........................ 1 à 13

Il résulte de ces expériences que la laine colorée est bien plus perméable au calorique que la laine blanche.

La conclusion générale à tirer de tout ce qui précède, touchant la nature du pouvoir conducteur, du tissage et de la couleur des substances employées dans la confection des vêtements, c'est que les vêtements de laine blanche, faits avec une étoffe souple, moelleuse, légère et en même temps épaisse, et contenant beaucoup d'air dans ses mailles, sont les plus mauvais conducteurs du calorique, ceux qui isolent le mieux le corps de l'influence des agents extérieurs, et qui, enfin, conservent le mieux la caloricité du corps.

La visibilité à distance varie donc selon la couleur et en raison inverse de la puissance d'absorption calorique; des vêtements présentant un certain degré de diaphanéité sont probablement avantageux à la tonicité du tégument; ceux qui sont opaques sont plus impénétrables à l'air (Arnould).

Propriétés électriques des tissus. — Les substances animales, laine et soie, se chargent aisément d'électricité négative par le frottement ; le lin et le chanvre sont bons conducteurs de l'électricité ; ces propriétés ne doivent pas être indifférentes relativement aux phénomènes biologiques, mais elles sont encore peu étudiées (Arnould).

Propriétés hygrométriques des tissus. — Plus un tissu est apte à se charger d'humidité, moins il est chaud : promptement imprégné d'humidité, il tend à s'en débarrasser par l'évaporation, d'où un refroidissement très rapide. M. Coulier s'est livré, à cet égard, à d'intéressantes recherches. Il a constaté que l'eau absorbée par les différentes étoffes se partage en deux parties : l'une, véritablement *hygrométrique*, imprègne le tissu sans se laisser reconnaître par le toucher, sans se laisser chasser par l'expression ; l'autre, ou *eau d'interposition*, obstrue les pores ; elle est perceptible à la main, elle est expulsée par l'expression. La puissance hygrométrique varie suivant la matière dont est formée chaque étoffe. Elle va en augmentant dans l'ordre suivant : 1º le coton ; 2º la toile de chanvre ; 3º la laine. Cette dernière pouvant soustraire au corps une forte proportion de liquide sans perdre de sa souplesse, de sa conductibilité, sans la rendre par évaporation de manière à produire un refroidissement brusque, est donc une excellente substance vestimentaire. M. Coulier, dans ses expérimentations, a constaté un fait fort singulier et très important à noter, c'est que l'eau d'un corps humide est soustraite bien plus rapidement à l'état d'eau hygrométrique par une étoffe, qu'à l'état de vapeur d'eau par l'air.

Des circonstances d'âge et de sexe qui modifient l'emploi des vêtements. — L'homme produit d'autant moins de calorique qu'il est plus jeune : il est alors plus incapable de résister aux abaissements de température. Ce défaut de résistance est très considérable chez l'enfant qui vient de naître ; il est donné au jeune être, il est vrai, de se réchauffer facilement : mais aussi la mort est souvent la conséquence de son exposition au froid. Il est donc nécessaire de couvrir d'une manière suffisamment chaude un jeune enfant qui vient de naître. On emploiera à cet effet des vêtements souples, moelleux et mauvais conducteurs du calorique. — Tels sont les langes chauds fréquemment renouvelés, et ne l'entourant que d'une manière lâche. On ne saurait trop s'élever contre l'usage ancien, et que quelques familles conservent encore, des maillots étroits dans lesquels on emprisonnait les enfants. Leurs inconvénients consistent à obliger les membres à se tenir dans une extension continue, sans pouvoir exécuter aucun mouvement. Ils les condamnent de plus à une immobilité absolue, compriment leur thorax et leur abdomen, et empêchent leur développement à un âge où il est si indispensable qu'il se fasse en toute liberté.

A un âge plus avancé, au collège, l'enfant résiste mieux aux abaissements de température, et l'on voit souvent les mouvements qu'il exécute, en raison de la vivacité qui lui est propre, développer assez de calorique pour lui permettre de mettre habit bas dans la saison la plus froide, afin de se livrer à ses jeux en toute liberté. A cet âge, ce qu'il y a de mieux, ce sont les vêtements en laine, moelleux et assez souples pour ne pas gêner les mouvements; ils doivent être maintenus propres et secs.

Dans l'âge adulte, les vêtements de l'homme doivent être en rapport avec ses sensations et ses besoins. Malheureusement, celui qui travaille exposé au froid et à l'humidité, et qui a le plus besoin de vêtements chauds qui lui permettent d'y résister, ne peut se les procurer; il est heureux que, chez lui, l'habitude supplée au défaut de précautions hygiéniques que son peu d'aisance l'empêche de prendre.

Les vieillards se rapprochent des enfants, leur caloricité est diminuée, et ils sont vivement impressionnés par les brusques variations de température; il est donc utile de conseiller aux personnes avancées en âge des vêtements chauds, et qui les mettent suffisamment à l'abri du froid.

Le sexe modifie profondément la forme des vêtements, et la différence qu'il détermine dans leur disposition, chez l'homme et chez la femme, est un fait bien général, car il se trouve dans tous les temps et dans tous les pays.

Ces différences tiennent à la faiblesse de la femme, à son moindre degré de résistance au froid, à sa caloricité plus faible. Dans l'enfance, ces différences se font déjà sentir dans les deux sexes, et il est nécessaire de couvrir les petites filles de vêtements plus chauds et plus mauvais conducteurs du calorique. On emploie surtout pour elles des étoffes soyeuses, pourvues de poils, ou des fourrures, des étoffes de tricot de laine ou de bourre de soie, et on préférera la couleur blanche. A la puberté et pendant toute l'époque de la virilité, ces différences, qu'il eût peut-être été nécessaire de conserver, disparaissent complètement devant l'empire de la mode que les femmes reconnaissent seul et qui, seul, règle leur conduite. Les femmes âgées, qui n'obéissent plus à cet empire avec la même soumission, chez lesquelles l'impressionnabilité au froid est, de même que dans l'enfance, plus caractéristique, sont conduites à se couvrir de vêtements plus chauds : souvent même ces vêtements sont insuffisants, et elles sont obligées d'avoir recours à l'usage des chaufferettes et des poêles pour maintenir la température de leur corps à un degré convenable.

Rapports entre la forme des vêtements et les diverses parties du corps.

A. *Tête.* — Les Grecs et les Romains ne se couvraient la tête que dans des circonstances exceptionnelles : à la guerre, en voyage, ou bien quand ils étaient malades ; il en était de même des Gaulois. C'est au règne de Charles VIII que l'on fait généralement remonter l'usage des couvre-chef (1) qui, d'abord uniquement employés à la guerre et pour se garantir des violences extérieures, s'introduisirent peu à peu dans la vie civile. On comprend qu'à une époque de troubles et de guerres presque continuelles, et où l'on avait tout à redouter, même au sein d'une paix apparente, l'usage de se préserver la tête par des moyens spéciaux soit devenu général.

Dans l'enfance, il est de toute nécessité de préserver la tête des jeunes sujets contre les violences extérieures et contre les chutes presque continuelles que détermine leur marche, encore incertaine. L'usage des bourrelets, mais surtout de bourrelets faits avec des tiges de baleine flexibles, et qui constituent une coiffure légère, aérée et fraîche, en même temps qu'elle sert à amortir l'effet des chutes, est une chose excellente. On doit se garder avec soin de comprimer la tête des enfants ; la déformation facile à opérer sur des os flexibles, peu épais et unis par des membranes cartilagineuses, ne tarde pas à se produire, et des accidents fâcheux peuvent survenir (Foville).

La coiffure des enfants un peu plus avancés en âge doit toujours être légère : telles sont les qualités des chapeaux de paille, des casquettes de formes et d'étoffes diverses que l'on fabrique actuellement. Si l'on n'observait pas cette condition, on pourrait avoir à redouter des congestions cérébrales. Pour la nuit, la coiffure que l'on doit préférer pour les enfants est un serre-tête en toile fine attaché sous le menton avec un cordon.

Dans l'âge adulte, il faut également distinguer la coiffure du jour de celle de la nuit. — Le jour, et à notre époque, l'homme adulte fait généralement usage, pour garantir sa tête des variations atmosphériques, du plus mauvais genre de coiffure qu'on puisse imaginer : c'est le chapeau. Cette coiffure lourde, disgracieuse, recouvre très incomplètement la tête, préserve très mal les yeux de l'action des rayons solaires, ne protège pas les oreilles et comprime le front. Malheureusement l'habitude ne permet pas de le changer, et tout ce que l'on peut faire

---

(1) Ceci doit être appliqué seulement au *chapeau* proprement dit, transformation du heaume de fer ; car, de tout temps, les peuples des zones froides et tempérées ont porté des coiffures, capuchons, chaperons, etc.   E. Bgd.

est d'en atténuer le plus possible les nombreux inconvénients. En été, on a pris l'habitude des chapeaux de feutre gris et légers, des chapeaux de paille et des casquettes légères, qui constituent, pendant les chaleurs, un genre de coiffure bien préférable à nos chapeaux noirs.

La nuit, si l'habitude de coucher la tête nue n'a pas été prise dès l'enfance, et si l'on ne veut pas se soumettre à l'usage excellent mais peu gracieux des serre-tête, il faut bien employer les madras ou les foulards, qui ont cependant le sérieux inconvénient de ne rester sur la tête qu'au prix d'une constriction quelquefois assez forte.

Les vieillards ayant perdu, la plupart du temps, leurs cheveux et ayant la tête dégarnie, doivent la protéger d'une manière plus efficace que dans l'âge adulte; c'est dans ce but que l'on a imaginé les perruques, dont on ne saurait trop conseiller l'usage aux personnes âgées : elles les préservent de céphalalgies opiniâtres, de coryzas chroniques, de névralgies dentaires et souvent d'affaiblissements de la vue et d'ophthalmies rebelles; toutes ces maladies peuvent, en effet, se développer comme conséquences de l'action habituelle du froid sur la tête des sujets âgés et impressionnables. Pour la nuit, les vieillards auraient bien tort de se priver de l'usage du bonnet de coton, qui ne mérite pas la défaveur dont il est l'objet, et qui, en définitive, est, pendant qu'on est au lit, le meilleur couvre-chef qu'on puisse imaginer.

Pour la femme, il n'y a rien de positif à dire sous ce rapport. La coiffure de jour, qui consiste à rester la tête nue ou à l'orner de bonnets ou de chapeaux dont la forme et la disposition varient chaque année et à chaque saison, est entièrement soumise aux caprices et aux exigences de la mode à laquelle l'hygiène n'a en général rien à voir; il est heureux que la longue et épaisse chevelure qui couvre leur tête serve d'une manière efficace à la mettre à l'abri des variations atmosphériques et de l'action du froid. La nuit, la coiffure des femmes consiste, en général, en un bonnet léger, attaché sous le menton avec un cordon, et cette coiffure est excellente sous le rapport de l'hygiène.

Chez les enfants, la coiffure est importante à considérer. Chez les nouveau-nés, il faut une coiffure suffisante pour protéger la tête contre les agents atmosphériques, mais qui cependant ne soit pas trop chaude. Un simple béguin de toile et, par-dessus, un simple bonnet également de toile, me semblent suffisants. On doit surtout éviter de comprimer la tête avec un bandeau ou des bandelettes; car, d'après les recherches de M. Foville, cette compression peut amener des déformations considérables du crâne et de l'oreille, qu'il a décrites avec soin. Il considère ces déformations comme pouvant amener plus tard des aliénations mentales, des suppurations du cuir chevelu, l'engorgement des ganglions cervicaux, le développement variqueux des veines de la tête, des méningites, des épilepsies, l'imbécillité. Tout ceci est peut-être un peu exagéré, néanmoins il faut en tenir compte. Lorsque les enfants commencent à marcher, il leur faut des bourrelets légers, élastiques, livrant passage à l'air, et cependant présentant une résistance suffisante pour les préserver des chocs et des violences extérieures.

Perruques. — L'histoire des perruques serait longue à faire. Elles ne sont plus guère employées que pour préserver la tête de certains vieillards très impressionnables, du coryza et des causes diverses de refroidissement. Je crois qu'il faut en restreindre l'emploi aux cas qui viennent d'être signalés.

B. *Face.* — La face n'a pas besoin d'être couverte, et elle ne l'est pas habituellement, à moins que ce ne soit pour se garantir d'une chaleur trop ardente ou d'un froid trop intense; encore n'est-ce que l'exception.

Dans les climats froids, et dans les jours les plus froids des pays tempérés, on a l'habitude de couvrir une partie du visage d'une espèce de cravate très large cachant la bouche et le nez, et n'y laissant entrer que de l'air tamisé et moins froid que l'air extérieur. C'est une bonne habitude qu'on ne saurait trop encourager.

C. *Cou.* — L'habitude de porter des cravates ne date guère que du commencement du dix-huitième siècle. Beaucoup de peuples, et en particulier ceux des pays chauds, tels que les Orientaux, n'ont pas adopté cette coutume : aussi les angines sont plus rares chez eux que dans nos climats tempérés : il est digne de remarque, en effet, que l'habitude de couvrir le cou rend cette partie tellement impressionnable, que lorsque, accidentellement, on vient à la découvrir, on a beaucoup plus de chances de contracter une pharyngite ou une laryngite que dans les circonstances opposées.

Les cravates sont, en général, de coton, de fil ou de soie : on met quelquefois dans leur intérieur une sorte de carcasse en baleine très fine, dans les intervalles de laquelle sont placés des poils de sanglier.

Les cravates trop dures, trop rigides, celles qui sont trop serrées et compriment le cou, ont de sérieux inconvénients qui sont encore beaucoup plus grands chez les vieillards. Cette compression gêne, en effet, la circulation dans les gros vaisseaux du cou et peut contribuer à déterminer, soit des congestions, soit des hémorrhagies cérébrales. Les cravates doivent réunir les deux conditions de souplesse et de chaleur ; les cols de satin que l'on porte généralement en hiver remplissent assez bien ces conditions. En été, des cravates de mousseline, de batiste ou de toile, avec un léger col intérieur pour les empêcher de se rouler en corde, sont celles que l'on doit préférer. Les femmes ne font pas, en général, usage de cravates : en hiver, toutefois, un grand nombre d'entre elles se préservent du froid et de la rigueur de la saison en se plaçant autour du cou quelques fourrures ou des fichus de formes variables.

Les cols-cravates, qui s'attachent en arrière à l'aide d'une boucle, sont maintenant employés par un grand nombre de personnes. Lorsqu'ils ont été faits avec soin et qu'ils sont souples et mous, ils ont peu d'inconvénients et on ne saurait les blâmer, pas plus que les cravates, avec lesquelles ils ont d'ailleurs la plus grande analogie. Mais lorsqu'ils sont durs et rigides, leurs inconvénients sont réels. Percy a signalé, chez les soldats, les inconvénients des cols durs et trop serrés : la face devient vultueuse, la voix s'éteint, les yeux sortent de l'orbite ; il survient souvent des vertiges, des défaillances et quelquefois des épistaxis. Enfin, quelquefois, la congestion et l'hémorrhagie cérébrales en ont été la conséquence ultime. M. H. Larrey considère les cols d'uniforme, neufs, raides, trop hauts et trop serrés, comme la cause de l'adénite cervicale, si fréquente chez les jeunes soldats.

D. *Tronc, membres.* — Nous allons examiner maintenant les pièces de vêtement les plus importantes, celles peut-être qui ont subi le plus de variations depuis l'antiquité jusqu'à nos jours.

Les Orientaux sont les seuls qui aient conservé les vêtements amples et consistant en draperies larges et flottantes. En Europe, au contraire, et depuis bien des siècles, on tend sans cesse à rétrécir le costume et à l'adapter aux formes du corps.

Le changement le plus important introduit par la civilisation est l'usage du linge de corps. La tunique de lin des Grecs était un vêtement porté, non sur la peau, mais sur un premier vêtement de laine. D'après M. Fleury, c'est sous le règne d'Auguste que l'on commença à porter des chemises. La plupart des auteurs admettent, cependant, que ce n'est qu'au douzième ou au treizième siècle que l'introduction de la toile de chanvre fit employer le linge de corps et, en particulier, la chemise. Elle mit de longues années à se généraliser. C'est, du reste, à l'usage habituel du linge de corps que l'on doit la révolution que l'emploi des bains a subie, en passant de l'antiquité jusqu'à nous. Chez les Grecs et chez les Romains, les bains faisaient partie des usages habituels de la vie et étaient destinés à débarrasser la peau des produits de l'exhalation cutanée qui s'y accumulaient. Aujourd'hui, le linge de corps remplit en grande partie cette destination et absorbe les produits de la sécrétion de la peau, à mesure qu'ils sont versés à sa surface ; les bains, tout en étant utiles et excellents, sont donc loin d'être aussi indispensables que dans l'antiquité.

Chemise. — La principale pièce de linge de corps est la chemise, dont la forme a beaucoup varié et varie encore chaque jour. Les chemises sont faites en toile de lin, de chanvre, ou en coton : elles ne doivent être ni trop légères, car elles ne pourraient absorber tout le produit de l'exhalation cutanée, ni trop épaisses et trop dures, car elles irriteraient la peau. La chemise s'étend du cou, qu'elle ne doit pas trop fortement étreindre, aux genoux. La nature de l'étoffe qui la constitue en fait un corps bon conducteur du calorique ; ainsi, lorsqu'elle s'imbibe du produit de la sécrétion cutanée et que ce dernier vient à s'évaporer, elle cause une sensation de froid qui pourrait avoir des inconvénients si l'adjonction d'autres vêtements plus chauds, plus mauvais conducteurs du calorique, ne venait empêcher l'influence fâcheuse de cette évaporation trop rapide.

Le changement de chemise doit être fréquent, deux à trois fois par semaine au moins. C'est une chose bonne et salutaire que d'avoir une chemise différente pour le jour et pour la nuit ; les produits de sécrétion dont la chemise s'imbibe, dans la période de jour ou de nuit, ont le temps de se sécher complètement pendant qu'elle n'est pas en contact avec la peau, et lorsqu'on fait de nouveau usage de la chemise, elle a repris toutes ses qualités premières. Dans beaucoup de pays chauds, les individus peu aisés ont l'habitude de se dépouiller le soir de leur chemise, de l'étendre pour la sécher, et de se coucher nus. Le lendemain, ils la remettent sèche et fraîche. Cette habitude est saine relativement à l'impossibilité où ils sont d'en changer matin et soir, et elle est bien certainement préférable à l'usage de la conserver d'une manière continuelle.

Culotte. — La culotte, qui autrefois s'étendait seulement de la ceinture aux genoux, est maintenant destinée à recouvrir le tronc et les membres abdominaux. Elle est supportée par des bretelles, usage infiniment préférable à celui qui existait autrefois et qui consistait à retenir la culotte à la base du thorax, à l'aide d'une ceinture qui en faisait partie et qui la maintenait en la serrant autour de la taille. Cet usage, que l'on a essayé à plusieurs reprises de faire revivre, a pour inconvénient de comprimer la base du thorax, d'empêcher son libre développement, de gêner les mouvements respiratoires, de troubler la digestion, enfin, de favoriser le développement des hernies.

Ces divers accidents, que contribue encore à développer la constriction exercée par les autres parties d'une culotte trop étroite, sont souvent accompagnés d'un autre plus médiat, mais qui cependant peut être la conséquence de la compression du thorax et de l'abdomen : c'est la congestion cérébrale. L'attache de la culotte autour du genou avait également des inconvénients sérieux ; elle facilitait la stase du sang dans les membres inférieurs, et déterminait des varices ou des ulcères variqueux souvent incurables. La culotte se fait en général en laine, et spécialement en drap, dans les climats froids et dans la saison froide des pays tempérés ; celles qui se font en toile, en fil, en coton, ne sont guère usitées que dans les plus grandes chaleurs de l'été ; encore est-il préférable de les avoir en laine légère et souple.

Les culottes trop larges ont un autre inconvénient : non seulement elles laissent pénétrer l'air et sont plus froides, mais elles ne soutiennent et ne protègent pas les testicules, et peuvent être la cause prédisposante et déterminante des varicocèles.

Un certain nombre de médecins attribuent à l'usage de la culotte le défaut de développement de l'appareil génital externe, d'où la dégénération de l'espèce humaine et la diminution de la population. Rien ne le prouve : sans doute une culotte trop serrée peut diminuer le volume des organes génitaux, amener un peu d'atrophie des testicules, favoriser le développement des varicocèles et peut-être des hydrocèles, tout au plus, si tant est que ces effets soient réels. D'un autre côté, une culotte bien faite sert à soutenir les organes génitaux, à les protéger, à les mettre à l'abri des tiraillements, des chocs, des violences extérieures et des vicissitudes atmosphériques. Ces avantages compensent donc, et au delà, les inconvénients imaginaires qu'on ne saurait même attribuer qu'à un pantalon ou à une culotte trop serrés.

Caleçon. — Le caleçon, assez généralement employé, surtout en hiver, est plutôt une affaire de propreté ; sa destination est d'absorber le produit de l'exhalaison cutanée et d'empêcher son imprégnation dans le pantalon qui est de drap ou de laine, et qu'on ne lave pas souvent. Il a, du reste, les mêmes inconvénients que les anciennes culottes lorsqu'il est attaché à l'aide d'une ceinture trop étroite, ou lorsqu'il étreint trop fortement les genoux autour desquels il est fixé.

Gilet. — Le gilet est destiné à remplir, à l'égard du thorax, les fonctions du pantalon relativement au tronc, et il se trouve dans les mêmes conditions que ce dernier. Autrefois, il était assez généralement composé d'étoffes légères, de coton, de toile, ou tout au plus de soie, et plus rarement encore de mérinos. Actuellement ces étoffes ne sont plus guère employées qu'à l'époque des grandes chaleurs, et on a pris la bonne habitude de se servir, pour les gilets comme pour les pantalons, de tissus de drap, qui conservent beaucoup mieux la chaleur naturelle.

Habit. — L'habit est destiné à remplir des fonctions protectrices analogues à celles du gilet, mais plus générales et plus importantes; il recouvre le thorax dans toute son étendue et protège en même temps toute la région lombaire, les épaules ainsi que les membres thoraciques. C'est le vêtement qui a subi peut-être les variations les plus nombreuses, avant d'arriver à la forme étroite et disgracieuse qu'il a actuellement. Tout disgracieux qu'il est, reconnaissons pourtant qu'il s'accommode assez bien à la rapidité et à la liberté des mouvements, et que son inconvénient le plus réel réside dans l'étroitesse des manches.

On a raccourci l'habit de manière à en faire la veste qu'il est indispensable d'adopter dans certaines professions, bien qu'elle ait le désavantage de ne protéger ni les lombes ni le bassin.

L'habit a été allongé de manière à faire la redingote, vêtement évidemment bien préférable au premier. Indépendamment de ses dimensions plus grandes, de son ampleur plus notable, on peut ajouter qu'il est plus décent et qu'il protège bien plus efficacement la moitié supérieure des membres abdominaux.

[M. Champouillon a noté la diminution de fréquence des phlegmasies abdominales, dès que, dans l'armée, la tunique eut été substituée à l'habit réglementaire. La tunique a également remplacé l'habit avec avantage dans les colléges et les pensions.]

Manteaux. — Dans la saison froide et rigoureuse, ainsi qu'à l'époque des brusques variations de température, l'habit ne suffit pas pour protéger l'homme et pour l'isoler du froid de l'atmosphère ambiante; on a imaginé, à cet effet, deux vêtements particuliers, l'un est le manteau et l'autre le pardessus, autrement dit paletot. Tous deux sont communément en drap et doublés d'une autre étoffe destinée à les rendre plus épais et plus mauvais conducteurs du calorique. Ils constituent tous deux des vêtements fort bons et fort avantageux; le deuxième, toutefois, paraît être sous la protection de la mode actuelle, aussi est-il plus généralement adopté. Il serait à désirer que le bas prix des étoffes de drap permit de vulgariser l'emploi de ces vêtements surnuméraires, et de les propager dans les classes peu aisées. Dans les climats méridionaux et surtout dans les contrées tropicales, le manteau est employé dans un autre but que dans notre pays. Il est très ample, en laine blanche, peu épaisse, douce et moelleuse, et il est destiné à isoler le corps de l'homme et à le protéger contre les ardeurs d'un soleil brûlant et d'une chaleur excessive.

Ceintures. — L'usage des ceintures compte actuellement peu de partisans dans nos pays. Dans plusieurs contrées méridionales où l'on en fait usage, on a recours à des étoffes souples et cependant résistantes qui, passées plusieurs fois autour de la base du thorax et de l'abdomen, sont un soutien pour les viscères abdominaux, et un point d'appui solide et d'une grande utilité dans les mouvements énergiques et tendus.

[Ces mêmes ceintures sont une protection très efficace contre les brusques changements de température, si communs dans les pays chauds.]

E. *Mains et pieds.* — Les mains et les pieds réclament des vêtements particuliers. Aux mains ce sont les *gants*, destinés autant à ménager la souplesse et la finesse de l'organe du tact, qu'à protéger contre les froids rigoureux la peau de ces parties sur lesquelles cet agent détermine des engelures, des érosions, des fissures souvent extrêmement douloureuses. On fait les gants en fil, en coton, en soie, mais surtout en peau, qui, bien que douce et souple, offrant plus de résistance, est une garantie plus certaine contre le froid.

Bas. — Les bas sont maintenant d'un usage général ; leur destination est non-seulement de protéger les jambes et les pieds contre l'action du froid et les variations de température, mais encore de se charger du produit de la transpiration cutanée abondante que la marche et l'exercice déterminent aux membres inférieurs. Les bas, qui sont ordinairement en lin, en chanvre ou en coton, plus rarement en soie et assez souvent en laine, dans la saison rigoureuse, sont un des vêtements qui doivent être le plus souvent renouvelés.

Chaussures. — Les chaussures sont destinées à protéger les pieds contre les violences extérieures et à supporter le poids du corps : elles doivent réunir les conditions de solidité et de rigidité à un certain degré de souplesse, qui leur permette de se ployer aux diverses courbures du pied, sans toutefois le blesser. On ne saurait méconnaître que la plupart des affections du pied, telles que les cors, oignons, durillons, sont presque toujours la conséquence des chaussures trop étroites ou trop dures.

Il y a deux espèces de chaussures, assez généralement employées : ce sont les sabots et les souliers ou les bottes.

Les sabots sont la chaussure des habitants des campagnes et, souvent même, celles de personnes plus aisées qui se livrent aux travaux des champs et qui y passent une partie de leur vie. Les sabots sont en bois, ils sont mauvais conducteurs du calorique et en même temps secs, mais ils sont durs, inflexibles, ne suivent pas et ne permettent pas la liberté des mouvements des pieds, aux courbures desquels ils ne peuvent se prêter. Ils exposent à toutes les lésions épidermiques de ces parties, déterminent un épaississement considérable de la peau des pieds, émoussent une partie de la sensibilité de cet organe ; enfin, rendent fréquentes des chutes qui peuvent être suivies d'accidents plus ou moins graves. Les sabots, en raison de leurs inconvénients nombreux, ne doivent jamais être employés quand on peut faire autrement.

Les bottes complètes ou incomplètes sont une importation de la vie militaire dans la vie civile. D'abord exclusivement portées par les cavaliers, les bottes sont devenues d'un usage général et elles constituent une chaussure commode, souple, facile à porter, et qui garantit les jambes et les pieds aussi bien des violences extérieures que de l'humidité et du froid. Ajoutons, toutefois, que l'usage de bottes plus souples, appelées bottines et attachées avec des boutons, ou maintenues à la partie inférieure de la jambe par une tige élastique, paraît se généraliser et se substituer avec avantage à celui des bottes anciennes. C'est donc l'emploi de l'une de ces deux chaussures que l'hygiène doit recommander, en insistant surtout sur l'adjonction, pendant les temps froids et humides, de doubles semelles dont l'une est en liège : elles maintiennent les pieds chauds et secs. On emploie maintenant des souliers pardessus en caoutchouc, qui préservent parfaitement du froid et de l'humidité.

Les femmes ont pour chaussure habituelle des souliers ou des bottines en peau beaucoup plus fine, plus souple, plus flexible, mais, en même temps, plus mince que celle employée pour les chaussures de l'homme ; c'est un inconvénient, et de semblables chaussures, perméables à l'humidité, peuvent déterminer chez les femmes des bronchites, des laryngites, des angines, des coryzas, etc.

Dans l'intérieur des habitations, les deux sexes font usage de pantoufles simples ou fourrées que l'hygiène ne peut qu'approuver.

Vêtements de la femme. — La disposition générale des vêtements de la femme est essentiellement mauvaise et défectueuse. Les robes et les jupons, ouverts par le bas et flottants pour ainsi dire, laissent agir sur les parties inférieures le froid et l'humidité. Or, qui pourrait affirmer que les nombreux dérangements de la menstruation et les affections de l'utérus, si nombreuses et si variées, qui atteignent la femme après la puberté, ne soient pas le résultat de l'action de ces agents physiques ?

On ne saurait trop recommander aux femmes l'usage de caleçons de toile, destinés à protéger ces organes contre le froid et l'humidité, usage qui commence très heureusement à se répandre et même à se généraliser.

Corset. — Le corset de la femme est la partie de son vêtement contre laquelle se sont élevées le plus de clameurs, et à laquelle les critiques les plus vives ont été adressées.

M. Bouvier a fait, à l'Académie de médecine, un excellent rapport dans lequel il trace un historique complet du corset, et qu'il consacre à combattre l'usage de cette pièce d'habillement. Il ne le proscrit cependant pas d'une manière absolue, et il propose d'approuver des modifications que lui ont fait subir les inventeurs, sur le travail desquels il a fait son rapport.

M. Fleury est allé plus loin, il proscrit complètement le corset. Voyons maintenant, en nous servant des documents que M. Bouvier a ajoutés à ceux de Reveillé-Parise, quel est l'état de la question.

M. Bouvier partage l'histoire du corset en cinq époques :

1° Antiquité ; bandes ou *fasciæ* des femmes grecques et romaines ;

2° Premiers siècles de la monarchie française, grande partie du moyen âge, pendant lesquels le costume des femmes ne présente rien de fixe ; période de transition qui participe de la précédente et de la suivante, par l'abandon des bandelettes romaines et par l'usage commençant des corsages justes au corps ;

3° Fin du moyen âge et commencement de la renaissance ; adoption générale des robes à corsage serré, tenant lieu de corset ;

4° Du milieu du seizième siècle à la fin du dix-huitième siècle, époque des corps baleinés ;

5° De la fin du dix-huitième siècle jusqu'à nos jours, époque des corsets modernes et actuels.

Étudions maintenant les reproches qu'on fait au corset.

Employé avant la puberté, le corset comprime la base du thorax, déforme la taille et la poitrine, dont il empêche le développement, gêne les fonctions du foie et de l'estomac, s'oppose au libre jeu des poumons et du cœur ; il est une des grandes causes sous l'influence desquelles se développe la prédisposition aux maladies chroniques de ces organes ; on l'a accusé de produire souvent des déviations de la taille.

Après la puberté, on l'accuse de continuer tous les effets qu'il a déjà commencé de produire, et, de plus, de s'opposer au libre développement des seins, à l'ampliation convenable du thorax, enfin de favoriser le développement de la chlorose, des palpitations, des gastralgies et des troubles divers de la menstruation.

Quelques-uns de ces reproches sont vrais, d'autres sont exagérés, d'autres complètement injustes. On doit admettre qu'un corset trop étroit, emprisonnant le thorax et serré énergiquement autour de la taille, s'oppose au libre développement du thorax et peut, surtout si d'autres causes viennent s'y joindre, comme cela existe presque toujours, favoriser le développement de la phthisie pulmonaire, déterminer des gastralgies, des digestions pénibles, peut-être des palpitations et une disposition aux syncopes : c'est là tout, et, du reste, c'est bien assez. Quant à la chlorose et à ses suites, c'est une maladie qui se manifeste bien souvent à cet âge, sans que cette condition ait existé. Pour la déviation de la taille, M. Bouvier, d'après ce que rapporte M. Ménière, n'a pas trouvé une seule fois la réalité de cette cause dans 380 cas.

M. Bouvier donne la liste suivante, incomplète suivant lui, des accidents que peuvent déterminer les corsets.

« Excoriations au voisinage des aisselles. Gêne de la circulation veineuse des membres supérieurs. Accidents résultant de la compression du plexus brachial ; aplatissement, froissement des seins et maladies diverses des glandes lymphatiques et des glandes mammaires ; affaissement, déformation et excoriation des mamelons ; difficulté extrême de certains mouvements : affaissement et atrophie des muscles comprimés et inactifs, abaissement et rapprochement permanent des côtes inférieures ; rétrécissement de la base du thorax ; réduction des cavités de la poitrine et de l'abdomen ; refoulement du diaphragme ; compression des poumons, du cœur, de l'estomac, du foie et des autres viscères abdominaux, surtout après les repas, d'où gêne plus ou moins grande de la respiration et de la parole ; aggravation des moindres affections pulmonaires, disposition à l'hémoptysie ; palpitations de cœur, syncopes, difficulté de retour du sang veineux au cœur ; embarras dans la circulation de la tête et du cœur ; congestions fréquentes aux parties supérieures ; efforts musculaires difficiles ou dangereux ; lésions des fonctions digestives, gastralgie, nausées, vomissements, réduction du volume de l'estomac, lenteur et interruption facile du cours des matières dans l'intestin rétréci ; déformation, déplacement du foie, augmenté dans son diamètre vertical et repoussé vers la fosse iliaque, réduit dans les autres sens et déprimé, en outre, à sa surface par les côtes, qui s'impriment, en quelque sorte, dans sa substance ; gêne de la circulation abdominale ; abaissement de l'utérus, troubles de la menstruation, et dans l'état de grossesse, disposition à l'avortement, au développement imparfait du fœtus, aux déplacements de la matrice, aux hémorrhagies utérines, etc. » Tout ceci me semble exagéré.

Quelles sont, cependant, les circonstances qui militent en faveur du corset? Les voici :

A mesure que la femme se développe, les seins s'accroissent, prennent du volume et ont besoin d'être soutenus. De plus, lorsqu'une grossesse et un acouchement, et, à plus forte raison, plusieurs, sont venus déformer la taille, les seins et l'abdomen de la femme, il y a nécessité indispensable d'y remédier par quelque moyen artificiel, afin de ramener ces parties à un état aussi semblable que possible à celui dans lequel elles étaient auparavant. Devons-nous encore ajouter qu'il faut tenir un peu compte des idées répandues et admises sur la beauté des formes de la femme. Il est enfin une autre considération non moins importante, c'est que les femmes, dans notre état social actuel, menant une existence sédentaire et exerçant peu leur système musculaire, sont, en général, débiles et ne peuvent rester longtemps debout ou faire de longues courses sans se fatiguer. Toutes ces raisons réunies expliquent pourquoi on a imaginé d'établir autour du corps de la femme un lien circulaire et résistant, au-dessus et au-dessous duquel on a disposé, sous forme d'étui solide, un système de baleines et de lames métalliques minces, dont la partie supérieure sert de soutien aux seins et au thorax, et la partie inférieure couvre la partie supérieure de l'abdomen. C'est cet appui solide auquel on a donné le nom de corset, qui sert à soutenir le tronc et le corps de la femme, l'empêche de s'affaisser et s'oppose à ce qu'elle ressente aussi aisément la fatigue.

Voici maintenant ce qu'en bonne hygiène il faut admettre ou rejeter du corset.

Avant l'établissement de la puberté, le corset doit être formellement proscrit; ce n'est que lorsque le développement de la jeune fille est à peu près complètement achevé qu'on peut commencer à y avoir recours.

Les corsets qu'on doit employer ne doivent pas comprimer, mais contenir et soutenir; il faut donc défendre vivement et empêcher ces moyens qu'emploient tant de jeunes personnes pour avoir des tailles minces et fines.

Le corset doit permettre la liberté des mouvements et ne s'opposer en rien à la plénitude de la respiration. L'étoffe qui le constitue doit être souple et résistante, et seulement garnie de baleines. Les lames métalliques ne doivent pas y trouver place. Les épaulettes doivent être complètement rejetées. Devons-nous encore ajouter qu'il ne faut pas de corset pendant la grossesse et l'allaitement?

Dans le système actuel d'habillement de la femme, les jupes s'attachent au-dessus des hanches, dont la largeur et le volume leur servent de soutien : ce point d'attache a presque toujours lieu au corset, qui, s'il est bien fait, s'oppose à ce que ce nouveau lien comprime la base du thorax.

Il est une dernière particularité du costume de la femme, à l'égard de laquelle l'hygiène doit intervenir, et qu'on ne saurait blâmer d'une manière trop sévère : cette particularité, c'est l'habitude qu'ont tant de femmes de se découvrir, même dans la saison rigoureuse, le cou, la partie supérieure de la poitrine et les épaules : je dis qu'on ne saurait s'élever trop sévèrement contre cette déplorable habitude, qui engendre chez la femme plus d'angines, de laryngites, de bronchites, de pneumonies et de pleurésies que toutes les autres causes réunies peut-être, et qui est souvent la cause occasionnelle du développement de la phthisie pulmonaire. On doit donc conseiller, le plus possible, l'usage des robes montantes, des pèlerines et, si l'on ne peut l'obtenir, les fichus et les châles doivent être recommandés avec soin.

Influence du climat, des saisons et des professions sur les vêtements.

Les modes françaises ont envahi la plupart des contrées du monde civilisé, et les formes dernières de nos vêtements ont été successivement adoptées partout, et partout en même temps disparaissait le costume national, qui prêtait tant à la physionomie des peuples de chaque contrée. Il y a cependant des nations, et, parmi elles, les Orientaux et les habitants du nord de l'Afrique, chez lesquelles les exigences d'une température élevée ont maintenu l'ancien costume, qui préserve de l'intensité de la chaleur. Le costume militaire seul a varié dans ces contrées et a subi la conséquence de l'importation de nos habitudes. Les vêtements des Orientaux sont larges, amples et donnent un libre et facile accès à l'air. La tête est couverte, et le moindre fellah porte une calotte de laine blanche ou noire. Les gens plus aisés ont d'abord sur la tête une calotte de toile, recouverte elle-même d'une seconde calotte de laine rouge : par-dessus et autour est placé le châle de laine ou de coton formant le turban (*hemma*). Tels sont les Turcs. Chez eux, le cou est nu, le tronc est couvert d'une large blouse de laine ou de coton qui est l'unique vêtement des classes pauvres. Ceux qui sont plus à leur aise ont une chemise de toile, un caleçon, puis un *kaftan* ou robe de soie ou de coton broché : par-dessus est une espèce de redingote à manches, appelée *gebba*, puis le burnous ou léger manteau en laine blanche. Les pauvres marchent pieds nus ; les gens plus aisés ont une espèce de soulier grossier, appelé *marcoub*. Ceux qui sont riches ont d'abord des bas de laine ou de coton, puis le *mazde*, espèce de brodequin léger par-dessus lequel se met le marcoub. La plupart des Turcs aisés qui ont adopté la réforme, ont un vêtement qui se rapproche singulièrement de ceux des peuples occidentaux.

Les Arabes ont des vêtements différents : les Bédouins portent encore l'antique kamise fendue par devant : ils ont encore la grande couverture (*keram*), qui s'attache autour de la tête, et de là enveloppe le corps entier. Les plus aisés portent de plus le burnous. Les gens riches ont d'abord des bas (*charal*), une espèce de culotte courte (*cherail*), une petite (*souderi*), puis une autre veste à manches (*demi-coubram*), le turban, le burnous, puis une large ceinture (*hezam*); ils ont bien souvent, en outre, le grand manteau d'hiver (*habaia*); tous ces vêtements sont en laine blanche, souple, légère, et leur ensemble forme un poids qui est loin d'égaler celui des vêtements des habitants de nos contrées.

Dans les parties chaudes de l'Amérique, dans les Antilles, au Mexique, au Pérou, etc., etc., le costume est composé des mêmes pièces que les nôtres, mais il est plus simple, plus léger, de couleur plus claire, et au lieu d'être confectionné en drap, il est fait avec des étoffes de toile, de fil ou de coton, ou mieux encore avec un tissu fin de laine.

Les habitants de ces contrées ont, du reste, moins besoin de ces dernières étoffes que les Arabes du désert, car ils ne cherchent pas comme eux à braver les ardeurs du soleil ; leur but unique, au contraire, est de s'y soustraire, et de consacrer au repos et à la tranquillité les instants de la journée où la chaleur est le plus considérable.

Dans les Indes, les vêtements présentent le reflet des coutumes britanniques, mêlées aux modes indigènes.

Une règle hygiénique importante à établir, c'est de conseiller, dans les pays chauds, l'emploi de vêtements de laine, légers, souples et moelleux, pour qu'ils isolent le corps et qu'ils le soustraient à la température élevée de l'atmosphère ambiante. Ils servent, en même temps, à préserver l'homme des différences considérables de température qui existent entre le jour et la nuit, et du froid assez intense qui règne pendant cette dernière.

Dans les pays froids, les indigènes ont disposé leurs vêtements de manière à pouvoir résister à l'abaissement considérable de la température. Ces vêtements se composent de fourrures épaisses, superposées les unes aux autres, et dont on augmente ou diminue le nombre selon la rigueur du froid ou la douceur de la saison. Une autre condition que les habitants des pays froids ne manquent pas de remplir, c'est l'étroitesse des vêtements, combinée à une forme qui leur permet de s'appliquer exactement à la surface du corps, et de ne laisser en aucun point accès à l'air.

Dans les climats tempérés, la nature, la forme, la couleur et l'épaisseur des vêtements varient avec la saison; il est cependant un certain nombre d'hygiénistes, et M. Ménière est de ce nombre, qui pensent que, dans nos contrées, les vêtements doivent être toute l'année de même espèce, c'est-à-dire en laine ou en drap, ce qui permet de mieux résister aux variations de température, qui sont le caractère de ces contrées; ils s'appuient sur ce fait, que, depuis que cet usage a été appliqué à l'armée, la mortalité y a notablement diminué.

L'influence des saisons se fait plus particulièrement sentir sur la classe ouvrière, qui ne jouit pas d'une aisance assez grande pour modifier ses vêtements aussi fréquemment que l'indiqueraient les variations des saisons. C'est seulement, en effet, en s'habillant de telle façon que les variations atmosphériques ne puissent agir sur le corps, et que les vêtements employés contre-balancent leur influence, que l'on peut espérer obtenir ce résultat.

Je regarde comme d'une bonne et saine hygiène de changer la nature des vêtements l'hiver et l'été, et de les adapter à la température de la saison dans laquelle on se trouve. — Ainsi, dans la saison froide et rigoureuse, les vêtements doivent beaucoup se rapprocher de ceux des habitants des climats froids. De même, dans la saison des chaleurs, ils doivent se rapprocher beaucoup de ceux qui sont en usage dans les climats chauds. Il est bien entendu que ces changements n'auront pas lieu brusquement, mais par des transitions qui sont elles-mêmes en rapport avec les conditions des deux saisons intermédiaires, le printemps et l'automne.

Professions. — Les professions exercent une influence sur la qualité des vêtements. Les ouvriers qui travaillent exposés à une température élevée, tels que les verriers, les fondeurs et même les boulangers, n'en tiennent pas assez généralement compte : ils se découvrent bien en présence de la chaleur dégagée dans les foyers devant lesquels ils sont placés, mais, en quittant cette atmosphère, ils ne prennent pas le soin de se couvrir de vêtements plus chauds qui les empêchent d'être impressionnés par le contraste de température.

Les ouvriers qui travaillent en plein air, exposés à toutes les intempéries de l'atmosphère, devraient être couverts de vêtements plus chauds, plus secs et moins hygrométriques, afin de ne pas être impressionnés par elles. C'est un soin qu'ils ne prennent cependant généralement pas. On peut dire la même chose des ouvriers mineurs, qui sont toutefois un peu plus soigneux du choix, de la qualité et de la disposition de leurs vêtements.

Les marins ont, en général, des vêtements appropriés aux conditions hygrométriques de l'air dans lequel ils séjournent continuellement : l'étoffe est en grosse laine, et le tissu assez épais pour les préserver de l'humidité.

Il est des professions spéciales dans lesquelles un vêtement particulier est de règle. L'habit des religieux, observé dans toute sa rigueur, n'est nullement en rapport avec les conditions climatériques de nos contrées; il n'est pas assez chaud pour l'hiver, trop chaud pour l'été. La discipline ecclésiastique tolère heureusement certains relâchements dans la sévérité du costume, et permet des modifications heureuses qui ont été adoptées depuis le commencement de ce siècle. On doit signaler, en particulier, l'usage habituel du pantalon.

L'habit militaire a subi et subit chaque jour encore de nombreuses modifications, qui sont plutôt le résultat de la variation des idées des administrateurs que la conséquence des conseils de l'hygiène. En prenant le costume de nos troupes tel qu'il existe actuellement, examinons rapidement ses qualités et ses inconvénients. — Le shako, déjà bien amélioré et plus léger qu'il n'était autrefois, est cependant encore trop lourd; il devrait être remplacé par l'espèce de casquette appelée képi, et qui nous est importée d'Afrique. Cette coiffure légèrement modifiée, remplirait toutes les conditions hygiéniques désirables.

Le col est, en général, trop dur, trop raide, et détermine souvent des adénites aiguës et chroniques des ganglions du cou.

La grande capote chaude, qui permet une grande liberté des mouvements et ne gêne ni le thorax ni l'abdomen, est bien préférable à la tunique, plus gracieuse cependant.

Dans la cavalerie, les casques et les cuirasses, dont l'usage ne semble plus en rapport avec nos mœurs et nos habitudes militaires actuelles, comptent, parmi leurs nombreux inconvénients, la raideur, la dureté, le poids, la bonne conductibilité du calorique, l'échauffement facile; nous ne pouvons que signaler d'une manière générale la fatigue qu'ils produisent chez les cavaliers.

Influence de l'état de santé ou de maladie sur les vêtements.

L'usage de vêtements convenables peut modifier certaines prédispositions morbides. Ainsi, chez les enfants nés de parents scrofuleux ou tuberculeux et présentant les attributs du tempérament lymphatique, l'usage de vêtements chauds et secs sert à les préserver du froid et de l'humidité, et peut, aidé des autres moyens hygiéniques, modifier leur tempérament et empêcher le développement des maladies auxquelles ils sont prédisposés. Chez les enfants placés encore dans les mêmes conditions, l'usage de vêtements trop rudes, trop grossiers, favorise quelquefois le développement des affections de la peau; l'irritation continuelle produite par le frottement rude du tissu qui sert à les former en est la cause. L'insuffisance de ces mêmes vêtements, la malpropreté, qui est la conséquence de leur renouvellement trop peu fréquent, contribuent encore à augmenter ces irritations, à les entretenir et à les faire passer à l'état chronique. C'est en modifiant de tels vêtements qu'on peut prévenir des maladies chroniques de la peau.

Avant l'invention du linge de corps, le frottement habituel et le contact ordinaire des étoffes de laine avec la peau favorisaient le développement des affections cutanées; depuis la généralisation de l'usage de ce linge, les dermatoses sont devenues moins fréquentes.

L'usage de la laine, mise en contact avec la surface cutanée, doit attirer notre attention, car elle joue un grand rôle dans nos habitudes hygiéniques actuelles.

L'application de la laine sur la peau excite la sensibilité de cette membrane, active ses sécrétions et détermine un mouvement analogue dans toutes les parties de l'organisme qui sont en rapport sympathique avec elle.

Cette propriété explique son utilité dans certains cas; mais, pour bien la comprendre, il faut se reporter un instant à l'influence du froid et de l'humidité sur la peau.

L'action de ces deux agents sur le tégument externe a pour effet d'en modifier les fonctions, d'en diminuer l'activité et de réduire au minimum le produit de l'exhalation cutanée. Par suite de cette réduction, et en vertu de la loi de balancement des sécrétions, l'exhalation pulmonaire est augmentée d'une manière proportionnelle à la diminution de l'exhalation cutanée, et les fonctions des poumons redoublent d'activité. Dans l'état parfait de santé, et en l'absence de prédispositions morbides spéciales, cet accroissement d'activité n'a point d'inconvénient, ou bien, seulement, il rend l'appareil respiratoire un peu plus impressionnable et un peu plus accessible aux causes morbifiques; mais, s'il s'agit d'individus disposés aux maladies de l'appareil respiratoire, aux bronchites aiguës et chroniques, aux pneumonies, aux pleurésies, nul doute que l'accroissement d'activité des poumons ne favorise le développement de ces affections. Les inconvénients seraient plus graves encore chez les individus prédisposés aux tubercules pulmonaires ; car l'influence du froid humide sur la peau, en augmentant l'activité respiratoire, aurait pour effet de favoriser le développement de ces produits accidentels. C'est pour remédier à ces consé-quences de balancement des organes, pour porter au maximum l'activité sécrétoire de la peau et réduire en proportion l'exha-lation pulmonaire, que l'usage des gilets, des camisoles, des caleçons de laine, et en particulier de flanelle, s'est généralisé, et l'on doit avouer qu'ils atteignent parfaitement ce but. On ne saurait donc trop en conseiller l'emploi. Il n'est pas utile, à mon avis, de porter en toute saison des vêtements de laine sur la peau. Il est d'une bonne hygiène de les enlever dans les grandes chaleurs, pour les reprendre au milieu de l'automne; on en sent alors vivement l'heureuse influence.

À mesure que l'homme avance en âge, l'utilité des vêtements de laine, destinés à l'isoler et à conserver sa température propre, devient plus grande. Il en est de même chez les individus épuisés et atteints par une vieillesse anticipée, ainsi que dans la convalescence de la plupart des maladies, et surtout des affec-tions aiguës et chroniques de l'appareil respiratoire. Les vête-ments de laine sur la peau ne doivent pas être conseillés aux sujets pléthoraciques et sanguins, car ils diminuent l'activité de l'appareil respiratoire en augmentant celle de le peau. L'usage du coton a longtemps été regardé comme mauvais par nos ancêtres. C'est un préjugé trop complètement tombé dans l'oubli à l'époque actuelle, pour qu'il soit même utile d'en parler.

Lits. — Le lit est le vêtement de l'homme malade. C'est dans le lit que l'homme bien portant passe la moitié ou, au moins, le tiers du temps de son existence. L'examen des éléments divers qui le composent ne manque donc pas d'importance. Il y a, en effet, des différences très grandes et des intermédiaires multi-pliés entre la dalle sur laquelle s'étend le Napolitain ou le Sici-lien, et le lit somptueux des habitants riches de nos contrées, et ces différences en impliquent dans les matières nombreuses qui les constituent et leur disposition réciproque : c'est ce qu'il s'agit d'examiner.

La partie avec laquelle le corps de l'homme est immédiate-ment en contact est constituée par les draps, qui sont en toile ou en coton. Les draps, dont l'usage est analogue à celui que remplit le linge de corps, sont destinés à absorber le produit de l'exhalation cutanée; aussi doivent-ils être changés le plus souvent possible, et leur emploi est-il indispensable chez les peuples qui se couchent dépouillés de leurs vêtements, comme dans nos contrées. Il n'en est pas de même dans les climats chauds où les habitants ne s'en débarrassent qu'incomplètement pour se coucher, et ne mettent pas leur peau en contact immédiat avec les draps. Ils peuvent même s'en passer.

Les couvertures doivent être simplement en laine, ou en laine et coton. Deux couvertures de laine, ou une de laine et une de coton, suffisent en hiver. Une seule de laine au printemps et en automne. Une seule de coton, ou même les draps seuls, dans les chaleurs. Voilà ce qu'il y a de préférable pour l'hygiène. Les couvre-pieds, les édredons, les fourrures ne doivent pas, autant que possible, être employés, surtout par l'homme. Il faut les laisser à quelques femmes frêles et délicates. Les matelas sont ordinairement remplis avec de la laine, du crin, avec un mélange de laine et de crin, ou bien encore avec de la plume. D'après les recherches de Stark, les matelas de crin devraient être préférés, parce qu'ils s'imprègnent moins facilement des produits de l'exhalation cutanée. Après le crin viendrait la laine, et en dernier lieu la plume. L'habitude, en France, est de se servir de matelas faits avec la laine seule ou mélangée d'un peu de crin. C'est là un coucher doux, élastique, et reposant bien. Les matelas de plume, qui sont d'un usage à peu près exclusif dans certaines localités, ne doivent pas être employés seuls. Ils sont trop chauds et s'imprègnent trop facilement des émanations du corps, ainsi que de l'humidité. On est assez dans l'usage, en France, de placer sous les autres un matelas fait avec de la plume : il augmente un peu la mollesse du lit, et son emploi, du reste, est sans inconvénient.

L'usage des traversins et des oreillers est avantageux : ils maintiennent la tête élevée; c'est en crin qu'il faut les préférer. On remplit souvent les matelas avec certains végétaux qui remplacent la laine d'une manière assez avantageuse ; tels sont les balles de l'avoine, les spathes du maïs, les fougères, certaines mousses moelleuses, les goëmons, un zostère foliacé. Ces productions végétales doivent toutefois être renouvelées plus souvent que la laine.

Les individus jeunes ont besoin d'un coucher ferme et épais. Pour eux surtout il faut rejeter les couvre-pieds volumineux et les édredons. C'est le contraire pour les vieillards. Un coucher trop mou et trop chaud énerve les personnes qui s'y livrent, prolonge le sommeil, affaiblit le système musculaire, et rend la digestion pénible et languissante.

La femme a besoin d'un lit plus doux, plus chaud, ainsi que d'un sommeil plus prolongé que l'homme.

Bibliographie. — Rabinius, *De generibus vestium libellus.* Parisiis, 1534, in-8°. — Batfius (L.), *De re vestiaria libellus, a C. Stephano excerptus.* Parisiis, 1536, in-8°. — Ferrarius (O.), *De re vestiaria,* lib. III. Patavii, 1654, in-4°. — Ruben (Alb.), *De re vestiaria veterum, præcipue de lato clavo,* lib. II. Antuerpiæ, 1665, in-4°. — Navarro (D.), *Discorso que la inseparasion de habito de los P. P. Capucinos en sus enfermedades es incompatible con al buen metodo curativo.* Hispaliæ, 1680.— Baier, *De vestitu.* Altdorfii, 1704, in-4°. — Schmidt, *De usu vestium albarum.* Lipsiæ, 1704, in-4°. — Rivinus, *De morbis a vestitu.* Lipsiæ, 1721, in-4°. — Alberti (M.), *De vestitus vitiis morborum causis.* Halæ, 1729, in-4°. — Schulze (J. H.), *De vestitus ratione ad valetudinem.* Halæ, 1737, in-4°. — Schlegelmilch (G. G.), *De vestitus vitiis morborum causis.* Halæ Magd., 1739, in-4°. — Winslow (J.-B.), *Réflexions anatomiques sur les incommodités, infirmités,* etc., *qui arrivent au corps humain à l'occasion de certaines attitudes et de certains habillements,* in *Mém. de l'Acad. des sc.,* 1740, p. 59. — Büchner (A E.), *De morbis ex varia conditione vestimentorum oriundis.* Halæ Magd., 1750, in-4°. — Bouvard, *An vestes pelliceæ sint salubres ?* (R. aff.) Th. de Paris. 1753, in-4°. — Demanco (J.), *De lana.* Melitæ, 1759, in-4°. — Gladbach (G. B. J.), *De morbis a vestitu contra frigus insufficiente.* Francof. ad Viadr., 1761, in-4°. — Richter (G. G.), *De valetudine hominis nudi et cooperti.* Gœttingæ, 1763, in-4°. — — Vieillard, *An tuendæ sanitati magis conducat longa et ampla vestis quam brevis et angusta?* (Resp. affirmat.). Th. de Paris, 1767, in-4°. — Leroy (Alph.), *Recherches sur les habillements des femmes et des enfants, ou Examen de la manière dont il faut vêtir l'un et l'autre sexe.* Paris, 1772, in-12. — Poissonnier-Desperrières, *Mém. sur l'habillement des troupes,* in *Mém. de Dijon,* t. II, p. 417, 1774. — Rougemont (Jos. Cl.), *Ueber den Kleidertracht insofern sie nachtheilige Einfluss auf die Gesundheit hat.* Bonn, 1786, in-8°. — Gibbons, *De vestitu lanco.* Edinburgi, 1786, in-8°. — Brioso (Don P. Garcia). *Oratio quanto contribuya à la salud pública la regulacion fisica de los vestidos.* Sevilla, 1786, in-8°. — Rumford (Thompson, comte de), *Experiments made to determine the positive and Relative Quantities of Moisture absorbed from the Atmosphere, by various substances, under similar circumstances,* in *Philos. Transact.,* an. 1787, p. 240, et *Abridg.,* t. XVI, p. 260. — Buchan, *A Letter to the Patentee concerning the Medical Properties of the Fleecy Hosiery,* 3ᵉ édit. London, 1790, in-8°. — Vogt (C. A.), *De forma vestimentorum morbifera.* Wittembergæ, 1790, in-4°. — Du même, *Epistola de materia vestimentorum morbifera.* Ibid., 1790, in-4°. — Faust (B. Chr.), *Wie der Geschlechtstrieb der Menschen in Ordnung zu bringen, und wie die Menschen besser und glücklicher zu machen,* etc. Braunschweig, 1791, in-8°. — Fink, *De luxu vestium quarumdam virilium sanitati nocivo.* Bambergæ, 1792, in-4°. — Vaughan (W.), *An Essay Philosophical and Medical concerning Modern Clothing.* London, 1792, in-8°. — Wallich (E.), *De vi vestimentorum in corpus humanum.* Jenæ, 1793, in-4°. — Weissenborn (J. Fr.), *Bemerkungen über die zeitige Gewohnheit hohe Beinkleider zu tragen, als,* etc. Erfurt, 1794, in-4°. — Hugnes, *De vestitu.* Edinb., 1795, in-8°. — Davidson (W.), *Ueber den Einfluss der jetzigen Kleidertracht unserer Damen auf die Gesundheit der Körper.* Berlin, 1798, in-8°. — Clairian (L.-J.), *Considérations médicales sur les vêtements des hommes.* Th. de Paris, an XI, n° 279, in-8°. — Michelitz (Ant.), *Progr. quo hodierna vestitus muliebris ratio valetudini perniciosa asseritur.* Pragæ, 1803, in-8°, et en Allem, *ibid.,* 1803, in-8°. — Meyerhoff (J.), *De vestimentorum vi et efficacia, deque optima ratione vestitus præsertim virilis ; adjecta descriptione,* etc. Berolini, 1815, in-8°. — Percy, art. *Cravate, Culotte,* in *Dict. des sc. méd.,* t. VII, 1813. — Deglande, *Dissert. méd. sur les vêtements qui sont en contact immédiat avec la peau.* Th. de Paris, 1817, n° 28. — Lussan, *Obs. sur l'usage des bretelles.* Paris, 1821, in-8. — Wagner (Fr. A.), *Bemerkungen über die nachtheiligen Einwirkungen und Folgen zu enger Kleider.* Leipzig, 1823, in-8°. — David, *De l'influence de la couleur des vêtements sur la température du corps de l'homme,* in *Bullet. de la Soc. méd. d'émulat.,* 1824 p. 257. — Starck (J.), *De l'influence de la couleur sur le calorique et les odeurs,* analyse par G. Trevet, in *Ann. d'hyg.,* 1ʳᵉ sér., t. XII, p. 54, 1834. — Brun, *Krankluchkeits Zustande der Frauen, durch Kleidungsstücke.* in *Med. Ztg. der Ver. f. Heilk. in Preussen,* 1834, n° 8. — Mé-

Nüère, *Les vêtements et les cosmétiques*. Th. de conc. Paris, 1838, in-4°. — Hoppe (J.), *Die leinene und baumwollene Kleidung des Menschen, vom medizin. Standpunkte aus betrachtet*, in *Nordd-Chir. Ver. Ztschr.*, t. V, p. 1, 1851. — Larrey (H.), *Mém. sur l'adénite cervicale observée dans les hôpitaux militaires*, in *Mém. de l'Acad. de méd.*, t. XVI, p. 273, 1852. — Pettenkofer, *Vortrag über die Bekleidung*, in *Allgem. med. central Ztg.*, n° 25, et *Canstatt's Jahresb.*, 1855, t. VII, p. 43. — Fiévée (F.), *Étude sur l'action de la flanelle en contact direct avec la peau, et de son influence physiologique*, etc. Paris, 1855, in-8°. — Thieux, *Imperméabilité des tissus*. Paris, 1856, in-8°. — Coulier, *Expériences sur les étoffes qui servent à confectionner les vêtements militaires, considérées comme agents protecteurs contre la chaleur et le froid*, in *J. de physiol. de M. Brown-Séquard*, t. I, p. 122, 1858. — Judée, *Modifications du fourniment du soldat au point de vue hygiénique*, in *Gaz. des hôp.*, 1860, p. 504. — Du même, *Application des notions physiologiques à l'équipement militaire*, ibid., 1868, n° 122. — Marten, *Das Arbeitskleid der Eisenhütten und Bergleute vom sanitäts-polizeilichen Standpunkte*, in *Casper's Vjschr.*, t. XVII, p. 117, 1868. — Lhuillier, *Considérations nouvelles sur l'emploi hygiénique des fourrures*. Paris, 1860, in-12. — Klemm (H.), *Die menschliche Kleidung vom Standpunkte der Gesundheitspflege und Aesthetic*. Dresden, 1860, in-16. — Wunderlich, *Ueber das Absorptionsvermögen der Kleidungsstoffe*, in *Bayer ärztl. Intell. Bl.*, 1864 n° 34. — Aronssohn, *De l'habillement et de l'équipement du soldat*, in *Rec. de mém. de méd. milit.*, 3° sér., t. XIX, p. 405, 1867. — Foucaut (A.), *Note sur les vêtements imperméables auto-pneumatiques à l'usage des gens de mer*, in *Arch. de méd. navale*, t. VII, p. 129, 1867. — Cerviotti, *Étude sur les vêtements chez l'homme et chez la femme*. Paris, 1872, in-8°.

Corsets : Platner, *De thoracibus*. Lipsiæ, 1735, in-4°. — Winslow, *Sur les mauvais effets de l'usage des corps à baleine*, in *Mém. de l'Acad. des sc.*, 1741, p. 172. — Alsner (Th.), *Vom schädlichen Missbrauch der Schnürrbrüste und Planchetten*. Breslau, 1754, in-8°. — Bonnaud, *Dégradation de l'espèce humaine par l'usage des corps à baleine*. Paris, 1770, in-12. — Ximenes de Loritè (B.), *Del uso de las cotillas con respecto á la salud publica* (*Mém. acad. R. de Séville*, t. III, p. 248, 1785). Séville, 1785, in-8°. — Soemmering (S. Th.), *Ueber die Schädlichkeit der Schnürrbrüste*. Leipzig, 1788, in-8°, et N° Aufl. Berlin, 1793, in-8°. — Creve (Carl.), *Medizinischer Versuch einer modern Kleidung die Brüste betreffend*. Wien, 1794, in-8°. — Weissenborn (J. F.), *Bemerkungen*, etc., *als eine bis jetzt nicht bemerkte Ursache öfterer Leistenbrüche, nebst der Beschreibung einer neuen Art elasticher Bruchbänder*. Erfurt, 1794, in-4°. — Lomlart (M. Chr.), *Déplacement des viscères du bas-ventre, et notamment du foie, occasionné par l'usage longtemps continué des corps à baleine*, in *Journ. gén. de méd.*, t. VI, p. 89, an VII.—Bonsergent (J.-Et.), *Des inconvénients des corsets dont les femmes font usage*. Th. de Paris, 1816, n° 56. — Hardy (H.-J.), *Diss. sur l'influence des corsets*. Th. de Paris, 1824, n° 240. — Layet (M.-A.), *Dangers de l'usage des corsets et des busks*. Th. de Paris, 1827, n° 148. — Pierquin (de Gembloux), *Des corsets sous le rapport de l'hygiène et de la cosmétique*. Bourges, in-8°. — Delisle (E.-J.-G.), *Diss. sur l'emploi des corsets*. Th. de Paris, 1834, n° 92. — Reveillé-Parise, *Hygiène du corset*, in *Gaz. méd. de Paris*, 2° sér., t. IX et X, 1841 et 1842. — Petit (Is.), *De l'utilité du corset pour prévenir les difformités et maladies*, etc. Paris, 1851, in-8°. — Bouvier, *Études historiques et médicales sur l'usage des corsets*, in *Bullet. de l'Acad. de méd.*, t. XVIII, p. 355, 1853.

Coiffures : Salmasius, *De cæsarie virorum et mulierum coma*, Epist. Lugd. Bat., 1644, in-8°. — Thier, *Histoire des perruques*. Paris, 1690, in-12. — Thier (V.), *Diss. historico-philologica de capillamentis*. Lipsiæ, 1763, in-8°. Dolerius (A.), *De pileo cæterisque capitis tegminibus tam sacris quam profanis*. Amstelodami, 1672, in-12. — Langguth (G. A.), *De valetudine sexus elegantioris a coma calamistrato*. Viteb., 1749, et en *Allem*. Jena, 1753, in-8°. — Buchner (de), *De noxio caloris effectu ex æstuosis capitis tegmentis producto*. Halæ, 1758. — Percy, art. Chapeau, in *Dict. des sc. méd.*, t. IV, 1813. — Precy (Al.), *Essai sur les coiffures, considérées sous le point de vue de leurs influences : 1° sur la conservation de la chevelure ; 2° sur la santé*, etc. Th. de Paris, 1829, n° 180.

— Foville, *Influence des vêtements sur nos organes. Déformation du crâne résultant*, etc., pl. 1. Paris, 1824, in-8°. — Gosse (L.-A.), *Essai sur les déformations artificielles du crâne*, in *Ann. d'hyg.*, 2e sér., t. III, p. 317 ; t. IV, p. 5, 1855. — Scoutetten (L.), *De l'insolation, de ses dangers et de la nécessité, en Afrique, d'adopter l'usage d'un couvre-nuque pour garantir*, etc. Metz, 1857, in-8°. — Stuart (W. J.), *On the Dress suited for India*, in *Transact. of Med. and Phys. Soc. of Bombay*, New. Scr., 1859, n° 5, et *Ranking's Abstr.*, t. XXXI, p. 11, 1860. — Jeffreys (J.), *A New Head-Dress for Soldiers in India*, in *British Med. Journ.*, may 1860, et *Rank's Abstr.*, ibid., p. 10.

Chaussures : Balduin (B.), *Calceus antiquus et mysticus*. Paris, 1615, in-8°, et Lugd. Batav., 1711, in-12, fig. — Nignoni (J.), *De caliga veterum*, avec le précédent. Lugd. Batav., 1711, in-12.— Bynoeus (A.), *De calceis Hebræorum*, L. II. Dordraci, 1682, in-12. — Camper (P.), *Dissert. sur la meilleure forme de souliers* (sans lieu ni date), in-8°. — Sakoski, *Coup d'œil sur les imperfections de la chaussure et les incommodités*, etc. Paris, 1811, in-8°. — Jourdan, art. *Chaussure*, in *Dict. des sc. méd.*, t. V, 1813.—Broca (S.), *Des difformités des orteils produites par l'action des chaussures*, in *Bullet. de la Soc. anat.*, t. XXVII, p. 60, 1852, et *Bullet. de la Soc. de chir.*, 1re sér., t. III, p. 289, 1852-53. —Meyer (G. H.), *Die richtige Gestalt der Schuhe. Eine Abhandlung aus der angewandten Anatomie*, etc. Zürich, 1853, in-8°, fig., trad. angl., par J. S. Craig, sous le titre : *Why sloe Pinches? A Contribution*, etc. Edinb., 1860, in-8°. — Dowie (J.), *The Foot and its Covering, comprising*, etc. Lond., 1861. — Lèques, *Note sur quelques lésions produites par la chaussure chez le fantassin, et des modifications*, etc., in *Recueil de méd. milit.*, 3e sér., t. VIII, p. 175, 1862. — Günther (G. B.), *Ueber den Bau des menschlichen Fusses und dessen Zweckmassigste Bekleidung*. Leipzig, in-8°, fig. 65. — Phœdus, *Zur Fuss-Cultur by Soldaten*, in *Berliner Klin. Wochenschr.*, 1866, n° 31.— Champouillon, *De la Chaussure des troupes*, in *Mém. de méd. mil.*, 3e sér., t. XXVI, p. 449 ; 1871.

Lits. V. la *Bibliographie des annexes des habitations*.

— Popper, *Die menschliche Kleidung vom wissenschaftl. Standpunkt*, in *Oest. Zeitschr. f. prakt. Heilk.*, 1872. — Ravenez, *De l'habillement actuel du soldat*. Th. de Paris, 1873. — Auguste (N.), *Étude hygiénique sur l'usage de la flanelle en contact avec la peau*. Paris, 1874. — Morache, *Etudes hygiéniques sur le vêtement du soldat*, in *Journ. des sc. milit.*, janv., 1874. — Vaissette, *Consid. sur l'usage prématuré et abusif du corset*. Th. de Paris, 1875.

Tourainne, *Note sur la chaussure du fantassin*, in *Rec. de mém. de méd. milit.*, 1872. — Beaugrand (E.) art. *Chaussures*, in *Dict. encycl. des sc. méd.* 1re sér., t. XV, 1874.

— Jones (M.), *Die weibliche Kleidung*.. etc. Berlin, 1874. — Meyen, *Die richtige Gestalt des menschlichen Körpers*. Stuttgart, 1874. — Vallin, art. *Rouissage*, in *Dict. encycl. sci. méd.*, 1876. — Riffel, *Die angebliche Schädlichkeit des amerikanischen Ledertuchs*, in *Aerztl. Mitth. aus Baden*, 1878, p. 40. — Coulier, art. *Flanelle*, in *Dict. encycl. sci. méd.*, 1878. — Bouvier et Bouland, art. *Corset*, ibid., 1877. — Iager (G.), *Die Normalkleidung als Gesundheitsschutz*. Stuttgart, 1880 — Du Cazal, *La chaussure du soldat*, in *Rev. milit. de méd. et de chir.*, t. I, p. 161, 1881. — Benoit, *La chaussure des troupes à pied*, in *Ann. d'hyg.*, juin 1881, p. 505. — Starcke, *Der naturgemässe Stiefel*. 2 Aufl. Berlin, 1881, in-8.

CHAPITRE XI

Des cosmétiques.

On peut, avec M. Ménière, définir les cosmétiques : les substances ou les préparations destinées à agir sur l'enveloppe cutanée ou ses dépendances, dans le but de lui conserver ses qualités, de remédier aux altérations qui surviennent accidentellement et par les progrès de l'âge.

Les cosmétiques étaient déjà un art dans l'antiquité, et les Grecs et les Romains, au temps surtout de leur décadence, y excellaient. Un grand nombre de cosmétiques dont ils faisaient usage ne sont pas parvenus jusqu'à nous : il en est d'autres, au contraire, qui nous sont arrivés, et sous ce rapport, on doit avouer que l'art moderne n'est guère redevable à l'empirisme anciens.

Des substances employées comme cosmétiques.

1° *Acides*.

Les acides sont employés comme cosmétiques depuis la plus haute antiquité. La recette la plus ancienne, et qui est indiquée par Criton d'Athènes, cité par Galien, est un mélange de jus de citron et d'huile avec lequel on préparait une substance onctueuse et d'une odeur agréable.

L'acide le plus employé est l'acide acétique. Rarement il l'est à l'état de pureté ; car alors son activité est très grande. On n'y a guère recours, en pareil cas, que comme stimulant cérébral. C'est généralement l'acide acétique étendu et à l'état de vinaigre qui est en usage, et qui sert de base à beaucoup de cosmétiques. Sous ce rapport, les uns se préparent par infusion de végétaux odorants, tels que la rose, l'œillet, la lavande, etc. (vinaigres à la rose, à l'œillet, etc.) ; d'autres sont distillés, après avoir tenu en macération, pendant un certain temps, ces mêmes substances végétales. Ces derniers sont plus actifs, et on leur donne les noms d'extraits de vinaigre de rose, d'œillet, etc. Souvent on ajoute aux vinaigres aromatiques des substances balsamiques, de la vanille, du camphre, etc., et on en fait ainsi des préparations plus ou moins agréables, qui, la plupart du temps, n'ont servi qu'à enrichir ceux qui les avaient imaginées.

Les vinaigres sont de bons cosmétiques. Lorsqu'on en fait

usage, ils doivent être étendus d'eau ; on leur attribue la propriété de calmer les irritations de la peau et les démangeaisons dont cette membrane est le siège. C'est fort douteux.

L'acide citrique et l'acide tartrique sont employés à peu près dans les mêmes circonstances que l'acide acétique ; ils ne peuvent toutefois être distillés.

2° *Tannin.*

Le tannin entre dans la composition de beaucoup de cosmétiques, soit qu'on en fasse usage à l'état de pureté, soit qu'on se serve de substances qui en contiennent une grande quantité, telles que la noix de galle, l'écorce de grenadier, les feuilles de myrte. On les emploie en poudres, enfermées dans des sachets. Ces poudres sont souvent imbibées de vinaigre, et surtout de vinaigre aromatique, qui augmente leur activité. Le tannin entre encore dans la composition des pommades astringentes. Ces diverses préparations jouissent de la propriété de donner à la peau du ton et de la fermeté.

3° *Matières colorantes.*

Les matières colorantes sont surtout employées pour donner ou rendre à la peau la couleur rose naturelle qui lui manque. La plupart des femmes qui y ont recours le font uniquement dans le but de paraître moins âgées qu'elles ne le sont en rappelant sur leur visage les couleurs de la jeunesse.

Les principales matières colorantes employées à cet usage sont rouges, elles entrent dans la composition du fard rouge ou, comme on l'appelle encore, du rouge. Ce sont : 1° le carmin, extrait de cochenille ; 2° le carthame ou rouge d'Espagne, fourni par le *Carthamus tinctorius* ; 3° l'orcanette.

Le carmin est infiniment supérieur aux deux autres et entre dans la composition des fards les plus fins. Ces fards sont en poudre, en solution gommeuse, ou en pommade.

En poudre. — La matière colorante pure et réduite en poudre impalpable, est mélangée à du talc de Venise, également réduit en poudre extrêmement ténue.

En solution gommeuse. — Elle est souvent employée, et elle consiste dans le mélange du carmin et du talc, qui est simplement délayé dans une solution gommeuse.

En pommade. — Tantôt on délaye le talc coloré par le carmin ou les autres matières colorantes rouges dans l'huile de ben, et on en fait une pommade de consistance molle, que l'on applique avec une étoffe disposée en tampon, et à laquelle on donne le nom de crépon. D'autres fois, on l'incorpore dans une matière grasse ordinaire, telle que l'axonge purifiée. L'incorporation de la couleur rouge de l'orcanette avec l'axonge constitue une pommade qu'on emploie souvent pour colorer les lèvres en rose.

Ces diverses préparations n'ont pas d'inconvénients sérieux ; cependant, si l'usage en est trop fréquemment répété, elles altèrent la souplesse et la douceur de la peau, la rendent plus rugueuse ; elles la flétrissent en quelque sorte, et lui donnent une nuance légèrement jaunâtre. Enfin, dans quelque cas, elles peuvent y faire naître des éruptions de diverses natures, et, comme j'en ai vu un exemple, une affection lichénoïde rebelle.

4° *Huiles essentielles.*

Rarement employées en nature, elles le sont plutôt en dissolution dans l'alcool, et constituent ce qu'on appelle des extraits. C'est à cet état qu'on fait usage des essences de rose, d'orange, de menthe, de lavande, de girofle, de cannelle, de camphre, etc.

L'eau de Cologne est un alcoolat contenant en dissolution dix ou douze huiles essentielles d'espèces différentes. Il en est de même de l'eau de Portugal et de bien d'autres. On les emploie, généralement, en les étendant d'eau avec laquelle elles donnent un précipité lactescent dû aux huiles essentielles que l'alcool abandonne. Les alcoolats ainsi étendus jouissent de la propriété de stimuler et d'activer doucement les fonctions de la peau. Ce sont de bons cosmétiques.

La plupart des huiles essentielles sont encore employées pour aromatiser les différentes espèces de cosmétiques.

5° *Baumes-résines.*

On les emploie sous forme solide, comme le benjoin, le styrax ; ou sous forme demi-liquide, comme le baume du Pérou et le baume de Tolu. C'est généralement à l'état de dissolution dans l'alcool qu'on en fait usage. Pour s'en servir, on les mêle à l'eau qui en précipite le baume en particules extrêmement ténues, et qui donne au liquide un aspect lactescent (lait virginal). Ce sont des cosmétiques agréables et sans inconvénients : leur action est peu marquée, ils semblent lénifier la peau. On remplace souvent les baumes par certaines résines, telles que le sang-dragon, le mastic ; ou par des gommes résines, telles que la myrrhe, l'oliban.

6° *Corps gras.*

Toutes les huiles ne conviennent pas pour la composition des cosmétiques. C'est l'huile d'amandes douces qu'on préfère ; on l'emploie aromatisée avec des huiles essentielles, pour entretenir la souplesse des cheveux et en prévenir la chute. L'huile d'olive sert aux mêmes usages ; on l'aromatise avec les mêmes essences.

C'est avec l'huile d'olive que, dans l'antiquité, on frottait les athlètes et les individus qui se livraient aux exercices gymnastiques, et c'est encore l'habitude dans beaucoup de pays chauds.

Le résultat de ces frictions est de diminuer la transpiration cutanée et de conserver ainsi une vigueur plus grande au système musculaire ; de plus, on assouplit la peau, et on la préserve des effets exagérés de la chaleur solaire.

Les huiles de noisette, de ben, servent également d'excipient à des huiles essentielles.

La plupart des huiles ainsi aromatisées sont employées pour la chevelure, et, sous ce rapport, elles sont assez avantageuses ; elles préviennent le desséchement de la matière épidermique, desséchement qui favorise l'usure des cheveux et amène souvent une calvitie prématurée.

7° *Graisses.*

Les graisses servent à peu près aux mêmes usages que les huiles, dans la préparation des cosmétiques : celles qu'on emploie sont l'axonge, les graisses de porc, de mouton, de bœuf, d'ours, après les avoir préalablement purifiées. Ces graisses forment la base des différentes pommades. Ces pommades sont de deux sortes : les unes sont constituées par le mélange ou l'incorporation directe des matières odorantes végétales, desséchées, pulvérisées et mélangées d'une manière convenable avec la graisse ; les autres sont simplement des graisses additionnées d'une certaine quantité d'huiles essentielles. On peut, dans ces deux espèces de pommades, réunir ensemble un certain nombre de principes odorants différents.

On incorpore souvent à l'axonge des mucilages végétaux ou animaux, et, en particulier, du suc de concombre, du suc de bulbes de lis, du frai de grenouilles ou de la décoction de colimaçons. Quelquefois c'est de la cire. Toutes ces pommades sont émollientes, adoucissent la peau, l'assouplissent et la préservent de l'action de l'air. On en fait usage dans quelques affections cutanées, contre l'acné et la mentagre, par exemple.

Les pommades en bâtons sont souvent employées pour les cheveux, les favoris, les sourcils. Elles sont faites avec du suif de mouton ferme, associé à la cire blanche ou jaune, et aromatisé ; quelquefois on y ajoute une certaine quantité de résine, qui lui donne encore un peu plus de solidité.

Les pommades collantes, et qui sont destinées à donner une position fixe aux cheveux, aux favoris, aux sourcils, ne doivent cette propriété qu'à l'incorporation d'une petite quantité de gomme arabique ou de gomme adragante. Ces pommades diverses n'ont aucune propriété malfaisante, et elles sont de bons cosmétiques.

Les peuples du Nord, pour garantir leurs téguments de l'action d'un froid intense, n'ont pas recours à des cosmétiques si fins ni si délicats ; ils se contentent de se graisser avec des suifs altérés, des graisses anciennes, de l'huile de baleine. Ces graisses ne tardent pas à rancir : elles irritent la peau et sont le point de départ d'affections chroniques de cette membrane, affections souvent graves et rebelles.

8° *Savons.*

Les savons sont, ainsi qu'on le sait, des combinaisons d'acides gras et de bases alcalines.

Le savon de Marseille est, pour ainsi dire, le seul cosmétique du peuple ; c'est avec lui qu'il dissout et qu'il enlève les corps gras qui s'attachent à ses vêtements ou à la surface de sa peau. Ce savon a souvent des inconvénients, et il est un peu trop irritant pour les peaux fines, délicates et souples : c'est pour éviter de tels effets qu'on a imaginé les nombreuses espèces de savons de toilette en vogue aujourd'hui. Ces savons sont faits, en général, avec un alcali (la soude) combiné avec le principe saponifiable de l'axonge purifiée, de l'huile d'amandes douces ou de la graisse de bœuf. Ces divers savons n'ont pas, en général, une grande consistance. Plus mous encore, ils ont reçu le nom de crèmes ; on ajoute quelquefois à ces savons demi-liquides un peu de jaune d'œuf. La crème d'amandes amères, ainsi nommée parce qu'au savon demi-liquide qui la constitue, on ajoute une très petite quantité d'acide cyanhydrique, est une des plus agréables et des plus en usage. Les savons solides de toilette sont, en général, formés avec de l'axonge, de l'huile d'olive, un alcali (la soude), et sont aromatisés des essences de carvi, de lavande ou de romarin. On peut les rendre presque transparents, en y incorporant une petite quantité d'alcool. Ces diverses espèces de savons sont de bons cosmétiques ; ils nettoient bien la peau, et n'exercent sur elle aucune action irritante ; ils sont encore employés pour ramollir les poils de la barbe et faciliter l'action du rasoir.

9° *Fécules, poudres dures.*

Les poudres employées comme absorbantes sont, en général, constituées par de la fécule ou de l'amidon aromatisés avec des essences. Autrefois, on s'en servait pour les cheveux, et, quelquefois même, on appliquait par-dessus une pommade qui, venant à se mélanger à ces poudres, formait un mastic assez dur.

Chez certains individus, la matière grasse qui lubrifie les cheveux est en telle abondance, qu'il faut employer la poudre d'amidon pour en absorber une partie. On peut également faire usage du son, ou bien de la poudre de riz, qui absorbe également bien la sécrétion trop abondante des aisselles et des aines. La poudre d'iris, qui a servi pendant quelque temps à ces divers usages, est trop excitante ; elle irrite la surface de la peau avec laquelle elle est mise en contact, et détermine souvent des céphalalgies opiniâtres et rebelles.

Les poudres dentifrices sont très multipliées. Celles qu'on doit préférer consistent en un mélange, par parties égales, de poudres de quinquina et de charbon parfaitement pulvérisées et mêlées intimement. Les poudres de corail ou de pierre ponce, également très employées, usent trop rapidement l'émail des dents. Ces diverses poudres sont, en général, aromatisées pour être livrées à la consommation.

La pâte d'amandes en poudre doit tout simplement à l'albumine végétale qu'elle renferme, la propriété de faire émulsion avec les matières grasses de la peau sur laquelle elle est appliquée, et de rendre ainsi plus facile leur enlèvement par l'eau.

Substances minérales.

La plupart des substances minérales sont douées d'une grande activité et, par cela même, peuvent déterminer des accidents. Nous examinerons seulement les principales :

1° *Mercure.* — A l'état métallique, il fait partie de la poudre dépilatoire de Laforêt. Il est très employé dans le peuple pour détruire certains insectes parasites (onguent gris). On ne saurait, à cet égard, recommander trop de modération dans son emploi, si l'on ne veut voir se déclarer une salivation souvent rebelle.

Le cinabre (sulfure rouge, vermillon) mélangé à de la poudre de talc (silicate d'alumine), sert à former des fards rouges d'une couleur assez belle, et d'un prix bien moins élevé que ceux faits avec le carmin. Ces fards sont souvent convertis en pommades par l'addition d'huile de ben et d'un peu de gomme adragante. Ils ont les inconvénients de tous les onguents mercuriels, qui, appliqués sur la surface cutanée, peuvent être absorbés et déterminer ainsi des accidents ; ils altèrent, de plus, le tissu de la peau sur laquelle ils font naître des éruptions de diverses natures.

2° *Arsenic.* — Il fait partie de quelques poudres épilatoires. Telle est, par exemple, l'association du sulfure d'arsenic et de la chaux. La crème parisienne, composée de chaux vive 60 gr., sulfure d'arsenic 15 gr., orcanette 8 gr., est une poudre épilatoire très dangereuse et qui devrait être proscrite ; les symptômes de l'empoisonnement par l'arsenic se manifestent quelquefois à la suite de son emploi.

3° *Oxyde de zinc.* — Uni au talc, il forme un blanc de fard assez beau et parfaitement inoffensif.

4° *Argent*. — Ses préparations sont souvent mises en usage ; ainsi, le nitrate d'argent est fréquemment employé pour teindre les cheveux.

L'eau dite de Chine est un mélange de nitrate d'argent et de nitrate de mercure en solution aqueuse concentrée, et qui certainement a bien souvent agi comme caustique énergique.

L'eau d'Égypte contient des proportions moindres de nitrate d'argent. En solution dans l'eau distillée, la coloration noire est moins belle : elle passe rapidement au brun et au violet. La quantité de nitrate d'argent qui s'y trouve n'est pas assez considérable pour rendre cette solution dangereuse.

5° *Sous-nitrate de bismuth*. — Il constitue le fard blanc. Il serait tout à fait sans danger, s'il ne s'y trouvait presque toujours mélangée une petite quantité d'acide arsénieux. Privé de ce dernier élément et employé comme fard, son usage prolongé irrite la peau, la rend moins souple, plus dure, et quelquefois y fait développer des affections spéciales.

6° *Céruse*. — La céruse, ou carbonate de plomb, est employée comme fard blanc. Le blanc de Kremer, ou blanc d'albâtre, est un mélange de céruse avec de la graisse de veau et de la cire vierge. La céruse est assez employée pour teindre les cheveux en noir, et Orfila, à qui l'on doit de curieuses expériences sur ce sujet, a constaté l'efficacité de quelques-unes de ces préparations.

Le sulfate de plomb, mêlé avec la chaux hydratée et de l'eau, forme un plombite de chaux qui teint bien les cheveux en noir. On emploie aux mêmes usages l'acétate ou le sous-acétate de plomb dissous et additionné d'une petite quantité d'acide sulfhydrique liquide.

La litharge, la craie, la chaux vive hydratée et récemment éteinte, broyées et mélangées exactement, forment, avec l'eau, une bouillie qui teint les cheveux en beau noir.

Ces préparations, employées trop fréquemment ou laissées trop longtemps en contact avec la peau, peuvent-elles provoquer le développement d'accidents saturnins ?

[Un certain nombre d'intoxications parfaitement constatées depuis quelques années, et surtout chez des artistes dramatiques, ont surabondamment démontré cette fâcheuse propriété.]

7° *Alun*. — L'alun donnant à la peau une tonicité remarquable, on l'a introduit dans beaucoup de recettes astringentes. On l'emploie presque toujours mélangé à des poudres d'iris, à des fécules aromatisées de diverses manières. Ces poudres sont destinées surtout à enlever la sueur des aisselles, des pieds, et plus particulièrement à masquer son odeur. Les inconvénients attachés à l'usage de l'alun sont ceux de la suppression de la sueur, quand toutefois il la détermine. Dans d'autres cas, il produit diverses altérations de la texture de la peau.

L'alun entre dans des poudres dentifrices, dans l'opiat rouge au corail, qui en contient notablement. On pourrait, du reste, beaucoup multiplier les formules de préparations astringentes dans lesquelles on introduit de l'alun : mais cela aurait peu d'intérêt.

8° *Chaux*. — La chaux entre dans la préparation de quelques cosmétiques. L'eau de chaux, mêlée à l'opium et à l'huile d'amandes douces, forme un liniment qui préserve les lèvres des gerçures dues à l'air froid et sec.

9° *Charbon*. — Le charbon en poudre, incorporé dans une pommade grasse, forme la fameuse pommade mélaïnocome, qui salit aussi facilement les doigts qu'elle teint les cheveux.

Nous terminerons l'étude des cosmétiques, en les considérant sous un autre point de vue, celui des parties du corps sur lesquelles on les applique.

Système pileux. — M. Cazenave, dans son excellent traité des maladies du cuir chevelu, a parfaitement tracé l'histoire de l'hygiène de ce système. Nous ne pouvons mieux faire que d'y renvoyer le lecteur.

Les cosmétiques du système pileux ont pour base les corps gras aromatisés avec différentes substances ; ils sont en grand nombre. Est-il bon d'en faire un usage habituel ? il faut établir une distinction. Oui, pour quelques sujets chez lesquels les cheveux sont secs. Mais, dans la grande majorité des cas, ils sont parfaitement inutiles. Pour les sujets qui ont des cheveux gras et humides, non seulement ils sont inutiles, mais nuisibles. Ces cosmétiques augmentent les sécrétions de la peau, de la tête et des cheveux, ils altèrent la racine du poil et en favorisent la chute.

M. Cazenave repousse formellement l'usage des cosmétiques gras pour tous les cheveux. Lorsqu'on veut en faire usage, il recommande de nettoyer de temps en temps la tête, soit avec des poudres amidonnées, soit avec des eaux plus ou moins alcoolisées ou légèrement savonneuses.

Existe-t-il des préparations capables de prévenir la calvitie ou de faire repousser les cheveux ? Malgré les annonces de tant de charlatans, M. Cazenave nie formellement qu'il en existe une seule. Jamais, dit-il, il n'a vu d'individu chauve recouvrer des cheveux.

Il recommande, lorsque les cheveux tendent à tomber, mais ne le sont pas encore ou ne le sont que partiellement, d'avoir recours à des pommades qui ont pour base, soit le sulfate de quinine, soit le tannin, auxquels on ajoute de plus des baumes ou quelques huiles essentielles.

Quant à la teinture des cheveux, nous avons suffisamment traité ce sujet pour qu'il soit utile d'y revenir ici. Nous ajouterons seulement qu'on commence à employer maintenant un moyen parfaitement innocent, d'une très facile application, et qui n'a d'autres inconvénients que d'obliger à le renouveler tous les quatre ou cinq jours. C'est la coloration des cheveux avec une brosse chargée d'une solution concentrée d'encre de Chine dans l'eau.

Peau. — Les cosmétiques de la peau sont employés pour enlever les corps étrangers qui la souillent et pour entretenir sa souplesse, sa finesse et sa couleur.

Les savons remplissent la première indication, et nous nous en sommes occupés. — Pour remplir la seconde, il y en a plusieurs. Les corps gras d'abord. Aussi, dans l'antiquité, les frictions huileuses étaient-elles fort en honneur. Maintenant, il y a un certain nombre de pommades qui sont vendues dans ce but par une foule d'industriels.

Les pâtes d'amandes ne sont autre chose que le résidu des amandes douces et amères d'abricots, qui ont été pressées pour obtenir de l'huile. Elles sont ensuite desséchées à l'étuve. C'est ce mélange de ligneux, d'un peu de fécule et d'un reste d'huile qu'on étend quelquefois de jaune d'œuf, ou bien de fécule, et qu'on aromatise.

Les eaux de toilette sont destinées à parfumer l'eau qui sert à diverses ablutions. Ce sont, tantôt des alcools chargés de diverses huiles essentielles, tantôt des acides également aromatisés. Pour les premiers, l'eau de Cologne, l'eau-de-vie de lavande, l'alcool de menthe, l'eau de Portugal, sont les plus en vogue ; pour les seconds, les divers vinaigres aromatiques.

Nous avons traité la question des fards, nous n'y reviendrons pas.

Dents. — Les dentifrices sont destinés à blanchir les dents et à enlever le tartre. Ils sont de trois espèces : 1° les poudres destinées à être appliquées à l'aide d'une brosse préalablement humectée : tels sont la poudre de corail, le charbon pulvérisé, le quinquina, la poudre d'iris, les cendres de certains végétaux ; 2° les opiats. Ce sont les mêmes substances incorporées dans un mélange de miel et de sucre, aromatisés eux-mêmes de diverses manières. Le quinquina, le charbon, le corail, sont surtout employés ainsi ; 3° les liquides sont des dentifrices acides. La crème de tartre est le principe de la plupart de ces préparations. Celle de M. Pelletier (l'odontine) est, au contraire, fondée sur l'emploi bien préférable des alcalins.

Bibliographie. — OVIDE, *De medicamine faciei*, in *Opp.* — GALIEN, *De compositione medicamentorum secundum locos* (le livre I est consacré aux médicaments et aux cosmétiques usités dans les maladies et les dégradations du cuir chevelu). — ARNAULD (de Villeneuve), *De ornatu mulierum*, et *De decoratione mulierum*, in *Opp.* (nombr. édit.). — FALLOPIA (Gabr.), *De decoratione*. Padovæ, 1556, in-4°, et in *Opp.*, t. III, p. 110, Venet., 1606, in-fol.— MERCURIALI (H.), *De decoratione liber*. Francofurti, 1587, in-8°. — TRILLER, *De veterum cosmeticis*. Vittebergæ, 1581, in-4°. — BERGEN (C. A. de), *Cosmeticæ in artis formam redactæ specimen*. Francofurti ad Viadr., 1755, in-4°. — DESHAIS-GENDRON, *Lettre à M*** sur plusieurs maladies des yeux causées par l'usage du rouge et du blanc*. Paris, 1760, in-12. — BENDER (Ph. H.), *De cosmeticis*. Argentorati, 1764, in-4°.—LEFEBURE DE SAINT-ILDEFONT, *Lettre au sujet d'un rouge à l'usage des dames, tiré du règne végétal*. Paris, 1775, in-8°. — BACHER (A.-P.), *Observations sur des accidents causés par des fards métalliques*, in *Journ. de méd.*, t. LXV, p. 411, 1785. — KLETTEN (G. E.), *Versuche einer Geschichte der Verschönerungstriebe im weiblichen Geschlechte*, etc. Gotha, 1792, 2 vol. in-8°. — TROMMSDORF (J. B.), *Kallopistria, oder die Kunst der Toilette*. Erfurt, 1804, in-8°. — FLITTNER (Chr. G.), *Kosmetik, oder die Ausbildung des menschlichen Körper's*, etc., 1re part. Berlin, 1806, in-8°. — MÉGE (J.-B.), *Essai sur les objets de toilette qui peuvent nuire à la santé*. Th. de Paris, 1813, in-4°, n° 74 — SARLANDIÈRE (J.-B.), *Essai sur les effets des cosmétiques en usage chez les dames*. Th. de Paris, 1815, n° 194. — CHAALS-DESÉTANGS, *Considérations, etc., sur la peau, suivies d'un précis sur les cosmétiques*. Th. de Paris, 1816, n° 121. — MANC et CHEVALLIER, *Coloration des cheveux, accidents qu'elle peut occasionner*, in *Ann. d'hyg.*, 1re sér., t. VIII, p. 321, 1832. — MENIÈRE, *Les vêtements et les cosmétiques*. (Th. de conc.) Paris, 1838, in-4°. — SIGMUND (C.), *Pâte de cinnara, ein der Gesundheit nachtheilige Haarfarbemittel*, in *OEsterr. med. Wochenschr.*, 1841, p. 246. — HERTEL, *Warnung gegen den Gebrauch der Gehcimmittel, poudre de Chine*, in *Annov. Ann.*, 1841, et *Schmidt's Jahrb.*, t. XXXII, p. 152, 1841. — BRUCK (A. Th.), *Nachtheilige Wirkung der Kölnischen, poudre d'Italie*, in *Med. Corresp. Bl. Rhein*, etc., t. 1, n° 5, 1842. — WEISZMAYER (M.), *Cosmetica innocua*. Buda, 1844, in-8°. — CAZENAVE (A.), in *Traité des maladies du cuir chevelu, suivi de conseils hygiéniques sur les soins à donner à la chevelure*. Paris, 1850, in-8°. — MOREAU (de Tours), *Cas d'empoisonnement et de folie aiguë par un cosmétique renfermant plusieurs substances caustiques*, in *Union méd.*, 1855, p. 329. — FIÉVÉE (F.), *Mém. sur les accidents morbides produits par l'usage des cosmétiques à base de plomb*. Paris, 1855, in-8°. — PROST, *Divers cas d'empoisonnement par des composés de plomb*, in *J. de chim. méd.*, 4e sér., t. V, p. 348, 1859. — PAPPENHEIM, *Untersuchung von Haarfarbemittel* in *Monatschr. für Sanitätspolizei*, I, p. 40, 1859. — CHEVALLIER (A.), *Note sur les cosmétiques, leur composition, les dangers qu'ils présentent sous le rapport hygiénique*, in *Ann. d'hyg.*, 2e sér., t. XIII, p. 89, 1860. — DU MÈME, *Blanc de fard, altération de la santé de ceux qui en font usage*, ibid., p. 342. — RÉVEIL (O.), *Des cosmétiques au point de vue de l'hygiène et de la police médicale*, in *Ann. d'hyg.*, 2e sér., t. XVIII, p. 306, 1862. — TRÉBUCHET, *Rapport sur ce Mémoire*, in *Bulletin de l'Acad. de méd.*, et discussion, t. XXVII, p. 865, 1862. — LUNEL (B.), *Dictionnaire des cosmétiques et parfums, contenant la description des substances employées en parfumerie, les altérations ou falsifications qui peuvent les dénaturer*, etc. Paris, 1864, in-18. — DACHAUER (C.), *Kosmetische Receptiskunst für Aerzte und Apotheker*. München, 1864, in-16. — JAMES (Const.), *Toilette d'une Romaine au temps d'Auguste et cosmétiques d'une Parisienne au XIXe siècle*. Paris, 1865, in-8°.— PIESSE (S.), *Des odeurs, des parfums et des cosmétiques, histoire naturelle, composition chimique, préparation, recettes, industrie, effets physiologiques et hygiène*, etc. Edit. fr. par O. Réveil. Paris, 1865, in-18. — KLINKE (H.), *Kosmetik oder menschliche verschonerungskunst auf Grundlage rationneller Gesundheitslehre*. Leipsig, 1868 in-8°. — GUÉRARD (A.), *Cosmétique contre les gerçures du sein*, in *Ann. d'hyg. publ.*, 2e sér., t. XXXIII, p. 65, 1870.

— ROSENTHAL. *Ueber Nervenaffectionen nach Gebrauch von blei-oder quecksilberhaltigen Schminken*, in *Wiener med. Presse*, 1876, n°s 20-22. — PIESSE (S.), CHARDIN-HADANCOURT (F.) et MASSIGNON (H.), *Des odeurs, des parfums et des cosmé-*

tiques, 2ᵉ édit. Paris, 1877, in-8. — Schleisner, *Nogle Bemärkninger om Saebe* (savon), in *Lgeskr. f. häger*, R. 3, Bd. XXVI, p. 117, 1878. — Coulier, art. *Cosmétiques*, in *Dict. encycl. d. sci. méd.*, 1878. — Fazio, *Saturnismo cronico per polvere di ceruso usata per cosmetico*, in *Il Morgagni*. Marzo, 1880.

CHAPITRE XII

Des bains.

L'usage des bains remonte à une haute antiquité et semble la conséquence d'un instinct naturel à l'homme et qui le pousse à se plonger dans l'eau pour débarrasser son tégument des impuretés qui ont pu s'y accumuler. Les premiers habitants du globe paraissent avoir occupé les pays chauds : aussi, l'usage des bains a-t-il dû s'établir plus facilement dans des contrées où la haute température augmente la sécrétion cutanée et où le besoin de s'en débarrasser se faisait plus fréquemment sentir. Les bains sont tellement indispensables, que la plupart des religions antiques les ont rendus obligatoires et qu'ils font partie de l'hygiène de tous les peuples.

Les bains dont on a d'abord fait usage consistaient dans de simples immersions dans les eaux naturelles. Plus tard, on employa l'eau tiède.

Ainsi, à Rome, au temps de la république, le peuple se baignait dans l'eau du Tibre, les bains tièdes étant employés seulement chez les riches. — Les grands personnages, tels que Cicéron, Pline, avaient organisé des bains domestiques.

Les premiers bains publics sont dus à Mécène. Après lui, ils se multiplièrent, et le luxe le plus grand y fut déployé.

La disposition intérieure des bains des Grecs et des Romains était fort compliquée : la voici d'après M. Motard :

« Le bâtiment se composait d'une suite de portiques entourant une cour par trois de ses faces ; la quatrième face était complétée par un bassin destiné aux bains froids, *baptisterium*, assez grand pour permettre la natation ; un second bain froid, *frigidarium*, formé d'un second bassin placé dans une pièce fermée, formait l'entrée des autres bains. En quittant ces autres bains, on se rendait toujours dans cette pièce pour y respirer un air frais. La salle des bains chauds, *tepidarium*, venait ensuite. Parmi les bassins qu'elle contenait, il s'en trouvait un fort grand, suffisant pour recevoir plusieurs personnes, et dans lequel on descendait par des degrés de marbre : un de ses côtés offrait une série de gradins et un accoudoir, places destinées à ceux qui, ayant quitté le bain, venaient s'y livrer à la conversation. On trouvait plus loin les étuves. L'étuve humide d'abord, *calidarium* ou *sudatorium*, salle circulaire, semblable à nos bains de vapeur : celle-ci s'échappait par le centre, le pourtour était garni de gradins de marbre, et tout le sol était chauffé ; puis l'étuve sèche ou *laconium* renfermant un air sec, et chauffé au moyen d'un grand poêle ; une sorte de large bouclier d'airain, en s'élevant ou en s'abaissant, diminuait ou concentrait la chaleur. A portée de tous ces bains, dans lesquels on passait successivement, se trouvait l'*apodytère,* ou vestiaire. Dans quelques gymnases grecs, la pièce destinée à faire les onctions huileuses et à garder le sable destiné aux athlètes complétait cet ensemble. Enfin venait l'*hypocaustum* ou la salle des fourneaux, où l'on faisait bouillir l'eau dans des vases d'airain, et d'où la chaleur se répandait par des conduits ménagés dans la construction même de l'édifice. Une foule d'esclaves étaient affectés au service de ces établissements : c'étaient les *fricatores,* qui frictionnaient la peau et la grattaient avec des spatules d'ivoire appelées *strigiles ;* les *tractatores,* qui pétrissaient les muscles ; les *alipilarii,* qui épilaient le corps ; les *unctores,* qui frottaient d'huile ou d'essences. » (*Essai d'hyg. gén.,* t. II, p. 113, 1841.)

L'usage des bains régna dans toute l'antiquité, et, de nos jours, les peuples d'Orient ou du Midi ont conservé dans la construction de leurs bains des habitudes qui rappellent celles des Romains. — Les Égyptiens, les Arabes, les mahométans des divers pays, ont toujours donné un grand soin aux bains et aux établissements dans lesquels on les prend.

Les peuples du Nord et des climats froids ont souvent recours à l'emploi des bains, mais ceux-ci sont fondés sur d'autres principes. On se place d'abord dans des étuves chaudes, dont la température est portée quelquefois jusqu'à 50 ou 55 degrés. Une fois que la sueur ruisselle de toute la surface du corps, on l'entretient quelque temps avec des frictions rudes ou des flagellations avec des branches de bouleau. La peau, une fois rouge, est aspergée d'eau froide ou même de neige : après quoi, on s'expose de nouveau à la chaleur. On repasse souvent ainsi plusieurs fois de suite de l'une à l'autre.

Dans nos climats tempérés, pendant le moyen âge, qui vit se perdre tant de bonnes coutumes, et pendant lequel la civilisation recula, l'usage des bains se perdit en partie. A l'époque de la Renaissance, il ne prit jamais un développement considérable ; et la pratique, si fréquente et si générale autrefois, des bains tièdes et chauds, des étuves sèches et humides, ne reprit jamais

grande faveur; mais aussi un grand changement était survenu,
l'usage du linge de corps commençait à se répandre et rem-
plissait une des fonctions dévolues au bain, celle d'absorber les
produits de l'exhalation cutanée. — Depuis deux à trois siècles,
l'usage des bains devient de plus en plus général, et le nombre
des établissements publics qui y sont consacrés augmente
d'année en année. C'est ainsi qu'à Paris en 1832, il existait
78 bains publics, 2,374 baignoires fixes, et 3,770 baignoires
mobiles destinées aux bains à domicile. Il y avait, en outre,
22 bains froids sur la Seine.

[Enfin, en 1850, d'après un rapport de M. Darcy, il y avait, à
Paris, 125 maisons de bains, en y comprenant les grands établissements sur bateaux, renfermant, en tout, 4,064 baignoires
sur place et 1,894 mobiles. Le nombre de bains annuellement
servis était de 2,116,320, ce qui, sur une population de 950,000
habitants, donne seulement 2,23 par personne. Les efforts de
l'administration doivent tendre à faire augmenter un chiffre
aussi restreint par des concessions d'eau à bon marché et autres
facilités données aux directeurs de bains, mais surtout aux chefs
de lavoirs.]

Action des bains sur l'homme.

Pour bien apprécier l'influence des bains, il est utile de se
reporter aux fonctions principales que la peau est destinée à
remplir.

La première est l'exhalation cutanée, dont la quantité peut
être évaluée en moyenne à $1^{kil},447$ par vingt-quatre heures.

Cette sécrétion, se déposant à la surface de la peau, s'évapore
et laisse sur cette membrane un résidu solide, formé par les
sels et par une matière animale. Ce sont ces produits que le
linge de corps absorbe en partie, mais dont il reste toujours
une petite quantité, que les ablutions et les bains sont destinés
à enlever. Dans beaucoup de maladies, ce résidu contient des
matières morbifiques qu'il est également important de faire disparaître, ce que l'on ne peut encore effectuer qu'à l'aide des
mêmes moyens.

La seconde fonction de la peau est la sensibilité tactile qui lui
est départie, et qu'il est important de conserver dans son intégrité, en la préservant des souillures que le produit de l'exhalation cutanée laisse à sa surface, ainsi que des corps étrangers
de toute nature qui peuvent s'y être attachés. C'est encore une
fonction que remplissent les bains.

Nous pouvons maintenant examiner les effets des bains sur
l'organisme, et, pour mettre un peu d'ordre dans cet exposé,
nous diviserons l'étude de ces effets en plusieurs catégories que
voici :

I. Suppression des effets physiologiques de l'air atmosphérique sur la peau ;

II. Contact d'un nouvel agent avec la peau, et modifications qui peuvent en résulter dans les fonctions d'exhalation et d'absorption de cette membrane ;

III. Effets de la température de l'eau ;

IV. Circonstances de pression, de densité, de composition de ce nouvel agent.

I. *Suppression de l'action de l'air atmosphérique sur la peau.*

On ne connaît pas bien les lois qui régissent l'absorption et l'exhalation gazeuses qui se font à la surface de la peau, et l'espèce de respiration supplémentaire dont cette membrane est le siège. Il est incontestable, cependant, que cette fonction joue un rôle important dans l'organisme ; les expériences de W. Edwards sur les animaux inférieurs, et les accidents qui résultent de l'application, sur la peau de plusieurs mammifères, d'un vernis imperméable, le prouvent suffisamment. On est donc en droit de se demander si un séjour trop prolongé dans l'eau venant à modifier cette fonction, il ne peut en résulter quelque trouble pour la santé. C'est une question à examiner.

II. *Contact d'un nouvel agent avec la peau, et modifications qui peuvent en résulter dans les fonctions d'exhalation et d'absorption.*

L'eau avec laquelle la surface cutanée est en contact est-elle absorbée par la peau, et vient-elle augmenter le poids du corps ?

La quantité du produit de l'exhalation cutanée est-elle plus considérable que celle de l'eau qui est absorbée, et, au sortir de l'immersion dans l'eau, le poids de l'homme qui était plongé a-t-il diminué ?

Enfin, l'absorption et l'exhalation se balancent-elles de manière que le poids du corps ne varie pas à la sortie du bain, et qu'il reste ce qu'il était à l'entrée ?

Ce sont des questions qu'il est important d'examiner, et à l'égard desquelles les opinions les plus divergentes ont été émises.

D'après Séguin, l'exhalation et l'absorption se balancent, de sorte que, dans le bain, le corps de l'homme ne gagne rien et ne perd rien.

D'après Lemonnier, Cruikshank, Berge, etc., l'homme plongé dans un bain y perd de son poids, de sorte que l'exhalation cutanée l'emporte sur l'absorption.

Selon Buchan, Falconner, Berthod, etc., il y a pendant le bain augmentation du poids du corps, et, par conséquent, prédominance de l'absorption sur l'exhalation cutanée.

Comment concilier des opinions si différentes ? Si l'on se rappelle les résultats auxquels est arrivé W. Edwards dans ses expériences sur les batraciens, on peut, par analogie, formuler quelques conclusions utiles.

D'après Edwards, à 0°, l'absorption est active et l'emporte sur la transpiration ; le poids de l'animal augmente donc jusqu'à ce qu'il ait atteint une limite maximum, qu'il appelle point de saturation. A mesure que la température du liquide s'élève, l'absorption effectuée par l'animal diminue, et cette diminution est proportionnelle à l'élévation de la température. — A 30°, il y a déperdition et prédominance de la transpiration sur l'absorption. C'est ce qui est indiqué par le nuage qui se forme dans l'eau où l'on expérimente, nuage qui est produit par la précipitation de la matière animale exhalée.

Edwards a déduit de ces expériences et de quelques autres effectuées sur des animaux plus élevés dans l'échelle des êtres, qu'on pouvait admettre, par analogie, des effets semblables chez l'homme. D'après ce savant, le point d'équilibre des deux fonctions doit être fixé à 22°. C'est donc au-dessous de cette température que le poids du corps de l'homme augmenterait dans l'eau, et c'est au-dessus qu'il diminuerait.

Les expériences nombreuses auxquelles on s'est livré depuis, et que nous ne pouvons rapporter ici, ont conduit à établir les propositions suivantes, qui doivent être considérées comme vraies dans la majorité des cas, et peuvent aider à régler l'emploi des bains.

1° Il y a un point d'équilibre, un peu variable chez les différents individus, et qui se trouve à quelques degrés au-dessous de celui de la température normale du sang ; ce point peut être fixé de 32 à 33°. A ce degré, l'exhalation cutanée et l'absorption de l'eau se balancent, et l'homme plongé dans un bain ne gagne ni ne perd de son poids.

2° Au-dessus de ce degré, la production de l'exhalation cutanée augmente et l'emporte sur le poids de l'eau absorbée ; l'homme plongé dans un tel bain y perd donc de son poids.

3° Au-dessous, l'absorption de l'eau l'emporte sur l'exhalation cutanée, et le poids de l'homme plongé dans ce milieu augmente.

[On s'est beaucoup occupé aussi de savoir si, dans le bain, le tégument peut absorber les matières solubles tenues en suspension dans l'eau, fait qui a été nié par les uns, affirmé par les autres. Que la peau puisse absorber les substances avec lesquelles elle est en contact, c'est ce que l'expérience clinique a prouvé. Quant à l'absorption dans le cas où le corps est plongé dans une masse liquide, on a surtout, et à peu près exclusivement, cherché dans les urines le corps dont on voulait démontrer l'introduction. Cette question de l'absorption des matières médicamenteuses dans le bain, a préoccupé très vivement, on le conçoit, la Société d'hydrologie ; des nombreuses expériences, des nombreux documents publiés sur cette question, tant en France qu'à l'étranger, M. Grandeau, rapporteur d'une commission nommée *ad hoc*, a conclu : 1° dans le bain, la peau humaine à l'état sain n'absorbe pas les matières dissoutes dans l'eau ; 2° les résultats contradictoires, obtenus jusqu'à ce jour, s'expliquent par plusieurs causes dont les principales sont : excoriations de la peau plus ou moins appréciables à l'œil ; destruction par des frictions avec des savons alcalins de l'enduit sébacé (la peau n'est plus alors à l'état normal) ; défauts de soins dans la manière de recueillir l'urine ; procédés analytiques défectueux appliqués à la recherche des matières dissoutes dans le bain ; enfin, surtout, absorption de la matière pulvérulente déposée sur la peau par l'évaporation de l'eau (on sait, en effet, depuis les expériences de M. Roussin, que les *poudres sèches* sont facilement absorbées par la peau) ; 3° enfin, lorsqu'on se place à l'abri de ces causes d'erreurs, on ne constate *jamais* d'absorption dans le bain, quelle que soit la nature ou la quantité des matières tenues en dissolution par l'eau.]

III. *Effets de la température de l'eau sur les corps qui y sont plongés.*

Cette température doit être étudiée au point d'équilibre qui vient d'être établi, ainsi qu'au-dessus et au-dessous de lui.

1° Au-dessus du point d'équilibre, c'est-à-dire de 30 à 32°, ce sont les bains chauds.

Voici les effets de ces bains sur l'organisme, effets qui sont d'autant plus caractérisés que la température est plus élevée. Alors la peau s'échauffe, l'organisme entier participe à cet accroissement de température, qui, bien que peu considérable, n'en est pas moins réel. Le pouls s'accélère et devient plus fort ; les mouvements respiratoires sont plus précipités, le sang afflue à la périphérie, l'exhalation pulmonaire augmente ; il en est de même de l'exhalation cutanée. Dans les parties immergées, le produit de cette sécrétion est aussitôt dissous qu'exhalé ; mais dans les parties situées au dehors, comme à la face, la peau est couverte d'une sueur abondante. La soif est augmentée, et, quelquefois, un véritable état fébrile se prononce. Si cet état se prolonge, ou bien s'il est porté au maximum, il peut se produire des congestions ou même des hémorrhagies cérébrales.

2° Au point d'équilibre, c'est-à-dire avec 30 ou 32°, aucun effet particulier ne se produit ; l'équilibre des fonctions se maintient, et le corps plongé dans l'eau n'absorbe rien et ne perd rien.

3° Au-dessous de ce point d'équilibre, les effets qui se manifestent sont dus à l'abaissement de température, et, sous ce rapport, on a à parcourir une échelle beaucoup plus étendue que pour l'élévation.

Le corps plongé dans l'eau froide éprouve un spasme général, la peau se contracte et les glandes sébacées font saillie : la température de la peau s'abaisse, et la totalité de l'organisme participe à ce refroidissement. — La soustraction de calorique qui a lieu en pareil cas est d'autant plus rapide que le corps était primitivement plus échauffé. C'est ce qui explique la sensation agréable de fraîcheur que l'on éprouve en passant d'un bain chaud dans un bain froid. Lorsque l'action de l'eau froide est trop prolongée, il y a d'abord un frisson de la peau, auquel participe l'ensemble de l'organisme : bientôt se manifestent un tremblement musculaire, le claquement des mâchoires, et, parfois, des crampes et un sentiment de raideur générale. En même temps les battements du cœur deviennent plus petits, moins fréquents, et le refroidissement de la peau chasse le sang des vaisseaux capillaires de cette membrane ; c'est ce qui explique sa coloration violacée. En même temps que le sang est chassé de la périphérie, il s'accumule dans les parties internes et y détermine des congestions, qui sont la conséquence du refoulement du sang. Les congestions sanguines, la diarrhée, les hémorrhagies diverses, qu'on peut observer en pareil cas, trouvent leur explication dans ce refoulement. Si les effets du froid n'ont pas été trop prolongés, la réaction s'établit, le pouls reprend sa force et sa fréquence normales, la peau se réchauffe, les congestions dues à la concentration cessent de se manifester, et l'expansion intérieure reprend son cours. — Si l'on soumet de nouveau le corps à l'action de l'eau froide, les mêmes phénomènes reviennent, et la réaction s'établit une seconde fois. On doit observer, cependant, qu'en la développant ainsi plusieurs fois de suite, on produit de moins en moins facilement les phénomènes réactionnels.

Dans le cas où le froid est très intense, les phénomènes du refroidissement de la peau et du refoulement du sang à l'intérieur, se présentent avec une intensité plus grande et plus caractéristique. Si le froid intense est peu prolongé, la réaction peut encore s'établir, et son intensité est proportionnelle au degré de froid auquel le corps a été soumis. Si, au contraire, il se prolonge, la mort finit par arriver, par suite de la paralysie des fonctions respiratoires et de l'innervation.

IV. *Circonstances de pression, de mouvement, de densité et de composition de l'eau.*

Le corps plongé dans l'eau est soumis à une pression plus

considérable que dans l'air, car le poids du liquide qui l'entoure vient s'ajouter au poids de la colonne d'air atmosphérique ; doit-on attribuer à cette augmentation de pression la dyspnée qu'on observe souvent dans l'eau, et la liberté moins grande des mouvements respiratoires qui en résulte ? Cela est probable.

L'augmentation de la densité de l'eau rend ce liquide meilleur conducteur du calorique. C'est ce qui a lieu, par exemple, pour l'eau de mer, qui, à température égale et à l'état de repos, paraît plus froide que l'eau de rivière.

Le mouvement de l'eau n'est pas non plus sans influence. Le courant plus ou moins violent d'un fleuve, les vagues agitées de la mer, en frappant sur la surface du corps, la stimulent davantage et l'empêchent de se refroidir aussi facilement. A température égale, un bain dans une baignoire paraît plus froid que s'il est pris dans une rivière où règne un courant plus ou moins fort. Il est vrai qu'il faut aussi tenir compte des mouvements que l'homme qui prend un bain froid exécute presque toujours pour s'y réchauffer, même quand il ne sait pas nager.

La composition de l'eau et les matières salines qu'elle tient souvent en dissolution la rendent plus stimulante. Telle est l'eau de la mer. Ajoutons, en outre, qu'une certaine quantité de particules salines en dissolution est absorbée en même temps que l'eau, et que cette absorption contribue à augmenter les qualités stimulantes de l'eau de mer.

Des différentes espèces de bains.

1° *Bains dans les eaux naturelles.*

Bains froids. — De 25 à 30°, dans les climats chauds, les bains sont généralement considérés comme froids. Ils ont pour résultat de soustraire une certaine quantité de calorique au corps de l'homme échauffé, de ralentir la circulation, de diminuer l'abondance de la transpiration cutanée, et d'être suivis d'une réaction franche, même quand le bain a été prolongé. Ce n'est, en effet, qu'à la condition d'une certaine durée que ces bains peuvent donner la sensation de fraîcheur et même celle de froid.

L'influence définitive de ces bains sur la santé est la suivante : ils calment la chaleur générale, diminuent la transpiration, et, conséquemment, donnent du ton à l'organisme. Mais, pour produire ces effets, il est nécessaire que celui qui est plongé dans l'eau exécute des mouvements, et, à cet égard, ceux qui constituent la natation sont excellents. Les bains froids, pris à cette température, et sans que l'individu qui y est plongé exécute des mouvements, déterminent une sensation de froid, l'abaissement du pouls, un certain degré de ralentissement dans les divers actes de la vie organique, et leur résultat définitif est la sédation du système nerveux.

De 20 à 25°, les bains froids agissent encore dans le même sens, surtout dans la saison chaude de nos climats tempérés. Ils déterminent la soustraction du calorique et la sensation de fraîcheur, ou, s'ils sont prolongés, celle de froid. Ils sont suivis d'une réaction qui s'établit d'autant plus facilement que les mouvements exécutés dans l'eau ont été plus nombreux. De tels bains, dans nos contrées, sont très salutaires, ils rafraîchissent, diminuent la transpiration et sont légèrement stimulants.

Les bains plus froids, de 10 à 20°, par exemple, ou même au-dessous, déterminent des effets de concentration énergiques et une réaction proportionnelle. Le refoulement du sang, qu'ils produisent alors, peut être l'origine de congestions, d'hémorrhagies et de phlegmasies internes de diverses natures. La diarrhée, la dysenterie, en sont encore souvent la conséquence.

Lorsque le corps en sueur est plongé dans une eau froide et à basse température, le refoulement interne du sang est instantané ; assez souvent il est suivi d'une réaction très énergique, et les choses en restent là. Dans d'autres cas, surtout si l'immersion est prolongée, si le refoulement, la concentration interne ne cessent pas, des congestions sanguines et même des phlegmasies plus ou moins graves peuvent prendre naissance.

Ablutions. — Les ablutions froides consistent dans le lavage simple à l'eau froide, ou bien encore dans la projection d'une certaine quantité d'eau sur le corps, de manière à produire une aspersion plus ou moins complète. Les ablutions agissent dans le même sens que les bains froids. Elles sont excellentes, en ce qu'étant de courte durée, on peut les arrêter à volonté et être certain de faire naître facilement la réaction. Rarement elles déterminent des accidents, et ce n'est guère que dans le cas où on fait usage d'eau froide, le corps étant en sueur, et chez les sujets faibles, débiles et peu susceptibles de résistance et de réaction, que des maladies peuvent se développer. En dehors de ces cas exceptionnels, les ablutions froides, employées avec précaution, et surtout dans la saison chaude, sont un excellent moyen tonique, et dont on ne saurait trop recommander l'usage.

Bains de mer. — La température de l'eau de mer s'éloigne

peu de la température moyenne de chaque climat, et, par conséquent, de la contrée où où la considère; elle agit par le mouvement des vagues et la stimulation cutanée qui en résulte, ainsi que par les sels qu'elle tient en dissolution, et dont une partie est absorbée par la peau en même temps que l'eau. Elle est, en outre, beaucoup plus tonique et stimulante que l'eau de rivière, en raison du degré de froid qu'elle détermine et de la réaction qui en est la conséquence. Cette sensation plus forte de froid est due, ainsi que j'ai eu occasion de le dire, à la densité plus élevée de l'eau et à sa conductibilité plus grande pour le calorique. La mer agit, enfin, par son atmosphère saline, sur laquelle j'ai déjà appelé l'attention du lecteur.

2° *Bains artificiels.*

Bains chauds ou tièdes. — On doit en distinguer trois espèces : les bains frais, de 25 à 30°; les bains tièdes, de 30 à 35°; les bains chauds, de 35 à 40°. La première espèce est un peu au-dessous du point d'équilibre entre la transpiration et l'absorption. La deuxième est à ce point d'équilibre même. La troisième espèce est au-dessus, c'est-à-dire que l'exhalation cutanée l'emporte sur l'absorption aqueuse.

Bains frais. — Les bains frais pris dans une baignoire, le corps en repos ou n'exécutant que des mouvements insignifiants, constituent un moyen essentiellement sédatif. Le maximum de son effet est de 28 à 29°. A cette température, il rétablit l'équilibre entre chacune des fonctions, diminue l'excitabilité de celles qui s'exécutent avec trop d'énergie ou qui sont au-dessus de leur type normal. Ce sont ces bains qu'on emploie dans le cas de surexcitabilité nerveuse, ou de fièvre intense, à la condition que cette fièvre n'est pas le symptôme d'une phlegmasie aiguë des voies respiratoires. Plus le bain froid est prolongé, plus la débilité qu'il produit est caractéristique.

Bain tiède, compris entre 30 et 35°, correspond au point de neutralité entre l'absorption et l'exhalation cutanée. Lorsqu'il n'est pas trop prolongé, il est calmant et peut être considéré comme régulateur ; prolongé, il est débilitant.

Bains chauds de 35 à 40° et au-dessus. — Ils déterminent l'accroissement de la chaleur du corps, qui, de la peau, se propage à la plupart des organes internes. Sous leur influence, la peau rougit, la transpiration cutanée augmente, ainsi que l'exhalation pulmonaire; les liquides affluent à la périphérie. Les bains chauds sont essentiellement stimulants, ils excitent et stimulent la peau et les divers organes de l'économie, ils accélèrent le pouls et les mouvements respiratoires. Lorsque leurs effets sont prolongés, ils peuvent déterminer dans divers organes, soit des congestions, soit même des hémorrhagies.

En pareils cas, ce sont spécialement des congestions ou des hémorrhagies pulmonaires ou cérébrales qu'on observe. Les bains
chauds et courts sont quelquefois employés pour procurer une
stimulation énergique. Tel est, par exemple, l'effet qu'ils produisent chez des individus épuisés, débilités, auxquels ils rendent momentanément le calorique qui leur manque. Ils rétablissent ainsi pour quelque temps les forces, en agissant comme
toniques et stimulants.

Bains d'étuve sèche. — L'emploi de ces bains a pour conséquence d'élever au maximum les exhalations pulmonaires et
cutanée, sans, pour cela, déterminer une grande perturbation
dans l'organisme. C'est dans ces bains, en effet, que l'homme
supporte la chaleur la plus élevée, et qu'on a vu des expérimentateurs rester exposés pendant quelques instants à une température voisine de 100°. La facilité que l'on éprouve à supporter
ce degré de chaleur tient à ce qu'une partie de l'exhalation cutanée produite, se volatilisant, rend latente une grande quantité
de calorique, et empêche ainsi le corps de se mettre en équilibre de température avec le milieu ambiant. Ces bains sont essentiellement stimulants ; ils peuvent, toutefois, perdre ce caractère et en prendre un tout opposé, lorsque la quantité d'exhalation cutanée produite, devenant considérable et se renouvelant
plusieurs fois, finit par constituer une véritable perte de liquide pour l'organisme.

Bains d'étuve. Bains de vapeur. — Les bains de vapeur se
trouvent dans des conditions tout opposées aux précédents, et,
lorsque leur température est trop élevée, on les supporte bien
difficilement. En voici la raison : l'air au sein duquel se trouve
l'individu qui y est exposé, étant saturé de vapeur, ne peut recevoir celle qui provient de la transpiration cutanée : or, celle-ci
est au maximum par suite de la haute température à laquelle
la peau est soumise ; il en résulte une sensation de gêne, de malaise et d'anxiété, qui ne permet pas d'en subir longtemps l'influence. Les effets des bains de vapeur, en raison de cette dernière circonstance, sont moins avantageux que ceux des étuves
sèches. Ce sont donc ces derniers qu'on doit toujours préférer
lorsqu'on en a besoin.

Bains russes. — L'usage des bains russes commence à se répandre, et il est probable, en raison des bons effets qu'ils produisent, qu'ils sont destinés à se généraliser encore davantage.
Ils sont fondés sur les principes suivants : 1° élévation de température de la peau, par suite de l'exposition du corps à une
chaleur élevée, dans une étuve ; 2° soustraction du calorique en
excès, effectuée à l'aide d'une pluie d'eau fraîche sur le corps en
sueur ; 3° réchauffement opéré, soit à l'aide d'une nouvelle élé-

vation de température de l'étuve, soit au moyen de frictions continuées dans des lieux convenables, pour que la réaction s'établisse d'une manière complète et satisfaisante. Le résultat final des bains russes est une stimulation générale et modérée de l'organisme ; ils sont toniques en même temps qu'ils déterminent une révulsion cutanée, qui a des avantages dans certains cas où l'on veut faire disparaître des lésions de diverses natures des organes intérieurs. C'est, je le répète, un moyen excellent, qui peut rendre de grands services dans une foule de maladies, et dont on doit hardiment préconiser l'emploi.

Règles hygiéniques relatives aux bains. — On ne saurait trop recommander l'usage des bains comme moyen de propreté. Ils sont destinés à dépouiller le corps du résidu de l'exhalation cutanée et des souillures diverses qu'il peut avoir à sa surface. Sans être aussi indispensables qu'ils l'étaient dans l'antiquité, et avant l'invention du linge de corps, il n'est pas moins utile d'y avoir souvent recours ; on doit les conseiller et en favoriser l'extension le plus possible, en tenant compte, toutefois, des règles qui vont être développées, et qui sont relatives aux modifications résultant des climats, des âges, du sexe, etc.

En l'absence de bains, l'usage des ablutions, multipliées autant que possible, et effectuées soit avec de l'eau tiède, soit avec de l'eau froide, doit être conseillé comme un excellent moyen hygiénique. Chez les adultes, l'eau froide, en toute saison, n'a pas d'inconvénients. Chez les enfants, les ablutions froides sur toute la surface du corps doivent être rejetées, en raison de l'énergie avec laquelle le froid les impressionne, et de la facilité avec laquelle les jeunes sujets contractent les diverses espèces de phlegmasies. C'est à l'eau tiède seule qu'il faut avoir recours chez eux, surtout en hiver.

Climats. — 1° *Climats chauds et saisons chaudes des climats tempérés.* — Les bains froids sont extrêmement avantageux. Ils enlèvent la quantité de calorique surabondant, et rendent aux fonctions leur activité et leur régularité normales, en diminuant l'exhalation cutanée, dont l'abondance est précisément la cause du trouble et de la rupture du balancement normal des fonctions organiques. Envisagés sous ce rapport, les bains froids peuvent être considérés véritablement comme prophylactiques des maladies nombreuses qui règnent dans les climats chauds.

Pour réunir toutes les conditions de salubrité et de prophylaxie désirables, la température de l'eau doit être d'un froid modéré et le bain accompagné de l'exercice de la natation. De plus, la réaction ne doit pas se faire attendre trop longtemps, et la période de frisson doit être courte et peu intense. Le froid très grand dans les climats chauds et les saisons chaudes ne convient pas ; il détermine une soustraction de calorique trop considérable, une concentration interne trop énergique, et quelquefois une réaction trop violente.

2° *Climats froids et saisons froides.* — L'action de la peau est réduite à son minimum, et la transpiration à peine sensible ; il faut, en pareil cas, des bains très chauds ou des bains très froids. Les bains très chauds agissent en stimulant énergiquement la surface de la peau et en augmentant la sécrétion cutanée. Les bains froids produisent une action analogue, en vertu de la réaction qui se développe à la suite de leur emploi. L'habitude, dans les pays septentrionaux, permet aux habitants de supporter les uns et les autres, de se plonger dans la neige en sortant d'un bain de vapeur, pour subir ensuite de nouveau l'action d'une étuve chaude. Ces brusques transitions du chaud au froid ne paraissent avoir aucun inconvénient pour les individus qui s'y soumettent, et une stimulation favorable de la peau en est la conséquence.

3° *Climats tempérés.* — Dans les climats tempérés, on emploie, en général, les bains chauds ou tièdes dans la saison froide et les saisons intermédiaires, et des bains froids dans la saison chaude. Dans les climats essentiellement humides, l'usage général est celui des bains chauds ou tièdes et celui des étuves, et, en particulier, des étuves sèches.

Influence de l'âge. — Dans l'*enfance*, et surtout dans les premiers mois qui suivent la naissance, l'usage des ablutions et des bains est très utile pour le jeune être. Mais quelle espèce doit-on préférer? Des médecins, et il en est un nombre assez grand, conseillent d'habituer de bonne heure les enfants aux bains, et surtout aux ablutions froides, afin de donner du ton à leur constitution, et de leur en préparer une bonne et solide pour l'avenir. Telle n'est pas mon opinion. Chez les jeunes sujets, les ablutions et les bains froids réussissent quelquefois, cela est vrai, mais, fréquemment aussi, leur usage est suivi de résultats opposés à ceux qu'on en attend. La grande susceptibilité des enfants pour le froid doit faire préférer, pour eux, l'usage de l'eau chaude ou plutôt de l'eau tiède. L'eau froide ne devra être employée que pendant la saison chaude. L'usage habituel et fréquent des bains tièdes chez les jeunes enfants ne saurait être trop fortement recommandé. Ils n'ont aucun inconvénient s'ils sont pris avec précaution, et de manière à ne pas être suivis de refroidissement. On obtient ce résultat en essuyant avec des linges chauds les enfants à la sortie du bain, et en les recouchant ensuite pendant quelques instants : on dessèche ainsi plus complètement la surface cutanée et on la soustrait d'une manière plus certaine aux variations atmosphériques.

Dans l'*âge adulte*, les bains doivent être employés le plus souvent possible ; on peut admettre, comme termes convenables, en hiver tous les quinze jours à peu près, et tous les huit jours dans les saisons intermédiaires. Dans ces deux saisons, il faut préférer les bains à domicile et l'emploi du linge chaud ; on doit toujours, si cela est possible, se recoucher après, ne fût-ce qu'une demi-heure, afin de dessécher plus complètement le corps et de le rendre moins impressionnable aux agents extérieurs. En été, les bains froids accompagnés de l'exercice de la natation, et pris deux à trois fois par semaine, n'ont aucun inconvénient, à la condition que leur durée ne dépassera pas dix à quinze minutes et que la réaction sera franche et complète : il est, en effet, des individus débiles, d'une faible constitution, chez lesquels cette réaction ne se produit que d'une manière incomplète ; il est convenable de ne pas conseiller l'emploi des bains froids.

Dans la *vieillesse*, les bains tièdes sont les seuls qui doivent être mis en usage. Les bains froids ont, en effet, chez les gens âgés, plusieurs inconvénients : dans quelques cas, la réaction ne s'établit pas, ou bien elle est incomplète ; dans d'autres cas, elle se produit avec une trop grande énergie, et c'est alors qu'on doit redouter des congestions, des hémorrhagies, ou des phlegmasies internes de diverses natures ; en pareil cas, ces affections sont la conséquence du refoulement du sang à l'intérieur. Les bains trop chauds, ainsi que les bains d'étuve, ne doivent pas être conseillés aux vieillards : ils sont capables, par la stimulation trop vive qu'ils déterminent, surtout chez les sujets qui y sont prédisposés, de produire des congestions ou des hémorrhagies cérébrales.

Sexes. — Les femmes sont dans l'usage d'avoir plus fréquemment recours aux bains que les hommes. C'est une affaire d'habitude, qui n'existe toutefois que pour les bains tièdes.

Quant aux bains froids, ce n'est guère que depuis une trentaine d'années que l'usage a commencé à s'en répandre parmi les femmes, et encore est-il loin d'être général, et est-il borné à quelques localités où ils peuvent être pris avec facilité. C'est une habitude qu'on ne saurait trop encourager, et que les médecins surtout doivent chercher à généraliser. Les bains froids sont d'une grande utilité pour donner du ton et de la force à beaucoup de femmes d'une constitution faible, débile et délicate. Employés à l'époque de la puberté, ils favorisent quelquefois son établissement, et peuvent même, dans certains cas, prévenir la chlorose. Chez les femmes bien réglées, il est presque inutile de dire qu'elles doivent s'abstenir des bains pendant la durée de la menstruation. En même temps qu'on conseille aux femmes et aux jeunes filles les bains froids, il faut les engager à se livrer à l'exercice de la natation, dont les mouvements sont pour quelque chose dans l'action salutaire qu'ils produisent.

Tempéraments. — 1° *Tempérament nerveux.* — Chez les individus nerveux ce sont surtout les bains tièdes et frais qui conviennent ; ils doivent être médiocrement prolongés et à une température agréable pour ne pas être trop débilitants.

2° *Tempérament sanguin.* — Les caractères mêmes du tempérament sanguin indiquent l'emploi des bains froids chez les sujets qui le présentent. Ces bains leur enlèvent une partie de leur calorique et les débilitent un peu, mais dans un sens favorable au jeu de leurs fonctions. Les bains chauds, au contraire, par la stimulation qu'ils déterminent, doivent autant que possible être évités, dans la crainte de congestions auxquelles les sujets sanguins ne sont déjà que trop prédisposés. En hiver, c'est aux bains tièdes et frais qu'ils doivent avoir recours.

3° *Tempérament lymphatique.* — Le but que l'on doit se proposer à l'aide des bains est de tonifier les individus qui présentent les attributs de ce tempérament. Les bains froids, à la condition que les individus éprouveront une réaction convenable, sont très bons sous ce rapport : on doit éviter toutefois que la température ne soit trop basse et le bain trop prolongé ; dix minutes sont suffisantes. C'est chez les individus lymphatiques que les bains de mer réussissent surtout très bien ; ils doivent également être courts et pris dans une saison appropriée. En hiver et dans les saisons intermédiaires, les bains qui conviennent le mieux aux individus lymphatiques et faibles de constitution sont les bains salés artificiels (3 kilogr. de sel commun pour un bain), les bains savonneux (500 gr. à 1,000 de savon commun pour un bain), et les bains sulfureux.

Convalescence. — Dans la convalescence des maladies autres que celles de l'appareil respiratoire, il est utile d'avoir recours à l'emploi d'un ou de deux bains tièdes ; ils débarrassent le corps des produits de l'exhalation cutanée accumulés pendant la maladie, et ils enlèvent en même temps les miasmes que cette même affection a pu développer.

Les bains froids doivent, en général, être défendus aux convalescents ; leur état de faiblesse les rend plus susceptibles au froid, et chez eux la réaction est plus difficile.

Professions. — Les individus qui travaillent à des professions dans lesquelles des poussières métalliques sont susceptibles de s'attacher à la surface de la peau, ou ceux qui sont en contact journalier avec des matières organiques en décomposition, devraient, dans les règles d'une bonne hygiène, faire un usage fréquent des bains. Malheureusement il s'agit, la plupart du temps, d'ouvriers dont la position peu aisée s'oppose à ce qu'ils y aient recours aussi fréquemment que cela serait nécessaire. L'extension des bains publics à bas prix est le seul remède à un pareil état de choses.

Les détails nombreux contenus dans ce chapitre peuvent se résumer dans les propositions suivantes :

Bains chauds, bains d'étuves, bains russes. — On les emploie pour donner du calorique à l'économie, relever les forces d'une manière rapide, exercer une action stimulante, énergique et courte ; enfin, pour rappeler une transpiration cutanée supprimée ou trop faible : ils doivent être courts, pour ne pas exposer aux congestions pulmonaires ou cérébrales. La transpiration cutanée qui couvre le corps des personnes qui sortent de ces bains, doit être respectée pendant quelque temps ; aussi doit-on les entourer de couvertures, les étendre sur un lit en attendant que la sécrétion de la sueur cesse graduellement. Les bains russes conviennent aux personnes épuisées, et surtout aux hypocondriaques.

Bains tièdes ou frais. — On les prend surtout dans les baignoires ; ils sont destinés à des soins de propreté : prolongés, ils sont débilitants et sédatifs du système nerveux. Les personnes qui en font usage doivent, en les quittant, éviter le refroidissement à l'air libre. Dans le bain, il faut couvrir les parties qui ne sont pas plongées dans l'eau. Dans la saison froide, ces bains doivent, autant que possible, être pris à domicile ; on doit se recoucher un instant, après s'être essuyé dans des linges chauds, afin de sécher plus complètement la surface du corps et de la rendre moins impressionnable au froid extérieur.

Bains froids. — On y a recours dans l'été de nos contrées, et pendant la plus grande partie de l'année des climats chauds ; ils doivent être courts, accompagnés de l'exercice de la natation, et ne jamais être assez prolongés pour déterminer la sensation de frisson. L'immersion dans l'eau froide, après de violents exercices qui ont produit une transpiration abondante, doit être évitée avec soin, car elle peut déterminer un refoulement énergique du sang à l'intérieur, et toutes les conséquences qui résultent de cette concentration et de la réaction très prononcée dont elle est suivie. Le travail de la digestion doit être terminé quand un individu se plonge dans un bain quelconque ; l'omission de cette précaution est, chaque année, la cause d'accidents nombreux. Des indigestions violentes, des syncopes quelquefois mortelles, des congestions cérébrales, qui peuvent amener un résultat analogue, telles sont les conséquences d'une pareille imprudence ; il faut au moins trois heures d'intervalle entre la fin d'un repas et un bain.

Bains publics. — On doit regarder les bains publics comme une des institutions hygiéniques les plus utiles, et qu'il est le plus indispensable de vulgariser et de populariser. Pour certaines professions, l'usage des bains est une condition essentielle de la conservation de la santé. En 1816, il n'y avait, à Paris, que 500 baignoires publiques ; aujourd'hui, il y en a 5,958. On donne par an 1,818,500 bains ; ce qui, pour une population agglomérée de 950,000 habitants, fait 2,23 bains par an et par sujet. — Les bains, qui coûtaient autrefois 1 fr. et plus, sont successivement descendus à 75, 60 et même à 45 centimes. Il est à désirer, dans l'intérêt de la classe pauvre, que l'on favorise l'établissement des bains à bon marché. L'Angleterre nous a devancés dans cette voie ; il y a là deux classes de bains pour les ouvriers. La première classe de bains chauds ne coûte que 40 cent., la seconde, 20 cent. A Paris, malgré le vote de l'Assemblée législative, qui accorda une somme de 600,000 fr. pour favoriser l'établissement de bains à bon marché, ces institutions ont fait peu de progrès, et peu de demandes ont été adressées à l'autorité, qui cependant avait fait dresser des plans et établir des devis qui eussent été mis à la disposition des concessionnaires. On aurait peut-être pu songer aussi à employer en bains l'eau chaude qui provient des machines à vapeur, et l'eau du puits artésien de Grenelle, qui ne perd qu'une très faible partie de sa température dans les conduits destinés à l'amener dans les réservoirs.

Les professions que réclament le plus impérieusement les bains, sont, d'après M. Tardieu, les suivantes : les ouvriers qui travaillent le massicot, le blanc de plomb, le mercure, les chapeliers, les couverturiers, les hongroyeurs, les mégissiers, les teinturiers, les étameurs de glaces, les fabricants de noir animal, les équarrisseurs, les vidangeurs, les égoutiers, etc.

[L'autorité prescrit aux chefs de bains certaines réglementations que nous devons faire connaître. — 1° Pour les *bains chauds*, on exige que les sexes soient constamment et convenablement séparés ; que les cabinets des bains soient pourvus de thermomètres ; que les garçons et femmes de service s'assurent, pendant la durée du bain, que les baigneurs n'éprouvent aucune défaillance, ne s'abandonnent point au sommeil, etc. — 2° Pour les *étuves*, celles-ci ne doivent point être en bois, qui s'échauffe trop facilement : il faut qu'elles n'aient pas moins de 10 mètres cubes d'air : qu'elles soient très éclairées et prennent jour par en haut, et que, là, existe un vasistas permettant le prompt départ de la vapeur ; que les cabinets soient munis d'un robinet d'eau froide toujours à la disposition du baigneur. — 3° Pour les *bains froids*, outre la défense faite au public de se baigner dans certains endroits déterminés et rappelés tous les ans par des ordonnances, les entrepreneurs d'établissements publics doivent se conformer à certaines prescriptions : les bains doivent être entourés de planches et fermés depuis le fond de la rivière jusqu'à son niveau supérieur par des perches en forme de grille pour empêcher les baigneurs de passer dehors ou sous les bateaux ; il est de plus enjoint de placer autour des écoles de natation, à l'intérieur, un filet très résistant et qui doit toujours être tendu ; il est planté de distance en distance des pieux entre lesquels sont tendues des cordes pour la sûreté et la commodité des baigneurs. Il est formé des chemins solides et bordés de perches à hauteur d'appui pour arriver de la berge dans l'établissement ; un bachot muni de ses agrès est continuellement attaché à chaque bain pour porter des secours en cas de besoin, etc.]

Lavoirs publics. — L'établissement des lavoirs publics est un des grands progrès de l'hygiène appliqués aux populations. Ces lavoirs doivent être disposés de manière à favoriser toutes les opérations du blanchissage, opérations qui sont au nombre de huit, et qui sont les suivantes : l'essangeage, le lessivage, le savonnage, le passage au bain à l'eau de javelle, le rinçage, le passage au bleu, l'essorage ou tordage, le séchage. — Cette dernière opération est celle qu'il est peut-être le plus important de voir établir dans beaucoup de lavoirs qui manquent de séchoir. — Le linge humide mis à sécher dans les petites chambres ou les mansardes des ouvriers, est une cause puissante d'insalubrité, et qui les expose à tous les inconvénients de l'action d'une humidité prolongée. Les lavoirs se sont beaucoup multipliés à Paris depuis 1848. Il y en a maintenant 91 recevant une concession de 10,815 hectolitres d'eau, et contenant 5,276 places. Il y a de plus 81 bateaux-laveurs, contenant 2,968 places.

Le blanchissage des ouvriers coûte en moyenne, non compris les draps (Tardieu), 3 fr. 25 c. par mois, et, si la femme peut laver ce linge, ce prix s'abaisse à 1 fr. 90 c., et, en ne comptant pas le temps qu'elle y perd, on pourrait le faire tomber à 85 c. C'est là que l'on doit espérer arriver avec les lavoirs, mais ce qu'on n'a pas encore atteint, malgré les concessions gratuites d'eau de la ville de Paris. Il s'est établi dans cette ville une société pour en favoriser le développement.

[Voici quels sont à Paris les prix exigés dans les lavoirs : le prix de l'heure est de 5 cent. ; la demi-journée, de 20 cent., et pour la journée, 40 cent. ; l'eau chaude pour le savonnage se paye 5 cent. le seau de 12 litres ; l'eau froide est donnée à discrétion pour le rinçage; l'essorage est de 20 à 30 centimes dans des essoreuses mues par la vapeur ou par une manivelle mais, comme les dimensions de celles-ci sont assez grandes, deux ou trois femmes peuvent se cotiser pour assécher leur linge à frais communs. Il en résulte un grand avantage pour l'économie, car le tordage à la main brise les fibres du tissu et hâte l'usure et la destruction de celui-ci. C'est là une chose bien simple, mais qu'il a été fort difficile de faire comprendre aux femmes du peuple. — Le lessivage se fait en commun, et généralement à la vapeur. Chaque paquet bien fermé et muni d'un numéro en zinc dont le pareil est remis à la ménagère, est placé dans de grands cuviers; après l'opération, les femmes le reprennent pour aller se livrer à leur place au savonnage et au rinçage. Le tarif est fixé d'après le volume des objets. Pour un paquet renfermant trois ou quatre chemises, on prend 10 centimes, et ainsi de suite, en proportion. Les différentes fournitures, savon, eau de javelle, etc., sont aux frais de chaque laveuse qui apporte ou achète à très bon compte, dans l'établissement même, ces différents objets.

L'établissement des lavoirs, en raison de la buée qu'il produit et du départ des eaux sales et savonneuses, exige certaines précautions : d'abord un isolement complet entre le lavoir, les couleries, etc., et les maisons voisines, au moyen d'un intervalle de 15 à 50 centim.; revêtement des murs en briques et chaux hydraulique; dallage et bitumage du sol avec pente convenable pour l'écoulement des eaux, et entraînement de celles-ci par un conduit souterrain jusqu'à l'égout. Si cet écoulement ne peut avoir lieu, traiter les eaux par une solution de chaux; n'en jamais permettre la diffusion sur la voie publique, n'en jamais permettre l'écoulement dans les cours d'eau, où elles causeraient la mort du poisson : — les châssis mobiles destinés à la ventilation seront établis sur les côtés opposés aux maisons voisines; on laissera un intervalle d'un mètre entre chaque laveuse, etc.]

Bibliographie. — Histoire. Jouvert (L.), *De Gymnasiis et balneis apud antiquos* *in Opp.* t. II. Lyon, 1582, in-fol. — Steger, *De præcipuis veterum Romanorum lotionibus.* Lipsiæ, 1649, in-4°. — Kuhn (J.), *De lotionibus et balneis Græcorum.* Argentorati, 1695, in-4°. — Struve (Fr. G.), *Tractatus juridicus de balneis et balneatoribus.* Ienæ, 1704, in-4°. — Lyster (Th.), *Of a Roman Sudatory found at Wroxeter,* etc., in *Philos. Transact.,* t. XXV, n° 306, 1706. — Harwood (J.), *Concerning the formentioned Hypocaust,* ibid. — Baxter, *On the Hypocaust of the Ancient,* ibid. — Brendel (Ad.), *De balneis veterum valetudinis causa adhibitis.* Viteb., 1712; in-4°. — Ferrarius (Oct.) *De balneis et gladiatoribus.* Helmstadii, 1720, in-8°. — Visvliet (Meinard van), *De balneis et furibus balneariis.* Lugd. Batav., 1735, in-4°. — Coccut (Ant.), *Sopra l'uso esterno presso gli antichi dell' acqua fredda sul corpo umano.* Fiorenza, 1747, in-12. — Glass (Th.), *On Account of the Ancient Bath and their Use* *m Physik.* Lond., 1752, in-8°. — SWINHOW (F.), *De thermarum antiquitatis contentis et usu.* Edinb., 1752, in-8°. — MESSERSCHMIDT (J. Chr.), *Antiquitates balneares ex C. Plinii Cæcil.* Viteb., 1763, in-4°. — LUTHER, *De balneis veterum cum inunctione conjungendis.* Erfordiæ, 1771, in-4°. — CAMERON, *The Bath of the Romains,* et en français : *Description des bains des Romains enrichie des plans de Palladio,* etc. Londres, 1772, in-fol. — WICHELHAUSEN (Engelb.), *Ueber die Bäder Alterthums insbesonderheit der alten Römer, ihren Verfall,* etc. Mannheim, 1807, in-8°. — BRUNI, *Mem. sopra i bagni degli antiche e su la necessita di riassumerne,* etc. Florenze, 1811, in-12. — LABAND, *De laconico.* Vratisl., 1826, in-8°. — GIRARD (S.), *Recherches sur les établissements de bains publics à Paris depuis le vie siècle jusqu'à présent,* in *Ann. d'hyg.,* 1re sér., t. VII, p. 5, 1832. — GUNTHER (Otto), *De balneis veterum.* Berolini, 1844, in-8°. — TEISSIER-ROLAND (J.), *Des bains et thermes chez les Romains,* etc. Nimes, 1851, in-8°, tabl. — DANEMBERG (Ch.), *Notes sur les bains des anciens,* in Oribase, trad. fr., t. II, p. 865. Paris, 1854, in-8°. — *Bemerkungen über das alt. römische Bad in seiner verbesserte Form,* etc. Dessau, 1860, in-8°. — LERSCH (E. M.), *Geschichte der Balneologie, Hydroposie,* etc. Wurzburg, 1863, in-8°. — COMMAILLE (Ant.), *Des aqueducs, des bains et des thermes dans l'antiquité romaine,* in *Ann. de la Soc. d'hydrol.,* t. IX, p. 514, 1863. — BEAUGRAND (E. L.), art. *Bains publics, anciens et modernes,* in *Dict. encyclop. des sc. méd.,* t. VIII, 1868.

Absorption cutanée dans le bain. — COLLARD DE MARTIGNY, *Obs. et exp. sur l'absorption cutanée de l'eau, du lait et du bouillon,* in *Arch. gén. de méd.,* 1re sér., t. XI, p. 73, 1826. — DU MÊME, *Recherches,* in *Nouv. Bibl. méd.,* 1827, t. III, p. 5. — HOMOLLE, *Expériences physiologiques sur l'absorpt. par le tégument externe chez l'homme,* dans le bain, in *Un. méd.,* t. VII, p. 462, 466, 469, 1853. — KUHN (J.), *De l'influence de la température des liquides sur l'absorption et de la nécessité,* etc., in *Gaz. méd.,* 1853, p. 145, et 1854, p. 46, 94, 109. — DURIAU (Fr.), *Recherches expérimentales sur l'absorption et l'exhalation par le tégument externe,* in *Arch. de méd.,* 5e sér., t. VII, p. 161, 1856. — VILLEMIN, *Rech. expérim. sur l'absorpt. de l'eau et des substances solubles par le tégument externe,* in *Bull. Acad. de méd.,* t. XXIX, p. 573, 1868. — REVEIL (O.), *Premier rapport sur la question de l'absorption dans le bain médicamenteux,* in *Ann. de la Soc. d'hydrol.,* t. IX, p. 462, 1863. — DU MÊME, *Rech. sur l'osmose et sur l'absorption par le tégument externe, chez l'homme, dans le bain.* Paris, 1865, in-8°. — LAUNÈS (De), *Rech. expérim. sur les phénomènes d'absorption pendant le bain,* in *Compt. rend. Acad. des sc.,* t. LX, p. 629, et t. LXI, p. 945, 1865. — ROCHE, *De l'expérimentation en physiologie et de l'absorpt. cutanée,* in *Un. méd.,* 2e sér., t. XXII, p. 385, 1866. — MÉRAULT (Cam.), *De l'absorption par le tégument externe dans le bain.* Th. de Paris, 1867, n° 176. — HOFFMANN, *Expériences sur l'absorption cutanée* (Bains médicamenteux), in *Compt. rend. Acad. des sc.,* t. LXIV, p. 722, 1867. — GRANDEAU, *Deuxième rapp. sur l'absorption cutanée dans le bain médicamenteux,* in *Ann. de la Soc. d'hydrol.,* t. XVI, p. 422, 1870. — BLOCH, *De l'absorption dans le bain,* in *Gaz. des hôp.,* 1870, p. 234. — Pour cette question physiologique, nous avons surtout donné les travaux français les plus importants.

Des bains en général : ORIBASE, in *Collect. med.,* lib. X, c. I-VII. — BRANCALEONE (Fr.), *De balneis quam salubria sint tum ad sanitatem tuendam, tum ad morbos curandos,* etc. Parisiis et Norimb., 1536, in-8°. — ARLUNUS (J. P.), *Commentarius de balneis.* Basileæ, 1539, in-fol. — BARPTOLOMÆUS A CLIVOLO, *De balneorum naturalium viribus,* lib. IV. Lugd., 1552, in-4°. — *De balneis omnia quæ extant apud Græcos, Latinos et Arabes, tam medicos quam,* etc. Venetiis, 1553, in-fol. — BACCIUS, *De thermis,* ibid. 1571, in-fol. — JORDEN (Ed.), *Discourse of Naturall-Bathes and Minerall Waters.* 2e édit. Lond., 1632. in-4°. — STRUVE (Fr. G.), *De balneis et balneatoribus.* Ienæ, 1703, in-4°. — FLOYER (sir J.) et BAYNARD (Ed.), Ψυχρολουσία : *Or the History of cold Bathing* (Floyer) ; *The Second Part. treating of the Ho- and Cold Bath,* etc. (Baynard). Lond., 1706, in-8°, plus. édit. — VISVLIET (M. van), *De efficacia balneorum ex aqua in corpus humanum.* Lugd. Batav., 1735, in-4°. — NUSCHE, *De usu et abusu balneorum domesticorum.* Argentorati, 1740, in-4°. — WALTHER, *De balneorum aquæ simplicis usu diætetico.* Lipsiæ, 1744, in-4°. — RAYMOND, *Sur le bain aqueux simple, où l'on détermine,* etc. (Mém. cour.). Avignon,

1756, in-4o. — Limbourg (J. Ph. de), *Dissert. sur les bains d'eau simple tant par immersion qu'en douches et en vapeurs.* Liége, 1757, in-12, et ibid. 1766, in-12. — Sigwart, *De balneis infantum.* Tubingæ, 1756, in-4o.—Maret, *Sur la manière d'agir des bains d'eau douce et d'eau de mer et sur leur usage* (Mém. cour. à l'Acad. des sc. de Bordeaux). Paris, 1769, in-8o. — Schlechtleuter, *De balneis.* Vindobonæ 1769, in-4o. — Marteau (P.-Ant.), *Traité théor. et prat. des bains d'eau simple et d'eau de mer avec,* etc. Amiens, 1770, in-12, et Mém. cour. à Bordeaux en 1767. Bordeaux, 1778, in-4o. — Lucas (Ch.), *The Theory and Uses of Bath ; with Notes by D*r *Achmet.* Dublin, 1772, in-8o. — *Pièces relatives au privilége accordé au sieur Poitevin pour l'établissem. de nouv. bains sur la Seine.* Paris. 1772, in-4o, pl. — Parr (Bart.), *De balneo.* Th. Edinb., 1773, in-8o. — Müller (J. F.), *De balneorum particularium usu.* Viennæ, 1781, in-4o. — Marcard (H. Matt.), *Ueber die Natur und den Gebrauch der Bäder.* Hannover, 1793, in-8o, trad. fr. par M. Parent. Paris, 1801, in-8o.—Hufeland (C. W.), *Nötige Erinnerung und die Bäder und ihre Wiedereinführung in Deutschland.* Weimar, 1801, in-8o. — Kern (V.), *Bemerkungen über den Gebrauch der Bäder.* Salzburg, 1801, in-8o. — Schreger (C. H. Th.), *Balneotechnik oder Anleitung Kunstbäder zu bereiten und anzuwenden.* Nürnberg, 1802, in-8o. — Aronsson (J. E.), *Anleitung zum diätetischen Gebrauch der Bäder.* Berlin, 1803, in-8o. — Claude (P.-V.), *Diss. sur l'usage des bains considérés sous le rapport de l'hygiène.* Th. de Strasb., an XI, no 42. — Meier (J. C.), *Der Rathgeber vor, bei und nach den Baden, oder Anweisung,* etc. Pyrna, 1805, in-12. — Kausch (J. J.), *Ueber die Bäder.* Leipsig, 1806, in-8o. — Latil-Timecour (L.-H.), *Essai sur l'action et l'emploi des bains d'eau douce, suivi,* etc. Th. de Paris, 1812, no 75. — Renard (J. C.), *Das Bad, als Mittel zur Erhaltung und Wiederherstellung der Gesundheit und Schönheit.* Mainz, 1814, in-12. — Laud (J. A.), *A Treatise on the Hot, Cold, Tepid Shower und Vapour Baths.* London, 1814, in-12. — Mercier (J. G. Al.), *Diss. sur les bains.* Th. de Paris, 1815, no 227. — Vimont (P. A.), *Diss. sur l'usage des bains pendant la grossesse et l'accouchement.* Th. de Paris, 1818, no 41. — Delaberge (N.), *Essai sur les bains d'eau douce.* Th. de Strasb., 1819. — Flittner (C. G.), *Gemeinfassliche Anweisung über den Nutzen und rechten Gebrauch der einfachen kalten und warmen Wasserbäder.* Berlin, 1822, in-8o. — Kathlor (G. W.), *Ueber Zweckmassige Anwendung der Haus-und Flussbäder.* Wien, 1822, in-8o.—Darcet (J.-P.-J.), *Description d'une salle de bains présentant l'application des perfectionnements et des accessoires convenables à ce genre de construction.* Paris, 1827, in-4o, pl.— Rostan, art. *Bains,* in *Dict. de méd.* en 30 vol., t. IV. Paris, 1833. — Forbes (J.), art. *Bathing,* in *The Encyclop. of Pract. Med.,*t. I. Lond., 1833.—Lichtenthal, *Idrologia medica ossia l'acqua comune e l'acqua minerale,* etc. Novara, 1838, in-8o. — Gerdy (V.), *Rech. expérimen. relatives à l'influence des bains sur l'organisme,* in *Arch. gén. de méd.,* 3e sér., t. I, p. 452, 1838. — Mezger (G.), *Ueber die religiosen Bäder der Israelitischen Frauen,* in *Ann. der Staatsarzn.* 1843, Hft. 1. — Guérard (A.), *Note sur les effets physiques du bain,* in *Ann. d'hyg.,* 1re sér., t. XXXI, p. 355, 1844. — Este (M. L.), *Remarks on Baths ; Swimming, Shampooing, Heat, Hot, Cold and Wapour Baths.* Lond., 1845, in-8o. — Corbel-Lagneau, *Traité complet des bains, considérés sous le rapport de l'hygiène et de la médecine.* Paris, 1845, in-12. — Dupasquier (A.), *De la nécessité d'établir des bains publics à l'usage des classes pauvres,* in *J. de méd. de Lyon,* t. XI, p. 331, 1846. — Coventry (J.), *On the Mischief of Uncleanliness, and the Public Importance of Ablution,* in *The Lancet,* 1846, 1, 526.—Bell (J.), *A Treatise on Baths including, Cold, Sea, Warm Hot,*etc.,etc. Philadelphia, 1850,in-8o.—Tunstall (J.), *The Bath-Waters ; their use and Effects,*etc. Lond., 1850, in-8o. — Viguier (A.), *Projet d'une amélioration dans l'hygiène publique à obtenir par le développement populaire de l'usage des bains,* etc. Paris, 1852, in-8o, pl. 4. — Henry (Em. Oss.), *Essai sur l'emploi médical et hygiénique des bains.* Th. de Paris, 1855, no 302. — Ludwig (C.), *Die Badewirkungen,* in *Œsterr. Ztschr.,* t. VI, p. 67, 85, 1860. — Clemens (F. W.), *Beitrag zur Erklärung der physiologischen Wirkung der Bader,* in *Med. Ctrl. ztg.,* t. XXX, nos 53, 59, 1861. — Kinejeff (A.), *Ueber die Wirkung warmer und kalter Sitzbäder,* in *Virchow's Arch.,* t. XXII, p. 496, 1861. — Lambassy (Ad.), *Du bain prolongé.* Th. de

Strasbourg, 1864, nᵒ 769. — Falger, *Ueber Badeeinrichtungen in öffentlichen Anstalten, mit,* etc., in *Horn's Vtjschr.,* t. III, Hft. 1, 1865.— Oré (Cypr.), art. *Bains,* in *Nouv. Dict. de méd. prat.,* t. IV, 1866. — Tartivel. art. *Bains,* in *Dict. encycl. des sc. méd.,* t. VIII, 1868. — Grzymala-Lubanski, *Rech. expérim. sur l'action physiologique du bain.* Th. de Strasb., 1869.

Bains froids. Floyer (J.), Ψυχρολουσία, in *Hist. of Cold Bathing.* Lond., 1706, in-8ᵒ. — Simpson (W.), *Obs. on Cold. Bathing.* Lond., 1719, in-4ᵒ. — Scumid (Er. Fr), *Balnea aquæ dulcis frigida.* Icnæ, 1717, in-4ᵒ. — Collins (Th.), *De frigidæ lavationis antiquitate et usu in medicina.* Leydæ, 1720, in-4ᵒ. — Cocchi (Ant.), *Diss. sopra l'uso esterno appreso gli antichi dell' acqua fredda sull' corpo umano.* Firenze, 1747, in-12. — Decore (G.-A.), *L'utilité des bains froids, surtout,* etc. Leyde, 1761, in-12. — Bergius (P. J.), *Abhandl. von den kalten Bädern* (trad. du suédois par J. G. Georgi). Stettin, 1766, in-8ᵒ. — Baldini (F.), *De bagni freddi trattato.* Napoli, 1773, in-8ᵒ. — Athill (S.), *Exercitatio exhibens observ. quasdam de.usu aquæ frigidæ externo.* Ediub., 1779, in-8ᵒ. — Ferno (P. J.), *Vom Gebrauche des kalten Bades.* Wien, 1781, in-8ᵒ, et *ibid.*, 1790, in-8ᵒ. — Pitt, *De balneis frigidis præsertim momentaneis.* Montpell., 1783, in-4ᵒ. — Donn, *De balneorum frigidorum usu.* Bambergæ, 1786, in-4ᵒ. — Zweigel (J. F.), *De aquæ frigidæ usu secundum doctrinam veterum.* Halæ, 1786, in-8ᵒ. — Gruner *De natatione frigida magno sanitatis præsidio.* Ienæ, 1788, iu-4ᵒ. — Leidenfrost, *Diss. historica de balneis frigidis sanitatis causa.* Dulsb., 1788. — Ludwig, *De lavationis in flumine salubritate.* Lipsiæ, 1792. — Ebell, *Von den gefahrwollen Baden in Flussen,* iu *Beiträge zur Arch. der med. Poliz.,* t. IV, p. 51, 1793. — Schmiedlein (G. B), *De limitando usu balnei frigidi.* Lipsiæ, 1795, in-8ᵒ. — Titius, *De balneis frigidis observat.* Viteb.,1795. — Ploucquet (W. G.), *Das Wasserbett im Verschlag zu einer bequemeren und sicheren Badeanstalt in Flüssen und Bächen.* Tübingen, 1798, in-8ᵒ. — Zwierlein (K. A.), *Ueber die neuesten Badeanstalten in Deutschland, auf Flüssen, zur See und Badeörten deren Nutzen,* etc. Frankf. a. M., 1803, in-8ᵒ, pl. 1 — Lavater (Diethelm), *Abhandl. über den Nutzen und die Gefahren des Badens der Jugend an freien Orten.* Zurich, 1804, in-8ᵒ. — Dumoustier (J.), *Dissert. sur l'usage du bain d'eau froide dans l'état de santé ou de maladie.* Th. de Strasb., an XII, nᵒ 146. — Astruc (J.-P.-L.), *Essai sur l'action et l'emploi thérapeutique des bains froids.* Th. de Montp., 1816, nᵒ 37.— Gros (Ch.-H.), *Dissert. sur les bains froids.* Th. de Paris, 1831, n. 54. — Routhier, *Bains froids d'eau douce et d'eau de mer.* Th. de Paris, 1837, nᵒ 150. — Mauthner (L. W.), *Die Heilkräfte des kalten Wasserstrahls, mit,* etc. Wien, 1837, in-8ᵒ, pl. 4. — Herpin, *Recherches sur les bains de rivière à basse température,* in *Gaz. méd.,* 1844. — Johnson (How. F.), *Researches into the Effects of Cold Water upon the Healthy Body.* Lond.,1850, in-8ᵒ.— Gleich, *Ueber die Wichtigkeit der Fluss-und Seebäder und deren richtige Anwendungsweise.* München, 1851, in-16.

Bains de mer. — Russell (R.), *On the use of Sea-Water.* Lond.,1760. — Withe (R.), *The Use and Abuse of Sea-Water.* Lond., 1773, in-8ᵒ. — Reid (Th.), *Direction of Warm and Cold Sea-Bathing,* 2ᵉ édit. Lond., 1793, in-8ᵒ. — Vogel (S. G.), *Ueber den Nutzen und Gebrauch der Seebäder, nebst,* etc. Stendal, 1794, in-8. — Buchan (A. P.), *A Treatise on Sea-Bathing with,* etc., 2ᵉ édit. Lond., 1801, in-8ᵒ, trad. fr. par Rouxel, 1835, in-8ᵒ.— Versial, *Notice sur les bains de mer de Boulogne.* Boulogne, 1825, in-8ᵒ. — Robert, *Manuel des bains de mer sur le littoral de Marseille.* Marseille, 1827, in-12. — Assegond (A.), *Manuel hygiénique et thérapeutique des bains de mer.* Paris, 1825, in-18, pl. — Blot, *Manuel des bains de mer.* Paris, 1828 in-8ᵒ. — Mourgué (Ch.-L.), *Considérations générales sur l'utilité des bains de mer* Paris, 1828, in-8. — Du même, *Recherches sur les effets,* etc., *des bains de mer.* Paris, 1830, in-8ᵒ. — Dumesnil, *Dissert. sur les bains de mer.* Th. de Paris, 1830, nᵒ 91. — Brochot, *Considérations sur les bains de mer.* Th. de Paris, 1832, nᵒ 159. — Couprey, *Bains de mer.* Th. de Paris,1834, nᵒ 166.— Sachse, *Sind Nordseebäder den Bädern in den Ostsee und. etc. vorzuziehen?* in *Med Ztg. v. ver. f. Heilk,* in *Preüss,* 1834, nᵒ 18. — Du même, *Ueber die Wirkungen und den Gebrauch der Bäder, besonders der Seebäder zu Dobberan.* Berlin, 1835. in-8ᵒ.— Munny (C.), *Ist die Wohl des Seebades gleichgultig ?* in *Casper's Wchnschr.* 1836, p. 273. — Halle, *Bemerkungen über Seebäder,* in *Summarium,* t. III, 1836. — Routhier, *Bains froids d'eau douce et d'eau de mer.* Th. de Paris, 1839, n° 150. — Eckhoff *Das Seebaden oder das Meerwasser und seine Heilkräfte.* Kiel, 1843, in-8°.— Schutz (Fr. W.), *Das Seebad Warnemünde an der Ostsee,* etc. Rostock, 1843, in-8°. — Gaudet, *Recherches sur l'usage et les effets hygiéniques et thérapeutiques des bains de mer.* Paris, 1844, in-8°. — Lecœur (J.), *Des bains de mer. Guide,* etc. Paris, 1846, in-8°, 2 vol. — Vies, *Des bains de mer et de leur puissance,* etc. Montp., 1847, in-8°. — Leconte, *Hygiène des bains de mer, de leurs avantages et des dangers,* etc., Paris, 1845, in 8°. — Auber, *Guide médical du baigneur à la mer.* Paris, 1851, in-18. — Saurel (L.), *Notice historique et médicale sur les bains de mer de Palaras.* Montp.. 1851, in-8°. — Hartwig (G.), *Anleitung zum richtigen Gebrauch der Seebäder mit,* etc. Antwerp., 1846, in-16, 2° édit., Brüssel, 1853, in-8°.—Pouget, *Des bains de mer. Recherches et observat.,* etc. Paris et Bordeaux, 1851, in-8°. — Du même, *Bains de mer. Lettre,* etc. Paris, 1853, in-8°. — Bünau (V.), *Regeln für den Gebrauch der Sool and Seebäder, mit,* etc. Colberg, 1852, et *ibid.*, 1865, in-8°. — Quissac, *De l'abus des bains de mer, de leurs dangers,* etc. Paris, 1853, in-8°. — Dauvergne, *Hydrothérapie, etc., ou véritable mode d'action des eaux de mer.* Paris, 1853, in-8°. — Virchow (R.), *Physiologische Bemerkungen über das Seebaden mit,* etc., in *Archiv,* etc., t. XV, p. 70, 1858. — Beneke (F. W.), *Ueber die Wirkung des Nordseebades.* Gottingen, 1855, in-4°. — Verhaegue, *Traité pratique des bains de mer. Résumé,* etc. Bruxelles, 1855, in-8°. — Roccas, *Des bains de mer. De leur action,* etc. Paris, 1857, in-12. — Plügge (M.), *Verhaltungsregeln beim Gebrauch der Seebäder.* Hannover, 1858, in-8°, et 7° édit., *ibid.*, 1863, in-8°. — Guastalla (A.), *Avvertenze per far buon uso dei bagni maritimi.* Triest, 1858, in-8°. — Wiedasch (A.) *Das Nortseebad, eine,* etc. Hannover, 1858, in-8°. — Gigot-Suard, *Guide médical du baigneur à Royan.* Châteauroux, 1860, in-18. — Noël, *Étude physiologique et médicale sur les bains de mer.* Th. de Paris, 1862, n° 72. — Bertillon, *Une saison aux bains de mer,* in *Un. méd.,* 2° sér., t. XV, 1862. — Brochard, *Des bains de mer chez les enfants.* Paris, 1864, in-18. — Morin, *Des bains de mer, dans leur application à l'hygiène,* etc., des armées, in *Rec. de mém. de méd. milit.,* 3° sér., t. XII, 1864. — Claparède, *Étude sur les bains de mer. Conseils,* etc. Montp., 1865, in-8°. — Leroy (R.), *Bains de mer à Houlgate-Beuzeval.* Paris, 1865, in-8°. — Duriau, *Hygiène des bains de mer, précédée,* etc. Paris, 1865, in-8°. — Dornblut (F.), *Anleitung zum Gebrauche des Seebades.* Rostock, 1867, in-16.— Dupouy, *Étude sur l'action physiologique et thérapeutique des bains de mer froids.* Th. de Paris, 1868, n° 148. — Dutroulau, art. *Bains de mer,* in *Dict. encycl. des sc. méd.,* t. VIII, 1868.

Bains chauds.—Claudini (A.), *De balneo aquæ dulcis tepido.* Francof., 1683, in-8°. — Panthot, *Dissert. sur l'usage des bains chauds.* Lyon, 1700, in-4°. — Staal, *De balneorum calidorum hodie fere neglecto usu, illorumque præstantia.* Erfordiæ, 1794, in-4°. — Dubois (Ph.), *Recherches médicales sur les dangers de l'usage fréquent du bain tiède.* Th. de Paris, an XI, in-8°, n° 343. —Buchan (Al. P.), *Practic. Obs., with Remarks on the Use of the Warm Baths.* Lond., 1804, in-8°, et trad. fr., 1804. — Gunther (J. J.), *Etwas über den Werth des warmen Badens nebst,* etc. Frankf. a. M., 1804, in-8°. — Kentisch (Edw.), *Essay on Warm and Vapour Baths ; with Hints,* etc. Lond., 1808, in-8°.—Turck (L.), *Essai sur le bain tiède.* Nancy, 1861, in-8°. — Gildemeester (J.), *Ueber die Kohlensäureproduktion bei Anwendung von kalten Bädern, und andern,* etc. Basil., 1870, in-8°.

Bains d'étuves, de vapeurs, fumigations, bains orientaux, etc. — Timony (Ant.), *Dissert. sur les bains des Orientaux.* Vienne, 1762, in-4°. — Symons (J.), *Obs. on Vaporous Bathing and its Effects.* Lond., 1766, in-8°. — Denman (Th.), *A Letter on the Construction and Method of using Vapour Baths.* Ibid., 1769, in-8°. — Sanchez (Ant. Rib.), *Mém. sur les bains de vapeur de Russie, considérés,* etc., in *Mém. de la Soc. roy. de méd.,* t. III, p. 233. Paris, 1779, in-4°. — Dominiceti (B.), *A Plan for extending the Use of artificial Water-Baths, Pumps, Vapours,* etc. Lond., 1781, in-8°. — Styx, *Progr. de Russorum balneis calidis et frigidis.* Dorpati, 1802, in-4°.—Fordes (W.), *Convenient Method of constructing a Steam-Bath ; with,* etc., in *Edinb. med. and surg. J.,* t. VI, p. 313, 1814. — Dancet (J.-P.-J.), *Description des appareils à fumigation établis à l'hôpital Saint-Louis.* Paris, 1818, in-4°, pl. 9.

—RAPOU, *Essai sur l'atmidiatrie ou medecine par les vapeurs.* Paris et Lyon, 1819, in-8°. — DU MÊME, *Traité de la méthode fumigatoire, ou de l'emploi médical des bains et douches de vapeur.* Paris, 1823-24, in-8°, 2 vol., etc. — GREGONIUS (Fr.), *De sudationibus rossicis.* Berolini, 1819, in-4°, et en allem., *ibid.*, 1820, in-8°, pl 1.— POCHUAMMER (G. Fr.), *Russische, Dampfväder als Heilmittel, durch,* etc. Berlin, 1824, in-8°.—GALÈS (J.-C.), *Mém., rapp. et observ. sur les fumigations sulfureuses.* Paris, 1824, in-8°. — BARRIES (C.), *Russische Bäder, nebst einer,* etc. Hamburg, 1828, in-8°. — VERING (JOS. V.), *Ueber die russischen Schwitzbäder, deren Gebrauch,* etc. Wien, 1828, in-8°.—HILLE (C. Chr.), *Das Dampfbad, seine Einrichtung, Virkung,* etc. Dresden und Leipzig, 1829, in-8°. — BARTEL, *Ueber die russischen Dampfbäder,* in *Græfe's und Walther's Journ.,* t. XXIV, p. 467, 1836. — LAMBERT *Traité sur l'hygiène et la médecine des bains russes et orientaux.* Paris, 1842, in-8°. — KULTYSIEWIEZ B.-Th.), *Des bains russes ou slaves.* Th. de Strasb., 1846, n° 152. — RUHSTRAT, *Das mineral-Dampfbad in den Krankenwarteranstalt zu Gottingen,* in *Hannov. Ann.,* 1841, Hft., 6. — DEVERGIE (A.), *Remarques sur l'administration des bains et des douches de vapeur,* in *Bullet. de thérap.,* t. XLIV, p. 481, 1853. — STRACHOW (P. , *Ueber die russischen Dampfbäder und einige,* etc., in *Med. Ztg-Russl.,* 1856, n°° 35, 36. — WOLLASTON (R.), *On the Turkish, or Hot-Air Bath,* in *The Brit. Med. J.,* 1860 (oct.). — FAURE (d'Esnaus), *Procédé très-simple pour obtenir un bain de vapeur mélangé d'acide carbonique,* in *Gaz. des hôp.,* 1861, p. 43. — GOLDEN (R. H.), *The Turkish Bath,* in *The Lancet,* 1861, t. I, p. 95. — BARBEAU, *Essai sur l'emploi des bains de vapeur dans les infirmeries régimentaires,* in *Mém. de méd. milit.,* 3° sér., t. V, 1861. — RICHARDSON (B. W.), *The Hot-Air Bath.,* in *Brit. med. J.,* 1861, 1, 114. — THUDICHUM (J. L. W.), *The Physiological and Therapeutic Action of the Turkish-Bath,* ibid., p. 126. — WILSON (E.), *The Eastern or Turkish Bath; its History,* etc. Lond., 1861, in-8°. — STEINBACKER (J.), *Die Dampfbäder als ein mittel Zur Regeneration,* etc. Augsb., 1861, in-8°, fig. — VIGNERTE (B.), *Précis instructif sur les bains de vapeur et les bains russes,* etc. Bagnères-de-Bigorre, 1861, in-32. — FRECH (K.). *Die russischen Thermalbäder in Baden-Baden,* etc. Iahr., 1862, in-8°. — CONFELD, *Das alt-römische Bad und seine Bedeutung, für,* etc. Darmstadt, 1863, in-8°. — MOORE (J. J.), *The Anglo-Turkish-Bath; or the modern Application,* etc. — GOSSE (L.-A.), *Du bain turc modifié,* etc. Genève, 1865, in-12. — URQUHART, *Manual of the Turkish-Bath, Heat a Mode,* etc. Lond., 1865, in-8°. — HARDER (J. P. Th.), *Das römische Bad, und seine Bedeutung,* etc. Hamburg, 1867, in-8°.—Voir, outre les ouvrages sur l'hydrothérapie, les *Annales de la Société d'hydrologie,* à partir de 1854, etc.

Bains et lavoirs. — *Baths and Washhouses for the Labouring Classes,* etc., in *Lond. Med. Journ.,* t. XXVII, p. 1063, 1846.—*Bains et lavoirs publics. Rapport,* etc., par MM. PINÈDE, E. TRÉLAT et GILBERT, DARCY, WOOLCOT, DE SAINT-LÉGER. Paris, 1850, in-4°, pl. 14. — ARAN, *Les bains et les lavoirs publics,* in *Union méd.,* 1850, p. 607.— TROMPEO, *Cenni sui bagni e lavatoj pubblici.* Torino, 1850.— *Loi relative à la création d'établissements modèles des bains et lavoirs publics,* 3 févr. 1851. — BALY (P. P.), *A Statement of the Proceding of the Comittee apointed to promote the Establissements of Baths and Washhouses.* Lond., 1852.—*Quelles sont les règles à suivre pour l'établissement des bains et lavoirs publics dans les principaux centres de population.* Compt. rend. du Congr. d'hyg. de Bruxelles, in *Ann. d'hyg.,* 1re série, t. XLVIII, p. 455, 1852.—TARDIEU (A.), art. *Lavoirs,* in *Dict. d'hyg. publ.* Paris, 1852, et 2e édit., 1862. —BEHREND (F. J.), *Die öffentl. Bäde und Waschanstalten, ihr Nutzen und Ertrag.* Berlin, 1854, in-8°.—BOURGEOIS D'ORVANNE (A.), *Bains et lavoirs publics à prix réduits.* Paris, 1854, in-8°. — LIVOIS, *Des établissements de lavoirs et de bains publics au point de vue de l'hygiène,* etc. Boulogne-sur-Mer, 1857, in-8°.—BEAUGRAND (E.-L.), art. *Lavoirs,* in *Dict. encycl. des sc. méd.,* 2e sér., t. II, 1869. — LION, *Oeffentliche Wasch-und Bade-Anstalten in Sanitätspolizeilicher Beziehung,* in *Monatsschr. für med. Stat.,* 1870, n° 1.

— JAMIN et DE LAURÈS, *Sur les changements de poids que le corps humain éprouve dans les bains,* in *Compt. rend. de l'Acad. des sc.,* t. LXXV, 1872. — PASSABOSC, *Recherches sur l'absorption cutanée des principes minéraux dans l'eau thermale de Bourbonne.* in *Rec. de mém. de méd. milit.,* 1873.

Bazin, *Comparaison de l'hydrothérapie et de l'hydrologie au point de vue de leur action sur les maladies*, in *Rev. d'hydrologie*, 1872. — Braun (J.), *Systematisches Lehrbuch der Balneotherapie*. 3e Aufl. Berlin, 1873, gr. in-8. — Valentiner (Th.), *Handbuch der allgemeinen und speciellen Balneotherapie*. Berlin, 1873, gr. in-8. — Helfft, *Handbuc der Balneotherapie*, etc. 8e Aufl. Berlin. 1874, gr. in-8°.
Runge, *Technik der kalten Bäder*, in *Jahrb. f. Baln.* Bd. II, 1872. — Beni-Barde, *Traité théorique et pratique d'hydrothérapie*, etc. Paris, 1873, in-8°. — Bordier, *De l'emploi de l'eau froide dans les maladies aiguës*, in *Journ. de thérap.*, 1874. — Fourbert, *Note sur l'emploi des bains de mer chauds*, in *Ann. d'hydrol.*, t. XVII, 1872. — Lemarchand, *De l'hygiène de la mer et de l'hydrothérapie maritime*. Paris, 1875.
Van Gieson, *Ueber die Anwendung der türkischen Bäder*, in *Philad. med. a. surg. Rep.*, t. XXVII, 1872. — Thermes (G.), *Étude sur le bain turc au point de vue hygiénique*, etc. Paris, 1876.
— Bédié, *Note sur l'action hyposthénisante du bain froid*, in *Rec. de mém. de méd milit.*, 3e sér., t. XXX, 1874. — Mehry-Delaboste, *Note sur un système d'ablutions pratiqué à la prison de Rouen*, in *Ann. d'hyg.*, 2e sér., t. XLIII, 1875. — Tollet. *La réforme du casernement. Les bains-douches*. Paris, 1877. — Napias (H.), *Les établissements de bains froids à Paris*. In *Bull. soc. de méd. publ.*, t. I, 1877. — Houzé de l'Aulnois. *Étude sur l'installation et le fonctionnement des bains et lavoirs publics*. In *Soc. industr. du nord de la France*, 1879. — Vallin, *Un système pratique d'ablutions*. In *Rev. d'hyg.*, t. I, 1879. — Du même, *De l'utilisation de la chaleur des fumiers pour le lavage des troupes*. Ibid., 1879. — Pugibet, *Hypérémie cutanée et syncope occasionnées par les bains froids*, in *Rec. de mém. de méd. milit.*, 1879, p. 202. — Ballet. *Bains froids*, etc., ibid., p. 209. — Arnould, *Sur la vulgarisation de l'usage du bain*, in *Ann. d'hyg.*, mai 1880, p. 385. — Bek, *Des établ. de bains publics*, ibid., oct. 1880, p. 269. — Largé, *Recherche expérim. sur les bains d'air sec*. Th. de Paris, 1880, et in *Arch. gén. de méd.*, févr. 1880. — Hahn (L.), art. *Fumigations*, in *Dict. encycl. sci. méd.*, 1880. — Lehmann, art. *Baden and Bäder*, in *Eulenberg's Handb. d. öffentl. Gesundheitswesens*, Bd. I, p. 230, 1881. — Théry (V.), *Étude physiologique sur les bains prolongés*. Thèse de Paris, 1881.

CHAPITRE XIII

Des virus

Il est un certain nombre de circonstances dans lesquelles l'homme ou les animaux, atteints de maladies particulières, sont capables de transmettre ces mêmes affections à d'autres individus, lorsqu'ils sont mis en contact avec eux dans certaines conditions données. Cette transmission se fait au moyen d'agents auxquels on a donné le nom de spécifiques, et qui, transportés d'un sujet à un autre, jouissent de la propriété de reproduire, par une génération nouvelle, le germe qui leur a donné naissance.

Les affections susceptibles de se transmettre ainsi ont reçu le nom de maladies contagieuses ou virulentes, et les agents qui opèrent la transmission prennent celui de virus. Les voies de communication sont : 1° la peau, dépouillée de son épiderme ; 2° les membranes muqueuses, également privées de leur épithélium ; 3° certaines membranes muqueuses intactes. Ce n'est que par l'une de ces trois voies que l'agent contagieux est susceptible de pénétrer dans l'organisme et de l'infecter. L'étude de chaque virus en particulier fera connaître, d'une manière plus spéciale, le mode le plus fréquent selon lequel chacun d'eux pénètre dans l'organisme.

Les maladies virulentes sont de plusieurs espèces, et le mode de transmission de l'agent contagieux est tellement variable, qu'aucune généralité ne leur est applicable. C'est dans l'étude spéciale de chacune de ces affections en particulier qu'on peut rechercher quel est le rôle des virus dans la production des maladies (1).

PREMIÈRE CLASSE (2).

Elle comprend les maladies virulentes proprement dites, celles dans lesquelles l'agent contagieux fait partie d'un liquide physiologique ou pathologique.

---

(1) M. Bouchut, dans sa thèse de concours sur les maladies virulentes, a donné la division suivante des maladies virulentes. Son tableau reproduit les principales espèces de ces maladies chez l'homme et les animaux.

A. Maladies virulentes originaires de l'homme	transmissibles à certains animaux.	Variole, Syphilis.
	non transmissibles aux animaux.	Rougeole , Scarlatine , Pourriture d'hôpital.
B. Maladies virulentes originaires des animaux	transmissibles à d'autres espèces.	Rage, Maladies aphtheuses des vaches.
	transmissibles à l'homme	Cowpox, Rage, Morve, Farcin, Pustules malignes, Eaux aux jambes.
	non transmissibles à l'homme . . .	Clavelée, Typhus du gros bétail, Maladies aphtheuses.
C. Maladies virulentes communes ou originaire de l'homme ou des animaux	. . . .	Maladies charbonneuses.

(2) Il est presque inutile de rappeler ici que, toutes les fois qu'il est question de transmission d'une maladie par inoculation, la prédisposition spéciale de l'individu qui la subit est aussi nécessaire que pour les maladies miasmatiques. Il est, en effet, dans l'un et l'autre cas, un certain nombre de sujets chez lesquels cette prédisposition spéciale, variable du reste, pour chaque maladie, n'existe pas, et qui y sont complétement réfractaires.

1° *Maladies virulentes dans lesquelles l'agent contagieux, inconnu dans sa nature, est combiné avec un liquide physiologique.*

Cette sous-classe contient trois maladies : la première, dont la virulence est incontestable et réside dans la salive, est la rage : les deux autres, dans lesquelles la virulence est encore problématique, sont la scarlatine et la rougeole. Dans ces deux affections, l'agent contagieux inoculable, s'il existe, se trouve dans le sang. La rage n'est qu'une maladie virulente. La scarlatine et la rougeole sont en même temps des maladies miasmatiques.

Rage. — Le virus de la rage fait partie de la salive de l'animal enragé. Les analyses chimique et microscopique ne font connaître cependant aucune altération caractéristique de ce liquide ; on n'admet son existence que d'après les effets d'inoculation qu'il produit.

La communication de la rage à l'homme exige deux conditions : 1° L'existence de la rage chez un animal, et spécialement chez un carnivore ; 2° l'insertion du liquide virulent sous l'épiderme de la peau ou l'épithélium d'une muqueuse. Le simple dépôt de la bave rabique sur ces membranes intactes ne paraît pas susceptible de communiquer la maladie. Il existe quelques faits qui sembleraient prouver le contraire ; mais ils n'ont pas l'authenticité désirable.

A côté de ces faits positifs, il y en a trois autres qu'il est intéressant de connaître, mais à l'égard desquels l'opinion des médecins n'est pas encore définitivement fixée ; ce sont les suivants :

1° Les animaux carnivores (chien, loup, renard, chat, etc.) paraissent être les seuls dont la salive, lorsqu'ils sont enragés, puisse communiquer par inoculation la même maladie à l'espèce humaine. [On a cependant cité des cas d'inoculation par le fait d'animaux herbivores.]

2° L'homme ne paraît pas jouir de cette même propriété, et il est douteux que la morsure d'un homme enragé puisse inoculer la maladie à un autre individu. Malgré cette incertitude, une morsure faite en pareille circonstance doit être traitée comme celle d'un chien enragé.

3° Le sang d'un animal enragé ne paraît pas susceptible de transmettre la rage par inoculation. Les expériences de Dupuytren, Magendie, Breschet, paraissent du moins conduire à cette conclusion.

RÈGLES HYGIÉNIQUES. — Elles consistent simplement à détruire tout animal enragé, ou même seulement soupçonné d'être atteint de cette maladie, et à traiter immédiatement par la cautérisation toute plaie et toute morsure qui a pu être en contact avec la salive d'un animal malade.

Scarlatine, rougeole. — Le caractère miasmatique de ces maladies ne saurait être mis en doute, et je suis entré déjà dans des développements suffisants à cet égard. Quant à la propriété virulente et inoculable de ces affections, c'est une question encore indécise. Pour la rougeole, les expériences de Rome, en 1758 ; de Speranza, en 1822, et de Michael de Katena, en 1842, qui ont inoculé du sang extrait par incision des plaques rubéoliques les plus enflammées à des individus sains, et qui ont vu se développer une rougeole bénigne et régulière, paraissent concluantes ; pour la scarlatine, la possibilité de se transmettre par inoculation est plus douteuse, malgré les assertions de MM. Miquel (d'Amboise) et Mandl.

Il n'y a aucune règle hygiénique spéciale à indiquer ici, si ce n'est de donner le conseil aux individus, et surtout aux enfants qui n'ont pas encore eu ces maladies, d'éviter le contact des personnes qui en sont atteintes, jusqu'à ce que la desquamation de l'épiderme soit complètement achevée.

2° *Maladies virulentes dans lesquelles l'agent contagieux inconnu dans sa nature est contenu dans un liquide pathologique (pus).*

Le pus, dans ces maladies, renferme l'agent contagieux ou le virus ; ce liquide ne diffère cependant en rien du pus ordinaire, et ce n'est que par les effets qu'il produit qu'on est en droit de lui assigner des propriétés contagieuses. Cette sous-classe contient deux espèces de pus contagieux. Dans la première, le pus n'exerce qu'une action contagieuse locale, et il ne franchit pas la membrane sur laquelle il a été appliqué. Dans la deuxième, l'action du pus contagieux est générale ; il infecte l'organisme, et les phénomènes qui se produisent alors sont la conséquence d'une maladie générale.

1re Espèce. — *Pus exerçant une action contagieuse locale.*

Deux espèces particulières de pus déterminent un effet exclusivement local, et produisent une maladie exactement semblable à celle qui l'a engendrée : c'est, d'une part, le pus blennorrhagique, et, de l'autre, le pus des ophthalmies purulentes.

Le premier fourni par les membranes muqueuses du canal de l'urèthre chez l'homme et chez la femme, et, de plus, chez cette dernière, par celle du vagin, est capable de reproduire une inflammation purulente analogue, par le simple dépôt, et sans qu'il y ait aucune destruction de l'épiderme, sur les membranes muqueuses saines du canal de l'urèthre, du vagin et sur la conjonctive.

Le pus des ophthalmies purulentes ne paraît capable que de reproduire une affection analogue sur les conjonctives. On sait qu'il y a plusieurs espèces d'ophthalmies purulentes (ophthalmie des enfants, blennorrhagique, d'Égypte, etc.), et le pus qui en provient jouit, dans tous les cas, de propriétés analogues. Aucune règle hygiénique spéciale n'est ici à indiquer ; en pareille circonstance, c'est le contact direct du pus fourni qu'il faut éviter.

2º ESPÈCE. — *Pus contenant le véhicule contagieux, et reproduisant une maladie semblable, en infectant toute l'économie.*

Plusieurs espèces de maladies peuvent être rangées dans cette catégorie, et il y a entre elles des différences souvent considérables. Parmi les affections ainsi inoculables, les unes transmettent des affections aiguës, les autres des affections chroniques.

Les unes sont seulement transmissibles de l'homme à l'homme, les autres s'inoculent des animaux à l'espèce humaine. Quelques-unes sont en même temps miasmatiques ; d'autres, au contraire, sont simplement virulentes et inoculables.

1º *Maladies virulentes fixes.* — Elles comprennent : 1º la syphilis ; 2º la vaccine ; 3º la morve et le farcin ; 4º la pustule maligne et les affections charbonneuses.

De ces quatre groupes d'affections, les deux dernières se transmettent parfaitement, par inoculation, des animaux à l'homme, et réciproquement.

Pour la syphilis, on l'a nié jusqu'à présent. M. Ricord, d'après quelques expériences tentées par M. Auzias, paraît admettre la possibilité de sa transmission de l'homme aux animaux. [Ce fait est aujourd'hui hors de doute.]

Syphilis. — Le virus syphilitique est toujours contenu dans un liquide pathologique, et ce liquide est, en général, du pus. La maladie se communique par le simple dépôt du véhicule contagieux sur une membrane muqueuse saine ou, d'une manière bien plus positive, sur la peau dépourvue de son épiderme, ou sur une membrane muqueuse privée de son épithélium.

La maladie qui se développe est caractérisée par deux ordres de symptômes. Les uns, locaux, qui se produisent à l'endroit où ont eu lieu le dépôt du liquide virulent et l'inoculation de ce même liquide ; les autres, généraux, qui sont la conséquence de l'infection générale de l'organisme.

RÈGLES HYGIÉNIQUES. — La seule qu'on puisse donner est de ne pas s'exposer aux chances de subir les effets du virus syphilitique. Mais on les subit souvent sans le savoir, et cette maladie, qui paraît être moins grave aujourd'hui qu'autrefois, semble, en revanche, se généraliser davantage.

Les visites fréquemment répétées des filles publiques par des médecins délégués par l'autorité, et leur séquestration dès qu'elles sont reconnues infectées, constituent certainement un moyen destiné à diminuer le nombre de transmissions ; mais, quelque bien organisées que soient de semblables visites, elles ne peuvent jamais être assez multipliées pour prévenir l'infection entre les divers examens, et la communication de la maladie à un certain nombre d'individus. D'un autre côté, la prostitution clandestine contribue, peut-être, beaucoup plus encore que la prostitution publique à la propagation de la syphilis. C'est malheureusement un vice que l'on ne peut corriger, et que les progrès de la morale publique pourraient seuls faire disparaître. Nous sommes encore bien loin de cette époque.

[La *syphilisation*, c'est-à-dire la saturation de l'organisme par le virus syphilitique, à l'aide de l'inoculation successive d'un grand nombre de chancres, de manière à produire l'immunité, n'a jamais pu prendre crédit, en France du moins. Nous ne la conseillerons jamais.]

Vaccine. — La vaccine, communiquée d'abord à l'homme par l'inoculation du cowpox de la vache, se transmet ensuite parfaitement de l'homme à l'homme. Bien que l'éruption qu'elle détermine semble toute locale, il n'est pas moins positif qu'elle ne la produit qu'après avoir pénétré dans le sang, et qu'elle n'est que la manifestation locale d'un état général.

On sait, et il est inutile d'y insister ici, que l'inoculation vaccinale préserve les individus de la variole, ou, si cette dernière maladie vient à se développer, qu'elle la transforme, dans le plus grand nombre des cas, en maladie bénigne et légère (varioloïde). Quelle est la durée de l'action préservatrice de la vaccine? est-elle limitée à un certain nombre d'années, ou est-elle absolue? C'est une question dont la science n'a pas encore donné la solution, et les partisans des revaccinations sont aussi nombreux que ceux qui professent l'opinion contraire. Je crois qu'il est plus sage de pratiquer une deuxième vaccination de quinze à vingt ans, et une troisième à quarante. Ces petites opérations n'ont aucun inconvénient si elles échouent; et en présence du nombre assez considérable de cas de variole confluente et grave constatés au bout d'un certain nombre d'années, elles donnent une plus grande sécurité si elles réussissent.

[Des exemples bien authentiques et assez nombreux pour qu'il en soit tenu grand compte, ont démontré, contrairement à ce que croyaient beaucoup de personnes, que le vaccin pris chez un sujet infecté de syphilis peut transmettre cette affreuse maladie. On comprend, sans que nous ayons à insister sur ce point, les précautions que nécessite la connaissance d'un danger aussi sérieux. Récemment on a fait des expériences pour démontrer l'inoculabilité de la tuberculose par la vaccination; mais le fait ne nous paraît pas encore bien évident.]

Morve aiguë et chronique. Farcin aigu et chronique. — Ces affections diverses sont de même nature; l'inoculation de l'une peut déterminer les autres *vice versâ*; enfin, le farcin se termine presque toujours par une morve aiguë. Il est donc positif qu'il n'y a qu'un seul virus, le virus morveux, susceptible de produire des maladies variables quant à la forme, mais identiques au fond.

Les affections morveuses sont-elles dues à un virus fixe, et ne reconnaissent-elles qu'un seul mode de transmission, l'inoculation; ou bien sont-elles, en même temps, miasmatiques, et peuvent-elles se communiquer par l'absorption des miasmes exhalés par les individus ou les animaux qui en sont atteints? Cette question est encore indécise, et les faits suivants sont tout en faveur du caractère miasmatique de la maladie.

1° Des chevaux placés dans des écuries où étaient des animaux morveux ou farcineux ont contracté ces maladies sans qu'il y ait eu d'inoculation, ou, du moins, sans que l'inoculation ait pu être constatée.

2° Dans les cas assez nombreux que la science possède de farcin et de morve développés chez l'homme, il est un certain nombre de faits dans lesquels l'inoculation du cheval à l'homme n'a pu être démontrée, et où l'on n'a pu constater que les simples rapports des individus atteints avec les chevaux malades, ou même seulement le coucher dans les écuries qui renfermaient ces animaux. Tel est, par exemple, ce qui existait dans le cas que j'ai observé en 1839, et que la *Gazette médicale* a rapporté avec détail.

RÈGLES HYGIÉNIQUES. — En pareil cas, la première condition à remplir, c'est l'abatage des chevaux reconnus morveux ou farcineux, abatage auquel l'autorité devrait tenir la main plus qu'elle ne le fait.

L'isolement et la séquestration de ces animaux malades doivent au moins être exigés, si l'on conserve l'espoir chimérique d'obtenir la guérison de la morve ou du farcin.

L'assainissement complet des écuries qui ont contenu des animaux malades, est également un point d'hygiène important à observer.

Affections charbonneuses. — Le simple contact du pus provenant d'une affection charbonneuse, sur la peau ou une membrane muqueuse, est susceptible d'inoculer la maladie. Si ces membranes sont dépouillées de leur épiderme, l'inoculation est plus certaine et plus grave.

Le caractère miasmatique, déjà incertain pour le virus morveux, l'est beaucoup plus encore pour le virus charbonneux, et l'on ne peut guère invoquer en sa faveur de faits authentiques bien observés.

Si l'on peut constater à temps le dépôt de pus charbonneux sur un tissu vivant intact ou privé de son épiderme, la cautérisation immédiate prévient le développement ultérieur de la

maladie. L'abatage des animaux atteints du charbon ou de pustules malignes est exigé par l'autorité. Il est également indispensable qu'elle fasse exécuter l'ordonnance qui prescrit l'enfouissement dans la terre du produit de cet abatage. Livrés à
la consommation ou à l'industrie, les restes de ces animaux
sont susceptibles, comme il n'y en a eu malheureusement que
trop d'exemples, de transmettre une maladie semblable aux
individus qui en font usage, ou aux ouvriers qui les travaillent.

Maladies virulentes miasmatiques.

Une seule peut être placée, sans aucune contestation, dans
ce groupe, c'est la variole.

Variole. — La variole est évidemment une maladie contagieuse par inoculation du pus contenu dans les pustules qui la
caractérisent. Elle est en même temps essentiellement miasmatique, et, sous ce dernier rapport, elle est susceptible de se
manifester d'une manière épidémique. La vaccine est le seul
préservatif de cette terrible maladie, et c'est le seul conseil
hygiénique que l'on puisse donner à cet égard.

DEUXIÈME CLASSE.

Maladies contagieuses parasitaires. — Il est un certain nombre
de maladies que l'on attribuait autrefois à la présence d'un
virus, et qu'il faut manifestement rapporter à des parasites
végétaux ou animaux. Ces maladies sont les suivantes :

Parasites animaux. — La gale, produite par l'insertion sous
l'épiderme du *sarcoptes scabiei;* le *prurigo senilis,* que quelques
auteurs regardent comme également dû à un insecte différent
du sarcopte.

Parasites végétaux. — Ce sont la teigne faveuse (*porrigo favea*)
et le muguet, que les recherches de M. Gruby ont démontré
dus à la production d'un mycoderme qui se développe, dans le
premier cas, sur le cuir chevelu, et, dans le deuxième, sur une
membrane muqueuse. [Il faut y joindre aujourd'hui la teigne
tonsurante, la mentagre et la pelade.]

Je me bornerai à cette simple énumération des maladies parasitaires ; et si j'en ai fait mention ici, c'est qu'elles ont été
longtemps considérées comme contagieuses. — Entrer dans de
plus longs développements serait pénétrer dans le domaine de
la pathologie spéciale.

Bibliographie. — Bouchut, *Des maladies virulentes.* Th. de concours. Paris, 1847, in-8°. — Rayer (P.), *Cours de médecine comparée. Introduction.* Paris, 1863, in-8°. — Peter, *Des maladies virulentes comparées chez l'homme et chez les animaux.* Th. de concours. Paris, 1863, in-8°. — Voir les traités généraux et spéciaux de pathologie humaine et vétérinaire, et les monographies des différentes maladies citées ci-dessus. — Pour la rage, la grande *discussion à l'Académie de médecine,* in *Bulletin de l'Académie de méd.,* t. XXVIII. 1863.

— Bouley, *Le progrès en médecine par l'expérimentation.* Paris, 1882, in-8.

DEUXIÈME CLASSE. — INGESTA.

L'histoire des ingesta comprend celle des aliments, des condiments et des boissons, qui seront étudiés dans autant de chapitres.

Des Aliments et de l'Alimentation.

Avant de tracer l'histoire des aliments et de l'alimentation, il est indispensable d'entrer dans quelques détails relatifs à la manière dont s'accomplit l'acte physiologique si important de la digestion. La science moderne a fait, sous ce rapport, de grands progrès, et il est peu de questions physiologiques qui aient été étudiées d'une manière aussi complète que la plupart de celles qui sont relatives au travail digestif. Le résumé que je présenterai sera bien court, mais il est indispensable pour servir de guide dans l'étude des aliments, des condiments et des boissons.

Les aliments introduits dans la cavité buccale sont broyés, triturés et réduits en pulpe par les dents; en même temps, ils sont imbibés par la salive et imprégnés d'une certaine quantité d'air atmosphérique. La salive est non seulement utile pour réduire en pâte la masse alimentaire, elle est, de plus, destinée à exercer une action chimique et moléculaire sur une des matières qui font partie des aliments, la fécule. Cette action est produite par un corps particulier analogue à la diastase, contenu dans la salive, et qui jouit de la propriété de transformer les matières féculentes en dextrine. Cette transformation, qui se fait avec une grande rapidité, et dans le court espace de temps de la mastication d'une bouchée d'aliments, n'est jamais totale, et une bonne partie des grains de fécule passent intacts dans l'œsophage.

Arrivés dans l'estomac, les aliments, par le seul fait de leur présence, y déterminent la sécrétion du suc gastrique, qui, mêlé à la pâte alimentaire et agité avec elle par la contraction vermiculaire de l'estomac, la convertit en une masse homogène, pulpeuse, à laquelle on donne le nom de *chyme*.

Dans cet acte, des phénomènes importants se sont produits. En voici l'analyse. Le suc gastrique présente dans sa composition deux sortes de principes, qui jouent un rôle important dans le travail digestif : l'un est acide, et la question de savoir s'il doit cette propriété à l'acide chlorhydrique ou à l'acide lactique, ou aux deux à la fois, n'est pas encore résolue : l'autre est une matière analogue au ferment ou à la diastase, et à laquelle on a donné le nom de *gastérase* ou de *pepsine* : c'est ce dernier nom qu'elle a conservé. Voici maintenant les divers changements qui s'opèrent dans l'estomac lors de la formation de la pâte chymeuse :

1° L'eau et les liquides aqueux sont absorbés par les veines ; en même temps, ils laissent précipiter les matières organiques solides qu'ils tiennent en dissolution, pour peu, toutefois, que ces dernières soient en quantité un peu notable. Une fois précipitées, ces substances sont digérées comme des aliments ordinaires ;

2° La dextrine formée sous l'influence de la diastase salivaire, les sucres, les gommes, les matières grasses, la fécule encore intacte, la matière ligneuse et les autres parties organiques non susceptibles d'être attaquées par le suc gastrique, ne subissent aucune altération dans l'estomac et passent intacts dans le duodénum ;

3° Les aliments dits azotés, et qui comprennent la fibrine, l'albumine, la caséine, la gélatine, auxquels on peut joindre encore l'osmazôme, sont attaqués par le suc gastrique. Les acides qui s'y trouvent gonflent ces matières, les imbibent, les pénètrent ; mais il est probable que c'est la pepsine seule qui, en raison des propriétés fermentescibles qu'elle doit vraisemblablement à un mouvement moléculaire qu'elle est susceptible de communiquer aux autres substances, jouit de la propriété de dissoudre les aliments azotés.

Cette dissolution transforme-t-elle la fibrine, l'albumine, en fibrine et en albumine solubles, ou bien les change-t-elle, comme le pense M. Mialhe, en un élément nouveau, l'albuminose ? C'est un point intéressant à décider pour le physiologiste, mais qui ne nous importe pas ici.

La masse alimentaire, ainsi modifiée, est chassée sous l'influence des contractions de l'estomac dans le duodénum et les intestins grêles ; là, elle subit d'autres transformations, qui sont la conséquence de l'intervention du suc pancréatico-biliaire. Voici les modifications qu'elle y éprouve :

1° L'acide introduit dans le duodénum avec la pâte chymeuse, et qui provient du suc gastrique, est neutralisé par la soude libre contenue dans la bile ;

2º L'interposition des matières organiques de la bile dans la pâte chymeuse rend cette matière plus riche en éléments hydrocarbonés ;

3º La fécule, laissée intacte par la diastase salivaire et qui a traversé l'estomac sans y éprouver d'altération, subit, dans le duodénum, l'action d'une autre espèce de diastase contenue dans le suc pancréatique, et qui jouit de propriétés analogues à celles de la salive ; elle achève ainsi de s'y transformer en dextrine. Pour quelques physiologistes, l'action de la salive sur la fécule est presque nulle, et celle du suc pancréatique presque tout ;

4º Les matières grasses, laissées intactes par la cavité buccale et l'estomac, sont, en partie, saponifiées par la soude libre de la bile, et, en partie, émulsionnées par un liquide pancréatique.

La découverte des propriétés émulsives du suc pancréatique pour les huiles et les matières grasses est un des beaux titres de gloire de M. Cl. Bernard.

5º Une fois ces changements opérés, les liquides qui n'ont pas été absorbés dans l'estomac, la dextrine, les gommes, les sucres, les matières azotées dissoutes sous l'influence de la pepsine, les matières grasses en partie saponifiées, en partie émulsionnées, sont absorbés par les veines, et, de là, entraînés dans le torrent circulatoire. Pour quelques physiologistes les vaisseaux lymphatiques sont chargés exclusivement de l'absorption des matières grasses.

L'absorption, commencée dans le duodénum, continue à se faire dans toute l'étendue des intestins grêles : elle ne cesse qu'aux gros intestins, dans lesquels il n'est pas impossible que des matières alibiles puissent encore être absorbées. L'absorption de toutes ces parties opérée, il reste un certain nombre de matières qui ont traversé les diverses parties du tube digestif sans être attaquées. Ces matières sont composées de ligneux, de substances épidermiques, de la partie excrémentitielle, de la bile, de tous les éléments, enfin, qui n'étaient pas susceptibles d'être digérés, et qui sont ainsi devenus inutiles. C'est ce résidu qui constitue les excréments : ceux-ci parvenus dans les gros intestins, doivent être expulsés au bout d'un certain temps.

Tels sont les phénomènes principaux de la digestion : ce sont là des faits réels et positifs. Mais on est allé plus loin, et on a cherché à les comprendre tous dans une théorie générale très séduisante, qui n'est, il est vrai, qu'une hypothèse, mais qui s'approche autant que possible de la vérité, si elle n'est la vérité elle-même. C'est à Liebig surtout que l'on doit les idées principales de cette théorie, que je vais essayer de résumer.

L'homme, obligé de réparer les pertes qu'il subit chaque

jour par les excrétions ou les sécrétions solides, liquides ou gazeuses, ainsi que par la production incessante d'une certaine
quantité de calorique, ne peut y subvenir que par la respiration et la digestion.

L'absorption de l'oxygène est le fait de l'acte respiratoire.

Quant aux aliments et aux boissons, ils ont à accomplir des
fonctions importantes, et ils sont destinés à remplir les trois indications suivantes :

1° Fournir à l'économie une quantité d'eau suffisante pour
tous les besoins de l'organisme ;

2° Réparer les appareils et leur fournir les éléments organiques d'une composition analogue à ceux qui sont enlevés sans
cesse par le travail de la nutrition interstitielle ;

3° Fournir les éléments nécessaires à la production de la
chaleur animale qu'ils dégagent, lorsqu'ils sont brûlés par
l'oxygène.

L'absorption de l'eau qui est introduite par les boissons, ou
qui est une des parties constituantes en tous les aliments, atteint le premier but. Quant aux autres, il est nécessaire d'entrer dans quelques explications plus détaillées.

Tous les principes immédiats, primitivement formés d'éléments inorganiques (azote, carbone, hydrogène, oxygène) et organisés de manière à constituer les divers tissus de l'économie, sont destinés à être remplacés par d'autres au bout d'un
certain temps. L'introduction de ces derniers et la disparition
des premiers constituent le travail de composition et de décomposition moléculaires, autrement dit la nutrition interstitielle.

Ces principes immédiats divers ont reçu les noms de fibrine,
albumine, caséine et gélatine. Tous, à l'exception de la gélatine, sont réductibles en une même substance qui a toujours
une composition et des propriétés semblables, de quelque partie du corps qu'elle provienne ; cette substance est la protéine.

C'est elle qui, présentant un type normal et primitif de composition, forme tous nos tissus et tous nos organes, et qui ne
peut être remplacé, lorsque s'opère le mouvement de décomposition interstitielle, que par un principe de même nature, de
quelque partie qu'il provienne également.

Telles sont les fonctions que sont destinés à remplir un certain nombre d'aliments, auxquels on a donné pour cette raison
le nom de *plastiques* ou *réparateurs*; ces aliments sont des substances azotées qui ont pour but radical la protéine, et qui
proviennent, soit des animaux, soit des végétaux.

Dans les animaux, elle prend les noms de fibrine, d'albumine, de caséine, et se trouve dans presque toutes les parties
constituantes.

Dans les végétaux, c'est la fibrine végétale, qui n'est autre chose que le gluten de beaucoup de céréales, ou, encore, la substance qui se précipite, par une sorte de coagulation spontanée, de beaucoup de sucs végétaux exprimés. C'est l'albumine qui existe en quantité considérable dans beaucoup de sucs végétaux, et y présente des propriétés tout à fait semblables à celles de l'albumine animale soluble. C'est enfin la caséine végétale, qui se trouve dans beaucoup de graines légumineuses, et qui, de même que la caséine animale, est soluble dans l'eau, incoagulable par la chaleur, coagulable par les acides.

Ces corps divers, d'origine animale ou végétale, ont tous une composition identique : ils contiennent tous une forte proportion d'azote, sont tous réductibles en protéine, et tous susceptibles d'être convertis en tissus vivants, après avoir subi toutefois le travail de la digestion, avoir été absorbés, être passés dans le sang, et avoir été déposés dans la trame des tissus ; on a pu y joindre autrefois l'osmazôme, et lui faire jouer le même rôle qu'à la fibrine, l'albumine, la caséine ; il ne saurait plus en être de même actuellement. L'osmazôme, ou extrait de viande, est un corps éminemment complexe et composé ; il contient de la créatine, de la créatinine, de l'acide inosique, de l'inosate de soude, qui en forment la deuxième partie, et neuf dixièmes de matières extractives de nature complètement inconnue. Il est probable qu'elles ne sont pas sans jouer un rôle important dans l'acte nutritif.

La gélatine, qui est aussi une matière azotée, paraît n'avoir d'autre destination, après avoir été digérée et absorbée, que de réparer les tissus formés eux-mêmes de gélatine.

Les matières azotées diverses dont il vient d'être question, dissoutes dans le suc gastrique, sont absorbées dans l'estomac et les intestins grêles par le système veineux abdominal, et passent dans le sang, où elles vont remplir le rôle auquel elles sont destinées. Voici maintenant les divers usages du sang :

1° Le sang, en traversant les poumons, absorbe l'oxygène au moyen des globules, ce sont ces derniers qui vont de là transporter ce gaz dans le système capillaire et dans la trame des tissus. Là, l'oxygène s'unit avec une partie des éléments des tissus organiques, et en particulier avec le carbone. Il en résulte de l'acide carbonique, qui est entraîné par le sang veineux et exhalé à travers les pores de la peau et ceux de la muqueuse pulmonaire ;

2° Le sang fournit, par l'intermédiaire des organes sécréteurs, les matières nouvelles, qui vont prendre la place de celles qui ont été consumées ; c'est en vertu de cet acte que l'albumine, la fibrine, la caséine, s'incorporent dans l'organisme vivant et vont former des tissus ;

3° Le sang doit encore enlever aux tissus les éléments organiques qui ont été consumés. On vient de voir que le carbone est entraîné par l'oxygène, avec lequel il se combine pour former de l'acide carbonique ; mais tout le carbone n'est pas encore enlevé, il en reste une partie, ainsi que de l'hydrogène, de l'oxygène et surtout de l'azote. Ces divers éléments se combinent entre eux pour former des composés intermédiaires essentiellement azotés, qui sont, en particulier, l'urée et l'acide urique, selon leur degré d'oxygénation ; ce sont ces composés nouveaux qui, dissous dans l'eau surabondante contenue dans l'organisme et joints aux matières salines qui ont également cessé de faire partie des tissus vivants, ou qui étant introduits fortuitement et n'étant pas susceptibles d'être digérés, sont rejetés, vont former le liquide excrémentitiel qu'on appelle l'urine.

Des matières semblables, mais moins bien connues, sont éliminées par la sueur. D'après un travail de M. Favre, il y aurait, dans la sueur, de l'acide sudorique, de l'urée, beaucoup de sels organiques et inorganiques, et des matières organiques indéterminées.

Il résulte de tout ceci, que les aliments azotés suffisent complètement à la réparation des tissus qui ont cessé de faire partie de l'organisme, et qu'ils servent en même temps à produire une certaine quantité de calorique, par la combinaison de l'oxygène introduit par absorption dans le sang avec le carbone de ses tissus.

La quantité de calorique dégagée par la combustion des tissus qui cessent de faire partie de l'organisme est, la plupart du temps, loin d'être suffisante pour entretenir la chaleur animale (1), et c'est alors qu'intervient, sous le nom d'aliments *respiratoires*, une nouvelle classe d'aliments, destinés à fournir le carbone qui doit produire le supplément de calorique nécessaire pour l'entretien de la chaleur animale.

Ces aliments respiratoires sont les féculents et tous leurs dérivés, tels que les gommes, les sucres, etc. Voici quel en est le rôle. La fécule, changée d'abord en partie en dextrine sous l'influence de la diastase salivaire, traverse l'estomac sans être

(1) Pour que les aliments réparateurs suffisent seuls à la production du calorique, il faudrait porter leur action au maximum, et faire en sorte que les tissus qui cessent de faire partie de l'organisme fussent complètement brûlés. C'est ce but que l'on peut atteindre en combinant une nourriture fortement azotée avec beaucoup d'exercice ; l'exercice augmente, en effet, par des raisons que nous donnerons plus loin, la quantité de carbone qui est brûlé.

altérée, et achève sa transformation dans le duodénum, sous l'influence de la matière animale analogue au ferment, contenue dans le suc pancréatique. Ainsi transformée en dextrine, la fécule dissoute, ou plutôt la dextrine, est absorbée par les radicules de la veine porte, et entraînée de là dans le foie, auquel elle fournit les éléments qu'il doit mettre en œuvre pour fabriquer le sucre. Le sucre provenant de cette altération ultérieure de la dextrine et produit par le foie, ou sorti par les veines sus et sous-hépatiques, passe dans la veine cave, traverse le cœur droit, et va, de là, dans les poumons pour être brûlé par l'oxygène et fournir ainsi la quantité de calorique nécessaire pour maintenir toujours le même degré de chaleur animale.

Les matières grasses sont déposées directement par le sang dans les mailles du tissu cellulaire, la graisse est en quelque sorte une réserve de matières hydrocarbonées destinées à être brûlées, lorsque les aliments plastiques et respiratoires seront insuffisants pour entretenir la chaleur animale (1).

Telle est la théorie de la digestion qui peut maintenant être admise; théorie ingénieuse, mais dans laquelle bien des points sont encore à démontrer d'une manière définitive; c'est un jalon qu'il ne faudra jamais perdre de vue, dans l'examen successif qui va être fait de l'action des divers aliments et des diverses boissons.

La nature des aliments est ce qui doit nous occuper en premier lieu, et c'est par cette étude que nous commencerons, après avoir toutefois bien établi ce qu'on doit entendre par pouvoir nutritif et pouvoir digestif d'un aliment.

Pouvoir nutritif. — L'homme élimine chaque jour 15 grammes d'azote et 300 grammes de carbone. La respiration et l'absorption n'introduisant dans l'économie que de l'oxygène et de

---

(1) Il faut, aujourd'hui, tenir compte, dans l'histoire de la nutrition, de l'action de certaines substances telles que l'alcool, le thé, le café, etc., et que l'on désigne généralement sous le nom d'aliments *d'épargne* ou *antidéperditeurs*. M. Gubler explique ainsi l'action de ces agents : la plupart d'entre eux, cédant à l'économie la force dont ils sont chargés à la manière des fulminates, ralentissent ainsi le mouvement de dénutrition et la combustion des matières usées que ce travail rend disponibles; et pour cette raison il les nomme aliments *dynamisants*. Ils ne sauraient tenir lieu des aliments plastiques; ils ne suppléent que momentanément, non pas les aliments respiratoires qui servent aussi à la réparation des organes, mais les principes combustibles provenant de la désassimilation et dont la combinaison avec l'oxygène est la source à peu près exclusive de toute chaleur et de toute force dans l'économie (*Comment. therap. du Codex. Préf..*, p XV. Paris, 1868, in-8°). Suivant M. Marvaud, qui a fait des recherches très intéressantes sur cette question, l'action de ces substances se manifeste : 1° par une proportion moins considérable de principes éliminés par les urines; 2° par la diminution d'acide carbonique dans les gaz expirés; 3° par un abaissement de chaleur animale.   E. Bou.

l'eau, il est donc nécessaire que le carbone et l'azote soient introduits par les aliments. C'est surtout dans les matières azotées que résident les propriétés alimentaires d'un aliment. Aussi admettons-nous sans difficulté, avec M. Boussingault, que le pouvoir nutritif des aliments est proportionnel à la quantité d'azote qui reste dans leur composition. — Il y a cependant quelques restrictions à apporter à cette définition. Car, d'après les expériences de Magendie, un seul principe immédiat azoté, quelque riche qu'il soit en azote, ne suffit pas pour entretenir la vie, et certains principes azotés, et, en particulie , la gélatine, n'ont aucun pouvoir nutritif; sauf cette restriction, on peut admettre la définition de M. Boussingault. Les chiffres suivants, extraits de M. Liebig, donneront une idée du pouvoir nutritif de quelques substances.

SUBSTANCES.	Quantité d'azote pour 100.	Quantité de carbone pour 100.
Pain...................	1,10	37,6
Bœuf..................	15,21	52,59
Veau..................	14,70	52,52
Chevreuil.............	15,23	52,60

Digestibilité des aliments, pouvoir digestif. — Pour les uns, la digestibilité est mesurée par le temps qu'il faut pour qu'un aliment soit réduit en chyme dans l'estomac. On peut y objecter que ce sont précisément les aliments dont la chymification s'opère le plus complètement dans l'estomac qui y séjournent pendant le temps le plus long. Nous préférons admettre qu'un aliment est d'autant plus digestible qu'il cède plus facilement et plus promptement la somme de ses éléments chymifiables. Voici l'ordre de digestibilité de quelques substances :

Laitage, œufs, surtout peu cuits ou crus ; poisson, volaille blanche, volaille noire, viande de mammifères, rôtie, puis frite ou bouillie ; graines, herbes ; et, parmi les végétaux, fruits mûrs, légumes frais. Pain, pommes de terre, pâtisserie. Les truffes, morilles, champignons, sont d'une digestion difficile.

[M. L. Corvisart, dans une série de recherches expérimentales pleines d'intérêt, a cru devoir établir une distinction entre l'aliment brut et le nutriment. Suivant ce physiologiste distingué, l'*aliment* n'est qu'une substance brute, d'une qualité tout à fait inférieure ; par lui-même il n'a aucune propriété pour entretenir la vie ; il laisse périr d'inanition celui qui ne digère pas. La digestion lui donne tout à coup une aptitude vitale, en vertu de laquelle, absorbé par un être vivant doué de forces assimilatrices, il peut convenir à l'entretien de la vie. L'auteur appelle expressément *nutriment* tout aliment qui a l'aptitude vitale, qui, par lui-même, et sans aucune nouvelle préparation, peut, dès qu'il est absorbé, servir à l'entretien de la vie, en concourant soit à la composition, soit au jeu des organes, c'est-à-dire qu'il est propre à nourrir celui qui ne digère point. L'aliment est toute substance brute qui n'a point cette propriété, mais *qui peut l'acquérir*. Est nutriment toute substance qui, *introduite dans la profondeur de nos tissus et sans même avoir besoin de toucher les organes de la digestion, agit à manière des substances qui ont été digérées dans le canal digestif*. Quant au fait expérimental qui permet de distinguer l'aliment du nutriment, il repose sur une expérience bien connue de M. Cl. Bernard. L'aliment injecté dans les veines ou absorbé directement se retrouve dans les urines, il n'a donc pas servi à la nutrition. Le nutriment ne s'y retrouve pas, il a donc été utilisé dans l'économie, il a nourri.]

Bibliographie. — Le nombre, on peut le dire, infini d'ouvrages publiés sur les aliments, nous force à nous restreindre aux plus importants, français ou étrangers. Nous donnerons également, de préférence, ce qui se rattache à l'hygiène proprement dite ; et pour ce qui a trait à la technologie et à la partie administrative, nous renverrons aux excellentes notices insérées dans le *Dictionnaire* de M. TARDIEU.
Histoire des aliments et de l'alimentation : CORNARUS (HAGENBUT), *De conviviorum veterum Græcorum, et, hoc tempore, Germanorum ritibus*. Francof., 1546, in-8°. — LANDO (Oct.), *Catalogo dell' inventori delle cose che si mangiano e delle bevande ch' hoggidi s'usano*. Venezia, 1548. — TUYARD (G. Pontus de), *Sur la bonne chère des anciens*, mém. 1 et 2, in *Mém. de l'Acad. de Dijon*, 1re sér., t. II, p. 237 261. Dijon, 1774, in-8°. — DANZ (D. J. B. L.), *Versuch einer allgem. Geschichte der menschlichen Nahrungsmittel*. Leipzig, 1806, in-8° (t. I, seul paru). — BECKER (J. H.), *Versuch einer Geschichte und Literatur der Nahrungs-Mittelkunde*. Mit., etc. Stendal, 1810-12, in-8°. — VIREY (J.-J.), *Du régime alimentaire des anciens et des résultats de la différence de leur nourriture*, etc. Paris, 1813, in-8°. — KOLB (H. N.), *Bromatologie oder Uebersicht der bekanntesten Nahrungsmittel der verschiedener Welttheile*, 1 part. Hadamar, 1826, in-8°. — SAUCEROTTE, *Essai sur le régime alimentaire des anciens*, in *Union méd.*, 2e sér., t. V, 1860. — LOUANDRE (Ch.), *De l'alimentation publique sous l'ancienne monarchie française*. In *Journ. de l'instr. publ.*, 1865.
Des aliments et de l'alimentation : *De l'aliment* (auteur inconnu), in *Œuvr. d'Hippocrate*. — APICIUS, *De obsoniis et condimentis, sive de arte coquinaria, libri X, cum. annot. var.* Amstelodami, 1709, in-8°. — GALIEN (Cl.), *De probis pravisque alimentorum succis*, in *Opp.* — DU MÊME, *De alimentorum facultatibus*, libri IIIe ibid., trad. franç. par J. MASSÉ. Paris, 1552, in-12. — Divers (DIOCLÈS, PHILOTIME, ses deux MNÉSITHÉE, DIEUCHES, XÉNOCRATE, etc.), in ORIBASE, *Collect. med.*, les quatre premiers livres. — ABENGNEFIT, *De virtutibus ciborum et medicamentorum cum Tacuino Sanitatis*. Argentorati, 1531, in-fol., in *Opp. Mesues*. — PSELLUS (Mich.), *De victus ratione*, libri II ; trad. G. VALLA. Basileæ, 1529, in-8°. — SETHI (S.), *De alimentorum facultatibus (græcè et latinè)*. Lutetiæ Paris., 1558, in-8°. — ALBERT (le Grand), *De nutrimento et nutribili*. Venetiis, 1517, in-4°. — ARLUNUS, *Diss. de alimento faciliori*, l. II. Basileæ, 1553, in-8°. — PISANELLI (Balth.), *Trattato della natura de cibi e del bere*. Venezia, 1584 (plus. édit.), trad. lat. par FREYTAG. Hernborn, 1597, in-8°. En français. Arras, 1596, in-12. — ETIENNE (Ch.), *De nutrimentis ad Baillyum*, libri III. Parisiis, 1550, in-8°. — BRUYERINUS (J.), *De re cibariâ*, libri XXII. Francofurti, 1600, in-8°, et Norimb., 1659, in-12. — NONNIUS (L.), *Diæteticon, sive de re cibaria*. Antuerpiæ, 1627, in-8°. — BULENGERUS (J. C.), *De conviviis*, libri IV. Lugd., 1627, in-8°. — MOUFFET (Th.) *Health's Improvement, or Rules com-*

prising and discovering the Nature, Methode and Manner of preparing all Sorts of Food used, etc. Lond. 1665, in-4°. — Mund (H.), *De Esculentis*, in *Opp.*, p. 362. Lugd. Batav., 1685, in-8°. — Lemery (L.), *Traité des aliments*. Paris, 1702, in-12, 3e édit., revue par Bruhier. Paris, 1755, 2 vol. in-12. — Arbuthnot (J.), *An Essay on the Nature of Aliments and the Choice of them*. London, 1731, in-8°, trad. franç. Paris, 1755, 2 vol. in-12. — Amsterdam (C. L. V.), *Cibi, potus et condimentorum plurimorum consideratio medica*. Lugd. Batav., 1736, in-4°. — Cartheuser, *De esculentis in genere*. Francofurti, 1747, in-4°. — Lorry, *Essai sur les aliments, pour servir de commentaire aux livres diététiques d'Hippocrate*. Paris, 1754, in-12, et 1781, 2 vol. in-12. — Zückert (Jos. Fr.), *Materia alimentaria in genere, classes et species disposita*. Berolini, 1769, in-8°. — Du même, *Allgemein Abhandlung von den Nahrungsmitteln*. Berlin, 1775, in-8°. — Plenck (J. G.), *Bromatologia, seu Doctrina de esculentis et potulentis*. Viennæ, 1784, in-8°. — Hallé, art. *Aliments*, in *Encyclop. méth.*, part., méd., t. 1, 1787, in-4°. — Rumfort (Th. comte de), 3e *Essai : Sur les aliments et particulièrement sur la nourriture des pauvres*, in *Essais*, etc. Genève, 1799, t. I, in-8. — Vogel (J. L. A.), *Diätetisches Lexicon, oder theoretisch-praktischer Unterricht uber Nahrungsmittel*. Erfurt, 1800-1803, in 8°. — Raynaud (P.), *Essai sur les aliments*. Th. de Paris, an X, in-8°, n° 108. — Volte (J. G.), *Beschreibung der menschlichen Nahrungsmittel, in naturhistorischer und diätetischer Hinsicht. Ein Lesebuch für*, etc. Leipzig, 1806, in-8°. 3 vol. — Magendie, *Mém. sur les propriétés nutritives des substances qui ne contiennent pas d'azote*. Paris, 1816, in-8°. — Percy et Vauquelin, *Rapp. à la Fac. de méd. sur les qualités nutritives des aliments comparés entre eux*, in *Bullet. de la Fac. de méd.*, t. VI, p. 75, 1818, et *Journ. gén. de méd.*, t. LXIII, p. 305, 1818. — Viret (J.-J.), *Histoire naturelle des méd., des aliments et des poisons tirés des trois règnes de la nature*. Paris, 1820, in-8°. — Accum (Fr.), *Culinary Chemistry exhibiting the scientific Principles of Cookery with*, etc. Lond.,1821, in-8°. — Alexandre, *Influence des aliments excitants sur l'homme, considérés*, etc. Th. de Paris, 1822, n° 103. — Benoiston de Chateauneuf, *Recherches sur les consommations en tout genre de la ville de Paris en 1817, comparées à ce qu'elles étaient en 1789*, 2e édit. Paris, 1821. — Cloquet (Hipp.), *Faune des médecins, ou histoire des animaux et de leurs produits considérés sous le rapport de la bromatologie et de l'hygiène en général,*etc. Paris, 1822-25, in-8°, 6 vol., fig. — Londe, *Note sur les aliments*, in *Arch. gén. de méd.*, 1re sér., t. X, p. 51, 1826. — Kolb (J. N.), *Bromatologia*. Hadamar, 1826, in-8°, 2 vol. — Alexander, *Von den Wirkungen der verschiedenen Speisen auf den menschl. Körper*. Graudenz, 1829, in-8°. — Aulagnier (A.-F.), *Dictionnaire des substances alimentaires indigènes et exotiques, et de leurs propriétés*. Paris, 1830, 2 vol. in-8°, 2e édit., 1839 (titre différent). — Rostan, art. *Aliments*, in *Dict.* en 30 vol., t. II, 1833. — Wildberg (C. F. L.), *Entwurf einer Bromatologie und Pomatologie für Kranke*. Berlin, 1834, in-8°. — Trousseau (A.), *Des principaux aliments envisagés sous le point de vue de leur digestibilité et de leur puissance nutritive*. Th. de concours. Paris, 1833, in-4°. — Boussingault, *Analyse comparée des aliments consommés et des produits rendus par une vache laitière ; recharches*, etc., in *Ann. de chim.*, 2e sér., t. LXXI, p. 113, 128, 1839. — Dumas, *Leçons sur la statique chimique des êtres organisés*. Paris, 1841, in-8°. — Liebig (J.), in *Chimie organique appliquée à la physiologie animale et à la pathologie*, trad. sur les Mss. de l'auteur, par Ch. Gerhardt. Paris, 1842, in-8°. — Du même, in *Lettres sur la chimie considérée dans ses rapports*, etc., trad. de l'allem. par MM. Bertet-Dufinet et Dubreuil-Helion. Paris, 1845, in-12 ; et *Nouvelles Lettres sur la chimie*, etc , trad. par Gerhardt. Paris, 1852, in-12. — Hayn (Ign.), *Die Nahrungsmittel in ihren diätetischen Wirkungen*, etc. Quedlinb., 1842, in-8°. — Trumann (M.), *Food and its Influence on Health and Disease, or an Account of the Effects of different Kinds of Aliments on the human Body, with...*, etc. London, 1842, in-12. — Kbugelstein, *Ueber die von Seiten des Staates zuführende Aufsicht über die Nahrungsmittel und Lebensbedürfnisse, zu Entdeckung der Verfälschung derselben*, etc., in *Henke's Ztschr.*, t. LXI, Hft. 2 ; et *Schmidt's Jahrb.*, t. XXXIX, p. 88, 1843. — Herbert (N. A.), *Die Nahrungsstoffe des Menschen nach ihren diätetischen Bezichungen*, etc. Weimar, 1843, in-8°. — Pereira (J.), *Treatise on Food and*

Diet., with, etc. Lond., 1843, in-8°. — GAUBERT (P.), *Hygiène de la digestion, suivie d'un nouveau Dictionnaire des aliments.* Paris, 1845, in-8°. — SCHLOSSBERGER und KEMP (A.), *Versuch zu einer Nutritions scala unserer Nahrüngsmittel aus beiden organischen Reichen,* etc., in *Arch. f. physiol. Heilk.,* t. V, p. 17, 1846. — DUFLOS (A.), *Die Wichtigsten Lebensbedürfnisse ihre Aechtheit und Güte,* etc. Breslau, 1846, in-8°. — RAWITZ (J.), *Ueber die einfachen Nahrungsmittel. Ein Beitrag,* etc. Breslau, 1847, in-8°. — FRIEDREICH, *Handbuch der Gesundheitspolizei der Speisen, Getränke, und,* etc. Ansbach, 1846, in-8°. — MULDER (G. J.), *Die Ernährung in ihrem Zusammenhange mit dem Volksgeist* (trad. du holland. par J. Moleschott). Dusseldorf, 1847, in-8°. — KNAPP (F. C.), *Die Nahrungsmittel in ihren chemischen und technischen Beziehungen.* Braunschweig, 1848, in-8°. — LEHSCH (B. M.), *Bericht über die wichtigsten neueren Leistungen in der Lehre von den Nahrungsmitteln und den sogenannten Genussmitteln,* in *Rein. Monatschr. f. prakt. Aerzte,* mai 1849, et *Canstatt's Jahresb.,* 1850, t. VII, p. 40. — PAYEN (P.-G.), *Composition chimique de plusieurs substances alimentaires,* in *Journ. de pharm. et de chimie,* t. XVI, p. 279, 1849. — DU MÊME, *Des substances alimentaires et des moyens de les améliorer,* etc. Paris, 1853, in-12, et 4e édit. Paris, 1865, in-8°. — NASSE (H.), *Ueber den Einfluss der Nahrung auf das Blut.* Marburg und Leipzig, 1850, in-8°. — MOLESCHOTT (J.), *Die Physiologie der Nahrungsmittel. Ein Handbuch der Diätetik.* Darmstadt, 1850, in-8° et Giessen, 1859, in-8°. — DU MÊME, *Lehre der Narungsmittel, für das Volk.* Erlangen, 1856, in-8°, trad. franç. par Ferd. FLOCON. Paris, 1858, in-12. — *Records of the Results of microscopical and chemical Analyses of the Solids and Fluids consumed by all classes of the Public,* in *The Lancet,* 1851-1855. — BERGASSE (A.), *Recherches sur la consommation de la viande et du poisson à Rouen depuis* 1800. Rouen, 1852, in-8°. — MARTIN (St.-), *Physiologie des substances alimentaires,* ou *Histoire physique, hygiénique et poétique des aliments,* etc. Paris, 1853, in-12. — DONDERS (F. C.), *Die Nahrungstoffe Grundlinien einer allgemeinen Nahrungslehre, aus dem Holland. übers. von P. B.* BERGRATH. Crefeld, 1853, in-8°. — CONVISART (L.), *Études sur les aliments et des nutriments,* in *Monit. des hôp.,* t. II, 1854. — MOURIÈS (Mège), *Des moyens de diminuer les maladies et la mortalité des enfants à l'aide d'une alimentation riche en principes nutritifs des os* (protéinophosphate calcique), in *France méd.,* 1854. — DU MÊME, *De l'alimentation de l'enfance au moyen d'une semoule ou d'un chocolat suffisamment riche,* etc. Paris, 1854, in-8°. Rapp. de M. BOUCHARDAT sur ces recherches, in *Bull. de l'Acad. de méd.,* t. XIX, p. 242, 1853-54. — HELLER (Fr.), *Ueber Ernährung und Stoffwechsel, sowie über einige der vorzüglichsten Nahrungsmittel.* Breslau, 1855, in-8°. — FREY (H.), *Ueber die wichtigsten Nahrungsmittel.* Zurich, 1855, in-8°. — FUCHS (C. Fr.), *Ueber den Einfluss der eiweisartigen, stärkemehlhaltigen und fetten Nahrungsmittel auf den menschlichen Körper.* Neuhaldensleben, 1855, in-8°, tabl. — DOEDE' REINER (F.), *Nahrungsmittellehre für Jedermann.* Dresden, 1856, in-8°, ibid., 1863, in-8°. — POGGIALE, *Recherches sur la composition chimique des équivalents nutritifs des aliments de l'homme,* in *Rec. de mém. de méd. milit.,* 2e sér., t. XVIII, p. 451, 1856. — HUSSON, *Les consommations de Paris.* Paris, 1856, in-8°. — Sur ce sujet, voy. les *Annuaires du Bureau des longitudes* (la collection) et les *Recherches statistiques sur la ville de Paris, présentées au préfet de la Seine* (les 6 volumes). — ARTMANN (F.), *Die Lehre von den Nahrungsmittel, ihrer Verfälschung und Conservirung vom teknischen Standpunkte ausbearbeitet.* Prag., 1859, in-8°, fig. — KOCH (Alb.), *Rationnelle und wohlfeile Ernährungsmethode nach,* etc. Leipzig, 1859, in-16. — DU MÊME, *Die Nahrung, wie sie sein muss um die Gesundheit,* etc. Hildburgh., 1861, in-16, etc. — DOOD, *Food of London.* London, 1860. — SMITH (Edw.), *Practical Deduction from an Experimental Inquiry into the Influence of Food,* in *Proceeding of the R. Med. and Chir. Soc.,* t. III, p. 82, 1859, et trad. fr., in *Journ. de physiol.* (de BROWN-SEQUARD), t. III, p. 506, 632, 1860. — RICHTER, *Was ernährt den menschlichen Organismus,* in *Ztschr. für naturgemässe Gesundheitspflege,* 1859, et *Canstatt's Jahresb.,* 1860, t. VII, p. 34. — ROBERT DE MASSY (J.), *Des halles et marchés, et du commerce des objets de consommation à Londres et à Paris.* Paris, 1861. — REICH (Ed.), *Die Nahrungs-und Genussmittelkunde historich, naturwissenschaftlich und hygienisch begründet.* Göttingen, 1860, in-8°, 2 vol. —

MÜLLER (Alex.), *Die chemische zusammensetzung der gebraulichsten Nahrungsmittel und Futterstoffe bildich dargestellt.* Dresden, 1861, in-fol., chromolith. — SAVORY (W. S.), *Experiments on Food; its Destination and Uses,* in The Lanc., 1863, I, 381, 412. — SQUILLIER (J.), *Traité populaire des denrées alimentaires; choix, falsifications,* etc. Bruxelles, 1864, in-12.— BEDDOE (J.), *On the various Modes of estimating the Nutritive Value of Foods,* in Med. Times and Gaz., 1865, t. I, p. 168. —PLAYFAIR (Lyon), *On the Food of Man, in Relation to his Useful Work,* in Med. Times and Gaz., 1865, t. I, p. 459, 485, 511. — ROUGET (Ferd.), *Hygiène alimentaire. Traité des aliments; leurs qualités et effets,* etc. Toulouse, 1865, in-12. — DUSART et BLACHE (R.), *Recherches sur l'assimilation du phosphate de chaux et son emploi,* etc. Paris, 1868, in-8°. — CYR (J.), *Traité de l'alimentation dans ses rapports,* etc. Paris, 1869, in-8°. — Série de communications faites a l'Académie des sciences sur les différentes sortes d'aliments (siége de Paris), par MM. RABUTEAU-GRIMAUD (de Caux), DUMAS, CHEVREUL, PAYEN, MÈGES-MOURIÈS, WILSON, etc., etc., in Compt. rend., t. LXXI, 1870. — MORACHE, *Considérations sur l'alimentation du soldat,* in Rev. milit. fr. Juillet 1870 et Paris, 1870, in-8°.— ARNOULD (J.), *Alimentation et régime du soldat,* in Ann. d'hyg., 2e sér., t. XXXV, p. 241, 1871. — MARVAUD, *Effets physiologiques et thérapeutiques des aliments d'épargne ou antidéperditeurs.* Paris, 1871. — JEANNEL (J.), *Note sur la coction des aliments à une température inférieure à 100°.* Ibid., t. XXXVII, p. 101, 1872. — Voyez les traités, mémoires et ouvrages spéciaux sur la digestion: SPALLANZANI, trad. de SENEBIER (1783); LEURET et LASSAIGNE (1825); TIEDMANN et GMELIN, trad. de JOURDAN (1827); BEAUMONT (1834); BLONDLOT (1843); Cl. BERNARD (1843); BOUCHARDAT et SANDRAS (1843-46).

— FORSTER (J.), *Beiträge zur Ernährungsfrage,* in Zeitschr. f. Biol. Bd. IX, 1873. — TAULIER, *De l'alimentation du marin.* Th. de Paris, 1873. — HERVÉ-MANGON, *Note sur la ration moyenne de l'habitant des campagnes,* in Compt. rend. de l'Acad des sc., 26 oct. 1874. — JEANNEL (J.), *Mémoire sur la coction économique des aliments,* in Ann. d'hyg. publ., 2e sér., t. XLII, 1874. — MARVAUD (A.), *Les aliments d'épargne,* etc., 2e éd. Paris, 1874, in-8°. —GAUTIER (A.), *Traité des aliments et des boissons.* Paris, 1874. — PAVY, *Food and dietetics.* Ed. 2. London, 1875, in-8°. — MÜLLER (A.), *Die chemische Zusammensetzung der wichtigsten Nahrungsmittel.* 4. Aufl. Dresden, 1875, in-8. — KÖNIG, *Der Gehalt der menschlichen Nahrungsmittel an Nahrungsstoffen.* In Zeitschr. f. Biol., Bd. XII, p. 497, 1876. — VOIT, *Untersuch. der Kost,* etc. München, 1877. — DIETZSCH, *Die wichtigsten Nahrungsmittel u. Getränke.* Zürich, 1877. — NEDATS (C. de), *Aliments et boissons,* in Ann. d'hyg., juill. 1877. — GUBLER, *Rech. à faire sur les conditions causales de la dégénérescence crétacée des artères,* ibid., sept. 1877. — ELSNER, *Unters. von Lebensmitteln.* Berlin, 1878. — KÖNIG (J.), *Chimie der menschlichen Nahrungs-und Genussmittel.* Berlin, 1878. — GUCKEISEN (Aug.), *Die neuesten Ernährungsgesetze,* Köln, 1878. — DIETZSCH, *Die wichtigsten Nahrungsmittel und Getränke,* Zürich, 1879. — LEVEN, *De l'hygiène de l'estomac,* in Ann. d'hyg., 3e sér., n° 2, 1879. — MORIDE, *Prépar. d'une nouvelle substance alimentaire, la nutricine.* In Compt. rend. Acad. sci., t. XCI, n° 19, 1880. — ELSNER, *Die Praxis des Nahrungsmittelchemikers.* Leipzig, 1880. — FLÜGGE, Art. *Ernährung,* in Eulenberg' Handb. d. öff. Ges., 1881, Bd. 1, p. 589, — COUTY, *L'alimentation au Brésil et dans les pays voisins,* in Rev. d'hyg., 1881, p. 279. — HOGG, *De l'organisation de l'inspection des subst. alimentaires,* in Rev. d'hyg., 1881, p. 431. — CYR, *Traité de l'alimentation dans ses rapports avec la physiologie,* etc. Paris, 1881, in-8. — BENNET, *De la nutrition dans la santé et la maladie.* Paris, 1882, in-18.

CHAPITRE XIV

Nature des aliments.

Aliments réparateurs d'origine animale.

Les aliments compris dans cette classe sont nombreux, et sont en général constitués par les principes immédiats suivants :

1° Les substances à base de protéine, qui sont : l'*albumine*, la *fibrine*, la *caséine*. Ces aliments, une fois dissous dans le suc gastrique par l'intermédiaire de la pepsine, sont absorbés par les veines dans l'estomac, ainsi que dans le duodénum, et, parvenus dans le sang, leur rôle est d'aller se substituer, dans le mouvement de nutrition interstitielle, aux éléments de même nature consumés et détruits.

2° La *gélatine*, dont la digestion s'opère de la même manière, dont le radical n'est pas la protéine. Les propriétés nutritives de la gélatine sont aujourd'hui fort contestées. Voici, relativement aux propriétés nutritives de ce principe immédiat, les conclusions du rapport de P. Bérard à l'Académie de médecine (1850) : 1° les propriétés réparatrices du bouillon ne sont point proportionnées à la quantité de gélatine qu'il renferme ; 2° ces propriétés sont dues en grande partie à d'autres principes, que la viande abandonne à l'eau dans laquelle on la fait bouillir 3° la dissolution de gélatine dite alimentaire ne contient pas ces principes ; 4° l'introduction de la gélatine dans le régime ne permet pas de diminuer sensiblement la quantité d'aliments dont on fait usage, et, à ce titre, elle n'offre aucun avantage économique ; 5° l'addition de cette substance aux aliments dérange les fonctions digestives d'un grand nombre d'individus, et, à ce titre encore, son emploi offrirait quelques inconvénients au point de vue de l'hygiène et de la diététique.

Quoi qu'il en soit, il est au moins très probable que la gélatine est destinée à remplacer les tissus de nature gélatineuse qui cessent de faire partie de l'organisme.

[Les circonstances douloureuses du siège de Paris ont de nouveau fait songer aux propriétés nutritives de la gélatine si vivement battues en brèche dans le célèbre rapport de Magendie ; l'osséine, matière organique extraite des os, proposée par M. Frémy, et qui n'est, au total, qu'une forme de la gélatine, fut aussi mise en avant comme substance alimentaire ; des discussions assez vives eurent lieu à l'Académie des sciences sur cette grave question, si grave surtout en raison des conditions au milieu desquelles elle était soulevée. M. Guérard, examinant avec beaucoup de soin les documents publiés sur ce sujet, a cru pouvoir conclure : 1° que la gélatine est *très nutritive ;* 2° qu'elle est même indispensable à l'entretien de la vie, par le rôle que, suivant toute vraisemblance, elle est appelée à remplir *sous les formes variées du tissu cellulaire.* Dans un second travail, l'auteur semble surtout se rattacher à cette dernière conclusion (la première est évidemment exagérée). La gélatine serait donc un auxiliaire dans l'alimentation, et c'est ce qu'avait dit Becquerel dans le paragraphe ci-dessus.]

3° Les *matières grasses* d'origine animale. Leur digestion s'opère d'une manière spéciale. En partie émulsionnées et en partie saponifiées par leur mélange avec le liquide pancréatique, elles sont absorbées en nature par les vaisseaux lymphatiques et se rendent, par l'intermédiaire du canal thoracique, dans le sang, qui les dépose directement, et également en nature, dans les mailles du tissu cellulaire destinées à les recevoir.

4° L'*osmazôme,* ou extrait de viande. C'est une matière animale essentiellement azotée et très complexe ; sa véritable nature n'est pas encore bien déterminée, ainsi que nous l'avons démontré plus haut. Il est probable, toutefois, que sa digestion, son assimilation et ses fonctions sont analogues à celles des aliments à base de protéine. C'est l'osmazôme qui est la partie nutritive la plus importante du bouillon.

Si l'on considère maintenant ces mêmes substances sous le point de vue de leur digestibilité plus ou moins grande, les résultats ne sont pas tout à fait semblables à ceux qu'ils présentent sous le rapport de leur puissance nutritive.

L'albumine, la caséine, la fibrine, sont des aliments dont la digestion plus ou moins facile dépend surtout de l'aliment dont ils sont extraits et du mode de préparation qu'ils ont subi.

La gélatine, qui est un aliment de faible pouvoir nutritif, se digère facilement. Aussi, chez les convalescents dont l'estomac est encore débile, les gelées légères, dont la base principale est ce principe immédiat, sont souvent le seul aliment qui soit supporté.

L'osmazôme, ou l'extrait de viande, est un aliment de facile digestion et excellent ; il est seulement un peu excitant.

Les matières grasses, qui ont un bien simple pouvoir nutritif, sont d'une digestion difficile et pénible, et ne doivent jamais être conseillées dans les cas de dyspepsie, de gastralgie, de gastrite chronique, etc. Il est remarquable, du reste, que l'association dans le bouillon de ces trois substances, l'osmazôme, la gélatine et les matières grasses à l'état de dissolution dans l'eau, constitue un des aliments les meilleurs, les plus agréables, et en même temps les plus légers et les plus nourrissants dont l'homme puisse disposer.

Du Bouillon.

1° Le bouillon véritable, celui qui est généralement employé et auquel ce nom est plus particulièrement réservé, est le *bouillon de bœuf*. — Ce bouillon, selon le temps que la viande et l'eau sont restées ensemble en ébullition, est plus ou moins concentré, et contient des proportions variables de matières nutritives. Ces matières sont, ainsi que cela a été dit plus haut : l'osmazôme, la gélatine et la graisse. Les substances végétales que l'on ajoute presque toujours à la viande dans la fabrication du bouillon, et qui sont les carottes, les navets, le panais, etc., changent peu sa composition ; l'albumine et la fibrine végétale ont été coagulées; on y trouve seulement de plus un peu de dextrine, de sucre, d'extraits végétaux de nature indéterminée, et des huiles essentielles.

Le bouillon introduit dans l'estomac n'est pas, en général, absorbé en nature, à moins, toutefois, que les matières animales qu'il tient en dissolution n'y soient en très faible proportion. Dans le cas le plus ordinaire, l'eau seule est absorbée, et les matières solides précipitées sont dirigées comme si elles avaient été prises isolément et à l'état solide.

Le bouillon est un bon aliment, qui exerce une influence heureuse sur l'homme, et qui est plus concentré et plus chargé d'osmazôme. — Les bouillons trop légers sont moins facilement digérés et plus lourds, en raison de la proportion trop forte d'eau qu'ils renferment. — L'estomac des individus convalescents, atteints de dyspepsie, supporte bien, en général, le bouillon pris en petite quantité. Les bouillons faibles sont également bien digérés, mais il est souvent utile, cependant, de les épaissir un peu avec des fécules légères.

Il est une préparation très usitée en Angleterre, le thé de bœuf, qui convient parfaitement aux mauvais estomacs. Il se prépare en choisissant un beau morceau de bœuf; on commence par enlever le gras, les tendons, les os, les aponévroses ; on coupe ensuite la chair musculaire en très petits fragments, on verse dessus de l'eau bouillante et on laisse infuser pendant un certain temps. Une fois ce temps écoulé et l'infusion refroidie, on décante et on emploie ce thé, additionné d'un peu de sel et souvent d'un peu de poivre.

Le jus de viande est une préparation excellente pour les estomacs faibles et convalescents. Il contient une grande quantité d'osmazôme et peu de gélatine, et il est très nourrissant et de facile digestion.

[Tandis que des savants tels que MM. Frémy, Chevreul, Guérard, etc., s'efforçaient de réhabiliter la gélatine, un jeune médecin-chimiste, M. Muller (de Strasbourg), se proposait de démontrer, dans sa dissertation inaugurale, que les préparations de viande (bouillon, extraits) n'ont aucune valeur nutritive, mais qu'à dose modérée, elles exercent une action favorable sur l'estomac en raison des sels potassiques qu'elles renferment. — Le bouillon ne peut être un aliment, parce qu'il contient seulement une dose infinitésimale d'albuminose, $\frac{1}{1000}$; pris en potage, il excite l'appétit et facilite la digestion, voilà tout. L'extrait de viande est une composition de matières ternaires (l'inosite, l'acide lactique) et de matières quaternaires (créatine, créatinine, acide inosique, etc.). Ces substances renferment bien de l'azote, mais il n'est pas assimilable ; il n'y a pas là de matières albuminoïdes ; et même, pris à trop haute dose, cet extrait pourrait être toxique en raison des sels de potasse qu'il renferme en forte proportion !... Chimiquement et théoriquement, cela est possible, mais pratiquement c'est autre chose, et le convalescent qui a pris un bon bouillon et qui se sent restauré n'admettra jamais qu'il vient d'avaler de l'eau salée. Jusqu'à plus ample informé, on peut donc admettre que le bouillon de viande est un aliment qui vaut mieux que la gélatine ; si cette dernière n'est pas un aliment, elle aide cependant à la digestion, probablement à titre de peptogène ; mais l'usage exclusif de gélatine paraît causer de la soif, de la diarrhée et un affaiblissement progressif des forces.

Quant à l'extrait Liebig, il faut convenir qu'en Allemagne particulièrement, il a reçu de rudes atteintes. Ainsi, il paraîtrait que tant de personnes qui en ont fait usage et se sont crues nourries, étaient dans une erreur profonde ; il leur est aujourd'hui interdit de le croire, MM. les chimistes leur accorderont seulement qu'elles étaient empoisonnées !...]

2° Le *bouillon de poulet*. Ce bouillon contient en dissolution de la gélatine, un peu d'osmazôme et un peu de graisse ; sa puissance nutritive est faible et sa digestion facile. Son usage trop longtemps prolongé dans les convalescences finit quelquefois par le rendre indigeste. En pareil cas, lorsqu'on le remplace par un bouillon plus nourrissant, par des jus de viande peu concentrés ou par des viandes légères, on est tout étonné de voir la digestion s'opérer plus facilement et ne causer aucune sensation pénible de l'estomac. Le bouillon de poulet convient, en définitive, aux estomacs faibles et délicats. Il est souvent bon de l'épaissir avec des fécules ;

3° Le *bouillon* de *veau* n'a qu'une très faible puissance nutritive ; il contient peu de gélatine, peu d'osmazôme et peu de graisse ; l'estomac s'en fatigue très vite. On l'emploie plutôt, en général, comme tisane et faiblement concentré, et constituant ce qu'on appelle eau de veau ;

4° Les *bouillons de grenouilles*, de *colimaçons* sont des décoctions qui contiennent de la gélatine et un peu d'osmazôme. Ils sont de facile digestion, et on les emploie comme tisanes émollientes. Ces bouillons sont peu nourrissants ; on les conseille souvent aux individus atteints de tubercules pulmonaires.

Viandes proprement dites, appelées aussi viandes de boucherie.

Elles en comprennent cinq, qui, par ordre de digestibilité, sont : 1° mouton ; 2° bœuf ; 3° agneau ; 4° veau ; 5° porc (1).

A poids égal, le pouvoir nutritif de ces viandes ne présente pas des différences très grandes : ces différences portent surtout sur leur faculté digestive (2).

(1) On s'est beaucoup occupé, depuis quelques années, de l'usage de la *viande de cheval ;* on sait que cette viande se vend publiquement dans diverses parties de l'Allemagne, et des expériences récentes ont fait voir, ce qu'on savait d'ailleurs depuis l'antiquité, qu'elle est très bonne et très savoureuse. Cependant, malgré la croisade entreprise par des savants illustres, notamment par les regrettables Isidore Geoffroy Saint-Hilaire, Renault (d'Alfort) et par un vétérinaire distingué, M. Decroix, l'usage de cette viande ne s'est point généralisé parmi nous. Comme l'ont fait observer MM. Huzard et Vernois dans leur rapport au préfet de police, les chevaux, par leur nature, ne sont point des animaux de boucherie ; le plus grand nombre sera écarté de la consommation par le fait de maladies contagieuses auxquelles ils sont très sujets ; la quantité qu'on pourrait livrer serait donc beaucoup moins considérable qu'on ne l'avait avancé, et aurait peine à alimenter économiquement une boucherie. Aujourd'hui, nonobstant (1866-67), plusieurs boucheries spéciales ont été ouvertes dans Paris, et elles sont assez fréquentées.

E. Bgd.

(2) Brandes a cherché à estimer la quantité de matières azotées et nutritives contenues dans 100 parties de chair musculaire des animaux suivants. Ces recherches, faites à l'aide de l'évaporation dans l'iode, l'ont conduit à dresser la table suivante :

100 PARTIES DE CHAIR MUSCULAIRE.	Eau.	Albumine et fibrine.	Gélatine.
Bœuf............................	74	20	6
Veau............................	75	19	6
Mouton	71	22	7
Porc............................	76	19	5
Poulet..........................	73	20	7
(Graisse).......................	79	14	7
Merlan..........................	82	13	5
Sole............................	79	15	6

Ces maxima d'albumine et de fibrine n'indiquent pas le maximum de puissance

Les circonstances qui modifient cette faculté digestive sont assez nombreuses. Ce sont les suivantes :

1° *Age des animaux*. — Les animaux très jeunes fournissent des viandes d'assez facile digestion, mais ayant peu de puissance nutritive. Cela tient à ce que leur chair musculaire contient plus de gélatine, plus de graisse, mais moins d'osmazôme, moins d'albumine, de fibrine et moins d'alcali, enfin, qu'à un âge plus avancé.

Les animaux vieux fournissent des aliments nourrissants, mais d'une difficile digestion : la dureté et la densité plus grandes de la fibrine, ainsi que la moindre proportion d'osmazôme, expliquent ce fait.

La viande est, en général, plus nourrissante et plus digestive quand les animaux ont atteint leur croissance. C'est pour cette raison que la chair du bœuf et celle du mouton l'emportent sur celle du veau et de l'agneau.

2° *Conditions de santé dans lesquelles se trouvent les animaux ; genre de nourriture qu'ils ont pris*. — Les animaux élevés en liberté, trouvant dans des pâturages riches une nourriture facile et abondante, en même temps que la nuit on leur donne, dans des étables saines, bien disposées, sèches et bien aérées, de bons fourrages, sont dans des conditions qui donnent à leur viande le maximum de puissance nutritive. L'embonpoint qu'ils peuvent présenter et la graisse que contiennent leurs tissus ne sont pas une garantie que la graisse qui en provient soit de facile digestion ; souvent c'est le contraire qui a lieu. La santé antérieure de l'animal est d'autant plus importante à considérer, qu'il s'agit d'une viande naturellement plus indigeste. L'influence de l'exercice n'est pas non plus à dédaigner ; ainsi, les animaux qui ne se livrent à aucun mouvement présentent, en général, une quantité de graisse plus considérable que ceux qui sont placés dans des conditions opposées.

3° *Espèce de l'animal*. — Les considérations précédentes s'appliquent surtout à l'agneau et au mouton d'une part, et de l'autre au veau et au bœuf : il reste maintenant à dire quelques mots de la cinquième espèce de viande de boucherie, celle de porc.

Le caractère principal de la viande de porc est surtout sa digestibilité difficile ; il faut sans doute l'attribuer au mélange intime de la graisse et des fibrines musculaires, aussi bien qu'à la dureté et à la densité des fibres qui la composent.

Le cochon encore jeune, c'est-à-dire le cochon de lait, est

nutritive, car toutes les parties azotées assimilables ne le sont pas toujours complètement ; elles forment souvent des composés intermédiaires, qui entraînent plus tôt leur digestion plus difficile à digérer que le porc développé, et cela pour la même raison que l'agneau et le veau ; c'est à la prédominance de la gélatine et à son mélange intime avec la viande qu'elle le doit. — La viande de porc est, en général, d'une digestion d'autant plus facile que ces animaux ont fait usage d'une nourriture plus exclusivement végétale.

En résumé, la viande de porc est un bon aliment, nourrissant bien, mais il ne convient qu'aux estomacs solides et robustes.

4° *Parties de l'animal.* — La partie la plus nourrissante des glandes, celle qui, en même temps, est de la digestion la plus facile, est la fibrine musculaire (fibrine). Ensuite viennent les glandes, telles que le foie, les reins, le pancréas, la rate, auxquels il faut joindre le cerveau. Toutes ces substances sont d'une digestion plus difficile. Les divers éléments azotés s'y trouvent en proportion variable, et c'est la fibrine qui est la moins abondante. — Les tendons, les aponévroses, les tuniques viscérales, les poumons, sont d'une digestion bien plus difficile encore.

5° *Temps qui s'est écoulé depuis que l'animal est tué.* — Les diverses espèces de viandes se digèrent d'autant plus facilement qu'elles sont plus voisines de la putréfaction, mais il ne faut pas que cette putréfaction soit commencée, car alors elles détermineraient des digestions longues, pénibles, fatigantes, et même des indigestions. Cette approche de la putréfaction dissocie les fibres, les ramollit un peu, les rend moins compactes, et facilite ainsi leur dissolution dans le suc gastrique.

6° *Manière dont l'animal a été tué.* — L'animal tué par l'abatage est toujours préférable, sous le rapport de la qualité, à celui qu'on a tué par la saignée. On le comprendra facilement, si on réfléchit à la quantité de sang dont ce genre de mort a dû priver la viande.

7° *État de santé ou de maladie des viandes.* — Peut-on manger de la viande des animaux malades ? M. Flourens rapporte que, pendant la révolution de 1789, des indigents de Saint-Germain et d'Alfort mangèrent sept à huit cents chevaux morveux ou farcineux sans avoir été incommodés. Il en fut de même des animaux morts de typhus contagieux pendant les années 1814, 1815, 1816. On mange constamment à Paris des vaches atteintes de phthisie pulmonaire. M. Huzard ne conseille d'interdire que la viande d'animaux morts du charbon.

M. Renault, dans un mémoire très intéressant qu'il a publié sur ce sujet, est amené à conclure qu'il n'existe aucune raison de prohiber l'alimentation des porcs et des poules nourris avec les débris des clos d'équarrissage, quels qu'ils soient, et qu'il n'y a aucun danger pour l'homme à manger la chair cuite, ou le lait bouilli provenant de bœufs, vaches, porcs, moutons, poules, affectés de maladies contagieuses, quelle que soit la répugnance naturelle que puissent inspirer ces produits. (Voy. plus bas l'article sur les aliments toxiques.)

8° *Mode de préparation.* — Les divers modes de préparation des aliments, classés d'après la digestibilité plus ou moins grande qu'ils procurent aux viandes, sont : 1° grillage ; 2° rôtissage ; 3° hachis et cuisson à l'étuvée ; 4° cuisson dans l'eau ; 5° cuisson au four ; 6° fricassée ; 7° salaison.

La viande *grillée* est celle qui est cuite de la manière la plus uniforme ; elle doit cette qualité à ce que la cuisson est opérée très rapidement. C'est elle qui est le plus facilement digérée

La viande *rôtie* vient après. Elle est d'une digestion un peu moins facile ; c'est l'absence d'uniformité dans la cuisson qui fait bien souvent que des parties sont trop cuites ou coriaces, d'autres trop peu cuites, d'autres à un degré convenable.

Le *hachis* et les viandes *cuites à l'étuvée* ne sont pas d'une digestion facile. Le défaut d'insalivation et de mastication des viandes ainsi préparées, ainsi que le mélange intime du gras et du maigre dans le hachis et la viande cuite à l'étuvée, en rendent facilement compte.

La digestibilité du *bouilli* est moindre encore, ce qu'il doit à ce que l'on enlève à la viande une partie de son osmazôme, de sa gélatine et de ses matières grasses.

Les viandes *cuites au four* doivent leur peu de digestibilité à ce qu'il se développe presque toujours, dans leur préparation, une huile empyreumatique, qui est la conséquence de l'absence de ventilation dans les fours.

La cuisson en *fricassée* n'est pas toujours digestive, ce qui est dû à ce que la graisse qui est ordinairement ajoutée à la viande imprègne la fibre musculaire et la rend indigeste.

Les viandes *salées* sont d'une digestion laborieuse : la salaison, en effet, contracte la fibre, la resserre et la rend plus dense et plus compacte ; elles sont difficiles à digérer, mais aussi elles satisfont l'appétit pour longtemps. Elles sont très mal supportées par les estomacs malades, et, en particulier, par les sujets atteints de dyspepsie.

M. Boudin, dans un travail publié en 1850, dans les *Annales d'hygiène*, a cherché à apprécier la quantité de viande consommée chaque année en France par chaque individu. D'après les calculs qu'il a présentés, on consommerait en France annuellement 673,387,681 kil. de viande, ou 20^{kil},1 par habitant, soit environ 50 grammes par jour et par individu.

Cette consommation moyenne de 20^{kil},1 de viande se décomposerait ainsi : bœufs et vaches, 6^{kil},74 ; veau, 2^{kil},17 ; mouton, 2^{kil},19 ; agneau, 0^{kil},19 ; porc, 8^{kil},65 ; chèvre, 0^{kil},06.

Volaille.

Les quatre espèces de volailles dont l'homme se sert pour aliments sont, par ordre de digestibilité : 1° le poulet ; 2° le dindon ; 3° le canard ; 4° l'oie.

La composition de la fibre musculaire de ces animaux, le peu de densité de leur fibrine, la petite quantité de gélatine qui sépare les mailles de leurs tissus, la faible proportion d'osmazôme qu'ils contiennent, expliquent leur facile digestibilité.

Les volailles se digèrent d'autant mieux que les animaux sont plus jeunes. — Lorsqu'ils sont vieux, les fibrilles musculaires se rapprochent, se condensent et durcissent. Cependant, le canard, et surtout l'oie, sont d'une digestion plus difficile que le poulet et le dindon ; ils le doivent à la densité plus grande de leurs fibres, ainsi qu'à leur quantité plus abondante de graisse. La densité musculaire explique la digestion assez difficile de la viande des oiseaux aquatiques. La condition de la domesticité rend leur chair plus molle, plus soluble dans le suc gastrique que l'état sauvage. La manière de les élever exerce également une influence. Renfermés et nourris à satiété, ces animaux deviennent plus gros, plus chargés de graisse et plus indigestes. Cette circonstance a d'autant plus d'influence qu'ils sont naturellement plus difficiles à digérer.

Le mode de préparation influe sur la digestibilité de la volaille. Lorsqu'elle est grillée, elle est dans les conditions les plus favorables ; on peut même la considérer comme meilleure que lorsqu'elle est rôtie ; bouillie, sa faculté digestive diminue. Les parties de la volaille les plus tendres sont celles dont l'animal se sert le moins : telles sont les ailes.

Gibier.

Les diverses espèces de gibier dont l'homme est appelé à faire usage sont : 1° la perdrix ; 2° le faisan ; 3° le coq de bruyère ; 4° le chevreuil ; 5° le lièvre ; 6° le pigeon ; 7° le lapin ; 8° la bécasse.

Le gibier, si l'on en excepte toutefois les oiseaux à long bec, est, en général, un aliment de facile digestion pour les bons estomacs. L'état de liberté ou de domesticité influe beaucoup sur la qualité de sa chair et sur la digestibilité : les espèces sauvages et tuées à la chasse sont plus nourrissantes et plus digestives, ce qui tient à ce que l'exercice considérable que prennent les différentes espèces de gibier, développe les fibres musculaires et les débarrasse de la graisse et de la gélatine qui s'y accumulent dans l'état de domesticité (pigeon, perdrix, lapin). La chair du gibier a pour caractère d'être constituée par de la fibrine presque pure, mêlée d'un peu d'osmazôme : il y a très peu de gélatine et très peu de graisse.

Le genre de nourriture exerce une influence sur les qualités du gibier : c'est ainsi que ceux de ces animaux qui sont carnivores ont une chair musculaire plus dure et plus dense. Le gibier se digère mieux grillé et rôti que préparé autrement ; il est probable que, si quelques personnes trouvent la venaison d'une digestion difficile, c'est qu'elle n'est pas assez faite ou qu'elle a été mal préparée.

Pour être digéré facilement, non seulement le gibier exige un bon estomac, mais encore il est nécessaire qu'on n'en mange qu'une quantité modérée ou faible. Lorsqu'on a fait usage de venaison à un repas, le travail de la digestion est accompagné quelquefois de chaleur de la peau et d'une sorte de mouvement de fièvre.

Poissons, mollusques et crustacés.

En Europe, l'homme fait ordinairement usage, pour se nourrir, de diverses espèces de poissons, de mollusques et de crustacés, tels que : le merlan ; la merluche ; la morue fraîche ; la sole ; le carrelet ; la sardine ; le hareng ; le turbot ; le saumon ; le maquereau ; les divers poissons d'eau douce : truite ; brochet : carpe : anguille ; etc. ; l'huître crue ou cuite ; la moule ; l'écrevisse ; le homard ; le crabe. Rangés dans l'ordre de leur digestibilité, ils peuvent être ainsi classés : 1° les poissons de mer à chair blanche ; 2° les poissons plats de mer à chair également blanche ; 3° les mollusques (huîtres, moules, etc.) ; 4° les divers poissons d'eau douce ; 5° les poissons à chair rouge ; 6° les crustacés (homards, crabes).

La chair de poisson est composée de fibrine, d'une proportion extrêmement faible d'osmazôme ; il y a beaucoup de graisse, surtout dans quelques espèces, telles que les maquereaux, la morue, et beaucoup de gélatine.

La chair de poisson est considérée, en général, comme beaucoup moins nourrissante que celle des autres animaux : il faudrait un certain nombre d'analyses pour décider cette question. Quant à sa digestibilité, il y a plusieurs sortes de poissons que l'on digère avec une grande facilité : tels sont la sole, le merlan, la limande ; on peut toutefois admettre que plus les poissons sont gros, plus ils ont de gélatine entre leurs fibres, et plus ils sont difficiles à digérer. La grande quantité de gélatine que contient le chair de la plupart de ces animaux contribue déjà à les rendre d'une digestion assez difficile pour les convalescents, ainsi que pour les individus atteints de dyspepsie et de gastralgie; cette cause, toutefois, n'est pas la seule, et on doit presque autant l'attribuer à la matière extractive spéciale, qui donne à chaque poisson son goût particulier, à l'huile qui s'y trouve en proportion notable, ainsi qu'au caractère plus aqueux des fibres. Les estomacs qui ne supportent pas facilement les aliments liquides (et il y en a beaucoup), ne digèrent pas bien non plus le poisson. Pour être facilement assimilé, le poisson, gros et frais, a besoin de l'addition d'une certaine quantité de sel, qui favorise la sécrétion du suc gastrique destiné à dissoudre sa chair. Le poisson salé est cependant fort indigeste, ce qu'il faut attribuer à la condensation de ses fibres, ainsi qu'au commencement de fermentation qu'il a presque toujours subi.

Les huîtres fraîches sont faciles à digérer, pourvu toutefois qu'on n'en prenne pas une quantité considérable. Il est probable qu'elles doivent cette qualité à l'eau salée qu'elles contiennent en proportion notable. Cuites, elles sont indigestes, moins encore cependant que les moules, à l'usage desquelles, en bonne hygiène, on devrait renoncer.

Les langoustes, les homards, les crevettes, les crabes et les écrevisses ont les fibres dures, serrées, denses ; elles résistent bien souvent au suc gastrique et sont assez fréquemment la source d'indigestions.

La meilleure préparation à faire subir au poisson pour le manger est le grillage. La cuisson dans l'eau, plus ou moins aromatisée et additionnée de condiments, vient après. La friture, prise surtout en quantité un peu notable, est indigeste.

Les poissons naturellement gras, sont cependant plus digestifs frits que bouillis.

Y a-t-il des poissons vénéneux ? — C'est une question qui est aujourd'hui résolue complètement. Les poissons qui dans certaines circonstances, indéterminées jusqu'ici, ont causé des accidents, sont les suivants : l'anchois, l'anguille, les œufs de barbeau, les œufs de brochet, la sardine dorée, le caret, la carpe, le congre, la dorade, le hareng, les œufs de la lotte, le maquereau, le perroquet, la sardine, le saumon, le thon. Il est même certaines espèces qui paraissent constamment vénéneuses (le Ndju, le cailleu-Tassart). D'après MM. Duchesne et Chevalier, on peut reconnaître si un poisson est vénéneux en prenant un morceau de son foie et s'en frottant les lèvres. S'il est vénéneux, on y éprouve une vive cuisson, comme si l'on y avait mis du piment, puis elles deviennent enflées et douloureuses. (Voir plus bas: ALIMENTS TOXIQUES.)

L'ingestion des huîtres et des moules détermine quelquefois, chez l'homme, de la diarrhée, des coliques, des vomissements et des crampes. Ces phénomènes durent peu de temps. On les voit cependant quelquefois se terminer par la mort. M. Fleury range en sept catégories les causes auxquelles on a pu les rattacher : 1° une maladie de l'animal ou de l'un de ses organes ; 2° le séjour des mollusques dans les eaux limoneuses ; 3° les substances dont ils se nourrissent (pommes de mancenillier, plantes marines, aquatiques) ; 4° la présence d'une écume jaunâtre qui se trouve dans la mer ; 5° de petits crabes (*Cancer pinotherus*) ; 6° une modification particulière survenant au moment du frai ; 7° une certaine quantité de cuivre, provenant de vieilles coques des vaisseaux doublés en cuivre, sur lesquelles s'attachent souvent les huîtres et les moules.

Bibliographie. — Généralités : PLUTARQUE, *Si la nourriture de plusieurs sortes de viandes est plus facile à digérer que la simple*, in *Propos de table*, lib. IV, quest. 1. — CASTELLANI (P.), *Creographia sive de carnium esu*, lib. IV. Antuerpiæ, 1617, in-8°. — NONNIUS (L.), *Diætelicon, sive de re cibaria*, lib. IV. Antuerpiæ, 1646, in-4°. — DANZ (J. A.), *De creophagia ante diluvium licita*. Jenæ, 1709, in-4°. — FISCHER (J. A.), *De antiquissimo fruendæ carnis usu*. Erfordiæ, 1721, in-4°. — GEOFFROY (jeune), *Examen chimique des chairs des animaux ou de quelques-unes de leurs parties, auquel on a joint*, etc., in *Mém. de l'Acad. des sc.*, 1732, p. 17. — LUDWIG (Ch. G.), *De victu animali*. Lipsiæ, 1750, in-4°. — RICHTER (G. G.), *Victûs animalis antiquitas et salubritas*. Gottingæ, 1761, in-4°. — HAGUENOT, *Aliments tirés du règne animal*, in *Mélanges curieux*, etc., p. 124. Avignon, 1771, in-12. — ZÜCKERT (J. F.), *Von dem Speisen aus dem Thierreich*. Berlin, 1777, in-8°. — VIREY, *Considérations générales sur les aliments tirés des diverses classes du règne animal, et leurs influences sur le corps humain*, in *Journ. gén. de méd.*, t. VI, p. 241, an VII. — SCHLOSSBERGER, *Analyse des Muskelfleisches verschiedener Thiere*, in *Valentin's Repert.*, 1841, p. 295, et *Schmidt's Jahrb.*, t. XXXIV, p. 7, 1842. — KERGONLAY, *De la consommation de la viande et de l'organisation du commerce de la boucherie dans Paris*, in *Ann. d'hyg.*, 1re sér., t. XXVII, p. 84, 1842. — GUÉRARD, *Sur le transport des animaux destinés à la boucherie*, ibid., t. XXXVI, p. 98, 1846. — BIZET, *Du commerce de la boucherie et de la charcuterie à Paris, et des commerces qui en dépendent*, etc. Paris, 1847, in-8°. — LIEBIG (J.), *Chemische Untersuchung uber das Fleisch und seine Zubereitung zum Nahrungsmittel*. Heidelbergæ, 1847, in-8°. — BOUDIN, *De la production et de la consommation de la viande au point de vue de l'hygiène publique*, in *Ann. d'hyg.*, 1re sér., t. XLIV, p. 241, 1850. — LEDIDOIS et CAILLEUX, *Renseignements sur les caractères distinctifs des bonnes et des mauvaises viandes*. Caen, 1851, in-8°. — DELAFOND (O.), *Insalubrité et innocuité des viandes de boucherie qui peuvent être vendues à la criée du marché des Prouvaires*. Paris, 1851, in-8°. — MARCHAL (de Calvi), *Expériences entreprises dans le but de déterminer le degré de nutritivité des viandes les plus usuelles*, in *Compt. rend. de l'Acad. des sc.*, t. XXXIV, p. 591, 1852. — DELAMARRE, *La viande ; commerce, consommation, production* (Extr. du journ. la *Patrie*). Paris, 1853, in-12. — BERTHERAND, *Influence du transport par les chemins de fer sur la santé des animaux destinés à la boucherie et à l'engraissement*, in *Archiv. de l'agricult. du nord de la France*, 1856. — THIERRY (Al.), *Études sur la viande des animaux domestiques qui servent à la nourriture de l'homme en France et en Angleterre*. Paris, 1858, in-8°. — RUEFF (A.), *Das Fleisch als menschliches Nahrungsmittel*, in seiner, etc. Stuttgart, 1866, in-8°. — BIERBAUM (J.), *Ob und inwiefern die Sanitätspolizei der Arbeiterklasse eine ausreichende und gesunde Fleischnahrung besorgen Könne.*

in *Deutsche Ztschr. f. Staatsarzneik.*, 1869, p. 59. — MAUCLÈRE, *Des caractères de salubrité de la viande*, in *Journ. de méd. vét. de Lyon*, 1870, et *Ann. d'hyg.*, 2ᵉ sér., t. XXXVI, p. 221, 1871.

Question de la gélatine : PAPIN, *La manière d'amollir les os et de faire cuire toutes sortes de viandes en fort peu de temps et à peu de frais*, etc. Paris, 1662, et Amsterdam, 1688, in-12. — PROUST, *Moyens d'améliorer la subsistance du soldat*, in *Journ. de la Mettrie*, t. LIII. — DARCET père, *Rapp. fait sur le bouillon et la gelée des os*, in *Décade philos.*, nᵒˢ 23 et 24 frim. an III.—CADET DE VAUX (A. A.), *Mém. sur la gélatine des os, et son application à l'économie alimentaire privée et publique, et principalement à l'homme malade et indigent*. Paris, 1803, in-8º. — DU MÊME, *De la gélatine des os et de son bouillon*. Paris, 1818, in-12. — MANDEL, *Rapport sur la gélatine des os*. Nancy, 1803, in-8º.—DU MÊME, *Deuxième rapport*, etc., *ibid.*, 1803, in-8º.— LEROUX, DUBOIS, PELLETAN, DUMÉRIL et VAUQUELIN, *Rapport sur un travail de M. Darcet ayant pour objet l'extraction de la gélatine des os, et son application*, etc., in *Ann. de chim.*, 1ʳᵉ sér., t. XCII, p. 300, 1814. — DARCET, *Recherches sur les substances nutritives que renferment les os*, pl. 5. Paris, 1829, in-8º. — DU MÊME, *Une suite de Mémoires, Notes*, etc., sur le même sujet. — PUYMAURIN (A. de), *Mém. sur les applications dans l'économie domestique de la gélatine extraite des os*, avec le Mém. de Darcet (*Recherches*, etc.). Paris, 1829, in-8º. — GAULTIER DE CLAUBRY (H.), *Emploi de la gélatine des os*, in *Journ. de chim. méd.*, 1ʳᵉ sér., t. VII, p. 674, 1831. — ROULIN, *Lettre sur les propriétés nutritives de la gélatine*, in *Ann. de chim.*, 2ᵉ sér., t. XLVII, p. 74, 1831. — GIRARDIN, *Rapp. sur l'emploi de la gélatine des os dans le régime alimentaire des pauvres et des ouvriers*. Rouen, 1831, in-4º. — DU MÊME, *Rapport*, etc. Rouen, 1833, in-8º. — EDWARDS (W.) et BALSAC, *Recherches expérimentales sur l'emploi de la gélatine comme substance alimentaire*. Paris, 1833, in-8º.— EDWARDS (W.), *Sur les propriétés alimentaires de la gélatine*, in *Arch. gén. de méd.*, 2ᵉ sér., t. VII, p. 272, 1835. — GANNAL (T. N.), *Geline, gelée, gélatine*, 1ʳᵉ et IIᵉ part. Paris, 1834, 1836, in-8º. — DU MÊME, *Lettre à M. Thénard*, avec le *Rapp.* de M. GENDRIN, au nom des médecins de l'Hôtel-Dieu. Paris, 1841, in-8º. — DONNÉ (Al.), *Mém. sur l'emploi de la gélatine comme substance alimentaire*. Paris, 1835, in-8º. — MAGENDIE, *Rapp. à l'Acad. des sc.*, in *Compt. rend.*, t. XIII, p. 237, 1841.—VROLIK, *Ext. du rapp. de la prem. classe de l'Institut d'Amsterdam sur les qualités nutritives de la gélatine, ibid.*, t. XVIII, p. 423, 1844. — BÉRARD, *Rapp. sur la gélatine considérée comme aliment*, in *Bull. de l'Acad. de méd.*, t. XV, p. 367, 1849-50. — GUÉRARD (A.), *Sur la gélatine et les tissus organiques d'origine animale qui peuvent servir à la préparaᵉᵉ*, in *Ann. d'hyg.*, 2ᵉ sér., t. XXXVI, p. 5, 1871. — DU MÊME, *Note sur les usages physiologiques et économiques de la gélatine.* Ibid., p. 315.

Bouillon : GEOFFROY (jeune), *Examen chimique des viandes qu'on emploie ordinairement dans les bouillons, par lequel on peut connaître la quantité d'extrait qu'elles fournissent*, etc., in *Mém. de l'Acad. des sc.*, 1730, p. 247. — PROUST, *Extrait d'un mémoire sur les tablettes de bouillon*, in *Ann. de phys. et de chim.*, 2ᵉ sér., t. XVIII, p. 170, 1821. — CHEVREUL, *Rapp. sur le bouillon de la Compagnie hollandaise*. Paris, 1833, in-8º.— SOUBEIRAN, art. *Bouillon*, in *Dict. de méd.* en 30 vol., t. V, 1833. — PIEDAGNEL, *Sur la fabrication du bouillon destiné à l'usage des hôpitaux*, in *Compt. rend. Acad. des sc.*, t. XVII, p. 1244, 1843. — MAGENDIE, *Remarques sur cette communication.* Ibid., p. 1261. — LIEBIG, *Ueber die Bestandtheile der Flüssigkeiten des Fleisches*, in *Ann. der Chemie u. Pharm.*, t. LXIII, nº 3, trad. par NICKLÈS, in *Ann. de chim.*, 3º sér., t. XXIII, p. 129, 1848. — TARDIEU (A.), art. *Bouillon*, in *Dict. d'hyg. publ.* —PIORRY, *Rapp. sur un lait artificiel fait avec du bouillon*, in *Bullet. de l'Acad. de méd.*, t. XXI, p. 1022, 1855-56. — ROUSSIN (Z.), art. *Bouillon*, in *Nouv. Dict. de méd. et de chir. prat.*, t. V, 1866. — COULIER, art. *Bouillon*, in *Dict. encycl. des sc. méd.*, t. X, 1869.

Extraits de viande : BELLOT, *Notice sur l'extrait de viande de cheval préparé spécialement pour produire le bouillon gras*, in *Compt. rend. Acad. des sc.*, t. XLVI, p. 781, 1858.— RIPPS (Ph.), *Der Meyer-Berck'sche Fleisch-extract-syrup.*, Frankf. a. M., 1862, et *Canstatt's Jahresb.*, 1862, VII, 4. — POGGIALE, *Sur l'extrait de viande*, in *Rec. de mém. de méd. milit.*, 3º sér., t. XX, p. 257, 1868. — KENNERICH,

Ine physiologische Virkung der Fleischbrühe, des Fleischextract und der Kalisalze des Fleisches, in Pfluger's Arch., t. I, p. 120, 1868, et t. II, p. 49, 1869. — BEAUMONT (Ch. de), De la viande crue et des extraits de viande en hygiène et en thérapeutique, in Gaz. méd. de Lyon, 1868, p. 491, et Discussion avec MM. AROUD et JOFFROY, ibid., p. 512, 527, 538, 542, 551. — MAYER, De la valeur nutritive de l'extrait de viande, in Ann. de la Soc. de méd. d'Anvers, 1870, p. 466. — MULLER, Des extraits de viande au point de vue physiologique. Th. de Paris, 1871, n° 77.— RUNGE (Gust.), Ueber die physiologische Wirkung der Fleischbrühe und der Kalisalze, in Pfluger's Arch., t. IV, p. 235, 1871. — BOGOSLOWSKI (W.), Ueber die Wirkung der Fleischbrühe, des Fleisch-extracts und der Kalisalze, in Ctrl. Bl. für, die med. Wissensch., t. IX, p. 497, 1871.

Différentes sortes de viandes : GROGNIER, De l'usage alimentaire de la chair de veaux trop jeunes, in Ann. d'hyg., 1re sér., t. II, p. 267, 1829. — HUZARD père, Sur l'usage de la viande de jeunes veaux. Ibid., t. XII, p. 69, 1834. —HUZARD fils, Rapp. sur la vente et l'emploi alimentaire de la viande de chevreau, in TARDIEU, Dict. d'hyg. publ., t. I, p. 436, 1862. — BELTZ (G. V.), De carne ferinâ. Halæ Magdeb., 1735, in-4o. — HAMONT, Porcherie parisienne, in Union méd., t. I, p. 276, 1847. — WACHTER (de), Des qualités nutritives du lard, in Ann. de la Soc. méd. d'Anvers, avril 1859. — LEHMANN, Ueber die Wichtigkeit des Fettes bei der thierischen Stoffmetamorphose im Allgemeinen, und bei der Milchgährung insbesondere, in Schmidt's Jahrb., t. XXXIX, p. 147, 1843. — BÖCKER, Ueber die Einwirkung des Fettes auf die Ausscheidungen, in Oesterl. Ztschr. f. hyg., etc. Bd. 1, Hft. 1, et Canstatt's Jahresb., 1860, t. VII, p. 34. — CHEVALLIER (A.), Note sur l'emplo comme aliment des peaux sèches primitivement destinées à certains usages industriels, in Ann. d'hyg., 2e sér., t. XXXV, p. 206, 1871.

Sang : CURCELLÆUS, De esu sanguinis inter Christianos. Amstel., 1652, in-8o. — GRAMM (C.), De sanguinis esu. Kiloniæ, 1670, in-8o. — RIMAUD, Du sang considéré comme remède et comme aliment, in Gazette médicale de Lyon, t. VI, p. 285, 1854. — GLÜCK, Ueber das frische, rohe Blut, essence of meat, als Arznei-und Nahrungsmittel (Congr. sc. de Dresde), in Deutsche Klin., 1868, p. 423. — HOFFMANN, Note concernant quelques précautions auxquelles il est indispensable d'avoir égard soit dans la préparation, soit dans l'usage du boudin de sang de bœuf, in Compt. rend. Acad. des sc., t. LXXI, p. 522, 1870. — CHEVALLIER (A.), Étude sur le sang, considéré au point de vue des applicat. que l'on peut en faire en hygiène, etc., in Ann. d'hyg., 2e sér., t. XXXV, p. 93, 1871.

Viande de cheval : PARENT-DUCHÂTELET, in Les chantiers d'équarrissage de la ville de Paris (note n° 23), Ann. d'hyg., 1re sér., t. VIII, p. 118, 1832. — Du MÊME, ADELON et HUZARD fils, Peut-on sans inconvénient pour la santé publique permettre la vente, l'abatage et le débit des porcs engraissés avec de la chair de cheval, etc. ibid., t. XIV, p. 240, 1835. — MAYOR (Matth.), Sur l'hippophagie en Suisse, ou sur l'usage comme aliment de la chair de l'espèce chevaline, 1838, in-8o. — CAMBACÉRÈS (J.), Des moyens de faire cesser dans Paris l'usage clandestin de la chair de cheval. Paris, 1841, in-8o. — GLOFFROY SAINT-HILAIRE (Isid.), Lettres sur les substances alimentaires, et particulièrement sur la viande de cheval. Paris, 1856, in-12. — KOCH (L. H.), Das Pferdefleisch als Volksnahrungsmittel praktisch dargestellt, etc. Hoyerswerda, 1858, in-8o.— FOCH, Das Pferdfleischessen. Eine historische, diätetische, etc. Leipzig, 1859, in-8o. — HUZARD et VERNOIS, Rapp. sur l'emploi de la viande de cheval dans l'alimentation, in Rapp. gén. de TRÉBUCHET. Paris, 1861, in-4o, p. 161. — DECROIX, Les préjugés contre l'usage alimentaire de la viande de cheval. Paris, 1864, in-8o. — Du MÊME, De l'alimentation par la viande de cheval, 2e édit. Paris, 1865, in-8o.— ROBINET, Lettres sur l'hippophagie. Paris, 1864, in-12. — BLATIN (H.), De l'usage alimentaire de la viande de cheval. Paris, 1864, in-8o. — Usage de la viande de cheval. Banquet des hippophages. Paris, 1865, in-8o.

Poissons : XÉNOCRATE, De alimento ex aquatilibus, græcè et latinè. Lipsiæ, 1774, in-8o. — PLUTARQUE, Si les viandes de mer sont plus friandes que celles de la terre, in Prop. de table, liv. IV, quest. 4. — Pourquoi est-ce que les pythagoriciens entre tous animaux s'abstenaient de manger des poissons. Ibid., liv. VIII, quest. 8. — NONNIUS, Ichthyophagia, sive de piscium usu commentarius. Antuerpiæ, 1616, in-8o. — VANDERMONDE (C. A.), An infirmis a morbo viribus reparandis pisces...?

(Resp. affirm.) Th. de Paris, 1749, in-4°. — Richter (G. G.), *De piscium salutari cibo.* Gottingæ, 1752, in-4°. — Davy (J.), *Some Observations on Fish in Relation to Diet.* Edinburgh, 1853. — Payen, *Extr. d'un mém. sur les matières grasses et les propriétés alimentaires de la chair des différents poissons,* in *Compt. rend. de l'Acad. des sc.,* t. XLI, p. 1, 1855. — Allard (G. C.), *Du poisson considéré comme aliment dans les temps anciens et modernes, et de ses effets sur l'organisme humain.* Th. de Paris, 1853, in-4°, n° 296.

Mollusques : Boudin, *An ostræum crudum esca saluberrima ?* (Resp. affirm.) Th. de Paris, 1669, in-fol. — Tournefort (Pitton de), *An conchylia marina salubria ?* (Resp. affirm.) Th. de Paris, 1704. — Pourfour du Petit, *An inter edendum ostræa meri potus... ?* Thèse. Paris, 1745, in-4°. — Py, *Mém. sur l'usage immodéré et intempestif des moules et des huîtres,* in *Mém. de la Soc. de méd. de Lyon,* 1810. — Pasquier, *Essai médical sur les huîtres.* Th. de Paris, 1818, in-4°. — Vauquelin et Chaussier, *Rapp. sur le parc aux huîtres du Havre,* in *Bullet. de la Soc. de méd.,* t. VII, p. 101, 1820. — Goubeau de la Bilennerie, *Dissertation sur les huîtres vertes de Marennes.* Rochefort, 1821, in-8°. — Sainte-Marie, *De l'huître et de son usage comme aliment et comme remède,* in *Lectures relatives,* etc. Lyon, 1829, in-8°. — Reveillé-Parise, *Considérations hygiéniques et philosophiques sur les huîtres,* in *Gaz. méd. de Paris,* 3ᵉ sér., t. I, p. 121, 141, 1846. — D'Orbigny père, *Histoire des parcs ou bouchots à moules des côtes de l'arrondissement de la Rochelle.* La Rochelle, 1847. — Ozenne (C. M. L.), *Essai sur les mollusques, considérés comme aliments, médicaments et poisons.* Th. de Paris, 1858, in-4°, n° 222. — Ferrand (E.), *Ostréonomie : huîtres toxiques et huîtres comestibles diverses,* etc. Lyon, 1863, in-8°. — Fischer, *Note sur les limaçons comestibles.* Bordeaux, 1852. — Figuier, *Sur les limaçons comestibles,* in *Journ. la Presse,* 28 fév. 1857. — Godley, *Recherches chimiques sur les limaçons de vigne.* Paris, 1858. — Edrard de Bourg *Des escargots considérés comme aliment,* in *Rev. de thérap.,* t. IX, p. 163, 1861. — Norvak (J.), *Ueber den Stickstoffgehalt des Fleisches,* in *Sitzungsber. der k. k. Akad. d. Wiss. zu Wien,* Bd. 64, 1871. — Petersen (P.), *Ueber die Schwankungen im Wasser-, Fett-, und Stickstoff-Gehalt des Fleisches,* in *Zeitschr. f. Biol.,* Bd. VII, 1871. — Hardy, *Des propriétés physiques,* etc. *de la viande de boucherie,* in *Arch. méd. belges,* 1872. — Leyder (J.) et Pyro (J.), *La viande de bœuf et la viande de cheval,* in *Journ. de méd. de Bruxelles,* 1874.

Artus, *Ueber das Fleischextract,* etc., in *Wiener med. Zeitung,* 1872. — Etzinger (J.), *Ueber die Verdaulichkeit der leimgebenden Gewebe,* in *Zeitschr. f. Biol.,* Bd. X, 1874.

Dechambre, art. Moules, in *Dict. encycl. des Sci. médic..* 2ᵉ sér., t. X, 1876. — Gerlach (C.), *Die Fleischkost des Menschen vom sanitären und marktpolizeilichen Standpunkte,* Berlin, 1875. Forster. — *Valentine's meat juice.* In *Zeitschr. f. Biol.,* Bd. XII, p. 475, 1876. — D'Arras (L.), *Essai sur les accidents causés par les poissons.* Th. de Paris, 1877. — Layet, art. Oie, in *Dict. encycl. sc. méd.,* 1877. — Dechambre, art. Saucisse. Ibid., 1877. — Duncker, art *Fleisch,* in *Eulenberg s Handb. d. öff. Ges.,* 1881, Bd. I, p, 640. — Layet, art. Gélatine, in *Dict encycl. sc. méd.,* 1882. — Coulier, art. Gélatine, ibid., 1882. — Du même, art. Gelées, ibid., 1882. — Girod (P,), *Les poissons d'après Aristote, leurs applications à l'hygiène,* etc. Th. de Paris, 1880. — Falck (K.-Ph). *Das Fleisch.* Marburg, 1880, in-8, pl.

Voyez encore les journaux de physiologie français et étrangers, et la bibliogr. de l'article Aliments nuisibles.

Lait, beurre, fromages et œufs.

Le lait sert de nourriture à l'homme dans un grand nombre de circonstances de la vie. Voici les diverses espèces d'aliments qui tirent leur origine de ce liquide organique : 1° le petit-lait ; 2° le lait écrémé ; 3° le lait non écrémé ; 4° la crème ; 5° le lait caillé ; 6° le beurre ; 7° le fromage ; 8° le fromage à la crème.

La composition du lait a été l'objet de bien des travaux.

D'après Simon (*Chimie animale*), la composition du lait de vache, déduite en moyenne d'un certain nombre d'analyses, peut être ainsi représentée : eau, 857 ; parties solides, 143. Ces dernières se composent ainsi : beurre, 40 ; caséine, 72 ; sucre de lait et matières extractives, 28 ; le reste en sels fixes et terreux ; ou bien, en nombres ronds, 4 p. 100 de beurre, 7 de caséine, 3 de sucre de lait.

Voici un tableau relatif à la composition des différentes espèces de lait, que l'on doit à M. Regnault.

ANALYSE MOYENNE COMPARÉE DES DIVERSES ESPÈCES DE LAIT (REGNAULT).

	VACHE.	ANESSE.	CHÈVRE.	JUMENT.	CHIENNE.	FEMME.
Eau	87,4	90,5	82,0	86,9	66,3	88,6
Beurre............	4,0	1,4	4,5	traces.	14,8	2,6
Sucre de lait et sels solubles........	5,0	6,4	4,5	8,7	2,9	4,9
Caséum, albumine, sels insolubles....	3,6	1,7	9,0	1,7	16,0	3,9

Dans le travail que nous avons fait en commun avec M. Vernois, nous sommes arrivés à un certain nombre de résultats que nous croyons devoir rapporter ici (1).

Le lait de femme, sur une moyenne de 89 analyses, a donné les résultats suivants.

Densité	1032,67
Eau........................	889,08
Parties solides.............	110,92
Sucre (lactine).............	43,64
Caséum et matières extractives........	39,24
Beurre	26,65
Sels	1,38

L'âge de la nourrice n'apporte pas des modifications sensibles

(1) L'auteur d'un traité d'hygiène a cru devoir attaquer nos recherches sur la composition du lait. Ses objections ne sont que la répétition d'objections déjà faites par MM. Moigno, Poggiale et Doyère. Nous avons démontré d'une manière incontestable, dans un mémoire spécial, qu'elles n'étaient que le résultat de l'ignorance de nos procédés ou de nos instruments et qu'elles n'avaient absolument aucun fondement sérieux. Cette discussion n'ayant aucun intérêt pour le lecteur, nous n'en parlerons donc pas, et nous le renverrons aux *Annales d'hygiène* (année 1853), dans lesquelles sont publiés nos travaux sur le lait. Nous l'engageons surtout à se méfier des critiques faites par des écrivains qui n'ont pas expérimenté. En fait de science, l'expérimentation est tout. (*Note de Becquerel.*)

dans la densité, le poids de l'eau et celui des parties solides. Une différence réelle n'existe qu'aux points extrêmes de l'échelle. Le caséum, le beurre et les sels de 15 à 20 et de 30 à 35 ans marchent dans les mêmes proportions. Ailleurs, les rapports sont changés. Le sucre ne subit pas la même influence.

Il y a dans le lait des nourrices de 15 à 20 ans beaucoup plus de parties solides que dans celui des nourrices âgées de 35 à 40 ans. La période qui se rapproche le plus de l'état physiologique est placée entre 20 et 30 ans. L'âge du lait, de 1 à 15 jours, offre une diminution légère de densité, une diminution constante de la quantité d'eau, une augmentation en sens inverse des parties solides, diminution du sucre, augmentation du caséum, du beurre et des sels.

L'état colostral augmente surtout la quantité du beurre. De 1 à 24 mois, la composition du beurre est la suivante ;

Densité. — Variant très peu et sans lois fixes.
Eau. — Plus abondante de 5 à 6 et de 6 à 11 mois ; moins abondante de 1 jour à 2 mois. Par conséquent, poids des parties solides en sens inverse.
Sucre. — Moins abondant de 1 jour à 2 mois, augmente de 8 à 10 mois.
Caséum. — Augmente de 1 jour à 2 mois, diminue de 10 à 24 mois.
Beurre. — Augmente de 1 jour à 2 mois, diminue de 5 à 6 et de 10 à 11 mois.
Sels. — Plus abondante de 1 à 5 mois, et diminution ensuite.

La constitution exerce peu d'influence. Cependant, il est remarquable que les femmes de faible constitution ont un lait plus riche en parties solides, et particulièrement en sucre et caséum.

Le lait des nourrices primipares est le plus physiologique possible. La gestation au début ne modifie pas le lait ; à la fin, elle augmente ses éléments solides.

Le développement des mamelles n'exerce pas d'influence.

La menstruation, lorsqu'elle est revenue et qu'elle coexiste avec la lactation, abaisse la densité, le poids de l'eau et du sucre ; elle élève le chiffre des parties solides et de la caséine,

La présence des règles diminue la densité, le poids de l'eau et celui du sucre ; le caséum augmente.

Le lait des femmes à cheveux noirs est de meilleure qualité que celui des nourrices à cheveux blonds. Cette différence est évidente, en comparant chaque élément à chaque élément.

Une alimentation moins bonne augmente la quantité d'eau et celle du sucre ; elle abaisse la proportion des parties solides.

La grande quantité du lait fait peu varier la composition. Il y a un peu moins d'eau et un peu plus de sucre et de caséum : quand il y a peu de lait, la quantité d'eau augmente.

ANALYSE DU LAIT DES ANIMAUX.

	VACHE.	ANESSE.	CHÈVRE.	JUMENT.	CHIENNE.	BREBIS.
Densité du lait	1033,38	1034,57	1033,53	1033,74	1041,62	1040,98
Eau	864,06	890,12	844,90	904,30	772,08	832,32
Parties solides......	135,94	109,88	155,10	95,70	227,92	167,68
Caséum et matières extractives.......	51,38	29,39	47,86 albumine.	33,35	110,88	69,78
Sucre.............	38,03	50,46	36,91	32,76	87,95	39.43
Albumine..........	3,67	6,26	7,28	non isolée.	non isolée.	non isolée.
Beurre...........	36,12	18,53	56,87	24,36	15,29	51,31
Sels.............	6,04	5,24	6,18	5,23	7,80	7,16

ORDRE D'IMPORTANCE DES ÉLÉMENTS DU LAIT DANS CHAQUE ESPÈCE.

FEMME.	VACHE.	ANESSE.	CHÈVRE.	JUMENT.	CHIENNE.	BREBIS.
Sucre.	Caséum.	Sucre.	Beurre.	Caséum.	Caséum.	Caséum.
Caséum.	Sucre.	Caséum.	Caséum.	Sucre.	Beurre.	Beurre.
Beurre.	Beurre.	Beurre.	Sucre.	Beurre.	Sucre.	Sucre.
Sels.	Sels.	Sels.	Sels.	Sels.	Sels.	Sels.

Voici maintenant comment on peut classer ces animaux d'après l'importance de chaque élément :

POIDS DU SUCRE.	POIDS DU CASÉUM.	POIDS DU BEURRE.	POIDS DE L'ALBUMINE.	POIDS DES SELS.
Anesse.	Chienne.	Chienne.	Chèvre.	Chienne.
Femme.	Brebis.	Chèvre.	Vache.	Brebis.
Brebis.	Vache.	Brebis.	Femme.	Vache.
Vache.	Chèvre.	Vache.		Chèvre.
Chèvre.	Femme.	Femme.		Anesse.
Jument.	Anesse.	Jument.		Jument.
Chienne.	Jument.	Anesse.		Femme.

On pourra consulter ces tableaux lorsqu'on désirera conseiller l'usage de l'un ou de l'autre de ces laits. Il y a, en effet, des affinités chimiques réelles dans leur composition. C'est ainsi que le lait d'ânesse se rapproche surtout du lait de la femme : il est particulièrement riche en sucre, et très pauvre en caséum et en beurre. N'est-ce pas là ce qui explique son action dans la phthisie pulmonaire, les catarrhes chroniques, les estomacs délicats ?

Le lait de chèvre est surtout riche en beurre. Il contient beaucoup d'albumine. N'est-ce pas là ce qui explique son action chez beaucoup de sujets atteints de la diarrhée ?

Le lait de vache et le lait de jument ont beaucoup d'analogie, et pourraient, en quelque sorte, se remplacer l'un l'autre.

Le lait de chienne et le lait de brebis ont beaucoup d'analogie dans leur composition : ils s'éloignent beaucoup de la composition de celui de la femme.

C'est surtout à la quantité des éléments, aux usages qu'on veut remplir, qu'on doit faire attention quand on choisit un lait plutôt qu'un autre.

Le lait est la nourriture qui convient le mieux aux enfants. Il réussit bien, du reste, à la plupart des estomacs ; cependant il n'est pas tout à fait exempt d'inconvénients. L'accident le plus fréquent que l'on ait à redouter à la suite de l'usage du lait, est la diarrhée. Elle est due à la coagulation en masse du lait dans l'estomac, et à son passage dans les intestins grêles, avant qu'il ait été dissous dans le suc gastrique ; on prévient souvent cet effet en additionnant le liquide d'une petite quantité de bicarbonate de soude (1 gr. pour une tasse), ou mieux encore d'eau de chaux (une cuillerée à bouche pour 120 grammes de lait). Un autre inconvénient, c'est la constipation. On l'empêche souvent en épaississant le lait avec de la fleur de farine de froment, ou avec de la farine d'avoine. Cette addition le rend en même temps plus digestible.

La crème est composée en moyenne, selon Berzelius, de beurre, 4 1/2 ; caséine, 3/2 ; petit-lait, 92. Elle est plus indigeste que le lait.

La caséine coagulée est moins facilement digérée que la crème, que le lait écrémé ou non écrémé. Elle constitue un aliment essentiellement réparateur. Sa composition, d'après Schérer, est : carbone, 54, 825 ; hydrogène, 7,153 ; oxygène, 22,394.

Le petit-lait est ordinairement d'une digestion facile, mais il est un peu laxatif. Le sucre de lait qui y est tenu en dissolution contient beaucoup plus d'oxygène et d'hydrogène que le sucre de canne. Sa composition est, selon Proust : carbone, 40 ; hydrogène, 6,66 ; oxygène, 53,54. C'est un aliment essentiellement respiratoire, par le carbone qu'il contient.

Le lait écrémé est plus facilement digéré que, celui qui ne l'est pas ; mais il est un peu moins nourrissant. Soumis préalablement à l'ébullition, il devient d'une digestion plus facile.

Le lait, dans les grandes villes, est la plupart du temps falsifié, et cette falsification consiste presque exclusivement, d'après M. Quevenne, dans l'addition d'une proportion d'eau qui va jusqu'à être égale à la quantité de lait. Cette falsification le rend plus léger, plus facilement digestible, mais aussi beaucoup moins nourrissant.

Le régime lacté est conseillé dans un certain nombre de maladies ; on observe toutefois, à cet égard, ce fait remarquable, que, dans des cas en apparence semblables, tantôt il réussit, tantôt il ne réussit pas, et ne peut même être digéré. On conseille ordinairement le lait dans la gastrite chronique, dans quelques cas de cancer de l'estomac, dans beaucoup de gastralgies. C'est le premier aliment que l'on conseille dans la convalescence de beaucoup de maladies. Quelquefois il est employé avec succès dans des diarrhées rebelles avec ou sans phlegmasie de l'intestin. Des tentatives, faites avec beaucoup de prudence, peuvent seules indiquer si le lait réussit ou ne réussit pas dans ces cas divers.

Lait d'ânesse. — Il est plus digestif et cependant moins nourrissant que le lait de vache. Il contient un quart en plus de sucre de lait, un tiers en moins de beurre, et moins de caséine.

Lait de chèvre. — Il contient de l'acide hircique, qui dérange souvent le tube digestif ; bien souvent aussi, du reste, ce lait est digéré avec facilité.

Lait de femme. — Il contient à peu près autant de sucre de lait que celui qui provient de la vache, un tiers de beurre en moins, et presque autant de caséum. Il est plus digestible que le lait de vache, ce qu'il doit surtout à la moindre proportion de graisse qu'il renferme ; il est tout à fait approprié, du reste, aux conditions d'existence des jeunes enfants.

Beurre. — Le beurre est un mélange de la matière huileuse du lait, qui en forme la plus grande partie, avec une petite quantité de caséine et de petit-lait. Le beurre pur, et il est nécessaire qu'il le soit, pour ne pas être décomposé par la fermentation du sucre de lait et la décomposition de la caséine, qui seraient alors contenus dans ses interstices, le beurre pur peut être considéré comme un mélange de margarine, d'oléine et d'une petite quantité de butyrine, de caprine et de caproïne.

On prévient la fermentation et la décomposition du beurre, lorsqu'elles sont dues aux causes que nous venons de signaler, en y ajoutant du chlorure de sodium, c'est-à-dire en le salant. Le beurre est un des aliments que les individus atteints de dyspepsie digèrent avec le moins de facilité. Ses qualités digestives dépendent, du reste, de sa pureté, de sa fraîcheur et de la nourriture de la vache qui l'a fourni. Le beurre frais est toujours plus facilement digéré que le beurre salé. Le beurre associé à d'autres substances a moins d'inconvénients qu'il n'en a lorsqu'il est pris comme seul aliment : on doit remarquer, en effet, que le beurre est rarement pris seul en quantité un peu notable ; aussi la faible proportion qu'on étend sur du pain passe-t-elle, la plupart du temps, sans fatiguer l'estomac. D'un autre côté, on emploie souvent le beurre pour préparer les aliments de telle ou telle manière ; il est alors un accessoire qui n'est pas sans importance ; l'addition du beurre dans les fricassées et les fritures, dont il favorise aussi la cuisson, n'a, la plupart du temps, aucun inconvénient.

Fromages. — Considérés d'une manière générale, les fromages sont d'une digestion difficile ; cela tient à ce qu'ils contiennent, presque toujours, une proportion considérable de matières grasses unies au caséum. L'usage exclusif du fromage, ou son ingestion en quantité trop considérable, détermine souvent une irritation assez vive et une fatigue du tube digestif.

On peut dire que les fromages faits avec du lait de vache sont, en général, d'une digestion plus facile que ceux qui sont faits avec du lait de chèvre ou d'autres animaux ; que le fromage fait est plus digestible que le fromage nouveau ; que le fromage trop fait et donnant de l'odeur, irrite l'estomac quand il est pris en quantité un peu considérable. Les estomacs faibles et dyspeptiques le supportent mal en général.

Le fromage est un mélange en proportion variable de caséine coagulée et de beurre, provenant ordinairement d'un lait écrémé. Comprimé avec force, il est dur, translucide et jaunâtre, ce qu'il doit au beurre qu'il renferme. La matière caséeuse qu'on emploie pour faire le fromage se sépare du lait au contact de la membrane muqueuse de l'estomac d'un jeune veau et qu'on appelle présure ou caillette. Une fois pressée et égouttée, la masse coagulée constitue le fromage. Si on la comprime pour en exprimer toute la sérosité, on en fait un fromage dur qui peut se conserver longtemps. Une fois préparés, on les abandonne longtemps à eux-mêmes avant de les livrer au commerce ou de les manger, mais en prenant le soin de les saupoudrer de temps en temps de sel marin sur toutes leurs faces.

Les différences qui existent entre les fromages dépendent de la nature du lait employé, de la proportion de crème battue et du mode de fabrication.

Les principales espèces de fromages sont les suivantes :

1° Fromages frais et non salés : fromages de Neufchâtel, fromages blancs simples, ils sont doux, nourrissants et de facile digestion ;

2° Fromages frais et salés : fromages de Brie, de Marolles. Ils ont subi déjà un premier degré de fermentation, et sont recouverts par des moisissures qui empêchent l'action de l'oxygène : ils sont plus excitants que les précédents. Ce défaut augmente avec leur ancienneté ;

3° Fromages de Gruyère, de Hollande, de Chester, de Sassenage ; ils sont préparés par pression et soumis à l'action du feu qui, en fondant le beurre, le répartit plus également dans toute la masse. Ces fromages sont plus stimulants et ne peuvent être digérés que par de bons estomacs ;

4° Les fromages mous, salés et fermentés : ils sont en partie décomposés ; tel est le fromage de Roquefort, qui est essentiellement excitant et détermine une soif vive.

Œufs. — Le blanc d'œuf ne contient presque que de l'albumine ; il existe, en outre, dans le jaune, une substance huileuse à un état de division extrême, et combinée à une certaine quantité d'albumine également divisée. C'est peut-être en raison de cette dernière circonstance, que beaucoup d'individus atteints de gastralgie et de dyspepsie, digèrent avec facilité la partie jaune légèrement bouillie, surtout si on la mélange en même temps à un peu de farine de froment de choix. Il n'en est pas de même du blanc, qui, coagulé, est presque toujours d'une digestion peu facile.

A l'état de crudité, c'est-à-dire non coagulés, le blanc et le jaune d'œuf sont très nutritifs et facilement digestibles. En pareil cas, ils ne se coagulent que dans l'estomac ; et coagulés de cette manière, et sans l'intervention d'une température élevée artificielle, ils se dissolvent très facilement dans le suc gastrique. Il est peu d'aliments qui se digèrent aussi aisément qu'un œuf cru ou presque cru.

Le mode de préparation influe sur la digestibilité de l'œuf. Légèrement coagulé à sa surface, il se digère avec facilité, qu'il soit cuit dans du bouillon ou à la coque. Frit, il est plus indigeste que bouilli, à cause de l'adjonction et de l'infiltration dans son tissu d'une matière grasse nouvelle (beurre). Les œufs durs sont d'une digestion très difficile, mais, une fois dissous dans le suc gastrique, ils apaisent la faim pour longtemps. La quantité d'azote contenue dans l'œuf est égale à peu près au tiers de son poids ; c'est ce qui en fait un aliment si nourrissant et si réparateur.

Est-il encore nécessaire d'ajouter que l'œuf est plus facilement digéré quand il est frais que quand il est altéré, et qu'il se décompose très vite, et bien avant que le goût et l'odorat aient pu en avertir ?

Les œufs frais légèrement cuits sont la nourriture la plus saine, la plus réparatrice et la plus facilement digestible qu'on puisse donner dans des cas de gastralgie, de dyspepsie, ainsi qu'aux estomacs des convalescents.

Bibliographie. — Lait : PANTALEO, *Summa lacticiniorum completa* (avec la *confluentia pilularum*). Papiæ, 1508, in-fol. et, seule, Torino, 1538 in-4°. — ACCORAMBONI (H.), *Tractatus de usu et natura lactis.* Venetiis, 1536, in-8°. — GESNER.(C.), *Libellus de lacte et operibus lactariis, philologus pariter ac medicus.* Tiguri, 1541, in-8°. — BEYER (J. H.), *De lactis ejusque partium natura et viribus.* Tubingæ, 1586, in-4°. — BARICELLI (J. C.), *De lactis, seri et butyri facultatibus et usu.* Neapol., 1623, in-4°. — LINDEN (van der), *Diss. de lacte.* Groningæ, 1655, in-16. — BOURDELIN (C.), *Examen du lait de vache, de chèvre et d'ânesse,* in *Mém. de l'Acad. roy. des sc.,* 1666, t. I, p. 242. — MARTIN, *Traité de l'usage du lait.* Paris, 1684, in-12 ; 2e édit. Paris, 1704, in-12. — ALBERTI (H. C.), *De lactis statu secundum et præter naturam.* Erfordiæ, 1684, in-4°. — GOEDEL (J. M.), *De lacte ejusque vitiis.* Leidæ, 1684, in-4°. — NARDI (G.), *Lactis physica analysis.* Florentiæ, 1684, in-4°. — APPLES, Γαλακτολογίας *tentamen.* Lausanæ, 1707, in-4°. — DOONSCHODT (H.), *De lacte,* Lugd. Batav., 1737, in-4°, et in Haller *Disp. anat.,* t, V, p. 739. — SCHULZE, *De lacte.* Halæ, 1742, in-4°. — BECCARIUS (J. B.), *De lacte commentarius,* in *Comment. Bonon.,* t. V, p. 1, pl. 1, 1767.--LICHTENSTEIN, *Abhandl. vom Milchzucker und den verschiedenen Arten desselben.* Braunschweig, 1772, in-8°. — HAHN, *De lacte humano ejusque cum asinino et ovino comparatione.* Ultrajecti, 1775, in-4°. — YOUNG (Th.), *De naturâ et usu lactis in diversis animalibus.* Edinburgi, 1776, in-8°. — SCHEELE (C. G.), *De lacte ejusque acido,* in *Nova acta Acad. reg. suec.,* année 1780, et in *Op. ch.,* t. II, p. 101. Lipsiæ, 1789, in-8°. — COLOMBIER (J.), *Du lait considéré dans tous ses rapports.* Paris, 1782, in-8°. — SCHŒPFF (L. A.), *De variis lactis bubuli salibus, aliisque substantiis in ejusdem parte aquosa contentis.* Argent., 1784, in-4°. — FERRIS (S.), *A Dissertat. on Milk.* Edinb., 1785, in-8°. — PETIT-RADEL, *Essai sur le lait considéré médicinalement sous ses différents aspects, ou Histoire, etc.* Paris, 1786, in-8°. — PARMENTIER et DEYEUX, *Déterminer par l'examen comparé des propriétés physiques et chimiques, la nature des laits de femme, de vache, de chèvre, etc.* Mém. couronné, in *Mém. de la Soc. roy. de méd.,* 1787-88, p. 415 ; et 2e édit. développée sous le titre : *Précis d'expériences et d'observations, etc.* Strasb. et Paris, an VII, in-8°. — LUISCIUS et BONDT, *Determinetur per examen comparatum,* etc. (Médaille d'or), in *Mém. de la Soc. roy. de méd.,* 1787-88, p. 525. — BOYSSON, *Rech. sur la nat. et les propriétés phys. et chim. des différents laits* (ment. hon.) Ibid., p. 615. — BOUILLON-LAGRANGE, *Mém. sur le lait et l'acide lactique,* in *Ann. de chim.,* t. L, p. 272, an XII. — LASSAIGNE, *Examen physique et chimique du lait de vache, avant et après le part,* in *Ann. de chim.,* 2e sér., t. XLIX, p. 31, 1832. — PELIGOT (E.), *Mém. sur la composition chimique du lait d'ânesse.* Ibid., t. LXII, p. 432, 1836. — GUÉRARD, art. *Lait,* in *Dict. de méd.* en 30 vol., t. XVII, 1836. — TURPIN, *Rech. microsc. sur l'organisat. et la vitalité des globules du lait, sur leur germination, leur développem., etc.,* in *Compt. rend. Acad. des sc.,* t. V, p. 822, 1837. — DONNÉ (A.), *Du lait, et en particulier de celui des nourrices.* Paris, 1837, in-8°, et *Communications diverses sur le lait,* in *Compt. rend. Acad. des sc.,* t. V-XVII (1837-43). — SIMON (J. F.), *Die Frauenmilch, nach ihren chemischen und physiolog.,* etc. Berlin, 1838, in-8°. — DU MÊME, *Ueber die « corps granuleux, »* von Donné, in *Müller's Arch.,* 1839, p. 10. — DANCER et

Petit, *Rech. expér. sur les qualités chimiques du lait dans leurs rapports*, etc., in *Rev. méd.*, 1839, I, 211. — Henle, *Ueber die mikroskopischen Bestandtheile der Milch*, in *Froriep Notiz.*, t. XI, p. 32, 1839. — Chevallier (A.) et Henry (O.), *Mém. sur le lait, sa composition, ses modifications*, pl. 1, in *Journ. de chim. méd.*, 2ᵉ sér., t. V, p. 145, 193, 1839. — Marchand, art. *Milch*, in *Encycl. Wörterb.*, t. XXIII. Berlin, 1840. — Quevenne (T. A.), *Mém. sur le lait*, in *Ann. d'hyg.*, 1ʳᵉ sér., t. XXVI, p. 5, 257, 1841. — Dumas, *Constitution du lait des carnivores*, in *Compt. rend. Acad. des sc.*, t. XXI, p. 707, 1845. — Ardoin, *De l'effet énervant du lait*, in *Journ. des conn. méd.-chir.*, 1846, nᵒ 3. — Klencke, *Die schlechte Kuhmilch, ihre Eigenschaften, Ursachen und Erkennungszeichen, und ihre Gefährlichkeit als Nahrungsmittel.* Braunschweig, 1847, in-8ᵒ. — Peddie (Alex.), *On the Mammary Secretion; its Character chemical*, etc., in *Monthly Journ.*, t. IX, p. I, p. 65, 1848. — Royer-Collard, *Du lait et de l'allaitement*, in *Gaz. méd. de Paris*, 3ᵉ sér., t. IV, p. 457, 1849. — Doyère, *Étude du lait au point de vue économique et physiologique.* Paris, 1852. — Vernois (M.) et Becquerel (A.), *Du lait chez la femme dans l'état de santé et dans l'état de maladie; mém. suivi de Nouvelles Recherches*, etc., in *Ann. d'hyg.*, 1ʳᵉ sér., t. XLIX, p. 257, et t. L, p. 43, 1853. — Fraas, *Ueber Milchkugeln und Milchreactionen*, in *Jahresb. d. K. B. Ctrlthierarzneischule in München*, 1854. — Joly, et Filhol, *Rech. sur le lait* (mém. cour.), in *Acad. roy. des sc. de Belgique*, t. III, p. 1. Bruxelles, 1855, in-4ᵒ. — Réveil, *Du lait.* Th. de concours, 1856, in-4ᵒ. — Gumprecht, *Ueber ein Zweckmässiges Verfahren die Kuhmilch zu Verbessern*, etc. (sel dans le lait), in *Journ. f. Kinderkrank.*, t. XV, 1857. — Bouchardat et Quevenne, *Du lait*, 1ᵉʳ fasc. *Instruction sur l'essai et l'analyse du lait*; 2ᵉ fasc. *Du lait de femme, d'ânesse, de chèvre*, etc. Paris, 1857, in-8ᵒ. — Adrian (L. A.), *Recherches sur le lait au point de vue de sa composition, de son analyse et de ses falsifications, et surtout de l'approvisionnement de Paris.* Th. de l'École de pharm. Paris, 1859, in-4ᵒ. — Du même, *Du lait au point de vue de son commerce à Paris, des procédés*, etc. Paris, 1860, in-8ᵒ. — Bertrand (C.), *Essai sur le lait considéré au point de vue de sa valeur nutritive*, etc. Grenoble, 1860, in-8ᵒ. — Milson et Commaille, *Nouvelle substance albuminoïde contenue dans le lait*, in *Compt. rend. Acad. des sc.*, t. LIX, p. 301, 396, 1864. — Guillot (L. Ad.), *Étude générale des propriétés normales et des altérations pathologiques du lait de femme.* Th. de Paris, 1867, nᵒ 226. — Leclère (Ad.), *De l'alimentation lactée.* Th. de Strasb., 1867, nᵒ 41. — Coulier, art. *Lait*, in *Dict. encycl. des sc. méd.*, 2ᵐᵉ sér., I, 1868.

Lait, commerce : Barruel, *Considérations hygiéniques sur le lait vendu à Paris*, in *Ann. d'hyg. publ.*, 1ʳᵉ sér., t. 1, p. 404, 1829. — Payen, *Note sur le galactomètre*, in *J. de chim. méd.*, 1ʳᵉ sér., t. IX, p. 522, 1833. — Chevallier (A.), *Observ. sur la vente du lait*, in *Ann. d'hyg.*, 1ʳᵉ sér., t. XXXI, p. 453, 1844. — Du même, *De la nécessité de publier une instruction sur les moyens à mettre en pratique pour connaître si du lait est ou non allongé d'eau.* Ibid., 2ᵉ sér., t. III, p. 306, 1855. — Du même, *Sur le commerce du lait pour la population parisienne.* Ibid., t. VI, p. 359, 1856. — Champouillon, *Du lait consommé dans la ville de Paris*, in *Gaz des hôp.*, 1853. — Hillier, *On London Milk*, in *Dubl. med. Press.*, t. XXXVI, p. 331, 1856. — Falsifications : Gaultier de Claubry (H.), *De la sophistication du lait au moyen de la matière cérébrale*, in *Ann. d'hyg.*, 1ʳᵉ sér., t. XXVII, p. 287, 1842. — Quévenne (B. A.), *Falsifications du lait.* Ibid., p. 241. — *Milk and its Adulterations*, by *Analyt. Sanit. Commis.*, in *The Lancet*, 1851, II, 257. — Martin (Stan.), *Question légale sur le lait, un mot sur quelques falsifications*, in *Bull. de thérap.*, t. LIV, p. 542, 1858. — Marchand, *Sur un nouveau procédé propre à déterminer la richesse du lait*, *Rapp. de M. Bussy*, in *Bull. Acad. de méd.*, t. XIX, p. 1105, 1853-54. — Liebe (H. A.), *De diversis lac probandi methodis.* Lipsiæ, 1857. — Hoppe (F. L.), *Untersuchungen über der Bestandtheile der Milch, und ihre*, etc., in *Virchow's Arch.*, t. XVII, p. 417, 1859. — Wittstein (H. C.), *Versuche zur Auffindung eines leichten, sichern und schnellen Verfahrens, die thierische Milch auf*, etc., in *Beiträge zur exact. Forsch.* Hft. 4, p. 6, 1862. — *Sur les falsifications du lait et les moyens de les reconnaître.* Voir le *Journ. de chim. méd.*, la collection passim.

Lait artificiel : Liebig (J.), *Sur un lait artificiel*, in *Compt. rend. Acad. des sc.*, t. LXIV, p. 997, 1867. — Guibourt, *Obs. sur un lait artificiel proposé pour la nour-*

riture des enfants nouveau-nés, in *Bullet. Acad. de méd.*, t. XXXII, p. 803, 1866-67, et discussion (MM. DEPAUL, BOUDET, POGGIALE), *ibid.* — FRAISE (Fr.), *Le lait, ses falsifications, inefficacité et dangers des moyens employés*, etc. Nancy, 1864, in-12. — GUBLER, *Rapp. sur les succédanés du lait*, in *Bull. acad. de méd.* t. XXXV, p. 653, 1870. — Beurre : SCHOOCK (M.), *Tractatus de butyro, accessit*, etc., Groningæ, 1664, in-12. — SCHMIDT, *De butyro ut est alimentum.* Ienæ, 1680. — WALTHER, *Medizinische und œkonomische Abhandl. vom Butter und*, etc. Erlangen, 1751, in-8°. — FOURCROY, *Sur le beurre et la crème du lait de vache*, in *Ann. de chim.* 1ʳᵉ sér., t. VII, p. 166, 1790. — GUERSANT, art. *Beurre*, in *Dict. des sc. méd.*, t. III, 1812. — BRACONNOT, *Du beurre fondu*, in *Ann. de chim.*, 1ʳᵉ sér., t. XCIII, p. 227, 1815. — CHEVREUL, *Faits pour servir à l'histoire du beurre de vache*, Ibid., 2ᵉ sér., t. XXII, p. 366, 1823. — TURPIN, *Note sur les caractères microscopiques que présente le beurre fondu et refroidi*, in *Compt. rend. Acad. des sc.*, t. IX, p. 636, 748, 1839. — BROMEIS, *Rech. sur les matières grasses du beurre*, in *Ann. der Chem. u. Pharm.*, t. XLII, in *Ann. de chim.*, 3ᵉ sér., t. VII, p. 245, 1843. — REISET (J.), *Exp. sur la composit. du lait dans certaines phases de la traite fractionnée pour la fabrication du beurre*, in *Compt. rend. Acad. des sc.*, t. XXVII, p. 441, 1848. — CHALAMBEL, *Note sur une modification à introduire dans la préparation du beurre qui en améliorerait la qualité et en prolongerait la conservation.* Ibid., t. XXXIII, p. 424, 1851. — SCHACHT, *Ueber Butteruntersuchungen*, in *Vtjschr. f. gerichtl. etc. Med.*, t. III, p. 331, 1853. — LION, *Ueber Butteruntersuchungen*, in *Henke's Ztschr.*, 1862, et *Canstatt's Jahresb.*, 1863, VII, 34. — FRANCQUI (J. B.), *Sur l'analyse du beurre*, in *J. de chim. méd.*, 5ᵉ sér., t. II. p. 151, 258, 1866. — COULIER, art. *Beurre*, in *Dict. encycl. des sc. méd.*, t. IX, 1868.

Fromages : SAGITTARIUS, *De questione qua fit quod multi abhorreant ab usu casei.* Ienæ, 1607, in-4°. — LOTICHIUS (J. P.), *De casei nequitia tractatus med. philolog.* Francof. a. M. 1643, in-8°. — LAVOISIER, *Sur le fromage*, in *Ann. de chim.*, 1ʳᵉ sér., t. VII, p. 173, 1790. — SPENGLER (L.), *Die Käseconstitution in Schweiz*, in *Gesamm. med. Abhandl.* Wetzlar, 1858, in-8°. — VOELKER (Aug.), *Lecture on Milk ; on the Composition of Cheese, and practical Mistakes*, etc., in *Brit. med. chir. Rev.*, t. LXIII, p. 35 1863.

— DUBRUNFAUT, *Sur la composition du lait et sur la préparation d'un lait obsidional*, in *Compt. rend. de l'Acad. des sc.*, vol. LXXII, 1871. — OGLE, *Milk and the Microscope*, in *The Lancet*, vol. II; 1873.

— BOUCHARDAT et QUEVENNE, *Du lait.* Paris, 1875. — HEUSNER, *Ueb. die Bedeutung der Milch als Nahrungsmittel*, in *Corr.-Bl. d. Niederrh. Ver. f. öff. Ges.-Pfl.*, Bd. VI, p. 75, 1877. — LIEBIG (H. v.), *Ueber den physiol. Werth. der concentrirten Milch*, in *Berl. klin. Woch.*, 1877, n° 14. — CAZES, *Du lait concentré en thérapeutique navale.* Thèse de Paris, 1877. — FREYMUTH. *Die Milch als Gegenstand der öffentl. Gesundheitspflege.* Danzig, 1878. — MARCHAND, *Obs. sur un procédé proposé pour opérer l'analyse du lait*, in *Compt. rend. Acad. d. sci.*, t. LXXXVII, p. 425, 1878. — DEBOVE, *Du régime lacté dans les maladies.* Th. d'agr. Paris, 1878. — VIETH, *Die Milchprüfungsmethoden.* Bremen, 1879. — ADAM (A.), *Nouv. méthode d'analyse du lait*, in *Ann. d'hyg.*, 3ᵉ sér., n° 5, 1879. — DU MÊME, *Sur un procédé rapide d'analyse du lait*, in *Arch. méd. belges*, 1880, p, 85. — MARTIN (A.-J.), *La laiterie lombarde de Milan*, in *Rev. d'hyg.*, 1881, p. 56. — VALLIN, *La souillure du lait par des germes morbides*, in *Rev. d'hyg.*, 1881, p. 457. — PABST (J.-A.), *Les falsifications du lait à Paris*, ibid., p. 502. — TRÉLAT (E.), *La soc. laitière d'Ailesbury*, ibid., 1881, p. 756. — GUÉNEAU DE MUSSY (N.), *La laiterie hygiénique d'Aylesbury à Londres*, ibid., p. 834. — TOLLENS, art. *Butter*, in *Eulenberg's Handb. d. öff. Ges.*, 1881, Bd. 1, p. 480.

Substances végétales alimentaires.

Les substances végétales contiennent un grand nombre de principes différents, dont la digestion et l'assimilation ne sont pas destinées à atteindre le même but.

En premier lieu se présentent le ligneux et la cellulose, substances essentiellement neutres des parties organisées : elles constituent le tissu végétal, et se rencontrent à peu près dans toutes les parties des plantes. Ces substances ne sont pas susceptibles d'être digérées, ce qu'elles doivent à la densité de leurs fibres et à leur organisation elle-même.

Dans l'épaisseur de ces tissus organisés se trouvent déposés les divers principes immédiats végétaux.

L'amidon et les diverses *fécules*, converties en partie en dextrine par la diastase salivaire, passent intactes dans l'estomac et achèvent leur conversion complète en dextrine sous l'influence de la diastase pancréatique; ces fécules sont absorbées à mesure qu'elles sont dissoutes, et, une fois dans le sang, elles sont portées au foie, qui opère la transformation de la dextrine en matière saccharine. C'est donc le foie qui produit du sucre, qu'il envoie dans les veines hépatiques, et de là dans la veine cave inférieure, pour se rendre, par l'intermédiaire du cœur droit, dans le poumon, où il est brûlé et détruit pour produire le calorique nécessaire à l'entretien de la vie. On doit se rappeler qu'il semble résulter des expériences de M. Bernard, que le foie fabrique de toutes pièces, et sans qu'il ait besoin de trouver de la dextrine dans le sang, du sucre, qui est également porté dans le poumon pour être détruit. Les fécules sont donc des aliments essentiellement respiratoires.

Les diverses espèces de *gommes* se rapprochent beaucoup des fécules, elles ont un mode de digestion et une destination finale analogues.

Le *sucre de canne* et le *sucre de raisin*, qui existent en grande quantité dans les végétaux, sont, en même temps, des aliments respiratoires et des condiments. Il n'en sera question qu'en traitant de ces derniers.

Les *huiles* végétales sont constituées par des principes immédiats analogues, si ce n'est identiques, à ceux qui sont fournis par les animaux; leur rôle est également de fournir aux aliments respiratoires une réserve, dans le cas où ces derniers ne suffiraient pas à la production et à l'entretien de la chaleur animale.

Les huiles essentielles ne remplissent pas le rôle d'aliments ; quelques-unes sont employées comme condiments.

Les matières végétales contiennent trois éléments importants, dont il a déjà été question, et qui sont : la *fibrine végétale* (substance extraite du gluten, ou bien, contenue dans le suc de beaucoup de végétaux, et spontanément coagulable) ; l'*albumine végétale* (partie soluble et coagulable par la chaleur des sucs végétaux) ; la *caséine végétale* (partie soluble des sucs de beaucoup de légumineuses, incoagulables par la chaleur, coagulables par les acides). Cette dernière est probablement ce qui constitue la plus grande partie de la substance appelée légumine.

Ces trois principes immédiats sont donc des aliments azotés, destinés à la réparation et à la nutrition des organes et des tissus. Leur digestion s'opère de la même manière que celle de l'albumine, de la fibrine et de la caséine animales.

Les *acides végétaux* sont modifiés d'une manière variable pendant l'acte de la digestion. Les uns passent intacts dans le sang et de là dans les urines (acide oxalique, oxalates acides). Les autres sont brûlés en partie dans le sang et convertis en acide carbonique ; ils se combinent alors à la soude et passent dans les reins à l'état de carbonates de soude (acides citrique, acétique, tartrique, etc., etc.).

Les *mucilages*, et, en particulier, la pectine, sont des substances peu nourrissantes et dont le mode de digestion a été peu étudié.

Telles sont les matières alimentaires végétales ; et l'énumération rapide que nous venons d'en donner est suffisante pour montrer qu'elles renferment à la fois les éléments nutritifs et respiratoires de nos tissus.

Céréales.

On comprend sous la dénomination de céréales le froment, le seigle, le riz, le maïs, l'avoine, l'orge, la farine de pois, etc. On admet généralement que ces diverses espèces de farines contiennent des proportions variables de gluten, et que leurs qualités nutritives sont en rapport avec la proportion de ce principe.

Ainsi, on regarde comme exactes les moyennes suivantes ; dans la farine de froment, 18 à 24 pour 100 de gluten; dans celle d'avoine, environ 6 pour 100 ; dans celle de riz, 5 ; et, enfin, dans la farine de pois, 4. Cette opinion n'est pas tout à fait exacte, en ce sens que le gluten est une substance essentiellement composée. Les analyses les plus récentes démontrent qu'elle contient : 1° beaucoup de fibrine végétale; 2° un peu de cellulose; 3° quelques grains de fécule non entraînés par l'eau; 4° des substances grasses, solubles dans l'alcool ou l'éther ; 5° de la caséine végétale ; 6° une substance appelée glutine par quelques chimistes, gliadine par d'autres. C'est un composé analogue à l'albumine végétale, et c'est à sa combinaison avec la fibrine que le gluten doit son élasticité.

Malgré cette composition essentiellement complexe, on peut

admettre, comme résultat approximatif, que la plupart des céréales jouissent d'un pouvoir nutritif proportionnel à la quantité de fibrine végétale ou de gluten qu'elles contiennent.

Farine de froment. — Elle sert à faire le pain. Voici, d'après M. Regnault, la composition moyenne des principales farines de froment dont on fait usage en France.

	FARINE BRUTE de froment indigène.	FARINE de blé dur d'Odessa.	FARINE de blé tendre d'Odessa.
Eau	10.0	12,0	10,0
Gluten sec..........	11,0	14,6	12,0
Amidon.............	71,0	57,6	63,6
Glucose.............	4,7	8,5	7,0
Dextrine.	3,3	5,0	5,8
Son resté sur le tamis.	0,0	2,3	1,5

D'après M. Péligot, la composition du froment est la suivante :

Eau...............................	13,2 à 15,2 1/2
Matières grasses..................	1,8 à 1,9
Albumine	1,4 à 2,4
Dextrine.........................	5,5 à 10,5
Gluten	8,1 à 19,8 1/1
Amidon	55,1 à 67,1
Sels minéraux....................	1,4 à 1,9
Cellulose	1,4 à 2,2

M. Millon a cherché à déterminer les proportions d'eau et de ligneux, et il a donné 15,88 pour 100 pour l'eau, et pour le ligneux, 2,28 pour 100 pour le blé tendre, et 1,25 pour 100 pour le blé dur. D'après M. Boussingault, le ligneux peut être évalué à 7,5 pour 100 de blé.

M Millon croit, de plus, qu'il y a certains blés qui ne contiennent que très peu de gluten, ou même qui n'en renferment pas du tout. Cette opinion n'est pas généralement adoptée.

Farine et son. — Le blé moulu et bluté ne représente-t-il pas de la farine et du son? Leur quantité mesure le rendement du blé. La farine est la partie alimentaire, mais le son, qui ne devrait être que le ligneux, contient presque toujours un peu de gluten et de fécule. Les procédés les plus exacts de mouture donnent un son qui contient 25, 30, 35 pour 100 de parties panifiables.

On doit à M. Poggiale une analyse exacte du son, que voici :

Eau...................................	12,000
Sucre................................	1,000
Matières solubles { non azotées...............	7,700
{ azotées..................	5,615

	insolubles assimilables.....	3,867
Matières azotées	— non assimilables.	3,516
	grasses.................	2,877
Amidon.....................................		21,692
Ligneux		34,675
Sels......................................		5,514

La farine de blé est souvent altérée par des graines provenant de plantes parasites qui croissent au milieu des champs. Tels sont le mélampyre, la moutarde, l'ivraie, la nielle, le pavot, le liseron, la vesce. Nous ne pouvons nous occuper ici des moyens qu'il faut employer pour reconnaître le degré de pureté de la farine de froment.

La farine de froment sert surtout à la fabrication du pain :

La panification s'opère par une suite d'opérations, qui comprennent : 1° l'hydratation ; 2° le pétrissage ; 3° la fermentation ; 4° l'apprêt, et 5 la cuisson. L'hydratation sert à pénétrer d'eau l'amidon et le gluten et à dissoudre les substances solubles, telles que la dextrine, la glucose et les substances albuminoïdes. Le pétrissage répartit l'eau d'une manière égale dans toutes les parties de la masse. Cuit dans cet état, le pain serait compact, dur et difficile à digérer. Pour donner au pain, et surtout à la mie, sa consistance légère et boursouflée, il faut y ajouter un ferment qui agisse sur la glucose et la dextrine, et dans lesquelles il détermine la fermentation alcoolique. Ce sont les gaz que dégage cette fermentation qui boursouflent la pâte et donnent de l'élasticité au gluten. Faite dans de bonnes conditions, la pâte doit tenir renfermée dans ses mailles soulevées et distendues toutes les bulles du gaz dégagé.

On obtient ordinairement le levain en prélevant à la fin de chaque opération un peu de pâte, qu'on abandonne à elle-même et qu'on laisse fermenter. C'est cette matière ainsi fermentée qui est susceptible d'agir d'une manière analogue sur d'autres pâtes. Quelquefois on emploie de la levûre de bière. En pareil cas, on doit surtout éviter d'en mettre une quantité trop considérable, si l'on ne veut donner de l'amertume au pain.

C'est après avoir façonné la pâte en pain qu'on laisse la fermentation s'établir. Cette fermentation, toutefois, ne doit pas se prolonger trop longtemps, si l'on ne veut pas qu'elle devienne acétique, ce qui amènerait la liquéfaction d'une partie du gluten et diminuerait la consistance de la pâte. Le pain est cuit ensuite dans les fours, où l'habitude permet aux boulangers d'établir une température uniforme, qui est ordinairement de 300°.

La chaleur dilate les gaz, arrête la fermentation, favorise

l'évaporation d'une partie de l'eau, et augmente la consistance du gluten et de la fécule, qui se fixent dans la position qu'ils ont prise. — La mie, qui constitue l'intérieur de la pâte, n'arrive pas à une température supérieure à 100°; mais extérieurement la croûte se dessèche complètement, et, à la température de 200° où elle est portée, elle se torréfie. La durée du séjour au four est de 60 minutes pour les pains de 4 kilogr. arrondis, et de 36 à 40 minutes pour ceux de 2 kilogr. fendus.

On emploie maintenant beaucoup de fours à courant d'air chaud, appelés *aérothermes*. On fait aussi usage de pétrisseurs mécaniques. Ce sont des perfectionnements que les progrès de la mécanique permettent d'adopter avec succès.

100 kilogr. de farine rendent, en général, de 130 à 135 kilogr. de pain, ce qui est dû à l'introduction d'une certaine quantité d'eau; un rendement plus considérable suppose une falsification et l'introduction d'une quantité d'eau anormale. La quantité d'eau contenue en moyenne dans le pain est de 33 à 45 pour 100.

M. Poggiale a analysé le pain de munition de quelques-unes des puissances européennes; nous nous bornerons à rappeler les résultats que lui a fournis l'analyse du pain de munition de France.

Eau...	34,17
Sucre...	1,3
Dextrine	3,9
Amidon...	44,50
Matières azotées.....................................	8,85
Matières grasses.....................................	0,70
Son lavé à l'eau froide...............................	6,7
Matières fixes..	1,39
Pertes	0,20
	100,100

[Ainsi qu'il a été dit plus haut, le son renferme encore de l'amidon, des matières azotées et une pellicule que l'on regarde comme ligneuse. D'un autre côté, on sait, d'après les expériences de Magendie, que les chiens vivent par l'usage du pain de son, tandis qu'ils meurent par l'usage exclusif du pain blanc. Comment ce son intervient-il dans l'alimentation? Ce ne peut être seulement par l'azote de ses principes immédiats, car ceux-ci ne s'y trouvent que dans une faible quantité relativement à celle qui fait partie constituante de la farine blanche. M. Mouriès a reconnu que la surface interne du son renferme plusieurs principes azotés qui restent à isoler et à caractériser comme espèces. Mais l'ensemble de ces principes, que l'eau tiède dissout, possède, comme la diastase, la propriété remarquable de liquéfier l'amidon en le changeant en dextrine et en sucre ; c'est donc surtout en intervenant de cette manière, comme ferment, que le son agit dans la panification et, par suite, dans la digestion.]

On fabrique aussi du pain de gluten, destiné aux diabétiques ; il contient une très grande quantité de matières azotées.

Le pain est un des aliments les plus précieux pour l'homme.

Relativement aux qualités qu'il acquiert après avoir été fabriqué, l'observation de chaque jour a démontré ce qui suit :

Le pain à mie trop compacte, trop épaisse, est essentiellement indigeste. Il en est de même du pain tendre, quand il est encore chaud et qu'il vient de sortir du four.

Le pain avalé trop rapidement est souvent indigeste. Cela tient à ce qu'on ne lui donne pas le temps de s'imbiber de salive, et qu'elle ne peut alors commencer à convertir la fécule en dextrine. Il résulte de là que la matière amylacée, arrivée intacte dans l'estomac, agit comme corps étranger et nuit à la digestion des autres substances qui ont été simultanément introduites.

Le pain trop cuit n'est pas indigeste, pourvu qu'il ait été bien mâché. Il en est de même du pain dit rassis, qui doit sa dureté à ce que l'eau qu'il contenait s'est en partie évaporée. Il est considéré comme plus digestif que le pain tendre. Si ce fait est exact, cela tient sans doute à ce que, sa consistance étant plus grande, on est obligé de le mâcher avec plus de soin, et, par conséquent, on convertit en dextrine une plus grande quantité de fécule.

Le pain est un excellent aliment, car il est à la fois réparateur et respiratoire. Les opinions varient relativement aux quantités respectives de pain et d'autres aliments dont on doit faire usage. L'habitude, la faim, la quantité d'aliments autres que le pain dont on peut disposer, modifient ces proportions, et il est difficile d'établir quelque chose de précis à cet égard.

La farine de froment est employée à d'autres usages qu'à la fabrication du pain. Une des préparations les plus simples dans lesquelles entre cette substance est le mélange bouilli de lait et de farine de froment qu'on donne aux enfants. Cette nourriture est la transition du régime purement lacté aux aliments azotés. C'est une préparation que les enfants digèrent avec facilité, mais on doit éviter d'en faire abus, surtout sous le rapport de la quantité ; le tube digestif s'en fatiguerait rapidement et ne tarderait pas à rejeter la bouillie par les vomissements et les selles.

La farine de froment entre, comme accessoire plus ou moins

important, dans une foule de préparations culinaires. Les sauces dites sauces blanches en contiennent une quantité notable. Les pâtisseries sont constituées en général par une association plus ou moins intime et plus ou moins complète de beurre et de farine de froment triturés, malaxés ensemble et cuits à des degrés différents. Quelle que soit celle de ces préparations dont on fasse usage, on peut établir *qu'à poids égal*, toutes les pâtisseries sont aussi lourdes, aussi indigestes et aussi mauvaises pour l'estomac les unes que les autres. C'est, en effet, toujours le poids et non le volume, qu'il faut considérer ; aussi doit-on regarder toute pâtisserie comme une mauvaise préparation culinaire, et dont il est préférable de ne faire usage que le moins possible.

Toute préparation culinaire dans laquelle il entre une certaine quantité de farine de froment acquiert des propriétés nutritives un peu énergiques, sans, pour cela, que le degré de sa digestibilité soit changé.

Le vermicelle et le macaroni sont des modifications du pain non levé. On les fait avec la farine du *grano duro*, sorte de blé qui se trouve principalement sur les bords de la mer Noire et en Apulie. Ces préparations sont constituées par une pâte non levée, non cuite, et durcie à l'air. Le grano duro est probablement l'espèce de blé la plus riche en gluten ; c'est un aliment qui est, en même temps, facile à digérer et nourrissant. Mêlé à du fromage et à l'état de macaroni proprement dit, il garde son pouvoir nutritif, mais perd de sa digestibilité.

Seigle. — Analysée par Einhoff, la farine de seigle contient : amidon, 61,09 ; sucre, 3,27 ; mucilage, 11,09 ; gluten non desséché, 9,48 ; albumine, 3,27; enveloppes, 6,38 ; perte, 5,42.

M. Payen en a donné l'analyse suivante : amidon, 67,65 ; matières azotées, 12,50 ; dextrine et substances congénères, 11,0 ; matières grasses, 2,25 ; cellulose, 3,10; matières minérales, 2,00.

Le pain qu'on fabrique avec le seigle est dense, brunâtre et d'apparence graisseuse. Son goût est agréable. Il est nourrissant, mais beaucoup d'estomacs le supportent mal. Mêlé avec le froment, il sert à faire un pain plus substantiel, plus nourrissant et qui est plus usité dans nos campagnes que le pain de froment pur.

Orge. — L'orge est encore employée comme nourriture dans beaucoup de pays du Nord, où la culture du froment réussit mal. Il en est encore de même dans plusieurs départements français (le Berry).

Le pain fait avec la farine d'orge est lourd, grossier, d'un brun violacé, moins nourrissant et moins facile à digérer que le pain de seigle, et, par conséquent, que le pain de froment.

On le rend meilleur en y introduisant 1/3 ou 1/4 de farine de froment.

L'analyse de la farine d'orge par Einhoff a donné : amidon, 60 ; sucre, 5,45 ; albumine et gluten sec, 1 ; enveloppes, 10,3 ; eau, 11,2. D'après M. Payen, la composition de l'orge est la suivante : amidon, 66,43 ; matières azotées, 12,96 ; dextrine et substances congénères, 10,00 ; matières grasses, 2,76 ; cellulose, 4,75 ; matières minérales, 3,10.

Avoine. — La farine d'avoine contient, d'après M. Boussingault : amidon, 46,1 ; gluten et albumine, 13,7 ; matières grasses, 6,7 ; sucre (glucose), 6,0 ; gomme, 3,8 ; ligneux et cendres, 21,8.

D'après M. Payen, voici la proportion des principes constituants : amidon, 60,59 ; matières azotées, 14,39 ; dextrine et substances congénères, 9,25 ; matières grasses, 5,50 ; cellulose, 7,66 ; matières minérales, 3,25.

On mange encore du pain d'avoine dans plusieurs comtés du nord de l'Angleterre, et surtout en Écosse. Il est moins digestif que celui qu'on fait avec de la farine de blé, bien qu'il contienne beaucoup plus d'albumine végétale.

Les Écossais, qui sont très robustes, en font leur principale nourriture et lui attribuent une partie de leurs forces.

Le gruau, qui n'est autre chose que la semence d'avoine dépouillée de ses enveloppes, est beaucoup plus nourrissant qu'on ne le croit généralement. L'estomac le garde souvent volontiers alors qu'il rejette tout autre liquide nourrissant.

La farine d'avoine mélangée au lait et en potage est une bonne nourriture. Elle réussit aux enfants, ainsi que dans les cas de dyspepsie. Elle est généralement regardée comme légèrement laxative, mais cela n'est pas démontré.

Riz. — Le riz, originaire de l'Inde, est maintenant cultivé dans le midi de l'Europe, en Italie, en Espagne et dans le delta du Rhône. Il ne vient que dans les endroits humides et marécageux. On a longtemps considéré le riz comme ne contenant sensiblement pas de gluten. D'après Davy, le riz renferme plus de 10 pour 100 de ce principe, et beaucoup de sucre. D'après MM. Payen et Boussingault, il n'y aurait guère que 7,5 de gluten et d'albumine ; il n'y a pas de principes astringents.

Le riz sert d'aliment aux populations de la moitié du globe, et il est, la plupart du temps, employé simplement cuit dans l'eau.

On prépare aussi avec la farine de riz, cuite dans le lait ou dans l'eau, sucrée et aromatisée, les crèmes de riz, si utiles aux convalescents et aux individus atteints de diarrhées chroniques.

On fait du pain de riz, qui se digère assez bien ; il est toutefois considéré comme un peu laxatif : on lui enlève cet inconvénient en mélangeant avec la farine du riz une certaine quantité de farine de froment. Le pain qui en résulte est brunâtre, mais assez digestif.

[Au total, le riz n'a qu'un pouvoir réparateur médiocre ; et on a remarqué que les populations qui en font à peu près exclusivement usage sont obligées d'en consommer des proportions énormes pour être nourries. Quand on y joint des substances grasses et fortement azotées, c'est alors un très bon aliment.]

Maïs. — Le maïs est cultivé dans la plus grande partie de la France ; on emploie peu sa farine pour faire du pain : elle est, en effet, peu susceptible de lever ; celui qu'on fait toutefois est sec et croquant, et on le trouve bon quand on en a l'habitude. La farine de maïs contient, d'après M. Payen : amidon, 67,55 ; matières azotées, 12,50 ; dextrine et substances congénères, 4,00 ; matières grasses, 8,80 ; cellulose, 5,90 ; matières minérales, 1,25. Le maïs sert d'aliment dans plusieurs provinces de France ; on en fait de la bouillie et des gâteaux qui sont nourrissants et d'un goût agréable.

Le pain de maïs, au contraire, est fade, visqueux, compacte ; il rancit et moisit rapidement. On pourrait le mélanger avec un peu de farine de froment.

Marzari a avancé, en 1810 [Balardini, en 1840], et, dans ces derniers temps, Roussel a développé cette opinion avec talent, que c'était spécialement chez les populations qui faisaient usage de maïs que sévissait la pellagre. C'est une opinion que les faits observés récemment ne permettent pas d'admettre encore.

[Une polémique très vive, et qui dure encore, s'est élevée, il y a un certain nombre d'années, sur l'étiologie de la pellagre. Le maïs atteint de la maladie parasitaire connue sous le nom de *verdet* ou *verderame,* est-il la seule cause de la pellagre, comme l'ergot du seigle est la seule cause de l'ergotisme ? Si l'on considère : 1° que la pellagre se montre chez des individus qui n'ont jamais fait usage de maïs, verderamé ou non, et dans des localités où cette céréale n'est pas employée ; 2° qu'elle est inconnue dans des localités où le maïs sert à l'alimentation ; 3° que dans des pays à pellagre, la Lombardie, par exemple, la maladie est très inégalement répartie, le régime des habitants restant le même ; 4° qu'elle se montre dans certaines conditions de cachexie qui accompagnent la folie ; il est bien difficile de ne pas rejeter l'étiologie absolue que proclament les partisans de l'influence du verdet.

Cependant récemment Lombroso a mis hors de doute la nocuité du *maïs altéré ;* le champignon, cause du *verdet,* ne serait selon lui que l'une des formes de la plus vulgaire des moisissures, le *Penicillium glaucum ;* il ne serait pour rien dans la production de la pellagre, mais provoquerait une altération putride du maïs et la formation d'un ou de plusieurs alcaloïdes toxiques. Il a réussi à retirer du maïs fermenté la *pellagrozéine,* peut-être peu différente des ptomaïnes de la putréfaction cadavérique (Zülzer). La présence de ces alcaloïdes dans le maïs avarié et peut-être dans d'autres substances suffirait à expliquer la pellagre du maïs et les autres formes de pellagre.]

Farine de pois. — La farine de pois est remarquable par la grande quantité de caséine végétale qu'elle renferme. Elle est, en général, d'une digestion assez difficile, mais nourrissante. Elle contient très peu de gluten. On s'en sert beaucoup comme légume, ou encore pour épaissir les soupes, principalement à bord des vaisseaux.

[Voici quelle serait, d'après M. Payen, la composition des pois secs ordinaires : amidon, dextrine, matière sucrée, 58,7 ; substances azotées, 23,8 ; matières grasses, 2,1 ; cellulose, 3,5 ; sels minéraux, 9,8.]

Farine de sarrasin (blé noir). — La farine de sarrasin est d'une grande utilité pour l'alimentation des habitants des campagnes. Plusieurs provinces en France en font presque exclusivement usage pour se nourrir. Le grand avantage que présente cette plante, c'est qu'elle peut venir dans les terres les plus maigres ; et que, dans celles qui sont les plus substantielles, on peut la semer après la récolte du seigle. Les fruits mûrs sont recueillis en septembre et en octobre. La farine de blé noir sert à faire une espèce de pain, assez indigeste du reste, ce qui est peut-être dû à la manière grossière dont il est fabriqué. On en fait encore des galettes et de la bouillie.

La farine de sarrasin contient beaucoup de principes nutritifs. Voici sa composition, d'après Zeuneck : ligneux, 26,943 ; amidon, 52,295 ; gluten, 10,473 ; albumine, 9,228 ; extractif, 2,438 ; gomme et mucus, 2,803 ; extractif et sucre, 3,068 ; résine, 0,364 ; perte, 1,250.

Farine de châtaigne. — On ne possède pas d'analyse quantitative de farine de châtaigne, on sait seulement qu'elle contient une grande quantité de fécule, de gluten, qui a la plus grande analogie avec celui qu'on retire de la farine des graminées, et un principe sucré. Elle est saine et très nourrissante. Cuite, elle sert à nourrir une partie de l'année un grand nombre des habitants du Limousin, du Périgord et de la Corse. Dans quelques localités de ces pays, on a essayé d'en faire du pain, mais ces tentatives n'ont pas eu de suite ; il est probable cependant qu'avec une manutention intelligente et soignée, on y parviendrait facilement.

Farine de marron d'Inde (Aesculus hippocastanum). — Elle est presque entièrement formée d'amidon et d'une certaine quantité de gluten dont le poids n'a pas été apprécié. Il y a également un principe amer très désagréable, qui s'est toujours opposé à ce qu'on employât cette farine à la nourriture de l'homme. On peut la débarrasser de son amertume en la laissant macérer dans une lessive alcaline.

M. Flandin, dans un mémoire lu à l'Académie des sciences, a rappelé l'attention sur ce procédé. Celui qu'il indique consiste à mêler 100 kilogr. de pulpe de marron avec 1 ou 2 kilogr. de carbonate de soude. On laisse macérer pendant quelque temps, on lave, on passe au tamis, et on obtient ainsi une fécule très pure.

M. Flandin a présenté en même temps un pain excellent et très beau fait avec un quart de cette fécule et trois quarts de farine de froment. Il est à désirer que ce procédé soit soumis à de nouvelles expérimentations, qui permettent ensuite de le généraliser.

On extrait de diverses farines naturelles des produits essentiellement composés de substances amylacées, et dont il est utile de dire quelques mots.

1° *L'amidon.* — Extrait de la farine de blé, et peu usité comme nourriture, il est constitué par un grand nombre de granules sphériques d'une grandeur variable.

2° *L'arrow-root.* — Fécule retirée de la racine du *maranta indica.* On l'obtient en râpant cette racine au-dessus d'un baquet d'eau, dans le fond duquel elle se dépose. Ses grains fins, nacrés, doux au toucher, sont employés comme une substance nourrissante.

3° *Fécule de pomme de terre.* — Extraite des tubercules des pommes de terre, elle est la base de tous les potages restaurants, et, sous ce rapport, elle agit absolument de même que l'arrow-root et que les autres fécules dont nous avons parlé.

4° *Fécule de manioc* ou *tapioca.* — Ce dernier n'est autre que la fécule de manioc desséchée sur des plaques chaudes, cuite et agglomérée en grumeaux durs, irréguliers et un peu élastiques. — La fécule de manioc, pour être employée comme comestible, a besoin que le produit extrait de sa racine soit débarrassé par le feu des principes vénéneux qu'elle contient.

Le tapioca sert à faire des potages au lait et au bouillon, dont il augmente les qualités nutritives.

5° *Sagou.* — Cette fécule est extraite de la moelle du *sagus farinaria.* Avant d'être desséchée, elle est passée dans une sorte de tamis et séchée sur plaques chauffées. Elle est alors en grains arrondis, gris, rougeâtres, durs, élastiques, sans odeur et presque sans saveur.

6° *Salep.* — Cette fécule s'extrait des bulbes de plusieurs orchidées qui croissent en Perse (*orchis mascula, morio, bifolia*); elle contient, outre beaucoup d'amidon, une quantité notable de bassorine, de gomme soluble et de sel marin. Le salep, comme le sagou, est employé à faire des potages.

Racines féculentes, champignons.

Cette classe comprend deux aliments particuliers et différents : 1° les racines féculentes (pommes de terre, patate,
igname) ; 2° les champignons.

1° *Racines féculentes*. — A. *Pomme de terre*. — C'est un des aliments les plus précieux dont l'homme peut disposer. Ces tubercules sont composés en grande partie de fécule, qui est déposée
dans les cellules ligneuses, molles, tendres, et d'une cuisson
très facile. Leur analyse donne, d'après M. Payen : eau, 75 ;
fécule amylacée, 20,06 ; substances azotées, 1,60 ; matières
grasses, huile essentielle, 0,10 ; substances sucrées, 1,69 ; cellulose, 1,65 ; sels, 1,56.

La pomme de terre unie à un peu de farine de froment donne
un pain d'une saveur douceâtre, assez agréable et bien nutritif.
Elle est employée, en général, d'une tout autre manière, et
simplement cuite dans l'eau, à l'étuvée ou frite. C'est un aliment non azoté, agréable, nourrissant, et qui convient surtout
lorsqu'on l'associe à des aliments azotés, tels que les viandes,
qu'il sert à étendre, et dont il modère les qualités nourrissantes
et stimulantes. On peut l'employer avec beaucoup de succès
pour détruire ce qu'on a quelquefois appelé la pléthore azoti-
que, c'est-à-dire l'abus des aliments azotés, et l'état général de
l'organisme qui en est la conséquence. Plus la pomme de terre
est farineuse quand elle est cuite, plus elle est d'une digestion
facile et plus elle est nourrissante. La pomme de terre nouvelle
ne contient pas encore beaucoup de fécule, et elle n'est pas aussi
nutritive.

En 1843, une maladie spéciale aux pommes de terre commença à se manifester aux États-Unis et au Canada. En 1845,
elle pénétra en Europe, dont elle envahit successivement presque tous les États. La maladie frappe d'abord les feuilles, puis
les tiges anciennes. Elle gagne de là les tiges souterraines, puis
les tubercules, et enfin, en suivant les vaisseaux, les yeux ou
bourgeons.

Il est probable que cette maladie est produite par une végétation parasite, dont les sporules, d'une très grande ténuité, sont
transportées par les vents, et dont la chaleur humide favorise
le développement. C'est surtout dans les mois de juillet, d'août
et de septembre qu'elle sévit.

Cette maladie fait perdre aux pommes de terre leur qualité
nutritive, car elle détruit la fécule. Elle ne paraît pas leur communiquer des propriétés nuisibles.

[Les graves conséquences de cette maladie, au point de vue

de l'alimentation publique, ont engagé à chercher d'autres plantes qui pussent remplacer la pomme de terre ou la suppléer au besoin; on a donc encouragé la culture des deux espèces suivantes :

B. *Patate douce.* — Les racines tuberculeuses, surtout celles de la variété rouge, renferment presque autant de fécule que la pomme de terre, malheureusement la proportion de sucre qu'elle renferme s'oppose à ce qu'elle puisse être mangée avec de la viande. Enfin, elle s'altère assez promptement et n'est pas à l'abri de la maladie.

C. *Igname.* — Les rhizomes en massue de cette dioscorée peuvent atteindre un poids de 2 et même de 3 kilogr., et contiennent une assez grande proportion de fécule pour être très nourrissants. Cette plante est d'une acclimatation facile dans nos contrées, mais surtout en Algérie. Elle ne renferme pas de sucre comme la patate, se conserve bien, et son goût la rapproche tout à fait de la pomme de terre.

D. Enfin, toujours dans la même intention, on a proposé diverses racines, telles que celles de la *fritillaire impériale*, de l'*arum italicum*, du *cerfeuil bulbeux*, etc.]

2° *Champignons.* — Les champignons comestibles sont constitués par des fibres végétales denses et nombreuses. Ces végétaux ont été analysés; on y a trouvé : 1° de la fongine et de l'acide fongique, qui, du reste, paraissent être des substances inertes ; 2° deux matières animales, dont l'une est tout à fait analogue à l'osmazôme et dont l'autre, azotée et soluble dans l'alcool, est de nature indéterminée. On trouve encore dans les champignons du sucre, de l'adipocire, de l'huile, de la bassorine et une matière gommeuse.

Une question importante relative aux champignons et qui prime toutes les autres, est la suivante : il y a des champignons comestibles, mais il y a aussi des champignons vénéneux, et il est important de distinguer les uns des autres. Nous ne pouvons entrer ici dans l'exposé des caractères qui permettent de faire cette distinction, et nous y entrerons d'autant moins que ces caractères sont fort incertains.

Nous dirons seulement qu'à Paris, les seuls champignons dont la vente soit autorisée sont les champignons de couche (*Agaricus campestris*), la chanterelle (*Cantharellus cibarius*) et la morille comestible (*Morchella esculenta*).

Les champignons cuits sont un aliment nourrissant, mais qui, en raison de la densité de ses fibres, est très indigeste ; c'est un point qu'il ne faut pas perdre de vue.

[Peut-on rendre comestibles les champignons vénéneux ? Des expériences nombreuses et parfaitement concluantes, corroborées par la pratique ancienne et traditionnelle des peuples du Nord, ont fait voir que des lavages répétés avec de l'eau salée et vinaigrée peuvent faire disparaître le principe toxique des espèces nuisibles.]

Les truffes, qui sont une espèce de ;champignon, ont une composition spéciale et une densité de tissus plus grande encore que celle des autres espèces de ces végétaux; elles sont très indigestes, et fort souvent même elles ne sont pas digérées du tout.

Herbes potagères.

Les herbes potagères proprement dites sont celles dont on fait usage après leur avoir fait subir une coction préliminaire. On peut les diviser en sous-classes, qui sont les suivantes :

1° *Herbes potagères parenchymateuses.* — Elles consistent en racines, tiges, fleurs ou parties de fleurs et feuilles. On peut y comprendre l'asperge, l'artichaut, le céleri, le cardon, le chou, le chou-fleur, la scorsonère, la carotte, le navet et la laitue. Leurs caractères généraux et les parties élémentaires qui les constituent, envisagés exclusivement sous le point de vue de l'alimentation, sont les suivants :

1° Une quantité plus ou moins considérable de fibres ligneuses et de cellulose à tissu plus serré, plus dense et plus compacte dans certaines espèces que dans d'autres; 2° un suc qui imprègne toutes les cellules du tissu, et qui est composé d'eau, de beaucoup d'albumine végétale, d'un peu de fibrine végétale, de matières gommeuses sucrées et extractives. Le principe sucré prend un grand développement dans la carotte et le navet.

A l'exception de l'artichaut, de la laitue et du céleri, toutes se mangent cuites. — L'effet de la cuisson est le suivant : elle commence par coaguler la fibrine et l'albumine végétales, puis, en se prolongeant, l'eau au milieu de laquelle on les fait bouillir, ou le suc lui-même des plantes, finit par pénétrer jusqu'aux parties les plus intimes de l'aliment, en imbibe et en dissocie les fibres, le transforme, enfin, en matière pulpeuse, on pourrait presque dire en hydrate. L'aliment ainsi ramolli, et assaisonné d'une manière convenable, peut être mangé. La cuisson dans l'eau remplit souvent, pour quelques-unes de ces plantes, une autre indication, qui consiste à dissoudre les principes extractifs, âcres et amers, qui rendent quelques-uns de ces aliments peu agréables au goût. Notons encore que chacun de ces légumes possède des principes particuliers, qui donnent à chacun d'eux leur goût spécial.

Le degré de digestibilité et le pouvoir nutritif des différents légumes ne sont point semblables. On peut admettre, d'une manière générale, que leur digestibilité est facile et leur pouvoir nutritif faible. Les effets qu'ils produisent varient suivant les circonstances de temps, de saison et le caractère plus ou moins aqueux des plantes. L'usage de ces végétaux est essentiellement avantageux dans les pays chauds et dans l'été de nos climats. On a longtemps attribué à leur privation le développement du scorbut dans les voyages de long cours; ce fait, toutefois, n'est pas encore démontré d'une manière positive.

L'asperge. — On en mange les jeunes pousses ou turions. Les éléments qu'elle renferme sont l'asparagine, principe peu actif et qui cependant paraît diurétique, de l'albumine végétale, une résine visqueuse douée d'une certaine âcreté, et une notable proportion de substance amylacée. Cuite, l'asperge constitue un aliment sain et d'une digestion facile. Elle nourrit peu.

Le céleri. — Ache odorante (ombellifère), se mange cru ou cuit, c'est sa racine qui est employée. Crue, elle est légèrement stimulante, et parfois assez difficile à digérer, ce qui tient à la dureté de ses fibres végétales. Cuite, elle n'est pas plus nourrissante, mais d'une digestion plus facile; elle contient, outre l'albumine végétale, une certaine quantité de mannite.

Le cardon (synanthérée). — Il donne, après la cuisson, un aliment agréable, d'une digestion facile, et chargé d'albumine et de fibrine végétales, ainsi que de sucre.

L'artichaut (synanthérée). — On recueille les capitules avant l'épanouissement des fleurs, et on n'en mange que le réceptacle, ainsi que la base des feuilles. On en fait usage cru ou cuit. Cru, il est lourd, indigeste, et fatigue les estomacs délicats, en raison de la densité de ses fibres. Cuit, c'est un aliment doux, d'une facile digestion, et assez nourrissant. Il convient aux convalescents.

Le chou cultivé. — On en connaît plusieurs espèces, qui sont le chou cavalier ou vert, le chou de Bruxelles, le chou frisé, le chou pommé, le chou-fleur.

Le chou proprement dit est un aliment qui contient beaucoup d'albumine végétale, mais la grande quantité de fibres végétales dont celle-ci est accompagnée le rend d'une digestion difficile; il est peu nourrissant et détermine souvent le dégagement de beaucoup de gaz. Les estomacs délicats, atteints de dyspepsie, les convalescents, doivent éviter les choux, quelque bien cuits qu'ils soient. Il en est une préparation spéciale, fort goûtée dans le nord de la France et dans une partie de l'Allemagne, c'est celle à laquelle on a donné le nom de *chou-croute*.

La choucroute se prépare en superposant dans des tonneaux des couches alternatives de chou, additionné de sel et de condiments divers. Le chou y subit un premier degré de fermentation, qui ne tarde pas toutefois à s'arrêter à mesure qu'il s'imprègne de sel et qu'il reçoit l'action des aromates. La choucroute est un mauvais aliment; outre qu'il nourrit peu, il est indigeste, excitant, et son emploi longtemps répété peut déterminer des embarras gastriques et même de véritables gastrites. On ne doit pas en faire un usage habituel.

Le chou-fleur. — Il se digère très vite. Les fibres végétales qui le constituent sont tendres, molles, et ne résistent pas à la cuisson. Elles contiennent une certaine quantité d'albumine végétale, du sucre et beaucoup d'eau. C'est un aliment peu nourrissant.

La laitue (synanthérée). — On emploie surtout la laitue dite romaine et la laitue pommée. On les mange crues; leurs fibres, en cet état, sont assez tendres; elles contiennent beaucoup d'albumine végétale et un peu de fibrine. Cuite, la laitue est plus facilement digérée encore, et elle a même une puissance nutritive assez grande.

La carotte (ombellifère). — La carotte a les fibres denses et serrées; elle contient du gluten, de l'albumine végétale, beaucoup de sucre de canne, de la mannite, de la gomme, de l'acide pectique, du ligneux, et une matière résineuse jaune, qui lui donne sa couleur. La carotte, sauf lorsqu'elle est encore jeune, petite et tendre, est un aliment d'une digestion difficile, et il faut une ébullition longue et prolongée pour en hydrater les fibres. La purée de carotte, faite avec cette racine longtemps soumise à l'ébullition, est d'une digestion beaucoup plus facile.

Le navet. — Le navet contient une faible proportion de matière nutritive, à peine 4 pour 100. Il a très peu de mucilage, peu d'albumine, beaucoup de sucre; ses fibres sont moins denses que celles de la carotte : il contient, en outre, une huile essentielle un peu irritante et qui peut fatiguer l'estomac. C'est un aliment dont on ne fait usage que cuit, et qui est peu nourrissant et peu digestible.

La scorsonère. — Racine qui contient beaucoup d'albumine végétale, dont les fibres se laissent facilement ramollir par la cuisson. Elle se digère facilement et nourrit assez bien.

Le panais (ombellifère). — Racine alimentaire, d'une saveur sucrée, aromatique et légèrement stimulante. Elle exige une longue cuisson et est difficile à digérer.

2º *Herbes proprement dites.* — Les herbes proprement dites comprennent la chicorée, l'oseille et les épinards. La chicorée et les épinards sont fades. L'oseille contient une assez grande quantité d'oxalate de potasse; la cuisson prolongée dans l'eau en enlève une partie et en diminue l'acidité. Ce sont les feuilles de ces trois végétaux qui servent d'aliments. Après leur avoir fait subir une cuisson assez longue, on les égoutte, on les hache et on les soumet à une deuxième cuisson, pendant laquelle on y incorpore les divers assaisonnements. Ces trois aliments sont aqueux, très peu riches en principes azotés, c'est-à-dire en albumine et en fibrine végétale; ils sont donc peu nourrissants. Les épinards et la chicorée sont cependant très facilement digestibles, ce qui s'explique par l'état de division extrême auquel ils sont réduits. Quant à l'oseille, les principes acides qu'elle contient la rendent plus excitante, et il est des estomacs qui, en raison de leur peu de sympathie pour les acides, doivent y renoncer. Ces trois aliments s'associent très bien aux viandes, dont ils atténuent les qualités parfois trop excitantes et trop stimulantes. Ils les étendent en quelque sorte et en facilitent ainsi la digestion.

3º *Herbes légumineuses.* — Elles comprennent deux sections bien différentes, et les végétaux qu'on peut y ranger exercent sur le tube digestif et la nutrition une influence qui est loin d'être la même. Dans une première, on place ces plantes encore très jeunes, à l'état vert, et sans attendre qu'elles soient parvenues à leur maturité; on peut y comprendre les pois verts, les haricots dits haricots verts, qui ne sont que des haricots encore très petits et entourés de leurs jeunes gousses, les haricots proprement dits, encore jeunes et tendres; enfin, les fèves nouvelles. Dans une deuxième section, on range les haricots, les lentilles, les pois et les fèves, bien développés et à l'état de maturité. Les propriétés des unes et des autres sont différentes.

Les légumes de la première catégorie sont herbacés et verts; leurs fibres végétales sont molles, douces, tendres, et se laissent facilement hydrater par la cuisson dans l'eau. Les parties nutritives qu'elles contiennent renferment peu de fécule, peu de dextrine et peu de sucre, mais beaucoup de caséine végétale; leur enveloppe corticale ne résiste pas à la digestion. Dans cet état et bien cuits, ce sont des aliments excellents, nourrissant bien et se digérant avec une certaine facilité. On ne peut toutefois se dissimuler qu'à l'exception peut-être des haricots verts, les autres espèces, c'est-à-dire les pois, les petits haricots et les fèves, donnent presque toujours naissance, pendant le travail de la digestion, à une certaine quantité de gaz; on doit en conclure qu'il ne faut jamais en manger beaucoup, et qu'il est bon, lorsque cela est possible, de les associer à une certaine quantité de viande.

Les légumes de la deuxième catégorie, c'est-à-dire ceux qui ont atteint leur développement et qui sont à leur maturité complète, se présentent dans d'autres conditions. Ces végétaux renferment une grande quantité de fécule, qui est contenue dans des enveloppes épidermoïdes dures, d'une hydratation difficile et essentiellement rebelles à la digestion. La digestion de ces légumes (pois, lentilles, haricots, fèves) est, en général, assez difficile ; elle s'accompagne du développement de gaz ; et lorsqu'on les prend en excès, ils produisent facilement des indigestions, dont la répétition fatigue l'estomac. La manière la plus saine de manger ces aliments est d'en faire usage à l'état de purée, après leur avoir fait subir, toutefois, une première cuisson dans l'eau. La seconde coction à laquelle on les soumet est destinée à y incorporer les assaisonnements. A cet état, ces légumes se digèrent avec beaucoup plus de facilité ; ils peuvent être pris en quantité plus considérable, et sont assez nourrissants. Ils se digèrent encore mieux quand la purée qu'on fait avec eux est associée à la viande.

Végétaux qui se mangent crus.

1° *Des salades, des radis et des concombres.* — Les aliments employés en salade sont la laitue et ses variétés, la chicorée, la mâche, le céleri, le cresson de fontaine, le cresson de jardin.

Les salades sont servies à l'état de crudité, et aromatisées avec des condiments plus ou moins forts. L'huile, le vinaigre, le sel et le poivre, quelquefois un peu d'ail, sont ceux qu'on emploie de préférence. Elles constituent un aliment peu nourrissant, dont l'albumine végétale, associée à un arome spécial pour chaque espèce, fait la base. Les estomacs solides et robustes les digèrent parfaitement ; elles sont, au contraire, essentiellement indigestes pour les estomacs faibles, débiles, pour les convalescents, les dyspeptiques, etc. Les salades servent souvent à faciliter la digestion des viandes nourrissantes et à atténuer leurs qualités stimulantes. Quelques-unes d'entre elles, et en particulier le cresson et la chicorée, conviennent parfaitement aux individus disposés aux affections scorbutiques.

Radis (crucifère). — Les racines de trois espèces de radis sont employées comme aliment. Ce sont d'abord le radis ordinaire et la petite rave. Ces deux racines ont une chair peu dense, des fibres végétales peu serrées et peu dures ; elles contiennent une certaine quantité d'eau, de l'acide pectique, un peu d'albumine végétale, et une huile essentielle qui fait surtout partie de l'écorce de la racine ; l'huile essentielle et le principe âcre sont d'autant moins prononcés que la plante est plus jeune. Lorsqu'elle vieillit, l'eau en augmentant de proportion, et les fibres en s'isolant les unes des autres et en durcissant, finissent par rendre les radis immangeables. Broyé par de bonnes dents, mâché avec soin, le radis est un aliment frais, apéritif et agréable. Il est alors bien digéré, mais il nourrit peu. Sans ces conditions, et pris en grande quantité, il peut être indigeste. La troisième espèce de radis est le radis noir ou gros radis, dont l'épiderme est dur et rugueux, et dont la chair est dense, coriace, et extrêmement piquante. Ce dernier est un apéritif énergique et un puissant stimulant. Il est d'une digestion difficile.

Concombres. — Le concombre a besoin d'être cuit pour pouvoir être mangé. Quelquefois, cependant, on en fait usage à l'état de salade. Sa chair fade, aqueuse et même nauséabonde, doit alors être assaisonnée avec de l'huile et du vinaigre ; mais elle n'est pas toujours facilement digérée pour cela.

2° *Des fruits.* — On a souvent cherché à établir, sous le rapport de l'alimentation, une classification des diverses espèces de fruits. La division que l'on admet généralement comprend les classes suivantes : 1° fruits charnus ; 2° fruits pulpeux ; 3° fruits à noyaux ; 4° noix. Il est néanmoins assez difficile de rester fidèle à cette classification, et il est plus utile d'examiner à part chaque espèce de fruit.

Il semble que la répartition des fruits dans les divers climats soit en rapport avec les besoins naturels de l'homme et les maladies dont il est atteint. Ainsi dans les climats froids, où le fruit n'a d'utilité que pour combattre la tendance âcre et putride résultant d'une nourriture toute animale, les fruits sont acides, antiseptiques, très peu nourrissants ; dans les pays chauds, au contraire, où ils doivent à la fois étancher la soif, calmer la chaleur et nourrir, ils sont pulpeux, doux, sucrés et succulents.

Il est une autre remarque importante, c'est que l'âge des fruits exerce une influence très grande sur leurs qualités et sur leur action digestive. Dans la première période de leur développement et avant que le fruit soit arrivé à la maturité, les caractères généraux des différentes espèces sont les suivants : les fibres ligneuses qui les constituent sont plus denses, plus nombreuses et plus dures ; il y existe, en quantité notable, un acide de nature organique : c'est l'acide malique, l'acide acétique, l'acide citrique, l'acide tartrique, ou d'autres encore. L'eau est peu abondante ; l'albumine végétale n'y est qu'à l'état rudimentaire ; il y a aussi de la fécule. A cet état, l'usage des fruits a sur l'homme les plus fâcheux effets. La diarrhée, la dysenterie, en sont fréquemment la conséquence. L'usage habituel mais non abusif de fruits qui ne sont pas arrivés à l'état de maturité complète détermine encore bien souvent le développement d'ascarides lombricoïdes.

A mesure qu'on s'approche de la période du développement complet des fruits, les caractères précédents changent, se modifient ; et, à l'époque de la maturité complète, ils sont remplacés par les suivants : les fibres ligneuses sont devenues moins nombreuses, plus minces et plus molles ; l'acide n'y est plus qu'en quantité très peu considérable ; il n'y a plus de fécule, mais du sucre de raisin et de la pectine. Les fruits, à cet état, sont excellents pour l'homme, qui les digère alors avec facilité ; ils le nourrissent également assez bien. L'abus toutefois est près de l'usage, et le développement de diarrhées, de dysenteries, est souvent encore à redouter.

La saison influe sur la qualité des fruits, et, par conséquent, modifie leur action sur l'homme. Ainsi, une saison trop froide ne permet pas à ces végétaux d'arriver à leur maturité complète ; ils ont alors tous les inconvénients des aliments acides. Une saison trop humide les rend trop aqueux, trop fades et trop peu sucrés ; ils sont alors indigestes.

1° *Raisin.* — A l'état de maturité, la pulpe du raisin est succulente et d'une saveur douce et sucrée, avec une légère acidité qui tempère cette saveur. Ce sont des fruits essentiellement rafraîchissants ; ils peuvent devenir laxatifs quand on en mange une quantité un peu considérable.

Les raisins secs, souvent servis sur nos tables, ont une saveur beaucoup plus sucrée. On les prépare ordinairement en les faisant sécher au four, après les avoir plongés dans une lessive alcaline. Les raisins des contrées méridionales sont surtout ceux que l'on destine à cet usage.

2° *Orange.* — Les oranges mûres sont un des fruits les plus délicieux dont l'homme puisse faire usage. Leur saveur douce, sucrée, en même temps qu'acide, les rend très agréables, rafraîchissantes et légèrement laxatives. La pulpe, toutefois, doit être rejetée, car elle est indigeste. Les oranges servent encore à préparer l'orangeade, boisson légèrement acidule. Ce fruit est généralement considéré comme un aliment antiscorbutique.

3° *Citron.* — Le citron n'est guère employé que comme condiment, ou pour la préparation de la limonade. Son acidité, qu'il doit à l'acide citrique, et qui est assez considérable, ne permet pas de le manger comme fruit, du moins dans nos climats. Comme l'orange, il jouit de propriétés antiscorbutiques caractérisées.

4° *Fraises*. — Elles contiennent beaucoup de mucilage, des acides malique et citrique en petite quantité, du sucre et une huile essentielle, qui donne aux fraises leur saveur et leur arome. Les fraises bien mûres, mâchées avec soin, sont facilement digérées.

5° *Framboises*. — Elles sont moins acides que les fraises, contiennent les mêmes éléments, et, de plus, une huile essentielle spéciale. Leur degré de digestibilité est à peu près le même.

6° *Groseilles*. — Les groseilles contiennent une quantité notable d'acide citrique, beaucoup d'acide pectique, et peu de sucre de raisin. Elles sont plus laxatives et plus rafraichissantes que les fruits précédents ; leur abus amène facilement la diarrhée et la dysenterie, surtout quand elles ne sont pas très mûres.

Les fruits à noyau contiennent une grande quantité de mucilage. En général, ils sont digérés d'autant plus facilement qu'ils sont plus aqueux et plus sucrés, moins charnus et moins acides.

7° *Pommes et poires*. — La digestibilité de ces fruits est plus ou moins grande, selon qu'ils sont plus ou moins acides. Lorsque leur tissu est mou, leur acidité faible et leur saveur sucrée très prononcée, ils sont d'une digestion plus facile, et cependant ils fatiguent toujours un peu les organes digestifs. La cuisson influe peut-être davantage sur la digestibilité des pommes et des poires que sur celle de tous les autres fruits. Elle agit probablement en hydratant la chair du fruit, en pénétrant et en ramollissant les fibres nombreuses qu'il contient. Les poires et les pommes cuites sont des aliments assez nourrissants, d'une digestion facile, et que supportent souvent très bien les estomacs faibles, débiles, ainsi que les convalescents.

8° *Prunes*. — Les prunes bien mûres contiennent du mucilage, de l'acide pectique et beaucoup de sucre; elles sont facilement digérées. Desséchées et cuites, elles constituent les pruneaux cuits, qui sont un aliment digestif, légèrement nourrissant, et jouissant de quelques propriétés laxatives.

9° *Abricots, pêches*. — Les abricots et les pêches sont de fruits qui contiennent des fibres molles, beaucoup d'eau, de sucre de raisin, peu d'acide et des huiles essentielles spéciales. Leur digestibilité est en raison directe du développement de la matière sucrée. L'élévation de la température du climat ou de la saison agit puissamment sur le développement de cette matière sucrée, et, par conséquent, sur les propriétés digestives de ces fruits.

10° *Melons*. — Le melon est un aliment indigeste, ce qu'il doit à la grande quantité de mucilage qu'il contient, ainsi qu'à l'huile essentielle qui lui donne son goût et sa saveur. Quand il est bien mûr, d'une odeur aromatique suave, à fibres suffisamment ramollies, sans l'être trop, et à saveur sucrée largement développée, il réunit toutes les conditions de digestibilité. L'addition du poivre rend sa saveur moins agréable, mais en facilite la digestion. Le melon produit sur l'homme des effets différents, suivant le climat dans lequel on en fait usage. Dans les pays chauds, on peut en manger beaucoup plus que dans les régions tempérées, et sans qu'il produise aucun accident. Son usage immodéré dans nos climats produit très facilement des indigestions.

11° *Figues*. — Les figues sont généralement considérées comme laxatives, ce qu'il faut sans doute attribuer à l'action mécanique des pepins, qui sont insolubles dans le suc gastrique, et qui agissent comme corps étrangers sur la muqueuse intestinale.

12° *Noix*. — Ce fruit contient beaucoup de fécule et beaucoup d'huile ; ses fibres sont denses et compactes, surtout quand elles sont vieilles. Les noix sont, en général, un aliment d'une digestion difficile, et leur degré de digestibilité est en rapport avec la quantité de matière huileuse qu'elles renferment, quantité qui est d'autant plus considérable que le fruit est plus vieux.

13° *Châtaigne*. — La châtaigne contient une quantité considérable de fécule. Lorsqu'elle est cuite d'une manière suffisante, elle constitue un aliment excellent et d'une digestion facile. Une partie des habitants du Limousin se contentent de ce seul aliment. La châtaigne renferme, outre la fécule, une certaine quantité d'albumine et de fibrine végétales.

[14° Nous devons, pour compléter cette énumération, faire connaître un certain nombre de fruits exotiques que la rapidité toujours croissante des moyens de transport, la facilité de jour en jour plus grande des transactions, et, enfin, la possibilité d'une exploitation plus intelligente de l'Algérie, mettront peut-être bientôt à notre disposition. Tels sont : le *cocotier*, dont la noix renferme d'abord un liquide gommeux et sucré susceptible de fermentation alcoolique, et, plus tard, une amande très riche en huile. Le *bananier*, dont les grappes énormes ou régimes fournissent, avec une prodigieuse abondance et une incessante fécondité, la nourriture de nombreuses populations. L'*arbre à pain*, qui produit un fruit, de la grosseur d'un melon, rempli d'une pulpe amylacée et renfermant, en outre, une amande du volume et du goût de la chàtaigne. C'est la nourriture de la plupart des peuples de la Polynésie. L'*ananas*, dont nos serres nous offrent de fades spécimens. Le *palmier-dattier*, qui présente tant de ressources, de différents genres, aux habitants des contrées sablonneuses et torrides de l'Afrique et de l'Asie... enfin nous mentionnerons encore la *mangue*, le *mangoustan*, la *goyave*, etc., etc.]

Bibliographie. — Aliments végétaux en général : FIERA (B.), *Cœna (de herbarum virtulibus et eâ medicæ artis parte quæ in victûs ratione consistit), notis illustrata* à Carolo ANANTIO, etc. Patav., 1649, in-4°. — ROTH (J. P.), *De salubritate esculentorum vegetabilium præ carnibus animalium.* Halæ, 1746, in-4°. — BUC'HOZ (P. J.), *Manuel de matière alimentaire des plantes, tant indigènes qu'exotiques*, etc. Paris, 1771, in-8°. —PARMENTIER (A. A.), *Indiquer les végétaux qui pourraient suppléer en temps de disette à ceux qu'on emploie communément à la nourriture des hommes, et quelle en devrait être la préparation.* (Mém. couronné par l'Acad. de Besançon). Besançon, 1772, in-12, et Paris, 1781, in-8°. — ZUCKERT (J. F.), *Von den Speisen aus dem Pflanzenreiche*, etc. Berlin, 1778, in-8°. — BÉGUILLET (E.), *Traité général des substances et des grains qui servent à la nourriture de l'homme.* Dijon, 1782, in-4°, 2 vol., et *ibid.*, 1812, in-8°, 6 vol. — BRIANT (Ch.), *Flora diætetica, or History of Esculent Plants, both Domestic and Foreign.* London, 1783, in-8°.— MATTHÆI (C. Ant.). *De vegetalibus ad diætam spectantibus.* Marburg, 1794, in-8°.— CADET DE VAUX, *Moyens de prévenir le retour des disettes.* Paris, 1812, in-8°.— MENKE (C. Th.), *De leguminibus veterum.* Gottingæ, 1814, in-4°. — VIREY (J. J.), *Influence chimique et physiologique de quelques nourritures végétales sur l'homme et sur les animaux*, in *Journ. de pharmacie*, t. XVIII, p. 304, t. 32. — MAS (G. A.), *Considérations sur les aliments à base de fécule.* Th. de Strasb., 1826, n° 767. — LIEBIG (J.), *Ueber die stickstoffhaltigen Nahrungsmittel des Pflanzenreichs*, in *Allg. Ztg. f. Chir.*, etc., 1841, n°s 1 8. — MANTINI (Lud.), *Die Heilkraft der Gemüse sowie der einheimischen Obsfrüchte, Gewürzkräuter*, etc. Nordhausen, 1843, in-8°, et Quedlinburg, 1849, in-16. — HIRSCHFELD (W.), *Versuch einer Materialrevision der wahren Pflanzennahrung.* Hamburg, 1846, in-8°. — MOUCHON (E.), *Dictionnaire de bromatologie végétale exotique, contenant, en outre*, etc. Paris, 1848, in-8°. — SMITH (J.), *Fruits and Farinacea, being the Proper Food of Man, being an Attempt to prove from History*, etc. London, 1849, in-8°. — CONFUT (Van den), *Des fécules et des substances propres à les remplacer au point de vue de l'alimentation ou des applications techniques.* Bruxelles, 1857. — ROUTH (C. H. F.), *On vegetable substitut esfor human milk*, in *The Med. Times and Gaz.*, 1858, t. I, p. 185, 214. Voy. plus bas la bibliographie de l'article *Régime*.

Blé, pain : NICOLAI (Henric.), *Tractatus singularis de panis natura, usu, affectionibus, operationibus, divisionibus et varietatibus.* Dantisci, 1651, in-4°. — CELLARIUS, *De natura panis.* Helmetii, 1676. — SAGITTARIUS, *De pane.* Jenæ, 1678, in-4°. — VESTI, *De panis usu alimentoso et medicamentoso.* Erfordiæ, 1710, in-4°. — STAHL, *De pane speciatim tritico, juxta principia, usum, differentias, etc., spectato.* Erfordiæ, 1727, in-4°. — MANETTI (Xav), *Delle specie diverse di frumenti e di pane*, etc. Firenza, 1768.—LINGUET (S. Nic. H.), *Du pain et du bled.* Londres, 1774, in-12. —BÉGUILLET (Edme), *Traité de la connaissance générale des graines et de la mouture par économie.* Dijon, 1775, 3 vol. in-8° ; *ibid.*, 1780, 2 vol. in-8°. — PARMENTIER (A. A.), *Le parfait boulanger, ou Traité complet sur la fabrication et le commerce du pain.* Paris, 1778, in-8°. — DU MÈME, *Rapp.* (inédit) *sur le pain des troupes*, annoté par M. POGGIALE, in *Rec. de mém. de méd. milit.*, 2e sér., t. XVIII, p. 406. 1856. — TILLET, *Exp. et observ. sur le poids du pain au sortir du four, et sur le règlement par lequel*, etc. Paris, 1781, in-8°.—LANOIX, TIERENS, BARLENSCHLÄG, BRUX, *Mémoires sur les fours de boulanger, chauffés avec du charbon de terre, e.*

plans, etc. (Mém. cour. par la Soc. R. d'Agr. de Lyon en 1784). Genève, 1785, in-8°.
— ROSENTHAL, *Die Kunst Gesundheitsbrod aus Getreidemehl ohne Zuthuung etwas
undern zu backen.* Gotha, 1803, in-8°. — *Instruction concernant la panification des
blés avariés.* Paris, 1817, in-8°. — RODRIGUEZ, *Sur le mélange de la farine de froment avec d'autres farines,* in Ann. de Chimie et de Phys., 2° sér., t. XLV, p. 55,
1830.— BONARD, *Rapp. sur le nouveau four de M. Sochet, pour la cuisson du pain,*
ibid., t. XI, p. 77, 1834. — CHEVALLIER (A.), *Essai sur la vente du pain à Paris,*
ibid., t. XIII, p. 214, 1835. — GAULTIER DE CLAUBRY (H.), *Rapp. sur la fabrication
du pain par le pétrissage à bras et par les machines,* in Ann. d'hyg., 1re sér., t. XXI,
p. 5, 1839. — DU MÊME, *Note sur le même sujet,* ibid., t. XXII, p. 203, 1839. — DU
MÊME, *Note sur les moyens de reconnaître, dans la farine de froment, le mélange
de substances étrangères,* ibid., t. XXXVIII, p. 151, 1847.— DU MÊME, *Rapp. sur le
rendement des farines en pain,* ibid., t. XLIII, p. 88, 290, 1850. — BUSSY, *Examen
de farines servant à la fabrication d'un pain de qualité inférieure,* ibid., t. XXXII,
p. 315, 1844. — FAUTIER, *De la fabrication du pain dans la classe agricole et de
ses rapports avec l'économie politique.* Paris, 1845. — ROLLET, *Mém. sur la meune-
rie, la boulangerie et la conservation des grains et des farines, contenant une description complète,* etc., avec atlas, etc. Paris, 1847, in-8°.— HAUSMANN (N. V.), *Des
subsistances de la France, du blutage et du rendement des farines, et de la composition du pain de munition,* in Ann. d'hyg., 1re sér., t. XXXIX, p. 5, 42, 1848. —
PÉLIGOT (E.), *Sur la composition du blé,* in Compt. rend. de l'Acad. des Sc.,
t. XXVIII, p. 182, 1849. — MILLON, *De la proportion d'eau et de ligneux contenue
dans le blé et dans ses principaux produits,* in Ann. d'hyg., 1re sér., t. XLI, p. 451,
1849. — DU MÊME, *Analyse du blé,* ibid., t. XLII, p. 464, 1849. — DU MÊME, *Sur
l'hydratation du blé de la récolte de 1850,* in Compt. rend. de l'Acad. des sc.,
t. XXXI, p. 746, 1851. — DU MÊME, *Diverses communications à l'Acad. des sc.,*
1854. — BERGASSE, *Notes sur l'alimentation dans les pays chauds et sur les blés de
Russie.* Rouen, 1850, in-8°.—DUREAU DE LA MALLE, *Note sur le blé germé et mouillé
de 1850,* in Compt. rend. de l'Acad. des sc., t. XXXI, p. 897, 1851. — MAGNUS, *Untersuchung des Brodes in der Stadtvoigteigefangenen-Anstalt zu Berlin.-Amtl.
Bericht,* in Casper's Vtjschr. f. gerichtl., etc., t. I, p. 143, 1852. — HERVELEU (A.
L. J.), *Quelques considérations sur la panification et les qualités d'un bon pain.* Th.
de Paris, 1853, n° 140. — DELAMARRE, *Le pain, réserves de grains, avances sur les
céréales, destruction des insectes* (extr. du journ. la Patrie). Paris, 1853, in-12. —
PEYRAT (A.), *Du gluten et de son emploi.* Th. de Paris, 1854, n° 8. — BOUCHARDAT,
*Rapp. sur la farine, la semoule et le pain de gluten, présentés par MM. Martin
(de Vervins) et Durand (de Toulouse),* in Bullet. de l'Acad. de méd., t. XIX, p. 523,
1854. — POGGIALE, *Du pain de munition distribué aux troupes européennes et de la
composition chimique du son,* in Rec. de mém. de méd. milit., 2° sér., t. XII, p. 351,
1853.— ROLAND, *Appareils de panification, pétrin mécanique, four à air chaud et à
sole tournante.* Paris, 1855, in-8°.—LASSAIGNE (J. L.), *Des moyens de constater les
propriétés panifiables des farines de froment et le degré d'altération qu'elles ont
éprouvé,* in Ann. d'hyg., 2° sér., t. IV, p. 84, 1855. — SCHWEBES, *Gutachten über
die Beschaffenheit desden Gefangenen des Central-Gefangniss zu Königsberg, i.
d. N. M., verabreichten Brodes,* in Casper's Vtjschr., t. IX, p. 167, 1857. — RENZI
(A.), *Précis historique sur la panification ancienne et moderne.* Paris, 1857, in-8°.
— CHEVREUL, *Rapp. sur un mém. de M. Mège-Mouriès, intitulé : Recherches chimiques sur le froment, sa farine, sa panification,* in Compt. rend. de l'Acad. des
sc., t. XLIX, p. 40, 449, 1857. — KRÜGELSTEIN, *Von der Ansicht der Gesundheit
polizei auf die gute Beschaffenheit des Mehles und des Brodes,* in Henke's Ztschr.,
1858, et Canstat's Jahresb., 1859, t. VII, p. 56.—BIBRA (F. von), *Die Getreidearten
und das Brod.* Nürnberg, 1860, in-8°. — MÈGE-MOURIÈS, *Du froment et du pain de
froment,* pl., in Mém. de la Soc. impér. et centr. d'agric., 1860.—*Ueber Brodbacken
mit Steinkohlenheizung,* in Dingler's Journ. 2 Febr. hft. 1861, et Pappenheim's
Beiträge, etc., 2 hft., p. 21, 1861.— KLEEMANN (J.), *Unser täglisch Brot oder auf
welche Weise ist ein Brod zu erzielen, welches neben,* etc. Dresden, 1861, in-8°.
—RIGAUD, *Sur la boulangerie, au point de vue de l'hygiène publique,* in Gaz. hebd.,
t. IX, p. 581, 1862. — THOMSON (Rob. Dund.), *Mode of Estimating the* **Nutritive**

Value of Bread, in *Med. Times and Gaz.*, 1863, t. II, p. 374, 430, et voir les traités techniques de boulangerie, les articles des dictionnaires des arts et métiers, etc.

Céréales diverses, Fécules, etc. : PARMENTIER (A. A.), *Rapp. sur la substitution de l'orge mondé au riz, avec des observations sur les soupes aux légumes.* Paris, an X, in-8°.—MAS (G. A.), *Considérations sur les aliments à base de fécule.* Th. de Strasb., 1826, n° 767. — PIERRE (J. Is.), *Recherches analytiques sur le sarrasin considéré comme substance alimentaire.* Paris, 1858, in-8°.

Maïs : PARMENTIER (A. A.), *Le maïs ou blé de Turquie apprécié sous tous ses rapports* (Mém. cour. par l'Acad. des sc. de Bordeaux, 1784). Bordeaux, 1785, in-8°, et Paris, 1812, in-8°. — *Instruction sur les usages et la culture du blé de Turquie.* Paris, 1786, *ibid.*, an IV. — BURGER, *Vollständige Abhandl. über die Naturgeschichte, Cultur und Benutzung des Mays*, etc. Wien, 1809, in-8°, pl. 4. — LESPÈS (J. M.), *Essai sur le maïs considéré sous les rapports hygiénique et médical.* Th. de Paris, 1825, n° 99. — MAGNIN (E.), *Considérations hygiéniques et médicales sur le maïs.* Th. de Strasb., 1831, n° 981. — DUCHESNE, *Du maïs pour la nourriture de l'homme, des femmes qui allaitent et des enfants en bas âge*, in *Mém. de l'Acad. de méd. de Paris*, t. II, p. 206, 1833, et Paris, 1833, in-8°, pl. 3.—BONAFOUS, *Traité du maïs, ou Histoire naturelle*, etc. Paris, 1836, in-fol., pl. 19. — PALLAS (E.), *Recherches historiques, chimiques, agricoles et industrielles sur le maïs ou blé de Turquie, suivies*, etc. Saint-Omer, 1837, in-8°. — ROUSSEL (Th.), *Notice sur le maïs et sa culture*, in *De la pellagre*. Paris, 1845, p. 345-376. — ROSSIGNON, *Considérat. sur la culture du maïs dans l'Amérique centrale, sur l'utilisation*, etc., in *Compt. rend. Acad. des sc.*, t. XXVII, p. 439, 1848. — BAUD (V.), *La zeïde, nouvelle substance alimentaire extraite du maïs ; ses influences*, etc. Paris, 1856, in-8°.

Question de la pellagre : Voir surtout MANZARI (G. B.), *Saggio medico-politico sulla pellagra e scorbuto.* Venezia, 1810. — BALARDINI (L.), *Della pellagra, del grano turco quale causa precipua di quella malattia e dei mezzi per curarla*, in *Ann. univ. di med.*, t. CXIV, 1845, et quelques autres recherches, in *même recueil*, t. CXXVII, p. 571, 1848 ; t. CXXVIII, p. 555, 1848 ; t. CXXXII, p. 272, 1849.—ROUSSEL (Th.), *De la pellagre, de son origine, de ses progrès, de son existence en France, de ses causes et de son traitement*, etc. Paris, 1845, in-8°. — DU MÊME, *De la pellagre et des pseudo-pellagres.* Paris, 1866, in-8°. — MARCHANT (L.), *Document pour servir à l'histoire de la pellagre des Landes*, fig. Paris, 1847, gr. in-8°. — DUPLAN (D.), *Pellagre ; rapport du conseil départemental d'hygiène*, etc., à M. le baron Massy, préfet. Tarbes, 1858, in-8°. — COSTALLAT (A.), *Étiologie et prophylaxie de la pellagre*, in *Ann. d'hyg.*, 2ᵉ sér., t. XIII, p. 5, 1860. — LANDOUZY, *De la pellagre sporadique*, in *Arch. gén. de méd.*, 5ᵉ sér., t. XVI, 1860, et *Leçons publiées dans la Gaz. des hôp.*, 1861, 1862. — GINTRAC (H.), *De la pellagre dans le département de la Gironde.* Bordeaux, 1863, in-8°. — BILLOD (E.), *Traité de la pellagre d'après des observations recueillies en Italie et en France*, etc. Angers et Paris, 1865, in-8°. — *Discussion sur les causes de la Pellagre*, in *Congrès internat. de Paris*, p. 655, 686. Paris, 1687, in-8°. — Plusieurs thèses à Paris et à Montpellier ; les bibliographies de l'article *Pellagre*, de TARDIEU ; et du Mém. de M. BOUDIN, in *Ann. d'hyg.*, 2ᵉ sér., t. XV, p. 5, 1861.

Pommes de terre : MUSTEL, *Mém. sur les pommes de terre et sur le pain économique.* Rouen, 1767, in-8°. — DU MÊME, *Mém. sur la culture des pommes de terre, faisant suite au précédent.* Rouen et Paris, 1770, in-8°. — BERCHER, MACQUER, etc., *Rapp. fait à la Faculté de méd. de Paris sur l'usage des pommes de terre.* Paris, 1771, in-4°.— Un ami des hommes (ENGEL), *Traité de la culture et de l'utilité de la pomme de terre.* Lausanne, 1771, in-8°. — PARMENTIER (A. A.), *Examen chimique des pommes de terre, dans lequel*, etc. Paris, 1773, in-12.—DU MÊME, *Ouvrage économique sur les pommes de terre.* Paris, 1774, in-12. —DU MÊME, *Manière de faire le pain de pommes de terre sans mélange de farine.* Paris, 1779, in-8°. — DU MÊME, *Instruction sur la conservation et les usages de la pomme de terre.* Paris, 1787, in-8° et in-12.— DU MÊME, *Traité sur la culture et les usages de la pomme de terre, de la patate et du topinambour.* Paris, 1789, in-8°, etc., etc. — GALLOT, *Observ. sur la manière de préparer la fécule de pommes de terre pour la nourriture des enfants et des malades*, in *Hist. et mém. de la Soc. roy. de méd. de Paris*, 1776, hist., p. 329. — LENTIN, *Welchen Einfluss hat der häufige Genuss der Kartoffeln auf die menschliche Constitution*, in *Neues Hannov. Magaz.* Jahrg., XIII, nos 35, 36, 1803 — PFAFF (C. H.), *Ueber unreife und spätreife Kartoffeln und die verschiedenen Varietäten*, etc. Hiel, 1807, in-8°. — *Beitrag zur Geschichte und Empfehlung der Kartoffelfrucht*, etc. Rudolstadt, 1809, in-8°.—MARCESCHEAU, *Rapp. sur les pâtes ou préparations de pommes de terre de madame Chauveau de la Mitterie*, etc., in *J. gén. de méd.*, t. XL, p. 89, 1810.— VILLARS (A.), *Mém. sur la structure des pommes de terre*, ibid., t. XLII, p. 98, 1811. — CADET DE VAUX (A. A.), *L'ami de l'économie aux amis de l'humanité, sur les pains divers dans la composition desquels entre la pomme de terre*, etc. Paris, 1816, in-8°. — VAUQUELIN, *Analyse des différentes variétés de pommes de terre*, in *Mém. du Mus. d'hist. nat.*, t.III, p. 291, 1817. — PAYEN et CHEVALLIER, *Traité de la pomme de terre, sa culture, ses divers emplois dans les préparations alimentaires*, etc. Paris, 1826, in-8°, pl. 3.—BOUCHARDAT et DE LUYNES, *Mém. sur la panification de la fécule et de la pomme de terre*, in *Ann. d'hyg.*, 1re sér., t. XI, p. 463, 470, 1834. — BALY (W.), *On the Prevention of the Scurvy in Prisons, Pauper Lunatic Asylums*, etc., in *The Lond. Med. Gaz.*, t. XXXI, p. 699, 1843. — MAYER, *Die Kartoffel als Nahrungsmittel*, in *Rein. u. Westfäl. Corresp. Bl..* 1844. n° 23. — RITTER (B. , *Die Kartoffel als Nahrungsmittel in gesunden und kranken Zustande, und ihre Beziehung*, etc., in *Ver. d. Ztschr. f. d. Staatsarzneik.*, t. I, 1, 1847.

Champignons : Voir les traités avec atlas de BULLIARD (Paris, 1791, 1812), de PAULET (Paris, 1793, 2 vol. in-4°) et Ed. LÉVEILLÉ (1855, in-fol.), de BOLTON (L.) (Berlin, 1795-1801), de PERSOON (Göttingen, 1801), de NEES VON ESENBECK (Würzburg, 1818), de LETELLIER (1826, 1841, etc.), de KROMBHOLZ (Prag., 1831-1843), de ROQUES (2e édit. Paris, 1841). de BOUDIER (Mém. cour. Paris, 1866), etc.—CHEVALLIER (A.), *Sur les précautions à prendre relativement à la vente des champignons comestibles*, in *Ann. d'hyg.*, 1re sér., t. XXVII, p. 1, 1842. — SCHLOSSBERGER (L.), *Ueber die Nährkraft der Schwämme von Standpunkte der Chemikers aus*, in *Oesterlen's Jahrbb.*, et *Canstatt's Jahresb.*, 1846, t. VII, p. 5. — LAVALLE, *Traité pratique des champignons comestibles, comprenant*, etc. Paris, 1852, in-8°. — CADET-GASSICOURT (F.), *Désintoxication des champignons vénéneux*, in *Monit. des hôp.*, t. I, p. 950, 1853. — LEFORT (J.), *Études chimiques du champignon comestible, suivies d'observations sur sa valeur nutritive*, in *Compt. rend. de l'Acad. des sc.*, t. XLIII, p. 90, 1856. — GOBLEY, *Recherches chimiques sur les champignons vénéneux*, in *Journ. de chim.*, février 1856.—*Instruction relative aux champignons comestibles et vénéneux par le conseil de santé des armées*, in *Rec. de mém. de méd. milit.*, 3e sér., t. II, p. 114, 1859.—BERTILLON et POGGIALE, *Polémique à ce sujet*, in *Union méd.*, 2e sér., t. IX et X, 1861. — Voir les cas nombreux d'empoisonnement, annuellement publiés par les journaux politiques et scientifiques.

Fécules et végétaux divers : PARMENTIER (A. A.), *Traité de la châtaigne*. Bastia, 1780, in-8°. — BAUMÉ, *Mém. sur les marrons de l'Inde*. Paris, 1797, in-8°. — FLANDIN, *Communicat. à l'Acad, des sc. sur les préparations de la fécule de marrons d'Inde*, in *Compt. rend.*, t. XXVII, p. 391, 1848 ; t. XXVIII, p. 138, 1849. — CHATIN, *Rapp. sur un mém. de M. Lepage, intitulé : Faits pour servir à l'histoire chimique et technologique du marron d'Inde*, in *Bull de l'Acad. de méd.*, t. XXI, p. 550, 1855-56. — COULIER, art. *Marronnier d'Inde* (bromatologie), in *Dict. encycl. des sc. méd.*, 2e sér., t. V, 1872. — GAUDICHAUD, *Rapp. sur un mém. de M. Lamare-Picquot, relatif à une nouvelle plante alimentaire, qu'il a recueillie dans l'Amérique septentrionale*, etc., in *Compt. rend. de l'Acad. des sc.*, t. XXVI, p. 326, 1848. ROBINET, *Note sur la racine de fritillaire*, in *Monit. des hôp.*, 1853. — DECAISNE, *Note sur le Dioscorea Batatas* (Igname), *nouvelle racine alimentaire*, in *Compt. rend. de l'Acad. des sc.*, t. XL, p. 77, 1855. — PAYEN, *Note sur la racine charnue du cerfeuil bulbeux*, ibid., t. XLIII, p. 769, 1856. — LASSAIGNE (J. L.), *Notice sur les propriétés chimiques de la salicorne*, in *Ann. d'hyg.*, 2e sér., t. IV, p. 329, 1855.— CHEVALLIER (A. , *Rapp. sur la salicorne herbacée comme aliment*, in *Bullet. de l'Acad. de méd.*, t. XXII, p. 843, 1856-57. — BESNOU, *Note sur la valeur nutritive de la salicorne herbacée*, in *Journ. de chim., méd.*, 4e sér., t. IV, p. 368, 1858. —

Wallis, *Ueber die Tauglichkeit des Brodes aus Holz oder Rinde als Nahrungsmittel, nämentlich*, etc., in *Casper's Vehnschr.*, 1840, n° 44, 45. — Reutel (E. F.), *De fructibus horæis*. Halæ Magdeb., 1734, in-4°. — Haussleutner (S. F.), *De virtutibus fructuum horæorum*. Lipsiæ, 1753, in-4°. — Segnitz (G. A.), *De salubritate fructuum horæorum*. Gottingæ, 1754, in-4°. — Leblond (F. F.), *Étude spéciale sur les fruits de la Guyane française, de leurs rapports hygiéniques et de leur influence malfaisante sur la santé de l'homme*. Bordeaux, 1855. — Kletzinski (V.), *Die Dattelfrucht, und die sogenannte Arecanuss. Ein diätetischer Beitrag*, in *Œsterr. Ztschr. f. prakt. Heilk.*, t. III, p. 785, 1858. — O'Rorke, *Du suc de citron et de son emploi comme agent préventif et curatif du scorbut*, in *Rev. col. et Gaz. des hôp.*, 1857, p. 495.
— Meyer (G.), *Ernährungsversuche mit Brod* in *Zeitschr. f. Biol.* Bd. VII, 1871.
— Vogel (A.), *Nahrungs-und Genussmittel aus dem Pflanzenreich*. Wien, 1872.
— Coulier, Art. *Céréales*, in *Dict. encycl. des sc. méd.*, 1re sér., t. XIV. 1873. —
Bertillon, Art. *Champignons*, in *Dict. encycl. des sc. méd.*, 1re sér., t. XV, 1874.
— Kingsford (Mad. Algernon), *De l'alimentation végétale chez l'homme*. Th. de Paris, 1880.
Coulier, Art. *Farine*, in *Dict. encycl. sc. méd.*, 1877. — Du même, Art. *Fécule*. ibid., 1877. — Du même, Art. *Sagou*, ibid., 1878. — Du même, Art. *Semoule*, ibid. 1880. — Du même, Art. *Orge*, ibid., 1882. — Violet, *Du pain*. These de Paris. 1876. — Lailler, *Etude pratiq. sur le gluten*, in *Annal. d'hyg. publ.*, nov. 1876. p. 426. — Knapp, *Brod und Brodbereitung*, in *Deut. Viertelj, f. öff. Ges.*, Bd. X. p. 288, 1878. — Scheurer-Kestner, *Sur un ferment digestif qui se produit pendant la panification*, in *Compt. rend. Acad. sc.*, t. XC, n° 8, 1880. — — Mégnin, *Intoxication par le pain moisi*, in *Rev. d'hyg.*, 1881, p. 61.
Colin (L.), art. *Raphanie*, in *Dict. encycl. sc. méd.*, 1874.
Lombroso, *Studi clinici sulla pellagra*. Milano, 1871 et Bologne, 1872. — Lombroso et Duprè, *Indagini chimiche... sul maïz guasto*. Milano, 1873. — Biffi, *Relazione della commissione*, etc., 1875. — Fua, *Mém. sur le mais*, etc., in *Bull. Acad. méd.* 14 nov. 1876; rapp. par Gubler, ibid., 9 avril 1878, — Roussel, *Etiol. de la pellagre*, ibid., 30 avril 1878. — Lombroso, *I veleni del maiz*. Bologna, 1878. — Du même, *La pellagra in Italia*, in *Indipendente* et *Gazz. med. di Torino*, 1879. — Faye *Sur la pellagre en Italie*, in *Compt. rend. Acad. d. sc.*, 11 oct. 1880. — Gintrac, Art. *Pellagre*, in *Nouv. Dict. de méd. et de chir. prat.*, 1881.
Chatin, *Des champignons au point de vue comestible*, in *Journ. de chim. méd.*, t. VI, 1870. — Favre, *Les champignons comestibles et les espèces nuisibles*. Paris. 1874, in-4. — Lenz (H.), *Nützliche, schädliche u. verdächtliche Schwämme*, 5 Aufl. Gotha, 1874. — Ahles, *Allgem verbreitete essbare u. schädliche Pilze*. Wien, 1876. — Eminghaus, *Die Pilze u. Schwämme Deutschlands*. Dresden, 1877. — Ponfick (E.). *Ueber die Gemeingefährlichkeit der essbaren Morchel*. In *Virchow's Archiv*, Bd. LXXXVIII, p. 415, 1882.

CHAPITRE XV

Les condiments.

1° Condiments sucrés.

Les sucres qui forment cette section tiennent une place intermédiaire entre les aliments et les condiments. Il est donc nécessaire de les considérer successivement comme substance alimentaire et comme assaisonnement.

Les deux principales espèces de sucre sont le sucre de canne et le sucre de raisin.

Le *sucre de canne*, extrait de la canne ou de la betterave, est maintenant le seul qui soit en usage.

Le *sucre de raisin*, plus répandu peut-être dans la nature, se trouve dans le raisin, le miel ; il existe dans presque tous les fruits, qui lui doivent leur saveur sucrée. Ce sucre est aussi le produit de la fermentation de l'amidon et de la gomme soumis à l'action de la diastase. Il est encore le résultat de l'action de l'acide sulfurique concentré sur ces substances et sur le ligneux. C'est à l'état de sucre de raisin que le sucre de canne doit être réduit, pour pouvoir être assimilé. Le sucre de raisin peut être considéré, en effet, comme une forme affaiblie du sucre de canne ; il contient 7 pour 100 d'eau de plus. Le sucre de canne, soumis à l'action de la plupart des acides en dilution, se transforme en sucre de raisin.

Le sucre de canne est quelquefois d'une digestion assez difficile ; il est aisé de s'en rendre compte. Ce sucre est cristallisé, et non seulement une substance est difficilement digestible, par cela seul qu'elle est cristallisée, mais encore parce qu'il faut qu'elle détermine la sécrétion d'une quantité suffisante de liquide pour la dissoudre. D'un autre côté, le sucre de canne ayant besoin, pour être assimilé, d'être transformé en sucre de raisin, ne peut l'être qu'à la condition qu'il déterminera la sécrétion d'une certaine quantité de suc gastrique, la présence de l'acide que celui-ci contient étant nécessaire pour effectuer cette transformation. C'est en produisant ainsi une quantité anormale de suc gastrique que le sucre de canne peut devenir indigeste.

Le sucre, en tant que pouvant fournir du carbone à la respiration, peut être considéré comme un aliment respiratoire. Ce principe immédiat, de même que tous les principes végétaux isolés, est d'une digestion et d'une assimilation beaucoup plus difficiles que celles des mêmes principes combinés avec d'autres matières végétales. C'est ainsi que le sucre pur est moins facile à digérer que le miel ; le sucre de lait, moins facile à digérer que le petit-lait. Cette observation est applicable à l'amidon, et même aux principes de nature animale, tels que la fibrine, l'albumine, la caséine. C'est ainsi que plus est considérable la quantité de substances animales ou végétales avec laquelle ces principes immédiats sont combinés, plus la facilité de leur digestion augmente, leur pouvoir nutritif restant néanmoins le même. Ce principe est encore vrai pour les acides organiques qui, employés purs et libres, dérangent souvent les organes digestifs, tandis que dans les fruits ils sont digérés et passent souvent inaperçus. De même encore pour les alcools, etc. En définitive, le sucre sert à fournir du carbone à la combustion ; il contribue, de plus, selon quelques physiologistes, à renouveler les tissus graisseux, et il est enfin d'autant plus digestif, qu'il est mêlé à plus de matières étrangères.

L'usage trop répété, l'abus du sucre, peut-il exercer une fâcheuse influence sur l'économie ? C'est une question qui a été souvent débattue, et qui doit être résolue par l'affirmative. Le sucre, en effet, ayant besoin, pour être absorbé, d'être converti en sucre de raisin, et exigeant pour cela l'action d'une quantité assez considérable de suc gastrique, oblige l'estomac à un travail anormal ; il est ainsi capable de le fatiguer et même de l'irriter. On a tous les jours occasion d'observer de pareils faits. Bien des gastralgies et des dyspepsies sont dues à l'usage immodéré du sucre. A l'époque du jour de l'an, on voit ces effets se produire chez beaucoup d'enfants, et, dans quelques cas même, déterminer de véritables inflammations gastro-intestinales.

Envisagé comme condiment, le sucre, ainsi que tous ses dérivés, est un des plus précieux que nous possédions, et si l'on sait en user avec modération, il rend de grands services. Sans parler ici de son goût agréable et du plaisir avec lequel il fait prendre des substances dont il modifie avantageusement la sapidité, ce qui est déjà une condition nécessaire pour une bonne digestion, il est encore utile par la stimulation qu'il détermine dans l'estomac. Cette stimulation, conséquence de la sécrétion et de l'intervention d'une quantité plus considérable de suc gastrique, contribue à la digestion et à l'assimilation des substances dans lesquelles il est incorporé, et qui n'auraient probablement pas été digérées aussi facilement sans cette addition. L'usage du sucre, dans des limites convenables, est donc une chose avantageuse, et il est à souhaiter que le prix auquel il revient s'abaisse encore, pour qu'une partie plus considérable de la population puisse y avoir recours.

La *mélasse*, ou partie incristallisable du sucre, contient plus d'eau, et se digère moins bien que ce dernier. Elle est laxative, et son usage répété peut fatiguer et irriter le tube digestif.

Le *miel*. — Le miel est un mélange de sucre de canne et de sucre de raisin, de mucilage, de cire et d'huile essentielle aromatique. Cette dernière varie selon les pays et selon les fleurs qui ont servi à la nourriture des abeilles. Le miel contient souvent aussi des traces d'acides organiques. Il est laxatif, plus même que la mélasse, et il est peut-être moins facilement assimilable qu'elle. Il est, toutefois, d'observation, qu'il se digère plus facilement quand il contient encore un peu de la cire du rayon, que lorsqu'il est tout à fait pur : les huiles essentielles qu'il peut contenir lui donnent la même faculté. De même que toutes les formes concentrées de matière saccharine, le miel se digère difficilement quand l'estomac n'est pas en bon état.

2° *Condiments salés.*

Le chlorure de sodium, extrait de la mer ou des mines de sel gemme, est le seul dont on fasse usage, bien cependant que quelques-uns des sels de potasse et de soude jouissent de propriétés analogues. Le sel est un des principes constituants les plus importants de notre économie. Il y en a près de 5/1000 dans le sang. Il fait partie de tous nos tissus, de tous nos produits de sécrétion, et sa proportion est toujours beaucoup plus considérable que celle de tous les autres sels inorganiques réunis. Un corps si répandu ne peut jouer un rôle secondaire. Mais quel est ce rôle ? C'est ce qu'il est difficile de préciser, et on ne peut faire, à cet égard, que des conjectures. Il est probable que sa présence dans les aliments n'est pas sans influence sur leur assimilation, et qu'elle facilite leur dissolution dans le suc gastrique. Beaucoup de physiologistes admettent maintenant que c'est le chlorure de sodium qui, par sa décomposition et son partage, fournit l'acide chlorhydrique au suc gastrique, et la soude à la bile. Ils pensent que ces deux éléments, se recombinant après avoir accompli les fonctions qui leur étaient dévolues, sont absorbés et retournent dans le sang. Il est probable encore que la présence du chlorure de sodium n'est pas sans influence sur la composition du sang et sur les conditions d'équilibre des composés qui y sont dissous (albumine et fibrine), et de ceux qui y sont suspendus (globules). Il est probable enfin que le sel joue un rôle important dans la nutrition interstitielle, et que, facilement éliminé dans les différentes sécrétions, il sert à entretenir l'action des organes sécréteurs, et à faciliter la désagrégation des matières qui ne conviennent plus à l'économie et qui ne pourraient y demeurer sans inconvénients.

D'après Liebig, le chlorure de sodium a pour usage de convertir en phosphate de soude une partie du phosphate de potasse que les aliments, ou la résorption qui s'exerce dans les tissus, font parvenir au sang. On sait, en effet, que le phosphate de soude facilite singulièrement l'absorption de l'acide carbonique par le sang veineux, et, consécutivement, son départ de l'organisme.

Le sel est donc un condiment indispensable à l'homme, et sans lequel la digestion s'effectuerait mal, ou quelquefois même pas du tout. Le sel doit être pris dans des proportions convenables. En trop grande quantité, il stimule l'estomac, et, sympathiquement, le pharynx et la bouche ; il détermine une irritation légère et superficielle de la membrane muqueuse de ces parties, et provoque la soif.

En trop petite quantité, il rend la digestion languissante. On peut admettre d'une manière générale que plus les aliments sont difficilement assimilables, plus le sel est essentiel dans le régime. Les matières oléagineuses et les formes pures des principes amylacés demandent à être accompagnées d'une proportion de sel plus considérable que les matières alimentaires animales et végétales plus composées et moins pures.

Un régime animal trop exclusif, et qui n'est pas accompagné d'une quantité suffisante de substances végétales, ne peut compenser ce défaut que par l'addition d'une certaine quantité de sel.

La quantité de sel que l'homme doit consommer en vingt-quatre heures, à l'état de pureté ou plutôt mélangé aux aliments, est estimée par Barbier de 12 à 30 grammes. — D'après M. Plouviez, le sel est un aliment en même temps qu'un condiment ; il donne de la force, de la vigueur, favorise l'embonpoint et convient aux constitutions faibles et délicates. La privation du sel dans plusieurs provinces de la Russie, dans lesquelles on avait essayé de le supprimer aux serfs, a permis de reconnaître qu'elle détermine la langueur, la faiblesse, la tendance à l'œdème des membres inférieurs, enfin les symptômes de l'anémie, par diminution de la proportion des globules et de l'albumine du sang.

On peut conclure de tout cela que le sel est un condiment non seulement indispensable à la facilité de la digestion, mais encore essentiel à l'entretien de la vie et à la régularité des diverses fonctions ; il faut donc toujours en faire usage, et le considérer comme l'assaisonnement indispensable de tous nos aliments. Il doit être employé en quantité modérée et ne jamais aller jusqu'à exciter la soif et irriter l'estomac.

3° *Condiments acides.*

Il est deux condiments acides qui sont à peu près exclusivement employés : c'est l'acide acétique, qui fait partie du vinaigre, et l'acide citrique, qui est la partie essentielle du jus de citron. — Ce que nous dirons de ces deux condiments s'appliquerait, du reste, également aux acides malique, tartrique, oxalique, qui peuvent accidentellement faire partie des condiments.

Ces deux assaisonnements, pris à l'état de pureté, se digèrent très difficilement ; ils peuvent déranger l'assimilation, interrompre ou retarder la digestion des autres aliments, troubler enfin l'activité de l'absorption et la réparation des divers tissus et organes.

L'abus des condiments acides produit surtout les résultats suivants : tantôt ils agissent comme irritants spéciaux de la membrane muqueuse de l'estomac, et ils peuvent y développer, soit des gastralgies rebelles et des dyspepsies opiniâtres, soit même des phlegmasies ; tantôt ils troublent la nutrition interstitielle et amènent un amaigrissement rapide. Dans l'intention d'obtenir ce résultat et de se faire maigrir, on voit quelquefois des femmes, et surtout des jeunes filles, contracter la malheureuse habitude de boire du vinaigre : si elles atteignent leur but, ce n'est qu'aux dépens des maladies chroniques de l'estomac qu'elles ont provoquées.

Les formes pures d'acide acétique et d'acide citrique sont moins bien digérées que les formes, plus étendues et plus mélangées, de vinaigre et de jus de citron sous lesquelles on les prend habituellement. C'est pour cette raison que le vinaigre qu'on prépare avec le vin est mieux digéré que celui qui provient de la distillation du bois et qui est plus pur.

Les effets des condiments acides mélangés avec les aliments varient beaucoup suivant les circonstances. En très petite quantité et mêlés aux sauces et aux mets, ils en relèvent le goût, les rendent plus appétissants, plus frais, et facilitent leur dissolution dans le suc gastrique. Il est deux circonstances dans lesquelles leur emploi est plus immédiatement utile : c'est, d'abord, lorsqu'il s'agit d'aliments oléagineux, nul doute que les acides n'en facilitent beaucoup la digestion ; le deuxième cas, c'est lorsque les aliments ont subi un commencement d'altération et tendent à se putréfier ; les condiments acides agissent alors comme antiseptiques et s'opposent à leurs mauvais effets sur l'économie.

On peut conclure de ce qui précède que l'emploi des condiments acides, spécialement dans ces deux derniers cas, est une chose avantageuse ; il faut toutefois n'en faire usage qu'avec une grande modération.

4° *Condiments âcres.*

1° Le poivre (pipérinée). Le fruit et la graine dont on fait usage contiennent : 1° une matière cristalline particulière analogue aux résines (pipérin) ; 2° une huile concrète très âcre colorée en vert ; 3° une huile volatile balsamique ; 4° une substance gommeuse colorée ; 5° un principe extractif analogue à celui qu'on trouve dans les légumineuses ; 6° de la bassorine ; 7° des acides malique et tartrique ; 8° du ligneux et divers sels terreux. Mélangé avec les aliments, il stimule les forces digestives de l'estomac et favorise la digestion des substances qui, sans lui, ne seraient probablement pas assimilées ; tels sont surtout les aliments végétaux, et, en particulier, les choux, les navets, etc.

On en fait un abus énorme dans les pays chauds, et il entre pour beaucoup dans le développement des maladies du tube digestif, qui y sont produites par l'abus des condiments âcres et des épices. Le poivre a non seulement une action locale irritante, mais encore une action générale : il détermine un sentiment de chaleur à la peau, de l'ardeur dans l'émission des urines, et une accélération de la circulation.

2° Le poivre long, le bétel, le piment (fruit du *Capsicum annuum*), sont des condiments qui jouissent de propriétés analogues. On ne saurait trop recommander de les employer tous avec les plus grands ménagements, si l'on ne veut voir se développer des gastrites aiguës ou chroniques.

5° *Condiments caractérisés par la présence d'une huile essentielle.*

On doit y ranger la noix muscade, le macis (laurinée), le girofle, la cannelle. L'action de ces condiments divers est moins énergique que celle des plantes de la famille des pipérinées : cependant, c'est par une stimulation spéciale qu'ils agissent sur la muqueuse de l'estomac, et, sympathiquement, sur le pharynx, la bouche et les glandes salivaires. Ces condiments activent les fonctions digestives, et leur emploi, en quantité trop considérable, est presque toujours suivi d'un sentiment de chaleur à l'estomac, de sécheresse à la gorge et de soif. — Leur abus amène, comme celui du poivre, des irritations aiguës et chroniques de l'estomac. On ne saurait donc être trop réservé dans leur emploi, et on doit s'élever avec force contre l'usage immodéré qu'on en fait dans les pays chauds.

Il est d'autres condiments qui doivent leurs propriétés à des huiles essentielles plus douces, et qui sont d'un usage plus général dans les climats tempérés. Tels sont les feuilles de laurier, le genièvre, la badiane, etc., qui, mélangés aux aliments non seulement leur communiquent un arome agréable que les cuisiniers savent varier à volonté, mais encore n'exercent aucune action fâcheuse, tout en stimulant doucement et convenablement les fonctions digestives.

6° *Condiments sulfurés.*

Il est une série de condiments auxquels un certain nombre d'auteurs donnent le nom de sulfurés : ils contiennent une huile essentielle qui en fait des assaisonnements agréables et utiles. Ces condiments sont fournis par des plantes de la famille des crucifères. On y trouve le cochléaria, le raifort sauvage, et surtout la moutarde. Tous ces condiments contiennent du soufre, qui se trouve dans l'huile volatile en proportion assez considérable. Cette huile volatile, qu'on retrouve au reste dans presque toutes les crucifères, existe dans toutes les parties de ces plantes, mais en proportion variable : elle est douée d'une grande âcreté. Les effets de l'huile essentielle qui provient de la moutarde sont trop connus pour qu'il soit utile d'en parler ici. Elle peut donner une idée du mode d'action des substances végétales provenant de la famille des crucifères ; c'est précisément, du reste, en raison de cette activité, qu'il faut les employer avec modération. Ces substances, et en particulier la moutarde, sont néanmoins de bons condiments, capables de faciliter la digestion d'un grand nombre de substances alimentaires. L'ail, l'oignon, la ciboule, sont ordinairement compris dans les assaisonnements soufrés. On en fait usage surtout dans les pays tempérés ; ils n'ont aucun inconvénient, et, employés avec modération, ils sont de bons condiments.

7° *Condiments aromatiques.*

La vanille, un certain nombre de labiées, telles que la menthe, les écorces de quelques fruits qui contiennent des huiles essentielles, tels que l'orange, le citron, sont employées fréquemment comme condiments. Leur action est peu énergique, et leur saveur agréable est surtout ce que l'on recherche en elles.

8° *Condiments astringents.*

On y classe ordinairement : le cachou, la noix d'arèque, les fruits amers, les végétaux riches en tannin : ils sont d'un usage très borné, et leur emploi modéré ne saurait avoir une mauvaise influence sur la santé.

9° *Condiments huileux.*

Les diverses espèces d'huiles d'origine animale ou végétale, ainsi que le beurre, sont usuellement employés comme condiments, et cette association avec des aliments, lorsqu'elle est faite dans des proportions modérées, enlève à ces matières grasses une partie de leurs qualités indigestes. On les emploie à la température ordinaire et à l'état de simple mélange avec du vinaigre, ou bien cuits.

Mélangés au vinaigre et battus avec lui, les condiments huileux servent à assaisonner les salades, quelques végétaux crus, et un certain nombre de viandes et de substances végétales cuites, mais froides, dont ils contribuent à faciliter la digestion. En cette circonstance, le rôle des matières grasses consiste surtout à étendre le vinaigre et à l'empêcher d'excercer une action trop irritante sur la muqueuse gastrique.

Cuits, les condiments huileux constituent les éléments de certaines sauces. Leur rôle consiste à pénétrer et à ramollir des substances alimentaires que la simple cuisson dans l'eau ne pourrait effectuer, et à permettre d'opérer cette même cuisson à une température beaucoup plus élevée qu'on n'aurait pu le faire avec les liquides aqueux. De cette manière, ils ramollissent les tissus, dissocient leurs fibres et rendent les aliments plus facilement digestibles. A l'état de condiments, les matières grasses ne doivent pas être prises en trop grande quantité, car alors elles reprendraient toutes leurs propriétés indigestes.

Bibliographie. — Des condiments en général: BERTIN (J. Er.), *An condimenta sanitati noxia?* (Resp. aff.) Th. de Paris, 1751, in-4º. — ROUGNON (F. N.), *De origine, natura et usu condimentorum.* Vesuntione, 1764, in-4º. — MACQUART, art. *Assaisonnements*, in *Encycl. mét.* (méd.), t. III, 1790. — RAIGE-DELORME, art. *Condiments*, in *Dict. de méd.* en 30 vol., t. VIII, 1834. — *Falsification des condiments (vinaigre, épices)*, etc., by *Analytical Sanit. Commiss.*, in *The Lancet*, 1852, I et II. — ROCULEDER (F.), *Die Genussmittel und Gewürze in chemischer*, etc. Wien, 1852, in-8º. — GALLARD, art. *Condiments*, in *Nouv. Dict. de méd. prat.*, t. IX, 1869.

Sucre : SALA (A.), *Saccharologia.* Rostokii, 1637, in-8º. — HOFFMANN (Fr.), *Sacchari historia naturalis et medica.* Halæ, 1701, in-4º. — BONHOEFFER (J. H.), *De saccharo ejusque viribus et usu.* Altorfii, 1752, in-4º. — ASTRUC (J.), *An saccharum alimentum?* (Resp. aff.) Th. de Paris, 17.9, in-4º. — RUYS, *De sacchari effectibus salubribus et insalubribus in corpus humanum.* Duisburgi, 1775, in-4º. — CARMINATI, *De sacchari et salis marini in animalibus effectibus*, in *Opusc. therap.*, p. 107. Ticini, 1788, in-8º. — LANGSTEDT (F. L.), *Thee, Caffee und Zucker in historischer,... diætetischer Hinsicht.* Nürnb., 1800, in-8º. — BUHOLLEAU (L. S.), *Diss. sur l'emploi diététique et médical du sucre.* Th. de Paris, 1815, nº 187. — MAGENDIE, *Mém. sur les propriétés nutritives des subst. qui ne contiennent pas d'azote, sucre, huile, beurre*, etc. Paris, 1816, in-8º. — CHOSS.T (Ch.), *Recherches expériment. sur les effets du régime du sucre*, in *Compt. rend. Acad. des sc.*, t. XVII, p. 805, 1843, et in *Ann. d'hyg.*, 1re sér., t. XXXI, p. 449, 1844. — LETELLIER, *Obs. sur l'action du sucre dans l'alimentation des granivores*, in *Compt. rend. Acad. des sc.*, t. XVIII, p. 622, 1844. — BOUCHARDAT et SANDRAS, *De la digestion des matières féculentes et sucrées, et du rôle*, etc., ibid., t. XX, p. 140, 1845. — HOPPE (F.), *Ueber den Einfluss des Rohrzucker auf die Verdauung und Ernährung*, in *Virchow's Arch.*, t. X, p. 144, 1856. — MANTEGAZZA (P.), *Sull' ozione dello succhero e di alcune sostanze acide sui denti*, in *L'Igea*, t. I, p. 24. Milano, 1862-63. — CHAMPOUILLON, *Mém. sur quelques effets pouvant résulter de l'usage du sucre et des remèdes sucrés*, in *Gaz. des hôpit.*, 1863, p. 599.

Sel : PLUTARQUE, *Qui sont ceux qu'on appelle après le sel et le cumin, et pourquoi est-ce que le poële appelle le sel divin* in *Propos de tabl.* — BAILLY (N.), *An sal ciborum optimum condimentum?* (Rep. aff.) Th. de Paris, 1683, in-4º. — FEIST (F.), *De acido et salis usu diætetico.* Halæ Magdeb., 1750, in-8º. — THILOW (G. H.), *Ueber die Wirkung des Salpeters und Kuchensalzes auf den thierischen Körper.* Erfurt, 1802, in-8º. — DU MÊME, *Einige Wörte über die schädlichen Folgen des zu häufigen Salzgenusses*, in *Allg. med. Ann.*, 1826, p. 423. — NIEUWENHUIS, *Observ. quædam de usu imprimis diætetico muriatis sodæ seu salis cibarii.* Groningæ, 1807, in-4º. — CHEVALLIER et HENRY (père), *Essai sur les falsifications que l'on fait subir au sel marin*, etc. in *Journ. de chim. méd.*, t. VII, p. 257, 339, 1831, et *Ann. d'hyg.*, 1re sér., t. VIII, p. 250, 1832, et ibid., t. IX, p. 85, 1833. — BARBIER, *Note sur le mélange du sel marin aux aliments de l'homme*, in *Gaz. méd.*, 1838, p. 301. — BOUSSINGAULT, *Relat. d'une exp. entreprise pour déterminer l'influence que le sel ajouté à la ration exerce sur le bétail*, in *Compt. rend. Acad. des sc.*, t. XXIII, p. 449, 1864. — *Suite*, ibid., t. XXIV, p. 636, 1847 et t. XXV, p. 728, 1847. — BARDELUPEN, *Note sur l'action qu'exerce le sel de cuisine lorsqu'on l'introduit directement dans l'estomac*, ibid., t. XXV, p. 601, 1847. — PLOUVIEZ, *Rôle que joue le chlorure de sodium dans l'alimentation chez l'homme*, in *Bull. Acad. de méd.*, t. XIV, p. 1021, 1848-49, et *Rapport sur ce mémoire*, par M. ROBINET, ibid., p. 1077. — GOUBAUX (Arm.), *Du sel marin et de la saumure*, in *Compt. rend. Acad. des sc.*, t. XLIII.

p. 152, 1856. — Kruckmann (E.), *Ueber den Einfluss des Kochsalzes auf die Secretion des Harnes*. Rostock, 1860, in-8°. — Voit (K.), *Untersuchungen über den Einfluss des Kochsalzes, des Kaffee's, etc., über den Stoffwechsel*. München, 1860, in-8°.

Acides : David Finariensis, *De la nuisance que le vinaigre porte au corps humain*. Paris, 1546, in-12. — Fick (J. J.), *De aceto*. Ienæ, 1726, in-4°. — Cosnier (L. J. B.), *An acetum ciborum condimentum salubre?* (Resp. aff.) Th. de Paris, 1749, in-4°. — Benvenuti (Jos.), *De viribus aceti vini egregiis*, in nova acta, N. C., t. II, p. 132, 1761. — Leidenfrost (J. G.), *De magna utilitate aceti ad sanitatem hominum*, etc., in *Opusc. phys. ch.* Lemgoviæ, 1797, t. II, p. 268, in-8°. — Foderé, art. *Vinaigre*, in *Dict. des sc. méd.*, t. LVIII, 1822. — Chevallier, Gobley et Journeil, *Essais sur le vinaigre, ses falsifications, etc.*, in *Ann. d'hyg.*, 1re sér., t. XXIX, p. 55, 1843. — Frank (C.), *De malo citreo*. Heidelbergæ, 1686, in-4°. — Lanzoni, *Citrologia*. Ferrariæ, 1690, in-12. — Hoffmann (Fr.), *De præstantia malorum citreorum in medicina*. Halæ, 1715, in-4°. — Gallesio, *Traité du citrus*. Paris, 1811, in-8°.

Acres et sulfurés : Engenhagen (J. H.), *De drimyphagia, acrium esus*. Gottingæ, 1744, in-4°. — Mérat, *Poivrier*, in *Dict. des sc. méd.*, t. XLIV, 1820. — Vasse (D.), *An salubre condimentum sinapi?* (Resp. aff.) Th. de Paris, 1743, in-4°. — Fontenelle (Julia), *Obs. chimiques et médicales sur la moutarde*, in *J. de chim.*, 1re sér., t. I, p. 130, 1825. — Chevallier (A.), *L'emploi des huiles d'œillette dans les usages alimentaires peut-il être nuisible à la santé*, in *Ann. d'hyg.*, 1re sér., t. XLVIII, p. 207, 1852. Voy. plus haut, la bibliographie de l'article *Beurre*.

— Chevallier, *Du poivre, de ses usages*, etc., in *Annal. d'hyg.*, juill. 1875, p. 79. — Winter-Blyth, *Étud. chim. sur les poivres du commerce*. (*Chemical News*, oct. 1874), in *Ann. d'hyg.*, juill. 1875, p. 96.

CHAPITRE XVI

Conservation des substances alimentaires.

Entre l'instant où un aliment est enlevé à la vie qui lui est propre, et celui où il est consommé, il s'écoule un espace de temps qui est variable, et pendant lequel les substances organiques qui constituent les aliments peuvent s'altérer. Ces altérations sont produites sous l'influence de causes extérieures ou de circonstances inhérentes à l'aliment lui-même. Les causes extérieures sont : 1° le contact de l'air atmosphérique, qui agit exclusivement par son oxygène ; 2° l'humidité de l'atmosphère, qui favorise singulièrement ces altérations ; 3° la température élevée, qui agit dans le même sens ; 4° l'action de la lumière, qui, d'après quelques expériences, semblerait hâter la décomposition organique ; 5° l'état électrique de l'atmosphère ; 6° les émanations putrides qui, une fois développées, agissent sur les substances organiques encore intactes pour les décomposer.

Les causes inhérentes à l'aliment lui-même sont : 1° l'humidité de l'aliment et sa mollesse trop considérable, qui hâtent sa décomposition; 2° la composition chimique de l'aliment. — C'est ainsi que les substances végétales subissent les fermentations alcoolique et acide, et les substances animales, la décomposition putride.

Il est un autre ordre de circonstances qui agissent dans un sens opposé aux précédentes, et qui retardent, arrêtent ou empêchent l'altération des substances organiques, ce sont les suivantes :

1° La soustraction des substances à l'action de l'oxygène. C'est ce que l'on peut obtenir en conservant des substances organiques dans le vide, ou en employant le procédé Appert, dont nous allons parler tout à l'heure : ce dernier remplit très bien cette indication.

2° La soustraction de l'oxygène en contact avec la substance alimentaire par les substances qui en sont avides : telle serait l'action d'hydrate de protosulfure de fer, de l'acide sulfureux, du bioxyde d'azote, au milieu desquels on placerait les aliments qu'on voudrait préserver de la putréfaction; telle serait encore leur immersion, leur conservation dans le sucre, le sel, l'ail, la moutarde, etc.

Voilà les principes qu'on ne doit pas perdre de vue; ce sont eux qui ont conduit aux procédés pratiques proprement dits.

1. *Conservation des viandes.* — Pour conserver fraîches, les viandes destinées à être immédiatement consommées, la construction, l'aération et la disposition convenables des abattoirs, des marchés, des boucheries, sont les conditions les plus importantes à remplir. Si l'on joint à cela l'emploi de la glace dans les chaleurs, on pourra retarder, autant que possible, la décomposition des substances alimentaires. Mais ces moyens ne suffisant pas, on a imaginé divers procédés destinés à conserver les aliments pendant un temps beaucoup plus long.

Le premier, celui qui est de beaucoup supérieur aux autres, est le procédé Appert. Il consiste à renfermer les viandes ou les aliments qu'on veut conserver dans des boîtes de verre, ou mieux de fer-blanc; à les fermer hermétiquement et à les soumettre ensuite pendant quelque temps, au bain-marie, à une température de 75 à 100°. On obtient ainsi : la réduction au minimum de la quantité d'oxygène en contact avec la viande; 2° le non-renouvellement de cet oxygène; 3° la combinaison de cet oxygène avec les substances alimentaires, d'où résulte la coagulation ou plutôt la concrétion des substances alimentaires; 4° il ne reste plus que de l'azote et de l'acide carbonique, qui sont des substances antiseptiques. Le procédé Appert conserve parfaitement, et avec toute leur fraîcheur, les viandes ainsi que toute espèce d'aliments. D'après les expériences tentées par ordre de l'amirauté anglaise, des boîtes préparées d'après ce procédé ont passé la ligne et ont séjourné un certain temps dans les contrées tropicales; revenues en Angleterre, elles ont été confiées au capitaine Parry, qui les a abandonnées dans les glaces polaires, où elles ont été retrouvées par le capitaine Ross et ouvertes seize ans après leur préparation : les viandes qu'elles contenaient étaient excellentes. — Les conserves par le procédé Appert sont maintenant l'objet d'un commerce extrêmement important.

[MM. Fastier et de Lignac ont proposé, avec succès, quelques modifications au procédé Appert, qui en assurent la parfaite efficacité. M. de Lignac a aussi employé la dessiccation incomplète des viandes suivie de la compression pour en diminuer le volume. Ces moyens, expérimentés lors de la guerre de Crimée, ont fourni d'excellents résultats.]

On a proposé d'autres moyens pour la conservation des viandes. Ce sont :

1° La coagulation extérieure de l'albumine, en plongeant un instant la viande dans l'eau bouillante, de manière à former une coque albumineuse, imperméable à l'air, et qui préserve le reste de la viande ; l'expérience a démontré que ce moyen n'a aucune efficacité ;

2° La conservation dans l'eau pure et privée d'air. Les viandes s'y altèrent assez vite, ou pour le moins s'y saponifient assez rapidement.

Les autres moyens qui restent à examiner sont un peu meilleurs. Ce sont les suivants :

3° La dessiccation des viandes à l'air sec et chaud : une livre de viande ainsi préparée correspond à quatre livres de viande fraîche ; dans cet état, l'aliment conserve toujours une partie de la dureté que lui a communiquée la dessiccation ;

4° La dessiccation opérée en faisant passer la viande entre deux cylindres chauds remplis de vapeur. Les viandes ainsi préparées sont toujours dures et difficiles à digérer.

[M. Cellier joint la pulvérisation à la dessiccation faite à l'étuve. Cette poudre est réduite au quart du poids de la viande maigre, et au sixième de la viande avec la graisse et les os. Elle se conserve bien, pourvu qu'elle ait été préparée avec de la chair bien dégraissée et qu'elle soit maintenue à l'abri de l'humidité.]

5° Le *boucanage*. — Ce procédé consiste à faire sécher à la fumée, après l'avoir salée, la viande de bœufs sauvages, ou de sangliers tués par des chasseurs qui portent le nom de boucaniers. La viande ainsi préparée est dure, coriace et difficile à digérer.

6° La *salaison*. — La salaison est une véritable combinaison : il faut avoir soin, toutefois, que la viande qu'on emploie soit bien fraîche, qu'elle soit salée immédiatement après l'abatage ; qu'elle soit séparée en fragments, pour que le·sel agisse plus facilement et plus complètement sur elle ; enfin, qu'elle soit complètement arrosée de saumure. Les viandes salées constituent des aliments nourrissants, mais difficiles à digérer, et qui, souvent, stimulent trop énergiquement l'estomac. Celles qui proviennent d'Irlande se conservent beaucoup mieux que toutes les autres et sont les seules qui puissent passer la ligne sans s'altérer.

[Malheureusement, le sel ajouté enlève à la viande une quantité considérable d'eau, qui entraîne avec elle des substances très utiles, et diminue souvent dans une proportion considérable la valeur nutritive de la viande.]

7° La macération de la viande dans le vinaigre a plutôt pour but de la ramollir que de la conserver longtemps.

[La macération dans l'acide sulfurique dilué n'a pas fourni de bons résultats. Il en a été de même de la conservation dans l'acide sulfureux gazeux.]

8° Une très basse température conserve bien la viande, de même qu'une température très élevée. C'est en raison de cette circonstance que l'emploi de la glace s'est tant généralisé pour la conservation des viandes fraîches. On doit toutefois se rappeler qu'à l'instant où un aliment cesse d'être congelé, il est plus que jamais sur le point de se décomposer.

9° On a conseillé encore l'emploi de divers agents dits antiseptiques. Le charbon tient, à cet égard, la première place, mais son usage a un inconvénient sérieux, c'est qu'il est difficile d'en débarrasser la viande. On a encore proposé, pour atteindre ce but, les substances amères et astringentes contenant du tannin ; elles seraient avantageuses, si elles ne communiquaient pas leur amertume à la viande ; c'est ce qui a obligé d'y renoncer. L'ail, la moutarde, conviennent mieux pour cet usage, mais ne conservent pas très longtemps les substances alimentaires.

10° [L'enrobement des viandes en grosses pièces à l'aide d'une couche de gélatine a été expérimenté pendant la guerre d'Orient. Ces viandes se dessèchent peu à peu sans éprouver d'altération tant qu'on les conserve isolées et suspendues. Mais l'altération de l'enveloppe par des frottements un peu rudes, lors de l'emmagasinement, ou dans les voyages de transport, expose la chair musculaire à l'action de l'air et en détermine promptement la putréfaction.

11° Viennent ensuite les biscuits-viandes dont le goût est peu agréable, et le pouvoir nutritif médiocre, par suite de modifications subies pendant la manipulation.

12° Un moyen très utile et très précieux consiste dans l'emploi, déjà anciennement proposé, des extraits de viandes, aujourd'hui si vivement attaqués. M. Bellot en a préparé d'excellents (Poggiale).]

2. *Conservation de quelques autres substances animales.* — *Œufs.* — Le seul moyen de les conserver longtemps est de plonger leur coquille dans l'eau de chaux. On bouche ainsi leurs pores, et on empêche l'action de l'oxygène.

Lait. — [Appert réduisait le liquide à moitié par le chauffage à la vapeur ; il y ajoutait, en les délayant bien, quelques jaunes d'œuf ; puis, mettant en bouteille à la manière ordinaire, il le soumettait à l'ébullition pendant deux heures ; outre l'addition des œufs qui modifie la composition de lait, cette préparation a l'inconvénient de laisser la crème se séparer. M. Mabru a modifié avantageusement le procédé d'Appert en chauffant à 75 ou 80° le lait dans des bouteilles que surmonte un tube en plomb communiquant avec un réservoir plein de lait. On laisse refroidir, et l'on ferme hermétiquement le vase en serrant le tube de plomb avec une pince et coupant au-dessus du point comprimé ; puis on y applique une soudure d'étain ; la bouteille est complètement pleine et la conservation est parfaite.

On a cherché à ramener le liquide à l'état sirupeux et même à l'état solide (*lait concentré*). M. Martin de Lignac réduit le lait, préalablement sucré, en le chauffant au bain-marie, sans excéder 100° ; et le ramène à 200 grammes en poids par litre de lait ; on renferme le produit dans des boîtes en fer-blanc que l'on ferme à la soudure d'étain, après les avoir soumises pendant 10 minutes à l'ébullition. Pour s'en servir, il faut ajouter à la conserve quatre à cinq fois son poids d'eau.

Laissant de côté le caillé du lait solidifié par Braconnot et qui donnait un mauvais résultat, nous indiquerons le procédé de M. Grimaud, qui consiste à faire traverser le lait par un courant d'air frais qui lui enlève la partie aqueuse et finit par le réduire à l'état de pâte sèche. L'addition d'une certaine quantité d'eau rend à celle-ci ses qualités premières. Le goût de cette conserve serait, dit-on, peu agréable. M. Keller, pharmacien à Vevey, à l'aide de procédés analogues à ceux de M. Martin de Lignac, prépare des tablettes et des poudres de lait que l'on utilise à l'aide d'une ébullition plus ou moins prolongée dans une certaine proportion d'eau.]

Beurre. — L'altération du beurre est due au sérum et au caséum qu'il conserve presque toujours infiltrés dans son tissu. On a conseillé les procédés suivants pour le débarrasser de ces substances :

1° Le lavage à grande eau, après quoi on entoure le beurre de glace ; elle congèle le sérum, et l'exprime en quelque sorte du beurre ;

2° La fusion au bain-marie, séparant le caséum et le sérum qui surnagent. Ce procédé est bon, mais il ôte au beurre une partie de sa saveur ;

3° La salaison du beurre. Cette opération se fait dans la plus grande partie de la Bretagne et de la Normandie. Elle conserve longtemps au beurre sa saveur fine et son goût agréable.

Fromage. — Il se conserve facilement de lui-même ; le sel qu'on y ajoute en le fabriquant aide beaucoup à sa conservation ; il est, du reste, regardé comme d'autant meilleur qu'il a subi un commencement plus notable de décomposition.

3. *Conservation des féculents.* — Les farines qui contiennent du gluten sont, par cela même, très hygrométriques ; aussi sont-elles susceptibles, lorsqu'on les expose à une température un peu élevée, d'éprouver un commencement de fermentation putride, qui est due à l'altération de ce gluten. Cette décomposition s'opère quelquefois assez rapidement. On la reconnaît à ce que la farine s'agglutine, se pelotonne et forme des masses qui durcissent parfois beaucoup. Le seul moyen qu'on puisse employer pour les préserver de la fermentation est de maintenir les farines dans un grand état de sécheresse ; les silos des pays chauds remplissent parfaitement cette indication. Parmi les moyens qu'on a proposés, on ne peut indiquer ici que les deux suivants : 1° les bonnes conditions de construction des greniers, qui doivent être larges, grands, aérés, et placés sur des endroits élevés ; 2° le choix des grains, qui ne doivent jamais être emmagasinés que lorsqu'ils sont bien sains, bien secs et exempts de toute maladie.

La conservation du pain est un point important pour l'hygiène. On sait que le pain, abandonné à lui-même, perd chaque jour une partie de son poids ; ce qui est dû à l'eau qui s'évapore. D'après M. Chevalier, un pain de 2 kilogr. perd en un jour de 45 grammes à 77 grammes de son poids, et en deux jours de 80 grammes à 100 grammes. Il est donc important de ne pas conserver le pain dans un lieu trop sec ou trop ventilé, pour qu'il ne se dessèche pas complètement. Conservé dans un lieu trop humide, il se produit dans le pain des moisissures, qui sont dues au développement d'un champignon particulier.

Le biscuit de marine ou d'embarquement est une espèce de

pain beaucoup moins sujet à s'altérer que le pain ordinaire. Sa préparation consiste à délayer et à pétrir de la farine de froment de bonne qualité avec 1/10 de son poids d'eau seulement. Une fois la pâte fermentée, on l'étend au rouleau, on la découpe en tablettes rectangulaires ou en disques ; on la laisse fermenter légèrement, puis on la cuit pendant vingt-cinq minutes dans les fours surbaissés, et un peu moins chauffés que pour les pains ordinaires. Malgré sa cohésion et sa siccité, le biscuit s'altère encore quelquefois, par suite de la présence de larves que conserve une partie de la substance farineuse.

Les *plantes légumineuses* se conservent très bien par le procédé Appert ; c'est un usage qui commence à se répandre, et qu'il est bon de favoriser.

Mais ce procédé, quelque bon qu'il soit, doit céder le pas au procédé Masson, que l'Académie des sciences et l'administration de la marine ont hautement approuvé. Ce dernier procédé consiste en une dessiccation des légumes à une température modérée dans une étuve, dessiccation prolongée suffisamment pour enlever l'eau en excès, qui n'est pas indispensable à la constitution des végétaux. Une fois opérée, on les soumet, à l'aide de la presse hydraulique, à une compression énergique.

Lorsqu'on veut s'en servir, on hydrate les légumes desséchés en les plongeant dans l'eau à 45 et 50°, pendant trente à quarante minutes.

Ce mode de conservation est excellent. Les légumes se conservent parfaitement et sans altération aucune. Lorsqu'ils ont été préparés avec soin et cuits, il serait souvent difficile de les distinguer des légumes frais.

4. *Conservation des substances sucrées, acides et de quelques autres végétaux.* — Les racines, telles que carottes, betteraves, navets, se conservent très bien dans un lieu un peu frais et pas trop humide ; il faut en couper le collet pour en empêcher la germination. Il en est de même des bulbes d'oignon et d'ail, ainsi que du chou. Ce dernier se conserve, ainsi que nous l'avons dit, à l'état de choucroute.

Les seuls champignons dont la vente soit permise à Paris sont les champignons de couche, la morille et le mousseron. Leur décomposition est souvent rapide, et ils peuvent quelquefois acquérir, en peu de temps, des qualités vénéneuses. Des inspecteurs sont chargés de visiter les champignons qui se trouvent chez les marchands, et de faire jeter ceux qui ont trois ou quatre jours de boutique, alors même qu'ils ne sont pas encore décomposés.

Les truffes gèlent souvent : pour s'y opposer, on n'a pas imaginé autre chose que de les entourer d'un papier de soie.

Les fruits amers, sucrés, plus ou moins acides, et qui, en même temps, sont consistants, se conservent bien par la dessiccation. Tels sont les abricots, les poires, les figues, les prunes, les raisins. D'autres se cuisent et se confisent au sucre : la cerise, la groseille, la fraise, etc.

Dans la préparation des conserves de gelées faites avec les fruits rouges, il faut éviter d'élever trop la température, afin de ne pas transformer le sucre de canne en sucre de raisin, qui sucre moins. C'est un effet qui se produit, du reste, spontanément, à mesure que les confitures vieillissent.

C'est avec le suc de ces mêmes fruits que l'on fait les glaces et les sorbets, qui ne sont autre chose que ces sirops très épais, congelés en fragments très fins.

[Comme on l'a vu plus haut, les conserves Appert, primitivement renfermées dans du verre, le sont actuellement dans des boîtes en fer-blanc; mais le fer-blanc de qualité inférieure renferme généralement du plomb dans son étamage, et les soudures sont le plus souvent obtenues au moyen d'un alliage d'étain et de plomb; il en résulte un danger sérieux pour le consommateur.

De même le *reverdissage* de légumes, obtenu en faisant cuire ces derniers dans de l'eau additionnée d'un peu de sulfate de cuivre, peut offrir des dangers par la présence d'une petite quantité de cuivre dans l'aliment; mais il faut avouer que la toxicité de ce métal a été exagérée, et qu'à faible dose ses inconvénients sont à peu près insignifiants; du reste si le cuivre existait en quantité un peu notable dans les légumes reverdis, le palais en serait averti par une sensation des plus désagréables.]

Bibliographie. — Conservation des aliments en général et des substances animales en particulier. — Appert (G.), *Le Livre de tous les ménages ou l'Art de conserver, pendant plusieurs années, toutes les substances animales ou végétales,* 1810, pl. 1, 4ᵉ édit. Paris, 1831, in-8°, pl. 4. — Fournier et Lenormant, *Essai sur la préparation, la conservation et la désinfection des substances alimentaires,* etc. Paris, 1818, in-8°. — Mautfeld (C.), *Traité sur la salaison des viandes et du beurre en Irlande, et manière de fumer le bœuf à Hambourg.* Trad. du danois par T. C. Brun-Neergard. Paris, 1821, in-8°. — Proust, *Sur le charqui des Péruviens,* in *Ann. de phys. et de chim.,* 2ᵉ sér., t. XVIII, p 178, 1821. — Broussais (Cas.), *Des différents moyens de conservation des substances alimentaires ; comparer ces divers moyens sous le rapport hygiénique.* Th. de concours. Paris, 1838, in-4°. — Cadet-Gassicourt, *Note sur les pastilles nutritives des convalescents et des voyageurs,* in *Gaz. méd. de Paris,* 1853, p. 20. — Girardin. *Analyse comparative des viandes salées d'Amérique,* in *Compt. rend. Acad. des sc.,* t. LXI, p. 746, 1855. — Boussingault, *Rapp. sur une subst. alimentaire, le biscuit-viande, présentée par M. J. Callamand,* ibid., t. XL, p. 1016, 1855. — Pécciale, *Conservation des substances alimentaires,* in *Gaz. méd. de Paris,* 3ᵉ sér. t. XI, p. 576, 700, 1856. — Champouillon, *Conservation des substances alimentaires d'origine animale,* in *Gaz. des hôp.,* 1856. — Dandraut (C. A., *Mém. sur la conservation des substances alimentaires,* in *Compt. rend. Acad. des sc.,* t. XLV, p. 54, 1857. — Chevallier (A.) et Chevallier fils, *Recherches chronologiques sur les moyens appliqués à la conservation des* *substances alimentaires de nature animale et de nature végétale*, in *Ann. d'hyg.*, 2e sér.,t. VIII, p. 27, 290, 1857, et t. IX, p. 77, 1858. — Polli, *Della conservazione delle carni comestibili coll' acido solforoso e coi solfiti*, in *Ann. di chim.*, aprile 1861, et *Ann. univ. di med.*, t. CLXXVI, p. 190, 1861. — Schnepp (B.), *De la production, de la préparation et du commerce des viandes de la Plata*, in *Compt. rend. Acad. des sc.*, t. LVIII, p. 193, 315, 1864. — *Rep. on the Jerked Beef, or Charqui of South America*, by the Analitic. Sanit. Commiss., in *The Lancet*, 1865, t. I, p. 186, et trad. in *Ann. d'hyg.*, 2e sér., t. XXVI, p. 439, 1866. — Morgan (John), *Nouveau procédé pour la Conservation des viandes alimentaires*, trad. de l'angl. Paris, 1865, in-8o. — Hassall, *On the Concentration and Preservation of Meat.*, in *The Lancet*, 1866, I, 185, 469. — Vavasseur, *Sur un procédé de conservation pour la viande employé dans la république de l'Uruguay*, in *Compt. rend. de l'Acad. des sc.*, t. LXII, p. 884, 1866. — *Des viandes séchées ou salées préparées en Amérique; degré de nutritivité de ces viandes*, in *Gaz. méd.*, 1866, p. 444. — Soubeiran (L.), *Conservation des viandes, moyen d'éviter les salaisons*, *Compt. rend. Acad. des sc.*, t. LXXI, p. 945, 1870. — Baudet, *Sur un procédé de transport et de conservation des viandes par l'emploi de l'acide phénique*, ibid., t. LXXII, p. 61, 1872.

Lait : Braconnot (H.), *Mém. sur le caséum et sur le lait, nouvelles ressources*, etc., in *Ann. de chim.*, 2e sér., t. XLIII, p. 337, 1830. — Lignac (Martin de), *Sur l'industrie des vaches laitières et sur de nouvelles conserves de lait*, in *Compt. rend. Acad. des sc.*, t. XXIX, p. 144, 1849. — Payen, *Rapp. sur ce mém.*, ibid., p. 495. — Betuel, *Conservation du lait et de la crème*, in *Bull. de thérap.*, t. XXXVIII, p. 542, 1856. — Mabru, *Procédé pour la conservation du lait*, in *Compt. rend. Acad. des sc.*, t. XXXVIII, p. 554, 956, 1854. — Grimaud (de Caux), *Recherches sur la conservation du lait et la préparation de la lactoline*, ibid., t. XLVII, p. 524, 1858. — Gaultier de Claubry (H.), *De la conservation du lait*, in *Ann. d'hyg.*, 2e sér., t. XIII, p. 81, 1860. — Jacquemin (E.), *Du lait au point de vue de sa conservation*, ibid., t. XXIX, p. 316, 1868. — Beaugrand (E.), art. *Lait* (Conservation), in *Dict. encycl. des sc. méd.*, 2e sér., t. I, 1868. — Leys (J.). *Conservation des fromages de la Nord-Hollande*. Dunkerque, 1856, in-8o. — Chevallier (A.), *Les œufs conservés à la chaux sont-ils nuisibles à la santé ?* ibid., 1re sér., t. XXVII, p. 75, 142.

Substances végétales : Morin, *Rapp. sur les procédés de conservation des substances alimentaires végétales de M. Masson*, in *Compt. rend. Acad. des sc.*, t. XXXII, p. 735, 1851. — Schattenmann, *Procédé pour la conservation des betteraves, également applicable aux pommes de terre et autres tubercules*, in *Compt. rend. Acad. des sc.*, t. XXXVII, p. 408, 1853. — Dolfus et Morel-Fatio, *Note sur la conservation des légumes par l'action de la vapeur d'eau surchauffée et de la dessiccation*, ibid., t. XXXVIII, p. 1060, 1854. — Labarre (V.), *Sur un procédé de conservation des pommes de terre au moyen de l'acide sulfureux*, ibid., t. LXXII, p. 161, 1871.

Céréales : Gesner (J.), *De variis annonæ conservandæ methodis, earumque delectu*. Turici, 1741, in-4o. — Darcet, *Note sur la construction et l'emploi des silos dans le nord de la France*, in *Ann. de l'agric. fr.*, 1841. — Caillat, *Sur l'emploi du goudron pour préserver le blé de l'attaque du charançon*, in *Compt. rend. de l'Acad. des sc.*, t. XXIX, p. 421, 1849. — Doyère, *Rech. sur l'alucite des céréales, l'étendue de ses ravages et les moyens de les faire cesser, suivies*, etc. Paris, 1852, gr. in-8o. — Du même, *Mém. sur l'ensilage rationnel; système nouveau pour conserver les graines*, etc. Paris, 1856, in-8o. — Scoutetten, *Mém. sur la conservation des farines, principalement au point de vue de l'alimentation des troupes en campagne*. Metz, 1859. — Vaillant (le maréchal), *Rapp. sur les procédés de conservation des grains par M. le Dr Louvel*, in *Ann. d'hyg.*, 2e sér., t. XXIV, p. 204, 1865. — Louvel, *Conservation des grains et farines au moyen du vide*, in *Compt. rend. Acad. des sc.*, t. LXXII, p. 120, 1871. — Voir les ouvrages et les Recueils d'économie domestique et d'agriculture.

— Boussaingault, *Substances alimentaires conservées par l'action du froid*, in *Compt. rend. de l'Acad. des sc.*, vol. LXXVI, 1873. — Perl (L.), *Ueber conservirung der Nahrungsmittel, etc.*, in *Vierteljahrsschr. f. gerichtl. Med. u. öff. Sanit.*,

1874. — Böttcher, *Ochsenfleisch. Conserven aus Texas*, in *Deutsche militärärztl. Zeitschr. Jahrg.* 3. Berlin, 1874. — Poggiale, *Sur la conservation des viandes par le froid*, in *Bull. de l'Acad. de méd.*, n° 13, 1874. — Dumesnil (O.), *Des différents procédés de conservation des viandes*, etc., in *Ann. d'hyg. publ.*, 2e sér., t. XLII, 1874. — Tellier (Ch.), *Rapport sur la machine frigorifique*, etc., in *Compt. rend. de l'Acad. des sc.*, vol. LXXIX, 1874. — Wötzl., *Die Conserven*, etc., in *Allg. militärärztl. Zeitg.*, nos 50-52, 1874.

Condensed milk, in *The Lancet*, vol. II, 1872.

— Schnetzler et Bédoin, *Sur les propriétés antiseptiques du borax*, in *Compt. rend. Acad. de sc.*, 1876.   Pietra Santa, *Conserv. des viandes fraiches. Le Frigorifique*, in *Journ. d'hyg.*, 1876, n° 16. — Galippe, *Sur les conserves de pois reverdies au moyen du sulfate de cuivre*, in *Gaz. méd. de Paris.* 1877. n° 26. — Beckerhinn, *Ueber conservirte Nahrungsmittel*, in *Organ der militärweiss. Vereine.* Bd. XIV, Wien, 1877. — Le Bon, *Sur les dangers de l'emploi du borax pour la conservation de la viande*, in *Comptes rend. Acad. sc.*, t. LXXXVII, p. 936, 1878. — De Cyon, *Sur l'innocuité du borax dans la conservation des viandes.* Ibid., p. 1091, 1878. — Miezinsky, *Conservirung der Nahrungsmittei*, Berlin, 1878. — Klies, *Ein Verfahren zur Conservirung der Milch*, in *Prager med. Woch.*, Bd. III, 1878. — Nietner u. Zimmermann, *Ueber das Kohlenoxyd als Conservirungsmittel für Fleisch*, in *Deut. med. Wochenschr.*, 1879, n° 28. — Gautier (A.). *Des conserves alimentaires reverdies au cuivre*, in *Ann. d'hyg.*, 3e série, n° 1, 1879. — Perroncito, *Relatione sulle carne salate proveniente di Cincinnati*, in *Annali della R. Acad. di med. di Torino*, 1879 et *Rev. d'hyg.*, 1880, p. 255. — Galippe, *Rapp. sur le reverdissage des légumes par le sulfate de cuivre*, in *Rev. d'hyg.*, 1880, p. 374. — Brouardel, *Verdissage des conserves alimentaires au moyen des sels de cuivre*. *Rapp.*, in *Ann. d'hyg.*, mars 1880, p. 193. — Hofmann (F.), *Bedeutung der Fleischnahrung u. Fleischconserven.* Leipzig, 1880. — Piston, art. *Conserven*, in *Eulenberg's Handb. d. öff. Gesundh*, 1881. Bd. 1, p. 356.

CHAPITRE XVII

Aliments nuisibles ou toxiques.

[Il est des animaux et des végétaux appartenant à des espèces voisines d'autres espèces dont l'homme peut faire impunément sa nourriture, qui déterminent des accidents très graves, quelquefois même mortels, quand ils viennent à être ingérés dans les voies digestives. Tels sont certains poissons, appelés pour cette raison *toxicophores*, le *toad-fish* du Cap (*Tetrodon sceleratus*), la *melette vénéneuse*, le Scorpène (*Scorpæna grandicornis*), etc., divers mollusques et un grand nombre de végétaux, parmi lesquels on peut citer le *manihot* ou *manioc*, racine féculente qui est un violent poison à l'état de crudité, mais, par-dessus tout, les champignons. Ces substances ne doivent donc pas entrer dans l'alimentation de l'homme, ou du moins pour quelques-unes, les végétaux surtout, sans avoir subi certaines préparations destinées à faire disparaître le principe toxique. Enfin, des substances habituellement comestibles peuvent contracter, par accident, des qualités nuisibles ; c'est d'elles particulièrement que nous voulons entretenir le lecteur dans ce chapitre additionnel.

On a, depuis longtemps, observé des cas très graves d'empoisonnement causés par l'usage de boudins, de saucisses, de jambons fumés et conservés. Ces faits ont été plus spécialement observés en Allemagne, et notamment dans le Wurtemberg, où ce genre d'aliments est très employé. D'autres fois ce n'est plus la viande de porc, mais celle de veau, de bœuf ou de mouton ayant déjà subi un commencement de putréfaction qui a déterminé des phénomènes d'intoxication. Les cas de ce genre, pour être moins communs que les précédents, n'en sont pas moins parfaitement authentiques. Enfin, on a encore cité quelques exemples d'accidents ayant succédé à l'ingestion de viandes qui avaient successivement subi, dans un espace de temps très court, plusieurs préparations culinaires.

Les désordres notés par les auteurs consistent surtout dans de violentes coliques, avec diarrhée abondante et fétide, vomissements, sueurs froides, pâleur de la face, faiblesse et petitesse du pouls, tendance aux syncopes, aux lipothymies...La mort en a été plusieurs fois la conséquence, et, dans les cas graves suivis de guérison, la convalescence a été souvent longue et pénible.

A quelle cause faut-il rapporter ces accidents? On les attribuait généralement autrefois à un principe putride dont on ne connaissait pas la nature. Quelques auteurs allemands en ont accusé un acide gras particulier qu'ils ont nommé acide gras des boudins. Plus récemment on a voulu y voir la présence d'une production cryptogamique, d'une *mucédinée*. Si cette dernière explication peut être adoptée dans certaines circonstances, et, en particulier, quand on a trouvé des moisissures, elle ne saurait être admise pour les cas où les cryptogames n'ont pas eu le temps de se former, quand, par exemple, il s'agissait de viandes cuites de différentes manières et à plusieurs reprises. Suivant le docteur Reuss, les phénomènes produits par les mucédinées se manifesteraient assez tard, de vingt-quatre heures à deux ou trois jours après l'ingestion de l'aliment, tandis que ceux qui résultent de la putridité se montreraient quelques heures seulement après le repas.

On pense généralement aujourd'hui que les accidents sont dus dans la plupart des cas, à la *putréfaction* ; celle-ci est lente à s'établir quand la viande a été bien soignée et est de bonne qualité, très rapide au contraire dans les mauvaises viandes et particulièrement dans les viandes *asphyxiques*. Le sang des animaux tués par asphyxie acquiert en moins de vingt-quatre heures des propriétés septiques transmissibles par inoculation. ce qui est dû au développement d'un ferment anaérobie, le *vibrion septique*. La viande putréfiée étant toujours dangereuse, l'hygiéniste doit proscrire également le gibier dit *faisandé*. C'est à la présence des vibrions septiques dans les viandes consommées que Wiel et Gnehm attribuent l'épidémie à phénoménisation typhoïde observée à Andelfingen en 1839, et peut-être faut-il attribuer à la même cause l'épidémie récente de Kloten, près de Zurich, en 1878 ; certains auteurs, il est vrai, attribuent les faits de Kloten, soit à la septicémie, soit à la mycose intestinale.

Ce n'est pas tout, dans les matières animales en putréfaction on observe le développement d'alcaloïdes cadavériques, les *ptomaïnes*, découvertes par Selmi ; l'action vénéneuse de ces alcaloïdes est incontestable (Brouardel). Les ptomaïnes se développent de préférence dans les cadavres inhumés qu'on ramène au contact de l'air. Il en est de même des saucissons, quand bien enveloppés d'abord, ils sont entamés depuis quelque temps, et de la viande de boîte de conserves ouverte depuis plusieurs jours.

Il faut encore tenir compte de quelques particularités ; la viande d'animaux morts dans certaines conditions, après des fatigues excessives ou bien au milieu des angoisses de la souffrance, de l'épouvante ou de la fureur, a quelquefois entraîné des intoxications analogues à celles dont nous venons de parler. La viande d'animaux empoisonnés, ou qui ont mangé des substances toxiques seulement pour notre espèce, peut également devenir dangereuse. Nous noterons encore la présence des cysticerques ladriques du porc comme pouvant donner lieu au ténia ; quand la chair en est mangée crue ou mal cuite.

Il faut ranger en outre dans la catégorie des viandes suspectes, celles qui proviennent d'animaux tuberculeux, car il n'est pas démontré que le germe de la tuberculose, pas plus que celui de la scarlatine et de la fièvre typhoïde, soit tué par la cuisson.

On a beaucoup parlé, depuis quelques années, des trichines observées à peu près exclusivement en Allemagne. Ces vers, presque microscopiques, se rencontrent chez un certain nombre d'animaux, mais particulièrement chez le porc ; ils occupent les muscles ; la chaleur de la coction les détruit, aussi les accidents ne se sont-ils manifestés que chez des individus qui, ainsi que c'est l'usage en Allemagne, ont mangé de la chair de porc crue ou seulement fumée ; cuite, elle cesse d'être dangereuse. La trichinose, maladie trop souvent mortelle à laquelle donnent lieu les trichines, est surtout caractérisée par la fièvre, l'œdème de la face et quelquefois des membres ; des douleurs rhumatoïdes ; de la diarrhée, plus rarement de la constipation ; des sueurs, des phénomènes typhiques. On l'a observée en quelque sorte épidémiquement dans certaines localités, et les victimes se comptent aujourd'hui par centaines. La meilleure prophylaxie consiste d'abord dans un examen microscopique de la

viande de porc fait par une personne exercée, mais surtout à
ne faire usage de cette viande que bien cuite.

Quelques personnes cherchent aujourd'hui à rattacher à la
présence des trichines, les accidents observés déjà depuis longtemps en Allemagne après l'usage de saucisses ou de boudins
fumés (*Wurstgift*). Cela peut être vrai dans certains cas, mais
ne nous paraît point démontré.

Le lait provenant de vaches atteintes de tuberculose est accusé de transmettre cette maladie ; cependant ce fait est loin
d'être démontré d'une façon indiscutable, du moins pour la
transmission à l'homme et aux carnivores.

En raison de son affinité remarquable pour les molécules
organiques, il est possible que le lait devienne le véhicule du
germe infectieux ; on explique de cette manière, certaines épidémies de scarlatine et de fièvre typhoïde, qui auraient eu pour
point de départ la vacherie même.

Le lait de chèvres ou de vaches qui avaient brouté des herbes innocentes pour elles, mais nuisibles pour l'homme, a produit des accidents plus ou moins graves ; des fromages gâtés (1),
du beurre, des graisses rances, du bouillon aigri, des œufs
pourris, agiront encore d'une manière nuisible : les faits sont
là pour le prouver.

Des poissons sains et très bons dans certaines localités deviennent très dangereux dans d'autres. Il a été question plus haut des
moules et des circonstances particulières qui peuvent les rendre
toxiques. La même remarque s'applique aux huîtres et à quelques autres mollusques. Enfin, des végétaux divers, racines, légumes, fruits gâtés ou moisis, ont fourni des exemples d'empoisonnements analogues. A ces considérations on peut rattacher ce
qui a été dit plus haut de l'influence du maïs verdérané, pour
la production de la pellagre, et sur les effets du seigle ergoté.

Parmi les *condiments*, nous devons indiquer la *saumure*, résidu
liquide provenant de la salaison des viandes conservées, et qui est
constitué par le sel dissous à l'aide des sérosités et autres parties
aqueuses provenant de la viande. Cette saumure est souvent employée, par économie, comme condiment par des populations pauvres. Or les expériences de M. Raynal ont démontré qu'elle peut
acquérir des propriétés vénéneuses, surtout quand elle a plusieurs
mois de préparation. Toutefois, suivant M. Goubeaux, autre méde-
cin-vétérinaire également très distingué, les phénomènes observés
seraient dus au sel lui-même qui, à dose élevée, devient toxique,
et non à son mélange avec les sérosités de la viande : cette importante question d'hygiène n'est donc pas résolue.]

(1) Le poison des fromages gras (*Käsegift*), analogue à celui des saucisses, est dû
peut-être à un vibrion septique ou plutôt à un alcaloïde de la famille des *ptomaïnes*.

Bibliographie. — L'occasion de rechercher les cas dans lesquels on a observé des accidents par l'usage de substances alimentaires, pouvant se présenter souvent aux médecins, nous avons cru devoir donner une extension assez considérable à notre bibliographie.

Viandes altérées. — KERNER (J.) und STEINBUCH (J. C.), *Vergiftung durch verdorbene Würste*, in *Tübing. Blatt. für Naturwiss. und Arzn.*, t. III, n° 1, 1817. — KERNER, *Neue Beobachtungen über die in Würtemberg so häufigvorfallenden tödtlichen Vergiftungen durch den Genuss geräucherter Würste*. Tübingen, 1820, in-8°. — DU MÊME, *Fettgift oder die Fettsaüre und ihre Wirkungen*, etc. Stuttgard et Tübingen, 1822, in 8°. — DU MÊME, Divers articles, in *Henke's Ztschr.*, t. III, p. 227 ; t. IV, p. 221, 1822 ; t. VIII, p. 217, 1824, in *Hufeland's Journ. f. d. prakt. Heilk.*, t. XLVIII, St. VI, p. 78, 1829. — *Ueber die im Königreich Würtemberg Vergiftungen durch den Genuss verdorbener geräucherter Würste*, in *Henke's Ztschr.*, t. I. p. 191, et t. II, p. 195, 1821. — WEISS, *Die neuesten Vergiftungen durch verdorbene Würste, beobachtet an 29 Menschen*, etc. Carlsruhe, 1824, in-8°. — SCHUMANN (A. W.), *Ueber das Wurstfettgift*, in *Archiv. der Apoth. Ver.*, t. XXXI, p. 312, 1829. — HAUFF, *Vergiftung durch geräuchertes Schweinefleisch*, in *Hufeland's J. f. d. prakt. Heilk.*, t. XLVIII, p. 53, 1829. — OLLIVIER (d'Angers), *Obs. sur les effets délétères produits par l'usage de certaines viandes altérées*, in *Arch. gén. de méd.*, 1re sér., t. XXII, p. 191, 1830. — DU MÊME, *Sur l'empoisonnement causé par les viandes altérées*, in *Ann. d'hyg.*, 1re sér., t. XX, p. 407, 1838. — PARENT-DUCHATELET, *Recherches pour déterminer jusqu'à quel point les émanations putrides... peuvent contribuer à l'altération des substances alimentaires*, ibid., 1re sér., t. V, p. 5, 1831. — CHEVALLIER (A.), *Note sur l'altération des viandes et sur les accidents qui peuvent en résulter*, in *Journ. de chim. méd.*, 1re sér., t. VIII, p. 726, 1832. — HANKEL, *Vergiftungssufälle nach dem Genusse vom gekochten, aufgewarmten und wieder aufgebratenem Fleische*, in *Med. Zeit. d. Ver. f. Heilk. in Preuss.* 1834, n° 39. — PAULUS, *Neue Beiträge zur Geschichte der Vergiftung durch verdorbene Wurstmasse*, in *Heidelberg. Ann.*, t. X, Hft. 3, 1834. — POINTE, *Recherches sur les accidents produits par l'usage de la charcuterie avariée*, in *Rev. du Lyonnais*, août 1835.—THOREN, *Vergiftung durch Schinken*, in *Casper's Wchnschr.*, n° 24, 1837. — BOUTIGNY, *Lettre à M. Ollivier à l'occasion de son article sur l'empoisonnement par les viandes altérées*, in *Ann. d'hyg.*, 1re sér., t. XXI, p. 234, 1839. —DELASIAUVE, *Mém. sur plusieurs faits d'empoisonnement qui seraient dus à l'altération spontanée des substances alimentaires, et notamment des viandes*, in *Rev. méd.*, 1840, t. IV, p. 182. — *Vergiftung mit ungesunden Fleischspeisen im Bezirke Andelfinden* (*Bericht des Gesundheitsrathes*, etc.), in *Schweiz. Ztschr.*, t. II, Hft. 3, 1839. — ROESER, *Vergiftung durch Leberwürste*, in *Würtemb. Corr. Bl.*, t. XII, n° 1-2, 1842. — TRITSCULER, *Ueber Wurstgiftung*, ibid., t. XII, n° 13, 1842. — TAYLOR (A. S.), *Case of suspected Irritant Poisoning, with Remarks on the Poisonous Properties of Certain Kinds of decayed Animal Matter used as Food*, in *Guy's Hosp. Rep.*, 2e sér., t. I, p. 1, 1843. — LUSSANA (F.), *Del creosote come causa degli avvelenamenti prodotti da carne affumicate*, in *Ann. univ. di med.*, t. CXIII, p. 449, 1845. — KUSSMAUL, *Vergiftung durch verdorbene Würste*, in *Ver. deutsch Ztschr.*, 1849. — DELAFOND (O.), *De l'insalubrité et de l'innocuité des viandes de boucherie qui peuvent être vendues à la criée du marché des Prouvaires de Paris*. Paris, 1851, in-8°. — SCHLOSSBERGER (J.), *Das Gift verdorbener Würste mit Berücksichtigung seiner Analogen in andern thierischen Nahrungsmitteln*, in *Arch. f. phys. Heilk.*, t. XI, Erg. Hft., p. 709, 1852. — UNGELIG, *Zur frage von Fettgift-Vergiftungen durch geräucherte Gänsebruste*, in *Casper's Vtjschr.*, t. II, p. 48, 1852. — RIECKE, *Wurstvergiftung bei einem Kinde*, in *Journ. f. Kinderkrank.*, t. XIX, 1-2, 1852. — BOSCH, *Wurstvergiftung und deren Behandlung*, in *Würtemb. corresp. Bl.*, 1853.— THURNAM et BARR (S.), *Poisoning with Insound Bacon*, in *Lond. med. Gaz.*, t. XIX, p. 378, 415, 455, 1837. — *Fleichvergiftung*, in *Jahresb. der med. Wesen d. Kanton Zurich*, 1854, et *Schmidt's Jahrbb.*, t. LXXXVII, p. 279, 1855. *Obs. sur l'empoisonnement par les boudins par* : FABER, in *Würt. Corresp. Bl.*, 1854 ; SCHUZ, ibid., 1855 ; BERG., ibid.; REUSS (J.), ibid.; SCHWANDNER, ibid., 1857. — WITTSTEIN, *Ueber die Natur des in geräuchertem Fleisch und Würsten sich bildenden Giftes*, in *Casper's Vtjschr.*, t. XIII, p. 155, 1858. — Tripe, *On Poisoning by Sausages*, in *The British and For. Rev.*, 2ᵉ sér., t. XXV, p. 197, 1860. — Planta (A.), *Ueber Vergiftungsfälle nach dem Genuss eines geräucherten Ochsenschlundes*, in *Jahresb. d. Naturf.*, etc., et *Schmidt's Jahrbb.*, t. 30, 1860. — Deune, *Vergiftung durch verdorbenes Fleisch, verdorbene Fleischbrühe und altes Fett*, in *Nass. med. Jahrb.*, etc., et *Schmidt's Jahrbb.*, t. CXI, p. 25, 1861. — Lunel (B.), *Des accidents toxiques dus à la chenille de l'aglosse de la graisse (aglossa pinguinalis)*, in *Abeille méd.*, 1861, et *J. de chim. méd.*, 4ᵉ sér., t. VII, p. 612, 1861. — Letheby, *The Effects of Diseased Food on Man*, in *British méd. Journ.*, 1862, t. I, p. 348. — Du même, *On diseased Meat*, in *Med. T. and Gaz.*, 1867, t. I, p. 20. — Gouyneau (L.), *Essai sur l'empoisonnement par les viandes de charcuterie.* Th. de Strasb., 1863, n° 717. — *Thierquälerei und Menschenvergiftung Zusammenstellung der schädlichten Misshandlungen der zur menschl. Nahrung benützen Thiere.* Stuttgart, 1864, in-8°. — Nicolas (Ad.), *Accidents d'empoisonnement produits par l'usage de conserves de bœuf altérées*, in *Arch. de méd. nav.*, t. VIII, p. 468, 1867.

Viandes d'animaux malades : Frommann (J. C.), *De salubritate carnium animalium hepate verminoso laborantium*, in *Misc. Act. nat. cur.*, dec. I, an 6, 7, p. 255, 1675, 1676. — Fehr (J. M.), *De noxâ carnis animalium ægrotantium cum addendis.* Lentilii, *ibid.*, p. 269, et dec. III, au 7, 8, p. 139, 1699, 1700. — Riedlin, *De pecorum luæ defunctorum carne merito suspectâ*, in *Ephem. Acad. nat. cur.*, cent. 5, 6, p. 123, 1717. — Lanzoni (J.), *De innoxio esu carnis boum, lue pessimâ contagiosâ denatorum.* Ibid., cent. 7, 8, p. 264, 1719. — Tн*, *Von der Schädlichkeit, des Fleisches vom krepirten Rindvieh*, in *Oekon. Nachr. der Gesellsch. in Schles.*, t. 1, p. 311, 319. — Nurnberger (C. F.), *De vano morbi boum gallici, carnisque inde male infectæ et insalubris metu.* Wittenbergæ, 1790, in-4°. — Ricou (B. J. F.), *Obs. sur le danger qu'il y a de manger de la chair et de toucher des animaux péris de maladie contagieuse telle que le quartier ou le charbon*, in *Museum des Heilk.*, t. III, p. 11, 1795. — Toggia (F.), *Obs. sur une maladie qui affecte les bœufs destinés aux salaisons de la marine.* Turin, an XII, in-8°. — Fabre, *Rapp. sur la quest. : Si la viande provenant de bêtes bovines reconnues attaquées d'affection tuberculeuse pourrait être nuisible à la santé des individus qui en mangeraient. Cons. ctrl. du dép. du Nord.* Lille, 1830, in-8°. — Huzard père, *Rapp. sur l'insalubrité de la viande des porcs ladres*, in *Ann. d'hyg.*, 1ʳᵉ sér., t. X, p. 193, 1833. — Huzard fils, *Rapp. sur la vente de la chair provenant d'animaux morts de maladie*, ibid., p. 80. — Schneider, *Ist das Fleisch vom Blitze erschlagener Thiere geniessbar ?* in *Henke's Ztschr. Ergänzghft.*, t. XIX, 1833, et *Schmidt's Jahrbb.*, t. I, p. 231, 1834. — Parent-Duchatelet, *Peut-on sans inconvénient pour la santé publique permettre la vente, l'abatage et le débit des porcs engraissés avec de la chair de cheval ?* in *Ann. d'hyg.*, t. XIV, p. 240, 1835. — Albers, *Ueber den Genuss des Fleisches von kranken Thieren*, in *Rust's Magaz.*, t. LV, p. 195, 1840. — Costa (E.), *Storia di avvelenamento da carni carbonchiose*, in *Ann. univ. di med.*, t. XCIX. p. 449, 1841. — *Ueber den Genuss des Fleisches von kranken Thieren*, in *Med. Corresp. Bl. Bayer.*, 1842, et *Canstatt's Jahresb.*, 1843, t. VII, p. 70. — Rœseb, *Vergiftung durch ein in Schlinge gefangenes Reh*, in *Hufeland's Journ. f. prakt. Heilk.*, t. XCII, st. 6, p. 3, 1841. — Eulenburg, *Ueber Milzbrand beim Menschen und den Genuss des Fleisches von milzbrand. kranken Rindvieh*, in *Pr. ver. Ztg.*, 1850, et *Schmidt's Jahrbb.*, t. LXVIII, p. 197, 1850. — Graetzen, *Ueber die Krankheiten der Thiere, welche den Genuss des Fleisches nachtheilig machen, und über die Pflichten*, etc., in *Henke's Ztschr.*, 1850, et *Canstatt's Jahresb.*, 1852, t. VII, p. 20. — Moll (O.), *Pustula maligna, nach Genuss von milzbrandigem Fleische*, in *Deutsche Klinik*, et *Schmidt's Jahrbb.*, t. LXX, p. 299, 1851. — Renault, *Études expérimentales et pratiques sur les effets de l'ingestion de matières virulentes dans les voies digestives de l'homme et des animaux domestiques*, in *Compt. rend. de l'Acad. des sc.*, t. XXXIII, p. 552, 1851. — Ritter (B.), *Der Milzbrand in seiner Beziehung zur Staatsarzneikunde*, in *Henke's Ztschr.*, 1851, et *Canstatt's Jahresb.*, 1852, t. VII, p. 20. — Chapelle (A.), *Rapp. sur la ladrerie dans la race porcine*, in *Union méd.*, 1ʳᵉ sér., t. VII, p. 510, 1853. — Rosenthal, *Beitrag zur Erledigung*.

der Frage, ob der Genuss des Fleisches milzbrandkranker Thiere schädlich sei oder nicht, in *Casper's Vtjschr.*, t. VI, p. 347, 1854.— RIECKE, *Der Bandwurm, die Schweinefinnen, der Drehwurm bei den Schafen und die Sanitätspolizei*, in *Henke's Ztschr.*, 1855, et *Schmidt's Jahrbb.*, t. LXXXVIII, p. 365, 1855. — SCHWEBES, *Ueber die Schädlichkeit des Genusses von Fleisch kranker Hausthiere*, in *Casper's Vtjschr.*, t. VII, p. 56, 1855.— SUTTON, *Mém. sur une épizootie de la race porcine*, in *North. Amer. Med. Chir. Rev.* May, 1858, et *Schmidt's Jahrbb.*, t. CIII, p. 237, 1859. — DUCHESNE (E.), *De l'insalubrité des volailles nourries de viandes en état de putréfaction*, in *Ann. d'hyg.*, 2ᵉ sér., t. XI, p. 63, 1859. — GAMGEE, *Is the Produce of Diseased animals unwholesome as human Food ?* in *Edinb. Veter., Rev.* July, 1862, et *Ranking Abstr.*, t. XXXV, p. 13, 1862. — TAYLOR (F.), *Poisonous patridges*, in *Med. Times and Gaz.*, 1862, t. II, p. 282. — DELPECH, *De la ladrerie du porc au point de vue de l'hygiène privée ou publique*, in *Bullet. de l'Acad. de méd.*, t. XXVIII, p. 353, 1862-63, et *Ann. d'hyg.*, 2ᵉ sér., t. XXI, p. 5, 245, 1864, et art. *Ladrerie* in *Dict. encycl. des sc. méd.*, 2ᵉ sér., t. I, 1868. — GUARDIA, *De la ladrerie dans l'antiquité*, ibid., t. XXIII, p. 420, 1865. — VLRUEYEN, *Rapp. sur la vente de la chair des anim. atteints de certaines maladies*, in *Bull. de l'Acad. de méd. de Belg.*, t. VI, p. 601. Bruxelles, 1866-67. *Discussion*, ibid., p. 704, et t. VII, p. 6, 62. — FONSSAGRIVES, *De la cachexie aqueuse du mouton au point de vue de l'hygiène publique*, in *Ann. d'hyg.*, 2ᵉ sér., t. XXIX, p. 299, 1868.

Trichines (nous ne donnerons que les principaux Mémoires traitant des effets des trichines) : WOOD (H.), *Observation Trichina Spiralis*, in *Lond. Med. Gaz.*, t. XVI, p. 190, 1835. (C'est, paraît-il, le premier cas constaté de trichinose, mais méconnu dans son origine.) — *Trichina bei einem Pferde gefunden*, in *Schmidt's Jahrbb.*, t. XXXII, p. 302, 1841. — ZENCKER (F. A.), *Ueber die Trichinen-Krankheit des Menschen*, in *Wirchow's Arch.*, t. XVIII, p. 561, 1860. — TURNER (W.), *Observ. on the Trichina Spiralis*, in *Edinb. Med. Journ.*, t. VI, p. 209, 1860. — LEUCKART (R.), *Untersuchungen über Trichina Spiralis.* Giessen, 1860, in-4º, et 2ᵉ édit. augm., ibid., 1866, in-4º. — WUNDERLICH (C. A.), *Zur Wahrscheinlichkeits-Diagnose der Trichinen Krankheit*, in *Arch. der Heilk.*, t. II, p. 269, 1861. — FRIEDREICH (N.), *Ein Beitrag zur Pathologie der Trichinen-Krankheit beim Menschen*, in *Wirchow's Arch.*, t. XXV, p. 399, 1862. — SIMON (G.), *Eine Epidemie v... ...'er Trichinenerkrankung in Kalbe*, in *Preuss. med. Ztg.*, 1862, nᵒˢ 38, 39. — LUNGEL (C.), *Ein tödtlich verlaufender Fall von Trichinen-Krankheit beim Menschen*, in *Wirchow's Arch.*, t. XXVII, p. 421, 1862. — DU MÊME, *Eine Schinkenvergiftung, welche höchst wahrscheinlich eine Infection mit Trichinen zum Grunde lag*, ibid., t. XXVIII, p. 391, 1863.— REYHER (O.), *Die Trichinen-Krankheit. Zur Beruhigung*, etc. Leipzig, 1862, in-8º. — DENGLER (P.), *Histoire naturelle et médicale de la trichine (Trichina spiralis).* Th. de Strasb., 1863, nᵒ 906, pl. 1 (historique bien fait). — BOEHLER, *Die Trichinen-Krankheit in Plauen.* Plauen, 1863, in-8º. — *Belehrung über die Enstehung und Verhütung der Trichinenkrankheit bei den Menschen.* Dresden, 1864, in-8º, pl. 1. — VIRCHOW (Rud.), Plusieurs communications à l'Académie des sciences, et Notes dans ses *Archiv f. Pathol. Anat.* et *Darstellung der Lehre von den Trichinen mit Rücksicht*, etc. Berlin, 1864, in-8º, fig., et trad. fr. par ONIMUS. Paris, 1864, in-8º, fig. et pl., 3ᵉ éd., ibid., 1866. — FEIT (A. C.), *Bericht der zur Berathung der Trichinenfrage*, etc. Berlin, 1864, in-8º. — KROMBEIN (L.), *Trichinous Disease in America*, in *Buffalo Journ.*, 1864, et *British and Foreign Rev.*, 2ᵉ sér., t. XXXV, p. 252, 1864. — KESTNER (A.), *Étude sur le Trichina spiralis*, pl. 2. Paris, 1864, in-8º. — ALTHAUS (Jul.), *On Poisoning by Diseased Pork ; being an Essai on Trichiniasis.* etc. Lond., 1864, et *Med. Times and Gaz.*, 1864, t. I, p. 362, 390, fig.— VOGEL (J.), *Die Trichinen-Krankheit und die zu ihrer Verhütung anzuwendenden Mittel*, nach., etc. Leipzig, 1864, in-8º. — LUCKE (A.), *Die Trichinen for dem Forum*, in *Casper's Vierteljahreschr.*, t. XXV, p. 102, 1864. — SCHULTEB, *Die Trichinen-Krankheit in Bezug.*, etc., ibid., p. 269, 1864. — RODET (H.), *De la trichine et de la trichinose*, pl. 1. Paris, 1865, in-8º. — PAGENSTECHER u. FOCUS, *Die Trichinen nach Versuchen im Auftrage*, etc., pl. col. Leipzig, 1865, in-8º. — DELPECH, *Rapp. sur les trichines et la trichinose chez l'homme et les animaux*, in *Bullet. de l'Acad. de méd.* t. XXXI, p. 639, 1866, et *Ann. d'hyg.*,

2e sér., t. XXVI, p. 21, 1866, fig. — Meissner, Bericht uber die Trichinenfrage, in Schmidt's Jahrbb., t. CXXX, p. 105, 1866. — Scoutetten (H.), Études sur les trichines et sur les maladies qu'elles déterminent chez l'homme. Paris, 1866, in-8°, pl. 1. — Fleckles (F.), Die Trichinen und Trichinenkrankheit. Prag, 1866, in-8°. Lait : Huzard (J. B.), Mém. sur la pneumonie, etc., et Obs. sur l'usage du lait et de la viande des vaches malades. Paris, an VIII, in-8°. — Ollivier (d'Angers), Observations d'empoisonnement par le lait d'un animal empoisonné, in Journ. gén. de méd., 3e sér., t. IV, p. 255, 1827. — Bonorden, Vergiftung durch Ziegenbuttermilch, in Rust's Magaz., t. XXVII, p. 193, 1828. — Turpin, Analyse microscopique sur des globules de lait à l'état pathologique, in Compt. rend. Acad. des sc., t. VI, p. 250, 309, 1838. — Du même, Rech. microscop. sur les divers laits obtenus de vaches affectées de la maladie, etc., in Mém. de l'Acad. des sc., t. XVII, p. 201, 1840, pl. 1. — Chevreul, Rapp. sur un mém. de M. Donné concernant le lait de vaches affectées, etc., in Compt. rend. Acad. d. s sc., t. VIII, p. 380, 1839. — Robiquet, Note sur des échantillons de lait fournis par des vaches atteintes, etc., in J. de pharm., t. XXV, p. 301, 1839. — La saigne, Du lait provenant de la maladie qui a régné épizootiquement sur les vaches, in J. de chim. méd., 2e sér., t. V, p. 169, 1839. — Girard, Note sur l'influence de certaines altérations du lait, comme cause de divers états pathol. chez les nouveau-nés, in Arch. gén. de méd., 4e sér., t. VIII, p. 192, 1845. — Chevallier, Rapp. sur un cas de suspicion d'empoisonnement par du lait, in Ann. d'hyg., 1re sér., t. XXXV, p. 139, 1846. — Stadelmann, Ueber die gesundheitsschädlichen Veränderungen der Milch der Kühe durch Krankheiten des Rindviehs, in Casper's Vtjschr., t. II, p. 318, 1852. — Action nuisible du lait provenant d'animaux malades, par MM. Felice, Fossati, Lessona, in Gazz. sard., 1852. — Mayer (Al.), Sur un lait vénéneux (Swell Milk), qui se consomme aux États-Unis, in J. de chim. méd., 4e sér., t. IV, p. 696, 1858. — Routh, Adulterated and Unhealthy Milk, in British Med. J., april 1858, et Ranking's Abstr., t. XXVIII, p. 3, 1858. — Mackay (A. E.), Case of Poisoning by Goat's Milk, in Edinb. Med. J., t. VII, p. 825, 1862.

Fromage : Kuehn (D. C.), De venenatis casei comesti effectis. Lipsiæ, 1824, in-4°. — Westrumb (A.), Ueber Vergiftung durch Käse, nebst Bemerkungen, etc., in Horn's Archiv f. med. Erfahr., 1828, t. I, p. 65, 96. — Rosendahl, Fälle von Vergiftung durch Käse, in Schmidt's Jahrbb., t. XXI, p. 162, 1839. — Pollius, Vergiftung mehrerer Personen durch Handkäse, in Badisch. Ann. etc., et Schmidt's Jahrbb., t. XXXIV, p. 155, 1842. — Marchal, Obs. relative à un cas d'empoisonnement par des œufs pourris, in Gaz. méd. de Paris, 1849, p. 396.

Poissons, mollusques, crustacés : Franck de Franckenau (G.), Ova barbi comesta noxia, in Miscell. Acad. nat. cur., dec. II an 2, 1682, p. 6. — Hagendorn, De esu cancrorum noxio, ibid., dec. II, an 3, 1684, p. 98. — Hanneus (G.), Ex esu squillarum minorum pruritus, ibid., p. 411. — Ledel (S.), De gammarum esu noxio, ibid., dec. III, an 3, 1695, 1696, p. 199. — Fuchs (J. H.), De scarabeis albis, ex frequenti mellis cum pane esu ortis et syncopen causantibus, in Acta Acad., N. C., t. II, p. 324, ob. 144, 1730. — Behrens (R. A.), Dissert. epistolaris de affectionibus a comestis mytilis. Hannovæ, 1735. — Beunie (J. B. de), Mém. sur une maladie causée par les moules venimeuses, in Journ. de Physiq. de l'abbé Rosier, t. XV, p. 384, 1779. — Wirkungen verschiedener Gifte-Barbeneier, in Krit. Ann. der Staatsarznk., t. I, p. 184, 1804. — Chisholm, On the Poison of Fish., in Edinb. Med. and Surg. J., t. IV, p. 393, 1808. — Dulong, Empoisonnement par les moules, in Gaz. de santé, 1812, p. 154. — Burrows (G.), An Account of two Cases of Death from eating Mussells. Lond., 1815. — Fontanelle, Obs. sur les empoisonnements produits par les escargots, in Ann. cliniques de Montpellier, t. XLII, p. 308, 1817. — Zandick, Observat. sur une perturbation aiguë dans les voies digestives occasionnée par l'ingestion des huîtres, in Journ. univ. des sc. méd., t. XIV, p. 116, 1819. — Moreau de Jonnès, Recherches sur les poissons toxicophores des Indes occidentales. Paris, 1821, in-8°. — Autenrieth (H. F.), Ueber das Gift der Fische mit vergleichende Berücksichtigung des Giftes von muscheln, Käse, Gehirn, Fleisch, Fett und Würsten. sowie, etc. Tübingen, 1833, in-8°. — Krimer, Vergiftung mit Seemuschein, in Hufeland's Journ. f. prakt. Heilk., t. LXXIX, St. 2, p. 26, 1834. —

BULLOCK (H.), *Case of Poisoning by Fish,* in *Lond. Med. Gaz.,* t. IX, p. 85, 1836.
— THOMPSON (T.), *Accidents cholériformes produits par l'usage de moules véné-neuses,* in *Med. Quart. Rev.,* n° 5, 1834, et *Schmidt's Jahrbb.,* t. IX, p. 185, 1836.
— BOUCHARDAT, *Note sur l'empoisonnement par les moules,* in *Ann. d'hyg.,* 1re sér., t. XVII, p. 358, 1837. — POUGET, *Observat. d'empoisonnement par du thon,* in *Rec, de la Soc. de méd. de Bordeaux,* et *Gaz. méd. de Paris.* 2e sér., t. V, p. 265 1837. — VAHL, *Vergiftungszufälle nach dem Genusse vom Muscheln bei zwei Per-sonen,* in *Schmidt's Jahrbb.,* t. XXVI, p. 57, 1840. — WOLFRING, *Vergiftung durch Squilla,* in *Würtemb. Corresp. Bl.,* t. X; *ibid.,* t. XXXV, p. 33, 1842. — SENGBUSCH (E.), *Ueber das Fischgift, mit besonderer Berücksichtigung der in Russland vorge kommenen Vergiftungen durch gesalzene Fische,* in *Med. Ztg. Russl.,* 1844, et *Schmidt's Jahrbb.,* t. XLVI, p. 170, 1845. — FAYRER, *Vergiftungszufälle nach dem Genusse von in Fäulniss übergegangenen Häringen,* in *Vtjschr. f. d. prakt. Heilk.* in *Prag,* t. V, Orig., p. 92, 1845. — CLARKE (V. C.), *Poisoning by Fish,* in *Med. Times and Gaz.,* t. XII, p. 182, 1845. — KRUGELSTEIN, *Ueber die polizeiliche Aufsicht auf den Fischhandel und über die Vergiftung durch Fische und Schaalthiere,* in *Henke's Ztschr.,* 4 Hft., 1847, et *Canstatt's Jahresb.,* 1849, t. VII, p. 15. — LICH-TENSTADT, *Ueber die Vergiftung durch gesalzene Fische, in Russland,* in *Preuss Ver. Ztg.,* 1848, et *Schmidt's Jahrbb.,* t. LXIII, p. 163, 1849. — JAEHNICHEN, *Ver-giftung durch Fische,* in *Med Ztg. Russl.,* 1850, et *ibid.,* t. LXX, p. 97, 1851. — SIMON (Max.), *Des accidents déterminés par les crustacés ou poissons toxicophores et de leur traitement,* in *Bullet. de thérap.,* t. XXXVII, p. 49, 1849. — CHEVALLIER (A.) et DUCHESNE, *Mém. sur les empoisonnements par les huîtres, les moules, les crabes et par certains poissons de mer ou de rivière,* in *Ann. d'hyg.,* 1re sér., t. XLV, p. 387, et t. XLVI, p. 108, 1851. — DESMARTIS (T. P.), *Deux cas d'empoisonnement occasionnés par des sardines (Clupea sardina),* in *Rev. thérap. du Midi,* t. II, p. 225, 1851. — DU MÊME, *Nouveaux cas d'empoisonnement attribués à des sardines,* ibid., t. III, p. 164, 1852, et t. VII, p. 82, 1854. — BROECKS, *Empoisonnement par les cre-vettes communes,* in *J. de chim. méd.,* 3e sér., t. VIII, p. 721, 1852. — LIÉGEY, *Ac-cidents typhiques déterminés chez six personnes de la même famille par l'usage pas-sager de poisson mal conservé,* in *Union méd.,* 1856, p. 610. — MORVAN (A.), *De l'empoisonnement par le soudon (Cardium edule) et par les bonites (Scomber pa-lamys),* in *Monit. des hôp.,* t. V, p. 801, 1857. — KOCH (Th.), *Ueber das Fischgift,* in *Med. Ztg. Russl.,* 1857, et *Schmidt's Jahrbb.,* t. CXVIII, p. 30, 1858. — *Des empoisonnements déterminés par certaines substances alimentaires,* in *Gaz. des hôp.,* 1857, p. 178. — DUCHESNE E., *Empoisonnement par des moules,* in *Journ. de chim. méd.,* 4e sér., t. III, p. 650, 1857. — *Empoisonnement par des crevettes,* ibid., p. 653. — *Vergiftung durch verdorbene Fische.* (Extr d'un ouvr. russe sur les malad. po-pulaires), in *Schmidt's Jahrbb.,* t. CXV, p. 267. — KOCH (Th., *Ueber das Fischgift,* in *Med. Ztg. Russl.,* 1857, et *Schmidt's Jahrbb.,* t. CXVIII, p. 30, 1858. — KIETER (A.), *Ueber Fischgift nach Dr Berkowski Kritisch ; beleuchtet,* in *Med. Ztg Russl.,* 1858, et *Schmidt's Jahrbb.,* t. CXIX, p. 29, 1858. — DUMÉRIL, *Rapp. sur le Té-traodon toxicophore du cap de Bonne-Espérance,* in *Bull. de l'Acad. de méd.,* t. XXIII, p. 1059, 1857-58. — WOLFF, *Vergiftung mehrerer Personen durch den Genuss von gebratener Störleber,* in *Casper's Vtjschr.,* t. XIV, p. 232, 1858. — FRANQUE (A.), *Fall der Vergiftung durch die Eier der Barbe,* in *Deutsche Klinik,* t. X, p. 153, 1858. — REIL, *Zur Lehre von den Fischgiften,* in *Casper's Vtjschr.* t. XV, p. 341, 1859. — ROUX D. BRIGNOLLE, *Des poissons vénéneux à propos de la relation d'un cas d'empoisonnement observé par M. le docteur Gasquet dans la Nouvelle-Calédonie,* in *Bullet. des trav. de la Soc. imp. de Marseille,* juillet, 1860. — FONSSAGRIVES et LEROY DE MÉRICOURT, *Recherches sur les poissons toxicophores des pays chauds,* in *Ann. d'hyg.,* 2e sér., t. XVI, p. 326, 1861. — GUÉRARD (A.) *Note sur les salicoques teintes au moyen du minium,* in *Ann. d'hyg..* 2e sér., t. XVI. p. 360, 1861. — TENNENT (E.). *Poisonous Turtle and Sardines,* in *Med. Times and Gaz.,* 1862, t. II, p. 648. — BIDIE, *Poisoning from eating Common Honey,* in *Ma-dras Quart. Journ. of Med. Sc.,* oct. 1861, et *Ranking's Abstr.,* t. XXXV, p. 11, 1862. — LION, *Krankheiten der Fische und Schalthiere in Sanitäts polizeilicher Beziehung,* in *Monatsbl. f. med. statist. und öffentl. Gesundheitspflege,* 1867, n° 9.

Végétaux : Bourgeois, *Notice sur des accidents vénéneux produits par les pommes de terre nouvelles*, in *Journ. gén. de méd.*, 2e sér., t. XXXI, p. 69, 1825. — Kahlert (E. W.), *Vergiftung durch verdorbene Erdäpfel*, in *Clarus u. Radius Beiträgen*, etc., et *Schmidt's Jahrbb.*, t. V, p. 165, 1835. — *Accidents déterminés par la pomme de terre*, in *Gaz. des hôpit.*, 1835, p. 90, 359. — Troschel, *Gigtiger Dunst faulender Kartoffeln*, in *Med. Ztg.*, etc., 1838, et *Schmidt's Jahrbb.*, t. XXII, p. 288, 1839. — Lieber, *Vergiftung durch faulende Mohrrüben*, ibid., et *Schmidt's*, etc., t. XXXV, p. 279, 1842. — Payen, *Les maladies des pommes de terre, des blés et des vignes de 1845 à 1853, avec l'indication*, etc. Paris, 1853, in-12. — Dupuy, *Empoisonnement par les citrouilles et les betteraves moisies*, in *Un. méd. de la Gironde*, 1861, et *Journ. de chim. méd.*, 4e sér., t. VII, p. 345, 1861. — Petiteau, *Empoisonnement par des grains de raisin altérés*, in *Répert. de pharm.*, t. XVIII, p. 232, 1861-62, etc., et voir la collection du *Journal de chimie médicale*, où les faits de ce genre sont soigneusement enregistrés.

Céréales, pain. — Bouvier, *Mém. sur les inconvénients qui résultent de l'usage des blés nouveaux et sur les moyens d'y remédier*, in *J. gén. de méd.*, t. XIV, p. 200, an X. — Gohier, *Obs. et expér. faites à l'École vétérinaire imp. de Lyon sur le pain moisi et sur quelques poisons*, etc. Lyon, 1807, in-8°. — Curé (H. H.), *Essai botanico-médical sur les altérations des céréales et sur leur influence sur l'économie*. Th. de Strasb., 1830, n° 930. — Chevallier, *Série de travaux sur les altérations du pain*, in *Ann. d'hyg.*, 1re sér., t. IV, p. 20, 1830 ; t. XXIV, p. 82, 1840 ; t. XXVI, p. 126, 1841 ; t. XXVII, p. 306, 1842 ; t. L, p. 147, 1853, etc., et *Accidents observés chez plus de 80 personnes par l'usage du pain fait avec de la farine contenant de l'ivraie*, in *Gaz. des hôp.*, 1853, p. 345. — Duvivier de Saint-Hubert, *Traité philosophique des maladies épidémiques, considérées sous le rapport des phénomènes morbides produits par le seigle ergoté, les blés charbonnés, niellés*, etc. Paris, 1836, in-8°. — *Le blé d'Égypte contenant des charançons peut-il être vendu ? le pain fait avec de la farine obtenue de ce blé est-il nuisible à la santé*, in *Ann. d'hyg.*, 1re sér., t. XXXV, p. 98, 1846. — Malapert (P. P.), *La nielle des blés est-elle nuisible à la santé ?* Poitiers, 1859, in-8°. — Commaille, *Études sur les champignons rouges du pain, suivie*, etc., in *Rec. de méd. milit.*, 3e sér., t. VIII, p. 323, 1862. — Eulenberg et Vohl, *Ueber Brotvergiftung*, in *Vtjschr. f. ger. med.* Ne F°, t. XII, p. 322, 1870. — Voir les travaux sur le seigle ergoté ; les Traités et Journaux d'agriculture sur les maladies des céréales et les moyens d'y remédier.

Falsifications : Remer (W. H. G.), *Lehrbuch der polizeiliche gerichtliche Chemie.* Helmstädt, 1803, in-8°, 3e éd. ; *ibid.*, 1827, 2 vol. trad. fr. par Bouillon-Lagrange et A. Vogel. Paris, 1816, in-8°. — Schreger (Ch. H. et Th.), *Handbuch zur selbst Prüfung von Speisen und Getränke, nach*, etc. Nürnberg, 1810, in-8°. — Knoblauch (S. W.), *Von del Mitteln und Wegen die mannifachen Verfälschungen Sämmtlich. Lebensmittel... zu erkennen*, etc. Leipzig, 1810, in-8°. — Accum (F.), *A Treatise on the Adulterations of Food and Culinary Poisons*, etc. London, 1817, in-12. — Garnier et Harel, *Des falsifications des substances alimentaires et des moyens chimiques de les reconnaître*. Paris, 1844, in-12. — Mitchell (J.), *Treatise on the Falsifications of Food and the Chemical Means employed to detect them*, etc. London, 1848, in-8°. — Chevallier (A.), *Dict. des altérat. et falsificat. des subst. alimentaires*, etc., Paris, 1850, 2 vol. plus. édit. — Tauber (J.), *Verfälschungen der Nahrungsstoffe und Arzneimittel*, etc. Wien, 1857, in-8°. — Friedreich, *Die Verfälschung der Speisen und Getränke. Ein praktisches Handbuch*, etc. Munster, 1859, in-12. — Gilles, *Falsificat. et autres défectuosités des principales substances alimentaires*. Bruxelles, 1860, in-12. — Hassall, (A. H.), *Adulterations detected, or Plain Instructions*, etc., 2e édit., London, 1861, in-8°. — Voir le *Dict. d'hyg.* de Tardieu, art. Blé, Farines, Pain, etc.

Saumure : Reynal, *De la saumure et de ses propriétés toxiques*, in *Rec. de méd. vét.*, 4e sér., t. II, p. 401, 1855. — Goudaux (A.), *Du sel marin et de la saumure*, in *Compt. rend. de l'Acad. des sc.*, t. XLIII, p. 152, 1856. — Tardieu (A.), *De l'emploi de la saumure et de ses propriétés*, in *Ann. d'hyg.*, 2e sér., t. V, p. 456, 1856. — *Ordonnance de police concernant l'emploi du sel de morue par les traiteurs* (1856).

in *Ann. d'hyg.*, 2e sér., t. V, p. 214, 1856. — *Amtliche Verfügung betreffend die giftige Wirkung der Pökelbrühe und Häringslake auf das Vieh*, in *Casper's Vtjschr.*, t. XVI, p. 337, 1859.

Police médicale, inspection : OMODEI (A.), *Polizia economico-medica.* Milano, 1806, in-8°. — SAINTE-MARIE, *De l'insalubrité des aliments et des boissons*, in *Lectures relatives*, etc. Lyon, 1829, in-8°. — KRUGELSTEIN, *Ueber die von Seiten des Staates zur Zeit von Viehseuchen nöthige Aufsicht auf den Fleischverkauf und andere*, etc., in *Henke's Ztschr.*, t. XXXVII, et *Schmidt's Jahrbb.*, Sppl. III, p. 343, 1842. — VICTOR (A.), *Alimenta respectu medico-politico.* Buda, 1815, in-8°. — FRIEDREICH (J. B.), *Handbuch der Gesundheits polizei der Speisen, Getränke und*, etc. Ansbach, 1846, in-8°, et 2e édit., augm., ibid., 1851, in-8°. — CAILLEUX, *Note sur la vente des viandes insalubres.* Caen, 1855, in-8°. — LION (Ad.), *Ueber Beaufsichtigung des Fleisches besonders in grossen Städten*, in *Deutsche Klin.*, 1863. Teil, n° 8, p. 53. — *Fleischbeschau*, in *Schmidt's Jahrbb.*, t. CI, p. 257, 1859. — KUCHENMEISTER (F.), *Ueber Nothwendigkeit und allgemeine Durchführung einer mikroskopischen Fleischschau.* Dresden, 1864, in-8°. — DU MÊME, *Mikroskopische Fleischschau*, 1, 2, Hft. Dresden, 1866, in-8°. — KOPP, *De l'inspection des viandes de boucherie*, in *Gaz. méd. de Strasb.*, 1867, p. 157. — SCHMIDT (H.), *Die Sanitätspolizeiliche Beaufsichtigung der Viehmärkte in grossen Städten*, in *Vtjschr. f. ger. med.* N°, F°, t. XII, p. 31, 1870. — ZUNDEL (A.), *De l'inspection vétérinaire des viandes de boucherie* (*Rec. de la Soc. de méd. vét.*), et Paris, 1872, in-8°.

— BOULEY, *De l'emploi de la viande des animaux atteints de la peste bovine*, in *Compt. rend. de l'Acad. des sc.*, vol. LXXII, 1871. — KUBORN, *Note sur un point d'hyg. publ. relatif aux viandes d'animaux malades*, in *Bull. de l'Acad. de méd. de Belgique*, n° 7, 1872. — MACKEY (E.), *Symptome of irritant poisoning from pork brawn*, in *Brit. med. Journ.*, vol. I, 1873. — MESNIL (P.), *Relation médicale de onze cas d'empoisonnement par la viande de conserve altérée.* Th. de Paris, 1874. — JACOBI (J.), *Zur Trichinenfrage*, in *Vierteljahrsschr. f. ger. Med. u. öff. Sanit.*, 1874. — RŒPER (F.), *Die Trichinen der amerikanischen Schinken*, ibid., 1874. — DOUGALL (J.), *On the dissemination of zumotic diseases by milk*, in *Glasgow med. Journ.*, 1873. — BLASCHKO, *Milch als Trägerin von Ansteckungsstoffen*, in *Vierteljahrsschr. f. ger. Med.*, etc., 1873. — ROCHARD (P.), *Du parasitisme végétal dans les altérations du pain*, in *Ann. d'hyg. publ.* 2e sér., t. XL, 1873. — WANLLYN (A.), *On the testing of flour and bread*, in *Brit. med. Journ.*, vol. I, 1873. — FISCHER, *Eine Brodvergiftung.* in *Friedreich's Blätt. f. ger. Med.*, 1873. — ZIMMERMANN, *Gefälschte Muskatnüsse*, in *Vierteljahrsschr. f. ger. Med. u. öff. Sanit.*, 1872. — GLUGE, *Proposition concernant les moyens à employer pour réprimer la falsification des denrées alimentaires*, in *Bull. de l'Acad. de méd. de Belgique*, t. VIII, 1874.

— PAULI, *Die Trichinose des Schweins u. die Tuberculose des Rinds.* In *Viertelj. f. ger. Med.*, 1875, p. 386. — DAMMANN, *Bezeich. d. Massnahmen... um Menschen u. Thiere zu schützen vor Infection mit Rotz durch Genuss des Fleisches.* In *D. Viert. f. öff. Ges.-Pfl.*, Bd. VII, p. 289, 1875. — WANKLYN, *Milk-adulteration and the Adulteration Bill.* in *Brit. med. journ.*, avril 1875, p. 455. — LASSING, *Poisoning by pickles*, in *Bost. med. journ.*, 19 août 1875. — ADAM, *Bemerk. zur Durchführ. der obligator. Fleischbeschau.*, in *D. Zeitschr. f. Thiermed.*, Bd. 1, p. 407, 1875. — KORNFELD, *Zur obligator. Fleischschau.* in *Virchow's Arch.*, Bd. LXIV, p. 138, 1875. — HEUSNER, *Ueber Ziele .. der sanitätspol. Controlirung des Fleisches*, in *Corr.-Bl. d. niederrh. Ver. f. öff. Ges.-Pfl.*, 1875, p. 138. — GERLACH, *Die Fleischkost des Menschen*, etc., Berlin, 1875, in-8. — SINGER, *Traité prat. pour reconnaître sans le secours de la chimie les fraudes*, etc. Paris, 1876, in-16. — BOLLINGER, *Ueb. die Gefahren welche der Gesundheit der Menschen von kranken Hausthieren drohen.* In *D. Zeitschr. f. Thiermed.*, Bd. III. p. 41, 1876. — LUSTIG, *Die Frage der Zulässigkeit des Fleisches und der Milch perlsüchtiger Rinder*, Augsburg, 1876. gr. in-8. — MASSE, *Dangers du traitement par la viande crue...* In *Montpell. méd.*, mai 1876, p. 22. — BOYRON, *Étude sur la ladrerie chez l'homme.* Th. Paris, 1876. — BAILLET, *Traité de l'inspection des viandes de boucherie.* Paris, 1876. — BOEHM, *Die Fleischbeschau.* In *Wien. med. Presse*,

1876. — Girardin (A.), *Etud. comparat. sur le transport des bestiaux destinés à la boucherie*, in *Ann. d'hyg.*, mai 1877. — Alford, *An Epidemy of leadpoisoning*, in *Brit. med. journ.*, May 19, 1877. — Ducamp, *Épidémie d'intoxication saturnine*, in *Ann. d'hyg.*, sept. 1877. — De Midder, *Des céréales, du pain, des farines et de leurs falsifications et Rapp. par Tilleux de Courtrai...*, in *Bull. soc. de méd. de Gand*, juill. et oct. 1877. — Büttel, *Die technischen Grundsätze der Fleischbeschau*, Augsburg, 1878. — Bouley, *Viande corrompue*, in *Bull. de l'Acad. méd.*, 1878, p. 977. — Du même, *Vente de lièvres forcés à la course*, ibid., p. 1001. — Bouchardat, *Sur la vente à la criée des viandes de boucherie au point de vue des maladies charbonneuses*, in *Ann. d'hyg.*, mai 1878, p. 442. — Laboulbène, *A propos d'une épid. de trichinose*, in *Gaz. d. hôp.*, 1879, nos 21-23. — Megnin, *Sur l'orig. des tœnias inermes*, in *Ann. d'hyg.*, 3e sér., no 4, 1879. — Poincarré, *Sur une altération particulière de la viande de boucherie*, in *Compt. rend. de l'Acad. d. sc.*, 19 juill. et 16 août 1880. — Siedamgrotzky, *Ueber Fleischvergiftungen*, Iena, 1880. — Dell, *La trichine et la trichinose*. In *Annal. de la soc. de méd. d'Anvers*, avril 1880, p. 145. — Brouardel et Boutmy, *Sur le développement des alcaloïdes cadavériques (ptomaïnes)*, in *Ann. d'hyg.*, 3e série, t. II, 1880. — Robert (R.), *Contribution à l'histoire des ptomaïnes*, ibid., et *Arch. gén. de méd.*, nov. 1880. — Brouardel et Boutmy, *Sur un réactif propre à distinguer les ptomaïnes des alcaloïdes végétaux*, in *Bull. Acad. méd.*, mai 1881, p. 588, 671. — Vallin, *Le danger des viandes trichinées*, in *Rev. d'hyg.*, 1881, p. 1. — Du même, *De la résistance des trichines à la chaleur*, ibid., 1881, p. 177. — Du même, *Les trichines devant le Sénat*, ibid., 1882, p. 543. — Laboulbène, *Relation de la première épidémie de trichinose constatée en France*, in *Bull. Acad. méd.*, 1881, p. 206. — Du même, *De l'infection par les trichines*, in *Ann. d'hyg.*, 3e sér., t. V, 1881. — Du Mesnil, *Les mesures administratives contre la trichinose*, ibid. — Colin (J.), *Sur les trichines*, in *Bull. Acad. méd.*, 1881, p. 242. — Davaine, *Les trichines et la trichinose*, ibid., p. 248. — Wortabet, *Eine kleine Trichinen-Epidemie auf dem Ufer des Jordans*, in *Virchow's Archiv*. Bd. LXXXIII, p. 555, 1881. — Ballard, *Pork poisoning at Welbeck and at Nottingham*, in *Brit. med. journ.*, 1881, t. I, p. 360.

— Poehl (A.), *Schierling im Anis*, in *Petersb. Woch.*, 1877, no 36. — Bauer, *Die Verfälschung der Nahrungsmittel in grossen Städten*. Berlin, 1877. — Coulier, art. *Falsification*, in *Dict. encycl. sc. méd.*, 1877. — Klencke, *Illustr. Lexicon der Verfälschungen der Nahrungsmittel u. Getränke*, 2. Aufl. Leipzig, 1878. — Chevallier et Baudrimont, *Dict. des altér. et falsific.*, 6e édit. Paris, 1882, gr. in-8. — Hackley, *Dangers in the use of tinned fruits*, in *The Lancet*, t. II, p. 43, 1878.

— Vallin, *Le lait des vaches phthisiques peut-il transmettre la tuberculose?* in *Ann. d'hyg.*, t. L, 1878. — Bouchardat (A.) et Quevenne, *Instruct. sur l'essai et l'analyse du lait*. Paris, 1879, gr. in-8 — Chevallier, *Du pain confectionné avec des farines altérées par du plomb*, in *Ann. d'hyg.*, 3e sér., no 2, 1879. — Arnould, *De l'écrémage du lait*. Lille, 1880, in-8. — Oglesby, *Typhoid fever and milk*, in *Brit. med. journ.*, 1880, t. I, p. 89. — Vallin, *Danger du lait des vaches phthisiques*, in *Rev. d'hyg.*, 1880, p. 529. — Virchow, *Ueber die Perlsucht der Hausthiere und deren Uebertragung durch die Nahrung*, in *Berl. kl. Woch.*, 1880, no 14. — Du même, *Die Uebertragbarkeit der Perlsucht*. In *Arch. f. path. Anat.*, Bd. XXII, p. 550, 1880. — Harker, *Milk-pathology*. In *Brit. med. journ.*, sept. 18, 1880. — Peuch (F.), *Sur la transmissibilité de la tuberculose par le lait*, in *Compt. rend. acad. d. sc.*, 28 juin 1880. — *Transmissibilité de la tuberculose des anim. à l'homme*, in *Congr. intern. d'hyg. de Turin*, sept. 1880. — Vogl, *Die Verfälschungen des Mehles*. Wien, 1880. — Mégnin, *Des effets de l'ingestion du pain moisi*, in *Bull. soc. méd. publ.*, t. III, p. 402, 1880. — Vallin, *Le salicylage des subst. alimentaires*, in *Rev. d'hyg.*, 1881, p. 266, 353. — Pabst (J.-A.), *Le laborat. municipal de chimie à Paris*, in *Rev. d'hyg.*, 1881, p. 363. — Vidal, *De la nécessité de nouvelles mesures légales pour réprimer les falsifications des substances alimentaires*, ibid., p. 674. — Pabst (J.-A.), *Rech. des dérivés azoïques*

dans les substances alimentaires, ibid., p. 1035. — BELL (J.), *Die Analyse u. Ver-*
fälschung der Nahrungsmittel, übers. v. C. Mirus. Bd. I. Berlin. 1882, in-8.

CHAPITRE XVIII

Du régime.

Le régime est relatif à la quantité et à la qualité des aliments
dont l'homme peut faire usage.

1. — Régime quantitatif.

Pour apprécier l'influence du régime quantitatif, il est utile
d'établir plusieurs propositions qui ne doivent point être perdues de vue, et qui sont les suivantes :

1° La quantité de nourriture que l'homme est obligé de prendre chaque jour, est en raison directe de l'exercice qu'il fait,
et des efforts musculaires qu'il est obligé de déployer.

Plus l'exercice est considérable, plus il faut d'aliments ; car
l'exercice suppose une combustion considérable de carbone,
provenant, soit de la décomposition interstitielle des tissus, soit
de l'assimilation des aliments respirateurs, tels que fécules,
gommes, sucre, etc., etc.

2° La quantité d'aliments consommés par l'homme est en
raison inverse de l'élévation de température de l'atmosphère.
Plus la chaleur est forte, moins il a besoin de nourriture ; car il
lui faut moins de calorique, et, partant, il brûle une moindre
quantité de carbone.

En combinant ces deux influences, on est conduit à conclure
que c'est en ne faisant aucun exercice et en résidant dans une
contrée tropicale, que l'homme peut être réduit, sans inconvénients, au minimum de nourriture, et que c'est en séjournant
dans les climats froids et en faisant des efforts musculaires considérables, qu'il est obligé de faire usage de la quantité la plus
considérable d'aliments.

3° L'homme n'a besoin, pour vivre, que d'une quantité de
nourriture très inférieure à celle qu'il consomme habituellement. C'est l'habitude, l'usage et l'imitation qui règlent la quantité d'aliments qu'il consomme chaque jour. On peut donc regarder comme une circonstance hygiénique favorable, et qui
constitue la sobriété, l'habitude de manger très peu. Les annales de la science sont remplies d'exemples d'individus qui ont

soutenu leur vie pendant très longtemps avec des quantités très peu considérables d'aliments. J'ai rapporté plus haut un fait qui prouve de quelle faible proportion de nourriture les hommes peuvent se contenter dans les pays chauds.

Ces préliminaires bien établis, la question du régime peut être maintenant examinée.

1° *Diète.* — La diète est la privation absolue d'aliments. Ses effets sont différents, suivant qu'on la considère chez un individu sain ou chez un individu malade. Chez un individu sain, la diète prolongée et absolue finit par amener la mort au bout d'un temps variable, et dont la durée dépend de l'âge de l'individu, de sa santé antérieure, de la force de sa constitution, et, enfin, de son degré de résistance vitale. La mort n'arrive, en général, qu'à la suite d'une série de phénomènes, que plusieurs exemples consignés dans la science ont permis d'étudier. Ces phénomènes aboutissent presque toujours au développement d'une gastro-entérite aiguë bien caractérisée, accompagnée d'un délire intense, au milieu duquel arrive la mort.

Dans les maladies aiguës, la diète est parfaitement supportée, et ne détermine aucun phénomène appréciable. C'est à elle, toutefois, qu'il faut attribuer la diminution de proportion des globules qui survient dans toute maladie aiguë, et qui, persistant pendant la convalescence, contribue à la faiblesse des malades, et détermine un état d'anémie plus ou moins caractérisé.

Dans les maladies chroniques, la diète, lorsqu'elle est observée trop rigoureusement, contribue beaucoup à affaiblir les malades, à diminuer la proportion des globules de leur sang et à éloigner l'instant où la convalescence s'établira : une diète trop sévère éternise quelquefois des maladies chroniques.

Dans la convalescence, une diète trop complète produit des effets analogues ; elle laisse le malade dans un état de faiblesse et de débilité qui le rend accessible à de nouvelles causes de maladies ; elle donne à l'estomac une susceptibilité qui, plus tard, empêche cet organe de recevoir avec autant d'avantages les premiers aliments ; enfin elle prolonge indéfiniment la convalescence.

RÈGLES HYGIÉNIQUES. — 1° Dans les maladies aiguës, et surtout dans les maladies aiguës avec état fébrile, une diète rigoureuse et absolue est de toute nécessité. Cette nécessité se fait encore plus particulièrement sentir dans les maladies du tube digestif.

2° Dans les maladies chroniques autres que celles du tube digestif, il n'est pas nécessaire de garder une diète sévère. L'alimentation doit être légère, peu excitante et répétée souvent. Pour déterminer la quantité et la qualité des aliments dont on doit faire usage, on se guidera sur la manière dont les organes digestifs les supportent, et sur l'absence d'un léger mouvement fébrile pendant le travail de la digestion. Dans les affections chroniques du tube digestif, la diète, sans être absolue, devra être plus rigoureuse, et les aliments légers et en très petite quantité. C'est souvent en pareil cas qu'on se trouve bien du régime lacté.

Dans la convalescence, on fera cesser progressivement la diète. On commencera par des bouillons légers, par du lait, avant d'arriver aux aliments solides. Pour augmenter la quantité des aliments et leurs qualités nutritives, on se guidera sur les données suivantes : 1° la facilité de leur digestion ; 2° l'absence de pesanteur épigastrique et de développement de gaz ; 3° la chaleur naturelle de la peau pendant l'acte digestif.

2° *Régime insuffisant.* — *Alimentation insuffisante.* — On entend par ces expressions l'état qui résulte pour l'homme d'une nourriture insuffisante, par la quantité trop faible des aliments, ou par leur composition, qui est telle qu'ils renferment une proportion trop peu considérable de principes nutritifs.

On doit à Chossat des recherches curieuses sur les pertes de poids que la diète ou une alimentation insuffisante font éprouver à l'homme considéré dans son ensemble ou dans ses principaux appareils.

Pour que l'homme arrive à succomber à la suite de la diète ou d'une nourriture insuffisante, il faut, d'après Chossat, que le poids de l'homme soit réduit de 1 à 0,4. Tous les organes ne subissent pas au même degré cette déperdition de poids. La graisse est réduite de 0,933 ; le foie, de 0,520 ; le cœur, de 0,469 ; les muscles, de 0,435 ; le tube digestif, de 0,424 ; les reins, de 0,379 ; les os, de 0,167. Le système nerveux ne subit presque aucune perte.

Il est curieux d'étudier l'influence de l'alimentation insuffisante sur les principales fonctions de l'organisme.

Digestion. — Quelquefois la faim est vive, mais souvent aussi, comme le fait remarquer M. Bouchardat, dans sa thèse sur l'alimentation insuffisante, il y a absence du sentiment irrésistible de la faim. — Le suc gastrique ne se produit que quand il y a introduction d'aliments dans l'estomac, sa quantité est donc en rapport avec celle des aliments ; il y a, en général, inaction des fonctions digestives. Vers la fin de la vie des individus qui succombent à la diète ou à une alimentation insuffisante, il se manifeste souvent une diarrhée colliquative.

Absorption. — L'absorption redouble d'activité, et souvent on voit des produits morbides disparaître, des éruptions cesser d'être visibles, des tumeurs se fondre rapidement ; mais quelquefois aussi de nouveaux accidents en sont la conséquence. Ainsi les plaies ne se cicatrisent pas ; les fractures se consolident difficilement ; enfin, des foyers purulents ont pu être résorbés.

Circulation. — L'alimentation insuffisante exerce une puissante influence sur la composition du sang, d'après les travaux que nous avons faits avec M. Rodier. Voici les conséquences auxquelles nous sommes arrivés :

1° La quantité d'eau contenue dans le sang augmente souvent dans une proportion considérable, tandis que la somme des matières solides qu'elle tient en dissolution est notablement diminuée ;

2° La quantité des globules est notablement diminuée, et on les voit descendre à 120, 110, 100, etc., et au-dessous ;

3° L'albumine est également notablement diminuée, et on l'a vue descendre de 80 à 60 et même à 50 ;

4° La fibrine diminue rarement : cependant cette diminution a lieu dans quelques cas ;

5° Les sels inorganiques diminuent.

Ces modifications survenues dans le sang expliquent bien des phénomènes morbides, qu'on voit apparaître comme conséquence de l'alimentation insuffisante.

La diminution des globules explique l'anémie qui s'observe si souvent.

La diminution de l'albumine rend compte des hydropisies, qui sont si souvent la conséquence de l'alimentation insuffisante dans les disettes. Tel est, par exemple, ce qui eut lieu dans l'épidémie décrite par Gaspard (*Journal de physiologie*), dans celle plus récente, décrite par M. Meersmann sous le nom de fièvre de famine.

La diminution de la fibrine, qui n'arrive que dans quelques cas, rend compte des hémorrhagies qui se produisent alors par différentes voies.

Respiration. — D'après les recherches de MM. Regnault et Reiset, la diminution de l'alimentation amène un ralentissement de la respiration et une absorption plus grande d'azote.

Calorification. — La température tend à s'abaisser sous cette influence. D'après Chossat, la diminution moyenne de la température, quelque temps avant la mort, serait de 16° centigr. — Cela m'étonne, car cette diminution est énorme. D'après Chossat, du reste, la mort qui est la conséquence de la diète et de l'alimentation insuffisante, serait due au refroidissement dans le plus grand nombre de cas.

Sécrétions. — Elles sont, en général, diminuées : les urines sont rares, la salive est moins abondante. Chez les nourrices, il y a quelquefois agalaxie.

Un certain nombre de circonstances peuvent modifier ces divers effets.

L'âge. — Ce sont les enfants d'abord, puis les vieillards, puis les adultes, qui offrent le moins de résistance à la suppression de l'alimentation.

Le sexe. — La femme a besoin de moins d'aliments que l'homme : aussi ce qui lui suffit ne suffit pas toujours à ce dernier.

L'exercice. — Plus un individu est obligé de travailler, de faire de l'exercice, plus il a besoin d'aliments.

Le climat. — Sous l'influence d'un climat chaud, il faut beaucoup moins d'aliments que dans un climat froid.

Le poids du corps. — Un homme petit, faible, délicat, a besoin de beaucoup moins d'aliments qu'un homme grand, fort et robuste.

L'habitude. — Il est évident qu'elle doit exercer une influence : ainsi un homme habitué à beaucoup manger, supportera plus difficilement la diminution ou la privation d'aliments.

Pour bien apprécier le degré qui sépare l'alimentation suffisante de l'alimentation insuffisante, il faudrait que la première fût fixée d'une manière définitive : or, cela n'est pas et ne saurait être. Il y a un si grand nombre de circonstances qui modifient un poids moyen qu'on essayerait d'établir, qu'on a dû y renoncer ; il faudrait, en effet, tenir compte de l'âge, du sexe, du climat, de l'exercice, des habitudes, de la force de la constitution, etc. Nous rappellerons seulement, pour nous en servir en temps et lieu, que la quantité d'azote qui doit se trouver dans la somme quotidienne des aliments d'un adulte, bien développé et se nourrissant bien, a été fixée par Liebig, Dumas, etc., à 25 ou 27 gr.

Alimentation insuffisante par ses qualités. — Il y a des aliments complets, c'est-à-dire qui contiennent à la fois des aliments plastiques et respirateurs : tel est le lait, par exemple, qui peut, à la rigueur, servir complétement à sustenter un homme ; mais les aliments de ce genre sont rares, et, la plupart du temps, les aliments sont plutôt incomplets. Examinons, sous ce rapport, les aliments de nature animale et ceux de nature végétale.

1° Parmi les premiers se trouve la gélatine. Le rapport de M. Magendie a surabondamment démontré que, seule, elle ne nourrit pas, et que les chiens qui étaient soumis à l'usage exclusif de cette substance, succombaient. La fibrine seule, l'albumine seule, la caséine seule, la graisse seule, détermineraient absolument les mêmes effets.

Si les deux éléments nutritifs étaient réunis, il y aurait un aliment moins insuffisant. Ainsi, l'union de la fibrine et de la graisse, de l'albumine et de la graisse, etc., soutiendrait mieux et plus longtemps, quoique cependant ils ne soient pas complétement suffisants.

2° Parmi les aliments végétaux, il y a encore des aliments complets. — Le pain, qui contient de la fécule, du gluten (fibrine, albumine végétale, et de la graisse), mais [ces principes ne sont peut-être pas en quantité tout à fait suffisante. Cependant, le pain est généralement considéré comme aliment suffisant. Ne voit-on pas, dans nos campagnes, cet aliment fait, soit avec du froment, soit avec du seigle, former la base à peu près exclusive de l'alimentation ?

En dehors de ces cas, l'alimentation exclusivement végétale constitue évidemment un régime insuffisant. Voici quelles peuvent en être les conséquences :

1° La diminution de proportion des globules (anémie portée souvent à un degré assez considérable);

2° La diminution de proportion de l'albumine du sérum : de là des hydropisies consécutives, comme cela eut lieu dans l'épidémie décrite par Gaspard, dans celle de M. Meersmann;

3° L'affaiblissement de la constitution, l'amaigrissement, la grande excitabilité du système nerveux;

4° Les vers intestinaux, qui sont, en général, un des accident qui se produisent le plus rapidement.

Il y a encore une alimentation insuffisante par suite de privation de végétaux frais. Telle est celle qui résulte de l'usage habituel des viandes salées dans les voyages maritimes, et qui peut amener le scorbut.

Certains aliments végétaux pris, sinon d'une manière exclusive, du moins d'une manière prédominante, sont considérés comme pouvant amener certaines maladies; telle serait la pellagre. Nous avons, du reste, discuté plus haut cette question.

D'après M. Debreyne, le régime végétal, loin d'abréger la vie et d'avoir même de sérieux inconvénients, est le moyen le plus certain de conserver la santé et d'assurer la longévité. Ces observations portent sur les trappistes. Si ses résultats sont exacts, c'est que les aliments végétaux dont font usage les trapistes contiennent des éléments azotés (fibrine, albumine, caséine végétales).

M. Bouchardat, dans son intéressante thèse, admet que le régime peut devenir insuffisant par suite de l'adultération des aliments, et de modifications plus ou moins profondes survenues dans leurs qualités. Voici les principaux faits qu'il rapporte : les viandes altérées, le pain contenant de l'ergot de seigle, le pain fait avec de la farine altérée, avec de la poudre de talc, le lait altéré, additionné d'une quantité plus ou moins considérable d'eau; l'eau contenant une proportion de sels calcaires plus considérable que 1/1000, l'eau privée d'oxygène, d'acide carbonique ou d'iode, constituent, d'après le savant professeur, autant d'aliments insuffisants. Le défaut de coction des aliments; l'absence de condiments; la quantité trop peu considérable de sel marin; la proportion trop faible des phosphates, et, en particulier, du phosphate de chaux, sont dans le même cas.

D'après le même auteur, il y a encore une autre source d'insuffisance des aliments. Ce sont les conditions dans lesquelles se trouvent des individus que l'on considère, conditions que l'on peut facilement établir, en rappelant que *ce n'est pas ce qu'on mange qui nourrit, c'est ce qu'on digère*.

Voici quelques exemples.

Les vieillards, les individus qu'une paralysie retient constamment au lit, les convalescents, se trouvent mal d'une trop grande quantité ou d'une trop grande variété d'aliments. Chez le diabétique, une alimentation, suffisante pour tout autre, est insuffisante pour lui.

Il y a encore d'autres circonstances à prendre en considération.

A. *L'âge*. — Pendant la première année de la vie, un aliment mal réglé, l'insuffisance du lait, et son remplacement par du bouillon ou de la viande, peuvent amener le rachitisme. Chez les vieillards, il faut des aliments qui n'exigent pas un dissolvant gastrique énergique, ou bien il faut y ajouter des stimulants qui favorisent cette dissolution : tel est le vin.

B. *Le climat*. — La différence des climats peut rendre la même alimentation insuffisante, tandis qu'elle est suffisante dans une autre localité. Ainsi, un régime suffisant et tonique dans un climat chaud, est insuffisant dans un climat froid.

C. *Les saisons* exercent la même influence.

D. *L'exercice*. — Une alimentation suffisante pour un individu au repos, devient tout à fait insuffisante pour le même individu qui se livre à un exercice plus ou moins violent.

E. *Convalescence*. — Une alimentation trop peu considérable, maintenue pendant trop longtemps, a souvent des inconvénients sérieux, qu'on évite beaucoup mieux à notre époque qu'on ne le faisait il y a un certain nombre d'années.

F. *Les habitudes*. — L'habitude de manger beaucoup peut quelquefois rendre insuffisante une alimentation qui serait suffisante pour beaucoup d'autres.

HYGIÈNE PUBLIQUE. — L'alimentation insuffisante, quand elle frappe les masses, prend le nom de famine ; fléau moins fréquent certainement de nos jours que dans des temps plus reculés.

La famine a des rapports remarquables avec la mortalité. Ainsi, elle a pour conséquence de diminuer la population ; on peut, en effet, établir que la prospérité d'un État est liée à la facilité des subsistances. Messance a trouvé, pour une période de 90 ans, en France, de 1674 à 1764, que la mortalité annuelle était d'autant plus forte, que le prix du blé était plus élevé. John Barton est arrivé aux mêmes résultats pour l'Angleterre. La disette a non seulement pour effet d'augmenter la mortalité, mais encore d'amener des troubles, des émeutes, des perturbations de tout genre. En 1846 et 1847, il y eut, ainsi que chacun de nous se le rappelle, une demi-disette, occasionnée par le haut prix et la rareté des subsistances. M. Bouchardat, dans sa thèse, estime à un million, pour l'Europe, le nombre de victimes qui en est résulté. Meersmann a décrit les résultats terribles de la disette sur la population des Flandres (fièvre de famine).

L'enchérissement du blé se fait sentir non seulement la même année, mais encore l'année suivante, et quelquefois pendant plusieurs années. Les effets se font encore sentir dans l'année vigésimale, c'est-à-dire vingt ans après, et le recrutement, à cette époque, montre qu'il y a un déficit de population.

Comment prévenir les disettes. — Cette question regarde beaucoup plus l'agriculteur et l'administrateur que l'hygiéniste ; cependant, nous en dirons quelques mots, d'après Moreau de Jonnès. Sur trois récoltes, deux peuvent suffire aux besoins des populations ; il faut donc s'attendre à ce que la troisième exige un supplément de substances alimentaires, et, en particulier, de céréales. En conséquence, il faut s'occuper de la conservation des blés, s'attacher à les préserver de l'influence de l'humidité, des insectes, des rats, des mulots ; et, si la disette menace, il faudra essayer, ainsi que Millon le conseille, d'avoir recours à la mouture du son, afin de faire sinon complètement du pain avec ce produit, du moins de le mélanger en certaine proportion au blé ; l'analyse a démontré, ainsi que j'ai eu occasion de le dire plus haut, que le son est riche en gluten et en matières grasses.

Voyons maintenant l'influence de la famine sur quelques professions particulières.

Soldats. — Dans l'année, année commune, il meurt sur 100 soldats, âgés de 20 à 40 ans, 2,25, tandis que, dans la population civile du même âge, il n'en meurt que 1,25. Michel Lévy attribue ces résultats au brusque changement de climat, à la fatigue, aux veilles, et surtout à la répartition alimentaire qui est la même pour celui qui mange beaucoup que pour celui qui mange peu. La mortalité dans l'armée se règle sur le tarif de la solde. En Angleterre, la mortalité de toute l'armée est de 17 sur 1,000, tandis que celle des officiers n'est que de 12 sur 1,000. En France, elle est de 19 sur 1,000 pour toute l'armée, 10,8 pour les officiers, et de 22,4 pour les simples soldats. D'après Michel Lévy, les jeunes soldats ont besoin d'une nourriture plus substantielle que celle qui leur est donnée. Il faut, de plus, y joindre des boissons fermentées et distillées.

Marins. — L'établissement d'une marine à vapeur, les conserves d'Appert, et surtout les nouvelles conserves obtenues par les procédés Masson, ont singulièrement diminué les chances de famine sur mer. Il y aurait encore une amélioration à y obtenir : ce serait de donner aux marins du vin au lieu d'eau-de-vie (Bouchardat).

Hôpitaux et hospices. — L'insuffisance de l'alimentation se fait sentir dans beaucoup d'établissements de ce genre. C'est évidemment ce qui résulte des recherches consignées dans le rapport de M. Pons, au conseil général des hôpitaux, pour l'année 1837. Pour obtenir ces résultats, il fallait comparer le chiffre de la mortalité avec le prix de la journée. Eh bien, à Bicêtre et à la Salpêtrière, où le prix de la journée est de 80 à 92 centimes, la mortalité est de 1 sur 4,43 ; dans les cinq autres hospices, où le prix de la journée varie de 1 fr. à 1 fr. 78 c., la mortalité n'est plus que de 1 sur 7,99.

Établissements pénitenciers. — Voici, d'après M. Villermé, la mortalité sur 1,000 : Grande-Force, 41 ; Madelonnettes, 38 ; Conciergerie, 32 ; Petite-Force, 27 ; Sainte-Pélagie, 24 ; Bicêtre, 18 ; Saint-Lazare, 17 ; Dépôt de Saint-Denis, 3 1/2 ; — moyenne générale, 11,12. Cette progression est également l'inverse de celle que présente le prix de la journée. Or, ces différences résultent de l'alimentation.

Établissements d'éducation. — Dans les maisons d'éducation dont le prix ne dépasse pas 1,000 fr. par an, on peut avancer que, dans un grand nombre, et même dans un très grand nombre, l'alimentation est tout à fait insuffisante, et, de plus, souvent d'une assez mauvaise qualité. Dans les établissements d'un prix plus élevé, on n'évite pas toujours cet inconvénient, et j'en connais, à Paris, où le prix de 2,400 fr. par an n'a pas empêché un jeune homme de 15 ans d'acquérir un tempérament lymphatique, qu'il n'avait pas primitivement, par suite d'une alimentation insuffisante. Je dis donc ici ce que j'ai déjà dit plus haut, que l'administration qui veille si bien, par ses inspecteurs, sur l'instruction qui se donne dans ces établissements particuliers, néglige totalement la partie matérielle : logement, nourriture, etc. Dans les établissements qui dépendent de l'État, les choses se passent beaucoup mieux; la nourriture est meilleure, plus abondante et bien suffisante. Depuis le rapport excellent fait, au ministre de l'instruction publique, par M. le professeur Béral, cette alimentation est réglée d'une manière uniforme. Voici, du reste, l'ordonnance qui est sortie du rapport de l'inspecteur général. Elle est destinée à régler l'alimentation dans les collèges.

ARRÊTÉ.

Le Ministre au département de l'instruction publique et des cultes,
Vu le rapport de la commission spéciale chargée d'apprécier le régime alimentaire des trois lycées à pensionnat de Paris ; ˙
Vu les observations présentées par les inspecteurs généraux de l'enseignement secondaire, à la suite de leur dernière inspection dans les lycées des départements ;
Considérant qu'un travail intellectuel journalier peut devenir, chez les enfants, la cause d'un état de langueur ou d'épuisement, si le corps n'est soutenu par une alimentation suffisamment réparatrice ;
Considérant que si d'importantes améliorations ont été déjà introduites dans le régime alimentaire des lycées, il est permis d'en espérer de nouvelles pour la généralisation de certaines pratiques dont l'utilité a été reconnue ;
Considérant que des prescriptions réglementaires seraient inefficaces si un contrôle sérieux n'assurait pas aux élèves des lycées les avantages que l'autorité supérieure entend leur accorder ;

    Arrête :

ARTICLE 1er. Le poids de la viande cuite, désossée et parée, délivrée à chaque élève, est réglée ainsi qu'il suit :
Pour les grands, 70 grammes par tête et par repas ;
Pour les moyens, 60 grammes ;
Pour les petits, 50 grammes.
Lorsque le repas se composera de deux plats de viande, les deux parts devront peser un tiers en sus du poids ci-dessus fixé.
Les parts des maîtres nourris dans l'établissement seront de 100 grammes par tête et par repas.
Quelques minutes avant l'heure des repas, tantôt le matin, tantôt le soir, et sans que ces vérifications aient jamais lieu à jour fixe, l'économe, le proviseur ou son délégué, feront mettre, en leur présence, dans une balance, le contenu d'un plat destiné à une table de grands, de moyens ou de petits élèves : ils diviseront le poids obtenu par 10, 8 ou 6, suivant le nombre d'élèves admis à la table, et s'assureront ainsi que cette moyenne est égale au poids réglementaire.
Les mêmes vérifications seront faites fréquemment par le recteur ou par un membre délégué du Conseil académique.
Le vin, suivant sa force, entre pour un quart, ou pour un tiers, dans la composition de la boisson donnée aux élèves.
ART. 2. Au commencement de chaque semaine, le menu des repas présenté par l'économe, approuvé par le médecin, est arrêté par le proviseur, qui se conformera aux règles suivantes :
Le repas du matin se composera, non pas seulement pour les plus jeunes enfants mais pour tous les élèves indistinctement, en hiver, d'une soupe ou d'un potage, et, en été, d'une tasse de lait ou de quelques fruits, avec une ration de pain convenable.
Le bœuf bouilli ne figurera dans le menu du dîner que trois fois par

semaine au plus, et, ces jours-là, les élèves auront un second plat de viande.

Lorsque le menu du dîner ne se composera que d'un plat de viande, cette viande sera rôtie ou grillée.

Les jours gras, un plat de viande sera toujours servi au souper.

Les jours maigres, aux légumes aqueux, aux confitures et fruits secs, etc., on substituera, comme second plat, des mets plus substantiels, consistant en poissons, œufs, farineux, etc.

La durée du dîner est d'une demi-heure ; celle du souper, de vingt minutes au moins.

ART. 3. Les maîtres nourris dans l'établissement seront servis en même temps que les élèves et dans les mêmes salles.

Les agents et domestiques prennent leurs repas après les élèves, et, autant que possible, dans une salle commune.

Tant que les élèves n'ont pas été servis, tout prélèvement à un titre quelconque sur les aliments préparés pour chaque repas est formellement interdit.

ART. 4. Les recteurs des Académies et les proviseurs des lycées sont chargés, chacun en ce qui le concerne, de l'exécution du présent arrêté.

H. FORTOUL.

Paris, 1er septembre 1853.

3° *Régime surabondant.* — Le régime surabondant chez un individu qui fait très peu d'exercice, et qui habite un lieu dont la température est élevée, détermine chez lui des effets bien appréciables et qui se produisent dans des circonstances analogues ; ces effets consistent dans une augmentation de la masse du sang, et ils ont pour résultat une véritable pléthore ; en même temps la proportion des globules du sang est portée au maximum des limites physiologiques, et l'augmentation de l'embonpoint vient également s'y joindre. Un régime semblable, longtemps continué, prédispose aux congestions ainsi qu'aux hémorrhagies cérébrables, et peut même les déterminer. — La gravelle et la goutte, manifestations habituelles de la diathèse urique, sont la conséquence la plus ordinaire d'un régime surabondant. Il est facile, du reste, d'expliquer ce résultat. Des aliments réparateurs arrivent aux tissus en quantité plus considérable qu'il n'en faut pour les remplacer : de là l'embonpoint et la pléthore. D'un autre côté, les aliments respiratoires fournissant beaucoup de carbone à la respiration pour la production de la chaleur animale, les tissus détruits en vertu de la loi de décomposition interstitielle ne peuvent absorber tout l'oxygène qui leur est utile, et ils sont brûlés moins complètement ; le résidu qui passe dans les urines, au lieu d'être alors de l'urée, produit complètement brûlé, et qui se forme lorsque les tissus détruits ont tout l'oxygène qui leur est néces-

saire, n'est plus que de l'acide urique, produit moins complètement brûlé. Or c'est l'existence dans le sang et au sein de
l'organisme de ce principe immédiat qui constitue la diathèse
urique, qui se traduit par la gravelle ou la goutte.

Influence de la pénurie ou de l'abondance de l'alimentation sur la population.

Cette influence a surtout été étudiée en France. Voici quelques-uns des résultats qui ont été obtenus :

M. Benoiston de Châteauneuf a comparé la durée de la vie
du riche à celle du pauvre, en se fondant sur ce que la différence qui les sépare consiste surtout dans la richesse de
l'alimentation ; il a démontré ainsi que la perte annuelle, sur
107 individus, était plus du double chez le deuxième que
chez le premier.

D'après M. Villermé, le 1er arrondissement de Paris perd annuellement 1 habitant sur 53, tandis que le 12e en perd 1 sur
26. La durée de la vie moyenne dans les quartiers pauvres ou
riches varierait donc de vingt-quatre à quarante-deux ans.
D'après cet auteur, dans les départements riches, où la vie est
aisée et l'alimentation facile, la vie moyenne est de douze ans
plus longue que dans les départements misérables. — M. Villermé, en France, et M. Quételet, en Belgique, ont trouvé la
taille plus élevée dans les contrées riches que dans les localités
pauvres.

La fécondité se trouve également en rapport avec la richesse
de l'alimentation. Les ordres monastiques imposaient aux religieux le régime végétal et de longues abstinences pour diminuer leur énergie prolifique. Il résulte des documents statistiques rapportés plus haut, que le nombre des conceptions est
plus faible dans le carême ; mais ce résultat n'a pas une grande
signification, attendu que, pendant ce temps, le nombre des
mariages est moins considérable.

Les disettes diminuent également le nombre des naissances.
D'après M. Gaspard, qui donna une bonne description des
effets des disettes de 1816 et 1817, il y eut dans un grand
nombre de communes des départements les plus maltraités,
moitié moins de conceptions dans les trois mois de cette famine que dans les trois mois qui la précédèrent et dans les
trois mois qui la suivirent.

On peut établir que le meilleur élément de la population
d'une contrée, c'est la fertilité qu'elle présente. La densité de
la population d'un pays est, en effet, partout proportionnelle à

la richesse de la culture des céréales ; le nombre des habitants s'y accroît sans cesse, jusqu'à ce qu'il ait atteint une certaine limite, à laquelle il s'arrête devant les nombreuses causes préventives ou répressives qui ne manquent jamais de se produire. Parmi ces causes, les disettes sont celles qui exercent l'action la plus manifeste. Non seulement elles arrêtent l'accroissement de la population, mais quelquefois même elles la font rétrograder. Ce sont là les éléments de la doctrine de Malthus.

En Chine, où le climat rend la fécondité excessive, la famine et les maladies viennent réduire la population ; mais cela ne suffit pas encore pour le faire rentrer dans de justes limites, et la mort barbare des jeunes enfants est, chez ces peuples, le terrible niveau qui rétablit la balance. — Dans l'Europe, dont les conditions climatologiques ne déterminent qu'une fécondité raisonnable, la diversité de la richesse des terres, la fertilité des unes, la pauvreté des autres, la circulation assez facile des subsistances, empêchent jusqu'à présent la densité des populations de devenir trop considérable. Si la doctrine de Malthus se vérifie, nous ne savons pas ce que l'avenir nous réserve.

Avant de terminer ce qui est relatif à ce sujet, il n'est peut-être pas sans intérêt pour le lecteur de connaître les ressources de la France, et ce qu'elle est capable de produire, tant sous le rapport de la nature que sous celui de la quantité des subsistances. Nous emprunterons les renseignements statistiques qui suivent à un excellent travail de M. Boudin (*Annal. d'hyg.*, 1850).

En France, le sol livré à la culture des céréales a été, par habitant : en 1700, de 60 ares, d'après Vauban ; en 1764, 64 ares, d'après Mirabeau ; en 1788, 60 ares, d'après Lavoisier ; en 1813, 56 ares, d'après Chaptal ; en 1840, 41 ares, d'après la Statistique de la France.

La surface cultivée a donc diminué ; eh bien ! malgré cela, la production des céréales a presque doublé depuis cent cinquante ans, et la part de chaque habitant, bien que la population se soit accrue de près de 70 pour 100, a également augmenté. Voici, d'après les mêmes autorités : 1° le nombre d'hectolitres produits dans l'année ; 2° le nombre d'hectolitres produits par chaque hectare ; 3° le nombre de litres de céréales par chaque habitant ; 4° la quantité de froment consommée en France par chaque habitant.

ANNÉES.	HECTOLITRES.	RENDEMENT EN HECTOLITRES par chaque habitant.	LITRES par HABITANT.	QUANTITÉ DE FROMENT consommée en France par habitant.
1700	92,856,000	8	472	118 l.
1760	94,500,000	7	450	108
1788	115,816,000	8	484	125
1813	132,435,000	8	441	133
1840	182,516,000	13 1/4	541	173

Ces résultats ne doivent pas être pris à la lettre, car ils n'indiquent que des moyennes fictives. En effet, d'après M. Charles Lupin, parmi les deux tiers de Français qui sont privés d'alimentation animale, un tiers ne consomme que de l'avoine, du seigle et du sarrasin, mais le deuxième tiers a du seigle et du froment. Voici donc un tableau indiquant la proportion des habitants se nourrissant de froment en France :

1700...............................	30 sur 100
1760...............................	36 —
1764...............................	39 —
1784...............................	41 —
1811...............................	41 —
1818...............................	45 —
1840...............................	60 —

En continuant ces évaluations approximatives et les rapportant à chaque habitant, on arrive, d'après M. Boudin, aux résultats suivants :

En France, on compte, par habitant, 17 ares cultivés en froment. Le sol livré à la culture du froment est, en Pologne, de $2^h,2_0$ par habitant; en Suède, $3^h,3_0$ par habitant; en Prusse, $3^h,5_0$; en Belgique et en Hollande, $4^h,0_0$; dans le Royaume-Uni, $9^h,0_0$; en Espagne, $20^0,0_0$.

En divisant la production du froment de chaque pays par sa population, on trouve par habitant : en Suède, 8 litres; en Pologne, 25 litres; en Prusse, 46 litres; en Hollande et en Belgique, 57 litres; en Autriche, 62 litres; en Espagne, 127 litres; dans le Royaume-Uni, 163 litres; en France, 208 litres. Ainsi, en moyenne, et en tenant compte du déchet, la France, qui est la contrée la plus riche en froment, ne peut donner à chacun de ses habitants que 1/2 litre de froment par jour.

La consommation totale de la viande a été en France, en 1840, de 673,389,781 kilog., ce qui donne une moyenne de 20 kilog. par habitant. — Dans les autres États de l'Europe, cette consommation en viande a été par habitant :

	kil.			kil.
1840. Prusse	17,50		1803. Espagne	21,00
1840. Saxe	18,75		1828. Pays-Bas	21,00
1828. Suède	20,00		1840. Wurtemberg	22,00
1843. Bavière	21,00		1843. Bade	24,00

On a dit qu'en Angleterre elle est de 82 kilog. par habitant, mais aucun document statistique officiel ne le prouve (1).

La production annuelle moyenne de la France est estimée aux quantités ci-après :

Céréales	182,515,000	hectolitres.
Vin	36,783,000	—
Eau-de-vie	1,088,000	—
Bière	3,885,000	—
Cidre	10,881,000	—
Pommes de terre	96,234,000	—
Sarrasin	8,470,000	—
Légumes secs	3,561,000	—
Betteraves	14,741,000	q. m.
Colza	2,280,000	hectolitres.
Houblon	880,000	kilogr.
Tabac	89,000	q. m.
Garance	167,000	q. m.
Huile d'olive	167,000	hectolitres.
Chanvre, filasse	67,507,000	kilogr.
Lin, filasse	56,835,000	—
Châtaignes	3,478,000	hectolitres.
Paille	226,708,000	q. m.
Foin	152,460,000	—
Bois de construction et à brûler	34,570,000	stères.

Avec une pareille production, si beaucoup de provinces sont pauvres, si leurs habitants sont misérables, et si le blé est si souvent à vil prix, cela tient au défaut de circulation suffisante des produits, et à leur accumulation dans certaines provinces dans lesquelles ils ont pris naissance.

(1) Les chiffres les plus récents (1859), d'après Bloch, sont les suivants :

	kil.			kil.
Mecklembourg	29,00		France, Autriche	20,00
Angleterre	27,55		Hanovre	19,20
Bade	25,40		Saxe	19,00
Danemark	22,64		Pays-Bas	18,25
Wurtemberg	22,40		Espagne	12,90
Luxembourg	21,50		Deux-Siciles	10,70
Bavière	21,10		Toscane	8,50
Suède	20,20			

Selon Marvaud, la consommation de viande serait de 75 kilogr. par habitant à Paris, de 53 à 54 kilogr. dans les villes, et de 5 à 6 kilogr. dans les campagnes.

II. — Régime qualitatif.

On doit examiner à part le régime animal, le régime végétal, le régime gras, le régime maigre et le régime mixte.

1° *Régime animal.* — Le régime animal consiste dans l'emploi presque exclusif des substances animales pour l'alimentation, les végétaux n'y entrant qu'en quantité très peu considérable et exceptionnellement.

La nourriture animale presque exclusive détermine les effets physiologiques suivants : le tube digestif, tout en fonctionnant bien, est dans un état de stimulation permanente; la soif est augmentée; la constipation est habituelle; les matières fécales sont peu abondantes, dures, foncées en couleur; la peau est habituellement le siège d'une chaleur anormale, qui tient, en quelque sorte, le milieu entre la chaleur naturelle et la chaleur fébrile; le pouls est, en général, plus fréquent et plus vif; il y a de la maigreur; l'embonpoint, s'il existait avant, disparaît sous l'influence de ce régime.

Le sang se modifie, la quantité d'eau diminue, la proportion des globules et celle de la fibrine augmentent; l'urine est, en général, peu abondante, peu aqueuse; elle est un peu foncée en couleur, très acide et chargée d'urée et d'acide urique. Ce régime est celui que suivent un grand nombre d'habitants des pays froids, en même temps qu'ils se livrent à un exercice musculaire énergique. C'est par ce moyen qu'ils produisent la quantité de chaleur animale nécessaire pour résister à la basse température du climat.

Dans les climats tempérés, la nourriture animale, à peu près exclusive, continuée longtemps, peut déterminer des maladies spéciales. Telles sont en particulier les phlegmasies, auxquelles ce régime dispose évidemment; l'augmentation physiologique de la fibrine produite par cette alimentation explique suffisamment ce résultat.

Certaines matières de nature animale atténuent singulièrement les qualités irritantes de ce régime; tel est le lait : il le doit à ce qu'il contient du sucre de lait, qui peut être comparé, à tous égards, aux substances végétales. L'œuf agit dans le même sens, mais beaucoup moins efficacement.

Le régime animal exclusif doit être rejeté toutes les fois qu'on peut faire autrement, et il est toujours nécessaire qu'on y associe une certaine quantité de substances végétales. On a reproché à l'abus longtemps répété des viandes salées de produire le scorbut; il est probable que, dans les circonstances où il en est ainsi, comme dans les voyages de long cours, d'autres conditions hygiéniques défavorables viennent s'y joindre. On doit, toutefois, attacher une certaine importance à cette influence des viandes salées, car il peut se faire que la grande quantité de chlorure de sodium qui y est contenue, contribue à augmenter la proportion de soude renfermée dans le sang, et à dissoudre la fibrine.

2° *Régime végétal.* — Le régime végétal exclusif exerce peut-être une influence moins fâcheuse sur la santé que le régime animal; il est probable que ce résultat est dû à ce que la plupart des végétaux contiennent des matières azotées qui sont, ainsi que nous avons déjà eu occasion de le dire, la fibrine, l'albumine et la caséine végétales.

Le régime végétal presque exclusif, continué sans interruption, pendant un certain temps, produit les résultats suivants : l'appareil digestif est languissant ; les digestions sont longues, pénibles et souvent accompagnées de développement de gaz ; les matières fécales sont abondantes, de couleur claire, et même quelquefois semi-liquides; la diarrhée est assez fréquente; la chaleur animale est peu intense, le refroidissement facile ; la constitution s'affaiblit, les forces sont peu énergiques. Dans quelques cas, où le régime végétal exclusif est très abondant, et où, en même temps, les individus qui y sont soumis font peu d'exercice, l'embonpoint se développe, comme conséquence presque nécessaire.

Le régime végétal est propre à certaines populations plutôt qu'à d'autres. Les peuples des pays chauds y sont plus particulièrement soumis : c'est le genre de nourriture qu'ils préfèrent, en même temps qu'ils exercent peu leur système musculaire.

L'usage exclusif des substances végétales, longtemps continué, peut déterminer quelques maladies spéciales; nous citerons les suivantes :

1° L'appauvrissement du sang, qui consiste dans la diminution simultanée et proportionnelle des globules, de l'albumine et de la fibrine. Il est des cas où cet appauvrissement est porté très loin et produit, soit une anémie par diminution des globules, soit une hydropisie regardée autrefois comme essentielle et qui est due à l'abaissement du chiffre de l'albumine. La diminution de la fibrine est rarement portée assez loin pour déterminer le développement du scorbut ;

2° L'usage habituel des substances végétales produit des gastralgies, des dyspepsies flatulentes, des diarrhées, etc. ;

3° Les entozoaires sont souvent la conséquence d'un régime végétal exclusif ou prédominant ;

4° Le diabète est généralement considéré comme pouvant être la suite de l'usage excessif des féculents. Si cela est, la grande quantité de sucre produit par le foie ne peut être brûlé par l'oxygène absorbé dans l'acte de la respiration; il passe en partie, sans être attaqué, dans le sang artériel, qui s'en débarrasse par les reins.

De tout ce qui vient d'être dit, on peut conclure que, tout en ayant moins d'inconvénients que le régime animal, le régime végétal ne doit cependant pas être employé plus que le dernier d'une manière tout à fait exclusive, et que c'est à leur association, ou le régime mixte, qui est celui qui convient le mieux à l'habitant de nos contrées.

3° *Régime mixte.* — Le régime mixte, composé d'une quantité modérée de substances alimentaires, est celui qui réussit le mieux à l'habitant des pays tempérés.

Le régime mixte doit consister dans une quantité déterm - née des substances animales et des substances végétales. D'après M. Dumas, un homme bien constitué, mangeant bien, doit consommer par jour 154 grammes de carbone, et 22,5 d'azote. Pour représenter des quantités d'aliments correspondantes, il faut les proportions suivantes à un cavalier de l'armée :

	POIDS.	MATIÈRE azotée sèche.	MATIÈRE non azotée sèche
Viandes fraîches.........	125 gr.	70	»
Pain de munition.........	730	64	595
Pain blanc de soupe......	516		
Légumineuses...........	200	20	150
	1591	154	745

Les proportions d'azote contenues dans divers végétaux peuvent être représentées, d'après M. Boussingault (la quantité de ce principe contenue dans la farine de froment étant 100), par les équivalents suivants: riz, 77 ; pois, 67 ; lentilles, 56 ; haricots, 56.

Des aliments composant le régime mixte, pris en quantité trop copieuse, ont fréquemment pour effet de produire la diathèse urique : elle se traduit alors, comme de coutume, par la gravelle et la goutte ; les principes qui ont été développés tout à l'heure rendent suffisamment compte de ce résultat.

L'emploi du régime mixte doit être subordonné à certaines règles qui constituent la distribution des repas et les heures où ils doivent s'accomplir. C'est là une question importante et qu'il s'agit d'examiner :

C'est une nécessité pour l'homme de prendre ses repas à des heures fixes et déterminées. Aussi, doit-on établir en principe qu'il ne faut pas plus de cinq heures d'intervalle, et pas moins. de quatre entre chacun des repas qui ont lieu dans le cours d'une journée.

Il est un certain nombre de personnes qui prennent, deux à trois heures après le repas, et surtout après celui du soir, une infusion de thé. C'est une assez bonne habitude, et qui contribue à faciliter la digestion, à la condition que la quantité de liquide ne sera pas trop considérable, et qu'on n'y ajoutera pas de substances solides.

Selon l'opinion de beaucoup de médecins, le déjeuner devrait être le principal repas ; pour donner ce conseil, ils s'appuient sur les raisons suivantes :

1° Il est nécessaire de réparer assez rapidement les pertes éprouvées pendant le sommeil ;

2° Les organes digestifs, sortant d'un long repos, ont toute leur puissance et toute leur énergie pour exercer leur fonction et pour digérer ;

3° L'action de la lumière, l'exercice modéré du jour, contribuent à favoriser la digestion ;

4° Le sommeil est aussi éloigné que possible de l'instant du déjeuner, et la digestion complète et radicale a le temps de s'effectuer avant qu'il revienne.

Sans admettre complètement cette opinion, je dirai qu'il est un grand nombre d'individus qui sont obligés d'en user ainsi et de faire du déjeuner leur principal repas : la digestion s'opère, en effet, infiniment mieux pendant la journée que le soir et pendant le sommeil.

La disposition suivante des heures des repas paraît convenable sous le rapport de l'hygiène.

En s'éveillant, ou une demi-heure ou une heure après, il est bon de faire un léger repas, consistant dans l'emploi d'un liquide nourrissant, tel que bouillon, soupe, chocolat, lait, café au lait ; il peut être pris à sept ou huit heures du matin. — Ce liquide nourrissant sert à réparer les pertes les plus importantes faites pendant la nuit.

Le déjeuner peut alors être attendu, et il est bon qu'il ait lieu vers dix heures et demie ou onze heures du matin, et qu'il soit précédé d'un exercice modéré, qui prépare l'appétit et rende plus facile la digestion des aliments pris pendant le déjeuner.

Le deuxième repas, ou le dîner, doit avoir lieu cinq ou six heures après le déjeuner, c'est-à-dire vers cinq heures du soir.

Dans le cas où il ne peut en être ainsi, et où il faut attendre six heures, six heures et demie ou sept heures, il faut intercaler entre les deux repas, et à égale distance de chacun, une collation légère composée d'un aliment solide et léger. Un peu de pain et quelques confitures, par exemple.

Le repas qui prend actuellement le nom de dîner doit comprendre le reste de la nourriture dont l'homme a besoin pour vingt-quatre heures ; il doit être séparé du coucher par un intervalle de trois à quatre heures.

A chaque repas, on doit faire usage de liquides en même temps que de solides ; il est avantageux que les liquides soient intercalés entre les diverses substances alimentaires dont se compose un repas. Avant ou après le repas, il est d'observation que leur ingurgitation en une seule fois est capable de troubler le travail digestif.

On doit établir, comme précepte hygiénique, qu'il est utile de ne pas trop multiplier les mets, de ne pas leur faire subir une élaboration trop compliquée ou trop étudiée, et enfin de ne pas introduire de condiments trop énergiques.

Il est également nécessaire de manger très lentement, de soumettre les aliments à une mastication complète, et de ne jamais sortir de table complètement rassasié, et la faim parfaitement satisfaite. — Lorsqu'on mange trop vite, on s'expose aux indigestions, et le défaut de mastication et de broiement, joint à l'absence d'insalivation, explique cet effet. En général, ainsi que j'ai déjà eu occasion de le dire, dans les pays civilisés on mange trop, et la quantité de nourriture dont on fait usage est bien supérieure à celle qui est nécessaire pour entretenir longtemps l'existence.

Le régime est modifié par l'âge, le sexe, le climat et les habitudes.

Age. — Dans la première année de la vie, l'enfant doit trouver des aliments réparateurs et respiratoires tout préparés, et ayant, en quelque sorte, subi une espèce de digestion préliminaire. C'est précisément la condition que remplit le lait, qui contient de l'eau, une matière azotée et nutritive (la caséine), des matières hydrocarbonées et servant à la respiration (le beurre et le sucre de lait). Ces aliments suffisent chez le jeune être à l'accroissement des tissus et à la production considérable du calorique qui lui est nécessaire.

Après la lactation, il faut également aux enfants des aliments réparateurs, destinés à fournir les matériaux de leur accroissement, et des aliments respiratoires, pour fournir le carbone dont la consommation est rendue nécessaire par les exercices continuels auxquels ils se livrent : chez eux, les repas doivent être multipliés et séparés par un intervalle moins considérable que chez les adultes : chacun de ces repas doit être moins abondant. — Les stimulants de toute sorte doivent être rejetés pour les enfants, et l'on doit s'arranger de manière à ne jamais satisfaire trop complètement leur appétit.

Dans l'âge adulte, le régime mixte est celui qui doit être employé.

Dans la vieillesse, la nourriture doit être modérée, peu abondante, mais surtout composée de viandes facilement digestibles. On peut permettre l'usage des vins généreux en très petite quantité. Si l'on peut décider les vieillards à prendre de l'exercice avant et après les repas, mais surtout après, on leur rend un grand service.

Sexe. — Les femmes font moins de mouvement que les hommes, se livrent à moins d'exercice ; aussi un grand nombre d'entre elles peuvent-elles se contenter d'une alimentation dans laquelle dominent les substances végétales. Il est nécessaire, toutefois, de faire en sorte que cette prédominance ne soit pas trop exclusive.

Climats chauds et saisons chaudes. — Ils indiquent plus particulièrement la nécessité d'une alimentation peu abondante, et le choix d'une nourriture composée plus spécialement de substances végétales.

Climats froids et saisons froides. — Le froid indique des conditions opposées ; c'est ainsi que, dans les régions septentrionales, une nourriture abondante et plus particulièrement composée de substances animales, est nécessaire et est beaucoup mieux tolérée.

Habitudes. — Les habitudes exercent une influence notable à l'égard de l'alimentation ; elles doivent toujours être respectées. La disposition d'esprit influe également beaucoup sur la digestion ; il est mauvais de s'appliquer fortement, après les repas, à un travail quelconque.

Lorsqu'on s'est livré à un exercice peu violent, que la fatigue se fait sentir, et, en même temps, que la faim est impérieuse, il est toujours préférable de ne pas la satisfaire immédiatement : il est d'observation qu'en pareille circonstance on est rassasié rapidement, et qu'une indigestion est fréquemment la conséquence d'un repas fait dans de telles conditions. Il est d'une bonne hygiène de laisser écouler un certain espace de temps entre l'instant où cesse l'exercice et celui du repas. — Si cet exercice a été forcé et si la fatigue est très grande, un peu de sommeil, pris avant de se mettre à table, rétablit l'équilibre et permet à la digestion de s'accomplir sans difficulté.

4° *Régime dit gras.* — C'est le régime mixte ordinaire, et dû à la réunion de substances animales et végétales, qu'on désigne plus particulièrement sous ce nom, par opposition à celui du régime maigre.

3° *Régime maigre.* — Ce régime, suivi par un grand nombre d'individus pendant le temps du carême, résulte de l'emploi de quelques produits azotés, mélangés à des substances végétales, qui sont en proportion beaucoup plus considérable. Il consiste principalement : 1° dans l'emploi presque exclusif des végétaux, auxquels on joint quelques substances animales, telles que du lait, du beurre ainsi que du poisson ; 2° dans la distribution des heures des repas, qui sont réduits à deux. Le premier, auquel on donne le nom de collation, consiste en légumes cuits à l'huile, en pain. Le lait, le beurre, le poisson, sont destinés au repas du soir.

Le régime maigre n'est pas toujours facilement supporté. Les sujets d'une bonne constitution, à estomac solide et robuste, n'en éprouvent aucun mauvais effet ; chez certains autres, et surtout chez les personnes débiles, délicates, le régime maigre, employé pendant longtemps, fatigue l'estomac, ne permet pas une réparation suffisante ; il est fréquemment le point de départ de gastralgies et de dyspepsies avec sécrétion gazeuse ; il faut alors s'en abstenir.

Bibliographie. — Hippocrate, *Du régime dans les maladies aiguës,* in *Œuvres.* — Polybe (?), *Du régime des gens en santé,* ibid. — Auteur inconnu, *Du régime* (en 3 livres), *ibid.* — Galien (Cl.), *Attenuante victûs ratione, liber I,* in *Opera omnia.* — Oribase, *Collect. med.,* liber III. — *Scola salernitana* (nombreuses éditions et traduct. ; comment. et surtout ceux d'Arnauld de Villeneuve). — Lobera (L.), *Vergel de sanidad que por otro nombre se llamava Banquete de cavalleros y órden de vivir.* Alcala, 1542, in-fol. — Cornaro (L.),... *ovvero Discorsi della vita sobria.* Patav., 1558, in-8°. — Bernardini, *De alimentis quæ cuique naturæ conveniunt.* Venetiis, 1610, in-4°. — Benzi (Ug.), *Regole della sanità e natura dei cibi.* Torino, 1620. — Nonnius (L.), *Diæteticon, sive De re cibariâ, libri IV.* Antuerpiæ, 1627, in-8°. — Manelphus (J.), *Mensa romana sive urbana victûs ratio.* Romæ, 1650, in-4°. — Enguehart (J. B)., *An tenuis et simplex victus salubris?* (Resp. aff.) Th. de Paris, 1705, in-4°. — Du Cerf (Cl.), *An cibus multiplex simplici salubrior?* (Resp. aff.) Th. de Paris, 1705, in-4°. — Stahl (G. Ern.), *De regimine.* Halæ, 1708, in-4°. — Hoffmann (Fr.), *De diætæ vitio multorum morborum causa.* Halæ, 1715, in-4°. — Richter, *Programma de victu rite ordinando.* Gottingæ, 1737, in-4°. — Bruckmann (E. L.), *De noxiis ex cibis oriundis effectibus.* Helmstadii, 1751, in-4°. — Haller (Alb. v.), *De victu salubri ex animalibus et vegetalibus temperando.* Gottingæ, 1751, in-4°. — Linné (C.), *De diætâ per scalam ætatis humanæ observandâ.* Upsaliæ, 1764, in-8°. — Du même, *De varietate ciborum,* ibid., 1767, in-8°. — Messence, *Recherches sur la population des généralités d'Auvergne, de Lyon,* etc., *avec des réflexions sur la valeur du blé, tant en France qu'en Angleterre, depuis 1674 jusqu'en 1764.* Paris, 1766, in-4°. — Schæffer (J. J.), *De qualitate et quantitate alimentorum in quantum veterum Romanorum robori, vel conservando vel debilitando, contulerint.* Argentorati, 1775, in-4°. — Vogel (L.), *Diätetisches Lexicon, oder theoretisch-praktischer Unterricht uber Nahrungsmittel,* etc. Erfurt, 1800-1803, 3e Theil., in-8°. — Serz, *Essai sur le régime considéré sous le rapport de la diététique.* Th. de Paris, an X, n° 103, in-8°. — Burdach (C. F.), *Diätetik für Gesunde, wissenschaftlich bearbeitet.* Leipzig, 1805-1811, in-8°. — Petitot (P.), *Essa* *sur le régime qui convient aux différents tempéraments considérés dans l'état de santé.* Th. de Paris, 1809, n° 79. — VIREY (J. S.), *Du régime alimentaire des anciens et des résultats de la différence de leur nourriture avec celle des modernes.* Paris, 1813, in-8°. — TRÉLAT (Ul.), *Du régime.* Th. de Paris, 1821, n° 90. — MOLESCHOTT (J.), *Die Physiologie des Nahrungsmittel. Ein Handbuch der Diätetik.* Darmstadt, 1830, in-8°. — ALEXANDRE (F. D. A.), *Influence des aliments excitants sur l'homme, considérés comme cause de maladie.* Th. de Paris, 1822, in-4°, n° 103. — MÊLIER, *Études sur les subsistances dans leurs rapports avec les maladies et la mortalité,* in *Mém. de l'Acad. de méd.,* t. X, p. 170, 1842. — HAYN (J.), *Die Nahrungsmittel in ihren diätetischen Wirkungen.* Berlin, 1842, in-8°. — HEBERT (N. A.), *Des substances alimentaires et des moyens d'en régler le choix et l'usage pour conserver la santé, pour favoriser,* etc. Paris, 1842, in-8°. — TRUMANN (M.), *Food and its Influence on Health and Disease, or an Account of the Different Kinds of Aliment on the Human Body,* etc. London, 1843, in-12. — PEREIRA (J.), *A Treatise on Food and Diet, with Observations on the Dietetical Regimen suited,* etc. London, 1843, in-8°. — LA GARENNE (P. DE), *Essai sur l'alimentation du peuple en France.* Paris, 1843, in-8°. — DAVIDSON (W.), *A Treatise on Diet, comprising the Natural History, Properties, Composition,* etc., *of the Vegetables, Animals, Fishes,* etc., *used as Food.* London, 1843, in-12. — ROYER-COLLARD (H.), *Organoplastie hygiénique ou Essai d'hygiène comparée sur les moyens de modifier artificiellement les formes vivantes par le régime,* in *Mém. de l'Acad. de méd.,* t. X, p. 479. Paris, 1843, in-8°. — Du MÊME, *De l'alimentation en général considérée comme moyen d'amélioration et de perfectionnement des espèces vivantes,* in *Gaz. méd. de Paris,* 3e sér., t. IV, p. 137, 1849. — GRAMMAIRE (F.), *Des aliments considérés sous le point de vue de leur influence dans la production des maladies.* Th. de Paris, 1847, n° 193. — DUPIN (le baron Ch.), *Mém. sur le rapp. du prix des grains avec le mouvement de la population.* Paris, 1847. — BOILEAU DE CASTELNAU, *De l'influence du régime des prisons sur la santé des détenus,* in *Ann. d'hyg.,* 1re sér., t. XLI, p. 68, 1849. — MAGENDIE, *Études et expériences concernant l'influence du régime sur la composition du sang,* in *Union méd.,* 1re sér., t. VI, p. 280, 1852. — *Quels sont les principes et les règles qui doivent présider à l'alimentation spéciale des enfan's, de manière à fortifier leur constitution,* etc. (Compt. rend. du congr. d'hyg. de Bruxelles, session de 1852), in *Ann. d'hyg.,* 1re ér., t. XLVIII, 1852. — PAPPENHEIM, *Ueber die Nahrungsmittel, Production und ihr Verhältniss zu den Epidemien, mit besonderer Rücksicht,* etc., in *Henke's Ztschr.,* 1852, et *Canstatt's Jahresb.,* 1853, t. VII, p. 17. — BÉRARD (P.), *Rapp. à M. le Ministre de l'Instr. publ. sur le régime alimentaire des lycées de Paris,* 1853. — CODET (J. B.), *De l'influence du régime sur l'organisation animale.* Th. de Paris, 1854, n° 313, in-4°. — HILDESHEIM (W.), *Die normal Diet. physiologis-chemischer Versuch zur Ermittelung des normalen Nahrungsbedürfnisses des Menschen,* etc. Berlin, 1856, in-8°. — HAYES (Is. Y.), *On the Relations between Diet and External Cold,* in *Amer. Journ. of Med. Sc.,* july 1859. — DESCHAMPS (T. A.), *De l'alimentation de la première enfance et du rachitisme.* Th. de Paris, 1859, n° 19. — RICHTER, *Was ernährt den menschlichen Organismus? zur Aufklärung über den Werth der Pflanzen und Fleischnahrung,* in *Ztschr. f. naturgem. Gesundheitspflege* et *Canstatt's Jahresb.,* 1860, t. VII, p. 34. — SAUCEROTTE, *Essai sur le régime alimentaire des anciens,* in *Union méd.,* 2e sér., t. V, 1860. — PLACE (F. M. Ch.), *De l'alimentation des classes ouvrières, choix, conservation,* etc., *des substances alimentaires.* Bruxelles, 1860, in-12. — FONSSAGRIVES, *Hygiène alimentaire des malades, des convalescents et des valétudinaires, ou Du régime envisagé comme moyen thérapeutique.* Paris, 1861, in-8°. — HUSSON, *Régime alimentaire pour les malades des hôpitaux,* in *Ann. d'hyg.,* 2e sér., t. XXXV, p. 5, 1871.

Alimentation insuffisante : VIRING (J. W.), *De jejunio et abstinentiâ. Medico-ecclesiastici libri* V. Rigiaci Atrebatium, 1597, in-4°. — SLEBITZ (Melch.), *Dissert. de inediâ.* Argentorati, 1664, in-4°. — DETHARDING, *An homo adultus cæteroquin sanus citra cibum et potum per dies et noctes XL, solis naturæ viribus vitam trahere possit.* Rostock, 1721. — RITTER (J. J.), *De impossibilitate et possibilitate abstinentiæ a cibo et potu, occasione puellæ Frutengensis inediam simulantis.* Basileæ,

1737, in-4°. — Planque, art. *Abstinence*, in *Bibl. choisie de méd.*, t. I. Paris, 1748, in-4°. — Combalusier, *An diù possit homo ſine cibo potuque et vivere et valere?* (Resp. *vivere non valere.*) Th. de Paris, 1750, in-4°. — Egron (J. P. L.), *Quelques considérations sur l'abstinence.* Th. de Paris, 1815, n° 22. — Savigny (J. B. H.), *Observations sur les effets de la faim et de la soif éprouvées après le naufrage de la frégate* la Méduse *en* 1816. Th. de Paris, 1818, n° 84. — Giraudy, *De l'abstinence des aliments, ou Du jeûne, du carême et du maigre sous le rapport de la santé.* Paris, 1821, in-8°. — Collard (de Martigny), *Recherches expérimentales sur les effets de l'abstinence*, in *Journ. de physiol.* de Magendie, t. VIII, p. 150, 218, 1828. Hebray, *De l'influence de l'alimentation insuffisante sur l'économie animale.* Th. de Paris, 1829, in-4°, n. 270. — Piorry, *De l'abstinence, de l'alimentation insuffisante et de leurs dangers*, in *Journ. hebd.*, t. VII, p. 161, 1830. — Caffort, *Note sur les abus de la diète*, in *Mémorial des hôpit. du Midi*, t. II, p. 321, 1830. — Budd (G.), *Lectures on Disorders resulting from defective Nutriment*, in *Lond. Med. Gaz.*, t. XXX, p. 906, 1842. — Chossat, *Recherches expérimentales sur l'inanition* (Mém. cour.), in *Mém. de l'Acad. des sc.*, t. VIII, 1843. — Corrigan (D. J.), *On Famine and Fever, as Cause and Effect*, in *Ireland*, 1846, in-8°. — Kenedy (H.), *Observation on the Connexion between Famine and Fever in Ireland, and elsewhere*, 1847, in-8°. — Donovan (D.), *Observ. on the Diseases to which Famine of* 1847 *gave Origin, and on the morbid Effects of insufficient Nourishment*, in *The Dublin Med. Press.*, t. XIX, 1848. — Bottomley (G.), *On the Famine Fever as it Occurred at Croydon, Surrey, during July, August and September* 1847, in *The Lancet*, 1848, t. I, p. 338. — Mareska (J.), *Recherche des moyens d'arrêter la propagation du typhus dans les Flandres.* Rapport, etc., in *Bullet. de la Soc. de méd. de Gand*, 1848. — Mersseman (de), *De la fièvre typhoïde et de la fièvre de famine*, in *Bull. de l'Acad. de méd. de Bruxelles*, t. VIII, p. 87, 167, 1848-49. — Bouchardat, *De l'alimentation insuffisante.* Th. de conc. Paris, 1852, in-8°. — Rennie, *Observ. on Excess of Diet as a Cause of Disease and on its Connexion with*, etc., in *Proceed. of Med. Chir. Soc.*, 1858, juin. — Anselmier, *De l'autophagie artificielle, ou De la manière de prolonger la vie dans toutes les circonstances de privation*, etc., in *Compt. rend. de l'Acad. des sc.*, t. XLIX, p. 935, 1859. — Lebrun (A. F.), *Quelques considérations sur la misère dans ses rapports avec la médecine.* Th. de Paris, 1865, n° 217. — Gauron (C.), *De la misère physiologique.* Th. de Paris, 1865, n° 152. — Rabuteau, *Sur un moyen propre à annuler les effets de l'alimentation insuffisante*, in *Compt. rend. de l'Acad. des sc.*, t. LXXI, p. 426, 1870. — Bauby, *Essai sur l'alimentation insuffisante.* Th. de Paris, 1871, n° 52.

Régime qualitatif : Porphyre, *De non necandis ad epulandum animalibus*, libri IV (græcè et latinè). Lugduni, 1620, in-8°, trad. fr. par Burigny. Paris, 1747, in-8°. — Castellanus (P.), *Creophagia*, lib. IV. Antuerp., 1626, in-8°. — Bourdelot, *An homo fruges consumere natus?* (Rep. aff.) Th. de Paris, 1663, in-4°. — Linand (B.), *L'abstinence de la viande rendue aisée ou moins difficile à pratiquer.* Paris, 1700, in-8°. — Hecquet, *Traité des dispenses du carême dans lequel on découvre la fausseté des prétextes qu'on apporte*, etc. Paris, 1709, in-12 ; 2° édit., 17‥3, 2 vol. — Andry (N.), *Le régime du caresme considéré par rapport à la nature du corps et des aliments.* Paris, 1710, in-12. — Du même, *Traité des aliments du carême.* Paris, 1713, 2 vol. in-12. — Alberti, *De salubritate esculentorum vegetabilium præ carnibus animalium.* Halæ, 1746, in-4°. — Bianchi (G.), *Discorso se il vitto Pittagorico di soli vegetabili sia giovevole per conservar la sanità.* Venezia, 1752, in-8°. — Cocchi (A.), *Del vitto Pittagorico per uso della medicina*, in *Discorsi Tosc.*, t. II, p. 74. Firenze, 1762, in-4°, trad. fr. avec notes. Lahaye, 1762, in-8°. — Saillant (C. J.), *An proprium hominis alimentum vegetabilia* (Rep. aff.). Th. de Paris, 1771, in-4°. — Poissonnier des Perrières, *Lettre d'un chirurgien à M***, armateur, au sujet du régime végétal proposé pour les gens de mer.* Londres, 1773, in-8°. — Gaspard, *Effets des aliments végétaux herbacés sur l'économie humaine*, in *Journ. de physiol.* de Magendie, t. I, p. 237, 1821. — Coulier, *Examen comparatif du développement des forces musculaires chez divers peuples soumis à des régimes alimentaires différents*, in *Compt. rend. de l'Acad. des sc.*, t. XIII, p. 554, 1841. — *Influence du régime animal sur la santé et les forces de l'homme*, in *L'nion méd.*,

1re sér., t. I, p. 7, 1847. — MARCHAND, *De l'influence comparative du régime animal et du régime végétal sur le physique et le moral de l'homme* (ouvr. récompensé par l'Acad. de méd.). Paris, 1849, in-8°. — SEGOND, Même titre (Mém. cour.), in *Mém. de l'Acad. de méd.*, t. XV, 1850. — LANE (Ch.), *Nur Pflanzenkost ? Oder die vegeterianische Diæt.*, etc., trad. de l'angl. Breslau, 1854, in-8°. — CHAMPOUILLON, *Le carême*, in *Gaz. des hôp.*, 1854, p. 119. — FONSSAGRIVES, *Une visite médicale et hygiénique à la Trappe de Notre-Dame de Grâce de Bricquebec*, in *Union méd.*, 1re sér., p. 251, 257. — RICHTER *Was ernährt den menschlichen Organismus ? Zur Aufklärung über den Werth Pflanzen und Fleischnahrung*, in *Canstatt's Jahresb.*, 1860, t. VII, p. 34.

— HERVÉ-MANGON, *Note sur la ration moyenne de l'habitant des campagnes* in *Compt. rend. de l'Acad. des sc.*, 26 oct., 1874. — HÜNEFELD, *Diätetik.* Leipzig, 1875, gr. in-8. — MOOS (L.), *Non nitrogenous diet in disease*, in *the Lancet*, vol. I, 1875. — SCHLEIKEYSEN (G.). *Obst. und Brod. Eine wissenschaftliche Diätetik.* Berlin, 1875, gr. in-8. — HAMELIN, art. RÉGIME, in *Dict. encycl. des sc. méd.*, 3e sér., t. III, 1876.

— RANKE, *Die Ernährung des Menschen.* München, 1876. — DU MÊME, *Ueber die Kost der italienichen Ziegelarbeiter*, in *Zeitschr. f. Biol.*, Bd. XIII, 1877. — LEVEN, *De l'hyg. de l'estomac*, in *Soc. de méd. publ.*, 1877, — WIEL (J.), *Diätetisches Kochbuch.* Freiburg, 1877. — LÉPINE (R.), art. INANITION, in *Nouv. Dict. de méd. et de chir.* — ARNOULD (J.), art. FAMINE (*fièvre de*), in *Dict. encycl. sci. méd.*, 1877. — HAMILTON (C.-B.), *Ueber den Eiweissbedarf eines mittleren Arbeiters*, in *Zeitschr. f. Biol.*, Bd. XV, 1879. — THOMAS (L.), *Quelques faits d'abstinence prolongée*, in *Gaz. hebd.*, 1880, n° 35. — FONSSAGRIVES. *Hygiène alimentaire des malades, des convalescents et des valétudinaires.* 3e édit. Paris, 1881, in-8.

CHAPITRE XIX

Des boissons.

Les boissons peuvent être divisées en boissons aqueuses, boissons alcooliques, boissons aromatiques et boissons acides.

§ 1. — BOISSONS AQUEUSES.

. Nous avons exposé longuement tout ce qui se rapporte au choix et à la distribution des eaux ; nous nous sommes occupés, sous ce rapport, des eaux qui doivent servir de boisson, nous n'y reviendrons donc pas ici. Nous rappellerons seulement, avant d'étudier l'influence de l'eau sur l'homme, la composition de quelques eaux potables.

TABLEAU :

COMPOSITION DE QUELQUES EAUX POTABLES.

LIEUX de PRODUCTION.	AUTEURS.	CARBONATE de chaux.	CARBONATE de magnésie.	SULFATE de chaux.	SULFATE de magnésie.	CHLORURE de sodium, calcium, magnésium.	POIDS TOTAL.
Seine, avant d'entrer à Paris....	Bouchardat.	0,108	0,0086	0,0325	0,0125	0,015	0,1826
Seine, au sortir de Paris..........	Id.	0,108	0,006	0,030	0,0100	0,821	0,1810
Marne..........	Id.	0,105	0,009	0,131	0,0121	0,017	0,1801
Canal de l'Ourcq.	Id.	0,175	0.020	0,0153	0,070	0,041	0,4790
Eaux du Rhône..	Dupasquier.	0.226		0,0293	0,0103	0,0101	0,2657

L'eau du puits de Grenelle contient, d'après M. Payen : carbonate de chaux, 0,068; carbonate de magnésie, 0,1042 ; bicarbonate de potasse, 0,0296; sulfate de potasse, 0,012 ; chlorure de potassium, 0,109 ; silice, 0,0057; substance jaune, 0,0002; matières organiques, 0,0024.

Nous rappellerons encore que, d'après M. Bouchardat, pour qu'une eau soit potable, il ne faut pas qu'elle contienne plus de 1/1000 de parties solides.

Examinons l'influence, sur l'homme, de l'eau prise en boisson.

1° *Quantité.*

Une quantité d'eau modérée, ingérée par l'homme, est indispensable à l'entretien de sa vie. L'eau, en effet, est la base de son organisation ; on la trouve toujours dans les mêmes proportions, soit qu'elle fasse partie intégrante des tissus et des organes, soit qu'elle constitue un des éléments les plus importants du sang et des humeurs. Une certaine quantité de cette eau se dégage à chaque instant du sein de l'organisme par les perspirations cutanée et pulmonaire, par les selles, les urines, etc., etc. Il est donc utile qu'à chaque instant une quantité nouvelle soit introduite pour réparer ces pertes. C'est cette réparation qui est effectuée par l'ingestion de l'eau en boisson. On peut, du reste, établir que, quelle que soit la quantité d'eau qu'on avale, l'organisme ne prend jamais que ce qu'il lui faut pour maintenir l'intégrité de la composition des liquides et des solides; le surplus sort par les sécrétions diverses, et surtout par les urines et les sueurs.

La quantité exagérée de l'eau avalée comme boisson, bien qu'elle soit évacuée par les sueurs, les urines ou les selles, n'en a pas moins de sérieux inconvénients pour l'homme; d'abord, à l'instant de l'ingurgitation, elle remplit l'estomac, le distend, délaye le suc gastrique et l'empêche d'agir efficacement sur les aliments introduits. Cette eau trop abondante fatigue l'estomac, peut finir par amener la dyspepsie, surtout si l'on prend l'habitude de boire ainsi une quantité d'eau trop considérable. Cette fatigue de l'estomac n'est, du reste, que de peu de durée, car les veines absorbent bientôt cette eau, et elle est éliminée par les sueurs ou les urines. Mais c'est là une cause de débilitation.

L'eau, en effet, sortant par les sueurs ou les urines, ne sort pas à l'état d'eau pure, mais à l'état de produit de sécrétion. Elle ne se borne donc pas à délayer, à étendre ces liquides, mais elle augmente la proportion des parties solides qu'ils contiennent, et devient ainsi une cause d'épuisement pour l'économie.

Dans d'autres cas, c'est par les selles et en produisant la diarrhée que l'eau en excès est éliminée.

[M. Dancel, se fondant sur quelques expériences, faites plus particulièrement sur les animaux, se croit autorisé à admettre que les boissons aqueuses prises en grande abondance, ont pour résultat de favoriser l'engraissement et de provoquer, dans les conditions de l'allaitement, une très abondante sécrétion de lait.]

L'eau, en trop petite quantité, ne suffit pas pour étancher la soif et pour réparer les pertes de ce liquide éprouvées par l'organisme ; il en résulte une concentration de l'eau du sang, ainsi que de celle des sécrétions, et il ne tarde pas à se manifester une soif tellement intolérable, qu'il n'y a pas de supplice qui puisse lui être comparé. Lorsqu'il y a privation complète et absolue d'eau, la mort survient en général assez rapidement.

2° *Température de l'eau.*

A une température ordinaire, l'eau ne produit que des effets salutaires ; mais il n'en est pas toujours ainsi, et l'eau peut être froide ou chaude.

Eau froide à 0° ou au-dessous.

1° Lorsque l'homme est dans son état ordinaire et que la surface de sa peau n'est pas couverte de sueur, l'introduction dans l'estomac d'une certaine quantité d'eau à cette température impressionne immédiatement les parois de ce viscère, rend latente une certaine quantité de leur calorique, et leur soustrait en définitive de la chaleur, soustraction à laquelle participe l'organisme entier. Mais bientôt la réaction survient, et la muqueuse de l'estomac est vivement stimulée. Telle est, en effet, dans la grande majorité des cas, l'action de l'eau glacée sur l'estomac ; elle agit en même temps, d'abord comme sédatif du système nerveux de cet organe, et, secondairement, comme un tonique léger et un digestif salutaire. L'eau glacée, en raison de ces propriétés, réussit dans un grand nombre de cas de gastralgie, de dyspepsie et de névroses de l'estomac, surtout quand ces affections sont accompagnées d'atonie, et c'est ce qui a lieu la plupart du temps.

2° Lorsque le corps est en sueur et qu'on introduit dans l'estomac, soit de l'eau simplement très froide, soit de l'eau glacée, les effets sont variables et souvent bien graves. Dans quelques cas, les résultats sont nuls, et le refroidissement momentané fait bientôt place à une réaction assez vive, accompagnée plutôt d'une sensation de bien-être. Il n'en est pas toujours ainsi, et cette ingestion produit quelquefois le refroidissement général du corps : ce refroidissement a lieu de la manière suivante : le corps est échauffé et en sueur à l'instant où l'eau froide est avalée ; cette eau soustrait une certaine quantité de calorique aux parois de l'estomac, qui, lui, ne participait pas à la chaleur de la peau ; or, l'équilibre se rétablit presque immédiatement, et le calorique qui manque à l'estomac et aux viscères voisins, par suite de la fusion de la glace, est emprunté à la peau ; il en résulte que la température de cette membrane s'abaisse et que sa sécrétion exagérée s'arrête. Rarement les choses en restent là ; cet appel de sang vers les parties internes dépasse toujours le rétablissement de l'équilibre, et des congestions ou des phlegmasies intérieures, selon les prédispositions spéciales, peuvent être la conséquence de ce refoulement du sang.

M. Guérard a étudié, dans un mémoire intéressant, les accidents qui peuvent succéder à l'ingestion des boissons d'eau froide, lorsque le corps est échauffé. Ces accidents se manifestent surtout du côté du système nerveux et des appareils digestif et respiratoire.

Les phénomènes nerveux qu'on peut voir apparaître à la suite de l'ingurgitation de l'eau froide sont, en particulier, certaines douleurs locales, le trismus, divers phénomènes spasmodiques, des syncopes, la mort instantanée. M. Guérard en rapporte plusieurs observations curieuses.

Du côté des organes de la digestion et de la réparation, l'apparition subite d'une phlegmasie aiguë, aussitôt après l'ingestion de la boisson froide, ne permet pas de méconnaître le rapport qui existe entre la maladie et la cause à laquelle on doit la rapporter.

L'embarras gastrique, les vomissements spasmodiques, la diarrhée, la dysenterie, le choléra sporadique, la gastro-entérite proprement dite, et même la péritonite aiguë : voilà les phlegmasies abdominales qui ont été observées à la suite de l'ingestion d'eau froide.

L'hémoptysie, la pleurésie et la bronchite sont les trois phlegmasies de l'appareil respiratoire qu'on a observées en pareil cas.

La relation est plus difficile à établir quand il se passe un certain temps entre l'ingestion de l'eau froide et la manifestation de la lésion, comme cela a lieu dans certaines ascites. On ne saurait cependant révoquer en doute cette relation.

D'après M. Guérard, la gravité de ces accidents divers est liée aux quatre conditions suivantes : 1° échauffement préalable du corps ; 2° vacuité actuelle de l'estomac ; 3° grande quantité de boisson ingérée dans un temps donné ; 4° basse température de cette boisson. La réunion de ces quatre conditions constitue les chances les plus grandes pour la manifestation des accidents.

Les préceptes hygiéniques qu'on doit suivre, et qui sont destinés à prévenir de semblables accidents, sont les suivants :

1° Ajouter à l'eau quelque substance étrangère, ou au moins du sucre et un peu de vin ;

2° Boire à petites gorgées, et conserver le plus longtemps possible le liquide dans la bouche, avant de l'introduire dans l'estomac ;

3° Faire précéder la boisson froide d'un aliment solide, fût-il en très petite quantité, tel que pain, biscuit, chocolat, etc. ;

4° Dans les bals et les réunions, il est préférable, lorsqu'on est échauffé, de faire usage de thé léger, de punch ou d'une boisson chaude quelconque ;

5° Dans le cas où l'on brave les inconvénients qui y sont attachés, et où l'on veut faire usage de liquides glacés, les sorbets au rhum, légèrement stimulants, ont moins d'inconvénients que les glaces à la crème, et surtout que les glaces aux fruits ;

6° Les accidents divers et nombreux qui peuvent succéder immédiatement à l'ingestion d'un liquide glacé cèdent quelquefois rapidement à l'emploi d'une boisson chaude ; dans les réunions, le thé, le punch, contre-balancent bien souvent les effets fâcheux des glaces.

Eau chaude. — L'eau chaude est loin d'avoir les inconvénients qui sont attachés à l'eau froide. Ses effets sont les suivants :

Elle stimule tout l'organisme, augmente la quantité de calorique qu'il renferme, active la circulation, stimule les fonctions digestives, ainsi que celles de la peau, et le résultat final est une transpiration plus ou moins forte, surtout si l'individu qui en fait usage est soustrait au froid extérieur. Les boissons chaudes sont un des sudorifiques les plus certains et les meilleurs dont on puisse disposer.

[Nous notons, pour mémoire seulement, le cas d'œdème de la glotte, nécessitant parfois la trachéotomie, qui ont été observés particulièrement en Angleterre chez de très jeunes enfants qui avaient essayé de boire du thé bouillant, par le bec de la théière. Le docteur Jameson, de l'hôpital Mercer de Dublin, en a rassemblé, à lui seul, treize exemples.]

Composition de l'eau. — L'eau privée d'air est fade et peu digestive ; elle détermine un sentiment de pesanteur dans la région épigastrique. On l'a accusée de produire le goitre et le crétinisme (eau des neiges) ; mais il n'est pas prouvé qu'il en soit ainsi, car il est un grand nombre de localités dans lesquelles on ne boit que de l'eau qui provient de la fonte des neiges ou des glaciers, et où ces deux maladies n'existent pas. Lorsqu'on n'a que de l'eau privée d'air pour boisson, il est bien facile d'y porter remède : il suffit simplement de la faire battre avec une verge de bois pour l'aérer. Il est toujours bon de recourir à la même opération lorsqu'on emploie pour boisson des eaux qui ont été obtenues par l'ébullition ou par la distillation.

Les eaux distillées, suffisamment aérées, mais privées de sels, sont souvent lourdes et pesantes pour l'estomac, et difficiles à digérer. L'addition d'une très petite quantité de chlorure de sodium fait disparaître ces inconvénients.

La présence d'une quantité trop considérable de sels calcaires, un peu plus de 1/1000, comme nous l'avons dit, rend souvent l'eau indigeste et lui donne quelquefois des propriétés laxatives. Pour y remédier, il suffit de la soumettre à l'ébullition et de l'aérer ensuite. Une partie des sels, dissous à l'aide d'un excès d'acide carbonique qui se dégage à la température de 100°, se dépose sur les parois des vases pendant le refroidissement.

L'eau chargée d'acide carbonique, qu'on y introduit à l'aide d'une pression considérable et dont on fait maintenant un grand usage, produit souvent des résultats avantageux ; elle tonifie légèrement la muqueuse gastrique et stimule doucement l'estomac.

On peut résumer ainsi, d'une manière générale, les règles hygiéniques relatives à l'eau. L'homme doit boire, dans l'espace de vingt-quatre heures, une quantité d'eau modérée (un litre à peu près au moins), à une température de 10 à 15 degrés, suffisamment aérée, et contenant une proportion de sels dans les rapports qui sont indiqués dans le tableau précédent.

§ 2. — DES BOISSONS FERMENTÉES.

Les boissons fermentées comprennent les vins, les eaux-de-vie, la bière, le cidre, le poiré et quelques autres boissons d'un usage moins général.

Des vins.

Le vin est le produit de la fermentation du jus du raisin. Le sucre qui est contenu dans ce fruit est transformé en alcool, par suite de l'action spéciale d'un principe fermentescible, qui s'y trouve, et après avoir été soumis à une série d'opérations dont ce n'est pas ici le lieu de parler.

Le vin, considéré d'une manière générale, contient les principes suivants : 1° de l'eau ; 2° de l'alcool, dont la quantité varie de 8 à 24 ou 25 pour 100 ; 3° du sucre non décomposé ; 4° de la gomme ; 5° de l'extractif, qui provient en partie des raisins ; 6° des acides acétique, tannique et carbonique ; 7° du bitartrate de potasse ; 8° des tartrates de chaux, de fer, d'albumine et de potasse ; 9° du sulfate de potasse ; 10° de chlorure de sodium : 11° du tannin ; 12° une matière colorante rouge, une matière colorante bleue et une matière colorante jaune ; 13° de l'éther œnanthique, qui communique au vin une odeur particulière que l'on désigne sous le nom de bouquet ; 14° une matière mucilagineuse extractiforme.

C'est la différence de proportion entre ces diverses matières qui constitue les nombreuses variétés des vins.

[On comprend que les différences de climat, et, dans une même localité, que les différences d'exposition des terrains, les variétés du raisin, la température particulière de l'année, le mode de préparation, la nature des vases dans lesquels on les renferme, doivent exercer une notable influence sur la composition, la saveur des vins, leur degré de conservation, etc.]

MM. Chevallier et Baudrimont ont donné, dans leur *Dictionnaire des falsifications des substances alimentaires*, une énumération complète des vins, considérés d'après les localités. Nous engageons le lecteur curieux de ce sujet à consulter cet ouvrage.

1° *Vins spiritueux.*

Les vins spiritueux sont caractérisés par la grande quantité d'alcool qu'ils renferment ; leur saveur est chaude et spiritueuse. On en distingue deux espèces :

A. *Vins spiritueux sucrés.* Ces vins sont ceux dans lesquels tout le principe sucré n'a pas été converti en alcool, soit que le sucre qui s'y trouve naturellement y soit en proportion trop considérable pour que la transformation soit complète, comme dans les vins de Frontignan, de Lunel, de Malvoisie, etc., etc. ; soit qu'on ait arrêté la fermentation en détruisant le ferment par la cuisson, comme dans les vins cuits de Grenache, d'Alicante, etc., etc. — 2° *Vins spiritueux secs.* Ce sont, au contraire, les vins dans lesquels tout le sucre a été converti en alcool ; tels sont les vins de Madère, de Xérès, etc. Voici la proportion d'alcool contenue dans quelques-uns de ces vins, d'après Brandes. Ce sont les quantités d'alcool absolu en volumes contenues dans 100 parties de vin.

Vin de Porto...................	19,82 à 24,95
Madère.......................	18,00 à 22,61
Constance	18,29
Xérès	17,00 à 18,37
Madère, du Cap..............	16,77
Malaga......................	15,98
Frontignan	11,84

Le Xérès, suffisamment vieux et pur, est un des vins qui conviennent le mieux aux convalescents qui ont l'estomac en bon état. C'est une des boissons alcooliques qui sont le plus facilement digérées et assimilées. Ce vin est astringent, et il doit probablement cette qualité aux outres dans lesquelles on le renferme. Il est bien entendu qu'il doit être pris en petite quantité et étendu d'eau, car il est chaud, stimulant, et porte rapidement au cerveau. C'est surtout de cette manière que les convalescents doivent en faire usage.

Le madère jouit de propriétés analogues quant aux qualités digestives; il ne le cède qu'au xérès, et il doit cette légère infériorité à une petite quantité d'acide libre qu'il contient. Il s'emploie de la même manière.

Le porto contient beaucoup d'alcool et beaucoup de tannin, il fatigue rapidement l'estomac et le stimule trop énergiquement. Ce vin est, du reste, presque toujours additionné d'alcool ou d'eau-de-vie, et il est préférable de n'en pas faire un usage habituel.

B. Les *vins sucrés*, quand le principe qui leur donne cette qualité est parfaitement combiné avec les autres matières qu'ils tiennent en dissolution, sont assez salutaires et d'une digestion facile. Cependant il est d'observation que les individus qui ont un estomac débile et qui sont atteints de dyspepsie, les supportent mal. Il faut encore ajouter que, l'alcool étant masqué presque complètement par le sucre, on est toujours porté à en prendre une plus grande quantité que cela n'est nécessaire, et il en faut, au contraire, très peu.

2° *Vins âpres ou légèrement astringents.*

On comprend, en général, dans cette classe de vins ceux de Bordeaux, de Bourgogne, du Rhône, du Languedoc, etc. Leur saveur, surtout lorsqu'ils sont jeunes, est légèrement âpre; à mesure qu'ils vieillissent, cette saveur âpre s'affaiblit et se transforme en un bouquet fin et délicat, qui assure, surtout aux vins de Bourgogne et de Bordeaux, une supériorité incontestable sur la plupart des vins de l'univers. Ces vins contiennent du tannin ; ce principe, très développé dans les vins du Languedoc et du Roussillon, est en moindre quantité dans les vins de Bordeaux, et en plus faible proportion encore dans ceux de Bourgogne : dans ces derniers, indépendamment de l'alcool qu'ils renferment, il y a une proportion assez forte de tartrates.

Voici, d'après M. Bouchardat, la composition de quelques-uns de ces vins : la quantité d'alcool sur 100 parties est représentée par les moyennes suivantes :

Moyenne des vins de Tonnerre............	10,70
— du Lot (terrains calcaires).	11,36
— du Lot (terrains argileux).	10,00
Vins de Bagnols......................	15,16
Moyenne des vins rouges de la Gironde.....	9,21
— blancs de la Gironde.....	11,57
Vin de Saint-Émilion....................	9,18
Vin de Château-Laffite..................	8.70
Vin de Château-Margaux	8,75
Vin blanc de Sauterne..................	15,00

Voici, d'après Brandes, la composition de quelques-uns de ces vins en alcool absolu estimé en volume sur 100 parties de vin :

Hermitage blanc.....................	16,14
Roussillon.........................	15,96
Bourgogne.........................	12,32
Bordeaux rouge....................	12 à 15,11
Vin du Rhin.......................	13,31
Tokay............................	10,46

Il est probable que les chiffres de Brandes sont un peu forts.

Les premières analyses, faites avec un grand soin par M. Bouchardat, et que nous aurions pu multiplier, suffisent pour donner une idée satisfaisante de la composition en alcool des principales espèces de vins. Un mot, maintenant, relativement à leur action sur l'organisme.

Les vins de Bordeaux qui ne sont pas de qualité inférieure contiennent peu d'acide, peu de tartrates, une proportion notable de tannin et de matière colorante. Ils sont légèrement toniques et nullement excitants ; ce sont ceux qui conviennent le mieux dans le cas de dyspepsie, et qui sont les plus convenables dans la convalescence pour rétablir les forces.

Les vins de Bourgogne de qualité supérieure contiennent moins de tannin, mais un peu plus d'acide libre et de tartrates acides que les vins de Bordeaux. Le principe aromatique y est plus développé, surtout dans certaines espèces (Chambertin, Nuits, Volney, etc.). Ces vins sont toniques et un peu plus excitants que les vins de Bordeaux ; ils conviennent moins que ces derniers aux estomacs délicats. Les vins de Bourgogne communs contiennent notablement plus d'alcool, en moyenne, que les vins de Bordeaux également de qualité inférieure.

Les vins du Rhin sont quelquefois assez légers. Ils contiennent

moins d'alcool que les deux espèces précédentes, mais plus d'a-
cides. Ils ne conviennent qu'aux estomacs qui ne redoutent pas
ces derniers.

Les vins du Rhône sont riches en alcool et très stimulants; ils
agissent rapidement sur le système nerveux.

Les vins du Lot et du Périgord sont très riches en tannin et en
matière colorante. Leur force en alcool est un peu plus grande
que celle des vins de Bordeaux; ils sont âpres, chauds à l'estomac et stimulants. Ils conviennent peu dans les cas de dyspepsie.
En général, ils supportent bien l'eau.

3° *Vins acides des climats froids.*

La vigne qui croît dans les climats moins favorisés, et la
partie du centre de la France et tout le Nord sont dans ce cas,
fournit des vins dans lesquels il y a peu d'alcool, 5, 6, 7 pour
100, beaucoup d'acide, peu d'arome, et des tartrates en abondance; tels sont les vins des environs de Paris. Ils sont fort
mauvais, fatiguent rapidement l'estomac, déterminent des embarras gastriques, des dyspepsies et souvent la diarrhée.

4° *Vins mousseux.*

Les vins mousseux sont ordinairement blancs, et doivent leur
propriété mousseuse à ce qu'ils ont été mis en bouteille avant
que la fermentation fût terminée. L'acide carbonique, qui continue à se former, se dissout dans le vin et tend à se dégager
quand on enlève le bouchon. Tels sont principalement les vins
de Champagne, qu'on imite maintenant dans plusieurs parties
de la Bourgogne, sur les bords du Rhin, en Franche-Comté
(Arbois). La quantité d'alcool qu'ils contiennent est moindre
que celle des vins de Bourgogne et de Bordeaux. D'après Brandes,
il y a en volume, sur 100 parties de vin, 11,84 d'alcool absolu
dans le champagne blanc, et 10,65 dans le champagne rouge. Ils
sont légèrement stimulants, portent rapidement au cerveau;
mais leur action cesse aussi vite. Ils jouissent également de propriétés diurétiques.

Nous empruntons à l'excellent ouvrage de MM. Chevallier et
Baudrimont, les proportions, en volume, d'alcool pur contenu
dans 100 parties de quelques espèces de vins.

Vin de Marsala	23.83	Vin de Chypre	15
— de Madère rouge	20,52	— de Rivesaltes	14,60
— de Madère blanc	20	— de Jurançon rouge	13,70
— de Porto	20	— de Lunel	13,70
— de Constance blanc	18,17	— d'Angers	12,90
— de Malaga	17,42	— de Champagne	12,77
— de Bagnols	17	— de Grave	12,30
— de Roussillon	16,88	— de Beaune blanc	12,20
— de Johannisberg	15,16	— de Frontignan	11,80
— de Malaga ordinaire	15	— de Champagne mousseux	11,77

Vin de Cahors	11,36	Vin de Vouvray blanc	9,66
— de l'Hermitage rouge	11,33	— de Château-Latour	9,33
— de Côte-Rôtie	11,30	— de Léoville	9,10
— de Mâcon blanc	11	— de Pouilly blanc	9
— de Volnay	11	— vendus en détail à Paris	8,80
— d'Orléans	10,66	— de Château-Margaux	8,75
— de Bordeaux rouge	10,10	— de Château-Laffite	8,73
— de Larose	9,85	— de Sancerre rouge	8,33
— de Pouillac	9,70	— de Chablis blanc	7.88

Les vins sont l'objet de falsifications fréquentes, dont quelques-unes peuvent exercer une influence funeste sur la santé.

Un certain nombre de ces falsifications consistent dans ce qu'on peut appeler de simples fraudes commerciales. Tels sont les mélanges des diverses espèces de vins, l'addition d'alcool, celle de matière colorante, le coupage avec de l'eau, l'addition d'une certaine quantité de poiré, celle du sucre. Toutes ces falsifications, blâmables certainement, n'exercent aucune action bien déterminée sur l'estomac : il est incontestable cependant que tout vin artificiel, frelaté, mélangé ou coupé, convient infiniment moins à l'estomac, et est plus excitant et moins facilement digéré qu'un vin naturel.

Le vin peut être altéré de différentes manières.

Plomb. — Le vin peut contenir du plomb, sans toutefois qu'une main criminelle l'y ait introduit. — Tel est, par exemple, ce qui arrive quand le vin est repris d'un comptoir qui contient du plomb, lorsqu'on s'est servi, pour le transvaser, de vases ou de conduits en plomb. Lorsque, enfin, des grains de plomb ont été laissés dans les bouteilles. Il est presque inutile de faire ressortir les accidents plus ou moins formidables qui peuvent en être la suite.

Cuivre. — On peut rencontrer du cuivre dans le vin quand on se sert des baquetures qui s'écoulent à travers des tuyaux de cuivre, quand des vins ont été additionnés d'eau-de-vie conservée dans des estagnons de cuivre.

Lorsque les vins sont dépourvus de qualité, dégénérés ou altérés, on les coupe et on les modifie de manière à leur rendre leur qualité première. Ces mélanges sont quelquefois si bien faits qu'il faut un dégustateur exercé pour les reconnaître.

MM. Chevallier et Baudrimont ont donné un bon exposé de ces mélanges dans leur article VIN du *Dictionnaire des falsifications*. Nous ne pouvons mieux faire que de le suivre.

Vins astringents. — Les vins trop astringents doivent être collés plusieurs fois avec de la gélatine.

Vins trop colorés. — L'excès de couleur s'enlève par le collage.

Vins peu colorés. — On les coupe avec des vins plus colorés et, en particulier, avec des vins faits avec du raisin teinturier.

Vins troubles. — C'est ce qui arrive quand une nouvelle fermentation s'empare du vin. — On y remédie par le soufrage, qui arrête la fermentation, et par le collage, qui précipite les matières troubles.

Vins brandés. — Les vins soufrés contiennent quelquefois aussi un sulfure de carbone gazeux qui donne au vin une odeur désagréable. Bischoff, qui l'a étudié, prétend faire disparaître cette odeur en ajoutant au bondon un tube de $0^m,14$ à $0^m,16$, que l'on remplit de vin. — D'après lui, ce procédé chasse le principe gazeux.

Acidité des vins. — Elle est due aux excès d'acide acétique. Berzelius conseille d'y insuffler de l'air avec un soufflet : les bulles d'air qui le traversent enlèvent l'acide acétique, qui est volatil. — On emploie avec plus de certitude le tartrate neutre de potasse, qui forme un tartrate et un acétate de potasse, tous deux cristallisables.

On emploie quelquefois le carbonate de chaux, mais le dépôt abondant qui en résulte gâte le liquide.

Graisse des vins. — Cette altération arrive aux vins qui manquant de tannin, comme les vins blancs, deviennent souvent filants et visqueux. Elle est due, d'après M. François, à une matière azotée, la gliadine ; on y remédie en ajoutant 15 grammes de tannin pour 259 litres de vin.

Goût de fût. — Il est la conséquence des moisissures développées dans les parois des tonneaux. On le fait disparaître en mettant le vin dans des fûts neufs, ou bien en l'agitant avec de l'huile d'olive, qui surnage ensuite.

Amertume. — On l'observe sur les vins trop vieux, et on la fait disparaître en les mélangeant avec des vins plus jeunes.

Vins tournés ou piqués. — On appelle ainsi les vins dans lesquels il s'est développé des champignons blanchâtres, qui y nagent. On s'oppose à leur formation en maintenant les vins dans des caves fraîches, en les arrosant avec de l'eau froide, ou encore en y ajoutant quelques morceaux de glace.

Vins bleus. — Ils sont la conséquence d'un commencement de fermentation putride, due à ce que le bitartrate de potasse y est changé en carbonate, qui altère la couleur du vin. On le corrige en y ajoutant de l'acide tartrique.

Pousse des vins. — La pousse est une fermentation tumultueuse, qui est quelquefois telle, qu'elle fait éclater les tonneaux. Pour s'y opposer, il faut soutirer le vin dans des tonneaux préalablement soufrés, et y ajouter de l'eau-de-vie.

Inertie des vins. — On appelle ainsi ce qui arrive lorsque les vins destinés à devenir mousseux ne fermentent pas ; il faut

dans ce cas, élever la température des lieux où s'opère la fermentation.

Altération des vins en voyage. — C'est ce qui arrive surtout
aux vins légers. On la corrige, ou l'on s'y oppose, en ajoutant
un peu d'eau-de-vie.

Altération provenant des bouchons. — On la constate quand les
bouchons se moisissent. On ne peut s'y opposer qu'en gou-
dronnant les bouchons, ou en les entourant d'une capsule de
plomb ou d'étain.

Altération des bois employés à la confection des tonneaux. —
L'ordre qu'on doit adopter dans le choix de ces bois est le suivant : essence de chêne ; essence de châtaignier ; sapin.

Les vins peuvent se falsifier avec les matières suivantes, qu'on
y ajoute en plus ou moins grande quantité : l'eau; le cidre ; le
poiré ; l'alcool ; le sucre ; la mélasse ; les acides acétique, tartrique et tannique ; la craie ; le plâtre (1); l'alun ; le sulfate de
fer ; les carbonates de potasse et de soude ; les matières colorantes étrangères [baies de divers végétaux, décoction de bois
de campêche, carmin d'indigo, fuchsine (2), etc.]; les amandes
amères ; les feuilles de laurier-cerise. Quelques-unes de ces falsifications peuvent être nuisibles pour la santé.

(1) La question du *plâtrage* des vins a été l'objet d'études et de controverses assez
vives. Suivant les uns, cette opération serait indispensable pour la conservation
des vins de certaines localités, qui, sans cela, seraient promptement altérés et ne
pourraient être transportés ni même conservés et consommés sur place. L'expérience séculaire, tirée de beaucoup de populations du Midi qui n'en éprouvent aucun
inconvénient, démontrerait que le plâtrage des vins n'a pas les inconvénients qu'on
lui a attribués et qu'il peut être autorisé. D'autres voient là une fraude dangereuse,
donnant au vin des qualités nuisibles. Suivant M. Chevallier, qui s'est beaucoup
occupé de ce sujet, le plâtrage modifie la constitution normale du vin ; il en change
et en vicie la nature en déterminant la formation d'un sel purgatif, le sulfate de
potasse, et la diminution de la crème de tartre, sel essentiel à la constitution des
vins et utile à l'économie où il subit des transformations importantes, etc.

Une autre question qui a été aussi très vivement débattue à l'Académie de médecine, en 1870, c'est celle du *vinage;* on appelle ainsi l'addition d'une certaine
quantité d'alcool à des vins généralement faibles. Ici, comme en toutes choses, il
fallait distinguer l'usage de l'abus; c'est ce qui a été fait. Après une longue discussion, l'Académie a reconnu que le vinage peut avoir lieu avec des eaux-de-vie
de vin ou des alcools de *bonne qualité,* pourvu qu'après cette addition le titre du
vin ne dépasse pas 10 pour 100.

Enfin, récemment on a utilisé l'acide salicylique pour prévenir dans le vin certaines fermentations et surtout pour permettre la vente des vins sans richesse alcoolique, qui se seraient rapidement gâtés sans l'addition de cet antiseptique. Ces vins
finissent du reste par se gâter *chez l'acheteur* qui se trouve ainsi frustré, sans
compter que l'innocuité du salicylage pour la santé est loin d'être démontrée. Le
ministre de l'agriculture et du commerce, en France, a du reste interdit absolument
cette pratique.   L. Hn.

(2) La fuchsine employée dans la coloration des vins est ordinairement arsénicale, et sa nocuité est hors de doute ; d'après Feltz et Ritter, la fuchsine par elle-
même serait nuisible, en ce qu'elle détermine de l'albuminurie. Il est donc bon de
s'opposer à l'emploi de cette matière colorante.

Quelquefois même on fabrique des vins de toutes pièces. En voici trois exemples : on fait fermenter dans l'eau des baies de genièvre, des semences de coriandre, du pain de seigle séché au four et coupé par morceaux ; puis on le colore en y ajoutant une infusion de betterave rouge. D'autres fois, on mêle de l'eau, du vinaigre, du vin du Midi et du bois de Campêche. C'est ainsi qu'on fait beaucoup de vins communs à Paris.

On fabrique du vin de Malaga avec de l'eau, de la mélasse, des raisins secs écrasés et de l'eau-de-vie, qu'on fait cuire ensemble (1).

Il est presque inutile de faire observer combien tous ces mélanges sont loin d'exercer l'heureuse influence que les vins naturels peuvent avoir sur la santé.

Bière.

On donne le nom de *bière* à des infusions d'orge germée très légèrement torréfiée, nommée *malt*, que l'on mêle avec une infusion de houblon et auxquelles on fait éprouver la fermentation alcoolique. La bonne bière de France contient 2 à 3 pour 100 d'alcool au plus (2), du gluten, de la dextrine, la matière aromatique du houblon, et deux fois et demie à peu près son volume d'acide carbonique.

[Dans beaucoup de localités on emploie d'autres céréales ; le blé serait excellent, n'était son prix trop élevé. Le seigle, l'avoine, donnent des liquides de qualité inférieure et tournant facilement à l'aigre. Le maïs et le riz fournissent d'assez bons produits. — Enfin, dans certains pays, on substitue au houblon la décoction de feuilles ou de bourgeons d'arbres résineux, tels que le pin, le sapin (sapinette) ; cette préparation est très salubre.]

La bière est une boisson excellente qui apaise la soif, stimule légèrement l'estomac, et est en même temps légèrement alimentaire. Cependant beaucoup de personnes ne la supportent que difficilement et sont obligées d'y renoncer.

On peut distinguer les bières en fortes et faibles.

1° *Bières fortes.* — Le porter, qui se fabrique en Angleterre, est une bière dans laquelle on emploie du houblon de choix, et, outre le malt ordinaire, du malt torréfié à une température si élevée, qu'il a contracté une odeur de brûlé qu'il communique à

---

(1) Depuis que les ravages causés dans les vignobles français par le phylloxéra, ont diminué la production du vin, la fabrication des vins avec des raisins secs a pris une extension considérable.

(2) La proportion d'alcool oscille entre 1 et 8 pour les diverses variétés de bière : la bière ordinaire de Bavière en contient 3 à 4 pour 100, l'ale de Londres 7 à 8,2 pour 100.

la boisson. Il contient, selon Brandes, 6,33 pour 100 d'alcool anhydre. Le porter affaibli n'en contient que 3,89 pour 100. Ces boissons agissent comme la bière.

[On peut encore rapprocher de cette préparation le faro des Belges, le mumme et le lagerbier des Allemands, etc.

2° Les *bières, faibles* contenant moins d'alcool, se conservent moins bien que les précédentes ; telles sont les bières ordinaires de Belgique, les bières de Paris, etc. Cependant les bières allemandes, généralement très chargées en houblon, se conservent bien. Elles sont, en général, plus facilement supportées par les estomacs délicats, leur ivresse est moins pénible que celle des bières fortes.]

Cidre.

Le cidre est employé dans l'ouest de la France et dans quelques parties de l'Allemagne. Cette boisson est fabriquée avec des pommes mûres d'une qualité spéciale, écrasées et abandonnées, à l'état de jus, à la fermentation. Quant on met le cidre en bouteilles avant la fermentation complète, il est mousseux.

[Dans les conditions ordinaires, le cidre renferme d'abord, en abondance, des principes mucoso-sucrés ; puis, la fermentation alcoolique achevant de se faire aux dépens de ceux-ci, le liquide devient plus riche en alcool, plus excitant ; enfin, au bout de quelques années, il perd ses propriétés sapides agréables, devient âpre et piquant, et cesse d'être potable.]

Le cidre contient des proportions variables et très peu considérables d'alcool, et beaucoup d'acide. Pour les personnes qui n'y sont pas habituées, il est laxatif, et détermine avec une grande facilité des diarrhées, et quelquefois même, quand il a été fait avec des pommes peu mûres, des dysenteries. Lorsqu'on peut disposer d'autres boissons, il est préférable de ne pas faire un usage habituel du cidre.

[Existe-t-il une colique végétale caractérisée par des douleurs abdominales très vives, avec constipation opiniâtre et due aux acides, notamment à ceux du cidre ? De même que pour la colique sèche des pays chauds, on a voulu voir ici l'intervention du plomb. Cependant, des recherches récentes de M. Houssard, médecin distingué d'Avranches, bien placé par conséquent pour étudier la question, semblent confirmer les anciennes observations, et l'ont porté à rétablir dans le cadre nosologique la colique végétale.]

Poiré.

Cette boisson est le résultat d'une opération semblable à celle qu'on fait subir aux pommes pour fabriquer le cidre, et à laquelle on soumet les poires. Bien préparé, le poiré ressemble un peu au vin blanc, et est assez riche en alcool.

Boissons distillées.

Eaux-de-vie. -- L'eau-de-vie est le produit de la distillation du vin et des diverses autres liqueurs fermentées. La distillation des vins du Midi, ou plutôt des vinasses qu'on a préparées en épuisant par l'eau le marc des raisins qui ont servi à fabriquer le vin, produit les meilleures eaux-de-vie, celles qu'on appelle de Cognac ou de Montpellier. Le tafia est le produit de la distillation de la mélasse fermentée. Le rhum est une eau-de-vie plus forte, obtenue à l'aide des sirops provenant du raffinage du sucre, et soumis à la fermentation et à la distillation. Le rack est une eau-de-vie préparée avec le vin et les fruits de l'*areca catechu*. Le kirsch s'obtient par la distillation du produit de la fermentation des cerises noires. Le wiskey se fait par un mélange d'orge brassée et non brassée, soumis à la fermentation, puis à la distillation. Le genièvre se prépare avec une infusion d'orge brassée et de riz à laquelle on ajoute le jus de la graine de genièvre, et qu'on soumet ensuite à la fermentation et à la distillation.

Les eaux-de-vie dites de grains se préparent, soit avec le froment, qui est la céréale qui en fournit le plus, mais à laquelle on préfère, par économie, le seigle et l'orge, soit avec les autres céréales. Elles sont le résultat de la fermentation et de la distillation du mélange de ces farineux avec l'eau.

L'eau-de-vie de pommes de terre est un produit qu'on obtient de la manière suivante : on fait cuire les pommes de terre à la vapeur; on les écrase ensuite un peu; on les mélange avec une certaine quantité de potasse caustique, puis avec de l'eau et du malt d'orge broyé : on soumet ensuite le mélange à la fermentation et à la distillation. L'eau-de-vie de pommes de terre a presque toujours une légère odeur empyreumatique, dont on la débarrasse difficilement.

L'eau-de-vie, et surtout celle qui provient de la distillation du vin, est une liqueur stimulante, chaude, et qui agit rapidement sur le cerveau, en raison de la forte proportion d'alcool qu'elle contient. C'est surtout l'usage de l'eau-de-vie, porté jusqu'à l'abus, qui produit sur le tube digestif et sur l'organisme entier les fâcheux effets dont il va être question tout à l'heure. L'eau-de-vie, étendue d'une quantité d'eau suffisante, agit comme un bon tonique, et remplace bien le vin. L'estomac cependant supporte infiniment mieux les vins naturels et de choix que l'eau-de-vie ; cette observation, vraie pour les personnes bien portantes, l'est à plus forte raison pour les convalescents. Parmi toutes les liqueurs alcooliques obtenues par distillation, s'il fallait choisir celle qui est capable d'exercer l'action la moins fâcheuse sur la santé, l'eau-de-vie de vin est certainement celle qui est la plus saine et la moins pernicieuse.

Bibliographie. — Boissons en général et boissons aqueuses : Auteur inconnu, *De l'usage des liquides*, in *Œuvres d'Hippocrate*. — GALIEN, RUFUS, PHILAGRIUS, etc., in ORIBASE, *Collect. méd.*, lib. V. — ROTH, *De salubritate vini et cervisiæ in victus ratione*. Lipsiæ, 1553, in-4°. — MERCURIALI (H.), *Tractatus de vino et aquâ.* Venetiis, 1597, in-fol. — MEIBOM (J. H.), *De cervisiis, potibus et inebriaminibus extra vinum aliis, comment.* Helmstadii, 1668, in-4°. — SEDGWICK (J.), *A new Treatise on Liquors, wherein the Use and Abuse of Wine, Malt, Drinks, Water,* etc., are considered. London, 1725, in-8°. — VALLISNIERI, *Dell'uso e abuso delle bevande.* Modena, 1725, in-8°. — WESTPHAL, *De usu potus ad sanitatem conservandam restituendamque. De variis potulentorum generibus.* Grypheisw., 1745, in-4°. — SHORT, *Discourse on Thea, Milk, Made-Wine, Spirits, Punch,* etc., *with Rules,* etc. Lond., 1750, in-8°. — BERNHARD, *De potuum varii generis in corpus humanum effectibus.* Helmst., 1782, in-4°. — RIEM (J.), *Die Getränke der Menschen, oder Lehrbuch, die natürlichen und künstlichen Getränke kennen zu lernen, und nach,* etc. Dresden, 1803, in-8°. — STAAB (O.), *Potographie oder die Beschreibung der Getränke aller Völker der Welt.* Frankfurt, 1807, in-8°. — ALEXANDER, *Von der Wirkungen der verschiedenen Getränke auf den menschlichen Körper.* Grandenz, 1829, in-8°. — MOREWOOD (S.), *A Philosophical and Statistical History of the Inventions and Customs of Ancient and Modern Nations in the manufacture and use of inebriating Liquors.* Dublin, 1832, in-8°. — AULAGNIER, *Dictionnaire des aliments et des boissons en usage dans les différents climats et chez les différents peuples,* etc. Paris, 1839, in-8°. — ROYER-COLLARD (Hipp.), art. *Boissons,* in *Dict. des études médicales.* Paris, 1838, t. II, p. 467. — DUTTENHOFER (F. M.), *Die gegohrenen Getränke, Wine, Bier, Obst-Most.,* etc. Stuttgart, 1843, in-8°, fig. — BÖCKER, *Untersuchungen über die Wirkung des Wassers.* Breslau u. Bonn, 1854, in-4°. — GENTH (E. A.), *Untersuchungen über den Einfluss des Wassertrinkens auf das Stoffwechsel nebst,* etc. Wiesbaden, 1856, in-8°. — MOSLER (Fr.), *Untersuchungen über Einfluss des innerlichen Gebrauches verschiedener Quantitäten von gewohnlichen Trinkwasser auf den Stoffwechsel des menschlichen Körpers,* etc. (mém. cour.) Göttingen, 1857, in-8°. — KOCH (Alb.), *Wasser, Bier oder Wein, was soll ich trinken? Ein Rathgeber,* etc. Leipzig, 1857, in-16. — DANCEL, *De l'influence qu'exerce l'abondance des boissons sur l'engraissement,* in *Compt. rend. de l'Acad. des sc.,* t. LVIII, p. 1149, 1864. — DU MÊME, *De l'influence de l'eau dans la production du lait,* ibid., t. LXI, p. 243, 1865.

Température des boissons : BACCIUS (Andr.), *Del Tevere, lib. III, ne' quali si tratta della natura e bontà dell' acqua especialmente... del bever in fresco con nevi,* etc. Roma, 1567. — MASSINI (Nic.), *De gelidi potus abusu.* L. III. Cesenæ, 1578, in-4° — PERSIO (A.), *Del bever caldo costumato degli antichi Romani.* Venezia, 1593, in-8°. — PERAMATI (M.), *De potu frigido tractatus.* Neapoli, 1618, in-4°. — PORRAS (M. DE), *Breves animadversiones de nivis in potus usu.* Limæ, 1621, in-8°. — CARDOSO (F.), *Utilidades del agua y de la nieve, del bever frio e caliente.* Madrid, 1637, in-8°. — PERRAULT (Cl.), *An diebus æstate ferventissimis vinum glacie diluere innoxium?* (Resp. affirm.) Th. de Paris, 1639, in-fol. — BUZIO, *De calido, frigido et temperato antiquorum potu, et quomodo,* etc. Romæ, 1653, in-4°. — BARRA (P.), *L'usage de la glace, de la neige et du froid.* Paris, 1671, in-12. — MAPPUS, *De potu calido.* Argentorati, 1672, in-4°. — HANNEMANN (J. L.), *De potu calido ejusque utilitate*, in *Miscell. Acad. nat. cur.* Dec. II, an. 5, 1636, p. 223. — MEIBOM, *De aquæ calidæ potu.* Helmstadii, 1689, in-4°. — GERBER (M.), *De frigido potu jejunis funesto*, in *Miscell. Acad. nat. cur.* Dec. III, an. 2, 1694, p. 253. — LANZONI (J.), *De morte a frigido potu*, ibid. Dec. III, an. 7, 8, 1699, 1700, p. 118. — HOFFMANN (Fr.), *De noxâ potûs frigidi.* Halæ, 1721, in-4°. — GEUAUER (Chr.), *De caldæ et caldi apud veteres potu lib. sing.* Lipsiæ, 1721, in-8°, pl. — SCULINGTING (J. D.), *De noxâ potulentorum frigidorum*, in *Acta Acad. nat. cur.*, t. VII, p. 100, 1744. — HEIN (J. A.), *De noxis ex abusu calidæ.* Lipsiæ, 1747, in-4°. — BERCHER præs. LEROY (P.), prop. : *An nostris in regionibus a potu glaciali abstinendum?* (Resp. affirm.) Th. de Paris, 1751, in-4°. — RUSH (B.), *Account of the Disorder occasioned by drinking Cold Water in Warm Weather, and the Method of curing it*, in *Med. Obs. And. Inq.*, t. 1, 1789. — Un grand nombre de dissertations ont été soutenues sur ce sujet dans le siècle dernier. — GUÉRARD (A.), *Mém. sur les accidents qui peuvent succéder à l'ingestion de boissons froides lorsque le corps est échauffé*, in *Ann. d'hyg.*, 1re sér., t. XXVII, p. 43, 1842. — JAMESON (W.), *Observ. on Œdema of the Glottis, occasioned by the Attempt to Swallow Boiling Water; illustrated by thirten Cases*, in *The Dublin Quart. Journ.*, t. V, p. 59, 1848. — CHEVALLIER (A.), *Espèce de choléra-morbus causé par les glaces*, in *Bull. Acad. de méd.*, t. XXXIII, p. 717, 1868.

Vin : GALIEN et RUFUS, in ORIBASE, *Collect. med.*, lib. V, c. 6, 7. — ARNAUD (de Villeneuve), *Tractatus de vinis*, s. l. ni d. (vers 1500 ?), in-4°. FRACASTOR, *De vini temperatura sententia.* Venetiis, 1534, in-4° et in opp. — GONFALONERIUS (J. B.), *De vini natura ejusque alendi et medendi facultate.* Basileæ, 1535, in-8°. — FUMANELLI (Ant.), *Comment. de vino et de facultatibus vini, deque*, etc. Venetiis, 1536, in-4°. — DU MÊME, *Bacchi sylva de vitium, uvæ vinique facultatibus*, in opp. Tig., 1557, in-fol. — GRATAROLO (G.), *De vini naturâ, artificio et usu, deque ve omni potabili.* Argentorati, 1565, in-8°. — PALMARIUS (Le Paulmier), *De vino et pomaceo.* Paris, 1588, in-8°. — BACCIUS (A.), *De naturali vinorum historiâ, de vinis Italiæ et de conviviis antiquorum.* Romæ, 1595, in-fol. — CASERTA (F. A.), *De naturâ vinorum tam in sanis quam in ægris corporibus.* Neapoli, 1623, in-4°. — CANONHERIUS (P. A.), *De admirandis vini virtutibus*, libri III. Antuerpiæ, 1627, in-8°. — MEYSSONNIER (L.), *Œnologie ou Discours des vins.* Lyon, 1638, in-12. — PARDO (J.), *Trattado del vino aguedo y aqua avinada.* Valladolid, 1661, in-4°. — REINICK (J. E.), *De potu vinoso digestionem impediente magis quam adjuvante.* Argent., 1736, in-4°. — GUERING (F. A.), *De vini intra corpus assumpti usu et noxa.* Argentorati, 1740, in-4°. — BARRY (E.), *Observ. historical, critical and medical, on the Wines of the Ancients, and the Analogy between them and the Modern.* London, 1775, in-4°. — MARZOLPH (H. O.), *Diss. sur les vertus médicales du vin.* Strasb., an VIII, in-4°. — CADET DE VAUX, *Instruction sur l'art de faire le vin.* Paris, an VIII, in-8°. — CHAPTAL (J.A.C.), *L'art de faire et de gouverner le vin.* Paris, an X, in-8°. — LOEBENSTEIN-LOEBEL *Die Anwendung und Wirkung der Weine in lebensgefährlichen Krankheiten* Leipzig, 1816, in-8°, trad. par LOBSTEIN. Strasbourg, 1817, in-8° (avec une bibliogr très-étendue). — HENDERSON (Al.), *The History of ancient and modern Wines* Lond., 1824, in-4°. — PFEUFFER, *Ueber den Wein und seine Veredelung*, in *Henke. Ztschr.*, t. XI, p. 86, 1826. — GATTERER (C. W.), *Litteratur der Weinbaues alle Nationen von den ältesten bis auf die neuesten Zeiten.* Heidelb., 1832, in-8°. — DELAMARRE, *Les Vins* (extrait du journ. *la Patrie*). Paris, 1853, in-12. — CHAMPOUILLON, *Du vin consommé dans la ville de Paris*, in *Gaz. des hôp.*, 1853, p. 499. — Voir les traités technologiques modernes de FRANCK, de DUBIEF, de BATILLAT, de FAURÉ, de GUYOT, de MACHARD, du c*te* ODART, de BOUCHARDAT, etc., etc.

Bière : PLATOCOMUS (J.), *De naturâ et viribus cerevisiarum et mulsarum.* Francof., 1558, in-8°. — WERNER, *De confectione ejus potus qui cerevisia vocatur.* Viteb., 1567, in-8°. — HAGECIUS (Th.), *De cerevisiâ ejusque conficiendi ratione, naturâ, viribus et facultatibus.* Francofurti, 1585, in-8°. — BACCIUS (Andr.), *Compendiaria tractatio de cerevisiis.* Francof., 1607, in-fol. — BOURGES (DE), *Ergo cerevisiæ mutrientes.* Th. de Paris, 1629. — SCHOOK (M.), *Liber de cerevisia, in quo omnia ad illam pertinentia, discutiuntur.* Groningæ, 1661, in-12. — BRUCKMANN (F. E.), *Relatio brevis historico-physico-medica de cerevisia Regio-Lothariensi, vulgo*

Duckstein. Helmstadii, 1722, in-4º. — SIMON (J. Chr.), *Kunst der Bierbrauens nach richtigen Grundsätzen der Chemie.* Dresden, 1771, in-8º. — HEUN (Fred. W.), *Versuch der Kunst, alle Arten Bier, nach englischen Grundsätzen der Chimie und Oekonomie*, 1 Th. Leipzig, 1777, in-8º. — LEPILEUR D'APLIGNY, *Instruction sur l'art de se faire de la bière.* Paris, 1783, in-12, et ibid., 1803, in-12. — WAUTERS (P. E.), *Dissertation sur la manière de faire l'uytz et sur sa salubrité comparée avec celle des autres bières et autres boissons*, etc. Gand, an VI, in-8º. — GUERSANT, art. *Bière*, in *Dict. des sc. méd.*, t. III, 1812. — GAUTHIER (L. A.), *Diss. sur la bière et principalement sur les espèces de bières fabriquées à Paris.* Th. de Paris, 1815, nº 177. —BUNIVA (Lozzini), *Leçons sur les boissons dont l'homme fait usage et en particulier de la bière.* Torino, 1832, in-8º. — GUNTHER, *Ueber die Biere, als Gegenstand öffentlicher und privater Gesundheitspflege*, in Henke's Ztschr., t. XI, p. 56. 1826. — PAYEN (A.), *Traité de la fabrication des diverses sortes de bières ; préparation des matières premières*, etc., pl. 2. Paris, 1829, in-12. — KURRUES, *Medizinisch-polizeiliche Betrachtung des Biers in besonderer Beziehung auf Deutschland.* Ibid. Erghft., t. XI, p. 49, 1829. — GRUNBAUM, *Welche der Gesundheit des Menschen nachtheilige Zusätze sind erfahrungsgemass angewendet worden, und was hat die medizinal-polizei dabei zu thun ?* ibid. et Canstatt's Jahresb., 1853, t. VII, p. 23. — RITTER (B.', *Das Bier von Seiten der medizinal-polizei*, ibid. et Canstatt's Jahresb., 1855, t. VI, p. 48. — ROHART, *Fabrication de la bière*, 1858, in-8º, 2 vol. — KRUGELSTEIN, *Ueber die nöthig Aufsicht auf die Reinheit und Aechtheit des Bieres*, Ibid. Erghft., 1856, et Canstatt's Jahresb., 1857, t. VII, p. 59. — HEISS (P.), *Die Bierbrauerei mit besonderer Berucksichtigung der Dickmaischbrauerei ; nebst*, etc., 3e édit. Augsburg, 1860, in-8º. — MULDER, *De la bière, sa composition chimique, sa fabrication, son emploi comme boisson*, trad. du holl. par A. DELONDRE. Paris, 1861, in-12. — EULENBERG (H.), *Ueber die chemische Untersuchung einiger Biersorten aus England*, in Beiträge zur exact. Forsch., 4 Hft., p. 53. Berlin, 1862. — Et DU MÊME, *Zur Bierfrage*, in Aerztl. Intell. Bl. Bayer, 1866, nº 9. — KNAP, art. *Bière*, in *Dict. des arts et manuf.* Paris, in-8º, t. 1. — COULIER, art. *Bière*, in *Dict. encycl. des sc. méd.*, t. IX, 1868.

Cidre et vins de fruits : PALMARIUS (LE PAULMIER), *De vino et pomaceo.* Paris, 1588, in-8º. — WORLIDGE (J.), *Vinetum Britannicum, or a Treatise of Cider, and other Wines or Drinks extracted from Fruits growing in this Kingdom.* London, 1678, in-8º.— DENIZE (G. A.', *Essai sur les coliques produites par les métaux et les boissons aigres* (cidre). Th. de Paris, 1818, nº 128. — EVELYN (J.), *Pomona, or an Appendix concerning Fruit Trees*, etc. Lond., 1679. — PHILIPS (J.), *Cider, a Poema in two Books.* Lond., 1720, in-12. — DUBOIS (J. B.), *An Pomaceum vino salubrius ?* (Resp. aff.) Th. de Paris, 1725, in-4º. — REUSS (Chr. Fr.), *Untersuchung des Ciders oder Apfelveins.* Tübingen, 1781, in-8º. —VOGEL ,*Der Apfelwein in therapeutischer und sanitätspolizeilicher Beziehung*, in Casper's Vfjschr., t. XII, p. 64, 1857. — GOSSE, *Des boissons fermentées économiques.* Genève, 1857, in-8º. — RABOT. *Du cidre, de son analyse, de sa conservation et des falsifications qu'on lui fait subir.* Th. de pharm. de Paris, 1861. — HOUSSARD, *Observations pratiques sur l'usage et l'abus du cidre et des liqueurs alcooliques, la colique végétale*, etc., in Bullet. de l'Acad. de méd., t. XXVIII, p. 53, 1862-63. — RITTÉE (E.), *Étude sur le cidre, considéré comme boisson*, etc. Clermont, 1868.

Boissons distillées : Voy. plus bas ALCOOLISME.

Falsifications, altérations : BAIER, *An cerevisia cretæ et pulverum injectione fiat insalubris ?* Altorfii, 1705, in-4º. — QUELMALZ, *De vinis mangonisatis.* Lipsiæ, 1755, in-4º. — DELIUS, *Etwas zur Revision der Weinprabe auf Blei.* Erlang., 1778, in-8º. — BECKMANN (J.), *Geschichte der Weinverfälschungen*, in Beiträge zur Gesch. der Erfindgn., t. I, p. 179. Leipzig, 1788, in-8º. — HARDY (A. F.), *Expériences sur les cidres, les poirés et les bières, sur les falsifications de ces boissons, sur les différents moyens de les découvrir*, etc. Rouen, 1785, in-4º. — BUSSY et BOUTRON CHARLARD, *Procès-verbal d'expertise pour l'examen des liquides saisis chez un marchand de vins de Paris*, in Ann. d'hyg., 1re sér., t. XVII, p. 425, 1837. — ROCHOUX, *Causes qui peuvent rendre insalubres les boissons, moyens pour reconnaître cette insalubrité.* Th. de conc. Paris, 1838, in-4º. — SCHNEIDER, *Die medizinisch-polizeiliche*

Untersuchung und Prüfung der Biere Deutschland hinsichtlich ihrer Güte und ihres Gehaltes, in *Henke's Ztschr.*, 1846, et *Canstatt's Jahresb.*, 1847, t. VII, p. 17. — Lespiau, *Des altérations des boissons alcooliques fermentées au point de vue de la médecine légale et de l'hygiène*. Th. de Paris, 1850, n° 138, in-4°. — Ricuter, *Ueber die Verfälschung des Branntweins, mittels einer Mischung aus fetten Oele und Vitriolöle*, in *Henke's Ztschr.*, et *Canstatt's Jahresb.*, 1851, t. VII, p. 57. — Bourguet, *Action des raisins malades et du vin qui en provient sur l'économie animale*, in *Ann. d'hyg.*, 1re sér., t. XLVI, p. 445, 1851. — Castelnau (H. de), *Empoisonnements causés par les cidres clarifiés avec l'acétate de plomb et le carbonate de potasse*, in *Gaz. des hôp.*, 1852, p. 56. — Champouillon, *Falsification de la bière*, in *Gaz. des hôp.*, 1852, p. 349, 363. — Meurin, *Recherches chimiques sur les bières plombifères*, in *Journ. de chim. méd.*, 3e sér.. t. IX, p. 595, 1853.—Chevallier (A.) sur les accidents causés par l'usage du cidre ou des boissons clarifiés ou adoucis au moyen des préparations de plomb, in *Ann. d'hyg.*, 1re sér., t. XLIX, p. 69, 1853. — Du même, *Note sur la coloration artificielle des vins*, ibid., 2e sér., t. V, p. 5, 1856. — Du même, *Du plâtrage des vins et de ses effets sur l'économie, valeur des vins plâtrés comme boisson*, etc., ib·d., 2e sér. t. X, p. 79, 299, 1858. — Du même, *Sur les accidents déterminés par le plomb, de la colique dite végétale*, ibid., t. XI. p. 296, 1859. — Du même, *Examen d'un vin plâtré et coloré artificiellement*, in *Ann. d'hyg.*, 2e sér., t. XXXIII, p. 74, 1870. — Muspratt, *Analyse de la bière : his toire des falsifications de cette boisson, moyen*, etc. (extr. de la *Chimie*), trad. par L. F. Hoffmann, in *Journ. des com. méd. prat.*, t. XXII, p. 399, 414, 1854. — Ritter (B.), *Das Bier von Seiten der Sanitätspolizei.* in *Henke's Ztschr.*, 1854, et *Canstatt's Jahresb.*, 1855, VII, 48. — Levy (Michel), *Vins plâtrés. Rapport à la Commiss. sup. et consultative des subsistances*, in *Rec. de mém. de méd. milit.*, 2e sér., t. XIII, p. 160, 1854. — Cellarius, *Die künstliche Weinfabrication der neuern Zeit vom aerztlichen Standp.*, in *Casper's Vtjschr.*, t. IX, p. 49, 1856. — Baumann, *Giftiges Bierklärungsmittel*, ibid., t. X, p. 146, 1856. — Lassaigne, *Obs. nouvelles sur les caractères physiques et chimiques que présentent les vins rouges additionnés d'alun*, in *Ann. d'hyg.*, 2e sér., t. V, p. 414, 1856. — Barascut, *Note sur l'usage des vins plâtrés*, in *Gaz. des hôp.*, 1858, p. 417. — Dauvergne, *Note sur le plâtrage du vin*, ibid., p. 441. — Krugelstein, *Ueber die nöthige Aufsicht auf die Reinheit und Aechtheit des Bieres*, in *Henke's Ztschr.*, 1858, et *Canstatt's Jahresb.*, 1859, VII, 59. — Pfaf, *Untersuchung einer Bier Verfälschung und Vorschläge zu einer sanitätspolizeilichen Beaufsichtigung der Biere*, in *Henke's Ztschr.*, et *Canstatt's Jahresb.*, 1861, t. VII, p. 69. — Main (Ad.), *Das Bier und dessen Untersuchung auf Gehalt und Fälschungen*, etc., in *Aerztl. Intell. Bl. Bayer.*, 1864, et *Canstatt's Jahresb.*, 1856, VII, 106. — Tardieu, Bonnemains et Chevallier, *Du mutage des vins. Les produits connus sous le nom de vins mutés peuvent-ils être nuisibles à la santé? Leur vente*, etc., in *Ann. d'hyg.*, 2e sér., t. XXII, p. 419, 1864, et t. XXIII, p. 158, 1865. — Lebeuf (V. P.), *Du travail des boissons ou ce qui est permis ou défendu dans la manipulation des vins, alcools, eaux-de-vie, bières, cidres*, etc. Paris, 1865, in-8°. — Champouillon, *Vérifications des qualités du vin, moyens d'en prévenir et d'en corriger les altérations*, in *Rec. de mém. de méd. milit.*, 3e sér., t. XX, p. 483, 1868. — Höche, *Die Verfälschung des Bier und ihre Entdeckung*, in *Vtjschr. f. Ger. Med.*, Ne Fe, t. XI, p. 140, 263, 1869. — Coombs (C. P.), *Lead in cider*, in *Med. T. and Gaz.* 1869, II, 488.

Taylor (H. S.), *Extraordinary instance of accidental leadpoisoning (by beer)*, in *The Lancet*, vol. I, 1870. — Monier, *Sur la composition des bières françaises et étrangères à Paris*, in *Compt. rend. de l'Acad. des sc.*, t. LXXIII, 1871. — Jaillard, *Note sur un vin arsénifère*, in *Gaz. méd.*, n° 6, 1872. — Decaisne (M. E.), *Sur l'usage du vermouth dans la consommation*, in *Compt. rend. de l'Acad. des sc.*, t. LXXVI, 1873. — Pasteur, *Études sur le vin, ses maladies*, etc., 2e éd. Paris, 1873, in-8°. — Du même, *Études sur la bière avec une théorie nouvelle de la fermentation*. Paris, 1876.

— Nédats (C. de), *Aliments et boissons*, in *Ann. d'hyg.*, 2e sér., t. XLVIII, 1877. — Dietzscu (O.), *Die wichtigsten Nahrungsmittel u. Getränke*. Zürich, 1879. — Kolbe (H.), *Chemische Winke für praktische Anwendung der Salicylsäure*. Leipzig, 1875. — CHEVALLIER A.), *Des vins plâtrés*, in *Ann. d'hyg.*, 2° sér., t. XLV, 1876. — FELTZ et RITTER, *Rech. expérim. sur l'action de la fuschsine*, in *Compt. rend. Acad. d. sci.*, 26 juin 1876. — RITTER (E.), *Des vins colorés par la fuchsine*. 2° éd. Paris, 1876. — BERGERON et CLOUET, *Sur l'innocuité absolue des mélanges colorants à base de fuchsine pure*, in *Ann. d'hyg.*, 2° sér., t. XLVI, 1876. — DES MÊMES, *Nouv. rech. physiol. sur la fuchsine*, ibid., t. XLVII, 1877. — GAUTIER, *Sur la coloration frauduleuse des vins*. In *Ann. d'hyg. publ.*, juill. 1876, p. 85. — LABÉE, *De la fuchsine et du vin fuchsiné*. Paris, 1876, in-8. — BOUCHARDAT et GIRARD. *Des vins colorés par la fuchsine*. In *Bull. gén. de thérap.* 15 oct. 1876, p. 289. — CHEVALLIER, *Des vins plâtrés*. In *Ann. d'hyg.*, janv. 1876, p. 121. — NOWACK, *Welche Verfälschungen des Weins*, etc. In *All. Wien, med. Zeitung*, 1876. — GAUTIER, *Du mouillage des vins*, in *Ann. d'hyg.*, janv. 1877, — DU MÊME, *La sophistication des vins*, etc. Paris, 1877. — BOUCHUT, *Des propriétés non vénén. de la fuchsine*, in *Gaz. hôpit.*, 1877, n° 60. — BERGERON et CLOUET, *Sur la fuchsine pure*, in *Ann. d'hyg.*, mai 1877. — STIERLIN, *Ueb. Weinverfälschung u. Weinfärbung*, Bern, 1877. — ROBINET, *Rech. de l'acide salicylique dans les vins*, in *Compt. rend. Acad. d. sci.*, t. LXXXIV, 1877. — NEUDAUER, *Die Weinbehandlung n hygienischer Beziehung*, in *Corr.-Bl. d. niederrh. Ver. f. öff. Ges.-Pfl.*, 1879, n°s 4-6. — JOUSSET DE BELLESME, *Rech. sur l'action du grenat ou résidu de la fabrication de la fuchsine*, in *Compt. rend. Acad. des sci.*, t. LXXXVIII, n° 4, 1879. — ROUGET, *Essai médical sur les vins du Jura*, Th. de Paris, 1880, in-4. — VOINESSON, *Procédés pratiques pour reconnaître les falsifications des vins*. Paris, 1880. — MAGNIER DE LA SOURCE, *Composit. et anal. du vin*, in *Journ. des conn. méd.*, sept. 1880. — VOGEL (H.), *Ein Beitrag zur Frage des Zusatzes von Salicylsäure zum Wein*, in *D. Viert. f. öff. Ges.-Pfl.*, Bd. XII, 1880. — GIRARD (Ch.), *Le plâtrage des vins*, in *Ann. d'hyg.*, juill. 1881, p. 5. — DUBRISAY, *La conserv. des subst. alim. par l'ac. salicylique*, in *Ann. d'hyg.*, 2° sér., t. V, p. 424, 1881. — VALLIN, *Le salicylage des subst. aliment.*, in *Rev. d'hyg.*, 1881, n° 4. — RABUTEAU, *Contrib. à l'étude de la question du plâtrage des vins.* etc., in *Comp. rend. soc. biol.*, n° 9, p. 151, 1882. — BLAREZ, *Le déplâtrage des vins au point de vue de l'hygiène*, in *Rev. d'hyg.*, 1882, p. 630.

LAMY, *Nouv. procédé de fabricat. de la bière de M. Pasteur*, in *Bull. Soc. industr. du nord de la France*, 1874, n° 7. — SIEGFRIED, *Ueber Hopfen-Surrogate*, in *Corr.-Bl. d. Nied. Ver. f. öff. Ges.-Pfl.*, 1875, 120. — V. KRANZ, *Ist Bier ein Nahrungsmittel?* in *Corr.-Bl. d. Niederrh. Ver. f. öff. Ges-Pfl.*, Bd. VI, p. 160, 1877. — WAGNER (L. v.). *Handb. der Bierbrauerei.* Berlin, 1877. — REISCHAUER, *Chemie des Bieres.* Augsburg, 1878. — PUVREZ-BOURGEOIS (J.), *Traité prat. de la fabricat. des bières.* Lille, 1878. — TELL u. LINTNER, *Ueber Bier u. seine Verfälschung*, in *Deut. Viertelj. f. öff. Ges.*, Bd. X, p. 114, 1878. — BLAS, *De la présence de l'acide salicylique dans les bières*, in *Presse méd. belge*, 1878, n° 50. — BRIQUET, *La bière considérée au point de vue méd., hyg. et social*, in *Bull. Acad. de méd.*, 1879, n° 12. — EULENBURG, *Gutachten... üb. Bierpumpen*, in *Viert. f. ger. Med.*, Juli 1880, p. 66. — NOWACK, *Zur Hygiene des Bieres*, in *Corr.-Bl. d. Niederrh. Ver. f. öff. Ges.-Pfl.*, Bd. IX, 1880. — ROSE, MUSCULUS u. KRIEGER, *Ueber Bierpressionen*, in *D. Viert. f. öff. Ges.-Pfl.*, Bd. XXII, p. 408, 1880. — *Du danger de l'emploi des pompes à pression*, in *Ann. d'hyg.*, 1880, n° 22. — GRIESSMAYER, Art. *Bierbrauerei*, in *Eulenberg's Handb. d. öff. Gesundh.*, 1881, Bd. I, p. 333.

BOUTELVILLE (L. de) et HAUCHECORNE (A.), *Le cidre*, etc. Rouen, 1875. — LAILLER (A.), *Etude sur le cidre*, in *Ann. d'hyg.*, 2° sér., t. XLVIII, 1877. — LUNIER, *De la production et de la consommation des boissons alcooliques en France*. Paris, 1877, in-8. — GUYOT (A.). *Contrib. à l'étude des boissons fermentées usitées en France.* Thèse de Paris, 1880, in-4. — ROSENTHAL (J.), *Bier u. Branntwein u. ihre Bedeutung für die Volksgesundheit.* Berlin, 1881. — EULENBERG, art. *Branntwein u. Liqueure*, in *Handb. d. öff. Ges.* 1881, Bd. I, p. 461. — Voir les ouvrages, dictionnaires ou monographies sur les falsifications, divers recueils d'hygiène, mais surtout le *Journ. de chim. méd.* de M. CHEVALLIER.

§ 3. — DES EFFETS DU VIN ET DES DIVERSES LIQUEURS FERMENTÉES ET
DISTILLÉES SUR L'ORGANISME.

[Avant de montrer les fàcheux effets qui peuvent être la conséquence de l'abus des boissons fermentées, disons quelques
mots de leurs effets quand elles sont ingérées dans une mesure
convenable. Des recherches très intéressantes faites sur lui-
même par M. le docteur Perrin, il résulte que les boissons alcooliques, prises à doses modérées et dans les conditions
habituelles, diminuent constamment, et dans une proportion
qui a varié de 5 à 22 pour 100, suivant leur richesse, la quantité d'acide carbonique exhalé par les poumons. Elles ralentissent par conséquent, dans la même mesure, l'activité de l'oxydation intravasculaire et la production de la chaleur animale.
C'est ainsi qu'elles exercent une action très puissante, quoique
indirecte, sur la nutrition, non en augmentant la recette, mais
en diminuant la dépense. Cela explique comment leur usage
permet de manger moins et surtout moins souvent. L'alcool
n'est donc pas un aliment réparateur, c'est un agent antidéperditeur : il soutient sans nourrir (V. plus haut p. 588, la
note).]

L'alcool, une fois introduit dans l'estomac, est rapidement
absorbé par les veines et entraîné dans le torrent circulatoire;
il ne tarde pas à pénétrer les tissus et à se mettre en contact
avec l'oxygène qui est absorbé par le sang, dans son passage à
travers les poumons. L'alcool, ainsi en contact avec l'oxygène
qui circule en dissolution dans le sang artériel, se combine
avec lui et donne pour produit de l'eau et de l'acide carbonique.
Il résulte de cette combustion rapide de l'alcool dans le sang :
1° un accroissement momentané de la température du corps,
indépendant de toute altération du tissu et de toute transformation de sang veineux en sang artériel; 2° une stimulation
générale des systèmes vasculaire et nerveux, qui survient comme
effet secondaire (1).

(1) Les physiologistes ne sont pas d'accord sur la manière dont l'alcool se comporte dans l'économie. Suivant l'opinion exprimée ci-dessus et qui est celle de Liebig, l'alcool serait un aliment respiratoire promptement détruit dans le sang,
comme on vient de le voir. MM. Lallemand, Perrin et Duroy ont cherché à établir,
à l'aide d'expériences très bien faites, que l'alcool est porté en nature dans les
différents organes, comme on le pensait autrefois, et qu'il est éliminé par les divers
appareils sécrétoires sans avoir subi d'altérations. Ainsi, l'alcool ne serait pas un
aliment, mais un modificateur spécial du système nerveux, produisant une excitation générale, et simulant l'alimentation par la réconfortation passagère qui suit
son ingestion. Quant au mode d'action, Marcet donne comme résultant de ses recherches : 1° que l'alcool agit sur les centres nerveux principalement, mais non

Il se manifeste ensuite un état d'abattement et de prostration proportionnel à l'excitation produite, et qui est suivi du retour à l'état normal. Ces effets varient suivant la quantité d'alcool, sa qualité, l'état de combinaison ou de liberté dans lequel il se trouve, l'habitude que l'on a d'en faire usage. Le mode d'action de l'alcool explique bien la fréquence de la diathèse urique à la suite d'une alimentation abondante, combinée avec l'usage des spiritueux. En pareil cas, l'oxygène employé à brûler le principe nouveau introduit dans le sang ne suffit plus pour détruire et enlever complètement les tissus qui doivent cesser de faire partie de l'organisme. Il en résulte une combustion incomplète, et, par conséquent, le produit, au lieu d'être de l'urée, est de l'acide urique. Cet effet, se produisant à la fois dans tout l'organisme, constitue la diathèse urique, qui se manifeste par le développement de la gravelle et de la goutte.

Les effets physiologiques de l'alcool peuvent se résumer dans l'accélération de la circulation, la chaleur et la turgescence de la peau; ces effets rendent bien compte des modifications suivantes, qui surviennent dans l'organisme :

Le visage rougit, les yeux brillent, toutes les fonctions s'exécutent avec plus d'énergie, le système musculaire devient plus fort, une sensation de plaisir et de bien-être se développe en même temps; on jouit du présent et l'on ne songe pas à l'avenir; le courage s'accroît, le cœur s'épanouit, la langue se délie, l'intelligence s'illumine. Après un peu d'affaissement et un sommeil réparateur, le calme renaît, et il ne reste plus aucun effet de l'alcool.

Si la mesure est dépassée, l'excitation se change en ivresse, la circulation du sang s'exagère, le pouls devient plus fréquent, la tête se congestionne; l'aspect de la face devient farouche, les yeux fixes et sans expression; les sens s'émoussent, la démarche devient incertaine, la parole embarrassée : un bavardage, composé de paroles sans liaison, traduit un flux désordonné d'idées; un délire véritable, enfin, se développe : le caractère change, les individus les plus calmes et les plus tranquilles deviennent souvent querelleurs, méchants et grossiers. A part le sommeil, qui survient et fait cesser ces effets divers, on est, pendant dix-huit à vingt-quatre heures, apathique, indifférent, las et courbaturé.

Le caractère physique de l'individu habitué à boire ne tarde pas à se modifier. L'incertitude et le peu de sûreté des actions, la difficulté et la lenteur des conceptions, la diffusion des idées,

exclusivement par l'intermédiaire de la circulation; 2° qu'en outre, il agit encore par l'intermédiaire du système des nerfs.   E. Bgd.

la perte de la mémoire et du jugement, sont les résultats de cette transformation du caractère. En même temps, ces individus deviennent pusillanimes, lâches, mous; ils n'ont de goût pour rien; l'appétit vénérien diminue; enfin, la décadence morale et physique ne tarde pas à frapper prématurément les hommes qui ont contracté cette malheureuse habitude. Il ne reste plus que l'imagination, sous l'influence de laquelle naissent des hallucinations qui, plus tard, conduisent à un délire continuel.

Tel est le tableau de la dégradation qui survient chez les individus qui s'adonnent à l'ivrognerie; mais il est nécessaire d'entrer dans des détails plus circonstanciés, et, sous ce rapport, on ne peut mieux faire que de suivre la division admise par Roesch dans son excellent article sur l'abus des boissons spiritueuses. (*Annales d'hygiène.*)

Roesch distingue: 1° l'inhumanité ébrieuse; 2° l'ivrognerie proprement dite; 3° les hallucinations ébrieuses; 4° la folie ébrieuse.

1° *Inhumanité ébrieuse*. — L'inhumanité ébrieuse se produit sous deux formes différentes, qui sont:

A. La férocité ébrieuse qui se manifeste chez les hommes robustes, forts, dépourvus d'éducation. Elle les pousse à la jactance, aux injures, aux coups et aux blessures dont ils ne sont pas avares;

B. La morosité ébrieuse se présente chez les sujets plus faibles. Elle les rend sombres, mécontents, querelleurs, faisant, à propos de tout et à tous, des reproches; ils sont en même temps fainéants et bavards.

2° *Ivrognerie*. — On doit en distinguer trois degrés, qui sont:

A. Le désir des boissons spiritueuses, se développant chez des individus, en raison de l'hilarité qu'ils savent se procurer avec elles;

B. Le désir plus violent, qui est la conséquence du besoin qu'on éprouve de réparer ses forces;

C. Le désir irrésistible, se manifestant souvent sous forme périodique et constituant déjà une manie véritable.

L'usage et l'abus de l'eau-de-vie conduisent plutôt à l'ivrognerie que le vin. L'oisiveté, les habitudes voluptueuses, les chagrins, les fatigues intellectuelles, favorisent son développement.

3° *Hallucinations ébrieuses des sens*. — Elles sont nombreuses et variées, et n'ont aucun caractère spécial.

4° *Folie ébrieuse*. — La folie ébrieuse comprend:

A. Le *delirium tremens*, qui peut être défini un trouble des fonctions cérébrales et nerveuses, accompagné d'insomnie, de délire, d'agitation, de tremblement des membres, d'hallucinations, auxquels vient succéder la tendance au collapsus, puis le collapsus critique lui-même. L'abus de l'eau-de-vie le détermine plus tôt que celui du vin. On le voit quelquefois se développer chez des gens qui ne s'enivrent pas, mais qui boivent un peu plus que ne le comporte leur constitution ;

B. La manie aiguë des buveurs (*mania à potu*) est constituée par une irrésistible propension à tout briser, tout détruire, accompagnée de troubles divers et nombreux des sens. La volupté et le penchant au coït sont accrus momentanément pendant l'accès ;

C. La folie mélancolique, qui est plutôt secondaire.

[On s'est beaucoup occupé dans ces derniers temps des funestes effets de l'abus de plus en plus fréquent de la liqueur d'absinthe. Les législateurs ont même été mis en demeure de prendre des mesures efficaces pour combattre l'extension de ce vice qu'un membre du sénat a qualifié de fléau. Suivant quelques personnes, et notamment Motet, auteur d'une très bonne thèse sur cette question, on pourrait attribuer à l'absinthe tout un ensemble de phénomènes spéciaux affectant tantôt une forme aiguë, chez ceux qui arrivent promptement à en prendre des quantités considérables, tantôt une forme chronique que l'on observe chez les buveurs de profession, et qui les conduit au tombeau à travers les accidents d'une caducité anticipée. M. Moreau, tout en reconnaissant la réalité du mal, croit devoir en décharger l'absinthe, et cependant, il résulte, de ses propres observations, que l'*émulsion aqueuse*, faite d'une certaine manière avec cette liqueur, porte sur le système nerveux une action plus rapide et plus énergique que ne le fait l'eau-de-vie ou même l'absinthe pure. Il y a donc, dans le fait de la présence des huiles essentielles, une action véritablement toxique, comme l'avait constaté, dans une discussion au sénat, l'illustre chimiste Dumas.]

Les *causes* de l'ivrognerie sont nombreuses ; on peut les classer de la manière suivante :

1º Certaines professions qui exigent, soit le séjour devant un feu ardent, soit un grand déploiement de forces ; 2º les rudes travaux corporels, ou ceux qui exposent les individus à toutes les intempéries de l'air ; 3º une vie sédentaire, oisive, le défaut d'occupation ; 4º le métier de débitant de vin ou de liqueurs, celui d'aubergiste ; 5º les mauvais exemples, les mauvais conseils et une compagnie capable de les donner ; 6º la misère, qui commence par engager le malheureux à boire un peu pour se soutenir et apaiser sa faim : l'habitude arrive ensuite.

Il est une autre série de causes qui agissent dans le même sens. Ce sont : 7º le goût de la dissipation, la légèreté de caractère; 8° les passions, tant excitantes que déprimantes, le dépit, la colère, les chagrins de toute sorte; 9° les travaux intellectuels, surtout ceux qui exigent l'intervention de l'imagination: ainsi, les poètes, les artistes, les musiciens; 10° certains besoins moraux : ainsi, l'affaiblissement des organes qui demandent un stimulus, lequel, chaque jour insuffisant, a sans cesse besoin d'être augmenté, et conduit de l'emploi du vin à l'usage de l'eau-de-vie; 11° l'abus des plaisirs de la société, un tempérament ardent qui pousse à rechercher de nouvelles jouissances.

Voyons maintenant quelles sont les *maladies des ivrognes*.

1° La plus fréquente est l'ivresse, qui constitue un véritable empoisonnement aigu par l'alcool. Elle peut amener une congestion ou une hémorrhagie cérébrale, capable, dans certains cas, de déterminer la mort.

2° L'habitude de boire, ou l'empoisonnement chronique par l'eau-de-vie en particulier, est la source de beaucoup de maladies. Ces effets qu'elle produit sont très variables; ce sont, en particulier, les suivants :

A. L'habitude de boire détermine le développement de certaines maladies qui, dans l'état ordinaire, sont dues à de tout autres causes;

B. Certaines maladies, également dues à d'autres causes, sont aggravées et modifiées d'une manière spéciale par l'usage des alcooliques;

C. Souvent l'invasion d'une maladie aiguë, ou même seulement d'une influence morbide quelconque, est la cause occasionnelle d'une des maladies dues à l'ivrognerie elle-même. Tel est, par exemple, le cas du delirium tremens, qui n'éclate souvent qu'à propos du développement d'une affection aiguë quelconque.

Pour pénétrer plus avant dans la question, il est nécessaire d'étudier les effets pathologiques locaux des alcooliques sur l'estomac, et leurs effets généraux sur l'organisme.

1° *Effets locaux sur l'estomac et le tube digestif.*

Les effets de l'alcool portés au point de déterminer un état morbide de ces organes, sont en particulier, les suivants :

A. Une irritation habituelle, puis une inflammation chronique de la membrane muqueuse digestive ou de ses annexes;

B. Par suite de cette irritation incessante, il n'est pas rare de voir se développer des dégénérescences plus graves, telles que le cancer de l'estomac, que beaucoup de médecins attribuent à l'usage de l'eau-de-vie prise à jeun chaque matin;

C. Le retard et la difficulté de la digestion sont souvent le résultat de l'usage des alcooliques. Quelquefois l'ingestion de ce liquide dans l'estomac remplace presque complètement l'alimentation solide ;

D. [On a constaté, dans ces derniers temps, un état ictérique, lié à différentes lésions organiques du foie.]

2° *Effets généraux sur la constitution.*

C'est d'abord une modification du sang, inconnue dans sa nature, et qui est due à l'action incessante d'un agent toxique étranger, l'alcool. Roesch l'a bien caractérisée lorsqu'il l'a définie un accroissement du caractère veineux du sang.

Les maladies que l'on attribue généralement à l'ivrognerie sont les suivantes : 1° les affections tuberculeuses, et, en particulier, la phthisie pulmonaire ; 2° les maladies organiques du cœur ; 3° la cirrhose du foie ; 4° la maladie de Bright ; 5° les congestions cérébrales, les apoplexies sanguines et séreuses ; 6° le scorbut ; 7° l'épilepsie. — Si l'ivrognerie ne détermine pas positivement ces maladies, elle exerce au moins une grande influence sur leur production.

Les affections calculeuses, pour les raisons qui ont été données plus haut, sont fréquemment la conséquence de l'usage habituel du vin, associé à une nourriture très azotée et au défaut d'exercice.

La combustion humaine spontanée est un sujet qui a largement défrayé l'imagination des médecins, et qui, cependant, est loin d'être résolu.

Il n'y a pas encore très longtemps, l'existence de la combustion spontanée n'était mise en doute par personne, et l'on admettait la possibilité que des individus adonnés aux boissons alcooliques prissent feu spontanément, de manière à être totalement consumés dans l'espace de quelques minutes.

Plus tard, cette croyance fut ébranlée, et, tout en admettant la possibilité de la combustion humaine, on regarda comme nécessaire l'intervention d'un corps ou d'un foyer en ignition pour produire un tel effet. En même temps on admettait, comme un des modes de la combustion humaine, l'inflammation des vapeurs alcooliques faisant partie de l'exhalation pulmonaire, des individus adonnés aux boissons spiritueuses. Assez généralement admise dans ces derniers temps, la combustion spontanée a de nouveau été battue en brèche dans les discussions médico-légales soulevées, il y a plusieurs années, en Allemagne, à propos d'un procès célèbre (*Annales d'hygiène*, 1re série, t. XLIV, p. 191, 363, 1850, et t. XLV, p. 99, 1851 : assassinat de la comtesse de Gœrlitz). Il résulte de ces faits et des discussions auxquelles ils ont donné naissance, que l'existence de la combustion spontanée est très probablement une chose imaginaire.

L'abus des boissons spiritueuses détermine fréquemment l'impuissance, la stérilité, et exerce une influence sur la progéniture des individus des deux sexes qui y sont livrés. D'après Lippick, l'abus des spiritueux éteint en germe les deux tiers des enfants, et, chez ceux qui naissent et qui vivent, il détermine des morts prématurées, une constitution faible, débile, délicate, quelquefois le rachitisme, les scrofules, des convulsions et des méningites.

Chez les peuples adonnés à l'ivrognerie, les générations qui se succèdent en ressentent toutes les conséquences, et elles naissent frappées de tous ces maux.

RÈGLES HYGIÉNIQUES. — La nécessité où est l'homme, dans un pays civilisé, de chercher sa nourriture et de trouver le moyen de satisfaire son esprit, le met dans l'obligation de recourir à des excitants factices. Parmi ces excitants, le plus simple comme le meilleur est l'alcool, ou plutôt les liquides dont il est une des parties constituantes. A doses modérées en effet, ce liquide stimule doucement et vivifie ; il soutient le corps, excite les facultés de l'esprit, réjouit le cœur, ranime les vieillards, relève l'homme abattu par le chagrin et lui rend son courage.

Comment et à quel instant le vin doit-il être pris ? Il est incontestable que l'instant le plus opportun est celui des repas. La quantité moyenne de cette boisson, qu'il est convenable d'interposer entre les aliments qui composent chacun d'eux, peut être évaluée de 150 à 200 grammes ; le vin doit être mélangé avec l'eau et de manière à ce que ce liquide en forme à peu près les deux tiers et le vin le tiers.

Pris dans ces proportions, ce liquide est d'un usage presque général dans beaucoup de contrées. Quand on n'en a pas l'habitude, il n'y a pas grand inconvénient à s'en passer. Une fois que cette habitude est contractée, le vin est à peu près indispensable pour faciliter la digestion. Si alors on vient à en cesser l'usage, on est presque toujours obligé d'y revenir, à moins toutefois que cette cessation ne soit rendue nécessaire par une maladie de l'estomac ou des intestins.

Age. — L'âge exerce une certaine influence relativement à l'emploi du vin : aux enfants, il faut en donner très peu et même pas du tout ; aux adultes, les proportions indiquées plus haut sont convenables. Quant aux vieillards, on peut leur en accorder une quantité un peu plus considérable.

Sexe. — Les femmes font, en général, un usage moins fréquent des boissons alcooliques que les hommes ; beaucoup d'entre elles n'en prennent même jamais. Il faut, à cet égard, respecter les habitudes acquises ; le vin leur est du reste moins nécessaire qu'aux hommes, en raison de la vie moins active qu'elles mènent.

Constitution. — Les sujets à constitution faible, débile et délicate, à tempérament lymphatique, ont beaucoup plus besoin de faire usage d'un peu de vin que les sujets qui présentent un tempérament sanguin, nerveux ou bilieux.

Convalescence. — Dans la convalescence des maladies, excepté peut-être dans celles qui suivent des phlegmasies aiguës, on se trouve bien de faire usage d'un peu de vin, et surtout de vin de bonne qualité et contenant des quantités notables de tannin et d'alcool. C'est pour cette raison que les diverses espèces de vins de Bordeaux de bonne qualité réussissent en pareille circonstance. Il est utile de le prendre d'abord coupé d'eau, afin de ne pas éveiller la susceptibilité de l'estomac.

Climats et saisons. — L'habitation dans un climat froid et l'existence d'une saison froide indiquent l'emploi du vin ; le passage de l'alcool dans le sang produisant en peu de temps une quantité assez considérable de chaleur animale, on s'explique l'effet avantageux qu'il produit pour aider l'homme à lutter contre le froid extérieur. C'est, du reste, pour ce même motif qu'on doit employer le vin avec une modération beaucoup plus grande dans les pays chauds et pendant les saisons chaudes. En pareille circonstance, son excès détermine souvent, ainsi que cela a déjà été dit, des maladies du tube digestif ou de ses annexes.

Bière. — A doses modérées, la bière est légèrement stimulante et tonique ; il est un certain nombre d'individus qui la digèrent difficilement, sans que rien puisse rendre compte de ce fait. En pareil cas, il est inutile d'y insister, car cette insistance peut amener la diminution de l'appétit et faire naître de la dyspepsie.

Les principes nutritifs que contient la bière, joints à son bas prix, la rendent précieuse pour les classes inférieures de la société. En somme, c'est une boisson saine, agréable, nourrissante, et que l'hygiène doit recommander toutes les fois qu'elle est supportée par l'estomac.

Cidre. — Les conseils précédents sont surtout applicables au cidre. Il est, en effet, un beaucoup plus grand nombre d'individus qui le supportent mal, et chez lesquels il produit la diarrhée et divers troubles digestifs. Toute la question se réduit ici à une affaire de tolérance, et il n'est pas difficile de la juger d'après l'effet produit sur le tube digestif par cette boisson.

Eau-de-vie. — L'eau-de-vie est une boisson si répandue et dont l'usage est malheureusement devenu si général, que ses effets sur l'organisme sembleraient ne devoir donner lieu à aucune dissidence. Il n'en est rien cependant, et les opinions à cet égard sont bien partagées.

A dose modérée, l'eau-de-vie, selon Roesch, Robertson et d'autres, est une boisson essentiellement salutaire, que le peuple peut se procurer facilement à cause de son bas prix, qui flatte son goût, lui donne du courage, lui permet de résister aux intempéries de l'air. Elle n'exerce, enfin, aucune action nuisible sur la santé.

S'il en est ainsi, que penser de l'opinion des médecins qui croient que l'usage d'un petit verre d'eau-de-vie à jeun, tous les matins, est capable d'exercer une grande influence sur le développement du cancer de l'estomac?

Avant les auteurs que je viens de citer, Frank avait émis une opinion favorable relativement à l'usage de l'eau-de-vie : il la regardait, lorsqu'elle est prise en petite quantité, comme une boisson salutaire et précieuse, qui réchauffe l'homme, le ranime, donne du courage à l'ouvrier et au pauvre. D'après ce médecin, elle contribue à lui fournir le calorique nécessaire pour résister aux intempéries de l'atmosphère auxquelles il est exposé, favorise la circulation, supplée en quelque sorte aux vêtements qui ne le couvrent pas assez chaudement, et, enfin, elle est surtout utile dans les pays froids et pendant les saisons froides des climats tempérés.

Les effets de l'eau-de-vie prise en quantité trop considérable ne sont mis en doute par aucun médecin, et l'abus de ce liquide peut avoir toutes les fâcheuses conséquences qui ont été décrites plus haut. Depuis le commencement du dix-neuvième siècle, l'abus de l'eau-de-vie s'est répandu et s'est généralisé dans la plus grande partie de l'Europe, et surtout au centre et dans les pays septentrionaux : toutes les villes, tous les villages, ont des débitants d'eau-de-vie et de liqueurs. Son usage s'est répandu chez les sauvages, qu'il a plus décimés que le fer des Européens et les progrès de la civilisation.

On a cherché à arrêter la funeste extension de l'usage de l'eau-de-vie, et c'est surtout pour arriver à ce but que les sociétés de tempérance ont été instituées. Établies d'abord dans quelques localités des États-Unis, elles furent importées en Angleterre en 1829. Le but des sociétés de tempérance est de chercher à déraciner l'usage des alcooliques, et surtout de l'eau-de-vie, par l'exemple que donnent les membres de ces sociétés et leurs familles, en même temps qu'elles répandent dans la population des idées plus justes sur les fâcheux effets des alcooliques.

Un journal anglais a donné des détails statistiques curieux sur l'état actuel des sociétés de tempérance et sur la consommation des boissons spiritueuses en Angleterre. L'Angleterre, l'Irlande et l'Écosse comptent actuellement 850 sociétés de tempérance ayant 1,640,000 membres adhérents. Dans le Canada, la Nouvelle-Écosse et le Nouveau-Brunswick, il y a 950 sociétés de tempérance avec 370,000 membres. Dans l'Amérique du Sud, 70,000 personnes portent les médailles de tempérance. En Allemagne, sans compter la Prusse et l'Autriche, où, de même qu'en Italie, il n'y a pas de sociétés de tempérance, le nombre de ces dernières monte à 1,500 et celui des adhérents à 1,300,000. La Suède et la Norwège possèdent 510 sociétés de tempérance, 120,000 personnes en font partie. Dans les îles Sandwich, 5,000 personnes se sont vouées à l'abstinence des spiritueux, et 900 au Cap de Bonne-Espérance.

Il est prouvé que, dans la Grande-Bretagne, 7,000 personnes périssent chaque année par suite d'accidents occasionnés par l'ivrognerie, et que 550 millions de dollars sont dissipés en boissons, dans le même espace de temps, par les classes ouvrières. En 1848, la somme colossale de 490 millions de dollars a été dépensée dans la Grande-Bretagne en boissons enivrantes, et on y a fabriqué 520 millions de gallons de bière. Dans les États-Unis, il existe 3,712 sociétés de tempérance, ayant 3,615,000 membres, parmi lesquels on distingue une secte particulière, appelée *les Fils de l'Abstinence.*

En Russie, l'empereur a défendu la création de ces sociétés. En France, les sociétés de tempérance n'ont encore eu aucun succès. En Allemagne, la plus ancienne société de tempérance a été fondée le jour de Noël, 1600.

[L'alcoolisme a pris depuis un certain nombre d'années de telles proportions, que les hommes chargés de présider aux destinées du pays ont senti la nécessité de mettre une digue au flot toujours montant qui menace d'engloutir les forces vives de la nation. La question reprise de nouveau a été étudiée à tous les points de vue, et l'Assemblée nationale a été formellement saisie par un de ses membres, médecin distingué, le Dr Roussel, d'un projet de loi tendant à la répression pénale de l'ivrognerie. L'Académie de médecine a entendu, sur le même sujet, un important rapport de M. le docteur Bergeron, qui conclut dans le même sens.

Sans rappeler ici ce qui se passe en Amérique, où l'alcoolisme est en train de faire disparaître la race des anciens habitants, il suffit de regarder autour de nous pour être effrayé des progrès du vice qu'il s'agit de combattre *herculeâ manu.* On ne saurait contester le rôle que l'alcool a joué dans notre dernière guerre civile, où les cerveaux exaltés par les boissons spiritueuses acceptaient avec enthousiasme les doctrines les plus perverses et les plus insensées. Que l'on examine, comme l'a fait M. Lunier, ce qui se passe dans certains départements, où le chiffre de la consommation des liqueurs fortes s'accroît continuellement, invariablement suivi par le chiffre ascendant des cas d'aliénation mentale (1), et l'on demeurera convaincu qu'il est grandement temps de porter remède au fléau qui menace notre civilisation.

Parmi les moyens proposés comme prophylactiques, il en est deux qui méritent surtout de fixer l'attention des législateurs chargés de statuer sur cette grave question : 1° une augmentation énorme des droits à faire peser sur les alcools ; de telle sorte que l'usage en devienne, pour ainsi dire, impossible ; 2° une pénalité très sévère (amende, prison), qui frappe non seulement l'ivresse elle-même, mais encore tous les crimes et délits commis sous son influence. Enfin, pour l'ivrogne plusieurs fois condamné, l'interdiction partielle ou totale, selon les cas, des *droits civiques, civils et de famille*, et dans tous les cas l'interdiction du *droit électoral* pour une durée de 2 à 5 ans (Roussel). Beaucoup de personnes pensent très judicieusement que le débitant de liqueurs doit être lui-même soumis à une pénalité, comme complice, en quelque sorte, de ceux qui se sont enivrés dans son établissement ; qu'une surveillance rigoureuse et incessante doit être exercée sur les liqueurs livrées à la consommation, etc. Arrivera-t-on, à l'aide de ces moyens, à déraciner le vice honteux et dégradant que l'on veut attaquer ? Assurément l'entreprise est difficile, mais l'importance du but exige que l'on tente les plus grands efforts pour l'atteindre.]

Bibliographie. — Plutarque, *Pourquoi les femmes s'enivrent-elles malaisément et les vieillards facilement ?* in *Prop. de table*, I. III, quest. 3 ; — et *Pourquoi ceux qui sont ivres tout à fait sont-ils moins troublés que ceux qui ne le sont qu'à demi*, ibid. Quest. 8. — Stromer (H.), *Decreta medica de ebrietate*. Lipsiæ, 1531. — Willichius, *Problemata de ebriorum affectionibus et moribus*. Francofurti, 1543, in-8°. — Waldschmidt, *De ebrietate et insolentibus aliquot ejus affectibus*. Giessen, 1677, in-4°. — Etmueller (M.), *De temulentia*. Lipsiæ, 1678, in-4° et in *Opp.*, t. II, p. 870. — Khon (A.), *A nimia spiritus vini ingurgitatione mors repentina*, in *Miscell. Acad. nat. cur.*, 3 déc., an V-VI (1696-1697), p. 166. — Seufferheld (G. N.), *De morbis bibonum*. Altorfii, 1720, in-4°. — Hales (St.), *Friendly Admonition to the Drinkers of Brandy and other distilled spirituous Liquors*. London, 1734, in-8°. Reinick (J. E.), *De potu vinoso digestionem impediente magis quam adjuvante*. Argentorati, 1736, in-4°. — Horus (P. S.), *Abhandlung von der Trunkenheit*. Stral-

(1) Dans quelques départements, ceux de l'Ouest particulièrement, où la consommation des liqueurs fortes a beaucoup augmenté, les cas de folie alcoolique se sont élevés de 1856 à 1869 dans les proportions suivantes ; de 5 à 15 pour 100 (Sarthe), de 8 à 18 pour 100 (Morbihan), de 10 à 25 (Côtes-du-Nord), et enfin de 3,54 à 27 pour 100 (Mayenne). Les résultats sont moins tranchés dans la région de l'Est : ils démontrent cependant que la folie alcoolique croît avec la consommation de l'alcool (Lunier).   E. Bgd.

sund, 1747. — Botticher (J. G. de), *De universali humorum dyscrasiâ scorbuticâ, gravissimis et plane insolitis symptomatibus stipatâ, ex abusu potulentorum spirituosorum et feculentorum prognatâ*, in Acta Acad. nat. cur., t. VIII, p. 191, 1748. — G. vigland (de), *An a potibus spirituosis præmatura senectus?* (Resp. affirm.) Th. de Paris, 1749, in-4°. — Berg (J. C.), *De inappetentiâ ex abusu spirituosorum.* Helmstadii, 1758, in-4°. — Pohl (J. C.), *De callositate ventriculi ex potûs spirituosi abusu.* Lipsiæ, 1771, in-4°. — Lettsom, *History of some of the Effects of Hard Drinking.* Lond., 1789. — Rush (Benj.), *An Inquiry into the Effects of spirituous Liquors on the human Body ; to which,* etc. Philadelphia, 1790, in-8° ; ibid., 1791 et 1805. — Fothergill (A.), *An Essay on the Abuse of spirituous Liquors ; its Effects,* etc. Bath, 1796, in-8°. — Stichel (F. Van), *Réflexions sur la cachexie causée par l'abus des boissons spiritueuses et sur le traitement qui convient à cette maladie,* in Act. de la Soc. de méd., etc., de Bruxelles, t. I, pars 2, p. 168, 1798. — Lecœur (J.), *Essai sur l'ivrognerie.* Paris, an XI, in-8°. — Trotter (Th.), *Essay medical, philosophical and chemical on Drunkness and its Effects on the human Body.* London, 1804, in-8°. — Huebbe (K.), *Ueber die Schädlichkeit des Branntweins, als eines gewöhnlichen Getränkes,* in Verhandl. und Schr. der Hamburg. Gesellsch., t. VII, p. 531, 1808. — Conquérant (P. L. N.), *Sur l'abus des liqueurs alcooliques, suivi,* etc. Th. de Paris, 1810, n° 45. — Forster (T.), *Physiological Reflexions on the destructive Operation of spirituous and fermented Liquors on the animal System.* London, 1812, in-8°. — Sutton (Th.), *Tracts on Delirium tremens. on Peritonitis,* etc. London, 1813, in-8°. — Garnier (P. B.), *Dissert. sur l'ivresse.* Th. de Paris, 1815, n° 182. — *Lettre aux médecins sur l'abstinence de toute substance fermentée.* Paris, 1816, in-8°. — Briand (J.), *Considérations générales sur l'abus des boissons spiritueuses.* Th. de Paris, 1816, n° 176. — Bruhl-Cramer (C. von), *Ueber die Trunksucht mit einem Vorwort von C. W. Hufeland.* Berlin, 1819, in-8°. — Klapp (J.), *A Memoir on temulent Disease,* in The Amer. Med. Read., t. I, n° 4, 1818. — Rayer, *Mém. sur le delirium tremens.* Paris, 1819, in-8°. — Busch (von dem), *Beobachtungen und Bemerkungen über das Delirium tremens aus den americanischen Zeitschriften gesammelt,* in Nasse Ztchr. f. Anthropol., Hft. I, p. 209, 1824 ; *Fortsetzung.,* Hft. IV, p. 336, 1825. — Goden (F. N. Ad.), *Von dem Delirium tremens.* Berlin, 1825, in-8°. — Barkhausen (G.), *Beobachtungen über den Säuferwahnsinn, oder das Delirium tremens.* Bremen, 1828, in-8°. — Léveillé, *Mém. sur la folie des ivrognes ou sur le délire tremblant,* in Mém. de l'Acad. de méd., t. I, p. 181, 1828. — Macnish (R.), *The Anatomy of Drinkenness,* 2e édit. Glasgow, 1828, in-12. — Henry (J.), *A Letter... showing that the Use of Tea and Coffee cannot be safely substituted for that of spirituous Liquors.* Dublin, 1830, in-8°. — Speyer, *Gutachten über die plötzliche, wahrscheinlich durch übermässigen Genuss der Branntweins herbeigeführte, Todesart dreier Personen,* in Henke's Ztschr., t. XX, p. 27, 1830. — Blake (A.), *A Practical Essay on the Disease generally known under the Denomination of Delirium tremens, written principally with a View to elucidate its Division into distincts Stages,* etc. London, 1830, in-8°. — Ware (J.), *Remarks on the History and Treatment of Delirium tremens.* Boston, 1831, in-8°. — Bonnet-Bonnefoy, *Dissert. sur l'ivresse produite par les boissons alcooliques.* Th. de Strasbourg, 1832, n° 991, in-4°. — Baird (R.), *Histoire des Sociétés de tempérance des États-Unis d'Amérique, avec quelques détails sur celles de l'Angleterre, de la Suède et autres contrées.* Paris, 1836, in-8°. — Rosenthal (M.), *De abusu alcoholicorum.* Vindob. 1837, in-8°. — Krauss, *Mém. relatif à l'esprit de pommes de terre et à ses funestes effets sur l'économie animale,* in Compt. rend. Acad. des sc., t. V, p. 338, 1837. — Royer-Collard (H.), *De l'usage et de l'abus des boissons fermentées, et des boissons fermentées et distillées.* Th. de conc. Paris, 1838, in-4°. — Roesch, *Der Misbrauch geistiger Getränke in patholog., therap. med. Polizei,* etc. Tübingen, 1839, in-8° et trad. fr. in Ann. d'hyg., 1re sér, t. XX, p. 1, 1839. — Marshall (H.), *Observations on the Abuse of spirituous Liquors by the European Troops in India,* in Edinb. Med. and Surg. Journ., t. LXI, 1844. — Gelis (J. R.), *Des boissons alcooliques considérées sous le rapport physiologique, pathologique et hygiénique.* Th. de Montpellier, 1844, n° 17. — Graff und Stegmayer, *Einige Worte zur Beurtheilung des Wahnsinn* überhaupt des Säuferwahnsinns, etc. Wiesbaden, 1844, in-8º. — Proceeding of the World's Temperance Convention held in London, aug. 4th 1846; with the Papers, etc. London, 1846, in-8º. — CHAMBERS (R.), On Dilatation of the Heart Consequent upon Teetotalism (abstinence), in Provinc. Med. and Surg. J., 36, et Canstatt's Jahresb., 1847, t. VII, p. 7. — MARCEL, De la folie causée par l'abus des boissons alcooliques. Th. de Paris, 1847, nº 18. — CARPENTIER (W.), Temperance and Teetotalism an Inquiry into the Effects, etc. London, 1847, in-8º. — DU MÊME, On the Use and Abuse of alcoholic Liquors in Health and Disease. (Prize Essay.) London, 1850, in-8º. — DU MÊME, The Physiology of Temperance. London, 1858. — TARDIEU (A.), Observations médico-légales sur l'état d'ivresse, considéré comme complication des blessures et comme cause de mort prompte et subite, in Ann. d'hyg., 1re sér., t. XL, p. 390, 1848. — HUYDECOOPER, De l'abolition des boissons fortes, trad. du holl. par M. BOURQUIÉ-LEFEBVRE, Rapp. par M. DELAHAYE, in Bull. Acad. de méd. de Belgique, t. VII, p. 108, et Gaz. méd., 1848, p. 320. — WITTEMER, Die Ursachen und Folgen des habituellen Branntweingenusses in sanitätspolizeilicher Rücksicht, in Verdeut. Ztschr. f. Staatsarzn., 1849, et Canstatt's Jahresb., 1850, t. VII, p. 52. — BERGERET, De l'abus des boissons alcooliques, de ses funestes effets sur la société, et des moyens d'en modérer les ravages. Lons-le-Saulnier, 1851, in-18, et Paris, 1870, in-12, — HUSS (Magnus), Cronische Alcoholskrankheiten, oder Alcoholismus chronicus. Stockholm und Leipzig, 1852, in-8º. — WARING, The Relation of Teetotalism to the Diseases of Europeans in India, in Indian Ann. of Med., 1856, et Ranking's Abstr., t. XXIV, p. 2, 1856. — THOMEUF (P. L.), Essai clinique sur l'alcoolisme. Th. de Paris, 1859, nº 74. — MOTET (A. A.), Considérations générales sur l'alcoolisme, et, plus particulièrement, des effets toxiques produits sur l'homme par la liqueur d'absinthe. Th. de Paris, 1859, nº 750, in-4º. — LECŒUR (J.), Études sur l'intoxication alcoolique. Caen, 1860, in-8º. — RACLE (V. A.), De l'alcoolisme. Th. de conc., 1860, in-8º. — LEUDET (E.), Études sur l'ictère déterminé par les boissons alcooliques, in Soc. de biol. et Journ. de chim. méd., 4e sér., t. VI, p. 609, 1860. — MARCET (W.), On chronic Intoxication, or alcoholic Stimulants in Connexion with the nervous System; with a synopsical Table, etc. London, 1860, in-8º. — DU MÊME, An experimental Inquiry into the Action of Alcool on the nervous System, in Med. Times and Gaz., 1860, t. I, p. 214, 264, 312. — LEFEBVRE-DURUFLÉ, Rapp. sur une pétition demandant l'intervention de l'autorité pour réprimer l'abus de l'absinthe, et DUMAS, Observations sur l'abus de l'alcool et de l'absinthe. Séance du Sénat du 27 juin 1861. — CONTESSE. Études sur l'alcoolisme et sur l'étiologie de la paralysie générale. Th. de Paris, 1862, nº 115. — FRANQUE (J. B. V.), Das Vorkommen des Säuferwahnsinns in dem Herzogthum Nassau in den Jahren 1818-58; nach der Sanitätsberichten bearbeitet, in Jarhb. f. d. St. Nassau, 1861, et Canstatt's Jahresb., 1862, t. VII, p. 58. — ANSELMIER, De l'empoisonnement par l'absinthe. Paris, 1862, in-12. — KRANS, De la phthisie chez les buveurs, in Soc. méd.-chir. de Liége et Gaz. des hôp., 1862. — BOUCHARDAT, De l'usage et de l'abus des boissons fermentées et des liqueurs fortes (Confér. de l'Assoc. polytechn.), in Ann. de thérap., 1862, p. 208. — MOREAU (J. M. F.), De la liqueur d'absinthe et de ses effets. Paris, 1863, in-8º. — PERRIN (Maur.), De l'influence des boissons alcooliques, prises à doses modérées, sur la nutrition, in Gaz. hebd., 1864. — LAGANOSSE (J.), Essai sur la folie alcoolique aiguë. Th. de Paris, 1864, nº 47. — PIOSECKI (J. A.), Hygiène de la classe ouvrière du Havre au point de vue de l'alcoolisme. Th. de Paris, 1864, nº 190, — DECAISNE, Étude médicale sur les buveurs d'absinthe, précédée, etc., in Compt. rend. de l'Acad. des sc., t. LIX, p. 249, 1864. — JOLLY, Études hygiéniques et médicales sur l'alcool et ses composés, in Bullet. de l'Acad. de méd., t. XXXI, p. 490, 808, 1865-66. — LANCEREAUX, art. Alcoolisme, in Dict. Encycl. des sc. méd., t. II, 1865. — MASSON (P.), Si les anciens ont usé des liqueurs alcooliques. Saint-Germain, 1865, in-8º. — PENNETIER (G.), De la gastrite dans l'alcoolisme. Th. de Paris, 1865, nº 59. — BENOIT (H.), De l'abus des boissons alcooliques, in Gaz. méd. de Strasb., 1865, p. 89. — DESCHAMPS (d'Avallon), Mém. sur la liqueur d'absinthe, in Répert. de pharm., t. XXII, p. 208, 345, 396, 1865-66. — AMORY (R.), Experiments and Observations on Absinth and Absinthism, in Bost. Med. and Surg. J., 1868, p. 71, 83. — PASCAL (Ch.), De l'alcool et de son influence sur le développe-

ment et la marche des maladies. Th. de Montp., 1868, n° 14. — Cuny-Bouvier, *Untersuchungen über die Wirkung des Alcohols auf die Körpertemperatur,* in *Arch. f. d. gesammte Physiol.,* t. II, p. 370, 1869. — Obernier (Fr.), *Zur Kenntniss der Wirkungen des Weingeistes,* ibid., t. II, p. 494. — Parkes and Wollowics, *Experim. of the Effects of Alcohol on the human Body,* in *Procedings of the R. Soc.,* 1870, n° 120. — Les mêmes, *Exper. on the Action of red Bordeaux Wine* (Claret), *on the human Body,* ibid., n° 123. — Neyrewand (de), *De la nécessité de supprimer l'ivresse.* Colmar, 1870, in-12. — Despine, *Le démon alcool, ses effets désastreux.* Paris, 1871, in-8°. — *Discussion sur l'influence de l'alcoolisme dans les traumatismes,* in *Bull. Acad. de méd.,* t. XXXV, 1870. — Péronne (Vouziers), *De l'alcoolisme dans ses rapports avec le traumatisme.* Th. de Paris, 1870, n° 4. — Langlois (P. A.), *Essai sur l'alcoolisme aigu aux États-Unis.* Th. de Paris. 1870, n° 225. — Magnan, *Étude expérimentale et clinique sur l'alcoolisme ; alcool et absinthe, épilepsie absinthique.* Paris, 1871, in-8°. — Challand (Ch.), *Étude expérimentale et clinique sur l'absinthisme et l'alcoolisme.* Th. de Paris, 1871, n° 55. — Lunier, *Du rôle que jouent les boissons alcooliques dans l'augmentation des cas de folie,* in *Bull. Acad. de méd.,* t. XXXVI, p. 655, 1871. — Roussel (Th.), *De l'ivresse publique, de l'ivrognerie et de l'alcoolisme au point de vue de la répression légale,* ibid., p. 616. — Bergeron (J.), *Rapp. sur la répression de l'alcoolisme,* ibid., p. 1025, et *Ann. d'hyg.,* 2ᵉ sér., t. XXXVIII, p. 5, 1872. — Foville (fils), *Moyens pratiques de combattre l'ivrognerie proposés ou appliqués,* etc., in *Ann. d'hyg.,* 2ᵉ série, t. XXXVIII, p. 5, 241, 1872.

— Bergeret, *De l'abus des boissons alcooliques,* etc. Paris, 1872, in-18. — Marvaud, *L'alcool, son action physiologique,* etc. Paris, 1872, gr. in-8°. — Roussel (Th.), *De l'impôt des boissons,* etc., in *Bull. de l'Acad. de méd.,* n° 7, 1872. — Jansen (Aug.), *De l'influence dans notre climat de l'usage et de l'abus des alcooliques,* etc., in *Ann. de la Soc. méd. d'Anvers.* 1872. — Pupier, *Démonstration expérimentale de l'action des boissons dites spiritueuses sur le foie,* in *Compt. rend. de l'Acad. des sc.,* t. LXXV, 1872. — Magnan, *Rech. de physiologie pathologique avec l'alcool et l'essence d'absinthe,* in *Arch. de physiol.,* t. V, 1873. — Lunier, *De l'origine et de la propagation des sociétés de tempérance,* Paris, 1873. in-8°. — Troyon (J. F.), *Quelques mots sur l'alcoolisme.* Th. de Paris, 1873. — Edmunds (J.), *The physiological influence of alcohol,* in *Brit. med. Journ.,* vol. II, 1874. — Magnan, *De l'alcoolisme,* etc. Paris, 1874, in-8°. — Parkes, *On the issue of a spirit ration during the Ashanti campaign of 1874.* London, 1875. — Pierre (Is.), *Sur les alcools qui accompagnent l'alcool vinique,* in *Compt. rend. de l'Acad. des sc.,* t. LXXXI, 1875.

— Chagnaud, *Des causes de l'alcoolisme,* Th. de Paris, 1874. — Babuteau, *Sur les effets toxiques des alcools,* in *C. R. Acad. d. sc.,* 11 oct. 1875. — Picqué, *Contrib. à l'étude de l'alcoolisme considéré sous le rapport de sa répartition,* etc. Th. de Paris, 1876, in-4. — Desquin, *De l'abus des boissons alcooliques,* in *Bull. de la Soc. de méd. de Gand,* mai 1878, p. 219. — Jansen, *De l'usage et de l'abus des alcooliques,* in *Ann. soc. méd. d'Anvers,* 1878, p. 79, 193. — Baer (A.), *Der alcoholismus, seine Verbreitung,* etc. Berlin, 1878. — Dujardin-Beaumetz et Audigé, *Rech. expérim. sur la puissance toxique des alcools.* Paris, 1879. — Bohm, *Ueber die Wirkung des ätherischen Absinthöls. Inaug. Diss.* Halle, 1879. — Lancereaux, *Absinthisme aigu,* in *Bull. Acad. de méd.,* 2ᵉ sér., t. IX, 1880. — Ricklin (E.), *Sur les manifest. convulsives de l'absinthisme aigu,* in *Gaz. méd. de Paris,* 1880, n° 38. — Gendron, *Alcoolisme héréditaire,* Th. de Paris, 1880. — Baer (A.), art. *Alcoholismus,* in *Eulenberg's Handb. d. öff. Gesundheitswesens,* 1881, Bd. 1, p. 71. — Berthelot, *Sur les maisons de santé pour les buveurs habituels,* in *Rev. d'hyg.,* 1882, p. 126. — Foville, *Note sur les hôpitaux d'ivrognes,* ibid., p. 604.

§ 4. — BOISSONS AROMATIQUES.

Sous ce titre, on comprend trois infusions végétales, qui sont le café, le thé et le chocolat ; elles ont pour caractère commun de renfermer chacune une quantité notable d'un principe azoté nutritif, et de pouvoir servir d'une manière efficace à la nourriture de l'homme. Ces trois principes sont la caféine, la théine et la théobromine, dont la composition est à peu près identique, et qui paraissent être des principes immédiats de même nature. [A ces trois substances nous en ajouterons une quatrième, le maté, dont l'usage est très répandu dans une partie de l'Amérique du Sud, et qui doit ses propriétés excitantes à la caféine.]

D'après M. Liebig, il est singulier de voir, dans deux plantes d'une famille aussi éloignée, deux substances, le thé et le café, qui contiennent un même principe, auquel il faut en rapporter les bons effets. La caféine et la théine, en effet, sont des substances identiques. En mélangeant avec de la caféine ou de la théine de l'oxygène et de l'eau, on obtient de la taurine, qui est le composé particulier à la bile. — En faisant la même expérience avec la théobromine, on obtient les éléments taurine et urée, acide carbonique et ammoniaque, ou urine et acide urique. En se reportant à la composition de la bile, on peut voir que $0^{gr},14$ de caféine peuvent fournir à 30 gr. de bile l'azote qu'ils contiennent sous forme de taurine ; d'où l'on doit conclure que l'action de l'un de ces trois principes ne doit pas être regardée comme indifférente.

1° *Du café.*

Le café est la graine du caféier (*coffæa arabica*) soumise à la torréfaction. C'est cette opération qui donne au café sa saveur suave et son arome délicieux ; car, avant de la subir, il est dur et n'a qu'une saveur herbacée peu agréable. — L'arome qui se développe en cette circonstance est dû à une huile empyreumatique qui se produit par l'action du feu, en même temps que le tannin est mis à nu. L'analyse a démontré dans le café les matières suivantes : 1° un acide, qui est l'acide gallique, selon quelques chimistes, et un acide spécial, l'acide caféique, selon d'autres ; 2° une matière azotée et cristallisée, la caféine ; 3° une huile empyreumatique, etc.

D'après MM. Robiquet et Boutron, on trouve les quantités suivantes de caféine dans 500 grammes de chacune des différentes espèces de café : café Martinique, 1,79 ; café d'Alexandrie, 1,26 ; café de Java, 1,26 ; café de Moka, 1,26 ; café de Cayenne, 1,06 ; café de Saint-Domingue, 0,85. D'après M. Payen (1846), le principe actif qu'on retire du café est une matière cristallisée, qui est un chloroginate double de caféine et de potasse. Ce chimiste donne les rapports suivants comme exprimant la composition moyenne des diverses espèces de café : cellulose, 34 ; eau hygroscopique, 12 ; substances grasses, 10 à 13 ; glucose, dextrine, acide végétal indéterminé, 15,5 ; légu-

mine, caséine, 10 ; chlorogénate de caféine et de potasse, 3,5 à
5 ; substance azotée, 3 ; caféine libre, 0,8 ; huile essentielle
concrète, insoluble, 0,001 ; essence aromatique, fluide, 0,002 ;
substances minérales, 6,697. La torréfaction du café doit s'opérer
à 250° à peu près, et voici les phénomènes qui se passent dans
cette opération. A cette température, l'eau interstitielle commence par se vaporiser, le chlorogénate double se tuméfie, se
colore en roux, se gonfle, désagrége les tissus, et laisse en liberté
une partie de la caféine qu'il tenait en combinaison. La cellulose
éprouve une légère caramélisation et donne des produits pyrogénés. Les huiles grasses se répandent dans la masse devenue
poreuse, en entraînant avec elles les huiles essentielles modifiées.

La caféine est une matière azotée et jouissant de propriétés
nutritives énergiques. D'après M. Payen, le café au lait représente six fois plus de substances solides et trois fois plus de substance azotée que le bouillon de viande de bœuf.

L'infusion des graines de café, préalablement torréfiées et
réduites en poudre, préparée avec soin dans des vases clos, est
une boisson très agréable, et qui est à la fois nourrissante, tonique et stimulante. L'action du café sur l'organisme n'est pas
du reste tout à fait la seule ; il faut en même temps tenir compte
de trois autres, qui ne sont pas sans influence. Ces trois conditions sont : 1° la présence de l'eau qui tient en dissolution
les principes du café ; 2° la température de cette eau ; 3° le sucre qui y est joint. La température de l'eau donne à l'infusion
de café des qualités plus stimulantes, en même temps qu'elle
lui donne la faculté de communiquer à l'économie une quantité surabondante de calorique. — Le sucre en facilite souvent
la digestion, en déterminant une sécrétion plus abondante des
sucs gastriques.

Pour bien apprécier l'action du café, il faut l'étudier à l'état
d'infusion froide et sans sucre : on obtient alors les résultats
suivants :

Le café est un stimulant spécial et énergique, lorsqu'il est pris
à des doses modérées : dans ces conditions, il détermine souvent de l'insomnie. A doses plus élevées, il est légèrement narcotique. Le café ne détermine ni chaleur ni stimulation locale
épigastrique ; son action est générale, il accélère la circulation,
augmente la caloricité, favorise les sécrétions et les excrétions,
réchauffe et vivifie l'organisme. Son action calorifique en fait
un des agents qui préparent le mieux l'homme qui va s'exposer
aux intempéries de l'atmosphère à les subir sans accident. L'infusion de café est nourrissante, et il est rare qu'elle soit indigeste ; c'est cependant ce qui a lieu dans la gastralgie, la dyspepsie, la faiblesse et la débilité de l'estomac, dont il aggrave

souvent les symptômes ; il est probable qu'il faut attribuer ces effets à la quantité assez considérable de principes astringents qu'il renferme. M. de Gasparin, dans un travail intéressant lu à l'Académie des sciences (mars 1850), a présenté des documents curieux, propres à éclairer sur le rôle que le café peut être appelé à jouer dans la nutrition, et à lui en assigner un plus important qu'on ne l'avait fait jusqu'à présent. — Partant de ce résultat, généralement admis actuellement, que la quantité d'azote contenue dans les aliments d'un homme adulte bien portant pouvait être estimée à 20 ou 26 grammes dans l'espace de vingt-quatre heures, et ayant observé que les ouvriers mineurs des environs de Charleroi avaient résolu le problème de se nourrir d'une manière suffisante et de conserver une bonne santé, une grande vigueur musculaire, avec des aliments qui, dans leur ensemble, contenaient une quantité moitié moins considérable de principes azotés, et qui était représentée par le chiffre moyen de 14^{gr},82 d'azote, M. de Gasparin a recherché la cause de ce fait remarquable, et l'a attribuée à ce que ces ouvriers faisaient un usage habituel du café à tous leurs repas.

Les renseignements recueillis par ce savant lui ont prouvé que la quantité d'aliments prise, chaque jour, par les mineurs peut être représentée par 1 kilogramme de pain, 60 grammes de beurre, 30^{gr},59 de café, et 750 grammes de pommes de terre et de légumes cuits ensemble. — Il y a de plus un demi-kilogramme de viande par semaine, ou 73 grammes par jour, en moyenne ; 2 litres de bière par semaine, ou 286 grammes par jour, en moyenne.

Les calculs présentés par M. de Gasparin conduisent à admettre, ainsi que je l'ai dit, que ces aliments divers ne représentent que 14^{gr},82 d'azote par jour, et qu'ils constituent une nourriture inférieure à celle que s'imposent par mortification les corps religieux les plus austères, tels que ceux de la Trappe, dont les aliments ne renferment que 15 grammes d'azote et 402 grammes de carbone et d'hydrogène réunis.

La nourriture de ces mineurs est également inférieure à celle des prisonniers des maisons centrales, dont le travail mécanique est très peu fatigant et se réduit à de légers mouvements des bras, et qui consomment 16^{gr},56 d'azote et 475 grammes de carbone et d'hydrogène réunis. D'après M. de Gasparin, c'est à l'usage seul du café que les mineurs de Charleroi doivent de supporter ce régime. Ce n'est pas comme substance nourrissante qu'il agit, car il n'entre pas pour plus de 1/35 dans le chiffre des proportions nutritives des aliments : il faut donc qu'il ait un autre mode d'action. Or, est-ce en rendant l'assimilation plus complète ? ou est-ce en retardant les mutations des organes, de manière à rendre moins fréquemment nécessaire l'introduction dans l'organisme des aliments réparateurs ? C'est ce qu'il est impossible de décider, bien que ce soit vers cette dernière opinion que paraisse incliner M. de Gasparin. Quoi qu'il en soit, le travail de ce savant a soulevé de vives discussions : on a cherché à atténuer la valeur des faits qu'il présentait, on a même été jusqu'à les nier. C'est donc une question qui n'est pas encore définitivement tranchée, et pour la solution de laquelle il faut attendre de nouveaux faits.

RÈGLES HYGIÉNIQUES. — Le café est une boisson salutaire et dont les estomacs bien constitués peuvent faire un usage habituel. On l'emploie surtout à la fin du repas, pour faciliter le travail de la digestion. C'est une faculté que les propriétés stimulantes de cette infusion lui donnent. L'usage a démontré qu'il était plus convenable de le prendre immédiatement après le repas, que de laisser écouler un certain intervalle de temps.

Le café favorise les travaux intellectuels : il donne au cerveau une stimulation légère et utile pour les conceptions de l'esprit.

L'habitude exerce une grande influence sur l'usage du café. Une fois contractée, cette habitude se perd difficilement, et sa suppression a presque toujours des inconvénients qui obligent à y recourir de nouveau. Parmi les inconvénients attachés à la suppression de cette habitude, on doit signaler spécialement la céphalalgie congestive.

Lorsqu'on fait usage du café froid, préparé à froid et sans sucre, son infusion est aussi salubre que possible. Toutefois nos habitudes nous le font prendre chaud, préparé à chaud et sucré, et les avantages de la première méthode sur la seconde ne sont pas assez grands pour nous la faire changer.

On a imaginé depuis quelque temps de faire usage d'un certain nombre de substances végétales torréfiées qu'on prend comme succédanés du café. Parmi ces substances, on peut citer la châtaigne, les pois, la chicorée, et surtout le gland doux. Soumises à la torréfaction et préparées comme le café, ces substances diverses sont légèrement stimulantes, et elles le remplacent assez bien. Elles sont astringentes comme lui, ce qu'elles doivent au tannin qu'elles renferment : elles contiennent des principes azotés, et, en particulier, de la caséine, que la torréfaction altère un peu. Ces succédanés sont de légers toniques qui facilitent la digestion et jouissent quelquefois de propriétés légèrement laxatives : on les emploie plus particulièrement chez les enfants faibles, délicats et lymphatiques.

2° *Du thé.*

Le thé est l'infusion des feuilles du *thea sinensis*. Il en existe un grand nombre de variétés, qui dépendent surtout de l'état plus ou moins avancé de développement où l'on a cueilli les feuilles, du soin avec lequel elles ont été blanchies et roulées et surtout de leur grillage plus ou moins longtemps prolongé. Ces variétés peuvent se réduire à deux classes, qui sont : 1° les *thés verts*, de couleur verte ou grisâtre, plus âcres et plus aromatiques; 2° les *thés noirs*, de couleur plus ou moins brune, plus doux et donnant une infusion de couleur plus foncée.

Les principales variétés de thé vert sont le thé Hyson, le thé Hayswen, le thé perlé, le thé poudre à canon, le thé impérial, le thé Schoulang. Les variétés de thé noir comprennent le thé Saoutchong ou Souchong, le thé Pékao ou Péko, le thé Congo, le thé Pouchong.

La composition du thé, d'après Mulder, est la suivante :

	Thé noir.	Thé vert.
Huile essentielle	0,79	0,60
Chlorophylle	2,22	1,84
Cire	0,28	»
Résine	2,22	3,64
Gomme	8,56	7,28
Tannin	17,80	12,88
Théine (nombre trop faible)	0,43	0,46
Matière extractive	22,80	19,88
Matière foncée	»	1,48
Matière colorante du thé	23,60	19,12
Albumine	3,60	2,80
Fibres	17,08	28,32
Cendres	5,56	5,24

La théine est un principe absolument identique à la caféine, et contenant comme elle une quantité énorme d'azote (20 pour 100). Elle peut, comme cette dernière, être considérée comme un principe alibile, et elle agit comme tel chez les personnes qui font habituellement usage du thé.

M. Péligot, dans le travail qu'il a fait sur le thé, a trouvé des quantités de théine beaucoup plus considérables que Mulder : 100 parties du thé poudre à canon lui ont donné 2,34 de théine; 100 parties du mélange à parties égales de Souchong, poudre à canon, Hyson, impérial, Péko, 2,93 ; 100 de thé Hyson, 2,79 ; 100 poudre à canon, 3,00.

Les quantités d'azote contenues dans 100 parties de thé desséché à la température de 110° sont les suivantes, d'après le même auteur : Péko, 6,58 azote ; poudre à canon, 6,62 azote; Souchong, 6,15 azote ; Assam, 5,16 azote. Cette proportion d'azote est plus forte que celle qui existe dans aucun des végétaux examinés jusqu'à ce jour, soit dans les plantes fourragères (Boussingault), soit dans les végétaux employés comme engrais (Payen et Boussingault).

Ces quantités d'azote font des feuilles de thé une plante alimentaire. Jacquemont rapporte que les habitants du nord de la Chine jettent l'eau dans laquelle ils mettent infuser le thé et mangent ses feuilles comme un véritable légume.

L'infusion de thé, telle que nous la prenons dans les usages ordinaires de la vie, agit par l'eau, par la température élevée de cette eau et par le sucre qui y est ajouté, aussi bien que par ses principes azotés. Froid et sans sucre, le thé a beaucoup moins de saveur et constitue une boisson peu agréable.

L'infusion de thé chaude et sucrée est nourrissante, un peu moins cependant que celle de café. D'un autre côté, elle est mieux supportée que lui et plus facilement digérée. A dose modérée, le thé active la circulation, accélère le pouls, facilite les sécrétions et les excrétions, stimule doucement les fonctions cérébrales, aide les travaux intellectuels et donne une certaine activité à l'esprit. A doses plus élevées, il agit comme astringent sur le tube digestif et comme léger narcotique sur le cerveau.

Les estomacs faibles, débiles, délicats et atteints de dyspepsie, le supportent mieux que le café. Cependant, si l'on en fait excès, le thé devient nuisible et peut contribuer au développement des gastralgies.

On emploie surtout le thé pour favoriser la digestion, et on l'associe bien souvent, pour cet usage, à une petite quantité de lait : on le prend, en général, deux à trois heures après le repas, et il jouit de la propriété d'activer la fin de la digestion.

RÈGLES HYGIÉNIQUES. — Le thé est une boisson dont l'usage tend beaucoup à se généraliser en France, et surtout dans les villes.

L'hygiène indique que l'infusion de thé peut être prise à la fin du déjeuner, en l'associant au lait comme on fait de celle du café : il est plus facilement digéré que ce dernier et nourrit moins que lui. Le soir, il est préférable de le prendre deux heures après le dîner : deux à trois tasses n'ont rien d'excessif. S'il est pris très chaud et immédiatement avant de se mettre au lit, il agit comme sudorifique.

3° [Maté, thé du Paraguay.

On désigne sous ce nom la feuille ou les jeunes tiges desséchées de l'Ilex Maté, et une infusion aromatique faite avec cette plante est très usitée dans une partie de l'Amérique du Sud (Brésil, la Plata, Paraguay, Chili, etc.). L'arbre qui fournit le maté appartient à la famille des ilicinées, et il est très abondant dans les contrées où cette plante est usitée, depuis un temps immémorial, par les indigènes qui en ont transmis l'habitude aux Européens. L'infusion se fait dans une calebasse et se boit très chaude à l'aide d'un chalumeau. Elle est d'un jaune foncé avec une odeur de thé très prononcée, et offre une saveur amère et très astringente. Suivant Mantegazza, le maté contient un acide particulier, diverses substances aromatiques et de la *caféine*.

Prise avant le repas, elle émousse l'appétit, et immédiatement après elle trouble, dit-on, la digestion ; elle doit donc être usitée seulement dans les intervalles. Son action bien constatée est une stimulation très énergique sur le système nerveux, et particulièrement sur les fonctions cérébrales qui sont excitées comme par le thé et le café, mais d'une manière encore plus vive. Le maté est aussi, comme ces deux substances, un aliment antidéperditeur qui retarde, dit-on, la dénutrition ; après de longues courses et la fatigue que cause une chaleur accablante, il répare promptement les forces.

L'abus du maté entraîne des accidents analogues à ceux que l'on a désignés sous le nom de théisme : des gastralgies ; de l'anorexie, un abattement et une débilité générale.

Le café, le thé, le maté, sont, comme l'alcool et la coca dont il sera question plus loin, des agents antidéperditeurs (V. p. 567, la note); examinés au point de vue des phénomènes qui caractérisent ces agents, le maté leur serait de beaucoup inférieur. M. Marvaud, étudiant au sphygmographe leurs effets sur la circulation, a reconnu que le café et la coca augmentent la tension artérielle, tandis que le thé et le maté la diminuent. Cette diminution de la tension et la dilatation des artérioles superficielles expliqueraient l'augmentation de la transpiration qui succède à l'usage de ces deux dernières boissons, même à la température ordinaire.]

4° *Cacao, chocolat.*

Le chocolat se fait avec la graine ou noix de *Theobroma cacao*. Cette graine contient un principe, la théobromine, qui est presque identique, sous le rapport de sa composition, avec la théine et la caféine.

[Voici au total, d'après Payen, la composition du cacao avant toute précipitation.

Substance grasse (beurre de cacao).............	50
Albumine, fibrine et autres matières azotées.....	20
Caféine.................................	2
Amidon.................................	10
Cellulose...............................	2
Matière colorante, essence aromatique..........	traces.
Substances minérales......................	4
Eau hygroscopique........................	12
	100

On voit, d'après cette composition, que le cacao constitue un aliment complet, c'est-à-dire pouvant suffire à la réparation par ses principes azotés, ses éléments minéraux, et à la respiration, par ses principes gras et amidonnés. On pourra remarquer que l'amande de cacao contient plus de matière azotée que la farine de froment, mais surtout une très forte proportion de matière grasse.]

On fait usage de ce végétal en simple décoction, que l'on prépare avec la graine écrasée ou bien sous la forme de chocolat. Cet aliment se prépare en torréfiant légèrement les graines, en les réduisant en pâte, en y mêlant divers aromates, et, en particulier, de la vanille, des clous de cinnamome et du sucre. Le chocolat est d'un aspect oléagineux; sa saveur est légèrement âcre. On le prend cru, ou cuit dans de l'eau ou du lait : il se digère plus difficilement que le café et le thé ; beaucoup de personnes même ne le digèrent pas.

Le chocolat est analeptique et convient aux individus épuisés par de longues maladies, affaiblis par les excès vénériens, la masturbation, etc. Lorsqu'il est digéré, il nourrit bien, donne un peu de ton et relève rapidement les forces : il est rare que les dyspeptiques puissent le digérer ; cependant, pour décider cette question, il faut expérimenter avant de se prononcer. L'habitude du chocolat ne peut être contractée que quand il est facilement digéré : c'est à chacun d'expérimenter sur soi-même avant de se décider à en faire usage.

La décoction de chocolat doit toujours être légère et en même temps épaisse. Elle réussit mieux lorsqu'elle est prise au déjeuner qu'au dîner.

§ 5. — BOISSONS ACIDES OU ACIDULÉES.

Les boissons acidulées dont on fait usage sont les suivantes : la limonade (eau et jus de citron), l'orangeade (eau et jus d'orange), le sirop de groseilles, etc. C'est surtout en été, à l'époque des grandes chaleurs, qu'on fait usage de ces diverses boissons. A petites doses, elles n'ont pas beaucoup d'inconvénients ; mais, à doses plus élevées, elles fatiguent inévitablement l'estomac et déterminent des irritations aiguës ou chroniques de ce viscère. La diarrhée est une de leurs conséquences les plus ordinaires. En été, ce sont des boissons dont il ne faut pas faire un usage habituel, en raison de leur action sur le tube digestif : il est infiniment préférable de prendre de l'eau sucrée, additionnée d'une très petite quantité d'eau-de-vie ou de rhum, lorsque la soif le réclame.

Les eaux chargées d'acide carbonique favorisent beaucoup la digestion, et agissent simplement comme de légers stimulants.

[L'usage des eaux gazeuses naturelles, mais surtout de l'eau de Seltz artificielle préparée en grand ou par chaque consommateur, à l'aide d'appareils plus ou moins simples, a pris, depuis quelques années, une grande extension. L'abus de ces eaux, spécialement des eaux artificielles généralement beaucoup trop chargées d'acide carbonique, n'est pas sans inconvénients : elles déterminent chez beaucoup de personnes de la gastralgie et une légère irritation gastrique ou œsophagienne ; les eaux préparées en grand renferment quelquefois un peu d'acide sulfhydrique provenant de réactions de l'acide sulfurique qui a servi à leur fabrication ; elles ont aussi quelquefois un goût de croupi dû à la présence de matières organiques qui peuvent se trouver mêlées avec la craie, laquelle, traitée par l'acide sulfurique, doit fournir le gaz carbonique. M. Boudet a fait à l'Académie de médecine, en 1868, un rapport sur un nouveau procédé imaginé par un pharmacien, M. Ozouf, et à l'aide duquel on se procure du gaz parfaitement pur. L'air extérieur étant appelé à travers un foyer de coke incandescent, son oxygène se transforme en acide carbonique qui traverse une série de cylindres, contenant une dissolution de sous-carbonate de soude ; celle-ci passe à l'état de bicarbonate. De là, la solution bicarbonatée est transportée au moyen d'une pompe dans des vases distillatoires chauffés à la vapeur, et, sous l'influence de la chaleur, le sel abandonne une portion de son acide carbonique et retombe à l'état de sous-carbonate. L'acide dégagé se rend sous un gazomètre, tandis que l'eau sous-carbonatée retourne au premier cylindre pour y subir de nouveau la même transformation. A part ce procédé, les appareils particuliers valent donc beaucoup mieux ; seulement il faut faire en sorte que les tubes, robinets et armatures de ces appareils ne renferment pas de plomb ; le mieux est qu'ils soient en étain pur ; le vase principal sera entouré d'un réseau à mailles métalliques pour empêcher la projection des éclats en cas d'explosion.]

Bibliographie. — Le thé, le café et le chocolat ont été, dans les premiers temps surtout, l'objet d'un très-grand nombre de monographies ; nous n'en citerons nécessairement qu'un certain nombre. — CARDENAS (Juan), *Del chocolate*, in *De los problemos y secretos mervillosos de las Indias*. Megico, 1591, in-8°. — MARRADON (Bart.), *Dialogos del uso... del chocolate y otras bebidas*. Sevilla, 1616, in-8°.—COLMENERO DE LEDESMA, *Tratado de la naturaleza y calidad del chocolate*. Madrid, 1631, in-4°. — PINELO (Ant. de Leon y), *Question moral si el chocolate quebranta el ayuno ecclesiastico* (R. neg.). Madrid, 1636, in-4°, tr. lat. de M. A. SEVERINO, Norimbergæ, 1644, in-12, tr. franç. de R. MOREAU. Paris, 1643, in-4°. — GIRIN (J.), *De l'usage du caphé, du thé et du chocolat*. Lyon, 1671, in-12. — BONTEKOE (C.), *Tractaet van het excellentste Kruyd Thee*, Haag, 1678, in-12, 3e édit. ibid., 1685, in-8°. — BLEGNY (DE), *Le bon usage du thé, du caffé et du chocolat pour la préservation et pour la guérison des maladies*, fig. Lyon, 1687, in-12. — DUFOUR (P. S.), *Traitez nouveaux et curieux du café, du thé et du chocolat*. Lahaye, 1693, in-12. — TOZZI (G.), *Tractatus novus de potu cophe, de Sinensium thee et de chocolate*. Francofurti, 1693, in-12. — GALLAND (H.), *De l'origine et du pro-*

grès du café, traduit sur un manuscrit arabe, etc. Caen et Paris, 1699, in-12. — DUNCAN, Avis salutaire à tout le monde contre l'abus des choses chaudes et particulièrement du café, du chocolat et du thé. Rotterdam, 1705, in-8°. — ANDRY, Le thé d'Europe. Paris, 1712, in-12. — MEISSNER (L. F.), De caffe, chocolatæ, herbæ thee ac nicotianæ naturâ, usu et abusu, etc. Norimbergæ, 1721, in-8°. — CIVININI (G. D.), Della storia e natura del café. Firenze, 1731, in-4°, fig.— Questio medica : Litteratisne salubris cafe usus ? Paris, 1741, in-8°. — Memorie storiche sopra l'uso della cioccolata in tempo di digiuno. Lucca, 1749, in-8°. — LLOY (N. F. J.), Réflexions sur l'usage du thé. Mons, 1750, in-12. — DU MÊME, Réflexions sur une brochure intitulée : « Apologie du thé. » Mons, 1751, in-12.—DU MÊME, Question, etc., si l'usage habituel du café est avantageux ou doit être mis au rang des choses indifférentes à la santé ; s'il peut se concilier, etc. Mons, 1781, in-8°. — LINNÉ (C.), Potus coffeæ. Upsaliæ, 1761, in-8°. — ELLIS (J.), An Historical Account of Coffee, with Botanical Description, etc. Lond., 1774, in-4°. — MOSELLY, Traité sur les propriétés et les effets du café, trad. de l'anglais, par LEBRETON. Paris, 1786, in-12.— GENTIL, Dissertation sur le café et sur les moyens propres à prévenir les effets qui résultent de la préparation communément vicieuse, etc., Paris, 1787, in-8°. 1 pl. — ETTORE (Jul.), Notiche istorico-fisiche sul café. Roma, 1791, in-8°. — CADET (C. L.), Le thé est-il plus nuisible qu'utile? ou Histoire, etc. Paris, 1808, in-8°. — PERCIVAL (Edw.), Some Brief Notice on the Deleterious and Medical Effects of Green Tea. Dublin Hospit. Rep., t. 1, p. 219, 1818. — ABENDROTH (G. F.), De coffea. Lipsiæ, 1825, in-4°. — KURHESS et SCHNEIDER, Der Kaffee als Gegenstand der medizinischen Polizei, in Henke's Ztschr., t. XVIII, p. 303, 1829. — MÉRAT et DELENS, article Ilex mate, in Dict. de mat. méd., t. III, 1831. — COLET, Des accidents que déterminent le thé et le café pris à hautes doses, in Arch. gén. de méd., 2e sér., t. III, p. 433, 1833. — GIRARDIN, Rapport sur un café avarié par l'eau de mer, in Ann. d'hyg., 1re sér., t. XI, p. 87, 1834. — DU MÊME, Rapport sur une poudre destinée à remplacer le café, ibid., p. 96. — PÉLIGOT, Recherches sur la composition chimique du thé, in Compt. rend. de l'Acad. des sc., t. XVII, p. 107, 1843. — MÉRAT, Mém. sur la possibilité de cultiver le thé en pleine terre et en grand en France, avec des observations, etc. Paris, 1844, in-8°. — PLEISCHL, Ueber den Thee chemischer und diätetischer Beziehung ; nebst einer Anweisung, etc., in Med. Jahrbb. der K. K. Gesellsch. Oesterr. St., t. LVIII, p. 1, 163, 299, 1844. — SAINT-ARROMAN (A.), De l'action du café, du thé et du chocolat sur la santé, et de leur influence, etc. Paris, 1845, in-8°.—WEITENWEBER, Diätetisch-medizinische Wirkung des Kaffee's, in Oesterr. med. Wchnschr., 1845, p. 1583. — DU MÊME, Medizinischpolizeiliche Bemerkungen über den Kaffee, in Prag. med. Jahrbb. des Oesterr. St.· t. LXVI, p. 41, 151, 1848. — PAYEN, Mém. sur le café, 1re part., in Compt. rend de l'Acad. des sc., t. XXII, p. 724, 1846. — MASSON (V. P.), De l'usage et de l'abus du thé et du café. Th. de Paris, 1848, n° 179, in-4°. — JACKSON (S.), On Tea and Coffee in the Dietary of Children and the Labouring Classes, in Dublin Med. Press, t. XXII, p. 233, 1849. — GASPARIN (DE), Du régime alimentaire des mineurs belges, et discuss. acad. sur l'usage du café, in Compt. rend. de l'Acad. des sc., t. XXX, p. 397, 729, 1850.—ARADIE (D'), Emploi du café dans le régime alimentaire en Arabie et en Abyssinie, ibid., t. XXX, p. 749, 1850. — ZOBEL, Reflexionen über Kaffeenhaltige Genussmittel, in Vtjschr. f. d. prakt. Heilk. in Prag., t. XXXVIII, p. 105, 1853. — CHEVALLIER (A.), Sur les falsifications que l'on fait subir au chocolat. Nécessité de les réprimer, in J. de chim. méd., 3e sér., t. IX, p. 254, 1853. — DU MÊME, Du café, son historique, son usage, son utilité, ses altérations, ses succédanés, les falsifications qu'on lui fait subir ; condamnations, etc., in Ann. d'hyg., 2e sér., t. XVII, p. 2, 1862. — DU MÊME, Mém. sur le chocolat, sa préparation, ses usages, ses falsifications, etc., ibid., t. XXXVI, p. 241, 1871. — SCHUTZE, Kaffee, Thee und Chocolade als Nahrungsmittel in sanitäts-polizeil. Hinsicht, in Casper's Vierteljahreschr., t. XVII, p. 188, 1860.— CHEVALLIER fils, De la chicorée dite café-chicorée; origine de son emploi, fabrication, falsifications, etc., in J. de chim. méd., 3e sér., t. X, p. 561, 1854. — BIDRA (F. E.), Der Kaffee und seine Surrogate. München, 1858, in-8°. — CHICOU (J. B.), Du café en hygiène et en thérapeutique. Th. de Paris, 1859, n° 133. — MANGIN (A.), Le cacao et le chocolat considérés aux *points de vue botanique, chimique, physiologique*, etc. Paris, 1860, in-18. — VOIT (K.). *Untersuchungen über den Einfluss der Kochsalzes, des Kaffee's, etc., auf den Stoffwechsel.* München, 1860, in-8°. — ALCOTT (W. A.), *Tea and Coffee : their physical, intellectual and moral effects*, etc. New-York, in-18, plus. édit. et trad. all., *Oppeln.*, 1860, in-8°. —BRILL, *Das Kaffein in chemischer, physiologischer und therapeutischer Hinsicht.* Marburg, 1862, in-8°. — *Utilité du café pour les troupes* (Communicat. et Rapp.), in *Rec. de mém. de méd. milit.*, 3e sér., t. VII, p. 174, 1862. — PETIT (H.), *De la prolongation de la vie humaine par le café.* Château-Thierry, 1862, in-8°. — MARCHAND (L.), *Recherches organographiques et organogénésiques sur le café* (Coffea arabica). Paris, 1864, in-8°, pl. 4. — PENILLEAU (A.), *Étude sur le café au point de vue historique, physiologique, hygiénique et alimentaire.* Th. de Paris, 1864, no 150. — LAMARE-PICQUOT, *Sur l'action dynamique du café*, in *Études expérimentales*, etc. Paris, 1864, in-8°. — SCHNEPF (B.), *Note sur la Yerba Maté, ou Thé du Paraguay*, in *Compt. rend. Acad. des sc.*, t. LVIII, p. 42, 1864.—ISNARD (Ch.), *Effets toxiques du thé à hautes doses.* Paris, 1865, in-12. — MÉPLAIN (F.), *Du café : Étude de thérapeutique physiologique.* Th. de Paris, 1868, no 167. — SABARTHEZ (H.), *Étude physiologique sur le café.* Th. de Paris, 1870, no 149. — EUSTRATIADÈS (D. S.), *Étude expérimentale sur les propriétés physiologiques de la caféine et du café.* Th. de Paris, 1870, no 157. — LEROY DE MÉRICOURT, art. *Maté*, in *Dict. encyclop. des sc. méd.*, 2e sér., t. V, 1872. — Voir surtout les voyages, les récits des explorations scientifiques, etc.

Eaux gazeuses : SOUBEIRAN, *Mém. sur la fabrication des eaux acidules gazeuses.* Paris, in-8°, pl. 1. — LEGRAND, *Sur l'eau de Seltz et la fabrication des boissons gazeuses ; aperçu historique, physiologique et médical.* Paris, 1861, in-18. — LACHAPELLE (H.) et GLOVER, *Des boissons gazeuses aux points de vue alimentaire, hygiénique et industriel*, 2e édit., fig. Paris, 1865, in-8°. — BOUDET, *Rapp. sur un procédé pour obtenir en grand l'acide carbonique pour la fabrication des eaux minérales factices*, par M. Ozouf, in *Bull. acad. de méd.*, t. XXXIII, p. 253, 1868.

— FONSSAGRIVES, art. *Café*, in *Dict. encycl. des sc. méd.*, 1re sér., t. XI, 1870. — CHEVALLIER, *Mém. sur le chocolat*, in *Ann. d'hyg. publ.*, oct. 1871. — AUBERT (H.), *Ueber den Coffeingehalt des Caffeegetränkes*, etc., in *Pflüger's Archiv*, Bd. V, 1872. — DUCLAUX, *Analyse de chocolats.* in *Bull. de la Soc. chimique*, 1872. — BENNET (A.), *An experim. inquiry into the physical action of theine, caffeïne, guaranine, cocaïne and theobromine*, in *Edinb. med. Journ.*, oct 1873. — AUBERT (H.), *Ueber die Wirkungen des Kaffees*, in *Pflüger's Arch.*, Bd. IX, 1874. — MARVAUD, *Les aliments d'épargne. Alcool et boissons aromatiques*, 2e éd. Paris, 1874, in-8°.

ALLFIED (J.). *Report on the supposed presence of lead in aerated water from syphon bottles*, in *Brit. med. Journ.*, vol. II, 1874. — BROWNEN (G.). *Metallic impurities in aerated waters.* in *Boston med. Journ.*. june 13, p. 789, 1874.

— COUTY, *L'alimentation au Brésil*, in *Rev. d'hyg.*, 1881, p. 279. — HENNIG (C.), *Der Kaffee vom ärztlichen Standpunkte*, in *Memorabilien.* 1882. p. 217. — ROTUREAU, art. *Gazogène*, in *Dict. encycl. sc. méd.*, 1881. — COUTY, *Un aliment nouveau : le maté.* in *Rev. sc.*, 1882, no 2.

CHAPITRE XX

Enveloppes et coloration des aliments. — Ustensiles divers.

1° *Enveloppes et coloration.*

Il faut tenir compte, au point de vue de l'hygiène, des couleurs nuisibles qui servent quelquefois à orner différentes sortes d'aliments ou qui recouvrent divers objets, des papiers particulièrement destinés à les envelopper.

Certaines gelées, des pâtisseries, mais surtout des bonbons, sont souvent colorés avec des substances éminemment toxiques, le vert de Schweinfurt, par exemple : il en résulte de véritables empoisonnements. D'autres fois, ce sont des papiers peints de différentes nuances dans lesquels on place des substances alimentaires : celles-ci, étant humides, dissolvent ou détachent une partie de la couleur et rendent l'aliment vénéneux, quand cette couleur est de nature toxique. Les accidents, souvent fort graves, que nous signalons, n'auraient pas lieu si l'ordonnance de police, applicable seulement à Paris, qui défend l'emploi des matières colorantes nuisibles dans la confiserie, dans la préparation des papiers d'enveloppe des bonbons, etc., était rendue obligatoire pour toute la France. Une instruction très détaillée, rédigée en 1858 par M. Beaude, au nom du Conseil de salubrité, fait connaître les couleurs toxiques qui doivent être rejetées et celles qui sont innocentes et dont on peut faire usage. Des ordonnances analogues existent dans beaucoup de villes d'Allemagne, où, en général, l'hygiène publique est l'objet d'une réglementation très rigoureuse.

2° *Ustensiles divers.* — La diversité des matières dont sont formés les vases et ustensiles destinés à la préparation et à la conservation des aliments, a également une très grande importance.

A. *Ustensiles en bois.* — Ils ont été généralement négligés par les auteurs classiques. Nous empruntons en partie ce qui suit à un célèbre hygiéniste allemand, le docteur Krügelstein. Les vases dont il s'agit ne peuvent guère servir qu'à la conservation passagère ou prolongée des substances alimentaires : mais, à ce sujet, se présentent quelques considérations dignes d'intérêt. Certains bois, érable, frêne, bouleau, coupés en sève et ouvrés immédiatement, contiennent une matière sucrée et fermentescible qui amènerait la prompte altération des substances alimentaires : le hêtre est imprégné d'une matière narcotico-âcre qui pourrait leur communiquer des propriétés nuisibles. Les bois tendres et résineux leur donneront un goût acerbe et désagréable. L'eau qui, autrefois, dans les voyages de long cours, était placée dans des tonnes de bois, ne tardait pas à se corrompre et à prendre une saveur saumâtre : elle se conserve actuellement pure et intacte dans des caisses de fer-blanc. Les marins se louent beaucoup de ce changement, auquel ils attribuent une grande part de la santé meilleure dont jouissent aujourd'hui les équipages. Les inconvénients des vases de bois sont donc de s'altérer et de faciliter l'altération des substances qu'ils contiennent. Il faut dès lors chercher des bois très durs, ne s'imprégnant que difficilement des substances molles et des liquides que l'on y renferme, et non susceptibles de laisser échapper eux-mêmes les éléments liquides ou solubles qui font partie de leur composition. On aura recours, pour empêcher ces effets, aux lavages, à la lixiviation, au soufrage, etc.

B. *Vases de cuivre.* — On sait que ce métal est facilement attaqué, même à froid, par une foule de substances, mais surtout par les acides, par divers sels, par les corps gras. Ces vases ne peuvent donc servir que pour des préparations de coction rapidement terminées, et les aliments devront y séjourner le moins longtemps possible. Il est vrai que plusieurs auteurs modernes soutiennent l'innocuité du cuivre, même dans les cas où un sel de cuivre (acétate, carbonate, etc.) s'est formé au contact des aliments. Nous admettrons volontiers, qu'à faible dose, les inconvénients de ces composés accidentels sont peu marqués, mais nous devons rester sur la réserve.

Pour obvier à ces inconvénients, on emploie l'*étamage*, opération déjà connue des anciens, particulièrement pratiquée par les Gaulois, et qui consiste à revêtir l'intérieur du vase de cuivre d'une couche d'étain. *Stannum illitum vasis æneis saporem gratiorem facit et compescit æruginis virus*, a dit Pline (*Hist. nat.*, l. XXXIV, c. 17). A part l'inconvénient de s'user assez promptement, l'étamage constitue une excellente précaution. Seulement il faut veiller à ce que l'étain soit pur et qu'il ne contienne pas de plomb, ou du moins que la proportion de celui-ci ne soit pas assez considérable pour constituer un danger. Diverses ordonnances de police, rendues soit à Paris, soit dans quelques villes de province, fixent à 1/10 la limite extrême de cette proportion. Comme nous le verrons plus bas, le zinc ne doit pas être employé pour l'étamage.

C. Le *plomb* est trop facilement attaqué pour que l'on puisse le laisser en contact avec des substances destinées à l'alimentation : qu'il soit sous forme de vases, de réservoirs, de tuyaux de conduite, d'enveloppes en feuilles, etc., le plomb doit être absolument rejeté. Dans ces derniers temps, plusieurs hygiénistes allemands ont signalé les dangers que peuvent présenter les biberons ou bouts de sein en caoutchouc vulcanisé, dans lesquels une fraude coupable a introduit du plomb. Nous n'avons pas à insister sur ce point.

D. Le *zinc*, quoique infiniment moins dangereux, ne peut non plus être accepté, surtout s'il s'agit d'y placer des substances acides (vins, cidres, vinaigres). Ces acides ne tardent pas à former avec le métal des combinaisons salines douées de propriétés émétiques qui, si elles ne mettent pas la vie en danger, comme le font les composés saturnins, peuvent cependant déterminer des accidents très pénibles.

E. L'*étain* pur ou avec un faible alliage peut servir, comme nous l'avons vu, pour former un enduit aux vases de cuivre, ou pour faire des ustensiles dans lesquels on peut renfermer sans danger des boissons de diverses sortes.

F. L'*argent* pur serait sans inconvénients; mais, pour le travailler, on y ajoute du cuivre, et c'est la présence de celui-ci, en quantité plus ou moins considérable, qui rend la vaisselle plate dangereuse, quand on y laisse séjourner ou refroidir des aliments.

G. Il en est de même pour l'*or* et pour le *platine*, mais le prix trop élevé de ces métaux s'oppose à ce qu'on les emploie pour les usages ordinaires.

H. On se sert beaucoup aujourd'hui, et avec raison, du *fer battu*, comme ustensile culinaire. Il n'a guère d'autre inconvénient que de donner quelquefois aux aliments un goût de fer, et de communiquer une couleur noirâtre aux gelées et aux confitures qu'on prépare dans ces vases. Le *fer-blanc*, ou fer étamé, est d'un excellent usage pour renfermer les conserves alimentaires. D'après une autorité bien compétente en pareille matière, les caisses de tôle zinguées en usage dans la marine, pour renfermer l'eau potable, sont préférables aux caissses de tôle ordinaire. L'eau s'y conserve plus limpide, et, en même temps, le zingage préserve ces caisses d'une altération très rapide et très dispendieuse.

I. On a importé chez nous, de l'Allemagne, l'usage des vases de *fonte émaillée*, qui n'offrent aucun danger au point de vue de l'intoxication. Mais l'enduit interne ou émail, ne se dilatant pas par la chaleur de la même manière que le métal, ne tarde pas à se fendiller et par suite à s'écailler. La tôle émaillée en couches très minces, au moyen d'un vernis de silicate de plomb boraté, présente les avantages des vases de fonte émaillée, moins l'inconvénient du craquelé.

K. *Des poteries.* — Les anciens ne connaissaient probablement pas l'art d'enduire les poteries d'une couche vitrifiée qui les rend imperméables. Cette découverte paraît remonter seulement au treizième ou au quatorzième siècle. Cet enduit est d'ordinaire un sel de plomb, le silicate, chauffé de manière à en amener la vitrification. Quand celle-ci n'est pas complète, ce qui tient à une cuite insuffisante ou à la présence d'une trop forte proportion de plomb, ce métal est promptement attaqué et détaché du vernis par les corps acides, salins, etc. : de là les dangers de l'intoxication saturnine : la science en offre d'assez nombreux exemples, sans compter le grand nombre de ceux qui passent inaperçus. Les chimistes et les industriels ont fait une foule d'essais pour remplacer le plomb par d'autres substances vitrifiables. Les terres argileuses mêlées au verre pilé

(Chaptal) ; la pierre ponce et les scories d'origine volcanique (Fourmy) ; divers composés dont le borax forme la base, etc., etc., ont été proposés ; mais, jusqu'à ce jour, les fabricants ont toujours préféré le plomb, qui se vitrifie bien plus facilement. Du reste, quand *la température a été portée au degré convenable*, et *que le plomb n'était pas en proportion trop grande*, le vernis est très solide et résiste parfaitement à toutes les épreuves avec les acides froids et même bouillants. Toute la question est là. Cependant l'attention de l'autorité a été récemment appelée sur ce sujet ; une enquête a été ordonnée (1861), et les résultats de celle-ci ont confirmé les faits déjà anciennement connus, et que nous venons de rappeler. Des inspections destinées à s'assurer de l'état de ces vases devraient avoir lieu de temps en temps, afin que l'on forçât les fabricants à ne donner que des produits de bonne qualité.

L. Le *verre* bien préparé est difficilement attaquable par les acides et les alcalis les plus énergiques ; mais il n'en est pas de même des verres de basse qualité ; c'est encore là une question qui mérite d'être examinée de près.

M. La *porcelaine*, qui va sur le feu, et dont la composition est exempte de tout métal nuisible, serait préférable à tous les autres corps pour la composition des ustensiles destinés aux usages alimentaires, mais sa fragilité extrême et l'impossibilité d'en fabriquer des vases de grandes dimensions en restreignent nécessairement l'emploi.]

Bibliographie. — Couleurs nuisibles : ANDRAL (G.), *Rapp. sur le danger qui peut résulter de l'usage des bonbons coloriés*, in Ann. d'hyg., 1re sér., t. IV, p. 48, 1830. — GAULTIER DE CLAUBRY (H.), *Rapport (au préfet de police) sur les visites faites chez les confiseurs, distillateurs et débitants de bonbons et liqueurs*, ibid., t. VII, p. 114, 1832. — CHEVALLIER (A.), *Note sur les pains à cacheter et sur les matières colorantes qu'on y fait entrer*, ibid., t. XXVI, p. 395, 1841. — DU MÊME et HABERT, *Nécessité d'indiquer légalement les matières colorantes que doivent employer les confiseurs, pastilleurs*, etc., ibid., t. XXVIII, p. 55, 1842. — DU MÊME et DUCHESNE, *Des dangers que présente l'emploi des papiers coloriés avec des substances toxiques*, ibid., 2e sér., t. II, p. 66, 1854. — BUCHNER, *Ueber sanitätspolizeil. Aufsicht auf Gegenstände wozu mineral Farben benutz werden*, in Henke's Ztschr., t. XXXV, p. 173, 1842, et *Schmidt's Jahrb.*, Suppl., III. p. 342, 1842. — CRAMER, *Färbung der Gemüse mit Kupfer, und Vergiftung einer Familie*, in *Rhein. Monatschr. f. prakt. Aerzte*, febr. 1850, et *Canstatt's Jahresb.*, 1851, t. VII, p. 25. — KLEISCHKE, *Die Aufgabe der Medizinalpolizei zur Verhütung von Vergiftungen durch schädliche Farben*, in *Casper's Vrjschr.*, t. VI, p. 139, 1854. — LEICH (A.), *Die Farbestoffe, ihre Gebrauch und Einfluss auf die Gesundheit*. Düsseldorf, 1865. in-8o. — Voir un grand nombre d'ordonnances de police sur les couleurs qu'il faut rejeter et celles qu'on peut admettre, soit dans les journaux allemands de Henke et de Casper, soit dans les *Annales d'hygiène publique*.

Ustensiles (l'importance et l'actualité de cette question nous engagent à donner une certaine extension à notre bibliographie) : BAYFIUS (L.), *De vasculis libellus*, etc Parisiis, 1535, in-8o. — LANZONI, *Noxa ex cibo cocto in vase æneo*, in *Miscel Acad. nat. cur.* Dec. III, a. 7, 8, p. 169, 1699. — MAUCHART, *Mors in ollà, seu d cuprorum vasorum noxà*, in *Ephem. Acad. nat. cur.* Cent. 1. 2. p. 54, 1712. —

SCHULZE (J. H.), *Mors in ollâ, sive metallicum contagium in ciborum, potuum et medicamentorum præparatione et asservatione cavendum.* Altorfii, 1722, in-4°. — HELLOT et GEOFFROY, *Sur un étain présenté à l'Académie des sciences,* in *Hist. de l'Acad. des sc.,* 1741, p. 81. — MALOIN, *Expériences qui découvrent l'analogie entre l'étain et le zinc,* ibid., 1742, p. 44, et *Mém.,* p. 76. — THIERRY, *An ab omni re cibariâ vasa ænea prorsus ableganda?* (Resp. affirm.) Th. de Paris, 1749, in-4°. — AMY, *Réflexions sur les vaisseaux de cuivre, de plomb et d'étain,* etc. Paris, 1752, in-12. — Du MÊME, *Extrait d'un livre intitulé,* etc. Paris, 1752, in-12. — Du MÊME, *Réfutation d'une lettre de MM. Eller et Formey, qui tend à prouver que l'on peut se servir avec sécurité des vaisseaux de cuivre dans les cuisines et les pharmacies.* Paris, 1757. Anal., in *Journ. de méd.,* t. VII, p. 340, 1757. — BUCUNER (A. E.), *De circumspecto usu vasorum stanneorum ad potuum ciborumque, speciatim ex ovis conficiendorum, præparationem necessario.* Halæ Magdeb., 1753, in-4°. — QUELMALZ (S. Th.), *Vasa ænea coquinæ famulantia.* Lipsiæ, 1753, in-4°. — LIND (J.), *Figulinorum vasorum plumbeo encauste obductorum noxa,* in *The Gentleman's Mag.,* t. XXIV, p. 277, 1754, et *Comment. Lips.,* t. V, p. 443, 1754. — POLT (J. B.), *Nützliche Gedanken und gründliche Untersuchung der metallenen Geschirre, ob solche in den Küchen zu lassen sind, und was für welche?* Dresden, 1754, in-8°. — MISSA, *Observation medico-chymique et œconomique sur les différents usages de l'étain,* in *Journ. de méd.,* t. II, p. 283, 1755. — ELLER (J. Th.), *Rech. sur l'usage prétendu dangereux de la vaisselle de cuivre dans nos cuisines,* in *Mém. de l'Acad. roy. des sc. de Berlin,* 1756, t. X, p. 3. — STEMPLING, *Experimenta et observatio de actione quorumdam liquorum in cuprum et stannum.* Pragæ, 1756. — TRAVIS (J.), *Letter tending to show, that the Use of Copper-Vessels in the Navy is one of the principal causes of the Sea-Scurvy* (oct. 1757), in *Med. Obs. and Inquir.,* etc., t. II, p. 1, 1764. — RAMSAY (J.), *On Copper-Vessels* (1758), ibid., p. 146, 1764. — MANGGNAF, *Expériences chimiques sur l'étain,* in *Journ. de méd.,* t. IX, p. 449, 1758. — ZWINGLER (J. R.), *Historiola colicæ cœnobialis in monasterio Bemvilensi,* etc., in *Acta Helvetica,* t. V, p. 249, 1762. — MOLINELLI (P. P.), *De veneficâ æris indole,* in *Commentar. Bonon.,* t. V, pars II, p. 7, 1767. — DESLSSARTS (J. C.), *An ab omni re cibariâ vasa ænea prorsus ableganda?* (Resp. affirm.) Th. de Paris, 1767, in-4°. — HARNISCH (J. A.), *Abhandlung wodurch erwiesen wird dass die kupfernen Geschirre in der haushaltung nicht so schädlich sind als die eisernen.* Frankf. a. M. 1773, in-8°. — MODEL (J. G.), *Von den aus verschiedenen Metallen verfertigten Gefässen im œconomischen Gebrauch, nebst,* etc., in *Abhandl. der œkonom. Gesellsch. in St. Petersburg.* Th. I, p. 81, 94, et trad. par PARMENTIER, in *Récréations physiq.,* etc., t. II, p. 226, 1774. — Prix proposés par diverses sociétés, soit pour l'étamage, soit pour la confection des ustensiles, *J. de méd.,* t. XLIX, p. 478, 1778 ; t. LII, p. 564, 1779, etc. — *Compte rendu d'expériences sur les casseroles de Doucet et sur les étamages,* ibid., t. LII, p. 362, 365, 1779 ; t. LXII, p. 636, 1784. — RINMANN (S.), *Ueber die Verbesserung der Gefässe zum Kochen,* in *Schwed. Akad. Abhandl.,* 1779, p. 174. Anal., in *J. de Med.,* t. LX, p. 598, 1783. — *Vom Gebrauch des metallenen Haus und Küchen Geräthes,* in *Œkon. Nachr. der Gesellsch.,* in *Schlesien,* t. I, p. 188, 1780. — BAYEN et CHARLARD, *Recherches chimiques sur l'étain.* Paris, 1871, in-8°. — ROCHOW, *Ueber die Schädlichkeit der Bleiglasur in den irdenen Küchengefässen, nebst Vorschlägen zu deren Abhelfung,* in *Annal. der œk. Gesellsch. in Potsdam.,* t. II, p. 1. — *Aperçu général et pièces diverses sur l'étamage à couche épaisse.* Paris, 1784, in-4°. — BLIZARD (W.), *Experiments and Observations on the Danger of Copper and Bell Metall.* London, 1786. — CADET DE VAUX, *Mém. sur les inconvénients qui peuvent résulter de l'emploi du cuivre dans la préparation des aliments,* in *Mém. d'agric. de Paris,* 1787, p. 86. — NIETO DE PINNA (don Chr.), *Disertacion del grave perjuicio, que causa á la salud el uso de los licores conservados en vasijas de plomo, y zelo que debe tener el magistrado sobre este punto,* in *Mem. acad. de la real Soc. de Sevilla,* t. VI, p. 338, 1787. — CHAPTAL, *Sur les moyens de fabriquer de bonne poterie à Montpellier, et sur un vernis qu'on peut employer pour les enduire,* in *Ann. de chim.,* 1re sér., t. II, p. 73, 1789. — *Der Tod in Töpfen, zur Warnung für diejenigen, die gesund sein wollen ; oder,* etc., Hildburghausen, 1790, in-8°. — AXIMAY, *Prærogativæ ferreorum* (Lettre, etc.), in

Hamburg-Mag., t. VII, n° 3. — HAYES (Th.), *On the Danger of Using of Lead, Copper and Brass Vessels in Dairies.* in *Letter on Agric. of the Beth Soc.*, t. IV; p. 183. — MÉZA (DE), *De colicâ Pictaviensi per cibos in vasis æneis elixo inductâ*, in *Acta reg. soc. Hafn*, t. II, p. 34, 1791, — KOLDANI (P.), *Abhandlung über die herschenden Gifte in den Küchen, nebst den Gegengiften.* Presburg, 1702. — BUSCH (C. F. W.), *Noxx ex incauto vasorum æneorum usu profluentes, exemplis atque experimentis quibusdam illustratæ.* Gottingæ, 1791. — PIEFENDRING (G. H.), *Ueber die Schädlichkeit der Bleiglasur der gewöhnlichen Töpferwaaren.* Lemgo, 1795, in-8°. — WESTRUMB (J. F.), *Ueber die Bleiglasur unserer Töpferwaaren und ihre Verbesserung.* Hannover, 1795, in-8°, et *Fortsetzung*, etc , *ibid.*, 1797. — WEEHOF (M.), *Observationes de utensilibus stanneis et veneno plumbi.* Groningæ, 1800, in-8°. — VAUQUELIN, *Expériences sur les alliages de plomb et d'étain avec le vinaigre*, in *Ann. de chim.*, 1re sér., t. XXXII, p. 243, an VIII. — DU MÊME et DEYEUX, *Extrait d'un rapport sur l'emploi du zinc pour fabriquer des ustensiles de cuisine*, in *Bullet. de la Soc. de méd.*, t. III, p. 209, 1812. — FOURMY, *Sur les ouvrages de terres cuites, et particulièrement sur les poteries.* Paris, an X, in-8°. — DU MÊME, *Mém. qui a remporté le prix proposé par l'Instit. nat. : « Indiquer les substances terreuses et les procédés propres à fabriquer une poterie résistante, »* etc., in *Journ. des mines*, t. XIV, 1803. — PROUST, *Recherches sur l'étamage du cuivre, la vaisselle d'étain et la poterie*, trad. par DIRARRART, in *Ann. de chim.*, 1re sér., t. LI, p. 44, 117, 237, an XII. — DU MÊME, *Supplément au traité de l'étamage.* t. LVII, p. 73, 1806.— DAVILLIERS, CONTÉ, etc., *Rapp. sur la poterie de terre blanche de MM. Mittenhoff et Mourot*, in *ibid.*, t. LIV, p. 318, an XIII. — POIDEVIN, *Obs. sur les dangers de l'usage des faïences et poteries de mauvaise qualité*, ibid., t. LV, p. 97, an XIII. — JOUSSELIN, *Sur le perfectionnement général des poteries, ou l'Art de faire à moindres frais des vaisselles*, etc. Paris, 1807, in-8°. — MULLER, *Abhandlung über das gefährliche Haushaltungsgeschirr des Bleizinner*, etc., 1809, in-8°. — CHAUSSIER, *Rapp. sur l'emploi des bidons de zinc pour les troupes*, in *J. de méd. de Corvisart*, t. XXVI, p. 225, 1813. — SCHLEGEL (J. H. G.), *Gutachten über die Verwendung der Silberglätte zur Töpferglasur*, in *Henke's Ztschr.*, t. XII, p. 207, 1820. — WITTING (Expériences sur les poteries vernissées), in *Archiv des Apothek. Ver. im Nordl. Deutschl.*, t. I, Hft. 1, 1822. — MEADE (Cas d'empoisonnement par des pommes cuites dans une terrine à vernis plombique), in *New-Engl. Journ. of Med. and Surg.*, t. I, et *Henke's Ztschr. Ergängz.*, t. VI, p. 209, 1896. — HOUNBAUM (C.), *Bleivergiftung durch Töpfergeschirre*, in *Henke's Ztschr.*, t. XIII, p. 151, 1827.— SAINTE-MARIE, *De l'empoisonnement par le vert-de-gris qui se forme à la surface des ustensiles en cuivre*, in *Lect. relativ.*, etc. Lyon, 1829, in-8°. — PARENT-DUCHATELET, *Observation sur les comptoirs en étain dont se servent les marchands de vin à Paris*, in *Ann. d'hyg.*, 1re sér., t. VI, p. 58, 1831. — CHEVALLIER (A.), *Accidents causés par des vases de cuivre mal entretenus*, ibid., t. VIII, p. 436, 1842. — DU MÊME et ARTHAUD, *Note sur l'usage du zinc et sur les inconvénients qui résultent de l'emploi de ce métal*, ibid., t. XVIII, p. 353, 1837. — DU MÊME, *Rapp. à l'Acad. de méd. sur une lettre de MM. Paris, proposant l'emploi de vases recouverts d'un enduit vitreux dans les laboratoires et les officines*, in *Bullet. de l'Acad. de méd.*, t. XVII, p. 164. 1851-52.— DU MÊME, *Sur la nécessité : 1° de proscrire les vases de plomb ou d'alliages de ce métal pour la préparation et la conservation des matières alimentaires, solides ou liquides ; 2° de défendre*, etc., etc., in *Ann. d'hyg.*, 1re sér., t. L, p. 314, 1853, et 2e sér., t. I, p. 334, 1854. — DU MÊME, *Nécessité de faire des expériences sur les poteries vernissées*, ibid., 2e sér., t. XIX, p. 280, 1863. Plus un grand nombre de notes et d'extraits dans son *Journ. de chim. méd.* — DARCET, *Note sur l'étamage*, in *Ann. d'hyg.*, 1re sér., t. XII, p. 451, 1834. — BARRUEL, *Sur les inconvénients des vases de cuivre et de plomb employés dans la préparation des aliments*, ibid., t. XIV, p. 131, 1835. — BLUMENSATH, *Versuche über die Schädlichkeit der Bleiglasur der Kochgeschirre*, in *Casper's Wchnschr.*, 1838, et *Schmidt's Jahrbb.*, t. XXIII, p. 39, 1839.— BATILLAT, *Sur l'emploi du nickel arsénical dans la confection des ustensiles employés dans les usages domestiques*, in *J. de chim. méd.*, 2e sér., t. VIII, p. 151, 1842. — MEURER, *Ueber die Bleiglasur der Kochgeschirre*, in *Casper's Wchnschr.*, 1:43, et *Canstatt's Jahresb.*, 1844,

t. VII, p. 68. — Siedenhaar, *Herstellung einer probehaltigen Töpferglasur*, in *Vtjschr. f. d. prakt. Heilk.*, in *Prag.*, t. IV; Anal., p. 214, 1844.—Steudner, *Ueber die Benützung des Zinks, in medizinal-polizeilicher Beziehung*, in *Casper's Wchnschr.*, et *Canstatt's Jahresb.*, 1845. t. VII, . 66. — Krugelstein, *Von den nothwendigen Eigenschaften der zur Zubereitung und Aufbewahrung von Speisen und Getränken und*, etc., in *Bad. Annal.* et *Canstatt's Jahresb.*, 1845, t. VII, p. 60. — Marchand (E.), *Colique de plomb produite par des cornichons ayant séjourné dans un pot de terre verni*, in *Gaz. des hôp.*, 1848, p. 195.—Pleiscul (Ad.), *Ueber die Bleiglasur der gewöhnlichen Töpfergeschirre und ihre nachtheilige Einwirkung auf den menschlichen Organismus*, in *Oesterr. Jahrbb.*, t. LXV, p. 167, 287, 1848. — Du même, *Verfahren die schlechte Bleiglasur der gewöhnlichen Töpfergeschirre, leicht, schnell und sicher zu erkennen*, in *Oesterr. med. Wchnschr.*, 1848, p. 1095. —Du même, *Unverzinnte kupferne Kochgeschirre, auch wenn sie sehr rein gehalten und mit grösster Vorsicht behandelt werden, sind für die Gesundheit nachtheilig*, in *Ztschr. der K. K. Gesellsch. der Aerzte zu Wien*, t. I, p. 319, 1853.—Du même, *Ueber die Einwirkung des Brunnenswassers und des distillirten Wassers auf blankes unverzinntes Kupfer bei gewöhnlicher Temperatur*, ibid., t. II, p. 39.—Du même, *Kupfer ist Gift, und unverzinntes oder schlechtverzinntes kupfernes Kochgeschirre gesundheitsschädlich*, in *Vtjschr. f. prakt. Heilk.* in *Prag.*, t. LXVIII, p. 138, 1860. — Redtenbacher, *Gutachten der Prager med. Facult. in Betreff der Glasur irdener Geschirre*, in *Vtjschr. f. d. prakt. Heilk.* in *Prag*, t. XXIII; Anal., p. 102, 1849. — Gaultier de Claubry (H.), *De l'emploi des vases de zinc dans l'usage domestique*, in *Ann. d'hyg.*, 1re sér., t. XLII, p. 347, 1849. — Du même, *De l'emploi du fer émaillé sous le point de vue de la salubrité et de l'hygiène pour la confection*, etc., ibid., t. XLIII, p. 71, 1850. — *Circulaire, etc., contenant prohibition des tuyaux de plomb, de cuivre et de zinc pour le transvasement des boissons*, 28 sept. 1853. — Chatin, *Notes sur les eaux gazeuses rendues toxiques par les siphons de plomb*, in *Monit. des hôpit.*, t. I, p. 319, 1853. — *Ueber die Sanitätspolizeilichen Bedanken beim Gebrauch neusilberner Kirchergeräthschaften*, in *Vtjschr. f. ger. med.*, t. V, p. 202, 1854. — Toussaint, *Kupfer kein Gift und kupferne Geschirre unschädlich*, in *Casper's Vtjschr.*, t. XII, p. 228, 1857.—Pappenheim (L.), *Ueber einen gesundheitsgefährlichen Zufall beim Glasiren der gewöhnlichen Töpfergeschirre*, in *Deutsche Klinik*, t. IX, p. 344, 1857. — Du même, *Die bleiernen Utensilien für Hausgebrauchwasser*. Berlin, 1868, in-8°. — Gunther (R. B.), *Ueber Bleivergiftung. Vortrag gehalten in der öffentlichen Sitzung des Vereins für Staatsarzneikunde zu Dresden*, 1856, in *Henke's Ztschr.* et *Canstatt's Jahresb.*, 1858, t. VII, p. 63. — Sébille (Ch.), *Considérations générales sur les tubes en plomb étamés à l'intérieur*. Nantes, 1858, in-8°. — Du même, *Note concernant les tubes en plomb étamés intérieurement et extérieurement*. Nantes, 1858, in-8°. — Lefèvre (A.), *Accidents saturnins détei minés dans plusieurs familles par l'usage d'une boisson dite piquette préparée dans des vases en terre recouverts d'un vernis dû à un composé chimique*, in *Gaz. des hôp.*, 1858, p. 481. — Du même, *De la nécessité d'établir une surveillance sur la fabrication des poteries communes vernissées au plomb*, in *Ann. d'hyg.*, 2e sér., t. XV, p. 175, 1861.—Gouriet, *La colique de plomb et les vases vernis*, in *Gaz. des hôp.*, 1859, p. 454.— Beaugrand (E.), *Des dangers que présentent les vases de cuivre dans la préparation des aliments. De l'étamage : examen*, etc., in *Ann. d'hyg.*, 2e sér., t. XV, p. 435, 1861. — Du même, *De l'enquête sur les poteries vernissées. Examen*, etc., ibid., t. XVII, p. 207, 1862. — Depairn, *Sur les émaux qui protégent les vases alimentaires*, in *J. de pharmacie d'Anvers* et *Répert. de pharmacie*, t. XVII, p. 717, 1861.— Giorgino, *Recherches sur les vernis de la poterie commune*, in *Gaz. méd. de Strasbourg*, 1862, p. 67. — Bodierre (A.), *Études chimiques sur l'étamage des vases destinés aux usages alimentaires*, in *Ann. du Cons. d'hyg. de la Loire-Inférieure*. Nantes, 1861, in-8°. — Lepiez, *Empoisonnement par des vases mal étamés*, in *J. des conn. méd. prat.*, t. XXIX, p. 443, 1862. — Keil (F.), *Ueber die Einführung porzellanener Arbeitsgeräthe an Stelle der jetzt in den Apotheken üblichen zinnernen*, in *Pappenheim's Beiträge zur exact. Forsch.*, etc., Hft. 3, p. 26, 1862. — Denninguoff (Fr.), *Ueber den Zinngehalt der in zinnernen Infundirbüchsen bereitete Infusa und Decocte*, ibid., Hft. 4

p. 1, 1862. — Poggiale, *Extr. d'un rapp.* (au Conseil de salubrité de la Seine) *sur les poteries vernissées,* in *Journ. de pharm. et de chimie,* t. LXII, p. 282, 1862. — *Des accidents déterminés par le plomb et le cuivre entrant dans la confection des vases ou appareils en usage dans l'économie domestique,* in *J. de ch. méd.,* 4e sér., t. VIII, p. 488, 1862. — Fonssagrives, *De la valeur hygiénique du zinc employé dans la confection ou le revêtement des récipients destinés à contenir de l'eau potable, et en particulier,* etc., in Ann. d'hyg., 2e sér., t. XXI, p. 64, 1864. — *Die bleihaltigen, zinnernen und neusilbernen Löffel u. s. w., sowie die irdenen emaillirte Geschirre betreffend,* in *Horn's Vtjschr.,* 1865, t. III, et *Canstatt's Jahresb.,* 1866, VII, 99. — Roussin, *Étude sur la composition des vases en étain,* in *Rec. de mém. de méd. milit.,* 3e sér., t. XIV, p. 163, 1865. — Godley, *Recherches sur la poterie d'étain et les étamages.* Rapp., etc., in *Bull. de l'Acad. de méd.,* t. XXXIII, p. 940, 1868. — Waldmann, *Ueber Gefässe zur Bereitung und Aufbewahrung von Nahrungsmittel, von sanitätspolizeilichen Standpuncte,* in *Vtjschr. f. ger. med.,* Ne Fe, t. XII, p. 220, 1870. — Vande velde, *Sur le danger de l'emploi de certains ustensiles de ménage dits en fer contre-oxydé,* in *Ann. de la Soc. de méd. d'Anvers,* 1870, p. 140. — Voir pour les recherches sur les biberons en caoutchouc plombifère, p. 45. — Pour les ordonnances de police, les divers journaux d'hygiène, le *Journ. de chimie médicale,* le *Dictionn.* de Tardieu, etc.

— Liechti (P.), *Arsenikhaltiges Anilin als Färbemittel für Fruchtsäfte,* in *Aerztl. Mittheil. aus Baden,* n° 18, 1872. — Maurer (Aug.), *Zur Casuistik und Aetiologie der Vergiftungen durch Vanillecis,* in *Arch. f. klin. Medicin,* Bd. IX, 1872. — Charlot (H.), *De l'introduction des couleurs d'aniline dans les aliments,* in *Lyon médical,* 1873. — Chevallier, *Empoisonnements causés par divers produits alimentaires colorés par l'aniline,* in *Ann. d'hyg. publ.,* avril 1874. — Fonvos, *De l'action des liquides alimentaires sur les vases en étain contenant du plomb,* in *Compt. rend. de l'Acad. des sc.,* t. LXXIX, 1874.

Girardin, Rivière et Clouet, *Rech sur les étamages et en particul. sur ceux destinés à la marine,* in *Ann. d'hyg. publ.,* juill. 1876, p. 45. — Morel, *Rapp. sur les inconvénients que présentent les tuyaux en plomb pour l'aspirat. de la bière,* in *Bull. soc. de méd. de Gand,* janv. 1877. — Galippe, *De l'usage des vases culinaires en cuivre,* in *Bull. soc. méd. publiq.,* t. I, 1877 et *Ann. d'hyg.,* nov. 1878, p. 416. — Coulier, art. *Couleurs nuisibles,* in *Dict. encycl. sc. méd.,* 1878. — Rey (P.), *Étude historiq. et crit. sur la toxicité du cuivre.* Th. de Paris, 1879. — Delthil, *Dangers de l'emploi de l'alun en contact avec le cuivre dans les prépar. culinaires,* in *Bull. Acad. de méd.,* 16 août 1881, et in *Trib. méd.,* 1881, p. 401. — Lefour, *Cas d'empoisonnement cuprique par l'extrait mou de quinquina,* in *Gaz. hebd. des sc. méd. de Bordeaux,* 1881, p. 926. — Mercier, *Coloration des pâtes alimentaires avec l'aniline jaune,* in *Journ. de méd. de l'Algérie,* 1881, p. 359.

TROISIÈME CLASSE. — GESTA.

CHAPITRE XXI

Exercice. — Mouvement.

On peut définir l'exercice : un ensemble de mouvements résultant de la contraction de plusieurs muscles, se produisant simultanément, se mêlant, se combinant et s'associant entre eux, de manière à produire un acte qui reçoit, en général, le nom d'*exercice.*

L'exercice est donc basé sur l'accomplissement de la contraction musculaire, et c'est elle qui rend compte des principaux phénomènes physiologiques qui le caratérisent.

L'accomplissement de la contraction musculaire suppose deux actes particuliers : l'un qui se passe dans le centre encéphalo-rachidien, l'autre dans le muscle qui est le siége de la contraction.

1° L'acte cérébral consiste dans le développement de la volonté, sous l'influence de laquelle va s'accomplir le mouvement, et dans une dépense nerveuse qui accomplit cette contraction elle-même. Ce travail cérébral double, et qui est inconnu dans sa nature, n'en est pas moins appréciable par ses effets, qui sont: 1° exercice de la volonté ; 2° dépense de force nerveuse pour mettre la fibre musculaire en action.

2° L'acte musculaire, la contraction, exige également l'intervention du système nerveux, et, de plus, il détermine des effets physiologiques et physiques qui expliquent d'une manière satisfaisante beaucoup de résultats de l'exercice, dont jusqu'à présent on ne se rendait pas bien compte. Ces effets sont de deux sortes :

1° *Raccourcissement de la fibre musculaire à l'instant de la contraction.* — Ce fait physiologique est maintenant généralement admis ; il explique très bien les effets de la contraction. En effet, le raccourcissement et la contraction de la fibre musculaire exercent nécessairement une pression sur les interstices de ces fibres, ou plutôt sur les organes qui s'y distribuent. Or, l'effet de cette pression portant surtout sur les vaisseaux capillaires, et ces derniers étant alternativement comprimés et relâchés, il en résulte une stimulation directe de ces vaisseaux, et consécutivement une accélération du cours du sang. Cette stimulation des capillaires détermine, cela est de toute évidence, une augmentation de la vitalité des tissus, un renouvellement plus rapide et plus fréquent de leurs éléments azotés, une activité plus grande des sécrétions et des excrétions. Ces dernières modifications rendent compte du deuxième effet de la contraction musculaire, qui est le suivant.

2° *Augmentation de la température du muscle pendant la contraction musculaire.* — Ce fait physiologique important a été découvert par MM. Becquerel et Breschet, et publié dans leurs *Recherches sur la chaleur animale.* Ces savants ont reconnu, à l'aide des appareils thermo-électriques de M. Becquerel, que l'augmentation de température du muscle qui se contracte va souvent jusqu'à un demi-degré. Or, cette augmentation de température s'explique très bien par la vitalité plus grande des tissus, par l'activité de leur circulation capillaire, ainsi que par le renouvellement plus rapide de leurs éléments constituants.

Ces deux effets, raccourcissement de la fibre musculaire et augmentation de la chaleur du muscle, rendent bien compte des résultats ordinaires des mouvements et de l'exercice. C'est ce qu'il est facile de démontrer.

1° L'exercice accélère le mouvement circulatoire général et augmente, par conséquent, la fréquence des battements de cœur. Ce n'est pas seulement, en effet, dans la trame interstitielle des tissus et dans les vaisseaux capillaires, que le cours du sang est accéléré ; l'effet produit dans ces parties n'y reste pas borné, et le résultat général de toutes les petites stimulations capillaires locales est une accélération du cours du sang dans tout le système vasculaire. Cette accélération est proportionnelle à l'intensité du mouvement, à sa durée et au nombre de muscles qui sont entrés en contraction pour l'accomplir. Ce n'est pas, du reste, seulement par son action directe sur le système artériel que l'exercice accélère la circulation, mais encore en facilitant le cours du sang dans les veines et en aidant au jeu des valvules.

2° L'exercice détermine une combustion plus abondante de carbone dans le sang. Ce fait a été positivement démontré par Magnus, par MM. Andral et Gavarret, etc., etc. Il est positif que plus l'exercice est violent, plus le nombre de muscles mis en action pour l'accomplir est considérable, et plus la quantité d'acide carbonique exhalé par la muqueuse pulmonaire est forte. Il y a entre ces deux actes rapport proportionnel et direct. Ce résultat se conçoit parfaitement, puisqu'il y a une vitalité plus grande des tissus, un renouvellement plus rapide de leurs éléments, et, par conséquent, une quantité plus considérable de principes immédiats brûlés et qui cessent de faire partie de l'organisme.

3° L'exercice favorise la production de l'azote, dont il se fait une si grande consommation dans l'économie. Il produit cet effet par le renouvellement rapide des tissus, et par le nombre plus considérable d'éléments brûlés et, dès lors, riches en azote, qui cessent de faire partie de l'organisme.

4° L'exercice accroît la température générale du corps. C'est surtout ce qui a lieu lorsque l'exercice est prolongé, et qu'il est exécuté avec une certaine énergie. Ce résultat s'explique facilement, puisque la chaleur générale du corps n'est que la somme des chaleurs partielles des organes et des tissus, et qu'en définitive, la quantité de carbone brûlée pendant l'exercice est plus considérable que celle qui l'est pendant le repos.

5° L'exercice entraîne nécessairement la consommation d'une quantité plus grande d'aliments réparateurs et d'aliments respiratoires. Cela se conçoit, puisqu'il est nécessaire de fournir à l'organisme une quantité plus considérable de carbone. Ce sont, toutefois, les premiers surtout qui sont indispensables ; ce qui est dû à ce que la combustion du carbone, dans l'exercice, a lieu d'abord aux dépens des tissus brûlés et qui cessent de faire partie de l'organisme.

Il résulte, de là, qu'il est surtout nécessaire de fournir des aliments azotés, pour remplacer les éléments de même nature qui ont été consommés. Quant aux aliments respiratoires et aux alcooliques, ils aident, il est vrai, à la réparation des pertes occasionnées par l'exercice, et ils contribuent à fournir le carbone nécessaire pour la combustion, lorsque la quantité qui est contenue dans les éléments détruits de nos tissus n'est pas suffisante.

Des effets de l'exercice.

1° *Exercice modéré.* — L'exercice modéré est nécessaire et même indispensable à l'homme. Il favorise le développement de l'intelligence, détermine un accroissement convenable du système musculaire et donne de la vigueur à une constitution naturellement débile ; de plus, il est presque toujours accompagné d'un sentiment de bien-être et presque de plaisir. Il entretient l'appétit, favorise la digestion et rend régulière l'expulsion des fèces. — Un exercice modéré régularise la circulation, l'établit au même degré dans toutes les parties, et prévient ainsi des congestions que des prédominances d'organes ou des prédispositions spéciales pourraient produire. Enfin, il maintient une chaleur douce et agréable de la peau. L'exercice modéré, pour produire ces résultats divers, ne doit pas être continu. Il est nécessaire, lorsqu'il commence à s'accompagner d'un peu de fatigue, qu'il soit suivi d'un repos suffisant. Quant aux rapports qui doivent exister entre le temps de l'exercice et celui du repos, ils sont surtout réglés par l'habitude, l'âge, le sexe, le tempérament, la profession. La seule règle générale qu'on puisse établir, c'est que le repos est indiqué dès que la fatigue arrive.

2° *Exercice immodéré ou exagéré.* — L'exercice immodéré produit des effets fâcheux sur la santé, et il est facile de le comprendre. Il détermine une accélération plus considérable du cours du sang, augmente la température, et, par conséquent, brûle une quantité anormale de carbone. Ces effets se produisent soit aux dépens des éléments des tissus qui vont cesser de faire partie de l'organisation, soit aux dépens des aliments respiratoires, soit enfin aux dépens de la graisse du corps. La conséquence forcée d'un exercice exagéré est, en premier lieu, la courbature. Les phénomènes qui la caractérisent se développent rapidement, et on doit les attribuer à la compression des filets nerveux interfibrillaires, produite par la contraction incessante et répétée des muscles. Il se fait, en même temps, une dépense considérable de force nerveuse, et le résultat final est, bien souvent, l'épuisement de l'individu.

La conséquence de la répétition fréquente de la courbature est l'amaigrissement. Cet effet est dû à la destruction de la graisse, qui est brûlée pour suffire à la quantité du calorique que dégage l'exercice exagéré, et à la combustion de carbone qu'il nécessite. Les individus qui se livrent à un exercice immodéré éprouvent encore d'autres accidents, et, sous ce rapport, on ne peut mieux les comparer qu'aux animaux surmenés et qui succombent à des affections adynamiques, à des gangrènes, à des altérations du sang. L'exercice immodéré produit, en effet, les résultats suivants : il prédispose les individus qui s'y sont livrés à contracter, plus facilement que d'autres, toute espèce d'états morbides, et, en particulier, les maladies générales (fièvre typhoïde, fièvres intermittentes, etc., etc.); de plus, ces affections, une fois développées chez ces individus, ont une tendance assez grande à présenter la forme typhoïde. Dans d'autres circonstances, l'exercice immodéré produit le scorbut par défibrination du sang.

La production de ces états généraux divers, et dont on ne peut révoquer en doute l'existence, est assez difficile à expliquer. Les raisons suivantes paraissent toutefois en rendre un compte assez satisfaisant. La consommation énorme d'éléments organiques et de carbone qui se fait dans un temps donné, par suite d'un exercice immodéré épuise d'abord les tissus élémentaires, et ensuite la graisse ; puis, enfin, elle agit sur les éléments du sang. Ce liquide s'altère, s'appauvrit ; sa fibrine, qui en est l'élément en quelque sorte le plus vital, diminue, et cette diminution explique soit les états typhoïdes aigus qui se développent alors, soit le scorbut chronique qu'on rencontre également. Pour qu'il en fût autrement, il serait indispensable que cette consommation énorme de tissus, de graisse et de fibrine du sang fût compensée par une nourriture abondante et mixte. Malheureusement il ne peut en être ainsi. D'une part, le tube digestif ne pourrait digérer, même dans l'état normal, la somme d'aliments réparateurs et respiratoires nécessaire pour subvenir aux pertes déterminées par l'exercice immodéré ; et, d'une autre part, cet organe fonctionne lui-même, en pareil cas, avec moins d'énergie que d'habitude, l'appétit est moins grand, et l'estomac et les intestins participent à l'atonie que l'épuisement du système nerveux général a produite. L'exercice immodéré est donc une des causes pathogéniques les plus capables d'influencer l'homme et de déterminer chez lui la production d'états morbides de diverse nature.

3° *Exercice insuffisant.* — L'exercice insuffisant, combiné avec une très petite quantité de nourriture, n'a pas des effets bien sensibles sur l'organisme. On consomme peu d'aliments, mais aussi on brûle peu de carbone, et il faut bien savoir que la perte des atomes organiques du corps, provenant directement de la respiration, n'est pas aussi grande que celle qui provient de l'exercice musculaire. Si la nourriture est plus abondante ou même très abondante, et que l'exercice soit presque nul, alors on voit la graisse s'accumuler dans les tissus, l'embonpoint augmenter et, fréquemment, la diathèse urique s'établir et se traduire soit par la goutte, soit par la gravelle. En même temps, les muscles, qui ne fonctionnent pas d'une manière suffisante, en perdent l'habitude, leurs interstices fibrillaires se pénètrent de matières grasses, leurs fibres s'atrophient ; enfin, si cet état se prolonge, l'habitude du mouvement se perd de plus en plus ; celui-ci devient difficile, pénible, et les individus ne s'y livrent qu'avec répugnance. Un repos absolu détermine l'atrophie des membres et une soudure dans les articulations : c'est ce que l'on prétend exister chez les fakirs de l'Inde, qui conservent, pendant des années entières, une même attitude.

Effort.

Il est un grand nombre de mouvements dans lesquels il est nécessaire qu'il intervienne un déploiement de forces plus considérable. Ce déploiement ne peut avoir lieu qu'à l'aide de l'effort.

Certaines conditions sont nécessaires pour que l'effort s'accomplisse. C'est d'abord la fixité et la solidité de la poitrine qui doit servir de point d'appui aux muscles divers qui vont se contracter : or, pour que la cavité de la poitrine, composée essentiellement de pièces mobiles, puisse être transformée en point d'appui solide, il est nécessaire qu'elle conserve momentanément, et pendant un certain temps, une quantité d'air assez considérable dans les poumons. Voici comment cette conservation s'opère :

Il se fait d'abord une inspiration large et profonde ; puis, presque immédiatement, les muscles expirateurs de la poitrine et de l'abdomen et le diaphragme se contractent pour expulser l'air introduit par l'inspiration ; mais, au même instant, et en vertu d'une contraction synergique des muscles destinés à mouvoir la glotte, cette ouverture se contracte et se ferme complètement. Il résulte, de là, que le thorax, comprimé, d'une part, entre les muscles expirateurs qui poussent l'air, et la glotte qui résiste à ce gaz alors comprimé de toutes parts sans pouvoir s'échapper, forme une cage solide présentant un point d'appui énergique à tous les muscles qui s'y insèrent, et qui en ont besoin pour exécuter des mouvements exigeant un déploiement de forces un peu considérable.

[Suivant M. Verneuil, il y aurait trois variétés d'efforts: 1° *effort général* ou *thoraco-abdominal*. Contraction des quatre sphincters qui livrent passage à l'air (glotte), aux aliments (cardia), aux fèces (anus), aux urines (col de la vessie); cet effort peut durer assez longtemps, il est destiné à soulever, à tirer des fardeaux, etc.; 2° *effort abdominal* ou *expulsif*, contraction des muscles expirateurs et rétrécissement du thorax et de l'abdomen; les sphincters sont en partie ouverts, en partie fermés. C'est ce qui se passe dans le travail de la parturition; 3° *effort thoracique*, contraction brusque et énergique des muscles dilatateurs du thorax, sans qu'il y ait suspension de la respiration; il peut être soutenu pendant assez longtemps.]

L'accomplissement de l'effort a pour conséquence les phénomènes suivants: 1° une suspension momentanée de l'acte respiratoire; 2° un obstacle à l'entrée du sang veineux dans la cavité thoracique; 3° une compression, par l'air, des troncs vasculaires et nerveux qui y sont contenus. — Ces trois phénomènes exagérés peuvent être le point de départ d'accidents souvent fort graves. Ce sont, en particulier, les suivants qu'on observe:

1° La production des hernies. En pareil cas, elles sont dues à la compression énergique exercée par le diaphragme sur les viscères abdominaux, et, sous l'influence de cette compression, à la sortie de ces mêmes viscères par le canal inguinal ou le canal crural.

2° Des congestions et des hémorrhagies cérébrales. Ces affections sont la conséquence de l'obstacle que le sang éprouve à pénétrer dans la poitrine, et, en raison de cette circonstance, ce liquide reste dans les parties supérieures, où il peut déterminer ces accidents.

3° L'emphysème pulmonaire. Cette affection est la conséquence de la rupture des parois vésiculaires et de l'infiltration de l'air soit dans le tissu cellulaire intervésiculaire, soit dans le tissu interlobulaire. Quelquefois cet emphysème est assez considérable pour produire une asphyxie rapide.

4° La rupture des gros troncs vasculaires ou du cœur lui-même. Elle est déterminée par la compression énergique que l'air renfermé dans le thorax exerce sur ces organes. Cette rupture ne se produit guère que dans le cas où il existait quelque maladie antérieure de l'organe central de la circulation ou des grosses artères.

Bibliographie. — Physiologie du mouvement : Voir, surtout, BORELLI (J. A.), *De motu animalium ac de motu musculorum.* Neapoli, 1734, 2 vol. in-1°. — PREVOST et DUMAS, *Mém. sur les phénomènes qui accompagnent la contraction musculaire,* in *Journ. de physiol.,* t. III, 1823. — BECQUEREL et BRESCHET, *Mém. sur la chaleur animale,* in *Ann. des Sc. nat.,* t. III, p. 267 ; t. IV, p. 243, 1835. — WEBER (E.) et (W.), *Mechanik der menschlichen Gehwehrkzeuge.* Göttingen, 1836, in-8°, atl., in-4°, trad. fr. par Jourdan. Paris, 1843, in-8°, atl. — MAISSIAT, *Études de physiologie animale.* Paris, 1843, in-4°. — MATTEUCCI, *Leçons sur les phénomènes physiques et chimiques des corps vivants* (trad. fr.). Paris, 1847, in-18. — DU MÊME, *Fenomeni fisici e chimici della contrazione muscolare.* Torino, 1856, in-8°.— HELMHOLTZ, *Ueber der Stoffverbrauch bei der Muskelaction,* in *Muller's Archiv,* 1845, p. 72. — DU MÊME, *Ueber die bei der Muskelaction entwickelte Wärmemenge,* ibid., 1848, p. 144. — LEHMANN (L.) et SPECK (C.), *Welchen Einfluss übt verschiedenen Verhältnissen die körperliche Bewegung, bis zu ermüdenden Anstregung gesteigert, auf den menschlichen Organismus, insbesondere auf den Stoffwechsel aus?* (Mém. cour.). Göttingen, 1860, in-8°. — VOIT (K.), *Untersuchungen auf den Einfluss....., und der Muskelbewegungen auf den Stoffwechsel. Ein Beitrag,* etc. München, 1860 in-8.— HEIDENHAIN (R.), *Mecanische Leistung, Wärmeentwickelung und Stoffumsats bei der Muskelthätigkeit.* Leipzig, 1864, in-8°. — BÉCLARD (J.), *De la contraction musculaire dans ses rapports avec la température animale,* in *Arch. gén. de med.,* 5e sér., t. XVII, p. 21, 157, 257, 1861, etc., etc.

De l'exercice en général : Une multitude de dissertations parmi lesquelles : LACUNA (Andr.), *Libellus de victus et exercitiorum ratione maxime in senectute observanda.* Coloniæ, 1550, in-8°. — HOFFMANN (Fr.), *De motu, optima corporis medicina.* Halæ, 1701, in-4°. — STAHL (G. E.), *De motûs voluntarii usu medico.* Halæ, 1708, in-4°. — ANDRY, *An præcipua valetudinis tutela exercitatio?* (Resp. affirm.).Th. de Paris, 1723, présentée de nouveau en 1741, mais avec des fautes, et insérée (lat et franc.)à la fin de l'*Orthopédie.* Paris, 1741, t. II, in-12. — PLAZ (A. W.), *De usu medico exercitationum corporis potissimum personis illustribus familiarium.* Lipsiæ, 1726, in-4°. — ALBERTI, *De longævitate ex motu corporis.* Halæ, 1728, in-4°. — DU MÊME, *De motus corporis noxis et usu.* Ibid., 1734, in-4°. — DU MÊME, *De medicina peripatetica seu ambulatoria,* ibid., 1740, in-4°. — RICHTER (A. C. Fr.), *De motûs corporis noxio usu.* Halæ Magdeb., 1734, in-4°. — RICHARDSON (H.), *De efficaciâ exercitionum in sanitate tuendâ.* Lugduni Batav., 1735, in-4°. — NICHOLSON, *De exercitatione sanitatis præsidio.* Lugduni Batav., 1741, in-4°. — KOTSCHKE (C. G.), *De speciebus quibusdam motûs corporis, certis morbis accommodandis.* Halæ Magdeb., 1745, in-1°. — HEDENSTREIT (J. E.), *Exercitationes adolescenti ætati salubres.* Lipsiæ, 1745, in-4°. — STRUENSEE (J. F.), *De incongrui corporis motûs insalubritate.* Halæ, 1757, in-4°. — LINNÉ (C.), *Motus polychrestus.* Upsaliæ, 1763, in-4°. — HERMANN, *De situ corporis erecto excedente, sanitati contrario.* Ienæ, 1769, in-4°. — SABBATHIER, *Les exercices du corps chez les anciens.* Paris, 1772, in-8°, 2 vol. — REYNE, *Exposer les effets du mouvement et du repos, et les indications,* etc. (Mém. cour. 1780), in *Prix de l'Acad. de chir.,* t. V, 2e part. — LOMBARD, *même sujet* (Mém. cour. 1780), ibid. — HONORÉ (P. M.), *De exercitatione corporis quoad prophylaxim considerata.* Th. de Paris, an XII, n° 243. — VILLENEUVE (A. C. L.), *Propositions sur les effets du mouvement, du repos, de la veille et du sommeil,* etc. Th. de Paris, an XII, n° 318. — FOURÉ. *Essai sur l'influence de l'exercice sur l'économie animale dans l'état de santé et de maladie.* Th. de Paris, 1803, n° 3. — LOXDE (Ch.), *L'influence de l'exercice sur nos organes et sur leurs fonctions dans l'état de santé.* Th. de Paris, 1819, n° 55. — LAUDONNIÈRE-ANGRY, *Essai sur l'exercice et son influence sur l'économie animale.* Th. de Paris, 1819, n° 106. — FAREZ (D. C.), *Essai sur l'exercice et son influence sur l'économie animale dans l'état de santé et dans l'état de maladie.* Th. de Paris, 1822, n° 221. — GERDY (P. N.), *Influence de la musculation sur la santé et sur la vie*, in *Physiol. didact.*, t. I, p. 606-624. Paris, 1832, in-8°. — MAUREL (N.), *Des exercices dans lesquels le corps entier est en mouvement*. Th. de Paris, 1840, n° 125, in-8°. — ANAYA (M. de), *De l'influence de l'exercice sur l'homme*. Th. de Paris, 1858, n° 293. — BAUCHET (A. O. Th.), *Du mouvement et du repos. — De l'influence qu'exerce la vie sédentaire sur la santé*. Th. de Paris, 1859 n° 244. — REY (L. M. L. E.), *De l'exercice musculaire dans ses applications à la médecine*. Th. de Paris, 1862, n° 142. — BERTHIER, *même sujet*. Th. de Paris, 1862, n° 52. — BOUCHARDAT, *Le travail ; son influence sur la santé*. Paris, 1861, in-12. Efforts : BALME, *Mém. de méd. pratique sur les efforts*. Le Puy, 1791, in-12. — CLOQUET (J.), *De l'influence des efforts sur les organes renfermés dans la cavité thoracique*. Paris, 1820, in-8°. — MAGENDIE, *De l'influence des mouvements de la poitrine et des efforts sur la circulation du sang*, in *J. de physiol.*, t. I, 1821. — JARJAVAY, *De l'influence des efforts sur la production des maladies chirurgicales*. Th. de conc. Paris, 1847, in-8°.

— PAVY (W.), *The effect of prolonged muscular exercise on the system*, in *Lancet*, 1876, t. I et II. — CARRIEU (M.) *De la fatigue et de son influence pathogénique*. Th. d'agrég. Paris, 1878. — FLINT (A.), *The effects of muscular power*. New-York, 1878. — FOURNOL (H.), *Contrib. à l'étude du surmenage*. Th. Paris, 1879. — BALL, *Physical exercise*, in Buck, *Treatise on Hyg.* 1879. — MAREY, *Modif. des mouvem. respir. par l'exercice musculaire*, in *Compt. rend. Acad. d. sc.*, 19 juillet 1880. — DALLY, *De l'éducation corporelle en France*, in *Congr. intern. d'hyg. de Paris*, 1880. — MAREY, *Études sur la marche de l'homme*, in *Compt. rend. Acad. d. sc.*, 2 août 1880. — DU BOIS-REYMOND, *L'exercice*, in *Rev. scient.*, 1882, p. 97. — Voy. *Gymnastique*.

CHAPITRE XXII

Des mouvements combinés ou des exercices spéciaux.

I. — Exercices proprement dits.

1° *De la station.* — La station debout est un exercice, car elle exige la contraction permanente des muscles extenseurs et fléchisseurs des membres inférieurs et du tronc ; ces muscles sont obligés de se contracter pour se faire équilibre, annuler ainsi leur action réciproque et maintenir la station. C'est un exercice des plus fatigants et qui amène rapidement la courbature des membres inférieurs, par suite de la compression des filets nerveux interfibrillaires. La station n'exerce aucune influence sur les fonctions organiques ; et, pour cette raison, cet exercice mérite en quelque sorte le nom de passif ; il n'accroît pas la consommation du carbone, n'augmente pas la chaleur animale, et, par conséquent, il ne saurait stimuler les fonctions de la digestion et de la circulation.

2° *De la marche.* — La marche est le mouvement le plus simple et celui qui est le plus avantageux à l'homme, car il permet l'action simultanée d'un grand nombre de muscles, et il s'exécute avec la facilité la plus grande. C'est donc un exercice des plus hygiéniques, et qui, autant que possible, doit être pratiqué chaque jour par tout individu. On a cherché à estimer l'étendue qu'un homme adulte et en bon état de santé devait parcourir chaque jour dans le but de conserver sa santé et d'entretenir son appétit. Une pareille moyenne est bien difficile à établir, en raison des nombreuses circonstances qui peuvent la modifier; on est convenu cependant de la fixer entre deux et quatre kilomètres.

On doit établir une distinction entre la marche en plaine et celle qui a lieu sur un plan incliné, pour gravir une montagne, par exemple. Cette dernière a de sérieux inconvénients pour les individus atteints de maladies chroniques du cœur ou des poumons; elle augmente quelquefois d'une telle manière leur dyspnée, qu'ils sont obligés d'y renoncer. — Dans les maladies du cœur ou des anévrysmes de l'aorte, parvenus déjà à un degré avancé, on a vu la marche forcée déterminer quelquefois la rupture de ces organes.

3° *Du saut.* — Le saut est un mouvement en vertu duquel le corps est séparé du sol, sur lequel il repose, par un mouvement d'extension brusque de plusieurs leviers préalablement fléchis.

L'intensité du saut est relative à l'influence nerveuse qui agit, à la vitesse imprimée aux muscles, à la force musculaire de contraction déployée, et, enfin, au nombre d'articulations mises en jeu.

Dans un premier saut, le sol ne communique aucune impulsion au corps; la réaction d'un sol solide, facilement appréciable sur un plancher élastique, ne peut guère être appréciée qu'aux sauts suivants.

On distingue : 1° le saut vertical : il est perpendiculaire au sol et exige plus d'efforts que les autres; 2° le saut tangentiel qui décrit une courbe au-dessus du sol.

On distingue encore le saut compliqué, dans lequel les membres prennent un point d'appui sur l'objet que l'on se propose de franchir. Tel est, par exemple, l'usage d'un bâton sur lequel on prend un point d'appui pour s'élever plus haut et franchir un obstacle plus considérable.

Le saut est un bon exercice, car il met en jeu un nombre de muscles assez considérable, tels que les muscles extenseurs des membres inférieurs, les muscles des lombes, du dos, de l'abdomen et du thorax. Il facilite ainsi beaucoup le développement du système musculaire général. Le saut, entraînant des efforts considérables, doit être toujours évité par les personnes qui sont atteintes d'affections organiques du cœur, d'emphysème et de maladies chroniques des poumons. Les malades qui en sont affectés supporteraient, du reste, difficilement cet exercice, ou, s'ils venaient à l'exécuter, il en résulterait de sérieux accidents. Le saut est un exercice qu'il faut laisser aux enfants et aux saltimbanques.

4° *Course*. — La course est un mélange de la marche et du saut. Dans son exécution, le centre de gravité du corps est successivement et rapidement porté d'un pied à l'autre, et, par conséquent, il est des instants où le corps reste en quelque sorte suspendu et dans un état d'équilibre instable. Il résulte de cette condition que les chutes sont fréquentes dans les courses, surtout lorsque quelque obstacle imprévu vient se présenter aux membres inférieurs. La course ne peut avoir lieu sans le développement de contractions musculaires énergiques, et, par conséquent, sans un effort. Toutes les conséquences de l'effort peuvent donc s'observer dans une course énergique et rapide, surtout chez les individus qui présentent déjà des affections du cœur ou des poumons, ou du moins qui y sont prédisposés.

L'homme qui se livre à la course doit nécessairement être plutôt maigre que gras : l'embonpoint s'y oppose, et, si l'on parvient à vaincre cet obstacle, il ne tarde pas à disparaître sous l'influence de la répétition de cet exercice. On s'explique facilement ce résultat en songeant à la grande quantité de carbone qui est brûlée dans l'accomplissement d'un exercice aussi énergique, et à la consommation de la graisse qui, à un instant donné, devient indispensable.

La course est surtout exécutée par des enfants; elle est excellente pour eux, elle fortifie leur constitution, développe leur système musculaire, aiguise leur appétit et favorise leur digestion.

Le pas gymnastique est une espèce de course que l'on a introduite depuis quelques années dans des corps spéciaux de l'armée. C'est un excellent exercice pour les soldats, chez lesquels il développe le système musculaire des membres inférieurs.

5° *Danse*. — La danse est un exercice composé de la course, de la marche et du saut. Elle a été en usage chez tous les peuples, depuis l'antiquité jusqu'à nos jours, et le rôle qu'elle a été appelée à jouer a diminué successivement d'importance à mesure que la civilisation s'est perfectionnée. On distinguait autrefois trois sortes de danses : 1° la danse religieuse : elle était grave, sérieuse et faisait partie des cérémonies religieuses ; 2° la danse guerrière ou pyrrhique ; 3° la danse simple : cette dernière était destinée à exprimer le plaisir et la gaieté. De nos jours les deux premières sont reléguées au théâtre, et la troisième seule jouit de la faveur d'être exécutée dans nos salons pendant les réunions d'hiver.

La danse actuelle comprend deux exercices différents : 1° la danse simple, qui n'est qu'une marche cadencée ; 2° la valse et tous ses dérivés. Cette dernière est véritablement une danse composée de courses et de sauts exécutés rhythmiquement et par une série de mouvements de rotation. La valse est une danse qui ne s'est jamais généralisée et ne se généralisera pas, attendu qu'elle cause chez un grand nombre de personnes de la céphalalgie, des vertiges, des nausées, des vomissements, et parfois des syncopes plus ou moins complètes. La danse, surtout lorsqu'on l'apprend, est un bon exercice gymnastique, car alors on fait exécuter des mouvements variés à un grand nombre de muscles, et on développe ainsi le système musculaire. L'étude de la danse est, sous ce rapport, excellente pour les jeunes filles faibles, débiles et à tempérament lymphatique. La danse exécutée dans les salons est mauvaise, en raison des circonstances dont elle est accompagnée. Ces circonstances sont la chaleur, l'encombrement et l'altération de l'air, etc., qui caractérisent les réunions d'hiver.

[6° *Escrime*. — Telle qu'elle fut importée chez nous au milieu du seizième siècle, par les maîtres italiens, l'escrime se composait d'attitudes et d'évolutions diverses, variées à l'infini. Les deux adversaires tournaient autour l'un de l'autre, s'avançaient, reculaient, se repliaient, sautaient de côté, multipliant les feintes et les parades. C'était là un exercice très actif et très fatigant, qui développait à la fois la force et l'adresse. Depuis lors, le jeu des armes a été bien simplifié, et, à part la projection du corps en avant pour se *fendre*, et le redressement pour la *reprise de position*, presque tous les mouvements se passent dans le membre supérieur droit. Cependant, tel qu'il est encore, il est très utile pour donner de la souplesse et de l'aplomb, de la grâce et de l'assurance, de la justesse dans le coup d'œil, de la fermeté dans les mouvements du poignet, de la force dans le membre supérieur, pour développer la poitrine par l'*effacement*, etc. On devra donc conseiller l'escrime dans les cas où ces résultats doivent être obtenus : il est bon aussi d'exercer alternativement les deux côtés, afin de répartir la force et l'adresse entre les deux membres supérieurs, chose trop souvent négligée.]

7° *Chasse*. — La chasse est un exercice complexe ; il suppose l'intervention de la marche, de la course, du saut, l'exercice de la vue, de l'ouïe, du tact : il entraîne même la mise en jeu de l'intelligence, la ruse, l'amour-propre. On s'explique ainsi qu'il paisse devenir une véritable passion. La chasse est conseillée avec fruit aux personnes atteintes d'affections nerveuses, et, en particulier, d'hypocondrie ou de mélancolie encore à leur début. On la conseille pour détourner les jeunes gens vigoureux d'autres passions, et les empêcher de se livrer prématurément aux plaisirs de l'amour.

[Pris d'une manière modérée, l'exercice de la chasse ne peut être que salutaire ; mais, on vient de le dire, cette distraction peut devenir une passion véritable, dont M. Legrand du Saulle a démontré les dangers. Suivant lui, l'exercice de la chasse trop fréquemment renouvelé ou poussé jusqu'à l'excès, en produisant, dans la grande majorité des cas, du trouble dans la circulation, une élévation de température anormale, une fatigue extrême, une très grande dépense de force nerveuse, une vive surexcitation des facultés de l'intelligence, et, consécutivement, un état voisin de l'accablement comateux, est une cause assez fréquente de congestion cérébrale. Aussi, ajoute-t-il, la chasse doit être interdite aux vieillards. Chez eux, la circulation est ralentie, la contractilité artérielle diminuée, la pléthore veineuse dominante, et, par un exercice immodéré, ils ne peuvent que s'exposer plus directement à un danger qui les menace. (Gaz. des Hôpit., 1862, p. 18.)]

8° *Billard.* — Il est peu d'exercices qui soient plus exempts de fatigue et qui cependant mettent plus en jeu le système musculaire. L'homme qui s'y livre marche, se penche, exécute des mouvements des bras qui se communiquent au tronc, et en même temps son esprit entre en action : il imagine des combinaisons, il anime le jeu par des saillies et une conversation enjouée. Le billard est un exercice qui favorise essentiellement le travail de la digestion, en raison des mouvements qu'il fait exécuter et, en même temps, du peu de fatigue qu'il détermine. Il est bien entendu que nous parlons ici du jeu de billard chez les particuliers, à la ville ou à la campagne, et non pas dans les estaminets enfumés, où l'on respire un air vicié par l'acide carbonique aussi bien que par les produits des exhalations pulmonaire et cutanée. Celui-ci a plus d'inconvénient que d'avantages.

[9° *Jeu de la balle, de la paume et du volant.* — Le jeu de la balle ou du ballon, si usité dans les institutions de jeunes gens, est des plus favorables à la santé. Il exige une foule de mouvements variés : il faut courir, reculer, sauter de côté, en avant, en arrière, se plier dans différentes attitudes ; une prompte détermination pour les mouvements à exécuter, l'adresse pour attraper et frapper la balle, soit avec la main et dans des positions variées, quelquefois même derrière le dos, soit avec le pied, sont constamment en jeu.

La *paume*, à peu près complètement abandonnée aujourd'hui, était un exercice très fatigant, qui réclamait beaucoup de vigueur et ne convenait guère qu'à des constitutions qui avaient plutôt besoin de perdre que de gagner de la force.

Le volant ne demande pas d'efforts, il est surtout en usage chez les jeunes filles, dont il développe l'adresse, la grâce et l'élégance. Ici, encore, il est bon de faire alterner les deux mains.]

10° *Natation*. — L'exercice de la natation a pour but de permettre à l'homme de se soutenir à la surface de l'eau. L'art du nageur consiste à exécuter des mouvements de telle nature, qu'ils rendent la pesanteur spécifique du corps à peu près égale à celle du poids du volume d'eau qu'il déplace. La nature et l'énergie des mouvements qu'il faut accomplir dépendent de la densité du liquide dans lequel la natation s'opère, de sa température, de la nature des sels qu'il tient en dissolution, enfin de l'état de repos ou d'agitation de l'eau. Cuvier a comparé la natation à une suite de sauts semblables à ceux qui constituent le vol de l'oiseau, et qui s'exécutent au milieu d'un fluide résistant, au lieu d'être faits dans l'air.

La natation exige le concours d'un grand nombre de muscles. Ainsi les extenseurs, les fléchisseurs, les abducteurs et les adducteurs, ceux du thorax, de la région cervicale, entrent en jeu et concourent tous au même but. De plus, la traction que les bras exercent sur la cavité thoracique tend à agrandir cette cavité, et, en même temps, s'accomplissent tous les phénomènes de l'effort ; il en résulte que les muscles peuvent prendre sur le thorax un point d'appui plus solide et plus résistant pour exécuter tous les mouvements que la natation exige.

Le résultat de tout ceci est un travail énergique d'un grand nombre de muscles : le développement et l'ampliation active de la cavité thoracique, et, en somme, un excellent exercice pour développer tous ces muscles, leur donner du ton et de l'énergie, et qu'il est bon de faire apprendre à tous les jeunes garçons et à toutes les jeunes filles. Chez les sujets prédisposés aux maladies organiques du cœur ou des poumons, la natation peut exercer une influence semblable à celle de la course ; aussi doit-on alors s'y livrer avec une grande modération.

II. — Exercice de la voix.

L'exercice de la voix comprend quatre sortes d'exercices différents, qui sont les suivants : 1° l'action de parler ; 2° la lecture à haute voix ; 3° la déclamation ; 4° le chant. Ces quatre exercices, qui ont entre eux une grande analogie, se rapprochent en effet les uns des autres par un certain nombre de points de contact. Ils exigent un travail plus actif de l'inspiration et de l'expiration, et, par conséquent, des muscles inspirateurs et expirateurs. Ils introduisent dans la poitrine une quantité d'air plus considérable que dans la simple respiration. Enfin, ils mettent en jeu les muscles du thorax, du pharynx et de la bouche.

Exécutés avec modération, les mouvements qui produisent la voix n'ont aucune influence fâcheuse sur la santé, et ils ont lieu, la plupart du temps, sans que l'individu qui les opère en ait la conscience. Exagérés, ces mouvements divers produisent des effets appréciables : les muscles se fatiguent ; la bouche, le pharynx et les voies aériennes se dessèchent ; quelquefois même il en résulte une petite toux sèche, la voix se voile, s'affaiblit, et peut s'éteindre complètement. En pareil cas, les contractions synergiques des muscles des autres parties du corps qui s'exécutent toujours en même temps, déterminent de plus un sentiment de fatigue et de courbature générale.

1° *Action de parler*. — Lorsqu'il s'agit de parler en public et au milieu d'une assemblée nombreuse et bruyante, la fatigue arrive rapidement, et elle est due aussi bien à l'action de parler qu'aux efforts violents que l'orateur est obligé de faire pour que sa voix domine le tumulte, ou bien se fasse entendre à l'extrémité d'une vaste salle.

Les règles hygiéniques que doit suivre l'orateur, aussi bien que le professeur, pour atténuer, autant que possible, les fâcheux effets de ces efforts musculaires, sont les suivantes :

Quelle que soit la position que l'on ait en parlant, que l'on soit debout ou assis, on doit éviter de faire entrer en contraction synergique les muscles des membres inférieurs et ceux du tronc. On doit, au contraire, se servir largement des bras et des épaules pour donner à la parole l'animation et l'expression nécessaires. Les gestes des membres supérieurs sont non seulement utiles pour animer les discours, mais encore ils contribuent à faire sortir le son avec plus d'énergie, et ils prennent, en quelque sorte, pour eux, une partie de la fatigue que les muscles qui concourent à l'articulation des sons auraient seuls éprouvée par suite de leur contraction.

Les gestes expressifs des bras et de la partie supérieure du thorax doivent être subordonnés à l'idée exprimée par la parole. Forts et énergiques quand il s'agit de l'affirmation, de la menace, de la colère et de l'expression des idées ou des passions violentes ; doux et modérés, au contraire, quand il ne s'agit que de descriptions calmes, d'expositions mesurées, d'idées riantes ou paisibles.

On doit encore observer de faire marcher les gestes parallèlement à la parole, faisant marcher l'une et les autres simultanément, sans que l'un des deux précède ou suive l'autre.

Tels sont les caractères du geste, caractères qu'il est de la
plus haute importance pour l'homme qui parle en public d'observer, car il atténue singulièrement la fatigue que peuvent
causer soit un discours, soit une leçon.

La voix et la parole doivent être articulées nettement et avec
le plus de lenteur possible : il faut que le geste se trouve en
rapport d'énergie ou de douceur avec l'idée que l'on veut exprimer et le sujet que l'on traite. Il est encore un autre conseil
qu'il est toujours bon de suivre : c'est de faire des phrases
plutôt courtes que longues : rien ne fatigue plus les muscles de
l'expiration et de la prononciation que ces dernières.

La manière de respirer est encore une circonstance qui est
loin d'être sans importance pour l'orateur. La respiration ne
doit être ni trop énergique ni trop faible, et elle doit se borner
à fournir la quantité d'air suffisante à l'émission du son et de
la parole.

Les conséquences de l'abus de la parole en public, avec tous
les effets que cet abus entraîne, ne sont à redouter que pour les
poitrines faibles, délicates et prédisposées aux tubercules, à
l'emphysème du poumon, aux maladies organiques du cœur,
ainsi qu'aux laryngites aiguës ou chroniques. On peut craindre
alors de voir ces maladies se développer.

L'abus de la parole, dans les habitudes ordinaires de la vie
et dans la conversation intime, exigeant, en général peu d'efforts, n'est que bien rarement suivi d'inconvénients sérieux. Tout
au plus voit-on se développer la sécheresse de la bouche, du
pharynx, la soif, et plus rarement de l'enrouement.

2° *Lecture à haute voix.* — 3° *Déclamation.* — Ces deux exercices exigent un travail analogue à celui de la voix de la part
des muscles destinés à l'émission du son et à l'articulation de
la parole. On doit noter, toutefois, que la lenteur dans le débit, presque toujours nécessaire dans la lecture à haute voix et
la déclamation, le peu d'efforts dont ces actes sont accompagnés, le caractère rhythmique enfin qu'ils présentent, doivent
les faire considérer comme des exercices parfaitement salutaires. Ils sont propres, sous tous les rapports, à favoriser le développement de la poitrine et à perfectionner le ton, le timbre et
l'énergie du son articulé. En résumé, on doit regarder la lecture
à haute voix et la déclamation comme des exercices hygiéniques
dont on peut tirer un grand parti dans l'éducation des enfants
et des jeunes gens.

4° *Chant.* — Le chant exige des efforts assez énergiques. Il nécessite l'introduction dans la poitrine d'une quantité d'air assez considérable, et la conservation de cet air et sa sortie ménagées à l'aide de la retenue opérée par une semi-contraction des muscles expirateurs. Le chant demande, en outre, une contraction énergique des muscles expirateurs du thorax, et cette contraction est nécessaire pour donner une impulsion plus vive et plus étendue, ainsi qu'une force plus grande, au son modulé. Cet exercice, surtout lorsqu'on l'exagère, ne saurait donc se produire sans une contraction musculaire intense et sans un effort assez considérable ; il peut amener, par conséquent, tous les accidents qui surviennent quelquefois à la suite de l'effort.

La fatigue de la voix chantée, sa raucité, le changement de son timbre, son usure prématurée, si l'on peut ainsi dire : voilà quelles sont les conséquences de l'abus du chant. Des accidents plus fâcheux peuvent s'observer. Dans quelques cas, ce sont des laryngites aiguës ou chroniques, d'autres fois un emphysème pulmonaire plus ou moins intense. L'exercice du chant, à peu près impossible pour les individus atteints de maladies organiques des poumons ou du cœur, détermine, lorsqu'on parvient à vaincre la dyspnée qui les accompagne, une fatigue plus grande de ces organes, une aggravation de la maladie, et quelquefois des accidents plus sérieux.

Il résulte de tout ceci qu'il est très important de surveiller l'exercice du chant et de le modérer le plus possible. Si l'on suivait ces préceptes, on ne verrait pas si fréquemment les belles voix de nos grands théâtres s'user avant le temps, et s'éteindre prématurément. Il est vrai que dans quelques théâtres lyriques il faut tenir compte, en outre, de la vaste étendue de la salle, de leur propre résonnance acoustique, de l'énergie et de la force de l'orchestre, ainsi que des masses chorales. Ce sont là autant de circonstances qui contribuent à fatiguer rapidement l'organe vocal des chanteurs et à leur faire perdre la voix. Est-il encore utile d'ajouter que, s'il existe une prédisposition aux hémoptysies, aux tubercules, l'abus du chant peut favoriser le développement de ces maladies ?

Quelquefois on observe, à la suite d'un chant forcé, les conséquences de l'effort, telles que des hernies, des congestions cérébrales, etc.

III. — Instruments à vent.

On peut appliquer au jeu des instruments à vent tout ce qui vient d'être dit du chant et de ses abus. Les inspirations et les expirations alternatives et énergiques qu'il faut exécuter pour le jeu de ces instruments, et des contractions musculaires intenses du thorax qu'ils nécessitent, peuvent, non seulement fatiguer la poitrine avec une grande facilité, mais encore amener toutes les conséquences de l'effort. L'exercice des instruments à vent doit être formellement interdit aux individus atteints de maladies chroniques des poumons ou du cœur, et même à ceux qui y sont seulement prédisposés. Plus l'instrument est volumineux, comme le basson, plus il faut mettre en mouvement la contraction énergique des muscles thoraciques, et plus les conséquences morbides sont à redouter.

IV. — De la gestation.

La gestation est l'exercice dans lequel le corps reçoit un mouvement qui provient d'une force étrangère. On distingue trois espèces de gestations : la navigation, la voiture et l'équitation.

A. *Navigation.* — Sur un lac paisible, sur une pièce d'eau, ou sur un cours d'eau tranquille, l'exercice communiqué est aussi doux que possible. Il est toutefois d'observation que le balancement d'un bateau détermine quelquefois des vertiges chez les personnes très impressionnables. Cet effet se produit surtout quand on a les yeux fixés sur le rivage, et que les personnes placées sur les barques semblent le voir fuir rapidement.

Dans les voyages sur mer, le balancement des bâtiments, déterminé par le flux et le reflux, occasionne fréquemment un ensemble de symptômes qui a reçu le nom de mal de mer, et qui est caractérisé par des vertiges, des nausées et des vomissements. Ces symptômes, plus intenses à l'instant où le flot se retire et laisse descendre le vaisseau, sont souvent accompagnés d'un sentiment d'oppression, de constriction épigastrique et de serrement de la région temporale. Le mal de mer, inconnu dans sa nature, est probablement le résultat d'une névrose cérébrale, et il peut alors s'expliquer par l'action du système nerveux sur l'estomac.

[M. Aronssohn, pour combattre le mal de mer, conseille aux novices de se tenir debout sur le pont, les jambes écartées, les yeux fixés sur la ligne fixe de l'horizon, et, dans cette situation, de suivre tous les mouvements du bâtiment à l'aide de la flexion alternative des membres inférieurs, le tronc restant toujours dans la verticale. Mais, jusqu'à ce que l'on soit accoutumé à ces oscillations, et que l'on puisse imiter exactement la manière dont les marins marchent et se tiennent sur le pont, il faut éviter de regarder les vagues ou le navire lui-même.]

On a préconisé les voyages sur mer comme pouvant déterminer des effets avantageux dans certaines maladies, et, en particulier, dans la phthisie pulmonaire. Il est probable qu'en pareil cas ce n'est pas à la production du mal de mer que l'amélioration est due, lorsqu'elle arrive, mais plutôt à la respiration d'un air imprégné de molécules salines, au changement de climat, aux émotions d'un voyage, etc., etc. (Voy. plus haut, p. 321).

Le seul balancement du navire est un exercice insuffisant pendant un voyage de long cours : aussi les marins, pour conserver leur santé et maintenir leur vigueur habituelle, font-ils chaque jour une série de mouvements assez nombreux, en montant sur les mâts, et exécutant des exercices périlleux, au milieu des cordages et des voiles : c'est à l'aide de ces mouvements qu'ils conservent leur appétit et leurs forces.

[Lorsqu'à la promenade en bateau se joint l'action de ramer, il en résulte un exercice partiel dont l'effet est de développer d'une manière très avantageuse l'ampleur de la poitrine et la force musculaire des bras. Mais, pour être salubre, cet exercice doit être pris sur des lacs étendus, sur des rivières où règne un courant d'air suffisant : il serait dangereux sur des eaux stagnantes peu profondes, ou sur des rivières bordées de marécages. On ne peut donc, à ce point de vue, qu'approuver le goût pour le *canotage*, qui s'est emparé de beaucoup de jeunes gens, depuis un certain nombre d'années.]

B. *Voiture.* — L'exercice de la voiture produit des effets variables, selon le véhicule dont on fait usage. Ainsi quelle différence n'y a-t-il pas, sous ce rapport, entre les chariots sans ressort des anciens et nos molles voitures supportées par des ressorts d'une souplesse extrême! La somme du mouvement qui se communique alors est relative aux irrégularités du sol, à la vitesse des chevaux et à la perfection des ressorts, qui brisent la violence des chocs.

Les secousses réitérées des voitures non suspendues, telles que les chariots, charrettes, etc., égalent certainement les exercices les plus violents : elles ébranlent les organes, tiraillent les muscles, et activent la circulation. Les effets de pareilles secousses peuvent avoir quelques résultats pour diminuer l'embonpoint, ou pour combattre certaines maladies, telles que l'hypocondrie, l'aménorrhée. Il est bien entendu qu'elles doivent être sévèrement proscrites dans la grossesse, les maladies des organes circulatoires, les lésions de la vessie et de l'utérus.

Les voitures modernes traduisent leurs effets par un doux balancement et par un mouvement ondulatoire qui se transmettent au corps d'une manière presque insensible. Sous leur influence, le système musculaire est presque dans l'inaction, et il y a à peine une légère excitation des principaux orga nes. Si le mouvement de la voiture était le seul exercice auquel on eût recours, il serait insuffisant pour l'homme adulte et bien portant. Les promenades en voiture sont, tout au plus, suffisantes pour les convalescents qui viennent d'avoir des maladies aiguës ou chroniques. En pareille circonstance, la promenade dans une bonne voiture est plutôt un moyen de respirer et de changer d'air qu'un exercice proprement dit. Un convalescent, qui sort pour la première fois, effectue presque toujours sa sortie en voiture; il est toutefois nécessaire que ce soit dans une voiture fermée, autrement on pourrait craindre que l'impression de l'air ne déterminât l'accumulation du sang dans quelque organe, et ne produisît des congestions diverses, ou encore une rechute de la maladie. Si l'on est dans une belle saison et si les forces du convalescent le lui permettent, il est préférable pour lui d'effectuer les trois ou quatre premières sorties à pied et doucement, dût-il même ne faire que quelques pas. Si les forces ne sont pas suffisamment revenues pour cela, il est douteux qu'une sortie, même en voiture, puisse faire du bien. L'exposition à un air un peu vif ne convient jamais à un individu qui sort de maladie.

Dans les affections organiques du cœur, les promenades en voiture sont excellentes, et procurent aux malades une grande sensation de bien-être.

Les voitures favorisent en général, la digestion. Elles réussissent parfaitement aux personnes nerveuses et impressionnables.

[Les voyages ayant lieu forcément aujourd'hui en *chemin de fer*, on doit tenir compte de ce système de locomotion. Mais, il faut bien le dire, ce mode de transport s'accomplit dans de détestables conditions pour les voyageurs qui, en France surtout, semblent avoir été sacrifiés à la cupidité des entrepreneurs. Rien de plus odieux que ces wagons de troisième classe, où les malheureux sont entassés sur des banquettes de bois, exposés à un froid glacial pendant l'hiver, étouffés pendant les chaleurs de l'été. Il est impossible d'afficher plus ouvertement et plus insolemment un mépris de l'humanité, auquel il serait bien temps de mettre un terme. Comme le dit excellemment M. Lévy, « un convoi de voyageurs entraîné par une locomotive sur des rails représente une navigation à vapeur par un temps calme, et comporte, non une série de diligences. ou plutôt de voitures cellulaires, mais une suite de salons roulants, avec terrasses et galeries extérieures communiquant à l'intérieur dans toute l'étendue du train, permettant ainsi aux voyageurs de s'étendre, de circuler au dedans comme au dehors, de jouir de beaux sites en été, de satisfaire librement aux besoins d'alimentation et d'exonération, non aux heures fixes et durant les instants fugitifs des arrêts de station, en même temps qu'aux agents de service d'exercer leur contrôle, sans perte de temps, à l'abri des intempéries, et d'assurer la sécurité physique et morale de toute une population sous leur garde. » Il serait bien à désirer que, pour cette question et pour tant d'autres, il se formât une société protectrice de l'homme comme il y en a une pour les animaux (1). — Quant aux employés des chemins de fer, mécaniciens et chauffeurs, les courants d'air les exposent à toutes les conséquences du refroidissement et, en particulier, aux affections rhumatismales. Dans les premiers temps ils éprouvent de grandes fatigues dans les jambes avec courbature générale et quelquefois lumbago : plus tard, des douleurs avec sentiment de faiblesse et d'engourdissement dans les membres inférieurs, qui rendent très pénible la marche et la station debout. Ces effets, peut-être exagérés, sont attribués par M. Duchesne à une affection de la moelle due au mouvement de trépidation de la machine. C'est la *maladie des mécaniciens*. Bien que la maladie des mécaniciens ait été niée par les médecins attachés aux chemins de fer, MM. Bisson, Devillier, Gallard, etc., les observations de M. Duchesne, corroborées par celles de M. Fleury, subsistent, du moins en partie.]

Pour compléter ce tableau, il faudrait examiner les effets des litières antiques ou des palanquins sur lesquels se font porter les riches Asiatiques; il faudrait passer en revue l'influence des lits suspendus des Romains efféminés, des hamacs des créoles nonchalants, ou des chaises à porteurs, à peu près généralement hors d'usage aujourd'hui: il faudrait, enfin, apprécier la valeur du jeu de l'escarpolette, de la balançoire, etc.; mais il suffit de nommer tous ces exercices, pour en comprendre le mécanisme et pour concevoir dans quelles circonstances on peut les mettre à profit.

C. *Équitation.* — L'équitation est un mode de gestation particulier, et qui consiste à monter à cheval. Cet exercice a été pratiqué dès la plus haute antiquité. Les anciens ne se servaient pas d'étriers; actuellement, au contraire, l'usage en est à peu près général; leur emploi a pour résultat de diviser le choc communiqué aux parties qui sont en contact immédiat avec le cheval, et d'en faire supporter la plus grande partie aux pieds et aux membres inférieurs.

L'ébranlement que l'homme supporte dans l'équitation dépend du terrain sur lequel marche l'animal, de sa vitesse, de

(1) L'examen des employés du chemin de fer, au point de vue de l'intégrité de leur vision et surtout de l'absence de daltonisme, est indispensable pour la sécurité des voyageurs du moment qu'il s'agit d'interpréter des signaux lumineux colorés.

son pas rude ou léger, et enfin, de ses différentes allures. On distingue la marche au pas, qui est douce, agréable, et qui réussit parfaitement à beaucoup de personnes qui ont recours à l'exercice du cheval ; le trot, qui communique au cavalier une série d'ébranlements qui peuvent être nuisibles aux individus atteints de maladies chroniques de l'abdomen, des poumons ou du cœur. On a imaginé de rompre la rudesse du trot ordinaire, et on a inventé le trot dit à l'anglaise, qui consiste dans une série de mouvements d'élévation et de descente, de flexion et d'extension, qui s'accomplissent à l'aide des membres inférieurs, et en prenant pour point d'appui les étriers. Cet exercice est assez violent, surtout pour les malades, auxquels on recommande de ne pas faire beaucoup d'efforts. L'équitation au galop secoue moins ; mais, en raison de la rapidité avec laquelle elle s'accomplit, elle détermine la gêne de la respiration, une activité plus grande de la circulation, et elle produit quelquefois une sueur abondante.

L'exercice du cheval est un excellent stimulant des voies digestives : il est important, toutefois, de ne pas s'y livrer à l'instant où l'on quitte la table et où l'on vient de faire un repas un peu copieux ; une digestion pénible, quelquefois un indigestion, pourraient en être la conséquence. L'équitation se distingue des autres espèces d'exercice par les caractères suivants : elle n'accélère que faiblement la circulation, elle ne produit que peu de calorique, et conséquemment, elle ne brûle pas une grande quantité de carbone. Si l'on prend soin d'éviter les mouvements trop violents, les secousses trop dures et une rapidité trop grande, on peut regarder l'équitation comme favorisant l'hématose, qu'elle rend plus complète. Les effets toniques de cet exercice sont incontestables : on peut le prescrire aux individus qui présentent une constitution faible et délicate, ou un tempérament lymphatique. Les promenades à cheval hâtent la puberté, modifient avantageusement la surexcitabilité nerveuse, procurent un exercice agréable, sans fatigue, et qui rompt bien la monotonie de la vie sédentaire ; de plus, elles stimulent l'appétit, que le repos trop prolongé tend à diminuer, et, enfin, dans certains cas, elles raniment utilement la langueur des fonctions génitales.

L'équitation du reste n'est pas exempte d'inconvénients, et on peut la regarder comme prédisposant à certaines affections : telles sont, en particulier, les hernies, les varices des membres inférieurs, le varicocèle et les hémorrhoïdes.

RÈGLES HYGIÉNIQUES SPÉCIALES. — *Age.* — L'enfant, dès sa naissance, a besoin de mouvements ; mais, en raison de sa nature même et de l'impossibilité où l'on est de lui en faire prendre directement, on lui en communique d'une manière presque continue. Tel est le but qu'on se propose en promenant, en agitant doucement et en berçant les enfants qui viennent de naître ou qui sont encore dans leur première enfance. Ce mouvement communiqué facilite leur digestion et développe leur système musculaire. Le berçage a un autre but, celui de les endormir à l'aide du mouvement rhythmique qui le constitue.

Dès que l'enfant est plus avancé, et qu'il peut lui-même se mouvoir et marcher, il est dans un état de mouvement presque continuel. C'est encore une circonstance heureuse et qui est en rapport avec les exigences de son évolution organique. Ce mouvement incessant lui fait consommer plus de carbone, développe son système musculaire, favorise sa croissance et contribue à assurer la prédominance du mouvement de composition. L'hygiène doit intervenir pour régler ces mouvements : c'est ainsi que, lorsque les enfants présentent quelques parties plus débiles, il est utile de leur faire exécuter des mouvements gymnastiques spéciaux, dont il sera question tout à l'heure.

A l'époque de la puberté, l'exercice doit encore être surveillé et réglé avec soin, si l'on veut qu'il favorise son établissement et qu'il développe la force des membres. Dans l'âge adulte, les conditions qu'il doit suppléer ont été suffisamment établies ; il est donc inutile d'y revenir.

Dans la vieillesse, l'exercice doit toujours être continué ; il est une des conditions nécessaires à la conservation de la santé de l'homme âgé : il régularise la circulation et prévient les congestions diverses qui pourraient se former. L'homme doit continuer, jusque dans un âge très avancé, les exercices auxquels il est habitué pendant tout le cours de sa vie, en les modifiant, toutefois, de manière à les mettre en rapport avec l'état de ses forces.

Sexe. — La plupart des femmes ne font pas assez d'exercice : elles sortent à peine de leur habitation, où, fréquemment, elles respirent un air confiné et vicié. De plus, ce défaut d'exercice les empêche de consommer une quantité suffisante de carbone pour stimuler leur appétit et assurer la liberté de leur digestion. C'est ce défaut d'exercice qui détermine chez un certain nombre de femmes la pléthore, les congestions, le ralentissement de la circulation. Elles manquent de ton et de vigueur, la circulation capillaire est languissante, l'assimilation incomplète. La dyspepsie, l'hystérie, le dérangement des fonctions de l'utérus, la leucorrhée, la stérilité, les avortements fréquents, une progéniture faible, maladive et prédisposée à toutes les affections atoniques résultant de la débilité des parents : voilà quels sont les résultats du peu d'exercice que prennent les femmes. On doit donc leur conseiller la promenade à pied le plus souvent possible, en été la natation, et, si la position de fortune le permet, l'équitation.

Constitution. — La constitution faible et délicate est souvent améliorée et rendue plus forte par l'exercice musculaire : c'est surtout ce qui arrive, s'il est employé dès l'enfance et avant que les muscles aient éprouvé leur développement complet. La gymnastique proprement dite est le genre d'exercice qui remplit le mieux cette indication.

Tempérament. — Le tempérament lymphatique présente les mêmes indications : la gymnastique doit seulement, en pareil cas, être employée avec de grandes précautions, et on doit la proportionner au degré de résistance des enfants, sans arriver cependant jusqu'à la fatigue et à la courbature. — La promenade modérée, à pied, au grand air et répétée chaque jour, convient parfaitement aux sujets qui présentent ce tempérament.

Le tempérament sanguin indique la nécessité d'un exercice à pied et prolongé, qu'on doit chercher, la plupart du temps, à pousser jusqu'à la fatigue ; mais cet exercice à pied et à l'air ne sera utile qu'autant qu'il sera accompagné d'une grande sobriété, de l'usage d'une quantité peu considérable d'aliments et de l'emploi, en boisson, d'eau pure ou d'eau légèrement rougie, au lieu de vin pur.

Le tempérament nerveux indique expressément l'exercice musculaire ; il en résulte un développement physique et matériel qui peut, jusqu'à un certain point, contre-balancer et annihiler la surexcitabilité nerveuse.

L'accumulation de graisse, l'embonpoint, indiquent la nécessité d'un service énergique ; la marche à pied, longtemps prolongée, est, sous ce rapport, excellente pour les individus obèses ; combiné avec une alimentation peu substantielle et, en même temps, peu abondante, ce genre d'exercice remplit encore beaucoup mieux cette indication (Voir plus haut, p. 135).

Habitudes. — On doit tenir compte de l'habitude, dans les conseils hygiéniques relatifs à l'exercice. Ainsi, quelque utilité qu'il y aurait à faire prendre beaucoup de mouvement à un homme replet, très gras, habitué à beaucoup manger et à peu se remuer, il est évident que le développement de force musculaire qu'on pourra exiger de lui dans les premiers temps ne sera jamais très considérable, et qu'il devra procéder lentement et progressivement avant d'arriver à la somme d'exercice qui lui est nécessaire.

Climats. — L'influence des climats est grande sur la somme de force musculaire qu'un homme peut déployer. D'après les observations de Coulomb, un ouvrier, dans les contrées tropicales, n'est pas capable de développer la moitié de l'action musculaire que produit celui de nos climats tempérés, dans le même espace de temps. On ne pourrait donc raisonnablement exiger des habitants des pays chauds un déploiement de force musculaire aussi considérable que de ceux de nos contrées.

[Mais c'est surtout l'altitude qui, pour les étrangers, constitue un obstacle à l'activité et à l'énergie des mouvements.]

Professions. — Elles modifient également la somme d'exercice musculaire qu'on peut être appelé à demander. Il est incontestable que l'individu qui exerce une profession sédentaire et dans laquelle il déploie peu de forces, ne pourrait supporter, sans fatigue, un exercice qui serait peut-être même trop peu considérable pour un homme habitué aux travaux de force.

Il reste maintenant à parler de deux exercices d'ensemble, destinés à atteindre un but différent. L'un est la gymnastique proprement dite, et l'autre l'entraînement.

Bibliographie. — Des exercices en particulier : HELMANN, *De situ corpori erecto excedente sanitati contrario.* Ienæ, 1769, in-4°. —De la danse : DORER (J. L.), *De saltatione sanitatem conservante, morbos inducente, indicante, curante.* Argentorati, 1762, in-4°. — LIPAWSKY, *Ueber das übermässige Tanz.* Prag, 1792. — SPONIZER, *Das Tanzen in pathologisch-moralischer Hinsicht erwogen.* Berlin, 1795, in-8°. — PASQUALI (S. , *Della Dansa progetto in medicina conghiecture.* Napoli, 1795, in-8°. — WOLFF (S. J.), *Erörterung der wichtigsten Ursachen der Schwäche unserer Generation in Hinsicht auf das Walzen.* Halæ, 1797, in-8°. — WETZLER (J. Ev.), *Ueber den Einfluss des Tanzes auf die Gesundheit.* Landshut, 1801, in-8°. — WENDT (J.), *Ueber den Tanz als Vergnügen und Schädlichkeit.* Breslau, 1804, in-8°. — REMY (P. E.), *Dissertation médicale sur l'exercice de la danse.* Th. de Paris, 1824, n° 12, in-4°. — STAUMAN (Fr.), *Der Tanz als Mittel zur Erhaltung der Gesundheit und die Vermeidung seiner Nachtheile.* Quedlimburg, 1830, in-12, plus. édit.

Chasse : JAEGER (W. S.), *Medica venationis consideratio.* Altorfii Noric., 1734, in-4°. — HERT (J. C.), *De venationis in tuendà studiosorum valetudine usu et abusu.* Gissæ, 1737, in-4°. — ALBERTI (M.), *De venatione morbificâ.* Halæ Magdeb., 1739, in-4°. — DERCUM, *De venatione ad usum medicum.* Vicob., 1746, in-4°. — MURRY, *An venatio cæteris exercitationibus salubrior.* R. aff.) Th. de Paris, 1753, in-4°. — AUBIN-DESFOUGERAIS (L. C. P.), *Essai pratique sur quelques-unes des maladies les plus ordinaires aux veneurs.* Th. de Paris, 1827, n° 271. — LEGRAND DU SAULLE, *Le froid et l'abus de la chasse, considérés comme cause occasionnelle de congestion cérébrale,* in *Gaz. des hôpit.,* 1862, p. 18.

Paume : GALIEN, *De exercitatione parvæ sphæræ libellus,* in *Opp.* — CHARLES, *An parvæ pilæ gymnastica omnium saluberrima.* (R. aff.) Th. de Paris, 1626, in-fol. — PITSCHEL (F. L.), *Ex hygiene de sphæristerio dissert.* Lipsiæ, 1741, in-4°. — BAIOT, *Éloge de la paume et de ses avantages, sous le rapport de la santé et du développement des facultés physiques.* Paris, 1806, in-8°.

Natation : GUYON, *Utilité de la natation,* in *Leçons diverses.* Lyon, 1610, in-8°. —BACHSTROM (J. F.), *L'art de nager ou Invention à l'aide de laquelle on peut toujours se sauver du naufrage, et, en cas de besoin,* etc. Amsterdam, 1741, in-8°. — THÉVENOT, *L'art de nager, avec des avis pour se baigner utilement, précédé,* etc., 4° édit. Paris, 1781, in-12 et in-8°.—FOURNIER (P. P., *Théorie du nager de l'homme.*

Th. de Montpellier, 1815, n° 95, in-4°. — MONTFALCON, art. *Natation*, in *Dict. des sc. méd.*, t. XXXV, 1819.— BENTÉJAC, *De la nage sous le rapport de l'hygiène*. Th. de Paris, 1839, n° 35, in-4°. — JULIA DE FONTENELLE, *Manuel complet des nageurs, des baigneurs*, etc., pl. II, nouv. édit. Paris, 1848, in-18.

Voix et parole : ANTYLLUS, *De sermone et vociferatione*, in *Coll. med. Oribasii*, lib. VII, cap. VII-X.— PAUL (d'Égine), *De vociferatione et exclamatione*, in *De arte med.*, lib. I, cap. XIX.—SALMUTH (J. H.) *De morbis concionatorum*, Jenæ. 170., in-4°. —. HILDEBRAND (J. Th.), *De frequenti mystarum sermocinatione egregio sanitatis præsidio*. Halæ Magd., 1733, in-4°. — HEBENSTREIT (J. E.), *De declamatione antiqua gymnasticæ parte*. Lipsiæ, 1752, in-4°. — ALBERTI (M.), *De concione salubri mensura*. Halæ Magdeb., 1749, in-4°. — HUNNIUS (F. W. C.) *Der Arzt für Schauspieler und Sänger*. Weimar, 1778, in-8°. — BALLHORN (G. F.), *Ueber Declamation in medizinisch-und diätetischer Hinsicht*. Hannover, 1802, in-8°. — BROQUIN (L. P.), *Considérations sur l'utilité que la médecine peut retirer du chant*. Th. de Montpellier, 1807, n° 15, in-4°. — BROUC. *Hygiène philosophique des artistes dramatiques*. Paris, 1836, in-8°, 2 vol. — COLOMBAT, *Traité des maladies et de l'hygiène de la voix*. Paris, 1838, in-8°.— SEGOND (L. A.), *Hygiène du chanteur; influence du chant sur l'économie animale*. Paris, 1846, in-12. — MANDL (L.), *De la fatigue de la voix dans ses rapports avec le mode de respiration*, in *Gaz. méd. de Paris*, 3° sér., t. X, 1855. — DU MÊME, *Traité pratique des maladies du larynx et du pharynx*. Paris, 1872, in-8°. — GUTTMANN (Osk.), *Gymnastik der Stimme gestützt auf physiologischen Gesetze. Eine Anweisung*, etc. Leipzig, 1861, in-8°. — MARCHAL, *De la brièveté de la respiration chez les chanteurs*, in *Monit. des hôpit.*, t. III, p. 377, 1855.

Équitation : JONQUET, *An aulicis mulieribus sanitas firmior ab equestri venatione?* (R. aff.) Th. de Paris, 1866, in-fol. — ADOLPHI (C. M.), *De equitationis eximio usu medico*. Lipsiæ, 1713, in-4°. — ROSEN, *De equitatione ejusque in medicinâ usu* Upsaliæ, 1738, in-4°.—BUCHNER, *De commodis et incommodis equitationis, in hominum sanitatem redundantibus*. Halæ, 1749, in-4°. — GUILBERT (C. T. G.), *An ad sanitatem equitatio?* (Resp. affirm.) Th. de Paris, 1757, in-4°. — FUMÉE (G.), *An ad sanitatem equitatio?* Resp. affirm.) Th. de Paris, 1757, in-4°.— BENVENUTI (G.), *Reflessioni sopra gli effetti del moto a cavallo*. Lucca, 1760, in-4°. — FREIDIER-LAFFONT, *Essai sur l'équitation*. Th. de Montpellier, an XII. in-4°. — GAFFIÉ, *Essai sur l'équitation, considérée comme moyen thérapeutique*. Th. de Montpellier, 1818, n° 123. — VICARY (C. H.), *Essai sur l'équitation, considérée sous les rapports hygiénique et thérapeutique*. Th. de Montpellier, 1827, n° 69. — PIERNON (P. P. A), *Dissertation sur l'équitation*. Th. de Strasbourg, 1828, t. XXXVIII, n° 839. — FITZ PATRICK, *Considérations sur l'exercice du cheval employé comme moyen hygiénique et thérapeutique*. Paris, 1836, in-8°. — CHASSAIGNE (R.), *Physiologie de l'équitation, de son application à l'hygiène et à la thérapeutique*. Th. de Paris, 1870, n° 133, et Paris, 1870, in-8°.—RIDER, *Étude médicale sur l'équitation*, in *Ann. d'hyg.*, 2° sér., t. XXXIV, p. 70, 1870.

Gestation : BÉRAULT, *An in curru vectatio salubris?* (Resp. affirm.) Th. de Paris, 1630, in-fol. — SCHEFFER (J.). *De re vehiculari veterum*, libri II. Francofurti, 1671, in-4°. — BUCHNER, *De nauseâ et vomitu eorum qui curru vehuntur*. Halæ Magdeb., 1751, in-8°. — LEHMANN (F. G.), *Nonnulla de usu vectium in corpore humano*. Ienæ, 1853, in-8°.

Chemins de fer : *Ein Wink über die Eisenbahnen in medizinischer Beziehung*. in *Hufeland's J.*, t. LXXXII, st. III, p. 119, 1836. — CHRISTISON, *Account of Scurvy as it has lately appeared in Edinburgh and of an Epidemic of it among Railway Labourers*, etc. *Monthly Journ.*, t. VIII, p. 1, 1847. — VIAL, *Accidents gangréneux dans les contusions produites par les chocs des wagons*, in *Gaz. méd.*, 1848, p. 96. — *Zur Statistik der Unglücksfalle durch Eisenbahnbetrieb*, in *Allgem. med. Cirl. Ztg.* et *Canstatt's Jahresb.*, 1855, t. VII, p. 68. — WUNDT E.), *Das Eisenbahnwesen in seinem Verhältnisse zur Sanitätspolizei*, in *Ungar. Ztschr.*, t. XI, n° 47, 48, 49. — GIMELLE, *Rapp. sur un tableau statistique du service médical du chemin de fer de Paris à Lyon*, in *Gaz. méd.*, 1856, p. 310.—DUCHESNE, *Des chemins de fer et de leur influence sur la santé des mécaniciens et des chauffeurs*. Paris, 1857, in-12. — DEVILLIERS (C.), *Recherches statistiques et scientifiques*

sur les maladies des diverses professions du chemin de fer de Lyon. Paris, 1857,
in-8°. — CAHEN, *Rapp.* (à l'administr.) *sur les maladies auxquelles seraient sujets
les mécaniciens et les chauffeurs,* in *Un. méd.,* 1re sér., t. XI, p. 385, 1857.—KELLER
(L. S.), *Aerztlicher Bericht über das Krankeninstitut der K. K. priv. Oesterr.
Straatseisenbahngesellsch. in Wien.* Wien, 1857, in-8°, tabl. — Polémique entre
MM. DUCHESNE, DEVILLIERS et B sson, in *Monit. des hôpit.,* juin et juillet 1858. —
BISSON, *Guide médical à l'usage des employés de chemin de fer.* Paris, 1858, in-19.
—BERTHERAND, *De l'influence du transport par les chemins de fer sur la santé des
animaux destinés à la boucherie et à l'engraissement.* Paris, 1859, in-8°. — FIEBER
(Fr.), *Ueber Verletzungen durch die Stossballen der Eisenbahnwagen,* in *Wiener
Ztschr.,* N° Fe, t. III, p. 39, 1860. — PIETRA-SANTA (P. DE), *Chemins de fer et santé
publique, hygiène des voyageurs et des employés.* Paris, 1861, in-18. — *Jahresbericht über den Sanitätsdienst auf den Bahnlinien, bei den Fabriken, Berg-und
Hüttenwerken,* etc., in *Wchnbl. der K.K. Gesellsch. d. Aerzte in Wien,* 1861 et
années suivantes, et *Ztschr. f. prakt. Heilk.,* 1864, etc. — *The Influence of Railway travelling on Public Health* (Rapp. of the Commiss.), in *The Lanc.,* 1862, t. I.
— GALLARD, *Influence des chemins de fer sur l'hygiène publique,* in *Compt. rend.
de l'Acad. des sc.,* t. LIV, p. 1106, 1862, et *Rapp. annuels.* — *Zum Eisenbahn
medizinalwesen,* in *Canstatt's Jahresb.,* 1864, VII, 84. — SOULÉ (E.), *Réflexions
pratiques sur les maladies qu'on observe chez les employés de chemins de fer.* Bordeaux, 1864, in-8°. — BISSON (G.), *Accidents de chemin de fer,* publiés et annotés
par le baron de JANZE, député. Paris, 1865, in-8°. — ERICHSEN (J. G.), *On Railway,
and other Injuries of the Nervous System.* Lond., 1866, in-8°. — HALL (J. Ch.),
Medical Evidence in Railway Accidents, in *Brit. Med.J.,* 1868, I, 216, 272, 325.—
LEGLUDIC, *Des accidents de chemins de fer, au point de vue médico-légal.* Th. de
Strasb., 1867, n° 23. — WIEGAND (A.), *Die mortalitäts und Invaliditäts Statistik
bei Eisenbahnbeamten.* Halle, 1869, in-8°. pl. III, in-4°.
— KRISHABER et PÉTER. Art. *Larynx,* in *Dict. encycl. des sc. méd.,* 2e sér., t. I,
1869. — KRISHABER, art. *Chanteurs, ibid.,* 1re sér., t. XV, 1874. — MANDL, *Hygiène
de la voix parlée ou chantée.* Paris, 1876, in-18. — TARDIEU (A.), *Accidents de chemin de fer,* in *Ann. d'yg. publ.,* 2e sér., t. XXX, 1871. — ISSALÈNE. *Manuel pratique
militaire des chemins de fer.* Paris, 1873, in-8°. — MORGAN (J.), *Injuries of the spine,
the result of railway-concussions,* in *Med. Press a. Circ.,* janv. 1873. — BEAU-
GRAND (E.), art. *Chemins de fer,* in *Dict. encycl. des sc. méd.,* t. XV, 1874. — BLAS-
CHKO, *Der Daltonismus beim Eisenbahnpersonal,* in *Vierteljahrs. f. ger. Med.
u. öff. Sanit.-W.,* 1874. — HOOD (P.), *The cardiac weakness as a remote conse-
quence of injuries by railway collisions,* etc., in *The Lancet,* vol. I, p. 299, 1875.
— VACHER (L.), *De la voix chez l'homme au point de vue de sa formation, de
son étendue et de ses registres.* Th. de Paris. 1877. — CHEWIN (A.), *Analyse physiologique des éléments de la parole. Voyelles et consonnes, Mécanisme de leur
prononciation.* Th. Paris, 1878. — BERGERON (R.), *De la mue de la voix.* Th. Paris,
1879. — WASSILIJEW. *Ueber den Einfluss des singens auf die Gesundheit,* in *Petersb.
med. Woch.,* 1879, n° 7. — MANDL, *Hyg. de la voix parlée ou chantée.* Paris, 1879,
in-18. — STÖRK. *Sprechen u. Singen.* Wien, 1881, gr. in-8. — NICOLAS (Ad.). *L'attitude de l'homme au point de vue de l'équilibre du travail et de l'expression.* Paris,
1882, in-8.
FLINZER, *Die Krankheitsstatistik der Eisenbahnbeamten,* in *Viert. f. ger. Med.,*
oct. 1875, p. 355. — LENT. Même sujet, in *Corr.-Bl. d. Niederrh. Ver. f. öff. Ges.-
Pfl.,* 1875, p. 64. — SPENCER WATSON, *Imperfect Eyesight in engine-drivers,* in
Med. Tim. a. Gaz., t. II, p. 651, 1875. — REGRAY, *Le chauffage des voitures de
toutes classes sur les chemins de fer,* in *Ann. d'hyg.,* janv. 1877.— LANG u. WOLFF-
HÜGEL, *Ueber Lüftung und Heizung von Eisenbahnwagen,* in *Zeitschr. f. Biol.,*
Bd. XII, p, 563, 1877. — MICHEL, *Die Prüfung des Schvermögens u. der Farben-
blindheit beim Eisenbahupersonal,* etc. München, 1878.— HOLMGREEN, *De la cécité
des couleurs,* etc. Paris, 1878, in-8. — DAWOSKY, *Ein eigenthümliches Fussleiden
der Erdarbeiter beim Eisenbahnbau,* in *Militärärztl. Zeitschr.,* H. 10, p. 471,
1878. — MYERS, *The elevated rail-roads of New-York as a detriment to health,* in
Philad. med. a. surg. Reporter, 7 déc. 1878, p. 483. — RIGLER. *Die im Eisenbahn*

dienst verkommende Berufskrankheit. Berlin, 1880. — REDARD, *Examen de la vision chez les employés du chemin de fer*. Paris, 1880. — MOELI, *Ueber psychische Störungen nach Eisenbahn-unfällen*. In *Berl. klin. Woch.*, 1881. — FINKELNBURG, art. *Eisenbahnpersonal*, in *Eulenberg's Handb. d. öff. Ges.*, 1881, Bd. I, p. 584. — Pour le mal de mer, voir la bibliographie de l'article EAU, p. 329.

Gymnastique proprement dite.

La gymnastique est un ensemble d'exercices qu'on devrait enseigner à tous les enfants, et auquel il serait nécessaire de les habituer de bonne heure. Elle développe le système musculaire, fortifie la constitution, modifie d'une manière heureuse le tempérament, stimule l'appétit et favorise la digestion. En même temps qu'on donne à l'enfant une instruction qui repose sur des travaux intellectuels, il est avantageux, au moyen de la gymnastique, de mettre le développement physique en harmonie avec le développement intellectuel, et de s'opposer ainsi à la prédominance trop grande de ce dernier, prédominance qui peut, dans quelques circonstances, exercer une influence débilitante sur la constitution de l'enfant.

La gymnastique se compose d'une série d'exercices nombreux et variés, qu'il est assez difficile d'exposer dans un ouvrage élémentaire. Voici cependant l'excellent résumé que M. Motard en a donné dans son *Essai d'hygiène générale*. Je ne saurais mieux faire que de le reproduire textuellement.

Exercices relatifs aux membres supérieurs.

Attitude des bras tendus, de manière à former une ligne droite horizontale ou verticale ; — croisés devant ou derrière la poitrine ; — armés d'un bâton tenu par les deux bouts et qui reçoit des positions diverses devant, au-dessus ou derrière le corps ; — armés chacun d'un poids quelconque, comme seraient, par exemple, deux sphères métalliques unies par une courte tige facile à manier. — Les deux bras prennent alors des attitudes diverses, pareilles ou dissemblables.

Exercices des bras qui soutiennent le poids du corps.

Un bâton soutenu dans l'air par les deux extrémités, au moyen de deux cordes, sert à faire pratiquer cette première série d'exercices.

A. Les deux mains saisissent le bâton, les deux pieds traînent sur le sol, et un aide fait avancer à lui le bâton.

B. Les deux mains saisissent le bâton, les pieds sont détachés du sol, et le corps exécute un mouvement de balancement comme au jeu de l'escarpolette.

C. La partie supérieure du corps se place entre les deux cordes montantes, les deux mains dirigées en bas saisissent le bâton, et les bras tendus détachent les pieds du sol et soutiennent le corps.

D. Le dos est tourné vers le bâton, les bras tendus en arrière saisissent les deux bouts du bâton pendant que la jambe se fléchit sur la cuisse et que les pieds, détachés du sol, viennent se placer entre les mains et appuyer sur le bâton les deux cous-de-pied.

Des barres parallèles et horizontales servent à exécuter d'autres exercices analogues. Le corps s'y trouve suspendu par les bras. La progression en avant ou en arrière s'exécute alors au moyen des mains.

Une corde tendue horizontalement, ou une échelle placée dans la même direction, peuvent servir de même à la progression, au moyen des mains, le corps restant suspendu par les bras.

Exercices des bras qui soulèvent le poids du corps.

Ils s'exécutent : 1° au moyen de cordes verticales à nœuds ou sans nœuds, simples ou tendues verticalement. Chaque bras empoigne la corde alternativement, de manière à produire l'ascension du corps ; 2° au moyen d'échelles de dimensions diverses et placées dans leur situation ordinaire.

Le poids du corps reste suspendu par les mains qui empoignent un échelon par le revers de l'échelle, et celles-ci saisissant alternativement l'échelon supérieur, déterminent l'ascension du corps par le seul effort des membres thoraciques. Cet exercice se varie de diverses sortes. On peut l'exécuter aussi au moyen de barres verticales traversées par des échelons, ou même le long d'un mur abrupt, dans lequel on a pratiqué des trous à diverses hauteurs ; les mains se logent dans des trous de plus en plus supérieurs, et bientôt le corps est élevé à la hauteur du mur.

On donne le nom de grand portique à une poutre horizontale supportée à chaque extrémité par une poutre verticale, et à laquelle sont adossés ou suspendus les échelles, les cordes, les mâts, etc., nécessaires aux exercices précédents.

Des roues à tourner, des poids à tirer, des dynamomètres divers à manier, forment une autre série d'exercices destinés aux membres supérieurs.

Exercices relatifs aux membres inférieurs.

1° Position des pieds et marches diverses ; évolutions d'ensemble régiées par un rhythme musical.

2° Divers sautillements exécutés sur place ;

3° Danses diverses ;

4° Courses exécutees sur un terrain droit, ascendant ou descendant, uni ou inégal, ferme ou mou. Les coureurs peuvent être libres ou porter des fardeaux dans les mains, sur les épaules ou sur le dos ;

5° Sauts divers, vertical en hauteur ou en profondeur, horizontal, avec ou sans perche à la main. Les mains peuvent être libres ou porter des fardeaux.

Exercices plus généraux.

Luttes diverses. — Pugilat, escrime, natation. — Action de grimper aux mâts, de lancer le disque, le javelot, les boules, la balle, etc.

Une commission nommée par le ministre de l'instruction publique a été chargée de donner son avis sur l'emploi de la gymnastique dans les établissements d'éducation, et d'en formuler le programme. A la suite d'un rapport très complet du professeur Bérard, le règlement suivant a été adopté. En raison de son importance, nous croyons devoir le donner ici intégralement.

Les exercices de gymnastique appropriés aux élèves des lycées se divisent en neuf séries :

PREMIÈRE SÉRIE. — EXERCICES PRÉPARATOIRES.

Formation des pelotons. — Alignements. — Demi-tour à droite. — Marche de front. — Marche de flanc. — Conversion de pied ferme, en marche. — Changements de direction. — Ouvrir et resserrer les intervalles.

IIe SÉRIE. — MOUVEMENTS PARTIELS ET ASSOUPLISSEMENTS.

§ 1er. *Mouvements partiels et assouplissements des membres inférieurs.*

Élever et abaisser les bras sans flexion. — Mouvements des bras avec flexion. — Circumduction latérale des bras. — Mouvement horizontal des avant-bras. — Étendre les bras latéralement. — Étendre les bras verticalement. — Lancer alternativement les poings en avant.

§ 2. *Mouvements partiels et assouplissements des membres inférieurs.*

Fléchir la jambe. — Fléchir simultanément la cuisse et la jambe. — Fléchir sur les membres inférieurs. — Cadence modérée. — Cadence accélérée. — Cadence de course. — Flexions simultanées des jambes — Flexion simultanée des cuisses et des jambes.

§ 3. *Mouvements de la tête et du tronc.*

Fléchir la tête en avant. — Mouvement d'extension de la tête. — Mouvements de rotation de la tête. — Fléchir le corps en avant. — Opérer l'extension du corps.

IIIe SÉRIE. — MARCHES, COURSES, SAUTS, EXERCICES PYRRHIQUES.

Marche au pas gymnastique. — Marche sur la pointe des pieds. — Marche sur les talons. — Fléchir sur les extrémités inférieures et marcher dans cette position. — Courir dans les chaînes gymnastiques. — Sautillement sur une jambe ou sur les deux jambes. — Saut de pied ferme en largeur et en hauteur. — Saut avec élan. — Saut en profondeur. — Saut à la perche. — Exercices pyrrhiques.

IVᵉ SÉRIE. — ÉQUILIBRES.

Se tenir sur une jambe, l'autre ployée en avant. — Se tenir sur une jambe, l'autre ployée en arrière. — Se pencher en avant, sur un pied. — Se pencher en arrière, sur un pied. — Se pencher à droite ou à gauche, sur un pied. — Poser les genoux à terre et se relever.

Vᵉ SÉRIE. — EXERCICES AVEC LES HALTÈRES ET LES MILS.

1° Avec les haltères : Élever alternativement les haltères en avant, jusqu'à la hauteur des épaules. — Élever simultanément les haltères en avant, jusqu'à la hauteur des épaules. Élever alternativement les haltères vers la droite et vers la gauche, jusqu'à la hauteur des épaules — Élever simultanément les haltères vers la droite et vers la gauche, jusqu'à la hauteur des épaules. — Élever alternativement les haltères verticalement au-dessus des épaules. — Élever alternativement les haltères horizontalement au-dessus des épaules. — Élever simultanément les haltères à hauteur des épaules et tendre les bras devant soi, en les dirigeant en haut. — Élever simultanément les haltères devant soi à hauteur des épaules et tendre les bras devant soi en les dirigeant en haut. — Mouvement alternatif de circumduction autour de la tête, en commençant le mouvement par devant. — Mouvement alternatif de circumduction autour de la tête, en commençant le mouvement par derrière. — Tenir les haltères à bras tendu le plus horizontalement possible. — Élever alternativement les haltères avec les pieds, en pliant les jambes. — Élever alternativement les haltères avec les pieds, les jambes restant tendues en avant.

2° Avec les mils : Porter le mil à l'épaule. — Porter le mil en arrière. — Renverser le mil en arrière. — Porter le mil en avant. — Porter le mil en dehors, à droite. — Porter le mil en dedans, à gauche. — Porter le mil horizontalement en avant et le passer par-dessus la tête. — Élever le mil verticalement et le passer par derrière la tête. — Abaisser le mil et le passer autour du corps. — Passer le mil en cercle par la gauche (ou par la droite). — Poser le mil à terre. — Porter le mil à bras tendu.

VIᵉ SÉRIE. — EXERCICES AVEC LES MACHINES.

§ 1ᵉʳ. *Exercices par suspension.*

Suspension par les deux mains (ou par une main), etc. — Élever la tête au-dessus de la barre. — Suspension par le pli des bras. — Suspension par les pieds et les mains. — Suspension par le pli du bras et de la jambe. — Passer de l'état de suspension à une position de repos ou d'équilibre au-dessus des barres. — Rétablissement sur la jambe. — Rétablissement par renversement. — Rétablissement sur les avant-bras. — Rétablissement sur les poignets. — Progression latérale vers la droite (ou vers la gauche). — Progression par le flanc droit (ou gauche). — Progression par brasses.

§ 2. Exercice des poutres.

Passage sur la poutre. — Passer à cheval, en avant. — Passer à cheval, en arrière. — S'asseoir sur la poutre et se mouvoir de côté. — S'enlever sur les poignets, face à la poutre, et se mouvoir de côté. — Étant à cheval, se mouvoir sur les mains en avant ou en arrière. — Suspension avec mouvement de progression au-dessus de la poutre. — Se mouvoir à l'aide des pieds et des mains, étant suspendu à la poutre. — Se suspendre, face à la poutre, et se mouvoir de côté. — Se suspendre à la poutre en la saisissant avec une main de chaque côté, et se mouvoir en avant ou en arrière. — Établissement et rétablissement sur la poutre. — Descente de la poutre. — Étant à cheval passer la jambe droite par-dessus la poutre et descendre.

§ 3. Exercice du portique et de ses agrès.

1º Échelles de bois : Monter et descendre par devant. — Monter à l'aide des pieds et des mains, faisant face à l'échelle. — Monter à l'aide des pieds et des mains, en tournant le dos à l'échelle. — Monter à l'aide des pieds seulement. — Monter par les montants, à l'aide des pieds seulement. — Monter par les montants, à l'aide des mains et des jambes. — Descendre à l'aide des pieds et des mains, faisant face à l'échelle. — Descendre à l'aide des pieds et des mains, en tournant le dos à l'échelle. — Descendre en se laissant glisser le long des montants. — Monter et descendre par derrière. — Monter à l'aide des pieds et des mains. — Monter aux échelons, en plaçant les mains l'une après l'autre sur un échelon différent. — Monter aux échelons par saccades. — Monter en saisissant un échelon d'une main et un montant de l'autre. — Monter par les deux montants. — Monter par les deux montants, par saccades. — Monter en saisissant tour à tour, par saccades, les montants et les échelons. — Descendre à l'aide des pieds et des mains. — Descendre les échelons en plaçant les mains l'une après l'autre sur le même échelon. — Descendre les échelons en plaçant les mains l'une après l'autre sur un échelon différent. — Descendre les échelons par saccades — Descendre en saisissant un échelon d'une main et un montant de l'autre. — Descendre par les deux montants. — Descendre par les deux montants par saccades. — Descendre en saisissant tour à tour par saccades les montants et les échelons. — Passer du devant de l'échelle par derrière, et réciproquement.

2º Cordages simples et mixtes : Monter par une échelle de cordes à l'aide des pieds et des mains et descendre. — Monter à l'aide des pieds et des mains et descendre. — Monter à l'aide des pieds et des mains par devant à une échelle de corde inclinée et descendre. — Monter à l'aide des pieds et des mains par derrière à une échelle de corde inclinée et descendre. — Monter par une corde à consoles et descendre. — Monter par une corde à nœuds et descendre. — Monter par une corde lisse, à l'aide des mains seulement, et descendre. — Monter à deux cordes, à l'aide des mains seulement, et descendre. Relever la corde pour s'y donner un point d'appui, soit sous la cuisse, soit sous le pied. — Monter à l'échelle de Bois-Rozé et descendre.

3° Exercice des perches : Monter à la perche à l'aide des pieds et des mains et descendre. — Monter à la perche à l'aide des mains seulement et descendre. — Monter par une perche et descendre par l'autre. — Monter par deux perches et descendre. — Monter par deux perches, par saccades, et descendre. — Monter par-dessous une perche inclinée et descendre. — Monter par-dessus une perche inclinée et descendre.

4° Escalade du portique par émulation.

§ 4. Exercice des mâts verticaux

Se lancer en avant au moyen de la corde. — Se lancer en avant et evenir au point de départ.

§ 5. Exercices de voltige sur les poutres, les barres et le trapèze.

1° Voltige sur la poutre : Se mettre à cheval sur la poutre. — Faire face en arrière, étant à cheval sur la poutre. — Étant à cheval sur la poutre, sauter en arrière. — Franchir la poutre.

2° Voltige sur les barres parallèles : Suspension sur les mains. — Se porter en avant ou en arrière par un mouvement alternatif des mains. — Se porter en avant ou en arrière, par saccades. — Descendre le corps et le remonter par la flexion et l'extension des bras. — Balancer les jambes en avant ou en arrière. — Suspension par les mains et les pieds. — Porter les jambes en avant sur la barre droite, ensuite sur la barre gauche. — Porter les jambes en arrière sur la barre droite, ensuite sur la barre gauche. — Soutenir le corps sur les poignets, dans une position horizontale, les jambes en arrière. — Se lancer à terre, en avant, vers la droite (ou vers la gauche). — Se lancer à terre, en arrière, vers la droite (ou vers la gauche). — Franchir les barres en trois temps en s'élançant en avant, à droite (ou à gauche). — Franchir les barres en quatre temps, en s'élançant en arrière (à droite ou à gauche). — Franchir les barres en deux temps. — Se suspendre par les mains et se porter en avant et en arrière. — S'établir sur les barres, le corps suspendu sur les mains. — Se suspendre par les mains et les pieds, le dos vers la terre. — S'établir debout sur les barres. — Étant debout sur les barres, s'y suspendre par les mains et les pieds, la face vers la terre.

3° Voltige sur le trapèze : Saisir la base du trapèze et élever le corps en faisant effort des poignets. — Saisir la base du trapèze, se balancer et se lancer le plus loin possible. — S'établir sur la base du trapèze en s'y appuyant sur le ventre, et descendre. — S'établir sur la base du trapèze, s'y asseoir et descendre. — Saisir la base du trapèze, s'y suspendre en accrochant les pieds aux montants du trapèze, et descendre. — Monter par les montants du trapèze et descendre. — S'établir sur la base du trapèze et se tenir dessus, puis au-dessous, dans une position horizontale.

§ 6. *Exercices de la course volante.*

§ 7. *Exercices des poignées brachiales.*

§ 8. *Exercices de la balançoire brachiale.*

VIIe SÉRIE. — ESCRIME. — TIR A L'ARC. — LANCER LA BARRE.

VIIIe SÉRIE. — NATATION. — EXERCICES HORS DE L'EAU. EXERCICES DANS L'EAU.

IXe SÉRIE. — (EXERCICE FACULTATIF). — ÉQUITATION.

H. FORTOUL.

PARIS, 13 mars 1854.

De l'entraînement.

On peut définir l'entraînement : la manière de préparer les hommes à supporter un exercice extraordinaire et à les rendre propres à déployer toute l'activité et toute la force dont ils sont capables. Voici, d'après Robertson, la manière de produire l'entraînement. On choisit un lieu élevé, où l'air est très pur ; dans les montagnes, autant que possible.

Le régime doit être exclusivement animal : du pain rassis, trois repas par jour, dont un qui ne compte guère. Déjeuner à huit heures, avec du bœuf ou du mouton, du pain rassis ou du biscuit, peu de liquide. Dîner à deux heures, côtelettes, viande rôtie, cuisses de volaille, pain rassis, un peu de bière ou d'eau rougie, sans liqueurs. A huit heures du soir, deux heures avant le coucher, on permet un peu de viande froide et du biscuit.

Lever à cinq heures, en été ; au jour en hiver ; immédiatement après, trois ou quatre heures d'exercice : course, sauf équitation, marche. Exercices semblables entre le déjeuner et le dîner, ou bien exercice de la balle, de la boxe, des dumbells. Après le dîner, il faut encore se promener, courir ou monter à cheval, et toujours de manière à transpirer.

Sept heures de sommeil sur un lit dur ; frictions répétées, si cela est nécesssaire, pour obvier à l'excès de sueur.

On obtient ainsi les résultats les plus étonnants, dans un espace de temps qui varie de trois semaines à trois mois. Des hommes tremblants sur leurs jambes, incapables de supporter la moindre fatigue, affaiblis par la débauche et le vice, deviennent vigoureux, robustes et capables d'endurer les exercices les plus violents et les plus prolongés. Il serait à désirer, ajoute

M. Robertson, que ce procédé se généralisât et ne fût pas exclusivement appliqué à former des jockeys.

[C'est qu'en effet, pour cette dernière intention, c'est-à-dire pour rendre l'homme aussi léger que possible, les résultats précisément inverses des précédents sont désastreux pour l'homme qui les subit. A l'aide de transpirations abondantes, de purgatifs répétés, d'exercices violents, d'une alimentation insuffisante, on amène une atténuation de l'individu, une sorte de phthisie artificielle, qui agit sur la constitution d'une manière très défavorable, et abrège les jours de ces victimes des amusements si chers à nos très philanthropes voisins.]

Bibliographie. — Auteur inconnu, *Du régime*, livre II, à la fin, et livre III, in Hippocrate, *Œuvres*. — Plutarque, *Si la lutte est le plus ancien des combats et jeux de prix sacrés*, in *Prop. de table*. l. II, quest. 4, et : *Pourquoi Homère met-il toujours en premier lieu le pugilat, puis la lutte, et en dernier lieu la course*, ibid., quest. 5. — Galien (Cl.), *Num ratio tuendæ sanitatis ad medicinalem artem an ad exercitatoriam spectet*. — Du même, in *De sanitate tuendâ*, libri II et V, in *Œuvres*. — Philostrate, *Traité sur la gymnastique*, texte grec, accompagné d'une trad. en regard et de notes, par Daremberg (Ch.). Paris, 1858, in-8°. — Hérodote, Antyllus, etc., in Oribase, *Collect. med.*, liber VI. — Paulus Ægineta, in *De arte med.*, lib. I, cap. xviii. — Mercuriali (H.), *De arte gymnasticâ*, libri VI, *in quibus exercitationum omnium vetustorum genera, loca, modi, facultates, et quidquid denique ad corporis humani exercitationes pertinet, diligenter explicatur*. Venetiis, 1569, in-4°; edit. auctior cum fig. Amstelodami, 1672, in-4°. — Joubert (Laur.) *De gymnasiis et generibus exercitationum apud antiquos celebrium liber*. Lugd., 1581, in-8°, et in *Opp. omn.* Francofurti, 1645, in-fol. — Faber (P.), *Agonisticon sive de re athletica ludisque veterum gymnicis*, etc. Lugd., 1592, in-4°. — Bircherod (J.), *Exercitationes de ludis gymnicis præcipue*, etc. Hafniæ, 1664, in-4°. — Fuller (Fr.), *Medicina gymnastica : or a Treatise concerning of the Power Exercise with Respect to Animal Œconomy ; and the Great Necessity*, etc. London, 1704, in-8°; 5e édit., ibid., 1718. — Hoffmann (Fr.), *De athletis veterum eorumque dixtâ et habitu*. Halæ, 1717, in-4°. — Platner (J. Z.), *De arte gymnasticâ veterum*. Lipsiæ, 1724, in-4°. — Schulze (J. H.), *Observationes quædam ad rem athleticam pertinentes*. Halæ 1737, in-4°. — Boernen (Fr.), *Ars gymnastica nova*. Helmstadii, 1748, in-4°. — Gerike (P.), *Invitatio propempticon de gymnasticæ medicæ veteris inventoribus, ad dissert. Boernerii*. Helmstadii, 1748, in-4°. — Felici (A.), *Dissertazione dell' antica gymnastica*, in *Dissert. epistol.*, dec. 1, dissert. 8. Venezia, 1748, in-8°. — Sadatier, *Les exercices du corps chez les anciens pour servir à l'éducation de la jeunesse*. Châlons-sur-Marne, 1772, in-12, 2 vol. — Billard (F. L.), *Diss. med. de arte gymnastica*. Montpell., 1779, in-4°. — Tissot, *Gymnastique médicinale et chirurgicale, ou Essai sur l'utilité des mouvements ou des différents exercices du corps*, etc. Paris, 1780, in-12. — Daignan, *Gymnastique des enfants convalescents, infirmes, faibles, délicats, faisant suite*, etc. Paris, 1787, in-8°. — Du même, *Gymnastique militaire, ou Essai sur les moyens de rendre nos soldats sains, robustes*, etc. Besançon, 1790, in-8°. — Gutsmuths. *Gymnastik für die Jugend enthaltend eine praktische Anweisung zu Leibesübungen. Ein Beitrag zur nöthigsten Verbesserung der körperlichen Erziehung*. Schnepfenthal, 1793, in-8°. — Du même, *Spiele zur Uebung und Erholung des Körpers und Geistes, für die Jugend, ihre Erzieher*, etc. Schnepfenthal, 1796 in-8°. — Wieth (G. U. A.), *Versuch einer Encyclopedie der Leibesübungen*. Berlin, 1794-95, 2 vol. in-8°. — Boettiger (C. A.), *Ueber Verzierungen gymnastischer Uebungsplätze durch Kunstwerke in antiken Geschmacke*. Weimar, 1795, in-8°, 3 vol. — Goubert, *Dissert. sur la gymnastique médicale ou l'influence*, etc. Th. de Paris, an XIII, n° 537. — Canard, *De la gymnastique* *et de son influence sur le développement des facultés physiques et morales.* Th. de Strasbourg, 1812, no 356. — ROBERT (C. S.), *Dissertation sur la gymnastique médicale.* Th. de Strasb., 1815, no 20. — HAHNISCH (W.), *Das Turnen in seinem allseitigen Verhältnissen.* Breslau, 1819, in-8°. — CLIAS (P. H.), *Gymnastique élémentaire, ou Cours analytique et gradué d'exercices propres à développer et à fortifier l'organisation humaine.* Paris, 1819, in-8°, 6e édit. Genève, 1853, in-8°, pl. 12. — LONDE (Ch.), *Gymnastique médicale, ou l'Exercice appliqué aux organes de l'homme d'après les lois de la physiologie. de l'hygiène et de la thérapeutique.* Paris, 1821, in-8°. — BEGIN (L. J.), *Mém. sur la gymnastique médicale* (Extrait du *Dict. abr. des sc., méd.*). Paris, 1823, in-8°. — BROUSSAIS (C.), *De la gymnastique considérée comme moyen thérapeutique et hygiénique,* in *Ann. de la méd. physiol.,* t. XII, p. 43, 1827. BOUVIER (H.), art. *Gymnastique* du *Dict. de méd. et de chir. pratique,* 1832. — AMOROS. *Manuel de gymnastique et d'éducation physique,* atl. Paris, 1832, 2e édit., 2 vol. in-18. Paris, 1848, in-12, 2 vol., atlas, in-4°. — LING (P. H.), *Gymnastikens almänna Grunder.* Upsala, 1834, in-8°, et *Schriften über Leibes Uebungen aus dem Schwed. übersetzt, von H. F. MASSMANN.* Magdeburg, 1847, in-8°. — *Reglemente für Gymnastik,* pl. III, tab. Stockholm, 1836, in-8°. — FOISSAC (P.), *De la gymnastique des anciens comparée avec celle des modernes sous le rapport de l'hygiène.* Th. de conc. Paris, 1838, in-8°. — MAUREL (J.), *Des exercices dans lesquels le corps entier est en mouvement.* Th. de Paris, 1840, no 125. — KRAUSE (J. H.), *Die Gymnastik und Agonistik der Hellenen wissenschaftlich dargestellt.* Leipzig, 1841, in-8°, 2 vol. pl. — DITTEL (L.), *Einige Grundsätze für die specielle medizinische Gymnastik auf Anatomie und Physiologie zurückgeführt,* in *Med. Jahrbb. des K.K. Oesterr. St.,* t. LX, 1842. — PINETTE, *Précis de la gymnastique moderne, et application,* etc. Paris, 1842, in-8°. — BEREND (H. W.), *Berichte über das gymnastisch-orthopädische Institut zu Berlin* (Suite de rapports à partir de 1842). Berlin, in-4°.—SCHREBER (D. G.M.), *Das Turnen vom ärztlichen Standpunkte aus, zugleich,* etc. Leipzig, 1843, in-8°. — DU MÊME, *Kinesiatrik oder die gymnastiche Heilmethode.* Leipzig, 1852, in-8°, pl. — DU MÊME, *Aerztliche Zimmergymnastik oder Darstellung,* etc. Leipzig, 1855, in-8°, fig. et nombr. édit., trad. fr par H. V. VORDT. Paris, 1856, et *ibid.,* 1867, in-8°, fig. — DU MÊME et NEUMANN, *Streitfragen der deutschen und schwedischen Heilgymnastik.* Leipsig, 1858, in-8°, fig. — DU MÊME, *Pangymnasticon oder das ganze Turnsystem,* ibid., 1862, in-8°, fig., pl., etc., etc. — KOECHLY (H.), *Ueber das Princip des Gymnasialunterrichts, der Gegenwart, u. s. w. Eine Skizze.* Dresden u. Leipzig, 1845, in-8. — DU MÊME, *Zur Gymnasialreforme, theoretisches und praktisches,* ibid., 1846, in-8°. — MÜNCHENBERG (A.), *Systematisch geordnete Anweisung zur harmonischen Ausbildung des Körpers auf turnische Weise. mit,* etc. Kœnigsberg, 1845. in-16. — RICHTER (H. E.), *Die Schwedische nationale und medizinische Gymnastik. Vortrag gehalten,* etc. Dresden u. Leipzig, 1845, in-8°. — DU MÊME et REICHENBACH, *Der naturwissenschaftliche Unterricht auf Gymnasien, mit besonderer Rücksicht auf die Zustände in K. Sachsen.* Leipzig, 1847, in-8°. — DU MÊME, *Bericht über die neuer. Heilgymnastik* (analyse très-étendue des travaux modernes), in *Schmidt's Jahrbb.,* t. LXXXI, p. 359; t. LXXXII, p. 241, 1854; t. CXVI, p. 229, 1857; t. CXVIII, p. 87, 1859, etc., etc. — RASMUS (G.), *Die geregelten Leibesübungen in Bezug auf die physische Erziehung der Jugend.* Leipzig, 1847, in-16, et 2e édit. augm., *ibid.,* 1849, in-16. — *Der Turner,* Ztschr. gegen geistige und leibliche Verkrüppelung, herausg., etc. Dresden Jahrg. 1846 bis 1852, in-8°. — GEORGII (A.), *Kinesithérapie, ou Traitement des maladies par le mouvement, suivant la méthode de Ling, suivi,* etc. Paris, 1847, in-8°. — FRIEDRICH (G.), *Das Turnen als Schutz-und Heilmittel,* etc. Reutlingen, 1847, in-8°. — ROTHSTEIN, *Die Gymnastik nach dem System des Gymnasiarchen P. H. Ling.* Th. I, II, III, IV.....? Berlin, 1847-51. — *Translated with Addit. by M. ROTH,* 53 illustr. London, 1853, in-8°. — JANSEN (O. , *Ueber Gymnastik der Kinder von ihrer Geburt an,* in *Journ. für Kinderkrankh.* Nov. u. Dec. 1848. — THIERRY (Al.), *Sur l'enseignement et les exercices gymnastiques. Rapport,* etc., in *Ann. d'hyg.,* 1re sér., t. XXXIX. p. 292. 1846. — DALLY 'G. N.), *Gymnastique. De la régénération physique de l'espèce humaine par la gymnastique rationnelle.* Paris, 1848, in-8°. — DU MÊME, *Gymnastique hygiénique et médicale. Notice sur le dynamogène,* etc.

Paris, 1850, in-8°. — Du même, *Cinésiologie, ou Science du mouvement dans ses rapports*, etc. Paris, 1857, in-8°. — Loeschke (J. A.), *Das Turnen Geisteskranker im Allgemeine*, etc. Pirna, 1849, in-8°. — Laisné (N.), *Gymnastique pratique. contenant la description des exercices, la construction et le prix des machines*, etc., fig. Paris, 1850, in-8°. — Du même, *Gymnastique des demoiselles*, pl. 6. Paris, 1854, in-12. — Du même, *Application de la gymnastique à la guérison de quelques maladies, avec des observations*, etc. Paris, 1865, in-8°. — Zink (A.), *Die Turnübungen als Schutz-und Heilmittel gegen Krankheiten*, in *Wien Zeitschr.* Oct. 1849. — Neumann (A. C.), *Ueber Heilgymnastik*, in *Casper's Wchnschr.*, 1849, nos 30, 31. — Du même, *Die Heilgymnastik oder die Kunst*, etc. Berlin, 1852, in-8°,et *ibid.*, 1857. in-8°, fig., pl. — Du même, *Das Muskelleben des Menschen in Beziehung auf Heilgymnastik und Turnen*. Berlin, 1855, in-8°. — Du même, *Lehrbuch der Leibesübung in Bezug au, Heilorganik, Turnen und Diätetik*. Berlin, 1856, in-8°, 2 vol. — Du même, *Haus-Gymnastik. Eine Anweisung*, etc. Leipzig, 1859, in-8°, fig. — Argy (C. D'), *Extrait de l'instruction pour l'enseignement de la gymnastique dans les corps de troupe*, etc. Paris, 1850, in-18. — Bachelet, *Sur l'utilité et la nécessité de la gymnastique*, in *Gaz. méd. de Lyon*, t. III, p. 233, 1851. — Bérard (P.), *Rapport sur l'enseignement de la gymnastique, et Réglement par le ministre de l'instruction publique*, mars 1854. — Heiser, *Traité de gymnastique raisonnée au point de vue orthopédique, hygiénique et médical*, pl. 7. Strasbourg, 1854, in-8°, avec *Supplément*, pl. 1, *ibid.* — Chiosso (C.), *Gymnastics an Essential Branch of National Education, both Public and Private*. London, 1854, in-8°. — Pichery, *Éducation du corps. Le gymnaste médecin*. Paris, 1855, in-16, et Nice, 1864, in-12. — Du même, *Le gymnaste médecin, gymnase de chambre*. Paris, 1857, in-16. — Du même, *Gymnastique de l'opposant uniquement fondée*, etc. Paris, 1867, in-8°. — Steudel (H.), *Praktik der Heilgymnastik*. Stuttgard, 1860, in-8°. — Howard (J. H.), *Athletic and Gymnastic Exercises*, fig. London, 1860, in-12. — Nitsche (F. R.), *Die duplicirten Widerstand-Bewegungen und deren planmässige Anwendung im Turnunterrichte*, fig. 100, tabl. 17. Dresden, 1861. — Meding (H. L.), *De la gymnastique médicale suédoise* (Système Ling.). *Traitement*. etc.. in *Gaz. hebd.*, 1862, nos 23. 25. 28. — Marinus, *Rapp. sur un mém. de M. Ulrich, intitulé : Sur la nécessité d'une éducation physique de l'espèce humaine*, in *Bullet. de l'Acad. de méd.* Bruxelles, 2e sér., t. IV, p. 750, 1861. — Pfaff (E. R.), *Aerztliche Rathschläge über die beim Turnen erforderlichen diætetischen Vorsichtmassregeln*. Dresden, 1863, in-16. — Chancerel (G.), *Historique de la gymnastique médicale depuis son origine jusqu'à nos jours*. Th. de Paris, 1864, n° 149. — Ricqus (Cam.), *Traité élémentaire d'anatomie appliquée à la gymnastique*. Paris. 1864. in-8°. — Zimmermann (W.), *Aperçu général sur la gymnastique suédoise pédagogique et hygiénique*, etc.Paris, 1868, in-8°, — Demarquay, *Appareils et ouvrages de gymnastique de l'Exposition universelle de 1867*. Paris. 1868, in-8°. — Carue (Ph. J. B.), *Pratique du gymnase de chambre hygiénique et médical*. Paris, 1868, in-8°, pl. 25. — Gallard, *La gymnastique et les exercices corporels dans les lycées*, in *Ann. d'hyg.*, 4e sér., t. XXXI, p. 40, 1869. — Vernois (Max.), *Rapp. sur le mém. precédent*, in *Bull. Acad. de méd.*, t. XXXII, p. 964, 1868, et *Ann. d'hyg.*, 2e sér., t. XXXI, 49, 1869. — Hillairet, *Rapp. sur l'enseignement de la gymnastique dans les lycées, colléges*, etc. Paris, 1869, in-8°. — Franchi (G.), *La ginnatica o cinesia nei suoi rapporti colla fisiologia ed igiene*. Mantoua, 1770. Voir les rapp. allem. sur les Instituts de Braunschweig, par Frank. Braunschweig. 1860, in-8°; de Brême, par Ulrich. Bremen, 1857-66, in-8° (10 rapp.); de Feldberg, par Enfurth. Hamburg, 1856, in-8°; de Iena, par Helmke. Leipzig, 1863, in-8°; de Leipzig, par Schildbach. Leipzig, 1861-64, in-8° (2 Rapp.); de Nassau, par Haupt. Wien, 1857-58 (2 rapp. ; de Nuremberg, par Zahn. Nürnberg, 1861, in-8° (3 rapp.); Stuttgart, par Steudel. Stuttgart, 1856-58, in-8° (3 rapp.); Vienne, par Melicher. Wien, 1852-59, in-4° (6 rapp.) ; Wismar, par Meyer (G.), Wismar, 1851, in-8°, pl. etc.

Entrainement : *The art of Manual Defence or a System of Boxing*. London, 1789. — Strutt, *Account of the Sport and Pastimes of the People of England*. London, 1801, in-4°. — Royer-Collard (H.), *Sur l'organoplastie hygiénique*, in *Mém. de l'Acad. de méd.*, t. X, p. 499, 1842. — Hamont, *De l* ~ainement des che-

vaux dans les luttes sur les hippodromes. Paris, 1842, in-12. — Cootes (R.), *L'art de se défendre, ou Traité des principes du pugilat anglais, connu sous le nom de boxe.* Paris, 1843, in-8°. — *Fistiana, or the Oracle of the Ring, Result of Prize Battles, from 1700 to 1854, Alphabetically Arranged.* New Rules, etc. London, 1855. — Saucerotte (C.), *Du phénomène de l'entraînement au point de vue des facultés morales, et dans ses rapports,* etc., in *Ann. méd.-psychol.,* 3° sér., t. I, 1855. — France (F. J. de), *De l'entraînement.* Th. de Paris, 1859, in-4°, n° 141. — Amournel (Th.), *Essai sur l'entraînement, et ses applications en médecine.* Th. de Montpellier, 1860, in-8°. — Bouchardat (A.), *De l'entraînement des pugilistes, des résultats qu'on peut espérer de leur application, pour perfectionner, rétablir et consolider la santé,* in *Suppl. à l'Ann. de thérap.* pour 1861, p. 181-267, in-32. — Elcho (lord), *On Systematic Gymnastic Training for the Masses* (Speach in the House of Commons), in *Med. Times and Gaz.,* 1862, t. II, p. 35. — Dambax (Al.), *De l'entraînement.* Th. de Paris, 1866, n° 257. — Jaquemet, *De l'entraînement chez l'homme au point de vue physiologique, prophylactique,* etc. Paris, 1868, in-8°.

— Dally (E.), *Sur la nécessité de l'éducation physique et sur l'organisation des gymnases municipaux hydrothérapiques.* Paris, 1871, in-8°. - Schmitz, *Traité de gymnastique d'application.* Liège, 1871. — Crinon, *Traité pratique de gymnastique élémentaire ou hygiénique.* Paris, 1873. — Dumesnil (O.), Art. *Gymnastique,* in *Dict. de méd. et de chir. prat.,* t. XVII, 1873. — Milo (an.), *Gymnastick ter genezing,* etc., in *Nederl. Tijdschr. voor Geneesk.,* n° 41, 1873. — Seeger (L.), *Ueber den Werth der Gymnastik,* in *Allg. Wiener med. Zeitschr.,* n°s 38-39, 1873. — Bineau, *De la nécessité de la gymnastique.* Th. de Paris, 1874. — Nycander, *Gymnastique rationnelle suédoise,* etc. Paris, 1874, in-18. — Paz (E.), *la Gymnastique raisonnée,* etc. Paris, 1876, in-8°.

— Ledlond, *Manuel de gymnastique hyg. et méd..* Paris, 1877. in-18. — Cazenave de la Roche, *Du Skating-ring au point de vue médical,* in *Ann. d'hyg.,* 2° sér., t. XLVII, 1877. — Schaible, *An Essay on the systematic. Training of the Body.* London, 1878. — Dally, *L'école de gymnastique de Joinville-le-Pont,* in *Ann. d'hyg.,* nov. 1878, p. 406. — Chevalier, *De la gymnastique au point de vue de l'hygiène,* in *Arch. méd. belges,* 1878, p. 356. — Laisné, *Gymnastique pratique,* Paris, 1879, in-8. — Du même, *Traité élém. de gymnastique classique,* 3° éd. Paris, 1876. gr. in-8. — Chassagne (A.), *Influence précise de la gymnastique sur le développement de la poitrine, des muscles,* etc. Paris, 1881, in-8, et *Rev. d'hyg.,* 1881, p. 412. — Gamba (A.), *La ginnastica medica.* Torino, 1881, in-8. — Rochet (G.), *Rech. expérim. sur les effets physiol. de la gymnastique et sur l'entraînement.* Th. Paris, 1881. — Averbeck (H.), *Die med. gymnastik.* Stuttgart, 1882, in-8. — Staffel (Fr.), *Die orthopäd. Gymnastik,* in *Verh. d. phys.-med. Gesellsch. zu Würzburg.* Bd. XVII, n° 3, 1882.

Quatrième classe. — PERCEPTA.

Les percepta comprennent dans leur ensemble d'abord les sensations, c'est-à-dire les impressions faites sur nos sens par tous les modificateurs extérieurs. Viennent ensuite les facultés intellectuelles, qui se reportent au développement des idées, à leur conservation par la mémoire, ou à leur combinaison par le jugement. Enfin, sous le titre d'*Affections de l'âme,* Hallé rassemble et l'*imagination* qui crée des idées ou des rapports, et les passions qui sont un état violent de l'intelligence, un état grave qui donne lieu à des troubles fâcheux dans toutes les fonctions. C'est cet ordre qui sera suivi.

CHAPITRE XXIII

Des sens externes.

Les organes des sens, destinés à mettre l'homme en rapport avec les objets externes, à lui permettre de s'appliquer les choses qui lui sont les plus avantageuses et à le prémunir contre les dangers qui peuvent l'entourer, doivent, autant que possible, conserver toute leur intégrité pour atteindre ce triple but; c'est ce que l'hygiène doit chercher à assurer autant que possible.

L'action des sens se compose de trois phénomènes distincts et qui sont également indispensables; ce sont : 1° l'impression des objets dont l'agent impondérable extérieur qui s'exerce sur les sens et en constitue l'excitant; 2° la transmission de cette impression au cerveau par l'intermédiaire du système nerveux, et enfin, 3° la perception par le cerveau lui-même. Ces trois phénomènes exigent l'intégrité absolue des organes destinés à les accomplir, c'est-à-dire de l'organe des sens, des cordons nerveux destinés à transmettre l'impression, enfin, du cerveau qui les reçoit. De plus, le cerveau n'est pas seulement destiné à percevoir l'impression et à se l'approprier, mais encore à la modifier et à en faire une véritable éducation.

Bibliographie. — Pour les divers articles contenus dans ce chapitre, nous renvoyons, une fois pour toutes, aux traités généraux de physiologie et aux travaux spéciaux dont M. J. Béclard a donné l'indication très-étendue dans les savantes bibliographies dont il a enrichi son excellent traité élémentaire.

Organe de la vue.

L'œil est destiné, ainsi qu'on le sait, à apprécier les corps qui nous environnent, au moyen de la lumière qui les éclaire, et à permettre d'en saisir la forme, le volume et les autres qualités extérieures. Outre la lumière, qui peut varier d'intensité suivant beaucoup de circonstances, il y a encore la couleur, qui est due aux qualités particulières des corps et à la lumière plus ou moins complète, dont ils réfléchissent ou absorbent les divers rayons et dont les nuances varient à l'infini; on doit donc examiner successivement : 1° l'intensité de la lumière; 2° la nature des couleurs.

1° *Intensité de la lumière.*

Une lumière très vive stimule puissamment la rétine et donne lieu à la contraction de la pupille, au resserrement des paupières, à l'abaissement des sourcils et à tous les mouvements du visage les plus capables de diminuer l'éclat de cette lumière. Enfin, si elle est trop vive, les paupières se referment complètement, et la vision est abolie. C'est ce qui arrive quand on regarde le soleil, quand on reçoit son image réfléchie dans un miroir, ou bien encore quand, dans la nuit, on est ébloui par un éclair. Ces phénomènes, bien que passagers, peuvent avoir des suites fâcheuses et quelquefois conduire à l'amaurose. Dans les cas les plus ordinaires, il survient un grand éblouissement, et la vision est difficile pendant un certain temps. Il reste dans l'œil une image ronde et rouge, quand c'est le soleil que l'on a regardé, et cette image se peint sur tous les objets que l'on aperçoit. Lorsque, par suite de nécessité ou d'imprudence, on parvient à résister au besoin de rapprocher les paupières, les accidents sont plus graves et la cécité complète peut en être le résultat.

D'autres lumières très vives peuvent amener les mêmes conséquences; c'est ce qui arrive chez les artisans qui travaillent au feu de forge, qui fondent les métaux, qui reçoivent sur leur ouvrage la lumière concentrée par un objectif ou par un globe de verre plein d'eau. Avant d'observer chez ces ouvriers des accidents aussi graves que l'amaurose, on voit souvent survenir des phlegmasies de la conjonctive, de l'iris, de la rétine et quelquefois même, à ce que l'on prétend, des accidents cérébraux.

La lumière éclatante du gaz produit également de pareils résultats; on voit encore une lumière de médiocre intensité, mais agissant d'une manière permanente, déterminer, à la longue, une irritation de l'œil et épuiser rapidement la sensibilité de cet organe. Les horlogers, les bijoutiers, les graveurs, les dessinateurs et tous ceux qui exécutent des travaux minutieux, et qui ont besoin, par conséquent, d'une lumière assez vive et prolongée, se trouvent dans ce cas.

En Égypte et dans l'intérieur de l'Afrique, où resplendit un soleil éblouissant, dont l'action est encore exaltée par les sables blancs qui le réfléchissent, on voit qu'un grand nombre de leurs habitants sont atteints de phlegmasies des yeux. Ces phlegmasies y sont endémiques. Les pays froids, couverts de neiges perpétuelles qui réfléchissent la lumière avec une grande intensité, déterminent souvent sur la vue des accidents presque aussi intenses.

La diminution d'intensité de la lumière, et sa privation plus ou moins absolue, comme cela a lieu dans l'obscurité, produisent certains effets sur la vue.

L'œil, privé de ce stimulant habituel, perd une grande partie de sa sensibilité ou plutôt cette sensibilité se dénature ; elle devient un état pathologique, et, le plus léger rayon lumineux produisant alors un éblouissement considérable, l'œil ne peut plus supporter la dose de lumière habituelle, et si l'on persiste, une amaurose peut en être la conséquence. Quelquefois l'œil acquiert une telle sensibilité, qu'il peut distinguer des corps plongés dans une obscurité presque complète. C'est une nyctalopie semblable à celle de certains animaux (Voy. p. 170).

2° *Coloration des objets.*

Les couleurs diverses des objets n'agissent pas sur l'œil de la même manière. Les unes ne causent aucune fatigue, comme le vert et le bleu, qui sont les couleurs le plus généralement répandues dans la nature. D'autres, comme le rouge, le violet, produisent une sensation pénible, donnent naissance assez rapidement à la céphalalgie et fatiguent la vue.

Influence de la constitution de la vue. — L'œil a besoin, pour bien voir, d'un degré d'énergie qui dépend de la constitution générale. Si cette énergie est trop grande, comme cela a lieu chez les individus pléthoriques, il peut arriver des congestions sanguines du cerveau ou de l'appareil de la vision, qui troubleront la vue. D'un autre côté, lorsque l'organisme est affaibli par des pertes abondantes, des privations prolongées, il y a un affaiblissement proportionnel de l'appareil de la vision.

Vices de conformation de l'œil. — L'œil n'est pas toujours doué d'un même degré de sensibilité primitive ; il y a, dans sa conformation, des variétés qui entraînent une différence notable dans la vision. On décrit, en général, trois espèces de modifications qui indiquent l'application de lunettes et de verres disposés d'une manière spéciale.

1° La première est une *impressionnabilité trop vive de l'œil*, que la moindre lumière fatigue, qui ne peut supporter l'aspect d'objets un peu vivement éclairés, ou de très petites dimensions. On atténue singulièrement cette impressionnabilité, en plaçant au-devant de l'œil des lunettes avec des verres plats, colorés en bleu ou en vert léger ; c'est avec des verres analogues que l'œil des sujets qui sont convalescents des maladies des yeux peut exercer impunément la vision.

2° *La myopie.* — Elle dépend de la réfringence trop grande des milieux transparents de l'œil. Il en résulte que le foyer de la vision est beaucoup plus rapproché de cet organe et qu'on ne peut voir que les objets situés très près. Ce sont les verres concaves, présentant une courbure en rapport avec le degré de convexité de l'œil ou de réfringence de ses milieux transparents, qui permettent de corriger ce vice de conformation et de distinguer les objets à la même distance que tout le monde.

3° *La presbytie*. — Elle consiste, au contraire, dans l'aplatissement de la cornée transparente ou dans la trop faible réfringence des milieux. Elle a pour conséquence d'éloigner le foyer de la vision et de ne permettre de voir distinctement que les objets situés très loin. On atténue la presbytie en faisant usage de verres convexes qui agissent dans le sens opposé à l'altération des yeux. La presbytie est très fréquemment une conséquence de l'âge, et on la voit survenir chez un grand nombre de vieillards : c'est à l'aide de verres analogues qu'on peut la corriger chez eux.

[4° *L'astigmatisme*. — Beaucoup plus fréquent qu'on ne le croit, il dépend des inégalités de courbure du cristallin dans ses différents méridiens ; fréquemment le cristallin est terminé par une surface ellipsoïdale à trois axes inégaux ; on conçoit que dans ces conditions les rayons parallèles ne se réunissent pas en un seul point sur la rétine, et de même un point lumineux unique, au lieu de produire sur la rétine un foyer conjugué, donne naissance à une surface brillante. Quand l'astigmatisme est régulier, c'est-à-dire quand la courbure du cristallin varie d'une façon continue en passant d'un méridien à un autre, on le corrige au moyen de verres cylindriques. Aucune espèce de verre n'a raison de l'astigmatisme irrégulier.]

Devons-nous parler ici des abat-jour, si utiles lorsqu'on travaille le soir au foyer des lampes dont la lumière est très vive, et qui sont destinés à atténuer la vivacité de leur action sur des yeux fatigués ou naturellement faibles? On ne saurait trop les recommander, ainsi que les visières que l'on emploie souvent dans le jour, en cas analogue, pour se préserver de l'ardeur des rayons du soleil.

Influence de l'âge. — Chez les jeunes sujets, l'exercice de la vision a une grande influence sur l'encéphale. Ainsi, les jeunes enfants soumis à l'action d'une lumière vive en ressentent fréquemment une douleur qui peut aller jusqu'à occasionner de la fièvre, de l'agitation, des cris et parfois des convulsions fort graves. On observe surtout de pareils accidents dans les villes et chez les personnes aisées. Les enfants élevés dans le luxe, exposés à veiller et à séjourner dans des appartements très éclairés, présentent souvent des phénomènes assez graves, et quelquefois mortels d'irritation cérébrale, qu'on ne saurait attribuer à d'autres causes.

On sait également que les enfants cherchent la lumière et que leurs yeux se dirigent constamment vers le point d'où elle arrive ; il en résulte souvent des strabismes latéraux, surtout quand le petit lit de l'enfant est mal placé, et qu'il est obligé de regarder de côté pour voir le jour. Signaler ces influences sur la vision des jeunes sujets, c'est suffisamment indiquer qu'on doit chercher avec le plus grand soin à les éviter.

Chez les adultes, l'influence d'une lumière trop vive ou trop rare a été exposée avec soin ; il est inutile d'y revenir. Je ferai seulement observer qu'on a pu mettre à profit, avec beaucoup de succès, la diminution d'intensité de la lumière, pour éviter une cause d'excitation de plus au cerveau des malades, dans un grand nombre d'affections. C'est ce que l'on fait, en général, dans les phlegmasies, les fièvres, les affections du cerveau. L'obscurité est agréable aux malades, elle apporte du calme dans les fonctions du cerveau, et ce calme réagit favorablement sur les autres fonctions.

Dans des circonstances opposées, lorsque le corps est affaibli par des pertes abondantes, que l'organisme est en proie à une anémie plus ou moins profonde, caractérisée par la diminution de proportion des globules, accompagnée ou non de celle de l'albumine, on obtient souvent d'excellents effets de l'exposition à l'influence directe des rayons solaires, en se mettant toutefois à l'abri de leur trop grande intensité. Leur action modérée ranime la circulation, vivifie l'organisme, augmente les forces et amène rapidement une amélioration générale.

La vieillesse détermine chez l'homme une diminution dans l'énergie de la vision, et un affaiblissement dans le degré de réfringence des milieux de l'œil. On remédie au premier par des verres plats, colorés en bleu ou vert tendre, et on combat le second à l'aide de verres convexes.

Sexe. — Les femmes présentent, en général, une délicatesse plus grande de la vue et une sensibilité plus exquise de cet organe : mais aussi il est plus impressionnable et se fatigue plus facilement. L'occasion, du reste, lui manque plus qu'à l'homme pour de pareils résultats, car la femme n'a besoin ni de s'exposer comme lui aux vicissitudes atmosphériques, ni de travailler tous les soirs, ou même une partie des nuits, à des travaux fatigants et d'une minutie extrême. On doit toutefois en excepter certaines professions, telles que les dentelières et les brodeuses, dont le travail journalier, et souvent nocturne, fatigue excessivement la vue.

Tempéraments. — On doit tenir compte, sous le rapport de l'hygiène de la vue, de la plus vive impressionnabilité de l'œil chez les individus à tempérament nerveux, de sa faiblesse et de sa disposition aux phlegmasies de la conjonctive et de la cornée chez les sujets lymphatiques ; enfin, de la prédisposition aux congestions, qui existe chez les individus sanguins et pléthoriques. Ce sont autant de causes de maladies que l'on doit chercher à éviter.

Habitudes. — Les habitudes permettent de supporter des fatigues de la vue qui, sans cela, ne pourraient être tolérées. Ainsi, le travail des horlogers, des graveurs, etc., etc., auquel on s'est habitué de bonne heure et progressivement, ne saurait être supporté, même quelques jours, par des individus qui n'y seraient pas accoutumés. Il déterminerait assez rapidement, chez ces derniers, ce qu'il faut des années pour produire chez les ouvriers de ces professions, et ce qui bien souvent n'arrive même pas, c'est-à-dire l'amaurose complète ou incomplète. C'est encore une circonstance qu'il ne faut pas négliger en hygiène.

RÈGLES HYGIÉNIQUES RELATIVES A LA LUMIÈRE ARTIFICIELLE. — Il est important de ne pas travailler le soir avec une lumière insuffisante. Rien ne fatigue plus la vue et ne conduit plus rapidement à la paralysie de la rétine. Il est probable que c'est à cette cause que les couturières doivent d'être si fréquemment atteintes de maladies aux yeux.

Dans certaines professions, les ouvriers qui ont besoin de beaucoup de lumière pour éclairer un objet de petites dimensions ou de couleur sombre, font usage de globes de verre, remplis d'un liquide légèrement coloré en vert. Cet appareil constitue une sphère imparfaite, qui, rassemblant les rayons lumineux d'une lumière placée derrière, les concentre sur un petit espace. C'est là que l'ouvrier place l'objet qu'il veut travailler. Si cet objet est d'une teinte sombre, il n'y a aucun inconvénient. S'il est doué d'un pouvoir réflecteur, ce procédé fatigue la vue. Un autre inconvénient résulte encore de l'emploi de la loupe, comme le font les horlogers et les graveurs; cet instrument concentrant dans l'œil des rayons déjà réunis en faisceau une première fois, y fait pénétrer un cône de très vive lumière qui peut amener à la longue une grande sensibilité de l'œil et un affaiblissement de la vue. Les teintes de la lumière artificielle fatiguent l'œil d'une manière différente. C'est ainsi que les verres blancs, ou bien rouge éclatant, occupent, sous ce rapport, le haut de l'échelle. Les verres d'éclairage colorés en bleu ou en vert, les lunettes colorées en bleu, ou, si l'on écrit, l'emploi de papiers plutôt bleus que d'un blanc mat, voilà les moyens qu'on doit préférer le soir.

Les oscillations d'une lumière artificielle fatiguent extrêmement la vue, attendu que l'œil est obligé à chaque instant de changer son état statique pour suivre la flamme. Il faut donc les éviter autant que possible, et, sous ce rapport, les lampes sont bien préférables aux bougies et aux chandelles.

Le renvoi de la lumière par des surfaces réfléchissantes produit des effets analogues à ceux de son grand éclat. Quand on lit à la lampe, il ne faut point placer le livre dans le champ des rayons réfléchis, mais l'exposer à la lumière directe.

Dans les professions qui s'exercent sur des surfaces réfléchissantes, comme les glaces, les métaux polis, les ouvriers doivent, pour cette même raison, être fréquemment obligés de travailler à la lumière artificielle; lorsqu'il en est ainsi, il est utile de placer entre la lumière réfléchie et la pièce qu'ils travaillent une toile tendue, une gaze ou un papier huilé, qui ne laissent passer que de la lumière diffuse.

Les couches d'air voisines d'une lumière artificielle s'échauffant beaucoup, il est indispensable de ne pas travailler, les yeux trop près du foyer lumineux; il peut en résulter l'irritation de l'œil, le dessèchement de l'humeur lacrymale et une ophthalmie.

Bibliographie. — Gleize, *Règlement de vie, ou Comment doivent se gouverner ceux qui sont affligés de faiblesse de la vue, avec les moyens de s'en préserver.* Orléans et Paris, 1787, in-8°.— Famin (P. N.), *Considérations sur le danger des lumières trop vives pour l'organe de la vue et sur les moyens de s'en garantir.* Paris, an X, in-8°. — Beer (G. J.), *Pflege gesunder und geschwächter Augen.* Wien, 1791, in-8°, trad. fr. Bruxelles, 1804, in-8°, et 6e édit. Paris, 1819, in-8°, pl. I. — Sœmmerring (S. Th. V.), *Ueber einige wichtige Pflichten gegen die Augen.* Frank., 1819, in-8°. — Arlt, *die Pflege der Augen im gesunden und kranken Zustande.* Prag, 1841, in-8°, 3e édit., ibid., 1865, in-8°. — Raudnitz (L.), *Gesundheitspflege des Auges, oder,* etc. Prag, 1841, in-12. — Goulin (J. A.), *Hygiène des yeux, ou Traité des moyens d'entretenir la vue, de fortifier la vue faible,* etc., 2e édit. Paris, 1843, in-8°. — Réveillé-Parise (J. H.), *Hygiène oculaire, ou Conseils aux personnes dont les yeux sont faibles et d'une grande sensibilité, avec de nouvelles considérations,* etc. Paris, 3e édit., 1845, in-18. — Magne, *Hygiène de la vue, ou Conseils sur la conservation et l'amélioration des yeux, s'adressant,* etc. Paris, 1847, in-8°. — Ritterich (F. Ph.), *Anweisung zur Erhaltung des Sehvermögens und,* etc. Leipzig, 1847, in-12, et ibid., 1852, in-8°. — Sichel, *Leçons cliniques sur les lunettes et les états pathologiques consécutifs à leur usage rationnel.* Paris, 1848, in-8°. — Dumont, *Recherches statistiques sur les causes et les effets de la cécité.* Paris, 1856, in-8°. — Rau (W.), *Ueber die Sinnesorgane überhaupt und die Pflege der Auges insbesondere.* Bern, 1858, in-8°.— Landsberg (C.), *Licht und Auge Ueberschutz,* etc. Hannover, 1859, in-8°. — Giraud-Teulon, *De l'influence sur la fonction visuelle binoculaire des verres de lunettes convexes ou concaves.* Paris, 1860, in-8°. — Chevallier (Arthur), *Hygiène de la vue.* Paris, 1861, in-12, 2e édit., avec fig., 2 pl. Paris, 1862, in-8°. — Weller (K.), *Das Licht des Auges und dessen Pflege im gesunden und kranken Zustande,* 3e édit. Leipz., 1864, in-16. — Höning, *Das Auge, das Sehen und die Erhaltung des Auges.* Ludwigsburg, 1867, in-8°. — Voir plus haut bibliographie de la lumière. n. 175 et surtout les *Traités d'ophthalmologie.*
— Magne (A.), *Hygiène de la vue.* 4e éd. Paris, 1866, in-12. — Burgl. *Beitrag zur Ætiologie der Kurzsichtigkeit,* in *Baier. Ærztl. Intell.-Bl.,* 1874. — Gayat, *L'hygiène oculaire,* etc., in *Lyon méd.,* t. XVI, 1874. — Grand (S.), *De l'hygiène de la vue dans les travaux.* etc. Th. de Paris, 1874. — Klein, *De l'influence de l'éclairage sur l'acuité visuelle.* Paris, 1874, in-8°. — Dumaz (J.), *Hygiène de la vue.* Chambéry, 1876, in-8°.
— Javal, *Hygiène de la lecture,* in *Ann. d'hyg.,* 3e sér., n° 1, 1879. — Du même, *L'éclairage public et privé au point de vue de l'hygiène des yeux,* in *Rev. scientif.,* 1879, p. 361. — Du même. *De l'astigmatisme au point de vue de l'hygiène,* in

Rev. d'hyg., 1880, p. 990. — Du même, *L'évolution de la typographie considérée dans ses rapports avec l'hygiène de la vue*, in *Rev. scientif.*, juin 1881, p. 802.

Audition.

L'ouïe est en rapport direct avec le cerveau, et, comme l'œil, cet organe se lie plus intimement, peut-être, que les autres sens avec les fonctions intellectuelles. Il sert à établir des relations entre les êtres raisonnables, et ces relations ont une grande influence sur le développement des facultés affectives et morales.

1° *Agents à l'aide desquels se produit l'audition.* — Pour se rendre compte de l'audition, on admet l'existence des ondes sonores, propagées par suite de l'élasticité de l'air, et venant exercer une impression quelconque sur les extrémités du nerf auditif qui se répand dans les cavités de l'oreille interne ; mais cette impression dépend elle-même de la nature du son, et l'on sait combien cette nature est variable. La sonorité des corps offre des changements nombreux, suivant la manière dont elle est excitée. Il y a des sons réguliers, dépendant de vibrations déterminées des corps sonores, que l'on peut mesurer d'une manière rigoureuse, et qui tiennent les uns aux autres par des rapports numériques positifs. Tels sont la voix, la parole, les sons musicaux, etc. ; d'autres qui sont confus, obscurs ; ce sont peut-être les plus nombreux ; d'autres, enfin, qui, fort distincts cependant, ne peuvent être rapportés à des types spéciaux.

La musique est le résultat de combinaisons harmoniques des sons entre eux, c'est l'oreille qu'elle impressionne, mais elle est en même temps un des modificateurs les plus puissants de l'appareil cérébral. On sait les succès obtenus, à l'aide de la musique, dans une foule de maladies. De nos jours, la musique est devenue bien plus savante, et c'est peut-être à cette extrême perfection qu'elle doit d'avoir perdu une grande partie de son efficacité. Le vulgaire, en effet, est peu sensible à ces combinaisons d'accord qui constituent nos opéras ; et si, dans quelques circonstances, les masses populaires sont agitées par un air comme la *Marseillaise*, c'est que cet air est simple et expressif, et qu'il frappe mieux les oreilles qui n'ont pas reçu une éducation musicale. On ne peut disconvenir cependant que certains sons ne puissent influer beaucoup sur l'état mental, et cela dépend, non pas de leur intensité, mais de leur caractère, de leur mode, de leur ton, toutes choses qui sont la base du système musical moderne.

2° *De l'intensité du son.* — L'intensité du son exerce une grande influence sur l'organe de l'ouïe. On sait que les détonations de

grosse artillerie peuvent rendre sourd, soit par paralysie du
nerf auditif, soit par la rupture de la membrane du tympan,
bien que cette dernière n'entraîne pas toujours la surdité. Certains bruits vibrent avec une telle force que l'oreille en est
ébranlée douloureusement; on désigne ces bruits sous le nom
de cris perçants, et cette expression rend bien la sensation que
l'on éprouve.

Il y a des circonstances accessoires qui modifient l'intensité
du son, et, par conséquent, son mode d'action. Telles sont 1° la
densité de l'air : ce gaz est d'autant plus élastique que cette
densité est plus considérable; il en résulte une plus grande
intensité du son ; 2° la raréfaction de l'air : cette raréfaction diminue à un tel point la force du son, qu'on entend à peine ce
dernier. Ainsi, un coup de pistolet tiré au sommet du mont
Blanc (Saussure) est à peine perçu par les individus qui sont à
côté. Dans le vide, le son ne se transmet pas du tout.

L'habitude de sons ordinairement trop intenses, quelle que
soit la cause qui leur ait donné naissance, fatigue l'organe de
l'audition, émousse sa sensibilité, finit par le rendre moins impressionnable, et quelquefois par abolir presque complétement
sa fonction. La surdité, en un mot, en est la conséquence,
comme l'amaurose est la suite de l'impression d'une lumière
trop vive et trop ardente.

De même la privation des sons, ou la perception de sons habituellement très faibles, donne à l'ouïe une sensibilité en quelque sorte pathologique, lui permet de distinguer les impressions sonores les plus fugaces, enfin lui rend insupportables
les sons que le vulgaire trouve d'une intensité ordinaire.

3° *Nature des sons.* — Les uns flattent agréablement l'oreille :
telle est la musique; et pour peu que la prédisposition et le
travail existent, on acquiert, par l'habitude, la faculté de distinguer le ton, le timbre et la qualité des divers sons musicaux.
— Dans d'autres cas, ce sont des sons graves ou aigus. Les sons
graves fatiguent beaucoup moins l'oreille, sauf les cas où ils
rachètent leur gravité par une intensité extrême, comme le
bruit du canon. Quant aux sons ou aux bruits aigus, l'oreille en
souffre infiniment plus que des précédents, et on ne peut longtemps les tolérer. Ces résultats s'expliquent facilement, si l'on
réfléchit qu'il faut un nombre d'ondulations sonores beaucoup
plus considérable pour produire les sons aigus que pour les
sons graves.

RÈGLES HYGIÉNIQUES SPÉCIALES. — 1° *Age.* — Dans le jeune
âge, il est indispensable de ne pas exposer les enfants à des
bruits trop intenses ; on voit à leur air étonné et presque stu-
péfait, et presque toujours à leurs pleurs et à leurs cris, que de

tels bruits les ont impressionnés désagréablement. Les bruits aigus et trop souvent répétés autour des enfants peuvent agir comme une lumière trop ardente sur l'œil et produire immédiatement, dans quelques cas, des convulsions.

Dans l'âge adulte, l'intensité des sons et leur nature plus ou moins agréable à l'oreille peuvent seules fixer l'hygiène qui leur convient.

Dans la vieillesse, l'organe de l'ouïe s'émousse, s'affaiblit ; la surdité, ou, comme on dit, l'ouïe dure, est un des tristes apanages de l'âge avancé. Aussi faut-il des bruits plus intenses, une musique plus énergique pour fixer l'attention des vieillards, ou se faire écouter avec plaisir. L'usage des cornets acoustiques est très bon pour les vieillards. Leur volume et leur forme peu gracieuse et peu commode empêchent cependant un grand nombre de personnes âgées d'y avoir recours.

2° *Sexe.* — L'ouïe de la femme est, en général, plus sensible et plus délicate que celle de l'homme ; elle se fatigue également avec plus de facilité ; ce sont des détails que l'hygiène ne doit point oublier.

3° La *constitution* et le *tempérament* ne présentent aucune considération spéciale applicable à l'organe de l'audition.

4° *Maladie et convalescence.* — En pareilles circonstances, il faut chercher à donner le son dans de justes mesures afin d'empêcher les inconvénients qui résultent de trop d'action ou d'un défaut de cette même action. Dans un grand nombre de maladies, le son, venant à dépasser ses limites ordinaires, peut déterminer des accidents cérébraux. C'est ce qui explique pourquoi tant de malades désirent non seulement rester dans l'obscurité, mais encore loin de tout bruit, dès que paraissent des phénomènes fébriles. Il est rarement utile de faire du bruit autour d'un malade. C'est seulement dans certaines affections nerveuses, dans les accès de mélancolie, d'hypocondrie, qu'on détermine avec quelque avantage des secousses vers l'organe cérébral, secousses qui consistent surtout dans des bruits d'une certaine intensité.

Le silence est tout à fait nécessaire pendant le repos de la nuit, c'est-à-dire pendant le sommeil ; l'organe de l'audition obéit ici à la loi de tous les organes, qui ne peuvent continuer de fonctionner longtemps sans prendre un repos dont la durée est presque égale à celle du travail.

Bibliographie. — Franc de Frankenau (G.), *De musica.* Heidelberga, 1672, in-4°, et in *Satyris.* — Ettmuller, *De effectibus musicæ in hominem.* Lipsiæ, 1714, in-4°. — Aldrecht (D. J. W.), *Tractatus physicus de effectibus musices in corpus animatum.* Lipsiæ, 1734, in-8°. — Marteau (L. R.), *An ad sanitatem musice?* (R. aff.) Th. de Paris, 1743, in-4°. — Nicolai (E. A.), *Von der Verbindung der Musik mit*

Arzneigelahrtheit. Halle, 1745, in-8°. — Roger, *Tentamen de vi soni et musices in corpus humanum.* Avenione, 1758, in-8°, tr. par V. Maire. Lyon, 1803, in-8°. — Debout L.), *Sur l'effet de la musique dans les maladies nerveuses,* trad. de l'italien. Pétersbourg, 1784, in-8°. — V***, *Réflexions sur la musique et les effets qu'elle produit.* Paris, 1785, in-12. — Ollivier, *L'esprit d'Orphée, ou Influence de la musique sur la morale,* etc. Paris, 1798, in-8°. — Sprengel, *De musicæ artis cum medicinâ connubio.* Halæ, 1800, in-8°. — Mojon (B.), *Mém. sur l'utilité de la musique, tant dans l'état de santé que dans celui de maladie,* trad. par C. D. Mugetti. Paris, 1800, in-8°. — Lichtenthal (P.), *Der musikalisch Arzt, oder Abhandlung von der Einfluss der Musik auf dem menschlichen Körper, und,* etc. Wien, 1801, in-8°. — Desessarts, *Réflexions sur la musique considérée comme moyen curatif.* Paris, an XI, in-8°. — Quelques dissertations à la Faculté de Paris : Delagrange (an XI, n° 261); Lamarche (1815, n° 122); Guillaume (1817, n° 125); Durand (1819, n° 123), etc. — Fournier-Pescay, art. *Musique,* in *Dict. des sc. méd.,* t. XXXV, 1819. — Becker 'J. C.), *De musicæ vi salutari.* Berolini, 1821, in-8°. — Steinbeck (Fr. Alb.), *De Musices atque poeseos vi salutari.* Berolini, 1826, in-8°. — Sundelin (K.), *Aerztlicher Rathgeber für Musiktreibende nach,* etc. Berlin, 1831, in-8. — Hansen (J. N.), *De musices in corpus humanum vi,* ibid., 1833, in-4°. — Schneider (P. J.), *Musik und Poesie, nach ihren Wirkungen historisch-und kritisch dargestellt, oder System,* etc. Bonn, 1835, in-8°. — Raudnitz (L.), *Die Musik als Heilmittel, oder : der Einfluss der Musik auf Geist und Körper,* etc. Prag, 1840, in-8°. — Merkel (Aem.), *Musica medice considerata.* Buda, 1843, in-8°. — H. S. K. *Die Musik als Heilmittel.* Wien, 1847, in-8°. — Rolland, *De l'influence de la musique sur la guérison des maladies,* in *Union méd.,* t. VII, 1853.

— Colombat (de l'Isère), *De la musique dans ses rapports avec la santé publique.* Paris, 1873, in-8°. — Helmholtz, *Théorie physiologique de la musique,* etc. Trad. de l'all. par Guéroult. Paris, 1874, in-8°. — Colladon (H.), *De la surdité, hygiène de l'oreille,* etc. Genève et Bâle, 1875. — Krishaber, Art. *Musiciens et Musique,* in *Dict. encycl. des sc. méd.,* 2° sér., t. XI. 1876. — Burckhardt-Merian, *Prophylaxis u. Behandl. der Ohrenkrankheiten,* in *Schweiz. Corr.-Bl.,* 1876.

— Gellé, *Considér. gén. sur l'hygiène de l'ouïe,* in *Ann. d'hyg. publ.,* sept. 1878, p. 243. — Ladreit de Lacharrière, *De l'infl. du tabac sur le développ. des mal. de l'oreille,* in *Ann. des mal. de l'or.,* t. IV, p. 204, 1878, — Moos, *Ueb. die Ohrenkr. der Locomotivführer und Heizer,* etc. In *Zeitschr. f. Ohrenheilk.,* Bd. IX, p. 370, 1880. — Bürkner (K.), *Ueber Ohrenkrankh. bei Eisenbahnbedienten.* In *Arch. f. Ohrenh.,* Bd. XVII, p. 8, 1881. — Turnbull (Lawr.), *Imperfect Hearing and the Hygiene of the Ear.* 3° édit, Philadelphia, 1881, in-8. — Amick (W.-R.). *Hygiene of the Ear.* In *Sanit. News,* t. I, p. 97, 1881. — Terrillon, *De la surdité chez les employés du chemin de fer (chauffeurs et mécaniciens).* In *Bull. et mém. Soc. chir.,* t. VIII, p. 549, 1881. — Schwabach u. Pollnow, *Diseases of the Ear in Railroad employés.* In *Archives of Otology,* t. X, p. 257, 1881. — Ladreit de la Charrière, Art. *Oreille,* in *Dict. encycl. sc. méd.* 1882.

Odorat.

L'organe de l'olfaction doit surtout être considéré comme une annexe de l'appareil digestif; il a pour but de juger par un procédé spécial la qualité des corps, et surtout de ceux qui sont destinés à notre nourriture. L'appareil destiné à accomplir l'olfaction est simple : c'est une surface muqueuse, propre à recevoir le contact des matières odorantes, et qui recèle un nerf spécial, capable de recevoir ce mode d'impression ; le cerveau juge ensuite. Mais, là, le contact est immédiat, il y a transport d'un corps, d'un agent ayant des propriétés palpables, physiques et chimiques, qui pénètrent en quelque sorte dans l'organe.

L'air et le calorique sont les agents destinés à volatiliser certaines parties des corps, et ce sont ces particules ainsi volatilisées qui, portées sur la pituitaire, déterminent l'olfaction. Ces particules constituent les odeurs : elles sont incoercibles, et on ne possède aucun moyen d'analyse pour en constater les propriétés. Les classifications qu'on a essayé d'en donner ont peu de valeur, attendu qu'on a été obligé de les baser sur l'impression même de l'organe qui les reçoit, et sur le jugement individuel qui, en pareille matière plus qu'en toute autre, est sujet à erreur. Les odeurs sont des corps matériels ; la perte de poids des corps d'où elles émanent le prouve suffisamment. Elles diffèrent entre elles sous un grand nombre de rapports. Ainsi, certaines odeurs ne se font sentir que le jour, d'autres que la nuit, quelques-unes ne se développent que le matin, d'autres que le soir ; telles substances ont besoin d'être échauffées, à d'autres il faut de l'humidité ; celles-ci, combinées avec d'autres, donnent lieu à des émanations abondantes, celles-là voient leurs propriétés détruites par le mélange.

Quoi qu'il en soit, on ne saurait mettre en doute l'action des émanations sur le cerveau ; elles produisent une stimulation remarquable sur l'encéphale, et cette stimulation est en rapport avec la nature de l'odeur, avec son intensité, et, aussi, avec la susceptibilité particulière de l'individu. Dans le plus grand nombre des cas, les odeurs habituelles agissent sur le cerveau de manière à l'exciter légèrement. On peut en voir un exemple dans les cas où l'on veut ranimer l'action cérébrale affaiblie, comme cela arrive dans les asphyxies et les syncopes. Une irritation portée sur la pituitaire (ammoniaque, acide acétique) agit immédiatement sur la masse cérébrale, réveille toutes ses fonctions et ranime tous les appareils qui en dépendent, comme ceux de la respiration et de la circulation.

1° *Intensité des odeurs.* — Si l'on observe de bons effets toniques d'un certain nombre d'odeurs aromatiques, il n'en est plus de même lorsque ces odeurs sont trop fortes. On sait, par exemple, les fâcheux effets qui sont dus à la viciation de l'air par la présence d'une trop grande quantité de vapeurs aromatiques dégagées des plantes de la famille des liliacées ; il en résulte une céphalalgie plus ou moins forte, et même, si ces odeurs sont trop énergiques, on observera des vomissements sympathiques, quelquefois enfin, mais plus rarement, des altérations spéciales des organes des sens voisins. C'est ainsi qu'on voit fréquemment, en pareil cas, les stimulants des nerfs olfactifs agir sur les nerfs optiques et rendre la vue plus faible. Dans d'autres cas, l'inspiration de vapeurs de beaucoup de solanées peut donner lieu à des éblouissements, des vertiges, et produire une cécité momentanée.

L'inspiration habituelle d'odeurs trop énergiques peut émousser l'olfaction et lui faire perdre, sinon toute sa sensibilité, au moins une partie. L'inspiration d'une même odeur, continuée pendant quelques minutes sans interruption et placée immédiatement sous le nez, finit par ne plus être perçue.

L'olfaction peut être nulle chez certains individus; et, en pareil cas, on n'a pas observé de fâcheux effets qu'on pût rapporter à la privation de cette fonction. Cette disparition de l'odorat arrive quelquefois d'une manière lente, graduée, d'un seul côté ou des deux côtés; quelquefois elle survient tout d'un coup, et résulte d'une lésion cérébrale, du développement d'une tumeur dans la partie antérieure de l'organe, d'un polype fibreux au sommet des fosses nasales. Dans tous les cas, cette privation est moins grave que la maladie dont elle provient.

2° *Age*. — Dans la première enfance, alors que la nourriture est fournie par la mère, et que cet aliment tout préparé n'a pas besoin d'être apprécié, l'odorat n'est pas développé, et l'hygiène n'a rien à prescrire. — Plus tard, et à l'époque où il commence à manifester son action, alors que l'âge est encore tendre et les appareils délicats, il faut éviter les impressions profondes d'odeurs trop énergiques, il faut ménager la sensibilité de l'odorat, pour ne pas l'émousser trop rapidement. Plus tard, l'instinct et l'expérience sont un guide sûr à cet égard.

3° Le *sexe* ne présente aucune indication spéciale; l'odorat des femmes paraît, en général, doué d'une sensibilité plus exquise que celui des hommes, et doit être plus ménagé.

4° Les *habitudes* jouent un rôle dans l'influence des odeurs et des parfums. — Il arrive souvent qu'on s'habitue tellement à une odeur qu'on respire constamment, que l'olfaction ne l'apprécie plus; tandis qu'elle a conservé toute sa délicatesse à l'égard des autres parfums. On s'habitue aussi bien, à cet égard, aux odeurs agréables qu'à celles qui ne le sont pas.

Certains individus ont de singulières antipathies pour des odeurs tantôt fort peu actives, et d'autres fois agréables : tel est quelquefois le parfum de la rose, celui de la violette, etc.; pour d'autres, c'est l'odeur de la graine de lin ou bien celle des pommes. Les règles hygiéniques se déduisent de ces idiosyncrasies.

L'odorat donne quelquefois lieu à des jugements faux, et la sensibilité de quelques individus perçoit des odeurs fort différentes là où il y a un même point de départ. Les aberrations de ce sens sont nombreuses, et plus, peut-être, que celles de tous les autres. Beaucoup de maladies ont pour symptômes des hallucinations de toute espèce. — Un grand nombre d'hypocondriaques, de femmes nerveuses, sont poursuivis par des odeurs fort singulières, et rien ne saurait rendre raison de la singularité de ce phénomène.

Bibliographie. — FRANÇOIS-FRANK, art. *Olfaction*, in *Dict. encycl. sc. méd.*, 1881. Voy. en outre, p. 445.

Du goût.

Le sens du goût se rapporte plus spécialement à l'homme matériel et à sa conservation ; l'intelligence n'en reçoit ordinairement aucune impression ; toutefois l'état social modifie ce sens, lui donne une extension considérable et sert ainsi à réunir les hommes par les liens gastronomiques, qui ne sont pas toujours à dédaigner.

L'appareil dégustateur, placé à l'orifice supérieur du canal digestif, est évidemment destiné à percevoir des sensations qui se rapportent à la nature des aliments, et leur contact avec la langue fournit des lumières exactes sur la nature de la substance ingérée. Lorsque les coutumes bizarres de la société n'ont pas altéré ce sens si délicat, il suffit, presque toujours, pour accepter les substances salutaires ou repousser les substances nuisibles à l'individu.

L'appareil de la gustation est simple ; c'est un nerf qui se répand sur une membrane muqueuse et subit le contact des corps sapides. Quel est le phénomène qui s'opère à la surface de la langue ; quelle combinaison se fait entre les molécules sapides des corps et les extrémités des nerfs glosso-pharyngiens ? On l'ignore. Si, dans quelques cas, la composition chimique et le plus ou moins de solubilité des corps déterminent leur saveur, il n'en est pas de même dans une foule d'autres circonstances, et l'on ne connaît guère mieux les saveurs que les odeurs.

L'intégrité de la langue est une condition indispensable pour la gustation. Si cet organe est enflammé, les saveurs y font une impression trop vive, douloureuse, insupportable même, surtout quand la substance est très soluble et sapide. Si le mucus qui recouvre la langue est rare, le sens est obtus ; s'il est nul et que la langue soit sèche, il n'y a pas de sensation. Il faut, pour bien apprécier les saveurs, que le mucus soit en quantité suffisante pour bien humecter l'organe et pour dissoudre le corps sapide ; si la langue a été soumise à une légère torréfaction, et si les papilles sont brûlées, il y a absence momentanée de goût.

1° *Intensité des saveurs*. — Les saveurs trop énergiques, trop stimulantes, agissent sur le sens du goût comme la lumière sur l'œil, les sons sur l'oreille : elles stimulent énergiquement la langue, et, si cette stimulation est répétée trop souvent avec la même énergie, elles finissent par émousser le sens et par faire disparaître pour lui l'appréciation des saveurs fines et délicates. Quelquefois même les saveurs trop énergiques peuvent abolir complétement le goût. Il est rare d'avoir à constater la diminution d'intensité de ce sens. Il n'y a, du reste, aucun accident spécial qui puisse en être le résultat.

2° *Nature des saveurs*. — La nature des saveurs agit d'une manière particulière sur chaque individu. Ainsi, la saveur acide, qui est fraîche, agréable, émousse pour quelques instants le goût, mais il ne tarde pas à reprendre sa finesse : si les acides sont trop énergiques, ils l'abolissent. — Les condiments âcres émoussent également beaucoup le sens du goût, et le rendent incapable d'apprécier des saveurs plus délicates.

Le sens du goût, plus peut-être que les autres, a besoin d'une sorte d'éducation qui le conduit à trouver bonnes des choses qui avaient d'abord paru très mauvaises, et à dédaigner des substances qui avaient été considérées comme très agréables. C'est sur cette éducation qu'est fondée la profession d'expert-dégustateur des vins, qui est exercée avec une grande habileté par un certain nombre d'individus. La pratique de la gastronomie est entièrement fondée sur cette éducation, et ne s'acquiert qu'après de longs exercices.

3° Les *climats* exercent une certaine influence. Ainsi, dans les pays chauds, si les aliments simples, les végétaux farineux et presque insipides, sont choisis de préférence, c'est presque toujours à condition qu'on y ajoute des condiments stimulants, qui sont nécessaires pour donner du ton aux organes et leur permettre de résister à toutes les causes débilitantes de ces climats. — Les habitants des pays froids font aussi bien souvent usage d'aliments et de boissons excitants. Les substances animales altérées, les graisses rances et d'un goût détestable, certaines liqueurs enivrantes, de la saveur la plus violente, font les délices des Lapons, des habitants du nord de la Russie, et rien ne peut rebuter leur organe gustateur.

4° *Age*. — Le goût existe dès la naissance, car on ne peut changer la nourriture habituelle des nouveau-nés sans leur arracher des cris. Ils ont des organes dont la structure est en rapport avec la nature de l'aliment qui leur convient : aussi, lorsqu'on vient à leur donner quelque substance très sapide, ils témoignent, par des grimaces et des cris, le mal que leur cause cette sensation. Plus tard, à mesure que l'organisation se perfectionne et que de nouveaux besoins se font sentir, des aliments plus substantiels sont nécessaires, et le goût se modifie suivant les exigences ; mais arrivent alors les habitudes singulières, les bizarreries que l'on observe dans certains pays, et, dès lors, le goût se déprave, s'altère, et l'on trouve du plaisir à des impressions qui seraient fort pénibles, et même insupportables dans d'autres circonstances.

Dans la vieillesse, le goût bien souvent s'émousse, s'affaiblit, et il est besoin de saveurs plus énergiques pour flatter le goût des personnes âgées.

5° *Sexe.* — Les femmes ont, en général, le sens du goût plus délicat que celui de l'homme, ce qui tient sans doute à ce qu'elles font beaucoup moins que lui usage d'excitants énergiques capables de l'émousser.

6° Certaines maladies dépravent le goût et font trouver agréables des substances insipides. Beaucoup de jeunes filles chlorotiques ont une grande propension à manger du charbon, de la craie, de l'argile, du papier, etc., etc. Dans d'autres cas, un état pathologique de l'estomac ou des centres nerveux vicie la sensation et détermine une sorte d'hallucination singulière, en vertu de laquelle on attribue des saveurs exquises ou très fortes à des substances qui en sont tout à fait dépourvues. Dans les maladies fébriles ordinaires, le sens du goût se trouve aboli, et les aliments paraissent mauvais. C'est une sorte de mouvement instinctif de la nature qui excite de la répugnance pour des objets inutiles ou nuisibles.

Du toucher.

L'impression du tact a lieu à la surface de la peau ; elle s'opère sur les houppes nerveuses des papilles recouvertes par l'épiderme, et le rôle de cette couche inorganique n'est pas sans importance, car elle protège l'organe du toucher contre les violences extérieures et contre les corps étrangers et nombreux qui pourraient le blesser. — L'excitant de la peau n'a rien de spécial, tout corps matériel palpable peut provoquer la sensation du toucher.

L'intégrité de la peau est indispensable pour que le tact conserve sa finesse et sa perfection ; il y a cependant une distinction à faire à cet égard. Quand la peau est dépouillée de son épiderme, la sensibilité est au contraire augmentée ; car les papilles nerveuses sont mises à nu ; ce n'est donc pas ce genre d'altérations qui diminue la sensibilité du tact. Lorsqu'au contraire la peau est complètement détruite et remplacée par une cicatrice, ou bien lorsqu'il existe des épaississements épidermiques considérables, le toucher est moins parfait et quelquefois même aboli complètement.

Les corps qui agissent avec trop d'énergie sur la peau finissent par émousser la sensibilité de cette membrane. Les contusions répétées, les frottements rudes et continuels, ont pour résultat d'augmenter la couche épidermique, et de diminuer la sensibilité du tact. Tel est le résultat qu'amène bien souvent l'exercice de certaines professions. On trouve une autre série de causes dans les affections du cerveau, et l'anesthésie n'est souvent que le symptôme de quelque maladie de l'encéphale.

Dans un autre ordre de causes, on voit l'augmentation de la sensibilité cutanée déterminer des accidents spéciaux. Qui ne connaît les souffrances que font éprouver de simples démangeaisons, produites par des maladies de la peau de peu d'importance ? Elles déterminent quelquefois de l'insomnie, une agitation très grande et même un état névro-sthénique général. On les a vues, chez les enfants, aller jusqu'à provoquer des convulsions. Les démangeaisons qui se produisent dans le voisinage des organes génitaux déterminent quelquefois un état d'éréthisme de cet appareil.

L'*âge* exerce une influence sur le sens du toucher. Cet organe est d'autant plus développé, que le sujet est plus jeune : moins sensible peut-être, mais plus expérimenté et plus instruit dans l'âge adulte, il diminue notablement dans la vieillesse.

Sexe. — Les femmes ont, en général, le sens du toucher plus délicat et plus perfectionné. Elles sont plus vivement impressionnées par les corps qui agissent sur lui.

Les sujets doués d'un *tempérament* nerveux ont, en général, la sensibilité portée à un haut degré de perfection. Les autres tempéraments ne présentent rien de particulier à cet égard.

L'*habitude* donne une grande perfection au sens du tact, et c'est sur l'éducation, ainsi que sur les habitudes auxquelles on peut soumettre cet organe, que sont fondées la plupart des professions manuelles délicates.

Dans les *convalescences*, le toucher augmente quelquefois de sensibilité pour revenir ensuite à son état normal.

RÈGLES HYGIÉNIQUES. — Elles consistent à protéger la peau contre les violences extérieures et contre les corps dont le contact pourrait la souiller : il faut, en même temps, y entretenir une grande liberté de circulation. Les bains, les lotions, les lavages fréquemment répétés, remplissent bien ces indications. Il faut faire attention, toutefois, de ne pas donner à la peau une sensibilité trop vive ; car, alors, on favoriserait l'action des agents atmosphériques, et on verrait se développer, spéciale-

ment pendant la saison froide, les inflammations chroniques de
cette membrane auxquelles on donne le nom d'engelures. L'u-
sage des gants est indispensable dans les circonstances suivantes : 1° pendant le froid : ils doivent alors être en peau ou bien
en laine ; 2° pendant la chaleur : l'usage du fil est préférable.
On doit encore avoir recours à l'usage de gants appropriés à
cette destination spéciale, toutes les fois que les mains sont
obligées d'accomplir des travaux auxquels elles ne sont pas habituées.

De l'usage du tabac, de l'opium et du haschisch, du bétel et de l'arsenic.

Les coutumes de certains peuples les ont conduits à l'usage
de substances qui n'ont aucune utilité pour conserver la santé
de l'homme, ou pour contribuer à le nourrir par suite de leur
absorption. Leur usage mériterait plutôt le nom de bizarrerie.
Mais enfin des millions d'individus ont adopté ces coutumes, et
il est indispensable d'en examiner ici la valeur hygiénique.

1° Du tabac.

Le tabac peut être pris de trois manières différentes : 1° en
feuilles et mâché ; 2° en poudre ; 3° à l'état de fumée.

1° En traitant des condiments, nous avons vu que le tabac
est fréquemment employé à l'état de masticatoire, et qu'aucun
avantage ne vient justifier son usage. Les résultats qu'il déte
mine consistent d'abord dans une salivation abondante : plus
tard, la persistance de cette habitude produit la sécheresse de
la bouche, et finit quelquefois par détériorer le goût ; enfin,
lorsqu'il est absorbé, il peut en résulter de légers symptômes de
narcotisme auxquels on s'habitue, et dont on ne peut plus ensuite se passer. L'hygiène ne peut donc que proscrire cette
forme d'emploi du tabac.

2° Le tabac en poudre et appliqué sur la pituitaire, par suite
de son introduction dans les fosses nasales, agit comme sternutatoire : il active d'abord la sécrétion nasale, puis il dessèche
consécutivement la membrane muqueuse. Son usage répété finit par détruire la finesse de l'odorat. A l'état de poudre, le
tabac agit rarement comme narcotique ; son inconvénient le
plus grand est d'être une habitude peu agréable pour ceux qui
en sont témoins, et peu commode pour ceux qui en font usage.
Du reste, cette habitude n'a aucune utilité et ne remplit aucune
indication. L'action sternutatoire qu'elle exerce agit quelquefois comme un révulsif puissant ; on est même allé jusqu'à pré-

tendre qu'en cette qualité, il pouvait dissiper des coryzas, des ophthalmies légères, des odontalgies et quelquefois même des céphalalgies opiniâtres. Quelques médecins regardent les éternuments comme capables de déterminer la rupture des poches anévrismales du cœur ou des vaisseaux : si le fait est vrai, il faut au moins que les maladies organiques dont ils hâtent ainsi la fin soient déjà bien avancées.

3° Le tabac aspiré ou fumé agit d'une manière différente, suivant que l'on commence à en faire usage ou qu'on en a déjà contracté l'habitude.

Dans le premier cas, la fumée du tabac, aspirée par la bouche, agit par sa causticité, sa chaleur et les produits pyrogénés et narcotiques qu'elle renferme : elle détermine une véritable ivresse caractérisée par la céphalalgie, les vertiges, la décoloration de la face, les nausées, les vomissements et une singulière prostration des forces. A mesure qu'on acquiert l'habitude de fumer, ces accidents diminuent et finissent par ne plus être appréciables ; mais sont-ils nuls? Là est toute la question. Aux yeux de beaucoup de personnes et même de médecins, ils sont nuls en effet, et l'habitude de fumer n'exerce aucune action quelconque sur la santé. Cette conclusion est une erreur. Le tabac ne cesse jamais d'exercer une action locale et une action générale.

L'action locale n'est pas toujours la même : tantôt elle produit la diminution de l'appétit ; d'autres fois, des pertes de salive abondantes, ou bien encore l'impossibilité d'en sécréter sans avoir recours à l'emploi de la fumée du tabac. La diminution de la sensibilité du goût peut également en être la conséquence.

[On se rappelle que Roux attribuait à l'action de la pipe les cancroïdes de la lèvre inférieure. M. Bouisson a repris cette question et l'a étayée de faits assez nombreux.]

L'action générale de la fumée du tabac, bien que peu intense, est cependant incontestable ; elle consiste dans un très léger état de stimulation cérébrale, sous l'influence de laquelle l'esprit est plus lucide, le travail plus facile, l'intelligence plus ouverte. Son action une fois cessée, la stimulation disparaît, et elle est souvent remplacée par un certain degré de langueur qui rend l'homme plus lourd, plus apathique et moins propre au travail ; il se trouve alors dans la nécessité de recommencer à fumer, et c'est dans cette série d'alternatives que se passe une partie de son existence. Le fumeur, en effet, est voué désormais à aspirer la fumée du tabac toutes les fois qu'il veut faire usage de ses facultés intellectuelles.

[Et ce n'est pas seulement pour réveiller l'intelligence que le retour de l'excitant habituel devient une triste nécessité, cela a lieu également pour d'autres fonctions; le fumeur est obligé d'avoir recours à la substance nuisible dont il fait ses délices, pour stimuler son appétit avant le repas, puis, après encore, pour faciliter la digestion, puis encore pour provoquer les garde-robes. En un mot, le fumeur est devenu l'esclave de sa pipe ou de son cigare. Quant aux effets généraux sur les facultés intellectuelles, nous signalerons la remarque faite par Danet et vérifiée par Bertillon, qu'à l'École polytechnique les *fruits secs* sont de grands fumeurs. Fleury, que sa position a mis à même d'étudier un grand nombre d'affections du système nerveux, est porté à croire qu'il faut rapporter à l'extension si considérable qu'a prise en France la déplorable habitude du tabac, la fréquence vraiment digne de remarque, depuis une vingtaine d'années, de ces paralysies à marche lente et progressive qui se montrent en dehors de toute lésion appréciable du système nerveux. Beau attribuait également au tabac une part considérable dans l'étiologie de l'angine de poitrine. De son côté Sichel a fait connaître une variété d'amaurose qu'il a rencontrée plusieurs fois dans son immense pratique, et qui serait due à l'excès dans l'habitude de fumer.

Un auteur anglais, Richardson, dans une communication à l'*Association britannique* pour les progrès des sciences, a signalé les désordres suivants comme effets du *fumer*. Le sang devient d'une fluidité anormale, ses globules sont modifiés. Il cause des délabrements d'estomac, des nausées, et, dans des cas exceptionnels, des maladies véritables. L'action du cœur est affaiblie et rendue irrégulière; les organes des sens sont diversement affectés : à un degré très élevé, on observe la dilatation des pupilles, des troubles de la vision (lignes de feu, mouches volantes, persistance de l'image sur la rétine, etc.) : sensations analogues du côté de l'organe auditif (difficulté d'apprécier exactement les tons ou perception fatigante de bruits divers, sifflements, tintements de cloches, etc.) : troubles divers des facultés intellectuelles : hypertrophie des amygdales et état d'irritation permanente de l'arrière-gorge (angine des fumeurs, sécheresse et exfoliation de la muqueuse, état fongueux des gencives, etc.); irritabilité habituelle des bronches, excitation à la toux, etc... Richardson constate surtout les inconvénients sérieux du tabac chez les jeunes sujets, dont il entrave l'accroissement, amenant une virilité prématurée et une véritable dégradation physique.]

Bien que cette conclusion puisse paraître un peu sévère, je crois qu'on ne doit pas hésiter à signaler l'habitude de fumer le tabac comme une coutume inutile, mauvaise, et dont l'hygiène doit, le plus possible, chercher à détourner ceux qui l'ont contractée (1).

[Une autre observation que nous devons faire ici, c'est que l'habitude d'envelopper le tabac dans des feuilles de plomb, ou de le serrer dans des boîtes de ce métal, surtout pour le tabac en poudre, a produit des accidents graves d'intoxication saturnine. Enfin on a signalé, dans certains cigares, la présence de l'arsenic. Comme si ce n'était pas assez de la nicotine!]

2° De l'opium.

Il semble que ce soit une nécessité pour l'homme de chercher à se soustraire aux préoccupations de la vie réelle et d'entrer dans un monde imaginaire, au sein duquel il oublie momentanément ses maux. Cette nécessité, plus grande encore peut-être chez les Orientaux que chez beaucoup d'autres peuples, les a conduits à remplacer en partie l'usage du vin, qui leur est interdit, par celui de l'opium. Cette substance servant maintenant, chaque année, à altérer la santé de plusieurs millions d'hommes, il est du devoir du médecin d'en étudier l'action.

L'opium est employé de deux manières : introduit par la bouche et avalé, ou bien fumé; ces deux modes produisent des effets sensiblement différents.

1° Opium introduit en nature dans le tube digestif.

C'est le mode d'emploi de l'opium chez les Turcs et dans la plus grande partie de l'Orient; on fait avec cette substance des espèces de pilules que l'on avale et qui déterminent assez rapidement des effets spéciaux.

Ces effets consistent dans une espèce d'ivresse rêveuse, accompagnée d'une excitation momentanée et suivie d'un sommeil quelquefois profond, et, dans d'autres cas, mêlé de rêves. La nécessité d'augmenter sans cesse les doses de la substance narcotique, pour produire les mêmes effets, conduit les mangeurs d'opium à en prendre des quantités assez considérables: c'est ainsi qu'on a vu des Orientaux en avaler jusqu'à 2^{gr},50 à 3 grammes par jour, et même davantage.

La répétition continuelle de ces excitations finit par user la

(1) D'après les recherches les plus récentes, il est certain que l'abus du tabac amène des troubles nerveux et circulatoires variés : irritation spinale (Hammond) ou symptômes de la névrose cérébro-cardiaque et de l'angine de poitrine, anémie du système nerveux central décelée par la pâleur de la papille (Hirschberg), amblyopie (Græfe, Forster, etc.), intermittence des battements du cœur ou du pouls, etc. Les phénomènes d'intoxication chronique se produisent également par l'inhalation des poussières de tabac et les émanations dans les manufactures. Chez les femmes il en résulte des troubles de la menstruation et, s'il faut en croire quelques auteurs, des fausses couches fréquentes.

sensibilité. Les forces se perdent, l'appétit disparaît, les digestions s'altèrent, le dégoût pour les aliments arrive. Au bout d'un certain temps, on voit se développer l'incapacité du travail, la stupidité, auxquelles ne tardent pas à succéder le marasme, une décrépitude prématurée et la mort. Dans cette série de phénomènes, il y en a un bien remarquable, c'est le défaut d'appétit et la possibilité où sont fréquemment les mangeurs d'opium de ne prendre que des quantités d'aliments très inférieures à celles qui sont ordinairement nécessaires pour vivre. Pour expliquer ce fait, on peut déjà invoquer le repos habituel, l'état d'immobilité et la stupeur dans laquelle les mangeurs d'opium passent une partie de leur vie; mais cela ne suffit pas, et la quantité d'aliments est encore trop faible. même pour des individus qui ont suspendu presque complètement toute espèce d'exercice.

Il faut donc nécessairement supposer que l'usage habituel de l'opium a pour effet de diminuer l'activité du mouvement de nutrition interstitielle, de ralentir la composition et la décomposition moléculaire des tissus, et de rendre ainsi beaucoup moins nécessaire l'usage aussi répété et aussi abondant des aliments réparateurs.

2° *Usage de l'opium sous forme de fumée.*

C'est ce mode d'emploi de l'opium qui est en usage chez les Chinois (1), les Malais, les Indiens, etc. : il semble que ses effets soient différents de ceux que produit l'opium introduit dans les voies digestives. On doit à M. Botta (thèse, 1829) des observations curieuses sur le mode d'action de la fumée de l'opium sur l'économie.

L'opium, fumé comme le tabac, doit subir préalablement une préparation particulière qui le transforme en extrait aqueux parfaitement sec, dont le poids est au moins le tiers et quelquefois la moitié de celui de l'opium brut. Cette préparation lui enlève son odeur vireuse et nauséabonde. L'extrait d'opium, ainsi préparé, est fumé d'une manière particulière dans des pipes spéciales, par aspiration de la fumée, que l'on conserve un certain temps dans la bouche et que l'on avale en partie. La quantité d'opium consommé varie beaucoup suivant les individus; cette quantité peut être énorme. Ainsi, d'après M. Little,

(1) En Chine, jusqu'à l'année 1787, l'opium n'était connu que comme médicament et on n'importa cette même année que 200 balles de cette substance. En 1796, cet usage était tellement répandu qu'il fallut des lois répressives de l'importation de l'opium. Sa consommation s'est accrue à un tel point, qu'en 1837, on en introduisit 40,000 balles, ou la valeur de 125 millions de francs. M. Little, à qui j'emprunte ces détails, dit qu'on peut évaluer approximativement à 9 millions les hommes qui se livrent à l'habitude de fumer l'opium. A Singapour, sur une population de 70,000 habitants, il y a 15,000 fumeurs d'opium.

un homme a pu fumer, par jour, jusqu'à une demi-once (15 gr.) d'opium. Dans un relevé de la consommation de 603 personnes, on put établir que la moyenne est de 29 grains d'extrait, ce qui équivaut à 50 grains d'opium brut par jour.

Les effets de la fumée d'opium sont primitifs ou consécutifs.

Effets primitifs. — C'est d'abord une langueur, une faiblesse musculaire, un besoin impérieux de repos qui augmente à chaque aspiration. La faiblesse fait des progrès, se répand dans tout le corps. Les paupières sont à demi fermées, les mains agitées d'un léger tremblement, la démarche chancelante ; en même temps le pouls diminue de fréquence, et devient un peu irrégulier, la respiration tend à devenir haletante. Bientôt se manifeste un certain degré d'excitation cérébrale ; la tête se congestionne légèrement, les facultés intellectuelles s'exaltent, et, malgré les images qui passent devant les yeux, le jugement et la raison sont parfaitement sains ; c'est même là le caractère particulier de l'action de la fumée d'opium. On éprouve un sentiment de bien-être, les chagrins sont oubliés, la douleur n'est pas perçue, et un calme parfait est la sensation des fumeurs. La peau n'est pas le siège d'une chaleur anormale, mais il existe des démangeaisons. Le fumeur ne rêve ni au jour ni au lendemain ; le sourire sur les lèvres, il remplit sa pipe, et, pendant qu'il l'achève, ses yeux se dérident et il tombe dans une béatitude complète. La pipe tombe de sa bouche, la tête repose lourdement sur l'oreiller, les yeux se ferment, les traits s'affaissent, les inspirations deviennent de plus en plus profondes, et toute perception a cessé ; les objets peuvent frapper ses yeux, mais ils ne sont pas vus ; les sons peuvent frapper ses oreilles, mais ils ne sont pas entendus ; il tombe dans un sommeil troublé et peu réparateur, pour recouvrer, au lever, le sentiment de ses misères. A cet état de béatitude succèdent une langueur, une incapacité complète pour tous les mouvements et pour tous les exercices, ainsi que le dégoût pour tous les aliments ; un sentiment de brisement dans tous les membres, un aspect d'accablement et d'hébétude profonde : tout cela persiste jusqu'au moment où le malade revient à l'usage de ses habitudes favorites.

Effets consécutifs. — D'après M. Little, c'est à tort que l'on a dit que l'usage de l'opium n'entraînait aucune suite fâcheuse pour la santé et pour la vie. D'abord, il y a des troubles dans le sommeil, des étourdissements, des tournoiements de tête ; quelquefois de la céphalalgie, un appétit capricieux, une langue blanche, souvent de la constipation, un sentiment d'oppression indéfinissable et la perte d'expression du regard. Plus tard, une sécrétion abondante de mucus se fait par les yeux et souvent par le nez, les digestions sont troublées, la miction difficile, et un écoulement muqueux se fait par les organes de la génération. Les organes sexuels, d'abord anormalement excitables, perdent peu à peu leur tonicité, le corps maigrit, les muscles s'émacient et sont le siège de douleurs souvent intenses dans la première moitié de la journée; peu à peu les traits s'affaissent et prennent un aspect particulier d'hébétude caractéristique. En même temps les sourcils se froncent, les paupières inférieures s'entourent d'un cercle noirâtre; les yeux s'excavent et prennent un aspect hagard et stupide; les traits acquièrent l'expression d'une vieillesse prématurée; les facultés génitales s'affaiblissent, et, chez les femmes qui ont des enfants, la sécrétion lactée ne s'établit pas. Bientôt les aliments et les boissons sont vomis presque continuellement; il y a des douleurs d'estomac, même quand le fumeur n'est pas sous l'influence de l'opium. Souvent il y a de la diarrhée, les urines sont troubles, rendues à des intervalles plus rapprochés; des maladies de la vessie se développent assez souvent. Dans d'autres cas, c'est une dyspnée qui peut aller jusqu'à la suffocation; ou bien, ce sont les signes d'une affection organique du cœur qui se développe : d'autres fois, ce sont des affections strumeuses et des éruptions furonculeuses ou charbonneuses très-graves. D'après M. Little encore, l'influence sur le moral n'est pas moindre. Il y a une grande indolence; le fumeur néglige ses travaux et ses occupations habituelles; la misère arrive, et une dépravation profonde conduisant au crime. M. Little rapporte que sur 40 Chinois criminels, renfermés dans les prisons de Singapour, 35 étaient fumeurs d'opium, et 14 d'entre eux dépensaient en opium 8 schellings de plus par mois qu'ils ne gagnaient, de sorte qu'ils demandaient au vol ce qui leur manquait. Les crimes sont, du reste, beaucoup moins communs pendant l'intoxication de l'opium que pendant celle de l'alcool.

Il n'est pas facile de renoncer à cette habitude, surtout quand le fumeur est arrivé à une prostration profonde des forces, et qu'il y a des troubles digestifs, de la diarrhée et des vomissements.

3° Haschisch.

Le haschisch est le produit du suc extrait du chanvre (*cannabis indica*). Cette préparation est peut-être plus employée encore que l'opium, dans une grande partie de l'Orient, et même dans l'Inde. On doit avouer cependant que ces deux narcotiques sont souvent associés ensemble. Le haschisch entre dans plusieurs préparations, conserves ou gâteaux, dont il n'est pas utile de parler ici.

Le haschisch produit une ivresse dont l'intensité est en rapport avec la proportion du principe résineux que contient le chanvre. Cette ivresse est caractérisée par un état d'extase tout particulier, pendant lequel paraissent des hallucinations de toute sorte, mais sans phénomènes convulsifs. Le haschisch produit des hallucinations au moral comme au physique : on voit mal ce qui existe, ou l'on voit ce qui n'existe pas ; on juge mal ce qu'on est, ou on le juge autrement que l'on n'est.

D'expériences tentées en France par beaucoup de personnes bien portantes, il semblerait résulter que cette substance procure des jouissances fort vives et des sensations fort agréables, exemptes du malaise et du sentiment de courbature, qui accompagnent les excès alcooliques.

[Le haschisch a surtout pour effet de produire une gaieté folle, avec éclats de rire, hallucinations bizarres, scènes burlesques, visions fantastiques, se succédant avec une rapidité inouïe et dont on conserve le souvenir.]

Il y a en Orient un grand nombre d'individus qui font usage du haschisch, dans le but de se procurer des jouissances qui ont quelque analogie avec celles de l'opium. Lorsque cet usage devient une habitude, il arrive un instant où les suites sont bien funestes. La dégradation physique et morale des individus se produit peu à peu, les forces diminuent, la stupidité, mêlée de folie, se développe, et une mort prématurée arrive au milieu de la décrépitude. Le haschisch, pas plus que l'opium, ne saurait trouver en nous un approbateur.

4° Du Bétel.

[Parmi les habitudes ridicules ou nuisibles qu'enfante un goût dépravé, il faut ranger l'usage du bétel si cher aux Hindous et aux peuples de la Malaisie. Le bétel est une espèce de poivrier dont les feuilles excessivement âcres employées comme masticatoire sont, dit-on, apéritives, mais ont surtout pour effet de teindre les dents en noir, et la muqueuse buccale en rouge foncé. Pour modifier l'âcreté des feuilles du bétel et leur donner une saveur plus agréable, on y mêle de la chaux, de l'amande d'areck coupée par morceaux, du cardamome, du clou de girofle et de la cannelle. Ce masticatoire, qui devient un besoin impérieux, ne paraît avoir d'autre inconvénient que celui de se colorer les dents d'une manière désagréable à nos yeux et, dit-on, d'en altérer l'émail.]

5° De la Coca.

[C'est un arbrisseau de la famille des Érythroxylées, cultivé au Pérou et en Bolivie et dont les feuilles sont très-employées dans cette partie de l'Amérique, comme masticatoire. Elles contiennent un alcaloïde particulier, la *cocaïne*, dans lequel semblent résider les propriétés merveilleuses qu'on leur attribue. Ces feuilles sont mâchées comme le bétel, et on leur ajoute un peu de poudre (Ilipta) formée de cendres de tiges sèches du Chenopodium quinoa, de pétioles de feuilles de bananier, etc. La coca ainsi employée excite la salivation et les habitués avalent leur salive avec un grand plaisir, malgré le goût désagréable que lui trouvent les novices. Suivant une foule de témoignages très dignes de foi, ce masticatoire pourrait tenir lieu d'aliments pendant quelques jours, ou du moins permettrait des efforts continus, un travail pénible, pour les courriers, les mineurs, par exemple, en faisant seulement usage d'une nourriture peu abondante. Son action stimulante est bien caractérisée, la coca accélère les battements du cœur avec besoin de mouvement, facilité très grande pour veiller sans que l'on éprouve la fatigue qui suit ordinairement l'insomnie ; à haute dose elle détermine une sorte d'ivresse (ivresse cocaline) ; enfin l'usage trop longtemps prolongé amène des troubles notables dans la digestion, de cruelles insomnies, l'affaiblissement des facultés intellectuelles et un affaissement qui finit par conduire à une terminaison funeste.]

6° De l'Arsenic.

[L'usage habituel de l'arsenic à doses assez élevées peut-il être favorable à la santé ? Les premières observations sur ce sujet remontent à plus de quarante ans. Le professeur Schallgruber, de Graetz, signale, à l'occasion de quelques cas d'empoisonnement par les arsenicaux, la singulière habitude prise par des paysans de la haute Styrie d'avaler de fortes doses d'arsenic pour exciter l'appétit ; cette substance est connue parmi eux sous le nom d'*Hydrach*, d'autres disent *Hüttereich*, corruption évidente du mot *Hüttenrauch* (vapeur ou fumée de fonderie) (*Med. Jahrb. des Œsterr. St.* Neue Folge, t. 1er, p. 99, 1822). Plus tard, le docteur Flechner, s'occupant de l'empoisonnement de cinq personnes, attribué à de l'eau contenant de l'arsenic, constate le même fait (*Verhandl. der K. K. Gesellsch. der Aerzte zu Wien*, 1842-43). Mais c'est seulement à dater du mémoire de Tschudi (*Wien. med. Wochenschr.*, 1851, n° 28) que l'attention du monde médical se trouva appelée sur cette question. Une vive opposition se manifesta, surtout en Angleterre, contre les assertions de Tschudi. Comme les faits rapportés par cet auteur contrariaient les idées généralement admises sur les doses toxiques des arsenicaux, on commença tout simplement, suivant l'usage, par les révoquer en doute. Kesteven, Pereira, Christison, etc., les regardèrent comme controuvés et les traitèrent de fables. Mais les rapports de V. Vest et Schæfer, de Graetz, qui ont reconnu l'existence de l'arsenic dans l'urine de sujets adonnés à la toxicophagie ; le dernier mémoire de Maclagan qui, dans un voyage en Styrie, a constaté les mêmes faits, ont mis hors de doute la vérité des allégations de Tschudi.

Voici, au total, ce dont il s'agit : dans plusieurs parties de la basse Autriche et de la Styrie, on rencontre chez quelques paysans la coutume de prendre, à certains intervalles, des doses de plus en plus élevées d'un composé arsenical. Les toxicophages ont un double but : 1° de se donner de la fraicheur, de l'embonpoint ; aussi observe-t-on assez souvent cet usage parmi les jeunes sujets des deux sexes ; 2° de se rendre plus *légers*, c'est-à-dire de faciliter la respiration pendant la marche ascendante : à chaque longue excursion qu'ils doivent faire dans les montagnes, ils ont soin de prendre un petit morceau d'arsenic ; c'est ordinairement du sulfure, orpiment, ou de l'acide arsénieux, qu'ils avalent avec une bouchée de pain, ou qu'ils laissent fondre dans leur bouche. L'effet en est surprenant, dit Tschudi ; ils gravissent alors aisément des hauteurs auxquelles ils ne sauraient atteindre qu'avec la plus grande peine sans cette pratique. Ils soumettent souvent leurs chevaux au même régime, dans la même intention, et avec le même succès.

La quantité d'arsenic par laquelle commencent ordinairement les toxicophages représente à peu près le volume d'une lentille, c'est-à-dire de 2 à 3 centigrammes. Ils s'arrêtent pendant quelque temps à cette dose, qu'ils avalent soit quotidiennement, soit une, deux ou trois fois par semaine, soit à des intervalles plus éloignés ; puis ils augmentent peu à peu le volume de la prise d'arsenic, et peuvent arriver ainsi à en ingérer jusqu'à 20 ou 25 centigrammes. Immédiatement après l'absorption de la dose, ils s'abstiennent, en général, de boissons et de viandes ou de graisses. Si l'augmentation a lieu trop rapidement, il peut survenir des accidents quelquefois mortels, comme le docteur Parker en a vu récemment un exemple ; mais, quand la progression est sagement ménagée, on n'observe pas les phénomènes de l'intoxication chronique à laquelle on aurait pu s'attendre. Chose singulière, ces accidents se montrent quelquefois, bien qu'à un degré assez modéré, quand le toxicophage vient à interrompre brusquement son habitude ; l'ingestion de nouvelles doses ramène alors la santé.

Au dire de tous ceux qui ont eu l'occasion de les voir et de les étudier, les sujets soumis d'une manière régulière et méthodique à cet usage jouissent d'une excellente santé ; ils sont vigoureux, alertes, bien musclés, frais et dispos. Il paraîtrait même que, chez eux, et contrairement à ce qui a été vu dans l'emploi thérapeutique, les désirs vénériens seraient vivement excités ; M. Maclagan en donne pour preuve le chiffre véritablement exceptionnel des naissances illégitimes (60 pour 100), constaté dans les contrées où l'emploi de l'arsenic est très répandu. Bon nombre de ces sujets arrivent à un âge très avancé, les vieillards de soixante-seize ans et même plus ne sont pas rares parmi eux. Chose digne de remarque, les femmes s'adonnent plus rarement que les hommes à cet usage, ou du moins elles s'en cachent davantage, et l'on ne peut guère découvrir la vérité que quand elles éprouvent des accidents dus à une augmentation trop brusque des doses.]

Bibliographie. — Tabac : Un nombre très-grand de monographies, de dissertations, etc., parmi lesquelles : Gohory (J.), *Instr. sur l'herbe petun dite l'herbe de la royne ou medicée.* Paris, 1572, in-8°. — Monardes, *Herba tabaces d'India.* Gênes, 1578, in-8°. — Everartus (Ægid.), *De herbâ panacæâ quam alii tabacum, alii petun aut nicotianam vocant, brevis commentariolus.* Antuerpiæ, 1583.— Neander, *Tabacologia*, fig. Lugd. Batav., 1622, in-4° ; trad. fr., intit. : *Du Tabac ou Nicotiane.* 1626, in-8°. — *Collectio opusculorum de tabaco*, Everarti, Neandri, de Meries (Guil.), Jacobi I (roi d'Anglet.), *Misocapnos.* — Thorius (Raph.), *Hymnus.* Utrecht, 1644, in-16. — Pauli (Simon), *Comment. de abusu tabaci Americanorum veteri et herbæ thee*, etc. Argentorati, 1675, in-4°. — Mattot, *Ergò ex tabaco calvities.* Th. de Paris, 1676. — Prade (de), *Histoire du tabac, où il est traité particulièrement du tabac en poudre.* Paris, 1677, in-12. — Question agitée le 26 mars de l'année 1699 aux écoles de médecine de Paris, sous la présidence de M. Fagon, savoir si le fréquent usage du tabac abrége la vie. (Rép. affirm.) Paris, 1699, in-12. — Hecquet, *Si le tabac rompt le jeûne*, in *Traité des dispenses de carême*, 2e édit. Paris, 1715 ; t. II, p. 479-512. — Andry, Même question, in *Le régime de carême.* Paris, 1710, in-12, p. 517-565. — Meisner (L. F.), *De caffe, chocolatæ, herbæ thee ac nicotianæ usu et abusu.* Norimb., 1721, in-8°. — Gaibenfeld, *De tabaci usu et abusu.* Argentorati, 1744, in-4°. — Beck (G. L.), *De succione fumi tabaci.* Altorfii, 1745, in-4°. — Delasone (J. M. F.), præs. Barjolle (J. B.), prop. : *An tabacum lentum sit homini venenum.* (Resp. affirm.) Tb. de Paris, 1751, in-4°. — Triller, *De tabaci abusu.* Vitebergæ, 1761, in-4°. — Menuret (J. J.), *Observations sur le débit du tabac après la suppression du privilége*, etc. Paris, in-8°.—Wilson (A. Ph.), *An Experimental Essay on the Manner in which Opium and Tobacco act on the living Animal Body*, in *The Treat. on Febrile Diseases*, t. IV. Appendix, 1804, in-8°. — Cadet (C. L.), *De quelques tabacs du commerce et des sternutatoires en général*, in *Bullet. de pharm.*, t. I, p. 263, 1809. — Gast (C. A.), *De usu et abusu tabaci.* Th. de Strasb., 1811, t. XVI, n° 302. — Roques, *Observations sur un cas de consomption produit par un usage abusif du tabac à fumer*, in *Ann. cliniq. de Montpellier*, 2e sér., t. I, p. 87. — *Nouveau fait qui prouve le danger de l'usage abusif du tabac à priser*, in *Gaz. de santé*, 1818, n° 33. — Waterhouse (B.), *Cautions to Young Persons concerning Health*, in a *Lecture showing the Evil Tendency of the Use of Tobacco, more especially the Pernicious Effects of Smoking*

Cigars, 5th. edit. Cambridge, 1822. — SZERLECKI (Vl. Al.), *Monographie über Tabak, dessen Einwirkung auf den menschlichen Organismus und Heilkräfte,* etc. Stuttgart, 1840, in-8°. — SCHMIDTMANN, *Uebermässiges Tabakrauchen und nachtheilige Wirkung davon,* in *Hufeland's Journ.,* t. CXI, St. vi, p. 112, 1840.— MONTAIN (G.), *Quelques considérations sur le tabac, de son abus et de son influence sur la santé,* etc. Lyon, 1840, in-8°. — MULLER (J.). *Der Tabak in geschichtlicher, botanischer, chemischer und diätetischer Hinsicht.* Emmericht, 1842, in-12. — WURTH, *Sanitätspolizeiliche Würdigung des Tabaks und seines zunehmend schädliches Gebrauchs,* in *Ann. der Staatsarzn.,* t. VIII, p. 63, 1843. — ZUCKERHANDEL (M.), *De Fumatione herbæ nicotianæ.* Pest, 1843, in-8°.—BOUSSIROX (B.), *De l'action du tabac sur la santé et de son influence sur le moral et l'intelligence de l'homme.* Paris, 1845, in-8°. — ALLNATT (R. H.), *On the Effects of Tobacco,* in *Lond. Med. Gaz.,* t. XXXVI, p. 236, 1845. — WRIGHT and LAYCOCK, *On the Diseases resulting from immoderate use of Tobacco, including some Results,* etc., in *Lond. Med. Gaz.,* 2e sér., t. III, p. 590, 1846 ; trad. par GUÉRARD, in *Ann. d'hyg.,* 1re sér., t. XXXVIII, p. 337, 1847. — LIÉBAUT, *Recherches sur le tabac, son histoire, son action physiologique, toxique et thérapeutique.* Th. de Paris, 1851, n° 234, in-4°. — GUÉRARD (A.), *Sur le tabac et les principales substances enivrantes,* in *Ann. d'hyg.,* 1re sér., t. XLVIII, p. 321, 1852. — MALAPERT, *Un mot aux consommateurs de tabac sur la nicotine,* in *Bullet. de la Soc. de méd. de Poitiers,* 2e sér., n° 19, p. 20, 1852. — DANET, *Mém. sur le tabac,* in *Journ. de la Soc. acad. de la Loire-Inférieure,* t. XXIX, p. 219, 1853. — TIEDMANN (F.), *Geschichte des Tabaks und anderer ähnlicher Genussmittel.* Francfort am M., 1853, in-8°. — RAVOTH, *Nachtheilige Wirkung des Tabakrauchens,* in *Med, Ctrlztg,* 1855, n° 72, et *Schmidt's Jahrbb.,* t. LXXXIX, p. 24, 1856.— HAMMUND (W. A.), *The Physiological Effects of Alcohol and Tobacco,* in *Amer. Journ. of Med. Sc.,* 2e sér., t. XXXII, p. 305, 1856.— *The Great Question of Tobacco ;* sorte d'enquête ouverte dans le journal *The Lancet,* 1856, t. II, et 1857, t. I. — FIÉVÉE (de Jeumont), *Du tabac, de son usage, de ses effets médiats et immédiats sur l'économie, et de son influence sociale.* Paris, 1857, in-16. — FERMOND, *Monographie du tabac contenant l'historique, les propriétés thérapeutiques, physiologiques, les diverses espèces,* etc. Paris, 1857, in-fol. — MILTON (J. L.), *Death in the Pipe ; or the Great Question of Tobacco.* Lond., 1857. — STEINMETZ (Andr.), *Tobacco ; its history, cultivation, manufacture,* etc. London, 1857. — SHEW (Jor!.), *Tobacco ; its History, Nature and Effects on the Body and Mind.,* etc. New-York, 1857.—MORAND, *Essai sur l'hygiène du tabac, principalement au point de vue de l'hygiène militaire.* Épinal, 1859, in-12. —PRUDENT (L. A.), *Du tabac, de ses différents usages et de ses effets.* Th. de Paris, 1859, n° 162, in-4°. — BOUISSON, *Du cancer buccal chez les fumeurs,* in *Gaz. méd. de Paris,* 1859. — FAIRHOLT (F. W.), *Tobacco ; its History, and Association,* etc. London, 1859. — DEAN OF CARLISLE, *Tobacco ; its Influence Physical, Moral and Religious,* 2e édit. Lond., 1859. — BRODIE (sir B.), *On the Use and Abuse of Tobacco,* in *Edinb. Med. J.,* t. VI, p. 397, 1860. — BEAU (S.), *Fumée de tabac, considérée comme cause de l'angine de poitrine,* in *Compt. rend. de l'Acad. des sc.,* t. LIV, p. 1179, 1862.—PFAFF, *Das Tabakrauchen,* in *Henke's Ztschr.,* 1862, 4 Hft., et *Canstatt's Jahresb.,* 1863, t. VII, p. 5. — SMITH (Edw.), *Tobacco-Smoking ; its Effects upon Pulsation,* in *The Lancet,* 1863, t. I, p. 292. — WORDSWORTH (J. C.), *Three Cases of Amaurosis produced by Tobacco,* ibid., 1863, t. II, p. 95.—BORNAY (L.), *Du tabac ; sa découverte, son introduction en Europe,* etc., *ses différents usages et ses effets* (Empoisonnement chronique). Th. de Paris, 1863, n° 49.—EHRHARDT (Ch.), *Du tabac ; son usage, ses effets.* Th. de Paris, 1863, n° 179.— SICHEL (J.), *De l'influence du tabac à fumer sur la production de l'amaurose* (Soc. méd. prat. de Paris), in *Union méd.,* 2e sér., t. XVIII, p. 236, 1863. — DU MÊME, *Nouvelles recherches pratiques sur l'amaurose causée par l'abus du tabac à fumer, avec des remarques,* etc., in *Ann. d'oculistique,* 8e sér. Bruxelles, 1865. — DECAISNE E.), *Intermittence des battements du cœur et du pouls, par suite de l'abus du tabac à fumer,* in *Gaz. des hôpit.,* 1864, p. 263. — DU MÊME, *Des effets du tabac à fumer chez les enfants,* ibid., 1868, n° 76.— RICHARDSON (B. W.), *The Physiological Effets of Tobacco,* in *Med. Times and Gaz.,* t. II, p. 363, 1864. — STUGOCKY (J. L.), *Du ta-*

bac, de son influence sur la santé et les facultés intellectuelles. Th. de Paris, 1867, n° 96. — DECROIX, *Hygiène publique, inconvénients du tabac.* Paris, 1868, in-12. — VELUT (Ph. J.), *De l'amblyopie par l'alcool et le tabac.* Th. de Paris, 1868, n° 205. — ALEXANDRE, *Faut-il fumer?* Amiens, 1869, in-8°. — LEPERVANCHE (C. M. de), *Du tabac et principalement du tabac à fumer.* Th. de Paris, 1869, n° 69. — VOHL (H.) et EULENBURG (H.), *Ueber Tabak in toxicologischer Beziehung mit besonderer Berücksichtigung der im Tabakrauche enthaltenen chemischen Verbindungen,* in *Vtjschr. f. ger. Med.,* N° F°, t. XIV, p. 249, 1871. — Voir aussi *The Anti-Tobacco,* journal publié à Londres par la Société contre le tabac, constituée en 1853.

Tabac rendu toxique : CHEVALLIER (A.), *De la présence de divers sels de plomb dans le tabac,* in *Ann. d'hyg.,* 1re sér., t. VI, p. 197, 1831. — SCHWARTZ, *Ueber Tabakshüllen, deren Papier mit giftigen Farben gefärbt ist,* in *Henke's Ztschr.,* t. XXXVI, et *Schmidt's Jahrbb.,* Spl. III, p. 342, 1842.—OTTO, *Bleivergiftung durch Maccubaschnupftabak,* in *Hamburg. Ztschr. f. d. ger. Med.,* t. XXII, Hft. 3, et *Schmidt's Jahrbb.,* t. LXI, p. 107, 1844.—ABBÈNE (A.), *L'arsenic ou d'autres poisons volatils introduits dans les cigares peuvent-ils donner lieu à un empoisonnement chez ceux qui les fument,* in *Ann. d'hyg.,* 2e sér., t. V, p. 225, 1856.—GRANARA, MULTEDO e AGENO, *Saggio di alcune esperienze eseguite allo scopo d'investigare la possibilità dell' avvelenamento per mezzo di sigari preparati coll' arsenio,* etc., in *Annali univ. di med.,* t. CLVIII, p. 1, 1856. — BUNSEN, *Ueber die Möglichkeit der Vergiftung durch Cigarren* (arsenic), in *Casper's Vtjschr.,* t. XI, p. 33, 1857. — *Sulla possibilità dell' avvelenamento per mezzo di sigari continenti arsenio ed altre sostanze venefiche,* in *Gaz. med. ital. Lomb.,* 1856, n° 16 et *Canstatt's Jahresb.,* 1856, VII, 80.—GUENTNER (R. B.), *Ueber chronische Bleivergiftung durch Schnupftabak,* in *Archiv. d. deutsch. medic. Gesetzg.,* etc., t. II, n°s 42-44, 1858. — SONNENKALD, *Ueber Bleigehalt der Schnupftabak, mit besonderer Beziehung zu Leipzig,* in *Deutsche Ztchr. f. d. St. A.,* t. XIII, Hft. 2, et *Canstatt's Jahresb.,* 1860, t. VII, p. 82. — PAPPENHEIM (L.), *Eine Notiz betreffend den in Bleiverpaken Schnupftabak,* in *Beiträge zur exact Forsch.,* etc., 3 Hft., p. 73, 1862. — FLINZER, *Ueber Bleiverpackung und Bleigehalt der Schnupftabake,* in *Vtjschr. f. ger. med.,* N° F°, t. IX, p. 175, 1868.

Opium : SIEBOLD (G. C.), *Commentatio de effectibus opii in corpus animale sanum, maxime respectu ad ejus analogiam cum vino.* Gottingæ, 1789, in-4°. — WILSON (A. Ph.), *An Experimental Essay on the Manner in which Opium and Tobacco act on the Living Animal Body,* in *The Treatise on Febrile Diseases,* t. IV, Append., 1804, in-8°. — QUINCY (DE), *Confession of an English Opium-Eater,* 2e édit. Lond. 1823, in-12. — BOTTA (P. E.), *De l'usage de fumer de l'opium.* Th. de Paris, 1829, n° 257. — *Documents pour servir à l'histoire de l'opium et de la philanthropie anglaise,* in *Revue d'Orient* et *Union méd.,* t. I, p. 636, 1847. — LITTLE (R.), *On the Habitual Use of Opium,* in *Journ. of the Eastern Archipelago,* jan. 1848, et *Monthly Journ.,* t. X, p. 524, 1850. — BIBRA (E.), *Die narkotischen Genussmittel und der Mensch.* Nürnb., 1855, in-8°. — REVEIL (P. O.), *Recherches sur l'opium; des opiophages et des fumeurs d'opium.* Th. de Paris, 1856, n° 193. — LIBERMANN (H.), *Recherches sur l'usage de la fumée d'opium en Chine, et sur ses effets,* in *Rec. de mém. de méd. milit.,* 3e sér., t. VIII, p. 287, 352, 440, 1862. — Du MÊME, *Les fumeurs d'opium en Chine; étude médicale.* Paris, 1863, in-8°. — MATTEI, *Quelques réflexions sur l'abus de l'opium.* Th. de Montpellier, 1862, n° 58. — NICOLAU-BARROQUÉ, *Des dégénérescences de l'espèce humaine produites par l'abus des alcooliques et de l'opium.* Th. de Montpellier, 1863, n° 72. — *Opium smoking in India,* in *Med. T. and Gaz.,* 1867, I, 529. — Pour l'opium, voir surtout les *Voyages en Asie et dans le grand Archipel indien.*

Haschisch : O'SHAUGHNESSY, *On the Preparations of the Indien Hemp.* Calcutta, 1839, in-8°. — AUBERT (L.), *Du haschisch et de son emploi dans le traitement de la peste,* in *De la peste ou typhus d'Orient,* p. 210. Paris, 1840, in-8°. — LALLEMAND (F.), *Le haschisch.* Paris, 1843, in-18. — LAWRIE, *Cases illustrating some of the Effects of Indien Hemp.,* in *Monthly Journ.,* t. IV, p. 939, 1844. — LIAUTAUD, *Mém. sur l'histoire naturelle et les propriétés médicales du chanvre indien,* in *Compt. rend. de l'Acad. des sc.,* t. XVIII, p. 149, 1844. — MOREAU (de Tours), *Du haschisch et de l'aliénation mentale.* Paris, 1845, in-8°. — *Accidents occasionnés par le haschisch,* in *Gaz. des hôp.,* 1847, p. 447. — COURTIVE (Ed. DE), *Haschisch ; étude historique, chimique et physiologique.* Th. de pharm. de Paris, 1848, in-4°. — DORVAULT, *Hist. naturelle, chimique et pharmacologique du haschisch ; ses préparations diverses en usage en Orient,* etc., in *Bull. de thérap.,* t. XXXV, p. 360, 1848. — BERTAULT (J. M. E.), *Du haschisch ; son histoire, ses effets physiologiques et thérapeutiques.* Th. de Paris, 1854, n° 258, in-4°. — JUDÉE, *De quelques hallucinations produites par le haschisch,* in *Gaz. des hôp.,* 1855, p. 279. — MARTIUS (G.), *Pharmacologisch-medizinische Studien über den Hanf.* Erlangen, 1855. — HAMBERG, *Versuche mit dem Haschisch und dem Extr. cannabis indicæ,* in *Hygiea,* t. XV, p. 626, 1856. — SCHROFF (K. D.), *Vergiftung durch Haschisch,* in *Wien. Wochnbl.,* 1857, n°s 40, 41. — FRONMULLER, *Der indische Hanf besonders in Beziehung auf seine schlafmachende Eigenschaft,* in *Prayer Vierteljahrschr.,* t. LXV, p. 102, 1860. — GRIMAUX (Ed.), *Du haschisch ou chanvre indien.* Th. de Paris, 1865, n° 142.—VILLARD (F.), *Du haschich. Étude clinique, physiologique et thérapeutique.* Paris, 1872, in-8°.

Bétel : PÉRON (F.), *Sur l'usage du bétel,* in *Journ. de méd. de Corvisart,* t. IX, p. 57, an XIII. — MACQUART, art. *Bétel,* in *Encyclop. méth.* (médecine), t. III, 178. — HALLÉ et NYSTEN, art. *Bétel,* in *Dict. des sc. méd.,* t. III, 1812. — MÉRAT et DELENS, art. *Bétel,* in *Dict., univ. de mat. méd. ;* t. I, 1829. — DELIOUX DE SAVIGNAC, art. *Bétel,* in *Dict. encycl. des sc. méd.,* t. IX, 1868. — V. les voyages en Asie et dans la Malaisie.

Coca : WENDEL, *Notice sur la coca, sa culture,* etc., in *Mém. de la Soc. centrale d'agric.,* 18 3, p. 141. — MANTEGAZZA (P.), *Sulle virtù igieniche e medicinali della coca,e sugli alimenti nervosi in generale*(Mém. cour.),in *Ann. univ. di med.,* t. CLXVII, p. 449, 1859, et Milano, 1859, in-8°. — WOEHLER, *Ueber das Cocaïn, ein organische Base in der Coca.* Wien, 1860, in-8°, et Anal., in *Répert. de pharm.,* t. XVII, 1860 ; in *Ann. de chim.,* 3e sér., t. IX, 1860. — GOSSE (L. A.), *Monographie de l'Erythroxylum coca.* Bruxelles, 1861, in-8°. — DEMARLE (L. G.), *Essai sur la coca* (Erythroxylum coca) *du Pérou.* Th. de Paris, 1862, n. 116. — REIS, *Note sur l'emploi du coca,* in *Bull. de thérap.,* t. LXX, p. 75, 1866. — MORENO Y MAIZ (Th.), *Recherches chimiques et physiologiques et sur l'erythroxylum-coca du Pérou et la cocaïne.* Th. de Paris, 1868, n° 6.

Arsenic : TSCHUDI, *Ueber die Giftesser,* in *Wien. Med. Wchnschr.,* 1851, n° 28 ; trad. in *Journ. de Brux.* et *Union méd.,* 1854, p. 249, 253. — KESTEVEN (W. B.), *On Arsenic-Eating,* in *Assoc. Med. Journ.,* 1856, sept., et *Ranking's Abstr.,* t. XXIV, p. 15, 1856. — VEST (von), *Ueber die Arsenikesser in Steiermark,* anal. in *Vjschr. f. d. prakt. Heilk.* in *Prag,* t. LXIX, anal., p. 124, 1861. — ROSCOE (H. E.), *On alleged Practice of Arsenic-Eating in Styria,* in *Mem. of Literary and Philos. Soc. of Manchester,* 1859-1860, et *British and For. Rev.,* 2e sér., t. XXIX, p. 145, 1862. — HEISCH, *On arsenic-Eaters of Styria,* in *Pharm. Journ.,* 1860, may, et *Ranking's Abstr.,* t. XXXI, p. 15, 1860. — *A Village of Arsenic-Eaters,* in *Med. Times and Gaz.,* 1860, t. II, p. 341. — DAVY (John), *On the Question : Is Oxyde of Arsenic, long Used in a very Small Quantity Injurious to Man?* in *Edinb. Phil. Journ.,* 1863. July, et *British and For. Rev.,* t. XXXIII, p. 429, 1864. — CRAIG-MACLAGAN, *On the Arsenic-Eaters of Styria,* in *Edinb. med. Journ.,* t. X, p. 200, 1864. — PARKER (M' N.), *Case of Death resulting from the Practice of Arsenic-Eating,* ibid., p. 116, etc., etc.

— VOHL u. EULENBERG. *Ueber Tabak in toxicol. Beziehung,* etc., in *Viertelj. f. ger. u. öff. Med.,* 1871. — HEUBEL, *Experim. Beiträge zur Kenntniss der chem. Eigensch. u. toxicol. Wirkungen des Tabakrauchs,* in *Centralbl. d. med. Wiss.,* oct. 1872. — DRYSDALE (C.), *The absorption of tobacco-smoke,* in *The med. Press a. Circ.,* 12 fév., 1873. — BAADER, *Vergiftung durch Grünspan beim Rauchen,* in *Schweiz. Corr.-Bl.,* 1873. — PARENT (H.), *Du tabac.* Th. de Paris, 1871. — DECROIX. *Le tabac devant l'hygiène et la morale.* Paris, 1875. — JOLLY (P.) *Le tabac et l'absinthe,* etc. Paris, 1875, in-18. — DICKINSON, *The use of tobacco as a cause of madness,* in *Saint-Louis med. a. surg. Journ.,* nov. 1875.

NAQUET (A.), *Sur les effets du chanvre indien,* in *Compt. rend. de l'Acad. des sc.,* t. LXXVII, p. 1564, 1873.

Bordier, art. Coca, in Dic'. encycl. des sc. méd., 1re sér., t. XVIII, 1876.
— Drysdale, Le tabac et l'hygiène publique, in Presse méd. belge, oct. 1875, p. 44.
— Jolly (P.), Le tabac et l'absinthe. Paris, 1875, in-12. — Dornblüth, Die chronische Tabaksvergiftung, in Volkmann's klin. Vorträge, 1877, n° 22. — Ladreit de Lacharrière, De l'infl. du tabac sur le développ. des mal. de l'oreille, in Ann. d. mal. de l'or., t. IV, p. 204, 1878. — Richter (F.), Ueber chronische Nicotinvergiftung, in Arch. f. Psych., Bd. X, H. 1, 1879. — Baret (A.), Le tabac, les manufactures et les fumeurs. Th. de Paris, 1879. — Hassel (V. van), Intoxication par manipulation du tabac, in Presse méd. belge, 1879, n° 44. — Decaisne, Les femmes qui fument, in Rev. d'hyg., 1879, p. 914. — Perigond, De la fumée du tabac. Th. de Paris, 1876 — Grébant (N.), Absorption de l'oxyde de carbone par l'organisme vivant, in Ann. d'hyg., 3e sér., t. II, 1879. — Le Bon (G.) et Noel (G.), Sur l'exist. dans la fumée de tabac d'ac. prussique, d'un alcaloïde aussi toxique que la nicotine, etc., in Compt. rend. Acad. d. sc., 28 juin 1880. — Ricklin (E.), Contrib. à l'étude de l'empoison. chronique par la nicotine chez les fumeurs, in Gaz. méd. de Paris, 1880, nos 42 et suiv. — Le Bon, Rech. expérim, sur l'influence de l'oxyde de carbone contenu dans la fumée du tabac, in France méd., 1880, p. 364. — Ygonin, Quelq. mots sur l'usage du tabac et de l'influence de sa fabrication sur les fonct. physiol. de l'utérus, in Lyon médical, 1880, n° 47. — Piasecki, Infl. des manufactures de tabacs : 1° sur la menstruation ; 2° sur la grossesse ; 3° sur la santé des nouveau-nés, in Rev. d'hyg., 1881, p. 910. — Longhi, Il tabacco causa di malattie auricolari e la pilocarpina nella cura di esse. In Gaz. med, ital. Lomb., t. III, 1881.

CHAPITRE XXIV

Des sens internes.

Les sens internes ne peuvent être définis d'une manière exacte, car on ne connaît ni leur siège positif ni leur nature. Le système nerveux qui y préside n'offre pas de modifications appréciables, et rien n'indique qu'il y ait dans les principaux viscères, aucune circonstance d'organisation capable de rendre compte des sensations singulières qui y ont leur siège. On ignore, du reste, si ce siège est bien réel, et si ce n'est pas le cerveau lui-même qui éprouve le sentiment général du besoin, lequel serait à son tour modifié par l'action directe de chaque organe en particulier.

Ces sens internes sont ainsi appelés, parce qu'ils se rapportent aux fonctions des principaux viscères des grandes cavités, et que leur action a pour but d'indiquer les besoins de l'économie. La plupart de nos fonctions organiques s'exécutent sans notre volonté. Ainsi, l'on respire, le cœur bat, sans que ces actions viscérales dépendent de nous : tandis que d'autres fonctions, comme la digestion, ont besoin que nous leur fournissions tous les matériaux nécessaires. Or, il fallait qu'une sensation intérieure nous indiquât la nécessité de donner aux organes les éléments de cette réparation indispensable, et c'est cette sensation que l'on nomme le sens de la faim. La soif est dans le même cas. L'hygiène doit s'occuper de régler les conditions de santé de ces instincts divers.

De la faim.

De tous les sens internes, le premier, le plus impérieux, celui qui se renouvelle le plus souvent, c'est le besoin de manger, c'est l'appétit qui précède la faim. Cette sensation varie suivant les âges, la constitution, les habitudes, les climats et une foule d'autres circonstances locales ou individuelles.

1° *Age*. — Les enfants éprouvent le besoin de se nourrir beaucoup plus souvent que les adultes; l'accroissement rapide du corps exige une nutrition très active, aussi l'enfant nouveau-né mange-t-il sans cesse. Cet énergique sentiment d'appétit ne diminue que quand le corps a acquis tout son développement, et alors il n'est plus qu'en proportion des pertes journalières. Les hommes robustes, qui font une grande dépense de force musculaire, éprouvent le besoin de manger plus fréquemment que ceux qui sont en repos et d'une faible constitution. Dans la vieillesse, on mange moins encore, en raison des pertes moins nombreuses que l'on fait d'une part, et, de l'autre, en raison de la prédominance du mouvement de décomposition interstitielle des tissus sur celui de composition.

2° *Sexe*. — Le sexe ne détermine, sur le sentiment de la faim, d'autre influence que celle qui résulte, pour la femme, du défaut d'exercice et de travail physique, ainsi que de la force moins grande de la constitution. Ces conditions font moins souvent naître chez elle le sentiment de la faim.

3° *Habitudes*. — Les habitudes déterminent bien souvent, à l'égard de la faim, des besoins artificiels, qui, une fois développés, doivent être satisfaits. En pareil cas, les heures de repas sont marquées par l'apparition de ce besoin, et beaucoup de personnes éprouvent un vrai tourment, quand on ne le fait pas cesser par l'ingestion des aliments.

4° *Climats*. — Les climats exercent une notable influence sur le sentiment de la faim : la chaleur l'atténue singulièrement, et les habitants des contrées chaudes se voient souvent obligés de faire naître un appétit artificiel par l'usage de condiments énergiques. Dans les climats froids, c'est le contraire; la faim devient un sentiment vif et impérieux, qui engage les habitants prendre fréquemment une quantité considérable de nourri-

ture, qui leur permette de développer la chaleur animale nécessaire pour résister à la basse température de la contrée.

5° *Maladies.* — La plupart des maladies abolissent le sentiment de l'appétit, comme si la nature prévoyante engageait
l'homme à s'abstenir d'aliments inutiles ou dangereux. Les
animaux, qui obéissent à l'instinct, font diète avec une exacti-
tude bonne à imiter. Le retour du sentiment de la faim annonce
la convalescence, et l'on sait avec quelle intensité se manifeste
le besoin de manger, surtout chez les jeunes sujets qui ont été
épuisés par le mal et par les pertes qu'il a entraînées. La faim
des convalescents exige les plus grandes précautions, et il faut
surtout se garder de la satisfaire dans certaines maladies,
comme la fièvre typhoïde, par exemple.

Dans quelques circonstances rares, l'appétit est factice, c'est-
à-dire fondé sur un prétendu besoin. C'est ce qu'on observe
dans certaines gastralgies, et, en pareil cas, si l'individu cède
à cette suggestion de ses organes malades, il ne tarde pas à
sentir de vives douleurs d'estomac, ou à rejeter les aliments
qu'il a pris. Dans d'autres cas, plus remarquables encore, la
faim devient une sorte de monomanie, dans laquelle on observe
des boulimies, des polyphagies fort extraordinaires. Quelquefois l'appétit se déprave, et il porte des individus à manger des
substances d'un goût détestable ou nul.

Les plaisirs que cause l'action de manger sont vifs, et le sentiment de bien-être engage à recommencer cette opération plus
souvent que ne l'exige le besoin réel. La gourmandise en est
la conséquence, et l'on peut dire que c'est maintenant une des
plaies de notre société. L'histoire consacre des faits qui sur-
prennent. Les Romains se faisaient vomir pour manger de
nouveau. On voit encore de nos jours des Romains de ce genre.
Il est aussi mauvais de solliciter un appétit factice, que de se
refuser à satisfaire un besoin réel quand il se développe. Des
établissements religieux ont souvent imposé de grandes tor-
tures aux estomacs, en prescrivant des jeûnes plus ou moins
rigoureux, dans le but de diminuer la pléthore produite par
une alimentation abondante. On a souvent dépassé le but, et
beaucoup de maladies en ont été la conséquence. Il est bon,
sans doute, de régler les besoins, et de les restreindre dans des
limites convenables; mais il ne faut pas imposer des lois dont
l'observation est presque impossible et peut même devenir
nuisible.

Soif.

La soif est une sensation analogue à la faim, et qui peut
donner lieu aux mêmes observations. Elle se fait sentir d'une

manière différente, en raison des âges, des climats, des habitudes, etc.

1° *Age.* — Les enfants boivent beaucoup plus, proportion gardée, que les adultes, et leur nourriture doit être sous forme liquide, pour s'accommoder aux facultés digestives de leurs organes. Dans l'adolescence, les mouvements continuels et les pertes nombreuses qui se font, exigent à la fois, et beaucoup d'aliments et beaucoup de boissons. Le sang a besoin d'eau pour conserver toujours au sérum la même composition, car la plupart des sécrétions lui en enlèvent beaucoup. Plus tard, les travaux fatigants, les grands exercices auxquels se livrent les adultes, rendent les liquides fort nécessaires. A mesure qu'on arrive à la vieillesse, la soif devient moins impérieuse, et l'on peut se dispenser de recourir aussi souvent aux liquides.

2° Le *sexe*, la *constitution*, le *tempérament*, ne présentent rien de particulier à noter sous le rapport de la soif.

3° *Habitudes.* — De même que pour la faim, les habitudes jouent un grand rôle à l'égard du sentiment de la soif. Elles font contracter l'habitude de boire, à de certaines heures, des quantités de liquides déterminées, et lorsqu'on ne satisfait pas à des habitudes ainsi contractées, elles deviennent un besoin factice très impérieux.

4° *Climat.* — Dans les pays chauds, les pertes continuelles qui se font par les surfaces cutanée et pulmonaire font naître le besoin impérieux de boire abondamment pour réparer ces pertes, et la sensation de la soif se fait sentir avec une énergie extrême. On sait tout ce que souffrent les personnes qui parcourent les déserts brûlants de l'Afrique, et l'importance que l'on attache aux sources trop rares qui rafraîchissent ces contrées.

Le sentiment de la soif est plus pénible que celui de la faim, et ceux qui ont éprouvé les plus grandes privations ont enduré ce dernier beaucoup moins difficilement. Les personnes qui ont résolu de se laisser mourir de faim ne peuvent presque jamais résister au désir de boire. La privation absolue de liquide donne lieu à une fièvre ardente accompagnée de délire, et qui est probablement la conséquence d'une gastro-entérite aiguë.

Certaines maladies exaltent singulièrement le besoin de boire. Toutes les grandes pertes ont ce résultat; les grandes hémorrhagies sont encore dans ce cas. Chez les hydropiques, alors qu'une sécrétion anormale enlève au sang la plus grande partie de son sérum, la soif s'allume avec force. Chez les diabétiques, ce besoin est continuel, et il devient un tourment insupportable.

En résumé, il faut, en bonne hygiène, donner aux organes

digestifs la quantité nécessaire de liquides; il faut que cette sensation capricieuse soit satisfaite, car la santé en dépend. On observe quelquefois des personnes qui ne paraissent pas éprouver le sentiment de la soif, et qui ne boivent presque jamais. Cela est rare. On sait que les bains et les lotions remplacent l'action de boire, et que la peau absorbe une grande quantité de liquide. La présence d'une plus ou moins grande quantité de vapeur d'eau répandue dans l'atmosphère donne lieu à des variations dans le sentiment de la soif.

Bibliographie. — Pour la faim et la soif, voir les traités de physiologie et de pathologie générale; voir aussi la bibliographie des articles *Ages*, *Climats*, *Regime*, etc.

Du coït.

Le besoin de perpétuer l'espèce constitue une nécessité non moins impérieuse que celle de la faim et de la soif. L'instinct de la propagation est naturel à l'homme, et, si les conditions sociales y apportent des modifications, quant aux formes du moins, le fond reste parfaitement le même.

1° Influence de l'âge, du sexe, de la constitution et du climat sur le coït.

1° *Age*. — On sait que la puberté n'arrive pas à la même époque de la vie dans les deux sexes; que ce phénomène d'évolution de l'appareil génital est placé sous l'influence de la chaleur, du climat, de la nourriture et de beaucoup d'autres modificateurs externes. Les différentes races qui occupent les différents pays offrent une précocité qui varie, et qu'il faut connaître. Mais, quel que soit l'âge où apparaissent ces symptômes d'une virilité complète, il importe beaucoup de ne rien faire pour en hâter l'apparition, car ces développements précoces sont presque toujours suivis d'une vieillesse anticipée. Ainsi donc, le meilleur système d'éducation physique sera celui dans lequel un régime et les soins convenables fortifieront l'économie, et laisseront les organes génitaux dans un repos complet, il ne faut jamais solliciter leur action avant le terme fixé par la nature: il faut que cette fonction s'établisse spontanément, et sans aucune provocation physique ou morale. Plus l'imagination des enfants restera étrangère à ces impressions, plus l'économie aura le temps d'acquérir de la force, et de pourvoir aux pertes que nécessitera, plus tard, l'accomplissement de ce grand acte.

La puberté, bien qu'elle annonce l'époque de la possibilité de la reproduction, ne doit cependant pas engager au coït : il faut attendre, en général, que le corps ait acquis son accroissement. Tous les législateurs de l'antiquité avaient reculé l'époque du mariage, et rien, en effet, ne donne d'aussi pauvres résultats que ces unions précoces.

L'homme, dans nos climats tempérés, est arrivé au point de complète organisation physique vers l'âge de vingt ans, et c'est alors seulement tout au plus qu'il est apte à procréer des enfants robustes. Il serait à désirer que l'on attendît plus longtemps qu'on ne le fait d'habitude pour marier les femmes, car les gestations précoces sont une cause de la faible santé des enfants. Ce n'est guère que lorsque les femmes ont vingt ans accomplis, qu'elles sont capables de donner le jour à des enfants vigoureux et de les nourrir. Souvent, il est vrai, on peut trouver des exceptions à cette règle, et ces exceptions sont en faveur des individus d'une constitution robuste ; dans la grande majorité des cas, toutefois, on fera bien d'attendre que les organes aient atteint leur entier développement.

Si l'exercice du coït est fâcheux pour les individus très jeunes, il l'est plus encore pour ceux qui ont atteint un âge avancé. Chez les vieillards, en effet, cet acte est suivi de graves accidents, qui sont, en particulier, les congestions et les hémorrhagies cérébrales, l'apoplexie pulmonaire. Dans le cas de maladie organique du cœur antécédente, ou même simplement d'ossifications un peu considérables de l'endocarde, on voit quelquefois la rupture du cœur, ou celle de poches anévrismales de l'aorte, s'opérer pendant l'acte du coït et déterminer une mort rapide. Une syncope plus ou moins grave est encore un des accidents qui peuvent se développer en pareil cas. Les vieillards doivent donc s'abstenir du coït. Quant à fixer l'âge, cela est difficile ; il dépend de beaucoup de circonstances, qui sont la constitution robuste, l'abstinence observée pendant une partie de la vie, la bonne santé antérieure, l'absence d'excès. Lorsque ces conditions se présentent, l'âge où l'on doit cesser le coït est nécessairement reculé, tandis que dans les circonstances contraires il est avancé. On peut, en tout cas, fixer en moyenne à soixante ans le maximum de l'âge auquel l'homme doit cesser d'exercer le coït. En général, du reste, le sentiment de ce besoin ne se fait guère sentir que dans la période moyenne de la vie, et tout ce qui dépasse ce terme entraîne souvent des dangers.

En bonne hygiène, on doit proscrire le plaisir et ne permettre cet acte que comme satisfaction d'un besoin. Par malheur, les circonstances dénaturent cette sensation : on en fait une chose habituelle qui, sous ce rapport, occasionne des besoins factices et souvent dangereux. A défaut de conventions sociales et d'intérêts moraux, il y a de très bonnes raisons en faveur de la chasteté et de la continence, et le médecin peut prêcher une doctrine que ne désavoueraient pas les casuistes les plus sévères. Oui, il y a de grands avantages à ne se livrer au coït que quand le besoin s'en fait sentir ; il y a de grands avantages à ne pas provoquer des besoins artificiels par une habitude ou des stimulants appropriés, et, sous ce rapport, le *Traité de macrobiotique* d'Hufeland est parfaitement fondé. Mais cette doctrine ne plaît à personne, et le plus grand nombre ne consent pas à se soumettre au régime que nous préconisons. Dès l'adolescence, les sociétés, les lectures, l'exemple de chacun, excitent les désirs des jeunes gens des deux sexes, la puberté est provoquée, accélérée par tous les moyens imaginables; le délire des passions accroît ce feu, et la déplorable facilité que l'on trouve partout à satisfaire ce besoin impérieux augmente son exigence, et ne permet pas d'y résister. Il est vraiment triste d'entendre dire à des jeunes gens de quinze à dix-huit ans qu'ils ne peuvent se passer de femmes, et le dégoût que cause cette dépravation, morale plus encore que physique, ne peut être égalé que par celui que produit la lubricité d'un grand nombre de vieillards. De part et d'autre, il y a une honteuse aberration de sensibilité, qui entraîne les lésions les plus graves.

Le coït n'appartient donc qu'à la période moyenne de la vie, alors qu'il y a nécessité pour l'homme de se donner des successeurs et de perpétuer son espèce. Ce besoin physique reçoit une impulsion plus rapide, par suite du sentiment moral qui détermine un choix, une prédilection spéciale. En effet, la répugnance qui naît entre deux êtres efface bientôt ce sentiment, et l'homme le plus robuste peut être nul en pareil cas ; toutes les impressions morales un peu vives peuvent avoir ce résultat, et l'on connaît un grand nombre d'exemples d'un anéantissement complet des facultés viriles d'hommes jusque-là bien portants.

Il faut donc qu'en vertu d'une sorte de consensus, toutes les autres sensations cérébrales favorisent l'action du coït; car il n'en est aucune qui puisse offrir des changements plus considérables que cette dernière, sous l'influence des agents moraux ou nerveux.

2° *Sexe.* — Quant aux femmes, leur action étant presque toujours nulle dans l'exercice de cette fonction, elles peuvent demeurer passives, sans que cela nuise à son accomplissement : aussi n'y a-t-il rien de particulier à en dire.

3° *Constitution.* — La sensation de plaisir qu'occasionne le coït a toujours été considérée comme ayant une influence très grande sur l'état du cerveau; on sait, en effet, qu'après des excès dans ce genre, les facultés intellectuelles sont notablement affaiblies, que les sens sont dans le même cas, et que, par conséquent, c'est le cerveau lui-même qui souffre de cette violation d'un bon régime. D'un autre côté, l'accomplissement régulier et modéré de cette importante fonction a de notables avantages, et beaucoup d'hommes doués d'une certaine énergie vitale ne peuvent s'en abstenir longtemps sans un trouble évident de toutes les fonctions sensitives. On doit donc avoir égard à la constitution de l'individu, à son âge, à ses prédispositions organiques, et ne pas exposer l'organisme à des lésions qu'il est toujours facile de prévenir.

Certaines fonctions ont une influence remarquable sur le coït. Les actions excessives de tous les organes de la vie de relation détruisent les désirs, et l'on sait, depuis longtemps, que le travail prolongé laisse peu de place aux idées d'amour physique. D'un autre côté, ce genre de sensation a l'inconvénient de troubler des fonctions importantes; le phénomène de la digestion, par exemple, ne peut s'accomplir régulièrement quand on pratique le coït peu de temps après le repas; il en résulte souvent des accidents sérieux, tels que de violentes indigestions ou des congestions cérébrales. Quoique des gens robustes et jeunes puissent se permettre de tels écarts de régime, sans beaucoup d'inconvénients, il faut cependant se régler sur les faits généraux et non pas sur les exceptions.

4° *Climat.* — Dans l'appréciation des circonstances qui peuvent exercer une influence sur le besoin du coït, on ne doit pas oublier l'action des climats. La chaleur, ainsi que cela a déjà été dit plus haut, augmente la sécrétion spermatique, excite le besoin du coït, favorise les excès vénériens, et conduit les habitants des pays chauds à des abus qui sont la cause de la polygamie, de la sodomie, etc. Ce sont ces excès qui, malgré la grande fécondité des peuples méridionaux, amènent la décadence physique et morale des habitants de ces contrées. Dans les climats froids, on observe précisément le contraire; le besoin du coït se fait moins sentir, le froid engourdit les facultés génitales, et la nécessité de les satisfaire est plus rare. Il en résulte une génération plus robuste et plus active.

2° De l'abstinence du coït.

La privation du coït peut-elle déterminer des accidents spéciaux? La solution de cette question n'est pas aussi simple qu'on pourrait le croire. Si l'on considère les individus à constitution faible, débile et délicate, à tempérament lymphatique, il est incontestable que la privation des plaisirs vénériens ne saurait avoir une influence fâcheuse sur la santé de pareils sujets. Mais chez des individus d'une constitution forte, robuste, il en est autrement.

Dans le plus grand nombre des cas de ce genre, aucun accident particulier ne se développe, et des pollutions nocturnes abondantes, accompagnées de rêves érotiques, viennent presque toujours rétablir l'équilibre et servir de phénomènes critiques. Il est rare qu'il n'en soit pas ainsi, mais enfin cela peut être, et, quand les pollutions critiques n'arrivent pas, on peut observer certains phénomènes sur la nature desquels tous les médecins ne sont pas d'accord, et qu'on attribue généralement à la pléthore spermatique.

Ces accidents sont : un sentiment général de torpeur, de malaise et d'impatience ; des érections fréquentes et répétées se développant spontanément à la simple vue d'une femme, ou sous l'influence de stimulations de diverse nature : ces érections constituent fréquemment les principaux accidents, et elles sont quelquefois tellement violentes, qu'elles peuvent conduire celui qui les subit à des actes de folie criminelle.

Si la pléthore spermatique est portée au dernier degré, le caractère change, s'altère de plus en plus, et la plupart des médecins s'accordent à reconnaître que de véritables accès de folie peuvent se développer. On ne saurait trop répéter toutefois que de tels accidents sont rares, et que, la plupart du temps, des pollutions nocturnes critiques servent, en quelque sorte, de soupape de sûreté à la pléthore spermatique.

3° Abus du coït.

A quel instant finit l'usage raisonnable et commence l'excès ? C'est la première question à décider, et ce n'est pas toujours facile. Doit-on s'appuyer sur la persistance ou la cessation des érections ? Evidemment non, car elles se montrent bien souvent énergiques et persistantes chez les gens épuisés, et à la seule vue ou à l'attouchement de l'objet qui les a déjà provoquées. Il est plus juste de faire commencer l'excès à l'instant où l'accomplissement du coït n'est plus le résultat d'un besoin, mais la conséquence de provocations de toutes sortes.

Le coït nécessaire est accompagné d'un sentiment de bien-être général, d'un renouvellement de la vigueur et de la souplesse du corps. Un coït inutile est suivi, au contraire, de fatigue, de courbature, d'affaissement des facultés physiques et intellectuelles.

Un grand nombre de circonstances conduisent aux excès vénériens. Parmi les plus importantes, on doit citer les suivantes : l'orgasme génital qui se développe à l'époque de la puberté ; une constitution forte, sanguine, avec une disposition prononcée au coït ; un tempérament nerveux ; le développement sexuel (ce développement n'est pas toujours suivi de désirs vénériens bien énergiques) ; la fréquentation habituelle des femmes ; le contact incessant d'un objet aimé ; la mauvaise compagnie ; les mauvais conseils ; l'oisiveté ; souvent la forfanterie, qui pousse tant d'hommes à vouloir montrer une vigueur dont ils ne sont pas toujours capables, et qu'ils sont obligés de provoquer par des excitations anormales.

Les excès vénériens produisent sur la santé des effets fâcheux qu'on ne saurait méconnaître.

En premier lieu, ce sont les changements physiques qui surviennent dans la constitution et qui se traduisent par les caractères suivants : la peau devient pâle, le teint d'un blanc mat, l'embonpoint disparaît, les yeux s'entourent habituellement d'un cercle noir ; le visage est triste, languissant, les yeux mornes et sans expression, la démarche traînante ; la résistance au froid et à la fatigue est peu considérable. En revanche, l'appétit est augmenté et la digestion s'opère avec facilité ; l'exercice physique est difficile et pénible ; le caractère change ; l'apathie, l'indifférence arrivent, l'intelligence est paresseuse. Chez ceux qui excellaient par la vivacité de leur esprit, il ne paraît plus que de rares éclairs.

En résumé, l'abus du coït détermine un affaissement simultané dans les forces physiques et dans les facultés intellectuelles.

D'autres accidents ne tardent pas à se montrer. On observe la difficulté des érections, l'impuissance, la stérilité par modification dans la composition du sperme et par disparition des spermatozoïdes.

Plus tard, des gastralgies, des palpitations nerveuses, des névralgies de diverse nature, enfin une hypocondrie véritable, ne tardent pas à survenir. En même temps, les sujets sont disposés à contracter plus aisément toute espèce de maladie, et ils sont plus facilement impressionnés par toutes les causes morbifiques. Plus tard, enfin, l'abus des plaisirs vénériens conduit au mal de Pott (consomption dorsale des anciens), aux pertes séminales et à la phthisie pulmonaire.

On voit, d'après ce tableau abrégé, quelle sobriété il faut apporter dans l'exercice du coït, et quelle résistance on doit opposer à toutes les séductions que présente la constitution de la société à notre époque.

[A côté des effets fonctionnels qui déterminent les abus dans la répétition de l'acte de la génération, il faut placer certains accidents locaux qui peuvent survenir par le fait de manœuvres violentes, ou de ces mouvements brusques et irréguliers que provoque l'orgasme vénérien : on les observe surtout chez l'homme. Telles sont les excoriations du prépuce, le paraphimosis, la déchirure de la muqueuse du gland dans le point où elle se réfléchit sur le prépuce, la rupture du frein, la déchirure du méat urinaire, ou du canal de l'urèthre, la rupture du pénis lui-même, etc. Chez la femme, des violences dans le coït ont amené des déchirures de la vulve et du vagin, surtout dans le cas de disproportion entre les organes ; des hémorrhagies utérines ou rétro-utérines, etc. ; des excès répétés produiront des irritations de la muqueuse génitale avec écoulement habituel (leucorrhée), des engorgements, des déplacements de l'utérus ; des abcès des grandes lèvres, etc. ; l'avortement paraît être la conséquence des abus de ce genre.]

4° De l'onanisme.

L'onanisme est un vice malheureusement bien répandu, surtout chez les jeunes gens, parmi lesquels il exerce de grands ravages. Sans aucun doute, dans quelques ouvrages, et en particulier dans celui de Tissot, on en a exagéré les effets, et cette exagération, dans un livre qui n'a malheureusement été que trop répandu, a pu faire croire à la jeunesse que cette exagération était absolue, et que la masturbation n'avait aucun mauvais effet. C'est cette pensée qu'il s'agit de rectifier.

La masturbation s'observe à tous les âges ; mais c'est particulièrement de 10 à 15 ans qu'elle est le plus répandue ; on l'observe quelquefois à l'âge de 5 à 6 ans, et on la voit d'autres fois se prolonger pendant l'adolescence.

Les deux sexes y sont exposés. Elle est cependant plus fréquente chez les garçons.

C'est dans les endroits où des enfants sont rassemblés en certain nombre, et en vertu de la contagion si facile de l'imitation, que l'onanisme est malheureusement répandu : tels sont les pensionnats, les maisons d'éducation, les collèges. — On l'observe encore quelquefois chez des sujets voués à une abstinence trop absolue des fonctions génitales.

Les effets les plus ordinaires que l'onanisme exerce avec une certaine fréquence sont les suivants : la maigreur, malgré un bon appétit et des digestions faciles ; une pâleur générale, et quelquefois un teint légèrement plombé de la face ; les yeux cernés d'un cercle bleuâtre, et, quelquefois, un peu enfoncés dans l'orbite ; une certaine paresse intellectuelle, et même une grande inaptitude au travail. Parmi d'autres accidents, nous signalerons encore la débilité musculaire, une susceptibilité nerveuse ; des battements du cœur, des étouffements et des intermittences dans le pouls.

On doit aussi mentionner le désir de la solitude, une tristesse que rien n'explique, de la céphalalgie, de la gastralgie.

Des phénomènes plus graves peuvent encore se manifester. Voici le tableau qu'en donne Georget :

« Langueur générale, intelligence affaiblie, moments d'absence, mémoire infidèle, vertiges, yeux entourés d'un cercle livide, pupilles habituellement dilatées; indifférence et aversion pour les objets qui excitent l'attention des autres, pour les individus du sexe opposé en particulier; palpitations fatigantes, sommeil troublé par des rêves voluptueux, par des érections et des pollutions nocturnes; syncopes faciles, flaccidité des organes génitaux chez l'homme, uréthrite chronique, qu'on a prise pour une spermatorrhée; irritation du clitoris et du vagin chez la femme, flueurs blanches. Enfin les excès de l'onanisme causent des maladies déterminées, toujours difficiles à guérir et souvent incurables. Telles sont l'espèce de folie appelée démence, l'épilepsie, l'hypocondrie ; l'hystérie; des phlegmasies chroniques de divers organes, qui se terminent par le marasme, le *tabes dorsalis* et la mort. »

J'ajouterai à ce tableau deux faits : 1º la phthisie, pour peu qu'il y ait prédisposition chez les sujets, est souvent le résultat de l'onanisme ; 2º dans d'autres cas, l'onanisme produit lui-même la prédisposition à la tuberculisation.

A l'hôpital de Lourcine, consacré aux femmes vénériennes, et dont j'ai été quelque temps médecin, il règne, malgré une surveillance sévère, une grande corruption. Entre autres vices, les femmes pratiquent l'onanisme entre elles. J'ai vu, comme résultat, la transmission de la syphilis de femmes infectées à des femmes qui n'en étaient pas atteintes auparavant.

Comment remédier à ce vice malheureusement si répandu et quelquefois enraciné d'une manière si incurable ? Il faut au moins essayer. Voici les points auxquels il faut faire attention.

Une surveillance sévère et de tous les instants, des sujets que l'on suppose en proie à cette malheureuse habitude. Cette surveillance, dans les établissements publics, doit être pratiquée de jour et de nuit. On doit éviter de laisser les enfants et les jeunes gens dans les endroits isolés ou cachés.

L'exercice porté même jusqu'à la fatigue, surtout avant de se mettre au lit, est un excellent moyen. Telles sont la gymnastique, les longues promenades à pied.

Les occupations de l'esprit, les distractions, en excluant toutefois les tableaux voluptueux et les spectacles, les voyages, sont des moyens qui peuvent venir en aide aux parents qui veulent, et avec raison, délivrer à tout prix leurs enfants de ce vice honteux. Les bains froids, aidés de la natation, sont encore un moyen adjuvant excellent.

Que penser des ceintures exploitées par le charlatanisme, des bandages de diverse nature, des gantelets durs, etc. ? Ce sont tout au plus des ressources qu'il faut réserver pour les cas où les moyens précédents ont échoué. Pour ma part, j'y ai peu de confiance.

5° Des pollutions.

Les pollutions se distinguent en pollutions nocturnes et pollutions diurnes.

Les pollutions nocturnes sont utiles ou nuisibles. Elles sont utiles quand elles se produisent chez des individus forts, bien constitués, et qui usent avec une très grande sobriété des plaisirs vénériens ; elles sont alors un véritable bien. On reconnaît que tel est leur caractère à ce qu'elles sont abondantes, accompagnées d'une érection énergique de l'orgasme vénérien, et enfin, à ce qu'elles ne sont pas suivies de fatigue et de courbature.

Les pollutions nocturnes sont nuisibles quand elles se répètent trop souvent, quand elles ont lieu chez des sujets débiles, ou bien chez des individus bien constitués, mais qui usent déjà assez largement du coït ; elles sont encore nuisibles lorsqu'elles sont provoquées par des conversations ou des idées licencieuses, et lorsqu'elles sont suivies de courbature et de fatigue.

La limite entre les unes et les autres est souvent assez difficile à établir ; et on la franchit quelquefois insensiblement. C'est, par exemple, ce qui arrive lorsque des pollutions, d'abord nécessaires, se produisent ensuite par le seul fait de leur première apparition, deviennent habituelles, et, par leur renouvellement trop fréquent, débilitent les sujets qui les présentent.

Lorsque les pollutions nocturnes dépassent le caractère critique qu'elles auraient dû conserver, il faut essayer de les faire cesser. On y parvient souvent en faisant coucher sur un lit plus dur, en conseillant des couvertures moins chaudes et moins épaisses, en éloignant les lectures, les conversations et les contacts qui peuvent les provoquer. On se trouve encore très bien en pareil cas, des bains froids ; ou, si la saison ne le permet pas, des lotions froides. L'usage du vin, du café et des liqueurs, doit en même temps être interdit.

Les pollutions diurnes semblent être d'une autre nature que les précédentes. Elles constituent plutôt un acte passif, qui se produit sans érection, sans orgasme vénérien, et dont on a bien certainement exagéré la fréquence. En pareil cas, tantôt le sperme sort avec les urines, d'autres fois en même temps qu'une selle ; plus rarement, il s'écoule spontanément par le canal de l'urèthre et sans qu'on en ait la conscience. Les causes qui peuvent les produire sont mécaniques, ou bien elles résultent d'un état général de l'organisme. Parmi les premières, on place la constipation opiniâtre, les calculs de la vessie, la présence d'oxyures vermiculaires dans le rectum, les diverses maladies de cet intestin, les affections de la prostate ; on y range encore l'équitation habituelle.

Parmi les causes générales, on place la débilité congéniale de la constitution et l'épuisement déterminé par la masturbation ou l'abus du coït. Enfin, les causes qui les produisent peuvent être inconnues.

Les effets des pollutions diurnes sont exactement les mêmes que ceux qui sont amenés par les excès de masturbation et de coït, dont ils ne sont, pour ainsi dire, qu'un des modes d'expression. Quant à leur traitement, l'hygiène doit indiquer l'emploi des bains froids et surtout des bains de mer, l'entretien de la liberté du ventre, la suppression de l'exercice du cheval, une vie sobre, régulière, et l'éloignement de toutes les causes capables d'exciter les organes génitaux. Le reste appartient à la thérapeutique.

6° De quelques autres sensations spéciales.

Au nombre des sensations qui sont du ressort de l'hygiène, qui n'appartiennent ni aux sens externes ni aux sens internes, et qui ne peuvent se rapporter à aucune des modifications locales des organes, et surtout du système nerveux, se trouvent certains sentiments, non pas moraux, puisqu'ils se rencontrent chez les animaux, mais cependant bien voisins de ces derniers, et se joignent aux facultés de l'âme pour donner lieu aux plus nobles élans de notre intelligence. De ce nombre sont les deux instincts d'association et d'imitation, celui de la famille qui en dérive, et celui de la paternité qui sert de base à tous les autres. Ces modifications particulières de la sensibilité constituent des sentiments qui ne sont pas positivement du domaine de l'intelligence, mais qui sortent des sensations purement physiques. Comme l'hygiène a souvent l'occasion de diriger ces instincts, il importe de les connaître, de savoir quelles sont leurs conséquences dans l'ordre social et dans la vie particulière, afin de favoriser leur développement, ou de les restreindre quand ils menacent d'aller à l'excès.

Il y a, en effet, des individus qui sont évidemment destinés à vivre en public dans des rapports continuels avec leurs semblables ; qui sont organisés de façon à contracter un mariage et à déployer toutes leurs facultés viriles, par conséquent, à vivre comme époux et comme pères. Si l'on détourne ces individus de la voie indiquée par leur constitution physique, et par les prédispositions sensitives qui en résultent, on compromet grandement et leur santé et leur bonheur ; il faut donc donner une grande attention aux signes extérieurs qui indiquent ces caractères, afin d'imprimer une direction utile à ceux qui demandent des conseils à cet égard.

Il est encore quelques sensations internes, dépendant d'une modification particulière du système nerveux, ou peut-être développées dans les organes généraux, sans que les nerfs soient modifiés. On ne connaît pas bien toutes les fonctions que remplit cet appareil, et certaines manières d'être ne sont peut-être que le résultat de son existence. Ainsi les instincts, les sympathies, les antipathies, appartenant à tous les animaux comme à l'homme, sont des sens internes fort remarquables et qui ont des résultats du plus haut intérêt pour la conservation des individus. Il en est de même de la douleur et du plaisir, deux modes de sensation fort différents, et qui impriment une puissante impulsion à nos mouvements. Ces phénomènes divers doivent être l'objet d'une étude toute spéciale de la part des médecins hygiénistes, parce qu'ils influent sur tout l'organisme et que l'on peut, soit les exciter, soit les diminuer, soit enfin leur donner une autre direction par un mode spécial d'éducation : de plus, on peut aussi les modifier par des habitudes nouvelles, et, pour y arriver, il est nécessaire d'agir avec beaucoup de force sur l'ensemble de l'organisation.

Bibliographie. — Auteur inconnu, *Traité de la génération*, in *Œuvr. d'Hippocrate.* — ARISTOTE, *De animalium generatione.* Libri V, in *Opp.* — CAGNATI (M.), *De continentiâ vel de sanitate tuendâ.* Romæ, 1591, in-4°. — MEIBOM (J. H.), *De flagrorum usu in re venereâ et lumborum renumque officio.* Lugd. Batav., 1639, in-12, et édit. de Bartholin. Haffniæ, 1680, in-12. — Dans le siècle dernier, un grand nombre de dissertations, que l'on trouvera indiquées dans la bibliographie de l'article Coït du *Dict. des sc. méd.* Nous mentionnerons seulement les suivantes : HOFFMANN (Fr.), *De morbis a nimiâ et intempestivâ venere oriundis.* Halæ, 1725, in-4°, et in *Diæt. germ..* t. VII, 1727, in-8°. — REYGONDEAUD DU CHATELET, *De affectionibus eroticis.* Th. de Montpel., 1766, in-4°. — LEYDET (H.), *De usu et abusu veneris medice considerati.* Th. de Montpel., 1782, in-4°. — GRUNER (Ch. L.), *De coitu ejusque variis formis quatenus medicorum sunt.* Jenæ, 1792, in-4°. — VIREY, art. *Coït*, in *Dict. des sc. méd.*, t. V, 1813 (très-grand nombre de cas d'accidents, suite d'un coït intempestif notés dans la bibliographie de cet article). — DEVAY (F.), *Mém. sur l'impotence des membres inférieurs à la suite des excès vénériens*, etc., in *Mém. de la Soc. d'émul. de Lyon*, t. I, 1842. — HUGUIER, *Mém. sur les maladies des appareils sécréteurs des organes génitaux externes de la femme*, in *Mém. de l'Acad. de méd.*, t. XV, p. 527, pl. 5, 1850. — KOBELT, *De l'appareil du sens génital des deux sexes, dans l'espèce humaine et dans quelques mammifères*, etc.; trad. fr. par KAULA, pl. Paris, 1851, in-8°. — BETZ (F.), *Aus dem Geschlechtsleben der Menschen*, in Würtemb. Corresp. Bl., 1854, n° 36. — KLEIN, *Ueber Beziehung des Coitus und der Conceptionsfähigkeit zur Menstruation*, in *Deutsche Klinik*, t. VIII, n° 44, 1856. — DU MÊME, *Ist und inwiefern ist der Beischlaf während der Menstruation dem Weibe nachtheilig*, etc., ibid., p. 450. — TARDIEU (A.), *Étude médico-légale sur les attentats aux mœurs*, in Ann. d'hyg., 2° sér., t. VIII, 1857, et t. IX, 1858. — BOURBON (A. A.), *De l'influence du coït et de l'onanisme dans la station, sur la production des paralysies*. Th. de Paris, 1859, n° 115, in-4°. — FLEURY (L.), *Des fonctions génitales et des pollutions chez la femme*, in journ. le Progrès, t. III, p. 85, 1859. — ACTON, *The Functions and Disorders of the Reproductice Organs in Youth, in adult Age and in advanced Life considered*, etc., 2° édit. London, 1860, in-8°. — DEMARQUAY et PARMENTIER, *Des lésions du pénis déterminées par le coït*, in Monit. des sc. méd., 1861. — SÉLIGNAC (Ant.), *Des rapprochements sexuels dans leur rapport étiologique avec les maladies*. Th. de Paris, 1861, n° 209. — Voir les traités et recueils de médecine légale, les articles relatifs aux *attentats à la pudeur*, et les traités de pathologie sur les organes génitaux.

Onanisme : TISSOT, *Tentamen de morbis ex manustupratione*. Louvain, 1760, in-8°; trad. fr. sous le titre : *L'onanisme, ou dissertation physique sur les maladies produites par la masturbation*. Louvain, 1760, in-12. — *Instruction courte mais intéressante sur les suites fâcheuses auxquelles on expose la santé par les pollutions volontaires*. Paris, 1775, in-8°. — BOERNER (Chr. Fr.), *Praktisches Werk von der Onanie*. Leipzig, 1780, in-8°. — VOGEL (S. G.), *Unterricht für Aeltern, Erzieher und Kinderaufseher wie das Laster der Selbstbefleckung am sichersten zu entdecken, zu verhüten und zu heilen*. Stendal, 1780, in-8°. — BOETTICHER (J. G.), *Winke für Aeltern, Erzieher und Jünglinge, die Selbstbefleckung betreffend*. Kœnigsberg, 1791, in-8°. — ROTHE (J. V.), *Von den wahren Ursachen der Selbstbefleckung und Ausschweifung in der Liebe, nebst den einzigen Heilmitteln*. Leipzig, 1798, in-8°. — DAEHNE (C. F. A.), *Ueber den Nachtheil welchen das tiefe Stillschweigen unserer Erzieher in Rücksicht des Geschlechtstriebs nach sich zieht*. Leipzig, 1807, in-8°. — DESLANDES, *De l'onanisme et des autres abus vénériens, considérés*, etc. Paris, 1835, in-8°. — ROSENBAUM (J.), *Die Onanie oder Selbstbefleckung, nicht sowohl Laster oder Sünde, sondern*, etc. Leipzig, 1845, in-8°. — ROBERTH (C.), *Schutz wider « den persönlichen Schutz » oder die wirklichen*, etc. Bockenheim, 1851, in-8°. — BEHREND (J.), *Ueber die Reitzung der Geschlechtsheile, besonders über Onanie*, etc., in Journ. für Kinderkr., t. XXVII, p. 321, 1860. — DEMEAUX, *Note sur l'onanisme et sur les moyens d'en prévenir ou d'en réprimer les abus*, etc. in Monit. des sc. méd., 1861, etc., etc.

Pollution : LALLEMAND, *Des pertes séminales involontaires*. Paris, 1836, 3 vol. in-8°. — DONNE (A.), *Nouvelles expériences sur les animalcules spermatiques, et sur quelques-unes des causes de la stérilité chez la femme, suivies*, etc. Paris, 1837, in-8°. — PAULI (Fr.), *Ueber Pollutionem, mit besonderer Beziehung auf*, etc. Speyer, 1841, in-8°. — DICENTA, *Studien und Erfahrungen über Samenverluste*, in Deutsche Klinik, 1857, n°ˢ 2, 18, 19, et 1858, n° 11.

— FOURNIER (H.), *De l'onanisme*. Paris, 1875. — PRADEL (X.), *Quelq. considérations sur l'hygiène de la jeunesse. Amour et onanisme*. Paris, 1875, in-8°, — POUILLET, *De l'onanisme chez la femme*. Paris, 1876, in-8.

— DOURSOULT (P.), *De la folie des onanistes*. Th. de Paris, 1880. — CHRISTIAN, art. Onanisme, in Dict. encycl. sc. méd., 1881.

CHAPITRE XXV

Des facultés intellectuelles proprement dites.

Les phénomènes de l'intelligence doivent être étudiés à la suite de ces sensations, qui tiennent de très près aux facultés les plus relevées de notre nature physique et morale. Ces phénomènes, sur la nature desquels on a émis tant d'opinions différentes, sont des sensations d'un ordre spécial, qui s'exercent aux dépens des idées fournies par les sens, et qui deviennent ainsi le motif, la base de déterminations, de jugements appartenant à l'intelligence proprement dite. Or, ce travail intellectuel, comme celui de nos organes, entraîne une fatigue, occasionne des pertes de forces ou de sensibilité, et, par conséquent, nécessite le repos de l'organe qui est spécialement en action. On sait que le cerveau est l'instrument de l'intelligence, que les travaux de l'esprit se font à ses dépens, et que, si l'on épuise son énergie normale, il en résulte des troubles dans les fonctions. A tous ces titres, ce sujet si intéressant rentre spécialement dans le domaine de l'hygiène, puisqu'il s'agit surtout de régler ses travaux, de les développer dans un ordre convenable, et d'éviter une fatigue capable d'altérer l'organe qui y préside.

1° *Attention.* — Toutes les idées viennent des sens internes ou externes. Après l'impression reçue par le cerveau, il y a appréciation de la part de cet organe ; mais cette appréciation varie de rapidité et d'intensité, suivant que l'organe central était ou non disposé par l'attention. L'attention est, en effet, nécessaire pour que l'idée qui résulte de l'action des sens soit acquise, qu'elle soit conservée, et qu'elle fournisse un élément des jugements ou des raisonnements auxquels l'esprit se livre. A chaque instant, on a la preuve de l'utilité de l'attention, puisque les impressions des sens ne laissent pas de traces dans l'esprit quand l'organe central n'est pas attentif à les recevoir, à les apprécier, et, par conséquent, à les conserver. Cette attention, c'est le cerveau actif, et cette activité n'appartient pas à tous les âges, aux deux sexes et à d'autres états de l'homme d'une égale manière ; il en résulte que l'on doit surveiller cette manière d'être en raison de ces circonstances ; car, si l'on exigeait du cerveau d'un enfant le degré d'attention qui appartient à l'adulte, on ne tarderait pas à voir survenir des accidents, qui sont fréquemment le point de départ de la plupart des maladies des méninges ou du cerveau dans le jeune âge. Cette attention anormale n'est obtenue chez eux qu'aux dépens des forces physiques ; ces dernières, en effet, sont d'autant moins développées, et s'exécutent avec d'autant moins de régularité et de perfection que l'attention a été plus fortement mise à prix.

Il est nécessaire que les idées se succèdent dans un ordre convenable, afin de se classer distinctement, de ne pas se confondre et s'effacer les unes les autres. C'est à ce prix que l'on obtient un raisonnement juste et, par suite, un jugement rigoureux. Il y a donc une méthode à suivre dans la production de ces actes cérébraux, et l'on ne peut espérer de bons résultats pour l'intelligence et son organe, que quand on s'attache à suivre un ordre régulier et méthodique. C'est en cela que les systèmes d'éducation réclament l'intervention du médecin, puisque l'étude anatomique et physiologique de l'homme prouve que le cerveau n'est pas également apte à percevoir toute espèce de sensation pendant la jeunesse, aussi bien qu'à un âge plus avancé.

Les sens ont leur éducation progressive, ils se perfectionnent peu à peu par l'habitude, et, si l'on exige trop d'eux, ils ne tardent pas à s'altérer. Il en est de même du cerveau qui succombe à un exercice trop violent, trop prolongé et hors de proportion avec les forces qu'il a acquises à tel ou tel âge. Tel est le point de départ de beaucoup de méningocéphalites chez les enfants et les adolescents, et d'un grand nombre d'aliénations mentales chez les adultes.

2° *Mémoire.* — Les idées, ainsi développées par suite de l'attention donnée aux sensations, sont acquises à l'esprit, et elles peuvent être reproduites par une faculté précieuse, que l'on appelle mémoire. Cette faculté consiste dans le pouvoir singulier de garder le souvenir de ces sensations et des idées qui en sont le résultat, et, ensuite, de les rappeler en quelque sorte à volonté, comme si ces idées étaient choses matérielles, palpables, et qu'elles fussent rassemblées et déposées dans un lieu où il serait possible d'aller les prendre au besoin. La mémoire est une des opérations les plus merveilleuses de notre intelligence ; mais elle n'appartient pas à tous les esprits dans une proportion égale ; elle diffère également de force et de développement, suivant les âges et suivant beaucoup de circonstances accessoires. Les impressions produites les premières sont souvent les plus durables, celles qui restent le plus longtemps dans nos souvenirs ; aussi voit-on souvent les vieillards se rappeler avec une grande précision les faits passés depuis longtemps, tandis qu'ils oublient ceux arrivés la veille. La mémoire est souvent mise en défaut par suite d'un trop grand nombre d'impressions survenues dans un temps très court, chacune d'elles ayant dû promptement céder la place à d'autres et laisser peu de traces. Mais cette faculté acquiert un grand degré de développement par la culture. Beaucoup de personnes peuvent charger leur mémoire d'une foule de choses qui y restent fidèlement, tandis que beaucoup d'autres essayent en vain de retenir un vers, une date, etc.

La mémoire, comme toutes les facultés intellectuelles, est soumise, jusqu'à un certain point, à la volonté. Il faut de l'attention pour sentir et apprécier : il en faut aussi pour se souvenir ; mais, quelquefois, ce phénomène est tout à fait involontaire. Il y a des souvenirs qui nous poursuivent, nous obsèdent et persistent en dépit des distractions que l'on recherche avec empressement. Cette mémoire tenace et spontanée se fait remarquer même dans les songes, le délire, et le cerveau ne peut s'en débarrasser : c'est une sorte de maladie. Quelquefois cette mémoire importune a lieu pour des objets très variés : tantôt c'est l'image d'un lieu, comme dans la nostalgie ; tantôt c'est un nom, une date, quelque couleur tranchée, quelque figure, et ces souvenirs ont une force tout à fait indépendante de l'intérêt qu'on pourrait y attacher.

L'activité de la mémoire amène la fatigue de cette faculté, et, comme toutes les autres facultés ou fonctions, elle a besoin de repos. On peut donc, à volonté, la diminuer ou l'augmenter par l'exercice ou le repos ; et ce pouvoir sur des sensations si élevées est bien digne d'attention. D'ailleurs, l'âge affaiblit la mémoire, ou du moins diminue la faculté de sentir et de produire de nouvelles idées. Il y a dans l'exercice de cette propriété du cerveau une cause fréquente de lésions organiques ; et les personnes qui font abus de la mémoire éprouvent très souvent des céphalalgies, des congestions cérébrales et d'autres accidents qui peuvent avoir les suites les plus fâcheuses.

3° *Jugement.* — La mémoire des idées sert à baser le jugement : c'est, en effet, grâce à cette faculté de rassembler des idées passées et présentes, que l'on peut les comparer entre elles, en tirer des indications, des conséquences, et, par suite, des déterminations physiques ou morales. L'esprit procède ainsi d'une manière progressive et méthodique et arrive à des résultats positifs. Ces résultats sont le vrai ou la vérité, que l'on cherche toujours quand on est doué d'un sens droit, et, par conséquent, d'un jugement de même nature. Mais souvent, il y a des circonstances accessoires qui modifient nos jugements, les dénaturent, et conduisent à des erreurs complètes. Il y a d'ailleurs dans ce travail de l'esprit, qui a pour but de porter un jugement à la suite de la comparaison des idées, une grande fatigue : il ne faut pas s'y abandonner indifféremment à tout âge et dans les diverses circonstances de la vie. Ainsi le travail intellectuel ne peut exister sans danger, lorsque les fonctions digestives sont en grande activité. Ce même travail, poussé à l'excès, est dangereux à tout âge, mais plus particulièrement encore dans l'enfance, alors que les organes subissent leur développement et ne sont pas capables d'une action durable. Il faut avoir égard à toutes ces circonstances dans la direction des études.

4° *Imagination.* — Ce n'est pas tout : notre esprit possède encore une qualité plus merveilleuse que les précédentes, l'imagination. L'imagination consiste, en effet, dans la puissance de créer les idées, ou plutôt de supposer entre elles des rapports que les sens n'ont pas aperçus, et de parcourir ainsi un monde qui n'a de réalité que dans l'organe cérébral de l'être pensant. Cette faculté brillante offre une foule de différences, suivant les individus, et l'on comprend tout ce qui sépare un poète d'un calculateur. Le génie, c'est-à-dire la faculté de concevoir, de deviner des idées nouvelles, ou de suivre des rapports inconnus jusque-là ; le génie, qui arrive à des conséquences inaperçues, est la plus noble comme la plus rare des attributions cérébrales, et souvent elle est un gage de malheurs et de souffrances pour ceux qui ont reçu ce don brillant. Les hommes de génie sont fort excentriques, le monde réel n'est pas fait pour eux : ils y sont mal à l'aise, et de là les écarts auxquels ils se livrent : de là leur misanthropie, leur tristesse habituelle, et cette éclipse presque complète de raison, qui, bien fréquemment, est leur apanage presque assuré. C'est que la raison et le génie ne peuvent pas habiter souvent le même esprit ; c'est que la première, qui juge rigoureusement et voit avec précision, ne peut permettre les écarts du second, et que ce conflit entraîne alors une séparation violente.

5° *Intelligence en activité.* — L'application des facultés diverses qui viennent d'être analysées, leur développement, les modifications qu'on leur fait subir, constituent le travail de l'intelligence. — Dans l'enfance et l'adolescence, ce travail, c'est l'éducation. Plus tard, s'il est régulier et contenu dans de justes limites, il forme un des plus beaux apanages de l'homme et une de ses plus douces occupations.

Mais peut-on, par l'exercice, développer ces diverses facultés qui composent l'intelligence ? Sans doute, il est possible d'augmenter la masse des idées par les expériences et l'observation des faits ; sans doute il est possible d'agrandir le domaine de l'esprit, en lui prodiguant des connaissances variées, mais on ne pourra donner la faculté de bien juger à ceux qui n'ont pas reçu les éléments de cette puissance. Il y a des personnes qui voient mal, qui entendent mal, chez qui les sensations n'ont pas la même valeur que pour d'autres : et celles-là ne peuvent jamais apprécier aussi juste au moyen d'éléments qui manquent eux-mêmes de justesse. De même, aussi, on ne pourra pas donner d'imagination à ceux qui ne possèdent pas les bases de cette faculté, et toute culture restera stérile. Il y a donc des facultés limitées et en rapport avec une organisation plus ou moins parfaite. L'instrument influe beaucoup sur la nature et la forme des produits ; et le médecin qui partagerait les croyances de ceux qui ont voulu créer l'art de produire des grands hommes, celui-là se tromperait grandement. Beaucoup d'individus naissent avec une capacité intellectuelle fort inférieure à celle qui est l'apanage de tout le monde, et rien n'est moins fondé que l'opinion de beaucoup de gens, que chaque homme peut également comprendre et juger. Toutes les facultés de l'homme sont limitées, et les différences extrêmes que l'on constate dans l'organisation, entraînent une différence semblable dans les facultés de l'esprit.

Lors donc qu'on veut franchir cette limite, et faire produire aux instruments ce qu'ils ne sont pas capables de produire, lorsqu'on veut donner aux facultés intellectuelles une application, des modifications et un développement dont elles ne sont pas susceptibles, en les livrant à des travaux intellectuels exagérés, il arrive souvent que ces travaux modifient l'organisme, et sont le point de départ de maladies nombreuses.

6° *Conséquences du travail exagéré de l'intelligence.* — Chez l'enfant et l'adolescent, alors que tous les appareils organiques concourent à faire prédominer le mouvement de composition interstitiel sur le mouvement de décomposition, et à produire l'accroissement du corps, l'application trop grande et trop soutenue de l'intelligence, surtout si elle a trait à des matières ardues et abstraites, constitue un des vices de l'éducation et peut avoir de sérieux inconvénients. Ce travail anormal et disproportionné de l'intelligence détermine des troubles dans les diverses fonctions. L'appétit diminue, les digestions sont moins faciles, la constipation est habituelle ; des palpitations nerveuses se montrent fréquemment, la résistance au froid est moins facile, l'exercice plus pénible et plus fatigant ; en même temps l'embonpoint est peu considérable, la peau est pâle, les traits sérieux et l'aspect sévère. — Ces caractères varient d'intensité, suivant le degré et l'importance des travaux intellectuels auxquels on astreint les enfants et les adolescents.

Cette constitution ainsi affaiblie par des travaux intellectuels opiniâtres, ou trop relevés, prédispose à un certain nombre de maladies et favorise la manifestation des affections héréditaires; d'autres fois, cette débilité, persistant une partie de la vie, conduit les victimes de cette fatigue cérébrale à donner, plus tard, le jour à des enfants d'une constitution frêle et délicate. Chez d'autres, elle développe des céphalalgies nerveuses, des névralgies de diverses espèces, et, enfin, conduit bien souvent à des méningites aiguës mortelles.

RÈGLES HYGIÉNIQUES APPLICABLES AU TRAVAIL DE L'INTELLIGENCE. — 1° *Enfance et adolescence.* — Chez les enfants et les adolescents, quel que soit le système d'éducation que l'on veuille adopter, et le genre d'occupation que l'on préfère, chaque jour, le temps qui n'est pas consacré au sommeil doit être partagé entre les travaux physiques et les travaux intellectuels, espacés et mélangés d'une manière convenable.

On doit éviter d'appliquer longtemps de suite les jeunes sujets au même travail; — trois heures consécutives sont déjà beaucoup. La nécessité de ces interruptions se fait d'autant plus sentir que l'enfant est plus jeune.

La nature des travaux doit être variée, et cette variété même fatigue moins le cerveau qu'un travail de même espèce et portant sur le même sujet. De même qu'il est nécessaire de changer plusieurs fois dans le même jour la nature des travaux intellectuels, de même il faut varier, autant que possible, l'espèce d'exercice que l'on fait exécuter aux jeunes sujets: la promenade, la gymnastique, la natation, la danse, l'escrime, seront tour à tour conseillées: elles favorisent le développement du système musculaire et des forces physiques, et le mettent en rapport avec celui des facultés intellectuelles. Ces exercices divers ne devront toutefois jamais être exagérés, de manière à produire de la fatigue ou de la courbature. C'est un juste équilibre entre les occupations intellectuelles et physiques, qui constitue les conditions les plus favorables pour le développement régulier du jeune sujet. Voici, à cet égard, de quelle manière on peut disposer la journée de travail d'un enfant de huit à quinze ans.

Huit à neuf heures de sommeil sont nécessaires. Il faut qu'ils se couchent de bonne heure, afin de pouvoir se lever de bon matin. Le réveil et le lever, à 5 heures 1/2 en été et à 6 heures en hiver, commencent la journée: ils sont suivis de deux heures de travail, de 6 à 8. — A 8 heures, on leur donne un liquide nourrissant: tel qu'un potage, du chocolat, etc. — De 8 à 9 heures, les enfants doivent se livrer à l'exercice physique, et une récréation atteint ce but. — De 9 à 11 heures du matin, on les occupe pendant deux nouvelles heures de travail. A 11 heures doit avoir lieu le déjeuner, composé de viandes et de légumes; il doit être suivi d'une nouvelle récréation, d'une demi-heure de durée, de 11 h. 1/2 à midi. De midi à 2 h. 1/2 de nouvelles occupations sérieuses et un travail suivi d'une récréation ; de 2 h. 1/2 à 3 h., récréation accompagnée d'une légère collation solide. Le travail recommencera de 3 à 5 h. 1/2 du soir, et à 5 h. 1/2 le dîner aura lieu. — De 6 à 6 h. 1/2 doit avoir lieu la dernière récréation de la journée, et une dernière étude, de 6 h. 1/2 à 9 h. du soir la terminera. C'est à 9 heures qu'il est bon de faire coucher.

On regarde comme une chose utile pour les jeunes sujets de leur accorder le jeudi une demi-journée de congé, et le dimanche une journée entière.

2° *Adultes.* — Chez les hommes faits et suffisamment développés, l'exercice anormal des facultés intellectuelles influe puissamment sur leur organisation physique. Les effets, toutefois, sont moins prononcés que dans le jeune âge. Parmi les conséquences de cet exercice anormal des facultés cérébrales, on doit citer la diminution de l'appétit, les digestions languissantes, et, fréquemment, des gastralgies et des dyspepsies.

Chez d'autres, ce sont des palpitations nerveuses, des névroses du cœur et une prédisposition singulière aux affections organiques de l'organe central de la circulation, ou bien encore des migraines, des céphalalgies nerveuses, des névralgies de diverses espèces. Plus tard, enfin, lorsqu'on a négligé les premiers phénomènes qui annonçaient déjà une fatigue cérébrale, on peut voir se développer un notable affaiblissement des organes des sens, une impossibilité de travail, des éblouissements et des vertiges continuels. Enfin, dans quelques cas, ce sont des maladies mentales, ou bien des congestions et des hémorrhagies cérébrales, qu'on voit se développer. En même temps, l'organisation physique ressent les atteintes du travail forcé de l'encéphale, l'embonpoint se perd, le teint pâlit, les forces diminuent, et l'exercice musculaire est supporté avec peine.

Il est évident, d'après cela, qu'il est toujours utile de ne pas se livrer avec trop d'ardeur aux travaux intellectuels. On doit, autant que possible, chercher à les équilibrer par des exercices physiques convenables.

C'est ainsi que les personnes qui sont placées dans cette position se trouvent très bien de promenades à pied, réitérées chaque jour et exécutées surtout après chaque repas. Il est, en effet, de la plus haute importance de ne pas se livrer, immédiatement après le repas, à des occupations sérieuses et à une application soutenue, si l'on ne veut voir des troubles digestifs se développer, et quelquefois même, plus tard, survenir des phénomènes cérébraux. Les hommes livrés aux travaux de l'esprit doivent toujours consacrer un temps suffisant à un sommeil tranquille et réparateur, destiné, sinon à neutraliser, du moins à diminuer la fatigue cérébrale. (Voyez, plus bas, Hygiène des gens de lettres.)

Bibliographie. — Cette question de l'influence du moral appartenant plutôt à la psychologie et à la physiologie qu'à l'hygiène, nous laisserons de côté la multitude de dissertations qui ont été écrites sur ce sujet, ne nous arrêtant qu'aux principaux ouvrages. — ZIMMERMANN (J. G.), *Betrachtung über die Einsamkeit.* Zürich, 1756, in-8°. — DU MÊME, *Von der Eisamkeit.* Leipzig, 1784-85, 4 vol. in-8°; trad. fr. sous le titre : *La solitude considérée relativement à l'esprit et au cœur,* par M. MERCIER. Paris, 1790, 2 vol. in-12, et par JOURDAN. Paris, 1825 et 1840, in-8°. — BEAUCHESNE (DE), *De l'influence des affections de l'âme sur les maladies nerveuses des femmes.* Montp., 1781. — CABANIS, *Rapp. du phys. et du moral de l'homme.* Paris, 1802, in-8°. FABRE (P.), *Essai sur les facultés de l'âme considérées dans leurs rapports avec la sensibilité de nos organes.* Paris, 1785, in-12. — CORP, *Essay on the Changes produced in the Body by Operations of the Mind.* Lond., 1792. in-8°. — PETIT, *Essai sur la médecine du cœur.* Lyon, 1806. in-8°. — SCHIFERLI (M. A.), *Ueber den Einfluss der Gemüthsbewegungen auf Gesundheit und Lebensdauer.* Winterthur, 1808, in-8°. — ROSENSTIEL (L. F.), *De animi passionibus.* Th. de Strasb., 1813, n° 369. — SPURZHEIM, *Obs. sur la phrénologie, ou la Connaissance de l'homme moral et intellectuel fondée sur les fonctions du système nerveux,* fig. Paris, 1818, in-8°. — GALL, *Sur les fonctions du cerveau et sur celles de chacune de ses parties, avec des observations,* etc. Paris, 1825, 6 vol. — BORIES (P.), *Considérations physiologiques et pathologiques sur l'influence réciproque du physique sur le moral et du moral sur le physique.* Th. de Montpell., 1827, in-8°. — DEMANGEON, *Du pouvoir de l'imagination sur le physique et le moral de l'homme.* Paris, 1834, in-8°. — DU MÊME, *Physiologie intellectuelle, ou l'Esprit de l'homme considéré dans ses causes physiques et morales, d'après la doctrine de Gall,* 3e édit. Paris, 1841, in-8°. — BROUSSAIS (F. J. V.), *Traité de l'irritation et de la folie.* Paris, 1828, in-8°; 2e édit. Paris, 1839, 2 vol. in-8°. — DU MÊME, *Cours de phrénologie professé,* etc. Paris, 1836, in-8°. — BROUSSAIS (Casimir), *Hygiène morale, ou Application de la physiologie à la morale et à l'éducation.* Paris, 1837, in-8°. — LEUPOLD (J. M.), *Lehrbuch der Psychiatrie.* Leipzig, 1837, in-8°. — FEUCHTERSLEBEN (E. DE), *Zur Diætetik der Seele.* Wien, 1838, in-8°, nouv. édit., trad. fr. par SCHLESINGER-RAHIER. Paris, 1858, in-12. — NEWNHAM (W.), *The Reciprocal Influence of Body and Mind considered ; as it affects the Great Question of Education, Phrenology,* etc. London, 1842, in-8°.—COLLINEAU, *Analyse physiologique de l'entendement humain, d'après l'ordre dans lequel se manifestent,* etc. Paris, 1843, in-8°. — GERDY (P. N.), *Physiologie philosophique des sensations de l'intelligence fondée,* etc. Paris, 1846, in-8°. — LALLEMAND (F.), *Éducation publique,* 1re part. ; *Éducation morale.* Paris, 1848-52, in-12. — BRIÈRE DE BOISMONT, *De l'ennui,* in *Gaz. méd.,* 1850, p. 827. — FOISSAC (P.), *De l'influence du moral sur le physique.* Paris, 1857, in-8°. — DU MÊME, *Hygiène philosophique de l'âme.* Paris, 1860, in-8°. — BOURDET (F.), *Des maladies du caractère. Hygiène morale et philosophique.* Paris, 1858. in-8°. — DESCIEUX, *Influence de l'état moral de la société sur la santé publique.* Paris, 1865, in-8°. — FEUCHTERSLEBEN (E. de), *Hyg. de l'âme.* Trad. par SCHLESINGER-RAHIER, 3e éd. Paris, 1870, in-18. — REICH, *Der Mensch und die Seele* Berlin, 1872, in-8°. — BAIN (A.), *Les Sens et l'Intelligence,* trad. de l'angl. par CAZELLES. Paris, 1874. in-8°. — WUNDT, *Grundzüge der physiologischen Psychologie.* Leipzig, 1874, in-8°. — SPENCER (Herb.), *Principes de psychologie,* trad. de l'angl. par RIBOT et ESPINE. Paris, — V. aussi les traités et recueils de *Psychologie* et d'*Aliénation mentale,* et, plus bas, la bibliographie des *passions,* et celle de l'hygiène des *gens de lettres.*

CHAPITRE XXVI

Des passions.

Les idées acquises, conservées par la mémoire, jugées par comparaison, grandies par l'imagination, pourraient laisser l'esprit dans un état d'indifférence complète, et le calme qui en résulterait serait, sans doute, un bonheur pour l'homme ; du moins, certains philosophes anciens, les stoïciens, ont-ils considéré cette absence d'émotion comme le souverain bien. Mais nos sensations n'en restent pas là d'ordinaire, et nous allons bien plus loin.

Les choses sur lesquelles nous avons des notions sont appréciées, et, en raison de cette appréciation, naissent en nous des sentiments de prédilection ou de répugnance, qui ne sont plus spontanés comme la sympathie ou l'antipathie, mais qui viennent d'un jugement. Les goûts ainsi développés persistent, changent, ne se bornent pas aux choses physiques matérielles, mais ils envahissent le monde moral, les caractères : nous aimons et détestons les personnes tout aussi bien que certains objets à notre usage. Les sentiments qu'éprouve le cœur humain sont une source de jouissances et de douleurs : mais, entre les premiers degrés de l'affection qui détruit et remplace l'indifférence, et les passions qui entraînent l'homme dans les écarts les plus extrêmes, il y a bien des nuances qu'il importe de connaître. Il faut, en outre, que le médecin hygiéniste apprécie l'influence de ces mouvements moraux sur les organes, car cette influence est grande et d'un haut intérêt.

Division. — Il est très difficile, pour ne pas dire impossible, de donner une classification exacte de toutes les passions. Comme c'est surtout au point de vue médical qu'on doit les considérer, on pourrait plus aisément les réunir sous deux titres généraux. En effet, ces grandes émotions de l'âme sont ou agréables ou pénibles, et, suivant qu'elles offrent ces qualités générales, elles produisent des résultats tout à fait différents sur l'économie.

Une autre division a été proposée, c'est celle qui est basée sur l'influence exercée par les passions sur les principaux viscères et sur les altérations organiques ou de fonctions qui en résultent. Sous ce point de vue, on a rapporté toutes ces impressions à deux formes générales : suivant qu'elles portent le sang du dedans au dehors, elles sont dites *passions expansives* ; ou bien, suivant qu'elles refoulent ce fluide vers l'intérieur, et alors on les nomme *dépressives*. Les premières sont plus favorables que les secondes. Mais ce mode de distribution, qui paraît ingénieux quand on ne s'occupe que du système circulatoire, ne suffit plus aux besoins des autres appareils. Il est préférable de ne pas chercher à établir de division : on doit se borner à passer en revue les accidents qui arrivent dans chacun des principaux appareils organiques, sans prétendre suivre un ordre qui permette de ranger, dans un cadre unique, les passions diverses, auxquelles nous conservons rigoureusement l'expression étymologique qui signifie *trouble, désordre.*

Influence des passions sur les principaux actes organiques.

Influence des passions sur l'encéphale. — Les causes morales ont une action très vive sur le cerveau : certaines impressions subites et violentes peuvent tuer en un instant l'homme le plus robuste, sans que l'autopsie cadavérique révèle aucune lésion appréciable. La frayeur, par exemple, portée à un point excessif, produit un ébranlement nerveux, qui peut être subitement mortel.

A des degrés moindres, des causes analogues produisent des effets moins violents. Ainsi, la colère, l'effroi, ont souvent eu pour conséquence des congestions et des hémorrhagies cérébrales plus ou moins graves et suivies de paralysie. La joie immodérée n'est pas moins dangereuse, et tous les mouvements expansifs les plus puissants peuvent entraîner les mêmes désordres. Si l'on suppose plus de force de résistance de la part de l'organe, plus de jeunesse, et des vaisseaux plus souples, plus élastiques, moins faciles à déchirer, on aura des congestions avec perte de connaissance, ou bien un délire aigu, violent, suivi d'un retour à la raison. Ces circonstances heureuses arrivent souvent dans le jeune âge, car, plus tard, les organes cèdent davantage et ne reprennent pas leur état primitif. Enfin, chez un certain nombre d'individus débiles, le cerveau ainsi altéré conserve en germe un travail morbide, et de profondes altérations se développent souvent à la suite d'une profonde impression qui a jeté le trouble dans les phénomènes de sa nutrition intime.

La plupart des accidents dus à l'*amour* se rapportent aux fonctions cérébrales proprement dites, ou à la réaction sympathique qu'elles exercent sur la plupart des autres viscères. Ainsi, cette passion, considérée du côté moral, dans sa forme la plus platonique, réagit sur le cerveau, et cause tous les inconvénients attachés à une joie trop vive, aux grandes peines, à la jalousie, au dépit, et, dans tous ces cas, le cerveau et le cœur ressentent surtout cette première et funeste influence ; mais lorsqu'au sentiment moral vient se joindre l'exaltation du sens génital, lorsque les excès vénériens répétés viennent solliciter l'action du système nerveux, alors on voit des accidents graves se développer.

Si l'amour des autres a cette influence, l'*amour de soi* n'en a pas moins ; et toutes les passions égoïstes, comme l'avarice, l'orgueil, l'ambition, entraînent de nombreux désordres dans l'innervation et ses organes principaux. Les mêmes remarques sont applicables aux nuances diverses de la sensibilité interne. Il est à remarquer que la plupart des suicides arrivent après des impressions morales qui ont agi principalement sur le cerveau, et que la plupart des grands désordres causés par les passions expansives et dépressives tiennent au même mode d'action.

Influence des passions sur le système circulatoire. — Le cœur et le système circulatoire sont fortement influencés par les passions, et beaucoup de lésions de cet organe doivent leur développement à des sensations morales qui ont retenti sur lui. Ainsi, toutes les grandes joies, comme toutes les grandes douleurs, frappent au cœur, comme on le dit dans le langage ordinaire : et c'est, en effet, dans la région précordiale que l'on ressent la première secousse. C'est dans ce point que se porte la main de l'individu qui souffre, et souvent cette douleur est telle, que la mort subite peut en être le résultat.

Il faut noter qu'à l'ouverture des cadavres d'individus morts dans cette circonstance, on ne trouve quelquefois aucune lésion appréciable. C'est une syncope profonde, une abolition subite de l'innervation de l'organe, et la mort définitive de l'individu est la suite de cette mort partielle. Les choses ne vont pas toujours jusque-là, et l'on observe seulement que de tels accidents sont le point de départ de palpitations nerveuses, ou même d'hypertrophies. Un grand nombre d'affections organiques du cœur n'ont pas d'autre origine, et les anévrismes des gros troncs vasculaires du thorax sont dans le même cas. Les sympathies qui unissent le cerveau et le cœur sont donc telles, que tout ce qui agit sur l'un de ces organes réagit sur l'autre, et produit à la fois un trouble énorme dans les principales fonctions de l'économie. C'est spécialement sous le rapport de leurs effets sur la circulation, que les passions peuvent être appelées expansives ou dépressives, et l'on voit assez bien, en effet, les mouvements du cœur indiquer ce mode de lésions. Ainsi la joie, le bonheur, les émotions vives et agréables, donnent à la circulation une rapidité inaccoutumée. Le cœur chasse le sang, et la peau se colore d'une nuance éclatante. Dans d'autres cas, au contraire,

les passions tristes, comme l'amour contrarié, la jalousie, ralentissent la circulation, donnent lieu à un affaissement général, à
une pâleur de la peau, qui indique le défaut d'énergie de la part
du cœur.

Influence des passions sur l'appareil respiratoire. — Les poumons sont influencés par les passions, comme les deux organes
précédents; cependant cela est plus rare, et, à cela près de
quelques dyspnées subites, qui surviennent sous l'influence
d'une nouvelle fâcheuse, d'une joie immodérée, on a rarement
l'occasion de constater des phénomènes isolés dans cet organe.
Mais le cœur et le cerveau ont des relations trop intimes avec
les poumons, pour que les troubles éprouvés dans ces deux premiers appareils ne réagissent pas sur ceux-ci; et c'est en effet
ce qui arrive. On a vu survenir des apoplexies pulmonaires à
l'occasion d'une frayeur profonde, d'une colère, d'une joie immodérée, et ces hémorrhagies sont quelquefois mortelles. Il en
est de même de ces irritations bronchiques si souvent dues aux
abus du coït, surtout chez les sujets prédisposés à la tuberculisation pulmonaire.

Influence des passions sur l'appareil digestif. — L'appareil
digestif ressent vivement l'influence des passions. L'estomac se
soulève, rejette avec force les aliments qui le remplissent, ou
bien les fonctions ne s'accomplissent pas, et il y a indigestion
complète. Très souvent les accidents ne sont que consécutifs,
lents, et l'on voit survenir peu à peu des lésions, d'abord peu
graves en apparence, et qui finissent par altérer profondément
cet organe. C'est à la suite de passions tristes, dépressives, que
beaucoup de cancers de l'estomac se développent. Chez les
jeunes filles, les troubles digestifs sont bien souvent le résultat
des contrariétés qu'elles éprouvent dans leurs goûts. Une vie
trop sédentaire, la contrainte qu'on leur impose, les privations
qu'elles éprouvent, entraînent des névroses digestives de tout
genre, que l'éloignement de la cause qui les a déterminées
peut seul faire disparaître. La diarrhée est bien souvent la suite
de la frayeur ou de toute autre émotion vive et désagréable.
Les militaires qui assistent à la première bataille éprouvent
bien souvent ce singulier effet. Il en est de même des urines,
qui sont expulsées en abondance, et sous ce rapport, la vessie
et le rectum subissent la même influence.

L'ambition, la jalousie et les diverses passions dépressives,
qui concentrent la sensibilité dans les grands appareils, produisent des constipations rebelles et opiniâtres. Il en est de même
des fortes contentions d'esprit. La constipation a souvent, du
reste, de singulières conséquences. Beaucoup de personnes
qui en sont affectées ont l'humeur bizarre, et beaucoup d'actes

de dureté et de justice sévère et inflexible sont liés à cette disposition de l'intestin. Le contraire s'observe dans le cas de diarrhée. Les grands courages s'affaiblissent, et l'énergie physique et morale diminue singulièrement sous l'influence des pertes qui ont lieu par cette voie.

Influence des passions sur les appareils de sécrétion. — Le foie joue un grand rôle dans les passions. Une émotion très vive, une frayeur subite, une colère violente, sont souvent suivies d'un ictère plus ou moins intense. Si ce fait est vrai pour l'état aigu, il ne l'est pas moins pour l'état chronique. Un grand nombre de dégénérescences, qu'on observe dans le tissu hépatique, doivent leur origine aux passions concentrées qui agissent sur lui. Souvent les calculs biliaires, les tumeurs encéphaloïdes du foie, les kystes hydatiques, la cirrhose, doivent leur origine à des chagrins prolongés, aux grandes douleurs morales persévérantes et concentrées, à l'ambition trompée, aux revers de fortune, et à cette multitude de tribulations qui assaillent l'homme dans presque toutes les positions sociales.

Il a été question tout à l'heure de la vessie, qui, sous l'influence de la frayeur, chasse subitement l'urine qui s'y trouve contenue. Mais, indépendamment de cette action, on doit considérer celle des reins, qui sécrètent avec une très grande rapidité une quantité considérable d'urine. En pareil cas, la peau ne transpire pas, la circulation est concentrée, et l'appareil urinaire supplée les autres fonctions dans les pertes que doit faire l'économie.

D'autres glandes sont encore soumises à l'influence des passions. Ainsi, tout le monde sait que les glandes lacrymales sécrètent en abondance, dès qu'une cause morale triste vient à agir sur le cerveau : le même phénomène, mais plus rare et plus faible, se passe aussi quelquefois par suite d'une joie immodérée ; le rire va jusqu'aux larmes.

La salive est aussi soumise à l'action de quelques passions. La colère sèche la bouche, ou bien, au contraire, la remplit de salive écumeuse qui donne à la bouche et aux lèvres une expression fort étrange.

De tous les organes sécréteurs, le testicule est celui qui est le plus modifié par les passions. Le sperme, dans l'état de calme, et en l'absence de toute excitation, est sécrété d'une manière presque insensible, et il faut des stimulants directs pour déterminer son expulsion. L'amour, l'habitude du coït, les idées libidineuses, que nos habitudes de vie ont rendues si influentes, agissent sans cesse sur cette glande, et provoquent de nombreuses pertes de la liqueur spermatique. La frayeur, la colère, la honte, la pudeur, s'opposent, au contraire, à cette excrétion, et, dans ces conditions, les exemples d'anéantissement physique ne sont pas rares.

Chez les femmes, l'utérus ressent aussi de nombreuses influences de la part des passions. L'amour, avec ses mille nuances de peine et de plaisir, entraîne à sa suite une foule de lésions de la sensibilité de cet organe si irritable. Il y a des hémorrhagies, des leucorrhées, des aménorrhées et une foule de lésions de fonctions, qui se développent subitement ou lentement, suivant le mode d'action de la cause déterminante. Un grand nombre d'altérations de tissu surviennent lentement, et entraînent de fâcheuses dégénérescences. Les cancers de l'utérus peuvent aussi bien être le résultat de l'abus du coït que celui de la privation de cet acte.

Chez les femmes qui nourrissent, la sécrétion du lait est soumise à l'action continue de toutes les impressions morales fortes. On voit, en effet, sous de pareilles influences, ce liquide changer de nature, prendre des qualités fâcheuses, et provoquer, chez l'enfant, des accidents graves. On voit donc combien il importe de soustraire les nourrices à l'influence des passions un peu vives. La colère, l'amour exalté, des jouissances profondes, entraînent ou la suspension de la sécrétion lactée, ou l'altération du liquide lui-même.

La peau est souvent le siège de changements notables, sous l'influence des passions. La pâleur et la rougeur, qui se manifestent au visage pour la moindre émotion morale, sont une preuve de cette action.

La chair de poule, éprouvée dans la frayeur, appartient à un phénomène nerveux de resserrement fibrillaire. Dans certains cas, la peau se recouvre de sueur, ou bien elle devient sèche, aride ; elle se colore en brun chez les personnes que frappe une grande tristesse. Le cercle brun des yeux et des ailes du nez n'est que le premier degré de ce phénomène. Chez les lypémaniaques, on voit cette couleur être portée au point de rendre leur visage méconnaissable. Elle pâlit et disparaît à mesure que l'esprit reprend sa sérénité première.

Influences de l'âge et du sexe sur les passions.

Ages. — On sait que certaines passions sont réservées à certaines époques de la vie. Chaque âge a ses plaisirs, et ses goûts, et ses mœurs, a dit le poète ; et Horace avait donné, il y a longtemps, un tableau fidèle de ces particularités.

L'enfance est assez calme et les impressions sont alors trop nombreuses pour être durables : les dernières effacent les précédentes ; et, si l'on observe quelques cas graves de jalousie ou de fureur, ils sont très rares. Plus tard, les passions se développent en raison des besoins ; et, chez l'adolescent, elles ont toujours le caractère de sensations nécessaires, et dont la satisfaction entraîne le plaisir que l'on cherche surtout à cette époque de la vie. Chez les adultes, apparaissent les passions individuelles, l'ambition, l'orgueil ; le moi prédomine, il entraîne à sa suite tous les actes de l'économie, et ce temps des grandes pensées d'avenir est aussi l'époque des grands orages, des déceptions profondes, et, par conséquent, des grands troubles dans les principaux organes. Enfin, dans la vieillesse, les sens se calment, les passions expansives disparaissent, et il ne reste plus de place que pour l'avarice, l'ambition, l'humeur chagrine, etc., etc.

Sexe. — Il y a des différences générales tenant à une plus grande dose de sensibilité chez les femmes. Les impressions sont plus vives, les habitudes plus molles, et, par conséquent, il y a moins d'énergie pour résister aux causes morales qui nous affectent sans cesse. Aussi voit-on beaucoup plus de désordres nerveux chez les femmes, et ces accidents ont toujours de plus fâcheux résultats que chez les hommes. L'appareil génital joue chez elles un bien plus grand rôle que chez nous, et les aberrations de sensibilité qui se manifestent de ce côté entraînent une foule de lésions qui nous sont entièrement inconnues.

RÈGLES HYGIÉNIQUES. — En bonne hygiène, l'art de modérer les passions est un des points les plus importants de la pratique médicale. La médecine du cœur a été l'objet de bien des écrits éloquents, profonds, et où excellent les plus beaux sentiments de philanthropie. Mais, à l'expérience, les préceptes de ces hommes de bien sont d'un usage difficile, et peu de médecins peuvent obtenir quelques résultats heureux. C'est qu'il est difficile de connaître le cœur de l'homme, plus difficile encore de faire entendre le langage de la raison à ceux que pousse une passion quelconque : il faut cependant tenter quelques efforts dans ce genre, et ce n'est que par l'éducation qu'on pourra y parvenir. On agira sur l'encéphale par les sens, en ayant soin de soustraire les personnes prédisposées à tel ou tel penchant, aux impressions capables d'exciter les organes qui prédominent. L'éducation morale a des résultats non moins heureux, et les préceptes et les exemples entraînent au bien ceux qui ne sont pas poussés en sens contraire par des appétits organiques trop énergiques ; et puis, l'on modifiera d'ailleurs cet organisme par des soins de régime. Le séjour dans un lieu froid ou chaud, ou humide, modifiera les appareils ; l'exercice du corps, la fatigue, les aliments choisis parmi les excitants ou les calmants, pourront diminuer la vigueur de certains viscères ; et l'homme ainsi instruit, élevé, conduit, nourri, vêtu, arrivera à cet état moyen qui convient le mieux à la plupart des individus. C'est dans ces agents hygiéniques que se trouvent les modificateurs les plus puissants de l'économie, ceux qui servent avec efficacité au traitement des passions portées au point de constituer presque des genres de folie. On peut aussi arriver à des guérisons remarquables, par l'effet contraire des passions opposées. L'homme, qui est si souvent le jouet de ses passions, trouve ainsi en elles les éléments d'une guérison complète. Cela arrive surtout, lorsque l'apathie menace d'entraîner une organisation fatiguée d'émotions trop vives. On ranime en quelque sorte cette vitalité qui s'éteint, en suscitant quelques secousses, et les impressions nouvelles arrachent au suicide et à la mort des personnes qui ne comptaient plus dans le monde social. C'est là un des points les plus ardus de la médecine pratique, et un médecin ami peut seul opérer quelques succès dans une voie où le cœur humain se perd dans les profondeurs de toutes nos passions les plus intimes.

Bibliographie. — GALIEN, De cognoscendis curandisque animi morbis lib. in Opp. omn. — DU MÊME, Quod animi mores corporis temperamenta sequantur, lib. ibid. — DU MÊME, De cujuslibet animi peccatorum dignotione atque medelà libellus, ibid. — ALOYSIUS (L.), De compescendis animi affectibus per moralem philosophiam et medici artem. Basileæ, 1562, in-8°. — STAUL (G. E, De passionibus animi corpus humanum varie alterantibus. Halæ, 1695, in-4°. — CAMERARIUS (A.), De efficaciâ animi pathematum in negotio sanitatis et morborum. Tubingæ, 1735, in-4°. — CLARK (W.), Dissert. concerning the Effects of the Passions on Human Bodies. Lond., 1758, in-8°.— ZUCKERT, Von den Leidenschaften. Berlin, 1763, in-8°. — LECAT (A. N.), Traité des sensations et des passions en général et des sens en particulier. Paris, 1767, in-12. 2 vol. — TISSOT (C. J.), De l'influence des passions de l'âme dans les maladies et des moyens d'en corriger les mauvais effets, in Œuvres, t. l. Paris, 1809.— T. (J. M.), De la passion de l'amour en la considérant comme maladie. Paris, 1782. — CAPELLE (J. F.), De animi pathematibus. Th. de Montp. 1784, in-4°. — GESENIUS (W.), Medizinisch-moralische Pathematologie, oder Versuch über die Leidenschaften, etc. Erfurt, 1786, in-12. — FABRE (P.), Essai sur les facultés de l'âme considérées dans leurs rapports avec la sensibilité et l'irritabilité de nos organes. Paris, 1787, in-12. — SCHEIDEMANTEL (F. C. G.), Die Leidenschaften als Heilmittel betrachtet. Hildeburgh, 1787, in-8°. — FALCONER (W.), On the Influence of the Passions upon Disorders of the Body. Lond., 1788, in-8°.— HOFFMANN (J. M.), Von den guten und bösen Wirkungen aller angenehmen und unangenehmen Leidenschaften des Menschen. Frankf., 1788, in-8°. — COGAN, A Philosophical Treatise on the Passions. Bath, 1800, in-8°.—LEVISON (G.), Ueber die Leidenschaften der Menschen, und deren Einfluss auf Gesundheit. Goslar, 1800, in-8°. — ROYER (G. M.), De l'influence des passions considérées sous le rapport médical. Th. de Paris, an XI, n. 197, in-8°.—LENHOSSEK (M.), Untersuchungen über die Leidenschaften und Gemüthsaffecten als Ursachen und Heilmittel der Krankheiten. Pesth. 1804, in-8°. — DU MÊME, Darstellung des menschlichen Gemüths, in seinen Beziehungen, etc., 2e édit. Wien, 1834, in-8°, 2 vol. — ESQUIROL (E.), Des passions considérées comme causes, symptômes et moyens curatifs de l'aliénation mentale. Th. de Paris, 1805, n° 574, in-4°. — MORTEMA, Traité sur l'influence des passions sur le tempérament et la santé. Paris, 1805, in-8°. — MAASS (J. G. F.), Versuch über die Leidenschaften. Halle, 1806, in-8°. — GUITARD, Des passions considérées dans leurs *rapports avec la médecine*, ou *Mém. sur cette question : Déterminer quelle est l'influence des passions sur la production des maladies.* Paris, 1808, in-8°. — Escrivan (M.), *Essai sur les passions.* Maestricht, 1808, in-8°. — Heinroth (J. Chr. Aug.), *De morborum animi et pathematum animi differentia.* Lipsiæ, 1811, in-4°. — Pajot de la Forêt, *Dissert. sur les effets de la passion du jeu sur la santé des hommes.* Paris, 1813, in-8°. — Liard, *Considérations sur les phénomènes physiologiques et pathologiques des passions et des affections de l'âme.* Th. de Paris, 1815, n° 47, in-4°. — Virey, *Dict. des sc. méd.*, article *Passions*, t. XXX, p. 411, 1819. — Alibert, *Physiologie des passions, ou Nouvelle doctrine des sentiments moraux.* Paris, 1825, in-8°. 2 vol. fig. — Casc, *De la passion du jeu considérée dans ses effets moraux et pathologiques*, in *Arch. gén. de méd.*, 1re sér., t. XV, p. 128, 1827. — Riedel, *Ein Beitrag zu den Erfahrungen über die nachtheile Wirk der Leidenschaften und Gemüthsaffecte*, etc. Leipzig, 1828, in-8°. — Desguidi (S.), *Dissertation sur l'influence des passions de l'âme sur le corps humain.* Th. de Strasbourg, 1830, n°27, in-8°. — Davidson, *Ueber die Leidenschaften und Geistesstörungen. Ein Beitrag zur Psychologie und gerichtlichen Medizin*, in *Just's Mag.*, t. XL, p. 3, 1833. — Descuret, *La médecine des passions, ou les Passions considérées dans leurs rapports avec les maladies*, etc. Paris, 1841, in-8°. — Sweetser (W.), *Mental Hygiene; or, an Examination on the Intellect and Passions designed*, etc. Edinburgh, 1844 ? — Robuaud, *Des passions.* Th. de Paris, 1844, n° 91, in-4°. — Richard (J. D.), *De l'influence des passions et de l'imagination sur les maladies.* Th. de Paris, 1851, n° 268, in-4°. — Joux (A.), *De la jalousie considérée comme cause de maladies dans le jeune âge*, in *Gaz. des hôp.*, 1853, p. 447. — Bourgeois (L. X.), *Les passions dans leurs rapports avec la santé et les maladies.* Paris, 1860, in-12. — Lion (Ad.), *Affecte und Leidenschaften nach dem neuestem Standpunkte der Wissenschaft und Gesetzgebung.* — Emmerique (J. J.), *Essai sur les passions au point de vue médico-légal.* Th. de Strasb., 1868, n° 1319. — Letourneau, *Physiologie des passions.* Paris, 1868, in-18 ; 2e édit. *ibid*, 1878, in-18. — Bourgeois. *Les passions*, etc. 3e éd. Paris, 1871 in-12. — V. les traités d'*Aliénation mentale.*

CHAPITRE XXVII

Du sommeil.

Le sommeil est le grand moyen dont l'homme peut disposer pour compenser la consommation trop grande des tissus, rétablir l'équilibre des forces vitales et les maintenir dans un état satisfaisant.

Toute action entraîne une consommation de tissus. Qu'elle soit la conséquence de la mise en jeu du système nerveux, de l'activité de l'appareil locomoteur ou des fonctions des organes de sécrétion et d'excrétion, le résultat est le même : c'est une dépense d'aliments azotés. Cette dépense varie considérablement, suivant une foule de circonstances qui ont été successivement passées en revue : et c'est pour y subvenir, pour rétablir l'équilibre entre les facultés et les fonctions, pour laisser reposer celles des forces vitales, qui, plus ou moins soumises au contrôle de la volonté, sont de nature à être inégalement exercées, que le sommeil a été donné à l'homme.

L'homme, du reste, ne peut volontairement se priver de sommeil ; et, s'il y résiste quelque temps, au prix de lésions graves du cerveau et des organes des sens, qui ne tardent pas à survenir, il faut qu'il y succombe, et le sommeil arrive malgré lui.

Causes du sommeil et influences qui le modifient. — Les causes qui obligent l'homme à se livrer au sommeil sont de plusieurs ordres. Ce sont, en particulier : l'âge, le sexe, la constitution, le tempérament, le climat, l'alimentation, l'exercice, les travaux intellectuels et les maladies. Nous allons les passer rapidement en revue.

1° *Age.* — Dans l'enfance et la jeunesse, les forces vitales n'ont pas encore toute leur énergie. On en fait d'ailleurs une dépense continuelle, et cette dépense est justifiée par la croissance et le développement des tissus. Aussi, plus on est jeune, plus le besoin de dormir est impérieux, et plus la privation de sommeil est dangereuse. Les personnes chargées de l'éducation des enfants devraient mieux savoir qu'il ne faut pas exciter trop longtemps l'attention de leurs jeunes élèves, et qu'il est nécessaire de les laisser se livrer au sommeil quand ils en éprouvent le besoin.

Chez les enfants au berceau, le sommeil est impérieux : il occupe plus de la moitié des vingt-quatre heures du jour, et pour eux le temps se partage entre manger et dormir. D'ailleurs, il y a liaison entre ces actes ; et, si les adultes résistent à ce besoin de sommeil qui suit le repas, c'est par suite d'habitudes sociales qui effacent le désir naturel.

A mesure qu'on avance en âge, la nécessité du sommeil devient moins impérieuse, et le temps qui lui est consacré moins long.

Chez les vieillards l'économie fait moins de pertes, la nutrition est moins active, et, par conséquent, le besoin de réparation moins grand.

2° *Sexe.* — Les femmes dorment, en général, plus que les hommes, et cependant l'exercice moins considérable auquel elles se livrent rend chez elles les pertes moins fortes, et la consommation des tissus beaucoup moindre. Il est probable que cette durée plus longue du sommeil est, chez les femmes, une affaire d'habitude et qu'elle dépend du temps plus long dont elles peuvent disposer.

3° *Constitution. Tempérament.* — Le besoin de sommeil est moins impérieux chez les personnes robustes, fortes et sanguines, que chez les individus faibles, nerveux et irritables.

Chez les individus à tempérament sanguin, le sommeil lourd et profond, auquel ils sont enclins, peut être déjà considéré comme un des phénomènes qui annoncent un état morbide, la pléthore.

L'obésité porte beaucoup au sommeil et en prolonge la durée.

4° *Idiosyncrasie.* — Certaines personnes éprouvent la nécessité de dormir plus longtemps que d'autres, auxquelles il ne faut que très peu d'heures de sommeil ; rien ne rend compte de ces différences.

5° *Habitudes.* — L'habitude est pour quelque chose dans le besoin de dormir. Cependant, il est un minimum de sommeil nécessaire à tout individu et auquel on se gardera bien de rien retrancher, si l'on veut qu'il jouisse de la plénitude de ses moyens. La privation d'une partie du sommeil, que l'on consacre aux offices nocturnes dans plusieurs ordres monastiques, devient une habitude : mais c'est aux dépens de la santé. La maigreur de ceux qui y sont soumis, la débilité de leur constitution, l'absence des désirs vénériens, la résistance moindre aux influences pathogéniques, enfin la mort prématurée, trouvent en partie leur explication dans le peu de sommeil qu'ils peuvent se procurer.

6° *Professions.* — Il y a des professions qui, par la privation de sommeil qu'elles entraînent, ont de sérieux inconvénients. Tels sont les veilleurs de nuit dans certains pays, les veilleurs de nos hôpitaux, les hommes préposés à la sûreté publique, les gardes-malades : tous éprouvent bien souvent de mauvais effets du changement des heures que l'on consacre habituellement au sommeil. Un sommeil d'une durée convenable est loin de procurer le même repos, selon qu'il est pris dans le jour ou dans la nuit. Dans le premier cas, son influence heureuse est beaucoup moindre, et l'on doit attribuer ce résultat à la lumière et au bruit qui sont des stimulants, dont l'action se fait toujours sentir. Dans certains métiers, les mêmes inconvénients existent : les boulangers travaillent la nuit, les vidangeurs en font autant, beaucoup d'entre eux ne peuvent s'accoutumer à ce changement de régime. Les marins dorment peu en général ; les quarts de nuit sont un régime fort pénible et auquel beaucoup d'entre eux ont de la peine à s'habituer.

7° *Climats.* — Le sommeil est plus nécessaire dans les pays chauds que dans les pays froids. En s'approchant de l'équateur, on voit les peuples prendre des habitudes de sommeil inconnues aux Européens. La sieste et la méridienne sont à peu près indispensables, pour permettre à l'économie de réparer les grandes pertes que subissent les habitants de ces climats.

Dans les pays froids, le sommeil serait moins malsain et moins long, si la chaleur artificielle, que l'on ne manque pas de développer soit dans des appartements bien échauffés, soit en s'entourant de couvertures épaisses, ne plaçait ceux qui s'y soumettent, dans les mêmes conditions que les habitants des contrées chaudes.

Les saisons chaudes et les saisons froides des climats tempérés agissent dans un sens analogue aux climats auxquels elles correspondent, et le besoin de sommeil est toujours plus grand en été, où les pertes de l'économie sont plus considérables.

8° *Alimentation.* — Le besoin de sommeil est plus grand quand on mange beaucoup, et surtout quand on consomme beaucoup de viande ; il est moins impérieux dans les circonstances contraires. Un régime végétal et peu abondant le réduit au minimum.

L'usage des liqueurs et des alcooliques pousse au sommeil, et rend ce dernier plus lourd et plus pesant.

9° *Exercice.* — L'exercice physique, le déploiement de forces musculaires, déterminent le sommeil de deux manières différentes et pour deux raisons opposées :

1° Lorsque l'exercice est en excès, et qu'il est porté jusqu'à la fatigue, les pertes déterminées par l'exercice produisent un besoin impérieux de sommeil ;

2° Le défaut d'exercice produit des effets analogues, surtout quand l'individu qui est en repos fait usage d'une alimentation trop abondante. Le sommeil a lieu ici en vertu d'un autre mécanisme : il est dû à une pléthore momentanée et aux efforts congestifs du sang vers le cerveau.

10° *Travaux intellectuels.* — Le travail de l'esprit ne rend pas le sommeil moins nécessaire que l'exercice corporel : cependant le sommeil ne peut pas toujours s'accomplir dans ces conditions, et l'excitation causée par le travail amène quelquefois l'insomnie ; en pareil cas, et lorsque cette application de l'intelligence est momentanée, les inconvénients ne sont pas très grands, attendu que le lendemain on regagne presque toujours le sommeil dont on n'a pas joui la veille.

11° *Fonctions génitales.* — Le coït, et par conséquent les excès vénériens, en raison des pertes qu'ils déterminent, rendent le besoin de sommeil impérieux.

12° *Maladies.* — Dans un grand nombre de maladies, et surtout de maladies aiguës, il y a une insomnie plus ou moins complète : ou bien le sommeil, quand il a lieu, est incomplet, interrompu par des rêvasseries, agité et peu réparateur. Dans la convalescence, au contraire, le besoin de sommeil est impérieux : il est profond et répare les forces du malade. Son rétablissement indique même souvent le commencement de la convalescence.

Caractères du sommeil. — Nous avons ici à considérer :

1° *Durée du sommeil.* — La durée du sommeil varie suivant une foule de circonstances. Elle est, en général, directement proportionnelle aux pertes qui ont été subies par l'organisme, et, par conséquent, à la consommation des tissus qui a eu lieu. — Le sommeil est plus long dans le jeune âge, chez les femmes, chez les sujets faibles, lymphatiques, à tempérament nerveux. Il en est de même à la suite d'une alimentation trop abondante ou trop azotée, d'un exercice musculaire exagéré, d'un travail intellectuel prolongé, de l'abus du coït, enfin dans les convalescences. Il est plus court dans les circonstances contraires, et, depuis le sommeil de trois à quatre heures de durée jusqu'à celui de douze à quinze heures, on peut observer tous les intermédiaires.

2° *Effets du sommeil.* — Le sommeil exerce une influence heureuse sur l'ensemble de l'organisme : il procure une sensation agréable, repose les facultés intellectuelles, redonne à l'esprit sa fraîcheur et sa vigueur habituelles.

La fatigue musculaire, la courbature, disparaissent, et au réveil on se sent disposé à recommencer le même genre de vie que la veille.

L'influence du sommeil sur la digestion mérite un examen particulier. Lorsqu'on s'endort après le repas, son effet est de précipiter la digestion. Les aliments passent alors dans les intestins grêles avant d'avoir subi la digestion stomacale complète, et une partie est encore à l'état de crudité. — Il peut en résulter un dérangement des fonctions digestives, qui se manifeste surtout au réveil.

Quand la première période de la digestion est accomplie, le sommeil n'a plus aucun inconvénient : on y est moins porté, il est vrai, mais il est plus calme, plus tranquille et plus réparateur.

Deux heures d'intervalle, au moins, sont nécessaires entre le repas et l'instant où l'on se met au lit ; il est même préférable qu'il y en ait trois ou quatre d'écoulées.

Un sommeil trop prolongé laisse, au réveil, celui qui s'y est livré, dans un état d'apathie et de langueur qui persiste souvent une partie de la journée. L'appétit est languissant, et souvent une céphalalgie gravide en est la conséquence. Le sommeil trop prolongé, joint à très peu d'exercice et à une alimentation abondante, constitue une des causes principales de la pléthore sanguine.

Variétés du sommeil. — On distingue plusieurs espèces de sommeil : ce sont les suivantes :

1° *Sommeil complet.* — Lorsqu'il existe, il y a une abolition complète de la conscience, repos complet du sensorium et des facultés de l'esprit. Les fonctions de la vie organique s'accomplissent seules ;

2° *Sommeil incomplet.* — Le cerveau reçoit encore en partie les impressions par le moyen des sens externes ; la volonté qui commande aux muscles du mouvement n'est pas complètement suspendue : la mémoire et l'imagination se donnent carrière. Il n'y a ni jugement ni sensation précise ;

3° *Sommeil avec rêves.* — Dans cet état, il n'y a ni jugement ni sensation ; il ne reste plus rien que l'imagination, et cette faculté se déploie avec une force extraordinaire ; elle est infatigable. Les idées changent et se succèdent avec une rapidité extraordinaire ; de là vient que, lorsqu'on se réveille après quelques instants de sommeil, on se figure que l'on a dormi longtemps.

Tout ce qui rend le sommeil imparfait doit amener les rêves. Aussi les malades, et surtout ceux qui ont quelque affection organique, rêvent-ils, d'habitude, beaucoup plus que les personnes bien portantes. On rêve, en général, davantage vers la fin de la nuit. Ce qui tient à ce que le sommeil est moins profond.

Somnambulisme. — Les actes de somnambulisme ont lieu quand la volonté reprend complètement ou incomplètement son empire sur les muscles volontaires. Il y a alors trois facultés : l'imagination, la mémoire et la volonté, qui agissent, mais sans perception sensorielle et sans jugement. — Lorsqu'on est dans un tel état, on résout quelquefois des problèmes qu'on eût vainement cherchés étant éveillé ; on retrouve sur un instrument les airs oubliés depuis longtemps, etc., etc.

[Il faut bien noter que les somnambules, en raison des actes et des mouvements auxquels ils se livrent pendant leur sommeil, sont, quoi qu'on en ait dit, sujets à une foule d'accidents : chutes, contusions diverses, etc.]

Somnolence. — La somnolence est un sommeil lourd et pesant qui affaiblit plutôt qu'il ne repose. On peut l'expliquer par la manière dont se fait la circulation cérébrale. Lorsque le sang arrive avec trop de vitesse dans les vaisseaux du cerveau, on est agité ; mais si la vitesse augmente encore, on tombe dans un sommeil plus ou moins profond qui affaiblit au lieu de réparer les forces, et qui est alors un des effets d'une légère congestion du cerveau. — Il faut, pour que le sommeil soit parfait, que la circulation cérébrale se fasse d'une manière uniforme.

Dans les cas d'oxygénation insuffisante du sang, le sommeil est incomplet. Quelquefois, lorsque ce défaut d'oxygénation est porté à un degré plus élevé, le sommeil devient léthargique.

RÈGLES HYGIÉNIQUES SPÉCIALES. — *Age*. — Faut-il provoquer artificiellement le sommeil chez les jeunes enfants? Cette question a de l'importance, car les opinions sont partagées à cet égard.

On peut avoir recours à plusieurs moyens pour endormir les enfants.

Le plus simple consiste à les bercer et à les balancer doucement et uniformément. Cela n'est cependant pas nécessaire, car ces petits êtres dorment fort bien tout seuls : mais les gardiens ont toujours le désir de les voir dormir, afin d'être libres du soin de les surveiller. Quand un enfant crie et ne dort pas dans les circonstances ordinaires, c'est qu'il souffre, et il faut chercher avec soin quelle peut en être la cause : c'est un vêtement qui le serre, une position incommode, une épingle qui le blesse, des coliques, et mille autre incommodités qui chassent le sommeil : l'action de bercer, de balancer, de secouer en chantant les jeunes enfants, ne vaudra jamais une surveillance attentive, et la recherche des causes de la souffrance.

Chez les adultes, on provoque quelquefois le sommeil par des aliments copieux, des boissons spiritueuses, etc. Cela est mauvais, car, en se livrant au sommeil, on obéit à un instinct régulier, et il est inutile de provoquer un acte qui s'accomplira dès qu'il sera nécessaire.

Chez les vieillards et les adultes qui, livrés à de graves préoccupations, voient souvent fuir le sommeil, on fait quelquefois usage de narcotiques : c'est une coutume qu'on ne saurait trop blâmer. La congestion, qui est la conséquence de l'ingestion de ces substances, peut, à force d'être répétée, devenir le point de départ d'accidents plus graves. De plus, on en contracte l'habitude, le cerveau ne peut plus s'en passer, et l'on est sans cesse obligé d'accroître la dose des narcotiques. Il en résulte, à la longue, une altération de la sensibilité normale, un engourdissement habituel des facultés intellectuelles, et toutes les conséquences de l'abus de l'opium.

Dans les divers âges, et en mettant de côté les idiosyncrasies spéciales, la durée du sommeil doit être la suivante : chez les jeunes enfants qui viennent de naître, le temps se partage entre la nourriture et le sommeil : chez les adolescents, de huit à dix heures de sommeil; chez les adultes, de six à huit; la plupart des vieillards ont assez de six heures.

L'habitude peut modifier ces règles. La durée du sommeil est à peu près la même, chaque jour, pour le même individu, et l'habitude a tellement d'empire sur lui, qu'il s'endort, de même qu'il s'éveille à la même heure.

Les constitutions faibles, délicates, ainsi que les tempéraments lymphatiques, doivent s'abandonner au sommeil pendant plus longtemps.

Dans les climats chauds, l'usage de la sieste est une bonne habitude, et on ne peut que l'encourager. On s'en trouve très bien dans nos contrées, en ne la mettant en usage que dans les semaines les plus chaudes de l'été.

Tout exercice physique ou tout travail intellectuel anormal exige à sa suite un sommeil plus prolongé que d'habitude. C'est le seul moyen de réparer convenablement les pertes opérées sous leur influence.

Dans les convalescences, le besoin de sommeil doit être pleinement satisfait, et l'on doit aller, sous ce rapport, bien au delà des limites adoptées dans les habitudes ordinaires de la vie. En pareil cas, il est même souvent utile de consacrer au milieu de la journée, une heure ou deux au sommeil ; il contribue à accélérer le rétablissement des forces.

Une dernière règle à observer est d'éviter le réveil en sursaut : il a quelquefois pour conséquence des spasmes nerveux d'une certaine intensité.

Bibliographie. — *Des songes,* in *Œuvres d'Hippocr.* — ARISTOTE, *De somne et vigiliâ,* in *Œuvres.* — ARGENTERIUS (J.), *De somno et vigiliâ.* Parisiis, 1568, in-8°. — HOFFMANN (Casp.), *De somno meridiano.* Altorfii, 1625. — GERVAIS, *An a cibo meridiari salubre?* (Resp. négat.) Th. de Paris, 1634, in-fol. — BOURGES (DE), *An statim a cœnâ somnus?* (Resp. affirm.) — Th. de Paris, 1674, in-fol. — ETTMULLER (M. E.), *De vitiis circa somnum vigiliasque.* Lipsiæ, 1720, in-4°. — GASNIER (Th. R.), *An obesis somnus brevis salubrior?* Resp. affir.). Th. de Paris, 1734, in-4°. — PLATNER, *De somnis in cubiculis præcalefactis.* Lipsiæ, 1741, in-4°. — STIEFF (J. E.), *De morbis ex somno.* Lipsiæ, 1743, in-4°. — BARTH, *De somno a prandio.* Lipsiæ, 1751, in-4°. — MARTIN (A. R.), *Erfahrungen, zu beweisen dass der Schlaf den menschlichen Körper abkühlt,* in *Schwed. Abhandl.,* 1768, p. 198. — MARET, *Dissert. sur l'usage de la méridienne,* in *Mém. de Dijon,* t. II, p. 1, 1774. — NUDOW (H.), *Versuch einer Theorie des Schlafs.* Königsberg, 1791, in-8°. — DAVIDSON (W.), *Ueber den Schlaf. Eine medizinisch-psychologische Abhandlung.* Berlin, 1796, in-8°. — CHABERT, *Du sommeil.* Paris, 1796, in-8°. — FERRAL (M.), *Examen des changements que subissent les fonctions vitales par l'état de sommeil.* Th. de Paris, an XI, n° 272, in-8°. — CUOQUET, *Hypnologie, ou Du sommeil considéré danc l'état de maladie.* Th. de Paris, 1808, in-8°. — MONFALCON, art. *Sommeil,* in *Dict. des sc. méd.,* t. LII, 1821. — BECHHOLZ (Fr. Ferd. F.), *Ueber den Schlaf und die verschiedenen Zustande desselben, mit einer Vorrede von C. W. HUFELAND.* Berlin, 1821, in-8°. — PHILIP (A. P. W.), *An Inquiry into the Nature of Sleep and Death with a Wiew,* etc. London, 1834, in-4°. — ROSEN, *Das Bette, der Schalf und der Traum in Beziehung auf die Gesundheit und,* etc. Nürnberg, 1837, in-12, plus. édit. — SCHOENAUG (J. L.), *Psychologisch-medizinische Abhandlung über den Idiosomnambulismus, oder,* etc. Wien, 1838, in-8°. — LÉLUT, *Mém. sur le sommeil, les songes et le somnambulisme.* Paris, 1852, in-8°. — CAPPIE, *On Immediate Cause of Sleep,* in *Edinb. Med. J.,* t. LXXXI, p. 649, 1854. — LEMOINE (A.), *Du sommeil au point de vue physiologique et psychologique* (ouvr. cour. par l'acad. des sc. mor. et polit.). Paris, 1855, in-12. — L. M., *Der gesunde und ruhige Schlaf ohne Träume,* Leipzig, 1862. — Insomnie: LOWENSTEIN J. S.), *Die schlaflosigkeit und ihre Heilung,* in *Hufeland's Journ.*, t. LXXXIX. St. VI, p. 48, 1839. — HAMMOND (W. A.), *On Wakefulness, with an introductory Chapter on the Physiology of Sleep.* Philad., 1866, in-12.

— MÈDRE, *De l'insomnie.* Th. de Paris, 1874. — DUVAL (M.), Art. *Hypnotisme,* in *Nouv. Dict. de méd., prat.,* t. XVIII, 1874. — POLIN (H.), *Étude critique sur la physiologie du sommeil,* etc. Th. de Paris, 1875. — RICHET (Ch.), *Le somnambulisme provoqué,* in *Journ. de l'anat. et de la physiol.,* t. XI, p. 348, 1875. — FAURE, *Étude sur les rêves morbides,* in *Gaz. des hôpit.,* n° 79, 1876. — ROUSSET, *Contributions à l'étude du cauchemar.* Th. de Paris, 1876. — CORNE, *Contrib. à l'étude de la maladie du sommeil,* in *Gaz. méd. de Paris,* 1876, n⁰ˢ 46-47. — MAURY, *Le sommeil et les rêves.* Paris, 1881, in-18. — REGNARD, *Sommeil et somnambulisme,* in *Rev. scientif.,* 3e sér., t. I, p. 386, 1881. — STEINEN (E. von den). *Ueb. den natürl. Somnambulismus. Diss.* Heidelberg, 1881, in-8. — DECHAMBRE, Art. *Songes,* in *Dict. encycl. sc. méd.,* 1882. — BALL et CHAMBARD. Art. *Somnambulisme, ibid.,* 1882. — SULLY (J.) *Étude sur les rêves,* in *Rev. scientif.,* 1882, n° 13. — Voir aussi les traités de physiologie et ceux de pathologie générale, où le sommeil est envisagé sous le rapport séméiologique.

CINQUIÈME CLASSE. — GENITALIA *(fonctions génitales).*

Cette classe comprend : 1° le besoin de reproduction ou le coït; 2° la conception; 3° la grossesse; 4° l'accouchement; 5° la lactation; — et comme accessoires : 1° le mariage et le célibat; 2° la stérilité et la fécondité; 3° la prostitution.

L'histoire du besoin de la reproduction a été développée en traitant des sens internes (p. 825); celle de la conception, de la grossesse et de l'accouchement, constitue une science à part, et est traitée fort complètement dans la plupart des ouvrages spéciaux. Ce qui a trait à la lactation a déjà été exposé (p. 35).

Il ne reste à développer ici que les trois points suivants, qui sont : 1° le mariage et le célibat; 2° la stérilité et la fécondité; 3° la prostitution. C'est ce qui sera l'objet des trois chapitres suivants.

CHAPITRE XXVIII

Du mariage et du célibat.

Le mariage, considéré exclusivement sous le rapport de l'hygiène, est-il une institution utile à la santé de l'homme, lui permet-il d'éviter certaines maladies, l'expose-t-il moins à d'autres, prolonge-t-il enfin la durée de sa vie? Telle est la première

et la plus importante des questions qui se présentent. La solution de cette question peut être demandée aussi bien à l'observation particulière des faits, qu'aux résultats de la statistique
relatifs à la comparaison qu'on peut établir entre les individus
mariés et ceux qui ne le sont pas.

Au premier coup d'œil, les hommes et les femmes célibataires
semblent placés dans les conditions les plus avantageuses.
L'homme est plus libre, plus indépendant, plus à son aise; il
peut préférer ce qu'il lui plaît, choisir ce qui lui est utile, rejeter
ce qui lui est nuisible. La femme n'a pas les embarras du ménage; elle n'est pas exposée à ressentir les fatigues et les dangers
de la grossesse, de l'accouchement et de l'allaitement; plus tard,
les soins de la maternité et l'éducation première des enfants
n'absorbent pas une partie de ses instants. Cependant toutes
ces considérations doivent s'effacer devant les résultats de
l'observation sérieuse et les déductions rigoureuses de la statistique.

L'homme marié est moins exposé à devenir malade. Sa vie
a plus de chances de durée que celle des célibataires. Les femmes, bien que placées dans des conditions moins avantageuses
que lui, se trouvent cependant dans des rapports analogues à
l'égard de celles qui ne sont pas mariées.

Les résultats statistiques de Casper prouvent ces faits d'une
manière évidente.

[Ces premières données de la statistique ont été pleinement
confirmées par les documents si nombreux et si complets rassemblés par M. Bertillon. Il a constaté que : non seulement en
France, mais *partout*, la mortalité est beaucoup moins grande
chez les gens mariés que chez les célibataires, mais surtout,
résultat tout nouveau, que chez les veufs. Il n'y a pas d'exception à cette règle, si ce n'est pour les mariages précoces dont
nous parlerons plus bas. Voici, au total, un tableau très complet dressé pour la période de 1856-63, par M. Bertillon, et qui
ne comprend que la France :

TABLEAU :

Mortalité annuelle par âge selon l'état civil

Sur 1000 célibataires, mariés ou veufs de chaque âge et de chaque sexe.

AGES.	PÉRIODE DE 1856-65 (France).					
	CÉLIBATAIRES hommes.	MARIÉS.	VEUFS.	CÉLIBATAIRES femmes.	MARIÉES.	VEUVES.
15 à 20 ans........	6.89	31.54	774.00	7.53	11.86	12.31
20 à 25..........	13.88	8,92	49.60	8.32	9,92	23,62
25 à 30..........	10.17	6.24	21,84	9.02	8,98	16,90
30 à 35..........	11.51	6.82	19.17	9.87	9.36	15,30
35 à 40..........	13,15	7.52	17.50	10.87	9.29	12,73
40 à 45..........	16.62	9.55	18.89	13,28	10.14	13,30
45 à 50..........	19.60	11.47	22.20	15.71	10.69	15,20
50 à 55..........	25.80	15.61	26,80	20,97	14.11	18.71
55 à 60....	32.10	21.50	34,17	26.90	19.29	24,47
60 à 65....	45.92	32.60	47.50	40,52	30.75	37,70
65 à 70..........	58,50	44,80	62.97	58.30	45.30	53,50
70 à 75..........	85.10	71.50	93,40	85,50	72,67	86.10
75 à 80..........	123,00	114.50	143.90	140.50	109,40	126,60
80 à 85..........	202.70	182,80	321.80	222,50	172,50	198.00
85 à 90..........	268.40	228.60	263.05	305,00	205,10	264,00
90 à 95.......	282.00	279,00	319.00	314.10	236,30	308,00
95 à 100..........	480.00	357,00	385.00	387,70	416.00	324,00

Le chiffre des décès chez les veufs est des plus remarquables et des plus inattendus. On voit, en jetant les yeux sur le tableau précédent, qu'il n'est nullement un effet de l'âge, car c'est surtout dans la jeunesse et aux périodes moyennes de la vie que la différence est le plus nettement accentuée. Il faut donc nécessairement accuser ici la situation faite par la rupture du lien conjugal.]

Quelles sont les causes de ces avantages ? Voici celles qu'on peut raisonnablement leur assigner.

L'homme marié mène une vie plus régulière, il fait un usage plus modéré des plaisirs vénériens, émoussés par l'habitude et par l'absence d'excitations nouvelles. Ses repas sont plus réglés, son temps mieux organisé. Les soins dont sa femme et ses enfants l'entourent écartent de lui beaucoup de causes morbifiques. La vie de famille lui procure des jouissances qu'il apprécie, et une satisfaction qui contribue à son bien-être. En cas de maladie, il est entouré de soins, de consolations, qui ont une grande influence sur la terminaison heureuse des maladies.

Le célibataire, au contraire, se trouve dans de tout autres conditions. Sa vie est plus irrégulière, il n'a pas la consolation d'un intérieur, la satisfaction du besoin moral de l'association, la régularité des repas, des travaux, du sommeil. C'est même cette liberté qui lui plaît. Il se livre plus souvent aux plaisirs vénériens, et de nouvelles excitations le conduisent bien souvent à en augmenter la fréquence.

Les conséquences qui peuvent être considérées comme le résultat de la différence du genre de vie, sont spécialement les suivantes :

Les troubles digestifs sont plus fréquents, ce qui est probablement dû à l'irrégularité des repas, ainsi qu'aux accès plus fréquents des plaisirs de la table. C'est parmi les célibataires qu'on trouve le plus grand nombre d'individus adonnés à l'abus des liqueurs alcooliques. Les excès vénériens et toutes leurs conséquences se manifestent également plutôt chez les garçons que chez des hommes mariés. C'est également chez eux que la maladie de Pott et les diverses affections de la moelle se montrent avec le plus de fréquence, et que la syphilis est certainement la plus commune. On peut dire la même chose d'un grand nombre de névroses, et en particulier, de l'hypocondrie et des névralgies.

[L'influence favorable du mariage se décèle également pour des conditions d'un ordre purement moral; nous empruntons encore les résultats suivants à M. Bertillon.

Ainsi, au point de vue de la *criminalité* : celle des célibataires étant représentée par 100, celle des époux n'est que de 49,25 pour les crimes contre les personnes, et descend encore au-dessous, 45,5, s'il s'agit des crimes contre la propriété, ce qui suppose toujours plus de réflexion. Du reste cette influence est beaucoup plus prononcée pour la femme que pour l'homme. En effet, le même nombre de vivants capable de fournir annuellement 100 accusés hommes mariés, en donne 170 parmi les célibataires masculins, tandis que pour les femmes, le nombre qui fournit 100 accusées, s'il s'agit des épouses, donnera 240 filles. Chose digne de remarque, la criminalité remonte un peu dans le veuvage (de 100 à 120).

Pour l'*aliénation mentale*, sur 10,000 individus de chaque sexe et de chaque catégorie d'état civil on trouve : chez les célibataires mâles 3,95 aliénés; 2,17 chez les hommes mariés, et 3 chez les veufs; de même, sur 10,000 femmes on trouve 3,4 folles chez les filles; 1,9 chez des épouses, et 3,13 chez les veuves. Réunissons les deux sexes, on a : 3,68 chez les célibataires; 2,2 chez les époux, et 3,1 chez les veufs et les veuves.

Enfin, s'il y a 100 suicides d'hommes mariés, il y en aura 111,4 de célibataires et 256 de veufs !...]

Chez les femmes, les conditions sont moins avantageuses que

chez l'homme, et il faut l'attribuer aux circonstances de grossesse, d'accouchement et d'allaitement, ainsi qu'aux maladies de l'utérus qui en sont si fréquemment la suite. Malgré ces conditions défavorables, la durée de la vie est encore plus longue chez les femmes mariées que chez les filles : c'est, en effet, que, malgré les circonstances défavorables qui viennent d'être mentionnées, il y en a d'autres qui établissent la compensation et lui donnent la prééminence. Ces circonstances sont une aisance plus grande, les consolations de la famille, du mari, des enfants; l'action de la vie de famille qui, contenue dans des limites modérées, est favorable à la conservation de la santé. Chez les filles, les circonstances qui rendent la mortalité proportionnellement plus forte chez elles que chez les femmes, sont : la position peu aisée dans laquelle elles se trouvent bien souvent, l'isolement, la préoccupation de l'avenir, l'absence des consolations conjugales, de la vie de famille, la privation de soins affectueux en cas de maladie enfin, dans quelques cas, la jouissance des plaisirs vénériens, contre lesquels rien ne les prémunit et rien ne les retient. Joignez à cela, dans un âge plus avancé, le mécontentement de l'isolement, on pourrait presque dire la jalousie du bonheur d'autrui, et quelquefois les excès d'une dévotion exagérée.

Il est intéressant de rechercher le nombre des mariages dans les principaux États de l'Europe, et des variations qu'il a pu subir depuis le commencement de ce siècle. Voici les résultats auxquels est arrivé Boudin.

Sur environ 225 millions d'habitants, l'Europe compte annuellement 1,850,000 mariages, ou 1 mariage sur 121 personnes. Ces mariages sont très inégalement répartis. On a constaté :

En Russie	en 1842	1 mariage sur	99 habitants.
Prusse	1839-1841.	—	113 —
Autriche	1839-1845.	—	121 —
Angleterre	1840-1841.	—	131 —
France	1846.	—	134 —

En Suède		de 1 sur 22 en 30 ans.
Portugal	—	13 36
Russie	—	6 30
Angleterre	—	8 70
Hollande	—	6 36
Prusse	—	5 127
France	—	2,5 41

En 1831, en France, il y avait 18,239,576 célibataires, et 12,164,677 individus mariés; et 3,224,970 veufs, dont 722,611 hommes, et 2,502,359 femmes.

La proportion des mariés aux vivants a été comme 1 : 66 à Paris; 1 : 65 dans les Pays-Bas (Quetelet); 1 : 71 Wurtemberg (Schubler); 1 : 53 Londres; 1 : 54 Angleterre; 1 : 63 Suède (Sussmilch); 1 : 66 Breslau (Reich); 1 : 65 Hambourg (Buek).

A quel âge doit-on permettre les mariages ? Cette question, dont nous nous sommes déjà occupé à propos du coït, est importante à décider; la solution cependant en est difficile, attendu que la fixation des limites de cet âge dépend de la force de la constitution, du tempérament, de la santé antérieure, et, sous tous ces rapports, il est presque impossible d'établir des moyennes absolues.

La loi, en fixant les termes de 15 ans pour les femmes, et 18 ans pour les hommes, a certainement été trop généreuse; il est heureux qu'on n'en profite pas plus souvent, et qu'on s'appuie instinctivement sur les circonstances individuelles propres à chacun. La véritable époque à laquelle on peut permettre le mariage est celle où *le développement de l'organisme est terminé*, et où la constitution est définitivement ce qu'elle sera plus tard. L'âge où il en est ainsi peut être fixé en moyenne à 25 ans pour les hommes, et 20 ans pour les femmes.

A cet âge, l'homme a une raison plus solide, un jugement plus sain, des connaissances plus positives et un établissement plus assuré. En même temps, son organisation lui permet de résister aux excès vénériens que tant de jeunes époux accomplissent dans les premiers temps de leur mariage. Enfin, il est plus apte à procréer des enfants robustes et bien constitués.

Chez la femme, à 20 ans, l'organisation est achevée, et elle est ce qu'elle sera toujours. Sa raison est également plus mûre pour être à la tête d'une maison, et élever des enfants; sa constitution plus solide lui permet aussi de produire de jeunes êtres bien constitués. Chez les femmes d'une santé robuste, il y a moins d'inconvénients à baisser d'une ou deux années le terme de 20 ans et de le fixer à 19 ou même à 18 ans, tandis que, chez les hommes, la limite de 25 ans doit autant que possible être conservée.

[Ces remarques de Becquerel trouvent leur sanction dans les curieux résultats donnés par M. Bertillon. Tandis qu'aux périodes moyennes de la vie signalées dans le tableau que nous avons reproduit plus haut, on voit les avantages si marqués qui résultent de l'union matrimoniale, on observe tout le contraire pour les unions précoces, surtout funestes aux jeunes gens de 18 à 20 ans; ils semblent plus promptement épuisés que les jeunes femmes par les plaisirs sexuels à une période où le corps n'est pas encore complètement développé : ainsi chez les célibataires de 15 à 20 ans, la mortalité étant de 6,89 sur 1,000, elle s'élève à 31,52 chez les jeunes époux de 18 à 20, et au chiffre fantastique de 774 chez les veufs. Il existe bien aussi une différence pour les jeunes femmes, mais elle est beaucoup moins accusée; la mortalité des jeunes filles de 15 à 20 ans étant de 7,53, elle atteint à peine le double, 11,86 pour les jeunes mariées, de même que pour les veuves 12,31. On sait en effet qu'à cette période le sens génital est généralement peu développé chez les femmes; ici la différence doit être surtout attribuée à la primiparité. Cette question n'intéresse pas moins le législateur que le médecin.

On voit également, dans le même tableau, que pour la période quinquennale suivante, c'est-à-dire de 20 à 25 ans, l'avantage est immédiatement reconquis par les époux, tandis qu'il y a encore une légère aggravation pour les jeunes femmes, due sans doute à la cause que nous venons d'indiquer.]

Du célibat dans l'état ecclésiastique. — Cette question a donné naissance à bien des controverses, et les opinions sont encore partagées à cet égard. Si l'on met de côté, dans cette question, tout ce qui ne concerne pas l'hygiène, et si l'on ne tient pas compte des exceptions, la solution qu'on peut donner est assez simple.

La continence est plus facile à observer dans l'état ecclésiastique que dans toute autre position sociale. La préparation sévère des grands séminaires a déjà amorti la constitution et l'a disposée à subir les rigueurs de la chasteté.

Plus tard, le jeûne, le maigre, l'absence de repas succulents, les mortifications, l'éloignement des excitations produites par la fréquentation des femmes, par les conversations licencieuses, par les lectures et la mauvaise compagnie, rendent l'observation de la continence beaucoup moins difficile.

Enfin les pollutions nocturnes, critiques et salutaires viennent rétablir l'équilibre.

Il y a des exceptions à tout cela, mais ces exceptions ne font jamais loi, et, dans l'état actuel de la société, on doit considérer la continence comme possible et même facile chez les ecclésiastiques,

On trouvera à l'article *Hérédité* (p. 120) les conditions physiques ou morales qui doivent s'opposer à certaines unions.

Bibliographie. — V. après le chapitre suivant *Stérilité.*

CHAPITRE XXIX

Fécondité. — Stérilité.

Tous les mariages ne sont pas féconds, et bon nombre d'é-
poux n'ont jamais d'enfants. Les causes qui produisent de tels
résultats dépendent, soit de l'homme, soit de la femme, quelquefois de tous les deux.

Les causes inhérentes à la femme sont locales ou générales.
Parmi les premières on doit ranger :

1° Les divers vices de conformation des organes génitaux, qui
ont pour caractères l'absence ou l'occlusion du vagin ; l'absence
de l'utérus, des trompes ou des ovaires ; l'occlusion de l'orifice
du col ou des trompes ;

2° L'absence de menstruation, qui indique, en général, qu'il
n'y a pas d'ovulation spontanée ;

3° La plupart des maladies du corps ou du col de l'utérus, et
en particulier l'antéversion ou la rétroversion, la métrite chronique, l'inflammation catarrhale de la membrane interne de
la cavité du col ou du corps de l'utérus, le cancer de cet
organe.

Parmi les causes générales, on doit placer la faiblesse de la
constitution, la mauvaise santé habituelle, les maladies chroniques déterminant un état cachectique ; la chlorose, les diverses espèces d'anémies.

On regarde encore comme causes de stérilité, les travaux
physiques exagérés, les marches forcées, l'équitation. L'abus
des plaisirs vénériens et le tempérament génital très prononcé
conduisent souvent à ce résultat. La prostitution est une des
causes les plus fréquentes d'infécondité.

Enfin, bien souvent, aucune cause ne peut rendre compte de
la stérilité de la femme, et elle se produit malgré l'intégrité
anatomique et physiologique de tous les appareils organiques,
et malgré une belle et forte constitution.

Chez l'homme, les causes de stérilité ne sont pas moins nombreuses, et elles tiennent également aux organes génitaux ou
à l'ensemble de l'organisme.

Parmi les premières, on trouve les vices de conformation de
la verge, l'hypospadias, l'absence du pénis, l'absence des testicules (en supposant qu'ils ne sont pas restés dans l'abdomen),
le volume trop considérable de la verge, qui s'oppose à son introduction ; l'impuissance proprement dite, consistant dans l'im-

possibilité de l'érection; l'absence d'animalcules spermatiques (1), la liquidité trop grande du sperme : les maladies de la prostate, de l'urèthre et des vésicules spermatiques.

Les causes générales sont les excès vénériens, la spermatorrhée, la faiblesse primitive de la constitution, les cachexies diverses, les anémies symptomatiques de divers états généraux, tels que les fièvres intermittentes, les intoxications mercurielles et saturnines, une alimentation insuffisante ou insuffisamment réparatrice : toutes ces influences générales déterminent probablement la disparition des spermatozoaires et la liquidité du fluide spermatique.

Enfin, de même que chez les femmes, il est un certain nombre de cas dans lesquels, avec une constitution excellente, absence complète de maladie, et composition normale du sperme, il y a une stérilité de l'homme que l'on ne sait à quelle cause rapporter.

L'hygiène et la thérapeutique indiquent les moyens de remédier à quelques-unes de ces altérations et de faire disparaître un certain nombre de ces causes.

Ce n'est pas, toutefois, ici, le lieu d'en parler, et il en a été suffisamment question en traitant des divers agents dont la matière de l'hygiène peut disposer.

En prenant la question d'un peu plus haut, on trouve des causes générales qui tiennent aux climats, à l'alimentation des peuples, à leur richesse, et qui ont une influence prononcée sur la fécondité des populations. Ces sont ces causes générales qu'il s'agit d'examiner.

Les *climats* exercent une grande influence sur la fécondité. Il a été démontré précédemment que cette fécondité était plus considérable dans les pays chauds, et moindre dans les contrées septentrionales.

La *richesse d'un pays*, l'abondance de ses productions, la fertilité de son sol, augmentent la fécondité de ses habitants. Les conditions contraires la diminuent dans une proportion notable.

[Voici, d'après M. Bertillon, la fécondité au moins très approximative des mariages dans les différents pays de l'Europe.

_____

(1) Il est généralement admis aujourd'hui que les petits corps filiformes que le microscope fait reconnaitre dans le sperme ne sont pas des animalcules, mais des corps vibratiles; aussi, a-t-on changé leur nom de *spermatozoaires* en celui de *spermatozoïdes*. Au total, ce que dit ici M. Becquerel n'en est pas moins vrai, leur présence est indispensable dans le sperme pour que ce liquide soit apte à féconder.

E. Bgd.

Hongrie	5,00	Écosse	4,12
Russie	4,68	Hollande	4.08
Espagne	4,51	Autriche	4.015
Bohême	4,40	Belgique	3,96
Italie	4,35	Angleterre	3,91
Norwège	4,25	Saxe	3,85
Suède	4.23	Danemark	3,75
Wurtemberg	4,22	Bavière	3,408
Prusse	4,14	France	3,08

Ainsi la France occupe le dernier rang, et encore, d'après les derniers recensements, la natalité va-t-elle diminuant. Nous avons examiné plus haut (*Population*, p. 82 et suiv.) les effets de cette diminution.]

On comptait 1 naissance en Russie, en 1842, sur 23 habitants : en Autriche, en 1840, 1 sur 26 habitants ; en Prusse, en 1840, 1 sur 27 habitants ; en Autriche, en 1841, 1 sur 34 habitants.

En France, les naissances ont suivi depuis quatre-vingts ans une marche décroissante, et voici le tableau et les résultats que nous empruntons au travail de Boudin.

	HABITANTS. pour 1 naissance.		HABITANTS pour 1 naissance.
1772	24,50	1831	33,00
1784	25,70	1836	33,75
1801	29,77	1841	34.19
1811	31,40	1846	36,00
1821	31,55	1847	39,00
1826	32,11		

On voit, ajoute-t-il, que depuis 1772 la fécondité a diminué de plus de 40 pour 100. On comptait, en 1784, sur 24,800,000 habitants, 965,648 naissances. En 1841, le nombre de ces dernières ne dépassait pas 970,939, sur une population de 34,230,000 individus,

Quelle est la cause de cette diminution? Il faut l'attribuer, selon Boudin, à l'énorme proportion des anciens prolétaires devenus propriétaires par le fait de la Révolution.

La même diminution de fécondité se montre dans plusieurs autres contrées de l'Europe. Elle est, en Allemagne, de 1 sur 13, en 17 ans; en Suède, 1 sur 9, en 61 ans; en Russie, 1 sur 8, en 28 ans; en Espagne, 1 sur 6, en 30 ans ; en Danemark, 1 sur 4, en 82 ans ; en Prusse, 1 sur 3, en 132 ans ; en Angleterre, 1 sur 3, en 100 ans.

Bibliographie. — FRANCK DE FRANCKENAU (G.), *De impuberibus generantibus et parturientibus*, in *Satyris*, Sat. 4ᵃ. Lipsiæ, 1722, in-12. — HOFFMANN (Fr.), *De ætate conjugio opportuna*. Halæ, 1729, in-4°. — ALBERTI (Mic.), *De nuptiis senum secundis*, *raro secundis.* Halæ, 1743, in-4°. — Lignac (de), *De l'homme et de la femme considérés physiquement dans l'état de mariage.* Lille et Paris, 1772, 2 vol. in-12. — Bitaudeau, *Du mariage ; ses avantages et ses inconvénients considérés sous le rapport médical.* Th. de Paris, 1807, n° 43, in-4°. — Foderé, art. *Mariage*, in *Dict. des sc. méd.*, t. XXX, p. 26, 1819. — Bauduit, *Considérations médicales sur le mariage.* Th. de Paris, 1827, n° 183, in-4°. — Caspur, *De l'influence du mariage sur la durée de la vie humaine ;* trad. par M. Paris, in *Ann. d'hyg.*, 1re sér., t. XIV, p. 227, 1835. — Edens (I. J. H.), *Die Ehe und die Ehegesetze von naturwissenschaftlichen und ärztlichen Standpunkte beleuchtet und beurtheilt.* Erlangen, 1844, in-8°. — Malach (G.), *Matrimonium respectu politico-medico.* Pest, 1844, in-8°. — Serrunien, *Du mariage considéré dans ses rapports physiques et moraux. Inconvénients,* etc. Paris, 1855, in-8°. — Mayer (A.), *Des rapports conjugaux considérés sous le triple point de vue de la population, de la santé et de la morale publique.* 3e édit., Paris, 1857. — Devay (Fr.), *Traité spécial d'hygiène des familles, particulièrement dans ses rapports avec le mariage,* etc. Paris, 2e édit., 1858, in-8°. — Posner, *Ehe und Cölibat in ihren Beziehungen zur Lebensdauer,* in *Med. Ctrl. Ztg.*, n° 9, 1859, et *Schmidt's Jahrbb.*, t. CIII, p. 233, 1859. — Legrand du Saulle, *Le mariage est-il sans danger pour les épileptiques et pour leur descendance?* in *Ann. de la méd. psychol.*, 3e sér., t. VII, p. 23, 1861. — Reich (Ed.), *Geschichte, Natur und Gesundheitslehre des ehelichen Lebens.* Cassel, 1864, in-8°. — Duncan (Matth.), *On Age of Nubility,* in *Edinb. Med. Journ.*, t. XII, p. 207, 1866. — Seraine (L.), *De la santé des gens mariés, ou Physiologie,* etc. Paris, 1866, in-18. — Starck (J.), *Influence of Mariage on the Death-Rates of Men and Women in Scotland,* in *Edinb. med. and surg. J.*, t. XII, p. 865, 1866-67, anal. in *Ann. d'hyg.*, 2e sér., t. XXIX, p. 34, 1868. — Micault (P. E.), *Influence du célibat sur la population.* Th. de Paris, 1867, n° 280. — Bertillon, art. *Mariage,* in *Dict. encycl. des sc. méd.*, 2e sér., t. V, 1872 (travail très-remarquable, pour la partie démographique, et auquel nous avons emprunté toutes les additions faites à l'article précédent). — V. plus haut la bibliographie de l'hérédité et des mariages consanguins (p. 116).

Stérilité : Un très-grand nombre de dissertations et d'ouvrages, parmi lesquels : Belin de Bellefont, *De sterilitate mulierum.* Basileæ, 1604, in-4°. — Naboth, *De sterilitate mulierum.* Lipsiæ, 1617, in-4°.—Finck, *De sterilitate muliebri.* Helmstadii, 1619, in-4°. — Bourgeois (Louise), dite Boursien, *Obs. sur la stérilité, perte de fruit, fécondité,* etc. Paris, 1652, in-12. — A Pratis (J.), *Tractatus de arcendà sterilitate et pro gignendis liberis.* Amstelodami, 1654, in-12. — Franck de Franckenau (G.), *De sterilitate muliebri.* Heidelbergæ, 1673, in-4°. — Stahl (G. Ern.), *Progr. de sterilitate fœminarum per ætatem.* Halæ, 1699, in-4°. — Alberti (Mic.), *De infecunditate corporis propter fecunditatem animi in fœminis.* Halæ, 1743, in-4°. — Buchner (Andr. El.), *Disquisitio œausarum sterilitatis utriusque sexus.* Halæ, 1747, in-4°. — Gruner (Chr. Godefr.), *De causis sterilitatis in sexu sequiori.* Jenæ, 1769, in-4°. — Mestivier (E. A.), *Recherches sur la stérilité, considérée dans les deux sexes.* Th. de Paris, an XI, n° 195, in-8. — Heinse (C. G.), *Unterricht über das weissen Fluss und die Unfruchtbarkeit der Weiber.* Leipzig, 1803, in-8°. — Jung (F. W.), *Die Ehe, oder Beiträge über schwächliche Ehestandsfähigkeit männliches unvermögen und weibliche Unfruchtbarkeit, nebst,* etc. Berlin, 1811, in-8° — Combet (L. A. P.), *Recherches sur les causes de la stérilité dans le mariage.* Th. de Paris, 1818, n° 178. — Mondat, *De la stérilité de l'homme et de la femme, et des moyens d'y remédier.* Paris, 1820, in-12, 5e édit., 1840, in-8°. — Meissner (F. L.), *Ueber die Unfruchtbarkeit des männlichen und weibliche Geschlechts, ihre Ursachen,* etc. Leipzig, 1820, in-8°. — Donné (A.), *Nouv. expér. sur les animalcules spermatiques et sur quelques-unes des causes de la stérilité chez la femme.* Paris, 1837, in-8°. — Wesch (G.), *De sterilitatis mulierum causis.* Berolini, 1838, in-8°. — Tilt (E. J.), *On Diseases of Menstruation,* etc., *in Connection with Sterility,* etc. London, 1850, in-8°. — Mistlen, *Quelques mots sur la stérilité de la femme ; des moyens propres à y remédier,* in *Gaz. méd. de Strasb.*, 1851, p. 1. — Roubaud (F.), *Traité de l'impuissance et de la stérilité chez l'homme et la femme, comprenant,* etc. Paris, 1855, 2 vol. in-8°. — Plantier (L. P.), *De la stérilité chez la femme.* Th. de Paris, 1860, n° 101. — Martini (Ludw.), *Unfruchtbarkeit des Weibes.* Erlangen 1860 in-8°, et *ibid.*, 1864. — Duncan (Matth.), *Fecundity, Fertility, Sterility and Allied Topics.* Edinburgh, 1866, in-8°. — Voir, en outre, les traités d'accouchement et de médecine légale.

— Girault. *Étude sur la génération artificielle dans l'espèce humaine.* Paris, 1870, in-8. — Gautier (J.), *De la fécondation artificielle dans le règne animal et de son emploi contre la stérilité,* 2ᵉ éd. Paris, 1870. — Duval (M.), art. *Génération,* in *Nouv. Dict. de méd. prat.,* t. XV, 1872. — Bergeret, *Des fraudes dans l'accomplissement des fonctions génératrices,* 4ᵉ éd. Paris. 1873. — Guéneau de Mussy (N.), *De quelques causes de stérilité et d'impuissance par cause morale, leur traitement,* in *Un. méd.,* t. XVI, 1873. — Stockton-Bough, *On the effects of nationality of parents on fecundity,* in *Philad. med. Times,* 1873. — Mayer (A.), *Des rapports conjugaux considérés sous le triple point de vue de la population, de la santé et de la morale publique.* 6ᵉ édit. Paris, 1874, in-18. — Siredey. art. *Impuissance,* in *Nouv. Dict. de méd. prat.,* t. XVII, 1873. — Richard, *Histoire de la génération chez l'homme et chez la femme.* Paris, 1875, in-8°. — Lagneau (G.), *De l'influence et de l'illégitimité sur la mortalité.* in *Ann. d'hyg. publ.,* 2ᵉ sér., t. XLIV 1875, et t. XLV, 1876. — Roubaud, *Traité de l'impuissance et de la stérilité, etc.* 3ᵉ éd. Paris. 1876, in-8°.

— Nardi, Dissert. *de onanismo conjugali.* Tolosæ, 1876, in-8. — Marmisse, *De la fécondité au sein de la population de Bordeaux,* in *Bordeaux méd.,* 1876, n° 50. — Eitner. *Der Cölibat in Beziehung auf Bevölkerung,* in *Eulenberg's Viert. f. ger. Med.* Bd. XXVII, p. 325, 1877. — Robin (Ch.), art. *Fécondation,* in *Dict. encycl. sc. méd.,* 1877. — Charrier (A.), *Du traitement par les alcalins d'une cause peu connue de stérilité. l'acidité du mucus utéro-vaginal,* in *Bull. gén. théran.,* 1880. — Fournier (A.), *Syphilis et mariage.* Paris, 1880, in-8. — Duverdy. *La législation du mariage envisagée sous le rapport médical,* in *Rev. d'hyg.,* 1880, p. 321. et *Discussion, ibid.,* p. 555. — Meyer (L.), art. *Ehe,* in *Eulenberg's Handb. d. öff. Ges.,* Bd. 1, p. 579, 1881. — Robin (Ch.). art. *Génération,* in *Dict. encycl. sc. méd.,* 1882.

CHAPITRE XXX

De la prostitution et de la pédérastie.

1° De la prostitution.

La prostitution est une des plaies de la société, et il est triste de penser qu'elle est répandue dans la plupart des villes de l'univers, et qu'elle remonte à la plus haute antiquité. Il ne sera question dans ce chapitre que de celle qui existe à Paris; les considérations auxquelles on sera conduit pouvant tout aussi bien s'appliquer à la prostitution, dans quelque localité qu'on la considère.

On distingue deux espèces de prostitution: la prostitution publique et la prostitution clandestine.

Prostitution publique. — Elle comprend les filles inscrites à la préfecture de police, et faisant métier de leur ignominie: les unes libres, les autres placées dans des maisons dites de tolérance

A Paris, on compte 4,000 filles publiques (Frégier), qu'on doit distinguer en trois classes.

Les habitudes et les mœurs de celles que l'on peut ranger dans la première classe dépendent de leur éducation, de leur intelligence et des penchants plus ou moins vicieux de leur cœur. Les unes sont libres, les autres placées dans des maisons de tolérance.

Parmi les filles libres, le genre de vie des plus distinguées, qui forment le plus petit nombre, consiste dans l'oisiveté, la promenade, la lecture, la musique et la toilette : elles aiment le théâtre, la parure, et se distinguent par leur gourmandise et leur amour du champagne et du punch.

Les filles de la deuxième classe, qu'on peut appeler moyenne, se livrent, en général, en même temps à quelques travaux, ou bien elles tiennent quelque petit commerce. Un certain nombre d'entre elles y joignent le goût de l'économie, et parviennent à mettre quelque argent de côté.

Celles de la troisième et dernière classe occupent les barrières et les estaminets de nos faubourgs : elles groupent autour d'elles des malfaiteurs, des escrocs, et sont elles-mêmes, pour la plupart, voleuses, recéleuses et livrées à l'ivrognerie.

L'âge des filles publiques varie. En général, celles de la première espèce sont les plus jeunes : viennent ensuite les secondes, puis les troisièmes. — Parent-Duchâtelet, sur 3,248 prostituées dont il a déterminé l'âge, est amené à conclure que de 14 à 28 ans il y avait une progression croissante, de 28 à 40 ans il y avait une progression décroissante, et de 40 à 50 il y avait une décroissance telle, qu'à 50 il n'y en a plus. La classe des filles publiques se recrute de préférence dans les ouvrières des ateliers et des fabriques, ou bien dans les professions des femmes qui vendent sur la voie publique, telles que les bouquetières, les fruitières, les saltimbanques, les écaillères : il faut y ajouter les cuisinières, les bonnes d'enfants, les chiffonnières, les laitières, vachères, bergères, etc., etc.

Les causes qui les poussent à solliciter l'inscription à la préfecture de police, quelque difficile qu'elle soit, sont : pour les plus distinguées, le déclassement, l'absence d'aisance, et, malgré l'éducation qu'elles ont reçue, la répulsion pour le travail, la paresse, l'amour de l'oisiveté et du plaisir, et enfin la gourmandise.

Ces causes sont bien suffisantes pour rendre raison du grand nombre de femmes qui se jettent dans la prostitution : il faut toutefois y joindre encore le salaire insuffisant de leur travail, les mauvais conseils, la mauvaise compagnie, la séduction et la corruption prématurées, le défaut de surveillance des parents, les mauvais traitements qu'ils font subir à leurs filles, l'abandon d'individus avec lesquels elles vivaient en concubinage, enfin, mais bien plus rarement, le désir de gagner quelque argent pour secourir leurs parents ou nourrir leurs enfants.

Les prostituées de la troisième espèce sont, ainsi qu'il a été dit, le rebut de la société. Bien souvent celles des deux autres classes par l'âge plus avancé auquel elles sont parvenues, et par la dégradation à laquelle les a conduites leur métier, peuvent être rangées parmi les filles publiques de cette troisième classe.

Une partie des prostituées sont placées dans des maisons de tolérance soumises à certaines règles, et dirigées par des femmes dites maîtresses de maison. Ces dernières exercent presque toujours en même temps l'ignoble métier de chercher de nouvelles recrues, à l'égard desquelles elles emploient sans scrupule les séductions, les embûches et le mensonge.

Prostitution clandestine. — La prostitution clandestine est plus dangereuse encore que la prostitution publique, car elle se soustrait à toute surveillance de la part de l'autorité, et se présente avec un faux aspect d'honnêteté qui séduit plus d'un adolescent et plus d'un étranger.

Elle comprend également plusieurs classes de femmes. Les unes, dites femmes entretenues, femmes galantes, sont presque toutes des femmes ou des filles déclassées, ayant reçu une éducation qui n'est pas en rapport avec leur peu d'aisance ou leur position sociale. Elles sont toutes paresseuses, aiment d'une manière effrénée le luxe, la dépense, la toilette et les plaisirs de tous genres. On peut y faire rentrer les femmes dites à parties, qui tiennent des maisons où elles reçoivent à dîner et à jouer et attirent les jeunes gens et les étrangers avec une fausse apparence de luxe et d'honnêteté.

Viennent ensuite les ouvrières proprement dites, qui ajoutent la prostitution à leur état, afin d'éviter la misère et d'augmenter un salaire manifestement insuffisant, soit pour vivre, soit pour faire un peu de toilette. Ajoutons que le goût du plaisir, le désir d'imiter leurs compagnes, la fréquentation des hommes, viennent favoriser leur corruption. Un bien petit nombre d'entre elles font usage de leurs charmes pour aider leur famille à subsister ou nourrir leurs enfants.

Il est une classe d'ouvrières qui ne doivent pas être considérées comme des prostituées, et dont il doit être cependant question ici. Ce sont les ouvrières qui vivent en concubinage avec des ouvriers dont elles prennent le nom, et qu'elles considèrent presque comme époux ; peu s'en faut même qu'elles ne regardent comme légitimes les enfants qui naissent de cette association.

L'abandon des parents, l'isolement, la misère, la rencontre de deux caractères qui se conviennent, amènent souvent ce résultat, qui, dans beaucoup de cas très heureusement (1), aboutit au mariage. Quelques-unes de ces malheureuses femmes, lorsqu'elles viennent à être abandonnées, n'ont souvent d'autre ressource que la prostitution.

Tels sont les divers éléments de la prostitution publique et de la prostitution clandestine. Il s'agit maintenant d'examiner l'influence de la prostitution clandestine : 1° sur la santé publique ; 2° sur des malheureuses qui s'y livrent.

1° *Influence de la prostitution sur la santé publique.* — On peut attribuer à la facilité de mœurs des classes qui fournissent les prostituées, et à l'exercice de la prostitution elle-même, de graves et sérieuses conséquences.

En premier lieu, elle favorise la jouissance prématurée des plaisirs vénériens chez les jeunes gens ; de l'exercice à l'excès il n'y a qu'un pas, et nous avons dit précédemment quelles pouvaient être les conséquences fâcheuses de l'abus du coït. Cet abus débilite la constitution des adolescents, les détourne d'occupations plus sérieuses, et les rend impropres à procréer plus tard des enfants robustes.

Un autre inconvénient sérieux, et qui est surtout à redouter dans la prostitution clandestine, c'est d'entraîner fréquemment les jeunes gens dans des liaisons d'une certaine durée. Ces liaisons, cimentées quelquefois par la naissance d'un ou de plusieurs enfants, enchaînent souvent leur volonté et brisent leur avenir.

Parmi les graves conséquences de l'existence de la prostitution, on doit signaler la communication de la syphilis sous toutes ses formes. On ne peut douter, en effet, que ce ne soit la prostitution qui propage cette maladie parmi les populations, et empêche le nombre des individus atteints de diminuer. Il est également vrai que c'est bien plutôt la prostitution clandestine que la prostitution autorisée qui maintient la fréquence de cette maladie. Le défaut d'inscription à la préfecture de police, et l'absence des visites par les médecins des dispensaires en rendent suffisamment compte.

2° *Influence de la prostitution sur la santé des femmes qui s'y li-*

---

(1) Depuis 1826, il a été fondée à Paris, une Société qui, sous le nom de Saint-François Régis, a des ramifications considérables, et s'occupe de faire unir par les liens légitimes du mariage les individus qui vivent en concubinage, ou de faire légitimer les enfants nés de pareilles unions. Depuis 1826 jusqu'à 1850, cette Société a reçu 20,436 ménages vivant dans le désordre, et, par conséquent, a ramené aux bonnes mœurs 40,872 individus. Le nombre des enfants légitimés a été approximativement, dans le même espace de temps, de 14,438.

vrent. — Le cachet de la prostitution s'imprime presque toujours, au bout d'un certain temps, sur les traits, la physionomie et la démarche de la fille publique : sa figure prend un
air effronté, ses traits s'accentuent davantage, ses yeux sont
hardis, son regard est provoquant, sa démarche brusque, sans
souplesse, sa tête est droite et presque raide, son geste licencieux.

Plus tard, d'autres caractères se manifestent : tel est surtout
un embonpoint assez considérable, qui s'explique par la nourriture copieuse dont les filles publiques font usage, et, en même
temps, par leur vie oisive, nonchalante, ainsi que par le défaut
d'exercice musculaire. Les seins se développent presque toujours en même temps qu'ils se ramollissent, les traits de la face
se rident prématurément.

Les prostituées sont prédisposées à un certain nombre de
maladies, et, sans parler ici de la syphilis, qui exerce tant de
ravages parmi elles, il est certaines affections qu'on y observe
de préférence : telles sont, en particulier, les laryngites chroniques et les aphonies nerveuses, plus ou moins complètes. Ces
deux maladies, quelquefois la conséquence de la syphilis, peuvent aussi se développer sans elle. On peut alors les attribuer,
soit aux excès de la voix et aux cris, soit à l'abus des liqueurs
fortes, soit enfin au refroidissement facile de leur col toujours
découvert. Ces causes n'existent pas chez toutes, et il faut alors
attribuer la production de ces affections laryngées à la sympathie
spéciale, et inconnue dans sa nature, qui unit l'organe de la
voix aux fonctions génitales.

Parmi les autres maladies auxquelles la prostitution prédispose évidemment, on doit citer les maladies de l'utérus, et
spécialement, la leucorrhée habituelle, l'engorgement du col
et l'inflammation catarrhale de la membrane muqueuse de la
cavité utérine. Quant au cancer de l'utérus, il n'est pas démontré qu'il soit plus fréquent chez les femmes qui font un usage
immodéré des plaisirs vénériens que chez d'autres.

Un grand nombre de femmes entretenues, d'ouvrières livrées
à la prostitution clandestine, et de filles publiques, succombent
à la phthisie pulmonaire. C'est cette maladie qui sévit peut-
être avec le plus de fréquence sur toutes ces femmes, et qui
les envoie terminer leurs jours à l'hôpital. En pareille circonstance, la phthisie est due à l'irrégularité de leur vie et de leur
conduite, ainsi qu'aux excès auxquels elles se livrent sans cesse.

Il est pour ainsi dire admis en principe que les filles publiques sont généralement stériles. Un travail très intéressant de
M. Lasègue a démontré que cette assertion est au moins très
exagérée. Sur 3,155 filles inscrites, 1,628 n'avaient eu d'enfants

ni avant ni après leur inscription ; 1,158 ont eu des enfants avant et après leur inscription : 369 n'ont eu d'enfants qu'après leur inscription. Le nombre total des enfants nés vivants est de 2,403, dont 1,485 avant l'inscription et 918 après. — Relativement aux enfants nés avant l'inscription, on voit que 637 femmes n'ont eu qu'un enfant, 157 en ont eu 2, 66 en ont eu 3, et 60 en ont eu plus de 3. Pour les enfants nés après l'inscription, 158 filles ont eu 1 enfant, 60 en ont eu 2, 22 en ont eu 3, 29 en ont eu plus de 3.

Maintenant pour ces enfants nés vivants, combien d'avortements naturels ou provoqués !...

RÈGLES HYGIÉNIQUES. — La prostitution publique, à Paris, est surveillée avec un soin extrême. L'inscription des filles à la préfecture de police est entourée de grandes difficultés. Pour les filles majeures, la demande de l'extrait de naissance et l'avis à la famille ; pour les mineures, les mêmes conditions, et, de plus, la séquestration à Saint-Lazare jusqu'à la réponse des familles ; enfin, les tentatives du bureau des mœurs pour les ramener dans la bonne voie : voilà les obstacles sérieux qu'on oppose à l'inscription. Mais, une fois cette inscription effectuée, la surveillance est aussi exacte que possible. L'inspection des agents de police ; l'exigence de la carte qui leur est délivrée ; l'examen des filles deux fois par mois, fait par les médecins du dispensaire de la préfecture, afin de constater la syphilis à son apparition ; la séquestration comme moyen de correction ou de guérison, dans la prison-hôpital de Saint-Lazare, ce sont là les mesures les meilleures, et, en même temps, les seules qu'on puisse prendre.

Quant à la prostitution clandestine, l'autorité est malheureusement désarmée complètement. Les mille formes qu'elle revêt, l'inviolabilité du domicile, les apparences d'honnêteté, d'aisance ou de luxe dont elle s'entoure dans certains cas, en rendent la destruction à peu près impossible. On surprend bien quelquefois et on inscrit d'office quelques-unes des malheureuses qui s'y livrent, mais le nombre en est bien peu considérable. Cette voie est cependant la seule ouverte à la surveillance, et, dans l'impossibilité de supprimer la prostitution clandestine, il est à désirer qu'on arme l'autorité administrative de pouvoirs suffisants pour la faire rentrer, autant que possible, dans la prostitution publique, et que l'on augmente beaucoup le nombre des agents chargés de ce service.

Quant aux jeunes gens qui peuvent avoir quelque goût pour de pareilles femmes, on ne peut que leur conseiller d'éviter les filles publiques, dont la fréquentation est si souvent la cause du développement de la syphilis, et de fuir les prostituées clandestines, qui ruineront leur santé, leur fortune et leur avenir.

2° De la pédérastie.

[A la suite de la prostitution, nous devons forcément parler de la pédérastie ou sodomie, ce vice si répandu dans tout l'Orient dès la plus haute antiquité, et qui semble aujourd'hui, comme autrefois la lèpre, vouloir atteindre la civilisation occidentale et s'y propager. Un travail très remarquable, publié il y a quelques années par M. le professeur Tardieu, nous permettra d'esquisser à grands traits les conséquences de cette dépravation du sens génésique dont nous venons de parler. Suivant M. Tardieu, la réunion des deux prostitutions pédéraste et féminine est assez fréquente, et certaines maîtresses de maisons rassemblent chez elles des sujets des deux sexes. Voici, d'après l'examen de 205 individus sodomistes, comment se répartissent parmi eux les habitudes actives ou passives.

Habitudes exclusivement passives............ 99
— exclusivement actives............ 18
— à la fois passives et actives........ 71
— non caractérisées............... 17
                                            ———
                                            205

Sans parler des allures efféminées et de la mise coquette et ridicule des pédérastes, occupons-nous des effets de ce vice sur les sujets qui s'y livrent. M. Tardieu a reconnu chez beaucoup un épuisement extrême, qui en conduit quelques-uns à la phthisie, à la paralysie, à l'aliénation mentale.

Chez ceux qui se livrent aux habitudes actives, l'auteur que nous suivons a signalé une singulière déformation du pénis : chez les uns, le membre est mince, allongé, évidé par le bout (canum more); ceux dont le pénis est volumineux, offrent une élongation du gland avec une torsion de l'organe sur lui-même, de sorte que le méat urinaire est rejeté de côté.

Les effets de la pédérastie passive sont : la déformation infundibuliforme de l'anus, le relâchement du sphincter, l'effacement des plis rayonnés de l'anus, des crêtes et des caroncules au pourtour de cet orifice, lui-même excessivement dilaté : l'incontinence des matières fécales : puis des ulcérations, des rhagades, des hémorrhoïdes, des fistules, la blennorrhagie rectale, la syphilis, etc.

Nous n'avons pas à nous occuper de l'attentat récent opéré avec ou sans violence, mais plus particulièrement avec disproportion des organes, car les désordres parfaitement reconnaissables, sont, comme ceux du viol, en pareilles circonstances, entièrement du ressort de la médecine légale. Nous n'avons pas davantage à nous occuper des autres conséquences de la pédérastie, telles, par exemple, que le *chantage*, exercé sur ceux qu'entraîne cette ignoble passion, par les pédérastes mercenaires, qui les exploitent, et souvent pendant de longues années, en les menaçant de divulguer leur turpitude ; juste châtiment d'un crime que, hors le cas de violence ou d'action sur des mineurs, la loi ne peut atteindre.]

Bibliographie. — Franck de Frankeneau (G.), *De lupanaribus ex principiis medicis improbatis.* Heidelbergæ, 1674, in-4°, et in *Satyris*, n° 25. — Restif de la Bretonne (N. E.), *Pornographe, ou Idée d'un honnête homme sur un projet de règlement pour la prostitution.* Londres, 1769, in-8°.— Sabatier, *Histoire de la législation des femmes publiques.* Paris, 1828, in-8°. — Sainte-Marie (E.), *Prostitution et visite des filles publiques*, in *Lect. relatives*, etc. Lyon, 1829, in-8° Parent-Duchatelet, *De la prostitution dans la ville de Paris, considérée sous le rapport de l'hygiène publique, de la morale et de l'administration ; ouvrage,* etc. Paris, 1836, in-8°, 2 vol. ; 3e édit., avec documents nouveaux et notes, par MM. Trébuchet et Poirat-Duval ; et *Précis hygiénique, statistique et administratif sur la prostitution dans les principales villes de l'Europe.* Paris, 1857, in-8°, 2 vol. — Ratier, *Quelles sont les mesures de police médicale les plus propres à arrêter la propagation de la maladie vénérienne*, in *Ann. d'hyg.*, 1re sér., t. XVI, p. 262, 1836. — Béraud (F. F.), *Les filles publiques à Paris et la police qui les régit.* Paris, 1839, in-8°, 2 vol. — Ryan, *The Prostitution of London.* London, 1839, in-12. — Potton, *De la prostitution et de ses conséquences dans les grandes villes et dans la ville de Lyon en particulier.* Lyon, 1841, in-8°. — Tait (W.), *An Inquiry into the Extent, Causes and Consequences of Prostitution in Edinburgh,* 2e édit. Edimb., 1842. — Ziegler, *Die Prostitution in Hannover. Ein Beitrag zur Medizinal-Polizei*, in *Ctrl. Ztg.*, 1845, n° 29, et *Schmidt's Jahrbb.*, t. XLVIII, p. 94, 1845. — Wolffsheim (F. S.), *Ueber Bordelle in medizinisch-polizeilichen Hinsicht.* Hamburg, 1845, in-8°. — Patze, *Ueber die Bordelle und Sittenverderbniss unserer Zeit.* Leipzig, 1845, in-8°. — Simon, *Ueber die mit dem Jahr 1846 beabsichtigte Aufhebung der öffentliche Prostitution in Berlin*, in *Henke's Ztschr.*, 1846, et *Canstatt's Jahresb.*, 1847, t. VII, p. 25. — *Die Prostitution in Berlin und ihre Opfer*, in *historischer, sittlicher und polizeilicher Beziehung beleuchtet.* Berlin, 1846, in-8°. — Rey (J. L.), *Des prostituées et de la prostitution en général, des moyens*, etc. Le Mans, 1847, in-32. — Rosenberger (C.), *Bericht über die Leistungen der syphilit. Weibeshospitals in St-Petersburg,* etc. *Nebst einem Anhange über die Lustdirnen und das Bordelwesen dasselbe*, in *Abhandl. Petersb.*, t. VII, 1847.— Matthyssens (F. J. X.), *De la prostitution dans la ville d'Anvers*, in *Ann. de la Soc. de méd. d'Anvers*, 1848, p. 23. — Hassing (M.), *De colicâ scortorum inquisitio.* Havniæ, 1848, in-8°.— Lippert, *Die Prostitution in Hamburg in ihren eigenthümlichen Verhältnissen.* Hamburg, 1848, in-8°. — *Die Prostitution in Algerien*, in *Med. Ctrl. Ztg.*, t. XVII, 1848, et *Schmidt's Jahrbb.*, t. LXIII, p. 101, 1849. — Beurend, *Die Prostitution in Berlin, und die gegen sie und Syphilis zu nehmende Maasregeln.* Erlangen, 1849, in-8°, et *ibid.*, 1850, in-8°. — Du même, *Ueber die Wirksamkeit des Sittenpolize in Berlin im J.* 1854, namentlich, etc. Erlangen, 1855, in-8°. — Posner (Ed. W.), *Die Wiedereinführung der Bordelle in Berlin vom medizin.* etc., *Standpunkte ausbeleuchtet.* Berlin, 1851, in-8°. — Acton (W.), *Prostitution in Relation to Public Health.* London, 1851 ; extr. par Guérard (A.), in *Ann. d'hyg.*, 1re sér., t. XLVI, p. 39, 1851.— Du même, *Prostitution considered in its Moral, Social and Sanitary Aspects in London and Other Large Cities*, etc. London, 1857, in-8° ; 2e édit. Lond., 1870, in-8°. — Sandouville, *Mesures administratives à prendre pour empêcher la propagation des maladies vénériennes*, in *Ann. d'hyg.*, 1re sér., t. XLVI, p. 72, 1851. — Dufour (P.), *Histoire de la prostitution chez tous les peuples du* *monde, depuis l'antiquité jusqu'a nos jours.* Paris, 1851-53, 6 vol. in-8°. — **Rabu-taux,** *De la prostitution en Europe, depuis l'antiquité jusqu'à la fin du quinzième siècle,* avec une bibliographie par P. Lacroix, pl. 4. Paris, 1851, in-4°.— **Neumann** (A. C.), *Zur Prostitutions-Frage,* in *Med. Ctrl. Ztg.,* n° 31, 1851, et *Schmidt's Jahrbb.,* t. LXXI, p. 218, 1851. — **Ducniolle,** *Rapport sur l'état sanitaire des prostituées à Bruxelles,* in *J. de Bruxelles,* janv. 1851.—**Gumbinner,** *Die Ueberwachung der Prostitution vom sittlichen und sanitäts-polizeilichen Standpunkte betrachtet,* in *Casper's Wochnschr.,* 1850, n°s 31, 32, 33.— *Quelles sont les mesures a prendre pour arrêter les progrès et diminuer les inconvénients et les dangers de la prostitution* (Compte rendu du Congr. d'hyg. publ. de Bruxelles en 1852 , in *Ann. d'hyg.,* 1re sér., t. XLVIII, 1852. — **Lehrs,** *Ueber Bordelle,* in *Casper's Vtjschr.,* t. III, p. 197, 1853. — **Duchesne,** *De la prostitution dans la ville d'Alger depuis la conquête.* Paris, 1853, in-8°. — **Goldhorn,** *Ueber den jetzigen Stand der Bordellfrage,* in *Schmidt's Jahrbb.,* t. LXXVII, p. 248, 1855.—**Lagneau** fils, *Mém. sur les mesures hygiéniques propres à prévenir la propagation des maladies vénériennes,* in *Ann. d'hyg.,* 2e sér., t. IV, p. 298, 1855, et t. V, p. 21, 241, 1856. — **Du même,** *De la prostitution considérée sous le rapport de l'hygiène publique,* in *Arch. gén. de méd.,* 5e sér., t. XI, p. 341, 1858. — *Prostitution the Greatest of our Social Evil, as it now exists in London, Liverpool, Manchester,* etc. Loudou, 1857, in-8°. — **Schultz** (A. H. F.), *Die Stellung das Staates zur Prostitution.* Berlin, 1857, in-8°. — **Sanger** (W.), *The History of Prostitution.* New-York, 1859, in-8°. — **Polak,** *Ueber Prostitution in Persien,* in *Wochnbl. Ztschr. der K.K. Gessellsch. der Aerzte in Wien.* 1861, p. 230. — **Canzani** (C.), *Osservazioni intorno al vigente regolamento sulla prostituzione,* in *Ann. univ. di med.,* t. CLXXX, p. 607, 1862. — **Steubel** (C. W.), *Wie hat sich der Statt der Prostitution gegenüber zu verhalten,* etc. Leipzig, 1862, in-8°.— **Pappenheim** (L.), *Prostitutions-Polizei,* in *Beiträge zur exact. Forsch.* 4 Hft., p. 78, 1862. — **Nusser,** *Gutachten... betreffend die Regulirung der öffentlichen Prostitution in Wien,* in *Zeitschr. f. prakt. Heilk.,* t. X, p. 365, 389, 1864. — **Hugel** (Fr. S.), *Zur Geschichte, Statistik und Regelung der Prostitution. Social medic.,* etc. Wien, 1865, in-8°. — **Bergeret** (L. F. E.), *La prostitution et les maladies vénériennes dans les petites localités,* in *Ann. d'hyg.,* 2e sér., t. XXV, p. 343, 1866. — **Garin,** *De l'influence de la police sanitaire et de l'assist. publ. sur l'extinction des maladies vénériennes,* in *Gaz. méd. de Lyon,* 1866, p. 247, 295. — **Drysdale** (C.), *The Medical Aspect of Prostitution,* in *Brit. Med. J.,* 1866, t. I, p. 184. — **Jeannel** (J.), *De la prostitution dans les grandes villes au dix-neuvième siècle et de l'extinction des maladies vénériennes. Questions,* etc. Paris, 1866, in-18, fig. — *Des mesures prophylactiques relatives à la propagation des maladies vénériennes,* in *Congrès internat. de Paris.* Paris, 1867, in-8°, p. 307-443. — **Muller** (Fr. W.), *Die Prostitution in sozialer, legaler und sanitärer Beziehung, die Nothwendigkeit,* etc. Erlangen, 1868, in-8°.— **Granveau,** *De la prostitution dans Paris.* Paris, 1868, in-8°. — **Schlesinger** (W.), *Die Prostitution in Wien und Paris.* Wien, 1868, in-8°. — **Lasègue,** *De la fécondité dans ses rapports avec la prostitution,* in *Arch. de méd.,* 6e sér., t. XIV, p. 513, 1869. — **Newton** (G.), *Prostitution in Japan,* in *Brit. Med. J.,* 1869, 1, 521. — **Lecour** (C. J.), *De la prostitution à Paris et à Londres.* Paris, 1870, in-18, et 2e édit., *ibid.,* 1872.— **Calza** (C.), *Documenti inediti della prostituzione, tratti degli archivi della republica Veneta.* Milano, 1870, in-8°.

Pédérastie : **Casper** (J. L.), *Ueber Nothzucht und Päderastie und deren,* etc., in *Vtjschr. f. ger. Med.,* t. I, p. 21, 1852. — **Tardieu** (A.), *Pédérastie,* in *Étude médico-légale sur les attentats aux mœurs,* in *Ann. d'hyg.,* 2e sér., t. IX, p. 137, 1858. — **Numantius** (N.), *Studien über Mannmännliche Geschlechtliebe,* in *Forschung über das Räthsel,* etc. Leipzig, 1864, in-8°, Hft. 1-5.

— **Camuas,** *Prophylaxie de la syphilis,* in *Ann. de dermat. et de syph.,* n° 3, 1872. — **Charpi,** *Des organes génitaux externes chez les prostituées,* ibid. n° 4, 1872. — **Homo,** *Etude sur la prostitution dans la ville de Château-Gontier.* Paris. 1872. — **Proksch** (J. K.), *Die Vorbauug der venerischen Krankheiten vom sanitäts-polizeil..... Standpunkt.* Wien, 1872, in-8. — **Esquiros** (A.), *Les vierges folles.* Paris, 1873. — **Lande** (L.), *Hyg. publ. Les affections vénériennes et leur pro-*

phylaxie générale à Bordeaux. Paris, 1873, in-8. — Langlebert (E.), *La syphilis dans ses rapports avec le mariage.* Paris, 1873, in-12. — Diday, *Nouveau système d'assainissement de la prostitution.* Paris, 1874, in-8°. — Jeannel (J.), *De la prostitution dans les grandes villes,* etc. Paris, 1874, in-18. — Du même, *Etudes sur la prostitution en Angleterre,* in *Ann. d'hyg. publ.,* 2ᵉ sér., t. XLI, 1874, et t. XLIII, 1875. — Lagneau (G.), *Rapport sur un cas de transmission de la syphilis d'un nourrisson à sa nourrice,* in *Ann. d'hyg. publ.,* 2ᵉ sér., t. XLIV, 1875. — Mireur (H.), *La syphilis et la prostitution dans leurs rapports avec l'hygiène, la morale et la loi.* Paris, 1875, in-8°. — Schperk (Ed.), *Recherches statistiques sur la syphilis dans la population féminine de Saint-Pétersbourg,* in *Ann. d'hyg. publ.,* 2ᵉ sér., t. XLIV, 1875.

— Appay, *De la transmission de la syphilis entre nourrices et nourrissons.* Paris, 1875, in-8. — Hugonneau, *Diminution des maladies vénériennes dans la ville de Paris depuis la guerre de 1870-71,* in *Gaz. des hôpit.,* 1875. — Strohl (E.) *Zur Prostitutions frage.* In *Viertelj. f. ger. Med.,* jan. 1876, p. 101. — Kraus, *Ueb. Prostitution,* in *D. Viert. f. öff. Ges.-Pfl.,* Bd. IX, p. 337, 1877. — Maget, *La prostitution au Japon,* in *Ann. d'hyg. publ.,* juill. 1878. — Nicole, *La prost. en Egypte,* ibid., sept. 1878. — Fournier, *Syphilis et mariage.* Paris, 1880, in-8. — Granier, *Des affections syphilitiq. et vénér. dans les principales villes de la France,* in *Lyon méd.,* 1880, nᵒ 18. — Sormani (J.), *La prophylaxie des maladies vénériennes,* in *Rev. d'hyg.,* 1881, p. 897, 993, et 1882, p. 15. — Meyer (L.), art. *Bordellwesen, Syphilis und Prostitution,* in *Eulenberg's Handb. d. öff. Gesundh.,* 1881, Bd. I, p. 461, — Diday (P.), *Le péril vénérien dans les familles.* Paris, 1881, in-18. — Moreau (P.), *Les aberrations du sens génésique.* Paris, 1881, in-8. — Lecour (C.-J.), *La prostitution à Paris et à Londres,* 3ᵉ éd., 2ᵉ tirage. Paris, 1882, in-18. — Stern (E.), *Ueber Syphilis-Prophylaxis,* in *Viert. f. ger. Med.,* Bd. XXXVII, p. 140, 1882.

SIXIÈME CLASSE. — EXCRETA.

Les diverses excrétions sont destinées à débarrasser l'économie des matériaux usés provenant de la décomposition interstitielle, ou qui n'ont pu être utilisés dans l'organisme. Ce sont de véritables émonctoires, chargés de la dépuration du fluide nourricier. Elles jouent également un grand rôle dans la calorification, celles surtout qui ont lieu par les grandes surfaces cutanée et pulmonaire.

Leurs altérations, les modifications variées qu'elles peuvent subir, exercent donc une influence très grande sur la santé : aussi les pathologistes n'oublient-ils jamais de mentionner ces troubles divers, dans l'étiologie des maladies.

M. Lévy donne le tableau suivant des pertes éprouvées par l'homme en vingt-quatre heures.

	onces.		onces.
Vapeurs aqueuses à la peau	28,70	Suc gastrique et intestinal	31,00
Vapeurs aqueuses pulmonaires	18,30	Bile	10,00
Gaz acide carbonique dans les poumons	48,28	Salive	10,00
		Suc pancréatique	2,00
Gaz acide carbonique à la peau	0,72	Sérosité vésiculaire	2,00
Urine	40,00	Larmes, mucus nasal	1,00

C'est-à-dire, au total, 42 livres en vingt-quatre heures.

Dans l'état de santé, et à part certaines dispositions individuelles, les quantités des produits excrétés répondent nécessairement aux quantités ingérées d'aliments et de boissons.
Si les excrétions ne se font pas avec régularité ou si elles présentent des variations de quantité insolites, l'hygiéniste devra
intervenir, examiner le régime et le modifier suivant les indications particulières.

Des différentes excrétions, nous examinerons seulement les
suivantes :

Transpiration cutanée. — Excrétions buccales. — Urines. — Fèces.

1° *Transpiration cutanée*. — On la distingue en transpiration
insensible et en transpiration sensible. La première se dissipe
en vapeur et n'est appréciée que dans les expériences où l'on
enferme le corps, ou bien une partie du corps, dans une enveloppe imperméable. On l'évalue à un peu plus de 1 kilogramme
en vingt-quatre heures, c'est-à-dire au double de l'exhalation
pulmonaire. La transpiration sensible est celle qui devient assez
abondante pour que le produit se rassemble en gouttelettes à
la surface de la peau. Quand les glandes sudoripares sont surex-
citées soit par la température ambiante, soit par un exercice
violent, soit par toute autre cause, la transpiration sensible
augmente et devient de la sueur proprement dite, et en même
temps la proportion de substances solides s'accroît. Le
liquide de la transpiration sensible ne contient guère que de
l'eau et quelques produits volatils (acides carbonique, formi-
que, butyrique, propionique, *sudorique*, ammoniaque, etc.),
tandis que la sueur renferme beaucoup de substances solides,
les sels ordinaires du sang (où domine le chlorure de sodium :
22 pour 1000), etc.

En un mot, la peau est toujours humectée, qu'elle soit simplement moite ou couverte d'une sueur abondante ; il en résulte
qu'elle est le siège d'une évaporation continue qui a pour effet
d'abaisser constamment la température du corps. Si donc la
chaleur animale tend à s'élever sous l'influence d'une cause
quelconque, la sueur permet par son évaporation de combattre
l'élévation thermique.

Certains individus transpirent avec une grande facilité :
ces sudations sont générales ou partielles, et quelquefois habituelles.

On a beaucoup exagéré les dangers de la suppression des
sueurs partielles habituelles, et notamment de la sueur des
pieds. Il faut cependant en tenir compte, et reconnaître que,

lorsqu'une transpiration abondante, générale et locale, accidentelle ou habituelle, vient à être arrêtée brusquement, il peut en résulter des accidents plus ou moins graves.

Fourcault a entrepris une série de recherches sur la suppression de la transpiration insensible. Ayant, chez des animaux, arrêté l'exhalation cutanée au moyen de l'application d'enduits imperméables, il a déterminé assez promptement des maladies mortelles. Chez des animaux dont toute la surface tégumentaire avait été ainsi recouverte, il a vu survenir une véritable asphyxie, avec engorgement des viscères et réplétion des veines par du sang noir. Ces effets sont dus, moins à la suppression de l'exhalation aqueuse, qui peut être suppléée par les reins qu'à celle de l'exhalation d'acide carbonique, que ne peut remplacer l'échange des gaz qui a lieu dans le poumon. C'est donc une asphyxie lente qui se manifeste alors ; comme effets de la suppression graduée et partielle, il a vu survenir des inflammations subaiguës, des irritations chroniques, des tubercules dans divers organes, et une altération profonde de la nutrition. D'après le docteur Lang de Gottingue, les accidents seraient dus surtout à l'hyperémie rénale, suivie d'exsudation parenchymateuse dans les canalicules du rein, qui finissent par s'oblitérer, et à la rétention des principes excrémentitiels de l'urine.

Il a été question plus haut des effets du froid sur l'économie ; ces effets sont aussi ceux qui peuvent survenir à la suite d'un refroidissement dû à un excès d'activité de l'évaporation cutanée ou de la suppression brusque d'une transpiration abondante ; telles sont les diverses inflammations de la muqueuse des voies respiratoires, les pneumonies, les pleurésies, la péritonite, le rhumatisme articulaire aigu, etc. Le refroidissement ayant eu lieu sur une partie seulement, l'effet est souvent local. C'est ainsi qu'une névralgie faciale, une paralysie de la joue frappera un côté du visage, qui aura été subitement refroidi par un courant d'air. Un refroidissement du ventre pourra donner lieu à une diarrhée, à une dyssenterie ; de là, l'utilité des ceintures de laine dans les pays à transitions rapides de température.

Mais ce sont surtout les sueurs partielles habituelles, dont la brusque disparition expose à des accidents variés. Mondière a réuni dans un mémoire spécial, 42 observations pour faire voir les dangers que peut amener la cessation de la sueur habituelle des pieds. Il a noté 15 cas d'affections des voies respiratoires ; 5 cas relatifs à des coryzas ; 4, à des affections de l'appareil digestif ; 7, à des maladies des voies génito-urinaires, etc. La conclusion de tout ceci, c'est qu'il faut respecter ces transpirations locales habituelles.

La sueur laisse à la surface cutanée des dépôts qui, se mêlant avec les détritus de l'épiderme, les poussières venues du dehors, etc., forment une crasse qu'il importe d'enlever par les lavages, les bains, etc.

Une autre sécrétion cutanée, celle des glandes sébacées, dont le produit se mêle à la sueur, sert essentiellement à enduire l'épiderme (et les cheveux) d'un corps gras, qui a pour fonction purement mécanique d'empêcher la peau de se durcir et de se gercer.

2° *Excrétions buccales.* — Elles sont constituées par le produit de la sécrétion des glandes salivaires et des follicules qui tapissent la cavité de la bouche. La salive par elle-même est alcaline, les sécrétions muqueuses de la bouche qu'on a supposées acides pendant très longtemps, sont aussi légèrement alcalines, comme l'ont établi MM. Claude Bernard et Magitot ; seulement le mucus buccal, étant très riche en albumine, favorise singulièrement la fermentation du liquide salivaire, ce qui explique son acidité dans un grand nombre de cas ; c'est cette acidité qui attaque l'émail des dents et cause un agacement très pénible, si par son action prolongée elle ne va pas jusqu'à déterminer la carie dentaire. Dans certains cas l'acidité du liquide buccal est l'effet d'une affection morbide ; il est évident que c'est à celle-ci qu'il faut s'en prendre alors. Dans tous les cas, les collutoires, ou dentifrices alcalins, ne peuvent être que très avantageux pour pallier les effets de l'acide.

Mais l'effet nuisible le plus ordinaire des excrétions buccales consiste dans le dépôt de phosphates terreux mêlés à des matières coagulables, qui encroûtent les dents des personnes qui n'ont pas le soin de les laver et de les brosser fréquemment ; c'est le tartre dentaire, dont la production est favorisée par l'alcalinité du liquide salivaire. Ces accumulations de tartre ont lieu surtout autour des dents de la mâchoire inférieure, ce qui s'explique par la situation déclive de celles-ci : elles produisent des irritations, des gonflements, des ramollissements des gencives, le déchaussement des dents, dont elles provoquent l'ébranlement et hâtent la chute. Elles donnent en même temps une odeur désagréable à l'haleine et un aspect repoussant à la bouche.

Le tartre doit être enlevé par le dentiste au moyen d'instruments appropriés. En cas d'irritation des gencives, on aura recours aux collutoires émollients : si elles sont pâles, ramollies, boursouflées, on emploiera les toniques et les astringents, mais surtout le quinquina. On empêchera l'accumulation du tartre par des soins de propreté minutieux et répétés ; l'usage du cure-dents en plume ou en écaille après le repas, pour enlever tous les débris de matières alimentaires qui s'interposent entre les dents, les lotions à l'eau tiède légèrement animée par un alcoolat aromatique, secondés par l'emploi de la brosse douce, promenée alternativement en travers et verticalement : tels sont les moyens à mettre en usage.

3° *Urine*. — Les urines sont destinées à rejeter les liquides aqueux et certains produits, tels que l'urée, l'acide urique, etc., provenant de la décomposition des tissus et les matières non assimilables qui ont été absorbées ; en d'autres termes, elles sont la collection des déchets engendrés par les actes physiques et intellectuels, et en même temps entraînent hors de l'organisme les substances nuisibles qui y ont été introduites. Elles sont plus ou moins abondantes suivant les individus, suivant l'abondance de l'exhalation cutanée et pulmonaire à laquelle elles font équilibre, et, enfin, suivant la quantité des liquides et des solides ingérés ; plus abondantes l'hiver que l'été, et dans les pays froids que dans les pays chauds, etc.

Chez nous, dans notre climat et avec notre régime, la quantité des urines peut s'élever à 1,250 grammes dans les vingt-quatre heures. Un régime animal, avec une faible quantité de boissons aqueuses, rend les urines plus chargées de principes azotés, plus rouges, plus irritantes.

L'urine arrive dans la vessie, la distend et provoque une sensation particulière, le besoin de l'expulsion. Les personnes qui résistent habituellement à ce besoin, ont la vessie plus ample, mais aussi moins énergiquement contractile. C'est donc là une sensation à laquelle il faut obéir aussitôt qu'elle se manifeste, sous peine d'amener à la longue l'inertie des parois de la vessie et, par suite, des rétentions d'urine, etc. Le séjour des urines dans leur récipient ordinaire peut, surtout quand elles sont chargées de principes salins, favoriser la formation des calculs, disposition à laquelle concourront aussi une alimentation très substantielle, qui fournit à la sécrétion rénale une grande quantité d'urée, l'abus de boissons très stimulantes, etc.

4° *Matières fécales*. — Elles sont formées essentiellement par les débris de l'épithélium desquamé auxquels viennent s'ajouter les parties non assimilables des aliments et des liquides digestifs. Les fèces sont constituées chez le fœtus uniquement par ces débris épithéliaux, colorés par la bile et expulsés dès la naissance ; c'est le méconium. Chez les adultes ces débris peuvent à eux seuls constituer toutes les matières fécales, dans des circonstances données. Si nous insistons sur ce point, c'est uniquement pour combattre l'erreur qui consiste à regarder les fèces comme formées essentiellement par la partie non assimilable des matières alimentaires.

La proportion des matières fécales varie nécessairement suivant certaines dispositions individuelles, mais surtout suivant la quantité et l'espèce des aliments ingérés. Les substances très azotées, les viandes, les œufs, laissent peu de résidu ; les végétaux, et particulièrement les végétaux herbacés, en laissent, au contraire, beaucoup. Au total, un homme bien constitué, soumis à un régime mixte, rend de 150 à 200 grammes d'excrément dans les vingt-quatre heures. Les individus sobres, livrés à des occupations sédentaires, ont, en général, des matières dures et peu abondantes ; elles sont molles et copieuses dans les conditions opposées. On a ordinairement une selle toutes les vingt-quatre heures ; il est bon d'habituer l'intestin à s'exonérer périodiquement à une même heure ; le matin vaut mieux ; on est plus libre pour toute la journée. Aussi, un des meilleurs moyens de vaincre la constipation est-il de se présenter tous les jours à la selle à une même heure ; ce moyen sera secondé par un régime approprié à l'individu, rendu moins azoté, par exemple, par le mouvement, l'exercice au grand air, etc. Les lavements quotidiens, à l'aide desquels on combat ordinairement la constipation, ont le grave inconvénient de relâcher l'intestin et de constituer une habitude qui finit par devenir indispensable. Les selles, molles ou liquides et trop abondantes, seront aussi modifiées par le régime, à moins qu'elles ne dépendent d'une affection gastro-intestinale, pour laquelle des soins médicaux sont, avant tout, nécessaires. Les meilleurs moyens hygiéniques de combattre les simples relâchements, consistent dans l'emploi combiné et modifié, suivant les indications, de l'exercice, des vêtements chauds, des ceintures de flanelle, des frictions sèches, du massage, etc. Il va de soi que l'on ne doit jamais résister au besoin d'aller à la selle, sauf le cas où il s'agit de régulariser l'évacuation.

Des poils et des cheveux.

A l'exemple de MM. Lévy, Fleury, etc., nous traiterons, à propos des sécrétions et des excrétions, de ces appendices de la peau ou productions épidermiques, que l'on désigne, en anatomie, sous les noms de *poils* et d'*ongles*.

I. Les *poils*, qui doivent nous occuper particulièrement ici, sont ceux de la face (barbe et moustache), ceux de la tête (cheveux), et ceux des parties génitales.

1° *Barbe et moustaches*. — La partie inférieure de la face de l'homme, et surtout dans la race caucasique, est couverte de poils plus ou moins épais, plus ou moins abondants, suivant les individus. Plusieurs médecins ont fait ressortir l'utilité de cette portion du système pileux, qui, selon eux, ne serait pas un vain ornement.

D'après les observations qui ont été faites à cet égard, la barbe aurait à accomplir un rôle de protection très efficace pour les organes contenus dans la cavité buccale. M. Szokalski a relaté l'histoire de 53 individus vigoureux, bien portants, âgés de 25 à 45 ans, employés à un chemin de fer, et qui firent couper leur barbe à peu près en même temps. Voici ce qui se passa : tous éprouvèrent d'abord un sentiment de froid très pénible, et 14 seulement s'accoutumèrent assez promptement et sans conséquences fâcheuses à ce changement, tandis que tous les autres eurent plus ou moins à en souffrir ; 27 eurent des maux de dents très intenses, et s'étendant à toute la mâchoire ; ces douleurs furent accompagnées, dans 11 cas, de névralgies faciales bien caractérisées, et dans 16 de fluxions des gencives avec ou sans abcès. Dans 6 cas, on observa des gonflements assez considérables des glandes sous-maxillaires. Chez 13 individus, la carie des dents déjà malades fit de rapides progrès... Ces accidents disparurent dès que l'on eut laissé repousser la barbe.

M. Szokalski a encore relaté le fait suivant observé sur 30 individus de l'âge moyen de 30 ans, dont la moitié portait de la barbe, l'autre moitié était rasée : chez les premiers, on n'avait eu à enlever que huit dents malades, et vingt-six chez les seconds. Tous les maux de dents chez ceux-ci furent très opiniâtres, et, dans deux cas, ils cédèrent quand on eut laissé le système pileux de la face pousser en liberté.

Suivant M. Adams, la barbe protège et tient chaudement la bouche, les dents, les glandes salivaires, et conserve l'intégrité de ces organes si utiles pour la digestion. En outre, la barbe sert de *respirator*, car non seulement elle s'oppose à l'entrée des corps étrangers pulvérulents dans les voies respiratoires, mais, en même temps, elle diminue le froid de l'air inspiré en lui communiquant une partie de la chaleur provenant des parties qu'elle recouvre et qu'elle conserve en quelque sorte en dépôt.

La barbe serait donc essentiellement utile pour les personnes exposées à la respiration des particules solides, mais surtout aux courants d'air, aux vicissitudes atmosphériques : tels sont les employés divers des chemins de fer, les ouvriers dans une foule de professions, les matelots, les soldats, et, enfin, ajoute M. Adams, les médecins. Il donne donc le conseil de favoriser par tous les moyens possibles la culture de la barbe, au lieu de la tourner en ridicule. A part peut-être un peu d'exagération, ces conseils ne sont assurément pas mauvais à suivre, mais à la condition de maintenir la barbe dans un grand état de propreté, à l'aide de lavages fréquents, secondés de l'action du peigne.

2° *Cheveux.* — Les cheveux sont aussi un ornement et une protection. En leur qualité de mauvais conducteurs du calorique, ils défendent la tête contre les températures extrêmes, en même temps qu'ils la protègent contre les violences extérieures.

Si l'on coupe les cheveux trop courts et trop souvent, on excite la vitalité des bulbes pilifères, et l'on fait de la peau du crâne un centre de fluxions qui, peu marqué chez l'adulte, peut être assez intense chez l'enfant pour déterminer du prurit, des démangeaisons et une éruption eczémato-impétigineuse. Il arrive alors que l'on va contre le but que l'on s'était proposé : au lieu de faire épaissir les cheveux, on hâte leur chute.

Dans nos pays tempérés, où la mode n'admet ni l'épais bonnet fourré des Septentrionaux ni le turban des Musulmans, on s'expose, en faisant couper les cheveux ras, aux otites, aux ophthalmies, aux coryzas, aux angines, surtout pendant l'hiver, et si on les portait longs auparavant. Faisons observer que l'usage des cheveux coupés en brosse, comme les portent habituellement beaucoup de personnes, et en particulier les militaires, n'a point ces inconvénients que l'on me paraît avoir exagérés, et permet d'entretenir une propreté rigoureuse. Cependant Lanoix a fait voir les graves dangers d'une section complète de la chevelure, dans les maladies et dans la convalescence. Dans tous les cas, il vaut mieux procéder par portions, afin d'habituer peu à peu les téguments de la tête à la différence de température qui résulte de la disparition d'une chevelure longue et épaisse.

L'usage du rasoir excite, à bien plus forte raison, l'irritabilité du cuir chevelu : une pareille habitude n'est possible qu'en Orient où la température constamment élevée maintient toute l'enveloppe cutanée dans un état d'activité très considérable, et où la tête est habituellement très couverte.

Chez beaucoup de personnes l'habitude des cheveux très longs favorise les congestions cérébrales ; aussi la mode actuelle, d'accord en cela avec l'hygiène, ne laisse-t-elle à la chevelure de l'homme qu'une longueur de 6 à 10 ou 12 centimètres, et il est bon de la maintenir ainsi en la faisant *rafraîchir* tous les mois ou toutes les six semaines.

Les femmes ont l'habitude de porter les cheveux longs, et de les relever autour et au-dessus de la tête, en les disposant de différentes manières, selon le caprice de la mode. L'usage des bandeaux, des coques, des tire-bouchons, des tresses, des nattes, des chignons, le redressement à la chinoise, etc., ne font que modifier diversement ces dispositions. Cependant les coiffures qui laissent circuler l'air entre les différentes masses de cheveux, sont les plus convenables.

La surabondance de la chevelure est souvent, chez la femme, une cause de névralgies, de congestions. Quand le système pileux a pris un énorme développement, il n'est pas rare de voir un véritable état d'anémie ou différentes affections nerveuses en être la conséquence. Il faut nécessairement alors faire le sacrifice d'une partie de cette production exubérante. Mais, dans ce cas encore, on ne procédera que graduellement et par petites portions; une section trop brusque pourrait avoir, comme nous l'avons dit, de graves inconvénients.

Du reste, pour les cheveux comme pour la barbe, une minutieuse propreté doit être entretenue. Il a été question plus haut de l'emploi des cosmétiques: en conséquence, nous n'y reviendons pas ici.

Relativement aux productions pédiculaires, nous n'avons pas à en parler, si ce n'est pour signaler le préjugé ridicule et dégoûtant qui veut les respecter, en les considérant comme un émonctoire pour les mauvaises humeurs. Il faut les faire disparaître. Mais c'est là une question de pathologie autant que d'hygiène.

3° *Poils des parties génitales.* — Ils sont souvent envahis, chez les personnes malpropres, par des insectes d'une espèce particulière (*pediculus pubis, morpion*) que font disparaître les soins de propreté et les mercuriaux. On comprend l'usage qui existe en Orient, chez les femmes surtout, de s'épiler entièrement le pubis.

II. *Des ongles.* — Nous n'avons qu'un seul mot à en dire, c'est que les ongles des doigts des pieds doivent être coupés carrément et non en rond comme ceux des doigts de la main, afin d'empêcher les côtés de pénétrer dans les chairs pendant la marche, lésion des plus douloureuses et qui exige une opération chirurgicale.]

Bibliographie. — Transpiration : Cette question est plus particulièrement du ressort de la physiologie et de la pathologie ; cependant, nous citerons les travaux suivants : Vergne, *An salubris a labore sudor?* (Resp. negat.) Th. de Paris, 1718, in-4°. — Alberti, *De sudoris ambulatorii salubritate et insalubritate.* Halæ, 1741, in-4°. — Boeckmann, *De sudore corroborante.* Gryphisvaldiæ, 1753, in-4°. — Buechner (A. E. de), *De noxiâ sudoris provocatione, præservationis causâ susceptâ.* Halæ, 1758, in-4°. — Du même, *De sudoris pedum, imprimis habitualis, noxiâ suppressione.* Halæ, 1762, in-4°. — Weber (Jac.), *De transpiratione cutaneâ hominis, sanitatis præsidio, morborum causâ et victrice.* Tubingæ, 1760, in-4°. — Lasteyras (P. G.), *Essai sur certaines éphidroses locales et générales dont le médecin ne doit pas tenter la guérison.* Th. de Paris, 1813, n° 129, in-4°. — Loestlin (J. F. D.),

Observations sur la nature et l'importance de la sueur habituelle des pieds, in *Bullet. de la Soc. d'émulat.* (*J. de méd. de Corvisart*, t. XXXIV, p. 162, 1815). — Mondière (J.), *Mém. sur les dangers de la suppression de la sueur habituelle des pieds*, in l'*Expérience*, t. I, p. 481, 1838. — Fourcault (A.), *Expériences démontrant l'influence de la suppression mécanique de la transpiration cutanée, sur l'altération du sang et sur le développement des lésions locales attribuées à l'inflammation*, in Compt. rend. de l'Acad. des sc., t. VI, p. 269, 1838 ; t. XII, p. 185, 1841; t. XVI. 139, 338, 1843.

Dents : Beaupreau, *Dissertation sur la propreté et la conservation des dents*. Paris, 1764, in-8°. — Dubois (L. E.), *Esquisse sur l'hygiène dentaire, ou Analyse des moyens propres à la conservation des dents et des gencives ; suivie*, etc. Paris, 1823, in-8°. — Taveau *Nouvelle Hygiène de la bouche, ou Traité complet des soins*, etc., 5e édit. Paris, 1843, in-8°. — Jovanovitz (N.), *Zahn-diætetik, oder die Kunst*, etc. Linz, 1847, in-8°. — Hartmann (G.), *Zer zahnretter. Eine auf Wissenschaft und Erfahrung*, etc. Leipzig, 1854, in-8°.—Roux (L.),*De la manière de conserver les dents*. Paris, 1858, in-8°. — Rottenstein, *Considérations sur le développement et la conservation des dents*. Paris, 1861, in-8°. — Delestre (G.), *Du ramollissement des gencives*. Th. de Paris, 1861, in-4°, n° 41. — Faber (C. M.), *Anleitung zur rationellen Pflege der Zähne und der Mundes*. Wien, 1863, in-8°, etc., etc... — Voir les articles Dents des *Dictionnaires de méd.*, et les ouvrages des dentistes.

Cheveux et barbe : Junius, *De comâ commentarius*, in *Animadversorum libri VI*. Basileæ, 1556, in-8°. — Joubert (Laur.), *De affectibus pilorum cutis et præsertim capitis*. Genevæ, 1572, in-12. — Dana (J.), *Le chauve ou le mespris des cheveux*. Paris, 1621, in-8°. — Saumaise (C.), *Epistola de cæsarie, virorum et mulierum comâ*. Lugduni-Batav., 1644, in-8°. — Plempius, *De affectibus capillorum et unguium*. Lovani, 1662, in-4°. — Clodius (J.), *De capillis Romanorum veterum*. Viteb., 1665, in-4°. — Henning (J.), *Trichologia, id est, de capillis veterum collectanea historico-philologica*. Magdeburgi, 1678, in-12. — Guyart (P. P.), *An coma adscititia nativâ salubrior ?* (Resp. affirm.) Th. de Paris, 1691, in-4°. — Grasius (J. Ph.), *De capillis veterum*. Viteb., 1694, in-4°. — Guntz, *Epist. grat. de votâ puerorum comâ et juvenum barbâ apud veteres*. Lipsiæ, 1757, in-4°. — Kneiphof (J. H.), *Abhandlung von den Haaren, deren Beschreibung, Nutzen, Zufällen und Mitteln dagegen*. Rotenburg, 1777, in-8°. — Lanoix (G.), *Observations sur le danger de couper les cheveux dans quelques cas de maladies aiguës*, in *Mém. de la Soc. méd. d'émulat.*, t. I, p. 1, 1797. — Boehmer, *De dignitate pilorum, remediisque eorum incrementum et promoventibus et impedientibus*. Vitebergæ, 1798, in-4°. — Pfaw (J. K.), *De pilorum varietatibus naturalibus et præternaturalibus*. Halæ, 1799, in-8°. — Vauquelin, *Analyse chimique des cheveux*, in *J. gén. de méd.*, t. XXVI, p. 449, 1806. — Grellois (L.), *Dissertation sur les cheveux*. Th. de Paris, 1806, n° 22, in-4°. — Kuhn (C. G. , *De noxâ capillorum resectione in sanitatem redundante*, in *Opusc. Acad.*, t. II, n° 57. Lipsiæ, 1828, in-8°. — Eble (B.), *Die Lehre von den Haaren in der gesammten organischen Natur. Vollständig bearbeitet*, pl. 11, in-4°. Wien, 1831, 2 vol. in-8°. — Raedt (A. J., *Dissert. physiologico-pathologica de pilis*. Groningæ, 1833, in-8°. — Boucnnon, *Traité anatomique, physiologique et pathologique du système pileux, et en particulier des cheveux et de la barbe*. Paris, 1838, in-8°. — Mandl (L.), *Mém. sur quelques points des maladies des cheveux, précédé de recherches sur leur organisation*, in *Arch. gén. de méd.*, 3e sér., t. VII, p. 417, 1840. — Miller (E.), *Éloge de la chevelure ; discours inédit d'un auteur grec anonyme, en réfutation du discours de Synésius, intitulé : Éloge de la calvitie, publié*, etc. Paris, 1840, in-8°. — Frédéricq (A.), *De l'influence de la coupe des cheveux sur la santé*, in *Ann. de la Soc. de méd. d'émulat. de la Flandre occid.*, t. II, p. 33, 1848. — Jacquot (Fel.), *Trichomélanogénésie*, in *Gaz. méd.*, 1849, p. 215. — Cazenave (A.), *Traité des maladies du cuir chevelu, suivi de conseils hygiéniques sur les soins à donner à la chevelure*, pl. 8. Paris, 1850, in-8°. — Berthaldi (G.), *Gründliche Heilung der Krankheiten des Kopf- und Barthaars*. Leipzig, 1851, in-16. — Engel (J.), *Ueber das Wachsen abgeschnittener Haare*, in *Sitz. ber. der. K.K. Akad. zu Wien*, Kl. XIX, p. 240, 1856, et *Schmidt's Jahrbb.*, t. CXIV, p. 15, 1857. — Vaillant (L. L.), *Essai sur le système pileux dans l'espèce humaine.* Th. de Paris, n° 144, pl. 2. — Pruner-Bey, *De la chevelure comme une caractéristique des races humaines,* in *Mém. de la Soc. d'anthrop.,* t. II, p. 1, 1865 et discuss., in *Bull. de la Soc.,* etc., t. V, 1864.

Barbe : Hotomannus (A.), *De barbâ dialogus.* Lugd. Batav. 1587, in-12. — Ulmi (Ab. A.), *Physiologia barbæ humanæ.* Bononiæ, 1603, in-4°. — Περὶ πωγωνοφορίας, *Vel de Barbigenio hominis mere maris.* Jenæ, 1608, in-4°. — Dietuer (C. L.). *Epistola philologico-historico-juridica de capillis et barbâ,* in *Ephem. N. C.* dec. 1, an IV et V. p. 173 (1673-74). — Barth (G.), *De barbâ.* Lipsiæ, 1676, in-4°. — Camerarius (J. R.), *De barbâ,* in *Sylloges memorabil. med.,* cent. XVI, n° 62-73, 2° édit. Tubingæ, 1683, in-8°. — Hoffmann (Ant.), *De barbâ dialogus.* Lipsiæ, 1690, in-8°. Pagenstecher (Fr. W.), *De barbâ,* lib. I, 3° édit. Lemgoniæ, 1715, in-12. — Oudin (Le P.), *Recherches sur la barbe,* in *Merc. de Fr.,* 1765, t. II (mars), p. 7, et t. III (avril), p. 5. — Pernet, *La pogotomie, ou l'Art d'apprendre à se raser soi-même,* etc., pl. 2. Paris, 1769, in-12. — Fangé, *Mém. pour servir à l'histoire de la barbe de l'homme.* Lyon, 1770. in-8°. — Dulaure (J. A.), *Pogonologie, ou Histoire philosophique de la barbe,* fig. Constantinople et Paris, 1786, in-12. — Matthæi (C. C.), *Ist das Abschneiden des Haupthaares, und der Bartes eine der Mode zu überlassende gleichgültige Sache?* in *Hufeland's Journ.,* t. XVI, St. III, p. 67 ; 1803. — Weitenweber (W. R.), *Ueber das Bartabnehmen in Krankheiten,* in *Œsterr. med. Wchnschr.,* 1845, p. 506. — Szökalski (V.), *De l'action physiologique des poils sur la face de l'homme, et de l'influence que leur suppression exerce sur la santé,* in *Un. méd.,* t. VIII), p. 39, 1854. — Duigan (D. J.), *Sur l'utilité de la barbe chez les marins,* in *Sanitary Rev.,* t. IV, p. 361. — *The use of the Moustache,* in *Med. Times and Gaz.,* 1862, t. I, p. 149. — Adams (A. M.), *Is Shaving Injurious to the Health? a Plea for the Beard.* in *Edinb. Med. Journ.,* dec. 1861. — *The Use of the Moustache,* in *Med. T. and Gaz.,* 1862, t. I, p. 149. — Belcuer, *The Hygienic A pect of Pogonotrophy,* in *Dubl. Quart. Rev.,* t. XXXVII, p. 154, 1861. — Beaugrand (E.), art. *Barbe,* in *Dict. encycl. des sc. méd.,* t. VIII, p. 1868.

— Lang, *Die Ursache des Todes nach unterdrückter Hautausdünstung bei Thieren,* in *Archiv der Heilk.,* Bd. XIII, 1872. — Magitot, *Traité de la carie dentaire.* Paris, 1872, in-8. — Castel (L. P. E.), *Contribution à l'étude de la suppression des fonctions de la peau. Th. de Paris,* 1876.

Bazin et Dally, art. Cheveux, in *Dict. encycl. des sc. méd.,* 1re sér., t. XV, 1874.

— Hahn (L.). art. *Stercorales* (Matières), in *Dict. encyc. sci. méd.,* 1882.

APPENDICE

HYGIÈNE APPLIQUÉE

DES PROFESSIONS

La classification des principales espèces de professions, les modifications physiologiques qu'elles impriment aux sujets, qui s'y livrent, ont été déjà traitées d'une manière sommaire (chap. ix, pag. 139).

Le but que je me propose actuellement est de développer cette classification, de montrer quelles sont les professions diverses qui peuvent être rattachées à tel ou tel groupe, et enfin d'examiner, dans chacun de ces groupes, quelles sont les maladies qui peuvent être le résultat de l'exercice de la profession elle-même. C'est surtout sous le point de vue étiologique qu'une telle étude est intéressante, et c'est, en effet, sous celui-là que nous la considérerons particulièrement. Quant aux règles hygiéniques spéciales, nous y insisterons moins, car elles peuvent se déduire de l'appréciation de l'influence pathogénique et de l'application des préceptes établis dans le cours de cet ouvrage.

Nous ferons observer que nous n'avons pas l'intention de traiter dans cet appendice l'histoire de toutes les professions. — Nous voulons seulement esquisser à grands traits toutes celles dont il n'a pas été question dans le cours de cet ouvrage. Il est, en effet, à peine utile de faire remarquer que l'hygiène des professions les plus communes, de celles qui sont les plus dangereuses, a déjà été traitée dans maintes et maintes parties de ce livre. Or, y revenir ici serait faire un double emploi.

[Vouloir compléter l'article très étendu qui est consacré à l'hygiène des professions, ce serait faire ce que M. Becquerel a précisément voulu éviter, c'est-à-dire un traité des maladies des artisans. Nous nous bornerons donc ici à quelques généralités, plus loin à quelques additions de détail commandées par les progrès de la science. D'ailleurs, nos bibliographies permettront de donner à cette indication sommaire toute l'étendue possible à ceux qui voudront remonter aux sources.

Dans toutes les questions d'hygiène professionnelle, il y a à distinguer et à étudier séparément :

1° L'*hygiène intrinsèque des professions*. — C'est celle qui s'occupe des conditions particulières dans lesquelles chaque industrie place les individus qui l'exercent, en raison des matériaux innocents, nuisibles ou insalubres qu'ils mettent en œuvre, du milieu forcé (ateliers, usines, etc.), dans lequel ils travaillent, des instruments qu'ils emploient, etc.

2° L'*hygiène extrinsèque*, — qui prend l'ouvrier lui-même en dehors de son genre d'occupation, recherche quelles sont les influences que le chiffre plus ou moins élevé du salaire, l'habitation saine ou malsaine, proche ou éloignée, etc., le régime habituel, certaines habitudes particulières, la régularité ou l'irrégularité de la conduite, etc., peuvent exercer sur la santé.

C'est faute d'avoir fait cette distinction que, trop souvent, on a mis sur le compte de la profession ce qui appartenait au genre de vie de l'ouvrier. Ramazzini, si souvent taxé d'exagération à propos des effets délétères qu'il attribue à une foule de professions fort inoffensives, traçait vraisemblablement un tableau exact de la population ouvrière, misérable, mal logée, mal nourrie, mal payée, qu'il avait évidemment sous les yeux.

Il est une question fréquemment soumise à l'appréciation des hygiénistes, c'est le degré d'insalubrité d'une fabrique, d'une usine. Afin de ne rien omettre dans l'enquête à laquelle il doit être procédé, il est bon de classer comme il suit les points à examiner :

1° *Influence de la fabrication*. — *a. Immédiate*, c'est-à-dire sur ceux qui l'exercent. C'est, à proprement parler, l'hygiène intrinsèque des ouvriers ; *b. médiate*, c'est-à-dire sur le voisinage, soit par l'intermédiaire de l'air véhicule des poussières, gaz ou vapeurs provenant de la fabrique ; soit par l'intermédiaire de l'eau, les nappes superficielles ou souterraines, pouvant se trouver infectées par les produits liquides ou détritus jetés sur le sol, ou dans les courants voisins.

2° *Influence du produit fabriqué*. — *a*. Sur ceux qui le mettent en œuvre dans différentes industries ; *b*. sur ceux qui l'emploient à titre de consommateurs. A l'aide de cette méthode, aucun inconvénient, on le voit, ne peut échapper à l'attention de l'hygiéniste.]

Bibliographie. — Des professions en général. Statistiques : Ramazzini (B.), *De morbis artificum diatriba.* Mutinæ, 1700, 3ᵉ édit. Patavii, 1713 (augm. de 12 chap.) ; trad. fr. par A. F. de Fourcroy. Paris, 1777, in-12. — Otto (C. F.), *De morbis laboriosorum chronicis.* Halæ Magdeb., 1745, in-12. — Bucuner (A. E.), *De præservandis artificum et opificum morbis.* Halæ, 1745, in-4º. — Linné (C.), *Morbi artificum.* Upsaliæ, 1764, in-8º, et in *Amœnit acad.*, t. VII, p. 84. — Ackermann (J. C. G.), *B. Ramazzini's Abhandlung von den Krankheiten der Künstler und Handwerker, neu bearbeitet und vermehrt.* Steudal, 1780-83, 2 vol. in-8º. — *Der Artz für Künstler und Profesionisten.* Dortmund, 1798, in-8º. — Cartheuser (Fr. Aug.), *Wahrnemungen zum Nutzen verschiedener Künste und Fabriken.* Giessen, 1785, in 8º. — Adelmann (G.), *Ueber die Krankheiten der Künstler und Handwerker.* Wurzburg, 1802, gr. in-8º. —May (F.), *Die Kunst, die Gesundheit der Handwerker gegen die Gefahren ihres Handwerks zu verwahren.* Manheim, 1803, in-12. — Bertrand, *Essai sur les professions.* Th. de Paris, an XII, nᵒ 266. — Gosse, *Des maladies causées par l'exercice des professions.* Th. de Paris, 1816, nᵒ 201, in-4º. — Du même, *Sur l'hygiène des professions insalubres,* in *Bibl. univ. de Genève,* t. IV, p. 57, 1817. — Cadet de Gassicourt, *Considérations statistiques sur la santé des ouvriers,* in *Mém. de la Soc. méd. d'émul.,* t. VIII, 1ʳᵉ part., p. 160, 1817. — Mérat (F. V.), art. *Maladies des artisans,* in *Dict. des sc. méd.,* t. XXX, 1818.—Patissier, *Traité des maladies des artisans et de celles qui résultent des diverses professions.* Paris, 1822, in-8º. — Bueck, *Krankheiten der Schneider, Tischler und Bäcker,* in *Gerson's und Julius Mag.,* t. X, p. 46, 1825.— Ongollet, *Influences des professions sur la santé.* Th. de Paris, 1825, nᵒ 218, in-4º. — Parent-Duchatelet, *Recherches sur la véritable cause des ulcères qui affectent fréquemment les extrémités inférieures d'un grand nombre d'artisans,* etc., in *Ann. d'hyg.,* 1ʳᵉ sér., t. IV, p. 239, 1830. — Benoiston de Chateauneuf, *De l'influence de certaines professions sur le développement de la phthisie pulmonaire,* ibid., t. VI, p. 5, 1831. — Thackrah (Turner), *The Effects of the Principal Arts, Trades and Professions,* etc., on *Health and Longevity.* London, 1832, in-8º. —Bonnet, *Influence des professions sur la santé.* Th. de Paris, 1832, nᵒ 213. — Black (J.), *Remarks on the Influence of Physical Habits and Employment on the Different Classes of Men,* in *London Med. Gaz.,* t. XII, p. 143, 1833. — Poppe (J. H. M.), *Die Kunst, Leben und Gesundheit der Künstler, Handwerker und Fabrikanten und anderer Handarbeiter,* etc. Heilbronn, 1833, in-8º.—Lombard, *De l'influence des professions sur la phthisie pulmonaire,* in *Ann. d'hyg.* 1ʳᵉ sér., t. XI, p. 5, 1834. — Du même, *De l'influence des professions sur la durée de la vie,* ibid., t. XIV, p. 88, 1835. — Fuchs (C. H.), *Ueber den Einfluss der verschiedenen Gewerbe auf den Gesundheitszustand und die Mortalität der Künstler und Handwerker,* etc., von 1786 bis 1834, in *Nᵉ wissenschaftl. Ann. der gesammt. Hlk. v. Hecker.,* t. II, p. 385, 1835. — Brayen, *De l'influence des professions sur l'économie.* Th. de Paris, 1836, nᵒ 313.— Locher-Balber, *Statistiche Notizen über die Zahl der im Jahre 1836 im Canton Zürich Armenarztlich behandelten Kranken, und über den Einfluss der industriellen Thätigkeit auf den Gesundheitszustand,* in *Schw. Ztschr.,* t. III, Hft. 2, 1838. — Edmonds (T. R.), *On the Mortality and Sickness of Artisans in London,* in *The Lancet,* 1836-39, t. II, p. 185.--Romatzsch, *Krankheiten der Künstler und Handwerker.* Ulm, 1840, in-8º. —Gérando (J. M. de), *Des progrès de l'industrie dans leurs rapports avec le bien-être physique et moral de la classe ouvrière.* Mulhouse, 1841, in-8º, et 2ᵉ édit. Paris, 1845, in-18. — Cless, *Beiträge zu einer Krankeitsstatistik der Gewerbe,* in *Archiv für die gesammte Med. v. Hæser,* t. III, p. 258, tabl., 1842. — Boutillier-Saint-André, *Dans quelles circonstances les professions peuvent-elles être considérées comme cause de maladies.* Th. de Paris, 1842, nᵒ 30, in-4º. — Van der Broeck (V. P.), *Aperçu sur l'état physique et moral de certaines classes ouvrières.* Bruxelles, 1843, in-8º. — Chadwick (Edw.), *Report,* etc., or an *Inquiry into the Sanitary Condition of the Labouring Poor of Great-Britain.* London, 1842, in-8º.—Halfort (A. C. L.), *Entstehung, Verlauf und Behandlung der Krankheiten der Künstler und Gewerbetreibenden.* Berlin, 1845, in-8º. — Guy (W. A.), *On Influence of Employment on Health,* in *The Lancet,* 1845, t. II, p. 147, 176. — Willis (Th.), *Facts connected with the Social and Sanitary Condition of the Working Classes in the City of Du-*

blin; with Tables of Sickness, etc. Dublin, 1845, in-8°. — Ueber Einfluss der verschiedenen Beschäftigungen der Fabrikarbeiter auf deren Gesundheit, etc., in Schmidt's Jahrbb., t. L, p. 145, 1846. —RAMPOLD, Ueber die Mittel dem übeln Einflusse mancher Gewerbe auf die Gesundheit der sie ausübenden vorzubauen, in Bad. Ann., t. XI, 1846.—KRETZMER, Ueber den Einfluss der verschiedenen Beschäftigungen der Fabrikenarbeiter auf deren Gesundheit, etc., in Schmidt's Jahrbb., t. L, p. 142, 1846.— BERNHARDI, Der Handarbeiterstand und sein Nothstand, nebst einer gelegentlichen Erörterung der diätetischen Bedeutung, etc. Eilenburg, 1847, in-8°. — DIDIOT, Aperçu sur les conditions des ouvriers et des enfants dans les manufactures, mines et usines de l'arrondissement de Dinant, in Bullet. de l'Acad. de méd. de Belgique, t. VII, p. 126, 1847-48. — BOHETIUS, Ueber die gesundheitsschädlichen Einflüsse, welche nur aus der Unkenntniss gewisser Gewerbetreibenden herbeigeführt werden, in Casper's Vljschr., t. IV, p. 199, 1853.— NEUMANN, Die Todten des Berliner Gesundheitspflegvereins. Ein medizinisch-statistischer Bericht, ibid., t. V, p. 20, 1854.—HENRY (J.), Quelques considérations hygiéniques et médicales sur l'agglomération ouvrière de Lille et de ses environs. Th. de Paris, 1854, n° 112, in-4.—ESCHENICH, Ueber die Lebensdauer in verschiedenen Stände. Hygien. statist. Studien auf Grund von 15,730 nach den Geburtsjahren registrirten, etc., in Verhandl. der phys. med. Gesellsch. in Würzburg, t. V, 1854, et Vtjschr. f. prakt. Heilk. in Prag, t. XLVIII, p. 135, 1855. — FINLAYSON (Influence du genre de travail sur la santé), in Edinb. new Philosoph. Journal, 1854, et Schmidt's Jahrbb., t. LXXV, p. 222, 1855. — NEUFVILLE (W. C. DE), Lebensdauer und Todesursachen zwei und zwanzig verschiedener Stände und Gewerbe, nebst vergleichender Statistik, der christlichen und israelitischen Bevölkerung Frankfurt's, nach, etc. Frankfurt am M., 1855, gr. in-8°, tabl. — LE PLAY (F.), Les ouvriers européens. Études sur les travaux, la vie domestique et la condition morale des populations ouvrières de l'Europe, précédées, etc. Paris, 1855, in-4°. — Die Entwickelung von Augenkrankheiten in Folge der Gewerbetreibenden, in Vtjschr. der Aerzte in Prag, t. XLVII, p. 135, 1855. — BLACK, The Comparative Mortality of a Manufacturing and Agricultural District, in Journ. of Public Health, déc. 1855, et Ranking's Abstr., t. XXIII, p. 6, 1856. — KOBLANKS, Vorläufige Bemerkungen zur Physiognomik der verschiedenen Handwerker und zu deren Pathologie und Therapie, in Henke's Ztschr. et Canstatt's Jahresb., 1855, t. VII, p. 54. — The Influence of Occupation upon Mortality, in The Registrar General (fourteenth Rep.); and LETHEBY, in Assoc. Journ., oct. 1856, et Ranking's Abst., t. XXIV, p. 4, 1856. — FONTERET (A. L.), Hygiène physique et morale de l'ouvrier dans les grandes villes en général et dans la ville de Lyon en particulier, pour servir, etc. Paris, 1858, in-12. — AUDIGANNE, Les populations ouvrières et les industries de la France, 2e édit. Paris, 1860, in-8°, 2 vol. — VERNOIS (M.), Traité d'hygiène industrielle et administrative, comprenant l'étude des établissements insalubres, dangereux et incommodes. Paris, 1860, 2 vol. in-8°. — DU MÊME, De la main des ouvriers et des artisans au point de vue de l'hygiène et de la médecine légale, in Ann. d'hyg., 2e sér., t. XVII, p. 105, 1862. — HALLER (C.), Ueber Zusammenschlafen der Gewerbs-Arbeiter, in Wchnbl. der Ztschr. der K.K. Gesellsch. der Aerzte in Wien, 1851, p. 141, 152. — GLATTER, Morbilitäts und Mortalitäts Verhältnisse der gewerblichen Arbeiter, in Oesterr. Ztschr. f. prakt. Heilk., 1862, n° 26. — SHANN, Diseases of Artificers, in Dublin Med. Press, 2e sér., t. VI, p. 283, 1862. — HANNOVER (A.), Die Krankheiten der Handwerker, Ein Beitrag zur Kentniss zunächst der Verhältnisse in Copenhagen, in Monatsbl. f. med. St., etc. Beiläge zur deutsche Klin., 1861, n°s 5, 6, 7; trad. par E. BEAUGRAND, in Ann. d'hyg., 2e sér., t. XVII, p. 294, 1862. — Der Einfluss der Beschäftigung auf die menschliche Lebensdauer, in Ctrl. Ztg., t. XXX, p. 56, et Grævell's Not. N. F., t. V, p. 747, 1862. — MAIER, Ueber den Einfluss des Standes und Berufes auf die Lebensdauer, in Furth. Aerztl. Intell. Bl. f. Bayern, sept. 1863, et Canstatt's Jahresb., 1864, t. VII, p. 58. — BERTIN (G.), Essai sur l'hygiène de l'ouvrier au point de vue de l'habitation, de l'alimentation et du travail, Th. de Paris, 1864, n° 86. — PECHOLIER et SAINTPIERRE, Étude d'hygiène sur quelques industries des bords du Lez. Montp., 1864, in-8°.— SAINTPIERRE (C.), L'industrie du département de l'Hérault. Montp., 1865, in-12.

— Barthélemy, *La santé du travailleur*. Amiens, 1866. — Charpignon, *Conseils aux ouvriers des villes et aux habitants des campagnes*. Orléans, 1866. — Guala (B.), *Saggio di classificazione delle fabbriche manifatturiere e depositi pericolosi*, etc. Brescia, 1866. — Bierbaum, *Arbeit und ihr gesundheitlicher Schutz*, in *Deutsche Zeitschr. f. Staatsarzn*, Bd. XXV, 1867. — Dufour et Tambour, *Traité pratique des ateliers insalubres*, etc. Paris, 1868. — Poznanski, *Sur l'hygiène et le choix des professions*, in *Gaz. des hôpit.*, n° 22, 1868. — Wittfeld, *Ueber die Hygieine des Arbeiterstandes*, in *Bayer. ärztl. Intell.-Bl.*, n° 42, 1868. — Freycinet, *Traité d'assainissement industriel*. Paris, 1870. — Hirt (L.), *Die Krankheiten der Arbeiter*. Bresalau u. Leipzig. Bd. I-III, 1871-75, gr. in-8. — Layet (A.), *Hygiène des professions*, etc. Paris, 1871-75, in-8. — Geigel, Hirt et Meckel, *Handb. der öff. Ges.-Pfl. u. der Gewerbe-Krankheiten*. 2 Aufl. Leipzig, 1875. — Pilat et Tancrez, *L'hygiène et l'industrie dans le département du Nord*. Lille, 1875. — Richardson, *Lectures on industrial pathology*, in *The Lancet*, t. II, p. 893. 1875. — Eulenberg, *Handbuch der Gewerbe-Hygieine auf experimenteller Grundlage*. Berlin, 1876, in-8. — Oldendorff, *Der Einfluss der Beschäftigung auf die Lebensdauer des Menschen*, 2 Aufl. Berlin, 1877. — Hirt, *Die Arbeiterhygiene...*, in *D. Viert. f. öff. Ges.-Pfl.*, Bd. IX, p. 391, 1877. — Oldendorff, *Der Einfluss der Beschäftigung auf die Lebensdauer des Menschen*. Berlin, 1878. — Hirt (L.), *Arbeiterschutz*, etc. Leipzig, 1879. — Popper, *Beiträge zur Gewerbe-Pathologie*, in *Viert. f. Ger. Med.*, Bd. XXX, p. 98, 1879. — *De l'infl. des professions sur la durée de la vie*, in *Ann. de démogr.*, 1880, n° 14. — Gudler (Ad.) et H. Napias. *Des moyens de diminuer les dangers qui résultent pour les travailleurs des diff. industries de l'emploi des subst. minér. toxiques*, in *Congr. internat. d'hyg. au Trocadéro*, 1878. *Compt. rend.*, t. I, Paris, 1880. — Hirt (L.), *Arbeiterhygiene im Allgemeinen*, in *Eulenberg's Handb. d. öff. Gesundheitswesens*, 1881, Bd. I, p. 145. — Popper, art. *Gewerbekrankheiten*, ibid., p. 683. — Pistor, art. *Gewerbe-Sanitätspolizei*, ibid., p. 705. — Proust, art. *Professions*, in *Dict. méd. et chir. prat.*, 1881. — Contini (C.), *Igiene dell' operaio*. Roma, 1881, gr. in-8. — Dupuy (E.), *Manuel d'hyg. publ. et industrielle*. Paris, 1881, in-18. — Napias (H.), *Manuel d'hyg. industrielle*. Paris, 1882, in-8. — George (H.), *L'hyg. de l'ouvrier dans l'atelier et dans l'usine*, in *Rev. sci.*, 1882, n° 23.

CHAPITRE PREMIER

Des professions intellectuelles.

Les professions intellectuelles comprennent plusieurs subdivisions. Les caractères qui sont propres aux personnes qui s'y livrent, et les maladies qui se développent chez elles de préférence, sont les suivants :

1. *Professions intellectuelles subordonnées.*

Telle est la dénomination qu'il est permis de donner au premier groupe. On peut y comprendre les employés de toute classe et les commis de différentes espèces, dont le nombre est si considérable.

Les conditions propres aux individus qui exercent ces professions sont faciles à établir : en effet, la nature des qualités qu'il faut déployer pour le travail des bureaux et des écritures, n'im-

plique pas la nécessité de mettre en jeu les facultés les plus relevées de l'intelligence, telles, par exemple, que l'imagination :
ce sont des fonctions qui exigent peu de travaux préliminaires
et peu d'études littéraires antérieures. L'habitude y supplée, et
le travail auquel on est assujetti finit par s'exécuter presque mécaniquement.

[Puisqu'on range parmi les professions intellectuelles, bien
que leur main soit beaucoup plus occupée que leur intelligence,
les *écrivains* ou *copistes*, nous devons ajouter ceci : outre les inconvénients inhérents à la station assise, longtemps prolongée
(constipation, hémorrhoïdes, etc.), ils sont sujets à un accident
particulier qui consiste dans une espèce de crampe ou de
tremblement convulsif du pouce seul ou des trois premiers
doigts de la main droite, empêchant de tenir la plume. Cette
sorte d'infirmité, qui résulte évidemment de l'obligation de
tenir pendant toute une journée un objet d'un petit volume et
de faire mouvoir continuellement les doigts, a été combattue
par différents *appareils* qui permettent à l'écrivain de continuer,
sans trop de difficultés, l'exercice de sa profession.]

II. *Professions intellectuelles actives.*

On doit y comprendre la plupart des officiers publics, les
notaires, avoués, magistrats, avocats, médecins, ingénieurs,
architectes, etc., etc., et autres professions analogues. L'exercice de ces professions exige évidemment beaucoup plus d'intelligence que les précédentes. Il faut des connaissances plus
étendues et plus spéciales, une attention plus soutenue, une mémoire plus fidèle, un jugement plus à l'épreuve et plus sain.
Néanmoins, sauf quelques cas exceptionnels, il y a, dans presque toutes ces professions, une telle variété d'occupations, un
tel mélange d'exercices physiques et de travaux intellectuels,
que si l'on ne considère que l'exercice seul de la profession,
elle semble réunir les conditions les plus favorables pour le
maintien d'une bonne santé, et pour l'équilibre des forces physiques et des facultés cérébrales. C'est donc dans ce mélange
proportionnel et suffisant d'exercice physique et de travail de
l'intelligence, que consistent les seules règles hygiéniques que
l'on doive se borner à établir ici d'une manière générale. Quelques-unes de ces professions présentent, cependant, certaines
particularités sur lesquelles il est nécessaire de dire quelques
mots.

1° *Médecins.*

A. Les médecins sont exposés à contracter la plupart des maladies contagieuses et des affections miasmatiques qu'ils s'ont
appelés à soigner.

[Ainsi, en Irlande, si fréquemment ravagée par le typhus, la mortalité par le fait de cette maladie fut, relativement aux autres causes de décès, dans le rapport de 1 à 10, 59 pour toute la population de 1831 à 1841 et pour les médecins comme 1 est à 3,3. En Crimée, on a perdu par la même maladie 18,22 pour 100 des médecins militaires, tandis que les officiers, les intendants militaires, etc., n'ont succombé que dans la proportion de 7,30 pour 100.

B. Parmi les accidents dont les médecins peuvent être atteints, surtout pendant la durée de leurs études, il faut compter les piqûres anatomiques, si souvent mortelles.]

C. A l'époque où ils commencent à pratiquer leur art, les médecins sont bien souvent exposés à se croire atteints des nombreuses maladies qu'ils observent successivement.

D. La fatigue, l'épuisement avant l'âge, les infirmités, sont fréquemment l'apanage du praticien, qui passe une partie de son existence à voir des malades et à gagner péniblement sa vie, plutôt que d'appliquer son esprit à des travaux intellectuels.

[Depuis Casper on s'est beaucoup occupé de la durée de la vie des médecins. Le célèbre professeur de Berlin avait fait voir que parmi les professions dites libérales, les médecins occupent le dernier rang, et que, sur 100 individus appartenant à ces classes, on compte, à l'âge de 70 ans, 42 théologiens, 40 agriculteurs, 33 employés supérieurs, etc., et seulement 24 médecins. Escherich, dans ses recherches statistiques, leur donne pour durée moyenne de la vie 52 ans et 3 mois, et Gussmann, 55 ans, 16. Neufville, Madden ont également reconnu que, en dehors des manouvriers proprement dits, les médecins occupent un rang très bas dans l'échelle de la mortalité.]

2° *Spéculateurs.* — Les hommes d'affaires, les spéculateurs, qui ont la tête sans cesse préoccupée des combinaisons relatives aux affaires, plus ou moins compliquées dans lesquelles ils sont lancés, sont presque toujours dans une tension d'esprit considérable. En cas de revers, d'insuccès, les émotions qu'ils peuvent ressentir les conduisent quelquefois à la folie. En pareil cas, ce sont les passions qui sont mises en jeu, le travail cérébral est plus actif, plus violent, plus énergique, et on comprend les conséquences auxquelles il conduit.

3° *Professeurs.* — Le professeur est exposé à deux causes de maladies, dont l'origine se trouve dans l'exercice même de sa profession. La première consiste dans les travaux intellectuels ardus et opiniâtres qu'il est obligé de s'imposer pour se préparer à professer. La deuxième est la conséquence de l'exercice de la voix. Cet exercice nécessite quelquefois des efforts assez considérables, surtout lorsqu'il s'agit de parler dans un vaste amphithéâtre. Il peut aussi conduire à des perturbations plus ou moins intenses de l'appareil vocal, et fréquemment les excès de la chaire professorale ont déterminé des aphonies nerveuses, des laryngites chroniques, etc.

III. *Professions intellectuelles dans lesquelles l'imagination est mise en jeu.*

Cette classe comprend les hommes qui ont pour base presque exclusive de leur travail l'imagination, et qui sont, par conséquent, exposés à se livrer à toutes les exagérations de cette faculté brillante de l'intelligence. On trouve dans cette série les peintres, les musiciens, les sculpteurs, les romanciers, les poètes, les artistes dramatiques, etc., etc. L'imagination qu'il faut déployer est souvent exaltée. La société particulière au milieu de laquelle beaucoup d'entre eux se trouvent pour ainsi dire inféodés, les conduit quelquefois à tous les écarts de l'imagination et des passions. Ces écarts exagérés peuvent aboutir au développement de la folie, et l'aliénation mentale peut devenir la conséquence et le terme des exagérations des artistes. La folie, bien qu'elle s'observe quelquefois, est cependant moins fréquente que les excès de table ou de liqueurs alcooliques et les abus de coït. Lorsqu'il en est ainsi, on doit redouter les conséquences de ces excès, et les maladies qu'ils développent ordinairement.

IV. *Savants.*

Les savants forment une classe à part, qui a aussi sa pathologie spéciale. Les conditions dans lesquelles ils se trouvent, consistent surtout dans la tension considérable de l'esprit vers des sujets très ardus et très compliqués, ou des problèmes à résoudre, etc. La nécessité où sont les savants de mener une vie à part et de s'isoler, pour que des circonstances étrangères ne viennent pas les détourner de leurs travaux, les condamne à une existence calme, sédentaire et tranquille. Ils réduisent ainsi notablement la quantité d'exercice physique nécessaire pour la conservation d'un bon état de santé. Le résultat de ces influences, c'est-à-dire la tension considérable des facultés intellectuelles et la vie sédentaire, est fréquemment le développement de la surexcitabilité nerveuse, bien décrite par M. Réveillé-Parise, dans son *Hygiène des hommes de lettres.* Cette surexcitabilité conduit fréquemment à des névroses de tous genres, et ces névroses elles-mêmes, simples troubles fonctionnels d'abord, finissent par se transformer, quelquefois, en maladies organiques véritables.

Parmi les affections qui paraissent se développer plus spécialement chez les hommes qui mènent une vie sédentaire, et restent ainsi une partie de la journée assis et occupés à travail-

ler, on doit citer les différentes formes de gastralgie, la constipation, les hémorrhoïdes, la rétention d'urine, et souvent
même les calculs vésicaux. On peut encore y placer la céphalalgie nerveuse, les troubles divers de la vue et la plupart des
névroses.

Les veilles prolongées et l'insuffisance du sommeil contribuent souvent encore à épuiser les hommes de lettres, à moins
que des conseils dictés par une hygiène sévère et bien entendue
ne viennent obliger les savants et les littérateurs, à partager
leur temps, d'une manière plus égale, entre les travaux intellectuels plus modérés, et des exercices physiques suffisants.

Il est encore d'autres règles qu'il faut également respecter.
C'est ainsi qu'il est nécessaire que les repas soient réguliers,
et ne soient pas immédiatement suivis d'un travail sérieux et
ardu ; que le sommeil soit suffisamment prolongé ; enfin, que
les occupations graves et sérieuses soient entremêlées de quelques distractions. Le séjour à la campagne, pendant une partie
des mois d'été, les voyages plus ou moins lointains, sont toujours bons à conseiller aux savants. Il en résulte pour eux un
changement dans le genre de vie, des distractions nombreuses,
et l'obligation de se livrer à un exercice physique énergique,
conditions qui, venant se joindre à la respiration d'un air plus
pur, renouvellent, en quelque sorte, leur constitution débilitée,
et rétablissent leur santé compromise par l'abus des travaux
intellectuels.

Bibliographie. — Ficin (Marsile), *De studiosorum sanitate tuendâ*, in *De
vitâ*, lib. 1. Basileæ, 1549, pet. in-8°. — Gratarolus (G.), *De litteratorum et eorum
qui magistratum gerunt conservandâ valetudine*. Basileæ, 1555, in-8°. plus. édit. —
Horst (G.), *De tuendâ sanitate studiosorum et litteratorum*. Giessæ, 1615, in-12. —
Ederfeld, *De morbis eruditorum*. Duisburgi, 1693, in-4°. — Hoffmann (Fr.), *De
præcipuo studiosorum morbo ejusque genuinis causis*. Halæ, 1699, et in *Diæt.
Germ.*, t. IX, Halæ, 1718, in-8°. — Schœuln, *De eruditorum valetudine*. Helmstadii,
1701, in-8°. — Schacher, *De eruditorum valetudine*. Lipsiæ, 1719, in-4°. — Abel
(H. C.), *Leibmedicus der Studenten*. Leipzig, 1720, in-8°. — Alberti, *De autochirid
litteratorum*. Halæ, 1727, in-4°. — Stahl (G. E.), *De principalioribus litteratorum
affectibus*. Erfordiæ, 1730, in-4°. — Cartheuser (J. Fr.), *Progr. de primâ ac verâ
morbi litteratorum origine*. Francofurti, 1740, in-4°. — Juch, *De constitutione litteratorum vel cacochymiâ pituitosâ cachecticâ*. Lipsiæ, 1740, in-4°. — Salchow, *De
litteratorum et honoratorum sanitate tuendâ*. Halæ, 1746, in-4°. — Stock (C.), *De
tuendâ sanitate in meditationum laboribus*. Jenæ, 1751, in-4°. — Pugati (G. A.),
Della preservazione della salute de' litterati. Venezia, 1752, in-8°. — Tissot (S. A. D.),
De valetudine litteratorum. Lausanne, 1766, in-8°. En français, sous le titre : *Avis
aux gens de lettres sur leur santé*. Paris, 1768, in-12, trad. désavouée par Tissot qui
en a donné lui-même une édit. fr. intitulée : *De la santé des gens de lettres*. Lau-
sanne, 1770, in-8°, plus. édit., et par Boisseau. Paris, 1826, in-12. — Bienville, *Der
Familienarzt und der Arzt der Gelehrten*. Leipzig, 1776, in-8°. — Ackermann
(J. Chr. Gottl.), *Ueber die Krankheiten der Gelehrten*. Nürnberg, 1777, in-8°. —
X...., *Von Einigen Krankheiten der Gelehrten und deren Kuren*. Köln, 1783, in-8°.
— Verhagen (H.), *De morbis ex nimiâ litteraturâ sequi solitis*. Lugd. Batav., 1788,

in-4º - HEERKENS (G. Nic.), *De valetudine litteratorum*. *Poema*. Groningæ, 1792, in-8º. — LIDDERDALE, *De morbis litteratorum*. Edinb., 1800, in-4º. — BRUNAUD, *De l'hygiène des gens de lettres, ou Essai*, etc. Paris, 1819, in-8º. — AULAGNIER, *Essai sur les principales maladies des gens de lettres*. Th. de Strasb., 1827, nº 828. — RÉGIN (E. A.), *De l'influence des travaux intellectuels sur le système physique de l'homme*. Th. de Strasb., 1828, nº 854. — MADDEN, *The infirmitis of Genius*. Lond., 1833, in-8º. — REVEILLÉ-PARISE, *Physiologie et hygiène des hommes livrés aux travaux de l'esprit*. Paris, 1834, 2 vol. in-8º. — LEMONNIER, *Influence du travail et des impressions littéraires sur le développement des névroses*. Th. de Paris, 1835, nº 286, in-4º. — NEWNHAM (W.), *Essay on the Diseases incident to Litterary-Men*. Lond. 1836, in-8º. — BENOISTON DE CHATEAUNEUF, *De la durée de la vie chez les savants et les gens de lettres*, in *Ann. d'hyg.*, 1re sér., t. XXV, p. 52, 1841. — BEAUGRAND (E.), art. *Lettres* (gens de), hygiène, in *Dict. encyclop. des sc. méd.*, 2e sér., t. II, 1869.

Crampe des écrivains : *Krankhafte Unfähigkeit zu schreiben*, in *Schmidt's Jahrbb.* t. XXXII. D. 306. 1841. — FRITZ, *Ueber den Reflexions-Finger-Krampf*, in *Œsterr. Jahrbb.*, t. XLVI, p. 293, et t. XLVII, p. 10, 1844. — *Bains arsenicaux contre la crampe des écrivains*, in *Gaz. des hôp.*, 1845, p. 200. — CAZENAVE (J. J.), *De quelques infirmités de la main droite qui s'opposent à ce que les malades puissent écrire, et du moyen de remédier à ces infirmités*, pl. 1. Paris et Bordeaux, 1846, in-8º. — SANDRAS, *Crampe des écrivains*, in *Union méd.*, 1848, p. 350. — HUBERT VALLEROUX, *Sur la rétraction des doigts, dite crampe des écrivains, et discussion à la Soc. de méd. prat.*, in *Union méd.*, 1853, p. 371. — SECCAMANI, *Crampe des écrivains guérie par l'électricité*, in *Gaz. méd. ital.* et *Gaz. méd.*, 1856, p. 164. — HAUPT, *Der Schreibekrampf mit Rücksicht auf Pathologic und Therapie*. Wiesbaden, 1860, in-8º. — DESORMEAUX, *Appareil pour la crampe des écrivains* et discuss. à la Soc. de chir., in *Gaz. des hôpit.*, 1866, p. 591. — BONNEFOY, *Mode particulier de faradisation de la crampe des écrivains*, in *Réforme méd.*, 1867, p. 116.

Médecins : HÉLIOT, *An medicorum vita longior etsalubrior ?* (Resp. aff.) Th. de Paris, 1642, in-fol. — BAJER, *Progr. de longevitate medicorum*. Altorfii, 1705, in-4º. — WALTHER, *De pallore medicorum*. Erfordiæ, 1709, in-4º. — FISCHER, *Progr. de temperamento medici*. Ibid., 1725, in-4º. — TEICHMEYER, *Progr. de medico bene valente*. Jenæ, 1729, in-4º. — FURSTENAU (J. H.), *Diss. de morbis medicorum*. Reiteln, 1732, in-4º. — WEISS, *De medici morborum causa*. Halæ Magd., 1732, in-4º. — MALLINKROTT (J. F. Th.), *De temperamento quod medicorum est*. Marburgi, 1789, in-8º. — PERCY, art. *Dissections*, in *Dict. des sc. méd.*, t. IX, 1814. — GODMANN, *Method. of preventing the Bad Effects arising from Wounds received in Dissection*, in *Lond. Med. and Phys. J.*, t. LIII, p. 530, 1825. — SCHAW (J.), *On the Treatment of Wounds received during Dissection*. Ibid., p. 369. — PUEL (A.), *Mém. sur les accidents qui peuvent résulter de la fréquentation trop assidue des amphithéâtres et de la pratique des dissections*, in *Rec. de mém. de méd. milit.*, t. XXIII, p. 63, 1827. — WOLFF (M. L.), *De morbo qui læsiones in cadaveribus dissecandis haud raro sequi solet*. Heidelb., 1832, in-8º. — CASPER (J. Ludw.), *Ueber die wahrscheinliche Lebensdauer im aerztlichen Stande*, in *Wochenschr. f. d. Gesc. Heilk.*, 1834, p. 1 ; trad. in *Ann. d'hyg.*, 1re sér., t. XI, p. 375, 1834. — DU MÊME, *Ueber die wahrscheinliche Lebensdauer der Aerzte*, in *Wochnschr. f. d. Gesc. Heilk.*, 1850, et *Canstatt's Jahresb.*, 1851, t. VII, p. 14. — STAFFORD (R.), *Wounds received in dissecting*, in *The Lancet*, 1835-36, t. I, p. 464. — REQUIN, *Hygiène de l'étudiant en médecine et des médecins*. Th. de concours. Paris, 1838. — STRATTON (Th.), *On the Rate of Mortality in the Medical Department of the British Navy*, in *The Edinb. Med. and Surg. Journ.*, t. LXI, p. 237, 1844. — BRIERRE (Al.), *Considérations sur les accidents qui résultent des blessures anatomiques*. Th. de Paris, 1845, nº 115. — PUEL (Félix), *Des dangers et des accidents de l'intoxication cadavéreuse*. Th. de Montpell., 1844, nº 51. — CUSAK (St. W.), *and* STOKES, *On the Mortality of Medical Practitioners in Ireland*, in *Dublin Quart. Journ.*, t. V, p. 111, 1848. — WILKS, *Disease of the Hand produced by postmortem Examination, or Verruca necrogenica*, in *Dublin med. Press*, 2e sér., t. VI, p. 520, 1862. — CHOUVET (L. Ch.), *De la piqûre anatomique*. Th. de Paris, 1865, in-4º. — GUSSMANN (Ern.), *Statistiche Un-*

tersuchungen über die mortalitäts Verhältnisse im aerctlichen Stande Tübingen, 1865, in-8° tabl.

■ BEAUGRAND, art. MÉDECIN (Hygiène), in *Dict. encycl. des sc. méd.*, 2° sér., t. V, 1872. — GOLLMANN, *Ueber Künstlerkrankheiten.* Wien, 1875, gr. in-8. — KRISHABER, art. MUSICIENS (Hygiène des), in *Dict. encycl. des sc. méd.*, 2° sér., t. XI, 1876.

■ OEstCRLEN, *Die Sterblichkeit der Studirenden zu Tübingen*, in *Viert. f. ger. Med.*, oct. 1876, p. 317. — LACASSAGNE et CLIQUET, *De l'influence du travail intellectuel sur le volume et la forme de la tête*, in *Annal. d'hyg.*, juill. 1878, p. 50. — ONIMUS, *Le mal télégraphique ou crampe télégraphique*, in *Gaz. méd. de Paris*, 1878, p. 325. — REVEILLÉ-PARISE et CARRIÈRE, *Physiol. et hyg. des hommes livrés aux travaux de l'esprit.* Paris, 1881, in-18. — RIANT (A.), *Hyg. du cabinet de travail.* Paris, 1882, in-8.

CHAPITRE II

Profession militaire.

La profession militaire est une de celles dont on s'honore le plus dans chaque pays, et que les législateurs, les administrateurs et les hygiénistes ont entourée de plus de soins.

A l'époque actuelle, une armée se compose d'éléments essentiellement différents. Parmi ces éléments, les principaux sont les suivants : 1° les fantassins tantôt fatigués par des marches pénibles, tantôt employés à de rudes travaux, tandis que, dans d'autres circonstances, ils sont presque dans l'oisiveté. L'infanterie coûte moins à l'État que les autres troupes : c'est elle, du reste, que l'on ménage le moins ; 2° les cavaliers. Les troupes qu'ils forment sont mieux payées, mieux vêtues ; leurs travaux sont plus constants et plus réguliers ; 3° le génie et l'artillerie, formés de soldats d'élite ; 4° l'administration militaire, constituant un corps hybride, et qui tient du civil autant que du militaire ; 5° le service de santé. Il est formé d'officiers (chirurgiens, médecins, pharmaciens) et d'infirmiers.

Une armée ainsi composée est soumise à des causes nombreuses de maladies, qui sont la conséquence de la manière dont elle est constituée, ce que nous examinerons successivement.

1° Le recrutement fournit des troupes dont l'état sanitaire varie suivant les lois qui ont présidé à son organisation, et suivant le mode qui a été suivi pour les constituer. Ainsi, l'enrôlement volontaire n'introduit, en général, dans l'armée que la partie la plus mauvaise des populations, et la santé des soldats qu'il amène est en rapport avec ces mauvaises conditions. Le recrutement par le sort est préférable, à la condition toutefois d'une revision habile et consciencieuse. En temps de paix, cette revision est possible, et le choix que l'on fait des militaires est bon ; mais aux époques de calamités publiques, de revers, une bonne revision n'est plus possible. Aussi l'armée compte-t-elle alors beaucoup plus de soldats de constitution mauvaise, et qui sont même souvent impropres au service militaire. C'est ce qui est arrivé dans les dernières années de l'empire.

2° L'âge exerce une influence sur la santé des soldats qui composent une armée. Avant vingt ans, dans certaines localités, l'homme n'est pas encore développé d'une manière suffisante pour résister aux fatigues de la vie militaire. Dans les pays marécageux, la nécessité de fournir un contingent égal à celui des riches localités, et proportionnel au nombre d'individus qui ont atteint l'âge du service militaire, introduit souvent dans l'armée des sujets débiles et peu propres au service militaire.

3° La durée du service est à considérer. Lorsqu'elle est trop courte, la mortalité des nouvelles recrues est trop forte, et elle influe sur le chiffre total de la mortalité d'une armée. Lorsqu'elle est trop longue, l'épuisement des soldats exerce un autre mode d'influence, et compromet également leur santé.

4° Le changement complet des habitudes, en passant de la vie civile à la vie militaire, est souvent, pour les recrues, une cause de maladies. Il est nécessaire d'en tenir compte, et il faut que, dans la répartition des conscrits d'un pays, on ait égard à leur constitution, à leurs habitudes et à la nature de la région climatérique qu'ils occupaient avant leur enrôlement.

5° La nostalgie, surtout quand les recrues nouvelles sont complètement séparées de leurs compatriotes, fait souvent de grands ravages parmi les soldats.

6° Le genre de nourriture peut être une source de maladies pour les soldats. Ainsi, des aliments plus riches, plus nourrissants, et, en même temps, plus abondants que ceux auxquels ils étaient habitués dans les pauvres localités qu'ils habitaient, produisent souvent, chez les jeunes recrues, la pléthore et la prédisposition aux phlegmasies. D'un autre côté, les aliments insuffisants et de mauvaise qualité dont les soldats sont obligés de se contenter, quand une armée est en campagne et dans un pays ennemi, sont autant de causes de maladies.

7° L'usage des boissons auxquelles les recrues ne sont pas habituées, telles que le vin, par exemple, a quelquefois de sérieux inconvénients. — Plus tard, l'habitude de l'ivrognerie, que les soldats contractent avec facilité, conduit à toutes les conséquences que nous avons décrites en traitant des excès alcooliques.

8° L'altération des aliments et leur mauvaise qualité,

en campagne, déterminent souvent des maladies du tube digestif.

9° Les uniformes, auxquels les recrues ne sont pas encore habituées, ont quelquefois de sérieux inconvénients. Leur pesanteur, la constriction qu'ils exercent sur certaines parties du corps, le poids du fusil, du bagage, etc., ne sont pas sans exercer une influence sur la santé des soldats.

10° L'habitation est encore bien plus souvent une cause de maladies. Tantôt ce sont des casernes humides, ou bien encombrées : d'autres fois, dans des villes de guerre, des casemates humides, des fossés pleins d'eau stagnante, des quartiers de cavalerie encombrés d'hommes et de chevaux. En temps de guerre et en campagne, les logements accidentels qui, la plupart du temps, sont insalubres, peuvent être encore une source d'affections diverses.

11° L'exercice quotidien et la discipline sévère à laquelle le soldat est astreint, sont souvent le point de départ d'états morbides de diverses natures.

12° Quand une armée est en campagne, il est encore d'autres causes morbifiques qui viennent assaillir le soldat ; telles sont les marches en plein soleil ou par la pluie, la neige et toutes les intempéries des saisons. Dans d'autres circonstances, des marches forcées, en même temps que l'exposition à toutes les vicissitudes atmosphériques, viennent altérer la santé des soldats.

13° Les campements, les bivouacs, les stations dans des lieux plus ou moins insalubres, quelquefois dans le voisinage de marais, sont le point de départ d'affections diverses et quelquefois mortelles.

14° Dans une ville assiégée, il y a encore d'autres causes de maladies : l'entassement dans des lieux étroits, l'encombrement, le découragement qui s'empare d'une armée, la disette, les privations, sont la source de désordres graves. C'est alors qu'on voit souvent se développer le typhus, qui exerce de si grands ravages dans les armées, qu'il a décimées à plusieurs époques de l'histoire.

15° Le jour d'une bataille, les blessures ne font peut-être pas autant de ravages que toutes les influences précédentes réunies. Mais lorsqu'un combat a eu lieu, et qu'il a été suivi d'une défaite, c'est alors qu'on voit les terribles conséquences de l'affaiblissement du moral et du découragement d'une armée : aux blessures, suite de la bataille, et à toutes les maladies dont nous avons parlé, viennent encore se joindre le typhus, les fièvres pernicieuses, etc., qui sévissent sur les soldats et contribuent à achever de décimer une armée.

16° Lorsqu'on est obligé d'envoyer les soldats dans des hôpitaux qui ne sont pas suffisamment pourvus et qui ont été établis à la hâte, comme cela arrive si souvent en temps de guerre : lorsqu'en même temps ces hôpitaux sont insuffisants pour le nombre des soldats malades ou blessés, et que l'encombrement s'y produit, alors les causes de maladie et de mort agissent avec toute leur énergie, et le typhus, le scorbut, la pourriture d'hôpital, etc., se développent d'une manière endémique.

Il existe encore quelques autres causes de maladies pour le soldat, mais elles ont moins d'importance peut-être que les précédentes : ce sont, chez le fantassin, les exercices trop pénibles, et, chez les soldats de toutes armes, la malpropreté qui règne souvent au-dessous de leur uniforme, les querelles, les rixes, les duels, l'ivrognerie et le célibat, qui, le plus souvent, les entraîne à des excès de tout genre.

Maladies les plus fréquentes chez le soldat.

Les influences pathogéniques qui viennent d'être passées en revue sont bien nombreuses. Il s'agit maintenant de jeter un coup d'œil rapide sur les affections de diverse nature qu'elles peuvent développer chez les militaires.

1° Parmi ces maladies, on peut regarder comme les plus communes : la bronchite aiguë, la pneumonie et la pleurésie ; ces inflammations sont la conséquence des vicissitudes atmosphériques auxquelles le soldat est exposé.

2° Les érysipèles de la face et du cuir chevelu, les méningites aiguës, se développent quelquefois à la suite des marches forcées exécutées par un soleil ardent. En pareil cas, on observe quelquefois, chez les sujets livrés aux abus des liqueurs alcooliques, la manifestation du *delirium tremens*.

3° La nostalgie est une des maladies les plus fréquentes chez les jeunes soldats enlevés de leur pays et soumis à la rigueur de la discipline. Le regret du passé, le chagrin du présent et les craintes de l'avenir sont capables de produire cette névrose, sous l'influence de laquelle se développent, avec une grande facilité, tous les autres états morbides, et, en particulier, la fièvre typhoïde. Le typhus, la dysenterie, la phthisie pulmonaire, les diarrhées, les entéro-colites, sont fréquemment la conséquence des marches forcées, des refroidissements, de la mauvaise alimentation, des boissons de mauvaise qualité, des fruits qui ne sont pas parvenus à l'état de maturité. La fatigue, le découragement, viennent bien souvent favoriser l'action des influences précédemment étudiées. On doit regarder la dysenterie comme une des causes les plus fréquentes de la mortalité dans les armées.

4° Les rhumatismes aigus et chroniques se développent souvent, chez les soldats, à la suite de brusques variations de température, ou bien quand, pendant une marche, ils sont soumis à l'action prolongée de l'humidité. C'est ce qu'on remarque souvent à la suite de bivouacs sur un sol humide ou dans une mauvaise saison.

5° L'ophthalmie est fréquente chez les soldats lorsqu'ils sont soumis à l'influence d'un soleil ardent, ou exposés à l'action de la lumière réfléchie par des sables.

6° Les fièvres paludéennes simples ou pernicieuses, développées à la suite de l'action d'effluves marécageux, exercent en temps de paix, comme en temps de guerre, de grands ravages dans les armées.

7° Le typhus, qu'on doit considérer, ainsi que j'ai déjà eu l'occasion de le dire, comme une fièvre typhoïde suraiguë, est une des plus graves maladies qui puissent sévir sur une armée. On le voit fréquemment se produire à la suite des revers : son développement est alors favorisé par le découragement, la mauvaise alimentation, les privations de tout genre, l'encombrement des hôpitaux et des casernes, et toutes les vicissitudes atmosphériques.

Telles sont les maladies principales qui peuvent exercer une influence puissante sur la santé des soldats. — Il s'agit maintenant d'envisager ce sujet d'une manière un peu plus générale, et d'examiner les questions diverses qui se rattachent à l'état sanitaire et à la mortalité des armées. Ici la statistique est indispensable pour donner la solution de pareilles questions, et nous sommes heureux d'avoir pu faire plusieurs emprunts à l'excellent travail de Boudin sur ce sujet (*Ann. d'hyg.*, t. XXXV).

Maladies et mortalité des troupes servant dans leur pays natal.

Les maladies et la mortalité des troupes ne sont pas les mêmes dans les divers États de l'Europe. On doit à M. Boudin des recherches intéressantes sur ce sujet. Nous allons entrer, à cet égard, dans quelques détails, en prenant pour point de départ la mortalité moyenne de toute la population des cinq grandes puissances, pendant la période quinquennale de 1838 à 1842, et rapportée à 1,000 habitants.

1° *Mortalité de la population totale dans les principaux États de l'Europe.*

L'examen des cinq années 1838 à 1842 a donné en moyenne les chiffres suivants :

	MORTALITÉ annuelle.	
France	23,97	
Angleterre	22,07	
Prusse	26,58	sur 1,000 habitants.
Autriche	29,98	
Russie	35,90	

2° Mortalité de la population militaire.

France. — De 1820 à 1826, sur un effectif moyen de 120,264 hommes d'infanterie (officiers non compris), dont 106,700 de ligne et 13,924 de garde royale, la mortalité a été de 21 sur 1,000. Cette mortalité est à peu près le double de celle de la population civile du même âge, qui n'est guère que de 10 sur 1,000. En décomposant cette mortalité, on trouve que celle du simple soldat est de 19,9 sur 1,000; et celle des caporaux et des sous-officiers, de 10,8 sur 1,000.

Dans cette même période, en examinant à part la mortalité dans la garde, on voit l'influence du bien-être s'exercer sur la santé et la longévité des militaires. — Mortalité générale des sous-officiers, caporaux et soldats, 14,7 sur 1,000; mortalité des soldats, 16,7 sur 1,000; mortalité des caporaux et sous-officiers, 9,0 sur 1,000.

Parmi les jeunes gens non militaires de 20 à 28 ans, le chiffre de la mortalité annuelle était, en 1846, de 13 sur 1,000. Pour l'armée servant à l'intérieur, le chiffre annuel des décès a été, de 1841 à 1846, de 19 à 20 sur 1,000; — pour l'armée entière (intérieur et Afrique), et dans cette même période, le chiffre de la mortalité était de 28 sur 1,000.

Prusse. — Pendant la période de dix ans, de 1821 à 1830, la mortalité de l'armée a été, à bien peu de chose près, la même que dans la population mâle de tout le royaume, de 20 à 25 ans, c'est-à-dire de 11,7 sur 1,000 hommes d'effectif.

Angleterre. — Les documents statistiques démontrent que, de 1830 à 1836, l'armée anglaise n'a pas été très favorisée. En effet, les dragons de la garde et de la ligne, sur un effectif de 44,611 hommes, ont eu une mortalité de 14 sur 1,000 — l'infanterie de la garde, sur un effectif de 34,538 hommes 21,6 mortalité sur 1,000; — la cavalerie de la maison royale, sur un effectif de 8,649, a eu une mortalité de 14,5 sur 1,000. Dans l'espace de trente-deux ans, la mortalité de l'armée anglaise servant en Irlande a été de 15,5 sur 1,000. Les troupes britanniques auxiliaires, servant dans leur pays natal, ont donné des résultats assez variables : la mortalité *minima* a été celle des Maltais, servant à Malte, ou 9 sur 1,000 : — la plus forte a été de 25,8 sur 1,000 dans l'île de Ceylan, chez les indigènes amis.

[Le tableau suivant, emprunté à Arnould, donne la mortalité des principales armées de l'Europe et de celle des États-Unis :

NATIONALITÉS.	ANNÉES	DÉCÈS p. 1,000 d'effectif.	SORTIES définitives.
France..................	1862-1869	10,10	7,02
	1872	9.49	15,08
	1873	8,75	14,59
	1874	8,77	9,42
	1875	11,16	12,14
	1876	10,31	11,07
	1877	8,65	14,60
Angleterre..............	1869	9,41	33,90
	1872	7,95	26,00
Prusse	1867-1869	6,50	32,33
	1874-1878	5,50	20,70
Austro-Hongrie............	1869	11,55	20,90
Etats-Unis (troupes blanches).	1869	13,00	25,00 (*)

(Moyenne 9,52 pour France)

(*) En 1879, l'armée des États-Unis comptait 21,000 blancs et 1,942 noirs ; elle eut 4,200 malades et 670 décès ; 29,2 pour 1,000 d'effectif (Barnes).

3° *État sanitaire et mortalité des armées servant hors de leur pays natal.*

Parmi les conclusions auxquelles est arrivé M. Boudin, nous en choisirons quelques-unes qui résument parfaitement les résultats de la statistique à cet égard.

Dans les régions tropicales, le nombre annuel des décès oscille dans des limites très larges d'une année à l'autre, en sorte que la mortalité d'une année ne peut servir de base à l'évaluation de la mortalité moyenne de ces contrées.

Cependant, voici quelques documents qui donneront une idée de l'influence des climats chauds sur la mortalité des armées :

A Alger, le rapport du nombre des morts sur 1,000 hommes d'effectif a été :

En moyenne, de..............	75,	de 1830 à 1839.
Puis	104,	en 1841.
	69,	en 1842.
	60,	en 1843.

L'action meurtrière des climats chauds n'est pas moindre sur l'armée anglaise. D'après les documents officiels, la proportion annuelle des décès s'est élevée, pendant une période de vingt ans, de 1827 à 1846 et sur 1,000 hommes d'effectif, aux chiffres énormes qui suivent :

56,2 à Ceylan,	143 à la Jamaïque,
63 au Bengale,	200 à Bahama,
85 aux Antilles,	483 à Sierra-Leone.

Dans les contrées tropicales les plus insalubres, le choix de bonnes positions sur les lieux élevés suffira souvent pour assurer aux armées composées d'hommes de race caucasienne, un état sanitaire parfait et semblable à celui des régions les plus salubres des pays tempérés.

L'accroissement de la mortalité des armées, spécialement dans les pays chauds, est déterminé en grande partie par l'influence marécageuse des localités occupées (Voy. plus haut, *Acclimatement*).

Dans les régions tempérées de l'Europe, la densité des populations des places de guerre tend à aggraver l'état sanitaire et à augmenter la mortalité des troupes.

La densité relative de la population des divers quartiers et des rues d'une grande ville, doit être sérieusement considérée dans le choix des lieux destinés au casernement et aux hôpitaux.

4° *Influence de l'âge sur la mortalité des troupes.*

Dans toutes les contrées où l'influence de l'âge a été étudiée jusqu'ici, la mortalité la plus faible a été reconnue être celle des militaires de 18 à 25 ans. Boudin s'est appuyé, pour admettre cette proposition, sur un tableau de Marshall, qui résume la proportion moyenne des décès sur 1,000 hommes d'effectif, parmi les troupes anglaises de tout âge, stationnant, de 1830 à 1836, dans un grand nombre de provinces britanniques ; je choisis quelques chiffres relatifs à l'âge des troupes dans le Royaume-Uni.

PROPORTION DE DÉCÈS SUR 1,000 HOMMES D'EFFECTIF.

	18 à 25 ans.	25 à 33 ans.	33 à 40 ans.	40 à 50 ans.	MOYENNE annuelle de tous les âges.
Dragons de la ligne...	13,9	14,0	17,8	26,7	15,3
Cavalerie de la maison royale............	14,7	11,4	16,3	22,8	14,5
Infanterie de la garde.	22,3	22,5	17,7	27,5	21,6

Nous ne possédons pas en France de documents statistiques qui permettent de démontrer également cette proportion pour notre pays.

5° *Mortalité par suite de maladies comparée à la mortalité par suite de combats en temps de guerre.*

Boudin, dans son intéressant travail, a résumé les documents que l'on possède sur ce sujet, et il est arrivé à cette conclusion, que la mortalité par les maladies est beaucoup plus grande que celle qui a lieu par suite des combats. Voici quelques-uns de ces documents :

Les pertes de notre armée d'Égypte, depuis son départ de France jusqu'au dernier jour complémentaire de l'an VIII, se trouvent réparties ainsi qu'il suit :

Tués dans les combats......................... 3,614
Blessés, morts............................... 854
Tués par accidents divers................... 290
Morts de maladies........................... 4,157

D'après des documents officiels publiés par Marshall, les pertes de l'armée anglaise en Espagne, dans une période de quarante et un mois, de janvier 1811 à mai 1814, et sur un effectif de 61,511 combattants, furent de 24,930 décès par maladies, et seulement 8,889 décès par le fer ou le feu de l'ennemi.

Dans l'expédition de Walcheren, en août 1809, sur un effectif de 39,219 hommes, et d'août en décembre, l'armée anglaise perdit, sur 1,000 hommes d'effectif, 167 par blessures, et 332 par maladies.

[D'après le remarquable travail statistique publié par M. le docteur Chenu, la guerre d'Orient (1854-56), compliqué d'un long siège dans un climat à hiver rigoureux, a causé les pertes énormes dont voici le résumé.

Armée française. — Effectif envoyé : 309,268. Morts 93,615 ou 30 pour 100, *près du tiers!* Ces décès se décomposent ainsi, en nombres ronds : tués ou morts des suites de blessures, 20,000, ou 6,4 pour 100 ; morts de maladies (choléra, typhus scorbut, etc.), 75,000, ou 25,0 pour 100.

Armée anglaise. — Effectif envoyé : 97,864 hommes. Morts, 22,182 ou 23 pour 100. Les 22,000 décès peuvent être ainsi subdivisés : tués ou morts des suites de leurs blessures, 4,600, ou 4,7 pour 100 ; morts de maladies, 17,600, ou 17,9 pour 100.]

Dans la guerre de Sécession américaine les pertes par maladie s'élevèrent à 186,216 hommes, tandis qu'il n'en succomba par le feu que 93,969. Il en a été de même dans toutes les guerres particulièrement dans la guerre récente des Russes contre les Turcs :

on ne connaît quant à présent qu'un exemple du contraire, c'est
celui de l'armée allemande pendant la campagne de 1870-71 :
sur une perte totale de 44,890 hommes, subie par un effectif de
936,915 hommes, on compta 28,291 décès par le feu de l'ennemi,
10,406 par maladies aiguës et 6,193 par maladies chroniques ;
ce résultat est dû tout d'abord à l'excellente organisation sanitaire de nos voisins et à cette circonstance qu'ils faisaient la
guerre dans un pays très sain et très plantureux.]

La profession militaire a été surtout envisagée sous le point
de vue de l'étiologie et des résultats de la statistique comparée.
Pour compléter l'histoire de l'hygiène militaire, il eût été nécessaire d'étudier successivement le remplacement, l'âge de
l'entrée et celui de la sortie du service, la taille des recrues, les
devoirs respectifs des officiers et des soldats, sous le rapport
de l'hygiène ; la nature des aliments et des boissons : les logements, les temps d'exercice et de repos ; les marches ; les campements ; les manœuvres ; la guerre, enfin ! Tracer cette histoire
serait faire un traité d'hygiène militaire, ce qui n'est pas
possible dans un ouvrage élémentaire.

Les préceptes hygiéniques qu'il est nécessaire de suivre pour
modifier les influences diverses qui peuvent agir sur les soldats, ne sont que des applications spéciales des règles qui ont
été tracées dans le cours de cet ouvrage. Nous n'y insisterons
pas davantage.

Bibliographie. — Végèce, *De re militari*, lib. I, n° 9. — Galeni, *Epistola de
mutandâ victûs ratione iis qui castra sequuntur.* Coloniæ, 1544, in-4°. — S.., *De
bonâ militum valetudine conservandâ, liber ex veteribus,* etc. Cracoviæ, 1554, in-8°.
— Minderer (R.), *Medicina militaris ; das ist gemeines Handstücklein zur Kriegs-
arznei gehörig, mit wohl gegründeten Experimenten,* etc. Augsburg, 1620, in-8°.
— Behrens (C. B.), *Gutachten wie ein Soldat im Felde vor Krankheit sich hüten
kann.* Hidelsheim, 1689, in-8°. — Muralto (J.), *Kriegs und Soldaten Diät.* Zürich,
1712, in-8°. —Segner (J. M.), *De principum militiam sequentium tuendâ valetudine.*
Jenæ, 1734, in-4°. — Juch (H. P.), *De morbis castrensibus.* Erfordiæ, 1747, in-4°.
— Pringle (J.), *Obs. on the Diseases of the Army in Camp and Garnison.* London,
1752, in-8° ; trad. franç. Paris, 1755, in-12. — Poissonier (P. J.), *Mém. pour servir
d'instruction sur les moyens de conserver la santé des troupes pendant les quartiers d'hiver.* Halberstadt, 1757, in-8°. — Buchner (A. E. de), *De habendâ climatis
ratione in conservandâ militum valetudine.* Halæ, 1753, in-4°. — Monro (D.), *An
Account of the Diseases which were more Frequent in the British Military Hospitals in Germany,* etc., *to which is added an Essay on the Means of preserving
the Health of Soldiers,* etc. London, 1764, in-4°. — Colombier, *Préceptes sur la
santé des gens de guerre, ou Hygiène militaire.* Paris, 1775, in-8°.— Lecointe (J.),
La santé de Mars, ou moyens de conserver la santé des troupes. Paris, 1790, in-12.
— *Instruction relative à la santé des camps* (Cons. de santé du dép. de la guerre).
Paris, an V, in-8°. — Tessier (P.), *Hygiène militaire, ou Règles diététiques pour
conserver la santé des militaires tant de terre que de mer.* Bordeaux, an VII, in-12.
Desgenettes (R.), *Histoire médicale de l'armée d'Orient.* Paris, 1802, in-8°. — Re-
noult (A. J.), *Essai sur les maladies des gens de cheval.* Th. de Paris, 1803, n° 283,
in-8°. — Jackson (R.), *Remarks on the Constitution of the Medical Department of*

the British Army, with a Detail, etc. London, 1803, in-8°.—Revolat (C. D.), *Nouvelle Hygiène militaire, ou Préceptes sur la santé de l'homme de guerre, considérée,* etc. Lyon, 1803, in-8°.—Coste et Percy, *De la santé des troupes à la grande armée.* Strasbourg, 1807, in-8°.—Pion (A.), *Dissert. sur quelques préceptes d'hygiène relatifs aux troupes à cheval.* Th. de Strasbourg, 1808, t. XIII, n° 230.—Anderson (J.), *De militum sanitate tuendâ.* Edimb., 1810, in-8°. — Broussais (F. J. V.), *Lettre sur le service de santé intérieur des armées.* Xerès de Frontera, 1811, in-4°. — Aran, *Essais sur l'hématurie, ou pissement de sang, considérée particulièrement dans les militaires à cheval.* Th. de Paris, 1811, n° 76, in-4°. — Clément (S. E.), *Essai sur l'hygiène militaire.* Th. de Strasbourg, 1813, t. XVIII, n° 361. — Despax (G.), *Considérations médicales sur la marche des troupes.* Th. de Paris, 1816, n° 23. — Vaidy, art. *Hygiène militaire,* in *Dict. des sc. méd.,* t. XXIII, 1818. — Brad (J. L.), *Hygie militaire ou l'art de guérir aux armées* (Poëme). Paris, 1819, in-8°. — Millingen (J. G. V.), *The Army Medical Officer's Manual upon Active Service, or Precepts for his Guidance,* etc. London, 1819, in-8°.—Luscumbe (Ed.), *Practical Observ. on the Means of preserving the Health of Soldiers in Camp and Quarters, with Notes,* etc. Edinburgh, 1820. — *Militär-Sanitäts-Reglement für das Grossherzogthum Hessen,* in *Henke's Ztschr.,* t. II, p. 359, 1821; t. III, p. 102, 430; t. IV, p. 176, 418, 1822. — Hempel (C. A. L.), *Handbuch der Kriegshygiene. Vorrede von Langenbeck.* Göttingen, 1822, in-8°. — Kirckhoff (J. R. L. de), *Hygiène militaire à l'usage des armées de terre,* 2e édit. Anvers, 1823, in-8°. — Isfordink (J. N.), *Militärische Gesundheitspolizei mit besonderer Beziehung auf die K.K. oesterreische Armee,* 2e édit. Wien, 1827, 2 vol. in-8°. — Marshall (H.), *Hints to Young Medical Officers of the Army on the Examination of Recruits, and Respecting the feigned Disabilities,* etc. London, 1828. — Du même, *On the Enlisting, the Discharging and the Pensioning of Soldiers with Official Documents.* Lond., 1832, in-8°.—Du même, *The Military Miscellany, comprehending an History of Recruit,* etc. Lond., 1846, in-8°.— *A Series of Reports exhibiting the Result of Disease in the Different European Regiments serving under the Madras presidency,* etc. Madras, 1826.—Nombreux Rapports statistiques sur l'armée anglaise, analysés dans les différents journaux de cette nation, mais surtout dans le *British and Foreign Review.* — Josephi, *Grundriss der Militärstaatsarzneikunde.* Berlin, 1829, in-8°.— Leblond (L. A.), *Essai sur l'hygiène militaire.* Th. de Strasb., 1829, n° 900. — Dejaguer (V.), *Considérations sur l'hygiène militaire.* Th. de Strasb., 1830, n° 937.— Bonino, *Essai statistique sur la mortalité dans les anciennes troupes du roi de Sardaigne en temps de paix,* in *Ann. d'hyg.,* 1re sér., t. VI, p. 223, 1831. — Benoist de Chateauneuf, *Essai sur la mortalité dans l'infanterie française,* ibid., t. X, p. 239, 1833. — Leuret (L.), *Considérations sur l'hygiène de la cavalerie légère en temps de paix.* Th. de Paris, 1834, in-4°. — Begin (L. J.), *Études sur le service de santé militaire en France; son passé, son présent et son avenir.* Paris, 1838, in-8°.— Du même, *Quels sont les moyens de rendre, en temps de paix, les loisirs du soldat français plus utiles à lui-même, à l'État et à l'armée, sans porter atteinte à son caractère national ni à l'esprit militaire.* Paris, 1843, in-8°.— Tulloch, *Statistical Reports on the Sickness, Mortality and Invaliding among the Troops.* London, 1838-41, in-fol. — Mutel, *Éléments d'hygiène militaire.* Paris, 1843, in-12.— Balfour, *Observ. on the Means of preserving the Health of Troops.* London, 1845, in-8°. — Roberts (Fr.), *On the Military Hygiène,* in *Lond. Med. Gaz.,* t. XXXVI, p. 1459, 1845; t. XXXVII, p. 28, 1846. — Boudin (J. Ch. M.), *Statistique de l'état sanitaire et de la mortalité des armées anglaises de terre et de mer en Angleterre et dans les colonies,* etc. Paris, 1846, in-8°. — Du même, *Études sur le recrutement de l'armée,* in *Ann. d'hyg.,* 1re sér., t. XLI, p. 268, 1849. — Du même, *Études sur l'état sanitaire et la mortalité de l'armée,* ibid., t. XLII, p. 319, 1849. — Du même, *Système des ambulances des armées française et anglaise,* ibid., 2e sér., t. III, p. 60, 464, 1855.—Du même, *Histoire médicale du recrutement et de quelques autres institutions militaires chez divers peuples anciens et modernes,* ibid., t. XX, p. 5, 1863, etc. — Desjobert (A.), *État sanitaire de l'armée. Discours à la Chambre des députés; lettre au* Moniteur des armées, etc. Paris, 1848, in-8°.—Du même, *Mesures à prendre pour l'amélioration de l'état sanitaire de l'armée,* in *Ann. d'hyg.,* 1re sér.,

t. XXXIX, p. 305, 1848. — LAPAYRE (G.), *Des affections qui frappent plus particu-lièrement le soldat*. Th. de Paris, 1850. — DAMMIEN (E. Ad.), *Considérations hygiéniques sur les changements de garnison et les troupes en marche*. Th. de Strasb., 1852, n° 243. — BACMEISTER (G. F.), *Handbuch für Sanitäts-soldaten*. Braunschweig., 1854, in-8°, fig. — VINCENT, *Études d'hygiène militaire. Des ha-bitudes dans l'armée; conseils aux militaires et aux jeunes gens*. Lyon, 1857, in-8°. — ROSSIGNOL (J.), *Traité élémentaire d'hygiène militaire*. Paris, 1857, in-8°. — MORIN, *Le camp de Châlons en* 1858; *hygiène des camps en. général*. Paris, 1858, in-8°. — LARREY (H.), *Rapport sur l'état sanitaire du camp de Châlons*. Paris, 1858, in-8°.—SCRIVE, *Relation médico-chirurgicale de la campagne d'Orient*. Paris, 1858, in-8°.— BAUDENS, *La guerre de Crimée, les campements, les abris, les ambu-lances, les hôpitaux*, etc. Paris, 1858, in-12. — THOLOZAN, *De l'excès de mortalité dû à la profession militaire; nature et cause de la phthisie endémique de l'armée; moyen*, etc., in *Gaz. méd. de Paris*, 1859, p. 346, 360, 410. — MAJESTÉ (Ch. Ed.), *Quelques mots sur l'hygiène du camp de Châlons*. Th. de Strasb., 1860, n° 512. — LAVERAN, *Recherches statistiques sur les causes de mortalité de l'armée servant à l'intérieur*, in *Ann. d'hyg.*, 2° sér., t. XIII, p. 233, 1860. — DU MÊME, *De la morta-lité des armées en campagne au point de vue de l'étiologie*, ibid., t. XIX, p. 241, 1863. — DIDIOT, *Code sanitaire du soldat, ou Traité d'administration et d'hygiène militaire, complété*, etc. Paris, 1863, in-8°. — HAMMOND (W. A.), *A Treatise of Hygiene with Special Reference to the Military Service*. Philadelphia, 1863, in-8°. — PALASCIANO, *De la neutralisation des blessés en temps de guerre et de ses consé-quences*, etc., in *Congrès méd. de Lyon*. Lyon, 1864, in-8°.—CHENU (J. C.), *Rapport au conseil de santé des armées sur les résultats du service médico-chirurgical aux ambulances de Crimée et aux hôpitaux militaires français en Turquie pendant la campagne d'Orient en* 1854-55-56. Paris, 1865, in-4°. — DU MÊME, *L'Italie en* 1859 *et* 1860, *statistique médico-chirurgicale de la campagne*. Paris, 1869, in-4°, 2 vol. et atl. in-fol. — EVANS (Th. W.), *Essais d'hygiène et de thérapeutique militaires, pré-sentés*, etc. Paris, 1865, in-8°. — HAUROWITZ (H. Y.), *Das Militärsanitätswesen der vereinigten Staaten von Nord-America*, etc. Stuttgart, 1866, in-8°. — LANDA, *Du transport des blessés et des malades par les voies ferrées et navigables*. Bruxelles, 1866, in-8°. — MICHEL LÉVY, *Rapport sur les progrès de l'hygiène militaire*. Paris, 1867, in-4°. — VALLIN (E.), *De la salubrité de la profession militaire*, in *Ann. d'hyg.*, 2° sér., t. XXXI, p. 80, 1869. — CANONGE (J. Fr.), *Considérations sur l'hy-giène de l'infanterie à l'intérieur*. Th. de Paris, 1869, n° 78.

— J. ARONSOHN, *De l'habillement et de l'équipement du soldat*, in *Rec. de mém. de méd. milit.*, 3° sér., t. XIX, 1869. — KIRCHNER, *Lehrbuch der militär Hygiene*. Erlangen, 1868. — MORACHE, *Consid. sur le recrut. de l'armée et sur l'apti-tude militaire de l'armée française*. Paris, 1872, in-8, — THURN, *Die Entstehung von Krankheiten al direkte Folge anstrengender Märsche*. Berlin, 1872. — BÖHME, *Gesundheitspflege für das deutsche Heer*. Berlin, 1873. — PEIN (T.), *Essai sur l'hygiène des champs de bataille*. Paris, 1873, in-8. — ARNOULD, *L'état sanitaire de l'armée après la guerre*, etc., in *Gaz. méd. de Paris*, n°s 27 et 28, 1874. — DE-LAYE (E.), *Quelq. consid. sur l'hyg. des casernes*. Th. de Paris, 1874. — GORDON, *Notes on the health-service of armies during war*, in *Brit. a. for. Rev.*, april, 1874. — HÉRICOURT (J.), *Quelq. consid. sur les maladies du soldat en garnison*. Th. de Paris, 1874. — GEORGES (E.), *De l'endurcissement physique du soldat*. Th. de Paris, 1874. — MACLEAN, *The moving and camping of troops in tropical regions*, in *Med. Times a. Gaz.*, 1874. — MORACHE, art. MILITAIRE (Hygiène), in *Dict. encycl. des sc. méd.*, 2° sér. t. VII, 1873, et t. VIII, 1874. — DU MÊME, *Traité d'hygiène militaire*. Paris, 1874, in-8. — PROUST, *De l'hygiène militaire, Revue critique*, in *Arch. gén. de méd.*, avril, 1874. — COLIN (H.), art. MORBIDITÉ MILITAIRE, in *Dict. encycl. des sc. méd.*, 2° sér., t. IX, p. 355, 1875. — RICAARD (L.). *Sur l'hyg. de la bouche du soldat*. Th. de Paris, 1875. — ROTH u. LEX. *Handbuch der militär Gesundheit-Pflege*. Bd. I-II, 1872-76. — Plus un très grand nombre de dissertations, de mé-moires qu'a fait éclore la dernière guerre et dans le détail desquels nous ne pou-vons entrer. — V. les traités de médecine et de chirurgie militaires, les journaux spéciaux (*Recueil d'obs. de méd. des hôpit. milit.* Paris, 1766-1772, 2 vol. in-4°; —

Journ. de méd. milit., 1782-1789. 8 vol. grand in-4°. — *Jour. de méd., de chir.*, etc. ou *Recueil de mém.*, etc., de 1815 à ce jour, 3 séries), et un très grand nombre de dissertations soutenues sur ces questions dans les diverses Facultés. — LAVERAN (A.), *Traité des maladies et des épidémies des armées*. Paris, 1875, in-8. — CHASSAGNE et EMERY-DESBROUSSES, *Guide méd. pratiq. de l'officier*. Paris, 1876. — CHENU (J.-C.), *Aperçu sur les expéditions de Chine, de Cochinchine et du Mexique*. Paris, 1877. — DE CHAUMONT, *An adress on army medical studies and military hygiene*. London, 1876. — KIRCHNER, *Lehrbuch der Militärhygiene*, 2 Aufl. Stuttgart, 1877. — ROTH u. LEX, *Handb. der Militärgesundheitspflege*, 3 ter. Bd., Berlin, 1877, in-8. — TIXIER (J.-E.), *Etiologie de l'adénite cervicale du soldat*. Th. de Paris, 1877. — PORTALIER, *Essai sur l'alimentation du soldat*. Thèse de Paris, 1878, in-4. — FRÖLICH, *Die Bekleidung u. Ausrüstung des deutschen Reichsheeres*, etc., in *Viert. f. ger. Med.*, Bd. XXIX, H. 1, 1878. — LEDASTARD, *De quelques accidents de la marche chez le soldat*. Th. de Paris, 1878, in-4. — FERRY, *Essai sur l'organisation des convois sanitaires en campagne*, Th. de Paris, 1877, in-4. — GEORGES, *De l'endurcissement physique du soldat*. Th. de Paris, 1879. — FETZER (B.-C.), *Ueb. den Einfluss des Militärdienstes auf die Körperentwickelung*. Stuttgart, 1879, in-8. — VALLIN, *De l'utilisation de la chaleur des fumiers pour le lavage des troupes*, in *Rev. d'hyg.*, 1880, p. 882. — DUPONCHEL, *De l'hygiène du soldat en marche*. Th. de Paris, 1880. — PICQUÉ (L.), *Du transport des blessés en wagon*, in *Rev. d'Hyg.*, 1881, p. 389. — RIANT, Même sujet, *ibid.*, p. 579. — DU CAZAL, *La chaussure du soldat*, in *Rev. milit. de méd. et de chir.*, t. I, p. 161, 1881. — RIGAL, *Des accidents de la guerre des mines*, ibid., 1881, n° 1. — LUX, *De l'alimentation des armées*, Paris, 1881, in-12. — MORACHE, art. *Soldat*, in *Dict. encycl. sci. méd.*, 1881. — *Statistique médicale de l'armée* (depuis 1862), *Iahresber. üb. die Leist. u. Fortschr. auf dem Gebiete der Militair-Sanitätswesen* (par ROTH, depuis 1874).

CHAPITRE III

Profession maritime.

L'influence de la profession maritime sur l'homme est des plus complexes, et son étude comprend des points fort différents. Pour les apprécier d'une manière suffisante, il est utile de passer d'abord en revue les causes spéciales des maladies qui peuvent atteindre les marins.

1° *Atmosphère maritime.* — L'influence de l'atmosphère maritime sur l'homme a déjà été exposée. Rappelons seulement ici que son action est plutôt favorable que nuisible ; que l'air y est plus pur que celui de l'atmosphère terrestre ; qu'il existe, suspendues dans l'air, des particules salines que l'homme absorbe en respirant ; enfin, que la saturation de l'air, par l'humidité, est la seule modification capable de jouer un rôle, et d'altérer la santé de l'homme.

2° *Changement de climat.* — Les marins qui naviguent aussi

bien dans les glaces polaires que dans les contrées intertropicales, et qui passent souvent, dans un temps assez court, des unes dans les autres, changent continuellement de climat, et sont, par conséquent, exposés à toutes les chances défavorables d'un acclimatement rapide. Il y a toutefois, à cet égard, une circonstance spéciale à considérer, c'est la suivante.

La durée de la traversée. — Les voyages de long cours ont une influence spéciale; ils habituent davantage le marin à l'action de l'atmosphère maritime. De plus, ils l'obligent à se contenter, dans certaines circonstances, d'une alimentation composée de salaisons, de biscuit et de légumes secs, et à faire usage d'eau croupie pour boisson.

3° *La destination du navire.* — Elle exerce une influence variable, suivant la nature des bâtiments. Ainsi, un bâtiment de commerce chargé de marchandises, ou bien un paquebot de transport, souvent encombré de passagers, sera moins bon pour la santé des individus qui y sont placés qu'un bâtiment de l'État, dans lequel les principales conditions hygiéniques sont beaucoup meilleures.

4° *La construction du navire.* — La marine militaire offre des garanties de salubrité beaucoup plus grandes que n'en présentent les autres bâtiments, tels que ceux du commerce ou de transports. — Il est, sous ce rapport, plusieurs observations importantes à faire. Un navire est construit récemment, ou bien il est ancien; dans le premier cas, il présente réunies les conditions hygiéniques les plus favorables. Dans le second cas, on peut avoir à redouter un certain nombre d'inconvénients, dont voici les principaux : l'infection du navire par des matières volatiles et dangereuses, ou bien par des matières fétides, comme cela a lieu sur les bâtiments employés à la pêche de la baleine; — l'altération du navire par une maladie épidémique ou contagieuse qui règne sur son bord; — l'imprégnation des bois qui ont été employés à la construction du navire par l'humidité; — leur altération par les vers.

5° Les différentes parties d'un navire ne sont pas sans influence sur la santé des marins qui le montent; et il est, sous ce rapport plusieurs points à considérer. Ces points sont les suivants :

A. *La cale.* — C'est la partie la plus basse, la plus obscure et la plus humide des bâtiments : l'air et l'eau y stagnent sans cesse. L'eau suintant à travers les pores du bois, l'altérant lui-même et agissant sur les objets de nature diverse, et en particulier sur les immondices qui peuvent s'y trouver, il en résulte une odeur souvent insupportable, qui est due à des exhalaisons végétales abondantes, mêlées à une certaine quantité d'acide carbonique (1). Ces altérations diverses sont encore favorisées par la température de l'atmosphère de la cale qui est, en général, de 3 à 4 degrés plus élevée que celle du reste du bâtiment. Les moyens employés pour purifier l'air contenu dans cette partie du navire sont les suivants : 1° les blanchiments fréquents et réguliers à la chaux ; 2° l'ouverture d'un robinet qui laisse accès à volonté à l'eau de la mer, et permet des lavages complets ; 3° la construction en fer des caisses d'arrimage ; 4° enfin, une ventilation suffisante, effectuée même, en cas de besoin, avec une machine soufflante.

B. *Le faux pont.* — Le faux pont vient immédiatement après la cale. On a à y redouter presque également l'humidité, la stagnation de l'air, la chaleur et l'absence de lumière.

C'est cependant le lieu où couche l'équipage, et où il se réunit et s'abrite, la sûreté de l'équipage exigeant que le faux pont soit fermé la nuit, on doit voir combien la présence de tant d'hommes, couchés dans un lieu fermé, peut être pernicieuse, et combien on doit redouter les accidents qui se développent ordinairement sous l'influence de l'encombrement. L'insalubrité du faux pont est encore augmentée par la présence des cuisines, du four, de la cambuse, de l'hôpital et des parcs à volailles.

Sur les bâtiments de guerre, les batteries remplacent les faux ponts. Elles sont bien plus saines, et la ventilation y est beaucoup mieux organisée.

Le pont du vaisseau est exposé à toutes les intempéries des saisons. Les manœuvres s'y exécutent en plein air, et, quels que soient la température, l'humidité, le vent, etc., il est cependant salubre.

Il est d'autres circonstances de la vie maritime qui ne sont pas sans influence sur la santé, et qui tiennent aux marins eux-mêmes. Nous citons en particulier les suivantes :

6° *Les équipages.* — Les matelots sont, en général, choisis avec plus de soin que les soldats de terre à la révision mili-

---

(1) D'après les recherches de M. Forné (*Arch. de méd. nav.*, t. I, p. 239, 1874), l'ammoniaque, le gaz hydrogène sulfuré, le sulfhydrate d'ammoniaque, sont parmi quelques autres, les principaux corps volatils odorants que l'on rencontre dans la cale ; l'auteur croit que le meilleur moyen de la désinfecter, c'est d'y verser une solution de protosulfate de fer, qui forme, avec ces différents gaz, des combinaisons qui les décomposent et neutralisent leur action.

De son côté, M. Le Roy de Méricourt (*même recueil*, t. III, p. 201. 1865) propose, pour obtenir l'assainissement définitif des navires gravement contaminés, d'avoir recours à la méthode de M. Lapparent, et qui consiste à carboniser superficiellement les parois intérieures des bâtiments, à l'aide du flambage par un gaz inflammable forcé, et dirigé comme une langue de feu, à l'aide d'un chalumeau.

E. Bgd.

taire. Les marins ont presque toujours déjà navigué depuis
longtemps, et sont familiarisés et acclimatés avec l'atmosphère
maritime. C'est pour cette raison qu'ils sont beaucoup moins
exposés aux maladies que les passagers ou les troupes que l'on
transporte.

7° Les conditions hygiéniques varient encore suivant la destination que les matelots ont sur un bâtiment. C'est ainsi que
ceux qui sont employés au service de la cale sont plus exposés
aux diverses influences morbides que les gabiers, qui s'occupent
du gréement dans les hunes, ou que les timoniers.

8° La nature du travail exerce également une influence.
Ainsi, la manœuvre du vaisseau exige surtout l'exercice dans
les parties supérieures. De plus, il faut que le travail soit
exécuté le jour et la nuit, ce qui nécessite le partage de l'équipage en deux parties. M. Kéraudren a proposé de le partager
en trois quarts au lieu de deux. On aurait toujours un nombre
d'hommes suffisant, et la fatigue serait moindre. J'ignore si cet
essai a été tenté.

9° L'alimentation doit être prise en sérieuse considération.
A bord, elle se compose de biscuit de mer, sorte de pain à
demi levé et desséché par une cuisson prolongée; de salaisons
et de légumes secs. Le peu de variété nuit à la digestibilité
des aliments; il est vrai que l'emploi des condiments, tels que
le vinaigre, l'alcool, le citron, contribue à augmenter leur salubrité et à faciliter leur dissolution dans le suc gastrique.

10° La conservation de l'eau nous a déjà occupé ; nous rappellerons seulement qu'il est préférable de la conserver dans
des vases en tôle, et qu'il est nécessaire d'avoir des appareils
distillatoires à bord de chaque navire, dans le cas où l'eau potable viendrait à manquer.

11° Les affections morales sont capables d'exercer une influence sur le navigateur. Chez les uns, c'est la nostalgie qui
est plus forte : chez d'autres, c'est la vue des orages et des
tempêtes, l'effroi qu'ils inspirent, ainsi que l'impossibilité de
secours en cas de naufrage, qui agissent sur le moral des
marins.

Les diverses influences qui viennent d'être passées en revue
peuvent causer des maladies spéciales, aggraver celles qui
existaient déjà et qui étaient dues à de tout autres causes, enfin
augmenter le chiffre de la mortalité des marins. C'est ce que
nous allons maintenant examiner.

Maladies qui sévissent sur les marins.

Un certain nombre des maladies qui se développent chez les.

gens de mer, sont d'une nature analogue à celles qu'on voit
chez les soldats de l'armée de terre. L'énumération qui suit le
prouve suffisamment.

1° *Dysenterie.* — Dans les voyages sur les mers équatoriales,
on voit fréquemment la dysenterie se développer chez les
marins qui s'exposent à l'humidité et au froid, ou bien qui dorment sur le pont, exposés à la pluie et aux intempéries des
saisons.

2° *Typhus.* — Le typhus ne fait pas moins de ravages sur les
bâtiments que dans les armées de terre ; l'encombrement, la
malpropreté, le découragement, la présence de prisonniers nombreux ou d'esclaves accumulés, contribuent singulièrement à sa
production.

Voici un exemple des ravages que ces deux maladies peuvent
exercer : c'est ce qui eut lieu en 1780 sur la flotte anglaise du
Canal (Motard). En peu de temps elle envoya à l'hôpital Haslar
11,732 malades, et, dans le nombre, il y avait 1,457 cas de
scorbut, 240 cas de dysenterie et 5,539 cas de fièvre continue
(typhus). Pringle rend compte de désastres analogues.

3° *Nostalgie.* — La nostalgie s'observe aussi bien chez le
marin que chez le soldat de terre.

4° *Mal de mer.* — Le mal de mer, qui atteint presque inévitablement les nouveaux embarqués, et qui n'épargne pas les
vieux marins dans les mers très grosses et pendant les tempêtes, a été décrit plus haut (v. p. 769), il n'est pas besoin d'y
revenir.

5° *Constipation.* — La constipation est un des états pathologiques qui s'observent le plus fréquemment chez les marins.

6° *Scorbut.* — Le scorbut est une des maladies qui étaient les
plus communes chez les hommes de mer, et qui peut-être en a
fait périr le plus grand nombre. A l'époque actuelle, cette fréquence est bien diminuée, et cette maladie peut être considérée
comme beaucoup plus rare.

Quelques détails sont indispensables pour expliquer son mode
de production.

Le scorbut ne se développe pas seulement sur les bâtiments,
on l'observe également sur les côtes habituellement entourées
de brumes épaisses et humides. Il paraît endémique dans tous
les pays situés au-dessus de 60° de latitude, sur les bords de la
Baltique, sur les côtes de l'Islande et du Groënland. Les salaisons dont les habitants de ces contrées font un si fréquent
usage ne sont probablement pas sans influence sur son développement.

Autrefois les épidémies de scorbut n'étaient pas rares dans
les climats tempérés de l'Europe ; mais, depuis plus d'un siècle,

elles ont disparu complètement devant les progrès de l'hygiène
et de la civilisation.

Sur mer, le scorbut, qui était autrefois si fréquent et si terrible, et qui a fait périr tant d'équipages, ne se montre plus que
d'une manière exceptionnelle. Malgré cette rareté, il est encore
un certain nombre d'influences capables de le déterminer.
Parmi ces influences, les unes sont prédisposantes, les autres
efficientes. Les circonstances qui peuvent particulièrement déterminer la production du scorbut sont les suivantes : l'humidité, la stagnation de l'air, la privation de la lumière, la mauvaise alimentation, l'ennui, la tristesse, l'encombrement, l'usage
d'une proportion un peu trop forte de sel marin, et surtout
des viandes sèches et salées, la privation de végétaux frais, les
viandes corrompues, l'eau croupie.

Le scorbut consiste non pas, comme on l'a cru longtemps,
dans une diminution de proportion de la fibrine, ce qui peut
avoir lieu, il est vrai, dans les scorbuts très avancés ou très graves, mais dans la diminution de la coagulabilité de ce principe.
Cette diminution de coagulabilité de la fibrine, qui a pour effet
de rendre le sang plus liquide, est la conséquence d'une augmentation de la proportion de soude contenue dans le sang.
Or, cette alcalinité plus grande du sang s'explique facilement
par l'usage exclusif et prolongé des salaisons. Les viandes salées
exigent une grande quantité de suc gastrique pour être digérées. Or, l'acide chlorhydrique contenu dans ce liquide provient
du chlorure de sodium qui existe dans le sang ou qui s'y
introduit par absorption. Si donc il se sépare de ce liquide
une quantité anormale de ce suc (acide chlorhydrique), il y
aura une proportion équivalente de soude devenue libre, qui
restera dans le sang, et le scorbut prendra naissance. Tout en
admettant cette explication, ce n'est pas une raison pour n'accorder aucune influence à l'encombrement, à l'humidité, aux
privations de tout genre dont l'influence prédisposante est si
puissante.

On réussit souvent à faire disparaître le scorbut en faisant
usage de végétaux frais, de fruits acides, de suc de citron, d'o-
range, et même simplement de boissons alcooliques. Quelquefois le débarquement sur une plage saine suffit pour faire cesser
cette affection parmi les hommes d'un équipage, et leur permettre de se rétablir.

La peste, la fièvre jaune, le choléra, sont des maladies qui
exercent souvent de grands ravages sur les vaisseaux ; mais,
lorsqu'il en est ainsi, c'est que ces affections y ont été transportées par des miasmes spéciaux, car elles ne sont en aucune
manière la conséquence directe de la vie maritime.

Mortalité. — Pour se faire une idée des progrès que l'hygiène navale a réalisés, voici deux tableaux extraits du Mémoire de M. Boudin, qui les a empruntés à Gilbert Blane.

Le 18 septembre 1740, l'amiral Anson quittait les ports d'Angleterre sur le *Centurion*, portant 400 hommes d'équipage. A son arrivée à Juan-Fernandès, le 15 juin 1741, c'est-à-dire neuf mois après, 200 marins avaient succombé au typhus et au scorbut, et, sur les 200 restants, 7 hommes à peine étaient capables de faire un service actif. Voici les résultats obtenus depuis cette époque.

			Marins.	Morts.
1772.	capitaine Cook (1er voyage)......		112	5
1778,	—	Cook (2e voyage).......	192	11
1819,	—	Parry.................	94	1
1821,	—	—	118	5
1824,	—	—	122	1
1832,	—	Ross.................	130	2

ÉTAT DE MORTALITÉ DE LA MARINE ANGLAISE (G. BLANE).

ANNÉES.	EFFECTIF.	MALADES.	MORTS.	RAPPORT à l'effectif.
1772	70,000	28.592	1,658	1 sur 42
1782	100,000	31,617	2,222	1 — 45
1794	85,000	21.373	990	1 — 86
1804	100,000	11,978	1,606	1 — 62,25
1813	140,000	13,071	977	1 — 143

Les documents publiés il y a quelques années, et relatifs à la mortalité de la marine anglaise, de 1836 à 1839, établissent la proportion de décès de 13,8 sur 1,000 hommes d'effectif, si l'on y réunit les maladies chirurgicales. Mais, si l'on ne considère que les maladies internes, ce n'est que 11,8 sur 1,000 hommes d'effectif.

La comparaison de la mortalité des marins de toute la marine anglaise avec tous les militaires de l'armée de terre, donne, déduction faite des blessures et accidents, sur 1,000 hommes d'effectif.

MARINS.		ARMÉE DE TERRE.	
Maladies.	Morts.	Maladies.	Morts.
984	8.8	795.9	13,8

Résultat d'où l'on peut déduire que la mortalité est plus grande dans l'armée de terre que dans la marine. En France, l'administration n'a publié aucun document qui permette d'asseoir des calculs positifs (1).

RÈGLES HYGIÉNIQUES. — Pour établir les règles hygiéniques relatives à la profession maritime, il faudrait envisiger successivement la construction et la disposition des vaisseaux, les conditions de ventilation, d'aération et de chauffage, établir les règles relatives à l'alimentation, aux boissons ; indiquer le choix des vêtements, et enfin tracer une hygiène navale. La plupart des principes qu'il faudrait suivre pour obtenir ces résultats ont été tracés dans le cours de ce travail ; il s'agit seulement de les appliquer à la profession maritime.

Bibliographie. — COCKBURN (W.), Sea-Diseases, or a Treatise of their Nature, Causes and Cure. Lond., 1693, in-8°. — CUIRAC (DE), Observ. générales sur les maladies auxquelles sont sujets les équipages des vaisseaux. Paris, 1724, in-8°. — BUCHNER (A. E. DE), De tuendâ et restituendâ navigantium sanitate. Erfordiæ 1735, in-4°. — LIND, An Essay on the most Effectual Means of preserving the Health of Seamen in the Royal Navy. London, 1757, in-8°. — PRINGLE (J.), Discourse upon some Late Improvement of the Means for preserving the Health of Mariners. London, 1776, in-4°. — POISSONNIER-DESPERRIÈRES, Traité sur les maladies des gens de mer. Paris, 1780, in-8°. — PINGRENON, Manuel des gens de mer, ou Recueil d'observations sur les moyens de conserver leur santé pendant les voyages de long cours. Paris, 1780, 2 vol. in-12. — BLANE (sir G.), Obs. on the Diseases incident to Seamen. London, 1785, in-8°. — DU MÊME, A Brief Statement of the Progressive Improvement in the Health of the Royal Navy, at the End of the Eighteenth and Beginning of the Nineteenth Century. London, 1830, in-8°. — MACMAN (G.), Avis aux gens de mer sur leur santé. Marseille, 1786, in-12. — ARMSTRONG, De nautarum sanitate tuendâ. Edinburgi, 1789, in-8°.—RENWICK (W.), An Inquiry into the Nature and Causes of Sickness in Ships of War. London, 1 ., in-8°. — TROTTER (Th.), Medicina nautica. London, 1793-1803. — GILLESPIE (L.), Obs. on the Diseases which prevailed on Board a Part of His Majesty's Squadron, etc. London, 1808, in-8°. — PALLOIS (F. V.), Essai sur l'hygiène navale ou l'hygiène appliquée à préserver du scorbut les équipages des vaisseaux pendant les voyages de long cours. Paris, 1801, in-8°. — PÉRON (F.), Notice sur quelques applications utiles des observations météorologiques à l'hygiène navale. Paris, 1808, in-8°. — DELIVET (J. B. C.), Précis d'hygiène navale, ou l'Homme de mer considéré, etc. Gênes, 1808, in-8°. — KERAUDREN, art. Hydrographie médicale, in Dict. des sc. méd., t. XXII, 1818, et Navigation, t. XXXV, 1819. — DU MÊME, Mém. sur les causes des maladies des marins et sur les soins à prendre pour conserver leur santé dans les ports et à la mer. Paris, 1817, in-8°. — DU MÊME, De la nourriture des équipages et de l'amélioration des salaisons dans la marine française, in Ann. d'hyg., t. 1, p. 303, 1829, et série de notes dans le même recueil. — DAOLMI, Précis d'hygiène navale, suivi d'un recueil analytique, etc. Paris, 1827, in-8°.—Healthfulness of Iron Ships, in Dublin. Journ. of Med. Sc., t. XII, p. 166, 1838. —FONGET, Médec. navale, ou Nouveaux éléments, etc. Paris, 1832, 2 vol. in-8°. — WILSON, Statistical Report on the Health of the Navy from 1830 to 1836. Ordered, etc.

(1) Nous avons vu plus haut, p. 909, qu'en France, la mortalité de l'armée de terre est en moyenne actuellement de 9,52 pour 1,000, or Layet évalue la mortalité chez les matelots de l'État à 14 pour 1,000, d'où il résulte qu'en France la mortalité est plus grande dans la marine que dans l'armée de terre ; d'après Wilson, la mortalité des marins ne serait que de 7 pour 1,000, c'est-à-dire un peu inférieure à celle de l'armée de terre.

Lond., 1840-41, in-fol. — FLEURY (J.), *Quelques observations et considérations pratiques d'hygiène et de médecine navale*. Montpellier, 1847, in-8°. — HORNER, *Diseases and Injuries of Seamen, with Remarks on their Enlistment : Naval Hygiene*. Philadelphia, 1854, in-12. — TROMPEO, *Cenni sull' igiene della gente marina*. Torino, 1854, in-8°.— FONSSAGRIVES (J. B.), *Traité d'hygiène navale, ou De l'influence des conditions physiques ou morales dans lesquelles*, etc., fig. Paris, 1856, in-8°. — ARMSTRONG (A.), *Obs. on Naval Hygiene and Scurry more particularly as the Latter appeared during a Polar Voyage*. London, 1858, in-8°.—HOLSBEECK (H. van), *Précis d'hygiène et de médecine navales à l'usage des gens de mer*. Bruxelles, 1860, in-8°. — QUERMELEUC, *Considérations sur l'hygiène des diverses professions à bord des navires*. Th. de Paris, 1860, n° 20, in-4°. — REY, *Les mécaniciens et les chauffeurs à bord des navires de l'État*. Th. de Montpellier, 1862, n° 69, in-8°. — MARROIN, *Histoire médicale de la flotte française à la mer Noire pendant la guerre de Crimée*. Paris, 1861, in-8°. — SUNARD, *Statistique médicale de la marine anglaise*, in *Ann. d'hyg.*, 2ᵉ sér , t. XXII, p. 156, 1864. — DUTROULAU, *Des modifications introduites dans l'hygiène navale par l'application de la vapeur à la navigation*, in *Union méd.*, 2ᵉ sér., t. XXI, p. 75, 1864. — LEROY DE MÉRICOURT, *De l'influence des constructions navales sur la santé des équipages*, in *Bullet. de l'Acad. de méd.*, t. XXXII, p. 78, 1866-67. — DU MÊME, *Rapp. sur les progrès de l'hygiène navale*. Paris, 1867, in-4°. — Nous avons surtout donné ici les ouvrages français. Voir comme complément une notice de M. Tholozan sur la bibliographie anglaise, relative à l'hygiène navale, in *Gaz. méd.*, 3ᵉ sér., t. XI. p. 183, 1856 ; — l'analyse des excellents rapports statistiques sur la marine anglaise dans les différents recueils scientifiques de cette nation, et surtout dans le *British and For. Med. Rev.*, documents dont nous n'avons pas les équivalents chez nous ; une multitude de dissertations soutenues dans nos Facultés, et, enfin, l'excellent Recueil mensuel fondé, en 1864, par M. Le Roy de Méricourt, et intitulé : *Archives de médecine navale*.

— CHASTANG, *Conférences sur l'hygiène du soldat appliq. spécialement aux troupes de la marine*, in *Arch. de méd. nav.*, t. XX, p. 1, 1873. — ROULFS (H.), *Gemeinfassl. Heilk. u. Gesundheitslehre für Schiffsofficiere*, etc., 3ᵗᵉ Aufl. Halle, 1873. — TAULIER, *De l'alimentation du marin*. Th. de Paris, 1873. — BUEZ, *L'organisation du service sanitaire dans le Levant et plus particulièrement dans la mer Rouge*, in *Gaz. hebd.*, 1874. — HAYNE, *On the amount of carbonic acid found by experiment in the air on board wooden frigates*, in *Med.-Chir.-Instit.* vol. LVII, p. 179, 1874. — VEYRET (E.), *Hyg. à bord d'un navire d'émigrants*. Th. de Paris, 1874.

— MACDONALD, *Lecture on the ventilation of ships*. London, 1874. — MAHÉ, *Manuel pratique d'hygiène navale*. Paris, 1874, in-18. — BOUREL-RONCIÈRE, *Contrib. à l'hyg. des cuirassés*, in *Arch. de méd. nav.*, t. XXIII, 1875. — BEAUMANOIR, *Essai sur la ventilation des transports*. Th. Montp. 1875. — LE ROY DE MÉRICOURT et BOUREL-RONCIÈRE, art. *Naval* (Service de santé), in *Dict. encycl. sc. méd.*, 1875. — FONSSAGRIVES, art. *Navale* (Hygiène), ibid., 1875. — SENFTLEBEN, *Zum Sanitätswesen der Handelsschiffe*. In *Viert. f. ger. Med.*, Juli 1876, p. 84 ; oct., p. 342. — WEISBACH, *Die Krankh. der Matrosen auf Segelschiffen*. In *Wien. med. Woch.*, 1876, nᵒˢ 48, 49. — HOLDEN, *Relative mortality of mariners, railroadmen and travellers*, in *Amer. journ. med. sci.*, Jan. 1876. — FORNEL (DE), *Hyg. navale. Campagne de circumnavigation*, etc. Th. de Paris, 1877. — FONSSAGRIVES, *Tr. d'hyg. navale*, 2ᵉ édit. Paris, 1877, in-8. — WILSON, *Naval Hygiene*. Washington, 1878. — LOWNDES, *Venereal diseases among merchant seamen*, in *Med. Tim. a Gaz.*, april 27 a. may 25, 1878. — HERWIG, *Ueber Schiffshygiene an Bord von Auswanderschiffen*, in *Viertelj. f. ger. u. öff. Sanit.-Wesens*, Jan., Apr., Juli, 1878. Tirage à part. Berlin, 1878, in-8. — STEINBACH, *Zur Pathologie der Seekrankheit*, in *Wiener med. Presse*, 1878, n° 14. — MATHELIN, *Prophylaxie du scorbut dans la marine marchande*, in *Revue d'hyg.*, 1879, p. 134. — VIGNARD, *Le service sanitaire à Sulina et dans le delta du Danube*, in *Rev. d'hyg.*, 1879, p. 452. — MOURSON, *Consid. hygiéniq. et étiol. sur les maladies les plus fréq. à bord du vaisseau-école des canonniers*, in *Arch. de méd. nav.*, 1879, p. 258. — BÉNARD (Th.), *Étude sur le mal de mer*. Th. Paris. 1879. — MACDONALD (J.-D.), *Naval hygiene*. London, 1881. — REINCKE (J.-J.), *Gesundheitspflege auf Seeschiffen*. Hamburg, 1882, in-8.

CHAPITRE IV

Professions agricoles.

Les travaux agricoles sont ceux auxquels se livre la plus grande partie des habitants de France. En effet, sur un nombre de 718,850 conscrits, qui ont été admis sous les drapeaux de 1834 à 1842, la population agricole en a fourni 362,720 ; la population industrielle, 157,207 ; les professions non classées, 152,050 ; les écrivains ou commis, 15,809 ; enfin, les individus sans profession et vivant de leur revenu, 31,104.

Il est donc intéressant de rechercher quelle est la condition hygiénique des individus livrés aux travaux des champs.

La profession agricole comprend, du reste, des classes bien différentes. On y trouve les cultivateurs propriétaires, les fermiers et les domestiques, les bouviers, bergers, voituriers, garçons d'écurie, les terrassiers, les bûcherons, les meuniers, les vignerons, enfin, tous les individus livrés aux travaux de la campagne.

A *priori*, on doit penser que, vivant et travaillant au milieu d'un air pur (1), soustraite au danger de la corruption des villes et des tentations inspirées par les mauvais conseils et la mauvaise compagnie, la population agricole se trouve placée dans de meilleures conditions hygiéniques ; c'est, en effet, ce que viennent prouver les résultats de la statistique.

Longévité. — Dans les campagnes, la vie semble plus longue et on y trouve les plus nombreux exemples de longévité (Casper).

Mortalité. — La mortalité des villes et des campagnes, comparée à la mortalité générale, présente de grandes différences. Dans les districts manufacturiers de l'Angleterre, la mortalité est de 1 sur 53 ; tandis que dans les districts agricoles elle est de 1 sur 67 (Motard).

Le même auteur donne les résultats suivants : en Angleterre, la mortalité générale est de 1 sur 53 ; dans la ville manufacturière de Bristol, elle est de 1 sur 45 ; et dans celle de Worcester, de 1 sur 48.

Dans les départements essentiellement agricoles de la France, comme l'Aisne, le Calvados, Indre-et-Loire, la Sarthe, Seine-et-Marne, l'Yonne, la mortalité est proportionnellement plus faible que la mortalité générale, ou que celle des départements de la Seine, du Nord, du Rhône, du Haut et du Bas-Rhin.

_____

(1) On fait ici abstraction de l'influence paludéenne.

Un autre document anglais donne encore les renseignements suivants : sur 3,500,000 habitants des villes, il est mort 47,953 individus, tandis que sur le même nombre d'habitants des campagnes, c'est-à-dire 3,500,000, il en est mort 29,693.

Sur ces mêmes nombres, il en était mort 1,564 de fièvres typhoïdes dans les comtés, et 3,456 dans les villes, et 5,857 phthisiques dans les comtés, et 8,125 dans les villes.

Ces résultats sont d'autant plus remarquables que les habitants des campagnes ont, en général, une nourriture moins bonne, des vêtements moins chauds, des logements moins salubres et un salaire moins élevé que les artisans des villes.

Dans les campagnes, quelques documents statistiques semblent démontrer que la puberté est moins hâtive et la fécondité moins grande que dans les villes. D'après M. Quételet la fécondité est représentée dans les villes par 1 naissance sur 29 habitants, et dans les campagnes par 1 naissance sur 24 habitants.

M. Villermé, dans l'analyse qu'il a faite de 13,500,000 naissances, est arrivé à des résultats analogues.

En résumé, il y a dans les campagnes fécondité moindre, mais mortalité beaucoup moindre encore, de sorte que la conséquence est l'accroissement de la population.

Ces résultats statistiques s'expliquent très bien par les avantages suivants que les habitants des campagnes ont sur ceux des villes.

Ils respirent un air plus pur, se livrent à un exercice musculaire énergique, qui ne peut qu'être utile à leur santé. De plus, les paysans ne sont pas exposés à respirer un air confiné. Ils sont moins souvent atteints par les maladies qui prennent leur source dans la corruption des villes, et, en particulier, par la syphilis. Les passions de tout genre y sont beaucoup plus rares. Les excès vénériens n'ont pas le temps de se produire, et les campagnards y sont peu disposés, à la suite des violentes fatigues d'une journée de travail. Il y a moins de misère, plus de contentement ; la vie de famille s'y organise d'une manière plus complète, et, chez la plupart des fermiers, les domestiques mêmes semblent en faire partie ; enfin, les maladies mentales sont beaucoup plus rares chez les paysans.

A côté de ces avantages, il y a des inconvénients qui peuvent être le point de départ d'un certain nombre d'états morbides. Parmi eux, nous citerons les suivants : l'alimentation n'est pas toujours aussi substantielle, aussi azotée, que l'exigerait l'exercice musculaire qu'ils sont obligés d'accomplir. Dans d'autres cas, leur nourriture est même insuffisante. L'exercice est souvent trop fort, trop pénible. Les villageois sont, de plus, exposés à toutes les intempéries des saisons et à toutes les vicissitudes atmosphériques, telles que la chaleur, la pluie, le froid, etc., et cette circonstance a pour conséquence le développement des phlegmasies aiguës franches, telles que bronchites, pneumonies, pleurésies, etc. Il est singulier, toutefois, que les rhumatismes articulaires aigus ne soient pas très communs dans les campagnes. Quelquefois l'influence du froid et de l'humidité produit un de ses résultats habituels, la maladie de Bright.

L'influence pathogénique qui agit le plus énergiquement sur les habitants des campagnes consiste dans les effluves marécageux. Ce sont eux qui produisent le plus grand nombre des maladies qui sévissent sur la plupart des populations agricoles du globe.

La fièvre typhoïde et la phthisie pulmonaire, ainsi que cela a été démontré plus haut, sont moins fréquentes dans les campagnes que dans les villes. Les excès des boissons y semblent également moins communs. Cependant, il n'est pas rare non plus de les observer et d'en constater les fâcheux effets.

Toutes ces influences morbides agissent avec une énergie plus grande chez les domestiques que chez les maîtres, et dans les pays naturellement pauvres que dans les localités aisées.

Les améliorations qu'il serait à désirer de voir introduire dans les conditions hygiéniques des populations agricoles sont les suivantes :

1° L'aisance des ménages, l'abondance de toutes les productions ;

2ᵉ L'usage du froment chez les paysans de toutes les provinces qui en sont privées, ou au moins le mélange de froment et de seigle ;

3° Des habitations plus commodes, plus grandes et mieux closes ; l'éloignement des fumiers de leur voisinage immédiat :

4° Des vêtements suffisants pour prémunir contre les vicissitudes atmosphériques ;

5° Une nourriture plus substantielle ;

6° Un sommeil suffisant ;

7° L'éloignement des influences paludéennes.

Toutes ces améliorations sont subordonnées à trois grandes modifications dans l'organisation administrative, et sans lesquelles on ne peut s'attendre à les voir réaliser ;

1° Le dégrèvement raisonnable de l'impôt foncier ;

2° La libre circulation des grains à l'intérieur, empêchée plutôt par la routine que par des obstacles prohibitifs ;

3° L'établissement de banques locales et d'un système nouveau et convenable d'hypothèques.

Bibliographie. — Fucus (D.), *De affectibus rusticorum.* Duisburg, 1714. — Bergmann (A.), *De ruricolarum Livoniæ statu sano et morboso.* Lipsiæ, 1762, in-4°. — Franke, *Perspirabile sanctorianum suppressum ruricolis præ cæteris infestum.* Viennæ, 1784. — Beddoes (Th.), *Good Advice for the Husbandmen in Harvest and for all who labour in Hot Births,* etc. Bristol, 1808.— *Direction for the Cure of the Diseases incident on Agriculture Life,* in *Univers. Magaz.,* nov. 1788.— Falconer (W.), *Essay on the Preservation of Health of Persons employed in Agriculture, and on the Cure of Incident,* etc. Bath, 1789, in-8°. — *Einige Worte über die Krankheit der hiesiger Bauern.* Milan, 1793, in-8°. —Beaunier, *Conseils d'hygiène aux cultivateurs.* Th. de Paris, 1822, n° 255, in-4°. — Amussat (J. Z.), *Quelques considérations sur l'hygiène du peuple des campagnes,* in *Richesse du cultivateur,* 1848. — Ebrard, *Avis aux habitants des campagnes sur les moyens de conserver la santé.* Bourg en Bresse, 1849, in-12. — Du même, *Hygiène des habitants de la campagne,* etc. *Ibid.,* 1865, in-18. — Remy, *Conseils hygiéniques aux cultivateurs.* Th. de Paris, 1849, n° 109, in-4°. — Gianelli (G. L.), *Di miglioramenti sociali, efficaci e possibili a vantaggio degli agricoltori.* Analyse, in *Gaz. méd. de Paris,* 1ʳᵉ sér., t. V, p. 680,1850. — Chenenaillie (L. L.), *De l'hygiène des campagnes.* Th. de Paris, 1850, n° 159, in-4°. — Couverchel, *Conseils hygiéniques aux cultivateurs,* par un maire de campagne. Paris, 1850, in-12. — Noel (E. J. L.), *Quelques considérations générales sur l'hygiène dans les campagnes des Vosges.* Th. de Paris, 1851, n° 79, in-4°. — Combes (A. et H.), *Les paysans français, considérés sous le rapport historique, économique, agricole, médical et administratif.* Paris, 1853, in-8°. — Delon (G.), *Essai sur l'hygiène des campagnes méridionales.* Th. de Montp., 1853, n° 55. — Trastour (E.), *Deux observations de méningo-encéphalite chez des moissonneurs,* in *Bull. de la Soc. acad. de la Loire-Inf.,* t. XXX, p. 142, 1853. — Black (J.), *The Comparative Mortality of a Manufacturing and Agricultural District.* Journ. of Publ. Health., 1855, déc. et *Rank.'s Abstr.,* t. XXIII, p. 6, 1856. — Duclaux (M.), *Histoire de la congestion rachidienne, maladie des moissonneurs* en 1859, in *Compt. rend. de l'Acad. des sc.,* t. L, p. 543, 1860. — Naudet (S. V. O.), *Essai sur l'hygiène du laboureur.* Th. de Paris, 1861, n° 90, in-4°.— Rouget, *Hygiène forestière; note sur les ouvriers employés à l'exploitation des forêts de sapins.* Poligny, 1861, in-8°.— Georgeon (J. B.), *Quelques considérations générales sur l'hygiène dans les campagnes de la partie montagneuse des Vosges.* Th. de Strasb., 1863, n° 702. — Demathieu (J. B. M. H.), *Essai sur l'hygiène du paysan du haut Limousin.* Th. de Paris, 1863, n° 14. — Guillon (Alf.), *Considérations hygiéniques particulières aux habitants de la campagne.* Th. de Paris, 1863, n° 148. — Lachaud (P. B.), *Essai sur le rôle du médecin de campagne au point de vue de l'hygiène et de la moralisation.* Th. de Paris, 1863, n. 149.—Descieux, *Entretiens sur l'hygiène à l'usage des campagnes.* 4° édit. Paris, 1864, in-18. — Bergeret, *Hygiène du vigneron ou précautions qu'il doit prendre pour conserver la santé.* Paris, 1865, in-8°. — Bailly. *De la salubrité dans les villages.* Épinal, 1865, in-8°. — Droin. *Essai sur l'hygiène du village.* Th. de Paris, 1866, n° 181. — Allochon (Ant.), *Hygiène du paysan.* Th. de Paris, 1868, n° 306.
— Zucchi (C.), *La risicoltura,* in *Annal. univ. di med.,* nov. 1871. — Arnould (G.), *L'hyg. rurale envisagée dans ses rapports avec le cantonnement des troupes,* in *Gaz. méd.,* 1876.
— Dobrzycki, *Ueber Verletzungen durch Ackerbaumaschinen,* in *Pam. Tow. Lek. warsz.,* H. III, 1876. — Layet (A.), art. *Rurale* (Hygiène), in *Dict. encycl. sci. méd.,* 1877. — Layet (A.), *Hyg. et maladies des paysans.* Paris, 1882, in-8. — V. un très grand nombre de dissertations et de brochures sur l'hygiène et la topographie de diverses localités, et, pour les constructions rurales, la bibliographie de l'article *Habitations.*

CHAPITRE V

Professions des mineurs.

On doit comprendre exclusivement, sous ce titre, les professions exercées par les individus qui travaillent dans le sein de la terre et ceux qui en arrachent les divers minerais qui s'y rencontrent. Il y a, dans l'exercice de ces professions, des circonstances communes à toutes, et d'autres qui sont spéciales et la conséquence du travail de certains minerais.

Les circonstances communes à tous les ouvriers mineurs sont les suivantes : 1° le travail dans un lieu souterrain où la lumière naturelle ne pénètre pas, et dans lequel il faut séjourner dans une demi-obscurité, où bien éclairé par une lumière artificielle peu intense ; 2° la température constante et presque invariable des galeries de mines, quelles que soient les vicissitudes atmosphériques extérieures ; 3° l'augmentation légère de la pression de l'air atmosphérique ; 4° un certain degré habituel d'humidité ; 5° un renouvellement difficile de l'air altéré par la respiration des travailleurs, les lampes destinées à les éclairer, et les émanations gazeuses des mines elles-mêmes ; [6° enfin, les dangers résultant des chutes, des éboulements, de l'invasion des mines par les eaux souterraines, des explosions dues aux gaz inflammables et aux poussières mêlées à l'air, etc.]

L'influence de ces causes diverses sur la santé de l'homme qui y est exposé, est importante à considérer. Cette influence se résume dans le mot étiolement : la description qu'a faite Hallé de l'affection des mineurs d'Anzin est le type le plus caractéristique de cet état morbide. La nature de l'étiolement a été éclairée par les travaux modernes. Il consiste, ainsi que nous avons déjà eu occasion de le dire, dans la diminution simultanée de la proportion des trois principaux éléments du sang, et dans l'augmentation de la quantité d'eau que renferme ce liquide.

Le chiffre des globules s'abaisse le premier, celui de l'albumine du sérum décroît ensuite. Quant à celui de la fibrine, il ne s'abaisse que plus tard, et sa diminution est loin d'être constante. Il est même rare qu'elle soit portée au point de déterminer des hémorrhagies (1). Un autre état morbide assez fré-

---

(1) L'affection dite *anémie d'Anzin*, caractérisée par des vertiges, de la céphalalgie persistante, des syncopes, des coliques violentes, de la diarrhée hémorrha-

quent chez les mineurs, c'est le rhumatisme avec toutes ses conséquences. Les ouvriers, exposés sans cesse à la même influence qui a déterminé une première fois cette affection, la voient se renouveler et passer fréquemment, et avec une grande facilité, à l'état chronique. Ces deux maladies sont les seules qui soient communes aux diverses classes de mineurs.

[On avait plusieurs fois noté la fréquence des affections catarrhales et rhumatismales chez les mineurs ; Schirmer, dans son remarquable mémoire sur les mines de Grünberg, avait particulièrement insisté sur ce point. D'après un relevé de Moll dans les mines de la haute Silésie, pendant la période 1862-67, voici quelle serait la proportion des malades et des maladies dans la profession qui nous occupe. En moyenne, on a eu 43 malades sur 100 ouvriers ; les affections internes sont dans le rapport de 26, les affections externes de 17 p. 100. Des maladies internes, les plus fréquentes furent : les rhumatismes (29 0/0), les affections catarrhales des voies respiratoires (16 0/0), les fièvres intermittentes et rémittentes (10 0/0), les catarrhes des voies digestives (14 0/0), la pneumonie seulement 4,5 p. 100 ; le nombre des phthisiques est très peu considérable, 0,9 p. 100. Annuellement on a perdu 2,25 p. 100 des malades, et 1,33 furent déclarés invalides, 2 p. 100 moururent de mort naturelle, et 0,24 d'accidents. Ce chiffre des accidents est souvent beaucoup plus considérable.]

L'hygiène peut contribuer à modifier ces influences, et, sous ce rapport, beaucoup de progrès ont déjà été accomplis depuis le commencement de ce siècle : mais il reste encore des améliorations importantes à réaliser. Parmi ces dernières, on doit désirer voir s'établir, dans la plupart des mines, des appareils

gique et par une teinte jaune des téguments, a été observée également, quoique avec une physionomie légèrement différente, dans les mines d'or et de plomb argentifère de Chemnitz, dans les mines de houille de Villebœuf, etc. Les uns attribuent cette maladie à l'hydrogène sulfuré, d'autres aux gaz de la houille, Arnould croit que c'est une intoxication lente par l'oxyde de carbone, d'où l'hypoglobulie constatée ; enfin, Perroncito, qui a observé des troubles analogues chez les ouvriers occupés au percement du tunnel du Saint-Gothard, les attribue à la présence dans l'intestin d'un nématoïde, l'*ankylostom duodenale*, Dub. ; le même auteur a retrouvé ces vers chez les mineurs de Saint-Étienne, et M. Lesage en a trouvé les œufs dans les selles des mineurs d'Anzin. On pense dès lors que l'anémie des mineurs, de même que la *chlorose d'Égypte* et l'*opilaçao du Brésil*, peut être due aux petites saignées répétées, pratiquées sur la muqueuse par ces nématoïdes ; mais M. Mégnin a fait voir que la perte de sang est insignifiante, et il a démontré que dans l'anémie pernicieuse des chiens, provoquée également par l'ankylostome, les troubles ont pour cause l'inflammation de la muqueuse intestinale due à la morsure du ver, c'est-à-dire à la salive irritante qu'il dépose dans la plaie ; cette inflammation, propagée de proche en proche, et devenue chronique, donnerait également l'explication de l'anémie des mineurs.   L. Hn.

de ventilation mus par des machines soufflantes, et destinés à remplacer l'air vicié de l'intérieur des galeries, par de l'air pur puisé au dehors. L'épuisement complet des eaux est un résultat que l'on doit toujours chercher à réaliser dans les mines si l'on ne veut voir se développer les états morbides qui sont la conséquence habituelle de l'action de l'humidité. Un autre genre d'amélioration, qu'on doit encore chercher à obtenir, est l'établissement d'escouades d'ouvriers, occupés alternativement dans le travail des galeries et dans les opérations qui s'établissent au dehors. Ce résultat est possible à réaliser dans un certain nombre d'établissements de ce genre, et il est un des meilleurs moyens que l'on puisse conseiller pour s'opposer à l'appauvrissement du sang, ainsi qu'aux conséquences de la privation de la lumière (étiolement).

Quant au régime convenable, aux vêtements suffisamment chauds, ce sont des préceptes hygiéniques communs à tous les hommes, et sur lesquels il est inutile d'insister.

L'exploitation de certaines mines produit quelquefois des accidents particuliers. Les plus communs sont les suivants :

1° *Mines de houille et d'anthracite.* — Les accidents qu'on peut avoir à redouter dans ces mines sont ceux qui résultent du dégagement d'une certaine quantité de gaz hydrogène, proto- et bicarboné, unis à une petite quantité d'oxyde de carbone et quelquefois même d'acide carbonique. Les conséquences du dégagement de ce mélange gazeux et de son expansion dans l'atmosphère de la mine ne sont pas toujours les mêmes. Lorsqu'il se trouve en contact avec un corps en ignition, il en résulte une combustion instantanée, accompagnée d'une déflagration. C'est là le cas le plus commun, et, en pareille circonstance, on a observé des accidents graves et quelquefois même la mort d'un ou de plusieurs mineurs. Dans d'autres cas, mais cela est beaucoup plus rare, le dégagement de ces gaz est assez considérable pour produire l'asphyxie. La combustion et la déflagration des mélanges gazeux détonants sont devenues beaucoup plus rares depuis une trentaine d'années. C'est à la lampe de Davy qu'on en est redevable, et cet instrument a sauvé de la mort un grand nombre d'ouvriers mineurs : son usage est maintenant général dans toutes les mines de houille.

[La poussière charbonneuse, d'après quelques auteurs, suffit pour provoquer des explosions redoutables, tout comme dans les moulins à farine, l'air qui a servi à rafraîchir les meules peut s'enflammer et détruire par explosion de vastes bâtiments. Mais il est probable que dans les mines de houille la présence d'une petite quantité de grisou est nécessaire ; dans ces conditions, la poussière de charbon peut déterminer et propager au loin de violentes explosions. Il est en effet à peu près hors de doute qu'un mélange d'air et de grisou, non explosible dans les conditions ordinaires, peut le devenir en présence des poussières, et qu'ainsi une explosion peut avoir lieu dans un point de la mine où on ne soupçonnait même pas la présence du gaz.]

Les troubles de la respiration et l'asphyxie, qui peuvent résulter du mélange, à l'atmosphère des mines, de gaz impropres à la respiration, ne peuvent être prévenus que par une ventilation active et bien entendue, ainsi que par une hauteur et une largeur convenables données aux galeries.

[La ventilation peut encore être utile pour faire disparaître les poussières de charbon si dangereuses ; mais elle ne suffit pas ; reste à trouver un moyen de l'abattre par un arrosement des chemins de la mine.

Que faut-il penser de cette affection que les auteurs ont désignée sous les noms divers de *pseudo-mélanose*, d'*anthracose des mineurs*, de *phthisie mélanique*, *phthisie noire*, etc., et qui consiste dans l'accumulation de matières noires et pulvérulentes dans les bronches ? Suivant les uns, cette matière que l'on rencontre si souvent dans les poumons des houilleurs et des charbonniers est de la poussière de charbon inhalée pendant l'inspiration : suivant les autres, elle ne serait autre chose que du pigment noir formé dans les poumons pendant la vie. Des observations microscopiques rigoureuses, des analyses chimiques faites par les hommes les plus distingués, ont démontré que, dans beaucoup de cas, la substance noire est véritablement du charbon ; seulement, cette accumulation serait moins commune qu'on ne l'avait dit. Elle exige pour son développement une prédisposition particulière, et, le plus souvent, un état pathologique antérieur (catarrhe, asthme) des voies aériennes. Au total, elle constitue, dans ces cas, une complication fâcheuse, bien que, le plus ordinairement, elle soit sans gravité. Cependant, il peut arriver que la poussière, s'accumulant dans les bronches, trouble l'hématose et irrite la muqueuse (toux, dyspnée, palpitations) : puis, les petits amas globuleux se ramollissent et se séparent ; il y succède des cavités plus ou moins considérables qui peuvent se réunir et former des cavernes anfractueuses, et le malade finit par succomber avec des symptômes analogues à ceux de la phthisie, ou bien avec une dyspnée très intense. Au total, c'est un catarrhe avec emphysème compliqué d'encombrement charbonneux. Quant à la phthisie tuberculeuse proprement dite, de l'aveu de la plupart des observateurs spéciaux, elle serait assez rare chez les mineurs.]

2° *Mines de plomb, de galène, etc., etc.*— Les ouvriers employés à l'extraction des minerais de plomb ne sont pas exposés aussi fréquemment qu'on pourrait le croire aux affections saturnines. Les auteurs, du moins, ne font pas mention d'intoxications plombiques déterminées par le travail même de l'extraction de la mine du sein de la terre. On ne peut dire la même chose du grillage et des opérations ultérieures : mais ce n'est plus l'affaire des mineurs, et c'est en dehors des galeries qu'elles s'effectuent.

Ce qui vient d'être dit des mines plombifères s'applique aussi à celles de cuivre, de zinc, d'or, d'argent, d'antimoine et de bismuth, et la simple extraction de tous ces métaux ne cause aucun accident spécial qui leur soit propre.

3° *Mines de mercure.* — La plus grande partie du mercure livré au commerce du globe et consacré, soit à l'extraction de l'or et de l'argent, soit aux divers usages industriels, provient des mines d'Almaden en Espagne. On possède peu de renseignements sur la santé des ouvriers mineurs qui y travaillent : il est donc assez difficile de connaître quelles sont les affections spéciales auxquelles ils sont exposés. On dit cependant qu'ils sont atteints bien souvent par les accidents que détermine habituellement l'inspiration des vapeurs mercurielles, et dont il sera question plus bas.

Bibliographie. — Paracelse, *Von der Bergsucht, drey Bücher.* Dillingen, 1561, in-4°, et en latin, *De morbis metallicis seu mineralibus*, etc. Lib. III, in *Opp.*, I, p. 707. Genevæ, 1658, in-fol. — Moray (sir Rob.), *Adits and Mines wrought at Liege without Air Shaft.*, in *Philos. Transact.*, 1665, t. I, p. 79. — Meibom (H.), *Diss. historica de Metallifodinarum hartzicarum prima origine et progressu*, etc. Helmstadii, 1680. — Hoffmann (Fr.), *Progr. de vapore carbonum fossilium innoxio.* Halæ, 1695, in-4°. — Jussieu (de), *Obs. sur ce qui se pratique aux mines d'Almaden, en Espagne, pour en tirer le mercure, et sur le caractère des maladies de ceux qui y travaillent*, pl. 2, in *Mém. de l'Acad. des sc.*, 1719, p. 349. — Moller (G.), *De aere fodinarum noxio.* Halæ Magdeb., 1730, in-4°. — Segner (J. A. de), *De colica saturnina metallurgorum.* Gottingæ, 1732, in-4°. — Wilson, *Description de la colique de plomb à laquelle sont exposés les ouvriers qui travaillent aux mines de plomb de Lead-Hills*, in *Journ. de méd.*, t. VIII, p. 133, 1758. — Scheffler (E. L.), *Abhandlung von der Gesundheit der Bergleute.* Chemnitz, 1770, in-8°. — Kortum (J. Chr. Arn.), *Gesundheitsbüchlein für Bergleute.* Dortmund, 1798, in-8°. — Hallé (J. N.), *Obs. sommaires sur une maladie qu'on peut nommer anémie ou privation du sang, qui a attaqué tous les ouvriers d'une galerie dans une mine d'anthracite*, etc. Paris, 1802, in-4°, et in *Biblioth. de méd.*, t. VI, p. 195. — Du même, *Obs. additionnelle sur l'anémie*, etc., *ibid.*, p. 342, 1803. — Jacobs (J. C.), *Considérations sur la maladie qui a régné parmi les ouvriers des mines de charbon de terre situées près de Valenciennes*, in *J. gén. de méd.*, t. XXIV, p. 129, 1805. — Percival (Th.), *Narrative of the Suffering of a Collier, who was confined more than seven Days without Sustenance*, etc., in *Mem. of the Soc. J. Manchester*, t. II, p. 483.— *Relation des événements mémorables arrivés dans l'exploitation de houille de Beaujonc, le 28 février 1812*, pl. 1. Liége, 1812, in-8°. — Salmade, *Instruction sur le caractère des accidents auxquels les ouvriers mineurs sont exposés et sur la nature des secours*, etc. Paris, 1813, in-8°. — Payssé, *Notice statistique sur l'établis-*

sement de la mine de mercure d'Idria, en Illyrie, in Ann. de chim. et de phys.,
1re sér., t. XCI, p. 161, 225, 1814. — Brizé-Fradin, Secours à employer dans
l'exploitation des mines de houille, préservatifs contre les émanations métalliques, etc. Paris, 1814, in-8o, pl. 2. — Nicolai (O. L.), De anæmia fossorum carbo-
nis fossilis. Leodii, 1821, in-4o. — Instruction pratique sur l'emploi des lampes de
sûreté dans les mines et sur les moyens de pénétrer sans danger, etc. Paris, 1824,
in-8o. — Valat, Coup d'œil thérapeutique sur les caractères généraux des maladies
des ouvriers des mines, in Bullet. de thérap., t. VII, p. 185, 1834. — Du même, Histoire médicale et statistique des ouvriers mineurs de la houillère de Decize, in Rev.
méd., 1835, t. I, II. — Cordier, Rapport sur un lit de mines inventé par M. Valat,
in Compt. rend. de l'Acad. des sc., t. I, p. 42, 1836, et t. VII, p. 223, 1836. —
Combes, Sur le dégagement du grisou ou hydrogène carboné dans les mines de
charbon de terre, ibid., t. II, p. 509, 1836. — Du même, Mém. sur les mouvements
de l'air dans les conduites et sur la ventilation des mines, ibid., t. IV, p. 945, 1837.
Sovicue (J.), Rapport sur les huit mineurs renfermés pendant 136 heures dans la
houillère de Bois-Monzil, in Ann. d'hyg., 1re sér., t. XVI, p. 206, 1836. — Loewe,
Ueber die Schädlichkeiten, die in Steinkohlenbergwerken herrschen, und die da-
durch veranlasten Krankeiten der Bergleute, in Hufeland's J., t. LXXXVI, p. st. 6,
12, 1838. — Van den Broeck (V.), Réflexions sur l'hygiène des mineurs et des ouvriers d'usines métallurgiques. Mons, 1840, in-8o. — Moyle, Analyse de l'air de
quelques mines de Cornouailles (trad. de l'angl.), in Ann. de chimie, 3e sér., t. III,
p. 318, 1841. — Alison (S. Scott.), On the Diseases, Condition and Habits of Collier Population of East Lothian, in The Lancet, 1841-42, t. I, p. 800, 854 ; t. II,
p. 90, 161. — Regnault, Rapport sur un appareil présenté par M. Chuard et ayant
pour objet de prévenir les explosions du gaz dans les appartements et dans les mines de houille, in Compt. rend. de l'Acad. des sc., t. XVI, p. 890, 1843. — Tanquerel des Planches, Note sur l'anémie d'Anzin, in J. de méd. de Beau, 1843,
p. 109. — Wagner (D.), Ueber das Rösten der Erze in Sanitäts polizeilicher Rucksicht,
in Œsterr. med. Wchnschr., 1843, no 13. — Ducpétiaux, Du travail des enfants
dans les mines et houillères de la Belgique ; de son influence sur leur santé, in
Ann. d'hyg., 1re sér, t. XXIX, p. 241, 1843. — Villermé, Quelques considérations
ur la taille, la conformation et la santé des enfants et des adolescents employés
dans les mines de houille de la Grande-Bretagne, ibid., t. XXX, p. 28, 1843. —
Boussingault, Application de la lumière électrique à l'éclairage des mines, in
Compt. rend. de l'Acad. des sc., t. XXI, p. 515, 1845. — Kuepper, Krankheiten
und Gefahren welche den Bergmann in Steinkohlengruben bedrohen, in Rhein und
Westf. Corresp. Bl., 1845, nos 17, 22. — Sur l'emploi de la lampe de Davy, in Ann.
d'hyg., 1re sér., t. XXXV, p. 58, et t. XXXVI, p. 339, 1846. — Thirion (C.), Maladies des ouvriers qui travaillent dans la carrière de Gouhenans, in Gaz. des hôp.,
1847, p. 493. — Brockmann (C. H.), Die metallurgischen Krankheiten des Oberharzes.
Osterode, 1851, in-8o. — Bagès (Jose), Affections saturnines dans les mines de la
Sierra de Gador, comparées avec celles des ouvriers qui travaillent le plomb (Th.
inaug.), in Gaz. med. Matrit., 1851, no 245, 247, 248, et Schmidt's Jahrbb., t. LXXV,
p. 171, 1852. — Dumas, Parachute pour le service des mines (rapp. sur les
prix, etc.), in Compt. rend. de l'Acad. des sc., t. XXXVIII, p. 199, 1854. —
— Schoenfeld (Mart.) , Recherches sur l'état sanitaire des houillères pendant la période de salubrité des mines en Belgique (Mém. cour.), in Mém.
des sav. étr. de l'Acad. R. de méd. de Belgique, t. III, p. 263. Bruxelles, 1855,
in-4o. — Zur Statistik der Unglücksfälle durch Bergbetrieb, in Allg. med. Ctrlztg,
1855, no 47, et Canstatt's Jahresb., 1855, VII, 67. — Schimmer, Die Krankheiten
der Bergleute in den Grünberger Braunkohlengruben, in Casper's Vtjschr., t. X,
p. 300, 1856. Extr. par E. Beaugrand, in Ann. d'hyg., 2e sér., t. XI, p. 210, 1859.
— Webb (W.), The Lead Miners of Derbyshire and their Diseases, in British
Med. Journ., 1857, n. 33. — François, Note sur la phthisie pulmonaire parmi les
ouvriers houilleurs, in Bullet. de l'Acad. de Belgique, t. XVI, p. 553, 1857. — Du
même, Résumé et conclusions d'un mémoire sur l'anémie des mineurs, ibid., 2e sér.,
t. IV, p. 464, 1861. — Cox (W.), Diseases of Collier's in South Lancashire, in British Med. J., 1857, nos 21, 24, 26. — Hezsey (J. A. von), Die vorzüglichsten Krank-

heiten der Bergleute beobachtet zu Hodritsch im Jahre 1856, in *Ungar. Ztschr.*, t. IX, 1858. — JACKSON (Th. H.), *Diseases of Miners of Arkendale and Swaledale*, in *British Med. J.*, 1857, n° 30. — JEANDEL (F.), *Emploi de l'étincelle électrique à l'effet de prévenir les accidents occasionnés par le feu grisou dans les mines de houille*, in l'*Ami des sc.*, 15 mars 1857. — DELACOUX, *Coup d'œil sur l'état médical des mines argentifères du Mexique*, in *Journ. des comm. méd. prat.*, 2ᵉ sér., t. XI, p. 413, 467, 1857-58. — *Mortality among Miners*, in *The Lancet*, 1858, t. II, p. 587. — HOUSSELLE, *Erstickungen in Grubengas. Ober. Gutachten*, etc., in *Casper's Vtjschr.*, t. XVI, p. 161, 1859. — REISSACHER (C.), *Ueber den Einfluss der Thermalstollenbetriebes auf die dabei verwendeten Arbeiter*, in *Balneol. Ztg.*, t. VII, n° 2, 1858, et *Schmidt's Jahrbb.*, t. CII, p. 71, 1859. — MARTEN, *Die Schädlichkeiten und Krankheiten denen die Kohlengrubenarbeiter unterworfen sind*, in *Casper's Vtjschr.*, t. XVI, p. 264, 1859. — DU MÊME, *Das Arbeitskleid der Eisenhütten, und Bergleute vom sanitätspolizeilichen Standpunkte*, in *Caspers Vtjschr.*, t. XVII, p. 117, 1860. — CHAUVIN (H.), *Essai sur la colique de plomb observée dans une mine d'Alger*. Th. de Strasbourg. 1860, n° 530. — DEMARQUETTE, *Essai sur les maladies des ouvriers des mines houillères de Courrières et de Dourges*, in *Monit. des hôpit.*, 1861. — DU MÊME, *De l'action cicatrisante de la houille et de son influence salutaire sur la phthisiepulmonaire*, ibid., p. 1058. — PROUTEAUX (A.), *Des lampes de sûreté dans les mines de houille* (Lampe de M. Laurent Lermusiaux). Paris, 1861, in-8°, pl. — RIEMBAULT (A.), *Hygiène des ouvriers mineurs dans l'exploitation des houillères*. Paris, 1861, in-8°. — FOSSION, *Rapport de la commission chargée d'examiner les mémoires envoyés au concours ouvert sur les maladies propres aux ouvriers employés aux travaux des exploitations houillères du royaume*, in *Bullet. de l'Acad. de méd. de Belgique*, 2ᵉ sér., t. IV, p. 541, 1861. — BOENS-BOISSAU, *Traité pratique des maladies, des accidents et des difformités des houilleurs*. Bruxelles, 1862, in-8°. — WILSON, *The Coal Miners of Durham and Northumberland; their Habits and Diseases*, in *British Med. Journ.*, New ser., 1863, t. II, p. 329. — KUBORN (Hyac.), *Étude sur les maladies particulières aux ouvriers mineurs employés aux exploitations houillères de la Belgique* (Mém. cour.). Bruxelles, 1863, in-4°. — DU MÊME, *Rapp. sur l'enquête faite par la commission chargée d'étudier l'emploi des femmes dans les travaux souterrains des mines*, in *Bull. de l'Acad. de méd. de Belgique*, 3ᵉ sér., t. II, p. 402, 1868 et *Discussion*, ibid., t. III, 1869. — GUÉRARD (A.), *Lampe photo-électrique de MM. Dumas et Benoît*, in *Ann. d'hyg.*, 2ᵉ sér., t. XXIII, p. 333, 1865. — BOUISSON (Fr. J. B.), *Étude médicale sur l'ouvrier houilleur*. Th. de Paris, 1866, n° 22. — CABASSE, *Accidents auxquels sont exposés les mineurs*, in *Gaz. des hôpit.*, 1867, p. 460. — RACHEL (A.), *Quam vim fodinæ carbonum fossilium in valetudinem et vitam operariorum exserant*. Berolini, 1867, in-8°. — MOLL (E.), *Die Krankheiten der Bergarbeiter im Allgemeinen und der Oberschlesien im Besonderen*. Berlin, 1869, in-8°. — REMERTZ (H.), *Die Sanitäts polizeiliche Beaufsichtigung des Bergsbaues*, in *Vtjschr. ür ger. Med.*, N° Fᵉ, t. XI, p. 193, 1869.

Question de la pseudo-mélanose des poumons : DESCAMPS (L.), *Dissertation sur l'asthme des charbonniers*. Th. de Strasbourg, 1813, t. XVIII, n° 386. — PEARSON (G.), *On the Colouring Matter of the Black Bronchial Glands and o' the Black Spots of the Lungs*, in *Phil. Transact. of the R. Society*, t. CIII, p. 159, 1813. — GREGORY, *Case of Peculiar Black Infiltration of the whole Lungs, resembling Melanosis*, in *Edinb. Med. Chir. J.*, t. XXXVI, p. 389, 1831. — MARSHALL, *Cases of Spurious Melanosis of the Lungs*, in *The Lancet*, 1833-34, t. II, p. 271, 926. — GIBSON, *On the Phthisis Melanotica*, ibid., 1833-34, t. II, p. 838. — GRAHAM, *On Existence of the Charcoal in the Lungs*, in *Edinb. Med. and Chir. J.*, t. XLII, p. 323, 1834. — BEHIER, *Observ. de pseudo-mélanose chez un charbonnier*, in LAENNEC, *Traité de l'auscult.* (Ed. ANDRAL), t. III, p. 565, 1837. — STRATTON, *Case of Anthracosis or Black Infiltration of the Lungs*, in *Edinb. Med. and Chir. J.*, t. LVIII, p. 490, 1837. — CARSWELL, *Spurious Melanosis*, in *Patholog. Anatomy*. London, 1838, in-fol. — THOMPSON (W.), *On the Black Expectoration and the Deposit of Black Matter in the Lungs, particularly occurring*, etc., in *Med. Chir. Transact.*, t. XX, 1837 t. XXI, 1838. — RILLIET, *Mém. sur la pseudo-mélanose du* poumon, in Arch. gén. de méd., 3e sér., t. II, p. 163, 1838. — QUEYENNE (T. A.), Charbon retiré des poumons d'un charbonnier, in Journ. des conn. méd. :prat., t. VIII, p. 311, 1841. — BROCKMANN, Ueber die Lungenmelanose der Bergarbeiter, in Hannov. Ann., t. IV, nos 4, 5, et Schmidt's Jahrbb., t. XLVI, p. 34, 1845. — MAKELLAR, Black Phthisis or Ulceration induced by Carbonaceous Accumulation of the Lungs of Coal-Miners, in Lond. and Edinb. Monthly Journ., t. V, p. 645, 818, 1845.—OESTERLEN (F.), Ueber den Eintritt von Kohle und andern unbisslichen Stoffen vom Darmcanal aus in die Blutmasse, in Ztschr. f. rat. med., 1re sér., t. V, p. 437, 1846. — PIORRY, Accidents causés par l'inspiration de la poussière de charbon, in Gaz. des hôpit., 1847, p. 351. — Bronchite mélanique des charbonniers ou phthisie noire des ouvriers des mines de charbon de terre (obs. de M. CRUVEILHIER), in Ann. de thérap., t. V, p. 289, 1817. — TARDIEU (A.), Étude hygiénique sur la profession de mouleur en cuivre, pour servir, etc., in Ann. d'hyg., 2e sér., t. II, p. 5, 508, 1854. — HERVIEUX, Action nuisible des poussières sur l'économie, et discussion, in Bulletin de la Soc. des hôpitaux de Paris, 1855. — THOMSON (J. B.), The Melanosis of Miners; or Spurious Melanosis, in Edinb. Med. Journ., t. IV, p. 226, 1858. —WINCHOW (R.), The Pathology of Miners Lungs from Notes taken by A. R. SIMPSON, ibid., p. 204. — VERNOIS (M.), De l'action des poussières sur la santé des ouvriers charbonniers et mouleurs en bronze, in Ann. d'hyg., 2e sér., t. IX, p. 344, 1858. — BOUILLAUD (J.), Cas de pseudo-mélanose chez un mouleur, in Bull. de l'Acad. de méd., t. XXVI, p. 372, 1860-61. — TRAUBE, On the Effects of Inhalation of Carbonaceous Matter into the Lungs, in Med. Times and Gaz., 1861, t. 1, p. 427. — BEAUGRAND, De la pseudo-mélanose ou anthracose des houilleurs, in Ann. d'hyg., 2e sér., t. XVII, p. 214, 1862. — ROBERT, De la phthisie charbonneuse et de quelques considérations sur la pénétration des corps pulvérulents, etc. Th. de Paris, 1862, no 98. — VILLARET (Al.), Cas rare d'anthracosis (dépôt de charbon dans les poumons), suivi de quelques considérations, etc. Th. de Paris, 1862, no 79. — PERROUD (L.), De l'état charbonneux du poumon à propos de quelques faits graves d'anthracosis. Saint-Étienne, 1862, in-8o. — SANDERS, Coal-Miners Phthisis, Fragment of Coal expectorated, in Edinb. Med. Journ., t. X, p. 274, 1864. — RUAIS (Ad. G.), De l'anthracosis. Th. de Paris, 1865, no 143. — DECHAMBRE (A.), art. Anthracosis, in Dict. Encycl. des sc. méd., t. V, 1866.— BEGBIE (J. Warburton), On Anthracosis or Coal-Miners Phthisis, the Spurious Melanosis of Carswell, in The Glascow's Med. Journ., New ser., t. I, p. 20, 169, 1866. — RIEMBAULT, Note sur l'encombrement charbonneux des poumons, in Mém. de la Soc. méd. de Saint-Étienne, 1871.

— CALLON, Notice relative aux accidents survenus dans les mines de houille et de fer de la Grande-Bretagne en 1861 et 1862, in Ann. des mines, 1864. — LE ROY DE MÉRICOURT, Hygiène des houilleurs. Analyse in Ann. du génie civil, 1865. — BEER (J.), Installation de bains et lavoirs aux charbonnages, in Ann. du génie civil, 1868. — MATHER, The coal-mines; their dangers and means of safety. London, 1868. — HAUER (J. V.), Die Ventilations-Maschinen der Bergwerke. Leipzig, 1870. — SCHÖNFELD, Nouv. Recherches sur l'état sanitaire et social des houilleurs. Charleroi, 1870. — BARHAM (Ch.), The diseases of cornish miners, in Brit. med. Journ. vol. II, 1871. — ATKINSON, A practical treatise on the gases met with in coal mines. London, 1871. — ORLANDINI (C.), Monografia delle sostanze venefiche ed esplosive che si traggono dal carbon fossile, etc. Milano, 1871, in-8. — TARDIEU, Des lésions produites par les éboulements accidentels, in Ann. d'hyg., t. XXXVI 2e sér., 1871. — BEAUGRAND, art. Mineurs, in Dict. encycl. des sc. méd. 2e sér., t. VIII, 1874. — DENAYROUSE, Des aérophores et de leur application au travail dans les mines. Paris, 1873. — HAMMERSCHMIED (J.), Die sanitären Verhältnisse der Arbeiter bei den Berg-, Hütten und Salinenwerken, etc. Wien, 1874. — RICHE, Pathologie des houilleurs. Thèse de Paris, 1874. — TAYLOR, Nystagmus of miners, in The Lancet, vol. I, 1875. — GAUCHET, art. Mineurs, in Nouv. Dict. de méd. prat., t. XXII, 1876.

ZENKER, Ueber Staubinhalationskrankheiten, in Deutsch. Arch. f. klin. Med., Bd. II, p. 116, 1867. — SLAVYANSKY, Experimentelle Beiträge zur Pneumoconiosenlehre, in Virchow's Arch., Bd. II. 2. 1869. — DRESSLER, Ein weiterer Beitrag zur *Kenntniss der im Organismus vorkommenden Melanie genannten Pigmente*, in *Prager Vierteljahrsschr.*, Bd. I, 1869. — MERKEL (G.), *Zur Casuistik der Staub. inhalationskrankheiten*, in *Dtsch. Arch. f. klin. Med.*, Bd. VIII et IX, 1871. — ZUBER, *Mines* (Maladies des), in *Dict. enc. sc. méd.*, 1875. — BOURGUET, *De l'anémie chez les mineurs*, in *Gaz. des hôpit.*, 1877, nos 99-105. — MANOUVRIEZ, *Sur l'intoxication par le brai dans la fabrication des agglomérés de houille*, etc., in *Ann. d'hyg.*, nov. 1877. — DU MÊME, *De l'anémie des mineurs dite d'Anzin*. Paris, 1878. — DOMBRE, *Le grisou*, in *Mém. soc. industr. du Nord*. 1878. — FABRE, *De l'anémie chez les mineurs*. Paris, 1878. — DU MÊME, *De l'infl. du travail souterrain sur la santé des mineurs*. Paris, 1878. — DU MÊME, *Des conditions hygiéniques des houillères*. Paris, 1878. — DU MÊME, *De l'élévat. de la température dans les houillères*, in *Ann. d'hyg. publ.*, 2e sér., t. L, 1878. — DU MÊME, *De l'anoxhémie des houilleurs*. Paris, 1879. — HESSE, *Beitr. zur Grubenhygiene*, in *D. Viert. f. öff. Ges.- Pfl.*, Bd. X, p. 279, 1878. — DU MÊME, *Das Vorkommen von primärem Lungen- krebs bei den Bergleuten in Schneeberg*, in *Arch. f. Heilk.*, Bd. XIX, XX u. XXI, 1878-79. — HARTING u. HESSE, *Der Lungenkrebs, die Bergkrankheit in den Schnee- berger Gruben* (mines de cobalt), in *Viertelj. f. ger. Med.*, Bd. XXX, p. 296, et Bd. XXXI, p. 102, 313, 1879. — FRANZ (K.). *Das Verhalten der Bergleute in den Steinkohlengruben zu Brustkrankheiten*, in *Memorabilien*, n° 3, 1879. — FABRE P.), *De l'action d'un milieu humide sur l'organisme humain étudiée spécialement chez des ouvriers mineurs*, in *Rev. d'hyg.*, 1880, p. 313. — CONCATO et PERRONCITO, *Note sur l'ankylostomiase*, in *C. R. acad. d. sc.*, 15 mars 1880. — PERRONCITO, *Observ. helminthologiques et rech. expérim. sur la maladie des ouvriers du Saint- Gothard*, in *Gaz. méd.*, 1880. — LOMBARD, *La mal. des ouvriers*, etc., in *Arch. des sci. de la biblioth. univ.*, t. III, juin 1880. — BOZZOLO et PAGLIANI, *Anemia al traforo del Gottardo*. Milano, 1880. — SONDEREGGER, *Die kranken Gotthardtunnel Arbeiter*, in *D. Viert. f. öff. Ges*, Bd. XII, 1880. — BARELLA, *Hyg. des houilleurs*, in *Bull. acad. méd. Belgiq.*, n° 5, p. 281, 1880. — HUSTIN, *De la résistance des houilleurs aux grands traumatismes*. Th. de Paris, 1880. — JOUANNET, *Des trou- bles digestifs chez les houilleurs et de leurs rapports avec l'anémie*. Th. de Paris, 1880. — BOZZOLO, *Le malattie degli operai al Gottardo*, in *Il Morgagni*, Ottob. 1880. — FABRE, *La maladie des mineurs du St-Gothard et l'ankylostome duodé- nal*, in *Gaz. méd. de Paris*, 1881, p. 189. — PROUST, *Rapp. sur les accidents aux- quels sont exposés les ouvriers mineurs*, in *Bull. Acad. méd.*, 1881, p. 336. — DU MÊME, *Rapp. sur l'encombrement charbonneux des poumons chez les houilleurs*, ibid., p. 577. — GURLT (A.), art. *Bergbau*, in *Eulenberg's Handb. d. öff. Gesundh.*, 1881, Bd. I, p. 279. — XIEPCE, *Étude sur l'anémie aiguë des ouvriers du Saint- Gothard prod. par l'ankylostome*, in *Bull. Acad. méd.*, 17 mai 1881. — PERRONCITO, *Les ankylostomes en France et la maladie des mineurs*, in *C. R. Acad. d. sc.*, janv. 1882. — LESAGE, *Note sur l'anémie des mineurs dite d'Anzin*, in *Bull. méd. du Nord*, févr. 1882. — MEGNIN (P.), *Du rôle des ankylostomes dans le développ. des anémies pernicieuses*, in *C. R. Soc. de biol.*, 1882, n° 10. — DUCHÊNE et MICHEL, *Les ardoisiers*, in *Rev. d'hyg.*, 1882, p. 284.

CHAPITRE VI

Professions mécaniques exigeant un grand déploiement de forces musculaires.

Cette classe renferme un grand nombre de professions bien différentes, et dans lesquelles la seule circonstance commune est celle des efforts musculaires énergiques qu'il faut accomplir. Les principales professions qu'on peut y ranger sont les suivantes : maçons, paveurs, charpentiers, menuisiers, serruriers, forgerons, constructeurs de machines, mécaniciens, tourneurs, charrons, carrossiers, et beaucoup d'autres employés à des travaux analogues.

Il est certains avantages inhérents à ces diverses professions, lorsqu'elles sont exercées avec modération et sans excès. Le déploiement des forces physiques, l'exercice musculaire énergique, le renouvellement naturel de l'air produit par le déplacement, augmentant l'appétit, favorisent le développement du système musculaire, lui donnent de l'énergie, contribuent, enfin, à la conservation et au maintien de la santé. A côté de ces avantages, il y a parfois des causes spéciales de maladies à redouter. Ce sont celles qui dépendent de l'exercice forcé, des efforts trop considérables qu'il faut faire pour accomplir des travaux très pénibles. Les accidents qu'on observe en pareils cas ne sont autres que ceux qui sont la conséquence ordinaire des efforts : ce sont, en particulier, les hernies, le lumbago, les ruptures de quelques fibres musculaires, et, plus rarement, des fractures ou des luxations. Ce sont là des lésions traumatiques de tout genre, pour lesquelles l'hygiène n'a d'autres conseils à donner que de les éviter.

Nous allons dire quelques mots d'un certain nombre de ces professions dans lesquelles on a observé des accidents spéciaux.

Ouvriers carriers. — Le travail des carriers est des plus dangereux ; ce n'est pas tant en raison de l'humidité au sein de laquelle ils vivent et de la poussière qu'ils respirent, que par suite des accidents dont ils peuvent être les victimes. Nous citerons, en particulier, les blocs qui se détachent pendant l'ascension, les éboulements qui surviennent, les échelles qui se brisent ou les cordes qui se rompent. — Signaler ces accidents, c'est indiquer les moyens d'y remédier.

Caillouteurs. — Ce sont les ouvriers chargés de casser en morceaux, au moyen d'une masse de fer, les cailloux destinés à former les chaussées des routes. Ce travail est très fatigant. Le corps est courbé en avant, les extrémités inférieures immobiles, les extrémités supérieures activement occupées. Ces ouvriers sont exposés à recevoir les fragments de silex, qui sautent souvent avec une grande force sous la masse qui les brise. Il en résulte quelquefois des blessures graves, et, quand ces fragments atteignent les yeux, des plaies, des ophthalmies intenses, et même la perforation de la cornée. Le seul conseil à leur donner, s'ils voulaient le suivre, serait d'employer de larges lunettes, offrant, au lieu de verre, un grillage à mailles serrées.

[Quant aux conséquences de l'inspiration des poussières siliceuses, il en sera question à propos des aiguilleurs et des aiguiseurs.]

Tourneurs. — M. Tardieu a étudié avec soin la forme des doigts et des membres inférieurs chez les tourneurs; il en résulte des déformations qui deviennent permanentes et qui consistent dans un durillon sur le bord cubital de l'index; un calus, très gros, dur et saillant, sur le pouce, au niveau de l'articulation métacarpo-phalangienne; un autre calus sur le bord cubital de la main, et, enfin, un sur le petit doigt de la main gauche; en même temps, tous les doigts de cette main sont fortement serrés. M Tardieu signale encore ce fait, que le côté droit du thorax est porté en avant et rétréci par la flexion des côtes, qui proéminent fortement et sont comme renversées en avant, de même que tout ce côté du squelette. Enfin, les pieds sont tous deux très larges à leur extrémité phalangienne, et le gauche plus que le droit. On ne saurait tirer aucune indication hygiénique de ces déformations.

[Chez les *briquetiers* employés au moulage, travail qui consiste à pétrir l'argile et à la fouler dans les moules avec les mains, on observe une crépitation des gaines tendineuses des extenseurs et des fléchisseurs au niveau du carpe. Cette crépitation, souvent accompagnée d'un peu de douleurs, se montre quand, après le chômage d'hiver, les ouvriers reprennent leur travail, et elle se dissipe au bout de quelque temps.

M. Gayet, de Lyon, a observé chez les *teinturiers* chargés du tordage des soies des accidents analogues aux articulations radio-carpienne et huméro-cubitale du membre supérieur droit, avec douleur souvent assez vive pour obliger l'ouvrier à suspendre momentanément ses occupations.]

Bibliographie. — V. les professions en général, les professions agricoles, les aiguiseurs, les usines métallurgiques. Nous citerons cependant les travaux suivants : Thirox, *De l'emploi des hommes pour les travaux où les puissances physiques sont seulement ou presque uniquement mises en jeu*, in *Gaz. des hôpit.*, 1854. — Heise, *die Krankheiten der Arbeiter in den Ziegelfabriken*, in *Vtjschr. f. ger. Med.*, t. XVII, p. 20, 1860, et trad. par E. Beaugrand, in *Ann. d'hyg.*, 2e sér., t. XIII, p. 349, 1860. — Gayet, *Note sur une entorse de l'avant-bras spéciale aux ouvriers teinturiers chargés du lavage et du tordage des soies*, in *Gaz. méd. de Lyon*, 1866, p. 206.

— Tardieu, art. *Tourneurs*, in *Dict. d'hyg. publ.*, 2e éd. 1864.

— Layet, *Hyg. et pathol. professionnelle des calfats*. in *Arch. de méd. nav.*, t. XX, 1873. — Beaugrand, art. *Charpentiers*, in *Dict. encycl. des sc. méd.*, 1re sér., t. XV, 1874. — Eade (P.), *On a disease of the carpenters*, in *Brit. med. Journ.*, vol. II, 1874.

— Manouvriez. *Tarsalgie professionnelle des adolescents chez un boulonneur*, in *Gaz. des hôp.*, oct. 1877. — Layet, art. *Coureurs*, in *Dict. encycl. sc. méd.*, 1879.

— Du même, art. *Couvreurs*, ibid., 1879. — Poncet (A.), *Note sur une déformation du crâne propre aux scieurs de long*, in *Bull. Acad. méd.*, 13 janv. 1880, p. 24, et *Lyon méd.*, 1er févr. 1880, p. 183. — Drouineau, *Conditions sanitaires des ouvriers des grands chantiers*, in *Rev. d'hyg.*, 1881, p. 498.

CHAPITRE VII

Professions sédentaires des villes.

Cette classe renferme la partie la plus nombreuse de la population des villes; on doit y ranger les tailleurs, les couturières, les cordonniers, les ouvriers de tout genre, et tout le petit commerce. Chez tous ces individus, la circonstance de la profession joue un rôle peu important : si l'on met de côté la fréquence des hémorrhoïdes chez les tailleurs, qui travaillent accroupis, et la dépression du sternum, ainsi que les gastralgies, très communes chez les cordonniers, qui appuient sur cette région l'objet de leur travail, ce sont toutes les circonstances générales de l'hygiène ordinaire qui règlent la santé de ceux qui exercent ces professions diverses. Leur état sanitaire dépend de l'habitation qu'ils occupent, des vêtements dont ils sont couverts, de l'alimentation dont ils font usages, ainsi que des exercices qu'ils accomplissent. Quant aux facultés intellectuelles, il n'y a aucun excès à craindre sous ce rapport, et ce n'est pas l'usage immodéré qu'ils pourraient en faire, qui peut être une source de maladies pour les individus qui exercent les professions sédentaires manuelles des villes.

Un mot sur deux ou trois de ces professions est indispensable pour faire connaître quelques particularités.

Tailleurs. — Les tailleurs sont sujets à toutes les infirmités et à tous les accidents produits par un travail sédentaire.

Par suite de l'attitude particulière qu'ils gardent constamment, assis, les jambes croisées et le corps penché en avant, on observe :

1° Une tumeur rouge, de volume variable et très molle, sur les malléoles externes;

2° Une seconde tumeur analogue, mais moins grosse, sur le bord externe du pied, au niveau de l'extrémité tarsienne du cinquième métatarsien ;

3° Une callosité rougeâtre sur le cinquième orteil.

On observe encore, dans la partie inférieure du thorax, des

tailleurs, une dépression considérable, causée par la voussure de la poitrine.

[De nombreux relevés statistiques ont fait voir que la phthisie fait de grands ravages chez les tailleurs.]

Cordonniers. — Cette profession est une des plus pénibles; elle exige une position et des mouvements qui laissent sur les différentes parties du corps des traces indélébiles.

M. Tardieu a décrit avec soin les altérations qui surviennent dans les deux mains : nous y renvoyons le lecteur. De plus, la pression de la forme sur la poitrine détermine un enfoncement du thorax, immédiatement au-dessus de l'appendice xiphoïde : le sternum offre dans ce point un creux profond, régulier, circulaire, très nettement circonscrit, et sans déformation générale du thorax.

Les maladies communes aux ouvriers cordonniers, qui viennent s'ajouter aux déformations physiques que nous venons de signaler, sont les scrofules et le rachitisme; le cancer de l'estomac, d'après Corvisart et Mérat; les hémorrhagies pulmonaires, suivant Stahl; les troubles très variés de la digestion et de la circulation, et un notable appauvrissement du sang, d'après Turner-Thackrath. La profession de cordonnier est une des moins avancées en France, où il serait à désirer qu'on introduisit les divers perfectionnements adoptés en Angleterre.

[*Couturières.* — Nous n'aurions rien de particulier à dire sur les couturières, si l'introduction des machines à coudre n'était venue apporter certaines modifications dans l'exercice de cette profession. Le docteur Garnier, qui, le premier, s'est occupé de cette question en Amérique, n'en a vu que de très heureux résultats; moins de fatigue, gain plus considérable, travail dans de vastes ateliers bien aérés, possibilité de prendre plus d'exercice, tels sont les avantages qu'il attribue à l'usage des machines. Mais, en France, on a signalé quelques inconvénients qui n'avaient pas été reconnus par le professeur de New-York. Ainsi, M. Guibout a constaté que le mouvement alternatif des deux membres inférieurs pour faire mouvoir certaines de ces machines détermine un frottement continuel et rapide des deux cuisses l'une sur l'autre, mouvement qui se transmet à la vulve. Il en résulte, chez beaucoup de femmes, une excitation génitale très vive, d'où une leucorrhée, des gastralgies, de l'amaigrissement, la perte des forces, etc. Beaucoup sont obligées d'interrompre de temps en temps leur travail pour se lotionner avec de l'eau fraîche. Ces mêmes faits ont été observés par d'autres médecins, et nous-même avons été consulté à cet égard par quelques ouvrières. D'une enquête, comprenant 661 ouvrières, faite par M. le Dr Decaisne, il résulte que le travail à la machine à coudre donne souvent lieu à de la fatigue dans les reins, mais surtout dans les cuisses quand le travail est prolongé pendant plusieurs heures de suite. La question de l'excitation des parties génitales ne lui a pas fourni des faits aussi nombreux qu'on aurait pu le croire d'après les premières observations de M. Guibout; dans la plupart des cas de ce genre, il y avait des habitudes vicieuses antérieures à l'emploi de la machine. Ses recherches ne lui ont pas permis de constater que les métrorrhagies, les fausses couches, la péritonite, la leucorrhée fussent plus fréquentes chez les mécaniciennes que chez les autres ouvrières des villes employées à des occupations sédentaires.

Le seul moyen de remédier aux inconvénients signalés, bien que plus rares qu'on ne l'avait cru, c'est de mettre en usage des pédales isochrones de préférence aux pédales alternatives, mais surtout de recourir, et dans les ateliers cela est facile et assez généralement répandu, à l'emploi d'un moteur commun. Dans ce cas toute cause de fatigue ou d'excitation doit disparaître.

Récemment M. Gélineau a signalé chez les ouvrières en couture, de même que chez les tailleurs, l'existence d'une affection, vrai signe professionnel, caractérisée par la contracture et l'ankylose de la phalangine et de la phalangette du petit doigt et de l'annulaire de la main qui manie l'aiguille.

Pour éviter la position vicieuse que prennent les *dentellières* en cousant, le corps fortement penché en avant, Malherbe (de Nantes) propose le moyen préservatif suivant : « Au bord d'une table ordinaire se trouve solidement vissée une tige verticale de 40 à 60 centim., portant une pelote qu'on peut élever et abaisser à volonté, afin que le travail puisse se faire alternativement dans la position assise ou debout. Dans l'un et l'autre cas, la colonne vertébrale reste dans la rectitude, et le changement fréquent de position prévient à la fois l'excès de fatigue et les attitudes vicieuses. »

Notons encore que les dentellières occupées à la confection des volants à fleurs d'application dites de Bruxelles sont exposées à des accidents d'intoxication saturnine dus au mode de blanchiment des fleurs (au carbonate de plomb), et à leur mode d'application.]

Bibliographie. — Professions sédentaires en général : DASSONNEVILLE, *Des professions sédentaires.* Th. de Paris, 1820, no 232. — DAMOUR, *Maladies sur professions sédentaires.* Th. de Paris, 1822, no 118. — SANSON (Alph.), *De l'hygiène des professions sédentaires.* Th. de conc. Paris, 1838.

Dentellières : BRIOUDE (DE), *Des dentellières,* in *Topographie, etc. Mém. de la Soc. R. de médecine,* 1782-83. — BALME (C. D., *Recherches diététiques du médecin patriote sur la santé et les maladies observées dans les séminaires, dans les pen-*

sionnats et chez les ouvrières en dentelle. Le Puy, 1791, in-12. — Chevallier (A.), *Sur l'emploi du corbonate de plomb dans la préparation des dentelles dites de Bruxelles*, in *Ann. d'hyg.*, 1re sér., t. XXXVII, p. 111, 1847. — Champouillon, *Note sur quelques accidents éprouvés par les dentellières en application*, in *Gaz. des hôp.*, 1852, p. 473. — Masson, *De l'emploi du sulfate de chaux et de plomb dans le travail des dentelles*, in *Compt. rend. de l'Acad. des Sc.*, t. XLVI, p. 684, 1856. — Thibault (V.), *Note sur le développement des affections saturnines chez les dessinateurs en broderies sur étoffes, les ouvrières dentellières*, etc., in *Ann. d'hyg.*, 2e série, t. VI, p. 55, 1856. — Gunther (R. B.), *Die erzgebirgische Weiss-waaren Industrie*, in *Monatschr. f. Sanitätspolizei*, t. I, p. 37, 1859.

Machines à coudre : Gardner (A. K.), *The Hygiene of the Sewing Machine*, in *Amer. Med. Times*, 1860, et *Ranking's Abstr.*, t. XXXIII, 1861 ; Analyse, in *Ann. d'hyg.*, 2e sér., t. XVI, p. 437, 1861. — Guibout, *De l'influence des machines à coudre sur la santé et la moralité des ouvrières* (Compt. rend. de la Soc. méd. des hôpit.), in *Union méd.*, 2e sér., t. XXX, p. 501, 1866. — Down, *The Sewing-Machine* in *The Lancet*, 1866, t. II, p. 447. — Cazal (H.), *La machine à coudre*, in *Union méd.*, 2e sér., t. XXX, 599, 1866. — Espagne (Ad.), *Sur l'industrie des machines à coudre à la maison centrale de Montpellier*, in *Montp. méd.*, t. XXII, p. 404, 1869. — Decaisne, *La machine à coudre et la santé des ouvrières*, in *Ann. d'hyg.*, 2e sér., t. XXXIV, p. 105, 327, 1870.

Tailleurs : Mérat (Fr. V.), art. *Tailleurs*, in *Dict. des sc. méd.*, t. LIV, p. 267, 1821. — Place (Ch.), *Hygiène des tailleurs ; les maladies qui leur sont propres.* Paris, 1835, in-18. — Paasch, *Ueber die grosse Sterblichkeit an Lungenschwind-sucht unter den Schneidern*, in *Med. Vztg.* Ne Fe, t. III, no 20 et *Gresvell's not.*, t. IV p. 723, 1861. — Delmas (P.), *Obs. d'un cas que l'on pourrait nommer crampe des tailleurs d'habits*, in *Un. méd. de la Gironde*, 1864.

— De Freycinet, *Blanchiment des dentelles à la céruse*, in *Traité d'assain. industriel*, 1870, p. 89. — Layet (A.), art. *Dentellières et Brodeuses*, in *Traité d'hyg. des profess. et ind.*, 1875, p. 278. — Gérardin (A.), *Effets produits par les machines à coudre mues par le pied*, in *Ann. d'hyg. publ.*, nov. 1876, p. 385. — Beaugrand, art. *Cordonniers*, in *Dict. encycl. sc. méd.*, 1877. — Malherbe. *Pelote hygiénique pour les ateliers de couture*, in *Rapp. sur les trav. du cons. d'hyg. de la Loire-Infér.*, Nantes, 1877-78. — Gélineau, *De l'ankylose digitale des tailleurs et des couturières*, in *Journ. d'hyg.*, no 89, 6 juin 1878. — Beaugrand, art. *Couturières*, in *Dict. encycl. sc. méd.*, 1879. — Zulinski, *Effets produits sur la santé par les machines à coudre*, in *Virchow u. Hirsch's Jahresber.* Bd., I, p. 569, 1880. — Layet, art. *Dentellières.* in *Dict. encycl. sc. méd.*, 1882.

CHAPITRE VIII

Professions exposant à une température élevée.

Ces professions sont assez différentes les unes des autres, et cependant elles ont un caractère commun, celui de l'exposition des individus qui les exercent à un feu ardent.

Les principaux artisans qu'on peut faire rentrer dans cette classe sont les suivants : les fondeurs, les forgerons, les verriers, les boulangers, les chauffeurs de machines à vapeur, etc.]

L'influence qui résulte de l'exercice de ces professions n'est pas toujours de même nature. Tantôt on voit se développer des maladies cutanées chroniques, dues à l'irritation habituelle de la peau, produite par le rayonnement que le foyer ardent exerce sans cesse sur cette membrane ; quelquefois, ce sont des érythèmes ou des brûlures au premier degré ; c'est ce qui arrive lorsque le foyer est momentanément plus ardent, ou que l'ouvrier est obligé de s'en approcher davantage.

Parmi les influences pathogéniques, on doit citer le passage rapide et continuel d'une température élevée à une chaleur beaucoup moins forte, et même au froid et à l'humidité, et *vice versâ*. Ces brusques variations amènent un certain nombre de maladies aiguës, et, en particulier, des érysipèles, des pneumonies, des pleurésies, des bronchites, et même des rhumatismes articulaires aigus ; le développement de la maladie de Bright, également à l'état aigu, est beaucoup plus rare ; cependant on l'observe quelquefois. Une autre conséquence de l'exposition à une chaleur ardente, c'est la soif habituelle qu'elle occasionne chez ceux qui y sont soumis. Il en résulte une disposition à boire qui les engage à faire usage des alcooliques, et les conduit rapidement à l'abus des liqueurs fermentées et distillées, puis à tous les maux qui en sont la conséquence.

Plusieurs de ces professions exigent, en même temps, un déploiement considérable de force, et un exercice musculaire énergique. Ces conditions sont encore une cause de maladie de plus. Les préceptes hygiéniques qu'on doit observer peuvent être rattachés aux deux règles suivantes :

1° Éviter les variations brusques de température, et se couvrir de vêtements plus chauds, de tissus de laine, par exemple, à l'instant où l'on cesse d'être exposé au foyer ardent devant lequel on travaille ;

2° Éviter surtout de satisfaire la soif qui accompagne le travail exécuté sous l'influence d'une haute température. Cette précaution est difficile à obtenir des classes peu éclairées, et c'est de ces classes que sortent, ainsi qu'on le sait, les ouvriers qui exercent les métiers dont nous nous occupons ici.

Nous aurons cependant quelques observations à faire relativement à la profession de boulanger.

Boulangers. — Il y a trois espèces de garçons boulangers : le brigadier, qui façonne et enfourne ; le geindre, qui pétrit, et l'aide qui chauffe et assiste les autres ouvriers. De ces ouvriers, les uns sont exposés à une excessive chaleur, les autres au travail fatigant de la pâte et à la poussière que donne la farine. De plus, le travail de la boulangerie se fait pendant la nuit. Il résulte de tout ceci que, ce que les ouvriers boulangers ont le plus à redouter, ce sont les brusques variations de température et l'influence du froid sur le corps en sueur. — Ramazzini a démontré, en effet, que les boulangers sont surtout exposés au rhumatisme aigu et aux phlegmasies aiguës du thorax. — M. Tardieu signale la pâleur caractéristique des garçons boulangers, et l'attribue à une anémie particulière, propre à tous les artisans qui vivent dans une atmosphère très chaude; il signale également la dyspepsie comme commune chez les boulangers. — La poussière de la farine ne paraît pas avoir d'influence bien sensible sur les voies aériennes. Enfin, on observe fréquemment, chez les boulangers, une éruption squameuse ou papuleuse qui est due, soit aux matières irritantes mêlées à la farine, soit aux pellicules diverses, soit peut-être enfin au contact du levain.

Bibliographie. — BEAUGRAND (E.), art. *Boulangers*, in *Dict. encycl. des. sc. méd.*, t. X, 1869. — DU MÊME, art. *Meuniers*, ibid., 2⁰ sér., t. VII, 1873. — DU MÊME, art. *Chauffeurs*, ibid., 1ʳᵉ sér., t. XV, 1874. — GUÉRARD, *Hyg. des ouvriers chargés du service des moteurs à vapeur*, in *Ann. d'hyg. publ.*, 2⁰ sér., t. XL, 1873, et voy. la bibliographie des usines, fonderies, fours à chaux. — LAYET, art. *Fonderies*, in *Dict. encycl. sc. méd.*, 1878. — BEAUGRAND, art. *Cuisiniers*, in *Dict. encycl. sc. méd.*, 1880. — BARELLA, *Rapp. sur les mal. des souffleurs de verre*, in *Bull. Acad. de méd. Belgiq.*, 1880, n⁰ 4, p. 221. — GUINAUD, *Plaques opalines professionnelles à la bouche chez les souffleurs de verre*, in *Lyon méd.*, 1880, n⁰ 26. — DEFFERNEZ, *Des souffleurs de verre*, Bruxelles, 1881, in-8. — KIND, art. *Glasindustrie*, in *Eulenberg's Handb. d. öff. Ges.*, 1881, Bd. 1, p. 738. — LAYET, art. *Glaces*, in *Dict. encycl. sc. méd.*, 1882. — LAYET, art. *Gazage*, ibid., 1881.

CHAPITRE IX

Professions dites hygrométriques.

Le caractère principal des professions qui peuvent être classées sous ce titre, c'est l'exposition habituelle et permanente des ouvriers à l'action de l'eau ou de l'humidité pendant le travail de chaque jour. On peut y ranger les débardeurs, les conducteurs de bateaux et de trains de bois, les flotteurs, les balayeurs des rues, les égoutiers. Les ouvriers des marais salants ainsi que les terrassiers occupés aux travaux des canaux ou des bords des cours d'eau, peuvent également prendre place dans cette catégorie.

L'influence déterminée par l'action constante de l'humidité ou de l'eau peut se traduire par le développement d'un certain nombre de maladies : celles qu'on observe le plus ordinairement sont la bronchite chronique et les affections rhumatismales, également chroniques.

La maladie de Bright est plus rare : cependant elle peut être la conséquence de l'exercice de ces professions. On doit citer encore les ulcères variqueux des membres inférieurs. Enfin, si la prédisposition existe chez quelques-uns de ces ouvriers, c'est, ainsi que nous avons déjà eu l'occasion de le dire, le développement de scrofules ou de tubercules qui est à redouter.

Pour résister à cette influence de l'humidité, il faut beaucoup de précautions hygiéniques. Il est nécessaire de faire usage de vêtements suffisamment chauds et isolants, en grosse laine, par exemple; il faut surveiller avec le plus grand soin le développement des accidents qu'on peut attribuer à l'influence de l'humidité, afin de les combattre dès qu'ils paraissent; enfin il est souvent nécessaire de donner aux ouvriers occupés à ce genre de travaux quelques alcooliques, mais en petite quantité, et destinés seulement à les aider à résister à la température basse et humide de l'atmosphère extérieure.

Nous ferons quelques observations particulières touchant les blanchisseuses et les débardeurs.

Blanchisseuses. — La profession de blanchisseuses, en raison de l'humidité dans laquelle elles doivent être plongées, de la position fatigante qu'elles conservent, du contact des liquides plus ou moins âcres et des matières sordides, est une des plus pénibles. Les accidents auxquels elles sont sujettes sont : les rhumatismes, les affections catarrhales, l'aménorrhée, l'œdème des membres inférieurs, les varices et les ulcères aux jambes, des abaissements de l'utérus.

L'âcreté de la lessive occasionne souvent aux mains des gerçures qui peuvent amener, plus tard, des accidents sérieux, les callosités des mains et des bras sont encore fréquentes chez les blanchisseuses.

M. Tardieu n'est pas éloigné de croire qu'en recevant ou en triant le linge à blanchir, les blanchisseuses ne puissent contracter le germe de maladies transmissibles. Elliotson a cité l'exemple d'une blanchisseuse qui aurait contracté la morve en lavant des linges souillés par un malade atteint de cette affection.

[Les blanchisseuses présentent à la face cubitale de chaque avant-bras des callosités (une à gauche et deux à droite) résultant de la pression de ces parties sur le bord du baquet. Elles ont, de plus, à la face dorsale des dernières phalanges de chaque main, des bourrelets épidermiques dus au frottement pendant le rinçage. Ces lésions ont été très bien étudiées par MM. Tardieu (*Ann. d'hyg.*, 1re sér., t. XLIII, p. 308, 1849), Vernois (*ibid.*, 2e sér., t. XVII, p. 113, 1862) et Espagne (*Montpell. méd.*, t. XII, p. 534, 1864).]

Débardeurs. — Les débardeurs sont les ouvriers employés à retirer le bois de l'eau. On les considère comme les ouvriers les plus robustes de Paris, après les forts de la halle. La nature de leur travail les expose d'une manière particulière aux maladies suivantes : les fièvres intermittentes, les affections catarrhales, la pneumonie, le rhumatisme aigu et chronique, les ulcères aux jambes, enfin les conséquences du froid et de l'humidité habituelle. Il faut aussi tenir compte des efforts musculaires considérables qu'ils sont obligés de faire. Parent-Duchâtelet a étudié cette question avec soin, il est arrivé à un résultat tout à fait opposé. J'avoue que je ne puis admettre ses conclusions, et il faudrait, pour moi, de nouveaux travaux pour me convaincre que ces hommes, passant une partie de leur existence dans l'eau, n'en subissent pas l'influence funeste. Nous devons dire, toutefois, que Parent-Duchâtelet décrit comme propre aux débardeurs une affection du derme qui est le résultat d'une véritable macération de la peau dans l'eau, et qu'on appelle la grenouille.

Cette maladie est caractérisée par un ramollissement, des gerçures, et souvent une usure, une véritable destruction des parties qui sont en contact avec l'eau. Elle siège de préférence entre les orteils, où elle détermine de vastes fentes ou crevasses, dont la profondeur est quelquefois de plusieurs lignes : on l'observe aussi au talon. Dans son état d'acuité, elle détermine une douleur et une cuisson très vives lorsque les parties, étant hors de l'eau, commencent à se dessécher. Cette maladie n'a aucune gravité, et le repos suffit pour la guérison.

[*Guides-baigneurs.* — Michel Lévy a fait d'intéressantes recherches sur les *guides* qui dirigent les baigneurs aux bains de mer et restent généralement à l'eau pendant sept ou huit heures par jour, pendant la saison active, c'est-à-dire de la fin de juillet au 15 septembre. Ce travail exige beaucoup de vigueur et une parfaite intégrité des organes de la respiration et de la circulation. L'abus des alcooliques s'opposant à la réaction est funeste pour eux. — L'immersion du corps entier dans l'eau produit, dans les premiers temps, de l'anxiété, de l'oppression, surtout après les repas, mais l'accoutumance fait disparaître ces accidents. Vient ensuite le refroidissement des extrémités, surtout si la température est basse, et surtout à la sortie de l'eau ; l'application d'un thermomètre sous l'aisselle avant le bain et après quelques heures de séjour dans la mer a fait constater un abaissement de 0,5 à 1 ou 2 degrés. Un fait très curieux, c'est l'abondance de la transpiration qui, dès qu'ils sont au lit, les oblige souvent à changer de chemise, la réaction empêchée pendant le jour se fait pendant la nuit. Cette sudation, loin de les fatiguer, leur laisse un sentiment de bien-être. Il en est de même de la sécrétion de l'urine qui est augmentée pendant qu'ils sont dans l'eau, parce qu'alors la transpiration cutanée est suspendue. Du reste, santé excellente, point de congestions cérébrales, point d'éruptions ni même de varices. On note seulement de l'œdème des pieds et des malléoles qui disparaissent pendant le séjour au lit. Ils sont sujets à des douleurs musculaires et articulaires, surtout aux membres inférieurs, mais très rarement au rhumatisme proprement dit. Ainsi, au total, ils jouissent d'une excellente santé; beaucoup remplissent ces fonctions pendant trente ans et plus, mais il ne faut pas oublier que, pour les remplir, une vigoureuse constitution est de rigueur.

Plongeurs. — M. Fleury a noté, chez les plongeurs, la fréquence d'une hémoptysie qu'il attribue à la pression très considérable qu'ils trouvent à une certaine profondeur.]

Bibliographie. — PINEL (Ph.), *Réflexions sur les buanderies, comme objet d'économie domestique et de salubrité,* in *Méd. éclairée,* etc., t. II, p. 12, 1791. — ADRIEN, *Hygiène des professions qui exposent à l'influence de l'eau.* Th. de Paris, 1818, n° 64, in-4°. — PARENT-DUCHATELET, *Mém. sur les débardeurs de la ville de Paris,* in *Ann. d'hyg.,* 1re sér., t. III, p. 241, 1830. — *De l'art des plongeurs de nos jours et des accidents auxquels ils sont exposés,* in *Gaz. méd. de Paris,* 2e sér. t. IX, p. 769, 1842. — FLEURY (J.), *Maladies spéciales aux pêcheurs de St-Pierre et Miquelon,* in *Gaz. méd. de Montp.,* 1854, p. 136, 177. — LECADRE, *Études sociales, hygiéniques et médicales sur les ouvriers employés aux travaux du port du Havre.* Le Havre, 1857, in-8°. — WILLIAM (J. O.), *The Health of Waterguard and Waterside Officers of Curtones in London,* etc., in *British Med. Journ.,* 1858, n° 43. — LÉVY (M.), *Recherches sur les effets de l'immersion prolongée dans l'eau de mer,* in *Ann. d'hyg.,* 2e sér., t. XV, p. 251, 1861. — ESPAGNE (Ad.), *Obs. sur quelques points de l'industrie et de l'hygiène des blanchisseuses, et spécialement sur les callosités,* etc., in *Montpell. méd.,* t. XII, p. 516, 1864. — LEROY DE ME RICOURT, *Considérations sur l'hygiène des pêcheurs d'éponges,* in *Bull. Acad. de méd.,* t. XXXIII, p. 786, 1868 et *Ann. d'hyg. publ.,* t. XXI, 1869. — BEAUGRAND, art. *Blanchisseuses,* in *Dict. encycl. des sc. méd.,* 1re sér., t. IX, 1868.

— LAYET, art. *Féculeries et amidonneries,* in *Dict. encycl. sc. méd.,* 1877. — VALLIN, art. *Sauniers,* ibid., 1879. — LAYET, art. *Savonneries,* ibid., 1879. — DROUINEAU. *Note sur l'industrie des buandiers,* etc., in *Ann. d'hyg.,* 3e sér., n° 9, 1879. — LAYET, art. *Débardeurs et déchargeurs de bateaux,* in *Dict. encycl. sc. méd.,* 1880.

CHAPITRE X

Professions dans lesquelles on travaille les matières végétales.

Ces professions comprennent spécialement la manipulation du coton et celle du tabac. Quant aux droguistes, qui respirent au milieu d'une atmosphère presque continuellement remplie de poussières médicamenteuses, ce n'est que pour mémoire qu'il en est ici question.

1º *Industrie cotonnière.* — On a attribué à l'inspiration des molécules de coton, répandues dans l'atmosphère des ateliers où on travaille cette matière, la faculté de développer la phthisie pulmonaire. C'est une erreur que rien ne vient justifier, et dont il est peut-être possible de se rendre compte de la manière suivante. L'inspiration des molécules de coton peut donner naissance à une irritation bronchique et à un peu de toux. Or, supposons que ces irritations bronchiques viennent à se répéter sans cesse, pendant un espace de temps assez long, chez les sujets prédisposés par hérédité aux tubercules et placés d'ailleurs dans de mauvaises conditions hygiéniques, par suite de salaire insuffisant, de mauvaise conduite, d'excès de tout genre, etc., la phthisie pulmonaire pourra se déclarer, et l'irritation bronchique due aux molécules de coton n'aura joué que le rôle très secondaire de cause occasionnelle. Ce n'est pas une raison, du reste, pour qu'on ne tienne pas compte de cette influence : et il est peut-être utile que les individus qui présentent une semblable disposition, soient éloignés des professions où le battage et le cardage du coton les exposent à recevoir l'impression des molécules suspendues dans l'atmosphère.

L'industrie cotonnière emploie aujourd'hui, en France, plus d'un million d'individus, parmi lesquels 150,000 de huit à seize ans. Le coton apporté brut dans les manufactures est d'abord soumis au battage, qui se fait, en général, à la mécanique ; il en résulte, toutefois, dans les ateliers, des nuages de poussière irritante et de duvet cotonneux qui pénètrent dans la bouche, les narines, la gorge et les voies profondes de la respiration.

La seconde opération est le cardage.

La troisième, le filage.

On doit à M. Villermé une étude approfondie de l'influence de l'industrie cotonnière sur la santé.

D'après lui, les filatures dans lesquelles on opère une ventilation convenable sont parfaitement innocentes. Il n'en est pas de même des opérations suivantes :

Du battage. — Le battage à la main est excessivement fatigant. Le battage mécanique, sans présenter cet inconvénient, donne lieu, comme le précédent, à cette poussière que j'ai signalée plus haut, et qui produit des toux opiniâtres et des affections de poitrine très graves que les médecins du pays désignent sous les noms expressifs de pneumonie cotonneuse ou de phthisie cotonneuse.

On a inventé, en Suisse, des machines appelées batteurs-ventilateurs, qui ne développent qu'une petite quantité de duvet ou de poussière. Il est à désirer que leur usage se généralise. M. Villermé a signalé encore, comme cause d'insalubrité, la température élevée qu'il est nécessaire d'entretenir dans plusieurs ateliers. Les ouvriers, bras, jambes et pieds nus, y sont continuellement dans une abondante transpiration, et, par conséquent, exposés à toutes les brusques variations de température.

2° *Tabac.* — Les ouvriers qui travaillent dans les manufactures de tabac sont-ils disposés à des maladies spéciales? Il règne à cet égard, dans la science, les opinions les plus divergentes. D'après Ramazzini et Patissier, rien de plus dangereux que cette fabrication, et elle détermine de graves maladies. D'après Parent-Duchâtelet, rien, au contraire, de plus complètement innocent.

D'après un rapport adressé à l'administration par M. Siméon, alors directeur des tabacs, cette plante ne produit que fort rarement des effets sensibles, même sur les ouvriers qui se livrent pour la première fois à sa manipulation. Ces effets, d'ailleurs, sont passagers, et les ouvriers finissent toujours par s'y habituer. Bien plus, d'après ce même rapport, les ouvriers des manufactures de tabac seraient exempts des maladies qui règnent dans les localités où se trouvent ces manufactures, ou bien ces affections seraient moins graves, moins intenses, et le nombre des individus atteints proportionnellement moins considérable. Parmi ces maladies, on cite la dysenterie, les affections typhoïdes, la suette et même la phthisie pulmonaire. Plusieurs des médecins attachés aux manufactures de tabac regardent, en effet, le travail de la fabrication de cette substance comme pouvant empêcher le développement des tubercules.

M. Mélier, dans un rapport lu à l'Académie de médecine, a cherché à élucider toute ces questions.

Un des faits qui ressortent de son travail, c'est que la première impression éprouvée par les ouvriers qui débutent dans la fabrique, est toujours plus ou moins pénible, et qu'il ont tous une difficulté plus ou moins grande à s'y habituer. Plusieurs même sont obligés d'y renoncer. Les phénomènes qu'on observe en pareil cas sont une céphalalgie plus ou moins intense, accompagnée de nausées, quelquefois de vomissements; en même temps ils perdent l'appétit, le sommeil, et souvent il s'y joint de la diarrhée. Ces premiers effets, qu'on ne saurait nier, durent de huit à quinze jours, et cette période constitue pour les ouvriers, une espèce d'acclimatement. Au bout de ce temps, ces accidents disparaissent, et les ouvriers, désormais habitués au travail du tabac, finissent par ne plus s'en plaindre. Plus tard, les individus employés à la manutention du tabac semblent éprouver des effets consécutifs plus profonds, qui se manifestent à la longue, et dont les caractères spéciaux paraissent indiquer une action sur le sang. — Suivant M. Heurtaux, les modifications de ce liquide consisteraient dans une diminution de la fibrine, et dans une tendance aux congestions sanguines sur divers points de l'organisme; malheureusement, aucune expérience positive n'a démontré encore la réalité de cette hypothèse.

Il est encore d'autres accidents signalés par M. Mélier dans son rapport ; ce sont ceux qui se rencontrent chez les ouvriers qui défont les masses et qui, indépendamment d'un travail pénible, sont exposés directement à l'inspiration des produits de la fermentation de ces masses. Ces accidents consistent dans des diarrhées séreuses abondantes, auxquelles se joignent l'insomnie, une agitation fatigante, la perte de l'appétit, les nausées, l'amaigrissement, et, finalement, un teint gris caractéristique.

On pensait autrefois que les ouvriers attachés aux manufactures de tabac vivaient moins longtemps que les autres. Cela n'est pas probable ; il n'existe, toutefois, aucun document qui permette d'avoir une opinion positive à cet égard. On peut dire la même chose de l'influence du travail de fabrication du tabac sur le développement de la phthisie pulmonaire. Le rapport de M. Mélier laisse, à cet égard, la question dans une incertitude qu'on aurait pu désirer lui voir lever.

[Les ouvrières des manufactures de tabac présentent fréquemment des troubles de la menstruation, et il paraît même que chez elles les fausses couches sont relativement fréquentes (Decaisne, Delaunay, etc).]

Préparation des oranges amères. — Ces fruits sont employés, comme on le sait, à l'état des conserves, et on leur fait subir une préparation particulière de confiserie. M. le docteur Imbert, de Clermont-Ferrand, a fait connaître les accidents auxquels sont exposées les ouvrières occupées au pelage des oranges amères. Ces accidents sont les suivants : une céphalalgie générale, tantôt partielle, souvent oppressive et frontale ; quelquefois une espèce d'enivrement accompagné de vertige, ou bien encore une hémicrânie.

Souvent la céphalalgie s'accompagne de nausées et de vomissements.

M. Imbert signale aussi de véritables névralgies, de véritables odontalgies accompagnées de carie des dents ; ou bien des bourdonnements dans les oreilles, mais sans surdité.

On signale encore des convulsions épileptiformes d'un des

côtés de la face : quelquefois de l'oppression, un sentiment douloureux de la partie supérieure du sternum, sensation d'étranglement à la gorge ; toutes les variétés de la gastralgie, de l'insomnie, des réveils en sursaut ; parfois, il y a une courbature
générale, des crampes, des douleurs aux poignets : enfin, une
excitation générale et des mouvements brusques et rapides.
Nous signalerons encore les éruptions, les démangeaisons et les
enflures de la peau. Ces légers accidents ont presque toujours
disparu par la suspension de l'ouvrage : plus graves, ils ont
persisté plusieurs mois.

Fabriques de sulfate de quinine. — On doit à M. Chevallier
quelques recherches curieuses sur les maladies des ouvriers
qui travaillent au sulfate de quinine. D'après lui, ces ouvriers
sont exposés à être atteints d'une maladie cutanée qui les force
de suspendre leurs travaux pendant quinze jours, un mois, et
plusieurs même sont obligés d'y renoncer complètement.

D'après M. Zimmer, fabricant de sulfate de quinine à Francfort, les ouvriers occupés à la pulvérisation du sulfate de quinine sont sujets à une fièvre particulière, qu'il désigne sous le
nom de fièvre de quinquina ; elle n'a pas été observée en France.

Il est important que de nouvelles observations viennent fixer
l'opinion sur la maladie cutanée dont parle M. Chevallier, et
sur la fièvre quinique de M. Zimmer.

[*Sucreries.* — Le travail dans les raffineries de sucre ne détermine guère, comme effets directs, que des éruptions eczéma-
teuses et furonculeuses produites par le contact de la peau
avec le sucre, la mélasse et par l'effet de la haute température
à laquelle les ouvriers sont exposés. Les refroidissements très
communs dans ces conditions, par le passage subit à l'air libre,
causent souvent des affections catarrhales des bronches et des
voies digestives. La pneumonie et le rhumatisme sont plus rares.
Le travail dans l'atelier de fermentation, et dans celui où l'on
revivifie le noir animal des filtres, peut encore exercer une influence nuisible. Il se développe là de l'hydrogène carboné, de
l'acide carbonique, de l'ammoniaque en abondance, et un peu
d'hydrogène sulfuré ; enfin, le sol est imprégné de matières organiques en voie de décomposition. Quant à l'affection cachectique avec anasarque et souvent mortelle qui attaque les nègres
et les Chinois, dans les sucreries des Antilles, et que l'on désigne sous le nom de maladie des sucreries, il y a là un ensemble
trop complexe de causes pour que l'on puisse l'attribuer à ce
genre de travail.]

Bonbons (fabrication des). — Elle ne nous intéresse ici que
sous le rapport des couleurs qu'on peut employer dans le pas-
tillage et dans la préparation de certains bonbons.

Voici les couleurs qui sont permises :

1° Couleurs bleues. — L'indigo qui se dissout dans l'acide sulfurique, le bleu de Prusse et l'outremer pur.

2° Couleurs rouges. — La cochenille, le carmin, la laque carminée, la laque du Brésil, l'orseille.

3° Couleurs jaunes. — Le safran, la graine d'Avignon, le quercitron, le curcuma, le fustet, les laques alumineuses de ces substances.

4° Couleurs vertes. — Elles sont produites par le mélange des couleurs bleues et jaunes. On préfère généralement celle qui provient du mélange du bleu de Prusse et de la graine de Perse.

5° Couleurs violettes. — Le bois d'Inde mêlé au bleu de Berlin.

6° Couleur pensée. — Le carmin mêlé au bleu de Prusse ou de Berlin.

Substances dont il est défendu de faire usage pour colorer les bonbons :

Toutes les substances minérales (l'outremer pur et le bleu de Prusse exceptés), et particulièrement les oxydes de cuivre, les cendres bleues, les oxydes de plomb, le massicot, le minium, le sulfure de mercure, le vermillon, le jaune de chrôme (chromate de plomb), le vert de Schweinfurt ou vert de Scheele, le blanc de plomb.

Les papiers servant à envelopper les bonbons doivent être choisis avec soin, et on ne doit employer que les papiers colorés avec des laques végétales. Il est inutile d'insister sur l'importance d'observer les prescriptions de la police à cet égard : car ce n'est que grâce à elles que l'on évite maintenant tous les empoisonnements qui avaient lieu autrefois.

Cardeurs. — Ce sont les ouvriers occupés à faire subir à certaines matières filamenteuses, telles que le lin, le chanvre, la laine, la soie, une opération destinée à les rendre propres à être filées, ou bien à les débarrasser des corps étrangers. On fait le cardage, soit à la main avec deux cardes à manche, soit avec des baguettes, soit au moyen d'un appareil mécanique. Ces ouvriers sont exposés à certains accidents, sans parler ici de la position constamment assise ou debout, de l'exercice forcé ou continuel des parties supérieures, il faut surtout tenir compte de la respiration continuelle de vapeurs ou de molécules animales. Voici les accidents qui ont été signalés comme en étant les conséquences : l'affaiblissement et l'œdème des parties inférieures, des douleurs obtuses des bras, des épaules et du thorax, des ophthalmies opiniâtres, et, chez le plus grand nombre, des toux longues et fatigantes, l'asthme, l'hémoptysie et la phthisie. Ajoutons enfin les maladies cutanées, dues au contact irritant des substances qui remplissent l'atmosphère des ateliers. Ce tableau est probablement un peu exagéré, et les conditions hygiéniques des ateliers, le mauvais régime des cardeurs, entrent, sans doute, pour quelque chose dans la production de ces diverses maladies. Ajoutons encore que, dans beaucoup de localités, le cardage n'est exercé que pendant trois ou quatre mois, et alterne avec les autres travaux de la campagne. Pour éviter tous ces inconvénients, nous recommandons l'assainissement et la ventilation convenable des ateliers, et, pour les ouvriers, les soins de propreté.

Charbonniers. — On appelle ainsi, soit les ouvriers qui font le charbon, soit ceux qui le mesurent et le portent en ville. Les uns et les autres sont exposés à respirer sans cesse un air chargé de molécules de charbon; elles colorent en noir la peau, les muqueuses du nez et de la bouche; enfin, on les retrouve souvent à l'autopsie dans les ganglions des bronches et dans le tissu pulmonaire. Malgré cela, les auteurs ne signalent pas les accidents bronchiques particuliers comme étant le résultat de l'exercice de cette profession. Parent-Duchâtelet assure même que les charbonniers ne sont aucunement sensibles à la poussière du charbon.

[Les ouvriers employés à la fabrication des agglomérés de houille et de brai sont également exposés à respirer des poussières charbonneuses en grande quantité; on pourrait leur conseiller l'usage de masques ouatés et faire des projections d'eau en pluie pour abattre les poussières.

Nous avons parlé, à l'occasion des houilleurs, de l'encombrement charbonneux des poumons; nous n'y reviendrons pas ici.]

Bibliographie. — Pour le coton, V. plus bas MANUFACTURES. — Tabac : HARLESS (C. F.), *Die Tabaks und Essigfabrikation, zwei wichtige Gegenstände der Sanitätspolizei*, Nürnberg, 1812, in-4°. — MÉRAT (F. V.), art. *Tabac*, in *Dict. des sc. méd.*, t. LIX, 1821. — POINTE (J. B.), *Observations sur les maladies auxquelles sont sujets les ouvriers employés dans la manufacture royale des tabacs à Lyon*, Lyon, 1828, in-8°. — PARENT-DUCHATELET et DARCET, *Mém. sur les véritables influences que le tabac peut avoir sur la santé des ouvriers occupés aux différentes préparations que l'on fait subir au tabac*, in *Ann. d'hyg.*, 1re sér., t. I, p. 169, 1829. — *Note sur l'innocuité des fabriques de tabac* (Extr. des trav. de la Soc. de méd. de Rio-Janeiro), *ibid.*, t. X, p. 191, 1833. — SIMÉON, *Rapport sur la santé des ouvriers employés dans les manufactures de tabac*, ibid., t. XXX, p. 343, 1843. — MELIER *Rapp. sur la santé ouvriers employés dans e manufactures de tabac*, in *Bull. de l'Acad. de méd.*, t. X, p. 569, 1844-15, et discussion. — RUEF (M.), *De l'influence de la salubrité du tabac sur la santé des ouvriers*, ibid., p. 677. — CHEVALLIER (A.), *Note sur les ouvriers qui travaillent le tabac en Belgique*, in *Ann. d'hyg.*, 1re sér., t. XXXIV, p. 300, 1845. — BERRUTI, *Del uso del tabacco e sulla sanità degli operai che lavorano nelle fabbriche dei tabacchi*, in *Atti dell' Acad. med. chir. di Torino*, t. II, p. 433, 1846. — INNHAUSER, *Ueber Cigarrenfabrikation in ihrer Beziehung zu der dabei Gesundheit der beschäftigten Arbeiterinnen*, in *Wien. Zeitschr.*, t. VII, n° 4, 1850. — YCONIN (J. B.), *Obs. sur les maladies des ouvriers employés dans la manufacture des tabacs de la ville de Lyon*, Lyon, 1866, in-8°. — SCHWABE, *Der Tabac vom sanitätspolizeilichen Stand-*

punkte, in *Vtjschr. für ger. Med.* N° F°, t. VI, p. 27, 1867. — Kostial (Th.), *Statistich-medizinische Studie über die Sanitätsverhältniss der weiblichen Bevolkerung der K.K. Cigarrenfabrik in Iglau,* in *Wchnbl. der Gesellsch. der Aerzte in Wien,* t. VIII (plus. art.), 1868.

Sucre : Andrée, *Ueber die Dauer der täglischen Arbeitszeit in den Rübenzucker-fabriken,* in *Henke's Ztschr.,* t. LXI, pl. I, 1851. — Zeller, *Die schwefelige Säure als Ursache der häufigen Erkrankung der Arbeiter in der Trockenhäusern für Zuckerrüben,* in *Würtemb. corresp. Bl.* 1853, n° 48. — Dumont, *Maladie des sucreries,* Rapp. par M. H. Larrey. Paris, 1865, in-8°. — Kuntz, *Die sanitätspolizeiliche Ueberwachung der Fabrikation des Zuckers aus Runkelrüben, in Bezug,* etc., in *Vtjschr. für ger. Med.* N° F°, t. IX, p. 185, 1868.

Chanvre, oranges, sulfate de quinine : Nicolas (P. A.), *Notice sur une améliora-tion apportée dans la préparation du chanvre,* in *Notices lues à la Soc. d'agriculture de Caen,* p. 73. Caen, 1807, in-8°. — Imbert-Gourbeyre (A.), *Mém. sur l'action physiologique de l'huile essentielle d'oranges amères. Maladies des ouvrières qui préparent les chinois.* Clermont, 1853, in-8°. — Chevallier (A.), *Essai sur la santé des ouvriers qui préparent le sulfate de quinine, et sur les moyens de prévenir leurs maladies,* in *Ann. d'hyg.,* 1re sér., t. XLVIII, p. 5, 1852, et quelques autres observations, in *J. de chimie méd.* — Pour les charbonniers, voir plus haut, p. 890.

— Bellini, *Della inocuità dei dolci e dei liquori colorati colla fucsina cristallizzata,* in *lo Sperimentale,* t. XXIV, 1872.

— Purdon, *The Diseases which prevail among workers in flax.* In *Dubl. journ. med. sci.,* nov. 1876, p. 371. — Vallin, art. *Rouissage,* in *Dict. encycl. sc. méd.,* 1877. — Hurel, *De la fabrication des brosses à la maison centrale de Gaillon,* in *Ann. d'hyg.,* mai 1878, p. 445. — Vallin (E.), *Le rouissage manufacturier,* in *Rev. d'hyg.,* 1880, p. 967. — Ackermann, *Des maladies spéc. aux ouvriers employés dans les fabriques de sulfate de quinine.* Paris, 1880, in-8. — Layet, art. *Déboureurs,* in *Dict. encycl. sci. méd.,* 1880. — Renouard, *Études sur le travail des lins,* 4e éd., Lille, 1880. — Hörmann, art. *Chininindustrie,* in *Eulenberg's Handb. d. öff. Ges.,* 1881, Bd. 1, p. 508. — Smith (R.), *Poisoning by chromate of lead in weavers,* in *Brit. med. journ.,* t. I, p. 8, 1882. — Eulenberg, *Baumwollindustrie,* in *Hand. d. öff. Gesundheitswes.,* 1881, Bd, I, p. 249.

CHAPITRE XI

Des professions dans lesquelles on travaille les matières animales.

Les professions dans lesquelles les hommes sont en rapport presque continuel avec les substances animales sont assez nombreuses. Ce sont, en particulier, les suivantes : les bouchers, les savonniers, les chandeliers, les tanneurs, les corroyeurs, les matelots employés à la pêche de la baleine, les fossoyeurs, les vidangeurs, etc.

Le docteur Warren est un des premiers qui ait rassemblé les faits les plus nombreux, destinés à démontrer que ces professions diverses sont sans résultat fâcheux pour ceux qui les exercent.

Ainsi, les *bouchers* jouissent en général, d'une santé meilleure que les individus des autres professions : ils sont plus frais et plus robustes. Dans les épidémies de fièvre jaune de Boston (1798) et de Philadelphie (1795), les bouchers, bien que placés au centre des quartiers infectés, n'eurent qu'un seul cas dans la première de ces villes, et trois dans la seconde. Ces deux cités, ainsi qu'on le sait, furent presque dépeuplées par ces épidémies. Warren cite d'autres exemples analogues.

Malgré l'état de putréfaction très avancé dans lequel se trouve la graisse dont se servent les *chandeliers* et les *savonniers*, ces ouvriers jouissent d'une santé parfaite et ne sont sujets ni aux fièvres, ni aux affections épidémiques (Bancroft).

Les *tanneurs, corroyeurs, chamoiseurs,* ne sont ni plus fréquemment ni plus gravement malades que les autres hommes. On doit en excepter, toutefois, les maladies charbonneuses qu'ils peuvent très bien s'inoculer, si les peaux qu'ils travaillent ont appartenu à des animaux atteints de ces maladies. La putréfaction des peaux ne produit pas, par elle-même, d'affections particulières.

[Des recherches auxquelles nous nous sommes livré sur la profession des tanneurs, mégissiers, etc., il résulte que, chez eux, les seules maladies qui se présentent avec une certaine fréquence sont les rhumatismes et les inflammations des voies respiratoires, ce qui résulte de cette partie de leur travail qu'on appelle travail de rivière.]

Les *vidangeurs* sont exposés à deux maladies spéciales. L'une est l'asphyxie, qui est la conséquence de l'inspiration des gaz dégagés par les matières fécales concentrées dans un espace peu étendu. L'autre est l'ophthalmie, due aux sels ammoniacaux qui se trouvent parmi les gaz qui remplissent l'atmosphère provenant des fosses d'aisances.

Quant aux *matelots* qui forment l'équipage des navires baleiniers, c'est une opinion généralement admise parmi les gens de mer, qu'ils sont tous d'une santé plus vigoureuse que les marins des autres bâtiments : or, leurs navires sont toujours, ainsi qu'on le sait, imprégnés d'émanations de matières animales d'une extrême fétidité.

On peut en dire autant des *fabricants de colle forte.*

Parent-Duchâtelet, qui, comme Warren, a examiné la plupart de ces questions, est arrivé aux mêmes conséquences, c'est-à-dire à soutenir l'innocuité des émanations provenant des matières animales. Ce sujet a été longuement discuté plus haut ; les opinions émises sur les détails qui précèdent sont uniquement destinées à résumer leur influence.

Il est utile maintenant que nous entrions dans les détails de quelques-unes de ces professions.

Bougies. — La bougie peut se fabriquer avec la cire, le blanc de baleine et l'acide stéarique. Nous n'avons rien à dire des deux premières substances, qui sont des produits naturels et dont la manipulation est sans dangers.

La confection des bougies stéariques s'opère en soumettant d'abord la graisse à l'action de la chaux vive, qui transforme en acides gras les deux principaux éléments, la stéarine et l'oléine ; une seconde opération consiste à décomposer le stéarate et l'o-léate de chaux formés à l'aide de l'acide chlorhydrique ou de l'acide sulfurique. Il n'y a de danger que dans le maniement de ces acides, mais on ajoute souvent un peu d'acide arsénieux pour rendre, dit-on, les graisses plus combustibles. On a pu trouver jusqu'à 0^{gr},30 de cet acide. On conçoit que ce principe, venant à se volatiliser dans la combustion, a pu déterminer des accidents chez les personnes qui faisaient usage des bougies.

L'emploi de l'acide arsénieux est interdit maintenant par l'autorité.

Chandelles. — La fabrication des chandelles, en mettant de côté le danger d'incendie, développe une odeur fade et nau-séabonde, extrêmement désagréable ; on n'a cependant pas à signaler d'accidents particuliers aux ouvriers qui les travaillent.

Fabriques de savon. — Ces fabriques ne sont pas, par elles-mêmes, insalubres, mais elles dégagent une fumée et une odeur tellement désagréables, qu'elles ont été classées dans les établissements insalubres. De plus, la nature des résidus solides et liquides qui en proviennent et qui sont facilement décom-posables, pourraient, si on les abandonnait sur la voie publi-que, donner lieu à un dégagement considérable de vapeurs in-fectes et de gaz sulfhydrique, essentiellement nuisible à la santé.

Pour éviter ces inconvénients, les résidus solides provenant de la saponification doivent être provisoirement placés sous des hangars, afin que les eaux pluviales ne puissent les délayer et les répandre sur la voie publique. Les résidus liquides doivent être recueillis avec soin dans une fosse ou dans un récipient parfaitement étanche, pour être enlevés ultérieurement avec les résidus solides.

Quant aux fumées épaisses et nauséabondes qui se dégagent de ces fabriques, il faut en éviter la dissémination, ce qu'on obtient à l'aide de la combustion des vapeurs, ou bien en les expulsant au moyen de cheminées d'appel très élevées.

On a pu craindre, dans quelques fabriques, que les ouvriers ne fussent précipités dans les chaudières de lessive bouillante où s'opère la cuisson. Darcet a proposé l'emploi d'une sangle et d'une corde de suspension fixée à une barre de fer solide, qui retiendrait l'ouvrier.

Os. — Nous avons étudié plus haut le parti qu'on pouvait tirer des os. Nous avons démontré qu'on en extrayait de la graisse, de la gélatine, qu'on pouvait les distiller et les transformer en noir animal. Nous ne pouvons donc revenir sur tous ces détails, et nous considérons, avec Tardieu, les nombreux usages auxquels on destine maintenant les os, comme étant un des moyens les plus précieux d'assainissement pour les voiries et les équarrissages. On ne doit pas, toutefois, se dissimuler que le voisinage de telles fabriques ne soit essentiellement désagréable, en raison des émanations de matières animales, plutôt qu'en raison des dangers réels auxquels elles pourraient exposer.

Boyauderies. — On comprend sous ce nom la fabrication, à l'aide des intestins des bœufs, des moutons et des chevaux, de divers produits employés dans les arts.

La préparation des boyaux consiste d'abord dans une putréfaction assez avancée, qu'on doit préalablement leur faire subir. Cette opération donne naissance à une horrible puanteur ; mais d'après Parent-Duchâtelet, il n'en résulte pour les ouvriers aucun inconvénient. Cependant, d'après Chevallier et Guérard, les ouvriers, au début de leur travail dans ces établissements, ressentent souvent de la fièvre et un trouble plus ou moins profond dans les voies digestives. On doit à Labarraque d'avoir appliqué à l'art de la boyauderie les propriétés désinfectantes des chlorures, et d'avoir permis d'éviter ainsi les inconvénients sans nombre, inséparables, jusque-là, de la préparation des boyaux.

Asticots. — On appelle ainsi des vers qui proviennent des œufs que plusieurs espèces de mouches déposent dans les viandes en putréfaction. On les emploie pour la pêche à la ligne, et la nourriture des faisans et de la volaille. C'est dans un coin du clos d'équarrissage de Montfaucon qu'on les récolte. Nous ne pouvons en dire qu'une chose, c'est que cette fabrication répand l'odeur la plus infecte, car rien ne peut être comparé à celle des matières animales décomposées et aux asticots eux-mêmes. Il faut donc les reléguer aussi loin que possible des habitations.

Nourrisseurs. — Les établissements destinés à l'élève des vaches laitières, des chèvres, des ânesses, et parfois même des porcs, des lapins et des oiseaux de basse-cour, sont considérés comme des établissements incommodes pour des villes ayant une population qui dépasse 5,000 âmes. Un grand nombre de ces établissements laissent, en effet, beaucoup à désirer pour la bonne tenue des étables, l'écoulement facile des eaux, l'entassement des animaux.

Des vaches placées dans un tel cloaque, ne respirant qu'un air impur, mal nourries et mal soignées, ne peuvent fournir qu'un lait de mauvaise qualité. De plus, elles sont exposées à mourir de phthisie pulmonaire, d'inflammation aiguë de poitrine. Le Conseil de salubrité a prescrit des mesures de précaution, destinées à prévenir ces inconvénients sérieux et à faire disparaître ces causes d'insalubrité.

On conçoit qu'il s'agit des règles relatives à la situation des étables, à leur spécialité et à leur bonne tenue.

Tannerie. — *Mégisserie.* — *Corroierie.* — Les tanneries sont des foyers d'émanations plus ou moins désagréables, mais qui ne sont peut-être pas très insalubres; tout consiste dans une disposition convenable et dans une hygiène bien entendue de ces sortes d'établissements.

M. Armieux a signalé, chez les mégissiers d'Annonay en particulier, deux maladies des doigts assez curieuses : la première (*choléra des doigts*) est une ecchymose qui envahit la partie interne des doigts, là où l'épiderme est très mince : elle est noirâtre, dure souvent longtemps sans être douloureuse et finit souvent par s'ulcérer, ce qui cause à l'ouvrier des souffrances atroces. Le repos et les corps gras les guérissent, mais elles récidivent facilement.

La seconde maladie, appelée par les ouvriers *rossignol*, consiste en un petit trou qui se forme à l'extrémité de la pulpe des doigts; il est dû à l'amincissement de la peau, corrodée par la chaux. Il y a sortie de gouttelettes de sang, et des douleurs atroces par suite de l'action de l'air sur les pupilles nerveuses. Pour remédier à ces deux sortes d'accidents, M. Armieux conseille l'emploi des gants huilés.

Chiffonniers. — M. Benoiston de Châteauneuf les classe parmi les professions qui exposent les poumons à l'action d'un air chargé de molécules végétales et disposent à la phthisie.

Tardieu pense que c'est presque uniquement par la saleté dans laquelle croupissent ceux qui l'exercent, et par les habitudes abjectes et les excès de toute sorte auxquels ils s'abandonnent, que cette profession peut être nuisible à la santé. Il est certain néanmoins qu'ils sont exposés à gagner des maladies contagieuses, et, en particulier, la gale, et à être atteints de toutes sortes de maladies de la peau. Ils ne pourraient éviter tout cela que par des soins de propreté et une hygiène bien entendue.

Dans la Basse-Autriche, on a observé une véritable *maladie de chiffons*, caractérisée par de la faiblesse, de l'anorexie, des vomissements et de l'insomnie au début, puis dès le deuxième ou le troisième jour, par de la cyanose des lèvres et des extrémités, des sueurs froides et de l'œdème pulmonaire; à l'autopsie, on ne trouve que des lésions du poumon sans caractère spécial. Cette maladie ne frappe que les femmes occupées à trier les chiffons *blancs*; dans les salles de triage règne une poussière épaisse, et toutes les ouvrières souffrent d'affections pulmonaires chroniques. Des dispositions ont été prises en 1870 contre cet état de choses : ventilation énergique, appareil respirateur qu'il est défendu d'enlever pendant le travail, bains fréquents, défense de faire trier d'autres chiffons que ceux qui sont *lavés* et *humides*.

Pourquoi cette maladie n'est-elle due qu'aux chiffons blancs; probablement parce qu'ils proviennent des draps de lit et du linge en contact avec la peau et sont par conséquent plus contaminés par les miasmes humains ou les virus.

Gibert, de Marseille, a constaté que les maladies virulentes et la variole en particulier peuvent être propagées par les chiffons; en 1880, une épidémie de variole éclata à Abenheim (Prusse Rhénane); parmi les premiers atteints étaient cinq femmes qui travaillaient dans un dépôt de chiffons, et une partie de ces chiffons provenait précisément de Marseille où la variole régnait épidémiquement à ce moment. Des faits du même genre ont été observés dans d'autres pays, d'où nécessité d'une désinfection sérieuse des chiffons et friperies à l'entrée dans un pays. Par décret du 15 mars 1879, l'importation des chiffons venant principalement de l'Orient, de l'Égypte et de l'Algérie, a été limitée aux ports de Marseille, de Pauillac, de Saint-Nazaire et de Cherbourg, seuls pourvus d'appareils et de moyens suffisants de désinfection.]

Criniers. — Cette profession est insalubre sous plusieurs rapports que voici : d'abord, les ouvriers respirent une poussière animale très ténue, qui irrite les bronches et détermine de la toux; ensuite les matières employées sont souvent imprégnées de sang et de matières fécales, ou bien elles proviennent d'animaux affectés de maladies contagieuses. Dans l'un et l'autre cas, elles donnent naissance à des émanations développées ou accrues par la fermentation et douées de propriétés délétères.

Le déballage de crins provenant de pays étrangers est surtout l'opération dans laquelle ces dangers sont à redouter. Les accidents qu'on remarque chez les criniers sont, en particulier, les éruptions furonculeuses, les anthrax, le charbon, la pustule maligne et peut-être même la morve. Les seuls conseils qu'on puisse donner consistent à n'ouvrir les ballots de crin qu'au grand air et avec de grands soins de propreté de la part des ouvriers qui exécutent ce travail.

Colle forte. — On appelle ainsi les colles préparées avec les matières animales plus ou moins riches en gélatine, telles que membranes, peaux, aponévroses, tendons, cartilages et os. On emploie les raclures de peau des mégissiers, les peaux d'emballage et les rognures de peaux venant du Brésil : le résidu de la fabrication des buffles, les gros tendons de bœufs, les rognures des parchemineries, les oreilles de mouton, les pieds de veau, les queues rejetées par les tanneurs, enfin les os. Nous ne pouvons entrer dans tous les détails de la fabrication de la colle forte et, en particulier, du dégraissage ; nous dirons seulement qu'elle donne lieu à une odeur infecte, qui empêche d'établir de semblables usines dans le voisinage des lieux habités, bien qu'on n'ait pas remarqué que les ouvriers qui y travaillent soient sujets à des maladies spéciales. Ajoutons encore que les eaux qui s'écoulent de ces fabriques sont chargées de matières animales, qu'elles exhalent une odeur désagréable, qu'elles sont susceptibles d'une putréfaction rapide. Il faut donc les recevoir, aussitôt que possible, dans des citernes ou dans des tonneaux que l'on ira vider dans une voirie voisine ou dans un égout.

Industrie de la soie. — Nous ne pouvons entrer dans tous les détails de cette industrie, nous nous contenterons de dire que l'élève des vers à soie et l'entretien des magnaneries exigent les conditions de salubrité et d'aération les plus parfaites.

Le dévidage des cocons plongés dans une bassine remplie d'eau bouillante est une opération qui n'est pas sans inconvénients. Le contact prolongé avec l'eau chaude détermine, dans les premiers temps surtout, un gonflement et un ramollissement, et parfois même des crevasses et des abcès de l'extrémité des doigts.

Il est une autre affection décrite par M. le docteur Potton, de Lyon, sous le nom de *mal de vers* ou de *mal de bassine*, et consistant dans une éruption vésiculo-pustuleuse, qui se développe à la naissance et dans l'intervalle des doigts, ou sur le dos et dans les plis de la main ; elle est parfois bénigne et ne dure que cinq ou six jours ; mais, plus souvent, elle est accompagnée de vives douleurs, d'une inflammation très aiguë, et se prolonge pendant une quinzaine de jours ; elle se complique enfin, dans quelques cas, de phlegmons très graves.

L'emploi de la vapeur, récemment appliquée au dévidage des cocons, doit apporter une grande amélioration dans cette industrie.

Une autre cause d'insalubrité consiste dans les matières organiques essentiellement putrescibles qui se trouvent dans l'eau qui a servi à échauder les cocons ; de là une odeur fétide et très désagréable, qui se répand autour des filatures, et qui est principalement due à la prompte décomposition des chrysalides qui restent au fond des bassines. On doit donc procurer à ces eaux un écoulement facile.

Bibliographie. Vidangeurs : MÉRAT (F. V.), art. *Vidangeurs*, in *Dict. des sc. méd.*, t. LVII, 1821. — BRICHETEAU, CHEVALLIER et FURNARI, *Note sur les vidangeurs*, in *Ann. d'hyg.*, 1re sér., t. XXVIII, p. 46, 1842. — V. la bibliographie des FOSSES D'AISANCES, p. 418.

Bouchers : MORAND (J. F.), *Histoire d'une maladie très-singulière arrivée à deux bouchers de l'hôtel Roy. des Invalides*, in *Mém. de l'Acad. des sc.*, 1766, p. 315. — BEAUGRAND (E.), art. *Bouchers*, in *Dict. encycl. des sc. méd.*, t. X, 1869.

Peaussiers : CIRILLO (D.), *Riflessioni intorno alla qualità delle acque nella concia de' cuoi.* Neapoli, 1785. — LORENZ (V.), *Etwas über die Krankheiten der Lohgerber.* Rostock, 1798, in-8°. — LAVERNE, DELUNEL et DESESSARTZ, *Rapport sur l'établissement projeté d'une tannerie et d'une chamoiserie à Chambry, départem. de l'Oise*, in *Journ. gén. de méd.*, t. XIV, p. 122, an X. — BUNIVA (M. Fr.), *Mem. intorno all' articolo di Polizia medica concernente le concierie et cuyorie.* Torino, 1800, in-4°. (Anal., in *Journ. gén. de méd.*, t. XVI, p. 109, an XI.) — DODD (A.), *An Essay on the Exemption of Operative Tanners from Phthisis Pulmonalis*, in *Lond. Med. Gaz.*, t. III, p. 497, 1829. — SCHLEGEL, *Ueber die Schädlichkeit der Geberwerkstätten innerhalb einer Stadt*, in *Henke's Ztschr.*, t. XXXV, p. 88, 1838. — BECH (E.), *Sind die in Lohgerberwerkstätten sich entwickelnden Emanationen dem in der Nachbarschaft wohnenden Menschen wirklich, und durchgehend nachtheilig?* in *Mag. f. St. Arznk. et Schmidt's Jahrbb.*, t. XLVI, p. 228, 1845. — NASSE, *Die Gerberei-Geschäfte in ihrer Wirkung gegen die Tuberkelschwindsucht*, in *Rein. Monatschr.*, t. I, n° 5, 1847, et *Schmidt's Jahrbb.*, t. LVII, p. 19, 1848. — WEBER, *Die Gerberei-Geschäfte in ihrer Wirkung gegen die Tuberkelschwindsucht*, in *Rein. Monatschr.*, 1851, et *Schmidt's Jahrbb.*, t. LXXVI, p. 18. 1852. — RICHTER, *Ueber den Nachtheil der Gerberein auf die menschliche Gesundheit*, in *Casper's Vtjschr.*, t. IX, p. 217, 1856. — ARMIEUX, *Du rossignol et du choléra des doigts chez les mégissiers*, in *Compt. rend. de la Soc. de méd. de Toulouse* et *Gaz. des hôp.*, 1853, p. 420. — SONNENSCHEIN, *Erstickungsgefahr in Lohgruben*, in *Arch. der deutsch. med. Gesetzgebung*, t. II, n°s 8, 9, 1854. — SCHMAUSS (A.), *Die Fingercholera und die Nachtigall der Gerber*, in *Bayer. aerztl. Intell. Bl.* et *Canstatt's Jahresb.*, 1861, t. VII, p. 67. — BEAUGRAND (E.), *Recherches historiques et statistiques sur les maladies des ouvriers qui préparent les peaux en général et sur celles des tanneurs en particulier*, in *Ann. d'hyg.*, 2e sér., t. XVIII, p. 241, 1862. — PÉCHOLIER et SAINT-PIERRE, *Étude sur l'hygiène des ouvriers peaussiers du département de l'Hérault*, in *Montpellier méd.*, t. XII, p. 381, 1864. — DNOOP, *Ueber das Trocknen von Thierhäuten auf Hausböden*, in *Vtjschr. f. ger. Med.*, N° Fe, t. IX, p. 375, 1869. — ZIUREK, *Zur Revision der Gerbereien*, ibid., t. XI, p. 175, 1869.

Boyauderies, fabriques de colle, fonderies de suif, savonneries : LABARRAQUE, (A. G.), *L'art du boyaudier* (Mém. couronné, etc.). Paris, 1822, in-8°. — *Gutachtliche Aeusserung der K. Wissensch Deput.*, etc., *betreffend die Anlage einer Darmsaitenfabrik*, in *Casper's Vtjschr.*, t. XII, p. 311, 1857. — *Gutacht., etc., betreffend die Leimfabrikation*, ibid., t. VI, p. 105, 1854. — BECKER, *Sind Leimsiedereien die Gesundheit der Arbeiter und Anwohner nachtheilig?* ibid., t. XI, p. 234, 1857. — KUHLMANN, *Rapp. sur une fonderie de suif*, in *Rapp. du Cons. de salubr. du dép. du Nord*, t. I, p. 25, 1830. — DANCET, *Hygiène des ouvriers savonniers, Description d'un appareil pour leur sécurité*, in *Ann. d'hyg.*, 1re sér., t. XXI, p. 123-1839. — FOUCOU (F.), *Note sur un travail d'assainissement exécuté dans la savonnerie de MM. Arlot et Cie à la Villette*, in *Bullet. de la Soc. d'encouragement*, t. LIX, p. 520, 1860. — PAPPENHEIM (L.), *Experimentelle Studien über das Assainissement der Talgschmelzereien, Knochenkochereien und Firniss siedereien*, in *Beiträge z. exakt. Forsch.*, Hft. III, p. 65, 1862. — DANKWERTH (L.), *Ueber die Nachtheile, denen die Gesundheit der Arbeiter in Stearinfabriken ausgesetzt ist*, in *Pharm. Ctrlhalle*, 1869, p. 117.

CRINS : MÉRAT (F. V.), art. *Matelassiers*, in *Dict. des sc. méd.*, t. XXXI, 1819. — IBRELISLE, *Sur les accidents qui peuvent résulter de la manipulation des crins*, in *Ann. d'hyg.*, 1re sér., t. XXX, p. 339, 1844. — PAPPENHEIM (L.), *Zur Hygieine der Hasenhaarschneider*, in *Archiv. der deutsch.*, etc., et *Schmidt's Jahrbb.*, t. C. p. 326, 1858. — VERNOIS (M.), *Note sur la préparation des soies de porc et de sanglier*, in *Ann. d'hyg.*, 2e sér., t. XVI, p. 289, 1861. — BUCHNER (E.), *Sanitätspolizeilicher Gutachten über Thierhaarbereitung*, in *Henke's Ztschr.*, 1862, et *Canstatt's Jahresb.*, 1863, t. VII, p. 30.

CHIFFONS : TRANSON et DUBLANC, *Obs. sur quelques industries et, en particulier, sur le commerce des chiffons dans le 12e arrondissement de Paris*, in *Ann. d'hyg.*, 2e sér., t. I, p 59, 1854. — *Blanchiment des chiffons au point de vue de l'hygiène*, in *Gaz. hebd.*, 1857, p. 854. — KRUGELSTEIN, *Vom dem Handel mit Matratzen, Betten und Bettfedern in gesundheitspolizeilicher Hinsicht*, in *Henke's Ztschr.* et *Canstatt's Jahresb.*, 1858, t. VII, p. 61. — SCHNEIDER (S.), *Sanitätspolizeilicher Gutachten über die in Städten bei Lumpenmagazine, mit*, etc., in *Deutsche Ztschr. f. Staatsarzn.*, t. I, p. 87, 1869.

SOIE : POTTON, *Recherches et observations sur le mal de vers ou de bassine*, in *Ann. d'hyg.*, t. XLIX, p. 245, 1853. — DUFFOURS (L.), *Recherches sur quelques maladies des fileuses de soie*. Montp., 1855, in-8°. — MELCHIORI (Giov.), *La malattie delle mani delle trattore da seta osservata in Novi*, in *Ann. univ. di med.*, t. CLX, p. 5, 1857. — BEAUGRAND (E.), art. *Mal de bassine*, in *Dict. encycl. des sc. méd.*, 2e sér., t. IV, 1870.

— BEAUGRAND, art. *Boyaudiers*, in *Dict. encycl. sc. méd.*, 1re sér., t. X, 1869. — DU MÊME, art. *Chiffonniers* et *Chiffons*, Ibid., 1re sér., t. XVI, 1875. — DU MÊME. art. *Colle*, Ibid., 1re sér., t. XVIII, 1876.

BONONI (P.), *Intorno alle condiz. igieniche degli operoi e in particolari delle operaie in seta*, etc., in *Annali univ. di Omodei*. Agosto, 1873.

— LÉVY, *Die Hadernkrankheit*, in *Viert. f. öff. Ges.-Pfl.*, 1877, p. 716. — BEAUGRAND, art. *Crins*, in *Dict. encycl. sc. méd.*, 1879. — LAYET, art. *Savonniers*, ibid., 1879. — GIBERT, *Influence du commerce des chiffons sur la propagation de la variole et autres maladies contagieuses*. Marseille, 1879. — BELL. (J.), *On anthrax and anthracæmia in woolsorters*, in *Brit. Med. Journ.*, oct. 23, 1880. — DU MÊME, *On woolsorters disease*, in *The Lancet*, juin 1880. — SIMON, *Die wollsortirerkrankeit*, in *D. Viert. f. öff. Ges.-Pfl.*, H. 3, p. 425, 1880. — FRELLSEN, *La variole importée par les chiffons*, in *Annal. de la soc. de méd. d'Anvers*, juill. et août 1880, p. 299. — VAN DER VELDE, *Du commerce, des dépôts et du travail des chiffons*. Ibid., p. 289. — SPEAR (J.), *The woolsorter's disease or anthrax fever*, in *The Practitioner*, 1881, t. VI, p. 466. — BLÜGEL, art. *Düngerfabrication*, in *Eulenberg's Handb. d. öff. Ges.*, 1881, Bd. I, p. 575. — BERNOUILLI, art. *Gerberei*, in *Eulenberg's Handb. d. öff. Ges.*, 1881, Bd. I, p. 674. — LAYET, art. *Os*, in *Dict. encycl. sc. méd.*, 1882.

CHAPITRE XII

Professions où l'on travaille les matières minérales.

Ces professions sont nombreuses, et plusieurs d'entre elles sont tout à fait inoffensives. Nous examinerons les suivantes :

1° *Professions où l'on travaille le plomb.* — Toute profession dans laquelle on fait usage, soit du blanc de céruse, soit du minium, peut déterminer la série d'accidents à laquelle on donne le nom d'affection saturnine, et il n'est pas toujours nécessaire que la manipulation des préparations du plomb ait été très prolongée, pour que des accidents réels viennent à se développer. Il est trois professions qui donnent presque exclusivement naissance à l'affection saturnine : ce sont, par ordre de fréquence : les fabriques de blanc de céruse, la peinture en bâtiments et les usines où l'on travaille le minium.

[Parmi les 88 professions citées par Layet comme exposant à l'intoxication saturnine, citons les affineurs de métaux, les apprêteurs d'appareils à gaz, les artistes peintres, les bronzeurs, les broyeurs de couleurs, les dentellières, les doreurs, les émailleurs, les essayeurs à la monnaie, les étameurs, les fabricants d'allumettes chimiques, de toiles cirées, de gants, de cartes glacées, de mèches à briquet, de papiers peints, de verre mousseline, les fabricants des divers composés plombiques, les faïenciers, les ferblantiers-plombiers, les fondeurs de caractères, les imprimeurs, les lamineurs en plomb, les lapidaires, les bijoutiers, les ouvriers des manufactures de glaces, les plombeurs de wagons, les polisseuses de camées, les potiers, les tailleurs de cristal et de limes, les teinturiers, les tisserands, les verriers, etc.]

La cause la plus fréquente et la plus énergique des maladies saturnines, est la présence, dans l'atmosphère, de molécules de plomb métallique, oxydé ou carbonaté, qui s'introduisent dans l'économie par la surface cutanée, les organes digestifs ou l'appareil respiratoire. M. Tanquerel, auteur d'un bon ouvrage sur les maladies de plomb, ne croit pas que ce métal puisse être introduit dans l'économie par l'absorption cutanée, lorsque la peau est revêtue de son épiderme.

[On a observé cependant, Manouvriez entre autres, que les ouvriers qui ont les pieds ou les mains dans la céruse humide, absorbent le poison par la peau même intacte; il est évident que la macération de l'épiderme, les gerçures et les crevasses favorisent l'absorption. Outre les troubles généraux, on constate des paralysies locales des extrémités qui se sont longtemps trouvées en contact avec le composé plombique.]

Parmi les préparations de plomb, le blanc de céruse est celle qui produit de la manière la plus certaine l'affection saturnine (1). [On a vu fréquemment des accidents et même des avortements survenir par l'usage du pain cuit dans des fours qu'on

(1) Des observations récentes, dues particulièrement à MM. Ladreit de Lacharrière et Archambault, ont démontré que des matières pulvérulentes insolubles, dans lesquelles le plomb entre à l'état de combinaison intime, peuvent déterminer des accidents saturnins. C'est ce qu'ils ont vu sur des femmes employées à recouvrir les crochets de fer employés dans la télégraphie électrique d'une couche de cristal

avait chauffés au moyen de bois de démolition peints à la céruse.]

Il est quelques influences qui paraissent favoriser le développement de la maladie, ce sont les suivantes : la faible constitution des ouvriers, la délicatesse habituelle de leur santé, les privations auxquelles ils ont pu être exposés avant de se décider à aller travailler dans les fabriques où l'on manie le plomb, la malpropreté, les excès alcooliques ou vénériens habituels, enfin, l'existence antérieure d'une ou plusieurs attaques de l'affection saturnine.

Il n'est pas dans notre sujet d'indiquer ici la nature des accidents qui constituent cette maladie ; il suffit de rappeler que la colique de plomb en est la forme la plus fréquente. Après, viennent l'arthralgie saturnine, les paralysies, puis l'encéphalopathie.

L'empoisonnement en lui-même, c'est-à-dire l'introduction du plomb dans l'organisme, par la surface des membranes muqueuses, respiratoire ou digestive, se présente sous deux formes. L'une a reçu le nom d'intoxication saturnine primitive ; et l'autre, celui d'intoxication saturnine chronique.

Les maladies saturnines peuvent être considérées comme les plus pernicieuses et les plus funestes de toutes les maladies professionnelles. On est même en droit d'être surpris qu'on puisse encore trouver des ouvriers qui consentent à exposer ainsi leur vie avec des chances aussi certaines de maladies.

L'hygiène a dû intervenir depuis longtemps, et cependant les progrès effectués sous son influence n'ont pas encore été très grands.

Dans les fabriques, on surveille l'aération des salles ; on fait pratiquer des lavages fréquents ; on établit des cheminées d'appel.

Pour les ouvriers, on a successivement conseillé l'intermittence du travail, les soins extrêmes de propreté, la bonne nourriture, la vie régulière : ce sont là des précautions qui ne nuisent jamais, et qui s'opposent peut-être à ce que les accidents saturnins se développent avec une facilité aussi grande.

Peut-on dire la même chose de la limonade sulfurique, dont on a conseillé l'usage habituel aux ouvriers de fabriques de minium et de céruse, comme moyen prophylactique de l'intoxi-

---

pulvérisé que l'on y fixe au moyen de la chaleur. Le silicate de plomb contenu dans cette poudre est, comme l'a démontré directement M. Archambault, décomposé par l'acide du suc gastrique, et le plomb est absorbé ; d'où les accidents de l'intoxication saturnine. L'usage, mais surtout l'abus du vin, du cidre, etc., hâtent et aggravent l'intoxication. Nous avons publié, nous-même, des faits analogues observés chez les ouvriers qui travaillent à la vitrification des étiquettes en émail appliquées sur les flacons, bocaux, etc., usités dans la chimie.   E. Bgd.

cation? Il n'existe pas encore de faits suffisants pour juger la valeur de cette méthode, au succès de laquelle il est cependant difficile de croire.

[Il y a plus, d'après les observations directes de Grisolle et Tanquerel des Planches, la limonade sulfurique non seulement n'aurait aucune valeur prophylactique, mais encore elle serait très nuisible pour l'estomac et les intestins.]

Les bains sulfureux fréquemment répétés peuvent, jusqu'à un certain point, atténuer la facilité avec laquelle se produisent les accidents saturnins.

Quels que soient les moyens auxquels on ait recours, tant que le commerce demandera à l'industrie la quantité de minium et surtout celle de céruse qu'elle lui fournit, il y aura de nombreuses affections saturnines. La substitution du blanc de zinc [matière colorante blanche à base de sulfure de zinc, imaginée par Griffith] au blanc de plomb est destinée à jouer un grand rôle dans la diminution future du nombre des maladies de plomb ; c'est le résultat qu'elle amènera en enlevant la possibilité de leur production chez les cérusiers et les peintres en bâtiments, et en réduisant à quelques rares fabriques de minium les établissements où les ouvriers seront exposés aux émanations de plomb.

Bibliographie. — STOCKHAUSEN (S.), *De lithargyri fumo noxio, morbifico, ejusque metallico frequentiori morbo vulgo dicto Hütten-Katze*, etc. Goslar, 1656; trad. du latin et commenté par J. J. GARDANE. Paris, 1776, in-12. — ILSMANN, *De colicâ saturninâ metallurgorum*. Gottingæ, 1725, in-4°. — BOEHMER, *De methodo paresin ex colicâ rationali convenienter curandi*. Lipsiæ, 1762, in-4°. — TRONCHIN (Th.), *De colicâ Pictonum*. Genevæ, 1756, in-8°.—BOUVARD (C.), *Examen d'un livre qui a pour titre :* E. TRONCHIN, *De colicâ Pictonum*, etc. Paris, 1758, in-8°. —COMBALUSIER (Fr. DE P.), *Obs. et réflex. sur la colique du dos peintres, où l'on examine*, etc. Paris, 1761, in-12. — BAKER (G.), *An Inquiry concerning the Cause of the Endemical Colic of Devonshire*, in *Med. Transact. of Coll. of Phys. in Lond.*, t. l, p. 175, 1768. — DU MÊME, *An Examination of Several Means by which the Poison of Lead may be supposed frequently to gain Admittance into the Human Body, and unsuspecte*, ibid., p. 257. — FOTHERGILL (J.), *Obs. on Disorders to which Painters in Water-Colours are exposed*, in *Med. Obs. and Inq.*, t. V, p. 394, 1776. —GARDANNE, *Mém. concernant une espèce de colique observée sur les vaisseaux*. Paris, 1783, in-8°. — VERLOW (H.), *De morbis opificum cerussariorum*. Traject.-Batav., 1799, in-4°.—MÉRAT, *Diss. sur la colique métallique, vulgairement appelée colique des peintres, des plombiers, du plomb*, etc. Th. de Paris, 1803, in-8°; 2e édit., très-augmentée. Paris, 1812, in-8°. — DU MÊME, art. *Plombiers*, in *Dict. des sc. méd.*, t. XLIII, p. 312, 1820. — CANUET, *Essai sur le plomb, considéré dans ses effets sur l'économie animale, et, en particulier, sur la colique de plomb ou saturnine*. Th. de Paris, 1825, n° 202, in-4°. — PALAIS (B.), *Traité pratique sur la colique métallique*. Paris, 1825, in-8°.—BRECHOT, *Sur les accidents résultant de la fabrication de la céruse*, in *Ann. d'hyg.*, 1re sér., t. XII, p. 72, 1834. — GRISOLLE (A.), *Essai sur la colique de plomb*. Th. de Paris, 1835, n° 189, in-4°.—CHEVALLIER (A.), *Recherches sur les causes de la maladie dite colique de plomb chez les ouvriers qui préparent la céruse*, in *Ann. d'hyg.*, t. XV, p. 5, 1836. — DU MÊME et ADELON, *Rapp. sur les maladies que contractent les ouvriers cérusiers*, ibid., t. XIX, p. 5, 1836. — DU MÊME, *Notes statistiques sur les ouvriers atteints de coliques de* *plomb traités dans les hôpitaux de Paris en* 1840, in *Ann. d'hyg.*, 1re sér., t. XXVI, p. 451, 1841. — Du même. *Note sur les accidents déterminés par le plomb, les oxydes et ses composés*, ibid. t. XXVIII, p. 224, 1842. — Du même, *Sur l'emploi du carbonate de plomb dans la préparation des dentelles dites de Bruxelles et sur les inconvénients de ce procédé*, ibid., t. XXXVII, p. 111, 1847. — Du même, *De la fabrication du blanc de céruse*, ibid., t. XLVII, p. 314, 1852.—Du même, *Sur l'hygiène d s ouvr er› en général et sur celle des cérusiers en particulier*, ibid., t. XLVIII, p. 331, 1852. — Du même, *Note sur les accidents saturnins observés chez les ouvriers qui travaillent à l'émaillage des crochets en fer destinés à supporter les fils télégraphiques*, ibid., 2e sér., t. XV, p. 70, 1861. — Brockmann, *Pathologisch-therapeutische Bemerkungen über die Bleikrankheiten der Hüttenarbeiter*, in *Holscher. Ann.*, t. II, et *Schmidt's Jahrbb.*, t. XVII, p. 45, 1838. — Dalmenesche, *Obs. sur les causes de la colique de plomb chez les tisserands à la Jacquard; moyens d'y remédier*, in *Ann. d'hyg.*, 1re sér., t. XXII, p. 205, 1839.—Tanquerel des Planches, *Traité des maladies de plomb ou saturnines.* Paris, 1839, in-8o, 2 vol. —Ruolz, *Recherches sur les moyens d'obtenir une substance ne renfermant pas de plomb et remplaçant la céruse dans les usages industriels*, in *Compt. rend. de l'Acad. des sc.*, t. XVII, p. 1115, 1843. — Miahle (L.), *Mém. sur les émanations du plomb et sur l'action physiologique des divers composés fournis par ce métal*, in *J. des conn. méd. prat.* Janv. 1844 (Bull. de pharm.). — Combes, *Rapp. sur la fabrication de la céruse en France au point de vue de la santé des ouvriers*, in *Compt. rend. de l'Acad. des sc.*, t. XXIX, p. 575, 1849. — Brachet (J. L.), *Traité pratique de la colique de plomb.* Paris, 1850, in-8o. — Coulier, *Question de la céruse et du blanc de zinc envisagée*, etc. Paris, 1852, in-8o. — Soudée, *Question de la céruse et du blanc de zinc.* Paris, 1852, in-8o. — Tardieu (A.), *Rapp. sur la question de la suppression de la fabrication et de l'emploi du blanc de plomb*, in *Monit. des hôp.*, t. I, p. 322, 1853. — Clemens, *Ein Beitrag zur Lehre von den Bleivergiftungen*, in *Vtjschr. für gerichtl. Med.*, t. IV, p. 1771, 1853. — Bierbaum J.), *Welche Fabrikarbeiter sind der Vergiftung durch Bleiverbindungen besonders ausgesetzt*, und, etc., in *Henke's Ztschr*, et *Canstatt's Jahresb.*, 1854, t. VII, p. 38.—Parseval (L. de), *Essai sur l'hygiène des usines à plomb argentifère.* Th. de Paris, 1855, no 249, in-4o. — Fiévée (de Jeumont), *Mém. sur les accid. morb. produits par les cosmétiques à base de plomb.* Paris, 1855, in-8o. — Behrend, *Ueber die bei Seidenwirkern und Damastwebern vorkommende Bleivergiftung*, in *Henke's Ztschr.* et *Canstatt's Jahresb.*, 1856, t. VII, p. 61. — Thibault (V.), *Note sur le développement des affections saturnines chez les dessinateurs en broderie sur étoffes, les ouvrières en dentelles*, etc., in *Ann. d'hyg.*, 2e sér., t. VI, p. 55, 1856. — Chauvin (H.), *Essai sur la colique de plomb observée dans une mine d'Alger.* Th. de Strasbourg, 1860, no 530. — Freytag, *Ueber die Wirkungen der Bleiverbindungen auf den menschlichen Körper*, in *Deutsche Ztschr. f. d. Staatsarznk.*, t. LXVI, Hft. 1, et *Canstatt's Jahresb.*, 1861, t. VII, p. 68. — Paul, *Considérations sur certaines maladies saturnines.* Th. de Paris, 1861, no 23, in-4o.—Archambault, *Intoxication saturnine par la poussière de cristal chez les ouvrières travaillant à la contre-oxydation du fer*, in *Arch. gén. de méd.*, 5e sér., t. XVIII, p. 129, 1861. — Duchesne (E.), *De la colique de plomb chez les ouvriers émailleurs en fer, et des moyens proposés pour les préserver de cette maladie*, in *Ann. d'hyg.*, 2e sér., t. XVI, p. 298, 1861. — Guérard, *Note sur les salicoques teintes au moyen du minium*, in *Ann. d'hyg.*, 2e sér., t. XVI, p. 360, 1861. — Eulenberg (H.), *Bleigehalt der nähseide*, in *Wien. Wochenschr.*, t. XI, p. 24, 1861. — Beaugrand (E), *Accidents saturnins observés chez des ouvriers employés à la vitrification des étiquettes en émail sur les vases destinés à la chimie et à la pharmacie*, in *Gaz. des hôp.*, 1862. — Powell (R. H.), *On the Effects of Lead upon Operative*, in *Brit. Med. J.*, 1863, t. I, p. 289. — Dumesnil (Oct.), *Étude sur l'hygiène des ouvriers employés à la fabrication du verre mousseline.* Th. de Paris, 1864, no 177. — Gallard (T.), *De la fabrication du verre mousseline, dangers*, etc., in *Ann. d'hyg.*, 2e sér., t. XXV, p. 37, 1866. — Hall (J. Ch.), *The Sheffield Filecutter Diseases* (accid. saturn.), in *St-Georg. Hosp. Rep.*, t. II, 1867.—Gruber (Al.), *Zur Verringerung der bei Thonindustrie vorkommenden Morbilitäts-Momente und Hintanhaltung der Bleikolik bei Töpfern.* in *Oesterr.*

Ztschr., 1869, nos 10, 12, 18. — Johnson (G.), *A New Source of Lead-Poisoning*, in *Brit. Med. J.* 1870, t. II, p. 325.

— Auchambault, *Intoxication saturnine chez les ouvriers travaillant à la contre-oxydation du fer*, in *Journ. de chimie méd.*, 5e sér., t. V, 1869. — Schramm, *Beob. über Bleiglasuren*, in *Bayer. ärztl. Intell.-Bl.*, Bd. XVI, 1869. — Didierjean, *Le lait comme préservatif des affections saturnines*, in *Gaz. hebd.*, 1870. — Boutron, *Instruction concernant les précautions à prendre lorsqu'on doit faire des réparations aux chambres de plomb*, etc., in *Journ. de pharm. et de chim.*, 1871. — Levy (E.), *Die Berufskrankheiten der Bleiarbeiter.* Wien, 1871 (Aus dem *Aesculap.*), — Kersch, *Vergiftung durch Kremserweiss*, in *Memorabil.*, febr 1872. — Hollis (W.), *A source of lead-poisoning*, in *Brit. med. Journ.*, vol. I, 1871, et vol. I, 1873. — Schönbrod, *Bleihalt. Töpferglasur Ursache chron. Vergiftung*, in *Bayer. ärzt. Intell.-Bl.* Bd. XV, 1873. — Trost, *Vergiftung durch Asch. bei der technischen Gewinnung der Silbers aus Blei*, in *Eulenberg's Vierteljahrsschr.*, N. F, Bd. XVIII, p. 269, 1873. — *Recherche du plomb dans l'encéphale d'un ouvrier étameur*, in *Gaz. méd.*, 4e sér., t. III, 1874. — Dumesnil, *Des accidents saturnins observés chez les ouvries employés à la fabrication des meubles de laque*, in *Ann. d'hyg.*, 2e sér, t. XLI, 1874. — Lancereaux (E.), *Note sur l'intoxication saturnine déterminée par la fabrication du cordon-briquet ou mèche-briquet*, in *Ann. d'hyg.*, 2e sér., t. XLIV, 1875.

— Manouvriez, *Rech. clinique sur l'intoxicat. saturn. locale et directe par absorpt. cutanée.* Paris, 1874. — Ramskill, *Remarks ou lead-poisoning*, in *Brit. med. journ.*, t. I, p. 599, 1875. — Johnson, *Case of chronic lead-poisoning in a ballet-dancer*, in *Med. Tim. a. Gaz.*, 1875, p. 233. — Stumpf, *Berufskrankh. der Schriftgiesser u. Buchdrucker*, in *Arch. d. Heilk.*, Bd. XVI, p. 471, 1875. — Renault, *De l'intoxic. saturnine chronique*, 1875. — Dumesnil et Gauchet, *Intoxic. saturn.*, in *Ann. d'hyg.*, 2e sér., t. XLVI, 1876. — Holder, *Diseases affecting lead-workers*, in *Brit. med. journ.*, 1876, t. II, p. 490. — Ducamp, *Épidémie d'intoxication saturnine*, in *Ann. d'hyg.*, sept. 1877. — Jaillard et Accolas, *Empoisonn. par du fromage de Roquefort enveloppé dans des feuilles métalliques*, in *Rec. de mém. de méd. milit.*, 1877-1878. — Margueritte, *Intoxicat. saturnine par l'usage de pains à cacheter colorés en rouge*, in *Rev. d'hy.*, 1879. p. 880. — Desplats, *Hist. sanit. des fabriques de céruse à Lille dep.* 1866 jusqu'en 1879, in *Ann. d'hyg.*, nov. 1878, p. 385. — Proust, *Nouv. maladie professionnelle chez les polisseuses de camées*, ibid. sept. 1878, p. 193, et *Bull. acad. méd.* (Rapp.), 1878, p. 457. — Edelmann (H.), *Sur quelq. causes d'intoxicat. saturnine.* Th. de Paris, 1878. — Arnould (J.), *Assainiss. de l'industrie de la céruse*, in *Bull. soc. industr. du Nord*, 1879, no 25. — Leudet, *De la tuberculose pulmonaire consécutive à l'empoisonnement chronique par le plomb*, in *Rev. d'hyg.*, 1879, p. 346. — Paliard, *Des dangers que présente l'emploi du blanc de céruse dans les travaux de peinture*, in *Ann. d'hyg.*, janv. 1880, p. 49. — Pilat, *Fabriq. de blanc de céruse.* ibid., mars, p. 262. — Calmels (L.), *Coliques de plomb observées dans la clientèle d'un boulanger*, in *Progr. méd.*, 1880, p. 839. — Layet, *Act. comparée du minium et de la céruse sur l'économie.* Bordeaux, 1880. — Proust, *Saturnisme professionnel*, in *Traité d'hyg.*, 2e éd., Paris, 1881. — Gautier (A.), *Mécanisme et prophylaxie de l'intoxication par le plomb*, in *Ann. d'hyg.*, août 1881, p. 114. — Du même, *Sur l'absorption continue du plomb dans notre alimentation journalière*, in *Bull. Acad. méd.*, 1881, p. 1325. — Eulenberg, *Bleiindustrie*, in *Handb. d. öff. Gesundheitswesens*, 1881. Bd. I, p. 398. — Uloth, art. *Firnissindustrie*, ibid., p. 634. — *Circulaire du préfet de police sur la manipulation du plomb*, in *Rev. d'hyg.*, 1882, p. 269. — Choquet, *Le compositeur typographe.* Paris, 1882, in-8.

[2° *Zinc.* — Ce métal, dont l'oxyde joue aujourd'hui un grand rôle dans l'industrie comme succédané de la céruse, paraît à peu près inoffensif. Son exploitation métallurgique, son emploi dans beaucoup de professions ne détermine que de très-légers inconvénients, qui sont même absolument nuls pour le plus grand nombre des ouvriers. Nous devons cependant parler ici des accidents observés sur les fondeurs de laiton, et qui consistent dans un état fébrile avec mal de gorge, frissons, céphalalgie, sentiment de courbature, sorte d'accès qui se termine souvent par des sueurs. Ces phénomènes, encore assez mal connus dans leur cause véritable, sont attribués par les uns aux vapeurs de zinc qui se dégagent dans les fonderies de laiton, par d'autres, à la chaleur des ateliers. Cependant, une circonstance digne de remarque, c'est que la fièvre des fondeurs, comme on l'appelle, n'a été observée que dans les fabriques où l'on fait les alliages de cuivre et de zinc.]

Bibliographie. — Chevallier (A.) et Arthaud, *Note sur l'usage du zinc et sur les inconvénients qui résultent de l'emploi de ce métal,* in Ann. d'hyg., 1re sér., t. XVIII, p. 353, 1837. — Chevallier (A.), *Applications diverses du zinc,* ibid., t. XLI, p. 464, 1845. — Du même, *Sur la substitution du blanc de zinc au blanc de plomb* (Rapp. à la Soc. d'encouragement), 1849. — Boutigny, *L'eau qui coule sur les toitures en zinc est-elle potable?* in Ann. d'hyg., 1re sér., t. XVII, p. 281, 1837. — Blandet, *Mém. sur les effets du zinc,* in Journ. de méd. de Beau, 1845, p. 68. — Guérard (A.), *Sur les effets des vapeurs de zinc opposés à ceux des boissons aqueuses prises avec excès,* in Ann. d'hyg., 1re sér., t. XXXIV, p. 224, 1845.—Becquerel (A.), *Note sur les effets de la volatilisation du zinc dans les fonderies de cuivre sur les personnes,* etc., in Compt. rend. de l'Acad. des sc., t. XX, p. 961, 1845. — Redoulleau, *Sur l'intoxication produite par les vapeurs de zinc,* ibid., t. XXV, p. 451, 1847. — Gaultier de Claubry (H.), *De la substitution des composés de zinc aux composés de plomb dans la peinture,* in Ann. d'hyg., 1re sér., t. XL, p. 121, 1848. — Du même, *De l'emploi des vases de zinc dans l'usage domestique,* ibid., t. XLII, p. 347, 1849. — Flandin, *De l'oxyde de zinc; de son action sur l'économie animale comparée,* etc., in Compt. rend. de l'Acad. des sc., t. XXX, p. 571, 1850. — Landouzy et Maumené, *De l'intoxication zincale observée chez des ouvriers tordeurs de fils galvanisés,* ibid., t. XXX, p. 650, 1850. — Sorel, *Sur l'innocuité des préparations de zinc employées dans l'industrie* (Rép. aux observ. de MM. Landouzy et Maumené), *ibid.,* t. XXX, p. 743, et t. XXXI, p. 779, 1850. — *Action de l'oxyde de zinc sur l'économie* (discuss.), in Bullet. de la Soc. de méd. des hôpit., t. I, p. 201 (25 juin 1851). — Turgan (J.), *Histoire du zinc; extraction du minerai,* in La fabrique, la ferme et l'atelier, mars 1852. — Bouchut (M. E.), *Mém. sur l'hygiène et sur l'industrie de la peinture au blanc de zinc, suivi du rapport,* etc., in Ann. d'hyg., 1re sér., t. XLVII, p. 5, 1852. — Richelot (G.), *De la substitution du blanc de zinc au blanc de plomb dans l'industrie et les arts,* in Union méd., 1852. — Greenhow, *Brassfounder Ague,* in Med. Times, 1862, t. I, p. 227. — Maisonneuve (C.), *Pathologie et hygiène des zingueurs,* in Arch. de méd. navale, t. II, p. 290, 1865.
— Poroff. *Chronische Vergiftung durch Zinkoxyddämpfe* in Berlin. klin. Wochenschr., Bd. IX, 1873. — Schlockow, *Ueber ein eigenartiges Rückenmarksleiden der Zinkhüttenarbeiter,* in Deut. med. Woch., 1879, nos 17-18.

3° *Cuivre.* — Les professions, dans lesquelles les ouvriers sont exposés à manier le cuivre, sont assez nombreuses : on peut y ranger les fondeurs, les fabricants de bronze, les chaudronniers, les poêliers [les horlogers, les bijoutiers en faux, les estampeurs, les ouvriers en verdet], etc. Les ouvriers de ces diverses professions sont-ils sujets à des accidents particuliers?

Jusqu'à présent cela a été admis sans contestation, et les auteurs décrivent des accidents dus à l'inspiration des vapeurs cupriques, ainsi qu'à la manipulation des objets de cuivre, capable de produire des particules qui s'attachent aux mains, aux cheveux et aux vêtements des ouvriers qui travaillent ce métal. Ces accidents, toutefois, ne constituent pas, ainsi qu'on l'a cru longtemps, une maladie spéciale à laquelle on pourrait donner le nom de colique de cuivre, mais une véritable entérite caractérisée par les symptômes suivants : langue normale ou rouge et un peu sèche, soif augmentée, vomissements, diarrhée, abdomen douloureux au toucher, fièvre.

Dans ces derniers temps, M. Blandet, dans un travail intéressant, a peut-être un peu exagéré la fréquence de cette affection, et son travail a été le point de départ d'un mémoire très étendu de MM. Chevallier et Boys de Loury (*Annales d'hygiène*), qui ont cherché à détruire les assertions de M. Blandet. Ces deux auteurs ont cru pouvoir déduire de leurs nombreuses recherches, que le maniement du cuivre ne pouvait déterminer aucun accident spécial, et que rien n'était plus innocent que le travail de ce métal. Après une lecture attentive de leur mémoire, je ne crois pas que les documents médicaux recueillis par ces auteurs soient suffisants pour leur permettre de nier d'une manière aussi positive l'influence nuisible du cuivre. S'ils ont combattu l'existence d'une colique spéciale, à laquelle on donnerait le nom de colique de cuivre, ils ont eu raison, mais cela était déjà admis avant eux ; s'ils ont prétendu nier la possibilité d'une entérite avec fièvre, suite de l'introduction dans les voies digestives de molécules cuivreuses, je crois qu'ils ont eu tort. La description de ces entérites, donnée par divers auteurs, est trop semblable et trop analogue à ce qu'on voit fréquemment dans les hôpitaux, pour qu'on puisse nier l'existence de cette affection. J'ai observé, pour ma part, trois cas bien incontestables d'entérites développées sous l'influence du cuivre.

[Galippe, qui a étudié avec soin tout ce qui se rapporte à l'intoxication par le cuivre, affirme que les ouvriers qui travaillent le cuivre ou qui fabriquent le verdet ne sont soumis à aucun danger d'empoisonnement. L'intoxication lente n'est pas possible, parce que la tolérance s'établit très rapidement ; l'intoxication aiguë elle-même est difficile à concevoir, à raison de la saveur caractéristique et de la propriété émétique des composés cuivriques. Cependant Maisonneuve, de Rochefort, qui a observé les effets du cuivre sur les ouvriers des arsenaux maritimes, admet l'existence d'une colique de cuivre, mais la considère comme très peu grave et comme de courte durée. M. Napias,

qui a eu l'occasion d'examiner des fondeurs, des estampeurs,
des tourneurs en cuivre qui, toute la journée, vivent et respirent
au milieu d'une poussière métallique qui imprègne la barbe, les
cheveux, les vêtements, n'a jamais vu un seul cas de colique de
cuivre. En tout cas, les accidents cuivriques, s'ils existent, doivent
être chose rare. D'après Burq, les ouvriers en cuivre présenteraient une immunité presque absolue contre le choléra.]

Les moyens prophylactiques qu'il faut employer pour prévenir ces accidents consistent dans des lavages fréquents et dans
de grands soins de propreté, tant de la peau que des cheveux et
des vêtements.

Bibliographie. — Dubois, in *Non ergo colicis figulis venæ sectio*. Th. de
Paris, 1751, in-4°. — Bordeu, in *Recherches sur l'opinion de M. Dubois au sujet de
la colique de Poitiers*, etc., in *J. de méd.*, t. XVII, p. 207, 1762, et t. XVIII, p. 20,
1763. — Gurney-Turner, *Singular Effects of Printing in Gold*, in *Lond. Med.
Gaz.*, t. XXIII, p. 195, 1839. — Du même, *On the Effects of Certain Preparations
of Copper on the Health of Persons employed in Imitative Golding*, ibid., p. 697.
— Chevallier (A.), *Note sur la santé des ouvriers qui travaillent le cuivre*, in *Ann.
d'hyg.*, 1re sér., t. XXX, p. 258, 1843. — Du même, *Note sur les ouvriers qui préparent le vert-de-gris*, ibid., t. XXXVII, p. 392, 1847. — Du même, *Note sur les ouvriers
qui travaillent le cuivre dans le département du Tarn*, ibid., p. 395. — Du même et
Boys de Loury, *Essai sur les accidents qui peuvent survenir aux ouvriers qui passent le cuivre à l'acide nitrique ou dérochage*, ibid., t. XXXVIII, p. 322, 1847. —
Des mêmes, *Mém. sur les ouvriers qui travaillent le cuivre et ses alliages*, ibid.,
t. XLIII, p. 337, 1850. — Blandet, *Mém. sur la colique de cuivre*, in *Journ. de méd.
de Beau*, t. III, p, 68, 236, 1845. — Tanquerel des Planches, *De la colique de cui-
vre*, ibid., p. 146. — Martin-Solon, *Rapport sur un mémoire de M. Millon, intitulé :
Quelques remarques sur la colique de cuivre, la colique de plomb et leurs caractères
différentiels*, in *Bull. de l'Acad. de méd.*, t. XII. p. 561, 1846-47. — Plaskuler,
Das Staubfieber der Messinghämmer, in *Oesterr. Wchnschr.*, 1844, n° 46. — Paasch,
Ueber vermeintliche Kupfervergiftung, in *Casper's Vtjschr.*, t. I, p. 79, 1852. —
Corrigan, *Cases of Slow Copper Poisoning with Observation*, in *Dublin Hosp. Gaz.*,
t. I, p. 229, 1854. — *Instruction pour les ouvriers fondeurs en cuivre*, in *Ann.
d'hyg.*, 2e sér., t. V, p. 224, 1856. — Pietra-Santa (P. de), *De la non-existence de
la colique de cuivre*, in *Ann. d'hyg.*, 2e sér., t. IX, p. 328, 1858. — Loir (A.), *De
la présence de l'arsenic dans divers échantillons de laiton*, in *Gaz. méd.*, 1858,
p. 501. — Oppolzer, *Fall von kronischer Kupferintoxication*, in *Deutsche Klinik*,
t. XI, p. 193, 1859. — Perron, *Des maladies des horlogers produites par le cuivre
et l'absorption des molécules cuivreuses*, in *Bullet. de la Soc. méd. de Besançon*,
1860, n° 10. — Gheknhow, *On Brassfounder Ague*, in *Med. T. and Gaz.*, 1862,
t. I, p. 227. — Regnault, *Action du mastic de fonte sur les ouvriers qui l'emploient*,
in *Cours élém. de chim.*, et *Ann. d'hyg.*, 2e sér., t. XVI, p. 216, 1861. — Pécholier
(G.) et Saintpierre (C.), *Étude sur l'hygiène des ouvriers employés à la fabrication
du verdet*, in *Montpellier méd.*, t. XII, p. 97, 1864. — Maisonneuve (C.), *Ouvriers en
cuivre*, in *Arch. de méd. navale*, t. III, p. 25, 1865.

— Denoche, *Influence du cuivre sur la santé des ouvriers en bronze*. Paris, 1869
— Kittel (A.), *Conjunctivitis erzeugt durch die Einwirkung von Schweinfurter
Grün*, in *All. Wiener med. Zeitung*, n° 1, 1873. — Rivet (L.), *Des ulcères survenant chez les ouvriers qui emploient le vert de Schweinfurt*, in *Un méd.*, juillet,
1873. — Bailly, *Du signe pathognomonique de l'intoxication cuivreuse*, in *Un. méd.*,
nov. 1873 et janv. 1874. — Beaugrad, art. *Mouleurs en cuivre*, in *Dict. encycl. des
sc. méd.*, 2e sér., t. X, 1876.

— Proust, *De la pneumoconiose anthracosique des mouleurs de cuivre*, in *Arch.
gén. de méd.*, fév. 1876, p. 148; mars, p. 286. — Layet, art. *Fonderies*, in *Dict.*

encycl. sc. méd., 1878. — Galippe, *Critiq. expérim. d'une observation du Dr Feltz sur un cas de mort attribué à l'empoisonnement par la poussière de cuivre, in Bull. soc. méd. publ.*, t. II, 1879. — Houlès, *Action du cuivre sur l'économie : histoire d'un village*, in *Journ. d'hyg.*, 10 avril 1879. — Galippe, *Rapp. sur le reverdissage des légumes par le sulfate de cuivre*, in *Rev. d'hyg.*, 1880. — Fonssagrives, art. *Cuivre*, in *Dict. encycl. sc. méd.*, 1880. — Layet, art. *Cuivre*, ibid., 1880. — Uloth, art. *Broncceindustrie*, in *Eulenberg's Handb. d. öff. Ges.*, 1881, Bd. I, p. 468

4° *Mercure*. — Tous les individus qui manient le mercure d'une manière quelconque, ou bien qui respirent dans une atmosphère chargée de vapeurs de ce métal, sont exposés à des accidents particuliers. Les professions dans lesquelles on voit se développer ces phénomènes morbides spéciaux sont les suivantes : les doreurs sur métaux, les argenteurs, les miroitiers, les constructeurs de baromètres, les chapeliers, les ouvriers employés au sécrétage des poils [les fleuristes, les empailleurs, les photographes, les orfèvres, les fabricants d'aniline, etc.]. Tels sont encore les ouvriers qui exploitent les mines de mercure, surtout s'il est vierge. D'après Fallope, ils ne peuvent pas travailler plus de trois ans, et souvent, au bout de quatre ou cinq mois, ils sont obligés d'y renoncer.

Les accidents qu'on doit redouter à la suite de l'action du mercure se résument dans la production de deux maladies :

1° La salivation mercurielle accompagnée, suivant son intensité, de gonflement des gencives, de stomatite et de la chute des dents [quelquefois de la carie des mâchoires] ;

2° Le tremblement mercuriel, qui est le symptôme d'une véritable paralysie générale, dont le résultat final est souvent la mort.

Plusieurs circonstances favorisent la production de ces accidents. Tels sont la malpropreté, la température élevée des ateliers ou de la saison, l'air confiné dans les salles de travail, et la difficulté de son renouvellement et de son remplacement par un air plus pur.

L'hygiène indique les moyens suivants pour les éviter : 1° choisir des ateliers vastes, aérés, percés de plusieurs fenêtres ; 2° construire des fourneaux d'appel, au moyen desquels on établit un courant d'air qui pousse avec force dans la cheminée, et par conséquent à l'extérieur, toutes les vapeurs mercurielles qui se dégagent ; [3° arroser l'atelier avec de l'ammoniaque liquide, le soir, après le départ des ouvriers, pour que le gaz ammoniac puisse s'y répandre bien uniformément.]

Pour les ouvriers : 1° avoir souvent recours aux bains ; 2° changer les vêtements qui ont servi pendant le travail, et ne s'y livrer qu'avec des gants de vessie ou de taffetas ciré.

Ces moyens sont bons à mettre en usage pour les professions

dans lesquelles il faut, de toute nécessité, employer du mercure. Une découverte récente a permis, très heureusement, de s'en passer dans un grand nombre de cas : c'est la dorure et l'argenture à l'aide des procédés électro-chimiques et des dissolutions de ces métaux dans des liquides contenant des cyanures alcalins. Le mercure n'est plus employé dans ces opérations, et, par conséquent, les accidents qu'il produit ne sont plus à redouter pour les ouvriers qui s'y livrent.

[Pour les étameurs de glace, le mode de préservation idéal, c'est la suppression du mercure, la substitution de l'argenture à l'étamage mercuriel. On argente la surface à étamer au moyen d'une solution au nitrate d'argent ammoniacal, qu'on réduit à l'aide de l'acide tartrique; on obtient par ce moyen des glaces au moins aussi belles que celles au mercure.]

Bibliographie. — BARTHOLDI, *De morbis artificum et opificum imprimis metalla deaurantium.* Erlangæ, 1783, in-4º. — MÉRAT (F. V.), *Mém. sur le tremblement des doreurs sur métaux,* in *Traité de la colique métallique,* 2e édit. Paris, 1812, in-8º. — DU MÊME, art. *Miroitiers,* in *Dict. des sc. méd.,* t. XXXIII, 1819. — MARTIN DE GIMARD, *Tremblement produit chez les doreurs de métaux par l'effet des vapeurs mercurielles.* Th. de Paris, 1818, nº 12, in-4º. — *Die Errichtung einer Spiegelfabrik zu N.,* in *sanitäts-polizeilicher Beziehung. Gutachten,* etc., in Casper's *Vtjschr.,* t. VII, p. 153, 1855. — BURTON (D.), *Mercury in the Liver of Workers in Mirror-Manufactories,* in *Med. Times and Gaz.,* 1858, t. II, p. 34. — ETTMULLER (G.), *Die Krankheiten der Silberhüttenarbeiter in den Freiberger Hüttenwerken,* in *Archiv der deutsch. Med. Gesetzgeb.,* 1858, t. II, et Schmidt's *Jahrbb.,* t. CII, p. 69, 1859. — KUSSMAUL (Ad.), *Untersuchungen über den constitutionellen Mercurialismus, und sein Verhältniss,* etc. Würzburg, 1861, in-8º. — KELLER (J.), *Ueber die Erkrankungen in den Spiegelfabriken zu Sophienhütte, Friedrichstal und Elisenthal im Böhmen,* in *Wien. med. Wchnschr. et Canstatt's J ihresb.,* 1861, t. VII, p. 66. — LIZÉ (A.), *Influence de l'intoxication mercurielle sur le produit de la conception,* in *J. de chim. méd.,* 4e sér., t. VIII, p. 482, 1862. — PAPPENHEIM (L.), *Ueber den Gesundheitsschutz in den Spiegelbelegereich,* in *Verhandl. zur Beford. des Gewerbefleisses in Preuss.,* 1869, 1 Hft. — SCHRÖTTER (A.), *Ueber einen Vorschlag von Stokes, die schädliche Wirkung er Quecksilber-Dämpfe zu beseitigen,* etc., in *Wien. Sitz.-Ber.,* Abth. II, Bd. III, 1872. — HOLLIS (Ainslie), *A Source of mercurial poisoning,* in *Brit. med. Journ,* 1, 1873. — LEWY (E.), *Die Berufskrankh, der Quecksilberarbeiter.* Wien, 1873 (Sep.-Abdr. aus d. Volkswille). — MEYER (J.), *Influence de l'ammoniaque dans les ateliers où l'on emploie le mercure,* in *Compt. rend de l'Acad. des sc.,* t. LXXVI, 1873. — KIRCHENSTEINER. *Die Fürther Industrie in ihrem Einfluss auf die Gesundheit der Arbeiter.* München. 1874. — BARRAILLER, art. *Mercure,* in *Nouv. Dict. de méd. prat.,* t. XXII, 1876. — BEAUGRAND, art. *Mercure,* in *Dict. encycl. sc. méd.,* 1873. — HALLOPEAU, *Du mercure.* Th. d'agr. Paris, 1878, in-8. — LAYET, art. *Fleuristes,* in *Dict. enc. sc. méd.,* 1878. — BISCHOFF art. *Goldindustrie,* in *Eulenberg's Handb. d. öff. Ges.,* 1881, Bd. I, p. 747. — KIND, art. *Glasindustrie,* ibid., p. 738. — LAYET, art. *Glaces,* in *Dict. encycl. sc. méd.,* 1882. — Pour les chapeliers, voir au chapitre suivant, p. 984.

5º *Fabrication du fer.* — Les hauts fourneaux emploient en France un très grand nombre d'ouvriers : nous avons visité nous-même quelques-uns des établissements les plus considérables. Voici ce que nous y avons observé : les ouvriers sont divisés en deux escouades, l'une qui travaille pendant douze heures de jour, et l'autre douze heures de nuit : on intervertit l'ordre chaque semaine. Le travail exige un déploiement de forces très considérable, et les ouvriers sont dans un état de transpiration continuelle. Les accidents qu'on y observe sont : 1° les efforts et toutes leurs conséquences ; 2° les brûlures ; 3° l'effet des brusques variations de température sur des sujets continuellement en transpiration. Ce n'est que dans une hygiène bien entendue et dans la rigoureuse observation de précautions attentives qu'on peut trouver un remède à ces inconvénients.

Bibliographie. — Métaux en général. Fonderies, hauts fourneaux : MICHAELIS (J.), *De morbis metallariorum.* Lipsiæ, 1652, in-4°. — HOFFMANN Fr.), *De metallurgia morbifera.* Halæ, 1695, in-4°. — ALBERTI (M.), *De metallicolarum nonnullis morbis.* Halæ, 1721, in-4°. — DU MÊME, *De præservandis metallicolarum morbis*, ibid., 1721, in-4°. — HENKEL, *Pyritologia.* etc. Leipzig, 1725, in-8° ; trad. fr. Paris, 1760, 2 vol. in-4°. — MÖLLER, *De phthisi pulmonum metallurgorum.* Helmstadii, 1769, in-4°. — BRIEUDE, *Forgerons, in Topographie,* etc., *Mém. de la Soc. de méd.,* 1782-83, p. 323. — MERAT, art. *Serruriers,* in *Dict. des sc. méd.,* t. LI, 1821. — JOLIEU (J. B.), *Essai sur la topographie de la vallée de Vic-Dessos, sur les mines de fer qui lui sont particulières et sur les maladies des mineurs et des forgeurs de cette contrée.* Th. de Montpellier, 1824, n° 67, in-4°. — WAGNER, *Ueber Rösten der Erze in Sänitätspolizeilicher Rücksicht* in *Oesterr., med. Wehnschr.,* 1843, p. 337. — ETTMULLER, *Gutachten über die beabsichtigte Anlegung von Flammenöfen zu Helsbrüche,* in *Ver. Deutsch. Ztschr.,* etc., t. VIII, Hft. I, 1848, et *Canstatt's Jahresb.,* 1850, t. VII, p. 51. — DU MÊME, *Die Krankheiten der Silberhüttenarbeiter in den Freiberger Hüttenwerken,* in *Arch. der Deutsch. med. Gesetzgebung,* t. II, n°s 49-51, 1858. — LANGENDORFF, *Ueber die Gesundheitsrücksichten bei Anlage und Unterhaltung von Hüttenwerken,* in *Henke's Ztschr.,* 1857, Hft. II, et *Schmidt's Jahrbb.,* t. CII, p. 63, 1859. — GUNTHER (R. B.), *Ueber die Sanitätspolizeiliche Zulässigkeit der Errichtung einer Argentenfabrik,* in *Arch. der Deutsch. med. Gesetzgeb.,* 1859, t. III, n° 11, et *Schmidt's Jahrbb.,* t. CIII, p. 71, 1859. — MARTEN, *Zur medizinisch-statistichen Geschichte der Hermannshütte zu Hörde,* in *Pappenheim's Beiträge zur exact. Forsch.,* etc., Hft. I, p. 1, 1860. — WEIKERT, *Ueber die Krankheiten der Hüttenarbeiter im Allgemeinem und über die im Jahre 1861, insbesondere,* in *Varges Ztschr.* N° F°, t. I, p. 365, 414, 1862. — MAISONNEUVE (C.), *Ouvriers en fer, Hygiène et pathol. profess. des ouvr. des arsenaux marit.,* in *Arch. de méd. nav.,* t. VII, p. 191, 1867. — DUVERNOY (E. H.), *Quelques considérations sur le travail, l'hygiène et les maladies des ouvriers forgerons de la Franche-Comté.* Th. de Paris, 1870, n° 30. — BEAUGRAND, art. *Métaux,* in *Dict. encycl. des sc. méd.,* 2e sér., t. VII, 1873. — LAYET, art. *Fer,* in *Dict. encycl. sc. méd.,* 1877. — DU MÊME, art. *Fonderies,* ibid., 1878. — Voy. aussi la bibliographie des *Mines.*

Cloutiers. — On doit à M. le docteur Masson une étude intéressante sur l'industrie des cloutiers, dans les Ardennes. Voici ce qui a été remarqué chez ces ouvriers : la jambe gauche est plus élevée que la droite ; le tronc est penché de ce côté, et le poids du corps, s'inclinant dans ce sens, courbe la jambe correspondante ; ils boitent donc presque toujours. Les mains sont déformées ; la droite surtout est disposée de telle manière que les doigts sont déviés en dedans, de manière à former un angle avec le métacarpe, et à ne pas permettre d'opposer l'un à l'autre l'indicateur et le pouce.

Une autre infirmité fort connue, c'est une contraction des doigts, et même de la main, qui ne permet pas de les étendre ni de les ouvrir.

A tous ces inconvénients, on doit joindre l'âge peu avancé des ouvriers que l'on y fait travailler, l'odeur infecte, l'humidité, l'absence de renouvellement de l'air des ateliers ; on aura l'explication des autres maladies qu'ils peuvent avoir, et qui sont les suivantes : l'ophthalmie, causée par la lumière ardente du feu de forge ; le coryza et les affections rhumatismales et catarrhales dues aux brusques variations de température ; l'amaurose et la surdité.

On voit qu'il y a beaucoup à faire pour assainir la profession de cloutier. Nous renvoyons au Mémoire que M. Masson a publié dans les *Annales d'hygiène*.

Bibliographie. — MASSON, *Des conditions hygiéniques des ouvriers cloutiers et ferronniers dans l'Ardenne française* (anal. par TARDIEU), in *Ann. d'hyg.*, 1ʳᵉ sér., t. XLIII, p. 217, 1850.

[6° *Arsenic.* — L'extraction du minerai arsénifère n'est ordinairement accompagnée d'aucun accident, et même, dans les usines métallurgiques où l'on prépare ce métal, lorsque les précautions voulues sont bien observées, on ne rencontre que des accidents locaux d'éruptions pustulo-ulcéreuses. On ne voit que très rarement, et, presque exclusivement dans les établissements mal tenus, des phénomènes d'intoxication arsenicale chronique; l'empoisonnement aigu est véritablement exceptionnel. Les précautions à prendre sont les suivantes : une ventilation active, des cheminées d'appel bien disposées, très élevées, et, de la part des ouvriers, de grands soins de propreté; l'application, pour certaines parties du travail, d'un appareil d'interception (éponge humide, mouchoir mouillé, etc.) au-devant de la bouche; pendant le travail, des vêtements bien serrés à toutes les ouvertures, et que l'on quitte après le travail; ne jamais laisser d'aliments, ni prendre les repas dans les ateliers.

Les arsenicaux, mais surtout le vert de Schweinfurt, mis en œuvre dans beaucoup d'industries (fabriques de papiers et d'étoffes peints, de couleurs, de fleurs artificielles, teinturiers, corroyeurs, apprêteurs d'étoffe, fondeurs de minerais de zinc, etc.), causent souvent des lésions locales, éruptions diverses, et même des empoisonnements plus ou moins graves. Ici, l'interdiction d'une substance aussi dangereuse devrait être de rigueur.]

Bibliographie. — BRÆMER (E.), *Arsenikausschlag*, in *Casper's Wchnschr.*, 1840, n° 25, et *Schmidt's Jahrbb.*, t. XXXI, p. 290, 1841. — BLANDET, *Mém. sur l'empoisonnement externe produit par le vert de Schweinfurt, ou de l'œdème, et de l'éruption professionnels des ouvriers en papiers peints*, in *Journ. de méd. de Beau*, t. III, p. 112, 1845. — CHEVALLIER (A.), *Essai sur les maladies qui atteignent les ouvriers en papiers peints, qui emploient, dans la préparation de ces papiers, le vert de Schweinfurt*, etc., in *Ann. d'hyg.*, 1ʳᵉ sér., t. XXXVIII, p. 56, 1847. — DU MÊME, *Recherches sur les dangers que présentent le vert de Schweinfurt, le vert arsenical, l'arsénite de cuivre*, ibid., 2ᵉ sér., t. XII, p. 49, 1859. — BROCKMANN, *Des accidents occasionnés par l'arsenic chez les ouvriers qui travaillent ce métal dans les mines du Harz*, in *Die metall. Krankh.*, etc. Nordhausen, 1851 ; trad. et extrait par E. BEAUGRAND, in *Monit. des hôpit.*, 1858. — *Die Anfertigung arsenikhaltiger Farben, in einer Farbenfabrik*, in *Casper's Vtjschr.*, t. VII, p. 229, 1857. — FOLLIN. *Sur l'éruption papulo-ulcéreuse qu'on observe chez les ouvriers qui manient le ver de Schweinfurt*, in *Arch. gén. de méd.*, 5ᵉ sér., t. X, p. 683, 1857. — PIETRA-SANTA (P. DE), *Existe-t-il une affection propre aux ouvriers en papiers peints qui manient le vert de Schweinfurt ?* in *Ann. d'hyg.*, 2ᵉ sér., t. X, p. 339, 1858. — BEAUGRAND (E.), *Des différentes sortes d'accidents causés par les verts arsenicaux employés dans l'industrie*, in *Gaz. des hôpit.*, 1859, n°ˢ 25, 28. — VERNOIS (M.), *Mém. sur les accidents produits par l'emploi des verts arsenicaux chez les ouvriers fleuristes en général et chez les apprêteurs d'étoffes*, etc., fig., in *Ann. d'hyg.*, 2ᵉ sér., t. XII, p. 319, 1859. — *Ueber Arsenikfarben und deren Anwendung in sanitäts-polizeilicher Beziehung*, in *Casper's Vtjschr.*, t. XVI, p. 18, 1859. — VANDENBROECK, *Des dangers que présentent la fabrication, le travail et l'usage des feuilles et des fleurs artificielles*, in *Bullet. de l'Acad. roy. de Belgique*, 2ᵉ sér., t. IV, p. 34, 1861. — HASSALL (A. HILL), *Observations on the Employement in the Arts of Scheele's Green or Arsenite of Copper*, in *The Lancet*, 1863, t. I, p. 204. — BRUREND (Fr.), *Die Krankheiten der Tapetemaler*, etc., in *Henke's Ztschr.*, 1861, Hft. 1. — CHARVET (H.), *Étude sur une épidémie qui a sévi parmi les ouvriers employés à la fabrication de la fuchsine (intoxication arsenicale)*. Th. de Paris, 1863, n° 116. — BEAUGRAND (E.), art. *Arsenic* (hyg. publ.), in *Dict. Encyclop. des sc. méd.* (Bibliogr. très-étendue), t. VI, 1867. Et voy. bibliographie des *habitations* (papiers de tenture au vert arsenical), p. 393.

— CHRISTMANN, *Ueber Vergiftung durch arsenhaltige Purben*, in *Würt. Corresp. Bl.*, Bd. XXXIX, 1869. — DELPECH, *Sur une cause non encore mentionnée d'intoxication chronique par l'arsenic*, in *Ann. d'hyg.*, 2ᵉ sér., t. XXXIII, 1870. — LORDEREAU, *Intoxication arsenicale externe*, in *Un. méd.*, 1872. — JADERHOLM, *Vergiftung durch arsenhaltiges Anilin*, in *Deutsche Klinik*, n° 47, 1873. — GINTL, *Ueber eine neue art giftiger Kleiderstoffe*, in *Zeitschr. f. Naturwiss.*, Jahrg. XXIV, 1874. — KATHERY, *Note sur le diagnostic des éruptions arsenicales et des éruptions syphilitiques*, in *Un. méd.*, févr. 1874.

— FLECK, *De l'arsenic contenu dans l'air des appartements*, in *Zeitschr. f. Biol.*, 1872. — HOFMANN u. LUDWIG, *Chronische Arsenikvergiftung durch technische Verwendung von Fuchsin*, in *Stricker's med. Jahrb.*, 1877, p. 501. — HÉRAUD, *La teinturerie d'immortelle*, in *Ann. d'hyg.*, mai 1877. — LAYET, art. *Fleuristes*, in *Dict. encycl. sc. méd.*, 1878. — JOUSSET DE BELLESME, *Rech. sur l'act. physiol. du grenat*, in *C. R. Acad. d. sc.*, 1879. — ULOTH, art. *Farben*, in *Eulenberg's Handb. d. öff. Ges.*, 1881, Bd. I, p. 609. — DUCHESNE et MICHEL, *L'industrie des papiers peints*, in *Rev. d'hyg.*, 1882, p. 398.

[7° *Phosphore.* — Une particularité fort remarquable, c'est que la préparation du phosphore ordinaire n'offre aucun inconvénient pour la santé des ouvriers, tandis que la fabrication des allu-

mettes, dites chimiques allemandes, dans la composition desquelles entre le phosphore, donne lieu à des accidents d'une
extrême gravité. Ces accidents étudiés en Allemagne, d'où est
revenu le procédé dont il s'agit, sont les suivants :

On observe d'abord chez les ouvriers employés à ce travail,
mais surtout chez ceux qui sont chargés de tremper les allumettes dans la pâte, des bronchites assez intenses, avec toux
sèche, opiniâtre, oppression, souvent exhalation par la bouche
de vapeurs lumineuses dans l'obscurité; des gastralgies, des coliques, de l'anorexie ; de la céphalalgie, de l'engourdissement
des membres ; mais, la conséquence la plus fâcheuse de ce genre
de travail consiste dans une nécrose des os maxillaires et surtout des maxillaires inférieurs, trop souvent suivie de la mort (1).
Dans 77 cas relevés par M. Trélat, on a compté 23 morts,
28 guérisons, 8 encore en traitement, 9 perdus de vue et 9 ayant
succombé à des maladies intercurrentes ; ainsi, en éliminant ces
dernières, on aurait perdu près de la moitié des malades !...

En outre, nous devons signaler le danger des incendies non-
seulement dans les fabriques, mais par les allumettes elles-
mêmes, sans parler des empoisonnements accidentels ou criminels. On ne sera donc pas étonné si cette industrie dangereuse à tant de titres est soumise à de sévères réglementations.
Mais le mieux serait de prescrire absolument l'emploi du
phosphore blanc et d'exiger l'emploi du phospore amorphe
qui ne donne lieu à aucun accident pour les ouvriers, qui n'est
pas vénéneux, et exige un frottoir spécial, ce qui rend plus
difficiles les chances d'incendie.]

Bibliographie. — Heyfelder, *Ueber Nekrose der Kieferknochen, durch
Einwirkung von Phosphordämpfen,* in *Archiv für physiol. Heilk,* t. IV, p. 400,
1845, et *Arch. gén. de méd.,* 4ᵉ sér., t. IX, p. 204, 1845. — Lorinser, *Necrose der
Kieferknochen in Folge der Einwirkung von Phosphordämpfen,* in *Med. Jahrbb.
des Oesterr. Staates,* t. LI, p. 257, 1845. — Du même, *Ueber die durch Phosphordämpfe erzeugten krankhaften Veränderungen an den Kieferknochen,* in *Wien.
Ztschr.,* t. VII, n° 1, 1861. — Stroul, *Note sur une nécrose particulière des maxillaires développée dans les fabriques d'allumettes chimiques,* in *Gaz. méd. de Strasbourg,* 1845, p. 360. — Neumann, *Die Nekrosis der Kieferknochen durch Phosphordämpfe,* in *Bayer. Corresp. Bl.* et *Canstatt's Jahresb.,* 1847, t. IV, p. 312. —
Roussel, *Recherches sur les maladies des ouvriers employés à la fabrication des
allumettes chimiques,* in *Rev. méd.,* 1846, t. I, II. — Buicheteau (J.), *De l'influence
de la fabrication des allumettes chimiques sur la santé,* in *J. de méd.,* 1845, p. 75.
— Dupasquier (A.), *Mém. relatif aux effets des émanations phosphorées sur les
ouvriers employés dans les fabriques de phosphore et les ateliers,* etc., in *J. de
méd. de Lyon,* t. XI, p. 241, 1846. — Pluskal, *Einfall von Nekrose der Kiefer-*

____

(1) Certains auteurs pensent que le phosphore est absorbé par les gencives.
D'après Th. Roussel, dès 1846, et c'est ce que soutient aujourd'hui M. Magitot,
c'est uniquement par les dents déjà malades que s'introduit le phosphore, et la
nécrose des maxillaires reconnaît pour seule cause la *carie dentaire pénétrante.*

knochen in Folge der Einwirkung von Phosphordämpfe, in *Oesterr. Med. Wchnschr.*, 1846, p. 900. — Sédillot, *Nécrose des os de la face produite par le phosphore*, in *Compt. rend. de l'Acad. des sc.*, t. XXII, p. 437, 1847. — Bibra (E. de) und Geist, *Die Krankheiten der Arbeiter in den Phosphorzündholzfabriken insbesondere d s Leiden der Kieferknochen durch Phosphordämpfe vom chemisch-pathologischen medizinisch-chirurgischen und medizinisch-polizeilichen Standpunkte bearbeitet mit Taf.* Erlangen, 1847, in-8°. — Bricheteau, Boys de Loury et Chevallier (A.), *Mém. sur la fabrication des allumettes chimiques*, in *Compt. rend. de l'Acad. des sc.*, t. XXIV, p. 618, 1847. — Hervieux (E.), *De la nécrose des mâchoires produite par l'influence des vapeurs de phosphore dans la fabrication des allumettes chimiques*, in *Union méd.*, 1848, p. 200. — Maschka, *Die Fabrikation der Frictionszündhölzchen, in mediz. poliz. Bezichung*, in *Henke's Ztschr.* et *Canstatt's Jahresb.*, 1852, t. VII, p. 15. — Ebel, *Einfluss der Phosphorzündholzfabrikation auf die Gesundheit der Arbeiter*, in *Casper's Wchnschr.*, 1851, n°⁺ 10, 11. — Harrisson (J. B. , *On the Injurious Effects arising from Manufacture of the l'emploi des served.*, etc., in *Dublin Quart. Journ.*, t. XIV, p. 10, 1852. — Weihe (M.), *Intoxications-Krankheiten der Phosphorzündholz-Arbeiter in Zanow* (Bericht, etc.), in *Günsburg's Ztschr.*, t. IV, p. 114, 161, 1855. — Chevallier (A.), *Série de recherches sur le phosphore amorphe suostitue au phosphore ordinaire*, in *Ann. d'hyg.*, 2° sér., t. III, p. 124, 1855, t. V, p. 374. — Du même, *Mém. sur les allumettes chimiques préparées avec le phosphore ordinaire, et les dangers qu'elles présentent*, ibid., t. XV, p. 254, 1861. — Chevallier fils et Caussé, *ibid.*, t. III, p. 134, 1855. — Tardieu (A.), *Étude historique et médico-légale sur la fabrication et l'emploi des allumettes chimiques*, ibid., 2° sér., t. VI, p. 5, 1856. — Glenard (A.), *Sur la fabrication du phosphore et des allumettes phosphorées à Lyon*, in *Gaz. méd. de Lyon*, 1856, p. 95. — Trélat (V.), *De la nécrose causée par le phosphore* (renferme une très-bonne bibliographie, à laquelle nous renvoyons comme complément, surtout pour les observations particulières). Th. de conc., 1857, in-8°. — Leudet (E.), *Recherches cliniques sur l'empoisonnement par la matière phosphorée des allumettes chimiques*, in *Arch. gén. de méd.*, 2° sér., t. IX, p. 308, 1857. — Sieber, *Ueber die Anfertigung der Phosphorzündholzchen und ihre Nachtheile für Gesundheit der Arbeiter*, in *Henke's Ztschr.*, 1856, 4 Hft., et *Canstatt's Jahresb.*, 1857, t. VII, p. 54. — Jendritza, *Ueber die Nachtheile der Phosphorzündholzfabrikation und die Maasregeln*, etc., in *Günsburg's Ztschr.*, t. VIII, p. 449, 1857. — Gaulthier de Claubry, *Des allumettes chimiques avec et sans phosphore*, in *Ann. d'hyg.*, 2° sér., t. XII, p. 200, 1859. — Chaumier, *Études chimiques, hygiéniques et médico-légales sur le phosphore*. Th. de Paris, 1859, n° 167, in-4°. — Chevreul, *Rapp. sur les allumettes chimiques dites hygiéniques ou de sûreté, les allumettes androgynes*, etc., in *Compt. rend. de l'Acad. des sc.*, t. XLIX, p. 434, 1859. — Coignet frères, *Communication faite à la Société d'encouragement sur un nouveau système d'allumettes chimiques*, etc. Paris, 1859, in-8°. — Des mêmes, *Mém. sur les allumettes chimiques*, etc. Paris, 1860, in-4°. — Poggiale, *Rapp. sur la fabrication et l'emploi des allumettes chimiques, et discussion*, in *Bull. de l'Acad. de méd.*, t. XXV, p. 246, 1860. — Bouvier, *De la nécrose phosphorée et de la prohibition des allumettes chimiques. Rapp. fait à l'Acad.*, etc., ibid., p. 1031, 1860. — Hornemann, *Ueber den Handel und die Verarbeitung des Phosphor's in hygienischer und forensicher Hinsicht*, in *Henke's Ztschr.*, 1860, et *Canstatt's Jahresb.*, 1861, t. VII, p. 61. — Beaugrand (E.), art. *Allumettes*, in *Dict. encyclop. des sc. méd.*, t. III, 1865.

— Bellini, *Della confezione dei fiammiferi ecc.* in *Lo Sperimentale*, 1867 et 1868. — Panthel, *Zur Hygieine der Zündhölzchenfabriken*, in *Monatsbl. f. med. Statist.* Bd. 1, 1869.

— Magitot, *Pathog. et prophylaxie de la nécrose phosphorée*, in *C. R. de l'Ac. d. sc.*, t. LXXXI, n° 17, 1875. — Schroeter, *Beitr. zur Phosphornecrose.* in *D. Zeit. f. pract. Med.*, n° 47, 23 nov. 1878. — Galbruner (Ch.), *Sympt. de l'emp. par le phosphore. Phosphorisme*, Th. de Paris, 1878. — Bandler, *Die Zündhölzchenfabrication in ihrer Beziehung zu Gesundheitsstörungen*, in *Prag. med. Woch.*, 1879, n° 16. — Schuler, *Ueber die Zündholzfabrikation in der Scheiz*, in *Schweiz. Corresp.-Bl.*, 1880, n° 13.

[8° *Soufre.* — Il ne saurait être question ici des vapeurs d'acide sulfurique ou sulfureux, il en a été parlé ailleurs. (Voy. p. 237.) Nous avons mentionné aussi les ophthalmies qui se montrent chez les ouvriers, surtout des femmes et des enfants, qui, à l'aide d'un soufflet ou de tout autre appareil, projettent de la poussière de soufre sur les vignes atteintes d'oïdium. Ophthalmies peu graves d'ailleurs (Buisson). D'un autre côté, MM. Pécholier et Saintpierre ont fait connaître les conséquences du travail dans les moulins à triturer le soufre, et ils en résument ainsi les effets : « Les ouvriers de ces moulins à soufre sont, à un haut degré, sujets à l'ophthalmie des soufreurs. Les poussières de soufre sont si épaisses dans l'atmosphère des usines, qu'elles déterminent une rougeur de la peau, une excitation générale, de l'insomnie, de l'anorexie et de la diarrhée. Elles exercent une action très irritante sur les organes pulmonaires. En compensation, les maladies scrofuleuses, herpétiques· et parasitaires sont fort rares chez les ouvriers des moulins à soufre. » Le seul moyen prophylactique à proposer ici, serait l'emploi d'un masque en gaze au-devant du visage.]

Bibliographie. — DARCET, *Rapp. sur les soufroirs, avec une instruction sur la manière de rendre ces appareils salubres.* Paris, 1821, in-8°, pl. I. — BOUISSON, *Note sur l'ophthalmie produite par le soufrage des vignes,* in *Compt. rend. de l'Acad. des sc.,* t. LVII, p. 299, 1863. — PÉCHOLIER et SAINTPIERRE, *Moulins à triturer le soufre,* in *Montpellier méd.,* t. XII, p. 503, 1864. — LAYET, art. *Soufre,* in *Dict encycl. sc. méd.,* 1881.

CHAPITRE XIII

De quelques professions dans lesquelles les ouvriers sont exposés à des émanations ou à des poussières minérales ou organiques.

[Nous réunissons ici un certain nombre d'industries assez différentes les unes des autres, mais dans lesquelles les dangers proviennent plus spécialement d'émanations ou de poussières dégagées pendant le travail.]

I. *Bleu de Prusse.* — On sait que l'on fabrique du bleu de Prusse à l'aide de substances organiques azotées, et, en particulier, du sang desséché, des cornes, des sabots de chevaux, du cuir, que l'on fait chauffer dans un creuset avec 1/8 de potasse et un peu de limaille de fer.

Les accidents que l'on peut redouter dans cette opération et dans les mélanges subséquents sont :

1° Les détonations ;

2° Le dégagement d'une grande quantité d'hydrogène sulfuré.

Comme prophylaxie, Darcet a indiqué la construction de cheminées partielles destinées à chaque chaudière, et venant aboutir à la cheminée centrale. Ce moyen paraît excellent [et peut s'appliquer à la fabrication des cyanures jaune et rouge].

Bibliographie. — Darcet, *Description d'un appareil salubre pour fabriquer le bleu de Prusse*, in *Ann. de chim.*, 1re sér , t. LXXXII, p. 165, 1812. — Uloth, art. *Cyan*, in *Eulenberg's Handb. d. öff. Ges.*, 1881, Bd. 1, p. 543. — Voy. les traités de toxicologie.

II. *Nacre de perle.* — Cette profession a été étudiée avec soin par M. Chevallier ; c'est une industrie très répandue en Angleterre, en Allemagne, en Hollande et dans quelques départements de la France, en particulier, dans l'Oise. Elle sert à la fabrication d'une foule d'objets d'utilité ou de luxe, tels que boutons doubles et simples, éventails, objets de tabletterie fine, etc.

Dans cette profession, il y a deux causes d'insalubrité, qui sont le dégagement de la poussière et le travail à la meule.

Cette poussière, d'un blanc jaunâtre, est extrêmement abondante : elle est composée de grains excessivement ténus, qui donnent une sensation rude au toucher. Elle dégage, de plus, une légère odeur de substance animale. C'est cette dernière circonstance qui explique pourquoi l'eau dans laquelle baignent les meules devient si promptement infecte. D'après M. Chevallier, les maladies qui attaquent surtout les ouvriers nacriers sont les suivantes : les toux opiniâtres, les bronchites chroniques, l'emphysème pulmonaire, les hémoptysies, les ophthalmies et les gerçures aux mains. [Sauf l'usure de l'épiderme du pouce et de l'index de chaque main, et les coupures terribles, parfois produites par la scie, ces accidents paraissent avoir été exagérés.]

Pour remédier à tous ces inconvénients, on ne peut que conseiller l'assainissement des ateliers, une ventilation convenable, des courants d'air disposés de manière à entraîner la poussière, le renouvellement fréquent de l'eau dans laquelle baignent les meules.

Bibliographie. — Chevallier (A.) et Mahier, *Mém. sur les ouvriers qui travaillent les coquilles de nacre de perle*. in *Ann. d'hyg.*, 1re sér., t. XLVIII, p. 241, 1852. — Duchesne (L.) et Ed. Michel, *Les nacriers*, in *Rev. d'hyg.*, 1882, p. 650.

III. *Poudre et amorces fulminantes.* — On emploie à peu près seul aujourd'hui le fulminate de mercure, qui est une combinaison de protoxyde de mercure avec l'acide fulminique, formé lui-même de cyanogène et d'oxygène (1). Nous ne pouvons entrer dans les détails de la fabrication de ce composé, dont les effets ont été étudiés avec soin par M. Théophile Roussel, et dont on trouve les détails dans le dictionnaire de M. Tardieu.

Les accidents à redouter sont : les explosions et les détonations. Pour les prévenir, il faut conseiller d'isoler les ateliers, de les construire en matériaux très légers, tels que des toiles et des planches, afin d'éviter, en cas d'explosion, la projection de masses très lourdes; enfin, de les chauffer par une circulation d'eau chaude. Parmi les opérations, il en est une, la charge des capsules, qui est des plus dangereuses ; il est important de préserver les mains des ouvriers qui exécutent ce travail à l'aide d'un bouclier de tôle, qui les protège contre les explosions.

Bibliographie. — Barruel et Gaultier de Claubry, *Rapport sur la préparation des poudres fulminantes*, in *Ann. d'hyg.*, 1re sér., t. XIX, p. 241, 1833. — Chevallier, *Sur la santé des ouvriers qui manipulent le fulminate de mercure dans les fabriques d'amorces, pour les fusils à percussion*, ibid., t. XXXVII, p. 322, 1844. — Du même, *Descript. d'un appareil destiné à éviter les dangers d'empoisonnement dans la fabrication du fulminate de mercure*, imaginé par M. Chandelon (analyse avec fig.), in *Ann. d'hyg.*, 1re sér., t. XXXVII, p. 215, 1847. — Du même, *Dangers et l'emmagasinement et du maniement des substances explosives*, ibid., 2e sér., t. XXXII, p. 104, 1869. — Roussel (Th.), *Nouveau Manuel complet pour la fabrication des allumettes chimiques, des poudres et amorces fulminantes*. Paris, 1847, in-8°. — Gaultier de Claubry, *Des améliorations apportées dans la fabrication des amorces fulminantes*, in *Ann. d'hyg.*, 1re sér., t. XL, p. 333, 1848.

— Chevallier, *Note sur les accidents observés dans les fabriques d'artifices*, in *Journ. de chim.*, 1867. — Martins-Matzdorff, *Ueber explodirende und erstick. Gase*. Kreuznach, 1871. — Papillon (F.), *Des nouv. matières explosibles*, in *Rev. des Deux Mondes*, 1873. — Chevallier, *Fabrication des amorces*, in *Ann. d'hyg.*, 2e sér., t. XLIII, 1875. — Delpech, *Note sur quelques accid. industriels développés sous l'influence de l'acide picrique*. In *Ann. d'hyg. publ.*, sept. 1876, p. 265.

IV. *Fours à chaux.* — Les fabriques de chaux entraînent certains inconvénients, que M. Chevallier définit ainsi :

1° Odeur désagréable et incommode de la fumée de charbon de terre, odeur qui varie selon la nature des charbons employés ;

2° Production d'une certaine quantité d'acide sulfureux, ré-

(1) Outre le fulminate de mercure et une foule de composés chimiques explosibles, on peut signaler les mélanges à base de salpêtre, parmi lesquels les poudres de guerre, puis les poudres à base de chlorate de potasse et à base de chlorate de potasse et de cyanures, les poudres à base de picrate de potasse et d'ammoniaque, et enfin les dynamites, toutes à base de nitro-glycérine mélangée avec une poudre inerte. — Les amorces pour pistolets d'enfants, qui ont déterminé, le 14 mai 1878, la catastrophe de la maison Blanchon, 22, rue Béranger, étaient toutes à base de chlorate de potasse.

sultant de la combustion des sulfures qui existent dans les houilles;

3° Dégagement d'une très grande quantité de buée (vapeur d'eau), qui entraine avec elle les produits de la décomposition des matières organiques, qui se trouvent en petites quantités dans le carbonate calcaire destiné à la fabrication de la chaux vive :

4° Dégagement d'une grande quantité d'acide carbonique;

5° Enfin, continuité obligée du travail, qui aggrave toutes ces mauvaises conditions.

Voilà certes bien des inconvénients qui doivent être pris en grande considération lorsqu'on veut établir des fours à chaux dans le voisinage des habitations. Nous ne connaissons pas d'accidents propres aux ouvriers qui se livrent à ce travail.

Bibliographie. — AUBERGIER et LECOQ, *Rapp. sur l'influence de la fumée des fours à chaux sur les vins produits par les vignes qui y sont exposées*, in *Ann. d'hyg.*, 1ʳᵉ sér., t. XXX, p. 328, 1843. — CHEVALLIER, *Note sur les fours à chaux, le combustible à employer pour la calcination de la pierre à chaux et à plâtre*, in *Ann. d'hyg.*, 1ʳᵉ sér., t. XXXI, p. 94, 1844. — DU MÊME, *Influence sur les produits des vignes*, in *J. de chim.*, 4ᵉ sér., t. VII, p. 107, 1861. — DU MÊME. *Sur les dangers, et les inconvénients que présentent les fours à chaux*, in *ann. d'hyg.*, 2ᵉ sér t. XVIII, p. 345, 1862. — *Ueber die Zulässigkeit der Anlage von Kalköfen, in S'milätspolizeilicher Beziehung ; Gutachten*, etc., in *Casper's Vtjschr.*, t. III, p. 327, 1853, et t. V, p. 103, 1854.

— FERRAND, *Sur les fours à chaux*. in *Compt. rend. du cons. de salub. d Rhône*, 1860. — TARDIEU, art. *Fours à chaux*, in *Dict. d'hyg.*, 2° éd. 1862. — BEAUGRAND, art. *Chaux*, in *Dict. encycl. des sc. méd.*, 1ʳᵉ sér., t. XV, 1874. — DELCOMINITE. *De l'action de la fumée des fours à chaux*, etc., in *Rev. d'hyg.*, sept. 1879.

V. *Aiguilleurs.* — Dans la fabrication des aiguilles, l'empointage est la seule opération qui passe pour dangereuse.

La pointe se fait à l'aide de meules de grès quartzeux, et, de peur de la rouille, entièrement à sec. Les molécules de fer soulevées par le frottement s'enflamment et s'oxydent au contact de l'air, en même temps les ouvriers respirent une poussière de grès qui, d'après Johnstone et Villermé fils, est capable de développer la phthisie. On doit à l'Anglais Georges Prior un appareil ventilateur qui entoure la meule et chasse la poussière hors de l'atelier.

VI. *Aiguiseurs.* — On doit y comprendre les affûteurs, les couteliers, les ciseliers, les canifiers, les émouleurs, les armuriers et les quincailliers, qui tous ont un travail assez analogue, qui les expose aux mêmes inconvénients et aux mêmes dangers.

[Depuis plus d'un demi-siècle, c'est-à-dire depuis que les aiguiseurs, autrefois livrés à leurs travaux dans des campagnes salubres, le long des cours d'eau qu'ils utilisaient pour faire mouvoir leurs meules, depuis, dis-je, que les aiguiseurs ont été renfermés dans des ateliers, où les machines à vapeur furent adoptées comme force motrice, on a vu se développer chez eux les désastreux effets de l'inspiration des poussières siliceuses. Le plus grand nombre succombe, au bout de quelques années, à des accidents analogues à ceux de la phthisie pulmonaire, et qui ont été surtout bien décrits par Holland, Favell, Desayvre et Jordan. Des tableaux publiés dans l'ouvrage de Holland montrent la gravité du travail à sec sur le travail par la voie humide. Ces mêmes accidents ont été, du reste, notés depuis longtemps chez les tailleurs de pierre, les caillouteurs, les repiqueurs et rhabilleurs de meules, les porcelainiers, etc.

Des appareils ventilateurs très puissants, analogues à ceux des empointeurs d'aiguille, mis en usage dans divers établissements et, en particulier, dans la grande fabrique d'armes de Chatellerault (Desayvre), ont amené les meilleurs résultats. En outre, pour plus de sûreté, on a pris le parti de renvoyer de l'atelier les ouvriers qui présentent quelques phénomènes d'affection grave du côté des voies respiratoires.]

Indépendamment de cela, les dangers auxquels les ouvriers sont exposés sont les suivants :

L'éclatement des meules, dont les débris lancés à distance, peuvent déterminer des blessures plus ou moins graves, et même la mort : aussi doit-on encapuchonner la meule, ou la serrer entre des disques de fonte de manière à empêcher les suites de cet accident.

Il en est de même des pailles de fer ou d'acier, de petits grains de sable ou d'émeri, qui peuvent pénétrer dans les yeux, et déterminer des accidents plus ou moins graves.

Lorsqu'on fait mouvoir la meule dans une auge remplie d'un liquide, on évite les mouvements précédents. Mais il en résulte un éclaboussage continuel, qui imprègne d'une humidité constante les vêtements de l'aiguiseur ; de là les maladies qui sont les conséquences de l'humidité.

Les coupures, d'après M. Chevallier, sont plus rares chez les aiguiseurs qu'on ne le croit généralement. Il n'y a rien à en dire.

Enfin, suivant le même observateur, la position de l'ouvrier amènerait des ulcères aux jambes et une déformation du corps.

[VII. *Tailleurs de pierres*. — Les tailleurs de pierres, marbriers, cantonniers. sont exposés à diverses affections analogues à celles que nous venons de passer en revue, sans compter les inconvénients qui résultent des attitudes vicieuses ; nous signalerons seulement les courbures et les déviations du tronc, les blépharites chroniques, les inflammations profondes de l'œil d'origine traumatique, les inflammations chroniques des bronches et des poumons, la phthisie pulmonaire et les lésions organiques du cœur qui accompagnent d'ordinaire un état d'induration du poumon (Feltz, de Strasbourg).] (1).

Bibliographie. — Bubbe (J.), *De spadone hippocratio lapicidarum serbergentium, hæmoptysin et phthisin pulmonalem præcedente.* Halæ Magdeb., 1721, in-4°. — *Maladie de Saint-Roch, à laquelle sont sujets les ouvriers qui travaillent le grès,* in *Mém. de l'Acad. de Dijon* (Hist.), 1774, p. 59. — Leblanc (L.) *Mém. sur la formation et l'endurcissement du grès, avec la description de la maladie singulière,* etc., in *Précis d'opérat. de chir.,* t. I, p. 561. Paris, 1775, in-8°. — Will, *Topogr. méd. de Fontainebleau,* in *Journ. de méd.,* t. LV, p. 1, 1783.— Johnstone, *Some Account of a Species of Phthisis Pulmonalis peculiar to Persons employed in Pointing Needles in the Needle Manufactures,* in *Mém. of the Med. Soc. of Lond.,* t. IV, p. 89, 1799. — Knight, *On the Grinder's Phthisis,* in *North of Engl. Med. and Surg. Journ.* (Aug. and nov.), 1830. — Chevallier (A.), *Des accidents auxquels sont exposés les couteliers, émouleurs et aiguiseurs,* in *Ann. d'hyg.,* 1re sér., t. XV, p. 243, 1836. — Becu (E.) und Wilisch (H. O.), *Das Steinbrecherbüchlein, oder Wincke für Steinbrecher,* etc. Pirna, 1842, in-8°. — Holland (G. C.), *Diseases of the Lungs, from Mechanical Causes, and Inquiries into the Conditions of the Artisans exposed to te Inhalation of the Dust.* London, 1843, in-8°. — Du même, *The vital Statistics of Sheffield.* London, 1843, in-8°.— Petrenz (C. L.), *Erfahrungen über die Sogenannte Steinbrecherkrankheit, ein Beitrag,* etc., in *Hufeland's Journ.,* t. XCVII, St. IV, p. 202, 1844.—Favell (C. F.), *On Grinder's Asthma,* in *Edinb. Med. and Surg. J.,* t. LXVIII, p. 410, 1847. —Moxin (A.), *Sur les moyens proposés par M. Peugeot pour préserver les ouvriers des dangers qu'offre l'emploi des meules de grès,* in *Compt. rend. de l'Acad. des sc.,* t. XXV, p. 1, 1847.— Villermé fils, *Note sur la santé de certains ouvriers en aiguilles, et, à cette occasion,* etc., in *Ann. d'hyg.,* 1re sér., t. XLIII, p. 82, 1850.— *Amtliche Verfügung betreffend die Einführung des Pastor'schen Schutzapparats in den Nadel Schleifereien,* in *Casper's Vtjschr.,* t. IV, p. 148, 1853. — *Id.,* *Betreff der Einrichtung der Nähnadelschleifwerkstätten.* — *Ibid.,* t. VI, p. 183, 1854; t. VII, p. 83. 1855; t. XIII, p 80, 1856. — Desayvre, *Études sur les maladies des ouvriers de la manufacture d'armes de Châtellerault,* in *Ann. d'hyg.,* 2e sér., t. V, p. 69, 252, 1856. —Hall (J. C.), *The Sheffield Grinder's, the Sheffield Fils-Cutters,* in *British Med. J.,* 1857, n. 14, 19. — Putegnat, *Quelques mots sur les maladies des verriers et des tailleurs de cristal,* in *J. de la Soc. des sc. nat. de Bruxelles.* — Du même. *Des maladies des tailleurs de cristal de verre; description d'une gingivite particulièr* etc. (rapp. par M. Londe), in *Bullet. de l'Acad. de méd.,* t. XXV, p. 31, 1859-60. — Peacock, *On French Millstonemakers Phthisis,* in *British and For. Med. Rev.,* 2e sér. t. XXV, p. 214, 1860, et *Ann. d'hyg.,* 2e sér., p. 199, 1861. — Eulenberg (H.), *Zum Schutze der Steinmetze und Steinhauer,* in *Pappenheim's Beitr. z. exact. Forsch.,* 4 Hft., p. 56, 1862 et *Ann. d'hyg.,* 2e sér., t. XIX, p. 218, 1863. — Beltz (L.), *Sur les causes de la mortalité des tailleurs de pierre et sur les moyens de la prévenir.* Th. de Strasbourg, 1862, n° 600, in-4°. — Jordan, *Die Krankheiten der Arbeiter in den Stahlfabriken,* in *Casper's Vierteljahreschr.,* t. XXIII, p. 136, 1863; trad. par E. Beaugrand, in *Ann. d'hyg.,* 2e sér., t. XXIII, p. 264, 1865. — Greenhow (E. H.), *Cases illustrating the Pathology of the Pulmonary Disease, Frequent among Razors Grinders, Stoneworkers,* etc., in *The Pathol. Transact.,* 1864-65. — Du même, *Second serie of Cases,* etc., ibid., 1865-66. — Feltz, *Maladie des tailleurs de pierre, pathogénie, anatomie pathologique.* Strasbourg, 1865, in-8°. — Beaugrand, art. Aiguilleurs et Aiguiseurs, in *Dict. encyclop. des sc. méd.,* t. II, 1865. — Porcher (M. A. J.), *De la maladie des tailleurs de pierre.* Th. de Strasbourg, 1866, n° 929. — Vannailhon (L.), *Étude sur la maladie causée par la pous-*

(1) Les poussières de plâtre paraissent inoffensives et, d'après Burq, auraient une action salutaire sur la phthisie pulmonaire.

sière de grès. Th. de Paris, 1866, n° 239. — *Report of Preventable Diseases of the Industrial Classes-Workers Among Dust*, in *Brit. med. J.*, 1868, t. I, p. 79, 203, 408, 469.
— Coronel, *De Diamantwerkers te Amsterdam*, in *Nederl. Tijdschr.* oct. 1865.
— Beaugrand, art. *Bijoutiers*, in *Dict. encycl. des sc. méd.*, 1re sér., t. IX, 1868. — Meinel, *Ueber die Erkrankung der Lungen durch Kieselstaubinhalationen*. Erlangen, 1869. — Gruber (A.), *Zur Verringerung der bei der Thonindustrie vorkommenden Morbilitätsmomente*, etc., in *OEsterr. Zeitschr. f. prakt. Heilk*. Jahrg. XV, 1869. — Beaugrand, art. *Meules*, in *Dict. encycl. des sc. méd.*, 2e sér., t. VII, 1873. — Schwab, *Ueb. gewerbl. Krankh. bei Uhrmachern*, in *Schweiz. Corr.-Bl.*, Bd. IV, 1875.
— Krumme, *Ueber die der Gesundheit schädlichen Einflüsse des Schleifens von Stahl u. Eisenwaaren*, in *Corr.-Bl. d. Nied. Ver. f. öff. Ges.-Pfl.*, 1875, p. 97. — Meinel, *Ueb. den gegenwärtigen Stand der Staub-inhalationskrankheiten*. In *D. Viert. f. öff. Ges.-Pfl.*, H. 4, p. 666, 1876. — Beveridge, *On the occurrence of phthisis among granite masons*. In *Brit. med. journ.*, oct. 14, 1876, p. 489. — Peacock, *French mill-stone makers phthisis*, ibid., p. 486. — Arlidge, *Dis. incident to manufacture of pottery*, ibid., p. 488. — Michaux, *De la sidérose pulmonaire*. Th. de Paris, 1881. — Bernutz, *Ulcère stomacal chez les tourneurs en porcelaine*, in *Progr. méd.*, 6 août 1881, p. 629. — Duchène (L.) et Michel (E.), *Les ardoisiers*, in *Rev. d'hyg.*, 1882, p. 284.

VIII. *Chapeliers*. — Les préparations des poils qu'on veut soumettre à l'opération du feutrage sont assez compliquées ; ce sont les suivantes : le ségallage, qui consiste à peigner avec une petite carde et à battre les toisons ; l'ébarbage et l'éjarrage, qui consiste à couper ou à arracher les poils trop longs ; le sécrétage, dans lequel on brosse les peaux avec une brosse trempée dans une solution étendue de nitrate de mercure : c'est là une des opérations les plus dangereuses de la chapellerie ; les ouvriers qui en sont chargés se trouvent exposés à tous les accidents mercuriels, et il n'est pas rare d'en rencontrer dans les hôpitaux. On a proposé de remplacer le nitrate de mercure par l'acide sulfurique, ou par un mélange de soufre d'Alicante et de chaux vive ; mais on a été obligé d'y renoncer.

[La solution de nitrate de mercure se faisant souvent dans les chapelleries par le mélange du mercure avec l'acide, il en résulte un dégagement de vapeurs nitreuses qui ont donné lieu plusieurs fois à des accidents très graves et même mortels. — Quant à l'intoxication mercurielle, c'est là un fait signalé par tous les auteurs qui se sont occupés de la question. Pour obvier à cet inconvénient, MM. Hillairet et Bergeron (G.) ont proposé d'enduire les peaux, côté poil, avec de la mélasse, puis de laver avec une solution étendue d'acide nitrique ; celle-ci se décompose, et donne lieu à la formation d'acide nitreux, qui, au contact de l'air, passe à l'état hyponitreux. Mais la production de l'acide nitreux a suffi pour amener la séparation facile des poils. Il se dégage bien encore des vapeurs nitreuses, mais bien moins que dans la préparation de la liqueur ordinaire et le mercure est entièrement mis de côté. En assainissant le sécrétage des poils, on assainit du même coup les opérations consécutives : tondage, arçonnage, feutrage, foulage, etc. ; par l'application, trop différée jusqu'à présent de ce procédé, on soustrairait à l'intoxication mercurielle environ 25,000 ouvriers dans toute l'Europe.]

On sépare ensuite les poils, et on les livre à l'arçonneur, qui les fait passer sous les cardes d'un instrument appelé violon, destiné à former ce qu'on appelle l'étoffe. Enfin, la dernière opération, pour arriver au feutrage, est la foule. L'étoffe feutrée, trempée dans un bain de lie-de-vin ou d'eau aiguisée d'acide sulfurique, est pressée et foulée en tous sens avec un rouleau de bois, puis avec les mains.

Nous n'avons pas besoin de nous occuper du dressage, de la teinture et de l'apprêt, qui sont des opérations ultérieures.

Parmi ces diverses opérations, on a signalé l'arçonnage et la coupe des poils comme insalubres, en raison des poussières qui se dégagent dans les ateliers où on les exécute. Parent-Duchâtelet les regarde comme parfaitement innocents. C'est une question à décider.

[La statistique a répondu à cette question. Suivant Lombard, de Genève, le chiffre des décès par phthisie, chez les chapeliers, est à celui des autres causes de mort, de 23,6 p. 100, le rapport moyen général pour tous les autres états étant 11,4 p. 100. Benoiston de Châteauneuf a constaté que le rapport des entrées par phthisie, dans les hôpitaux, est pour les chapeliers : de 4,78 p. 100, le rapport moyen étant 2,85 p. 100.]

Bibliographie. — TENON (J.), *Mém. sur les causes de quelques maladies qui affectent les chapeliers*, in *Rec. des mém. de l'Instit. nat.* (cl. des sc. math.), t. VII, p. 98, 1806. — REIZ (J.), *Ueber die giftigen Hutmacherbeizen und deren Nachtheile auf die Gesundheit*, in *Henke's Ztschr.*, t. XVII, p. 381, 18:9.— BEHMANN (J.), *Ueber die giftigen Bestandtheile der bei den Hutmachern gebräuchlischsten Beizen und deren nachtheiligen Einfluss auf die Gesundheit. Ibid. Ergh.*, t. XXIV, et *Schmidt's Jahrbb. Splmt.*, t. II, p. 249, 1848. — PAPPENHEIM (L.), *Zur Hygiene der Hasenhaarschneider*, in *Arch. der deutsch. med. Gesetzg.*, t. II, 1858, et *Schmidt's Jahrbb.*, t. C, p. 326, 1858. — CHEVALLIER, *De l'intoxication par l'emploi du nitrate acide de mercure chez les chapeliers.* Th. de Paris, 1860, n° 194, in-4°. —*Häufigkeit der Mercurialvergiftungen verzüglich unter Hutmachern. Ztschr. der K. K. Gesellsch. d. Aerzte zu Wien*, t. III, p. 398, 792, 1860.— GRUBER (A.), *Mittel zur radicalen Beseitigung der bei Hutmachern vorkommenden Morbilitätsmomente*, in *Wien. Ztschr. f. prakt. Heilk.*, 1868, n°s 44, 45, 47, 48. — LEWY (E.), *Die Gewerbekrankheiten der Hutmacher*, in *Wien. Wchnschr.*, 1869, n° 25.— BORDIER, *Intoxication mercurielle* (chez un sécréteur), in *Gaz. des hôpit.*, 1870, n° 97. — HILLAIRET. *Note sur un nouv. moyen de préparer sans mercure les poils de lièvre et de lapin destinés à la fabricat. des chapeaux de feutre*, etc., in *Bull. de l'Acad. de méd.*, n° 38. p. 1082, 1872. — BAUMBLATT, *Beiträge zur Hygiene (Filzfabrikation)*, in *Bayr, ärztl. Intell.-Bl.*, 1878. n° 18. — SCHOULL (E.), *Des moyens propres à empêcher les accidents d'intoxication chez les ouvriers sécréteurs*, in *Rev. d'hyg.*, 1882, p. 695.

[IX. *Bichromate de potasse.* — MM. Chevallier et Bécourt ont, les premiers, fait connaître les circonstances suivantes : Quand on transforme, par le moyen d'un acide, et par l'ébullition, le chromate neutre de potasse en bichromate, la vapeur entraîne avec elle une infinité de molécules pulvérulentes de ce produit qui se répandent dans l'atelier. Ces molécules, aspirées en abondance par les ouvriers donnent au palais une saveur métallique, très désagréable, mais elles n'agissent pas d'une manière fâcheuse sur la bouche. Il n'en est pas de même pour la muqueuse du nez ; il se manifeste un coryza très intense suivi de la destruction de la cloison cartilagineuse, après quoi les accidents s'arrêtent. Les priseurs de tabac sont seuls indemnes. Les excoriations en rapport avec le bichromate deviennent le siège d'une véritable cautérisation très douloureuse pénétrant quelquefois jusqu'à l'os. Les parties découvertes peuvent devenir le siège d'éruptions pustulo-ulcéreuses ; des soins minutieux de propreté, un isolement complet des portions de peau entamées sont ici indispensables. Suivant MM. Delpech et Hillairet, non-seulement les ouvriers employés au bichromate de potasse, mais tous les ouvriers chromateurs seraient exposés aux mêmes inconvénients, auxquels il faut ajouter encore des bronchites avec suffocation, des ulcérations de la gorge, des céphalalgies fréquentes, de l'amaigrissement.]

Bibliographie. — Bécourt et Chevallier (A.), *Mém. sur les accidents qui atteignent les ouvriers qui travaillent le bichromate de potasse,* in *Compt. rend. de l'Acad. des sc.,* t. XXXIII, p. 374, 1851, et *Ann. d'hyg.,* 2e sér., t. XX, p. 83, 1863. — Delpech, *De la fabrication des chromates, et de son influence sur la santé des ouvriers,* in *Bullet. de l'Acad. de méd.,* t. XXIX, p. 289, 1863-64. — Hillairet, *Maladies des ouvriers chromateurs,* ibid., p. 345.

— Delpech et Hillairet, *Mém. sur les accidents auxq. sont soumis les ouvriers employés à la fabricat. des chromates.* In *Ann. d'hyg. publ.,* janv. 1876, p. 5 ; mai, p. 193. — Rousseau (H.), *Contribut. à l'étude de l'ac. chromique, des chromates et de qqs composés du chrome.* Th. de Paris, 1878. — Mosquerout, *Des accid. développ. chez les ouvr. teinturiers par l'empl. du bichromate de potasse.* Th. de Paris, 1880. — Hörmann, art. *Chromindustrie,* in *Eulenberg's Handb. d. öff. Gesundheitswes.,* 1881. Bd. I, p. 527.

[X. *Sulfure de carbone.* — M. Delpech a, le premier, publié des documents complets sur l'action que le sulfure de carbone exerce chez les ouvriers qui travaillent à la vulcanisation du caoutchouc à l'aide de cette substance. Il a résumé ainsi deux périodes de l'intoxication observée par lui :

— 1re *Période.* Céphalalgie, vertiges, douleurs musculaires, fourmillements, hyperesthésie cutanée. Agitation, loquacité, rires ou larmes sans raison, mobilité d'esprit, rêves pénibles, irritabilité, colères, violences inexpliquées ; aliénation mentale confirmée ; troubles des sens, surexcitation génitale, crampes et raideur musculaires ; appétit exagéré, nausées, vomissements, toux, oppression : accès fébriles, palpitation. — 2ᵉ *Période*. Affaissement des facultés intellectuelles, tristesse, découragement ; anesthésie, analgésie ; troubles de la vue, amaurose, surdité, frigidité, impuissance, arrêt de développement des glandes séminales chez l'homme ; absence de conception, ou avortement chez la femme ; faiblesse musculaire générale, paraplégie, anorexie profonde, dépérissement, cachexie. — Comme prophylaxie, M. Masson a conseillé le dépôt, dans les ateliers où l'on vulcanise le caoutchouc, de solutions caustiques, mais surtout de chaux vive, qui absorberaient les vapeurs nuisibles. De son côté, M. Delpech relate avec approbation le moyen suivant imaginé par un ouvrier. Le travail se ferait dans un compartiment séparé de l'atelier par une cloison en bois percée de trous assez larges pour y passer les avant-bras. Un manchon en caoutchouc inséré d'un côté au pourtour des ouvertures, serrant de l'autre le poignet de l'ouvrier et laissant les mains libres, empêche le passage de toute émanation. Du côté de l'atelier, un vitrage oblique à hauteur d'homme permet de suivre le travail des mains. Combien voudront s'astreindre à cette petite précaution qui rend indemnes ceux qui ont bien voulu l'adopter ?]

Bibliographie. — Delpech (A.), *Mém. sur les accidents que développe, chez les ouvriers en caoutchouc, l'inhalation du sulfure de carbone en vapeurs.* Paris, 1856, in-8°. — Du même, *Industrie du caoutchouc soufflé. Recherches sur l'intoxication spéciale que détermine le sulfure de carbone,* in *Ann. d'hyg.,* 2ᵉ sér., t. XIX p. 65, 1863. — Beaugrand (E.), *Action du sulfure de carbone chez les ouvriers en caoutchouc,* in *Gaz. des hôp.,* 1856, p. 331. — Duriau, *Intoxication par le sulfure de carbone,* ibid., 1858 (27 mai). — Masson (H.), *Moyen de prévenir les accidents que développe chez les ouvriers l'inhalation du sulfure de carbone en vapeurs,* in *Compt. rend. de l'Acad. des sc.,* t. XLVI, p. 683, 1858. — Gallard, *Intoxication par le sulfure de carbone chez les ouvriers employés à la vulcanisation du caoutchouc,* in *Union méd.,* 2ᵉ sér., t. XXIX, 1866.

— Huguier (L.), *Contribution à l'étude de l'intoxication par le sulfure de carbone chez les ouvriers en caoutchouc soufflé.* Th. de Paris, 1874. — Marche (A.), *De l'intoxication par le sulfure de carbone.* Th. de Paris, 1876.

— Poincaré, *Note sur les effets des vapeurs de sulfure de carbone,* in *Compt. rend. Acad. d. sc.,* t. LXXXVII, 1878. — Pitois, *L'empoisonnement par le sulfure de carbone,* in *Tribune méd.,* 1878, p. 557.

XI. *Nitrobenzine et aniline.* — La nitrobenzine est un produit de la réaction de la benzine par l'acide nitrique. Dans cette opération, il se forme alors surtout de l'acide azoteux (Voy. p. 224), dont nous n'avons pas à nous occuper. Dans la fabrication de l'aniline, qui se fait en mélangeant la nitrobenzine avec de la limaille de fer et de l'acide acétique, il se forme des vapeurs

de nitrobenzine qui exercent sur les ouvriers une action stupé-
fiante, dont les effets peuvent être très graves. Enfin l'aniline,
pour être transformée en matière tinctoriale, est traitée par un
oxydant très énergique, le plus ordinairement l'acide arséni-
que, et c'est alors que les vapeurs d'aniline se produisent. Elles
déterminent des vertiges, des céphalalgies, quelquefois suivis
de syncope. Dans quelques cas, il y a un véritable empoisonnement, coma compliqué de délire et d'accidents convulsifs, ce
qui distingue l'intoxication anilique de celle de la nitrobenzine.
Enfin, il peut y avoir, comme effet général, un état anémique
qui se dissipe d'ailleurs assez promptement par la cessation
momentanée du travail. — On ne peut empêcher la manifestation de ces accidents, quelquefois très graves, que par une ventilation énergique des ateliers, de manière à entraîner rapidement au dehors les vapeurs nuisibles. Les ouvriers devront
mettre devant leur bouche une éponge ou un mouchoir imbibés
d'une solution alcaline légère. L'ouvrier atteint d'accidents doit
quitter immédiatement son travail, et, si les désordres se renouvellent, changer de profession. N'oublions pas de mentionner que les fabriques d'aniline sont très exposées aux incendies.]

Bibliographie. — Casper (L.), *Ein neues Gift* (nitro-benzine), in *Vtjschr.
f. ger. Med.*, t. XVI, p. 1, 1859. — Scauchardt (R.), *Ueber die Wirkungen des
Anilins auf den thierischen Organismus*, in *Virchow's Archiv für*, etc., t. XX,
p. 446, 1860. — Perrin, *Note sur un cas d'intoxication par la benzine, suivi*, etc.,
in *Union méd.*, 2ᵉ sér., t. IX, p. 92, 1861. — Morell-Mackensie, *Poisoning by Aniline und by Nitro-Benzol*, in *Med. Times*, 1862, t. I, p. 239. — Knaggs (S.), *Cases
of Poisoning by Aniline*, ibid., p. 583. — Krieg (L. J.), *Theorie und praktische
Anwendung von Anilin, in der Färberei und Druckerei, nebst Bemerkungen*, etc.,
2ᵉ Aufl. Berlin, 1862, in-8°. — Letheby, *Physiological Properties of Nitro-benzole
and Aniline*, in *Pharm. Journ.*, et *Brit. med. J.*, 1863, t. II, p. 550. — Friedreich
(E.), *Fall von Vergiftung durch Anilinprodukte*, in *Deutsche Klinik*, t. XV, p. 461,
1863. — Amtl. *Verfüg. betreffend die Verwendung von Anilin-Farben zur Färbung
von Zuckerwerk u. s. w.*, in *Vtjschr. f. ger. Med.*, t. XXIII, p. 379, 1863.—Charvet
(H.), *Étude sur une épidémie qui a sévi parmi les ouvriers employés à la préparation de la fuchsine*. Th. de Paris, 1863, n° 116, et *Ann. d'hyg.*, 2ᵉ sér., t. XX, p. 281
1863. — Ollivier (A.) et Bergeron (G.), *Recherches expérimentales sur l'action
physiologique de l'aniline*, in *Journ. de la physiol. de l'homme*, t. III, p. 369, 1863.
— Des mêmes, *Recherches*, etc., *sur l'action physiologique de la nitro-benzine*, ibid.,
p. 455. — Kreuser, *Effets délétères de l'Aniline sur les ouvriers*, etc., in *Correspond. Bl. für Gemeinsch. Arb.* et *Rev. de thérap. méd.-chir.*, t. XXXI, p. 349,
1864. — Beaugrand (E.), *Empoisonnement par la vapeur d'aniline*, in *Ann. d'hyg.*,
t. XX, p. 465, 1863, et t. XXII, p. 180, 1864. — Du même, art. Aniline, in *Dict.
encycl. des sc. méd.*, t. V, 1866.— Sonnenkalb, *Anilin und Anilinfarben in toxicologischer*, etc., *Beziehung*. Leipzig, 1864, in-8°. — Bergeron (Jules), *Résumé d'un
mémoire sur la fabrication et l'emploi des couleurs d'aniline envisagées*, etc., in
Bullet. de l'Acad. de méd., t. XXX, p. 327, 1864-65. — Fritz (E.), *De la nitro-benzine, de l'aniline et des couleurs d'aniline considérées*, etc., in *Gaz. hebd.*, 1865,
p. 49, 113. — Chevallier (A.), *De la benzine, de la nitro-benzine et de l'aniline;
inconvénients qu'elles présentent dans la fabrication et pour la santé des ouvriers,
Dangers*, in *Ann. d'hyg.*, 2ᵉ sér., t. XXIII, p. 379, 1865.—Amtl. *Verfüg. betreffend:*

die Errichtung von Anilin-Farben Fabriken, in *Vtjschr. f. ger. Med.*, N⋄ P⋄, t. III, p. 351, 1865. — FERRAND (E.), *Influence sur la santé publique de la fabrication de l'aniline et des produits*, etc. (Rapp.), in *Gaz. méd. de Lyon*. 1866 , n⋄⋄ 8 8. — WHALLEY, *On a Case of Arsenical Poisoning by Magenta-Dust, using in Lithographie-Printing*, in *Med. T. and Gaz.*, 1866, t. II, p. 222. — DUCHESNE (L.), *Influence sur la santé publique de la fabrication de l'aniline et des produits qui en dérivent* (Mém. cour.). Paris, 1867, in-8⋄. — COUPIER, *Procédé salubre de préparation du rouge d'aniline*, in *Ann. d'hyg.*, 2⋄ sér., t. XXXI, p. 460, 1869.— LEHMANN (F. G.). in *Vtjschr. f. ger. Med.*, 2⋄ sér., t. XIII, p. 41, 1870.

— GÖTTISHEIM, *Anilinfarbenfabriken*, in *Viertelj. f. öff. Ges.-Pfl.*, Bd. V, 1873. — GREIF, *Ueber Anilinfabriken*, etc., in *Gewerbezeitung*, n⋄ 2, 1874. — HAUSERMANN u. SCHMIDT, *Zur Kenntniss des Nitrobenzol und Anilinwirkung*, in *Viert. f. ger. Med.*, suppl., p. 307, 1877. — GRANDHOMME, *Jahresber. üb. die Arbeiter-Erkr. auf den (Anilin. u. Alizarin.) Fabriken in Höchst-a.-M,*, in *Corr.-Bl. d. Niederrh. Ver. f. öff. Ges.-Pfl.*, 1879, n⋄⋄ 10-12. — GRANDHOMME, art. *Fuchsin*, in *Eulenberg's Handb. d. öff. Ges.*, 1881, Bd. 1, p. 660.

CHAPITRE XIV

Professions dans lesquelles il est nécessaire de mettre en jeu les poumons, le larynx ou les yeux.

1⋄ *Professions dans lesquelles on met en jeu les poumons.* — Ces professions comprennent les joueurs d'instruments à vent, les souffleurs de verre et les états analogues. Elles exposent toutes aux conséquences de l'effort, c'est-à-dire aux hernies, aux congestions cérébrales, aux hémoptysies et à l'emphysème pulmonaire.

Lorsque les efforts auxquels on se livre sont exagérés, on doit redouter les accidents qui sont les conséquences ordinaires de cette exagération. Elle peut, dans le cas de prédisposition spéciale, aller plus loin, et être la cause occasionnelle de ruptures du cœur, d'apoplexie pulmonaire, de tubercules du poumon, enfin d'hémorrhagies cérébrales.

Les régles hygiéniques les plus positives applicables à ces professions se réduisent à deux : 1⋄ éviter l'excès dans l'exercice; 2⋄ en cas de prédisposition, changer de profession.

2⋄ *Professions dans lesquelles la voix est mise en jeu.* — L'exercice de la voix a déjà été l'objet de développements suffisants; il est seulement utile de rappeler que les professions qui s'y rattachent sont les suivantes : les chanteurs, les professeurs, les orateurs, et, dans un rang moins élevé, les crieurs publics, les chanteurs des rues, etc.

Les maladies que l'influence de ces professions peut déterminer tiennent, soit à l'exagération des efforts de la voix, soit aux prédispositions spéciales des sujets.

Parmi les premières on doit d'abord placer toutes les conséquences habituelles des efforts violents, et elles sont analogues à celles qu'on peut observer chez les joueurs d'instruments à vent. De plus on doit y ajouter l'enrouement, l'aphonie symptomatique ou essentielle et la laryngite chronique, qui suivent bien plus communément encore tous les efforts exagérés de la voix.

Parmi les maladies que les prédispositions spéciales peuvent amener chez les individus qui font abus de l'organe vocal, on doit placer l'hémoptysie, la bronchite chronique, les tubercules, les affections du cœur. Des maladies aussi graves ne sont à redouter que lorsqu'on néglige les premiers accidents déterminés par la fatigue de la voix, et qu'on persiste à en faire abus. En pareil cas, du reste, les affections les plus communes et les plus redoutables sont, d'abord la phthisie laryngée, et, plus tard, dans quelques cas, la phthisie pulmonaire.

3° *Professions dans lesquelles on exerce la vue.* — Ces professions sont nombreuses, et conduisent presque toutes aux mêmes résultats. On doit y placer les observateurs au microscope, les horlogers, les graveurs, les bijoutiers, les joailliers, les dessinateurs, les peintres, les coloristes, les ouvriers travaillant à fabriquer les pointes d'aiguilles, etc.

Les maladies que l'exercice de leur profession est capable de déterminer chez ces individus, présentent entre elles la plus grande analogie ; ce sont les diverses maladies des yeux, les ophthalmies chroniques, les cataractes, l'amaurose, la myopie, la faiblesse de la vue sans paralysie.

Règles hygiéniques. — Elles sont simples à établir, mais non pas toujours à observer : ce sont les suivantes :

1° Régler l'exercice de la vue de telle manière qu'il soit mélangé de temps de repos suffisants. Lorsque la nuit est arrivée, travailler le moins possible, attendu que la lumière artificielle, en raison de son intensité moindre et de sa nuance, qui se rapproche beaucoup du jaune ou du rouge, fatigue beaucoup plus les yeux que la lumière blanche naturelle. 2° Employer les abat-jour, et faire usage de simples conserves de verre légèrement coloré en bleu ou en vert et à surfaces parallèles. Si le travail est très fin, il ne faut pas craindre d'avoir recours aux grandes loupes grossissantes. 3° Renoncer enfin à l'exercice de la profession, si l'organe de la vue venait à être sérieusement compromis.

Bibliographie. — Voir la bibliographie de l'Hygiène de la vue et celle de l'Exercice de la voix.

CHAPITRE XV

Travail dans les manufactures (1).

La civilisation, qui se répand de plus en plus en Europe, n'est pas toujours marquée par des progrès réels dans la santé des peuples, et si l'on a déjà beaucoup obtenu sous ce rapport par les perfectionnements de l'hygiène, il est certaines parties qui présentent encore à l'observateur sérieux de bien fâcheux résultats. Ce triste côté de la civilisation, c'est le travail dans les manufactures, et on ne s'avance pas trop en affirmant qu'il dégrade, sous le double rapport physique et moral, les populations qui s'y livrent.

Le dépérissement de la classe ouvrière dans les grands centres manufacturiers est un fait qu'on ne saurait nier, et c'est surtout par le peu d'aptitude de cette classe au service militaire, par sa débilité et sa petite taille qu'il se fait reconnaître. Ainsi, à Lille, il faut annuellement 300 hommes pour en avoir 100 propres au service. En 1829, pour la France entière, il a fallu 186 hommes pour avoir 100 soldats valides ; à Rouen, il en fallait 266 ; à Mulhouse, 210 ; à Elbeuf, 268 ; à Nimes, 247. C'est donc une question qui intéresse au plus haut point l'hygiène, que de rechercher les causes de pareils résultats.

En France, les deux tiers de la population s'occupent des travaux de la campagne, et un tiers seulement, ou 11 millions des deux sexes, compose la classe industrielle. Le nombre réel des ouvriers industriels proprement dits n'est pas de plus de 5 millions : il est curieux de rechercher comment sont répartis ces cinq millions.

Industrie cotonnière. — Elle occupe actuellement plus d'un million d'individus, parmi lesquels plus de 150,000 enfants. Cette industrie est exercée dans de grandes manufactures (filatures), dans lesquelles les salles de travail sont, en général, vastes, bien aérées, et présentent, presque toujours, d'après les mesures de M. Villermé, 20 mètres cubes d'air pour chaque individu. Les ouvriers trouvent, dans ces usines, une quantité d'air suffisante et toutes les autres conditions hygiéniques que les progrès modernes y ont introduites. Ce n'est donc pas dans les conditions matérielles de ces établissements que les ouvriers, qui travaillent depuis longtemps dans les fabriques, prennent

(1) Consulter sur ce sujet trois excellents mémoires de M Thouvenin, de Lille, auxquels nous avons emprunté un certain nombre de renseignements, et l'ouvrage si remarquable de M. Villermé sur le même sujet.

cet aspect pâle de la face, ce teint plombé, cet étiolement véritable qu'ils présentent presque tous; mais dans les chambres basses, froides, noires, sales et humides de leurs demeures. Cette dégradation physique est encore favorisée par l'habitude de se renfermer, la plus grande partie des jours de fête, et jusque bien avant dans la nuit, dans des cabarets enfumés, d'où ils ne sortent jamais qu'ivres, et après avoir dépensé la somme nécessaire pour la subsistance de leur famille, pendant toute la semaine.

Industrie lainière. — L'industrie de la laine emploie en France plus de 500,000 ouvriers, répartis dans beaucoup de départements.

Les ateliers de filature de laine sont aussi vastes que ceux de coton, moins chauds que ces derniers, parce que la laine n'a pas besoin de chaleur pour être filée, et que trop de calorique en détériore les qualités. L'air est plus pur, moins chargé de poussière, et les fenêtres peuvent rester ouvertes sans nuire au travail.

Ce n'est donc pas encore dans les établissements eux-mêmes que les ouvriers puisent les causes d'insalubrité, mais dans les circonstances générales que nous étudierons plus loin.

La ville de Sedan, qui compte 11 à 12,000 ouvriers employés aux manufactures de drap, présente un contraste frappant avec la plupart des autres cités manufacturières. Les usines offrent les meilleures conditions d'hygiène. Le salaire des ouvriers y est assez élevé, puisqu'il est, en général, de 2 fr. à 2 fr. 50 c. La misère, la débauche, le libertinage, ne sont que l'exception : les vieillards trouvent dans les manufactures une occupation appropriée à leur débilité, et des secours donnés par leurs enfants ou par les caisses organisées à cet effet. M. Villermé, qui signale ces résultats, les attribue avec raison à l'influence des chef de fabriques, qui ont eu la pensée de se concerter entre eux pour les obtenir. L'exemple de Sedan a trouvé peu d'imitateurs dans les autres villes manufacturières.

Industrie linière. — Une partie des opérations qui se font sur le chanvre ont lieu dans des ateliers situés au rez-de-chaussée et humides. Les pieds des ouvriers, leurs vêtements, sont souvent imprégnés d'humidité, ce qui les expose aux affections catarrhales et rhumatismales. Dans les étages supérieurs, où on file du lin plus fin, il n'y a plus la même humidité, mais il y règne de la poussière.

Les ouvriers qui travaillent dans ces manufactures sont essentiellement débiles, rachitiques, et même contrefaits. Leur taille est peu élevée, leur teint pâle. Cette industrie n'est cependant pas de nature à produire de pareils résultats, mais plusieurs causes les expliquent. Le peu de force nécessaire pour les travaux qu'on y fait engage à s'y livrer beaucoup de sujets faibles et mal constitués, qui n'ont pu trouver place ailleurs. Il en est de même des sujets trop jeunes, que l'on y place en grand nombre. Joignez à cela le séjour de ces ouvriers durant toute une journée, même à l'instant des repas, dans ces ateliers humides ou remplis de poussière, et le soir ou les jours de fête, quand ils restent chez eux, la malpropreté et l'insalubrité de leurs demeures. Un travail de trop longue durée, surtout chez les enfants, vient encore contribuer à les abâtardir, et la mauvaise position que prennent les jeunes sujets dans les opérations du dévidage et du bobinage, en faisant porter habituellement tout le poids de leur corps sur la jambe droite, détermine, à la longue, la déviation des membres inférieurs.

On voit que dans ces manufactures, comme dans les précédentes, les plus grands inconvénients proviennent entièrement de l'incurie et de l'imprévoyance de l'ouvrier.

Dentelles, blondes, tulles, broderie. — L'industrie de la dentelle est bien diminuée. En 1790, il y avait à Lille 14,000 dentellières; aujourd'hui, il n'y en a plus que 5 ou 6,000. Maintenant la fabrication des blondes est concentrée à Caen et à Chantilly. D'après M. Thouvenin, rien n'est plus triste que la position des dentellières; et sur 100 jeunes filles de cinq à six ans, à qui on fait apprendre, pendant quatre ans, selon l'usage, ce métier, 50 au moins, avant cinquante ans, sont bossues, atteintes d'engorgement des paupières, d'amaurose, de myopie, et même de cécité, résultats dus à l'extrême fatigue de la vue; chez d'autres, ce sont des symptômes de scrofules, une taille beaucoup au-dessous de la moyenne, avec courbure du dos, la pâleur et la maigreur de la figure; et enfin, à mesure qu'elles avancent en âge, de nombreuses infirmités. Voilà quel est le sort des ouvrières occupées à ce genre de travaux (Voy. plus haut, p. 940).

Le travail n'est pas la seule cause de ces accidents; il faut placer sur le même rang la position constamment inclinée du corps pendant toute la durée du jour, l'immobilité presque absolue des extrémités inférieures, l'application continuelle des yeux sur un travail fin et fatigant, l'habitation dans des caves ou dans des chambres humides et obscures, la malpropreté, la mauvaise nourriture. Il paraît que c'est à Lille surtout que ces mauvaises conditions hygiéniques déterminent les résultats dont nous venons de parler: car, d'après M. Thouvenin, la position des dentellières est loin d'être aussi triste à Bruxelles, où les conditions de vêtements, d'habitation et de nourriture sont meilleures.

A. Becquerel. 7e édition.   63

Le travail de la broderie se trouve dans les mêmes conditions que celui de la dentelle. Il y a vingt ans, il occupait 50,000 ouvrières dans le département de la Meurthe. Le nombre en est beaucoup diminué maintenant. Il paraît qu'à Lunéville, les conditions hygiéniques dans lesquelles elles sont placées sont favorables; aussi n'a-t-on à y redouter que la fatigue de la vue.

Industrie de la soie. — Elle occupe en France 300,000 ouvriers au moins. Les sujets qui s'y livrent sont, en général, de constitution débile. Leur faiblesse n'est pas la conséquence de leur métier; mais c'est précisément parce que ce métier est peu fatigant que ces individus, naturellement faibles, ont été conduits à le choisir.

Dans l'industrie de la soie, il y a une partie des opérations qui est évidemment très insalubre : c'est celle qui consiste dans le traitement qu'on fait subir au résidu des cocons pour en obtenir le filosèle. Le cardage et le battage, qui se font dans des galeries souterraines, et sans autre ouverture que la porte, chargent l'air d'une poussière épaisse, et exposent les ouvriers à des catarrhes, des ophthalmies chroniques, des emphysèmes, des hémoptysies; on regarde même cette poussière comme pouvant développer la phthisie pulmonaire chez ceux qui y sont prédisposés.

A Lyon, il existe un grand nombre de manufactures de soieries, et les ouvriers travaillent également chez eux sur des métiers. Dans cette population industrielle, s'il est un grand nombre d'ouvriers qui participent à la misère et à l'abjection qui paraît frapper, en France, une partie des individus qui travaillent dans les manufactures, il en est aussi un bon nombre qui sont plus laborieux, plus sobres, plus intelligents et non moins moraux que les autres ouvriers des grandes villes manufacturières pris en masse. M. Villermé a contribué, par la publication de ses recherches, à réhabiliter une partie de la population des ouvriers en soie de Lyon, que l'on avait coutume de représenter comme des êtres dégradés au physique et au moral.

Tissage. — Le tissage occupe 400,000 ouvriers en France. La plupart d'entre eux sont disséminés dans des localités bien différentes. Ils travaillent à bras quatorze à seize heures par jour, occupés à faire des toiles de coton, de lin ou de chanvre, dans des rez-de-chaussée humides, ou même dans des caves où le jour et l'air pénètrent difficilement. Aussi les tisserands sont-ils généralement pâles, chétifs, délicats. L'habitation et le travail dans un endroit humide sont malheureusement nécessaires pour l'opération même du tissage. Il y a donc là, pour ces ouvriers, une cause incessante d'insalubrité qui amène des rhumatismes, des bronchites chroniques et la maladie de Bright. Les tumeurs blanches sont généralement regardées comme assez fréquentes chez les tisserands.

Le tissage des étoffes de soie ne présente rien d'insalubre pour la santé.

Manufactures d'indiennes, teintureries. — Ces manufactures se trouvent surtout à Mulhouse et à Rouen. Il y règne habituellement une température humide de 35 à 40 degrés, température qui produit, chez beaucoup d'ouvriers, des transpirations abondantes. Il n'y a pas cependant de maladies spéciales propres aux ouvriers de ces fabriques, à moins que leurs fonctions ne les obligent à passer alternativement de ces ateliers chauds dans des courants d'eau froide, avec laquelle ils doivent se mettre en contact pour le lavage des étoffes ; c'est là ce qui est surtout à redouter l'hiver.

Ateliers de construction. — Il en existe en France plus de cent cinquante, dans lesquels on fabrique les machines à vapeur et l'outillage nécessaire aux manufactures. Ces usines sont saines, vastes, aérées ; les ouvriers gagnent de forts salaires ; mais aussi il faut qu'ils déploient beaucoup de force. Aucune maladie spéciale n'est la conséquence de ce travail.

Raffineries de sucre. — Elles occupent, pendant le cours de l'année, un certain nombre d'hommes robustes. La chaleur humide des ateliers ne paraît pas avoir une influence fâcheuse sur la santé des ouvriers.

J'ai déjà présenté quelques résultats statistiques destinés à prouver d'une manière positive le dépérissement des populations industrielles, c'est le nombre de conscrits réformés dans les villes manufacturières. Il restait un autre résultat important à donner, c'est la durée de la vie moyenne dans les villes de manufactures, comparée à ce qu'elle est ailleurs. Ces calculs n'ont pas été faits d'une manière complète, et ils ne portent pas sur des nombres assez considérables : en voici cependant quelques-uns extraits du travail de M. Penot, professeur de chimie à Mulhouse, et relatifs à la durée probable et à la durée moyenne de la vie humaine dans cette ville. D'après cet auteur :

1° A Mulhouse, la moitié des enfants n'atteint pas la dixième année ;

2° La durée de la vie moyenne a beaucoup diminué à Mulhouse pendant la période des observations ; or c'est pendant cette période que sont nées la plupart des manufactures de cette ville. La durée de la vie moyenne a été trouvée :

En 1812................... 25 ans 9 mois 12 jours.
    1815................... 25   6   12
    1821................... 24   10   18
    1824................... 23   10   20
    1827................... 21   9   7

Si l'on prend la moyenne des seize années de 1812 à 1827, on a pour durée de la vie moyenne :

Hommes................... 22 ans 11 mois 4 jours.
Femmes................... 27   1   2
Deux sexes réunis......... 25   0   13

Ces résultats sont loin de ceux que l'on a pour la France entière, dans laquelle la durée moyenne de la vie est plus élevée de près de dix années.

Dans un tableau donné par M. Villermé, et touchant la mortalité suivant les professions, dans la même ville, de 1823 à 1834, ce sont toujours les manufacturiers, les fabricants, les négociants, qui, avec les boulangers, les meuniers et les imprimeurs d'indienne, offrent, à tous les âges, la plus faible mortalité ; ce sont les simples tisserands, et surtout les simples ouvriers des filatures, qui offrent la plus forte.

L'influence directe des manufactures sur la santé des ouvriers qui y sont employés vient d'être examinée avec soin. Or, on a pu voir qu'à un petit nombre d'exceptions près, ce n'est pas ce travail qui est la cause de la dégradation et de l'abâtardissement des populations industrielles : il faut donc en chercher la source ailleurs. Or cette source est dans la corruption qui existe dans la plupart des centres de population industrielle, et provient aussi de quelques abus, tels que le travail des enfants dans les manufactures. Ces questions méritent un examen spécial.

Les causes de la dégradation des ouvriers des manufactures se trouvent dans les circonstances suivantes :

1° Les *habitations*. Elles sont, dans presque toutes les villes manufacturières, petites, malsaines, insalubres, obscures et humides. Souvent une famille entière est entassée dans un bouge ou dans une des caves comme on en voit encore un si grand nombre à Lille (Villermé, Thouvenin). Dans beaucoup de villes manufacturières, comme à Mulhouse (1) par exemple, la cherté

_____

(1) Depuis un certain nombre d'années, Mulhouse est entrée dans une excellente voie ; la société industrielle des patrons a fait construire des cités ouvrières formant de véritables villages, et composées de maisons de petites dimensions avec jardins, etc., dont les ouvriers, moyennant une redevance annuelle, peuvent, en dix ans, devenir propriétaires. Cette entreprise, si essentiellement humanitaire, qui devrait servir de modèle aux villes industrielles, a donné d'excellents résultats et amené de grands changements dans les mœurs et la conduite des ouvriers.   E. Bgd.

des loyers oblige les ouvriers à se loger dans les villages envi-
ronnants, souvent éloignés d'une lieue, d'une lieue et demie,
des manufactures où ils travaillent; il en résulte pour eux,
pour leurs femmes et leurs enfants, l'obligation d'ajouter à leur
travail, déjà si pénible, deux ou trois lieues à pied par jour,
et cela par tous les temps et malgré toutes les intempéries de
l'atmosphère.

2° Les *vêtements* insuffisants, trop froids en hiver, et que les
ouvriers gardent souvent alors qu'ils sont imprégnés d'humidité; l'absence de lits, de couvertures suffisantes, viennent encore contribuer à augmenter cette insalubrité.

3° La *nourriture*. Partout elle est insuffisante et malsaine. Les
détails nombreux consignés dans les mémoires de MM. Villermé
et Thouvenin ne peuvent laisser aucun doute à cet égard. La
nourriture se compose communément de pommes de terre qui
en font la base, de soupes maigres, d'un peu de mauvais laitage, de mauvaise pâte et de pain; ce dernier est heureusement
d'assez bonne qualité. On ne mange de viande et l'on ne boit
de vin que le jour ou le lendemain de la paye, c'est-à-dire deux
fois par mois. Les ouvriers dont la profession est plus lucrative,
ou qui, n'ayant aucune charge, gagnent par jour 1 fr. à 1 fr.
75 cent., ajoutent des légumes à ce régime et parfois un peu
de viande. Ceux dont le salaire journalier est au moins de 2 fr.,
et qui ne sont point obérés, mangent presque tous les jours de
la viande avec des légumes; beaucoup d'entre eux, surtout les
femmes, déjeunent de café au lait.

4° La *malpropreté*, si révoltante surtout chez les ouvriers des
deux sexes parvenus à un certain âge.

5° Le *travail* imposé aux *enfants* trop jeunes, trop débiles, et
dont le développement n'est pas encore achevé; or, chez ces
jeunes sujets soumis à un travail trop rude, en même temps
qu'ils sont mal nourris, mal vêtus, mal logés, on ne tarde pas à
voir la constitution se détériorer et le germe de bien des maladies
se développer.

6° La *journée* des ouvriers, souvent trop longue, et qui va
quelquefois jusqu'à se composer d'un travail de 15 et 16 heures,
séparé par deux repas d'une heure, est une des causes qui
influent notablement sur la détérioration de la santé des ouvriers
des manufactures.

7° Le *salaire*, dans un grand nombre d'établissements industriels, est insuffisant pour l'ouvrier, lorsqu'il est chargé de famille; de là les privations sans nombre qui lui sont imposées.
Voici quelques résultats indiqués par M. Villermé. Dans les
ateliers de filature du Haut-Rhin, le salaire moyen a été, en
1832, de 1 fr. 2 c., et, en 1836, de 1 fr. 11 c. Dans le même dé-

partement, la moyenne du gain des tisserands est de 138 fr.
par an, ou 46 c. par jour; mais ils ne tissent que pendant la
saison où l'agriculture ne les occupe pas. Dans une grande manufacture du Haut-Rhin, le salaire moyen des ouvriers a été, en
1832, de 73 c., et, en 1835, de 94 c. Les journées de paye des
ouvriers employés à l'impression des étoffes sont un peu plus
fortes. Elles sont, en moyenne, de 1 fr. 50 c. à 2 fr. Pour les
ouvriers employés à la construction et à la réparation des métiers, elles sont plus considérables. On peut les estimer de
2 à 3 fr., et quelquefois de 6 à 10 fr.

Indépendamment de toutes ces causes qui contribuent à la
misère des classes industrielles, il en est une autre non moins
puissante, et qui ne frappe pas seulement sur l'ouvrier qui
gagne le plus, mais encore sur ceux dont le salaire est le plus
faible. Cette cause dépend de lui seul; elle est dans ses vices et
ses défauts.

C'est d'abord l'ivrognerie. C'est à la satisfaction de cette passion brutale que l'ouvrier consacre la plus grande partie de son
gain. Il en résulte que, non seulement cet abus des alcooliques
altère sa santé, mais encore qu'il lui ôte les moyens de satisfaire à ses besoins les plus urgents, ainsi qu'à ceux de sa famille. Presque tout son argent étant dépensé le dimanche et le
lundi, il ne lui reste plus rien pour se procurer un logement
convenable, des vêtements suffisants, une nourriture saine et en
rapport avec le travail qu'il exécute.

C'est également cette misère incessante, dans laquelle il
reste plongé jusqu'à la fin de sa vie, qui entraîne l'ouvrier à
faire travailler prématurément ses jeunes enfants, afin de profiter de leur gain pour se donner un peu plus d'aisance, quelquefois même pour assouvir plus facilement son goût pour les
boissons alcooliques.

Il est, enfin, un autre ordre de circonstances fâcheuses, telles
que le *libertinage*, la corruption prématurée des jeunes sujets
des deux sexes; les grossesses et les accouchements dans un
âge encore peu avancé, et, par conséquent, la procréation
d'enfants faibles, débiles et délicats. Ces tristes résultats se
produisent surtout dans les établissements où les deux sexes
sont mélangés, comme dans les filatures de coton, de laine, les
manufactures d'indiennes. Le libertinage, est, au contraire, beaucoup moins fréquent dans ceux où l'on n'emploie que l'un des
deux sexes.

Dans les filatures de coton, les ouvrières, vêtues très légèrement pendant l'été, en contact continuel avec les hommes, en-
tendant fréquemment des discours licencieux, entraînées par
les conseils, se laissent très souvent séduire, et dès l'âge de

treize à quatorze ans, ainsi qu'on le voit fréquemment à Lille, Rouen, Amiens et Reims, la plupart ont déjà perdu leur virginité.

En France, où il naît à peu près annuellement 920,000 enfants, il y en a environ 75,000 naturels. Paris en fournit 9 à 10,000. Les villes où l'on en compte le plus, proportionnellement au nombre des naissances, sont les villes manufacturières, telles que Lyon, Montbrison, Rouen, Lille, Avignon, Saint-Quentin, Reims, Mulhouse.

L'imprévoyance et le défaut d'amour-propre sont le caractère du plus grand nombre des ouvriers des manufactures. Travailler et s'amuser, voilà leur unique pensée ; et, quel que soit leur gain, ils ne sont pas plus riches à la fin de l'année.

L'ouvrier malade ou blessé est bientôt ruiné, et le moindre chômage le réduit rapidement à la misère.

Comment remédier à des désordres aussi nombreux, et relever les ouvriers des manufactures, de l'état de dégradation physique et morale, dans lequel ils sont tombés depuis le commencement de ce siècle ? Ce n'est qu'à l'aide des moyens suivants qu'on peut le tenter :

1° La *disparition de l'ivrognerie*. — On ne peut se dissimuler que ce ne soit là le plus difficile, car cette amélioration de l'ouvrier dépend de sa propre volonté, soutenue peut-être par de bons conseils. Quant aux sociétés de tempérance, avec l'esprit français il n'y a aucune chance de les voir s'établir et exercer quelque influence sur les habitudes des ouvriers ;

2° La *disparition du libertinage*. — Les meilleurs moyens à employer sont l'éducation morale et religieuse, dès le bas âge ; la séparation des sexes dans les ateliers, et le mariage, qui, bien souvent, exerce une heureuse influence dans les classes populaires ;

3° La *cessation de la malpropreté*. — Les établissements multipliés de bains publics y aideront puissamment ;

4° Les chefs de fabrique, par une surveillance attentive, par les conseils incessants qu'ils sont capables de faire entendre aux ouvriers, par les encouragements qu'ils donneront aux caisses de secours, sont surtout capables d'améliorer les ouvriers des manufactures. Leur influence bienveillante et active peut seule les ramener à des conditions physiques et morales meilleures. Le zèle des chefs de fabrique devrait surtout encourager la création des établissements suivants :

A. Les *salles d'asile* et les *écoles* destinées aux enfants des ouvriers, et dans lesquelles on devra s'efforcer de développer à la fois l'éducation physique et intellectuelle des jeunes sujets. Ce n'est pas seulement à la lecture, à l'écriture et aux éléments du calcul qu'il serait nécessaire d'étendre leur instruction; il faudrait insister sur l'éducation morale et religieuse, bien plus importante encore, et qui contribuerait à leur enseigner la probité, la charité, la bienveillance envers leurs semblables, l'obéissance envers les supérieurs. Plus tard, cette même éducation les rendra de bons, honnêtes et laborieux pères de famille.

B. Les *caisses d'épargne* et de *prévoyance*, ainsi que les *sociétés de secours mutuels* en cas de maladie, sont les meilleurs moyens pour moraliser les ouvriers et assurer l'avenir de la population industrielle.

Des accidents causés par les machines.

[L'introduction de la vapeur, comme puissance motrice, dans les machines a multiplié l'emploi de celles-ci dans l'industrie, et, par conséquent, multiplié les causes d'accidents occasionnés par les systèmes mécaniques. Il n'existe malheureusement pas de statistique générale à cet égard, et nous avons dû en former une partielle en analysant une série de rapports publiés à Lille de 1843 à 1853, sur les blessés traités à l'hôpital du Bon-Secours à Lille pendant ces dix années. Nous voyons d'abord que le nombre total des blessés par le fait des machines s'élève à 629, nombre qui, d'après les médecins de Lille, ne représente guère que la moitié du nombre réel, les autres se faisant soigner à domicile. Aussi pour dix ans cela fait, en chiffres ronds, 120 blessés par an ou 1 sur 83 ouvriers de tout âge et de tout sexe employés dans les fabriques de Lille.

Suivant le *sexe* nous avons reconnu pour les hommes 56,7 des blessés et 43,3 pour les femmes; ce qui s'explique par le très grand nombre de celles-ci employées dans les manufactures.

Ainsi qu'on pouvait le prévoir, l'*âge* peu avancé a ici une influence très marquée; nous avons :

Au-dessous de 15 ans....	41,0	De 25 à 40.............	13,1
De 15 à 25.............	36,4	De 40 à 60.............	9,3

Cette fréquence plus grande chez les jeunes sujets ne tient pas seulement à l'étourderie inhérente à leur âge, mais à leur nombre, et à ce que, par la nature de leurs travaux, les enfants sont souvent en rapport avec les parties dangereuses des appareils.

Les parties les plus souvent atteintes sont : les membres supérieurs 87, 1 ; les membres inférieurs ne donnent que 7,4, et la tête et le tronc, 5,4. Quant aux genres de blessures, elles se montrent dans les rapports suivants : contusions, plaies contuses, 83,1 ; fractures, 8,9 ; écrasements, 3,4 ; piqûres, coupures, 1,6 ; brûlures, 2, 5.

A part les cas de mort instantanée dont la liste n'a pu être donnée, on a observé : guéris, 81,2 ; estropiés, 14,4 ; morts, 5,1 ; ainsi la léthalité, dans ces accidents, ne serait pas très considérable.

Relativement à la cause on avait accusé l'ivresse et en particulier le *lundi*, de jouer ici un grand rôle, mais, examen fait, il a fallu renoncer à cette supposition, car le lundi est le jour qui donne le moins d'accidents, 15,4, le mardi et le samedi le plus, 17, 4 ; et d'ailleurs, le plus grand nombre des blessures se rencontrent chez les enfants qui n'ont pas encore d'habitudes d'ivrognerie. Reste donc l'imprudence. Il faut avouer qu'au milieu des rouages, des engrenages, des courroies en mouvement, des arbres de couche ou de transmission animés d'un mouvement de rotation rapide, il est bien difficile de ne pas s'oublier un moment, et un moment suffit pour amener de terribles désordres.

Il n'y a qu'un seul moyen d'obvier à de semblables malheurs, c'est d'entourer d'étuis de bois ou de grillages les parties dangereuses des appareils avec lesquelles les ouvriers n'ont pas affaire ; proscrire d'une manière absolue de placer les courroies pendant la marche des machines, ou ne les placer qu'à l'aide d'un long bâton armé d'un crochet ; ne mettre les machines en mouvement qu'après un signal donné ; exiger, dans la fabrique, l'emploi des vêtements courts et collants, etc., etc.

Les machines à vapeur de leur côté occasionnent de terribles accidents, brûlures, explosions, etc. Pour y obvier, il faut s'assurer de la bonne construction et du degré de résistance des chaudières, en éviter les incrustations ou les faire disparaître, éviter la surcharge des soupapes de sûreté ou placer des plaques fusibles sur certaines ouvertures des chaudières, enfin surveiller exactement les indicateurs de niveau, afin que celui-ci ne s'abaisse pas au-dessus de certaines limites.]

Travail des enfants dans les manufactures.

Les circonstances qui ont provoqué la loi relative au travail des enfants dans les manufactures sont nombreuses et assez complexes : parmi elles, on doit signaler le dépérissement graduel des populations industrielles ; l'excès de production, qui, faute de débouchés, pouvait laisser un grand nombre d'ouvriers sans travail ; enfin, l'exploitation des enfants qui, souvent dès l'âge de six ou sept ans, mal vêtus, mal nourris, travaillaient dans certaines usines, quelquefois jusqu'à treize ou quatorze heures, et passaient une partie de la nuit du samedi au dimanche.

Promulguée en 1841, la loi établit ce qui suit :

Art. 2. Les enfants, pour être admis, devront avoir au moins huit ans ; de huit à douze ans, ils ne pourront être employés plus de huit heures sur vingt-quatre, divisées par un repos; et de douze à seize ans, ils ne pourront être employés au travail effectif plus de douze heures sur vingt-quatre, divisées par des repos.

Ce travail ne pourra avoir lieu que de cinq heures du matin à neuf heures du soir.

Art. 5. Nul enfant âgé de moins de douze ans ne pourra être admis qu'autant que ses parents ou tuteurs justifieraient qu'il fréquente actuellement une des écoles publiques ou privées existant dans la localité. Tout enfant admis devra, jusqu'à l'âge de douze ans, suivre une école. Les enfants âgés de plus de douze ans seront dispensés de suivre une école, lorsqu'un certificat délivré par le maire de leur résidence attestera qu'ils ont reçu l'instruction primaire élémentaire.   .

On peut faire quelques observations sur cette loi. D'abord l'âge de huit ans est trop bas ; il faudrait au moins dix ans, et mieux encore douze, comme minimum.

Le reproche le plus grave que l'on puisse adresser à cette loi, c'est son inexécution. Rien, en effet, n'est plus illusoire, et chaque jour elle est éludée. S'il en est ainsi, c'est que l'inspection du travail dans les manufactures est gratuite, et qu'elle est confiée à d'anciens fabricants, à des propriétaires, à des médecins, peu disposés à agir avec rigueur contre des manufacturiers avec lesquels ils sont, la plupart du temps, liés de parenté ou d'amitié. Pour en assurer l'exécution, il faut, de toute nécessité, en arriver aux inspecteurs spéciaux rétribués par l'État, les départements, les communes, ou même les particuliers, et qui seraient chargés de veiller à la stricte exécution de cette loi, qui importe tant à l'avenir, à la prospérité des populations industrielles.

[Une partie de ces desiderata se trouvent remplis aujourd'hui. En effet actuellement le travail des enfants est réglementé en France par la loi du 19 mai 1874 et par les décrets du 27 mars 1875 et du 1er mars 1877 qui la complètent. Cette loi, dans ses dispositions générales, est plus large que celle de 1841 et plus précise dans ses prescriptions. Elle fixe la limite inférieure de l'âge à douze ans et ne permet que 12 heures de travail divisées par un repos; elle interdit jusqu'à 16 ans aux garçons et jusqu'à

21 ans aux filles le travail de nuit et le travail du dimanche; elle interdit le travail des mines aux jeunes filles et même aux femmes; elle établit un *service d'inspection*. Il existe cependant quelques exceptions malheureuses; ainsi le travail des enfants de 10 à 12 ans est autorisé dans 14 industries, entre autres dans les filatures, les papeteries et les verreries, et le travail de nuit est autorisé de 12 à 16 ans dans les papeteries, les verreries, les sucreries et les usines métallurgiques.]

Bibliographie. — Manufactures au point de vue de la santé des ouvriers ; Ionas, *Ueber die Krankheiten derjenigen Personen die in Tuchmanufacturen arbeiten*, in *Hufeland's Journ.*, t. V, p. 438, 1798. — Du même, *Die Krankheiten der Wollweber und der Walkmüller*, in *Archiv von Horn*, 1814, p. 231. — Jackson (J.), *On the Influence on the Cotton Manufactories on the Health*, in *Lond. med. and Surg. J.*, t. XXXIX, p. 464, 1818. — Pictet (A.), *Note sur la grande filature de coton établie à New-Lanark et dirigée par M. Rob. Owen*, in *Bibl. univ.*, t. IX, p. 144. Genève, 1818. — Monfalcon, art. *Maladies des ouvriers en soie*, in *Dict. des sc. méd.*, t. LIX (suppl.), 1822. — Dupont (J. B.), *Mém. sur les moyens d'améliorer la santé des ouvriers à Lille*. Lille, 1826, in-8°. — Gerspach, *Influence des filatures de coton et du tissage sur la santé des ouvriers*. Th. de Paris, 1827, n° 270, in-4°. — Black (J.), *Remarks on the Influence of Physical Habits and Employment on the Size of Different Classes of Men*, in *Lond. med. Gaz.*, t. XII, p. 143, 1833.— Petel, *Considérations hygiéniques sur la profession d'ouvrier en laine*, in *Journ. des conn. méd. prat.*, t. I, p. 135, 1833-34. — Villermé, *Sur la population de la Grande-Bretagne, considérée principalement dans les districts agricoles et manufacturiers, et dans les grandes villes*, in *Ann. d'hyg.*, 1re sér., t. XII, p. 217, 1834. — Du même, *Nouveaux détails concernant l'influence du développement excessif des manufactures sur la population en Angleterre*, ibid., t. XIII, p. 333, 1835. — Du même, *De la santé des ouvriers employés dans les fabriques de soie, de coton et de laine*, ibid., t. XX, p. 338, 1838. — Du même, *De l'ivrognerie, principalement chez les ouvriers des manufactures*, ibid., t. XXII, p. 98, 1839. — Du même, *Tableau de l'état physique et moral des ouvriers employés dans les manufactures de coton, de laine et de soie*. Paris, 1840, in-8°. 2 vol. — Ure (A.), *The Philosophy of Manufactures or Exposition of the Scientific, Moral*, etc. London, 1835, in-8°, trad. fr. Paris, 1836, in-12, 2 vol. — Sadler (M. T.), *Factory Statistic. The Official Tables appended to the Report of Select Committee, on the ten-hour Factory-Bill*, etc. Halchard, 1836. — Van Coestem, *De la pneumonie produite par la poussière de coton*, in *Ann. de la méd. Belge*, 1836. — Boileau de Castelnau, *De l'influence du cardage des frisons sur la santé des détenus de la maison de Nîmes*, in *Ann. d'hyg.*, 1re sér., t. XXIII, p. 471, 1841. — Thomson (J.-B.), *The Influence of Wollen Manufactures on Health*, in *Lond. Med. Gaz.*, t. XXVI, p. 462, 1840. — Du même, Même titre, in *Edinb. Med. Journ.*, 1858, p. 1083. — Analyse de ces deux Mém. par E. Beaugrand, in *Ann. d'hyg.*, 2e sér., t. XII, p. 282, 1859. — Valerio (L.), *Igiene e moralità degli operai della seta*, in *Ann. univ. di statistica*. t. LXVI, p. 333, 1840. — Bourgeois (J.), *Hygiène publique et administrative, et celle des manufactures*. Th. de Paris, 1841, n° 169, in-4°. — Taylor (W. Cooke), *Notes of a Tour in the Manufacturing Districts of Lancashire*, in *A Series of Letters*, etc. London, 1842, in-8°. — Chadwick (Ed.), *Report to her M's Principal Secretary*, etc., on an Inquiry into the Sanitary Condition of the Labouring Population of Great-Britain*, etc. London, 1832, in-8°. — *Ueber die Beschützung der Arbeiter in den Fabriken gegen die in diesen der Gesundheit schädlichen Einflusse*, in *Med. Corresp. Bl. Rhein und Westf.*, t. I, n° 1, 1842, et *Canstatt's Jahresb.*, 1843, t. VII, p. 60. — *Améliorations qui ont été proposées pour l'hygiène des ateliers de travail*, etc., in *Ann. de la Soc. méd. de Bruges*, 1842, part. III, p. 1. — Noble (D.), *Facts and observat. Relative to the Influence of Manufactures upon Health* *and Life.* London, 1843, in-8°. — Melchiori (G.), *Osservazioni igieniche sulla trattura della seta in Novi;* — analyse in *Canstatt's Jahresb.*, 1846, t. VII, p. 54. — Du même, *Sull' insalubrità della filatura di seta* (*Mem. private nel governo*), in *Ann. univ. di med.*, t. CLXXV, p. 59, 1861. — Gubian, *Rapp. à la Soc. de méd. de Lyon sur un mém. du D* Gerbaud relatif à l'hygiène de l'ouvrier en soie, in Journ. de méd. de Lyon, t. X, p. 55, 1856. — Thouvenin, *Influence de l'industrie sur la santé des populations dans les grands centres manufacturiers,* in *Ann. d'hyg.*, 1re sér., t. XXXVI, p. 16, 277, 1846, et t. XXXVII, p. 83, 1847. — Mellon (J. N.), *Ueber die Krankheiten der Weber, zur genannten Würdigung der Krankheiten der Gewerbsleute,* in *Prager Wierteljahrschr.*, t. XV, p. 82, 1847. — Toulmonde. *Quelques considérations sur les ouvriers employés dans les manufactures de draps,* in *Un. méd.*, 1849. — *Quelles sont les règles et les conditions applicables aux établissements industriels en général, tant dans l'intérêt de la santé des ouvriers qui y sont employés, etc.* (Compt. rend. du Congr. d'hyg. de Bruxelles, 1852), in *Ann. d'hyg.*, 1re sér., t. XLVIII, 1852. — Bredow, *Ueber die Gesundheitsverhältnisse der in Baumwollspinnereien beschäftigten Individuen im Allgemeinen, und über, etc.*, in *Med. Ztg. Russl.*, 1851, nos 35-38, et *Schmidt's Jahrbb.*, t. LXXIV, p. 253, 1852. Godfrain (J.), *Quelques mots sur l'hygiène des ouvriers des manufactures.* Th. de Paris, 1852, n° 89, in-4°. — Rignini (G.), *Cenni al popolo sull' insalubrità dell' aria dei filatoi da seta.* — Black (J.), *The Comparative Mortality of a Manufacturing and Agricultural Districts,* in *J. of Public Health,* déc. 1855. — Behrend (F. J.), *Ueber die Seidenwirken und Damastwebern vorkommende Bleivergiftung,* in *Henke's Ztschr.*, 1856, et *Schmidt's Jahrbb.*, t. XCII, 334, 1856. — Blumlein, *Die Sammt-und Seidenstoffwerberei in ihren Einfluss auf den Körper und Geistes-Zustand der Weber,* in *Casper's Vtjschr.*, t. XV, p. 32, 201, 1859. — Reydaud (L.), *Rapport fait à l'Acad. des sc. mor. et polit. sur une mission relative à la condition morale et intellectuelle des ouvriers qui vivent du travail de la soie,* in *Ann. d'hyg.*, 2e sér., t. IX, p. 447, et t. X, p. 226, 461, 1858. — Du même, *Études sur le régime des manufactures. Condition des ouvriers en soie.* Paris, 1859, in-8°. — Moriggia (A.), *Dell' influenza delle filande dei bozzoli da seta sulla salute publica.* Torino, 1860. — Bouwel (van), *De l'hygiène dans ses rapports avec l'industrie,* in *Ann. de la Soc. de méd. d'Anvers,* oct. 1861. — Seemann (H.), *Ueber die kronischen Krankheiten der Stuhlarbeiter (Weber und Posamentirer),* in *Henke's Ztschr. et Canstatt's Jahresb.,* 1862, t. VII, p. 48. — Beddoe (J.), *On the Public Health of the Cotton Districts,* in *Med. Times and Gaz.,* 1863, t. I, p. 59. — Picard (S.), *De l'hygiène des ouvriers employés dans les filatures* (Mém. cour.). Amiens, 1863, in-8°, et *Ann. d'hyg.*, 2e sér., t. XX, 1863. — Leach (Jesse), *Effects of Surate Cotton, on Health of Operative in Mills,* in *Hay's Amer. Journ.,* april 1854, et *Ranking's Abstr.,* t. XXXIX, p. 23, 1864. — Chatin, *De la phthisie des tisseurs et dévideuses à l'hôpital de la Croix-Cousse à Lyon.* Lyon, 1867, in-8°. — Ripa (L.), *Igiene manifattoriera serica,* in *Ann. di med. publ.,* 1867, p. 267. — Beaugrand (E.), art. *Manufactures,* in *Dict. encyclop. des sc. méd.*. 2e sér., t. IV, 1871.

Travail des enfants dans les manufactures : *Report from the Committee on the Bill to regulate the Labour of Children in the Mills and Factories of the United Kingdom, with the Minutes, etc.* London, 1832, in-fol. — *First and second Rep. of the Central Board of H. M'.s Commissionners apointed to collect Informations in the Manufacturing Districts as to Employment of Children in Factories, etc.* Lond., 1833, in-fol. — *Rep. on the Employment of Children in the Manufactories,* in *Edinb. Med. J.,* t. XLI, p. 198, 1834. — Sadler, *Souffrances des enfants dans les filatures et fabriques d'Angleterre* (Discours, etc.); trad., in *Ann. d'hyg.*, 1re sér., t. XII, p. 272, 1834. — Harrisson, *On the State of Children in the Different Factories,* in *Edinb. Med. J.,* t. XLIV, p. 425, 1835. — Villermé, *Sur la durée trop longue du travail dans beaucoup de manufactures,* ibid., t. XVIII, p. 164, 1837. — *Projet de loi sur le travail des enfants dans les fabriques,* in *Gaz. méd.,* 1840, 250, 257, 305. — Dupin (Ch.), *Du travail des enfants qu'emploient les usines, les manufactures, considéré dans les intérêts mutuels de la société, des familles et de l'industrie.* Paris, 1840, in-8°. — Gillet, *Quelques réflexions sur l'emploi des enfants dans les fabriques et sur les moyens d'en prévenir les abus.* Paris, 1840, in-8°. —

KNOLZ (J. J.), *Darstellung der Verfassung und Einrichtung der Baumwoll-spinnerei-fabriken, mit besonderer Beziehung auf die moralisch-intellectuelle*, etc. Wien, 1843, in-8°. — MERSSEMAN (DE), *Rapp. sur le travail des enfants dans les établissements industriels*, in Ann. de la Soc. méd.-chir. de Bruges, 1843, p. 290. — MATTHYSSENS, *Rapport sur le travail des enfants et la condition des ouvriers dans la province d'Anvers*. Anvers, 1844. — BODEAU (C.), *Du travail des enfants dans les manufactures considéré au point de vue de l'hygiène publique*. Th. de Paris, 1845, n° 122, in-4°. — KRUG, *Ueber die Gesundheitsverhältnisse der Schuljugend in Sächs. Fabriken*, in Siebenhaar's Magaz., t. V, n° 1, 1846, et Schmidt's Jahrbb., t. LVI, p. 96, 1857. — DIDIOT, *Aperçu de la condition des ouvriers et des enfants dans les manufactures, mines*, etc., in Bullet. de l'Acad. de méd. de Belgique, t. VII, p. 126, 1847-48. — DIEUDONNÉ, *Mém. sur la condition des classes ouvrières et sur le travail des enfants*. Bruxelles, 1848. — BEHREND, HAMMER u. ROHBLANK, *Bericht der Polizeibezirksärzte von Berlin, über die Beschäftigung der Kinder in den jetzt daselbst bestehenden Fabriken und industriellen Anstalten*, in Henke's Ztschr. et Canstatt's Jahresb., 1852, t. VII, p. 16. — MALTHNER, *Ueber einige gesundheitsschädliche Einflüsse, welchen ältere Kinder bei Verwendung zu verschiedenen Gewerben ausgesetzt sind*, in Journ. für Kinderkrankh., 1854. p. 293. — BARRESWILL, *Inspection du travail des enfants dans les manufactures*, 1865. — HOEM MERLE, *Der in den Fabriken arbeitendekn Kinder*, in Samml. von Gesetzen, etc. Wien, 1865, in-8°. — MARJOLIN (R.), *Recherches sur les accidents et les affections chirurgicales auxquelles sont exposés les jeunes apprentis*, in Bull. de la Soc. de protect. des apprentis et des enfants, etc., 1870.

— FONTERET, *De la phthisie des tisseuses et des dévideuses*, in Lyon méd., 1868. — MONIN, *Note sur les effets produits par une ventilation abondante dans l'atelier de tissage d'Orival*, in Compt. rend. de l'Acad. des sc., t. LXVIII, 1869. — FONTERET, *De la phthisie pulmonaire chez les ouvriers tisseurs de soie*, in Lyon méd., 1870. — SCHULLER, *Die Glarnerische Baumwollenindustrie*, etc., in D. Viertelj. öff. Gas.-Pfl., Bd. IV, H. 1, 1872. — BLASCHKO, *Ueb. die Gesundheitsverhältnisse der Baumwollenweber*, in Viertelj. f. öff. Sanit., Bd. XVII, 1872. — BEYER, *Die Arbeitercolonien in Essen*, in Viertelj. f. öff. Ges.-Pfl., Bd. IV, p. 615, 1874.

BONONI (S.), *Sul lavore dei fanciulli negli opificii*, in Arch. di med., etc. di Roma, Aug., 1872. — GOTTISHEIM u. HIRT. *Welche Anforderungen sind vom hygienischen Standpunkt bezüglich zur Beschäftigung von Frauen und Kindern in Fabriken an die Gesetzgebung zu stellen*, in Viertelj. f. öff. Sanit., april, p. 398, 1874.

LEWIS (BEVAN), *Employment of women in lead-manufactories*, in Med. Tim. a. Gaz., vol. I, p. 539, 1872. — KUBORN, *Rap. de la commiss. chargée d'examiner une communic. relative à l'emploi des femmes dans les travaux souterrains des mines*, in Bull. de l'Acad. de méd. de Belgique, n° 7, p. 412, 1874.

— ARNOULD (J.), *Condit. de salubrité des ateliers de gazage dans les filatures de coton*, in Ann. d'hyg., 3ᵉ sér., n° 2, 1879. — LAYET, art. *Gazage*, in Dict. encycl. sc. méd.*, 1881. — BUSCHBECK, *Ueber den Einfluss der Fädelarbeit bei der Maschinenstikerei und insbesondere auf die Sehkraft*, etc., in Viertel. f. ger. Med., Bd. XXXIV, p. 66, 1881.

LEWY, *Welche Anforder. hat die öffentl. Gesundh. an die Gesetzgeb. betr. Beschäftigung der Frauen u. Kinder in Fabriken zu stellen*, in Viertel. f. öff. Ges.-Pfl., Bd. VII, p. 653, 1875. — HIRT, *Ueb. Frauenarbeit in Fabriken*, in Viert. f. öff. Ges.-Pfl., Bd. VII, p. 107, 1875. — ROBERTS, *The Physick of factory-children*, in the Lancet, t. II, p. 274, 1875. — BEYER u. SCHULER, *Ueb. die prakt. Durchführung der Fabrikhygiene*. 5. Vers. des deutsch. vereins für öff. Ges., in D. Viert. f. öff. Ges.-Pfl., Bd. X, p. 137, 1878. — NAPIAS, *Dispos. prises dans les différ. pays de l'Europe pour protéger la santé des enfants travaillant dans l'industrie*, in Rev. d'hyg., 1880, p. 608. — DU MÊME, *Protection de l'enfance industrielle*, in Congr. d'hyg. de Turin, 1880. — HUBERT-VALLEROUX, *Législations qui règlent le travail des enfants et des femmes*, in Bull. Soc. de législ. comparée, 1880. — PERRIN (E.-R.), *Le travail des enfants et des filles mineures employés dans l'industrie*, in Rev. d'hyg., 1881, p. 612. — Voy. en outre la Collection des bulletins de la Soc. de protect. des apprentis et des enfants employés dans les manufactures.

TABLE ALPHABÉTIQUE

FIN DE LA TABLE ALPHABÉTIQUE.

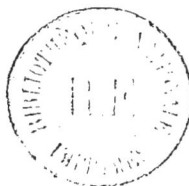

6005-82. — CORBEIL. Typ. et Stér. CRÉTÉ.

20 Xbre 95